PROCEDIMENTOS E INTERVENÇÕES DE ENFERMAGEM

5ª EDIÇÃO

Anne Griffin Perry, RN, EdD, FAAN
Professor and Associate Dean
School of Nursing
Southern Illinois University Edwardsville
Edwardsville, Illinois

Patricia A. Potter, RN, MSN, PhD, FAAN
Research Scientist
Siteman Cancer Center at Barnes-Jewish Hospital
Washington University School of Medicine
St. Louis, Missouri

Martha Keene Elkin, RN, MSN
Nursing Educator for Associate Degree Nursing
Sumner, Maine

Editora de Seção:
Wendy Ostendorf, RN, MS, EdD, CNE
Associate Professor of Nursing
Neumann University
Aston, Pennsylvania

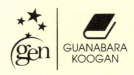

- As autoras deste livro e a editora empenharam seus melhores esforços para assegurar que as informações e os procedimentos apresentados no texto estejam em acordo com os padrões aceitos à época da publicação, *e todos os dados foram atualizados pelas autoras até a data de fechamento do livro.* Entretanto, tendo em conta a evolução das ciências, as atualizações legislativas, as mudanças regulamentares governamentais e o constante fluxo de novas informações sobre os temas que constam do livro, recomendamos enfaticamente que os leitores consultem sempre outras fontes fidedignas, de modo a se certificarem de que as informações contidas no texto estão corretas e de que não houve alterações nas recomendações ou na legislação regulamentadora.

- As autoras e a editora se empenharam para citar adequadamente e dar o devido crédito a todos os detentores de direitos autorais de qualquer material utilizado neste livro, dispondo-se a possíveis acertos posteriores caso, inadvertida e involuntariamente, a identificação de algum deles tenha sido omitida.

- **Atendimento ao cliente: (11) 5080-0751 | faleconosco@grupogen.com.br**

- Traduzido de
  Nursing Interventions and Clinical Skills, 5th edition
  Copyright © 2012, 2007, 2004, 2000, 1996 by Mosby, Inc., an affiliate of Elsevier Inc.
  All rights reserved.
  This edition of Nursing Interventions and Clinical Skills, 5th edition, by Anne Griffin Perry, Patricia A. Potter and Martha Keene Elkin, is published by arrangement with Elsevier Inc.
  ISBN: 9780323069687
  Esta edição de Nursing Interventions and Clinical Skills, 5ª edição, de Anne Griffin Perry, Patricia A. Potter e Martha Keene Elkin, é publicada por acordo com a Elsevier, Inc.

- Direitos exclusivos para a língua portuguesa
  Copyright © 2013, 2021 (5ª impressão) by
  GEN | Grupo Editorial Nacional S.A.
  Publicado pelo selo Editora Guanabara Koogan Ltda.
  Travessa do Ouvidor, 11
  Rio de Janeiro – RJ – 20040-040
  www.grupogen.com.br

- Reservados todos os direitos. É proibida a duplicação ou reprodução deste volume, no todo ou em parte, em quaisquer formas ou por quaisquer meios (eletrônico, mecânico, gravação, fotocópia, distribuição pela Internet ou outros), sem permissão, por escrito, do GEN | Grupo Editorial Nacional Participações S/A.

- Capa: Mello e Mayer Design

- Editoração eletrônica: Thomson Digital

Nota

Esta obra foi produzida por GEN - Grupo Editorial Nacional sob sua exclusiva responsabilidade. Médicos e pesquisadores devem sempre fundamentar-se em sua experiência e no próprio conhecimento para avaliar e empregar quaisquer informações, métodos, substâncias ou experimentos descritos nesta publicação. Devido ao rápido avanço nas ciências médicas, particularmente, os diagnósticos e a posologia de medicamentos precisam ser verificados de maneira independente. Para todos os efeitos legais, a Elsevier, os autores, os editores ou colaboradores relacionados a esta obra não assumem responsabilidade por qualquer dano/ou prejuízo causado a pessoas ou propriedades envolvendo responsabilidade pelo produto, negligência ou outros, ou advindos de qualquer uso ou aplicação de quaisquer métodos, produtos, instruções ou ideias contidos no conteúdo aqui publicado.

- Ficha catalográfica

CIP-BRASIL. CATALOGAÇÃO-NA-FONTE
SINDICATO NACIONAL DOS EDITORES DE LIVROS, RJ

P956

Procedimentos e intervenções de enfermagem / [organização Anne Griffin Perry, Patricia A. Potter, Martha Keene Elkin] ; [tradução de Silvia Mariângela Spada ... et al.]. 5. ed. [Reimpr.]. - Rio de Janeiro : GEN | Grupo Editorial Nacional. Publicado pelo selo Editora Guanabara Koogan Ltda., 2021.
  816 p. : il. ; 28 cm

Tradução de: Nursing interventions & clinical skills, 5th ed.
Apêndice
Inclui bibliografia e índice
ISBN 978-85-352-6276-6

1. Enfermagem. I. Perry, Anne Griffin. II. Potter, Patricia Ann. III. Elkin, Martha Keene.

13-0406.   CDD: 610.73
                      CDU: 616-083

18.01.13   22.01.13   042264

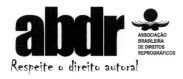

REVISORES CIENTÍFICOS E TRADUTORES

REVISORES CIENTÍFICOS

Alexandre Gengo e Silva (Capítulo 27)
Farmacêutico com Habilitação em Farmácia Industrial
Pós-Graduado em Análises Clínicas e Toxicológicas

Ana Cristina Mancussi e Faro (Capítulos 15 a 17)
Professora Livre Docente 3 do Departamento de Enfermagem Médico-Cirúrgica da Escola de Enfermagem da USP
Líder do Grupo de Pesquisa Reabilitação, Funcionalidade e Educação na Saúde (CNPq)
Áreas de Ensino e Pesquisa Reabilitação em Enfermagem, na lesão medular e Laboratório de habilidades e simulação

Carla Roberta Monteiro
Bacharel em Enfermagem (2004)
Especialista em Enfermagem ortopédica e traumatológica (2005)
Mestre em Enfermagem (2007)
Doutoranda em Ciências pela Escola de Enfermagem da USP
Membro do Grupo de Pesquisa Reabilitação
Funcionalidade e Educação na Saúde (CNPq)

Consuelo Garcia Correa (Capítulos 8 a 11)
Enfermeira e Docente de Enfermagem
Especialista em Cardiologia (InCor- HCFMUSP/EEUSP)
Mestre em Fundamentos de Enfermagem – Escola de Enfermagem da USP (EEUSP/SP)
Doutora em Enfermagem – Escola de Enfermagem da USP (EEUSP/SP)

Diana Lima Villela (Capítulo 25)
Enfermeira Mestre e Doutoranda em Enfermagem (EEUSP)
Enfermeira Sênior da Educação Continuada do Hospital AC Camargo
Especialsita em Enfermagem Ortopédica e Traumatológica (IOT-HCFMUSP)
Mestre em Enfermagem (EEUSP)

Diná de Almeida Lopes Monteiro da Cruz (Capítulos 1 e 2)
Enfermeira Professora Titular da Escola de Enfermagem da Universidade de São Paulo

Elaine Machado
Mestre em Enfermagem pela Faculdade de Medicina de Botucatu – UNESP
Doutoranda pelo Programa de Pós-Graduação em Enfermagem na Saúde do Adulto – PROESA da EEUSP

Fátima Gil Ferreira (Capítulos 30 e 31)
Enfermeira Diretora do Serviço de Educação da Coordenação de Enfermagem do InCOR- HCFMUSP
Mestre em Enfermagem pela Escola de Enfermagem da Universidade de São Paulo
Especialista em Cardiologia pelo Instituto do Coração e pela Escola de Enfermagem de São Paulo
Instrutora do Curso de Suporte Básico de Vida da American Heart Association

Fernanda Mateus Queiroz Schmidt (Capítulo 26)
Mestre em Enfermagem pela Escola de Enfermagem da USP
Enfermeira Estomaterapeuta do Instituto do Câncer do Estado de São Paulo – ICESP

Idalina Brasil
Especialista em Ortopedia e Traumatologia

Kátia Padilha
Enfermeira formada pela Escola de Enfermagem da USP
Professora Titular do Departamento de Enfermagem Médico-Cirúrgica da Escola de Enfermagem da USP

REVISORES CIENTÍFICOS E TRADUTORES

Kelly Cristina Strazzieri Pulido (Capítulo 24)
Enfermeira Estomaterapeuta
Mestre em Enfermagem
Doutoranda da EEUSP

Larissa Bertacchini de Oliveira (Capítulos 12 e 14)
Bacharel e Licenciada em Enfermagem pela Escola de Enfermagem da Universidade de São Paulo
Especialista em Enfermagem em Cardiologia pelo Instituto do Coração do Hospital das Clínicas da FM- USP
Mestranda do Programa de Pós-Graduação em Enfermagem na Saúde do Adulto da Escola de Enfermagem da USP de São Paulo

Magda Aparecida Dos Santos Silva (Capítulo 13)
Doutoranda em Ciências pela EEUSP
Mestre pela EEUSP
Enfermeira do Grupo de Dor InCor-HCFMUSP (2002-2011)
Especialista em Cardiologia pelo InCor-HCFMUSP

Maria de Fátima Fernandes Vattimo (Capítulo 18)
Professora Livre Docente da Escola de Enfermagem da USP.
Mestre e Doutora em Fisiologia e Fisiopatologia Renal pela Universidade Federal de São Paulo

Maria Helena de Melo Lima (Capítulo 23)
Professora Doutora da Área Fundamental da Faculdade de Enfermagem da Universidade Estadual de Campinas

Mariana Alvina Dos Santos (Capítulo 6)
Enfermeira. Mestre em Ciências pela EEUSP
Doutoranda do Programa de Pós-Graduação em Enfermagem na Saúde do Adulto da EEUSP
Professora Assistente da Universidade Federal de São João del Rei

Mirian Watanabe (Capítulo 18)
Doutora em Ciências pelo Programa de Pós-Graduação na Saúde do Adulto da Escola de Enfermagem da USP

Rafaela Andolhe
Doutoranda do Programa de Pós-Graduação em Enfermagem na Saúde do Adulto da EEUSP
Mestre em Enfermagem pelo Programa de Pós-Graduação em Enfermagem da UFSM
Enfermeira pela UFSM

Rita de Cassia Gengo e Silva (Capítulos 34 a 36)
Enfermeira pela Escola de Enfermagem da USP. Doutora e Mestre em Ciências pela Faculdade de Medicina da USP
   Professora Doutora do Departamento de Enfermagem Médico-Cirúrgica da Escola de Enfermagem da USP

Rita Lacerda Aquarone (Capítulo 16)
Bacharel em Enfermagem (2001)
Especialista em Administração Hospitalar (2002)
Especialista em Gerontologia e Geriatria (2003)
Especialista em Clinica Médica e Cirúrgica (2007)
Especialista em Neurologia (2010)
Mestranda em Enfermagem Saúde do Adulto pela Escola de Enfermagem da USP
Membro do Grupo de Pesquisa Reabilitação, Funcionalidade e Educação na Saúde (CNPq)

Rúbia Aparecida Lacerda (Capítulo 5)
Professora Doutora em Ensino e Pesquisa na Área de Infecção Relacionada à Assistência à Saúde
Professora Associada da Escola de Enfermagem da USP

Silvia Regina Secoli (Capítulos 21, 22 e 28)
Professora Associada do Departamento de Enfermagem Médico-Cirúrgica da Escola de Enfermagem da USP

Ticiane Carolina Gonçalves Faustino Campanili (Capítulo 20)
Enfermeira Graduada pela Universidade Estadual de Londrina
Pós-Graduada em Enfermagem Cardiovascular pelo Instituto Dante Pazzanese de Cardiologia
Pós-Graduada em Estomaterapia pela Escola de Enfermagem (EE) da Universidade de São Paulo (USP)
Mestranda pela EEUSP

REVISORES CIENTÍFICOS E TRADUTORES

Vanessa Santos Sallai (Capítulo 7)
Enfermeira Especialista em Cardiologia pela UNIFESP
Instrutora de BLS (Suporte Básico de Vida) e ACLS (Suporte Avançado de Vida)
Enfermeira do Serviço de Educação do Instituto do Coração da Faculdade de Medicina da USP

Vera Lucia Conceição de Gouveia Santos (Capítulos 24 a 26)
Professora Associada 3 do Departamento de Enfermagem Médico-Cirúrgica da Escola de Enfermagem da USP
Enfermeira Estomaterapeuta (TiSOBEST) pela Universidad Complutense de Madrid, Espanha
Coordenadora do Comitê de Educação do World Council of Enterostomal Therapists (WCET)
Membro do Conselho Científico da Associação Brasileira de Estomaterapia: estomias, feridas e incontinências (SOBEST)

TRADUTORES

Douglas Arthur Omena Futuro (Capítulos 1 e 3)
Médico Ortopedista – RJ

Camila Martos Thomazini (Capítulo 9)
Mestre em Patologia Clínica Veterinária pela UNESP de Botucatu

Carla de Freitas Coutinho Pecegueiro do Amaral (Capítulo 19)
Graduada em Direito pela Pontifícia Universidade Católica do Rio de Janeiro
Formação em tradução pelo curso de formação de tradutores do Brasillis Idiomas

Eliseanne Nopper (Capítulos 21 a 23)
Especialista em Psiquiatria Clínica pela Faculdade de Medicina de Santo Amaro (FMSA) e Complexo Hospitalar do Mandaqui
Médica pela FMSA – Organização Santamarense de Educação e Cultura (OSEC) / Universidade de Santo Amaro (UNISA)

Eneida Ritsuko Ono Kageyama (Capítulos 2, 4, 5 e 7)
Mestre em Ciências pela FMUSP

Felipe Gazza Romão (Capítulos 13, 14 e 25)
Graduado em Medicina Veterinária pela UNESP – Botucatu
Residente em Clínica Médica de Pequenos Animais pela UNESP – Botucatu
Mestre em Clínica Veterinária pela UNESP – Botucatu

Leda Shizuka Yogi (Capítulos 15 a 17 e 27)
Mestre em Ciências pela Faculdade de Medicina da USP

Luiz Claudio de Queiroz Faria (Capítulos 28 a 30)
Tradutor Técnico Inglês-Português, Espanhol-Português

Marcelo Sampaio Narciso (Capítulos 10 a 12)
Doutor e Mestre pelo Programa de Pós-Graduação em Ciências Morfológicas do Instituto de Ciências Biomédicas da Universidade Federal do Rio de Janeiro (UFRJ)
Especialista em Histologia e Embriologia pela Universidade do Estado do Rio de Janeiro (UERJ)
Professor Adjunto do Programa de Histologia do Instituto de Ciências Biomédicas da UFRJ

Maria Inês Correâ Nascimento (Capítulos 18, 31 e 32)
Bacharel em Tradução PUC-RJ
ATA Member 252612 – Portuguese and Medical Divisions

Renata Jurema Medeiros (Capítulo 34)
Tecnologista em Saúde Pública de Bio-Manguinhos (Fiocruz)
Mestre em Medicina Veterinária (Higiene Veterinária e Processamento Tecnológico de POA) pela UFF
Doutora em Vigilância Sanitária (Toxicologia) pela Fiocruz

Silvia Mariangela Spada (Capítulos 6, 8, 24, 33 e 36)
Especialista em Tradução (cursos extracurriculares) pela Universidade de São Paulo (USP)
Bacharel em Letras pela Faculdade de Filosofia, Letras e Ciências Humanas da USP

Stephani Amanda Lukasewicz Ferreira (Capítulo 20)
Enfermeira Graduada pela Universidade Federal do Rio Grande do Sul

REFERÊNCIA RÁPIDA PARA O PROTOCOLO PADRÃO PARA TODAS AS INTERVENÇÕES DE ENFERMAGEM

Todas as habilidades de enfermagem devem incluir certas etapas básicas para a segurança e o bem-estar do paciente e do enfermeiro. Para evitar repetição, essas etapas são referidas no início e no final de cada habilidade como protocolos-padrão. O protocolo-padrão completo inclui as etapas essenciais que devem ocorrer de maneira consistente a cada contato com o paciente para que sejam prestados cuidados de enfermagem responsáveis e seguros.

ANTES DA HABILIDADE

1. **Verifique nos pedidos do prestador de cuidados de saúde se a habilidade é uma intervenção de enfermagem dependente ou colaborativa.**
   As intervenções de enfermagem independentes são verificadas com o plano de cuidados de enfermagem. *As intervenções dependentes e colaborativas incluem procedimentos invasivos e terapias determinadas pelo médico, como a administração de medicamentos, alguns tipos de curativos e cateterização urinária.*
2. **Reúna equipamento/materiais e cumpra as rotinas de acordo com as regras da instituição.** Alguns equipamentos são reutilizáveis e são mantidos ao lado do leito. Alguns equipamentos são descartáveis e os custos são cobrados do paciente quando utilizados. *Verifique as regras da instituição.*
   Suprimentos para todas as intervenções de enfermagem:
   - Pulseira para identificação do paciente.
   - Formulário de consentimento, se exigido pela instituição.
   - Luvas limpas, se houver o contato com membranas mucosas, pele não íntegra ou substâncias corporais úmidas. (Considere alergias a látex na escolha das luvas.)
3. **Realize a higiene das mãos por, pelo menos, 15 segundos, seguindo as diretrizes de Higiene das Mãos do Capítulo 5.** Para a solução de fricção para as mãos, verifique no rótulo as orientações para uso. O CDC recomenda os 15 segundos.
4. **Apresente-se ao paciente (e à família)**, incluindo seu nome e título ou função. Neste livro, utiliza-se "família" em sentido amplo para incluir marido/mulher, parceiro doméstico ou outras pessoas significativas. *Os pacientes têm direito de saber as credenciais das pessoas que lhe prestam assistência.*
5. **Explique o procedimento e descreva o que o paciente pode esperar em termos simples.** Entender o que está sendo feito alivia o nível de ansiedade do paciente e aumenta sua capacidade de cooperar.
6. **Ajuste o leito na altura apropriada e abaixe a grade mais próxima a você.** Verifique as travas nas rodas do leito. *Minimize o esforço dos cuidadores e previna lesão. Evite que o leito mova.*
7. **Providencie iluminação adequada para o procedimento.** Assegure adequada iluminação para o corpo do paciente e do equipamento.
8. **Providencie privacidade para o paciente. Posicione e cubra o paciente, se necessário.**

DURANTE A HABILIDADE

9. **Promova a independência do paciente, a tomada de decisão e, se possível, o envolvimento.** *A participação aumenta a motivação e a cooperação do paciente.*
10. **Avalie a tolerância do paciente, ficando alerta aos sinais de desconforto e fadiga.** *A capacidade de tolerar intervenções varia, dependendo da gravidade da doença ou da dor. Utilize o julgamento de enfermagem para providenciar medidas de repouso e conforto.*

PROTOCOLO DE CONCLUSÃO (TÉRMINO DA HABILIDADE)

11. **Auxilie o paciente a ficar em uma posição confortável e organize os objetos de uso pessoal ou de toalete para estarem ao seu alcance.**
12. **Certifique-se de que o paciente tenha como chamar por ajuda com a luz de chamada ou campainha ao seu alcance e certifique-se de que ele sabe como utilizá-la.** *Minimize o risco de quedas.*
13. **Levante o número apropriado de grades laterais do leito e abaixe o leito até a posição mais baixa. As grades laterais são consideradas restrições e não podem ser utilizadas para impedir a saída e a volta do paciente ao leito.** *O julgamento de enfermagem pode permitir que pacientes alertas e cooperativos fiquem com as laterais abaixadas.*
14. **Organize materiais e equipamentos utilizados.** Deixe o quarto do paciente arrumado. *(Veja Diretrizes do CDC, Capítulo 5).*
15. **Retire e descarte as luvas, se utilizadas. Faça a higiene das mãos por pelo menos 15 segundos.** *O uso de luvas não elimina a necessidade de higiene das mãos.*
16. **Documente e relate a resposta do paciente e os resultados esperados ou inesperados.** *Promova a continuidade dos cuidados de enfermagem.*

COLABORADORES

Aurelie Chinn, RN, MSN
Academic Nursing Skills Specialist/
 Simulation Coordinator/Instructor
ADN Program
Cabrillo College
Aptos, California

Janice C. Colwell, RN, MS, CWOCN, FAAN
Clinical Nursing Specialist
University of Chicago Medical Center
Chicago, Illinois

Kelly Jo Cone, PhD, RN, CNE
Professor, Graduate Program
Saint Francis Medical Center College of
 Nursing
Peoria, Illinois

Ruth Curchoe, RN, MSN, CIC
Director, Infection Prevention and Control
Unity Health Systems
Rochester, New York

Wanda Cleveland Dubuisson, PhD, RN
Associate Professor
School of Nursing
The University of Southern Mississippi
Hattiesburg, Mississippi

Jane Fellows, RN, MSN, CWOCN
Ostomy Clinical Nurse Specialist
Duke University Health System
Durham, North Carolina

Susan Jane Fetzer, RN, BA, BSN, MSN, MBA, PhD
Associate Professor
College of Health and Human Services
University of New Hampshire
Durham, New Hampshire

Nancy Laplante, PhD, RN
Assistant Professor
Neumann University
Aston, Pennsylvania

Catherine Limbaugh, RN, BSN, MSN, ACNS-BC, OCN
Coordinator, Oncology Nursing Fellowship
 Program
Siteman Cancer Center at Barnes-Jewish
 Hospital
St. Louis, Missouri

Nelda K. Martin, RN, ANP-BC, CCNS
Critical Care Clinical Nurse Specialist/Adult
 Nurse Practitioner
Barnes-Jewish Hospital
St. Louis, Missouri

Barbara Maxwell, MS, RN, LNC
Associate Professor of Nursing
SUNY Ulster Nursing Department
Stone Ridge, New York

Peter R. Miller, RN, MSN, ONC
Instructor
Central Maine Medical Center School of
 Nursing
Lewiston, Maine

Kim Campbell Olivieri, RN, MS, CS
Clinical Nurse Educator
Beth Israel Deaconess Medical Center
Boston, Massachusetts

Jacqueline Raybuck Saleeby, PhD, RN, MSN
Associate Professor
Maryville University
Town and Country, Missouri

Virginia Strootman, RN, MSN, CRNI
Quintiles Health Management Services
Clinical Resource Nurse
Parsippany, New Jersey

Donna L. Thompson, MSN, CRNP, FNP-BC, CCCN
Nurse Practitioner/Continence Specialist
Urology Health Specialists
Drexel Hill, Pennsylvania;
Adjunct Faculty
Neumann University
Aston, Pennsylvania

Terry L. Wood, PhD, RN, CNE
Clinical Assistant Professor
Southern Illinois University Edwardsville
Edwardsville, Illinois

Rita Wunderlich, MSN, PhD
Director, Baccalaureate Nursing Program;
Associate Professor
St. Louis University School of Nursing
St. Louis, Missouri

Rhonda Yancey, BSN, RN
Senior Practice Specialist
Barnes-Jewish Hospital
St. Louis, Missouri

Valerie J. Yancey, PhD, RN, HNC, CHPN
Associate Professor
School of Nursing
Southern Illinois University Edwardsville
Edwardsville, Illinois

REVISORES

Colleen Andreoni, MSN, DNP(c), ANP-BC, CEN
Assistant Professor/Nurse Practitioner
Loyola University—Chicago
Niehoff School of Nursing
Maywood, Illinois

Marty Bachman, PhD, RN, CNS, CNE
Nursing Department Chair, Program Director
Front Range Community College—Larimer Campus
Fort Collins, Colorado

Korbi Berryhill, RN, MSN, CRRN
Assistant Professor and Vocational Nursing Program Director
South Plains College, Reese
Lubbock, Texas

Joanne Bonesteel, MS, RN
Nursing Faculty
Excelsior College School of Nursing
Albany, New York

Jeanie Burt, MSN, MA, RN, CNE
Assistant Professor
College of Nursing
Harding University
Searcy, Arkansas

Norma Butler, RN, BSEd
ACT Manager
Tennessee Technology Center at Nashville
ACT Center
Nashville, Tennessee

Susan Caro-Dupre, MN, RN, CNOR
Assistant Professor
Nicholls State University
Thibodaux, Louisiana

Shari L. Clarke, BSN, MA, MSN
Advance Practice RN/Clinical Faculty
Kennesaw State University
Kennesaw, Georgia

Lauren G. Cline, BSN, MN, RN
Clinical Nurse Educator
University of Washington Medical Center;
Clinical Faculty
University of Washington School of Nursing
Seattle, Washington

Diane K. Daddario, MSN, ACNS-BC, RN, BC, CMSRN
Nursing Instructor
Pennsylvania College of Technology, Williamsport
Urology Nurse Specialist
Geisinger Medical Center
Danville, Pennsylvania

Susan S. Erue, PhD, MSN, RN-BC
Chair, Division of Nursing, and Associate Professor
Iowa Wesleyan College
Mount Pleasant, Iowa

Teresa N. Gore, RN, DNP, FNP
Assistant Clinical Professor
Simulation Learning Coordinator
Auburn University School of Nursing
Auburn, Alabama

Bridget Miller Guidry, MSN, APRN-C, CCRN
Assistant Professor in Nursing
Nicholls State University
Thibodaux, Louisiana

Sally Hartman, MSN, RN-BC, IBCLC
Assistant Clinical Professor
Nursing Department
Indiana University–Purdue University
Fort Wayne, Indiana

Jennifer Ann Hassloch, RN, BN, ADip. Crit Care, MN
Nursing Instructor
Walton Career Development Center
Defuniak Springs, Florida

Patricia Hutchison, RN, MSN, CDE
Education Coordinator
Grove City Medical Center
Grove City, Pennsylvania

Jamie L. Jones, BSN, RN
Faculty Instructor
Department of Nursing
University of Arkansas at Little Rock
Little Rock, Arkansas

Amy Karioris, RN, BSN
Faculty Associate
College of Nursing
University of Wisconsin
Milwaukee, Wisconsin

Linda L. Kerby, RN-C-R, BSN, MA, BA
Mastery Educational Consultations
Leawood, Kansas

Patricia Ketcham, RN, MSN
Director of Nursing Laboratories
School of Nursing
Oakland University
Rochester, Michigan

Penny Killian, MSN, RN, MHPNP
Assistant Clinical Professor
Drexel University
Philadelphia, Pennsylvania

Susan M. Koos, MS, RN, CNE
Professor
Heartland Community College
Normal, Illinois

Nancy Laplante, PhD, RN
Assistant Professor of Nursing
Neumann University
Aston, Pennsylvania

Sue Engman Lazear, RN, MN
Director
Specialists in Medical Education
Woodinville, Washington

Laura Logan, CNS, MSN, RN
Clinical Instructor
DeWitt School of Nursing
Stephen F. Austin State University
Nacogdoches, Texas

Barbara Maxwell, MS, RN, LNC
Associate Professor of Nursing
SUNY Ulster Nursing Department
Stone Ridge, New York

Lesia D. McBride, BSN, RN
Director Quality Resources
Community Hospital of Anderson
Anderson, Indiana

Susie McGregor-Huyer, RN, MSN, CHPN, CLNC
MH Consultants
Mahtomedi, Minnesota;
Faculty
University of Phoenix
Phoenix, Arizona/Minneapolis-St. Paul, Minnesota

REVISORES

Trecia Meadows, RN, BSN
Nursing Instructor
Walton Career Development Center
Practical Nursing Program
DeFuniak Springs, Florida

Virginia F. Ostermeier, MSN, APRN-BC
Associate Professor
Richland Community College
Decatur, Illinois

Shirley E. Otto, MSN, RN, AOCN
Instructor
National American University
Wichita, Kansas

Catherine J. Pagel, MSN, RN
Assistant Professor of Nursing
Associate Degree Nursing Department
Mercy College of Health Science
Des Moines, Iowa

Nancy E. Pea, RN, MSN
Assistant Professor/Nursing Program Coordinator
St. Louis Community College at Florissant Valley
St. Louis, Missouri

Elaine T. Princevalli, RN, BSN, MS
Instructor, LPN Program
Stone Academy
Hamden, Connecticut

Pat Recek, MSN, RN
Assistant Dean, Health Sciences
Professor Vocational Nursing
Austin Community College
Austin, Texas

Anita K. Reed, MSN, RN
Associate Professor of Nursing
St. Elizabeth School of Nursing/St. Joseph College
Lafayette/Rensselaer, Indiana

Diane Saleska, RN, MSN
Associate Professor
University of Missouri—St. Louis
St. Louis, Missouri

Maura C. Schlairet, EdD, MSN, RN, CNL
Associate Professor, College of Nursing
Valdosta State University
Valdosta, Georgia

Susan Parnell Scholtz, PhD, RN
Associate Professor of Nursing
Moravian College
Bethlehem, Pennsylvania

Kathleen Lloren Shea, RN, MSN
Clinical Faculty
San Francisco State University
San Francisco, California

E. Bradley Strecker, RN, BSN, MA, MS(N), CRRN
Associate Professor
Director, Accelerated BSN Program
Mid-America Nazarene University
Olathe, Kansas

Linda M. Stubblefield, BSN, RN
Nursing Program Faculty
Gavilan College Allied Health
Gilroy, California

Marianne Swihart, RN, BSN, MSN, MEd
Associate ADN Professor
Pasco Hernando Community College
New Port Richey, Florida

Mary Tedesco-Schneck, MSN, CPND
Assistant Professor Department of Nursing
Husson University
Bangor, Maine

Holly A. Thiercof, MSN, RN, ACNP
Nursing Program Faculty
Health Sciences Department
Santa Monica College
Santa Monica, California

Kathleen S. Whalen, PhD, RN, CNE
Associate Professor
Loretto Heights School of Nursing
Regis University
Denver, Colorado

COLABORADORES DAS EDIÇÕES ANTERIORES

Elizabeth A. Ayello, RN, BSN, MS, PhD, CS, CETN
Margaret R. Benz, RN, MSN(R), BC, APN
Barbara J. Berger, MSN, RN
V. Christine Champagne, APRN, BC
Janice C. Colwell, Rn, MS, CWOCN
Kelly Jo Cone, PhD, RN, CNE
Karen S. Conners, RNC, MSN
Eileen Costantinou, MSN, RN
Deborah Crump, RN, MS, CHPN
Sheila A. Cunningham, BSN, MSN
Wanda Cleveland Dubuisson, PhD, RN
Julie Eddins, RN, BSN, MSN, CRNI
Deborah Oldenburg Erickson, RN, BSN, MSN
Joan O. Ervin, RN, BSN, MN, CCRN
Sue Fetzer, BA, BSN, MSN, MBA, PhD
Melba J. Figgins, MSN, BSN
Janet B. Fox-Moatz, RN, BSN, MSN
Lynn C. Hadaway, MEd, RNC, CRNI
Amy Hall, RN, PhD
Susan A. Hauser, RN, BSN, BA, MS
Mimi Hirshberg, RN, MSN
Carolyn Chaney Hoskins, RN, BSN, MSN
Maureen B. Huhmann, MS, RD
Meredith Hunt, MSN, RNC, NP
Nancy Jackson, RN, BSN, MSN(R), CCRN
Linda L. Kerby, RN-C-R, BSN, MA, BA
Marilee Kuhrik, BSN, MSN, PhD
Nancy Kuhrik, BSN, MSN, PhD
Amy Lawn, BSN, MS, CIC
Kristine M. L'Ecuyer, RN, MSN, CCNS
Antoinette Kanne Ledbetter, RN, BSN, MS, TNS
Mary MacDonald, RN, MSN
Mary Kay Knight Macheca, MSN(R), RN, CS, ANP, CDE
Cynthia L. Maskey, RN, MS
Constance C. Maxey, RN-BC, MSN
Barbara McGeever, RN, RSM, BSN, MSN, DNS(c)

Mary "Dee" Miller, RN, BSN, MS, CIC
Peter R. Miller, RN, MSN, ONC
Rose M. Miller, RN, BSN, MSN, MPA, ACLS
Karen Montalto, RN, DNSc
Kathleen Mulryan, RN, BSN, MSN
Elaine K. Neel, RN, BSN, MSN
Kim Campbell Oliveri, RN, MS, CS
Marsha Evans Orr, RN, MS
Wendy Ostendorf, RN, MS, EdD, CNE
Shirley E. Otto, MSN, RN, AOCN
Deborah Paul-Cheadle, RN
Roberta J. Richmond, MSN, RN, CCRN
Paulette D. Rollant, RN, BSN, MSN, PhD, CCRN
Jacqueline Raybuck Salleby, PhD, RN, MSN
Linette M. Sarti, RN, BSN, CNOR
Lynn Schallom, RN, MSN, CCRN, CCNS
Kelly Schwartz, RN, BSN
Julie Snyder, RN, MSN, BC
Phyllis G. Stallard, BSN, MSN, ACCE
Victoria Steelman, PhD, RN, CNOR
Patricia A. Stockert, RN, PhD
Sue G. Thacker, RNC, BSN, MS, PhD
Donna L. Thompson, MSN, CRNP, FNP-BC, CCCN
Nancy Tomaselli, RN, MSN, CS, CRNP, CWOCN, CLNC
Stephanie Trinkl, BSN, MSN
Kathryn Tripp, BSN
Paula Vehlow, RN, MS
Pamela Becker Weilitz, MSN(R), RN, CN, ANP
Jana L. Weindel-Dees, RN, BSN, MSN
Joan Domigan Wentz, MSN, RN
Trudie Wierda, RN, MSN
Laurel A. Wiersema-Bryant, MSN, RN, CS
Terry L. Wood, PhD, RN, CNE
Rita Wunderlich, MSN, PhD
Rhonda Yancey, BSN, RN
Valerie J. Yancey, PhD, RN, HNC, CHPN

AGRADECIMENTOS

Apreciamos os talentos e a *expertise* de Wendy Ostendorf, nossa editora de seção. A percepção e a criatividade de Wendy ajudaram a levar este texto a um nível superior. Seu conhecimento sobre a literatura de enfermagem e prática clínica, seu compromisso com a excelência e sua atenção aos detalhes foram importantes desde o início desta revisão até a publicação da edição mais recente.

Gostaríamos também de agradecer a muitos enfermeiros clínicos, educadores e estudantes que forneceram um valioso *feedback* para a revisão deste texto. Enfermeiros clínicos e educadores ofereceram seus comentários e recomendações sobre a acurácia e a clareza do conteúdo. Os estudantes forneceram valiosa compreensão das necessidades daqueles que se esforçam a aprender a arte e a ciência da enfermagem. Nossos colaboradores compartilharam sua sabedoria clínica e *expertise* na redação de um livro-texto que retrata a inovação. Nossos revisores ajudaram a refinar e a aprimorar o material para fornecer as melhores informações possíveis ao ensino das habilidades de enfermagem clínica.

Agradeço aos talentosos e dedicados profissionais da Elsevier. Tamara Myers, Editora Executiva, deu-nos apoio, liderança, entusiasmo e um saudável senso de humor durante o processo de revisão. Jean Sims Fornango, Editor Gerente, passou incontáveis horas rastreando o progresso deste texto. Suas habilidades em organização, compromisso com a precisão e dedicação à qualidade mantiveram o projeto dentro do planejado. Sarah Graddy, Assistente Editorial, com alegria, auxiliou com inúmeros detalhes. Karen Edwards, Diretor Assistente, Debbie Vogel, Gerente de Produção de Livros, e Jodi Willard, Gerente Sênior de Projetos, ajudaram a garantir um livro acurado e consistente por meio de sua organização, cuidadosa edição e orientação do projeto ao longo do processo de produção. A criatividade de Margaret Reid, Designer de Livros, proporcionou ao texto um recurso visual único e atraente. Essas contribuições aumentam significativamente o processo de aprendizagem.

Finalmente, agradeço aos nossos amigos, famílias e colegas por sua compreensão, paciência e incentivo.

Anne Griffin Perry
Patricia A. Potter

PREFÁCIO PARA O ESTUDANTE

Você encontrará, incorporadas a este livro muitas habilidades que o ajudarão a identificar as partes importantes das informações e a estudar com mais eficiência:

- A **Referência Rápida ao Protocolo-Padrão**, antecedendo o texto, lembra o leitor sobre as etapas a serem consistentemente adotadas antes, durante e após cada interação de cuidados para um paciente. Cada habilidade e procedimento irão lembrá-lo de rever essas etapas.

- O **logotipo luva limpa** é um lembrete de quando é essencial utilizar luvas limpas para proteger você e o paciente da transmissão de micro-organismos.

- O **alerta de segurança** irá ajudá-lo a identificar importantes itens de segurança para cada habilidade e procedimento.

Adaptação à Realidade Brasileira, permitirá que o leitor conheça como os procedimentos são realizados no contexto da enfermagem brasileira.

A seção de **Delegação e Colaboração** fornece diretrizes para atribuir uma habilidade à equipe de enfermagem.

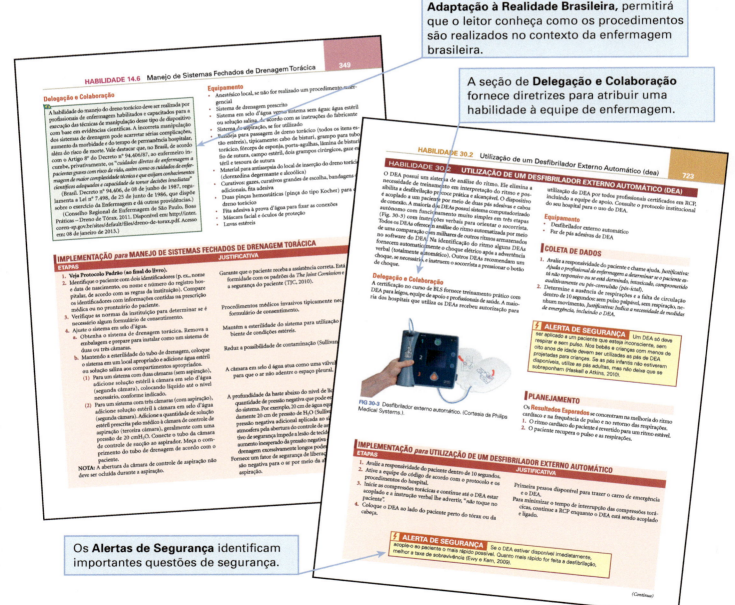

Os **Alertas de Segurança** identificam importantes questões de segurança.

PREFÁCIO PARA O ESTUDANTE

HABILIDADE 22.1 Administração de Medicamentos por Via Oral

ETAPAS / **JUSTIFICATIVA**

i. Para preparar comprimidos ou cápsulas existentes em recipientes (frascos de vidro ou plástico), colocar o número de comprimidos ou cápsulas na tampa e, posteriormente, transferi-los para o copo descartável. Não tocar o medicamento com as mãos. Devolver os comprimidos ou cápsulas restantes para o recipiente.

Evita a contaminação do medicamento e evita o desperdício. Os frascos de estoque são comuns em várias unidades de internação e normalmente são usados para armazenar medicamentos isentos de prescrição (MIP), como, por exemplo, laxantes.

j. Ao usar uma embalagem de *blister*, retirar o medicamento "estourando" a lâmina ou o papel de revestimento e colocá-lo em um copo descartável.

Muitas embalagens de *blister* contêm uma quantidade de medicamentos para aproximadamente 1 mês de tratamento.

k. Se for necessário repartir o comprimido para administrar metade da dose do medicamento, usar a mão limpa, mão enluvada para quebrá-lo ou cortá-lo com um dispositivo apropriado, como, por exemplo, cortador de comprimidos (ilustração). Partir apenas comprimidos que sejam previamente sulcados pelo fabricante (linhas transversais no centro do comprimido).

Reduz a contaminação do comprimido. Comprimidos que não sejam previamente sulcados não podem ser quebrados em metades iguais, resultando em uma dose incorreta. Um dispositivo de corte produz uma divisão mais homogênea do comprimido (ISMP, 2006).

l. Colocar todos os comprimidos ou cápsulas dos medicamentos prescritos em um copo descartável. A exceção deve ser os medicamentos, cuja administração requer avaliações pré-administração (p.ex., frequência cardíaca, pressão arterial).

Serve como lembrete para completar a avaliação apropriada e facilita a suspensão de medicamentos (se necessário).

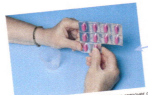

ETAPA 2h Colocar o comprimido no copo descartável sem remover o invólucro.

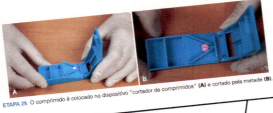

ETAPA 2k O comprimido é colocado no dispositivo "cortador de comprimidos" (A) e cortado pela metade (B).

(Continua)

O **Logo Luvas** irá lembrá-lo de utilizar luvas limpas, quando apropriado.

Muitas ilustrações demonstram os procedimentos passo a passo.

Registro e Relato esclarecem quais informações devem ser registradas em qual registro para a correta documentação dos cuidados ao paciente.

Em **Considerações Especiais**, são indicadas as modificações necessárias ao desempenho de uma habilidade em pediatria, geriatria ou assistência domiciliar (*home care*).

A **Amostra de Documentação** mostra a você como registrar uma anotação narrativa do enfermeiro com terminologia e frases apropriadas.

CAPÍTULO 22 Administração de Medicamentos não Parenterais

- Suspender a administração de todos os líquidos/alimentos pela sonda.
- Elevar a cabeceira do leito e permanecer com o paciente.
- Notificar o médico do paciente.
- Avaliar sinais vitais, a saturação de oxigênio e os sons pulmonares.
- Observar efeitos adversos (efeito colateral, efeito tóxico, alergia).
- b. Suspender doses subsequentes dos medicamentos e avaliar os sinais vitais.
- c. Notificar o médico e o serviço farmacêutico.
- d. Preparar-se para a possível administração de medicamentos de emergência para reação alérgica.

13h Incapacidade de administrar o medicamento em razão de obstrução da sonda, apesar de tentativas de irrigação da sonda com 60 mL de água. Notificado médico; medicamentos suspensos; paciente aguardando a inserção de outra sonda.

Considerações Especiais

Geriatria
- Avaliar o paciente quanto ao uso de medicamentos que afetam o pH gástrico, como, por exemplo, antagonistas do receptor H₂ ou antiácidos. Antagonistas do receptor H₂ causam redução da secreção de ácido gástrico, ocasionando aumento do pH ou pH mais básico (Metheny, 2006).

Assistência Domiciliar (*Home Care*)
Orientar o paciente, família e/ou cuidador:
- Como armazenar medicamentos e suplementos administrados por sonda.
- Como verificar a posição da sonda antes de administrar os medicamentos.
- Sobre a importância de não administrar qualquer medicamento em caso de dúvida relativa ao posicionamento da sonda e de notificar o profissional de saúde.
- Sobre a importância da irrigação da sonda antes, durante e após a administração dos medicamentos.
- Fornecer orientações ao paciente, família ou cuidador acerca das estratégias que podem ser usadas para triturar medicamentos, de quais são os medicamentos que não podem ser triturados e de como obter formulações líquidas.

Registro e Relato
- Registrar nas anotações de enfermagem a verificar o posicionamento da sonda, o VRG e o pH do aspirado.
- Registrar o medicamento, a dose, a via e o horário da administração na prescrição e na anotação de enfermagem imediatamente *após* a administração. Incluir as iniciais ou a assinatura e o número de registro profissional. Registrar as orientações feitas para o paciente nas anotações de enfermagem.
- Registrar o volume total de água usada para a administração do medicamento no balanço de entrada/saída.
- Relatar ao médico os efeitos adversos, a resposta do paciente e/ou os medicamentos suspensos.

Amostra de Documentação
Observação: A documentação relativa à administração de medicamentos por sonda é registrada na prescrição médica.

HABILIDADE 22.3   APLICAÇÃO DE MEDICAMENTOS POR VIA TÓPICA

A administração tópica de medicamentos envolve a aplicação de medicamentos na pele ou nas membranas mucosas. Medicamentos tópicos como loções, adesivos, pastas e pomadas produzem basicamente efeitos locais, mas também podem criar efeitos sistêmicos se absorvidos pela pele. Os efeitos sistêmicos têm maior probabilidade de ocorrer se a pele for fina, se a concentração do medicamento for elevada, se o contato com a pele for prolongado ou se o medicamento for aplicado sobre a pele ferida. Para proteção de exposição acidental, aplicar os medicamentos tópicos usando luvas e aplicadores. Incrustações cutâneas e tecido necrosado abrigam micro-organismos e bloqueiam o contato dos medicamentos com os tecidos afetados. Nesses casos, a simples aplicação de medicamentos apresenta pouco efeito na prevenção de infecção ou na promoção de outros efeitos terapêuticos.

A limpeza da pele ou da ferida é importante antes de aplicar os medicamentos por via tópica. O enfermeiro deve aplicar o medicamento, seja pomada, loção ou adesivo, de um modo apropriado para garantir a penetração e a absorção adequadas.

AVALIAÇÃO

1. Verificar a exatidão e a integridade da prescrição médica. Verificar o nome do paciente, o nome, a dose, a via e o horário da administração do medicamento. *Justificativa:* A prescrição médica é a fonte mais confiável e o único registro legal dos medicamentos que o paciente deve receber. Garante que o paciente receba o medicamento correto (Eisenhauer et al., 2007; Furukawa et al., 2008).

2. Revisar as informações relacionadas aos medicamentos, incluindo ação, finalidade, dose e via, tempo até o início e pico de ação, efeitos colaterais e implicações para a enfermagem. *Justificativa:* Permite que o enfermeiro preveja efeitos dos medicamentos e observe a resposta do paciente.

3. Avaliar a condição da pele ou da membrana antes da aplicação do medicamento (Cap. 7). Se houver uma ferida aberta, usar luvas de procedimento. Lavar completamente o local com um sabão neutro e água morna; enxaguar e secar. Remover qualquer medicamento aplicado previamente, resíduos, sangue, secreções ou outros fluidos corporais. Avaliar os sintomas de irritação cutânea como prurido ou queimação. *Justificativa:* Fornece um estado basal para determinar alterações na condição da pele após a terapia. Agentes tópicos podem reduzir ou agravar esses sintomas.

ALERTA DE SEGURANÇA Não administrar medicamentos tópicos à pele ou membranas se a integridade estiver alterada, exceto se houver indicação médica.

PREFÁCIO PARA O INSTRUTOR

A evolução da tecnologia e o conhecimento influenciam o modo de ensinar as habilidades clínicas aos estudantes de enfermagem, além de melhorar a qualidade dos cuidados possíveis para cada paciente. Entretanto, o fundamento para o sucesso na realização das habilidades de enfermagem continua a ser um enfermeiro competente e bem-informado, que pensa de maneira crítica e faz as perguntas certas no momento certo para prestar cuidados de enfermagem apropriados. Esta edição de *Procedimentos e Intervenções de Enfermagem* mantém os bem-sucedidos elementos das edições anteriores, mas incorpora material-chave para essa modificação na prática do enfermeiro. Mantivemos o formato conciso, a linguagem clara e a abordagem dinâmica que foram característicos das edições anteriores. Novas fotos e desenhos atualizam o generoso programa de ilustração. Todas as habilidades e procedimentos são apresentados no âmbito da estrutura do processo de enfermagem.

Nesta 5ª edição, reorganizamos tópicos para facilitar a localização da informação relacionada. Por exemplo, agora você encontrará todas as habilidades relacionadas à Eliminação Urinária em um capítulo (Capítulo 18). As informações relacionadas à iniciativa *Quality and Safety Education for Nurses* são ressaltadas por títulos que estão relacionados às competências-chave. Você encontrará agora seções sobre *Cuidados Centrados no Paciente*, *Segurança* e *Tendências da Prática Baseada em Evidências* no início de cada capítulo. Informações sobre *Delegação e Colaboração*, *Alertas de Segurança* e *Documentação* estão incluídas nas informações específicas do procedimento.

PRINCIPAIS CARACTERÍSTICAS

- Cobertura abrangente das habilidades de enfermagem – desde as habilidades básicas, como aferir a temperatura, até as mais avançadas e complexas, como a terapia intravenosa e o manejo de tubos endotraqueais
- Extenso programa de arte em cores, incluindo dezenas de novas fotografias
- Protocolos-padrão e de Conclusão
- Logotipo Luvas para ressaltar visualmente as circunstâncias em que é recomendado o uso de luvas limpas
- Alertas de Segurança no fluxo da habilidade para alertar o estudante para precauções especiais e riscos específicos
- Orientações de Delegação e Colaboração na seção de planejamento de cada habilidade e procedimento
- Apresentação passo a passo das etapas de cada habilidade, com justificativas de suporte que geralmente são baseadas em evidências
- Seções de Registro e Relato para prover uma concisa lista de informações a serem documentadas e relatadas
- Seções de Amostra de Documentação para dar exemplos da clara variação de notas ou documentação narrativa
- Seções de Considerações Especiais para dar informações sobre adaptação das habilidades a circunstâncias específicas, como no ambiente de assistência domiciliar (*home care*) ou ao cuidar de uma criança ou um idoso.

O QUE É NOVO NESTA EDIÇÃO

- Um novo Capítulo 1, Usando a Evidência na Prática da Enfermagem, prepara os estudantes para a implementação da prática baseada em evidência.
- Novas Habilidades e Diretrizes de Procedimentos preparam o estudante para a prática:
  - Comunicações Interativas
  - Comunicação SBAR
  - Avaliando a Genitália e o Reto
  - Cuidados com os Olhos para o Paciente Comatoso
  - Cuidados Locais para Pacientes com Sondas de Alimentação Enteral
  - Seleção de uma Superfície de Apoio para Reduzir a Pressão
  - Cateterização de uma Derivação Urinária
  - Administrando Medicamentos Nasais
  - Realizando a Avaliação de uma Ferida
  - Irrigação de Ferida
- Exercícios completamente renovados e ampliados ao final dos capítulos incluem questões de pensamento crítico baseadas em caso clínico e revisão dos itens que utilizam vários formatos. Respostas com justificativas estão disponíveis no final do livro.

APRESENTAÇÃO DA EDIÇÃO TRADUZIDA E ADAPTADA À REALIDADE BRASILEIRA

A enfermagem é uma ciência que tem sofrido profundos avanços nas últimas décadas. O conhecimento e as tecnologias na enfermagem e na saúde requerem que estudantes desenvolvam habilidades necessárias à prestação da assistência com qualidade e com segurança e que profissionais mantenham-se sempre atualizados.

Este livro descreve os procedimentos de enfermagem, desde os básicos até os avançados, em termos de informações pertinentes a: coleta de dados do paciente, planejamento, implementação e avaliação. Por ser uma obra traduzida, adaptações à realidade brasileira foram introduzidas neste livro. Para tanto, contamos com a colaboração de profissionais experientes e de reconhecida competência em suas áreas de atuação.

Com relação aos conteúdos que sofreram adaptação, destacam-se aqueles relativos aos tópicos de "delegação e colaboração". Na obra original, em inglês, os autores descrevem a que categorias profissionais podem ser delegadas as atividades que compõem cada procedimento. Entretanto, nem sempre é possível a correspondência entre as categorias profissionais da enfermagem norte-americana (Quadro 1) e da brasileira.

As adaptações realizadas contextualizam, portanto, os procedimentos nos cenários de prática da enfermagem brasileira, permitindo que estudantes e profissionais possam usufruir de todo o conteúdo desta obra.

QUADRO 1 — CATEGORIAS PROFISSIONAIS DE ENFERMAGEM NOS ESTADOS UNIDOS[1]

Categoria profissional	Descrição e atribuições
Advanced Practice Nurse – APN (Enfermeira de Prática Avançada)	Enfermeira que tem alto nível de educação formal, como Mestrado ou Doutorado em Enfermagem. Têm alto grau de autonomia para avaliar, diagnosticar e tratar os pacientes.
Registered Nurse – RN (Enfermeira Registrada)	Enfermeira graduada e aprovada em exame nacional de licença nos Estados Unidos. Responsável por prover e coordenar o cuidado e a educação do paciente sobre diferentes condições de saúde, além de prestar aconselhamento e apoio emocional ao paciente e seus familiares.
Nurse Practitioner – NP (Enfermeira Clínica)	Enfermeira que possui registro para atuar como Enfermeira Registrada (RN) e licença de órgãos competentes para ser uma enfermeira de prática avançada (APN). São responsáveis pelo cuidado direto do paciente, incluindo o diagnóstico e tratamento de doenças.
Licensed Practical e *Licensed Vocational Nurses* – LPN e LVN (Enfermeiro Prático/Profissional Licenciado)	Profissional que completou um programa de treinamento, em geral, de 1 ano, e foi aprovado em exame para obter a licença para trabalhar. Provê cuidados básicos de enfermagem e trabalha sob a supervisão de enfermeiras registradas (RN) e médicos.
Nursing Assistive Personnel – NAP (Assistentes de Enfermagem)	Indivíduos não licenciados que foram treinados em atividades assistenciais. Quando têm treinamento especializado ou educação em área específica, como gastrenterologia, podem ser classificados como técnicos. Realizam procedimentos básicos de enfermagem sob a supervisão de enfermeira registrada (RN) ou prática (LPN).

[1] Fonte: http://www.bls.gov/ooh/healthcare/licensed-practical-and-licensed-vocational-nurses.htm (acessado em 12 de agosto de 2012); http://nursinglicensemap.com/ (acessado em 12 de agosto de 2012); Society of Gatroenterology Nurses and Associates, Inc. Position Statement: Role delineation of nursing assistive personnel in gastroenterology. Disponível em: http://www.sgna.org/Portals/0/Education/Position%20Statements/NAP2010PositionStatement.pdf (acessado em 12 de agosto de 2012).

SUMÁRIO

UNIDADE 1 - QUALIDADE E SEGURANÇA NA PRÁTICA DE ENFERMAGEM

1 Uso de Evidências na Prática de Enfermagem, 1
Patricia A. Potter, RN, MSN, PhD, FAAN
- Etapas da Prática Baseada em Evidências, 1
- Evidências nas Habilidades de Enfermagem, 7

2 Comunicação e Colaboração, 9
Jacqueline Raybuck Saleeby, PhD, RN, MSN
- **Habilidade 2.1** Estabelecimento da Relação Enfermeiro-Paciente, 13
- **Habilidade 2.2** Entrevista, 16
- **Habilidade 2.3** Comunicação com os Pacientes Ansiosos, Irritados, Deprimidos e com Comprometimento Cognitivo, 19
- **Instrução para o procedimento 2.1** Comunicações *Hand-off*, 23
- **Instrução para o procedimento 2.2** Comunicação SBAR, 23

3 Documentação e Informática, 26
Barbara Maxwell, MS, RN, LNC
- **Instrução para o procedimento 3.1** Documentação da Evolução de Enfermagem, 30
- **Instrução para o procedimento 3.2** Uso dos Prontuários Eletrônicos, 32
- **Instrução para o procedimento 3.3** Documentando uma Ocorrência de Incidente, 32

4 Segurança do Paciente e Melhora da Qualidade, 35
Catherine Limbaugh, RN, BSN, MSN, ACNS-BC, OCN
- **Habilidade 4.1** Prevenção de Quedas, 37
- **Habilidade 4.2** Concepção de um Ambiente Livre de Contenção, 41
- **Habilidade 4.3** Aplicação de Contenção Física, 44
- **Habilidade 4.4** Cuidados nos Episódios de Convulsões, 49
- **Instrução para o procedimento 4.1** Segurança contra Incêndio Elétrico e Químico, 52
- **Instrução para o procedimento 4.2** Análise de Causa Raiz, 55

5 Controle de Infecção, 59
Ruth Curchoe, RN, MSN, CIC
- **Habilidade 5.1** Higienização das Mãos, 61
- **Habilidade 5.2** Aplicação de Equipamento de Proteção Individual (EPI), 64
- **Habilidade 5.3** Cuidado de Pacientes sob Precauções de Isolamento, 67
- **Instrução para o procedimento 5.1** Precauções Especiais para Tuberculose, 72
- **Habilidade 5.4** Preparo de Campo Estéril, 73
- **Habilidade 5.5** Uso de Luvas Estéreis, 77

UNIDADE 2 - HABILIDADES PARA A AVALIAÇÃO DO PACIENTE

6 Sinais Vitais, 83
Susan Jane Fetzer, RN, BA, BSN, MSN, MBA, PhD
- **Habilidade 6.1** Medição da Temperatura Corporal, 90
- **Habilidade 6.2** Avalição do Pulso Apical, 96
- **Habilidade 6.3** Avaliação do Pulso Radial, 98
- **Instrução para o procedimento 6.1** Avaliação do Déficit de Pulso Apical-Radial, 101
- **Habilidade 6.4** Avaliação da Respiração, 101
- **Habilidade 6.5** Avaliação da Pressão Arterial, 103
- **Instrução para o procedimento 6.2** Avaliação da Pressão Arterial Eletronicamente, 108
- **Instrução para o procedimento 6.3** Medindo a Saturação de Oxigênio (Oximetria de Pulso) 109

7 Avaliação de Saúde 113
Wendy Ostendorf, RN, MS, EdD, CNE
- **Habilidade 7.1** Exame Geral, 119
- **Instrução para o procedimento 7.1** Monitoramento de Ingestão e Eliminação, 125
- **Habilidade 7.2** Avaliação da Cabeça e Pescoço, 127
- **Habilidade 7.3** Avaliação do Tórax e Pulmões, 131
- **Habilidade 7.4** Avaliação Cardiovascular, 137
- **Habilidade 7.5** Avaliação do Abdome, 146
- **Habilidade 7.6** Avaliação dos Órgãos Genitais e do Reto, 152
- **Habilidade 7.7** Avaliação Musculoesquelética e Neurológica, 155

8 Coleta de Amostras para Exames, 162
Aurelie Chinn, RN, MSN
- **Habilidade 8.1** Coleta de Amostra de Urina com Cateter Urinário Estéril, Jato Médio, 163
- **Instrução para o procedimento 8.1** Coleta de Amostras de Urina de 24 Horas, 169
- **Instrução para o procedimento 8.2** Triagem de Urina para Glicose, Cetonas, Proteína, Sangue e pH, 169
- **Habilidade 8.2** Testes de Alterações Gastrointestinais – Teste de Sangue Oculto e pH Gástrico, Amostras de fezes e Sangue nas Fezes, 170
- **Habilidade 8.3** Monitoramento da Glicose Sanguínea, 173

Habilidade 8.4 Coleta de Amostras de Sangue – Punção Venosa com Seringa, Punção Venosa com Vacutainer e Hemoculturas, 177
Habilidade 8.5 Coleta de Amostras do Nariz e da Garganta, 184
Habilidade 8.6 Coleta de Amostra de Escarro, 187
Habilidade 8.7 Obtenção de Amostras de Drenagem de Ferida para Cultura, 190

9 Procedimentos Diagnósticos, 194
Anne Griffin Perry, RN, EdD, FAAN

Habilidade 9.1 Exames com Meio de Contraste: Arteriografia (Angiografia), Cateterismo Cardíaco, Urografia Excretora, 196
Habilidade 9.2 Cuidados de Pacientes Submetidos a Aspirações: Medula Óssea, Punção Lombar, Paracentese, Toracocentese, 201
Habilidade 9.3 Cuidados de Pacientes Submetidos à Broncoscopia, 206
Habilidade 9.4 Cuidados de Pacientes Submetidos à Endoscopia Gastrointestinal, 210

UNIDADE 3 - NECESSIDADES HUMANAS BÁSICAS

10 Promovendo a Higiene, 215
Terry L. Wood, PhD, RN, CNE

Habilidade 10.1 Banho Completo, 217
Instrução para o procedimento 10.1 Cuidados com o Períneo, 224
Instrução para o procedimento 10.2 Cuidados Orais para o Paciente Debilitado ou Inconsciente, 226
Instrução para o procedimento 10.3 Cuidados com Dentaduras, 228
Instrução para o procedimento 10.4 Cuidados com o Cabelo – Uso de Xampu e Barbeamento, 229
Instrução para o procedimento 10.5 Cuidados com os Pés e as Unhas, 233
Instrução para o procedimento 10.6 Arrumação do Leito Ocupado, 235
Instrução para o procedimento 10.7 Arrumação de Leito Desocupado e Cirúrgico, 239

11 Cuidados com os Olhos e com as Orelhas, 242
Anne Griffin Perry, RN, EdD, FAAN

Habilidade 11.1 Irrigação dos Olhos, 243
Instrução para o procedimento 11.1 Cuidados com os Olhos do Paciente em Coma, 246
Instrução para o procedimento 11.2 Cuidados com a Prótese Ocular, 247
Habilidade 11.2 Irrigação das Orelhas, 249
Habilidade 11.3 Cuidados com Aparelho Auditivo, 251

12 Promovendo a Nutrição, 257
Patricia A. Potter, RN, MSN, PhD, FAAN

Habilidade 12.1 Pacientes Dependentes de Assistência para a Alimentação, 260
Habilidade 12.2 Precauções contra a Aspiração, 265
Habilidade 12.3 Inserção e Remoção de uma Sonda de Alimentação de Pequeno Calibre, 268
Habilidade 12.4 Avaliação da Localização da Sonda de Alimentação e a Técnica de Irrigação, 274
Habilidade 12.5 Administração de Alimentação Através de Sondas Nasogástrica, de Gastrostomia e de Jejunostomia, 278
Instrução para o procedimento 12.1 Cuidados com os Locais de Inserção das Sondas de Alimentação Enteral, 284

13 Controle da Dor, 288
Patricia A. Potter, RN, MSN, PhD, FAAN

Habilidade 13.1 Tratamento não Farmacológico da Dor, 289
Instrução para o procedimento 13.1 Relaxamento e Imaginação Guiada, 297
Habilidade 13.2 Tratamento Farmacológico da Dor, 299
Habilidade 13.3 Analgesia Controlada pelo Paciente, 302
Habilidade 13.4 Analgesia Epidural, 307
Habilidade 13.5 Bomba de Infusão de Anestésico Local para Analgesia, 312

14 Promovendo a Oxigenação, 317
Kelly Jo Cone, PhD, RN, CNE

Habilidade 14.1 Administração de Oxigênio, 318
Habilidade 14.2 Manejo das Vias Aéreas: Intervenções Não Invasivas, 323
Instrução para o procedimento 14.1 Pico de Frequência de Fluxo Expiratório, 326
Habilidade 14.3 Fisioterapia Respiratória, 327
Habilidade 14.4 Manejo das Vias Aéreas: Aspiração, 332
Habilidade 14.5 Manejo das Vias Aéreas: Tubo Endotraqueal e Cuidados com a Traqueostomia, 340
Habilidade 14.6 Manejo de Sistemas Fechados de Drenagem Torácica, 347

UNIDADE 4 - ATIVIDADE E MOBILIDADE

15 Manuseio, Transferência e Posicionamento Seguro do Paciente, 355
Rita Wunderlich, MSN, PhD

Habilidade 15.1 Técnicas de Transferência, 356
Instrução para o procedimento 15.1 Técnica de Transferência para ou da Cadeira de Rodas, 365
Habilidade 15.2 Mobilizar e Posicionar Pacientes no Leito, 366

16 Exercício e Mobilidade, 376
Nancy Laplante, PhD, RN

Instrução para o procedimento 16.1 Amplitude de Movimento, 378
Habilidade 16.1 Aparelho de Movimento Passivo Contínuo, 382

Instrução para o procedimento 16.2 Colocação de Meias Elásticas e Sistema de Compressão Sequencial, 384

Habilidade 16.2 Auxílio na Deambulação, 387

Habilidade 16.3 Ensinar o Uso de Bengalas, Muletas e Andadores, 390

17 Tração, Cuidados com Gesso e Dispositivos de Imobilização, 401
Wanda Cleveland Dubuisson, PhD, RN

Habilidade 17.1 Cuidados com o Paciente em Tração Cutânea, 402

Habilidade 17.2 Cuidados com o Paciente em Tração Esquelética e com o Local de Inserção dos Pinos, 406

Habilidade 17.3 Cuidados com o Paciente Durante a Aplicação de Gesso, 412

Instrução para o procedimento 17.1 Cuidados com o Paciente Durante a Retirada do Gesso, 417

UNIDADE 5 - PROMOVENDO A ELIMINAÇÃO

18 Eliminação Urinária, 424
Donna L. Thompson MSN, CRNP, FNP-BC, CCCN

Instrução para o procedimento 18.1 Auxílio para o Uso do Urinol, 425

Habilidade 18.1 Aplicação de uma Sonda Externa do Tipo Preservativo, 426

Instrução para o procedimento 18.2 *Scanner* de Bexiga, 429

Habilidade 18.2 Inserção de uma Sonda Vesical de Alívio ou de Demora, 430

Habilidade 18.3 Remoção de uma Sonda Vesical de Demora, 440

Instrução para o procedimento 18.3 Cuidados com uma Sonda Vesical de Demora, 443

Habilidade 18.4 Cuidado com a Sonda Vesical Suprapúbica, 443

Habilidade 18.5 Realizar o Procedimento de Irrigação da Sonda, 446

19 Eliminação Intestinal e Intubação Gástrica, 453
Anne Griffin Perry, RN, EdD, FAAN

Instrução para o procedimento 19.1 Posicionando uma Comadre, 454

Habilidade 19.1 Removendo a Impactação Fecal, 457

Habilidade 19.2 Administrando um Enema, 459

Habilidade 19.3 Inserção, Manutenção e Remoção de uma Sonda Nasogástrica para Descompressão Gástrica, 464

20 Cuidado com Estomas, 473
Jane Fellows, RN, MSN, CWOCN

Habilidade 20.1 Colocando a Bolsa em uma Estomia Intestinal, 475

Habilidade 20.2 Colocando a Bolsa em Urostomia Incontinente, 479

Habilidade 20.3 Cateterizando um Desvio Urinário, 482

UNIDADE 6 - ADMINISTRAÇÃO DE MEDICAMENTOS

21 Preparação para a Administração Segura de Medicamentos, 486
Wendy Ostendorf, RN, MS, EdD, CNE

Cuidado Centrado no Paciente, 486
Segurança, 486
Farmacocinética, 487
Ação de Medicamentos, 487
Administração de Medicamentos, 489
Tendências na Prática Baseada em Evidência, 490
Sistemas de Distribuição, 490
Registro de Administração de Medicamentos, 491
Os Seis Certos da Administração de Medicamentos, 491
Sistemas de Medida, 494
Processo de Enfermagem, 495
Orientação do Paciente e Família, 497
Manuseio Especial de Substâncias Controladas, 498

22 Administração de Medicamentos não Parenterais, 501
Patricia A. Potter, RN, MSN, PhD, FAAN

Habilidade 22.1 Administração de Medicamentos por Via Oral, 503

Habilidade 22.2 Administração de Medicamentos por Sonda de Alimentação, 510

Habilidade 22.3 Aplicação de Medicamentos por Via Tópica, 514

Habilidade 22.4 Instilação de Medicamentos Oculares e Auriculares, 519

Habilidade 22.5 Usando Inaladores Dosimetrados, 525

Instrução para o procedimento 22.1 Usando um Inalador de Pó Seco (DPI), 530

Habilidade 22.6 Usando Nebulizadores de Pequeno Volume, 531

Instrução para o procedimento 22.2 Administração de Medicamentos Vaginais, 535

Instrução para o procedimento 22.3 Administração de Supositórios Retais, 537

23 Administração de Medicações Parenterais, 541
Wendy Ostendorf, RN, MS, EdD, CNE

Habilidade 23.1 Preparação de Injeções: Frascos-ampolas e Ampolas, 543

Instrução para o procedimento 23.1 Misturas de Medicamentos em uma Seringa, 550

Habilidade 23.2 Administração de Injeções Subcutâneas, 553

Habilidade 23.3 Administração de Injeções Intramusculares, 559

Habilidade 23.4 Administração de Injeções Intradérmicas, 564

Habilidade 23-5 Administração de Medicamentos por Bolo Intravenoso, 567

Habilidade 23.6 Administração de Medicamentos Intravenosos por Piggyback, Infusão Intermitente e Bombas de Mini-infusão, 572

Habilidade 23.7 Administração de Medicações Subcutâneas Contínuas, 578

UNIDADE 7 - CURATIVOS E CUIDADOS COM A FERIDA

24 Tratamento de Feridas e Irrigação, 585
Janice C. Colwell, RN, MS, CWOCN, FAAN
  Instrução para o procedimento 24.1 Realização de Avaliação de Feridas, 587
  Habilidade 24.1 Irrigação da Ferida, 589
  Habilidade 24.2 Cuidados de Enfermagem com Drenos, 591
  Habilidade 24.3 Removendo Suturas e Grampos, 594
  Habilidade 24.4 Tratamento de Feridas com Pressão Negativa, 598

25 Úlceras por Pressão, 604
Janice C. Colwell, RN, MS, CWOCN, FAAN
  Instrução para o procedimento 25.1 Seleção de Superfícies de Suporte para Redistribuição de Carga Mecânica, 606
  Habilidade 25.1 Avaliação do Risco de Úlceras por Pressão e Estratégias de Prevenção
  Habilidade 25.2 Tratamento de Úlceras por Pressão e Manejo de Feridas, 615

26 Curativos, Bandagens e Faixas, 622
Kim Campbell Oliveri, RN, MS, CS
  Habilidade 26.1 Aplicando um Curativo de Gaze (Seco e Úmido a Seco), 624
  Habilidade 26.2 Aplicando um Curativo Compressivo, 631
  Instrução para o procedimento 26.1 Aplicando um Curativo Transparente, 633
  Habilidade 26.3 Aplicando Curativos de Hidrocoloides, Hidrogel, Espuma e Curativos Absorventes, 635
  Instrução para o procedimento 26.2 Aplicando Bandagens de Gaze e Bandagens Elásticas (Faixas), 638
  Instrução para o procedimento 26.3 Aplicando Faixas Abdominais e Mamárias, 641

27 Uso Terapêutico do Calor e Frio, 645
Peter R. Miller, RN, MSN, ONC
  Habilidade 27.1 Calor Úmido, 646
  Habilidade 27.2 Calor Seco, 650
  Habilidade 27.3 Aplicações Frias, 652

UNIDADE 8 - INTERVENÇÕES DE ENFERMAGEM COMPLEXAS

28 Terapia Intravenosa, 658
Virginia Strootman, RN, MSN, CRNI
  Habilidade 28.1 Inserção de Dispositivo Intravenoso Periférico, 659
  Habilidade 28.2 Regulação das Taxas da Infusão Intravenosa, 669
  Habilidade 28.3 Manutenção do Local Intravenoso, 673
  Instrução para O procedimento 28.1 Interrupção do Acesso Intravenoso Periférico, 680
  Habilidade 28.4 Administração de Nutrição Parenteral, 681
  Habilidade 28.5 Transfusão de Hemoderivados, 684

29 Cuidado Pré e Pós-operatório, 692
Rhonda Yancey, BSN, RN
  Habilidade 29.1 Avaliação Pré-operatória, 693
  Habilidade 29.2 Instrução Pré-operatória, 696
  Habilidade 29.3 Preparação Física para a Cirurgia, 701
  Habilidade 29.4 Gerenciando o Paciente que Recebe Sedação Moderada, 704
  Habilidade 29.5 Proporcionando Recuperação Imediata da Anestesia na Unidade de Cuidados Pós-anestésicos (UCPA), 707
  Habilidade 29.6 Cuidando da Fase de Recuperação Pós-operatória Inicial e Convalescente, 713

30 Condutas de Emergência para Suporte de Vida no Ambiente Hospitalar, 719
Nelda K. Martin, RN, ANP-BC, CCNS
  Habilidade 30.1 Inserção de uma Cânula Orofaríngea, 721
  Habilidade 30.2 Utilização de um Desfibrilador Externo Automático (DEA), 723
  Habilidade 30.3 Gerenciamento de Código, 725

UNIDADE 9 - INTERVENÇÕES DE APOIO DA ENFERMAGEM

31 Cuidados Paliativos, 732
Valerie J. Yancey, PhD, RN, HNC, CHPN
  Habilidade 31.1 O Apoio aos Pacientes e às Famílias em Luto, 735
  Habilidade 31.2 O Cuidado do Paciente em Fase Final de Vida, 737
  Habilidade 31.3 O Cuidado do Corpo Depois da Morte, 740

32 Segurança nos Cuidados Domiciliares, 746
Nancy Laplante, PhD, RN
  Habilidade 32.1 Segurança e Monitoramento da Saúde Domiciliar, 747
  Habilidade 32.2 Adaptação do Contexto Domiciliar para Clientes com *Déficits* Cognitivos, 751
  Habilidade 32.3 Segurança na Administração de Medicamentos e Dispositivos Médicos, 753

APÊNDICES

A Respostas para os Exercícios do Final dos Capítulos, A-I, A-1
B Abreviações e Equivalentes, A-16

ÍNDICE DE HABILIDADES

Abdome, avaliação (Habilidade, 7.5), 146
Acesso intravenoso periférico curto, descontinuidade (Instrução para o procedimento, 28.1), 680
Administração de oxigênio (Habilidade, 14.1), 318
Alterações gastrointestinais, gastroccult teste, amostra de fezes e hemoccult, teste de (Habilidade, 8.2), 170
Ambiente livre de contenção, criação (Habilidade, 4.2), 41
Amostra de escarro, coleta (Habilidade, 8.6), 187
Amostras de urina 24 horas, coleta (Instrução para o procedimento, 8.1), 169
Amostras do nariz e da garganta, coleta (Habilidade, 8.5), 184
Amplitude de movimento (Instrução para o procedimento, 16.1), 379
Analgesia, bomba de infusão de anestésico local (Habilidade, 13.5), 312
Analgesia, controlada pelo paciente (Habilidade, 13.3), 302
Analgesia, epidural (Habilidade, 13.4), 307
Aparelho auditivo, cuidados com (Habilidade, 11.3), 251
Aplicação de frio, (Habilidade, 27.3), 652
Aplicação de gesso, cuidados com o paciente durante (Habilidade, 17.3), 412
Apoio ao paciente e à família no luto (Habilidade, 31.1), 735
Arrumação da cama – leito não ocupado e leito cirúrgico (Instrução para o procedimento, 10.8), 239
Arrumação da cama – leito ocupado (Instrução para o procedimento, 10.7), 235
Arrumação da casa para clientes com *déficits* cognitivos, adaptação (Habilidade, 32.2), 751
Aspiração, medula óssea, punção lombar, paracentese, toracocentese, cuidados com o paciente que foi submetido (Habilidade, 9.2), 201
Avaliação cardiovascular (Habilidade, 7.4), 137
Avaliação de lesões, realização (Instrução para o procedimento, 24.1), 587
Avaliação do risco de úlcera por pressão e estratégias de prevenção (Habilidade, 25.1), 610
Avaliação musculoesquelética e neurológica (Habilidade 7.7), 155

Avaliação pré-operatória (Habilidade, 29.1), 693
Bandagem de pressão, aplicação (Habilidade, 26.2), 631
Bandagens: gazes e elástica, aplicação (Instrução para o procedimento, 26.2), 638
Banho, completo (Habilidade, 10.1), 217
Bengalas, muletas e andadores, ensino do uso de (Habilidade, 16.3), 390
Broncoscopia, cuidados do paciente submetido (Habilidade, 9.3), 206
Cabeça e pescoço, avaliação (Habilidade, 7.2), 127
Calor, seco (Habilidade, 27.2), 650
Calor, úmido (Habilidade, 27.1), 646
Campo estéril, preparo (Habilidade, 5.4), 73
Cateter externo tipo preservativo, aplicação (Habilidade, 18.1), 426
Cintas, aplicação abdominal e nas mamas (Instrução para o procedimento, 26.3), 641
Coleta de amostra de urina – cateter urinário estéril, jato médio (Habilidade, 8.1), 163
Comadre, fornecimento (Instrução para o procedimento, 19.1), 454
Componentes sanguíneos, transfusão (Habilidade, 28.5), 684
Comunicação com pacientes ansiosos, irritados, depressivos e com *déficit* cognitivo (Habilidade, 2.3), 19
Comunicação SABAR (Instrução para o procedimento 2.2), 23
Comunicação sem as mãos (Instrução para o procedimento, 2.1), 23
Condução da análise de causa-raiz (Instrução para o procedimento, 4.2), 55
Contenção física, aplicação (Habilidade, 4.3), 44
Controle da dor, farmacológico (Habilidade, 13.2), 299
Controle da dor, não farmacológico (Habilidade, 13.1), 289
Corpo após a morte, cuidados do (Habilidade, 31.3), 740
Cuidados com o cateter suprapúbico (Habilidade, 18.4), 443
Cuidados com os cabelos – aplicação de shampoo e barbear (Instrução para o procedimento, 10.5), 229
Cuidados com os olhos no paciente comatoso (Instrução para o procedimento, 11.1), 246

Cuidados com pés e unhas (Instrução para o procedimento, 10.6), 233
Cuidados orais para pacientes debilitados ou inconscientes (Instrução para o procedimento, 10.3), 226
Cuidados perineais (Instrução para o procedimento, 10.1), 226
Curativo (seco e úmido para seco), aplicação (Habilidade, 26.1), 624
Curativo, aplicação de filme transparente (Instrução para o procedimento, 26.1), 633
Curativo: aplicação de hidrocoloide, hidrogel, espuma ou de absorção (Habilidade, 26.3), 635
Deambulação, assistência na (Habilidade, 16.2), 387
Dentição, cuidados da (Instrução para o procedimento, 10.4), 228
Desfibrilador externo automático, uso (Habilidade, 30.2), 723
Desvios intestinais, equipamento coletor (Habilidade, 20.1), 475
Desvios urinários, cateterismo (Habilidade, 20.3), 382
Dispositivo intravenoso periférico curto, inserção (Habilidade, 28.1), 659
Dispositivos de imobilização: cuidados do paciente com aparelhos, tala e tipoia (Habilidade, 17.4), 418
Documentação da ocorrência de incidentes (Instrução para o procedimento 3.3), 32
Documentação das anotações dos procedimentos de enfermagem (Instrução para o procedimento, 3.1), 30
Drenagem da ferida para cultura, obtenção (Habilidade, 8.7), 190
Drenagem da ferida, manejo (Habilidade, 24.2), 591
Drenagem do tórax, manutenção de sistemas fechados (Habilidade, 14.6), 347
Endoscopia gastrointestinal, cuidados dos pacientes submetidos (Habilidade, 9.4), 210
Enema, administração (Habilidade, 19.2), 459
Ensino pré-operatório (Habilidade, 29.2), 696
Entrevistando o paciente (Habilidade 2.2), 16
Equipamento de proteção individual, aplicação (Habilidade, 5.2), 64
Exames com meio de contraste: arteriografia (angiografia), cateterismo cardíaco, urografia excretora (Habilidade, 9.1), 196

Ferimento, tratamento de pressão negativa (Habilidade, 24.4), 598
Fisioterapia respiratória (Habilidade, 14.3), 327
Genitália e reto, avaliação (Habilidade, 7.6), 152
Gerenciamento do código (Habilidade, 30.3), 725
Higiene das mãos (Habilidade, 5.1), 61
Impactação fecal, remoção (Habilidade, 19.1), 457
Inalador de pó seco, uso (Instrução para o procedimento, 22.1), 530
Inaladores dosimetrados, uso (Habilidade, 22.5), 525
Ingestão e eliminação, monitoramento (Instrução para o procedimento, 7.1), 125
Injeções, administração intradérmica (Habilidade, 23.4), 564
Injeções, administração intramuscular (Habilidade, 23.3), 559
Injeções, administração subcutânea (Habilidade, 23.2), 553
Injeções: mistura de medicamentos em uma seringa (Instrução para o procedimento, 23.1), 550
Injeções: preparação a partir de frascos e ampolas (Habilidade, 23.1), 543
Irrigação da lesão (Habilidade, 24.1), 589
Irrigação da orelha (Habilidade, 11.2), 249
Irrigação do cateter, realização (Habilidade, 18.5), 446
Irrigação nos olhos (Habilidade, 11.1), 243
Lenços umedecidos para banho, uso de descartável (Instrução para o procedimento, 10.2), 217
Levantamento geral (Habilidade, 7.1), 119
Local de infusão intravenosa, manutenção (Habilidade, 28.3), 673
Luvas estéreis (Habilidade 5.5), 77
Manejo das vias aéreas: aspiração (Habilidade, 14.4), 332
Manejo das vias aéreas: cuidados com o tubo endotraqueal e traqueostomia (Habilidade, 14.5), 340
Manejo das vias aéreas: intervenções não invasivas (Habilidade, 14.2), 323
Máquina de movimento passivo contínuo (Habilidade, 16.1), 382
Medicamento intravenoso, administração por piggyback, infusão intermitente e bomba de mini-infusão (Habilidade, 23.6), 572

Medicamento oral, administração (Habilidade, 22.1), 503
Medicamento subcutâneo contínuo, administração (Habilidade, 23.7), 578
Medicamento, administração pela sonda de alimentação (Habilidade, 22.2), 510
Medicamento, administração por bólus intravenoso (Habilidade, 23.5), 567
Medicamentos e segurança de dispositivos médicos (Habilidade, 32.3), 753
Medicamentos oftalmológicos e otológicos, instilação (Habilidade, 22.4), 519
Medicamentos tópicos, aplicação (Habilidade, 22.3), 514
Medicamentos vaginais, administração (Instrução para o procedimento, 22.2), 535
Meias elásticas e dispositivos de compressão sequencial, aplicação (Instrução para o procedimento, 16.2), 384
Monitoramento da glicose sanguínea (Habilidade, 8.3), 173
Movimentação e posicionamento do paciente no leito (Habilidade, 15.2), 366
Nebulizadores de pequeno volume, uso (Habilidade, 22.6), 531
Nutrição parenteral, administração (Habilidade, 28.4), 681
Paciente morrendo, cuidados com (Habilidade, 31.2), 735
Pacientes dependentes para alimentação (Habilidade, 12.1), 260
Pós-operatório imediato e fase de convalescência e recuperação (Habilidade, 29.6), 713
Precaução contra convulsão (Habilidade 4.4), 49
Precauções contra aspiração (Habilidade, 12.2), 265
Precauções de isolamento, cuidados com o paciente sob (Habilidade, 5.3), 67
Preparo físico para cirurgia (Habilidade, 29.3), 701
Pressão arterial, avaliação (Habilidade, 6.5), 103
Pressão arterial, avaliação com equipamento eletrônico (Instrução para o procedimento, 6.2), 108
Prevenção contra quedas (Habilidade, 4.1), 37
Prontuários eletrônicos, uso dos (Instrução para o procedimento, 3.2), 32
Prótese ocular, cuidado com (Instrução para o procedimento, 11.2), 247

Pulso: apical, avaliação (Habilidade, 6.2), 96
Pulso: apical-radial, avaliação (Instrução para o procedimento, 6.1), 101
Pulso: radial, avaliação (Habilidade, 6.3), 98
Punção venosa, realização (Habilidade, 8.4), 177
Recuperação imediata da anestesia nas unidades de cuidados pós-anestésicos (Habilidade, 29.5), 707
Relação enfermeiro-paciente, estabelecimento (Habilidade, 2.1), 13
Relaxamento e imaginação guiada (Instrução para o procedimento, 13.1), 297
Remoção do gesso, cuidados do paciente durante (Instrução para o procedimento, 17.1), 417
Respiração, avaliação (Habilidade, 6.4), 101
Saturação de oxigênio, mensuração (oximetria de pulso) (Instrução para o procedimento, 6.3), 109
Scanner da bexiga (Instrução para o procedimento, 18.2), 429
Sedação moderada, manejo do paciente que está recebendo (Habilidade, 29.4), 704
Segurança contra fogo, elétrica e química (Instrução para o procedimento, 4.1), 52
Segurança na saúde domiciliar e avaliação (Habilidade, 32.1), 747
Sonda nasogástrica para descompressão gástrica: inserção, manutenção e remoção (Habilidade, 19.3), 464
Sonda vesical de demora ou reto, inserção do (Habilidade, 18.2), 430
Sonda vesical de demora, cuidados com o (Instrução para o procedimento, 18.3), 443
Sonda vesical de demora, remoção do (Instrução para o procedimento, 18.3), 443
Sondas de alimentação enteral, cuidados locais (Instrução para o procedimento, 12.1), 284
Sondas de alimentação, administração nasogástrica, gastrotomia e jejunostomia (Habilidade, 12.5), 278
Sondas de alimentação, inserção e remoção de pequenos calibres (Habilidade, 12.3), 268
Sondas de alimentação, verificação do posicionamento e irrigação (Habilidade, 12.4), 274

Superfície de suporte para redução da pressão, seleção da (Instrução para o procedimento, 25.1), 606

Supositórios retais, administração (Instrução para o procedimento, 22.3), 537

Suturas e grampos, remoção (Habilidade, 24.3), 594

Taxa de fluxo da infusão intravenosa, regulação (Habilidade, 28.2), 669

Taxa de fluxo no pico expiratório (Instrução para o procedimento, 14.1), 326

Técnicas de transferência (Habilidade, 15.1), 356

Técnicas de transferência para cadeira de rodas, (Instrução para o procedimento, 15.1), 365

Temperatura corporal, mensuração (Habilidade, 6.1), 90

Teste de urina para glicose, cetonas, proteínas, sangue e pH (Instrução para o procedimento, 8.2), 169

Tórax e pulmões, avaliação (Habilidade, 7.3), 131

Tração cutânea, cuidados do paciente (Habilidade, 17.1), 402

Tração esquelética e cuidados no local do pino, cuidados do paciente (Habilidade, 17.2), 406

Tratamento da úlcera por pressão e manejo de lesões (Habilidade, 25.2), 615

Tuberculose, precauções especiais (Instrução para o procedimento, 5.1), 72

Urinol, auxílio no uso de (Instrução para o procedimento, 18.1), 425

Urostomia incontinente, equipamento coletor (Habilidade, 20.2), 479

Via aérea orofaríngea, inserção (Habilidade, 30.1), 721

CAPÍTULO 1

Uso de Evidências na Prática de Enfermagem

Etapas da Prática Baseada em Evidências, 1

Evidências nas Habilidades de Enfermagem, 7

A cada dia que passa, a população está mais informada sobre sua própria saúde e sobre assuntos ligados aos cuidados de saúde. Em 1999, o Institute of Medicine (IOM) publicou um artigo clássico, *To Err Is Human: Building a Safer Health System* (IOM, 2000), que continha informações sobre a ocorrência de erros médicos dentro dos Estados Unidos e como eles podiam ser evitados. Basicamente, os cuidados de saúde nos Estados Unidos não eram tão seguros quanto deveriam ser. Esse artigo, junto com iniciativas de grupos como a Joint Commission e National Quality Forum, gerou um maior rastreamento sobre por que são utilizadas determinadas abordagens em práticas de saúde. Como resultado, a prática baseada em evidências (PBE) tornou-se uma resposta às amplas forças exercidas pela sociedade com as quais os enfermeiros e outros profissionais da área de saúde precisam lidar.

Falando de maneira mais simples, a PBE é o uso da melhor evidência atual para a tomada de decisões sobre os cuidados do paciente. A PBE se aplica a todos os tipos de profissionais da área de saúde. Os clínicos trabalham com colegas de outras disciplinas para atualizar a política e os procedimentos relacionados a cuidados de sítios intravenosos (IV). Um professor de enfermagem deseja utilizar as evidências atuais para melhorar uma técnica de ensino no laboratório de simulação. Um enfermeiro administrador estuda as evidências e trabalha com os médicos de sua unidade para melhorar as formas de comunicação entre a equipe de enfermagem e a equipe médica. Em cada caso, enfermeiros e outros profissionais da área de saúde utilizam uma abordagem de solução de problemas que integra o uso da melhor evidência científica disponível em vez de tomar decisões baseadas na intuição, política passada da instituição ou baseadas somente na experiência.

Novas evidências na literatura científicas são publicadas a cada dia. Apesar da base científica da prática da enfermagem ter crescido, algumas práticas ainda não se baseiam em pesquisas (*i.e.*, baseadas em achados de estudos de pesquisa bem desenhados) porque os achados não são conclusivos ou os pesquisadores ainda não estudaram as práticas específicas (Titler *et al.*, 2001). Entretanto, o uso da evidência muda a prática. Por exemplo, no passado, enfermeiros rotineiramente aplicavam pomadas antibióticas em sítios IV, considerando que essa prática reduziria o índice de infecções no sítio. Entretanto, as pesquisas demonstraram que os antibióticos tópicos não oferecem benefício; assim, o padrão atual de cuidados recomenda simplesmente a aplicação de um curativo estéril transparente ou uma gaze estéril sobre um sítio IV (Infusion Nurses Society, 2006). O desafio é obter a melhor e mais atual informação quando o enfermeiro precisa dela na sua prática.

A melhor evidência vem de pesquisas bem desenhadas e sistematicamente conduzidas encontradas em periódicos científicos. Os periódicos são oriundos das disciplinas de enfermagem e de todas as relacionadas à área da saúde. Ainda existem fontes de evidências que não se originam de pesquisas. Elas incluem dados de melhoria da qualidade ou do desempenho, informações de controle de riscos e de controle de infecções, auditorias de protocolos médicos e da experiência do clínico. Dados não baseados em pesquisas oferecem informações valiosas sobre as tendências da prática e da natureza de problemas em situações específicas. Por exemplo, médicos especialistas são fontes valiosas devido à sua experiência e familiaridade com a literatura atual. Entretanto, é importante nunca utilizar somente em informações não baseadas em pesquisas. A evidência baseada em pesquisa apresenta maior probabilidade de ser adequada às condições atuais da prática. Quando o enfermeiro enfrenta um problema relacionado à prática, sempre deve procurar pelas melhores fontes de evidência que lhe ajudem a encontrar a melhor solução para o cuidado de seus pacientes.

ETAPAS DA PRÁTICA BASEADA EM EVIDÊNCIAS

A PBE é uma abordagem de solução de problemas para a prática clínica que integra o uso consciente da melhor evidência, junto com a experiência do clínico e os valores e as preferências dos pacientes na tomada de decisão sobre os cuidados do paciente (Melnyk e Fineout-Overholt, 2011; Sackett *et al.*, 2000). A utilização de uma abordagem passo a passo assegura a obtenção da evidência mais forte disponível para aplicação nos cuidados do paciente. Existem seis etapas da PBE:

1. Formular um questionamento clínico.
2. Coletar a melhor e mais relevante evidência.
3. Analisar criticamente as evidências obtidas.
4. Integrar todas as evidências com a experiência clínica, com as preferências e os valores do paciente para estabelecer uma decisão sobre uma prática ou mudança de prática.
5. Avaliar a tomada de decisão ou mudança na prática.
6. Compartilhar os resultados com outros.

Formule um Problema Clínico

A PBE começa com a formulação de um problema clínico relevante e significante. Enfermeiros e outros profissionais da área de saúde enfrentam problemas em suas práticas diárias. Deve ser um hábito sempre questionar o que não faz sentido para o enfermeiro, como um problema recorrente no cuidado dos pacientes ou um problema ou área de interesse que demanda muito tempo, recursos ou que não é lógico (Callister *et al.*, 2005). Titler e colaboradores (2001) sugerem o uso de gatilhos focalizados em problemas ou sobre o conhecimento para identificar problemas clínicos.

Gatilho Focalizado em Problemas

Um gatilho focalizado em problemas é uma questão enfrentada quando se cuida de um paciente ou uma tendência observada na prática clínica.

Exemplos:
- "Como é possível reduzir o índice de úlcera por pressão já que ele está aumentando durante os últimos 3 meses nesta unidade cirúrgica?"
- "Quais medidas podem ser utilizadas para diminuir o índice de quedas na ala de neurologia?"

Gatilho Focalizado no Conhecimento

Um gatilho focalizado no conhecimento é uma questão relacionada a novas informações sobre um tópico.

Exemplos:
- "Qual é a evidência atual para a redução da flebite nos pacientes com cateteres IV periféricos?"
- "O que se sabe sobre modos para aprimorar o aprendizado em idosos?"

Tipicamente questões práticas começam a se formar conforme profissionais da área de saúde conversam mais sobre os cuidados dos pacientes. A PBE se torna um processo mais fácil quando o enfermeiro e seus colegas concordam com uma questão clínica relevante. Ao fazer um questionamento, a próxima etapa é procurar por evidência. O enfermeiro faz um questionamento que seja suficientemente focalizado e específico para levá-lo aos artigos científicos mais relevantes na literatura e a evidências que o enfermeiro já possui em sua unidade de enfermagem (p.ex., revisões sobre a melhoria de qualidade). Melnyk e Fineout-Overholt (2011) sugerem o uso do formato PICO[1] para formular suas questões. O Quadro 1-1 sumariza os quatro elementos de um questionamento PICO. Pode-se utilizar este exemplo: o enfermeiro trabalha em uma unidade de cirurgia geral. O enfermeiro se encontra com seus colegas no comitê de PBE para uma revisão mensal dos indicadores de desempenho da unidade. Um dos escores analisados é a satisfação do paciente com as medidas de alívio da dor. Os escores para a unidade caíram durante os 2 últimos meses. Ao discutir o assunto, um dos enfermeiros menciona o cuidado de um paciente que utilizava cateter epidural para analgesia. O paciente progrediu muito bem durante o período de hospitalização. Os colegas questionam se a analgesia epidural é uma boa opção para a maioria dos pacientes. Tipicamente os pacientes da unidade recebem analgesia controlada pelo paciente. Como resultado, é formulada esta questão PICO: *"Em pacientes com cirurgia abdominal (P), a analgesia epidural (I), quando comparada com a analgesia controlada pelo paciente (C), é mais efetiva no controle da dor (O)?"*

Uma questão PICO formulada claramente levará aos artigos clínicos e de pesquisa mais relevantes aplicados à situação clínica. A questão deve identificar as lacunas de conhecimento e revelar o tipo de evidência que o enfermeiro não possui para sua prática clínica. Uma questão PICO bem formulada não precisa incluir todos os quatro elementos. Entretanto, o objetivo é fazer uma questão que contenha o máximo possível de elementos PICO de uma forma logicamente estruturada. Algumas vezes, enfermeiros fazem questionamentos significativos que não necessitam de todos os quatro elementos. Por exemplo: "como um enfermeiro oncologista lida com a morte de um paciente com câncer?".

Questões PICO incompletas não levam a um conjunto bem definido de artigos científicos. Por exemplo, questões de cenário como "quais são as melhores práticas para o manejo da dor?" ou "quais medidas podem ser utilizadas para avaliar a literatura médica?" levam até a literatura científica, mas os artigos são numerosos e diversos. Após a formulação de uma questão, há a necessidade de desenvolver a capacidade de reunir uns poucos artigos científicos muito bons e atuais. Uma questão PICO ajuda a criar esse foco.

Buscar a Melhor Evidência

Depois que for identificada uma questão PICO clara e concisa, a próxima etapa é pesquisar a evidência disponível, tanto externa como interna. As evidências externas consistem da literatura científica (bases de dados bibliográficos computadorizados), diretrizes nacionais e *benchmarking* nacionais. Evidências internas incluem políticas de agências e manuais de procedimentos, dados de melhoria de qualidade e diretrizes de prática clínica. Uma regra deve ser sempre seguida: nunca basear-se em evidência não científica. Sempre procurar pela evidência sobre o questionamento na literatura científica. Em geral, é aconselhável focalizar a pesquisa por artigos naqueles escritos durante os últimos 5 anos, a menos que a pesquisa inclua um artigo "clássico" de pesquisa.

Quando se pesquisa a literatura científica para encontrar evidências, deve-se pedir ajuda de um bibliotecário da área da saúde sempre que possível. O bibliotecário da área da saúde conhece as bases de dados relevantes (Quadro 1-2).

> **QUADRO 1-1 DESENVOLVENDO UMA QUESTÃO PICO**
>
> **P = População de Pacientes**
> Identificar os pacientes pela idade, gênero, etnia, doença ou tipo de problema de saúde.
>
> **I = Intervenção ou Área de Interesse**
> Identificar a intervenção que o enfermeiro deseja utilizar na prática e que o enfermeiro acredita ser válida (p.ex., um tratamento, teste diagnóstico, uma abordagem educacional).
>
> **C = Comparação de Intervenção ou Área de Interesse**
> Qual é o padrão de cuidados usual ou intervenção atual que o enfermeiro quer comparar com a intervenção de interesse?
>
> **O = Resultado (*Outcome*)**
> Qual resultado o enfermeiro deseja obter ou observar como resultado de uma intervenção (p.ex., mudança no comportamento do paciente, estado físico, ou percepção)?

---

[1] Nota da Tradução: Uma pergunta no formato PICO refere-se àquele que tem os seguintes elementos: paciente ou população (P); intervenção (I); comparação (C); e resultado (O de *outcome* em inglês).

CAPÍTULO 1 Uso de Evidências na Prática de Enfermagem

QUADRO 1-2 BASES DE DADOS E FONTES DE PESQUISA CIENTÍFICA

CINAHL: Cumulative Index of Nursing adn Allied Health Literature; inclui estudos na área da enfermagem, áreas associadas à saúde e biomedicina (http://www.cinahl.com).

MEDLINE: Inclui estudos em medicina, enfermagem, odontologia, psiquiatria, medicina veterinária e áreas associadas (http://www.nbci.nim.nih.gov).

EMBASE: Estudos biomédicos e paramédicos (http://www.embase.com).

PsycINFO: Psicologia e disciplinas relacionadas com os cuidados em saúde (http://www.apa.org/psycinfo).

Cochrane Database of Systematic Reviews: Textos completos de revisões sistemáticas atualizadas regularmente preparadas pela Cochrane Collaboration; inclui revisões completas e protocolos (http://www.cochrane.org/reviews).

National Guidelines Clearinghouse: Repositório de resumos estruturados (sumários) sobre diretrizes clínicas e seus desenvolvimentos; também inclui versões condensadas da diretriz para visualização (http://www.guideline.gov).

PubMed: Biblioteca de ciências na área de saúde da National Library of Medicine; oferece livre acesso a artigos de periódicos (http://www.nlm.nih.gov).

On-Line Journal of Knowledge Synthesis for Nursing: Jornal eletrônico que contém artigos com uma síntese da pesquisa e uma bibliografia destacada para referências selecionadas (http://nursingsociety.org/publications/journals).

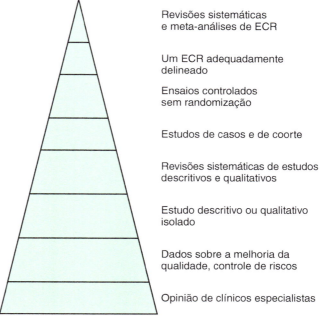

FIG 1-1 A pirâmide da hierarquia. *ECR*, ensaio controlado randomizado. (Modificado de Guyatt G, Rennie D: *User's guide to the medical literature*, Chicago, 2002, American Medical Association: AMA Press. Harris RP and others: Current methods of the U.S. Preventive Services Task Force: a review of the process, *Am J Prev Med* 20:21, 2001.)

Base de dados é uma biblioteca eletrônica de estudos científicos publicados, incluindo pesquisas revisadas por pares. Um artigo revisto por pares foi avaliado por um painel de especialistas familiarizados com o tópico do artigo. O bibliotecário ajuda a traduzir elementos de sua questão PICO para a linguagem ou palavras-chave que gerem os artigos mais relevantes que o enfermeiro deseja ler. Por exemplo, na questão PICO "*nos pacientes submetidos à cirurgia abdominal, a analgesia epidural é mais efetiva no alívio da dor do que a analgesia controlada pelo paciente?*", as palavras-chave são *cirurgia abdominal, analgesia epidural, analgesia controlada pelo paciente* e *dor*. Quando uma pesquisa é conduzida, é necessário entrar e manipular as diferentes palavras-chave até chegar à combinação que forneça os artigos que o enfermeiro deseja ler sobre o tópico. Algumas vezes, quando o enfermeiro coloca uma palavra-chave na sua pesquisa, recebe os resultados de artigos que não parecem estar relacionados ao seu tópico. A(s) palavra(s) que o enfermeiro escolhe, algumas vezes, significa(m) algo para um autor, mas possui(em) um significado completamente diferente para outro. Por exemplo, o enfermeiro pode escolher a palavra-chave *oncologia* quando o uso da palavra-chave *câncer* poderia ser mais bem-sucedido. Outro exemplo é o uso de dois termos como *infecção* e *incidência* em vez de termo *índice de infecção*. Um bibliotecário da área da saúde ajuda o enfermeiro a aprender como escolher as palavras alternativas ou termos que identificam sua questão PICO.

MEDLINE, CINAHL e PubMed estão entre as bases de dados mais abrangentes e representam a base do conhecimento científico dos cuidados de saúde (Melnyk e Fineout-Overholt, 2011). O PubMed é uma fonte de pesquisa gratuita na internet. O enfermeiro somente consegue acesso ao MEDLINE e CINAHL por meio de *sites* pagos, que geralmente estão disponíveis nas instituições acadêmicas por meio de assinaturas. A Cochrane Database of Systematic Reviews é uma fonte valiosa de evidências sintetizadas ou pré-analisadas. A base de dados inclui o texto completo de revisões sistemáticas regularmente atualizadas e protocolos para revisões que estão em andamento. O National Guidelines Clearinghouse (NGC) é uma base de dados financiada pela Agency for Healthcare Research and Quality (AHRQ). Ela contém diretrizes clínicas, que são declarações sistematicamente desenvolvidas sobre um plano de cuidados para um conjunto específico de circunstâncias clínicas envolvendo uma população específica de pacientes. O NGC é valioso quando o enfermeiro está desenvolvendo um plano de tratamento para um paciente.

Quando o enfermeiro pesquisa na literatura, terá acesso a uma lista dos diferentes tipos de artigos científicos. O enfermeiro pode perguntar: "quais são os melhores artigos para ler?". A Figura 1-1 é um exemplo de hierarquia para ordenação da força da evidência disponível.

No topo da pirâmide, estão revisões sistemáticas, a fonte mais forte da evidência científica. Na base da pirâmide, estão as opiniões de especialistas. Nesse ponto da carreira, provavelmente o enfermeiro ainda não é especialista sobre os diferentes tipos de estudos. Entretanto, ele pode aprender o suficiente sobre os tipos de estudos para ajudar na decisão sobre quais artigos ler. A Tabela 1-1 descreve os tipos de estudos na hierarquia da evidência.

Se a questão PICO gerar um artigo de revisão sistemática sobre o tópico escolhido, deve-se celebrar! Ele é fonte para um excelente sumário da evidência disponível. Em uma revisão sistemática, o pesquisador fez a mesma questão PICO que o enfermeiro e examinou todas as pesquisas experimentais bem desenhadas sobre aquele tópico. A seguir, a revisão determina se existe a evidência

TABELA 1-1 TIPOS DE ESTUDOS NA HIERARQUIA DAS EVIDÊNCIAS

TIPO DE ESTUDO	DESCRIÇÃO	EXEMPLO
Revisão sistemática ou meta-análise	Um painel de especialistas revê a evidência de ensaios controlados randomizados sobre uma questão clínica específica e sumariza o estado da ciência. Na meta-análise, há o acréscimo da análise estatística que combina os dados de todos os estudos.	Nove estudos examinaram o uso da analgesia epidural contínua (AEC) com a analgesia intravenosa controlada pelo paciente com opiáceos no alívio da dor abdominal pós-operatória. A revisão revelou que a AEC é superior no alívio da dor por até 72 horas (Werewatganon e Charuluxanun, 2005).
Ensaio controlado randomizado	Um pesquisador testa uma intervenção contra o padrão usual de tratamento. Os participantes são distribuídos aleatoriamente em um grupo-controle (recebe o padrão de tratamento) ou um grupo de tratamento (recebe a intervenção experimental), com ambos sendo medidos nos mesmos resultados para ver se ocorrem diferenças.	Pesquisadores incluíram de modo aleatório 107 pacientes em terapia intensiva para receber alimentação nasogástrica intermitente (grupo de tratamento) ou alimentação contínua (grupo-controle). Pacientes no grupo intermitente apresentaram uma maior ingesta total no dia 7, extubação precoce e menor risco de pneumonia por aspiração (Chen et al., 2006).
Estudo de caso-controle	Pesquisadores estudam um grupo de indivíduos com uma determinada condição (p.ex., obesidade) ao mesmo tempo que outro grupo de indivíduos que não possuem a condição para determinar se há uma associação entre a condição e as variáveis preditoras (p.ex., padrão de exercício, história familiar, história de depressão).	Pesquisadores de Singapura compararam 61 pacientes com ceratite ocular conhecida com 188 pacientes da população em geral e 178 pacientes hospitalizados para determinar quais métodos de limpeza de lentes de contato contribuem para a ceratite. O uso de uma solução específica para a limpeza das lentes de contato aumentou o risco de ceratite (Saw et al., 2007).
Estudo descritivo	O estudo descreve os conceitos sob análise. Algumas vezes, examina a prevalência, magnitude e/ou característica de um conceito.	Pesquisadores exploram as percepções de enfermeiros e médicos sobre as práticas de controle de infecção em relação ao tratamento de doenças infecciosas (Watkins et al., 2006).
Estudo qualitativo	Estudos exploram fenômenos como as experiências de um indivíduo com problemas de saúde e os contextos nos quais ocorrem as experiências.	Pesquisadores entrevistaram 392 enfermeiros para discutir um episódio de tratamento de suas práticas. Os casos que descreveram pacientes com câncer envolveram o uso de linguagem poderosamente emotiva por parte dos enfermeiros. A influência da experiência com pacientes com câncer afeta pessoal e profissionalmente os enfermeiros (Kendall, 2007).
Dados sobre melhoria da qualidade, informações sobre controle de riscos	Dados obtidos de uma instituição de saúde oferecem importantes informações sobre condições e problemas clínicos. As equipes dessas agências fazem revisões periódicas dos dados para identificar áreas de problema e depois buscam por soluções.	O artigo revê o uso de processos de melhoria da qualidade em uma unidade de longa permanência, onde a equipe de saúde adotou as melhores práticas para os cuidados de úlceras por pressão (Berlowitz e Frantz, 2007).
Opiniões de especialistas	O acesso a especialistas clínicos em uma unidade de enfermagem é uma excelente forma de aprender sobre as evidências atuais. Os especialistas clínicos geralmente escrevem artigos sobre tópicos que requerem a aplicação da evidência obtida na literatura.	Artigo clínico descreve um projeto da prática baseada em evidência, na qual um grupo de enfermeiros aplicou evidências a partir da literatura para alterar as medidas que usavam nos cuidados de sítios IV e de estabilização de cateteres IV (Winfield et al., 2007).

que o enfermeiro procura e se ela é forte o suficiente para mudar sua prática.

Ensaios controlados randomizados (ECR) são o padrão-ouro para a pesquisa (Titler et al., 2001). Um ECR é um estudo experimental que estabelece a causa e o efeito, sendo a melhor forma de testar uma terapia ou intervenção. Historicamente, existem poucos ECRs conduzidos na enfermagem. A natureza da enfermagem faz com que os pesquisadores formulem questões que não são respondidas com facilidade por ECRs ou são difíceis de conduzir em situações clínicas. Cuidados de enfermagem para as respostas dos pacientes aos problemas de saúde ocorrem em ambientes clínicos tumultuados. Por exemplo, um enfermeiro pode estar interessado em estudar uma nova medida para o tratamento do sintoma de um paciente, como a dor. Ele deseja tentar o uso da massagem ou de analgésicos comparando ao uso de analgésicos isoladamente. Para conduzir um ECR, o enfermeiro terá de deixar de oferecer a nova medida (massagem e analgesia) para um subgrupo de pacientes (grupo-controle). Em ambientes médicos muito tumultuados, geralmente existem barreiras que dificultam a condução de ECR. Portanto, pesquisadores na área de enfermagem normalmente se baseiam em estudos quasi-experimentais, descritivos e qualitativos para conduzir suas pesquisas.

O uso de opiniões de especialistas clínicos está na base da pirâmide de evidência, mas não se deve considerar a experiência clínica como uma fonte ruim de evidência. Especialistas geralmente usam evidências à medida que desenvolvem suas práticas e elas são ricas fontes de informação para problemas clínicos. O uso dos especialistas em conjunto com a literatura científica fornecerá uma fonte de evidência forte.

Critique a Evidência

Após conduzir uma pesquisa na literatura e reunir os dados que podem estar relacionados com a questão desejada, é hora de criticar a evidência. Uma crítica diz ao enfermeiro se há evidência suficiente para responder sua questão PICO e para mudar sua prática. Na maioria das situações, os enfermeiros e outros profissionais da área de saúde colaboram na crítica das evidências. Cada membro de um comitê de PBE faz a leitura dos artigos e utiliza critérios específicos em cada artigo de revisão.

A crítica da evidência determina valor, viabilidade e uso da evidência para alterar a prática. Durante a crítica, o enfermeiro avalia o mérito científico e a aplicabilidade clínica de cada um dos estudos encontrados na literatura. A seguir, juntos os enfermeiros fazem a revisão do conjunto de estudos e determinam se existe base forte o suficiente para uso da evidência na prática. No exemplo da questão PICO descrita anteriormente, a crítica aos estudos responde se há evidência forte para o uso da analgesia epidural, em vez da analgesia controlada pelo paciente, para controle da dor em pacientes submetidos à cirurgia abdominal.

Leva tempo para adquirir as habilidades necessárias para criticar as evidências encontradas na literatura. É desejável que um dos membros do comitê de PBE tenha experiência nessa área. Quando um artigo é lido, não se deve deixar que a estatística ou os termos técnicos façam com que o enfermeiro desista. Deve-se conhecer os elementos de um artigo e utilizar uma forma cuidadosa para a revisão de cada um deles. Os artigos baseados em evidências incluem os seguintes elementos:

Resumo: Um breve resumo do artigo que logo informa se ele trata de pesquisa ou de prática clínica. Um resumo concentra o propósito do estudo ou tópico clínico, os principais temas ou achados e as implicações para a prática de enfermagem.

Introdução: Contém informações sobre o propósito do artigo e a importância do tópico para o público que lê o artigo. Ela contém uma breve evidência de apoio sobre por que o tópico é importante sob o ponto de vista do autor.

Juntos, o resumo e a introdução determinam se o enfermeiro quer continuar a ler todo o artigo. O enfermeiro saberá se o tópico do artigo é similar à sua questão PICO ou relacionado o suficiente para fornecer informações úteis. Caso seja, deve-se continuar lendo os elementos do artigo discriminados a seguir:

Revisão da literatura ou cenário: Um bom autor oferece um cenário detalhado do grau de informação científica ou clínica que existe sobre o tópico do artigo. O cenário é uma discussão sobre o que levou o autor a conduzir o estudo ou um artigo sobre um tópico clínico. Talvez o artigo não responda à questão PICO da forma que o enfermeiro esperava, mas possivelmente leva-o até outros artigos mais úteis. A revisão da literatura de um artigo de pesquisa geralmente fornece uma boa ideia sobre como a pesquisa passada levou ao questionamento do pesquisador.

Narrativa: A "seção do meio" ou narrativa do artigo difere de acordo com o tipo de evidência que o artigo apresenta, seja clínica ou de pesquisa (Melnyk e Fineout-Overholt, 2011). Um artigo clínico descreve um tópico clínico, que geralmente inclui uma descrição sobre a população de pacientes, da natureza de certa doença ou problema de saúde e como afetam os pacientes e as terapias de enfermagem apropriadas. Artigos clínicos, em geral, descrevem como usar uma nova terapia ou tecnologia. Um artigo de pesquisa descreve o estudo de pesquisa, incluindo seu propósito, o desenho do estudo e os resultados. A narrativa de um artigo de pesquisa inclui estas subseções:

- *Declaração do propósito:* Explica o foco ou intenção de um estudo. Identifica quais conceitos serão pesquisados, incluindo as questões ou hipóteses da pesquisa, previsões realizadas sobre a relação ou diferença entre estudos variados (um conceito, característica ou variações dentro dos assuntos do estudo).

- *Método ou desenho*: Explica como estudos de pesquisa são organizados e conduzidos para responder à questão de estudo ou para testar hipóteses. É aqui que o enfermeiro aprende sobre o tipo de estudo (p.ex., ECR, caso-controle) (Tabela 1-1). O enfermeiro também aprenderá quantos indivíduos participaram do estudo. Nos estudos da área de saúde, os indivíduos, algumas vezes, incluem pacientes, familiares ou profissionais da equipe de saúde. A linguagem na seção sobre os métodos, algumas vezes, é confusa se o autor explicar detalhes sobre como o pesquisador delineia o estudo para minimizar vieses com o objetivo de obter os resultados mais precisos possíveis.

- *Resultados ou conclusão:* Artigos clínicos e de pesquisa possuem uma seção de resumo. Em um artigo clínico, o autor explica as implicações clínicas para o tópico apresentado. Em um artigo de pesquisa, o autor detalha os resultados do estudo e explica se a hipótese é suportada ou como a questão da pesquisa é respondida. Um estudo qualitativo apresenta um resumo completo dos termos descritivos e das ideias que surgem da análise dos dados feita pelo pesquisador. Um estudo quantitativo inclui uma seção de análise estatística. É importante aprender os termos estatísticos comuns, especialmente nos estudos de pesquisa clínica. A estatística revela se uma intervenção testada teve efeito significativo ou se o tamanho do efeito foi suficiente para se adotar a intervenção na prática. Ao se ler uma análise estatística, deve-se fazer as seguintes perguntas: O pesquisador descreve os resultados? Os resultados foram estatisticamente significantes? Qual é o tamanho do efeito da intervenção? Qual é o tamanho da amostra? Um bom autor discute as limitações ou fraquezas de um estudo na seção sobre os resultados. A informação sobre as limitações ajuda o enfermeiro ainda mais a decidir se quer utilizar a evidência em seus pacientes.

- *Implicações clínicas:* Um artigo de pesquisa inclui uma seção que explica se os achados do estudo têm implicações clínicas. O pesquisador explica como aplicar os achados na prática clínica para o tipo de indivíduos estudados.

Depois que o enfermeiro criticar cada artigo, deve sintetizar ou combinar os achados de todos os artigos para determinar a força da evidência. Lembrar-se de que, dependendo do tipo de artigos que o enfermeiro ler, a evidência irá variar de rigorosa ou forte à fraca. É um desafio para os membros de um comitê de PBE ponderar cada artigo e depois julgar coletivamente o nível de evidência disponível. Os achados dos estudos são válidos, confiáveis e relevantes para a população do paciente ou área de interesse? Usar o julgamento crítico para considerar a precisão da evidência e como a evidência se relaciona à questão. Considerar também a evidência à luz das preocupações, valores e preferências da população de pacientes. Eticamente é importante considerar evidências que beneficiem o paciente e que não causem danos. O enfermeiro decide utilizar a evidência na sua prática quando ela é relevante, facilmente aplicável (p.ex., recursos e suporte disponíveis) e tem potencial para melhorar os resultados do paciente.

Aplique a Evidência

Depois de decidir que a evidência é forte e aplicável a seus pacientes, o enfermeiro deve decidir como incorporá-la em sua prática. Um modo que o enfermeiro pode escolher para utilizar a evidência é a aplicação direta nos cuidados do paciente. Por exemplo, o enfermeiro pode considerar a evidência na literatura para o uso de uma terapia alternativa para a dor (p.ex., musicoterapia) para pacientes com câncer. A seguir, o enfermeiro tenta implementar a terapia na próxima vez que cuidar de um paciente que seja receptivo ao seu uso.

A maioria das mudanças de prática envolve um grupo, como os membros de um comitê de PBE. Nesse caso, sempre é aconselhável fazer uma mudança piloto da prática. Isso significa a implementação de uma mudança para um pequeno grupo de pacientes durante um período limitado de tempo. O estudo-piloto de uma prática permite que o enfermeiro identifique quaisquer problemas com a implementação e determine se a mudança resultou em resultados benéficos para o paciente. Quando um estudo-piloto é bem-sucedido, é mais fácil mudar em escala maior e depois avaliar o resultado.

No exemplo da equipe de enfermeiros que explora o uso da analgesia epidural em comparação com a analgesia controlada pelo paciente, a evidência demonstra que a analgesia epidural é consistentemente mais efetiva no alívio da dor. A equipe agora deve decidir como fazer as alterações no uso da analgesia em sua unidade de enfermagem. Nessa etapa da PBE, é importante conhecer seus recursos e compreender como a alteração é feita na sua organização e como obter consenso para a mudança de prática. É importante envolver todas as disciplinas de cuidados de saúde que a mudança afetará. Por exemplo, médicos e farmacêuticos devem participar das decisões sobre a mudança da analgesia após a cirurgia.

Existem várias opções para a integração das evidências, como por meio de uma nova política e procedimentos, uma diretriz de práticas clínicas ou novas ferramentas de avaliação e ensino. Quando se escolhe por um modo de integração da evidência, deve-se sempre considerar como a equipe afetada pela mudança aceitará de modo mais fácil o novo modelo de conduta. Por exemplo, os enfermeiros que fizeram a revisão entre analgesia epidural ou controlada pelo paciente optam por se encontrar com o médico que participa de seu comitê de melhoria da qualidade. Eles apresentam os resultados de sua crítica à literatura de modo profissional e enfatizam como a evidência demonstra que os pacientes se beneficiarão com um melhor alívio da dor e menor duração da internação. O médico concorda em conversar com seus colegas cirurgiões para iniciar um período experimental de utilização da analgesia epidural durante os próximos 3 meses.

Avalie a Mudança da Prática

Quando o enfermeiro aplica a evidência na sua prática, ele quer ser capaz de avaliar o efeito ou o resultado. A coleta de dados iniciais e a identificação dos resultados que o enfermeiro escolheu para mensuração antes de implementar uma mudança fornecem a base para a avaliação dos efeitos de qualquer mudança. Essa abordagem geralmente é chamada de método de coleta de dados pré e pós.

A mensuração dos resultados diz como uma intervenção funcionou. É importante ser preciso na identificação dos resultados que o enfermeiro quer medir antes de começar a implementação. Isso permite que o enfermeiro colete os resultados antes de começar e durante a implementação.

Algumas vezes, a avaliação é tão simples como determinar se os resultados esperados que o enfermeiro ajustou para uma intervenção foram atingidos. Por exemplo, após utilizar um novo curativo transparente para sítios IV, a linha IV se soltou ou o paciente desenvolveu uma complicação de flebite? Quando se utiliza uma nova medida para a orientação pré-operatória, o paciente aprendeu sobre o que esperar após a cirurgia?

A seleção dos resultados apropriados requer uma análise cuidadosa. O Quadro 1-3 delineia as características de um resultado desejável. O enfermeiro de centro cirúrgico colabora com os médicos na identificação dos resultados para seus projetos. A equipe decide mensurar a severidade da dor, uma medida não direcional. Isso significa que eles não medem somente o aumento ou a diminuição da dor; eles escolhem simplesmente mensurar escores de severidade da dor. O uso de uma escala de dor (Cap. 13) para mensurar a severidade da dor é um método confiável e válido para a mensuração consistente das percepções do paciente para a dor a cada vez que for utilizada. É uma ferramenta simples e barata para uso na área clínica. A escala é apropriada para uso em situações agudas porque é facilmente completada pelo paciente. A escala de dor apresenta a mudança no padrão de dor do paciente durante o tempo.

Durante a seleção dos resultados, o enfermeiro deve considerar como fará suas mensurações. Observações, mensurações físicas, pesquisas e questionários são alguns exemplos de como o enfermeiro pode medir os resultados. Por exemplo, se seu resultado é

QUADRO 1-3 CARACTERÍSTICAS DAS MEDIDAS DE RESULTADOS

- Confiável
- Válida
- Mensurável
- Adequada à população
- Não é muito custosa em sua coleta
- Sensível à mudança no indivíduo
- Não direcional – definida como o comportamento ou resposta desejada

uma mudança de peso, a abordagem óbvia de mensuração é o uso de uma balança. Se o resultado é a aderência de um paciente a um plano de tratamento, o enfermeiro deve optar por uma autoavaliação ou pedir para o paciente fazer relatos diários.

Quando a PBE ocorre em grande escala, a avaliação é mais formal. Por exemplo, depois que a equipe médica implementa a analgesia epidural para pacientes submetidos à cirurgia abdominal, os enfermeiros da unidade cirúrgica coletam informações sobre a intensidade da dor do paciente, as doses controladas de analgesia epidural pelo paciente e a duração da permanência do paciente. Os enfermeiros são capazes de coletar informações e computar a intensidade média da dor, dosagens epidural e controlada pelo paciente e duração da permanência para todos os pacientes durante um espaço de tempo de 4 semanas. Com a análise, os enfermeiros podem apresentar seus dados aos cirurgiões para determinar se o uso da analgesia epidural continuará. Nesse exemplo, os pacientes que receberam analgesia epidural apresentaram menores escores médios para dor e utilizaram menores doses de analgésicos na média do que os pacientes que controlaram suas analgesias. A duração da permanência para os dois grupos foi aproximadamente a mesma. Os dados dos resultados dizem se a mudança da prática foi benéfica. Algumas vezes, a avaliação dos dados mostrará a necessidade de alterar a mudança feita na prática ou mesmo de sua suspensão.

Compartilhe os Resultados com Outros

Após aplicar a evidência, é importante compartilhar com as equipes de enfermagem e outros colegas da área de saúde os resultados obtidos com a mudança na prática. Isso é verdadeiro tanto para os casos em que os resultados são bem-sucedidos como para os casos malsucedidos. Existem várias formas de comunicar os resultados da PBE: conversar com colegas, compartilhar os resultados nas reuniões das equipes de saúde ou de comitês, apresentar *workshops* ou seminários, criar pôsteres e publicar artigos. No exemplo do caso, o enfermeiro-chefe do comitê de PBE e o cirurgião decidem fazer uma apresentação conjunta em uma reunião da equipe de enfermagem.

Como profissional, o enfermeiro é responsável pela comunicação de importantes informações sobre a prática de enfermagem. Compartilhar evidências e efeitos de qualquer mudança de prática motiva seus pares e estimula a equipe para a busca de melhorias na prática.

EVIDÊNCIAS NAS HABILIDADES DE ENFERMAGEM

Enfermeiros que trabalham em ambientes clínicos devem utilizar as melhores evidências atuais para guiar suas práticas e melhorar os resultados dos pacientes. Um modo é por meio do uso de políticas e procedimentos que forneçam guias para a realização de procedimentos, tais como os apresentados neste texto (Long *et al.*, 2009). Enfermeiros confiam nas políticas e nos procedimentos que contêm as informações mais atuais sobre práticas seguras e efetivas.

Cada vez mais organizações de saúde estão adotando formas para assegurar políticas e procedimentos baseados em evidências (Husbands, 2008; Oman *et al.*, 2008).

É comum para os enfermeiros levantar questões sobre problemas clínicos do dia a dia e sobre por que os procedimentos são feitos da forma que são. Assim, a implementação da PBE nas revisões de políticas e procedimentos faz sentido. Enfermeiros nos comitês de políticas e procedimentos estão adotando processos formais na rotina de revisão das políticas e procedimentos para assegurar que a novas evidências sejam integradas na política organizacional. A adoção da PBE na revisão e no desenvolvimento das políticas e procedimentos demonstra como uma organização integra a PBE na prática, uma consideração importante para a revisão da The Joint Commission e Magnet Hospital (Oman *et al.*, 2008).

PERGUNTAS DE REVISÃO

Estudo de Caso para as Perguntas 1 e 2

Os enfermeiros de uma unidade de oncologia estão discutindo problemas relacionados às orientações de seus pacientes sobre os efeitos adversos da quimioterapia oral e sobre o modo adequado para a utilização dos medicamentos em ambiente domiciliar. Um enfermeiro acabou de participar de treinamento de um dia sobre a sobrevivência dos pacientes com câncer e conversou com o orientador sobre o interesse do grupo no desenvolvimento de um programa para pacientes com câncer. Atualmente os enfermeiros utilizam um livreto de orientações que alguns pacientes se queixam de ser difícil ler. A próxima reunião médica tratará sobre o desenvolvimento de um programa de orientação sobre os efeitos adversos da quimioterapia. Um dos médicos pergunta: "Um programa gravado em DVD é algo que poderia funcionar?".

1. Escreva uma questão PICO para o estudo de caso clínico.
2. Qual seria um resultado que os enfermeiros poderiam medir em um estudo delineado para educar seus pacientes e como eles poderiam mensurar o resultado?
3. Quando o enfermeiro conduz uma revisão de literatura científica, seu objetivo é reunir artigos sobre estudos que envolvam rigor científico. Ordene as fontes de evidência científica, começando com a mais rigorosa. Utilize todas as opções.
    a. Estudo descritivo simples
    b. Ensaio controlado sem randomização
    c. Revisão sistemática
    d. Estudo de caso-controle
    e. Ensaio controlado randomizado
    f. Revisão sistemática de um estudo qualitativo
4. Um comitê de enfermeiros coletou um conjunto de seis artigos sobre abordagens para a prevenção contra técnicas. Eles leram cada artigo, reviram a relevância dos artigos em relação às suas práticas e discutiram a força da evidência disponível. Esse é um exemplo de qual etapa da prática baseada em evidência?
    1. Formulação de uma questão
    2. Coleta da melhor e mais relevante evidência
    3. Análise crítica da evidência obtida
    4. Aplicação da evidência junto com sua experiência clínica, preferência e valores dos pacientes.

5. Um grupo de enfermeiros se encontra para discutir assuntos relacionados à prática baseada em evidência. Qual das seguintes questões clínicas é um exemplo de um gatilho focalizado no conhecimento?
   1. A unidade observou um aumento da incidência de quedas, e a equipe deseja descobrir se esse fenômeno está relacionado com o fato de os pacientes estarem recebendo medicamentos opiáceos.
   2. Os enfermeiros na unidade observaram um aumento nas infecções de feridas.
   3. Os enfermeiros preveem que os médicos utilizarão mais anestesia local para procedimentos cirúrgicos.
   4. Durante os últimos 3 meses, a unidade apresentou mais erros relacionados aos medicamentos.
6. Ao tentar identificar uma questão PICO, quais são as limitações na formulação de uma questão de cenário? Selecione todas as que se aplicam.
   1. A questão de cenário retornará muitos artigos a serem lidos.
   2. A questão de cenário limitará sua pesquisa somente a artigos de revisão sistemática.
   3. A questão de cenário levará a um conjunto de artigos sobre vários tópicos.
   4. A questão de cenário limita o foco de sua pesquisa.
7. Enfermeiros em um comitê de práticas baseadas em evidências encontram um artigo que descreve um estudo de pesquisa que examinou as percepções da equipe de enfermagem sobre a comunicação com os médicos. Esse é um exemplo de qual dos tipos de estudo abaixo?
   1. Estudo descritivo
   2. Estudo de caso-controle
   3. Pesquisa controlada randomizada
   4. Revisão sistemática
8. Qual das afirmações a seguir são características de um ensaio controlado randomizado? Selecione todas as que se aplicam.
   1. O estudo examina o contexto subjetivo no qual ocorrem as experiências do indivíduo.
   2. O estudo inclui dois grupos e nos dois foram medidos os mesmos resultados para verificar se existem diferenças.
   3. O estudo testa uma nova intervenção contra o padrão usual de cuidados.
   4. O estudo examina indivíduos com certa condição ao mesmo tempo que examina outro grupo de indivíduos que não possui a condição.
9. Quando um artigo científico é lido, qual informação o enfermeiro terá após a leitura da revisão da literatura ou da seção sobre o cenário?
   1. Uma discussão sobre o que levou o autor a conduzir um estudo ou artigo sobre um tópico clínico.
   2. Informação sobre o propósito do artigo e a importância do tópico para o público que lê o artigo.
   3. Identificação dos conceitos que serão pesquisados.
   4. Explicação se a hipótese é correta ou como uma questão de pesquisa é respondida.
10. Na seguinte questão PICO, identifique os quatro elementos. Visitas de hora em hora comparadas com observações padrão reduzem o número de quedas em pacientes internados? Preencha os elementos.
    P:
    I:
    C:
    O:

REFERÊNCIAS

Berlowitz DR, Frantz RA: Implementing best practices in pressure ulcer care: the role of continuous quality improvement, *J Am Med Directors Assoc* Mar; 8(3 Suppl 1):S37, 2007.

Callister LC and others: Inquiry in baccalaureate nursing education: Fostering evidence-based practice, *J Nurs Educ* 44(2):59, 2005.

Chen YC and others: The effect of intermittent nasogastric feeding on preventing aspiration pneumonia in ventilated critically ill patients, *J Nurs Res* 14(3):167, 2006.

Husbands D: Policy and procedure development: a novel approach, *ORL Head Neck Nurs* 26(2):18-22, 2008.

Infusion Nurses Society: Infusion Nursing Standards of Practice, *J Intraven Nurs* 29(Suppl 1):S1, 2006.

Institute of Medicine: *To err is human: building a safer health system*, Washington, DC, 2000, National Academy Press.

Kendall S: Witnessing tragedy: nurses' perception of caring for patients with cancer, *Int J Nurs Pract* 13(2):111, 2007.

Long EL and others: Promotion of safe outcomes: Incorporating evidence into policies and procedures, *Nurs Clin North Am* 44(1):57, 2009.

Melnyk BM, Fineout-Overholt E: *Evidence-based practice in nursing & healthcare: a guide to best practice*, ed 2, Philadelphia, 2011, Lippincott Williams & Wilkins.

Oman K and others: Evidence-based policy and procedures: an algorithm for success, *JONA* 38(1):47, 2008.

Sackett DL and others: *Evidence-based medicine: how to practice and teach EBM*, London, 2000, Churchill Livingstone.

Saw SM and others: Risk factors for contact lens related fusarium keratitis: a case control study in Singapore, *Arch Ophthalmol* 125(5):611, 2007.

Titler MG and others: The Iowa model of evidence-based practice to promote quality care, *Crit Care Clin North Am* 13(4):497, 2001.

Watkins RE and others: Perceptions of infection control practice among health professionals, *Contemp Nurse* 22(1):109, 2006.

Werawatganon T, Charuluxanum S: Patient controlled intravenous opioid analgesia versus continuous epidural analgesia for pain after intra-abdominal surgery, *The Cochrane Database Rev* 1, 2005.

Winfield C and others: Evidence the first word in safe IV practice, *Am Nurs Today* 2(5):31, 2007.

CAPÍTULO 2

Comunicação e Colaboração

Habilidade 2.1 Estabelecimento da Relação Enfermeiro-Paciente, 13
Habilidade 2.2 Entrevista, 16
Habilidade 2.3 Comunicação com os Pacientes Ansiosos, Irritados, Deprimidos e com Comprometimento Cognitivo, 19

Instrução para o Procedimento 2.1 Comunicações *Hand-off**, 23
Instrução para o Procedimento 2.2 Comunicação SBAR, 23

A comunicação é uma necessidade humana básica e o fundamento para estabelecer uma relação solidária entre o enfermeiro e o paciente. Isso envolve a expressão de emoções, ideias e pensamentos por meio de trocas verbais (palavras ou linguagem escrita) e não verbais (p.ex., comportamentos). A comunicação verbal inclui a palavra falada e a escrita. A comunicação não verbal inclui o movimento do corpo, a aparência física, o espaço pessoal, o tato e a expressão facial. A interação entre o enfermeiro qualificado e o paciente progride para um nível terapêutico, no qual o enfermeiro oferece atividades dirigidas para ajudar o paciente a compartilhar pensamentos e sentimentos. Com o tempo e a prática, o enfermeiro desenvolve habilidades de comunicação terapêutica e mantém um estilo agradável e acolhedor, que ajuda os pacientes a se sentirem confortáveis para compartilhar os seus sentimentos.

Várias habilidades essenciais interpessoais são necessárias para se comunicar terapeuticamente com os pacientes. Essas habilidades incluem a empatia e uma atitude de não julgamento, ciente da comunicação verbal e não verbal, utilizando a linguagem corporal apropriada, ser paciente e sensível aos sinais dos pacientes e oferecendo o *feedback* de forma adequada. Muitos fatores influenciam o complexo processo de comunicação (Quadro 2-1).

Os elementos básicos de comunicação incluem uma mensagem, um emissor, um receptor e o *feedback* (Fig. 2-1). A mensagem é a informação expressa que pode ser motivada pela experiência, emoções, ideias ou ações. A mensagem pode ser enviada por meio de diferentes canais, incluindo os sentidos visuais, auditivos e táteis. Para a comunicação ser eficaz, o receptor deve estar ciente da mensagem do remetente. A mensagem recebida é entendida, assim como filtrada, por meio das percepções formadas a partir de experiências anteriores. Os indivíduos tendem a interpretar as experiências de vida por meio de suposições gerais e valores que possuem; na sua essência, este é o conceito de filtragem. Os indivíduos estão mais conscientes de como esses pressupostos influenciam o modo como eles percebem o mundo e os outros, o mais aberto que podem ser ao interagir com os outros. O *feedback* verbal ou não verbal é uma resposta ao remetente que pode indicar se o significado da mensagem enviada foi recebido. Como a comunicação é um processo de mão dupla, o enfermeiro dá o *feedback* e busca o retorno dos pacientes para validar a compreensão das mensagens enviadas.

O silêncio é uma técnica terapêutica e dá ao enfermeiro e ao paciente tempo para pensar. É importante que o enfermeiro esteja ciente dos sentimentos do paciente e do comportamento não verbal, que fornece pistas para as suas sensações. Refletir as impressões do enfermeiro pode validar o que o paciente está experimentando. Se o silêncio dura muito tempo ou se torna desconfortável para o paciente, pode ser útil dizer: "você parece muito quieto", ou "você poderia me dizer o que precisa agora?" ou "como você está se sentindo?"

As barreiras para as técnicas de comunicação terapêutica eficaz existem na forma de respostas e comportamentos ineficazes (Quadro 2-2). A utilização dessas técnicas não terapêuticas pode dificultar a relação de tratamento entre o paciente e o enfermeiro.

Os enfermeiros aprendem a comunicação eficaz, mas isso requer prática como qualquer outra habilidade. Uma atitude de aceitação é útil para promover a comunicação aberta. Para ouvir efetivamente, deve-se encarar o paciente, manter o contato visual, prestar atenção ao que ele está transmitindo e dar o retorno para verificar a compreensão exata. Mesmo que o enfermeiro não possa concordar com a resposta do paciente, pode aceitar o seu direito a uma opinião. É melhor evitar discutir com os pacientes. Em vez disso, simplesmente refletir a compreensão do que eles estão comunicando sem concordar ou discordar.

A preocupação com as técnicas de comunicação pode interferir em vez de melhorar esse processo. A comunicação ineficaz não pode travar o diálogo, mas, muitas vezes, tende a inibir a boa vontade dos pacientes de expressar suas preocupações abertamente. Deve-se encontrar um ambiente adequado, permitir tempo suficiente e facilitar a comunicação de acordo com as circunstâncias e as necessidades dos pacientes. Estar ciente de técnicas que facilitam ou inibem a comunicação (Tabela 2-1).

***Nota da Revisão Científica:** Expressão que se refere à transferência das informações sobre o paciente quando ele passa a receber cuidados de outra equipe.

QUADRO 2-1 — FATORES QUE INFLUENCIAM A COMUNICAÇÃO

Percepções: Opiniões pessoais baseadas em experiências passadas.
Valores: Crenças que um indivíduo considera importante na vida.
Emoções: Sentimentos subjetivos sobre a situação (p.ex., raiva, medo, frustração, dor, ansiedade, aparência pessoal).
Antecedentes socioculturais: Linguagem, gestos e atitudes comuns para um grupo específico de pessoas relacionado à origem da família, ocupação ou estilo de vida.
Grau de conhecimento: Nível de escolaridade e experiência que influenciam a base de conhecimento de um indivíduo.
Papéis e relacionamentos: A conversa entre dois enfermeiros difere da conversa entre o enfermeiro e o paciente.
Ambiente: O ruído, a falta de privacidade e as distrações influenciam a eficácia.
Espaço e territorialidade: A distância de 45 centímetros a 1,2 metro é ideal para sentar-se com um paciente para uma interação. Os pacientes de culturas diferentes podem ter necessidades distintas para o espaço pessoal.

QUADRO 2-2 — RESPOSTAS E COMPORTAMENTOS INEFICAZES

- Não ouvir
- Falar muito
- Parecer muito ocupado
- Usar clichês
- Parecer desconfortável com o silêncio
- Rir nervosamente
- Não prestar atenção
- Sorrir inapropriadamente
- Ser teimoso
- Mostrar desaprovação
- Evitar temas sensíveis
- Sentimentos depreciativos
- Discutir
- Minimizar problemas
- Ser superficial
- Ser defensivo
- Mudar o assunto
- Focar nos problemas pessoais do enfermeiro
- Ter uma postura fechada
- Fazer observações impertinentes
- Ignorar o paciente
- Mentir/não ser sincero
- Fazer falsas promessas
- Fazer observações sarcásticas

De Keltner N and others: *Psychiatric nursing: a psychotherapeutic management approach*, ed 5, St Louis, 2007, Mosby.

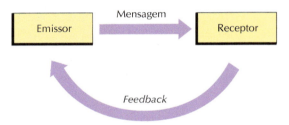

FIG 2-1 Comunicação é um processo de duas vias.

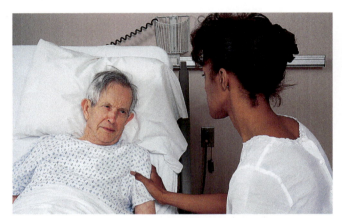

FIG 2-2 O uso terapêutico do toque necessita levar em consideração fatores culturais.

CUIDADO CENTRADO NO PACIENTE

O cuidado centrado no paciente envolve uma consciência das suas necessidades, preferências e valores. A comunicação centrada no paciente facilita o desenvolvimento de uma relação positiva enfermeiro-paciente em que o paciente é um parceiro ativo. O enfermeiro precisa ouvir ativamente os seus pacientes em vez de se concentrar em tarefas de enfermagem. O fornecimento de privacidade é importante; idealmente a comunicação entre o enfermeiro e o seu paciente deverá ter lugar em um ambiente calmo com distração externa mínima. Muitas vezes, é uma cortina, principalmente quando os pacientes estão imobilizados ou quartos alternativos não estão disponíveis (Jasmine, 2009).

É importante reconhecer a diversidade cultural e demonstrar respeito às pessoas como indivíduos únicos. A cultura é apenas um fator que influencia a comunicação entre dois indivíduos. A consciência de normas culturais ou valores reforça a compreensão de sinais não verbais. Considerar todas as barreiras de comunicação possíveis com pessoas de outras culturas, incluindo a perspectiva cultural, tradições familiares e de saúde do paciente e do enfermeiro. As perguntas a serem consideradas incluem o seguinte: Quem é o enfermeiro sob uma perspectiva cultural? Quem é o paciente do ponto de vista cultural? Qual é a origem do enfermeiro? Qual é a origem do paciente? Quais são as tradições familiares de saúde do enfermeiro? Quais são as tradições familiares de saúde do paciente? A comunicação transcultural é mais eficaz quando cada indivíduo tenta entender o outro do ponto de vista da herança cultural daquele indivíduo. Adotar uma atitude de flexibilidade, respeito e interesse para superar as barreiras de comunicação impostas por diferenças culturais.

- *Uso de linguagem, gestos e ênfase nas palavras*: É importante tomar cuidado para determinar se o entendimento foi alcançado. O jargão excessivamente técnico ou termos únicos para um grupo devem ser evitados.
- *Contato visual*: O contato visual direto é valorizado em algumas culturas, enquanto outras acham inadequado e intrusivo (p.ex., pode ser impróprio fazer contato visual com a figura de autoridade).
- *Uso do toque/espaço pessoal*: Algumas culturas são culturas "sem contato" e têm necessidades de limites claros; outras culturas valorizam o contato próximo, apertos de mão e abraços (Fig. 2-2).
- *Orientação temporal*: Muitas culturas são orientadas para o presente; algumas valorizam o planejamento para o futuro.
- *Comportamentos não verbais*: Usa gestos com significado compartilhado.

TABELA 2-1 FACILITANDO E INIBINDO A COMUNICAÇÃO

TÉCNICA	EXEMPLOS	JUSTIFICATIVA
Iniciando e Encorajando a Interação		
Fornecendo informações	"Está na hora de eu..." "Eu estarei aqui até..."	Informar o paciente dos fatos necessários para compreender a situação fornece um meio para construir a confiança e desenvolve uma base de conhecimento para os pacientes tomarem decisões
Observações declarando	"Você está sorrindo." "Eu vejo que você já está levantado."	Ao chamar a atenção do paciente para o que se observa, o enfermeiro encoraja o paciente que esteja ciente do seu comportamento
Questões abertas/ comentários	"Qual é a sua maior preocupação?" "Conte-me sobre sua saúde."	Permite que o paciente escolha o tópico da discussão de acordo com as circunstâncias e as necessidades
Conduzindo de forma geral	"E então?" "Continue..." "Diga mais..."	Encoraja o paciente a continuar falando
Perguntas específicas/ comentários	"Fale-me sobre sua dor ou conforto." "O que o médico disse?" "Como a sua família reagiu?" "Qual é o seu maior medo?"	Encoraja o paciente a dar mais informações sobre tópicos específicos de preocupação
Ajudando o Paciente a Identificar e Expressar seus Sentimentos		
Compartilhando observações	"Você parece tenso." "Você parece desconfortável quando..."	Promove a conscientização do paciente sobre comportamento não verbal e sentimentos subjacentes ao comportamento; ajuda a esclarecer o significado do comportamento
Parafraseando	Paciente: "Eu não pude dormir esta noite." Enfermeiro: "Você teve problemas para dormir?"	Encoraja o paciente a descrever a situação completamente; demonstra que o enfermeiro está ouvindo e preocupado
Refletindo os sentimentos	"Você estava com raiva quando isso aconteceu?" "Você parece chateado..."	Concentra o paciente nos sentimentos identificados baseados em sinais verbais e não verbais
Comentários focados	"Parece que vale a pena falar mais." "Diga-me mais sobre..."	Encoraja o paciente para pensar e descrever uma preocupação especial com mais detalhe
Garantir o Entendimento Mútuo		
Pedindo esclarecimentos	"Eu não entendi bem..." "Você quer dizer...?" "Você está dizendo que...?"	Encoraja o paciente a expandir um assunto que não está claro ou parece contraditório
Resumindo	"Portanto, há três coisas que está te chateando: a sua família estar muito ocupada, a sua dieta e estar no hospital tanto tempo."	Reduz a interação para três a quatro pontos identificados pelo enfermeiro como significantes; permite que o paciente concorde ou adicione outras preocupações
Validação	"Eu entendi corretamente que...?" "O que fez você decidir comer, quando soube que isso dá dor de estômago?"	Permite o esclarecimento de ideias que o enfermeiro pode ter interpretado de maneira diferente da pretendida pelo paciente
Inibindo a Comunicação		
Questões com "por quê"	"Por que você voltou para cama?"	Pedir ao paciente para justificar as razões implica crítica e o faz ficar na defensiva; melhor indicar o que aconteceu e incentivá-lo a contar toda a história (p.ex., "Eu percebi que você voltou para a cama").
Evitando ou alterando o assunto	Paciente: "Eu tive um momento difícil com a minha família." Enfermeiro: "Você tem netos?"	Alivia o desconforto próprio do enfermeiro e evita explorar o tópico identificado pelo paciente
Falsa segurança	"Tudo vai ficar bem." "A cirurgia não é grande coisa."	Vago, simplista e tende a menosprezar preocupações do paciente; não convida a uma resposta
Aconselhando	"Você realmente deve exercitar-se mais." "Você não deve comer *fast food* todos os dias."	Evita que o paciente se engaje ativamente na busca de uma solução; muitas vezes, o paciente sabe o que deve/não deve ser feito e precisa explorar formas alternativas de lidar com a questão
Respostas estereotipadas	"Você tem o melhor médico da cidade." "Todos os pacientes com câncer se preocupam com isso."	Não convida o paciente a responder
Defesa	"Os enfermeiros aqui trabalham muito duro." "Seu médico é extremamente ocupado."	Move o foco para longe dos sentimentos do paciente, sem reconhecer as preocupações

QUADRO 2-3 MEDIDAS ESPECIAIS PARA O PACIENTE QUE FALA UMA LÍNGUA DIFERENTE

- Usar um tom carinhoso de voz e expressão facial para ajudar a aliviar os medos do paciente.
- Falar lentamente e distintamente, mas não alto.
- Usar gestos, fotos e jogos para ajudar o paciente a compreender.
- Repetir a mensagem de diferentes maneiras se necessário.
- Estar alerta para as palavras que o paciente parece entender e usá-las frequentemente.
- Manter as mensagens simples e repeti-las frequentemente.
- Evitar usar termos médicos que o paciente pode não compreender.
- Usar um dicionário de idioma apropriado ou ter um intérprete ou a família; fazer cartões de memória com frases-chave.

Modificado de Giger J, Davidhizar R: *Transcultural nursing: assessment and intervention*, ed 5, St Louis, 2008, Mosby.

QUADRO 2-4 AUXÍLIOS DE COMUNICAÇÃO

- Bloco e caneta com ponta de feltro ou lousa mágica
- Placas com palavras, letras ou imagens que denotam as necessidades básicas (p.ex., água, comadre, medicação para dor)
- Campainhas de chamadas ou alarmes
- Linguagem de sinais
- Uso de piscar dos olhos ou movimento dos dedos para resposta simples (p.ex., "sim" ou "não")
- Cartões de memória com imagens em vez de palavras
- Computador/dispositivos eletrônicos

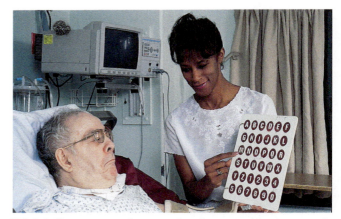

FIG 2-3 Ferramentas de comunicação para pacientes que não falam devido a uma traqueostomia.

Os Estados Unidos são cultural e etnicamente diversos, refletindo uma mistura de crenças e práticas de saúde. Como a sociedade se torna mais diversificada, é essencial para os profissionais de saúde, incluindo os enfermeiros, aprender sobre as diferenças culturais e étnicas. Esse processo começa com a autoconsciência e envolve conhecer a si mesmo: sua própria personalidade, valores, crenças e ética no atendimento aos pacientes, que são diferentes (Purnell e Paulanka, 2008).

Os pacientes com limitada proficiência em inglês podem não possuir a habilidade de vocabulário adequada para comunicar-se de forma eficaz. O enfermeiro, muitas vezes, precisa de um tradutor ou intérprete, quando um paciente não fala a língua do enfermeiro (Giger e Davidhizar, 2008). Os intérpretes servem para decodificar as palavras do paciente e fornecer o significado da mensagem, enquanto o tradutor apenas reafirma as palavras de uma língua para outra. Muitas vezes, o paciente fala a mesma língua, mas com capacidade limitada ou usa uma linguagem com um significado diferente do significado do enfermeiro. Por exemplo, o paciente pode saber saudações habituais, tais como "Como vai você?" e não entende "dor" ou "náuseas". Quando a comunicação falha, deve-se evitar a tendência de falar mais alto, parar de falar, concentrar-se nas tarefas ou começar a fazer mais coisas pelo paciente, em lugar de fazer coisas com o paciente. As respostas inadequadas podem resultar em isolamento doloroso, raiva ou incompreensão para o paciente e sua incapacidade para cooperar. O Quadro 2-3 descreve abordagens especiais de comunicação para os pacientes que falam línguas diferentes.

Os pacientes com perdas sensoriais requerem técnicas de comunicação que maximizam funções motoras e sensoriais existentes. Alguns pacientes são incapazes de falar por causa de alterações físicas ou neurológicas, como a paralisia, um tubo na traqueia para facilitar a respiração (Fig. 2-3) ou um acidente vascular encefálico, resultando em afasia, dificuldade de entender ou verbalizar. Quando um paciente apresenta a afasia receptiva, há um comprometimento da compreensão, tanto da linguagem escrita como da falada. A afasia expressiva afeta a função motora da fala, e o paciente tem dificuldade em falar e escrever, mas é capaz de ouvir e entender. Para os pacientes com dificuldades de fala, os fonoaudiólogos são úteis.

A deficiência auditiva afeta a qualidade de vida e pode ser facilmente esquecida pelos prestadores de cuidados de saúde. A comunicação é prejudicada quando uma mensagem é perdida ou mal interpretada, devido ao paciente não ouvir corretamente. Alguns itens – tais como imagens, comunicação eletrônica, mensagens de texto em duas vias e *software* de comunicação – podem ser usados para o sucesso da comunicação com os pacientes (Quadro 2-4).

SEGURANÇA

A falta de comunicação, tanto entre os prestadores de cuidados de saúde como entre prestador e paciente, pode afetar a segurança do paciente. O enfermeiro deve considerar a segurança pessoal quando interage com pacientes potencialmente violentos. Os pacientes que estão com raiva, frustrados e que acreditam que ninguém está ouvindo podem ser mais propensos a se comportar de forma violenta.

A experiência da doença é um fator de estresse e alguns pacientes têm dificuldade para enfrentá-la. O enfermeiro não deve se ofender com os pacientes desafiadores e difíceis, mas sim deve abordá-los com paciência, reconhecendo a sua angústia. A conexão enfermeiro-paciente é reforçada quando o enfermeiro exibe empatia e autenticidade (Mitchell, 2007).

TENDÊNCIAS NA PRÁTICA BASEADA EM EVIDÊNCIA

Kluge MA, Glick L: Teaching therapeutic communication VIA camera cues and clues: the vídeo inter-active (VIA) method, *J Nurs Educ* 45 (1l):463-468, 2006.

HABILIDADE 2.1 Estabelecimento da Relação Enfermeiro-Paciente

McNeill C and others: Relationship skills buildings with other adults, J Nurse Educs 47 (6):269-271, 2008.

Os estudantes de enfermagem precisam de experiência na prática de habilidades de comunicação terapêutica com um grupo diversificado de pacientes em uma variedade de situações. As pesquisas demonstram que praticar essas habilidades em um ambiente controlado antes de interagir com os pacientes é benéfico. Um estudo utilizou imagens de vídeo pré-gravado de pacientes simulados para apresentar aos estudantes situações do mundo real que podem ser encontradas na prática clínica; estudantes envolvidos em roteiros de interações terapêuticas com esses vídeos de pacientes. As técnicas de comunicação dos estudantes, tanto verbais como não verbais, foram avaliadas; os estudantes relataram positivamente a esse tipo de construção de habilidades de comunicação. Além do vídeo com métodos interativos, os estudantes foram avaliados durante a sua interação pessoa a pessoa, com pacientes geriátricos (Kluge e Glick, 2006). Um estudo examinou os estudantes de enfermagem e suas interações com pacientes adultos mais velhos; aos estudantes, foram atribuídas quatro visitas a uma comunidade de cuidados contínuos. Três dessas visitas envolveram uma sessão de 1 hora concentrada em técnicas de comunicação terapêutica estabelecendo um relacionamento terapêutico enfermeiro-paciente (McNeill et al., 2008). A quarta hora envolveu a observação de idosos com alterações cognitivas interagindo uns com os outros. Os estudantes escreveram sobre a importância da paciência e do ouvir ao se comunicar com os adultos mais velhos.

HABILIDADE 2.1 ESTABELECIMENTO DA RELAÇÃO ENFERMEIRO-PACIENTE

A relação terapêutica entre enfermeiro-paciente é a base dos cuidados de enfermagem e envolve interações centradas no paciente e orientadas por metas utilizando as habilidades de comunicação terapêutica. A comunicação terapêutica empodera os pacientes para a tomada de decisões. Os fatores que influenciam a comunicação incluem as percepções do paciente, os valores de fundo sociocultural e o grau de conhecimento. A comunicação terapêutica difere da comunicação social, porque é centrada no paciente e orientada por metas, com declarações limitadas do profissional. No entanto, um aspecto importante da comunicação terapêutica é a capacidade do enfermeiro de mostrar cuidado pelo paciente. Cuidar estabelece confiança e abertura e facilita a comunicação do paciente.

Normalmente os enfermeiros evitam compartilhar detalhes de suas vidas pessoais com os pacientes. Às vezes, a autorrevelação pessoal é eficaz se ajuda o paciente a se concentrar em questões fundamentais. No entanto, a comunicação social, que envolve a igualdade de oportunidades para a divulgação pessoal e nas quais ambos os participantes buscam as necessidades pessoais satisfeitas, não é adequada entre os enfermeiros e os pacientes (Keltner et al., 2007).

A relação entre enfermeiro-paciente é caracterizada por três fases sobrepostas: orientação, trabalho e conclusão. A fase de orientação envolve a aprendizagem sobre o paciente e todos os interesses e necessidades iniciais. Durante a fase de orientação, esclarece-se o papel do enfermeiro e as funções de outros profissionais de saúde, coleta-se informações, estabelece-se metas, corrigem-se incompreensões e estabelece-se o relacionamento entre o enfermeiro e o paciente. É bastante comum encontrar um paciente que precisa de conforto e apoio, enquanto vivencia situações ameaçadoras. A doença recém-diagnosticada, a separação da família e amigos, o desconforto da cirurgia, os procedimentos de diagnóstico e tratamento e a tristeza e perda são apenas alguns exemplos de situações da área da saúde que requerem a habilidade de confortar.

Uma variedade de técnicas de comunicação facilita ou inibe a comunicação durante a fase de trabalho (Tabela 2-1). A escuta ativa e a empatia são duas das formas mais eficazes para facilitar a comunicação. A escuta ativa transmite interesse pelas necessidades do paciente, preocupações, problemas e exige atenção total para compreender toda a mensagem verbal e não verbal. A empatia é o ato de comunicar eficazmente a outros indivíduos que seus sentimentos são compreendidos. Depois que eles sabem que seus sentimentos foram aceitos, não têm que se esforçar para explicar ou justificar suas reações (Fortinash e Holoday-Worret, 2008).

As técnicas de escuta são os comportamentos aprendidos. A princípio, parecem estranhos e demorados. No entanto, como em qualquer habilidade, tornam-se mais confortáveis com a prática. É essencial que o enfermeiro pareça natural, relaxado e à vontade enquanto ouve.

Preparar a fase de conclusão no início da interação com a indicação da finalidade da sessão de comunicação e da quantidade de tempo disponível. A fase de conclusão consiste na avaliação e no resumo do progresso em direção a objetivos identificados.

COLETA DE DADOS

1. Determinar a necessidade do paciente para se comunicar (p.ex., o paciente que constantemente usa a chamada de luz, está chorando, não entende a doença, acaba de ser admitido no hospital ou na instituição de longa permanência).
2. Avaliar as razões das necessidades de cuidados de saúde do paciente.
3. Avaliar os fatores sobre si mesmo e do paciente que influenciam a comunicação: percepções, valores e crenças, emoções, contexto sociocultural, gravidade da doença, conhecimento, nível de idade, habilidade verbal, papéis e relacionamentos, configuração ambiental, conforto e desconforto físico. *Justificativa: Facilita a avaliação precisa das experiências do paciente.*
4. Avaliar a linguagem do paciente e capacidade para falar. O paciente tem dificuldade em encontrar palavras ou associar ideias com caracteres exatos de uma palavra? O paciente tem dificuldade de expressão da linguagem e/ou recepção de mensagens? *Justificativa: Identifica os auxiliares de comunicação adequados a serem utilizados (p.ex., o uso de um intérprete, o uso de placa de comunicação).*
5. Observar o padrão de comunicação do paciente e comportamento verbal ou não verbal (p.ex., gestos, tom de voz, contato visual). *Justificativa: Os padrões de comunicação podem influenciar o tipo e a forma de comunicação utilizada pelo enfermeiro.*
6. Incentivar o paciente a pedir esclarecimentos a qualquer momento durante a comunicação. *Justificativa: Dá ao paciente uma sensação de controle e mantém os canais de comunicação abertos.*

7. Identificar as influências culturais que afetam a comunicação. Que língua o paciente usa predominantemente para pensar? Será que ele precisa de um intérprete ou tradutor? Ele é capaz de ler e/ou escrever em português? O que a comunicação verbal ou não verbal demonstra a respeito (p.ex., tempo, olhos/contato corporal, restrições tópicas)? *Justificativa: O conhecimento dos fatores culturais facilita a comunicação.*

PLANEJAMENTO

Os **Resultados Esperados** focalizam o uso de habilidades de comunicação terapêutica para obter informações sobre as ideias do paciente, necessidades e preocupações.

1. O paciente manifesta capacidade de se comunicar com o enfermeiro sem se sentir ameaçado ou na defensiva.
2. O paciente expressa pensamentos e sentimentos para o enfermeiro por meio da comunicação verbal e não verbal.
3. O paciente identifica os fatores que dão suporte e conforto.
4. O paciente verbaliza a sensação de ser compreendido.

Delegação e Colaboração

A habilidade de estabelecer um relacionamento terapêutico entre enfermeiro-paciente é uma habilidade profissional do enfermeiro e não pode ser delegada. Os técnicos e auxiliares de enfermagem podem observar e receber inúmeras informações importantes por causa do tempo que ficam com o paciente. Instruí-los sobre o seguinte:

- Todas as informações discutidas são confidenciais.
- As preocupações do paciente, incluindo a raiva e a ansiedade, são comunicadas ao enfermeiro responsável para determinar se intervenções de enfermagem são necessárias.
- Todas as interações são respeitosas e gentis, incluindo as considerações especiais para os pacientes que tenham comprometimento cognitivo ou sensorial.
- Esteja atento a comportamentos não verbais, tanto de si como do paciente.

IMPLEMENTAÇÃO para ESTABELECER A RELAÇÃO ENFERMEIRO-PACIENTE

ETAPAS	JUSTIFICATIVA
Fase de Orientação	
1. Criar um clima de cordialidade e aceitação. Considerar a necessidade de alterar o ambiente, diminuindo o nível de ruído e proporcionando conforto e privacidade. Considerar também o tempo em relação aos visitantes ou rotinas pessoais.	Os fatores ambientais podem promover uma comunicação aberta.
2. Estar ciente das diferenças culturais e de gênero. Planejar para as dificuldades identificadas associadas com cultura, língua, idade e sexo. Considerar a incapacidade de ler ou escrever em português.	Esses fatores podem influenciar a expressão de desconforto, ansiedade ou confusão.
3. Reconhecer e responder aos desconfortos físicos, se houver, por meio de posicionamento, administração de medicação ou outras medidas de conforto. Considerar as preferências individuais e as necessidades expressas.	O desconforto físico, dificuldade respiratória e dor interferem na comunicação.
4. Fornecer uma introdução dirigindo-se ao paciente pelo nome, apresentando-se e informando sobre o seu papel. Por exemplo: "Olá, meu nome é Jane Jones e sou a estudante de enfermagem que vai cuidar de você hoje".	
5. Estar ciente de sinais não verbais enviados e recebidos (p.ex., contato visual, expressão facial, postura, linguagem corporal). Estar particularmente atento a comportamentos que são incongruentes com a mensagem verbal do paciente.	A incongruência é uma indicação de que algo pode estar interferindo na comunicação aberta. Os comportamentos são, muitas vezes, mais precisos do que palavras, e os esclarecimentos podem ser necessários antes de prosseguir.
6. Explicar o propósito da interação quando a informação é para ser compartilhada.	A confidencialidade é mantida quando as informações do paciente são compartilhadas apenas com os membros da equipe de saúde.
7. Incentivar o paciente a pedir esclarecimentos a qualquer momento durante a comunicação.	
Fase do Trabalho	
8. Fazer uma pergunta de cada vez e permitir tempo suficiente para responder. Usar perguntas diretas e abertas. Evitar fazer perguntas sobre as informações que o paciente pode não saber ainda (p.ex., diagnóstico médico).	Isso incentiva o paciente a contar uma história mais completa.
9. Utilizar instruções claras e concisas com um paciente que tem níveis alterados de consciência e cognição; repita a informação.	Isso ajuda o paciente a receber a sua mensagem corretamente.

HABILIDADE 2.1 Estabelecimento da Relação Enfermeiro-Paciente

ETAPAS	JUSTIFICATIVA
10. Concentrar-se em compreender o paciente, proporcionando *feedback*, estimulando a resolução de problemas e proporcionando uma atmosfera de cordialidade e aceitação.	As interpretações errôneas dos pacientes precisam ser esclarecidas, pois os pacientes que vivenciam situações emocionalmente carregadas podem não compreender a mensagem (Keltner et al., 2007).
11. Ajustar a quantidade e a qualidade do tempo para a comunicação, dependendo das necessidades do paciente.	A flexibilidade e a adaptação de técnicas podem ser necessárias para incentivar a autoexpressão do paciente.
12. Fornecer a empatia, que envolve uma consciência sensível e precisa de sentimentos do paciente.	A empatia ajuda os pacientes a explicar e explorar os seus sentimentos para a resolução de problemas que podem ocorrer.
13. Permanecer centrado na preocupação atual do paciente. Evitar a introdução de novas informações.	Os pacientes podem ficar sobrecarregados com informações adicionais. Falar sobre si, sobre outros indivíduos ou de outros eventos muda o foco dos pacientes (Fortinash e Holoday-Worret, 2008).
14. Comunicar o entendimento repetindo que compreende a mensagem (p.ex., "Eu entendo o enfermeiro...", "Eu ouvi o enfermeiro dizer...", "Eu sinto que..."). Oferecer um *feedback* para esclarecer a mensagem.	Comunicar compreensão tende a diminuir a intensidade dos sentimentos e transmite empatia (Keltner et al., 2007).
15. Oferecer confirmações honestas na medida do possível (p. ex., que alguém se importa, que há esperança, que o paciente não está sozinho).	Isso mostra interesse e preocupação para o paciente (Keltner et al., 2007).
16. Consentir o silêncio, que pode ser um meio eficaz de permitir a organização de pensamentos e de processamento de informações. Quando o paciente torna-se emocionalmente perturbado ou chora, um período de silêncio pode ser útil.	Isso fornece aceitação e disposição para esperar o paciente estar pronto para continuar.
17. Evitar as barreiras de comunicação (Tabela 2-1).	As barreiras não podem parar a interação, mas tendem a desviar a conversa para temas menos significativos.
Fase de Conclusão	
18. Explorar os serviços de apoio disponíveis e quais os serviços que o paciente tenha usado anteriormente. Consultar os outros profissionais de saúde, conforme apropriado.	
19. Resumir com os pacientes o que foi discutido durante a interação. Pedir aos pacientes que manifestem o seu entendimento das informações compartilhadas ou a conclusão alcançada.	Essa interação encoraja o paciente a comparar as percepções com o enfermeiro e ajuda a determinar se o profissional deve esclarecer alguma coisa.

AVALIAÇÃO

1. Observar as respostas verbais e não verbais do paciente (p.ex., linguagem corporal, expressões verbais) após a discussão de sentimentos e circunstâncias que tenham sido identificados.
2. Pedir ao paciente um *feedback* sobre a mensagem comunicada. A comunicação foi interpretada com precisão por parte dos cuidadores?
3. Verificar se a informação obtida do paciente é precisa sobre os seus pensamentos, necessidades e preocupações.

Resultados Inesperados e Intervenções Relacionadas

1. O paciente continua a expressar verbalmente e não verbalmente sentimentos de ansiedade, medo, raiva, confusão, desconfiança e desamparo.
    a. Avaliar o nível de ansiedade, medo e desconfiança do paciente.
    b. Voltar em outro momento para repetir a mensagem.
    c. Determinar as influências que afetam a comunicação clara (p.ex., questões culturais, questões de alfabetização, limites físicos).
2. O *feedback* entre o enfermeiro e o paciente revela uma falta de compreensão.
    a. Avaliar e remover barreiras à comunicação.
    b. Repetir a mensagem usando outra abordagem, se possível.
3. O enfermeiro é incapaz de adquirir informações sobre as ideias, medos e preocupações do paciente.
    a. Tentar técnicas de comunicação alternativas para promover a boa vontade do paciente para se comunicar abertamente.
    b. Reformular a questão após ter tido tempo para o entendimento e resposta.
    c. Oferecer outro profissional para o paciente falar a fim de que obtenha as informações necessárias.

Registro e Relato

- Registrar informações relacionadas com as intervenções e respostas do paciente.

- Relatar a informação pertinente, os dados subjetivos e as pistas não verbais, incluindo a resposta à doença e à terapia, perguntas ou preocupações.

Amostra de Documentação

13h45 O paciente expressa ansiedade sobre a internação atual. Está se remexendo na cama, torcendo as mãos. Manifesta muita preocupação sobre possibilidade de câncer com os recentes testes diagnósticos. Encorajado a conversar com a sua esposa e com o médico sobre as preocupações e questões.

Considerações Especiais

Pediatria
- Usar um vocabulário que seja familiar para a criança com base em seu nível de compreensão e de padrões usuais de comunicação.
- Considerar a fase de desenvolvimento da criança para selecionar as técnicas de comunicação mais adequadas (p.ex., contar histórias e desenhar). Certificar-se de incluir os pais e a criança (Hockenberry e Wilson, 2009).

Geriatria
- Estar ciente de qualquer *déficit* cognitivo ou sensorial.
- Evitar estereotipar os idosos como tendo deficiências cognitivas ou sensoriais.
- Falar cara a cara com o paciente com dificuldade de audição, articular claramente em um tom moderado de voz e avaliar se o paciente ouve e compreende as palavras.
- Certificar-se de que pacientes mais velhos com deficiência visual têm todos os dispositivos necessários de apoio, tais como óculos, e materiais para leitura com fontes grandes.

Assistência Domiciliar (*Home Care*)
- Identificar um cuidador primário para o paciente. Esse indivíduo pode ser um familiar, amigo ou vizinho.
- Avaliar o paciente e o cuidador primário quanto ao nível de compreensão sobre a condição do paciente.
- Incorporar os hábitos diários do paciente e as rotinas para o evento de comunicação (p.ex., tomar banho e vestir o paciente).

HABILIDADE 2.2   ENTREVISTA

A entrevista envolve a comunicação iniciada para uma finalidade específica e focada em uma área de conteúdo específico, como a avaliação inicial dos pacientes recém-admitidos ou a obtenção de um histórico de saúde em um consultório. Em enfermagem, o entrevistador obtém informações sobre o estado de saúde do paciente, estilo de vida, sistemas de apoio, padrões de doença, padrões de adaptação, pontos fortes, limitações e recursos. Essa informação pode ser usada para um banco de dados de admissão ou histórico de saúde e fornece dados para identificar as expectativas do paciente e para responder adequadamente às necessidades dos pacientes.

A entrevista facilita uma relação positiva entre enfermeiro-paciente, o que facilita para os pacientes fazerem perguntas sobre o ambiente de cuidados de saúde e expectativas em relação às rotinas diárias e aos procedimentos. É importante encorajar os pacientes a fazer perguntas a qualquer momento. Eles também têm o direito de não responder a perguntas. Indicar a finalidade da entrevista ajuda a estabelecer a confiança e colocar o paciente à vontade.

É melhor que a entrevista seja agendada para períodos em que as interrupções são mínimas e em que não haja visitantes presentes. Em alguns casos, é benéfico incluir os membros da família na entrevista enquanto o foco está claramente mantido na identificação das necessidades do paciente. Antes de iniciar, informar o paciente sobre o propósito da entrevista e os tipos de dados a serem obtidos. Em seguida, usar um tempo para se familiarizar com o paciente. Estabelecer um prazo para a entrevista e honrar esse compromisso com o paciente. Fazer perguntas para formar um banco de dados a partir do qual o enfermeiro pode desenvolver um plano de cuidados (Quadro 2-5). Observar cuidadosamente evidências de desconforto e estar disposto a interromper a entrevista quando for o caso.

A técnica de perguntas diretas é um formato estruturado exigindo uma ou duas palavras como resposta e é frequentemente usada para esclarecer informações anteriores ou obter informações básicas de rotina (p.ex., alergias, estado civil). A técnica de pergunta aberta promove uma descrição mais completa de áreas identificadas de preocupação. Exemplos de perguntas abertas ou comentários incluem: "Quais são os seus problemas de saúde?", "Como você tem se sentindo?" e "Conte-me sobre seu problema".

COLETA DE DADOS

1. Rever as informações disponíveis, que podem incluir informações de admissão, como nome, endereço, idade, estado civil, emprego e razão para a admissão ou a razão para a visita ao serviço.
2. Considerar os fatores que podem influenciar a capacidade ou a vontade do paciente ou pessoas significativas para responder a perguntas, tais como dor física, náusea ou ansiedade. *Justificativa: Esses fatores podem necessitar de alívio antes da entrevista.*
3. Determinar se o paciente está alerta e orientado. Avaliar as dificuldades de audição e fala. *Justificativa: Esses fatores podem interferir na entrevista e outra fonte de informação será necessária.*

QUADRO 2-5   BANCO DE DADOS DE ENTREVISTA

- Preocupações relacionadas à saúde
- Percepção do estado de saúde
- Problemas prévios de saúde e terapias
- Efeito do estado de saúde sobre os papéis sociais; influência na relação com os membros da família
- Influência na ocupação
- Habilidade para completar as atividades de vida diária

HABILIDADE 2.2 Entrevista

4. Considerar os fatores que podem influenciar a capacidade do paciente de se comunicar, como as barreiras culturais ou o idioma.

PLANEJAMENTO

Os **Resultados Esperados** concentram-se na coleta de informação por meio do processo de entrevista para um banco de dados para elaborar um plano adequado de atendimento.

1. O paciente (ou outro indivíduo importante) é capaz de descrever problemas de saúde.
2. As mensagens verbais e não verbais são congruentes.

Delegação e Colaboração

A habilidade de entrevistar é uma capacidade profissional do enfermeiro e não pode ser delegada.

IMPLEMENTAÇÃO para ENTREVISTA

ETAPAS	JUSTIFICATIVA
1. Cumprimentar o paciente e as pessoas significantes e apresentar-se pelo nome e cargo. Dizer ao paciente o motivo da entrevista e quanto tempo o enfermeiro espera que dure. Assegurar ao paciente que as informações serão mantidas em sigilo.	Isso alivia a ansiedade em dar informações a um estranho e incentiva a participação. O enfermeiro pode precisar modificar as abordagens de comunicação para acomodar a cultura e as práticas do paciente.
2. Proporcionar privacidade e eliminar as distrações, o ruído desnecessário e as interrupções, indo para uma sala silenciosa desocupada e/ou fechar a porta. Se outros estão presentes, perguntar ao paciente se eles devem ficar.	Distrações e interrupções podem interferir com as interações terapêuticas entre o enfermeiro e o paciente.
3. Sentar-se voltado para o paciente aproximadamente no mesmo nível dos olhos (ilustração).	Isso facilita a escuta ativa e coloca o paciente mais à vontade. Pode ser necessário evitar o contato visual direto com um paciente cuja cultura considera isso inadequado.

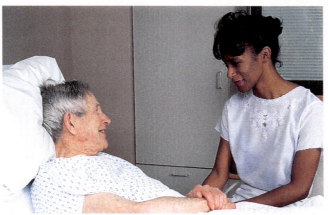

ETAPA 3 Sentar de frente para o paciente pode facilitar a comunicação.

4. Se o paciente está alerta o suficiente para informar o nome, onde ele está e que dia é hoje, prosseguir com a entrevista. Confirmar as informações obtidas do paciente com outros cuidadores ou familiares se o paciente estiver desorientado ou confuso ou não parecer confiável.	Um paciente alerta e orientado é uma fonte confiável de informação.
5. Se o paciente é falante, voltar a centrar-se na entrevista quando este desvia do tópico.	
6. Perguntar o que levou o paciente a procurar os cuidados de saúde. Tentar obter um relato descritivo de todos os eventos na ordem em que ocorreram. Perguntar com questões abertas e ouvir a história do paciente.	A escuta ativa incentiva a troca de informações. Conduzir uma entrevista apenas fazendo perguntas pode fazer o paciente sentir-se como num interrogatório.
7. Observar e esclarecer os comportamentos não verbais. Validar com o paciente as emoções ou mensagens transmitidas.	Isso fornece um foco para a coleta de dados mais específicos e precisos relacionados às principais áreas de preocupação.
8. Para cada sintoma que o paciente relata, determinar quando, onde e em que circunstâncias ele ocorreu. Também determinar localização, qualidade, quantidade, duração, agravamento, alívio e fatores associados (Tabela 2-2).	

(Continua)

ETAPAS	JUSTIFICATIVA
9. Para cada sintoma, também esclarecer a ausência de outros sintomas relacionados.	
10. Identificar as internações passadas, os procedimentos cirúrgicos decorridos, as complicações e os problemas de saúde anteriores.	
11. Determinar se o paciente toma regularmente medicamentos e, em caso afirmativo, por quanto tempo. Perguntar o nome, a razão para tomar, a dosagem e a frequência. Especificamente perguntar sobre suplementos dietéticos ou medicamentos de venda livre, como a aspirina®, paracetamol®, ibuprofeno®, laxantes, pílulas para dormir, pílulas de dieta, fitoterápicos/remédios ou outros tipos de terapias alternativas.	Os pacientes podem não mencionar os suplementos alimentares ou medicamentos de venda livre, porque estes não necessitam de prescrições. No entanto, os dois tipos de medicamentos podem ter efeitos interativos com os atuais ou futuros medicamentos prescritos.
12. Esclarecer se o paciente toma narcóticos, insulina, digitálicos, anticoncepcionais, esteroides ou reposições hormonais.	Os pacientes podem não mencionar essas substâncias se parecem não estar relacionadas com o motivo da internação ou quando pensam que o médico teria questionado anteriormente sobre essa informação.
13. Identificar os fatores de risco relacionados ao estilo de vida que influenciam a saúde do paciente, nível de conhecimento e consciência do risco.	Os fatores de risco incluem fumo, uso de álcool, abuso de drogas, falta de exercício, estresse, fatores nutricionais (p.ex., líquidos, colesterol, carboidratos, fibras e sal), exposição à violência e atividade sexual desprotegida.
14. Continuar com outras áreas de interesse ou preocupação de acordo com o foco da entrevista.	
15. Informar ao paciente que o enfermeiro está quase concluindo.	Isso oferece a chance de o paciente fazer perguntas finais.
16. Resumir o entendimento do enfermeiro sobre quais sejam as principais preocupações relativas à saúde do paciente.	

TABELA 2-2 DIMENSÕES DE UM SINTOMA

DIMENSÕES	PERGUNTAS A FAZER
Localização	"Onde você sente isso?" "Muda de lugar?" "Mostre-me onde."
Qualidade ou característica	"Como é que é? Afiada, aborrecida, em facada, dolorida?"
Gravidade	"Em uma escala de 0 a 10, sendo 10 o pior, como você pontuaria o que sente agora?" "Qual é o pior que já sentiu?" "De que forma isso interfere em suas atividades habituais?"
Tempo	"Quando foi a primeira vez que notou?" "Quanto tempo isso dura?" "Quantas vezes isso acontece?"
Contexto	"Será que isso ocorre em um determinado lugar ou sob certas circunstâncias?"
Fatores agravantes ou de alívio	"O que melhora?" "O que piora?" "Quando isso muda?" "Você já notou outras mudanças associadas com isso?"

AVALIAÇÃO

1. Perguntar se o paciente ou pessoa significante teve oportunidade adequada para descrever os problemas de saúde.
2. Observar as expressões não verbais do paciente durante a entrevista. Será que elas correspondem às declarações verbais?

Resultados Inesperados e Intervenções Relacionadas

1. Respostas da família ou de pessoa significante no lugar do paciente, mesmo quando o paciente é capaz de responder.
    a. Dirigir a pergunta para o paciente, usando o seu nome.
    b. Acolher a resposta dada pelo membro da família e dizer que o enfermeiro está interessado especificamente sobre o que o paciente tem a dizer sobre o assunto.
    c. Concluir a entrevista e retomar depois que os membros da família já tenham ido. Se necessário, o enfermeiro pode sugerir que a família faça uma pausa por um tempo, que tome um café ou um lanche, ou que saia brevemente para um pouco de ar fresco.
2. O paciente é incapaz de se comunicar e os membros da família estão presentes.
    a. Entrevistar o membro da família como se fosse o paciente.
    b. Explorar as necessidades da família e do paciente.

HABILIDADE 2.3 Comunicação com os Pacientes Ansiosos, Irritados, Deprimidos

Registro e Relato
- Completar as informações previstas no formulário de admissão: motivo da internação, história médica cirúrgica, história familiar, alergias, hábitos de saúde, incluindo as crenças culturais sobre a saúde, terapias atuais empregadas (incluir todos os medicamentos de venda livre e suplementos) e todas as terapias atuais não prescritas/tratamentos alternativos.

Amostra de Documentação
Preencher o formulário de avaliação padronizada de acordo com a política do serviço.

Considerações Especiais
Pediatria
- Avaliar o padrão de comunicação habitual da criança, incluindo o uso de linguagem apropriada para a idade.
- Considerar a fase de desenvolvimento da criança ao entrevistá-la.
- Incluir os pais nas entrevistas, quando apropriado.

Geriatria
- Estar ciente de qualquer *déficit* cognitivo ou sensorial.
- Encorajar os pacientes com deficiências auditivas e/ou visuais a usar dispositivos de apoio para ajudar na comunicação.

Assistência Domiciliar (*Home Care*)
- Avaliar a presença de quaisquer deficiências cognitivas ou físicas que podem dificultar a comunicação.
- Identificar o cuidador primário do paciente e o incluir no processo de entrevista.
- Avaliar o grau de entendimento do paciente e do cuidador quanto à condição do paciente.

HABILIDADE 2.3 COMUNICAÇÃO COM OS PACIENTES ANSIOSOS, IRRITADOS, DEPRIMIDOS E COM COMPROMETIMENTO COGNITIVO

A ansiedade pode resultar de vários fatores. A doença recém-diagnosticada, a separação de entes queridos, a ameaça de testes pendentes de diagnóstico ou procedimentos cirúrgicos, uma barreira da língua e as expectativas de mudanças de vida são apenas alguns dos fatores que podem causar a ansiedade. Quão bem um paciente lida com a ansiedade depende, em parte, de experiências anteriores, da presença de outros estressores, da importância do evento que provoca esse sintoma e da disponibilidade de recursos de apoio. O enfermeiro pode ajudar a diminuir a ansiedade por meio de uma comunicação eficaz. Os métodos de comunicação analisados nessa habilidade podem ajudar um paciente ansioso a esclarecer os fatores que causam a ansiedade e a lidar com ela de forma mais eficaz. Há graus de ansiedade com suas correspondentes manifestações comportamentais: leve, moderada, grave e pânico (Quadro 2-6).

O grau e a frequência da faixa de raiva variam de leve irritação diária até raiva relacionada a sentimentos de desamparo e impotência. É importante compreender que, em muitos casos, a capacidade do paciente para expressar a raiva pode ser necessária para a recuperação. Quando um paciente sofre uma perda significativa, a raiva se torna um meio para ajudar a lidar com a dor. Um paciente pode expressar raiva direcionada a um profissional de saúde, mas, muitas vezes, esse sentimento esconde um problema específico ou uma preocupação. Um paciente com um diagnóstico recente de câncer pode expressar raiva com o cuidado de enfermagem em vez de expressar o medo de morrer.

É estressante lidar com um paciente irritado. A raiva pode representar a rejeição ou a desaprovação dos cuidados do enfermeiro. Satisfazer as necessidades de um paciente com raiva, muitas vezes, pode limitar o atendimento às prioridades de outros pacientes. Criar um ambiente seguro e privado para os pacientes para que expressem um pouco de raiva e frustração.

No entanto, lembrar-se de que a raiva é o fator comum subjacente associado com um potencial de violência. No ambiente de cuidados de saúde, os profissionais podem se tornar o alvo da ira do paciente quando este não pode direcioná-la a uma pessoa significante. As habilidades de desescaladas são técnicas úteis para lidar com o paciente potencialmente violento. Essas habilidades variam desde o uso de mensagens não ameaçadoras verbais e não verbais para acalmar e controlar o agressor fisicamente com segurança (Fortinash e Holoday-Worret, 2008).

A depressão é um transtorno de humor que pode ter muitas causas. Os indivíduos com depressão leve se descrevem como tristes, para baixo e chorosos. Eles geralmente se sentem apáticos, sem esperança, impotentes, inúteis, culpados e com raiva. Outros sintomas incluem dificuldade para dormir ou dormir demais, irritabilidade, perda ou ganho de peso, dores de cabeça e sensação de fadiga, independentemente

---

QUADRO 2-6 MANIFESTAÇÕES COMPORTAMENTAIS DE ANSIEDADE: ESTÁGIOS DE ANSIEDADE

Ansiedade Leve
Percepção visual e auditiva aumentada
Maior consciência dos relacionamentos
Atenção aumentada
Capaz de resolver problema

Ansiedade Moderada
Desatenção seletiva
Diminuição do campo perceptivo
Concentra-se apenas nas informações relevantes
Tensão muscular, sudorese

Ansiedade Grave
Foca em detalhes fragmentados
Cefaleia, náusea, tonturas
Incapaz de ver conexões entre detalhes
Incapacidade para recordar eventos

Estado de Pânico da Ansiedade
Não percebe o ambiente
Sentimento de terror
Incapaz de lidar com qualquer problema

da quantidade de sono. Em alguns casos, há um alto nível de ansiedade, queixas físicas e isolamento social. Pensamentos de morte e diminuição da libido também podem ocorrer (Keltner et al., 2007). Muitos pacientes em cuidados intensivos que sofrem de condições de saúde aguda ou crônica têm sintomas de depressão. Alguns pacientes foram formalmente diagnosticados e são tratados com medicação e/ou psicoterapia. Outros podem não ter sido diagnosticados e, portanto, não foram tratados.

A disfunção cognitiva entre os pacientes pode ser de curto ou longo prazo. Esses pacientes representam um desafio para todos os cuidadores. Muitas vezes, os pacientes não podem pensar, falar ou entender o que lhes foi dito. A perda de memória e confusão pode estar presente em pacientes que sofrem de algum tipo de demência ou dano cerebral. Os indivíduos com doença mental ou com problemas de desenvolvimento podem ter algum grau de comprometimento cognitivo. Outras causas de comprometimento cognitivo incluem a fadiga e efeitos de medicamentos. Usar um tom normal de voz e palavras simples e falar mais devagar quando se comunicar com os pacientes que estão com prejuízo cognitivo.

COLETA DE DADOS

1. Observar o comportamento físico e sinais verbais de ansiedade, tais como boca seca, mãos suadas, tom de voz, uso frequente de chamada de luz, dificuldade de concentração, torcer das mãos e declarações como "Eu estou assustado". *Justificativa: Certos comportamentos indicam ansiedade.*
2. Avaliar possíveis fatores geradores de ansiedade do paciente (p.ex., hospitalização, fadiga, medo, dor).
3. Avaliar os fatores que influenciam a comunicação com o paciente (p.ex., meio ambiente, tempo, presença de outros indivíduos, valores, experiências, necessidade de espaço pessoal por causa da ansiedade elevada).
4. Avaliar o próprio nível de ansiedade como enfermeiro e fazer um esforço consciente para manter a calma. *Justificativa: A ansiedade é altamente contagiosa e sua própria ansiedade pode piorar a ansiedade do paciente.*
5. Observar os comportamentos que indicam que o paciente está com raiva (p.ex., estimulação, punhos cerrados, voz alta, arremesso de objetos) e/ou expressão do paciente que indica a raiva (p.ex., repetir o questionamento do enfermeiro, queixas irracionais sobre o cuidado, sem aderência a pedidos, explosões beligerantes e ameaças).
6. Avaliar os fatores que influenciam a comunicação do paciente com raiva, tais como recusa em aderir aos objetivos do tratamento, uso de sarcasmo ou comportamento hostil, ter baixo limiar de frustração ou ser emocionalmente imaturo.
7. Considerar os recursos disponíveis para auxiliar a comunicação entre o paciente potencialmente violento e outros membros da equipe de saúde e membros da família.
8. Avaliar as pistas físicas, comportamentais e verbais que indicam que o paciente está deprimido, como sentimentos de tristeza, choro fácil, dificuldade de concentração, aumento nas notificações de queixas físicas e afirmações como "estou triste/deprimido".
9. Avaliar os possíveis fatores que causam a depressão do paciente (p.ex., doença aguda ou crônica, vulnerabilidade pessoal e história passada).
10. O enfermeiro pode precisar conferir com os membros da família sobre as possíveis causas de depressão do paciente, incluindo a história passada da doença.
11. Avaliar o nível de comprometimento cognitivo do paciente.
12. Determinar os meios mais eficazes de comunicação com o paciente com comprometimento cognitivo (*i.e.*, comunicação verbal ou escrita ou comunicação não verbal).

PLANEJAMENTO

Os **Resultados Esperados** focalizam a redução da ansiedade do paciente e/ou depressão por meio do uso de técnicas de comunicação eficazes, focalizam a promoção de expressões verbais e não verbais de raiva socialmente apropriadas e eficazes e focalizam o reconhecimento dos sintomas de danos cognitivos em pacientes e o uso de habilidades de comunicação efetiva.

1. O paciente estabelece *rapport**, alcança uma sensação de calma e discute o enfrentamento e a tomada de decisão sobre a situação atual.
2. Os desconfortos físicos e emocionais do paciente são reconhecidos.
3. O paciente discute fatores que causam ansiedade, raiva e/ou depressão.
4. A raiva do paciente é difusa e a resolução de problemas é iniciada.
5. O paciente afirma que as estratégias de enfrentamento melhoram o bem-estar.
6. O paciente se envolve em uma troca significativa com o enfermeiro.

Delegação e Colaboração

A comunicação terapêutica é um objetivo de todas as interações dos pacientes. A comunicação com o propósito de reduzir a ansiedade e a comunicação terapêutica com um paciente deprimido não pode ser delegada à equipe de enfermagem.

A equipe de enfermagem pode interagir com os pacientes ansiosos e/ou deprimidos e deve saber o que observar e relatar para o enfermeiro. Toda a equipe de enfermagem que tem contato com os pacientes irritados ou com comprometimento cognitivo deve ser capaz de comunicar-se eficazmente com esses pacientes.

---

*Nota da Tradução: De acordo com Anthony Robbins, "*rapport* é a capacidade de entrar no mundo de alguém, fazê-lo sentir que você o entende e que vocês têm um forte laço em comum. É a capacidade de ir totalmente do seu mapa do mundo para o mapa do mundo dele. É a essência da comunicação bem-sucedida."

IMPLEMENTAÇÃO *para* COMUNICAÇÃO COM PACIENTES ANSIOSOS, IRRITADOS, DEPRIMIDOS E COM COMPROMETIMENTO COGNITIVO

ETAPAS	JUSTIFICATIVA
1. Fornecer introdução breve e simples; apresentar-se e explicar o propósito da interação.	As reapresentações breves ajudam a orientar os pacientes continuamente.

HABILIDADE 2.3 Comunicação com os Pacientes Ansiosos, Irritados, Deprimidos

ETAPAS	JUSTIFICATIVA
2. Usar comportamentos adequados não verbais (p.ex., postura relaxada, contato visual). Ficar com o paciente à beira do leito.	Os pacientes com situações emocionalmente carregadas podem não compreender a mensagem verbal emitida. Concentrar-se em compreender o paciente fornecendo o *feedback*, auxiliando a resolução de problemas e proporcionando uma atmosfera de cordialidade e aceitação.
3. Usar as respostas adequadas claras e concisas.	Iso promove uma comunicação eficaz para que o paciente possa explorar as causas de ansiedade e os passos para aliviar esse sentimento. Isso transmite empatia.
4. Ajudar o paciente a adquirir estratégias alternativas de enfrentamento, como relaxamento progressivo, exercícios lentos de respiração profunda e imagens visuais.	As técnicas de redução de estresse são estratégias não farmacológicas que o paciente pode usar para reduzir a ansiedade.
5. Minimizar o ruído no ambiente físico.	Diminuir os estímulos ambientais pode reduzir a ansiedade do paciente.
6. Ajustar a quantidade e a qualidade do tempo para a comunicação, dependendo das necessidades do paciente.	A flexibilidade e a adaptação de técnicas podem ser necessárias com base na capacidade de comunicação do paciente, no nível de ansiedade e na necessidade de mais tempo para estabelecer a confiança.
7. Criar um clima de aceitação do paciente. Manter uma abordagem verbal não ameaçadora usando um tom de voz calmo. Tentar determinar a fonte da raiva. Usar uma linguagem corporal aberta, com uma expressão facial interessada não ameaçadora, de braços abertos (não cruzados), sem as mãos nos bolsos, postura relaxada e uma distância segura (p.ex., sem invadir o espaço pessoal do paciente).	Um ambiente descontraído pode impedir uma nova escalada.
8. Responder ao paciente potencialmente violento com o silêncio terapêutico e permitir que o paciente ventile seus sentimentos. Usar a escuta ativa para a compreensão. Não discutir com o paciente. Evitar assumir postura defensiva com o paciente.	Essas técnicas, muitas vezes, desestruturam a raiva porque esse sentimento gasta energia emocional e física; o paciente fica sem força e energia para manter a raiva em um alto grau. Discutir provoca escalada da raiva.
9. Responder às perguntas com calma e honestidade. Se o paciente apresentar um tipo de pergunta de luta pelo poder (p.ex., "Quem disse que o enfermeiro estava no comando; eu não tenho que ouvir o enfermeiro"), estabelecer limites, usando uma linguagem clara e concisa. Informar o paciente de possíveis consequências e aplicar as consequências caso os comportamentos não se alterem.	Definir limites nas perguntas de luta pelo poder fornece estrutura e difunde a raiva (Fortinash e Holoday-Worret, 2008).
10. Manter o espaço pessoal. Pode ser necessário ter alguém com o enfermeiro e manter a porta aberta. Posicionar-se entre o paciente e a saída.	As medidas promovem a segurança dos enfermeiros quando o paciente torna-se violento.
11. Se o paciente está fazendo ameaças verbais para prejudicar os outros, manter a calma profissional e continuar a estabelecer limites com o comportamento inadequado. Se uma probabilidade distinta de dano iminente para os outros estiver presente, notificar as autoridades competentes (p.ex., o gerente de enfermagem, o segurança).	Os pacientes irritados perdem a capacidade de processar informações de forma racional e, portanto, podem se expressar impulsivamente por meio da intimidação.

> ⚡ **ALERTA DE SEGURANÇA** O paciente potencialmente violento pode ser impulsivo e explosivo, portanto, é imperativo que o enfermeiro mantenha as habilidades pessoais de segurança em mente. Neste caso, evitar o toque.

12. Encorajar comportamentos seguros de enfrentamento (p.ex., exercício físico como meio de direcionar a energia de uma forma aceitável, escrever sobre pensamentos negativos).	
13. Usar perguntas abertas, tais como "Conte-me sobre como você está se sentindo".	Incentivar o paciente a continuar falando, facilita a discussão dos sintomas e das circunstâncias.

(Continua)

ETAPAS	JUSTIFICATIVA
14. Incentivar pequenas decisões e ações independentes. Quando necessário, tomar decisões que os pacientes não estão prontos para fazer.	Os pacientes deprimidos podem ser excessivamente dependentes e indecisos.
15. Gastar tempo e fornecer a afirmação honesta com o paciente que estiver isolado.	Comunicar o valor do paciente.
16. Perguntar: "Você está tendo pensamentos suicidas?". Se a resposta for sim, perguntar: "Você já pensou como faria isso?" (plano); "Você tem o que precisa?" (meio), "Você já pensou sobre quando o faria?" (momento definido).	Os pacientes deprimidos apresentam risco aumentado de suicídio. Noventa e cinco por cento de todos os interlocutores suicidas respondem que não, em algum momento, nesta série de perguntas ou indicam que o tempo é definido para alguma data no futuro. Quanto mais desenvolvido o plano, maior o risco de suicídio (Keltner et al., 2007). O encaminhamento é necessário.
17. Falar devagar e com calma a um paciente com comprometimento cognitivo usando palavras simples.	Ter expectativas realistas das habilidades do paciente.
18. Dirigir-se ao paciente pelo nome e manter o contato visual.	Ajuda a manter a atenção do paciente.
19. Fazer uma pergunta de cada vez e dar tempo de o paciente responder. Repetir e reformular se necessário.	Apressar o paciente aumenta o nível de confusão.
20. Dividir as tarefas em pequenas etapas.	
21. Usar gestos não verbais na comunicação que realizar (p.ex., demonstrar a ação, como escovar os dentes).	Os pacientes que não podem seguir comandos verbais podem compreender os gestos não verbais.
22. Manter a rotina consistente.	Minimiza a confusão e a frustração.

AVALIAÇÃO

1. Deixar o paciente discutir maneiras de lidar com a ansiedade no futuro e tomar decisões sobre a situação atual.
2. Observar a presença contínua de sinais e sintomas físicos ou comportamentos que refletem ansiedade e/ou depressão.
3. Pedir ao paciente para discutir os fatores que causam a ansiedade e/ou depressão.
4. Perguntar ao paciente se os sentimentos de raiva diminuíram.
5. Determinar a capacidade do paciente de responder às perguntas e resolver os problemas.

Resultados Inesperados e Intervenções Relacionadas

1. Os sinais físicos e sintomas de ansiedade, raiva e/ou depressão continuam.
   a. Usar a reorientação ou habilidades de distração, como relaxamento e imaginação para reduzir a ansiedade.
   b. Ser direto e claro na comunicação com o paciente para evitar mal-entendidos.
   c. Quando usado adequadamente, o toque pode ajudar o controle de sentimentos, pânico ou confusão.
   d. Administrar a medicação como prescrita pode ser necessário.
   e. Fornecer medidas de segurança (protocolo do serviço).
   f. Avaliar o sistema de apoio.
   g. Encaminhar o paciente para o profissional de saúde mental para consulta.
   h. Usar técnicas de distração ou reorientação para pacientes com prejuízo cognitivo.

Registro e Relato

- Registrar fatores/ações que causam ansiedade, raiva e/ou depressão no paciente.
- Documentar comportamentos não verbais, métodos utilizados para aliviar a ansiedade, raiva e/ou depressão (métodos farmacológicos e não farmacológicos) e resposta do paciente (verbal e não verbal).
- Registrar e relatar ameaças de violência feitas e quem foi notificado.

Amostra de Documentação

18h O paciente expressou raiva extrema direcionada para a equipe pelo fato de a comida ser servida fria e pela política de não fumar. Declarou: "Eu simplesmente não posso mais tolerar esse tipo de abuso. Eu tenho que sair daqui agora". Ameaçou sair do hospital contra a recomendação médica. O enfermeiro gerente e o médico do paciente foram notificados. Foi encorajado a escrever sobre seus sentimentos; a família pretende ficar com o paciente até que ele esteja mais calmo.

Considerações Especiais

Pediatria

- Avaliar o padrão de comunicação habitual da criança, incluindo o uso de linguagem apropriada para a idade.
- A ansiedade e/ou depressão pode ser expressa por meio de um comportamento inquieto, queixas físicas ou regressão comportamental.
- As crianças tendem a ter menos controle interno sobre os seus comportamentos; é eficaz estabelecer imediatamente limites para os comportamentos inadequados exibidos pela criança (Hockenberry e Wilson, 2009).

Geriatria

- Estar ciente de qualquer *déficit* cognitivo ou sensorial; os pacientes que têm deficiências cognitivas podem apresentar comportamentos semelhantes à birra em resposta à frustração real ou percebida.

- A ansiedade é frequentemente o resultado de mudança nos padrões usuais e o meio ambiente.
- A depressão em idosos é um problema importante de saúde; o risco de suicídio é maior em adultos mais velhos (Keltner et al., 2007).

Considerações sobre Assistência Domiciliar (*Home Care*)

- A segurança pessoal para o enfermeiro em relação aos pacientes potencialmente violentos ou membros da família se estende a todas as instituições de saúde, incluindo a casa do paciente. O enfermeiro pode estar em uma situação potencialmente perigosa ao dar assistência ao paciente em casa; o enfermeiro pode estar cuidando do paciente sem o apoio de outros membros da equipe.
- Estar ciente do ambiente físico, incluindo as possíveis saídas. Manter a posição não ameaçadora, incluindo linguagem corporal, posição e ritmo da fala, ao interagir com um paciente com raiva ou potencialmente violento. O enfermeiro deve tentar desescalar o paciente. Se a desescalação não ocorre e o enfermeiro entende que há ameaça à segurança, ele deve solicitar apoio ou retirar a equipe da situação.
- Tenha os números para uso de emergência marcados perto do telefone (p.ex., serviços de apoio à saúde mental, unidades de emergência, vizinhos).

MELHORANDO A COMUNICAÇÃO INTERDISCIPLINAR

Segundo pesquisas, fatores como condições hospitalares de trabalho e comunicação ineficaz entre médicos e enfermeiros afetam negativamente os resultados dos pacientes e contribuem para o conflito interprofissional (Boone et al., 2008; Manojilovich e DeCicco, 2007). Além disso, a má comunicação resulta em atenção fragmentada e aumenta o risco de erros de atendimento ao paciente. A comunicação hábil entre os enfermeiros e entre enfermeiros e outros profissionais de saúde melhora a continuidade dos cuidados, evita ou resolve conflitos, aumenta a colaboração entre os profissionais de saúde e ajuda a aumentar a satisfação do paciente. Quando a informação crítica não é comunicada de forma clara, o paciente é afetado negativamente. Recentemente, a The Joint Commission publicou as Metas de Segurança Nacional, para os Estados Unidos, dos pacientes e identificou isso como um dos seus objetivos para melhorar a eficácia da comunicação entre os cuidadores (TJC, 2010). A comunicação *Hand-off* (Instrução para o Procedimento 2.1) e comunicação *Situação, Background, Avaliação e Recomendação* (SBAR) (Instrução para o Procedimento 2.2) são duas técnicas para melhorar a comunicação interdisciplinar em instituições de saúde.

INSTRUÇÃO PARA O PROCEDIMENTO 2.1
Comunicações *Hand-off*

A qualidade do atendimento ao paciente é melhorada quando ocorre a transferência de informações de um prestador de cuidados de saúde para outro, chamada de *hand-off*. A comunicação *hand-off* utiliza uma linguagem clara e técnicas de comunicação eficazes. Esses *hand-offs* são interativos, proporcionando a oportunidade a todos os profissionais de saúde envolvidos de fazer perguntas ou de pedir esclarecimentos (Amato-Vealey et al., 2008; Chard, 2008).

Delegação e Colaboração

A habilidade das comunicações *hand-off* não pode ser delegada à equipe de enfermagem. Instruí-los sobre o seguinte:
- Informações do paciente recebidas durante a transferência dos cuidados.
- Informações pertinentes ou alteração do estado clínico que devem ser relatadas ao enfermeiro, tais como as alterações nos sinais vitais do paciente, grau de conforto ou condição clínica.

Etapas do Procedimento

1. Ser interativo em sua comunicação com os profissionais de saúde durante o *hand-off* do paciente.
2. Usar linguagem clara e evitar abreviatura confusa e jargão.
3. Usar técnicas de comunicação eficazes.
4. Usar a ferramenta de relatórios padronizados/*checklists* durante a transferência do paciente para outra equipe.
5. Usar informações atualizadas sobre a condição do paciente e do tratamento.
6. Limitar as interrupções durante o processo de *hand-off*.
7. Verificar as informações recebidas, incluindo o processo de devolução das informações recebidas ou a releitura dos dados escritos.
8. O processo de *hand-off* deve incluir uma transferência clara de responsabilidades.

INSTRUÇÃO PARA O PROCEDIMENTO 2.2
Comunicação SBAR

A técnica de comunicação *Situação, Background, Avaliação e Recomendação* (SBAR) fornece uma estrutura previsível para a comunicação entre os profissionais de saúde. Esse é um modelo *hand-off* que inclui quatro componentes: *Situação* – relata o que está acontecendo no momento presente; *Background* – explica as circunstâncias que levaram à situação; *Avaliação* – o que o enfermeiro acha que é o problema; e *Recomendação* – o que fazer para corrigir o problema. O enfermeiro pode usar a ferramenta SBAR como uma lista de verificação para melhorar a segurança do paciente durante os *hand-offs* a partir de um profissional de saúde para outro (Haig et al., 2006).

Delegação e Colaboração

A habilidade de comunicação SBAR não pode ser delegada à equipe de enfermagem. Instruí-los sobre o seguinte:
- Informações sobre o paciente recebidas durante a transferência dos cuidados.

(Continua)

INSTRUÇÃO PARA O PROCEDIMENTO 2.2
Comunicação SBAR (cont.)

- Informações pertinentes ou alteração do estado clínico para relatar ao enfermeiro, tais como alterações nos sinais vitais do paciente, grau de conforto ou condição clínica.

Etapas do Procedimento

1. Identificar a si mesma, a unidade, o nome do paciente e o número da sala quando se inicia a transferência do atendimento.
2. Informar o estado e a gravidade do paciente.
3. Fornecer informações dos antecedentes relacionados com a situação.
4. Incluir as seguintes informações: diagnóstico da admissão, data de admissão, lista dos medicamentos atuais, alergias, resultados de laboratório/testes, sinais vitais, código do estado e qualquer outra informação clínica pertinente.
5. Fornecer uma avaliação da situação durante a transferência dos cuidados.
6. Fornecer todas as recomendações relativas ao paciente durante a transferência dos cuidados.
7. Ler novamente e/ou repetir qualquer ordem médica.

PERGUNTAS DE REVISÃO

Estudo de Caso para as Perguntas 1 e 2

1. Um paciente de 84 anos com comprometimento cognitivo foi transferido de um asilo para um serviço de tratamento agudo. O paciente tem uma história de demência devido a uma série de derrames. De acordo com a equipe do asilo, o paciente tornou-se cada vez mais agitado e combativo nos últimos dias; esse comportamento é incomum para o paciente. Os exames laboratoriais revelaram uma infecção urinária. O paciente começou a receber antibióticos para a infecção. Você é o enfermeiro que cuida desse paciente. Qual dos seguintes é um exemplo de técnica de comunicação ineficaz para usar com esse paciente com comprometimento cognitivo?
   1. Dirigir-se ao paciente pelo nome.
   2. Desafiar o paciente se ele estiver confuso.
   3. Fazer uma pergunta de cada vez.
   4. Falar devagar e usar palavras simples.
2. Como você se comunicaria com a equipe do asilo durante a transferência dos cuidados na alta desse paciente? Selecione a ordem apropriada dos componentes dos sistemas de comunicação *hand-off*:
   1. RSAB
   2. ABDR
   3. SBAR
   4. RABS
3. O que o enfermeiro deve saber ao observar e interpretar a comunicação não verbal de um paciente?
   1. Os pacientes geralmente são muito conscientes de seus sinais não verbais.
   2. As respostas verbais são mais importantes do que sinais não verbais.
   3. Os sinais não verbais têm significado óbvio e são facilmente interpretados.
   4. Os sinais não verbais fornecem informações significativas e precisam ser validados.
4. Um paciente mantém-se isolado, desconfiado e explosivo desde a admissão. Ele está desconfiado dos funcionários e de outros pacientes.
   Que abordagem do enfermeiro é mais apropriada?
   1. Abster-se do toque.
   2. Acariciar o seu braço quando ele parece assustado.
   3. Estender a mão para apertar sua mão como uma saudação inicial.
   4. Colocar o braço sobre os ombros enquanto caminha pelo corredor.
5. O enfermeiro na unidade de saúde mental revê técnicas de comunicação terapêutica e não terapêutica com um estudante de enfermagem. Quais das seguintes são técnicas de comunicação terapêutica? Selecione todas que se aplicam.
   1. A reafirmação.
   2. A escuta.
   3. Perguntar ao paciente "Por quê?".
   4. Manter respostas neutras.
   5. Dar conselhos ou aprovar ou desaprovar.
   6. Proporcionar o reconhecimento.
6. Qual das seguintes abordagens cria uma barreira para a comunicação?
   1. O uso de muitas habilidades diferentes durante uma única interação.
   2. Dar conselhos em vez de incentivar o paciente a resolver problemas.
   3. Permitir que o paciente torne-se muito ansioso antes de mudar o assunto.
   4. Concentrar-se no que o paciente está dizendo, em vez de na habilidade usada.
7. O paciente diz: "Eu fico muito desanimado quando percebo que tenho lutado com essas questões há mais de um ano". O enfermeiro responde: "Sim, você tem lutado há mais de um ano, mas muitos outros indivíduos demoram ainda mais para resolver seus problemas; não seja tão duro consigo mesmo". O que essa interação representa?
   1. O paciente está expressando uma falta de vontade para colaborar com o enfermeiro.
   2. O paciente está oferecendo a oportunidade para o enfermeiro rever o plano de cuidados.
   3. O enfermeiro respondeu ineficazmente para as preocupações do paciente.
   4. O enfermeiro está usando técnicas compatíveis com a fase de avaliação da relação enfermeiro-paciente.
8. Qual das seguintes técnicas são exemplos de comunicação não terapêutica? Selecione todas que se aplicam.
   1. Parafrasear.
   2. Desafiar.
   3. Questões sobre "o quê".
   4. Questões sobre "por quê".

9. Qual dos seguintes fatores tem efeitos negativos sobre os resultados dos pacientes?
   1. O conflito interprofissional.
   2. A comunicação ineficaz entre os profissionais de saúde.
   3. O ambiente de trabalho estressante para os enfermeiros.
   4. Todos os acima.
10. Qual dos seguintes métodos o enfermeiro usaria ao se comunicar com um paciente com raiva: (a) manter o espaço pessoal, (b) encorajar comportamentos seguros de enfrentamento, (c) usar o silêncio terapêutico e (d) usar o toque como uma técnica terapêutica.
    1. A, B, D
    2. A, C, D
    3. A, B, C
    4. B, C, D

REFERÊNCIAS

Amato-Vealey EJ and others: Hand-off communication: a requisite for perioperative patient safety, *AORN J* 88(5):763, 2008.

Boone BN and others: Conflict management training and nurse-physician collaborative behaviors, *J Nurs Staff Dev* 24(4):168, 2008.

Chard R: Implementing a process for hand-off communication, *AORN J* 88(6):1005, 2008.

Fortinash K, Holoday-Worret P: *Psychiatric-mental health nursing*, ed 4, St Louis, 2008, Mosby.

Giger J, Davidhizar R: *Transcultural nursing: assessment and intervention*, ed 5, St Louis, 2008, Mosby.

Haig KM and others: SBAR: a shared mental model for improving communication between clinicians, *J Qual Patient Saf* 32(3):167, 2006.

Hockenberry MJ, Wilson D: *Wong's essentials of pediatric nursing*, ed 8, St Louis, 2009, Mosby.

Jasmine TJX: The use of effective therapeutic communication skills in nursing practice, *Singapore Nurs J* 36(1):35, 2009.

Keltner N and others: *Psychiatric nursing: a psychotherapeutic management approach*, ed 5, St Louis, 2007, Mosby.

Kluge MA, Glick L: Teaching therapeutic communication VIA camera cues and clues: the video-interactive (VIA) model, *J Nurs Educ* 45(11):463, 2006.

Manojilovich M, DeCicco B: Healthy work environments, nurse-physician collaboration, and patients' outcomes, *Am J Crit Care* 16(6):536, 2007.

McNeill C and others: Relationship skills building with older adults, *J Nurs Educ* 47(6):269, 2008.

Mitchell J: Enhancing patient connectedness: understanding the nurse-patient relationship, *Int J Hum Caring* 11(4):79-82, 2007.

Purnell L, Paulanka B: *Transcultural health care: a culturally competent approach*, ed 3, Philadelphia, 2008, FA Davis.

The Joint Commission: *2010 National patient safety goals hospital program*, http://www.jointcommission.org, accessed May 25, 2010, 2010, Oakbrook Terrace, Ill, The Commission.

CAPÍTULO 3

Documentação e Informática

Instrução para o Procedimento 3.1 Documentação da Evolução de Enfermagem, 30
Instrução para o Procedimento 3.2 Utilização de Prontuários Eletrônicos, 32
Instrução para o Procedimento 3.3 Documentando uma Ocorrência de Incidente, 32

A documentação na área de saúde inclui tudo que é escrito ou impresso no prontuário médico do paciente. É um componente essencial da prestação de cuidados de saúde porque, quando feita de modo correto e apropriado, a documentação assegura uma melhor continuidade dos cuidados fornecidos aos pacientes, aumenta a comunicação entre os provedores de cuidados e melhora a segurança do paciente (Barthold, 2009). Apesar de alguns serviços de saúde ainda utilizarem registros impressos, a documentação eletrônica tende a se transformar em um padrão. Um registro eletrônico se destina a integrar todas as informações relevantes do paciente em um único local acessível toda vez que o paciente entra no sistema de saúde. O desenho de qualquer sistema de documentação deve manter os padrões da área de saúde e reduzir erros (McGeehan, 2007). A The Joint Commission (TJC, 2010a) determina os padrões para a documentação do cuidado de saúde.

A informática diz respeito à propriedade e estrutura da informação ou do dado. É importante que os enfermeiros saibam como gravar e inserir dados e então inserir a informação no cuidado do paciente. A informática na enfermagem é uma especialidade que integra a ciência da enfermagem, a ciência da computação e a ciência da informação para controlar e transmitir dados, informação e conhecimento na prática da enfermagem. A aplicação da informática resulta em um sistema de informação de enfermagem eficiente e efetivo para melhorar os resultados e promover a segurança do paciente (Roux e Halstead, 2009).

CUIDADO CENTRADO NO PACIENTE

O cuidado centrado no paciente envolve a individualização dos cuidados prestados pelo enfermeiro para o paciente, com o objetivo de atender às necessidades do mesmo (Radwin et al., 2009). Uma documentação completa é fundamental para os cuidados centrados no paciente. O enfermeiro é responsável pela documentação detalhada de informações sobre os cuidados que fornece a seus pacientes, incluindo os aspectos dos cuidados que são individualizados. Quando o enfermeiro detalha a informação, o prontuário médico se torna uma fonte valiosa para todos os profissionais de saúde. A comunicação entre os membros da equipe de saúde por meio de documentação é essencial para a execução das terapias do tratamento no momento adequado. Quando o enfermeiro registra um atendimento no prontuário do paciente, deve fornecer informações sobre o estado do paciente, o tipo específico de intervenções promovidas, as respostas do paciente ao cuidado e informações críticas que permitam que todos os profissionais de saúde desenvolvam um plano de cuidados organizado e abrangente.

SEGURANÇA

O prontuário do paciente é um documento legal que reflete todos os aspectos dos cuidados do paciente nos serviços de saúde. Como resultado, existem padrões que todas as organizações de cuidados de saúde integram no sistema de documentação para assegurar que os cuidados prestados representem práticas seguras.

A informação inserida em um prontuário médico deve ser precisa, completa e atual porque todos os profissionais de saúde se baseiam nessa informação para fornecer e coordenar os cuidados do paciente. A documentação imprecisa ou incompleta ou, ainda, a falsificação de informações em um prontuário médico pode resultar em condutas médicas ou de enfermagem desnecessárias, inapropriadas ou tardias, levando a resultados potencialmente negativos para o paciente.

PRÁTICA BASEADA EM EVIDÊNCIA

Cheevakasemsook A et al.: The study of Nursing documentation complexities, *Int J Nurs Pract* 12(6):366, 2006.
Elfering A et al.: Work stress and patient safety: observer-rated work stressors and patient safety: observer-rated work stressors as predictors of characteristics of safety-related events reported by young nurses, *Ergonomics* 49(5-6):457, 2006.

Modelos de sistemas de documentação, tanto impressos como eletrônicos, desafiam os enfermeiros a saber quando e como inserir as informações corretamente. Boa parte do tempo do enfermeiro em uma unidade de cuidados críticos é usada na documentação da informação. O estudo de Elfering e colaboradores (2006) demonstrou que os eventos estressantes mais frequentemente relatados por enfermeiros jovens que trabalham em hospitais incluíam a documentação incompleta ou incorreta (40,3%) e demora na prestação dos cuidados dos pacientes (9,7%). A complexidade relacionada à documentação de enfermagem pode contribuir para esse estresse. A pesquisa sugere que a complexidade da documentação inclui informações registradas de forma incompleta, inadequada ou insuficiente (Cheevakasemsook *et al.*, 2006). Seguir padrões de boas práticas na documentação é essencial. Isso começa com a atenção à documentação evitando interrupções, de modo que informações completas, relevantes, oportunas e informativas sejam incluídas no prontuário do paciente.

PRONTUÁRIO ELETRÔNICO

O tradicional prontuário médico em papel está organizado em partes, com um registro separado para cada admissão do paciente na instituição de saúde. Informações chave – como alergias do paciente, medicações em uso e complicações de tratamentos – podem se perder de um atendimento para o próximo. O prontuário eletrônico (EHR) é um registro eletrônico longitudinal das informações de saúde do paciente, gerado por um ou mais atendimentos em qualquer unidade de prestação de cuidados (HIMSS, 2010). Ele automatiza e simplifica o fluxo de trabalho médico e tem a capacidade de gerar um registro completo do atendimento clínico ao paciente, além de dar suporte a outras atividades relacionadas ao tratamento de modo direto ou indireto via interface, incluindo suporte de decisão baseada em evidência, gestão da qualidade e registro de resultados. Os formulários e prescrições eletrônicos são projetados por profissionais de enfermagem e outros profissionais de saúde. Eles incorporam os padrões profissionais da enfermagem, exigências regulatórias e prática baseada em evidência no conteúdo dos formulários. A criação de formulários que coletem informações pertinentes assegura uma melhor comunicação entre os prestadores de cuidados de saúde e proporciona um atendimento mais seguro ao paciente.

O enfermeiro deve obter o consentimento informado do paciente antes que a informação do prontuário eletrônico seja transferida ou compartilhada com outra instituição. Deve-se ter precauções para proteger as informações do paciente e as instituições precisam desenvolver diretrizes e políticas para assegurar a privacidade e confidencialidade da informação de acordo com as regulações federais e estaduais.

> No Brasil, esta prerrogativa está no Código Penal – Art. 154 sobre a Violação do Segredo Profissional e na maior parte dos Códigos de Ética profissional (Franscisconi, Goldim, 1998). O Conselho Federal de Enfermagem (COFEN), por meio de sua Resolução 311/2007, reformula o Código de Ética dos Profissionais de Enfermagem com a ampliação de artigos referentes à documentação de enfermagem.

CONFIDENCIALIDADE

Enfermeiros são legal e eticamente obrigados a manter a confiabilidade sobre as informações do paciente. Não se deve dar acesso a informações sobre o estado de um paciente a outro paciente, familiares (a menos que o paciente tenha dado permissão) ou profissional da área de saúde não envolvido com os cuidados do paciente.

Somente profissionais da área de saúde diretamente envolvidos em um atendimento de saúde específico do paciente possuem acesso legitimado ao prontuário médico. Outros profissionais podem utilizar os prontuários para coleta de dados, pesquisa ou ensino somente com permissão e de acordo com as diretrizes estabelecidas por agências reguladoras, leis estaduais e federais. Nos EUA, muitos estados solicitam o registro de certas doenças infecciosas ou doenças comunicáveis por meio do departamento de saúde pública, o que deve ser feito por meio dos canais apropriados.

A documentação computadorizada impõe riscos à confidencialidade do paciente. A maioria dos mecanismos de segurança para sistemas de informação utiliza uma combinação de restrições lógicas e físicas para proteger a informação como *firewalls* e *spywares* antivírus. Entretanto, também existem diretrizes para serem utilizadas pelos médicos para proteção da informação dos pacientes. Elas incluem o uso adequado de senhas e assegurar que o operador não deixará o terminal de computação sem bloquear as informações do paciente (Instrução para o Procedimento 3.2). É importante seguir as políticas das agências nos casos em que arquivos de *backup* forem acidentalmente apagados. Também devem-se seguir os procedimentos de confidencialidade para documentação de informações sensíveis do paciente.

> Os procedimentos éticos relativos aos prontuários eletrônicos no Brasil são regidos pelo Conselho Federal de Medicina, nas resoluções 1638/2002 e 1639/2002. (Brasil, 2002) Para os Enfermeiros temos a Resolução COFEN 311/2007 referente ao Código de Ética dos Profissionais de Enfermagem (CEPE), que no seu Capitulo II aborda o Siligo Profissional.

DIRETRIZES LEGAIS PARA DOCUMENTAÇÃO

A documentação precisa é uma das melhores defesas para assuntos legais associados a cuidados de enfermagem. Para limitar a responsabilidade da enfermagem, a documentação deve indicar claramente quais cuidados de enfermagem individualizados e direcionados para metas do paciente foram fornecidos com base na avaliação de enfermagem. O registro precisa descrever exatamente o que acontece ao paciente. A melhor forma de obter isso é registrar o cuidado imediatamente após sua execução no paciente. Mesmo que o cuidado de enfermagem tenha sido excelente, juridicamente "cuidados não registrados são cuidados não fornecidos". Devem-se conhecer as políticas da agência reguladora para documentação, seja no formato em papel, seja no formato eletrônico.

A Nurses Service Organization (uma organização que oferece assessoria para má prática médica, responsabilidade profissional e gerenciamento de risco) (2006) identificou erros comuns de registros que resultam em má prática: (1) falha em registrar informações pertinentes ao estado de saúde ou sobre medicamentos, (2) falha em registrar ações de enfermagem, (3) falha em registrar os medicamentos administrados, (4) falha em registrar reações medicamentosas ou alterações na condição do paciente, (5) escrita ilegível ou registros incompletos e (6) falha em documentar a suspensão do uso de medicamentos.

PADRÕES

Os padrões atuais da The Joint Comission (TJC) (2010a) requerem que todos os pacientes internados em uma instituição de cuidados de saúde sejam submetidos a uma avaliação física, psicossocial, ambiental, de autocuidado, educação do paciente e necessidades no planejamento da alta. Os padrões também determinam que a documentação esteja dentro do contexto do processo de enfermagem. O processo de enfermagem delineia a abordagem do enfermeiro e o direcionamento do cuidado e como deve ser o registro e a documentação:

- Registro da coleta de dados que oferecem uma base de dados sobre a qual os membros da equipe de saúde possam tecer conclusões sobre os problemas do paciente.
- Registro de informações sobre preocupações ou condição do paciente para auxiliar cuidadores na identificação de problemas, planejamento e estabelecimento de prioridades.
- Descrição detalhada das atividades de cuidado para refletir a implementação do plano de cuidados.
- Avaliação das respostas do paciente aos cuidados de enfermagem para demonstrar o sucesso do paciente na obtenção dos resultados esperados do cuidado.

DIRETRIZES PARA DOCUMENTAÇÃO DA QUALIDADE

A enfermagem é praticada em vários serviços de saúde e utiliza uma variedade de formulários e formatos para comunicar informações específicas sobre os cuidados de saúde dos pacientes. O uso de diretrizes padronizadas de documentação assegura um cuidado mais eficiente, seguro e individualizado para o paciente. Formulários são idealizados e criados para facilitar a inclusão, busca e interpretação dos dados e para evitar duplicações desnecessárias. Por exemplo, a maioria dos formulários de enfermagem tem local para a identificação do paciente, data e horários e uma chave para identificar o significado das abreviações ou entradas utilizadas e o tipo de informação necessária. Devido às obrigações legais, o enfermeiro deve seguir os padrões de documentação das agências reguladoras. A despeito do método de documentação, todos os enfermeiros devem seguir certas diretrizes básicas.

Informações Reais

Um registro ou relatório real contém informação descritiva e objetiva sobre o que o enfermeiro observa, ouve, sente ou cheira. Um exemplo de descrição objetiva é "pulso 54, forte e irregular". Evitar o uso de palavras como *bom*, *adequado*, *regular* ou *ruim*, que são sujeitas à interpretação. Inferências são conclusões baseadas em dados reais. Um exemplo de inferência é "O paciente tem apetite ruim", que pode ser baseado em dados reais, incluindo a quantidade de alimento que o paciente ingere durante uma refeição e sua ingestão de líquidos. Por exemplo, "O paciente ingeriu somente dois pedaços de torrada no desjejum, com 180mL de suco de maçã".

Os únicos dados subjetivos inclusos em um prontuário são os que o paciente realmente verbaliza. Informações subjetivas são documentadas utilizando as palavras do paciente entre aspas; por exemplo, paciente declara "Me sinto mal do estômago", ou paciente declara "Não gosto das opções de alimentos daqui". Em ambos os casos, documentar a real quantidade de alimentos ingerida e o dado subjetivo.

Informações Precisas

O uso de mensurações exatas e precisas é um meio de fazer comparações e determinar quando uma condição do paciente mudou. O registro de que uma "ferida abdominal tem 5cm de comprimento, sem rubor ou edema" é mais preciso do que a declaração "ferida abdominal grande está cicatrizando bem". O registro preciso requer que o enfermeiro utilize somente abreviações aprovadas pela The Joint Commission, 2010bTJC (2010b) ou pelo serviço de saúde e que escreva por extenso todos os termos que possam causar confusão. A TJC publicou uma lista oficial chamada "Não use" devido aos potenciais erros que ocorrem na área da administração de medicamentos (Cap. 21). A grafia correta é essencial porque os termos são facilmente confundidos (p.ex., *aceito* e *exceto*, *disfagia* ou *disfasia*).

Os registros devem refletir a responsabilidade do enfermeiro durante o período em que prestou cuidados ao paciente. Assim, o enfermeiro deve registrar suas próprias observações e ações. A assinatura confere ao enfermeiro a responsabilidade pela informação registrada. Quando o enfermeiro registra informações de outro cuidador e intervenções feitas por outra pessoa, esses fatos devem ser claramente indicados (p.ex., "Curativo cirúrgico removido pelo Dr. Kline. Pulso de 104 referido pelo enfermeiro J. Kemp"). Cada relato escrito deve terminar com seu primeiro nome ou primeira inicial, último nome e título. Estudantes de enfermagem devem assinar utilizando a abreviação aprovada para a escola e o nível de programa em todas as assinaturas.

Informações Completas

A informação em um prontuário médico deve ser completa, contendo informações apropriadas e essenciais. Existem critérios para a comunicação completa para certas situações de saúde. Por exemplo, ao registrar um plano de alta hospitalar, objetivos mensuráveis do paciente ou resultados esperados, progresso das metas e necessidade de pareceres são sempre incluídos. Quando se documenta o comportamento do paciente, são incluídos início, comportamentos apresentados e fatores precipitantes. A seguir, um exemplo do que pode ocorrer quando uma anotação não é registrada de forma completa.

Um enfermeiro explica e demonstra o uso da insulina injetável. O paciente expressa ansiosamente o desejo de administrar a próxima injeção quando adequado. A documentação é a seguinte: "Discutido o ensino da técnica de injeção de insulina". Durante o próximo turno, outro enfermeiro gasta seu tempo demonstrando a técnica de injeção e avaliando a capacidade do paciente de aplicar a injeção porque a orientação prévia não foi comunicada. Como resultado, o tempo é desperdiçado repetindo-se a informação previamente dada ao paciente em vez de ensinar o paciente a aplicar a injeção nele mesmo.

Informações Concisas

A documentação concisa facilita a recuperação eficiente de informações pertinentes. Quando o enfermeiro aprende a escrever de modo conciso, menos tempo é necessário para a documentação. A seguir, uma comparação entre uma nota concisa e outra longa.

Registro Conciso, Real	Registro Longo Utilizando Termos Vagos
9h Pododáctilos esquerdos frios e pálidos, sem inflamação, enchimento capilar > 5 s; pulso pedial esquerdo +; pulso pedial direito 4 +. Paciente responde à estimulação tátil e é capaz de movimentar os pododáctilos esquerdos. Refere dor no pé esquerdo como aborrecida, de intensidade 4 (escala 0-10).	9h Os pododáctilos esquerdos estão frios, com coloração pálida. Não há inflamação. Enchimento capilar lento superior a 5 segundos. Pulso dorsal do pé no pé esquerdo está fraco e o paciente se queixa de ligeiro desconforto. A dor no pé esquerdo é descrita como dolorida.

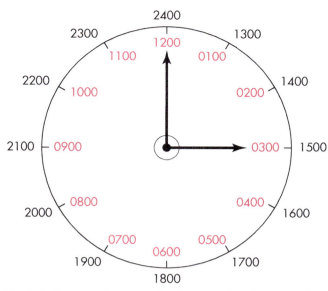

FIG. 3-1 Comparação entre o "horário militar" e o horário-padrão.

Informação Atual

Uma documentação efetiva inclui o registro de eventos no prontuário do paciente no momento adequado, o que evita omissões e atrasos no cuidado. Várias instituições de saúde mantêm prontuários e computadores à beira do leito para facilitar a documentação imediata das atividades de cuidado do paciente. Documentar as seguintes atividades ou achados na hora da ocorrência:
- Mudança nos sinais vitais basais
- Avaliação da dor
- Administração de medicamentos e tratamentos
- Preparação para testes diagnósticos ou cirurgia
- Alterações no estado do paciente e quem foi comunicado a respeito
- Resposta do paciente a uma intervenção
- Admissão, transferência, alta hospitalar ou morte do paciente

A notificação escrita em uma planilha no momento do evento ajuda a garantir a precisão do registro quando o enfermeiro completar sua documentação formal mais tarde. Em geral, os enfermeiros em unidade de cuidados intensivos criam planilhas de trabalho que incorporam seus padrões de cuidados.

Muitas instituições de saúde utilizam a marcação da "hora militar", um sistema de tempo de 24 horas, para evitar erros na interpretação dos horários da manhã e os da tarde. O "relógio militar" termina à meia-noite das 24 horas e começa um minuto após a meia-noite em 0h01. A seguir, exemplos comparando a hora-padrão com a hora militar: 10h22 da manhã corresponde a 10h22 da hora militar; 3h15 da tarde corresponde a 15h15 na hora militar (Fig. 3-1).

Informação Organizada

Anotações organizadas são escritas em uma ordem lógica. Por exemplo, uma anotação organizada segue o processo de enfermagem para descrever a coleta de dados, intervenções e resposta do paciente em uma sequência. A comunicação também é mais efetiva quando é organizada. Ao realizar um registro, fazer uma lista do que será incluído antes de começar a escrever no prontuário legal. A identificação do conteúdo relevante é útil para que não sejam incluídas informações desnecessárias. A seguir, uma comparação entre uma anotação organizada e uma desorganizada.

Nota Organizada
17/07 6h30. Paciente relata dor penetrante 9 (escala 0-10) no quadrante inferior esquerdo do abdome, que piora ao virar-se para o lado direito. O posicionamento em decúbito lateral esquerdo reduz a dor para 8 (escala 0-10). O abdome está sensível ao toque e rígido. Sons abdominais ausentes. Dr. Philips notificado. Encaminhado à radiologia para tomografia computadorizada (TC) de abdome. T. Reis, enfermeiro.

Nota Desorganizada
17/07 6h30. Paciente sente dor penetrante no quadrante inferior do abdome. Médico notificado. Abdome sensível ao toque, rígido, com sons abdominais ausentes. Posicionamento em decúbito lateral esquerdo gera diminuição mínima da dor. Solicitado TC do abdome. J. Adams, enfermeiro.

Métodos de Registro

O método de registro escolhido pela gerência de enfermagem reflete a filosofia do departamento. A equipe utiliza o mesmo método de registro em toda a unidade. Existem vários métodos aceitáveis para o registro de dados de cuidados de saúde.

O prontuário orientado para problemas é um método estruturado de documentação que enfatiza os problemas do paciente. É organizado pelo uso do processo de enfermagem. A organização dos dados é feita por problema ou diagnóstico. De forma ideal, cada membro da equipe de saúde contribui para uma única lista de problemas identificados. Cada registro inclui uma base de dados, lista de problemas, plano de cuidados e anotações de progresso.

O prontuário voltado à fonte é um modo de organizar a informação por disciplina em vez de por problemas dos pacientes. A vantagem desse tipo de registro é que os prestadores de cuidado podem localizar facilmente a seção do prontuário para fazer as inclusões. Os membros de cada disciplina podem ir diretamente para as suas respectivas seções, como anotações de enfermagem, anotações médicas, anotações de outros profissionais de saúde ou resultados laboratoriais. Uma desvantagem desse método é a fragmentação dos dados.

O registro por exceção é um método de registro que tem por objetivo evitar a redundância e tornar a documentação dos cuidados de rotina mais concisa. A ênfase se dá sobre o registro de achados anormais e tendências nos cuidados clínicos. É um método rápido para documentação baseado em padrões definidos para coleta de dados e intervenções de enfermagem. O registro por exceção envolve simplesmente o preenchimento de uma planilha em que esses padrões estão inseridos, minimizando a necessidade de longas anotações narrativas. Entretanto, esse sistema pode ser utilizado de modo inapropriado quando os enfermeiros falham em incluir anotações que descrevam achados anormais ou mudanças inesperadas na condição do paciente.

A comunicação estruturada utilizando a abordagem SBAR é uma técnica que fornece uma estrutura para a comunicação entre membros da equipe de saúde. SBAR é um mnemônico para:
- **S:** Situação (declaração sobre o que está ocorrendo naquele momento)
- **B:** *Background* (antecedentes) (explica as circunstâncias que levaram à situação)
- **A:** Avaliação (o que se pensa estar causando o problema)
- **R:** Recomendação (o que se deve fazer para corrigir o problema).

O SBAR promove o fornecimento de comunicação centrada no paciente, segura, eficiente e em tempo ideal (Haig *et al.*, 2006).

INSTRUÇÃO PARA O PROCEDIMENTO 3.1
Documentação da Evolução de Enfermagem

A prática da enfermagem ocorre em uma variedade de serviços de saúde e utiliza diversos tipos de formulários e formatos para comunicar informações sobre os cuidados de saúde do paciente. Os formulários são idealizados e criados para facilitar o encontro e a interpretação dos dados, diminuindo a duplicação. Os formulários de registros médicos que os enfermeiros tradicionalmente utilizavam para documentação incluem a história de admissão, exame físico, sinais vitais, registros da administração de medicamentos, anotações de enfermagem e planilhas de fluxos de cuidados de enfermagem (Quadro 3-1). Muitas instituições possuem uma variedade de formulários úteis para os cuidados de rotina do paciente e que não são parte permanente do prontuário.

A evolução de enfermagem é um registro de documentação do progresso do paciente. Utiliza-se uma variedade de formatos para a anotação da evolução de enfermagem, incluindo SOAP (dados *S*ubjetivos, dados *O*bjetivos, *A*nálise e *P*lanejamento), SOAPE (SOAP mais *E*volução), PIE (*P*roblema, *I*ntervenção e *E*volução), APIE (*A*valiação, *P*lanejamento, *I*ntervenção e *E*volução) e DAR (*D*ados, *A*ção e *R*esposta do paciente). Todos os cuidadores devem ser capazes de ler uma evolução e compreender qual tipo de problema o paciente apresenta, o nível de cuidados oferecidos e os resultados das intervenções. O enfermeiro responsável pelos cuidados do paciente preenche e assina os formulários.

Delegação e Colaboração

A capacitação na documentação de anotações de enfermagem pode ser delegada para a equipe de enfermagem nos aspectos de cuidados fornecidos por esses profissionais, como cuidados de higiene e atividade do paciente. Orientar o técnico de enfermagem sobre:
- Quais informações precisam ser inseridas em um espaço determinado de tempo.

Equipamento
- Perfil de cuidados do paciente
- Plano de tratamento multidisciplinar ou formulário de evolução de enfermagem

Etapas

1. Rever levantamento de dados, problemas identificados (diagnósticos de enfermagem), objetivos e resultados esperados, intervenções e respostas do paciente durante o contato com cada paciente antes da documentação.
2. Após cada contato com o paciente, identificar as informações que precisam ser documentadas para assegurar a qualidade, precisão, pontualidade e continuidade da informação. Considerar achados anormais, mudanças no estado do paciente e identificação de novos problemas.
3. Obter os formulários necessários ou acessar as telas do computador apropriadas para a documentação.
4. Registrar a data e o horário para cada anotação e não deixar espaços em branco entre esses dados.
5. Usar o formato da instituição (p.ex., SOAP, PIE, DAR) e documentar em ordem cronológica os dados a seguir:
   a. Dados reais objetivos e pertinentes
   b. Dados subjetivos selecionados que validem e esclareçam
   c. Ações de enfermagem executadas
   d. Avaliação das respostas do paciente às ações de enfermagem
   e. Quaisquer ações de enfermagem adicionais
   f. A quem a informação foi transmitida, incluindo nome e categoria profissional
6. Fazer registro de evolução:
   a. Utilizar um formato SOAP: dados *S*ubjetivos, dados *O*bjetivos, *A*nálise e *P*lanejamento. Em geral, baseado em uma lista numerada de problemas ou diagnósticos de

---

QUADRO 3-1   FORMULÁRIOS E PLANILHAS DE DOCUMENTAÇÃO DE ENFERMAGEM

Formulários de Histórico de Enfermagem
Desenvolver uma coleta de dados em cada paciente no momento da internação na instituição de saúde. A história inclui dados biográficos básicos (p.ex., idade, método de admissão, médico ou profissional de saúde), diagnóstico médico da internação ou queixa principal e história médica-cirúrgica abreviada (p.ex., cirurgias ou patologias prévias, alergias, história medicamentosa, percepções do paciente sobre a doença ou hospitalização, exame físico de todos os sistemas corporais). O formulário de histórico de enfermagem fornece uma avaliação sistemática e completa do paciente e a identificação dos diagnósticos de enfermagem relevantes. O histórico de enfermagem fornece dados iniciais para comparar com alterações na condição do paciente durante toda a hospitalização.

Planilhas Gráficas e Planilhas de Fluxo
Os formulários incluem observações de rotina feitas de forma repetida utilizando uma marcação de checagem (p.ex., quando um banho é dado, o paciente é mobilizado) ou por inserção de dados (p.ex., sinais vitais e dados sobre ingesta e eliminação). Quando completar uma planilha de fluxo, rever as informações prévias para identificar as alterações.

Resumo Computadorizado de Cuidados do Paciente
Inclui informações pertinentes sobre os pacientes e seus planos de cuidados em andamento, tais como dados demográficos básicos (p.ex., idade, religião), nome do médico ou profissional responsável, diagnóstico médico primário, prescrições atuais do médico, intervenções de enfermagem, exames ou procedimentos agendados, precauções de segurança para os cuidados do paciente e fatores relacionados às atividades de vida diária (AVDs).

Kardex de Enfermagem (Planilha)
O Kardex inclui informações necessárias para os cuidados diários em um cartão rotatório ou em um livro de anotações e geralmente é mantido no posto de enfermagem. A informação pode ser utilizada durante a passagem de plantão e facilita o acesso à informação sem necessidade de utilizar o prontuário do paciente. A planilha inclui dados demográficos, exames solicitados, tratamentos e informações relacionadas às AVDs. Pode incluir planos de cuidados de enfermagem padronizados ou individualizados.

INSTRUÇÃO PARA O PROCEDIMENTO 3.1
Documentação da Evolução de Enfermagem (cont.)

enfermagem como "Ansiedade relacionada ao preparo da cirurgia".

- S: *Dados subjetivos* – As declarações do paciente sobre o problema (p.ex., o paciente afirmou: "Estou com medo desta cirurgia porque da última vez tive uma terrível reação à anestesia e uma dor terrível quando eles me tiraram da cama").
- O: *Dados objetivos* – Observações que suportam ou estão relacionadas com dados subjetivos (p.ex., voz agitada e alta, paciente se virando frequentemente no leito).
- A: *Análise* – Conclusões obtidas com base nos dados (p.ex., medo relacionado à dor/anestesia).
- P: *Plano* – O plano para lidar com a situação (p.ex., "Notificado anestesista, Dr. Moore, sobre a experiência. Discutidas as alternativas para anestesia e opções de controle da dor. Reforçada a importância da atividade para a circulação e cicatrização. Encorajado a manter enfermeiros informados sobre o nível de dor e necessidade de medicação. Paciente orientado que a dor geralmente está presente, mas que é controlável.")

b. Fazer as anotações de evolução utilizando um formato PIE: *Problema, Intervenção e Evolução*. Sistema orientado para problemas nos quais a evolução é estruturada com base em uma lista de problemas numerados ou predeterminados como "Ansiedade relacionada ao preparo da cirurgia":

- P: *Problema* – Ansiedade pré-operatória (p.ex., paciente afirmou: "Estou com medo desta cirurgia porque da última vez tive uma terrível reação à anestesia e uma dor terrível quando eles me tiraram da cama"). Observada movimentação frequente no leito e voz agitada e alta.
- I: *Intervenção* – Notificado anestesista, Dr. More, sobre a experiência. Discutido com o paciente as alternativas para anestesia e opções de controle da dor. Reforçada a importância da atividade para a circulação e cicatrização. Orientado a manter enfermeiros informados sobre o nível de dor e necessidade de medicação. Paciente orientado de que a dor geralmente está presente, mas é controlável.
- E: *Evolução* – Paciente declara que ficou "bastante aliviado". Afirmou que manteria os enfermeiros informados sobre sua dor.

c. Utilizar o formato DAR para a elaboração da evolução: *D*ados, *A*ção e *R*esposta do paciente. Esse modelo é utilizado na planilha focalizada; uma forma de organizar as anotações da evolução para torná-las mais claras e mais organizadas.

- D: *Dados* – Paciente afirma: "Estou com medo desta cirurgia porque da última vez tive uma terrível reação à anestesia e uma dor terrível quando eles me tiraram da cama". Observada movimentação frequente no leito e voz agitada e alta.
- A: *Ação* – Notificado o anestesista, Dr. More, sobre a experiência. Discutidas as alternativas para anestesia e opções de controle da dor. Reforçada a importância da atividade para a circulação e cicatrização. Encorajado a manter enfermeiros informados sobre o nível de dor e necessidade de medicação. Paciente orientado de que a dor geralmente está presente, mas é controlável.
- R: *Resposta* – Paciente declara que ficou "bastante aliviado". Afirmou que manteria os enfermeiros informados sobre sua dor.

d. Fazer a anotação da evolução utilizando o *formato de anotação narrativa básica*. Geralmente não baseada em uma lista de problemas:

Paciente afirma: "Estou com medo desta cirurgia porque da última vez tive uma terrível reação à anestesia e uma dor terrível quando eles me tiraram da cama". Observada movimentação frequente no leito e voz alta e agitada. Notificado o anestesista, Dr. More, sobre a experiência. Discutidas as alternativas para anestesia e opções de controle da dor. Reforçada a importância da atividade para a circulação e cicatrização. Encorajado a manter enfermeiros informados sobre o nível de dor e necessidade de medicação. Paciente orientado de que a dor geralmente está presente, mas é controlável.

e. Anotação de evolução pelo sistema de *registro por exceção*. Uma evolução descreve os desvios dos achados normais da avaliação do paciente; os enfermeiros utilizam planilhas de fluxo e formulários de avaliação padronizados para documentar os achados normais. As discrepâncias são anotadas na forma de narrativa que descrevem as exceções à normalidade:

"Paciente relata dor aguda no hálux direito, classificada como 10 em uma escala de 0 a 10. Informa que a dor começou há 30 minutos. O pododáctilo direito apresenta coloração avermelhada, quente ao toque. Pulsos pediais palpáveis. Impossibilidade de avaliar o preenchimento capilar do hálux direito devido à dor do paciente."

7. Assinar a evolução com o nome completo ou a primeira inicial e o último nome e cargo de acordo com a política da instituição. Estudantes geralmente precisam indicar o nível de educação e a instituição de ensino à qual estão afiliados.

8. Revisar as evoluções documentadas anteriormente em relação às que o enfermeiro inseriu observando se houve alguma mudança significante no estado do paciente. Relatar as alterações ao médico assistente.

INSTRUÇÃO PARA O PROCEDIMENTO 3.2
Uso dos Prontuários Eletrônicos

Os prontuários eletrônicos organizam os dados em um formato padronizado e permitem que os membros da equipe de saúde documentem imediatamente o cuidado e acompanhem o progresso do paciente. As políticas e os procedimentos para assegurar a confidencialidade da informação devem ser mantidos durante todo o tempo.

Delegação e Colaboração

Membros autorizados da equipe de saúde têm acesso a todas as partes do prontuário eletrônico do paciente. O preenchimento da informação do paciente pode ser delegado a um técnico de enfermagem para certos aspectos dos cuidados, como sinais vitais, ingesta e eliminação de líquidos e alimentos, ou outras áreas definidas pela instituição.

Etapas do Procedimento

1. Acessar o prontuário eletrônico utilizando somente a própria senha.
2. Nunca compartilhar senhas e manter a senha pessoal em segredo.
3. Não deixar a informação do paciente no monitor para que outros indivíduos tenham acesso.
4. Revisar os dados da avaliação, problemas identificados (diagnósticos de enfermagem), objetivos e resultados esperados, intervenções e respostas do paciente durante o contato com cada paciente antes da inserção dos dados.
5. Seguir os procedimentos para a inserção de informações em todas as funções apropriadas do programa.
6. Revisar os registros previamente documentadas com as que enfermeiro está incluindo, observando se existe alguma alteração significativa no estado do paciente. Relatar as alterações para o médico assistente.
7. Conhecer e implementar os procedimentos para corrigir os erros de documentação.
8. Salvar as informações durante o preenchimento do documento.
9. Fechar o arquivo do paciente quando deixar o terminal de computador.

INSTRUÇÃO PARA O PROCEDIMENTO 3.3
Documentando uma Ocorrência de Incidente

Ocorrem erros no atendimento de saúde. Não existe um registro nacional dessas ocorrências, mas as instituições de saúde fazem com que suas equipes completem registros de ocorrência quando ocorrem desvios dos padrões de cuidado e eventos adversos. O National Quality Forum (2002) identificou uma lista padronizada de eventos adversos sérios e evitáveis que facilitam o registro desses eventos (Quadro 3-2). O registro de um incidente ou ocorrência é uma ferramenta de gerenciamento de risco que permite que os prestadores de serviços de saúde identifiquem os riscos dentro de uma instituição, analisem esses riscos, atuem para sua redução e avaliem os resultados. O registro de incidente é completado por qualquer membro da equipe de saúde quando um paciente experimenta um evento adverso durante sua permanência no hospital. O registro de incidente alerta a administração do hospital e oferece uma oportunidade de monitorar as tendências e os padrões nos cuidados e identificar modos de melhorar os cuidados existentes.

Delegação e Colaboração

O enfermeiro orienta a equipe de enfermagem a relatar quaisquer incidentes nos quais estiverem envolvidos e preencher o documento no momento adequado (ver política da instituição).

Equipamento

- Um formulário de registro de incidentes ou de ocorrência.

Etapas do Procedimento

1. Quando o enfermeiro testemunha um evento adverso ou encontra um paciente que acabou de experimentar um evento adverso, deve avaliar a condição do paciente e observar as condições do ambiente.
2. Proteger o paciente contra lesões adjacentes pedindo ajuda imediatamente ou implementando medidas para criar um ambiente seguro (p.ex., se o paciente apresenta uma reação

---

QUADRO 3-2 — EXEMPLOS DE EVENTOS COMUNICÁVEIS SÉRIOS OCORRIDOS NA INSTITUIÇÃO DE SAÚDE

- Cirurgia realizada no paciente errado.
- Morte ou lesão do paciente associada ao uso de artefatos de restrição ao leito ou grades no leito.
- Morte ou lesão do paciente associada ao uso ou funcionamento de um equipamento que não se destinava àquele atendimento.
- Morte ou lesão do paciente associada a uma queda.
- Morte ou lesão do paciente associada à hipoglicemia, com início durante a internação na instituição de saúde.
- Retenção de corpo estranho em um paciente após a cirurgia.
- Desaparecimento do paciente por mais de 4 horas.
- Morte ou lesão do paciente associada a erro de medicação.
- Morte ou lesão do paciente associada à reação hemolítica a um derivado sanguíneo.
- Úlcera de pressão estágio 3 ou 4 adquirida após a internação na instituição de saúde.
- Morte ou lesão do paciente associada a choque elétrico.

Dados do National Quality Forum: *Serious reportable events in healthcare: a consensus report,* Washington, DC, 2002, National Quality Forum.

INSTRUÇÃO PARA O PROCEDIMENTO 3.3
Documentando uma Ocorrência de Incidente *(cont.)*

alérgica ao sangue, interromper a infusão e infundir solução salina normal por via intravenosa; se o paciente caiu, pedir ajuda e garantir que o paciente esteja seguramente alinhado).
3. Obter o formulário de registro da instituição.
4. Documentar de modo objetivo e preciso o que o enfermeiro observou ou ouviu em relação ao incidente.
5. Se alguém testemunhou o evento com o enfermeiro, registrar a informação dessa pessoa. Identificá-la como uma fonte de informação.
6. Registrar os detalhes em ordem cronológica.
7. Não documentar no prontuário médico "preenchido registro de incidente". O registro de incidente é um documento da instituição e não faz parte do prontuário médico. Entretanto, documentar sua avaliação sobre a condição do paciente.
8. Preencher adequadamente o registro com o departamento de gerenciamento de risco ou a pessoa designada.

PERGUNTAS DE REVISÃO

1. Uma gerente de enfermagem revisa as anotações de enfermagem em um prontuário médico e encontra a seguinte referência: "Paciente dificulta o cuidado, recusa sugestões para melhorar seu apetite". Qual das seguintes instruções a gerente deve dar ao enfermeiro que preencheu o prontuário?
   1. Não ter pressa durante o preenchimento do prontuário.
   2. Utilizar líquido corretor para apagar o erro.
   3. Inserir somente informações objetivas e reais sobre o paciente.
   4. Utilizar uma caneta para cobrir a informação considerada errada.
2. O enfermeiro observa o paciente andando rapidamente para frente e para trás em seu quarto e pergunta o que está errado. O paciente diz: "Não sei o que vai acontecer comigo. Estou com medo de ser transferido para um asilo". Como o enfermeiro documenta essa interação com o paciente?
   1. "O paciente está agitado e confuso."
   2. "O paciente parece estar ansioso."
   3. "O paciente está desorientado e paranoico."
   4. "O paciente disse: 'Não sei o que vai acontecer comigo.'"
3. O enfermeiro está cuidando de um paciente durante seu turno de 12 horas. Ele realiza a coleta de dados de rotina no início do plantão e auxilia o paciente a evacuar no toalete. Durante esse plantão, o enfermeiro administra medicações às 9h e 15h. Às 14h, o paciente recebe uma unidade de concentrado de hemácias por via intravenosa. Às 15h30, o fisioterapeuta visita o paciente para conversar sobre sua alta. Quais das atividades realizadas pela enfermagem deve ser registrada imediatamente? Selecione todas as que se aplicam.
   1. Visita pelo fisioterapeuta.
   2. Administração de medicamentos.
   3. Débito urinário.
   4. Capacidade do paciente de deambular até o banheiro.
   5. Administração de derivado do sangue.
4. Escolha o registro adequado com a categoria SOAP.
   1. Paciente reposicionado no lado direito.
   2. "A dor aumenta toda vez que me viro para o lado esquerdo."
   3. Paciente relata dor aguda na incisão cirúrgica.
   4. Suturas intactas na incisão cirúrgica inferior esquerda, sem drenagem observada.
5. Liste duas formas por meio das quais o enfermeiro como cuidador pode manter a confidencialidade dos dados do paciente quando registra em prontuário eletrônico.
6. Qual das seguintes informações está incluída no registro de ocorrência? Selecione todas as que se aplicam.
   1. Informação sobre a pessoa envolvida no incidente.
   2. Dados de indivíduos que tenham testemunhado o evento.
   3. Informação recebida de enfermeiros de outra unidade.
   4. Sua opinião sobre o que ocorreu e como o incidente poderia ter sido evitado.
7. De acordo com as regulações legais sobre privacidade e confiabilidade, os pacientes não têm direito de acesso ao seu prontuário médico.
   Verdadeiro/Falso
8. O horário militar é utilizado, com frequência, para documentar o cuidado. Um paciente deambulava no corredor às 5h30 da tarde. Qual o horário que deveria constar no prontuário de acordo com o horário militar?
   1. 5h30
   2. 15h30
   3. 17h30
   4. 16h30
9. Qual das informações a seguir é um exemplo de dado objetivo? Selecione todas que se apliquem.
   1. "A pele está quente ao toque."
   2. "O paciente é exigente."
   3. "O paciente relata cólica abdominal."
   4. "O paciente torce as mãos enquanto caminha pelo quarto."
10. Qual das informações a seguir não deve ser incluída em um prontuário médico?
    1. Relato do paciente de que a dor não diminuiu após medicação analgésica.
    2. Avaliação da ferida cirúrgica do paciente.
    3. Preenchimento de registro de incidente depois que o paciente caiu do leito.
    4. Resposta do paciente à medicação parenteral.

REFERÊNCIAS

Barthold M: Standardizing electronic nursing documentation, *Nurs Manage* 40(5):15, 2009.

Cheevakasemsook A and others: The study of nursing documentation complexities, *Int J Nurs Pract* 12(6):366, 2006.

Elfering A and others: Work stress and patient safety: observer-rated work stressors as predictors of characteristics of safety-related events reported by young nurses, *Ergonomics* 49(5–6):457-469, 2006.

Haig K and others: SBAR: a shared mental model for improving communication between clinicians, *J Qual Patient Saf* 32(3):168, 2006.

Healthcare Information and Management Systems Sciety: *The electronic health record,* 2010, http://himss.org/asp/topics_ehr.asp, acessado em 7 de fevereiro, 2010.

National Quality, Forum: *Serious reportable events in healthcare: a consensus report*, Washington, DC, 2002, National Quality Forum.

McGeehan R: Best practice in record keeping, *Nurs Stand* 21(17):51, 2007.

Nurses Service Organization: *8 Common charting mistakes to avoid*, 2006, http://www.nso.com/nursing-resources/article/16.jsp, acessado em 9 de fevereiro, 2010.

Radwin LE and others: Relationships between patient-centered cancer nursing interventions and desired health outcomes in the context of the health care system, *Res Nurs Health* 32(1):4, 2009.

Roux G, Halstead J: *Issues and trends in nursing: essential knowledge for today and tomorrow*, Sudbury, 2009, Jones and Bartlett.

The Joint Commission: *Comprehensive accreditation manual for hospitals* (CAMH): *The official handbook*, Chicago, 2010 aa, Joint Commission Resources.

The Joint Commission: *National patient safety goals: 2010 critical access hospital and hospital national patient safety goals*, 2010, http://www.jointcommission.org/PatientSafety, acessado em 18 de janeiro, 2010b.

US Department of Health and Human Services: Standards for privacy of individually identifiable health information, Health Insurance Portability and Accountability Act of 1996, *Fed Regist* 6460053, 1999, http://www.hhs.gov/ocr/HIPAA, revised 2003, acessado em 18 de janeiro, 2010.

CAPÍTULO 4

Segurança do Paciente e Melhora da Qualidade

Habilidade 4.1 Prevenção de Quedas, 37
Habilidade 4.2 Concepção de um Ambiente Livre de Contenção, 41
Habilidade 4.3 Aplicação de Contenção Física, 44
Habilidade 4.4 Cuidados nos Episódios de Convulsões, 49

Instrução para o Procedimento 4.1 Segurança contra Incêndio Elétrico e Químico, 52
Instrução para o Procedimento 4.2 Análise de Causa Raiz, 55

Segurança é a ausência de lesão física e psicológica. É um padrão que afeta todo o trabalho de enfermagem. Os enfermeiros, em todos os contextos de cuidados de saúde, são responsáveis pela identificação e eliminação de riscos de segurança. Seguir a política da agência de acreditação e os procedimentos que proporcionam a comunicação permanente com os colegas de trabalho são as duas principais maneiras de manter a segurança dos pacientes. As falhas de comunicação são as causas principais de todos os eventos sentinela comunicados para The Joint Commission (TJC) (Rossi, 2009). A TJC, anualmente, lista as National Patient Safety Goals (NPSGs) para reduzir os riscos de erros médicos e as consequências potencialmente graves conhecidos como eventos sentinela (TJC, 2010a). Um evento sentinela é definido pela TJC (2009a) como uma ocorrência inesperada envolvendo morte, dano físico ou psicológico grave ou o risco de ocorrerem. Esses eventos incluem qualquer variação do processo (p.ex., administração de medicamentos, aplicação de restrição) para os quais a reincidência levaria a uma chance significativa de resultado adverso grave. Eles são "sentinela" porque sinalizam a necessidade de investigação e resposta imediata. Cada meta tem um conjunto de recomendações baseadas em evidências sobre as quais as agências de saúde focam sua sua atenção. O Quadro 4-1 cita as NPSGs da TJC 2010 para hospitais (TJC, 2010a).

CUIDADO CENTRADO NO PACIENTE

Ser hospitalizado coloca os pacientes em risco de lesão em um ambiente estranho e confuso. A experiência é, em geral, pelo menos minimamente assustadora. As indicações de vida normal, como uma cama sem grades laterais em uma direção que geralmente leva para o banheiro, estão ausentes. Os processos de pensamento e os mecanismos de enfrentamento são afetados pela doença e acompanham suas emoções. Portanto, os pacientes estão mais vulneráveis a lesões. Para pacientes de diversas origens, essa vulnerabilidade pode ser intensificada. É da responsabilidade do enfermeiro proteger, de forma diligente, todos os pacientes, independentemente do seu estado socioeconômico, da situação da doença ou da origem cultural. A maioria dos eventos adversos é relacionada a falhas de comunicação. Os profissionais de saúde devem estar particularmente atentos em relação à comunicação com indivíduos de diversas origens. Isso é especialmente importante durante a avaliação, quando o enfermeiro deve usar uma abordagem que reconheça a origem cultural de um paciente, com perguntas apropriadas que podem ser levantadas para revelar, de forma clara, os comportamentos de saúde e os riscos. A segurança é reforçada quando os pacientes são considerados como um todo, incluindo a sua origem cultural.

SEGURANÇA

A segurança começa com o meio ambiente imediato do paciente. Os enfermeiros são responsáveis por tornar segura a área à beira do leito dos pacientes. A Figura 4-1 apresenta uma variedade de intervenções ambientais para a segurança do paciente. O sistema de controle do leito e da campainha permite aos pacientes ajustar a posição da cama e chamar a enfermagem quando precisam de ajuda. Um conjunto completo de grades laterais (duas ou quatro para uma cama) é uma restrição física. Pesquisas recentes mostram que as grades laterais levantadas podem aumentar a ocorrência de quedas (Krauss et al., 2005). A manutenção de apenas uma de duas ou três das quatro grades laterais erguidas permite aos pacientes espaço para sair do leito de forma segura, além de permitir que se movimentem no seu interior. É também importante manter a cama em posição baixa, com as rodas travadas, quando ela está parada. VERIFICAR SEMPRE os riscos estruturais das camas (p.ex., grades instáveis, danificadas ou colchões macios). A cama eletrônica e os alarmes de cadeira estão disponíveis para alertar os enfermeiros quando um paciente que precisa de assistência tenta sair sozinho da cama ou da cadeira. Um exemplo são os cintos de pressão colocados sob um paciente em uma cama ou cadeira. Os dispositivos adicionais para usar em um leito do paciente incluem uma mesa de cabeceira, um tapete antiderrapante, um trapézio suspenso e um suporte móvel de mão.

As estratégias para a segurança do paciente incluem seu encorajamento para serem participantes ativos dos seus cuidados e melhorarem a comunicação entre os cuidadores e os pacientes. É imperativo que uma instituição sustente uma "cultura de segurança", em que a preocupação da segurança possa ser expressa por qualquer pessoa sem receio. Por exemplo, se um paciente observa que um profissional de saúde não lava as mãos antes de uma troca de curativo, deve ser incentivado a se sentir confortável para apontar tais omissões. O mesmo se aplica ao pessoal de saúde.

A identificação correta do paciente é uma chave fundamental para a segurança, seja ao lado do leito antes de um procedimento, antes da cirurgia, ao abrir a documentação ou quando se discutem os cuidados do paciente com os colegas. A prática segura significa que a identificação do processo de medicação é seguida para que os pacientes recebam os medicamentos corretos e o tratamento no tempo certo e que não sofram lesão associada com intervenções de cuidados de saúde. Os enfermeiros devem estar conscientes do processo de identificação do paciente e de outras práticas de segurança em todos os momentos.

QUADRO 4-1 THE JOINT COMMISSION 2010: METAS NORTE-AMERICANAS DE SEGURANÇA DOS PACIENTES PARA OS HOSPITAIS

- Melhorar a precisão da identificação do paciente.
- Melhorar a eficácia da comunicação entre os cuidadores.
- Melhorar a segurança do uso de medicamentos.
- Reduzir o risco de infecções associadas aos cuidados de saúde.
- Conciliar os medicamentos, de forma precisa e completa, por meio da prestação de cuidados continuados.
- Identificar os riscos de segurança inerentes à respectiva população de pacientes.
- Estabelecer protocolo universal para prevenir a cirurgia no local errado, procedimento errado e indivíduo errado.

TENDÊNCIAS NA PRÁTICA BASEADA EM EVIDÊNCIA

Currie L: Fall and injury prevention. In Hughes R, editor: *Patient safety and quality: an evidence-based handbook for nurses*, Rockville, Md, 2008, Agency for Healthcare Research and Quality.

Zijlstra GA and others: Interventions to reduce fear of falling in community-living older people: a systematic review, *J Am Geriatr Soc* 55(4):603, 2007.

Nos Estados Unidos, todos os NPSGs são sensíveis às intervenções de enfermagem. Como a TJC, a Agency for Healthcare Research and Quality (AHRQ) também analisa as pesquisas em andamento e recomenda intervenções de enfermagem baseadas em evidências para a segurança e prevenção de problemas. No contexto brasileiro, as intervenções de enfermagem para a segurança do paciente podem ser baseadas no Plano Nacional para Segurança do Paciente e Qualidade em Serviços de Saúde, da Agência Nacional de Vigilância Sanitária – ANVISA. Os boletins informativos podem ser acessados no site da ANVISA http://portal.anvisa.gov.br/wps/content/Anvisa+Portal/Anvisa/Inicio/Servicos+de+Saude/Assunto+de+Interesse/Boletim+Seguranca+do+Paciente. Continua a haver investigação significativa na área de prevenção de quedas e as evidências apontam para as abordagens multifatoriais para a sua prevenção, no contexto dos cuidados agudos. O programa multifatorial usa múltiplas intervenções, porque os indivíduos apresentam o risco de quedas devido a uma variedade de razões. Essas intervenções incluem a utilização de uma ferramenta de avaliação de risco de quedas, a avaliação e colaboração para o ajuste de medicações, as mudanças no meio ambiente, a educação da equipe, a utilização de dispositivos de alarme e as intervenções para os distúrbios que contribuem para os riscos. No ambiente extra-hospitalar, os exercícios físicos, as adaptações ambientais para as atividades de vida diária e o *tai chi* oferecidos em grupo são eficazes para auxiliar na redução do risco de quedas.

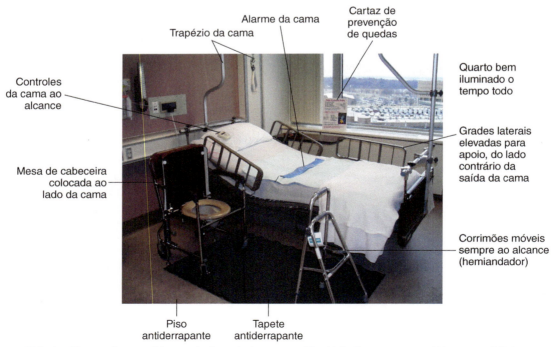

FIG 4-1 Tornando o ambiente do hospital seguro. (De U.S. Department of Veterans Affairs, National Center for Patient Safety: 2004 *Falls toolkit, falls notebook interventions*, 2004, http://www.patientsafety/gov/Safetytopics/fallstoolkit/index.html, acessado em março de 2010.)

HABILIDADE 4.1 PREVENÇÃO DE QUEDAS

As quedas dos pacientes estão frequentemente relacionadas a eventos adversos no ambiente hospitalar. Elas são as causas mais comuns de lesão não fatal em adultos com mais de 65 anos nos Estados Unidos. As quedas são dispendiosas. As lesões relacionadas com as quedas são responsáveis por cerca de 15% das reinternações hospitalares no primeiro mês após a alta (Currie, 2008). Muitas agências de Medicare e Medicaid dos Estados Unidos já não reembolsam os custos hospitalares associados a lesões relacionadas com a queda (Krauss et al., 2008). Em adultos acima de 65 anos, as lesões relacionadas com as quedas são as causas mais comuns de morte acidental. Mesmo quando se consideram os fatores que contribuem para o potencial de queda do indivíduo, o trauma relacionado com uma queda é a causa mais comum de morbidade (Currie, 2008).

É provável que as quedas sejam geralmente subnotificadas, exceto quando ocorre uma lesão. Por essa razão, as taxas desses acidentes são consideradas mais informativas e com uma qualidade mais consistente. Os dados gerais indicam que o risco para a queda em unidades críticas nos Estados Unidos é de cerca de 1,9 a 3%, considerando todas as internações, com aproximadamente mais de 1 milhão de quedas em 1 ano (Currie, 2008).

Existem muitas estratégias para a prevenção de quedas e lesões. Os programas de prevenção funcionam melhor dentro do contexto de forte suporte organizacional e ampla cooperação interdisciplinar. Uma abordagem consistente para avaliar o risco deve ser desenvolvida. Uma série de ferramentas de avaliação de risco de queda encontra-se disponível (ICSI, 2008), sendo que a maioria dessas ferramentas identifica os níveis de risco, tais como baixo e alto. Uma dessas ferramentas é o Johns Hopkins Fall Risk Assessment Tool (Poe et al., 2007). É importante que o resultado da avaliação do risco de quedas de um paciente seja comunicado claramente para a equipe que lhe prestará assistência. Os resultados da avaliação associados a um aumento do risco de queda e ferimentos apontam para o desenvolvimento de intervenções que previnem essa ocorrência. Os pacientes e as situações mudam. A atual prevenção de quedas e lesões requer avaliação cuidadosa e permanente de enfermagem e o engajamento de toda a equipe de saúde na execução das intervenções planejadas e específicas para cada paciente (ICSI, 2008).

COLETA DE DADOS

1. Avaliar a idade do paciente e o estado motor, sensorial, de equilíbrio e cognitivo (Cap. 7), incluindo a capacidade de seguir direções e cooperar. Concentrar-se no risco de quedas, como a idade superior a 65 anos, confusão, diminuição da audição, diminuição da visão noturna, hipotensão ortostática ou tontura, marcha prejudicada, diminuição da energia ou fadiga e diminuição da sensibilidade periférica. *Justificativa: Fatores fisiológicos predispõem o paciente à queda.*
2. Usar a ferramenta de avaliação de risco de quedas. Todas as ferramentas incluem uma história de queda. Ser específico e seguir a sigla SPLATT (Meiner e Lueckenotte, 2006), ou seja:
   Sintomas no momento da queda
   Queda *P*révia
   *L*ocal da queda
   *A*tividade no momento da queda
   Horário (*T*ime) da queda
   *T*rauma após a queda
3. Avaliar os padrões de eliminação. *Justificativa: A incontinência ou urgência e a tentativa de correr para o banheiro ou encontrar um dispositivo apropriado para urinar pode predispor o paciente a quedas.*
4. Avaliar os medicamentos utilizados pelo paciente (incluindo os medicamentos de venda livre e fitoterápicos), como o uso de antidepressivos, antipsicóticos, hipnóticos (especialmente benzodiazepínicos), ansiolíticos, diuréticos, anti-hipertensivos, anti-histamínicos, medicamentos antiparkinsonianos, hipoglicêmicos, relaxantes musculares, analgésicos e laxantes. *Justificativa: Certos medicamentos podem aumentar o risco de quedas e lesões* (Levy, 2008).
5. Se aplicável, verificar com o médico a possibilidade de reduzir ou ajustar o número de medicamentos. *Justificativa: A polifarmácia é um risco de quedas. O número de medicamentos pode ser reduzido de forma segura se o equilíbrio é alcançado entre os benefícios dos medicamentos e o risco de eventos adversos* (Tinetti, 2003).
6. Avaliar o risco do paciente para uma lesão após a queda, como presença de osteoporose, uso de anticoagulantes, história de fratura prévia, câncer e cirurgia recente no tórax ou abdominal. *Justificativa: Esses fatores aumentam a probabilidade de lesões causadas por uma queda.*
7. Avaliar os fatores de risco na unidade de saúde que constituem uma ameaça à segurança do paciente (Poe et al., 2007) (p.ex., uso de equipamentos, presença de acesso intravenoso [IV], sala indevidamente iluminada, desordem, passagem ao banheiro obstruída e proximidade dos itens mais necessários, como um dispositivo apropriado para urinar ou óculos).
8. Avaliar a condição do equipamento. *Justificativa: Equipamento com reparo ruim (como pernas desiguais de uma mesa de cabeceira) aumenta o risco de quedas.*
9. Avaliar o medo de cair do paciente: considerar os pacientes com mais de 80 anos de idade, do sexo feminino, estado geral de saúde precário, história de múltiplas quedas. *Justificativa: Esses fatores se correlacionam com o medo de cair aumentando o risco de quedas* (Zijlstra et al., 2007).

PLANEJAMENTO

Os **Resultados Esperados** focam-se na prevenção de quedas e lesões e o uso adequado de equipamentos de segurança.
1. O ambiente do paciente é livre de riscos tanto quanto possível.
2. O paciente e/ou membro da família é capaz de identificar os riscos para a segurança.
3. O paciente e/ou membro da família verbaliza entender as intervenções de prevenção de quedas.
4. O paciente não sofre uma queda ou lesão.

Delegação e Colaboração

A habilidade de avaliar e comunicar o risco do paciente para a queda não pode ser delegada, bem como a educação do paciente/família sobre os riscos de quedas. As habilidades utilizadas para prevenir as quedas podem ser delegadas. Instruir a equipe de enfermagem para:

- Explicar as limitações de mobilidade do paciente e qualquer medida específica para reduzir os riscos.

- Ensinar o uso de precauções específicas de segurança ambiental (p.ex., cama travada em posição baixa, campainha ao alcance do paciente, calçado antiderrapante).

Equipamento
- Cama hospitalar com grades laterais
- Cadeira de rodas
- Sistema de chamada/sistema de interfone

 Na prática brasileira, a habilidade de avaliar e comunicar o risco do paciente para a queda não pode ser delegada. Essa atividade deve ser realizada pelo enfermeiro, assim como a educação do paciente/família sobre os riscos de quedas. No entanto, as habilidades utilizadas para prevenir as quedas podem ser delegadas.

IMPLEMENTAÇÃO para PREVENÇÃO DE QUEDAS

ETAPAS	JUSTIFICATIVA
1. **Veja Protocolo Padrão (ao final do livro).**	
⚡ **ALERTA DE SEGURANÇA** Antes de usar qualquer equipamento pela primeira vez, devem ser conhecidas as características de segurança e o método adequado de manuseio.	
2. Apresentar-se para o paciente, incluindo nome e função.	Reduz a insegurança do paciente
3. Identificar o paciente usando dois identificadores (p.ex., nome e data de nascimento ou nome e número do registro do paciente, de acordo com a política da instituição).	Garante o paciente correto, em conformidade com as normas da The Joint Commission, e melhora a segurança do paciente (TJC, 2010a).
4. Ajustar a altura adequada da cama.	Melhora a capacidade do paciente para se mover na cama e transferir-se para fora dela em segurança.
5. Incentivar o uso de calçado antiderrapante. Opção: colocar tapete acolchoado antiderrapante na saída do lado da cama.	Previne quedas devido a escorregamento no chão.
6. Orientar o paciente sobre o sistema de chamada e sistema de controle da cama.	
a. Fornecer o aparelho auditivo do paciente e os óculos.	Permite ao paciente permanecer alerta para as condições do ambiente.
b. Explicar e demonstrar como usar o sistema de chamada/sistema de interfone.	O conhecimento da localização e da utilização da campainha é essencial para segurança do paciente.
c. Explicar ao paciente/família quando e por que usar o sistema de chamada (p.ex., relato de dor, sair da cama, ir ao banheiro). Fornecer instruções claras para o paciente/família sobre as restrições de mobilidade.	Aumenta a probabilidade de o enfermeiro ser capaz de responder às chamadas.
d. Manter a campainha e o sistema de controle da cama em local seguro e acessível ao paciente.	Garante que o paciente seja capaz de atingir o dispositivo sempre que necessário.
7. Fornecer as intervenções ambientais.	
a. Retirar o excesso de equipamentos, suprimentos e móveis de quartos e salas.	Reduz a probabilidade de cair ou tropeçar em objetos.
b. Manter pisos livre de desordem e obstáculos, especialmente o caminho para o banheiro.	Reduz a probabilidade de cair ou tropeçar em objetos.
c. Enrolar e prender o excesso de fios elétricos, de telefone e quaisquer outros cabos ou tubos.	Reduz o risco de emaranhamento.
d. Limpar todos os derramamentos, de imediato. Colocar um sinal indicando que o chão está molhado. Remover o sinal quando o piso estiver seco.	Reduz o risco de cair em superfícies escorregadias e molhadas.
e. Certificar-se de que há iluminação adequada sem brilho; usar uma luz noturna durante a noite.	O brilho pode ser um problema para os adultos mais velhos por causa das mudanças de visão.
f. Ter dispositivos de assistência (p.ex., bengala, andador, mesa de cabeceira) no lado da saída da cama.	Proporciona maior suporte ao transferir-se para fora da cama.
g. Organizar os itens necessários (p.ex., jarro de água, telefone, materiais de leitura, dentaduras) em local de fácil alcance do paciente, respeitando uma forma lógica de uso.	Facilita a independência e autocuidado; evita quedas relacionadas com a tentativa de alcançar itens de difícil alcance.
h. Manter travas seguras nas camas, macas e cadeiras de rodas.	Impede o movimento acidental de dispositivos durante a transferência do paciente.

ETAPAS	JUSTIFICATIVA
8. Colocar cinto de marcha e andar ao lado do paciente sempre que ele deambular (Cap. 16).	O cinto de marcha dá ao enfermeiro uma fixação segura ao paciente durante a deambulação.
9. *Usar uma cadeira de rodas para transportar o paciente com segurança.*	
a. Determinar o nível de assistência necessária para transferir o paciente para a cadeira de rodas (Cap. 15).	A condição do paciente pode exigir mais do que uma pessoa para ajudar.
10. *Colocar grades laterais na cama do hospital.*	
a. Explicar ao paciente/familiares as razões para a utilização das grades: prevenção de quedas e movimentação na cama.	Promove a cooperação do paciente e da família.
b. Verificar as políticas de segurança institucional a respeito do uso de grades laterais. Em uma cama com quatro grades laterais, manter duas superiores erguidas e duas inferiores abaixadas. Em uma cama com duas grades laterais, uma delas deve ser mantida abaixada. Colocar a cama em posição baixa com rodas travadas (ilustração).	As grades laterais são consideradas um dispositivo de contenção, quando usadas para impedir o paciente de sair da cama voluntariamente (National Guidelines Clearinghouse, 2005). Minimiza o risco de o paciente cair da cama. Com a cama em posição baixa, se o paciente sai da cama e cai, o trauma pode ser reduzido.

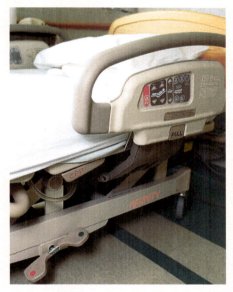

ETAPA 10b A cama de hospital deve ser mantida na posição mais baixa com as rodas travadas e as grades superiores laterais elevadas (conforme apropriado).

   c. Em uma cama com quatro grades laterais, deixar uma grade superior elevada e outra abaixada quando o paciente está orientado e capaz de sair da cama de forma independente.

> ⚡ **ALERTA DE SEGURANÇA** As grades laterais podem causar aprisionamento da cabeça e do corpo. Avaliar as lacunas e as aberturas excessivas entre a armação da cama e o colchão. Usar a grade lateral de compensação ou estofamento de protecção para evitar que o colchão seja empurrado para um lado.

11. Utilizar intervenções adicionais para os pacientes com risco moderado para a queda:	Nível de risco definido por instrumento de avaliação de risco de queda.
a. Instituir o sistema de sinalização de risco para queda indicado por agências específicas (p.ex., sinal amarelo na porta do quarto, na ficha de controles, em pulseiras do paciente e nos demais documentos).	Comunicam-se os pacientes com maior risco de queda para todos os membros da equipe de cuidados de saúde. Codificados por bandas de cores, os pacientes de risco são facilmente reconhecíveis. Um esforço nacional americano que visa a padronização de pacientes com pulseira colorida ganhou apoio em vários estados dentro dos Estados Unidos.
b. Priorizar as respostas para as chamadas dos pacientes com risco de queda, utilizando uma abordagem de equipe.	Assegura uma resposta rápida para chamadas de pacientes com risco de queda.
c. Monitorar e assistir o paciente seguindo as medidas de prevenção de quedas diariamente.	Há menor probabilidade de que os pacientes tentem realizar alguma atividade própria quando eles sabem o que esperar.

(Continua)

ETAPAS	JUSTIFICATIVA
d. Estabelecer uma programação de horários para as eliminações, usando uma comadre, com auxílio, se necessário.	A higiene pessoal proativa ajuda a manter o paciente mais independente para utilizar o banheiro.
e. Conferir com o fisioterapeuta a viabilidade de treinamento da marcha e exercícios de fortalecimento muscular.	Estratégias simples de intervenção que demonstram reduzir o risco de quedas em idosos incluem o treinamento de marcha e o exercício (Tinetti, 2003).
f. Colocar os pacientes em cadeira geriátrica ou de rodas com uma almofada em cunha. Usar cadeira de rodas apenas para o transporte, não para manter o paciente sentado por um período de tempo prolongado.	Projetado para manter o alinhamento e o conforto.
g. Considerar o uso de tapete antiderrapante para o paciente sentado na cadeira.	Ajuda a prevenir o deslizamento do paciente para baixo e para fora da cadeira.
12. Promover intervenções para os pacientes com *alto risco* de queda (implementar estratégias para o risco moderado).	
a. Permanecer com o paciente durante a higiene diária.	Evita que o paciente tente se levantar enquanto espera por assistência.
b. Ser cauteloso com colchões de sobreposição que podem elevar o paciente perto do nível das grades laterais; remover o colchão ou usar protetores de grade lateral.	Evita que o paciente se movimente e caia da cama. Evita que o pacientede se apoie nas grades laterais.
c. Usar uma cama baixa, que tenha uma altura próxima do chão, e tapetes antiderrapantes.	A cama baixa é projetada para reduzir o risco de queda e lesões dela decorrentes. Os tapetes antiderrapantes reduzem o escorregamento.
d. Considerar as alternativas de contenção (Habilidade 4.2).	Pode ajudar a evitar, com segurança, a necessidade de conter o paciente.
e. Acompanhar o paciente durante o transporte. Alertar a área que o recebe sobre o risco do paciente para a queda.	Fornece segurança durante o transporte/transferência.
f. Usar restrições somente quando as alternativas estão esgotadas (Habilidade 4.3).	Fornece ambiente menos restritivo.
13. Veja Protocolo de Conclusão (ao final do livro).	

AVALIAÇÃO

1. Realizar rondas de hora em hora.
2. Observar o ambiente próximo do paciente para a presença de perigos.
3. Avaliar a capacidade do paciente de usar os dispositivos de apoio, tais como andador ou mesa de cabeceira.
4. Pedir ao paciente/família para identificar os riscos de segurança.
5. Determinar a resposta do paciente para as modificações de segurança e que não há ocorrência de quedas ou lesões.

Resultados Inesperados e Intervenções Relacionadas

1. O paciente cai enquanto deambula com um cuidador.
   a. Auxiliar o paciente a deitar no chão cuidadosamente (Cap. 16, Habilidade 16.2)
2. O paciente sofre uma queda.
   a. Chamar por ajuda.
   b. Avaliar se há lesão e ficar com o paciente até a ajuda chegar para levá-lo para a cama ou cadeira de rodas.
   c. Notificar o enfermeiro responsável e/ou médico e a família.
   d. Observar os eventos pertinentes relacionados à queda e o tratamento estabelecido no prontuário médico.
   e. Seguir a política de relatórios de eventos sentinela da instituição.
   f. Avaliar o paciente e o ambiente para determinar se a queda poderia ter sido evitada.
   g. Reforçar os riscos identificados com o paciente e revisar as medidas de segurança necessárias para evitar uma queda.
   h. Monitorar o paciente após a queda, mesmo que as lesões nem sempre sejam imediatamente aparentes.

Registro e Relato

- Registrar, em observações de enfermagem, as intervenções específicas para prevenir quedas e promover a segurança.
- Relatar os riscos de quedas do paciente e as medidas tomadas para reduzi-los a todos os profissionais de saúde.
- Informar imediatamente ao médico ou ao enfermeiro responsável se o paciente sofrer uma queda ou uma lesão.

Amostra de Documentação

9h Avaliação do risco de quedas concluída. O paciente foi colocado nas precauções de alto risco devido à história de quedas, debilidade e frequência urinária. Sistema de chamada dentro do alcance do paciente, grades laterais superiores elevadas, avaliação de hora em hora, luz noturna permanentemente acesa, mesa de cabeceira no lugar apropriado. Paciente instruído para pedir ajuda para deambular, expressou compreensão e demonstrou o uso correto da campainha.

16h15 O paciente foi encontrado no chão do banheiro depois de acionar a chamada de emergência. O paciente disse: "Eu escorreguei no piso molhado". Alerta e orientado × 3. Nenhuma lesão aparente em decorrência da queda. PA 110/74, P 82 e regular, R 20. Colocado na cama e instruído para pedir ajuda antes de se levantar. Paciente expressou compreensão e demonstrou usar corretamente o sistema de chamada que foi colocado dentro do seu alcance. Grades laterais elevadas para cima × 2. Dr. Justine e a família foram notificados sobre a queda.

Considerações Especiais

Pediatria
- Nunca deixar uma criança de qualquer idade desacompanhada em uma superfície elevada (Hockenberry e Wilson, 2007).
- Colocar as coberturas ou tendas sobre o berço de bebê ou criança para prevenção de quedas acidentais.

Geriatria
- Os pacientes mais velhos, com perda de memória de curto prazo ou disfunção cognitiva, podem ser incapazes de seguir as instruções e podem tentar sair da cama ou levantar de uma cadeira sem ajuda.
- Os idosos, especialmente as mulheres na pós-menopausa, estão em risco para as fraturas de quadris. As fraturas podem levar os pacientes independentes a tornarem-se mais dependentes ou imobilizados (Meiner e Lueckenotte, 2006).

Assistência Domiciliar (*Home Care*)
- Avaliar o ambiente doméstico e instituir medidas de segurança apropriadas (Cap. 32).
- Os itens de uso do paciente devem ser mantidos nas suas posições familiares e de fácil acesso.
- Colocar portões em ambas as extremidades de escadas para impedir as crianças de cair.
- Se o paciente tem um histórico de quedas e vive sozinho, recomenda-se que use um dispositivo de segurança de alerta eletrônico conectado a um serviço de emergência para obter ajuda.

HABILIDADE 4.2 CONCEPÇÃO DE UM AMBIENTE LIVRE DE CONTENÇÃO

As contenções físicas e químicas restringem a atividade física de um paciente ou o acesso normal ao corpo e não são uma parte usual do tratamento indicado pela condição de um paciente ou dos sintomas. As complicações graves e muitas vezes fatais podem se desenvolver a partir da situação de contenção. Por causa dos riscos associados a seu uso, no Brasil, a Resolução do Conselho Federal de Enfermagem 427/2012 normatiza os procedimentos de enfermagem no emprego de contenção mecânica de pacientes. Segundo essa resolução, a contenção mecânica somente deverá ser empregada quando for o único meio disponível para prevenir dano imedato ou iminente ao paciente ou aos demais. Ademais, estabelece que todo o paciente em uso de contenção mecânica deverá ser monitorado atentamente pela equipe de enfermagem em intervalos não superiores a 1h, com o intuito de prevenir eventos adversos ou identificá-los precocemente. Todos os casos de contenção mecânica de pacientes, as razões para o emprego e sua duração, a ocorrência de eventos adversos, assim como os detalhes relativos ao monitoramento clínico devem ser registrados no prontuário do paciente. Um ambiente livre de contenção é o primeiro objetivo de cuidados de todos os pacientes.

Os pacientes com risco de queda apresentam desafios especiais de segurança quando se pretende criar um ambiente livre de contenção. A perambulação (vago, de um lado a outro) é sinuosa, sem rumo ou com locomoção repetitiva que expõe o paciente a risco e está frequentemente em conflito com fronteiras, limites ou obstáculos (NANDA, 2009). Esse é um problema comum em pacientes que são confusos ou desorientados. O Department of Veteran Affairs tem várias sugestões para o cuidado do paciente que perambula, ou seja, que caminha vagamente em diversos sentidos, e a maior parte refere-se a adaptações ambientais. Algumas medidas incluem hobbies, interação social, exercício regular e projeto de unidade circular (VA, 2010). As modificações do ambiente são alternativas eficazes para as restrições. As observações mais frequentes dos pacientes, o envolvimento da família durante a visita e a reorientação também são medidas úteis. A introdução de estímulos significativos e familiares dentro do ambiente do paciente pode reduzir os tipos de comportamentos (p.ex., perambulação, inquietação, confusão), que podem levar à necessidade do uso de contenção.

COLETA DE DADOS
Avaliar o risco do paciente para a quedas como na Habilidade 4.1.

PLANEJAMENTO
Os **Resultados Esperados** focam-se em manter a segurança do paciente enquanto evita-se a necessidade de limitações físicas.
1. O paciente está livre de lesões e/ou não causa ferimentos em outros.
2. O paciente apresenta comportamento cooperativo com funcionários, visitantes e outros pacientes.

Delegação e Colaboração

No Brasil, as habilidades para avaliar o comportamento de um paciente, a orientação para o ambiente e a decisão de medidas de segurança não podem ser delegadas. O enfermeiro é o profissional responsável por essa atividade de orientação. As ações para promover um ambiente seguro podem ser delegadas para a equipe de enfermagem, que deve ser instruída sobre os seguintes tópicos:

- Uso de recreação específica ou atividades planejadas para tornar o ambiente seguro
- Colocação de dispositivos de alarme
- Relatórios dos comportamentos do paciente e ações (p.ex., confusão, combatividade) para o enfermeiro

Equipamento
- Estímulos visuais ou auditivos (p.ex., calendário, relógio, rádio, televisão)
- Atividades de recreação (p.ex., quebra-cabeças, jogos, livros, áudio, música, DVDs)
- Travesseiro em cunha
- *Ambularm**, cama sensível à pressão ou alarme de cadeira

***Nota da Revisão Científica:** Esse dispositivo é um sistema de alarme eletrônico utilizado para sinalizar quando o paciente tenta levantar-se sozinho. Quando o paciente sai da posição de decúbito horizontal, o aparelho dispara.

IMPLEMENTAÇÃO para CONCEPÇÃO DE UM AMBIENTE LIVRE DE CONTENÇÃO

ETAPAS	JUSTIFICATIVA
1. **Veja Protocolo Padrão (ao final do livro).**	
2. Orientar o paciente e a família sobre o ambiente, apresentar a equipe e explicar todos os tratamentos e procedimentos. A reorientação frequente de uma forma calma pode ser necessária.	Promove a compreensão do paciente e a colaboração.
3. Manter os mesmos cuidadores na medida do possível. Incentivar a família e os amigos a ficar com o paciente. Os acompanhantes podem ser úteis. Em algumas instituições, os voluntários podem ser bons acompanhantes.	Reduz a ansiedade e aumenta a segurança quando um indivíduo fornece cuidados e a supervisão é constante.
4. Colocar o paciente em um quarto facilmente acessível para os cuidadores.	Facilita a observação rigorosa do paciente e lhe permite observar as atividades na unidade, distraindo-o (VA, 2010).
5. Certificar-se de que o paciente tenha óculos, aparelho auditivo ou outros dispositivos sensoriais de ajuda ligados e funcionando. Em seguida, fornecer estímulos visuais e auditivos significativos para cada paciente (p.ex., calendário, rádio/MP3 [com a escolha da música pelo paciente], fotos de família).	O *déficit* sensorial aumenta o risco de confusão e desorientação. Estímulos significativos orientam o paciente para o dia, a hora e o ambiente físico.
6. Antecipar as necessidades básicas do paciente (p.ex., ir ao banheiro, alívio da dor ou fome) o mais rapidamente possível.	A satisfação das necessidades básicas em tempo hábil diminui o desconforto do paciente, a ansiedade, o risco para a queda e os ferimentos.

> ⚡ **ALERTA DE SEGURANÇA** Sair da cama para ir ao banheiro é um evento comum que leva à queda de um paciente (Tzeng, 2010), especialmente durante a tarde ou noite, quando o quarto está mais escuro.

7. Possibilitar deambulação programada, atividade na cadeira de rodas e higiene pessoal (p.ex., perguntar ao paciente a cada 1 a 2h sobre a necessidade de urinar). Organizar os tratamentos de forma que os pacientes tenham alguns períodos ininterruptos ao longo do dia.	A micção regular diminui o risco de o paciente tentar ir ao banheiro sozinho. Dar tempo para o sono e o descanso, pois as atividades contínuas podem superestimular o paciente.
8. Manter cateteres intravenosos (IV), cateteres urinários e tubos/drenos fora da visão do paciente. Camuflar o acesso IV envolvendo o local com atadura ou meia e colocar roupas íntimas no paciente com cateter urinário.	Manter o tratamento médico reduzindo a visibilidade e acesso aos tubos ou linhas.
9. Usar técnicas de redução de estresse, tais como a massagem nas costas, massagem e imaginação guiada (Cap. 13).	Diminuir a ansiedade pode reduzir a vontade de andar.
10. Utilizar atividades de recreação, tais como quebra-cabeças, jogos, livros, dobradura, desenho ou oferecer um objeto para segurar. Certificar-se de que é uma atividade sobre a qual o paciente expressa interesse.	As atividades de recreação significativas fornecem distração, ajudam a reduzir o tédio e proporcionam a estimulação tátil. Minimizam ainda a perambulação.
11. Posicionar o paciente em uma almofada em formato de cunha e usar um cinto em torno da cintura (ilustração). (NOTA: isso não é uma contenção se o paciente é capaz de se autolibertar).	A almofada em cunha evita o escorregamento da cadeira e dificulta que o paciente saia sem auxílio. O cinto em torno da cintura lembra o paciente de pedir ajuda e permite que levante a aba para se libertar.

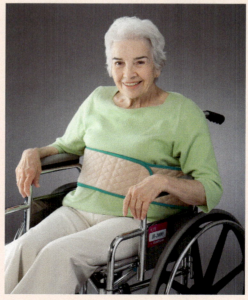

ETAPA 11 Cinto ao redor da cintura. (Cortesia de Posey Company, Arcadia, Calif.)

HABILIDADE 4.2　Concepção de um Ambiente Livre de Contenção

ETAPAS	JUSTIFICATIVA
12. **Para usar o dispositivo de monitoramento Ambularm:**	
a. Explicar o uso do dispositivo para o paciente e a família.	O alarme alerta a equipe para o paciente que está em pé ou levantando-se sem ajuda.
b. Medir a circunferência da coxa do paciente acima do joelho para determinar o tamanho apropriado. Para circunferência da perna menor do que 46 centímetros, usar o tamanho regular; usar o tamanho grande para 46 centímetros ou mais.	A faixa que está muito frouxa pode escapar; a faixa que é muito apertada pode interferir na circulação ou causar irritação da pele.
c. Testar a bateria e o alarme tocando o encaixe correspondente ao encaixe na faixa da perna.	
d. Aplicar a faixa da perna logo acima do joelho e encaixar a bateria firmemente no lugar (ilustração).	
e. Instruir o paciente de que o alarme soará a menos que a perna seja mantida na posição horizontal (ilustração).	
f. Para ajudar o paciente a deambular, desativar o alarme por desencaixe do dispositivo da faixa da perna.	

> ⚡ **ALERTA DE SEGURANÇA**　A utilização de Ambularm é contraindicada na presença de circulação prejudicada, irritação da pele, edema ou lesões de pele.

13. **Para usar uma cama sensível à pressão ou uma almofada de cadeira com alarmes:**	
a. Explicar o uso do dispositivo para o paciente e a família.	O alarme é ativado mais rápido e quando colocado sob as costas. No momento em que as nádegas estão fora do sensor, o paciente pode estar quase fora da cama.
b. Quando utilizado no leito, a posição do dispositivo é sob as costas no meio da região lombar do paciente ou sob as nádegas.	
c. Verificar o alarme por meio da aplicação e liberação da pressão.	Garantir que o alarme seja audível por meio do sistema de chamada.
14. Discutir com a família, fisioterapeuta, fonoaudiólogo e terapeuta ocupacional sobre as atividades necessárias para proporcionar a estimulação e realização de exercícios.	O envolvimento em atividades significativas e intencionais reduz a tendência para vaguear.
15. Reduzir/eliminar os tratamentos invasivos, tanto quanto possível (p.ex., a alimentação por tubo, coleta de sangue).	Os estímulos aumentam a inquietação do paciente.
16. **Veja Protocolo de Conclusão (ao final do livro).**	

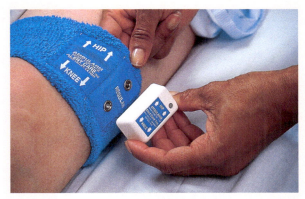

ETAPA 12d Encaixar a bateria no local para ativar o alarme. (Cortesia Alert-Care Mill Valley, Calif.)

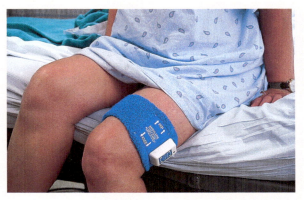

ETAPA 12e O alarme sonoro soa quando o paciente se aproxima da posição vertical. (Cortesia Alert-Care Mill Valley, Calif.)

AVALIAÇÃO

1. Observar o paciente para quaisquer ferimentos.
2. Observar o comportamento do paciente em relação à equipe, a visitantes e outros pacientes.

Resultados Inesperados e Intervenções Relacionadas

1. O paciente apresenta comportamentos que aumentam o risco de lesão própria ou de outros.
   a. Analisar se os episódios ocorrem dentro de um mesmo padrão (p. ex., atividade, hora do dia) que indica alternativas que possam eliminar o comportamento.
   b. Discutir com todos os cuidadores e o pessoal de serviço de apoio as alternativas de intervenções para promover a segurança com cuidados consistentes.
2. O paciente sofre uma injúria ou está fora de controle, colocando outros em risco de lesão.
   a. Notificar o profissional de saúde e preencher um relatório de eventos de segurança de acordo com a política institucional.
   b. Identificar medidas alternativas para promover a segurança sem uma restrição.
   c. Como último recurso, identificar a apropriada retenção para uso seguro (Habilidade 4.3).

Registro e Relato

Documentar todos os comportamentos que se relacionam com o estado cognitivo e a capacidade de manter a segurança: orientação para o tempo, lugar e indivíduo; a capacidade de seguir as instruções; humor e estado emocional; compreensão da condição e o plano de tratamento; efeitos de medicamentos relacionados a comportamentos; alternativas de retenção utilizadas; e a resposta do paciente.

Amostra de Documentação

9h Levantado e vestido; orientado com relação ao indivíduo, mas não quanto ao tempo ou espaço. O paciente ficou choroso quando não conseguiu falar com a esposa ao telefone. Andando no quarto. Reorientado para o lugar. Foi explicado ao paciente que a esposa deve visitá-lo mais tarde. O rádio foi definido na programação favorita.

10h Participou durante 15 minutos no jogo de bola com música na Terapia Ocupacional (TO), em seguida, descansou na cadeira de balanço, sorrindo e interagindo socialmente com o companheiro de quarto.

Considerações Especiais

Pediatria

- As técnicas de distração podem diminuir a necessidade de contenções. Os exemplos incluem uma criança segurando um bicho de pelúcia, enquanto um acesso IV está sendo inserido, ou bolhas de sabão, enquanto um dreno está sendo removido.

Geriatria

- Um início súbito de confusão, fraqueza e declínio funcional em um paciente previamente orientado pode indicar a presença de uma doença subjacente no idoso.
- Avaliar as causas físicas de mudanças de comportamento, tais como infecção urinária ou respiratória, hipóxia, febre, desequilíbrio hidroeletrolítico, efeitos colaterais de administração de medicamentos múltiplos, depressão, anemia, hipotireoidismo ou impactação fecal (Ebersole *et al.*, 2008).

Assistência Domiciliar (*Home Care*)

- Os pacientes com risco de autoagressão ou violência para com os outros necessitam de supervisão intensiva. A família e/ou cuidador deve reconhecer essa necessidade e estar disposta e capaz de fornecê-la.

HABILIDADE 4.3 APLICAÇÃO DE CONTENÇÃO FÍSICA

A contenção física é qualquer método manual ou dispositivo físico que imobiliza ou reduz a capacidade de um indivíduo mover suas extremidades, corpo ou cabeça livremente. O medicamento pode ser considerado uma contenção química quando é dado para gerenciar o comportamento ou restringir a liberdade de movimento e não faz parte do tratamento padrão para a condição de um paciente (NAPHS, 2007). As contenções físicas ou químicas devem ser o último recurso e utilizadas somente quando todas as alternativas razoáveis falham. As contenções são um meio temporário para manter a segurança do paciente. As contenções não evitam as quedas. Uma pesquisa demonstrou que os pacientes sofrem menos lesões se são deixados sem restrições (Park e Tang, 2007). Uma norma do prestador de cuidados de saúde é necessária e deve ser baseada em uma avaliação cara a cara do paciente. A norma deve ser atual e especificar a duração e as circunstâncias em que o sistema de contenção deve ser usado. As normas devem ser renovadas de acordo com a política institucional (normalmente a cada dia do calendário) e com base em reavaliação da contenção do paciente. As agências reguladoras nos Estados Unidos, tais como a TJC e os Centros de Serviço de Medicare e Medicaid, oferecem as orientações sobre o uso seguro de dispositivos de contenção (HCPro, Inc., 2009). O uso prolongado exige o consentimento informado dos membros da família antes de utilizar os sistemas de contenção em um paciente.

Os pacientes que necessitam de restrições temporárias incluem aqueles em risco de quedas e os confusos ou combativos em risco de autoagressão ou violência a si mesmo ou para os outros. Além disso, os profissionais de saúde aplicam as contenções para evitar a interrupção da terapia, tais como um cateter intravenoso (IV), drenos urinários ou cirúrgicos ou equipamento de suporte de vida.

O uso de contenções está associado a complicações graves, incluindo úlceras por pressão, constipação, incontinência urinária e fecal, retenção urinária e *déficits* funcionais. Em alguns casos, a respiração ou a circulação restringida resultaram em morte. A perda da autoestima, a humilhação, o medo e a raiva são preocupações adicionais sérias. A Food and Drug Administration, que regula as contenções como dispositivos médicos, requer que os fabricantes rotulem as restrições como "uso sob prescrição". Muitos pacientes não aceitam facilmente o uso de contenções. Os valores culturais afetam a forma como pacientes e familiares percebem a sua utilização. Portanto, avaliar o significado das restrições, tanto para o paciente como para a família, é a conduta a ser coletada antes do seu uso. Os cuidados podem incluir também a remoção de contenções quando os membros da família estão presentes.

COLETA DE DADOS

1. Avaliar o comportamento do paciente (p.ex., confusão, desorientação, agitação, inquietação, combatividade ou incapacidade de seguir as instruções). *Justificativa: Se o comportamento do paciente continua apesar da utilização alternativa de contenção, o uso de contenção física pode ser necessário.*
2. Rever as políticas institucionais relativas às contenções. Verificar as normas do prestador de cuidados de saúde sobre tipo, local, hora e duração da contenção. Determinar se um consentimento assinado para o uso de contenção é necessário. *Justificativa: A norma do prestador de cuidados de saúde sobre o tipo mínimo restritivo possível de contenção é necessária.*
3. Rever as instruções do fabricante para a aplicação da contenção e determinar a restrição de tamanho mais adequado. *Justificativa: A aplicação correta da contenção de tamanho adequado reduz o risco de lesão.*
4. Inspecionar a área onde o sistema de contenção será colocado. Observar qualquer tubo ou dispositivos nas proximidades. Avaliar a condição da pele; sensibilidade, coloração, adequação da circulação e amplitude de movimento articular. *Justificativa: Fornece condições para monitorar a resposta do paciente à restrição.*

PLANEJAMENTO

Os **Resultados Esperados** focam-se em proteger o paciente de lesões e mantêm o tratamento prescrito.
1. O paciente mantém a integridade da pele intacta, a perfusão e a função da parte do corpo contido.
2. O paciente está livre de lesões.
3. As terapias do paciente são ininterruptas.
4. A contenção é interrompida logo que possível.
5. A autoestima e a dignidade são mantidas.

Delegação e Colaboração

Na realidade brasileira, as habilidades de avaliar o comportamento do paciente, a orientação para o ambiente, a necessidade e o uso adequado de contenções não podem ser delegados. Assim como a educação do paciente/família, que também não pode ser delegada e deve ser realizada pelo enfermeiro. Porém, a aplicação e a verificação de rotina de uma contenção podem ser delegadas à equipe de enfermagem. A TJC (2009b) requer treinamento em primeiros socorros para quem acompanha pacientes em contenções. Instruir a equipe de enfermagem sobre o seguinte:

- O tipo adequado de contenção
- Como verificar com frequência a circulação, integridade da pele e respiração do paciente
- Quando e como mudar a posição do paciente, promover exercícios de amplitude de movimento, ir ao banheiro e cuidados com a pele
- Quando relatar sinais e sintomas do paciente que não tolera contenções (p.ex., aumento da agitação, circulação restrita, mudança na integridade da pele, alterações na respiração) e condutas a serem adotadas.

Equipamento
- Contenção adequada
- Acolchoamento (se necessário)

IMPLEMENTAÇÃO para APLICAÇÃO DE CONTENÇÃO FÍSICA

ETAPAS	JUSTIFICATIVA
1. **Veja Protocolo Padrão (ao final do livro).**	
2. Identificar os pacientes com dois identificadores (p.ex., nome e aniversário ou nome e número do registro, de acordo com a política da instituição).	Certifica que a intervenção correta está sendo feita para o paciente certo.
3. Educar o paciente e a família sobre a necessidade de contenção. Falar com o paciente de uma maneira calma, confiante e explicar o que você está fazendo.	Reduz a ansiedade e pode promover a cooperação.
4. Certificar-se de que o paciente está confortável e no alinhamento apropriado do corpo.	Promove conforto, previne contraturas e lesão neurovascular.
5. Amortecer a pele e as proeminências ósseas que estarão sob contenção, sempre que necessário.	Protege a pele de irritações.
6. Aplicar a contenção de tamanho adequado; *seguir as instruções do fabricante*.	

(Continua)

ETAPAS	JUSTIFICATIVA
a. *Contenção com cinto* Manter o paciente na posição sentada. Aplicar o cinto sobre as roupas, vestido ou pijama. Certificar-se de colocar a contenção ao nível da cintura, não no peito ou no abdome. Remover as rugas e os vincos da roupa. Passar as tiras por meio das aberturas da cinta. Ajudar o paciente a deitar-se na cama. Evitar aplicar o cinto muito apertado (ilustrações). No entanto, assegurar que as tiras presas no leito estejam firmes para o cinto não deslizar para os lados da cama.	Restringe o centro de gravidade e impede o paciente de rolar para fora da maca ou cair da cama. A aplicação apertada ou mal posicionada pode interferir com a respiração.
b. *Contenção de extremidade (tornozelo ou punho)* As contenções dos membros comercialmente disponíveis no Brasil são frequentemente feitas de tecido forrado na parte de contato com a pele. Quando o serviço não dispõe de contenções de tecido, o profissional pode utilizar algodão ortopédico e malha ortopédica para envolver o braço do paciente. O envoltório de contenção do membro fica em torno do punho ou do tornozelo com a parte macia virada para a pele e protege confortavelmente (mas não com força) o local com tira de velcro. Inserir dois dedos sob a contenção de proteção (ilustração).	Mantém a imobilização de extremidade para proteger o paciente de queda ou remoção acidental do dispositivo (p.ex., cateter IV, cateter urinário). A contenção apertada restringe a circulação, causa lesão neurovascular e provoca a oclusão dos dispositivos terapêuticos. A verificação para a constrição impede a lesão neurovascular.

> ⚡ **ALERTA DE SEGURANÇA** O paciente com contenção de extremidade apresenta risco de aspiração se posicionado em decúbito dorsal. Colocar o paciente em decúbito lateral ou com a cabeça da cama elevada em vez de posição supina.

c. *Luva de contenção* Uma luva com dispositivo de contenção restringe as mãos do paciente. Colocar a mão na luva assegurando que a(s) tira(s) de velcro está em torno do punho, em vez do antebraço (ilustração).	Impede o paciente de retirar o equipamento invasivo, removendo curativos ou se coçando. Pode ser considerada uma alternativa para restrição se, ficando desamarrado, o paciente é fisicamente e cognitivamente capaz de remover a luva.

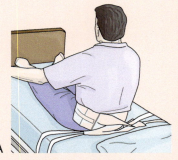 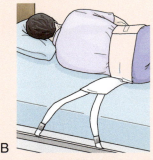

A   B

ETAPA 6a **A,** Aplicar a contenção no leito com o paciente sentado. **B,** Um cinto de contenção apropriadamente aplicado permite o paciente virar-se na cama. (**A** e **B** de Sorrentino SA: *Mosby's textbook for nursing assistants,* ed 7, St Louis, 2008, Mosby.)

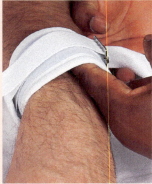 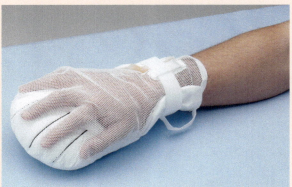

ETAPA 6b Garantindo uma contenção de extremidade. Verificar a contenção para a constrição, inserindo dois dedos sob a restrição. (De Sorrentino SA: *Mosby's textbook for nursing assistants,* ed 7, St Louis, 2008, Mosby.)

ETAPA 6c Luva de contenção. (Cortesia de Posey Company, Arcadia, Calif.)

HABILIDADE 4.3 Aplicação de Contenção Física

ETAPAS	JUSTIFICATIVA
d. *Contenção do cotovelo (tala livre)* A restrição consiste em tecido acolchoado que se envolve rigidamente em torno do braço. É fechada com velcro semelhante a uma sapatilha de criança. A extremidade superior tem uma braçadeira que engancha na manga do vestido ou camisa do paciente (ilustração).	Geralmente utilizado com bebês e crianças para evitar a flexão do cotovelo. Pode também ser utilizado para adultos. Mantém a articulação do cotovelo rígida. Pode ser considerada uma alternativa para contenção se o paciente é cognitivamente e fisicamente capaz de removê-lo.
7. Conectar as cintas de contenção para a parte da estrutura da cama que se move quando a cabeceira é levantada ou abaixada. *Não prender nas grades laterais*. Também se pode fixar a restrição na armação da cadeira do paciente ou da cadeira de rodas.	A cinta não aperta e não restringe a circulação quando a cama é levantada ou abaixada. Prendê-la à grade lateral pode causar ferimentos graves quando abaixada.
8. Contenção segura com um laço de liberação rápida (ilustração), uma fivela, ou um cinto de segurança ajustável com um dispositivo de fechamento. *Não amarrar com um nó*.	Permite a liberação rápida em caso de emergência.
9. Permitir espaço de dois dedos sob a contenção realizada.	A verificação de constrição impede a lesão neurovascular

⚡ **ALERTA DE SEGURANÇA** As contenções não devem interferir com o equipamento, tais como cateteres IV. Elas não devem ser colocadas sobre os dispositivos de acesso, como, por exemplo, uma derivação de diálise arteriovenosa.

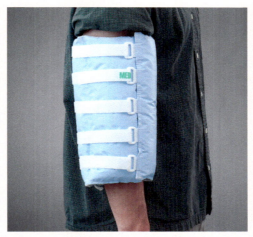

ETAPA 6d Contenção cotovelo livre. (Cortesia de Posey Company, Arcadia, Calif.)

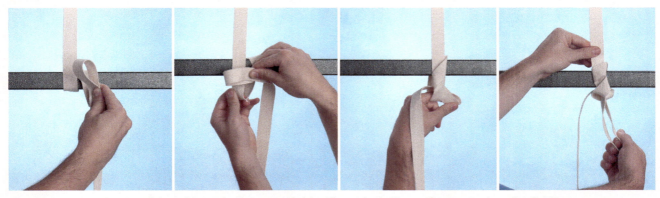

ETAPA 8 O laço Posey de liberação rápida. (Cortesia de Posey Company, Arcadia, Calif.)

(Continua)

ETAPAS	JUSTIFICATIVA
10. Avaliar a colocação correta de contenção, incluindo a integridade da pele, pulsos, temperatura, cor local e sensibilidade da parte do corpo contido. Remover as contenções, pelo menos, a cada 2 horas (ou de acordo com a política da instituição), avaliar o paciente com frequência e realizar os exercícios de amplitude de movimentos. Se o paciente é violento ou não colaborativo, remover uma restrição de cada vez e/ou ter o pessoal auxiliar durante a remoção das contenções.	Fornece base para posteriormente determinar se a lesão é decorrente da contenção. Fornece a oportunidade para alterar a posição do paciente, realizar o exercício para amplitude de movimentos completa, ir ao banheiro e fornecer alimentos ou líquidos.

> ⚡ **ALERTA DE SEGURANÇA** O paciente violento ou agressivo nunca deve ser deixado sozinho enquanto as contenções são retiradas.

11. Fixar o sistema de chamada ao alcance do paciente.	Permite a paciente, família ou cuidador obter ajuda rapidamente.

> ⚡ **ALERTA DE SEGURANÇA** As contenções para restringir o movimento tornam os pacientes incapazes de realizar as atividades de vida diária sem ajuda. É essencial o fornecimento de alimentos/líquidos e auxílio na higiene pessoal e outras atividades.

12. Deixar a cama ou cadeira de rodas travadas. Manter a cama na posição mais baixa.	As rodas travadas impedem a cama ou cadeira de mover-se caso o paciente tente sair. Quando a cama está na posição mais baixa, se o paciente cair, terá reduzida a chance de lesão.
13. Veja Protocolo de Conclusão (ao final do livro).	

AVALIAÇÃO

1. Após a aplicação da contenção, avaliar a condição do paciente quanto aos sinais de lesão, rotineiramente (ver a política da instituição). As verificações visuais podem ser usadas se o paciente é muito agitado para a abordagem. Avaliar a localização adequada da contenção, integridade da pele, pulsos, temperatura, cor local e sensibilidade da parte do corpo contido.
2. Avaliar a necessidade do paciente para a higiene pessoal, para os líquidos e a liberação da contenção para fornecer exercícios de amplitude de movimentos quando uma extremidade é contida, pelo menos, a cada 2 horas (ver a política da instituição).
3. Inspecionar o paciente para quaisquer complicações de imobilidade.
4. Observar os cateteres IV, os cateteres urinários e os tubos de drenagem para determinar se estão posicionados de forma correta para que a terapia possa continuar sem interrupção.
5. Avaliar a necessidade do paciente para o uso de contenção de forma contínua (ver a política da instituição). Quando um sistema de contenção é utilizado para o comportamento violento ou autodestrutivo, um médico ou um outro profissional de saúde deve avaliar o paciente pessoalmente, dentro de 1 hora do início das restrições. As normas podem ser renovadas dentro dos seguintes limites: 4 horas para os adultos com 18 anos de idade ou mais, 2 horas para as crianças e adolescentes de 9 a 17 anos de idade e 1 hora para as crianças menores de 9 anos de idade (TJC, 2009b).
6. Observar o comportamento do paciente e reação à presença de contenções.

Resultados Inesperados e Intervenções Relacionadas

1. A pele subjacente contida torna-se avermelhada ou danificada.
    a. Fornecer a terapia apropriada para a pele (Cap. 25).
    b. Notificar o enfermeiro responsável e/ou médico e reavaliar a necessidade do uso continuado de contenção.
    c. Usar um tipo diferente de contenção ou de preenchimento adicional.
    d. Remover as contenções com mais frequência. Trocar as contenções molhadas ou sujas.
2. O paciente tem alteração do estado neurovascular de uma extremidade (cianose, palidez, pele fria ou queixas de dor, formigamento ou dormência).
    a. Remover imediatamente a contenção; ficar junto do paciente.
    b. Notificar o enfermeiro responsável e/ou médico.
3. O paciente torna-se confuso, desorientado ou agitado.
    a. Identificar a razão para a mudança de comportamento e tentar eliminar a causa.
    b. Usar as alternativas de contenção, tais como estar próximo do paciente, supervisioná-lo, aliviar a dor, promover outras medidas de conforto, alterar ou eliminar tratamentos incômodos, orientar para a realidade, promover terapia com música, toque terapêutico, reminiscência, artesanato e escuta ativa (Park *et al.*, 2010).
    c. Determinar a necessidade de mais ou menos estimulação sensorial.
4. O paciente torna-se descondicionado devido ao uso de contenção.
    a. Remover a contenção, se possível.
    b. Notificar o prestador de cuidados.
    c. Implementar calendário rigoroso de exercícios de amplitude de movimentos (Cap. 16) e considerar a busca de consulta na fisioterapia.

Registro e Relato

- Registrar as intervenções de enfermagem, incluindo as alternativas de contenção realizadas.
- Registrar, antes das intervenções, qual o comportamento do paciente, o nível de orientação e a compreensão do paciente ou familiar do propósito da contenção e o consentimento para a aplicação (se requisitado pela instituição).

HABILIDADE 4.4 Cuidados nos Episódios de Convulsões

- Registrar o tipo e a localização da contenção, o tempo de aplicação, a avaliação inicial e continuada (política da instituição) relacionada com respiração, circulação, integridade da pele e integridade do sistema musculoesquelético em anotações de enfermagem.
- Registrar o comportamento do paciente após a aplicação da contenção. Registrar a frequência com que o paciente foi avaliado, as tentativas alternativas para o uso da contenção, a resposta do paciente, a frequência de retirada da contenção (temporária e permanentemente) e a resposta do paciente quando as restrições foram removidas.

Amostra de Documentação

20h20   O paciente tem repetidamente tentado sair da cama. Permanece desorientado quanto ao tempo, espaço e pessoa. Foi providenciado um acompanhante e tentou-se reorientá-lo repetidamente sem sucesso. Conferido com o Dr. Lynch. O paciente deve permanecer em repouso no leito após a cirurgia da coluna vertebral. Solicitada a avaliação do paciente ao Dr. Lynch, prescrita a contenção com cinto pelas próximas 24 horas.

20h30   Contenção com o cinto aplicada em torno da cintura permite ao paciente respirar profundamente sem restrição. A pele sob a contenção está intacta, sem vermelhidão. O paciente é capaz de mover as extremidades. Realizadas as observações horárias do paciente. O paciente e a família foram instruídos sobre a finalidade do dispositivo. A família permanece à beira do leito.

Considerações Especiais
Pediatria

- Quando uma criança precisa ser restringida durante algum procedimento, é melhor que o indivíduo que aplica o sistema de contenção não seja o pai ou o responsável.
- Quando um bebê ou uma criança exige a contenção de curto prazo para o tratamento ou exame que envolva a cabeça e o pescoço, uma proteção com algodão e atadura ortopédica pode ser eficaz (Hockenberry e Wilson, 2007).
- Enquanto a criança estiver contida, permanecer com ela e remover a contenção imediatamente após o tratamento estar completo.

Geriatria

- A idade avançada é um fator de risco independente para a queda. Quando combinado com outros riscos potenciais associados ao envelhecimento (p.ex., uma história de quedas, *déficit* cognitivo e visual, distúrbios da marcha e do equilíbrio, doenças musculoesqueléticas, uso de dispositivos auxiliares de mobilidade, polifarmácia, incontinência ou necessidade de assistência com a higiene pessoal, e depressão), o risco é exacerbado (Ferris, 2008).
- Considerar os riscos associados às contenções (p.ex., aumento do risco de úlceras por pressão, força muscular diminuída, comprometimento do equilíbrio e diminuição da resistência cardiovascular) para os idosos (Gastmans e Milisen, 2006). Todas as complicações da imobilidade são amplificadas levando a um aumento total do risco de declínio funcional.
- Considerar o impacto psicológico. Os idosos em restrições são propensos a sentir vergonha, perda de dignidade, ansiedade, raiva, apatia, depressão, isolamento e desilusão (Gastmans e Milisen, 2006).

Assistência Domiciliar (*Home Care*)

- Se uma restrição é necessária para o uso em casa, a presença de um cuidador é necessária e instruções claras devem ser dadas a ele. As instruções devem ser claramente deixadas por escrito.

HABILIDADE 4.4   CUIDADOS NOS EPISÓDIOS DE CONVULSÕES

A convulsão envolve uma súbita série de contrações musculares, violentas e involuntárias que ocorrem ritmicamente durante os transtornos convulsivos agudos ou crônicos, durante os episódios febris (especialmente em crianças) e depois de um ferimento na cabeça. O estado epiléptico é caracterizado por convulsões prolongadas que duram mais de 10 minutos ou uma série de convulsões que ocorrem em rápida sucessão ao longo de 30 minutos; é uma emergência médica (Eliahu *et al.*, 2008). A observação durante uma crise é fundamental. Observar um paciente cuidadosamente antes, durante e depois da convulsão, de modo que o episódio possa ser documentado com precisão. A observação cuidadosa pode ajudar a determinar o tipo de convulsão.

O papel do enfermeiro é proteger o paciente contra danos, avaliar os efeitos cardiopulmonares, ajudar na manutenção das vias aéreas permeáveis e, se indicado, administrar medicamentos anticonvulsivantes como forma de prevenção. Dispositivos para abaixar a língua durante a crise já não são utilizados para manter uma via aérea pérvia. Forçar algo na boca do paciente poderia resultar em lesão da mandíbula, língua ou dentes, além de estimular o reflexo de vômito, causando vômitos, aspiração e desconforto respiratório. Introduzir uma via aérea somente quando há claro acesso para a inserção, possivelmente após a resolução da atividade de convulsão e se o paciente necessitar de suporte ventilatório. Os dispositivos para abaixar a língua não devem permanecer à beira do leito e NÃO são indicados para o uso durante as crises (South Carolina Department of Disabilities and Special Needs, 2006).

COLETA DE DADOS

1. Avaliar a história da convulsão do paciente e conhecer os fatores precipitantes, observando frequência de crises, presença de aura, partes do corpo afetadas e sequência de eventos, se conhecidas. Conferir com a família. *Justificativa: As informações sobre a convulsão permitem ao enfermeiro antecipar o início da atividade epiléptica.*
2. Avaliar as condições médicas e cirúrgicas que podem levar a convulsões ou piorar a condição existente (p.ex., os distúrbios eletrolíticos, as doenças do coração, a fadiga excessiva, o uso de álcool ou cafeína). *Justificativa: Esses fatores são condições comuns que precipitam as convulsões.*
3. Avaliar os medicamentos em uso e a adesão do paciente. Observar as doses dos anticonvulsivantes, se disponível. *Justificativa: Os medicamentos para tratamento de convulsão devem ser tomados conforme prescrição e não devem ser interrompidos repentinamente, pois podem precipitar uma crise convulsiva.*

4. Avaliar o conhecimento do paciente sobre o significado das convulsões e o seu tratamento, seguindo a sua cultura. *Justificativa: Algumas culturas seguem práticas de cuidados diferentes para um indivíduo com convulsões.*
- Tomar medidas imediatas em caso de convulsão, protegendo o paciente de queda ou lesão, não tentar contê-lo e não colocar qualquer coisa na boca do paciente
- Informar o enfermeiro imediatamente quando a atividade convulsiva ocorrer
- Observar o padrão do paciente com convulsão

PLANEJAMENTO

Os **Resultados Esperados** focam-se na manutenção da autoestima, prevenção de lesão, obstrução das vias aéreas e aspiração.
1. O paciente não sofre danos físicos traumáticos durante uma convulsão.
2. As vias aéreas do paciente estão livres durante as crises convulsivas.
3. O paciente verbaliza sentimentos positivos, após um episódio convulsivo.

Equipamento
- Acolchoamento das grades laterais e cabeceira
- Aspirador de secreção e cânula disponíveis
- Cânula orofaríngea para manter a via aérea pérvia, após a crise e se necessário
- Oxigênio via cateter nasal ou máscara facial
- Equipamento de inserção intravenoso (IV): infusão de soro fisiológico (SF) a 0,9%
- Medicamentos de emergência: diazepam, lorazepam, fenitoína e valproato
- Luvas limpas
- Equipamentos para aferir os sinais vitais

Delegação e Colaboração

Nas instituições de assistência à saúde brasileiras, a avaliação de risco do paciente para as crises convulsivas não pode ser delegada. A equipe médica e os enfermeiros devem manter atenção constante quanto aos sinais de crise convulsiva. Os cuidados com os pacientes sobre as precauções da convulsão podem ser delegados à equipe de enfermagem. Instruir a equipe de enfermagem sobre os seguintes temas:

IMPLEMENTAÇÃO *para* CUIDADOS DE CONVULSÕES

ETAPAS	JUSTIFICATIVA
1. **Veja Protocolo Padrão (ao final do livro).**	
2. Manter a cama na posição mais baixa com as grades laterais elevadas, para os pacientes com o risco conhecido. Ter o equipamento de aspiração pronto à beira do leito.	As modificações no ambiente minimizam o risco de lesão durante as crises convulsivas. A aspiração oral pode ser necessária, após a convulsão, para impedir a aspiração de secreções.
3. Fornecer ou incentivar o uso de pulseira ou cartão de identificação observando o transtorno convulsivo existente e os medicamentos tomados.	Comunica-se o risco do paciente para a atividade convulsiva para os prestadores de cuidados de saúde.
4. *Crise convulsiva*	
a. Posicionar o paciente com segurança	A posição protege o paciente de aspiração e lesões traumáticas, especialmente lesões na cabeça.
(1) Se em pé ou sentado, orientar o paciente para ir ao chão e proteger a cabeça aninhando-o no seu colo ou colocando um travesseiro sob a cabeça. Virar o paciente colocando-o em decúbito lateral.	
(2) Se o paciente está na cama, deitá-lo de lado e levantar as grades laterais.	
b. Permanecer com o paciente.	
c. Retirar os móveis circundantes.	Garante que a equipe de atendimento de emergências possa acessar o paciente.
d. Manter o paciente em decúbito lateral, apoiando a cabeça levemente flexionada para frente.	A posição lateral impede a língua de bloquear as vias aéreas e promove a drenagem de secreções, reduzindo o risco de aspiração.
e. Não conter o paciente. Caso esteja batendo as pernas, mantê-las livres. Afrouxar todas as roupas.	Previne lesões musculoesqueléticas e a obstrução das vias aéreas.
f. Não forçar a introdução de objetos na boca do paciente, tais como dedos, medicamento, espátula, ou nas vias aéreas quando os dentes estão cerrados.	Evita lesões na boca e nas mãos do profissional de saúde.
g. Manter as vias aéreas do paciente pérvias e fazer aspiração, se necessário. Fornecer o oxigênio se solicitado. *Usar a via aérea oral apenas se esse acesso é fácil e possível.*	Impede hipóxia durante as crises convulsivas.

HABILIDADE 4.4 Cuidados nos Episódios de Convulsões

ETAPAS	JUSTIFICATIVA
h. Observar a sequência e o tempo de atividade convulsiva. Observar o tipo de atividade convulsiva (tônico, clônico, arregalando, piscando), se mais de um tipo de crise ocorrer, a sequência de progressão da convulsão, o nível de consciência, a natureza da respiração e a presença de incontinência.	Auxilia na documentação precisa, no diagnóstico e em eventual tratamento de convulsão.
i. Fornecer privacidade ao paciente, se possível. Controlar o fluxo de indivíduos no local.	O constrangimento é comum, após uma convulsão.
5. O estado epiléptico é uma emergência médica.	A oclusão da via aérea e a aspiração são complicações potenciais dessa emergência médica.
a. Chamar o médico e a equipe de atendimento de emergência imediatamente.	
b. Inserir uma cânula orofaríngea (Cap. 30) quando a mandíbula estiver relaxada durante a atividade convulsiva. Segurar o dispositivo com o lado curvado para cima, inserir para baixo até que atinja a parte de trás da garganta e depois girar para baixo seguindo a curva natural da língua.	

> ⚡ **ALERTA DE SEGURANÇA** Não colocar os dedos na boca do paciente. O paciente pode acidentalmente morder os dedos do enfermeiro durante a convulsão. Não forçar o dispositivo de via aérea na boca do paciente.

c. Acessar o oxigênio e o equipamento de aspiração, mantendo as vias aéreas livres.	O acompanhamento intensivo e o tratamento são necessários para essa emergência médica.
d. Preparar-se para a inserção de um cateter IV se houve perda ou deslocamento do cateter venoso. O paciente geralmente recebe cloreto de sódio a 0,9%.	Fornece a via de administração de medicamentos IV.
6. Depois da convulsão, manter o paciente em decúbito lateral e confortável na cama, com as grades laterais elevadas e a cama em posição mais baixa (ilustração). Colocar o sistema de chamada ao alcance do paciente	Garante conforto e segurança ao paciente.

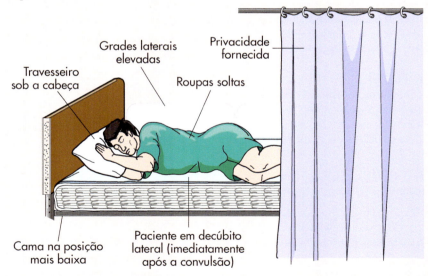

ETAPA 6 Posição do paciente, após a convulsão, e quando sob os cuidados de convulsão.

7. Orientar e tranquilizar o paciente. Explicar o que aconteceu e fornecer um ambiente calmo e tranquilo, após restabelecida a consciência. O paciente pode estar confuso e experimentar sonolência pós-ictal. Promover uma atmosfera de aceitação e dar tempo para o paciente expressar os sentimentos.	Os pacientes que aceitam a realidade de uma doença e a incorporam no seu próprio autoconceito têm níveis mais elevados de autoestima.
8. Acolchoar as grades laterais e a cabeceira da cama, se necessário.	Reduz o risco de lesão traumática de crises futuras. Não usar travesseiros para acolchoar as grades laterais, porque eles representam risco para asfixia.
9. **Veja Protocolo de Conclusão (ao final do livro).**	

AVALIAÇÃO

1. Examinar o paciente para determinar a presença de quaisquer lesões traumáticas (incluindo a cavidade oral, extremidades) resultante da convulsão.
2. Avaliar as vias aéreas e o estado de oxigenação (a saturação de oxigênio, os sinais vitais), estado mental e de orientação, após a convulsão.
3. Pedir ao paciente para verbalizar os sentimentos após a convulsão.

Resultados Inesperados e Intervenções Relacionadas

1. O paciente sofre uma lesão traumática.
    a. Continuar a proteção do paciente para evitar novas lesões.
    b. Notificar o enfermeiro responsável e/ou o médico, imediatamente.
    c. Implementar tratamentos para a lesão.
    d. Certificar-se de que o ambiente é livre de riscos adicionais à segurança do paciente.
2. O paciente verbaliza sentimentos de constrangimento e humilhação.
    a. Oferecer apoio e permitir que o paciente verbalize os sentimentos.
    b. Incentivar o paciente e a família a participar na tomada de decisões e no planejamento do cuidado.

Registro e Relato

- Registrar o tempo da atividade epiléptica, sequência de eventos, presença de aura (se houver), nível de consciência, postura, cor, movimentos das extremidades, incontinência e estado do paciente (físico e emocional) imediatamente após a convulsão.
- Informar ao médico e/ou enfermeiro responsável imediatamente como a convulsão começa. O estado epiléptico é uma emergência.

Amostra de Documentação

10h O paciente estava no quarto, sentado na cadeira. Ouvi-o chorar; o paciente deslizou para o chão e não respondeu a estímulos verbais. O paciente foi assistido no chão com a cabeça apoiada. O travesseiro foi colocado sob a cabeça. Observados movimentos tônicos e clônicos de todas as quatro extremidades, que duraram 2 minutos. Nenhuma cianose foi notada, e o padrão respiratório era ligeiramente irregular. Nenhuma incontinência foi observada. Cessados os movimentos tônicos e clônicos, o paciente dormiu por 20 minutos; 16 respirações por minuto, regulares, saturação de O_2 de 95%.

10h20 Paciente acordado e alerta. O enfermeiro solicitou a descrição da sequência de eventos ao paciente, que afirmou que esse era o seu tipo "usual de convulsão".

Considerações Especiais

Pediatria

- Ensinar aos pais o que observar nas convulsões, porque, muitas vezes, eles estão presentes no início do episódio.
- Incentivar as crianças com graves crises convulsivas a vestirem capacetes*.

Geriatria

- Os idosos podem ter sintomas que bloqueiam o reconhecimento de um transtorno convulsivo, tais como a confusão com a duração de vários dias, comportamentos incomuns ou problemas de linguagem receptiva e expressiva (Ettinger, 2007).
- Os idosos metabolizam os anticonvulsivantes mais lentamente; portanto, os medicamentos se acumulam e causam toxicidade. Monitorar, com frequência, os níveis sanguíneos terapêuticos dos medicamentos.
- Não tentar remover as próteses durante uma convulsão. Se elas se afrouxarem, inclinar a cabeça ligeiramente para frente e retirá-las, após a crise.

Assistência Domiciliar (*Home Care*)

- Discutir com a família os fatores precipitantes e o cuidado do paciente que sofre convulsão.
- A menos que a atividade convulsiva seja bem controlada, instruir o paciente a não tomar banhos de imersão ou participar de atividades como a natação, a menos que um membro da família experiente esteja presente. Dirigir também pode ser restringido até que as convulsões sejam controladas durante, pelo menos, 1 ano.

*****Nota da Revisão Científica:** A colocação de travesseiros, lençóis, cobertores e roupas ajuda a proteger a cabeça contra lesões.

INSTRUÇÃO PARA O PROCEDIMENTO 4.1
Segurança contra Incêndio Elétrico e Químico

Os incêndios em unidades de cuidados de saúde são tipicamente elétricos ou relacionados a anestésicos. Embora não seja permitido fumar nas instalações, os incêndios relacionados ao fumo continuam a representar um risco significativo por causa do tabagismo não autorizado. Para a segurança contra o incêndio, a melhor intervenção é a prevenção. Se ocorrer um incêndio, o pessoal da equipe de saúde informa o local exato do incêndio, contém o incêndio e o extingue apenas se for seguro e possível. Todos os funcionários são então mobilizados para evacuar os pacientes, se necessário. As medidas de enfermagem também incluem o cumprimento das políticas do tabagismo da instituição e a manutenção dos materiais combustíveis à distância das fontes de calor. A maioria das instituições tem portas corta-fogo, que são mantidas abertas por ímãs e fecham automaticamente quando um alarme de incêndio soa. As portas corta-fogo nunca devem ser bloqueadas.

Todos os dispositivos elétricos são rotineiramente controlados e mantidos por departamentos de engenharia dos hospitais. Cada dispositivo biomédico (p.ex., a máquina de aspiração, a bomba de infusão) deve ter uma etiqueta de inspeção de segurança atualizada. Todos os dispositivos devem ser devidamente aterrados, usando um plugue elétrico de três pinos. Em geral, os pacientes são desencorajados de trazer dispositivos elétricos para as unidades. Se um paciente trouxer um dispositivo, ele deve ser inspecionado quanto à fiação segura e função, antes da utilização, segundo o processo estabelecido pela instituição.

Os produtos químicos em medicamentos (p.ex., os medicamentos quimioterápicos), gases anestésicos e soluções de limpeza são tóxicos. Os produtos químicos causam lesões no corpo, após a pele ou a membrana mucosa entrar em contato, pela ingestão ou quando os vapores são inalados. As instituições

INSTRUÇÃO PARA O PROCEDIMENTO 4.1
Segurança contra Incêndio Elétrico e Químico *(cont.)*

médicas fornecem aos funcionários o acesso às fichas de dados de segurança para cada produto químico perigoso no local de trabalho. Fichas de dados de segurança contêm informações sobre as propriedades do produto químico e informações sobre o manuseio seguro, descarte e equipamento de proteção a utilizar.

Delegação e Colaboração
No Brasil, as medidas de segurança de incêndio, radioativa, elétrica e química podem ser delegadas para a equipe de enfermagem. Quando um evento ocorre, um enfermeiro leva a equipe de cuidados para o atendimento de emergência. Em caso de incêndio, isso é feito em colaboração com os bombeiros. No caso de um evento radioativo ou químico, ele é realizado em colaboração com o agente de segurança apropriado.

Equipamento
Fogo
- Extintor de incêndio adequado para fogo: Tipo A, B, C ou ABC.

Produtos Químicos
- Equipamentos de proteção individual apropriado
- Formulário de fichas de dados de segurança

Etapas do Procedimento
1. Rever as políticas institucionais regularmente para a resposta rápida ao incêndio, à emergência elétrica e radioativa e aos produtos químicos.
2. Conhecer a localização de alarmes de incêndio, equipamento de emergência (p.ex., extintores de incêndio), formulários de fichas de dados de segurança, rotas de saída.
3. Avaliar o estado mental de um paciente e a capacidade de deambulação, de transferência ou mudança para antecipar o procedimento que será necessário para retirar o paciente.
4. Estar alerta para situações que aumentam o risco de incêndio. Por exemplo, um paciente com oxigênio está carregando o seu celular no leito.
5. Saber quais pacientes estão em oxigênio. O fornecimento de O_2 pode ser desligado no caso de um incêndio grave.
6. Saber quem mantém uma lista completa e atualizada dos pacientes da unidade e os pacientes que estão atualmente fora dela.
7. Verificar nos equipamentos a data de vencimento da inspeção. Verificar o equipamento elétrico quanto às características básicas de segurança: cabos e plugues intactos e revestimento intacto. Conhecer o processo de manutenção de equipamentos da instituição e elaborar relatórios de equipamento quebrado ou inseguro.
8. Para os pacientes que receberam implantes radioativos, avaliar o seu conhecimento dos riscos de exposição à radiação, o propósito de precauções de segurança, se estão grávidas ou podem ter visitantes que estão grávidas.
9. Avaliar o paciente e a equipe que conhece os riscos de radiação e as precauções apropriadas para a situação específica.
10. *Segurança contra incêndios (acompanhar a sigla RACE)*
    a. *Resgatar* o paciente de lesão imediata removendo-o da área ou protegendo-o do fogo para evitar queimaduras.
    b. *Ativar* o alarme de incêndio imediatamente. Seguir a política institucional alertando a equipe para responder. (Em muitas situações, realizar as etapas a e b simultaneamente usando o sistema de chamada para alertar a equipe enquanto você ajuda os pacientes em risco.)
    c. *Conter* o fogo (1) fechando todas as portas e janelas, (2) desligando o oxigênio e os equipamentos elétricos e (3) colocando toalhas molhadas ao longo da base das portas.
    d. *Evacuar* (retirar) os pacientes.
        (1) Orientar os pacientes ambulatoriais a caminhar para uma área segura. Conhecer as saídas de incêndio e a rota de fuga.
        (2) Mover os pacientes acamados por maca, cama ou cadeira de rodas.
        (3) Se o paciente está na UTI, manter o estado respiratório manualmente até que seja removido da área de incêndio.
        (4) Para os pacientes que não podem andar ou deambular:
            (a) Colocar no cobertor e arrastar para fora da área.
            (b) Usar dois indivíduos como balanço: colocar o paciente em posição sentada e ter dois membros da equipe formando um banco de antebraços segurando juntos (ilustração). Levante o paciente em um "assento" carregando-o fora da área de perigo (ilustração).

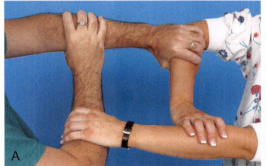 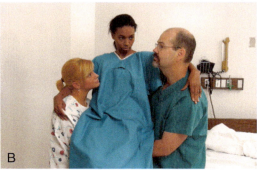

ETAPA 10d (4) (b) **A,** Mãos posicionadas para formar um balanço de evacuação com dois indivíduos. **B,** O paciente está sentado firmemente sobre o balanço e apoia os enfermeiros pelos ombros para a evacuação de emergência.

(Continua)

INSTRUÇÃO PARA O PROCEDIMENTO 4.1
Segurança contra Incêndio Elétrico e Químico *(cont.)*

(5) Usar um método "*back-strap*": ficar na frente do paciente e colocar os seus braços em torno de seu pescoço. Segurar os pulsos do paciente firmemente contra o seu peito. Puxar o paciente em suas costas e carregá-lo para fora do perigo.

> ⚡ **ALERTA DE SEGURANÇA** Considerar o peso do paciente e o seu tamanho para transportá-lo. Ter um membro da equipe para ajudar a evitar lesões.

e. Extinguir o fogo usando o extintor de incêndio adequado: tipo A para combustíveis comuns (p.ex., madeira, tecido, papel, a maioria dos plásticos), tipo B para líquidos inflamáveis (p.ex., gasolina, graxa, gás anestésico), tipo C para equipamento elétrico e tipo ABC para qualquer tipo de fogo.
  (1) Para usar o extintor seguir a sigla PAAV:
    (a) *P*uxar o pino (ilustração).
    (b) *A*pontar o bico na base do fogo.
    (c) *A*pertar as alças do extintor (ilustração).
    (d) *V*arrer de lado a lado para a área de revestimento uniformemente.

11. *Segurança elétrica*
  a. Se um indivíduo receber um choque elétrico, imediatamente desligar a fonte elétrica e, em seguida, avaliar a presença de pulso.

> ⚡ **ALERTA DE SEGURANÇA** Não tocar um indivíduo que está recebendo um choque enquanto ele ainda estiver envolvido com a fonte de eletricidade. Se for incapaz de desligar a fonte, chamar o número de emergência para obter ajuda.

  b. Uma vez que a fonte de eletricidade é desligada, intervir a favor do indivíduo. Se o paciente estiver sem pulso, instituir a reanimação de emergência (Habilidade 30.3).
  c. Notificar a equipe de emergência e o prestador de cuidados do paciente.
  d. Se o paciente tem pulso e permanece alerta e orientado, verificar os sinais vitais e avaliar a pele para detectar sinais de lesão térmica.
12. *Segurança química*
  a. Atender qualquer indivíduo exposto a uma substância química. Tratar de respingos de produtos químicos nos olhos imediatamente; lavar os olhos com água limpa, água morna da torneira por, pelo menos, 20 minutos; ficar debaixo de um chuveiro ou colocar a cabeça sob a torneira aberta. Remover as lentes de contato se a lavagem não as removeu.
  b. Notificar os indivíduos na área de vazamento imediatamente e evacuar todo o pessoal não essencial da área.
  c. Consultar o formulário de fichas de dados de segurança e, se o material derramado é inflamável, desligar as fontes elétricas e de calor.
  d. Evitar respirar os vapores do produto derramado; aplicar proteção apropriada.
  e. Usar o equipamento de proteção individual adequado para limpar o derramamento.
  f. Eliminar todos os materiais utilizados na limpeza como resíduos perigosos.
13. Seguir a política da instituição para relatar um evento sentinela. A documentação provavelmente será feita como um relato de evento sentinela e não em anotações de enfermagem.

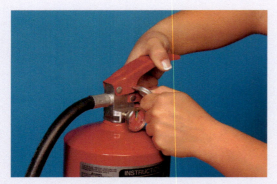

ETAPA 10e (1) (a) Remover o pino de segurança de extintor de incêndio.

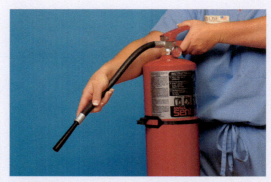

ETAPA 10e (1) (c) Apontar a mangueira na base do fogo e com as alças apertadas varrer de lado a lado.

INSTRUÇÃO PARA O PROCEDIMENTO 4.2
Análise de Causa Raiz

A análise de causa raiz é um processo para obter respostas para os eventos sentinela com o propósito de descobrir as causas e desenvolver um plano eficaz para a prevenção de ocorrências futuras. Exemplos desses eventos são a morte de um paciente enquanto está em contenção ou a morte de um paciente relacionada ao recebimento de quimioterapia incorreta. A TJC (2010b) exige uma análise de causa raiz de eventos sentinela com um plano de ação resultante. Uma análise de causa raiz precisa ser rigorosa e ter credibilidade. O objetivo da análise de causa raiz não é culpar ou aliviar a responsabilidade de indivíduos, mas olhar para todos os detalhes que podem ter contribuído para o erro. A maioria das instituições tem um departamento de segurança que inclui uma equipe especialmente treinada para conduzir todas as análises de causa raiz. Os indivíduos mais próximos ao erro e participantes de qualquer processo que possa ter contribuído para o erro devem participar. Isso valoriza o processo para a melhoria genuína da prática e para a prevenção de eventos similares no futuro. O Quadro 4-2 oferece um exemplo de uma análise de causa raiz para uma queda de paciente.

Etapas do Procedimento

1. Em resposta a um evento sentinela, certificar-se de que as necessidades imediatas do paciente/família são atendidas. Relatar o evento conforme a política da instituição.
2. A equipe de segurança designada analisa o evento como um erro no processo de identificação do paciente, um medicamento errado, uma queda do paciente, um atraso de tratamento ou uma complicação de um procedimento e identifica os profissionais envolvidos no evento sentinela.
3. A equipe analisa os fatores que levam e que estão associados ao evento sentinela realizando as perguntas (TJC, 2010b):
   a. O que aconteceu? Descrever os detalhes do evento, quando ocorreu e a área afetada dentro do hospital.
   b. Por que aconteceu? Descrever o processo ou a atividade em que o evento ocorreu. Utilizar um gráfico de fluxo para mostrar as etapas do processo.
   c. Quais foram os fatores contribuintes para o evento? Descrever as etapas que contribuem para o evento, os indivíduos envolvidos, o desempenho dos equipamentos, fatores ambientais e fatores além do controle da organização.
4. Para cada uma das perguntas anteriores, a equipe decide se algum elemento foi a causa principal e se uma medida deve ser tomada.
5. Uma análise mais aprofundada pergunta por que o evento aconteceu e os fatores adjacentes contribuintes para o evento. Os exemplos são:
   a. Questões de recursos humanos – funcionários, competência, desempenho dos funcionários
   b. Questões educacionais – a orientação e o treinamento podem ser melhorados?
   c. Questões de gestão de informação – até que ponto todas as informações necessárias estavam disponíveis, corretas e completas? A comunicação entre todos os participantes foi adequada?
   d. Questões de liderança – a unidade de apoio da cultura de segurança faz a identificação e a redução de riscos? Quais as barreiras existentes para comunicar a necessidade de prevenir os eventos adversos?
6. Um número de abordagens adicionais pode ser usado para a análise de dados em uma análise de causa raiz, por exemplo:
   a. "Perguntar por que cinco vezes" (Williams, 2001)
      (1) Usar um método de debate para identificar os fatores contribuintes para o evento.
      (2) Perguntar "por que" pelo menos cinco vezes para chegar ao maior número de respostas possíveis.
   b. Alterar a análise: Processo que segue os seis passos seguintes (Williams, 2001).
      (1) Descrever o evento
      (2) Redescrever a mesma situação, mas sem o evento
      (3) Comparar as duas situações
      (4) Considerar todas as diferenças
      (5) Analisar as diferenças
      (6) Identificar as consequências das diferenças
      (7) Por exemplo, um paciente recebe a dose errada de insulina. Os passos principais para o evento são detalhados. As etapas que levaram o paciente receber a

QUADRO 4-2 QUEDA DO PACIENTE

Um paciente do sexo feminino cai no banheiro e apresenta uma lesão grave na cabeça. Na análise, vários eventos proximais foram identificados. Depois de voltar do raio X, o transportador deixou a paciente na unidade sem entregá-la ao enfermeiro, embora houvesse um processo de *hand-off** específico. Além disso, os enfermeiros da área de procedimento não alertaram os enfermeiros na unidade de que a paciente estava retornando. O cônjuge da paciente pensou que sua esposa poderia caminhar com segurança para o banheiro. A paciente pensou que estaria OK. A unidade de enfermagem estava muito ocupada no momento; vários pacientes estavam voltando da cirurgia. Havia pouco pessoal de enfermagem e houve conduta deficiente do transportador no processo de *hand-off*. O transportador pode não ter se sentido apoiado quando esperou que a enfermeira recebesse a paciente. Portanto, a entrega não era uma prática bem estabelecida, ainda que fosse a política do hospital. O enfermeiro que encontrou a paciente no chão foi capaz de obter a resposta de emergência rapidamente. O plano de ação inclui etapas no serviço para todos os transportadores e o pessoal de enfermagem na área de procedimento e na unidade de enfermagem sobre o processo de *hand-off*. Os enfermeiros responsáveis na unidade são designados para receber chamadas de telefone da área de procedimento quando o paciente está retornando à divisão.

(Continua)

*****Nota da Revisão Científica:** *Hand-off* é o processo de transmissão de informações sobre o paciente. O funcionário que transportou a paciente de volta à unidade deveria ter informado a equipe de enfermagem sobre tudo o que aconteceu durante o exame.

INSTRUÇÃO PARA O PROCEDIMENTO 4.2
Análise de Causa Raiz (cont.)

dose certa são detalhadas. As diferenças são analisadas para ver se uma das causas pode ser identificada.

c. Diagrama espinha de peixe (Fig. 4-2) (Gano, 2007)
   (1) Organizar uma lista de fatores causais em um diagrama espinha de peixe. Dependendo do modelo utilizado, há categorias predeterminadas (p.ex., indivíduos, equipamentos, ambiente) que fazem com que os eventos possam ser identificados.

7. Desenvolver um plano de ação para a redução de riscos – para cada fator identificado na análise que precisa de uma ação, desenvolver um plano.
8. Implementar o plano – considerar se o teste piloto da melhoria planejada é necessário.
9. Avaliar os resultados.

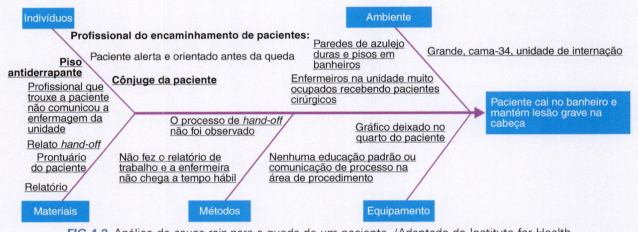

FIG 4-2 Análise de causa raiz para a queda de um paciente. (Adaptado do Institute for Health Care Improvement, IHI, 2004.)

PERGUNTAS DE REVISÃO

Estudo de Caso para as Perguntas 1 e 2

A Sra. Smith tem 85 anos. Ela tem pneumonia grave e está um pouco confusa. Sua família afirma que ela normalmente tem uma mente clara. Ela está com muitos medicamentos, incluindo omeprazol, furosemida e metformina. Ela está recebendo antibióticos por via intravenosa (IV). Você a lembrou várias vezes para não puxar o acesso IV, mas ela puxou três acessos IV nas últimas 24 horas. Sua família está hospedada com ela, mas a paciente é muito rápida para eles. O enfermeiro decidiu tentar uma alternativa de contenção.

1. Qual das seguintes abordagens é a melhor para prevenir a remoção do acesso IV da Sra. Smith?
   1. Obter um prestador de cuidados para orientar um sistema de contenção.
   2. Colocar uma luva presa na mão oposta à extremidade com o acesso IV.
   3. Camuflar o local do acesso IV com uma meia.
   4. Colocar um apoio de punho macio na extremidade oposta à extremidade com o acesso IV.
2. A Sra. Smith torna-se agitada e continua tentando sair da cama. O enfermeiro avalia o seu risco de queda. Qual dos seguintes fatores aumenta o seu risco de queda? Selecione todos os que se aplicam.
   1. Sua idade
   2. Medicamentos múltiplos
   3. Equipamento de assistência ao paciente
   4. História da pneumonia
   5. Cognição alterada
3. O colega de trabalho do enfermeiro está parado em um ponto de água derramado segurando a porta da geladeira. Ele está sendo eletrocutado. Qual é a primeira coisa que a enfermeira vai fazer?
   1. Tomar seus sinais vitais.
   2. Chamar a equipe de resposta rápida.
   3. Desligar o refrigerador.
   4. Limpar a água do piso.
4. O enfermeiro entra no quarto de um paciente e o encontra ativamente convulsivo. Qual é a responsabilidade primária do enfermeiro?
   1. Acessar uma via aérea.
   2. Chamar o médico.
   3. Proteger o paciente de ferimento.
   4. Levantar as grades laterais da cama.
5. O enfermeiro é convidado a participar de uma análise de causa raiz relacionada a um erro médico grave que ocorreu em sua unidade. Por que o enfermeiro deve ter o prazer de participar nesse projeto?
   1. O enfermeiro sai da divisão por várias horas.
   2. Essa é uma abordagem de resolução de problemas para a prevenção de erros futuros semelhantes.

3. O enfermeiro quer ter a certeza de que o indivíduo que cometeu o erro seja punido.
4. Isso irá fornecer ao enfermeiro uma chance de trabalho em grupo.

6. O enfermeiro está dando ao Sr. Jones medicamentos pela manhã. Quando ele diz: "Aqui está a sua varfarina", ele responde: "Eu não tomo varfarina". Qual é a melhor resposta nessa situação?
    1. Dizer-lhe que o médico receitou para ele e deve tomá-lo.
    2. Dizer-lhe que ele provavelmente chama por um nome diferente em casa.
    3. Ignorá-lo porque ele não entende os seus medicamentos.
    4. Manter o medicamento até que o enfermeiro seja capaz de verificar se o paciente deve tomá-lo.

7. O Sr. Macalister jogou o cigarro no lixo logo que a enfermeira entrou em seu quarto. Agora, o lixo está queimando. O que é a primeira coisa que o enfermeiro deve fazer?
    1. Ativar o alarme de incêndio.
    2. Conter o fogo com um cobertor.
    3. Mover o Sr. Macalister para o corredor.
    4. Dizer ao Sr. Macalister que ele não pode fumar no hospital.

8. O enfermeiro está junto de um paciente com contenções de punho. Passaram-se 2 horas desde a última avaliação desse paciente. Qual das seguintes condutas ele deve adotar? Selecione todas que se aplicam.
    1. Soltar as contenções para os exercícios de amplitude de movimento.
    2. Avaliar a extremidade para a perfusão e a integridade da pele.
    3. Oferecer a higiene pessoal.
    4. Oferecer um copo de água.

9. A Sra. Jones tende a perambular. Às vezes, ela se esquece de onde está. Ela gosta de descer as escadas e sair. O que o enfermeiro pode fazer para evitar contê-la? Selecione todas que se aplicam.
    1. Programar diariamente os horários para caminhar em seu dia.
    2. Oferecer uma atividade de recreação.
    3. Movê-la para um quarto, perto do posto do enfermeiro.
    4. Notificar a polícia que ela pode ser encontrada perambulando do lado de fora da unidade.

REFERÊNCIAS

Currie L: Fall and injury prevention. In Hughes R, editor: *Patient safety and quality: an evidence-based handbook for nurses*, Rockville, Md, 2008, Agency for Healthcare Research and Quality.

Ebersole P and others: *Toward healthy aging: human needs and nursing response*, ed 7, St Louis, 2008, Mosby.

Eliahu SF and others: I. Status epilepticus, *South Med J* 101(4), April 2008.

Ettinger AB: *Diagnosing and treating epilepsy in the elderly—US Neurological Disease 1*, October 2007, at http://www.touchneurology.com/files/article_pdfs/neuro_7343, acessado em 14 de fevereiro, 2010.

Ferris M: Protecting hospitalized elders from falling, *Topics Adv Pract Nurs eJournal* 8(4), 2008, http://www.medscape.com/viewarticle/585961, acessado em 14 de fevereiro, 2010.

Gano DL: *Apollo root cause analysis—a new way of thinking: comparison of common root cause analysis tools and methods*, 2007, http://www.apollorca.com/_public/site/files/ARCA_Appendix.pdf, acessado em 18 de agosto, 2010.

Gastmans C, Milisen K: Use of physical restraint in nursing homes: clinical-ethical considerations, *J Med Ethics* 32(3), 2006, http://www.ncbi.nlm.nih.gov/pmc/articles/PMC2564468/, acessado em 14 de fevereiro, 2010.

HCPro, Inc: Joint Commission and CMS alignment: restraint management, Accreditation Monthly, June 9, 2009, http://www.hcpro.com/ACC-234182-1000/Joint-Commission-and-CMS-Alignment-Restraint-Management.html, acessado em 12 de fevereiro, 2010.

Hockenberry MJ, Wilson D: *Wong's nursing care of infants and children*, ed 8, St Louis, 2007, Mosby.

Institute for Clinical Systems Improvement (ICSI): *Prevention of falls (acute care)*, 2008, http://www.guideline.gov/summary/summary.aspx?ss=15&doc_id=13697&nbr=007031&string=patient+AND+falls#s23, acessado por National Guidelines Clearinghouse (NGC) em 7 de fevereiro, 2010.

Krauss MJ and others: A case-control study of patient, medication, and care-related risk factors for inpatient falls, *J Gen Intern Med* 20:116, 2005.

Krauss MJ and others: Intervention to prevent falls on the medical service in a teaching hospital, *Infect Control Hosp Epidemiol* 29(6), 2008.

Levy HD: Pharmacological therapy and the impact on falls in the elderly, *Expert Rev Clin Pharmacol* 1(6), 2008, http://www.expert-reviews.com/doi/pdf/10.1586/17512433.1.6.721, acessado em 13 de fevereiro, 2009.

Meiner SE, Lueckenotte AG: *Gerontologic nursing*, ed 3, St Louis, 2006, Mosby.

National Association of Psychiatric Health Systems (NAPHS) Restraint and Seclusion: Implementing the CMS Hospital Patients' Rights Conditions of Participation Final Rule 2007, http://www.naphs.org/documents/patientrightsfinalrule_000.ppt, acessado em 11 de fevereiro, 2010.

National Guidelines Clearinghouse, U.S. Department of Health and Human Services: *Prevention of falls and fall injuries in the older adult*, 2005, http://www.guideline.gov/, acessado em 27 de setembro, 2010.

North American Nursing Diagnosis Association (NANDA) International: *Nursing diagnoses: definitions and classification 2009-2011*, United Kingdom, 2009, Wiley-Blackwell.

Park M, Tang J: Changing the practice of physical restraint use in acute care, *J Gerontol Nurs* 33(2):9, 2007.

Park M and others: *Changing the practice of physical restraint use in acute care*, Iowa City, Ia, 2010, University of Iowa Gerontological Nursing Interventions Research Center, Research Translation and Dissemination Core, http://www.guideline.gov/summary/summary.aspx?ss=15&doc_id=8626&nbr=&string=, acessado por National Guidelines Clearinghouse em 13 de fevereiro, 2010.

Poe SS and others: The Johns Hopkins fall risk assessment tool post implementation evaluation, *J Nurs Care Qual* 22(4), 2007.

Rossi SM: Tips for improving manager hand-off communication, *Nurs Manage* 40(12), 2009.

South Carolina Department of Disabilities and Special Needs: *Nursing management of seizures*, 2006, http://ddsn.sc.gov/providers/manualsandguidelines/Documents/HealthCareGuidelines/NursingMgmtSeizures.pdf, acessado em 14 de fevereiro, 2010.

The Joint Commission: *Facts about patient safety*, 2009a, accessed January 10, 2010 at http://www.jointcommission.org/GeneralPublic/PatientSafety/.

The Joint Commission: *Provision of care, treatment, and services: restraint/seclusion for hospitals that use the JC for deemed status purposes*, 2009b. http://www.jointcommission.org/accreditationprograms/Hospitals/Standards/09_FAQs, acessado em março, 2010.

The Joint Commission, National Patient Safety Goals (NPSGs): Chapter outline and overview: hospital, 2010a, http://www.jointcommission.org/NR/rdonlyres/CEE2A577-BC61-4338-8780-43F132729610/0/NPSGChapterOutline_FINAL_HAP_2010.pdf, acessado em 31 de janeiro, 2010.

The Joint Commission: *A framework for a root cause analysis and action plan in response to a sentinel event, Sentinel Event Forms and Tools*, 2010b, http://www.jointcommission.org/sentinelevents/forms, acessado em 22 de fevereiro, 2010.

Tinetti ME: Preventing falls in elderly persons, *N Engl J Med* 348(1):42, 2003.

Tzeng HM: Understanding the prevalence of inpatient falls associated with toileting in adult acute care settings, *J Nurs Care Qual* 25(1):22-30, 2010.

VA National Center for Patient Safety: *VHA NCPS escape and elopement management*, 2010, http://www4.va.gov/ncps/CogAids/EscapeElope/index.html#page=page-13, acessado em 11 de fevereiro, 2010.

Williams PM: Techniques for root cause analysis, *Baylor University Medical Center Proc* 12:154-157, 2001, http://www.pubmedcentral.nih.gov/articlerender.fcgi?artid=1292997, acessado em 31 de janeiro, 2009.

Zijlstra GA and others: Interventions to reduce fear of falling in community-living older people: a systematic review, *J Am Geriatr Soc* 55(4):603, 2007.

CAPÍTULO 5

Controle de Infecção

Habilidade 5.1 Higienização das Mãos, 61
Habilidade 5.2 Aplicação de Equipamento de Proteção Individual (EPI), 64
Habilidade 5.3 Cuidado de Pacientes sob Precauções de Isolamento, 67

Instrução para o Procedimento 5.1 Precauções Especiais para Tuberculose, 72
Habilidade 5.4 Preparo de Campo Estéril, 73
Habilidade 5.5 Uso de Luvas Estéreis, 77

As práticas de prevenção à infecção que reduzem ou eliminam as fontes e a sua transmissão ajudam a proteger os pacientes e os prestadores de cuidados de saúde dessa doença. O papel do enfermeiro é vital na prevenção e no controle da infecção. Como enfermeiro, você é responsável pelos pacientes e seus familiares em relação aos sinais e sintomas, modos de transmissão e métodos de prevenção de infecção.

As infecções associadas aos cuidados de saúde (IACS)*, anteriormente chamadas de *infecções nosocomiais ou hospitalares*, são aquelas que resultam da assistência prestada em serviços de saúde e que não estavam presentes na admissão (CDC, 2007). Nos hospitais, estima-se anualmente cerca de dois milhões dessas infecções, resultando em 90.000 mortes e custo adicional de US$ 4,5 bilhões em cuidados de saúde extras (CDC, 2006a). Pacientes com doenças crônicas, imunodeprimidos, desnutridos, idosos e sob uso de antibióticos de amplo espectro são os mais suscetíveis ao desenvolvimento dessas infecções (Fardo, 2009; Stricof, 2009).

CUIDADO CENTRADO NO PACIENTE

A presença de um agente patogênico não significa obrigatoriamente o desenvolvimento de uma infecção. Esta desenvolve-se em um processo cíclico chamado de *cadeia de infecção*, que inclui os seguintes elementos: (1) agente infeccioso ou o agente patogênico, (2) reservatório ou fonte para crescimento do patógeno, (3) porta de saída do reservatório, (4) método ou modo de transmissão, (5) porta de entrada no hospedeiro e (6) hospedeiro suscetível. Uma infecção somente se desenvolve se todos os elementos dessa cadeia estão presentes (Fig. 5-1). Para que a infecção não seja transmitida, os enfermeiros utilizam práticas de controle de infecção para impedir pelo menos um dos elementos dessa cadeia. Os esforços do enfermeiro para minimizar o aparecimento e a propagação da infecção são baseados em princípios de assepsia e de técnica asséptica. A assepsia é definida como ausência de microrganismos produtores (patogênicos) de doença ou não patogênicos, envolvendo a prevenção intencional de sua transferência (Iwamoto, 2009). Os dois tipos de técnicas assépticas que o enfermeiro pratica são as assepsias médica e cirúrgica.

A assepsia médica ou técnica limpa inclui os procedimentos usados para reduzir o número e impedir a propagação de microrganismos (Quadro 5-1). A higiene das mãos, as técnicas de barreira (p. ex., uso de luvas e avental) e a limpeza ambiental de rotina são exemplos de assepsia médica. A assepsia cirúrgica ou técnica estéril inclui os procedimentos utilizados para eliminar todos os microrganismos de uma área (Quadro 5-2). A esterilização destrói todos os microrganismos, inclusive os esporulados (Rutala, 2009). Os enfermeiros na sala de operação (SO) e nas áreas de processamento e fornecimento de materiais praticam técnica estéril. Os enfermeiros também usam técnicas cirúrgicas assépticas no leito do paciente em três situações:

1. Durante procedimentos que requerem perfuração intencional da pele de um paciente, tais como a inserção de um cateter intravenoso (IV).
2. Quando a integridade da pele é rompida, como ocorre quando há uma incisão cirúrgica ou queimadura.
3. Durante os procedimentos que envolvem a inserção de dispositivos ou instrumentos cirúrgicos em cavidades do corpo, normalmente estéreis (p. ex., inserção de um cateter urinário).

SEGURANÇA

Em 2007, os Centers for Disease Control and Prevention (CDC) atualizou as diretrizes para o conjunto de cuidados conhecidos como *Precauções-padrão* (CDC, 2007). Parte da lógica para o desenvolvimento de precauções-padrão é que qualquer paciente pode ser uma fonte de infecção. A maioria dos microrganismos que causam infecções ou doença encontra-se colonizada no próprio corpo dos pacientes, independentemente do fato de uma cultura confirmar uma infecção e um diagnóstico ser realizado.

As substâncias corporais – tais como fezes, urina, muco e drenagem de feridas – podem conter organismos potencialmente infecciosos. Todos os pacientes estão em risco para a transmissão de uma infecção, o que requer que os profissionais de saúde utilizem as precauções-padrão para evitar a exposição. O fundamental para as precauções-padrão é o uso de barreira de proteção. A barreira

---

***Nota da Tradução:** No Brasil, é mais comumente denominado de Infecções Relacionadas à Assistência à Saúde (IRAS).

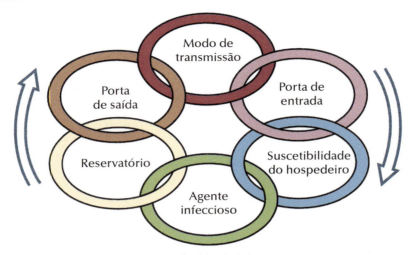

FIG 5-1 Cadeia de infecção.

QUADRO 5-1	PRINCÍPIOS DE ASSEPSIA MÉDICA

- Usar para a higiene das mãos um antisséptico instantâneo com uma base adequada de álcool ou sabão e água como parte essencial de cuidado ao paciente e prevenção de infecções.
- Conhecer sempre sobre a suscetibilidade de um paciente à infecção. Idade, estado nutricional, estresse, processos da doença e as formas de terapia médica que colocam o paciente em risco.
- Reconhecer os elementos da cadeia de infecção e as medidas para evitar o aparecimento e a propagação de infecção.
- Incorporar consistentemente os princípios básicos de assepsia no atendimento ao paciente.
- Proteger os colegas de trabalho de assistência à saúde da exposição a agentes infecciosos através do uso adequado de equipamentos e seu descarte.
- Estar ciente de locais do corpo onde as infecções hospitalares são mais propensas a desenvolver (p. ex., trato urinário ou trato respiratório). Isso permite direcionar medidas preventivas.

QUADRO 5-2	PRINCÍPIOS DE ASSEPSIA CIRÚRGICA

- Todos os itens utilizados dentro de um campo esterilizado devem estar estéreis.
- Uma barreira estéril rompida por punções, rupturas ou umidade deve ser considerada contaminada.
- Uma vez que um pacote estéril é aberto, uma margem de 2,5 cm em torno das bordas é considerada não esterilizada.
- Mesas cobertas como parte de um campo esterilizado são consideradas estéreis somente no nível da mesa.
- Se houver qualquer questão ou dúvida sobre a esterilidade de um item, ele é considerado não estéril.
- Pessoas paramentadas com roupas estéreis ou itens estéreis entram em contato somente com os itens estéreis; pessoas ou itens não estéreis entram em contato somente com os itens não estéreis.
- O movimento ao redor e no campo estéril não deve comprometer ou contaminar o campo estéril.
- Um objeto estéril ou campo fora do alcance da visão ou um objeto mantido abaixo da cintura de uma pessoa é contaminado.
- Um objeto estéril ou campo torna-se contaminado por exposição prolongada ao ar; manter-se organizado e completar qualquer procedimento o mais rapidamente possível.

de proteção inclui o uso apropriado de equipamentos de proteção individual (EPI), tais como luvas, máscaras ou respiradores, óculos e aventais para proteger os profissionais de saúde da exposição a sangue e fluidos corporais (CDC, 2005b).

A barreira de proteção protege o trabalhador de saúde do contato com sangue e fluidos corporais do paciente, ajudando a prevenir a transferência de organismos para outros pacientes, profissionais da saúde e meio ambiente. É também uma técnica importante para proteger os pacientes imunodeprimidos (p. ex., pacientes recebendo quimioterapia). O uso de algum tipo de EPI é indicado para todos os pacientes que têm potencialmente uma infecção que pode ser transmitida. O CDC (2005a) e a organização Occupational Safety and Health Administration (OSHA, 2001), dos EUA, têm enfatizado a importância da barreira de proteção para evitar a transmissão de doenças, tais como a hepatite B, a síndrome da imunodeficiência adquirida e a tuberculose (TB).

O enfermeiro ajuda a garantir que todos os profissionais de saúde (p. ex., fisioterapeutas respiratórios, médicos, outros enfermeiros) que trabalham com os pacientes, assim como o pessoal de apoio (p. ex., funcionários da limpeza), mantenham as práticas de prevenção de infecção em todos os momentos. Isso se aplica também aos membros da família. Quando um doente hospitalizado tem uma infecção, o enfermeiro decide sobre o tipo ideal de precaução a ser aplicado no seu quarto para minimizar as chances de contagiar os outros pacientes. Além disso, dois pacientes com infecções "semelhantes" podem ser colocados no mesmo quarto. Isso é chamado de *cohorting*. O uso criterioso e inteligente das práticas de prevenção de infecção pode fazer a diferença entre um paciente se recuperar de uma doença ou desenvolver complicações graves ou mesmo fatais.

TENDÊNCIAS NA PRÁTICA BASEADA EM EVIDÊNCIAS

Herud T *et al.*: Association between use of hand hygiene products and rates of healthcare-associated infections in a large university hospital in Norway, *Am J Infect Control* 37(4): 311-317, 2009.

Herud e colaboradores (2009) realizaram um estudo comparando a quantidade de produtos usados na higiene das mãos dentro de um hospital e as taxas de infecção. Eles observaram uma queda nas infecções de 8% para 6%, com o aumento da utilização de produtos para a higienização das mãos. A lavagem das mãos continua a ser uma importante e eficaz medida de prevenção à infecção, mas sua adesão é geralmente baixa. Situações que dificultam a adesão à lavagem das mãos com sabão e água incluem o montante de tempo necessário para sua realização em relação às cargas pesadas de trabalho, irritação e secura da pele pela frequência da lavagem das mãos, acesso inconveniente a pias e conhecimento inadequado dos protocolos de higiene das mãos (CDC, 2002). O desenvolvimento de antissépticos à base de álcool é bastante eficaz para reduzir a contagem bacteriana nas mãos e oferece uma alternativa para a tradicional lavagem das mãos. A higienização das mãos efetivamente reduz a IACS quando realizada corretamente (OMS, 2009).

HABILIDADE 5.1 HIGIENIZAÇÃO DAS MÃOS

A higienização das mãos é um termo geral que se aplica para a lavagem simples das mãos, lavagem das mãos com antissépticos, fricção com antisséptico ou degermação cirúrgica. A lavagem simples das mãos refere-se a lavar bem as mãos com sabão e água. Uma lavagem de mãos com antisséptico é definida como lavar as mãos com água e sabão contendo um agente antisséptico. O uso de sabão antimicrobiano (antisséptico) é recomendado em certos ambientes de cuidados de saúde, reduzindo efetivamente a contagem bacteriana nas mãos e, muitas vezes, tem efeito residual que dura várias horas. Um antisséptico para fricção das mãos é um produto à base de álcool sem água que, quando aplicado em toda a superfície das mãos, reduz o número de microrganismos. Este é constituído de espumas à base de álcool ou gel contendo emolientes cosméticos para prevenir o ressecamento da pele. A antissepsia cirúrgica das mãos é uma lavagem antisséptica ou fricção com antisséptico que a equipe cirúrgica realiza antes de realizar um procedimento cirúrgico (Cap. 29).

A decisão de realizar a higienização das mãos depende de quatro fatores: (1) a intensidade ou o grau de contato com os pacientes ou objetos contaminados, (2) a quantidade de contaminação que pode ocorrer com o contato, (3) a susceptibilidade do paciente ou do profissional de saúde para a infecção e (4) o procedimento ou a atividade a ser realizada (Haas, 2009). *A higienização das mãos não é uma opção.* É uma responsabilidade crítica de todos os profissionais de saúde. Diretrizes para a higienização das mãos (OMS, 2009; CDC, 2008):

1. Quando as mãos estiverem visivelmente sujas, quando houver contato com sangue ou outros fluidos corporais, antes de comer e após usar o banheiro, lavar as mãos com sabão e água ou sabão antimicrobiano e água.
2. Lavar as mãos se elas forem expostas a microrganismos formadores de esporos, tais como o *Clostridium difficile* ou *Bacillus anthracis*.
3. Se as mãos não estiverem visivelmente sujas, usar um produto à base de álcool para esfregar as mãos, descontaminando-as rotineiramente após situações clínicas:
   a. Antes e depois de ter contato direto com pacientes
   b. Antes de aplicar as luvas esterilizadas e inserir um dispositivo invasivo, como os cateteres urinários e os cateteres vasculares periféricos
   c. Após o contato com os fluidos corporais ou excreções, membranas mucosas ou pele não intacta
   d. Após o contato com curativos (se as mãos não estiverem visivelmente sujas)
   e. Quando passar de um local contaminado do corpo para outro limpo durante o atendimento ao paciente
   f. Após o contato com objetos inanimados (p. ex., equipamentos médicos) na vizinhança imediata do paciente
   g. Após a remoção das luvas

COLETA DE DADOS

1. Inspecionar a superfície das mãos quanto a fissuras ou cortes na pele ou nas cutículas. Cobrir eventuais lesões de pele com um curativo antes da prestação de cuidados ao paciente. Se as lesões são demasiadamente extensas sem possibilidade de cobertura, o enfermeiro pode ser impedido de realizar assistência direta ao paciente. *Justificativa: Cortes ou feridas abertas podem abrigar alta concentração de microrganismos. A política da instituição de saúde, muitas vezes, não permite aos enfermeiros cuidar de pacientes de alto risco se as lesões abertas estão presentes nas suas mãos.*
2. Inspecionar as mãos para verificar se há sujeira visível. *Justificativa: A sujeira visível exige a lavagem das mãos com água e sabão.*
3. Observar as condições das unhas. Evitar unhas artificiais, extensores e unhas longas ou mal cuidadas. As pontas das unhas naturais devem ser menores do que 0,5 cm do comprimento. Verificar a política da instituição de saúde. *Justificativa: As áreas subungueais da mão abrigam alta concentração de bactérias. As unhas longas e lascadas ou com esmalte gasto aumentam o número de bactérias residentes no local, exigindo higiene mais vigorosa das mãos. As unhas artificiais aumentam a carga microbiana nas mãos* (CDC, 2008).
4. Considerar o tipo de atividade de enfermagem que está sendo executada. A decisão de usar um antisséptico ou não depende do procedimento que o enfermeiro irá realizar e do estado imunológico do paciente. *Justificativa: Determina o uso da técnica de higiene das mãos.*

PLANEJAMENTO

Os **Resultados Esperados** incidem na prevenção da transmissão de infecção.

1. Mãos e áreas sob as unhas estão limpas e livres de detritos.

CAPÍTULO 5 Controle de Infecção

Delegação e Colaboração
A higienização das mãos é realizada por todos os cuidadores. A higienização das mãos não é opcional.

Equipamento
Lavagem das Mãos
- Facilidade de acesso à pia com água corrente quente
- Sabão antimicrobiano ou não antimicrobiano
- Toalhas de papel ou secador de ar
- Dispositivo descartável para limpeza das unhas (opcional)

Antisséptico para Fricção das Mãos
- Antisséptico à base de álcool sem água contendo emoliente

IMPLEMENTAÇÃO para HIGIENIZAÇÃO DAS MÃOS

ETAPAS	JUSTIFICATIVA
1. Certificar-se de que suas unhas estão curtas, bem apresentadas e lisas.	Muitos microrganismos nas mãos vêm de debaixo das unhas.
2. Puxar o relógio de pulso e as mangas compridas do uniforme acima dos pulsos. Evitar usar anéis quando proceder à limpeza das mãos.	Favorece acesso completo aos dedos, mãos e pulsos (CDC, 2002; OMS, 2009).
3. *Esfregar as mãos com antissépticos*	
a. Dispensar uma ampla quantidade do produto na palma de uma mão (ilustração).	Utilize o produto em quantidade suficiente para cobrir completamente as mãos.
b. Esfregar as mãos, cobrindo todas as suas superfícies e dedos com o antisséptico (ilustração).	Fornece tempo suficiente para a solução antimicrobiana agir.
c. Esfregar as mãos até que o álcool esteja seco. Permitir que as mãos sequem completamente antes de colocar as luvas.	Remove os organismos transitórios. A secagem completa garante a ação antimicrobiana.
4. *Lavagem das mãos com sabonete comum ou antimicrobiano*	
a. Permanecer à frente da pia, mantendo as mãos e o uniforme longe da superfície da pia. (Se as mãos tocarem a pia durante a sua lavagem, repetir as etapas.)	A pia é uma área contaminada. Chegar mais próximo à pia aumenta o risco de se tocar a borda contaminada.
b. Abrir a torneira, virando-a ou empurrando lateralmente os pedais de joelho para regular o fluxo e a temperatura.	Os pedais do joelho dentro da sala cirúrgica e nas áreas de tratamento são utilizados para evitar o contato das mãos com a torneira. As torneiras foram consideradas suscetíveis à contaminação com detritos orgânicos e microrganismos (AORN, 2007).
c. Evitar os respingos de água contra o uniforme.	Os microrganismos transitam e crescem em condições úmidas.
d. Regular o fluxo de água para que a temperatura esteja quente.	A água quente remove menos os óleos protetores.
e. Molhar completamente as mãos e os pulsos sob a água corrente. Manter as mãos e os antebraços mais baixos do que os cotovelos durante a lavagem.	As mãos são as partes mais contaminadas a serem lavadas. A água corre da área menos contaminada para a mais contaminada levando os microrganismos para dentro da pia.

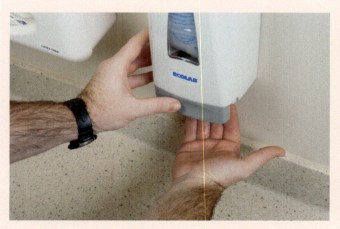

ETAPA 3a Aplicar antisséptico para as mãos, sem água.

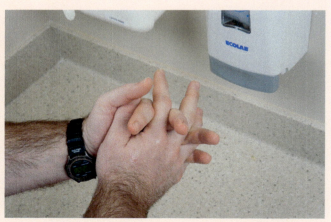

ETAPA 3b Friccionar as mãos meticulosamente.

HABILIDADE 5.1 Higienização das Mãos   63

ETAPAS	JUSTIFICATIVA
f. Aplicar 3 a 5 mL de sabão e esfregar as mãos vigorosamente, ensaboando bem (ilustração). Grânulos de sabão e preparações em folhetos podem ser usados.	Necessário para assegurar que todas as superfícies das mãos e dedos estejam cobertas pelo sabão e lavadas.
g. Higienizar as mãos com bastante espuma e friccionar *pelo menos 15 segundos*. Entrelaçar os dedos e esfregar as palmas e costas das mãos com movimentos circulares cerca de cinco vezes. Manter os dedos para baixo para facilitar a remoção de microrganismos.	O sabão limpa por emulsificação da gordura e do óleo, diminuindo a tensão da superfície. A fricção e o atrito mecânico desprendem e removem a sujeira e as bactérias transitórias. Os dedos entrelaçados e os polegares garantem que todas as superfícies sejam limpas.
h. As áreas subjacentes das unhas são muitas vezes sujas. Limpar com as unhas da outra mão e com sabão adicional ou com um objeto pontiagudo, tipo pau de laranjeira (*opcional*).	A área sob as unhas pode ser altamente contaminada, o que aumenta o risco de transmissão da infecção a partir do enfermeiro para o paciente.

⚡ **ALERTA DE SEGURANÇA** Não romper ou cortar a pele sob ou ao redor das unhas.

i. Lavar cuidadosamente as mãos e os pulsos, mantendo as mãos para baixo e os cotovelos para cima (ilustração).	A lavagem mecânica remove a sujidade e os microrganismos.
j. Secar completamente as mãos a partir dos dedos para os pulsos e antebraços com papel toalha ou ar quente.	A secagem da área mais limpa (ponta dos dedos) para a menos limpa (antebraços) evita a contaminação. A secagem impede as rachaduras e a pele áspera.

⚡ **ALERTA DE SEGURANÇA** As toalhas de papel devem ser dispensadas de forma limpa, sem o contato das mãos ou das toalhas de papel com outras superfícies.

k. Se for utilizada, descartar a toalha de papel no recipiente adequado.	Impede a transferência de microrganismos.
l. Usar a toalha de papel limpa e seca para fechar a torneira de mão. Evitar tocar a torneira com as mãos. Desligar a água com os pedais de joelho (se aplicável).	Impede a transferência de patógenos a partir da torneira para as mãos (Haas, 2009).
m. Se as mãos estiverem secas ou rachadas no final do turno, usar uma pequena quantidade de loção ou creme de dispensador de uso individual.	Existe o risco de crescimento do organismo em loção; portanto, ela não deve ser aplicada durante as atividades de atendimento ao paciente.

⚡ **ALERTA DE SEGURANÇA** Os recipientes de loção grandes e recarregáveis foram associados com IACS e não devem ser usados.

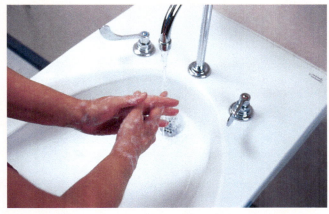

ETAPA 4f Ensaboar completamente as mãos.

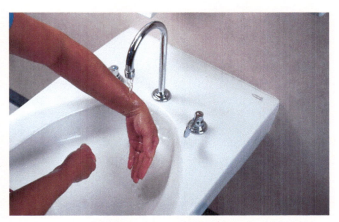

ETAPA 4i Enxaguar as mãos.

AVALIAÇÃO

1. Inspecionar as superfícies das mãos para sinais óbvios de sujidade ou outros contaminantes.
2. Inspecionar as mãos para dermatite ou pele rachada.

Resultados Inesperados e Intervenções Relacionadas

1. As mãos ou áreas sob as unhas permanecem sujas.
   a. Repetir a higienização das mãos.
2. O uso repetido de sabonetes antissépticos causa dermatite ou pele rachada.
   a. Lavar e secar bem as mãos evitando a quantidade excessiva de sabão; tentar diversos produtos, usar loções ou cremes para as mãos. Os recipientes pequenos são preferidos porque os grandes demonstraram abrigar agentes patogênicos.

Registro e Relato

- É desnecessário documentar a lavagem das mãos.
- Relatar dermatite, psoríase e cortes para os profissionais do departamento de saúde ocupacional ou serviço de controle de infecção.

Considerações Especiais
Geriatria

- Os idosos estão sob maior risco de infecção.
- O impacto da infecção é maior para os idosos. A higiene das mãos da equipe é essencial.

HABILIDADE 5.2 — APLICAÇÃO DE EQUIPAMENTO DE PROTEÇÃO INDIVIDUAL (EPI)

Certos procedimentos realizados à beira do leito de um paciente requerem a aplicação de EPIs, como máscara, gorro, óculos, avental ou luvas. As precauções-padrão exigem enfermeiros vestindo luvas limpas antes de entrar em contato com as membranas mucosas, pele não intacta, sangue, fluidos corporais ou outros materiais infecciosos. Os enfermeiros usam luvas rotineiramente ao executar uma variedade de procedimentos (p. ex., inserção de sonda nasogástrica, cuidado perineal, administração de enema). As máscaras são usadas quando os enfermeiros trabalham sobre áreas estéreis ou equipamentos, tais como uma mudança de curativo de cateter central. Os óculos de proteção se tornam importantes quando existe o risco de os olhos serem expostos aos respingos de sangue ou outros fluidos corporais.

Avaliar sempre o potencial de um paciente para a aquisição de uma infecção antes de se utilizar uma máscara ou outro EPI (p. ex., o paciente tem uma grande ferida aberta ou o enfermeiro tem uma infecção respiratória?). Ao usar uma máscara, troque-a quando se tornar úmida ou suja (p. ex., salpicada de sangue). Considerar o uso de uma touca cirúrgica para proteger o cabelo solto, que pode contaminar um campo esterilizado. Seguir as precauções-padrão, sempre usando o EPI.

COLETA DE DADOS

1. Rever o tipo de procedimento a ser realizado e consultar a política da instituição de saúde em relação ao uso de EPI. *Justificativa: Nem todos os procedimentos exigem o EPI. Garantir que o enfermeiro e o paciente estejam devidamente protegidos.*
2. Se o profissional de saúde apresentar sintomas de uma infecção respiratória, deve evitar a realização do procedimento ou usar uma máscara. *Justificativa: Um número maior de microrganismos patogênicos reside dentro do trato respiratório quando a infecção está presente.*
3. Avaliar o risco do paciente para a infecção (p. ex., os idosos, recém-nascidos, pacientes imunocomprometidos). *Justificativa: Alguns pacientes estão sob maior risco de contrair uma infecção,* assim o profissional de saúde deve usar barreiras adicionais de proteção.

PLANEJAMENTO

Os **Resultados Esperados** focam na prevenção de infecção localizada ou sistêmica.

1. O paciente permanece afebril 24 a 48 horas após o procedimento ou durante o curso de procedimentos repetidos.
2. O paciente não apresenta sinais de infecção localizada (p. ex., vermelhidão, dor, edema, drenagem) ou de infecção sistêmica (p. ex., febre, mudança na contagem de leucócitos) 24 horas após o procedimento.

Delegação e Colaboração

Todos os profissionais de saúde usam luvas limpas. A habilidade de aplicar o EPI pode ser delegada aos profissionais de enfermagem de nível médio (técnicos e auxiliares de enfermagem). Orientar a equipe de enfermagem para:

- Estar disponível para entregar os equipamentos ou ajudar com o posicionamento do paciente durante um procedimento estéril.
- Fazer a higienização das mãos após a remoção das luvas.

Equipamento

- Luvas limpas
- Aventais (os aventais podem ser descartáveis ou reutilizáveis dependendo do protocolo da instituição).
- Máscara
- Touca cirúrgica (OBSERVAÇÃO: Utilizar se necessário e conforme a política da instituição de saúde ou para garantir que o cabelo não contamine o campo esterilizado.)
- Grampos, elásticos, ou ambos
- Óculos de proteção (p. ex., óculos de proteção ou óculos com protetores laterais apropriados)

HABILIDADE 5.2 Aplicação de Equipamento de Proteção Individual (EPI)

IMPLEMENTAÇÃO para APLICAÇÃO DE EQUIPAMENTO DE PROTEÇÃO INDIVIDUAL

ETAPAS	JUSTIFICATIVA
1. **Veja Protocolo Padrão (ao final do livro).**	Evita a transmissão de microrganismos.
2. **Usar o avental** com a abertura para trás. Certificar-se de que ele cobre todas as peças de vestuário. Puxar as mangas até o punho. Amarrar firmemente no pescoço e na cintura.	Impede a transmissão da infecção e protege os profissionais da equipe de enfermagem quando o paciente apresentar drenagem ou produção de secreções.
3. **Usar uma touca.**	
a. Se o cabelo é longo, penteá-lo para trás das orelhas e prendê-lo.	A touca deve cobrir completamente o cabelo.
b. Prender o cabelo com grampos.	O cabelo longo não deve cair ou causar o deslizamento da touca e sua consequente exposição.
c. Colocar a touca sobre a cabeça como se fosse colocar uma rede de cabelo. Certificar-se de que todo o cabelo está dentro das bordas da touca.	O cabelo solto pairando sobre o campo estéril contamina os objetos presentes nesses campos.
4. **Colocar máscara.**	
a. Localizar a borda superior da máscara, que tem geralmente uma faixa de metal fino ao longo da borda.	O metal maleável encosta na ponte do nariz.
b. Segurar a máscara pelas duas tiras ou laços de cima mantendo a borda superior acima do nariz.	Impede o contato das mãos com a porção facial limpa de máscara. Máscara cobre todo o nariz.
c. Amarrar as duas tiras principais em um arco na parte superior da parte traseira da cabeça sobre a touca (se usada), mantendo-as acima das orelhas (ilustração).	A posição dos laços no topo da cabeça proporciona um ajuste apropriado. As cordas sobre as orelhas podem causar irritação.
d. Amarrar as duas tiras inferiores em um arco, confortavelmente ao redor do pescoço, com a máscara sob o queixo (ilustração).	Previne a transmissão de microrganismos pelas laterais da máscara quando o profissional conversa e respira.
e. Adaptar a banda de metal superior ao redor da ponte do nariz, moldando-a suavemente.	Previne a liberação dos microrganismos ao redor do nariz.
f. *Opção:* Em alguns casos, o profissional será obrigado a usar uma máscara equipada com respirador. O tipo e o teste de ajuste dependerão do tipo de precaução e da política da instituição.	
5. **Colocar os óculos de proteção.**	
a. Colocar os protetores oculares, óculos de proteção ou viseira de maneira mais confortável sobre os olhos e verificar se a visão é clara.	O posicionamento pode afetar a clareza de visão.
b. Certificar-se de que os óculos se encaixam confortavelmente em torno da testa e do rosto.	Assegura que os olhos estejam totalmente protegidos.

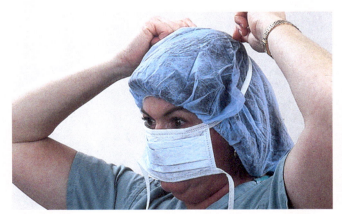

ETAPA 4c Amarrar as tiras superiores da máscara.

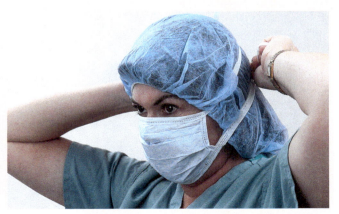

ETAPA 4d Amarrar as tiras inferiores da máscara.

(Continua)

CAPÍTULO 5 Controle de Infecção

ETAPAS	JUSTIFICATIVA
6. (OBSERVAÇÃO: Proporcionar um ambiente isento de látex se o paciente ou o profissional de saúde tem alergia ao material.) Puxar as luvas para cobrir o pulso (ilustração).	Evita a transmissão de microrganismos.
7. Remoção do EPI:	
a. Remover as luvas. Remover uma luva, segurando o punho e puxando-a de dentro para fora sobre a mão. Segurar a luva removida na mão enluvada. Deslizar os dedos da mão sem luva sob a luva remanescente no pulso (ver ilustração). Descalce a luva sobre a primeira luva. Descartar as luvas em recipiente adequado.	Evita a contaminação de cabelo, pescoço e região facial.
b. Remover os óculos. Evitar colocar as mãos sobre as lentes sujas.	Reduz a transmissão de microrganismos.
c. Remover o avental desapertando os laços e puxando-o do pescoço e ombros. Tocando apenas na parte interna, vire-o de dentro para fora, enrolar ou dobrar em um pacote e descartar.	A frente e as mangas do avental estão contaminadas. Evita transmissão de microrganismos.
d. Desatar as tiras superiores da máscara, segurar as tiras, desamarrar as de baixo e puxar a máscara do rosto, enquanto segura as tiras. Retirar a máscara do rosto (ilustrações).	Evita que a parte superior da máscara caia sobre o uniforme do enfermeiro. A superfície contaminada da máscara poderia então contaminar o uniforme.
e. Não tocar a superfície exterior da máscara. Descartar em recipiente forrado com plástico.	Previne a contaminação das mãos.
f. Segurar pela superfície externa da touca e retirá-la do cabelo.	Minimiza o contato das mãos com o cabelo.
g. Descartar a touca em recipiente adequado e realizar a higienização das mãos.	Reduz a transmissão de microrganismos.
8. **Veja Protocolo de Conclusão (ao final do livro).**	

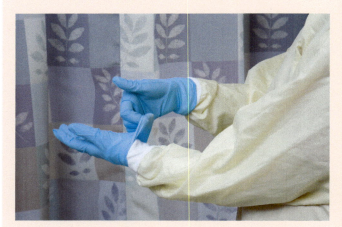

ETAPA 6 Vestindo as luvas sobre as mangas do avental.

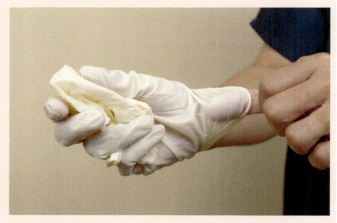

ETAPA 7a Remover a segunda luva enquanto segura a luva suja.

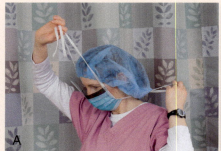

A

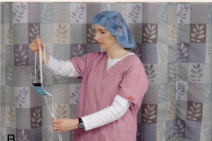

B

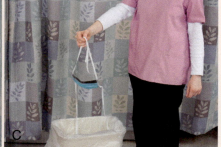

C

ETAPA 7d **A**, Desamarrar as tiras superiores da máscara. **B,** Remover a máscara da face. **C**, Desprezar a máscara no lixo.

HABILIDADE 5.3 Cuidado de Pacientes sob Precauções de Isolamento

AVALIAÇÃO
- Verificar a integridade da luva.

Considerações Especiais
Assistência Domiciliar (Home Care)
- Instruir o familiar cuidador sobre como e quando usar o EPI.
- Determinar a capacidade do familiar cuidador para observar os sinais de infecção.

Registro e Relato
É desnecessário documentar o uso de EPI.

HABILIDADE 5.3 CUIDADO DE PACIENTES SOB PRECAUÇÕES DE ISOLAMENTO

Quando um paciente tem uma fonte de infecção, os profissionais de saúde seguem as práticas específicas de controle e prevenção de infecção para reduzir o risco de contaminação cruzada para outros pacientes. As substâncias corporais, tais como fezes, urina, muco e drenagem de feridas, contêm organismos potencialmente infecciosos. O isolamento ou precauções de barreira incluem o uso de EPIs (Habilidade 5.2). Em 2007, o Hospital Infection Control Practices Advisory Commitee do CDC (2007) publicou diretrizes revisadas para as precauções de isolamento. As novas diretrizes contêm recomendações para a higiene/etiqueta respiratória como parte das precauções-padrão. As precauções-padrão ou o primeiro nível de precauções fazem parte dos cuidados de saúde para todos os pacientes (Tabela 5-l). O segundo nível (Tabela 5-1) inclui precauções para os pacientes com infecção conhecida ou suspeita. A adesão às precauções-padrão foi associada com a diminuição da exposição da pele, membrana mucosa e lesões percutâneas (p.ex., acidentes com agulha) (Brinsko, 2009).

Quando os pacientes estão infectados ou colonizados com microrganismos específicos, o CDC recomenda, além das precauções-padrão, as precauções baseadas no modo de transmissão desses microrganismos (CDC, 2007). Os serviços de saúde modificam essas diretrizes de acordo com a necessidade e conforme determinado pela legislação estadual ou local. As precauções de isolamento são baseadas no pressuposto de que os microrganismos são transmitidos por várias vias: contato, gotícula, aerossóis (ar ambiente), veículo comum e vetor. As diretrizes recomendam o uso de precauções de barreira para interromper o modo de transmissão (Habilidade 5.2). O isolamento ou precauções de barreira prescreve o uso específico de EPI quando um paciente é infectado ou colonizado com organismos específicos.

Os três tipos de precauções baseados em transmissão podem ser combinados para as doenças que têm várias vias de transmissão. Quer sejam isoladamente ou em combinação, são utilizados em adição às precauções-padrão. Quando um paciente requer isolamento, determina-se o motivo e o modo de transmissão, avaliando as providências a serem realizadas para identificar os equipamentos de barreira necessários. Por exemplo, um paciente em precauções por via aérea para o sarampo tem um organismo que pode transportar por esta via. Uma máscara é necessária ao entrar no quarto por qualquer motivo.

Um aspecto importante dos cuidados para um paciente em isolamento é a conformidade com a higienização das mãos e a troca de luvas entre exposições a locais do corpo e os equipamentos do paciente. As trocas de luvas e higienização das mãos de maneira inadequada entre as exposições a locais do corpo podem levar à contaminação de outras regiões previamente não colonizadas (Haas, 2009). Por exemplo, não permitir que os microrganismos em secreções respiratórias de um paciente se espalhem durante a inserção de um cateter central, por meio de suas mãos enluvadas. Mudar as luvas após o paciente expectorar, realizar a higienização das mãos e reaplicar as luvas em tal situação. A não conformidade com a mudança da luva e a higienização das mãos aumenta o risco de IACS.

COLETA DE DADOS

1. Avaliar o histórico médico do paciente e possível indicação para isolamento (p.ex., tosse purulenta produtiva, maior drenagem da ferida). Rever as precauções necessárias para a categoria específica de isolamento.
2. Rever os resultados de testes laboratoriais (p. ex., cultura da ferida, esfregaço para bacilo acidorresistente (BAR), alterações na contagem de leucócitos). *Justificativa: Revela o tipo de organismo infectante de um paciente.*
3. Considerar os tipos de medidas e cuidados a serem executados enquanto estiver no quarto do paciente. *Justificativa: Permite ao enfermeiro organizar todo o equipamento necessário no quarto.*
4. Determinar, a partir do plano de assistência de enfermagem, colegas de enfermagem, ou membros da família, o estado emocional do paciente e a reação ao isolamento. Avaliar também a compreensão do paciente sobre o propósito do isolamento. *Justificativa: Permite o planejamento para adequado apoio social e educação.*
5. Avaliar se o paciente tem alergia conhecida ao látex. Se uma alergia estiver presente, usar luvas sem látex e referir-se à política da instituição de saúde e aos recursos disponíveis para fornecer o cuidado completo sem o látex. *Justificativa: Protege paciente de resposta alérgica grave.*

PLANEJAMENTO

Os **Resultados Esperados** focam a prevenção de transmissão de infecção ao profissional e a outros pacientes, assim como melhora o conhecimento do paciente sobre a finalidade do isolamento.

1. O paciente e/ou a família verbaliza o propósito de isolamento e o plano de tratamento.
2. A infecção não se desenvolve em pacientes vizinhos.

Delegação e Colaboração

A avaliação do estado do paciente e a definição dos tipos de cuidados a serem realizados não podem ser delegadas aos profissionais

TABELA 5-1 CENTROS DE CONTROLE DE DOENÇAS E DIRETRIZES DE PREVENÇÃO DE ISOLAMENTO

Precauções-padrão (Nível I) para Uso com todos os Pacientes

- As precauções-padrão se aplicam ao sangue, produtos com sangue, todos os fluidos corporais, secreções, excreções (exceto suor), pele não intacta e membranas mucosas.
- Realizar a higiene das mãos antes do contato direto com os pacientes, entre os contatos de pacientes, após o contato com sangue, fluidos do corpo, secreções, excreções e com equipamentos e ou artigos contaminados por eles, e imediatamente após a remoção das luvas.
- Quando as mãos estiverem visivelmente sujas ou contaminadas com sangue ou fluidos corporais, deve-se lavá-las com água e sabão não antimicrobiano ou sabão antimicrobiano.
- Quando as mãos não estiverem visivelmente sujas ou contaminadas com sangue ou fluidos corporais, pode-se usar um produto à base de álcool para esfregar as mãos e executar a higiene.
- Lavar as mãos com sabão não antimicrobiano e água se for provável que um contato com esporos (p. ex., *Clostridium difficile*) tenha ocorrido.
- Não usar unhas artificiais ou extensores se as atribuições incluem contato direto com pacientes de alto risco para infecção e associado a resultados adversos.
- Usar as luvas ao manusear sangue, fluidos corporais, secreções, excreções, pele não intacta, mucosas ou itens ou superfícies contaminados. Remover as luvas e realizar a higiene das mãos entre o atendimento de pacientes e quando o contato segue de um local do corpo contaminado para um limpo.
- Usar o EPI quando a interação prévia com o paciente indica que o contato com o sangue ou fluidos corporais pode ocorrer.
- O quarto privativo é desnecessário, a menos que as condições de higiene do paciente sejam ruins. Verificar com o profissional do serviço de prevenção e controle de infecção da instituição de saúde.
- Descartar todos os instrumentos cortantes contaminados e agulhas em recipientes resistentes à perfuração. Os serviços de saúde devem ter dispositivos sem agulha disponíveis. Todas as agulhas devem ser eliminadas sem a tampa ou utilizar um dispositivo mecânico de segurança para encapá-las.
- Protocolo de higiene respiratória/tosse: os pacientes devem cobrir o nariz/boca quando tossem ou espirram; utilizar lenços, gazes ou compressas para conter as secreções respiratórias e descartá-los no recipiente de resíduos mais próximo; realizar a higiene das mãos após o contato com as secreções respiratórias e objetos/materiais contaminados; conter secreções respiratórias com procedimento ou máscara cirúrgica; sentar pelo menos a 3 metros de distância de outros ao tossir.

Precauções Baseadas em Transmissão (Nível Dois) para Uso com Tipos Específicos de Pacientes

CATEGORIA	DOENÇA	BARREIRA DE PROTEÇÃO
Precauções ambientais (aerossóis)	Núcleos de gotículas menores que 5 mícrons, que transmitem sarampo, catapora (varicela), varicela-zóster disseminada, tuberculose pulmonar ou laríngea	Quarto privativo, fluxo de ar com pressão negativa de pelo menos 6 a 12 trocas por hora através de filtro HEPA, máscara ou dispositivo de proteção respiratória, respirador N95.
Precauções de gotículas	Gotículas maiores do que 5 mícrons; permanecer a 3 metros do paciente; difteria (faríngea), rubéola, faringite estreptocócica, pneumonia, ou escarlatina em lactentes e crianças jovens, coqueluche, caxumba, pneumonia *Mycoplasma* pneumonia, pneumonia meningocócica ou sepse, peste pneumônica	Quarto privativo ou com pacientes com doença semelhante, máscara ou respirador (consultar a política da instituição de saúde)
Precauções de contato	Contato direto com o paciente ou contato ambiental, colonização ou infecção com organismos multirresistentes, como VRE e MRSA, *Clostridium difficile*, vírus sincicial respiratório, *Shigella* e outros patógenos entéricos, maioria das infecções de feridas, herpes simples, escabiose, varicela-zóster (disseminada)	Quarto privativo ou com pacientes com doença semelhante (ver política da instituição de saúde), luvas, aventais
Ambiente protetor	Transplantes de células-tronco alogênicas hematopoiéticas	Quarto privativo, fluxo de ar positivo com 12 ou mais trocas de ar por hora; filtragem HEPA para entrada de ar; máscara, luvas, aventais

Modificado de Centers for Disease Control and Prevention, Hospital Infection Control Practice Advisory Committee; Guidelines for isolation precautions in hospitals, *MMWR Morb Mortal Wkly Rep* 57/RR-I6:39, 2007.

HABILIDADE 5.3 Cuidado de Pacientes sob Precauções de Isolamento

de enfermagem de nível médio (técnicos e auxiliares de enfermagem). Já a habilidade de cuidar de pacientes em precauções de isolamento pode ser delegada. Orientar os profissionais da equipe de enfermagem para:

- Analisar o motivo de o paciente estar sob precauções de isolamento
- Instruir os tipos de alterações clínicas a serem relatadas
- Avisar sobre os fatores de alto risco para a transmissão da infecção, pertinentes ao paciente

Equipamento

- Luvas limpas, máscara, óculos de proteção ou óculos de vidro, viseira e avental (os aventais podem ser descartáveis ou reutilizáveis dependendo da política da instituição de saúde.)
- Cotonete com desinfetante (p. ex., álcool isopropílico, com ou sem gluconato de clorexidina)
- Outros equipamentos de cuidados ao paciente (se necessário) (p. ex., itens de higiene, medicamentos, itens de troca de curativo)
- Saco de roupa suja e cesto de lixo
- Sinalizador de porta indicando o tipo de isolamento em uso e/ou solicitação aos visitantes para apresentarem-se ao posto de enfermagem antes de entrar no quarto

IMPLEMENTAÇÃO para O CUIDADO DE PACIENTES SOB PRECAUÇÕES DE ISOLAMENTO

ETAPAS	JUSTIFICATIVA
1. **Veja Protocolo Padrão (ao final do livro).**	
2. Preparar todo o equipamento a ser utilizado no quarto do paciente. Em muitos casos, os equipamentos utilizados no cuidado ao paciente, como estetoscópios, aparelhos de medida da pressão arterial e termômetros, devem permanecer no quarto até que o doente receba alta. Se o paciente está infectado ou colonizado com organismo resistente (p.ex., *enterococcus* resistente à vancomicina, *Staphylococcus aureus* resistente à meticilina), o equipamento permanece no quarto e é completamente desinfetado antes da sua remoção (ver política da instituição de saúde).	O CDC recomenda o uso de equipamento dedicado a cuidados de paciente não crítico (CDC, 2007).
3. Entrar no quarto do paciente e manter-se perto da porta. Apresentar-se e explicar os cuidados que você realizará e o propósito das precauções de isolamento, antes de aplicar o EPI.	Permite que o paciente perceba o cuidado do profissional para não se expor ao risco de transmissão da infecção.
4. Preparar-se para a entrada no quarto de isolamento.	
a. Colocar o avental certificando-se de que ele cobre todo o vestuário; puxar as mangas até o pulso. Amarrar firmemente no pescoço e na cintura.	Evita a transmissão de infecção quando o paciente tem drenagem ou liberação excessiva de secreções. Também reduz a contaminação de roupa a partir de respingos de secreções.
b. Colocar a máscara cirúrgica ou o respirador em torno da boca e do nariz (a depender do tipo de organismo e da política da instituição), se necessário. Amarrar ou anexar a máscara com segurança para se certificar de que ela se encaixa perfeitamente.	Evita a exposição a microrganismos do ar ou de respingos de secreções.
c. Colocar os óculos ou óculos de proteção confortavelmente em torno do rosto e dos olhos (quando necessário).	Protege o profissional da exposição a microrganismos que podem ocorrer durante os salpicos de fluidos contaminados.
d. (NOTA: Usar luvas isentas de partículas de pó de látex se o paciente ou o trabalhador de saúde tem alergia ao látex.) Quando usar luvas com o avental, trazer os punhos das luvas acima do punho das mangas.	As luvas são aplicadas por último, para que possam ser colocadas sobre os punhos do avental.
5. Entrar no quarto do paciente. Organizar os materiais e os equipamentos. (Se os equipamentos forem removidos do quarto para serem reutilizados, cobri-los com papel toalha limpo.)	Minimiza a contaminação de itens utilizados nos cuidados.
6. Avaliar os sinais vitais (Cap. 6).	
a. O equipamento reutilizável deve ser completamente desinfetado quando removido do quarto.	Diminui o risco de transmissão de infecção para outro paciente.
b. Se o estetoscópio é reutilizável, limpar o diafragma e as olivas com álcool a 70% ou germicida aprovado pela instituição. Mantê-lo sobre uma superfície limpa.	Reduz as colônias bacterianas e a chance de disseminação da infecção antes de sua reutilização (CDC, 2007).
c. Usar um termômetro individual eletrônico ou descartável.	Evita a contaminação cruzada.

(Continua)

ETAPAS	JUSTIFICATIVA

7. Administrar os medicamentos (Caps. 21 a 23).
   a. Dar o medicamento por via oral, contido em invólucro ou copo.
   b. Descartar o invólucro ou copo.
   c. Administrar injeção certificando-se de usar as luvas.
   d. Descartar a seringa sem a agulha ou a agulha embainhada com segurança em recipiente apropriado.
	
	Reduz o risco de exposição ao sangue.
	Os dispositivos sem agulha devem ser usados para reduzir o risco de ferimentos de agulha e lesões cortantes em trabalhadores de saúde.

8. Realizar a higiene, incentivando o paciente para discutir questões ou preocupações sobre o isolamento.
   a. Evitar que o avental de isolamento se molhe. Transportar a bacia de água distante do avental; evitar inclinar-se contra a mesa molhada.
   b. Remover a roupa de cama; evitar o contato com a roupa de isolamento. Colocar em saco de tecido à prova de vazamentos.
   c. Fornecer a roupa de cama limpa e um conjunto de toalhas.
   d. Trocar de luvas e higienizar as mãos se elas se tornarem excessivamente sujas e ainda for necessário outros cuidados.
	
	A umidade permite aos organismos moverem-se através da roupa para o uniforme.
	
	A roupa suja com fluidos corporais do paciente deve ser manuseada de modo a evitar o contato com a roupa limpa.

9. Coletar amostras (Cap. 8).
   a. Colocar o recipiente de amostra sobre papel toalha limpo no banheiro do paciente e proceder à coleta de espécime de fluidos corporais.
   b. Transferir a coleta para o recipiente de amostra sem contaminar seu lado externo. Após a remoção das luvas, colocar o recipiente em um saco plástico de risco biológico; concluir aplicando o rótulo de risco biológico no lado externo do saco e transportar para o laboratório. Realizar a higiene das mãos e recolocar as luvas se houver procedimentos adicionais a serem realizados.
	
	O recipiente será retirado do quarto do paciente; assim a superfície exterior não estará contaminada.

10. Dispor roupas, lixo e outros itens descartáveis.
   a. Usar sacos individuais impermeáveis e resistentes à umidade para conter artigos sujos. Usar saco duplo se o saco externo estiver rasgado ou contaminado.
   b. Amarrar firmemente a extremidade dos sacos.
	
	As roupas de cama e ou resíduos devem ser contidos para evitar completamente a exposição do pessoal ao material infeccioso.
	O excesso de sujidade pode fazer com que o lado externo do primeiro saco se torne contaminado.

11. Remover todas as peças reutilizáveis do equipamento. Limpar com desinfetante qualquer superfície contaminada (ver política da instituição de saúde).	Os itens devem ser devidamente limpos, desinfetados ou esterilizados para serem reutilizados.
12. Reabastecer o quarto quando necessário. Ter à mão todos os novos suprimentos necessários.	Limitar percursos dentro e fora do quarto reduz a exposição do profissional e do paciente aos microrganismos.

13. Deixar o quarto de isolamento. A remoção do EPI depende do que é usado no quarto. Essa sequência descreve as etapas a realizar se foi necessário utilizar todas as barreiras (CDC, 2007).
   a. Remover as luvas. (Habilidade 5.2, Etapa 7a)
   b. Remover os óculos ou óculos de proteção.
   c. Desatar as tiras do avental da cintura e do pescoço. Permitir que o avental deslize sobre os ombros (ilustração). Retirar as mãos de dentro das luvas sem tocar a parte externa do avental. Manter o avental sobre os ombros e dobrá-lo de dentro para fora. Desprezar a roupa descartável em saco de lixo.
	
	Impede o profissional de entrar em contato com a superfície externa da luva contaminada.
	
	As mãos não entram em contato com a frente suja do avental e, portanto, não se contaminam.

HABILIDADE 5.3 Cuidado de Pacientes sob Precauções de Isolamento

ETAPAS	JUSTIFICATIVA

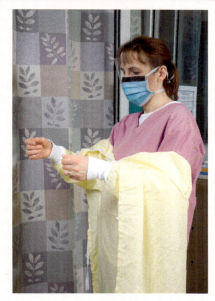

ETAPA 13c Enfermeira removendo o avental.

d. Retirar a máscara. Se ela estiver presa sobre as orelhas, remover os elásticos e puxar a máscara do rosto. Para a máscara de amarrar, enquanto segura as tiras, desatar as de cima. Em seguida, desamarrar as tiras inferiores. Retirar a máscara do rosto e desprezar em recipiente de lixo. (Não tocar a superfície externa da máscara.) Se respingar fluidos corporais na máscara, dispô-la em recipiente para resíduos de risco biológico.	As mãos sem luvas não estão contaminadas por tocar as tiras da máscara.
e. Higienizar as mãos.	
f. Recuperar o relógio de pulso e o estetoscópio (a menos que ele permaneça no quarto) e registrar os sinais vitais em um papel de anotações ou toalha de papel limpa.	As mãos limpas podem entrar em contato com os itens limpos.
g. Explicar ao paciente quando você planeja retornar ao quarto. Perguntar se o paciente necessita de alguma coisa, como itens de higiene pessoal, livros ou se tem quaisquer pedidos ou necessidades.	
h. Deixar o quarto e fechar a porta, se necessário. (Fechar a porta se o paciente encontra-se sob precauções de vias aéreas.)	Mantendo a porta aberta por muito tempo equaliza a pressão no quarto e permite que os organismos se disseminem para fora.

14. **Veja Protocolo de Conclusão (ao final do livro).**

AVALIAÇÃO

1. Pedir ao paciente e ao familiar para explicarem o propósito do isolamento em relação à condição diagnosticada.
2. Enquanto estiver no quarto, perguntar se o paciente tem alguma questão relacionada à sua saúde.

Resultados Inesperados e Intervenções Relacionadas

1. O paciente evita discussões sobre assuntos gerais e terapêuticos.
   a. Conferir com o paciente, família e ou outra pessoa significante e determinar a melhor abordagem para reduzir a sensação de solidão e depressão do paciente.
   b. Usar a escuta terapêutica.

2. O organismo infeccioso se espalha para outros pacientes.
   a. Conferir com o provedor sobre quem pode recomendar uma consulta de doença infecciosa.
   b. Determinar precauções de isolamento adequadas para com outros pacientes afetados.

Registro e Relato

- Procedimentos realizados (incluindo a educação) e a resposta do paciente
- Tipo de isolamento em uso e o microrganismo (se conhecido)
- Resposta do paciente ao isolamento

Amostra de Documentação

13h20 Isolamento de contato no local para *Salmonella* nas fezes. Paciente incontinente de fezes líquidas. Esposa à beira do leito, perguntando sobre os equipamentos de barreira. Foi discutido o modo pelo qual a *Salmonella* é transmitida e explicada a finalidade de lavagem das mãos e uso de avental e luvas. A esposa verbaliza compreender, ao solicitar luvas e avental para ajudar na limpeza.

Considerações Especiais

Pediatria

- O isolamento gera sentimento de separação da família e perda de controle. O ambiente estranho confunde a criança. Os pré-escolares são incapazes de entender a relação causa e efeito para o isolamento. As crianças mais velhas podem ser capazes de compreender a causa, mas ainda fantasiam.
- As crianças exigem explicações simples (p. ex., "Você precisa estar neste quarto para que se sinta melhor"). Todas as barreiras utilizadas devem ser apresentadas para a criança. Envolver os pais em quaisquer explicações. Os profissionais permitem às crianças verem seus rostos antes de aplicar máscaras, para que elas não se assustem (Hockenberry e Wilson, 2007).

Geriatria

- O isolamento pode ser uma preocupação para os idosos, especialmente aqueles que têm sinais e sintomas de confusão ou depressão. Os pacientes muitas vezes tornam-se mais confusos quando se deparam com um profissional usando precauções de barreira ou quando são deixados em um quarto com a porta fechada. Avaliar a necessidade de fechar a porta (quarto com fluxo de pressão de ar negativa) junto com a segurança do paciente e medidas de segurança adicionais necessárias.
- Avaliar o idoso para os sinais de depressão: perda do apetite, diminuição nas comunicações verbais ou incapacidade de dormir.

Assistência Domiciliar *(Home Care)*

- Se o paciente retorna para casa com ferimento com drenagem ou tosse produtiva, orientar a família sobre potenciais fontes de contaminação no lar e técnicas para a eliminação de quaisquer resíduos biológicos, em conformidade com a legislação.
- Encorajar os pacientes e familiares para usar a higiene vigilante das mãos e evitar o compartilhamento de itens de cuidados pessoais com outros membros família.
- Orientar os pacientes a usarem uma solução de lixívia a 5% (1:100) ao executar a limpeza da cozinha e do banheiro em situações de derramamento de sangue ou outros fluidos corporais.

INSTRUÇÃO PARA O PROCEDIMENTO 5.1
Precauções Especiais para Tuberculose

Em 1994, o CDC publicou diretrizes para a prevenção da transmissão de tuberculose (TB) em serviços de saúde. O CDC atualmente orienta para a prevenção e controle de TB com enfoque na detecção precoce da infecção, protegendo os contatos próximos dos doentes com tuberculose ativa e aplicação eficaz de medidas de controle da infecção em serviços de saúde. O isolamento em casos de suspeita ou confirmação de TB inclui as precauções das vias aéreas (por aerossóis) em um quarto com pressão negativa para um único doente.

As diretrizes do OSHA e CDC exigem que os trabalhadores de saúde que cuidam de pacientes com tuberculose suspeita ou confirmada utilizem respiradores especiais (p. ex., N95 ou P100). Esses respiradores são máscaras de alta eficiência que têm a capacidade de filtrar 95% ou mais das partículas. Os profissionais de saúde que usam esses respiradores devem testar o ajuste da máscara, um procedimento para determinar se ela está colocada de uma maneira confiável, a fim de obter uma fuga de no máximo de 10% ou menos de partículas da máscara (Roberge, 2008). O OSHA também exige que os empregadores forneçam treinamento sobre a transmissão da TB, especialmente em áreas onde o risco de exposição é elevado. Além disso, o CDC atualmente recomenda a utilização do QuantiFERON TB-Gold teste (QFT-G) (CDC, 2006b), um exame de sangue em substituição ao tradicional teste cutâneo de Mantoux para a TB. As vantagens do teste QFT-G devem-se ao fato de ele não exigir respostas de medidas por meio de testes subsequentes e os resultados não estão sujeitos a vieses de leitura.

Delegação e Colaboração

A avaliação do estado do paciente e a definição dos tipos de cuidados a serem realizados não podem ser delegadas aos profissionais de enfermagem de nível médio (técnicos e auxiliares de enfermagem). Já a habilidade de cuidar de pacientes em precauções de isolamento pode ser delegada. Orientar os profissionais da equipe de enfermagem para:

- Esclarecimentos sobre as precauções usadas em isolamento de TB, incluindo o ajuste da máscara
- Instruções quanto ao tipo de alterações clínicas a serem relatadas

Equipamento

- Quarto de isolamento de tuberculose com fluxo de ar negativo
- Respiradores N95 ou P100
- Luvas limpas, avental, óculos de proteção (a depender da condição clínica do paciente)
- Itens de cuidados básicos (p. ex., equipamentos de medicação, itens de higiene)

Etapas do Procedimento

1. Avaliar o risco potencial para infecção pulmonar ou TB laríngea (p. ex., documentação de esfregaço ou cultura BAR positiva, sinais ou sintomas de TB).
2. **Veja Protocolo Padrão (ao final do livro).**
3. Antes de entrar no quarto, colocar a máscara recomendada. Ter certeza de que ela se encaixa perfeitamente.
4. Explicar o propósito da cultura BAR e do isolamento aos pacientes, familiares e outros.
5. Instruir o paciente a cobrir a boca com lenço de papel quando tossir e usar a máscara cirúrgica descartável quando sair do quarto.

HABILIDADE 5.4 Preparo de Campo Estéril

INSTRUÇÃO PARA O PROCEDIMENTO 5.1
Precauções Especiais para Tuberculose *(cont.)*

6. Prestar cuidados de higiene (Cap. 10).
7. Deixar o quarto e fechar a porta.
8. **Protocolo de Conclusão (ao final do livro).**
9. Colocar a máscara reutilizável em saco de papel específico para o seu armazenamento e reutilização, tomando cuidado para não esmagar a máscara. (Confira a política da instituição de saúde para o número de vezes que ela pode ser reutilizada.)
10. Avaliar os dados laboratoriais dos pacientes para quantidade de esfregaços BAR repetidos que podem estar negativos.
11. Pedir ao paciente e/ou familiares para identificar o método de transmissão de TB.
12. Estar alerta e avaliar quaisquer sintomas respiratórios suspeitos em pacientes vizinhos.

HABILIDADE 5.4 PREPARO DE CAMPO ESTÉRIL

A realização de procedimentos estéreis assépticos requer uma área de trabalho na qual os objetos podem ser manipulados com risco mínimo de contaminação. Um campo esterilizado proporciona uma superfície para a colocação de material esterilizado. É uma área considerada livre de microrganismos e pode consistir de um *kit* ou bandeja estéril, uma superfície de trabalho coberta com uma toalha ou invólucro estéril ou uma mesa coberta com um campo grande estéril (Church e Bjerke, 2009). Os campos estéreis estabelecem um campo em torno de um local para realizar procedimentos estéreis, tais como incisão cirúrgica, punção venosa ou introdução de uma sonda vesical de demora. Os campos também proporcionam uma superfície para a colocação suprimentos estéreis e sua manipulação com luvas esterilizadas. Os campos estão disponíveis em papel, pano e plástico. Eles podem ser acondicionados em embalagens individuais esterilizadas ou incluídos dentro de *kits* estéreis ou em bandejas. Esses *kits* ou bandejas contêm indicadores externos e internos (químicos) que indicam que o item foi submetido ao processo de esterilização. Após a abertura do *kit*, a superfície interna da tampa pode ser usada como um campo estéril. A maioria dos campos é resistente a fluidos. Existem vários estilos, formas e tamanhos de campos. Por exemplo, o cateterismo vesical e *kits* de aspiração traqueal contêm itens estéreis que podem ser movidos com a bandeja e recipientes nos quais as soluções estéreis podem ser derramadas. Após criar um campo estéril, você é responsável por executar o procedimento e certificar-se que o campo não seja contaminado.

COLETA DE DADOS

1. Verificar se o procedimento requer técnica asséptica cirúrgica.
2. Avaliar o conforto do paciente, a necessidade de oxigênio e de eliminação antes do procedimento. *Justificativa: Certos procedimentos estéreis podem durar um longo tempo. Antecipar as necessidades do paciente a fim de que o paciente possa relaxar e evitar qualquer movimento desnecessário que poderia perturbar o procedimento.*
3. Instruir o paciente para não tocar a superfície de trabalho ou os equipamentos durante o procedimento e permanecer parado.
4. Avaliar a alergia ao látex. *Justificativa: Uma avaliação focada pode revelar a alergia ao látex, mesmo quando nenhuma alergia conhecida é indicada durante a revisão de prontuários.*
5. Verificar a integridade da embalagem estéril quanto a furos, rasgos, descoloração, data de validade e umidade. Se estiver usando materiais comercialmente empacotados ou preparados pela instituição de saúde, verificar o indicador de esterilização. *Justificativa: A inspeção do pacote assegura que apenas os itens estéreis são apresentados ao campo estéril* (AORN, 2007).
6. Antecipar o número e a variedade de materiais necessários para o procedimento. *Justificativa: Garante que o procedimento seja organizado de modo a evitar quebra da técnica asséptica.*

PLANEJAMENTO

Os **Resultados Esperados** focam a prevenção de infecção localizada ou sistêmica.
1. O paciente permanece afebril 24 a 48 horas após um procedimento ou durante o curso de procedimentos repetidos.
2. O campo estéril não está contaminado.
3. O paciente não apresenta sinais de infecção localizada (p. ex., vermelhidão, dor, edema, drenagem) ou infecção sistêmica (p. ex., febre, alteração na contagem de leucócitos) 24 horas após o procedimento.

Delegação e Colaboração

A habilidade para preparar um campo esterilizado não pode ser delegada ao pessoal de apoio de enfermagem (NAP), exceto no caso de técnicos treinados em técnicas cirúrgicas assépticas. Instruir o pessoal de apoio de enfermagem (NAP) para:
- Auxiliar no posicionamento de pacientes e obtenção necessária de suprimentos.

Equipamento

- Luvas estéreis
- Campo ou *kit* estéril a ser utilizado como um campo esterilizado
- Avental estéril (conforme política da instituição de saúde)
- Touca descartável e máscara (conforme política da instituição de saúde)
- Equipamento estéril e soluções específicas para o procedimento
- Mesa na altura da cintura ou superfície de bancada
- Óculos de proteção

IMPLEMENTAÇÃO para O PREPARO DE CAMPO ESTÉRIL

ETAPAS	JUSTIFICATIVA
1. **Veja Protocolo Padrão (ao final do livro).**	
2. Completar todas as tarefas de cuidado prioritário antes de começar o procedimento.	Os campos estéreis devem ser preparados o mais perto possível do momento de uso (AORN, 2007).
3. Pedir aos visitantes para se retirarem do quarto por alguns momentos durante o procedimento. Desencorajar o movimento causado pelos profissionais que somente assistem ao procedimento.	O tráfego e o movimento aumentam o potencial para a contaminação através da disseminação de microrganismos por correntes de ar.
4. Aplicar EPI conforme necessário (consultar a política da instituição de saúde) (Habilidade 5.2).	
5. Selecionar uma superfície de trabalho limpa, plana, seca e acima do nível da cintura.	Um objeto estéril abaixo da cintura de uma pessoa é considerado contaminado.
6. Verificar as datas de validade de esterilização em todos os *kits*, embalagens e insumos, para ter certeza de que estão estéreis.	
7. Higienizar as mãos.	Reduz a transmissão de microrganismos.
8. Preparar a superfície estéril de trabalho.	
a. *Kit comercial estéril ou bandeja contendo itens estéreis:*	
(1) Colocar o *kit* estéril ou pacote contendo itens estéreis na superfície de trabalho.	Uma vez criado, o campo é estéril somente no nível da mesa.
(2) Abrir tampa protetora de poeira e retirar o *kit*, colocando-o na superfície de trabalho.	O *kit* interno permanece estéril.
(3) Segurar a borda externa da ponta da aba externa.	A superfície externa do pacote é considerada não esterilizada. Existe uma margem de 2,5 cm em torno de qualquer campo estéril ou envoltório que é considerada contaminada.
(4) Abra a aba externa distante do corpo, mantendo o braço estendido e longe do campo estéril (ilustração).	O avanço sobre o campo estéril o contamina.
(5) Segurar a borda externa do primeiro lado da aba.	A borda externa é considerada não esterilizada.
(6) Abrir a aba lateral, puxando-a para o lado e permitindo que ela deite-se na superfície da mesa. Manter o braço para o lado e não estendido sobre a superfície estéril (ilustração).	O campo ou a aba devem ficar na posição horizontal para que ele não se levante acidentalmente e contamine a superfície interna ou os itens estéreis colocados sobre a sua superfície.

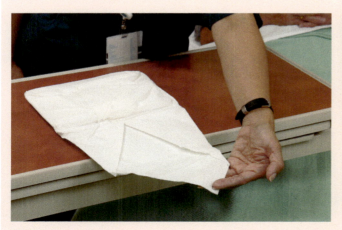

ETAPA 8a(4) Abrir a aba externa do *kit* estéril para longe do corpo.

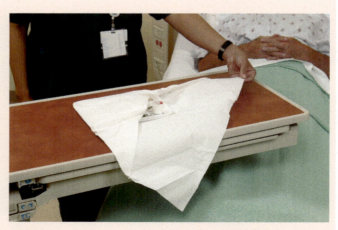

ETAPA 8a(6) Abrir a primeira aba lateral puxando para o lado.

HABILIDADE 5.4 Preparo de Campo Estéril

ETAPAS	JUSTIFICATIVA
(7) Segurar a borda externa da segunda aba lateral. Repetir a etapa 8a (6) para a abertura da segunda aba lateral (ilustração).	
(8) Segurar a borda externa, a última e mais interna do retalho.	
(9) Manter-se distante do pacote estéril e puxar o retalho para trás, permitindo que ele se estenda sobre a superfície de trabalho (ilustração).	Aproximar-se do campo estéril, o contamina.
b. Pacote envolto em tecido de algodão estéril	
(1) Colocar o pacote na superfície de trabalho acima do nível da cintura.	Os itens colocados abaixo do nível da cintura são considerados contaminados.
(2) Remover a vedação de fita e desembrulhar as duas camadas, seguindo as etapas 8a(2) a 8a(9) com o *kit* estéril.	
(3) Usar o invólucro de tecido aberto como campo estéril.	A superfície interna do invólucro é considerada estéril.
c. Campo estéril	
(1) Colocar o pacote contendo o campo estéril sobre a superfície de trabalho e abrir, tal como descrito nas etapas 8a(2) a 8a(9) para o pacote estéril.	Assegurar a esterilidade dos campos embalados.
(2) Vestir as luvas estéreis. (Nota: Esta é uma opção, dependendo da política da instituição de saúde. A borda externa - 2,5cm (1 polegada) - do campo pode ser tocada sem usar as luvas.)	
(3) Segurar a borda superior dobrada do campo com as pontas dos dedos de uma mão. Levantar cuidadosamente o campo do seu invólucro sem tocar em qualquer objeto.	Se um objeto estéril toca em qualquer objeto não estéril, torna-se contaminado.
(4) Permitir que o campo se desenrole, mantendo-o acima da cintura e da superfície de trabalho e afastado do corpo. (Cuidadosamente descarte o invólucro externo com a outra mão.)	O objeto mantido abaixo da cintura da pessoa ou acima do peito é contaminado.

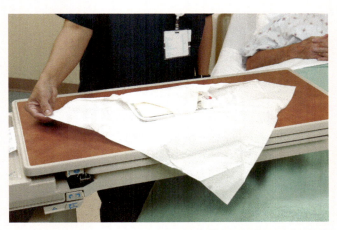

ETAPA 8a(7) Abrir a segunda aba lateral puxando para o lado.

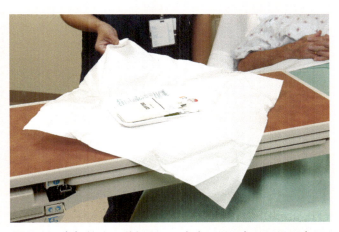

ETAPA 8a(9) Abrir a última e mais interna aba mantendo-se afastado do campo estéril.

(Continua)

ETAPAS	JUSTIFICATIVA
(5) Com a outra mão, alcançar o canto adjacente do campo. Segurar o campo para cima e longe do seu corpo (ilustração).	O campo pode agora ser posicionado adequadamente com as duas mãos.
(6) Mantendo o campo na primeira posição, deitar a metade inferior sobre a metade superior na superfície de trabalho destinada.	Previne o profissional de posicionar-se sobre o campo estéril.
(7) Permitir que a metade superior do campo seja posicionada sobre a metade inferior da superfície de trabalho (ilustração).	A superfície plana estéril já está disponível para a colocação de itens estéreis.
9. **Adicionar os itens esterilizados no campo estéril.**	
a. Abrir o item esterilizado (seguindo as instruções da embalagem) enquanto mantém o invólucro externo na mão não dominante.	Libera a mão dominante para desembrulhar o invólucro externo.
b. Retirar cuidadosamente o invólucro sobre a mão não dominante.	O item permanece estéril. A superfície interna do invólucro cobre a mão, tornando-a estéril.
c. Para assegurar-se de que o invólucro não cairá no campo estéril, colocar angularmente o item sobre o campo. *Não manter o braço sobre o campo estéril.*	As bordas protegidas do invólucro evitam que o conteúdo seja lançado e contamine o campo estéril (AORN, 2007).

⚡ **ALERTA DE SEGURANÇA** Não virar ou jogar objetos sobre o campo estéril.

d. Desprezar o invólucro externo.	Impede a contaminação acidental de campo esterilizado.
10. **Despejar soluções estéreis.**	
a. Verificar o conteúdo e a data de vencimento da solução.	Garante a solução adequada e esterilidade do conteúdo.
b. Certificar-se de que o receptáculo para a solução está localizado perto ou na borda estéril da superfície de trabalho. *Kits* estéreis têm copos ou plásticos com seções moldadas em que os fluidos podem ser derramados.	Impede o avanço sobre o campo estéril.
c. Remover a vedação estéril e a tampa da garrafa em um movimento ascendente.	Evita a contaminação da boca da **garrafa**. Mantém a esterilidade dentro da tampa.
d. Com o frasco de solução mantido fora do campo estéril, com a etiqueta virada para cima e a boca da garrafa de 1 a 2 polegadas (2,5 a 5 cm) acima do interior do receptáculo estéril, lentamente despejar a solução do recipiente (ilustração). Evitar espirrar.	A borda e o lado de fora da garrafa são considerados contaminados. Ao despejar lentamente, evitam-se respingos, que podem provocar a quebra da **barreira** estéril, resultando em contaminação. A esterilidade do conteúdo não pode ser assegurada se a tampa é substituída.

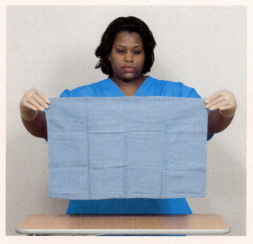

ETAPA 8c(5) Levantar e segurar as bordas do campo estéril longe do corpo.

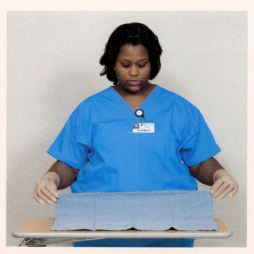

ETAPA 8c(7) Permitir que a metade superior do campo seja posicionada sobre a metade inferior da superfície de trabalho.

HABILIDADE 5.5 Uso de Luvas Estéreis

ETAPAS	JUSTIFICATIVA

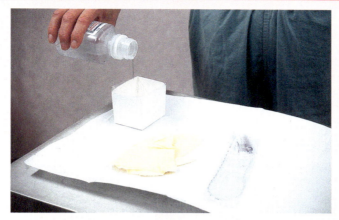

ETAPA 10d Despejar a solução dentro de um recipiente sobre o campo estéril.

AVALIAÇÃO

1. Observar ruptura na técnica estéril.
2. Observar o paciente com relação à febre e sinais de infecção localizada.

Resultados Inesperados e Intervenções Relacionadas

1. O paciente desenvolve sinais de infecção.
   a. Notificar os achados ao provedor da instituição.
   b. Continuar a técnica asséptica rigorosa e a higiene das mãos.
   c. Monitorar a temperatura a cada 4 horas e sempre que necessário.
   d. Encorajar a ingestão de fluidos.
2. O campo estéril entra em contato com objeto contaminado ou líquidos que respingam sobre o campo, causando quebra da barreira asséptica.
   a. Descontinuar a preparação do campo e recomeçar com novo equipamento.

Registro e Relato

- Nenhum registro ou relato é necessário para estabelecer um campo estéril.
- Registrar o procedimento estéril realizado nas anotações de enfermagem.

Considerações Especiais
Pediatria

- As crianças podem ser incapazes de cooperar durante um procedimento estéril, dependendo do seu nível de desenvolvimento de maturidade.
- Instruir os membros da família sobre como eles podem ajudar para que a criança não contamine o campo estéril (Hockenberry e Wilson, 2007).

Geriatria

- Os *déficits* de memória e sensoriais podem prejudicar a capacidade do paciente de compreender e cooperar com um procedimento.

Assistência Domiciliar *(Home Care)*

- As adaptações podem ser feitas para alguns procedimentos, tais como o autocateterismo e cuidados com a traqueostomia em casa. Em alguns pacientes, usar a assepsia médica, em vez de técnica cirúrgica.
- Se possível, ensinar o paciente e a família para realizar o procedimento estéril, bem antes da alta dos cuidados da fase aguda. Desse modo, as habilidades podem ser aprendidas com o auxílio profissional.

HABILIDADE 5.5 USO DE LUVAS ESTÉREIS

As luvas estéreis atuam como uma barreira contra a transmissão de microrganismos patogênicos e são calçadas antes da realização de qualquer procedimento crítico, tal como uma mudança de compressa esterilizada ou a inserção do cateter urinário. As luvas estéreis não substituem a higiene das mãos.

A utilização do método aberto de colocação de luvas para a maioria dos procedimentos estéreis não implica a necessidade de uso do avental estéril. É necessário cuidado para não contaminar as mãos enluvadas ao tocar as áreas ou itens limpos, contaminados ou possivelmente contaminados. Se uma luva torna-se contaminada ou se rasga, deve-se trocá-la imediatamente. Uma vez com as luvas, as mãos devem ser mantidas cruzadas cerca de 30cm à frente de corpo, acima da cintura e abaixo dos ombros, até a realização do procedimento.

É importante escolher não só o tamanho certo da luva, mas também o material com que ela é fabricada. Muitos pacientes e profissionais de saúde são alérgicos ao látex, a borracha natural utilizada na maioria das luvas e em outros produtos médicos (Church e Bjerke, 2009). O Quadro 5-3 relaciona indivíduos que estão sob risco de alergia ao látex. Estudos têm demonstrado que os indivíduos altamente sensíveis ao látex desenvolvem reações locais e sistêmicas quando as luvas de látex são removidas e as partículas do pó de látex permanecem suspensas no ar, muitas vezes, por tempo prolongado (Molinari e Harte, 2009). O látex pode ser inalado ou se concentra na pele, roupas ou membranas mucosas. A reação ao látex pode ser de leve a grave (Quadro 5-4). Devem-se escolher luvas livres de látex ou sintéticas ao cuidar de indivíduos com alto risco ou com suspeita de sensibilidade ao látex. As instituições devem dispor de *kits* para procedimentos livres de látex.

Quando escolher as luvas, certifique-se de que elas sejam bem ajustadas para pegar e manusear com facilidade os objetos, mas não tão esticadas ao longo dos dedos, de modo que possam rasgar facilmente. As luvas estéreis estão disponíveis em vários tamanhos (p. ex., 6, 6,5 e 7). As luvas estéreis também estão disponíveis em estilos "tamanho único" ou em "pequeno", "médio" e "grande".

QUADRO 5-3 INDIVÍDUOS EM RISCO PARA A ALERGIA AO LÁTEX

- Espinha bífida
- Defeitos congênitos ou urogenitais
- História de cateterismo de demora ou repetido
- História de uso de condom com extensões
- Alta exposição ao látex (p. ex., trabalhadores da saúde, governantas, manipuladores de alimentos, fabricantes de pneus, trabalhadores em indústrias que usam luvas rotineiramente)
- História de cirurgias múltiplas na infância
- História de alergias alimentares

Modificado de Mayo Clinic Staff: *Latex Allergy*, December 2009, http://www.mayoclinic.com/health/latex-allergy, acessado em July 10, 2010.

QUADRO 5-4 NÍVEIS DE REAÇÕES AO LÁTEX

Os três tipos de reações comuns ao látex (em ordem de aumento da severidade) são:
1. *Dermatite irritativa*: uma resposta não alérgica caracterizada por vermelhidão da pele e coceira.
2. *Hipersensibilidade tipo IV*: reação alérgica a produtos químicos usados no processamento de látex. A reação pode ser retardada até 48 horas e pode ser de moderada a grave, incluindo vermelhidão, coceira e urticária. A reação mais grave inclui inchaço localizado, olhos vermelhos, coceira ou corrimento nasal, dificuldade de respirar e tosse.
3. *Reação alérgica tipo I*: A verdadeira alergia ao látex e que pode levar a risco de morte. As reações variam dependendo do tipo de proteína do látex e grau de sensibilidade individual, incluindo local e sistêmica. Os sintomas incluem urticária, edema generalizado, prurido, erupção cutânea, sibilos, broncoespasmo, dificuldade de respirar, edema de laringe, diarreia, náuseas, hipotensão, taquicardia e parada respiratória ou cardíaca.

Modificado de Mayo Clinic Staff: *Latex Allergy*, December 2009, http://www.mayoclinic.com/health/latex-allergy, acessado em July 10, 2010.

COLETA DE DADOS

1. Considerar o tipo de procedimento a ser realizado e consultar a política institucional para uso de luvas estéreis.
2. Considerar o risco do paciente para a infecção (p. ex., condição preexistente tamanho ou a extensão da área a ser tratada). *Justificativa: Direciona o enfermeiro a utilizar as precauções adicionais (p. ex., o uso adicional de EPI), se necessário.*
3. Selecionar o tamanho e o tipo correto das luvas e, em seguida, examinar o seu pacote para determinar se ele está seco e intacto. *Justificativa: O pacote rasgado ou molhado é considerado contaminado.*
4. Inspecionar o estado das mãos quanto a cortes, lesões abertas ou abrasões. Cobrir as lesões com um curativo impermeável. *Justificativa: As lesões abrigam microrganismos. A presença de tais lesões pode contraindicar a participação do profissional no procedimento.*
5. Avaliar o paciente para os seguintes fatores de risco antes de aplicar as luvas de látex (Quadro 5-3):
    a. Reação prévia para os seguintes itens durante horas de exposição: fita adesiva, máscara bucal ou facial, bolsa de ostomia, borracha, balão, bandagem, elástico de roupa íntima, cateteres IV, luvas de borracha ou preservativo
    b. História pessoal de asma, dermatite de contato, eczema, urticária ou rinite
    c. História de alergias alimentares, especialmente abacate, banana, pêssego, castanha, batata crua, kiwi, tomate ou mamão
    d. História prévia de reações adversas durante cirurgias ou procedimentos odontológicos
    e. Reação anterior a produtos de látex
6. Se o paciente estiver em risco, verificar o procedimento da instituição para obtenção de materiais de procedimentos para alérgicos ao látex. *Justificativa: Contém itens de cuidados sem o látex para o paciente, incluindo as luvas.*

PLANEJAMENTO

Os **Resultados Esperados** focam na prevenção de infecção localizada ou sistêmica e reação ao látex.
1. O paciente permanece afebril, sem sinais de infecção localizada 24 a 72 horas após o procedimento, ou durante o curso de procedimentos repetidos.
2. O paciente não apresenta sinais de sensibilidade ao látex ou reação alérgica.

Delegação e Colaboração

A habilidade de colocação de luvas estéreis pode ser delegada aos profissionais de nível médio da equipe de enfermagem (técnicos e auxiliares de enfermagem). No entanto, muitos procedimentos que exigem o uso de luvas estéreis não podem ser delegados (ver política da instituição de saúde).

Equipamento

- Pacote de luvas estéreis de tamanho correto: látex ou sintético. (OBSERVAÇÃO: As luvas hipoalergênicas, com pouco pó ou com pouca proteína de látex, mesmo assim, podem ainda conter proteínas do látex em quantidade suficiente para causar uma reação alérgica.)

HABILIDADE 5.5 Uso de Luvas Estéreis

IMPLEMENTAÇÃO *para O* USO DE LUVAS ESTÉREIS

ETAPAS	JUSTIFICATIVA

1. Veja Protocolo Padrão (ao final do livro).
2. **Vestir as luvas.**
   a. Higienizar as mãos.
   b. Posicionar o pacote de luva perto da área de trabalho.
   c. Abrir o pacote de luvas estéreis com cuidado, separando os lados aderidos (ilustração).
   d. Segurar a embalagem interna e colocá-la em uma superfície limpa, seca, plana e no nível da cintura. Abrir a embalagem, mantendo as luvas no seu interior (ilustração).
   e. Identificar a luva direita e a esquerda. Cada luva possui um punho dobrado de cerca de 5 cm de largura. Colocar primeiramente a luva na mão dominante.
   f. Com o polegar e os dois primeiros dedos da mão não dominante, segurar a borda do punho da luva da mão dominante. Tocar apenas a superfície interna da luva.
   g. Puxe cuidadosamente a luva calçando-a sobre a mão dominante, soltando o punho e assegurando que não arregace (ilustração). Ter cuidado em trabalhar o polegar e os dedos nos espaços corretos.
   h. Com a mão dominante enluvada, deslizar os dedos por baixo do punho dobrado da segunda luva (ilustração).

Reduz a transmissão de microrganismos.
Garante sua disponibilidade antes do procedimento.
Previne que o pacote interno se abra acidentalmente e cause contato com objetos contaminados.
A superfície interna da embalagem de luvas é estéril. O objeto estéril mantido abaixo do nível da cintura está contaminado.

A identificação adequada das luvas evita a contaminação por ajuste impróprio. A colocação da luva primeiramente na mão dominante melhora a destreza.
A borda interna do punho tocando a pele não é mais considerada estéril.

O punho protege os dedos enluvados; a abdução do polegar impede a contaminação com a superfície não estéril.

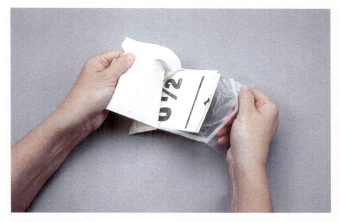

ETAPA 2c Abrir o invólucro da embalagem externa da luva.

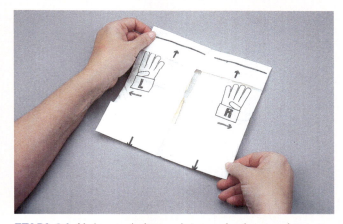

ETAPA 2d Abrir a embalagem interna das luvas sobre a superfície de trabalho.

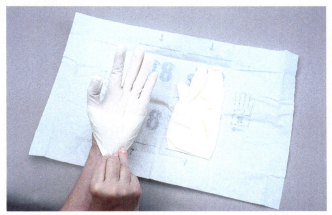

ETAPA 2g Pegar a luva para a mão dominante e inserir os dedos.

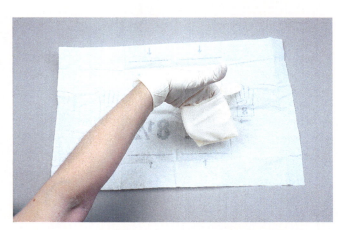

ETAPA 2h Pegar a luva para a mão não dominante.

(Continua)

ETAPAS	JUSTIFICATIVA
i. Puxar cuidadosamente a segunda luva sobre os dedos da mão não dominante (ilustração).	
j. Entrelaçar os dedos das mãos com as luvas e manter longe do corpo, acima do nível da cintura até o início do procedimento (ilustração).	Impede a contaminação acidental pelo movimento da mão.
3. **Prosseguir com o procedimento**	
4. **Remover as luvas**	
a. Segurar o lado externo do punho de uma luva com a outra mão enluvada; evitar tocar no pulso. Puxar a luva, virando-a de dentro para fora. Descartar em recipiente próprio.	A parte externa da luva não deve tocar a superfície da pele.
b. Introduzir os dedos da mão desencapada no lado interno do punho da luva restante. Retirar a luva virando-a de dentro para fora. Descartar em recipiente de lixo.	Os dedos não tocam a superfície contaminada da luva.
5. **Veja Protocolo de Conclusão (ao final do livro).**	

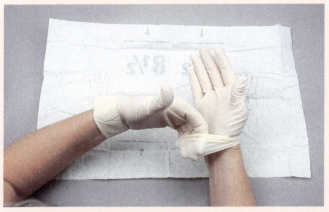

ETAPA 2i Puxar a segunda luva sobre a mão não dominante.

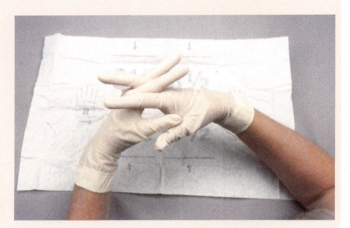

ETAPA 2j Cruzar as mãos enluvadas.

AVALIAÇÃO

1. Avaliar o paciente para sinais e sintomas de infecção (p. ex., febre, desenvolvimento de drenagem de ferida) durante 48 horas após o procedimento.
2. Avaliar o paciente para sinais de reação ao látex.

Resultados Inesperados e Intervenções Relacionadas

1. O paciente desenvolve sinais de infecção.
    a. Notificar os achados ao médico ou ao prestador de cuidados de saúde. Culturas da ferida (Cap. 8) e tratamento com antibiótico podem ser necessários.
    b. Aplicar as precauções-padrão e técnica estéril (conforme apropriado).
    c. Monitorar a temperatura a cada 4 horas ou conforme prescrição.
2. O paciente desenvolve sinais de dermatite ou sensibilidade ao látex.
    a. Notificar os achados ao médico ou ao prestador de cuidados de saúde.
    b. Remover a fonte do látex. Trazer o equipamento de emergência ao lado da cama.
    c. Manter doses de epinefrina e metilpredinisolona disponíveis, pois podem ser necessários em caso de reação alérgica; estar preparado para iniciar infusão de líquidos IV e administrar oxigênio.

Registro e Relato

- Nenhum registro ou relato é necessário para o uso de luvas estéreis.
- Registrar o procedimento realizado nas anotações de enfermagem.

CAPÍTULO 5 Controle de Infecção

PERGUNTAS DE REVISÃO

1. Um enfermeiro entra no quarto de um paciente que foi diagnosticado com pneumonia. A enfermeira orienta o paciente para cobrir a boca ao tossir. Isso irá reduzir a transmissão da infecção por:
   1. Contato
   2. Gotículas pequenas
   3. Vetor
   4. Respingos
2. Colocar em ordem as seguintes etapas para a remoção de barreiras de proteção, após sair de um quarto de isolamento:
   1. Desatar as tiras inferiores da máscara.
   2. Desatar as tiras do avental, da cintura e do pescoço. Permitir que o avental deslize sobre os ombros.
   3. Remover as luvas.
   4. Remover os óculos ou óculos de proteção.
   5. Desatar as tiras superiores da máscara.
   6. Remover as mãos das mangas do avental, sem tocar a parte externa, segurando dentro do avental nas costuras do ombro, dobrar de dentro para fora e depois descartar.
   7. Retirar a máscara do rosto e desprezar em um recipiente.
3. Identificar todos os itens a seguir, que podem ser classificados como casos de infecção associada aos cuidados de saúde:
   1. Uma escara infectada em um paciente admitido de uma casa de repouso
   2. A infecção do trato urinário que se desenvolve após colocação de um cateter urinário
   3. Um paciente testado como soropositivo para o vírus da imunodeficiência humana
   4. O desenvolvimento de drenagem purulenta no local da inserção de um cateter venoso central
   5. Uma infecção por *Staphylococcus* que se desenvolve em uma ferida cirúrgica
4. Quando um enfermeiro utiliza luvas estéreis na coleta de uma amostra de urina, como esta técnica quebra a cadeia de infecção?
   1. Bloqueia a porta de entrada de um microrganismo
   2. Reduz a suscetibilidade do hospedeiro
   3. Controla uma fonte de reservatório de crescimento do organismo
   4. Bloqueia a porta de saída
5. Qual dos seguintes itens quebra a cadeia de infecção por controlar a fonte de reservatório de crescimento do microrganismo?
   1. Troca de um curativo sujo
   2. Limpeza do local da ferida
   3. Evitar espirros
   4. Eliminação de agulhas usadas em um recipiente à prova de perfuração
6. Coloque um "C" ao lado dos procedimentos que necessitam de técnica de assepsia cirúrgica (estéril) e um "M" ao lado daqueles que necessitam apenas de técnica de assepsia médica.
   1. Cateterismo urinário
   2. Aspiração traqueal
   3. Inserção de supositório retal
   4. Inserção de uma sonda de alimentação
   5. Punção lombar
   6. Banho de assento
7. Um enfermeiro calçou a primeira luva estéril em sua mão direita (dominante) sem tocar na superfície externa estéril da luva. Ele leva a sua mão enluvada direita e pega a luva remanescente na parte superior do punho e desliza-a sobre a sua mão esquerda. Qual das seguintes afirmações é correta?
   1. A primeira luva é aplicada corretamente, mas é contaminada durante a aplicação da segunda luva.
   2. A primeira luva é colocada de forma incorreta, mas a segunda luva é colocada corretamente.
   3. A primeira luva é colocada corretamente e a segunda luva torna-se contaminada.
   4. Ambas as luvas são colocadas corretamente.
8. Ao abrir uma embalagem estéril, qual dos seguintes itens compromete a esterilidade do conteúdo?
   1. Manter o conteúdo da embalagem distante a partir da borda da mesa
   2. Segurar ou mover o objeto abaixo da cintura
   3. Abrir a embalagem imediatamente antes do procedimento
   4. Permitir o movimento ao redor do campo estéril, que não toca perto do campo estéril
9. Selecione todas as pessoas que estão em risco de alergia ao látex:
   1. Um paciente submetido a um procedimento cirúrgico
   2. Um profissional de saúde que trabalha na sala de operação
   3. Um paciente que relata náuseas e diarreia frequentes depois de comer pêssegos
   4. Um paciente que desenvolve urticária após a fixação do seu curativo cirúrgico
   5. Um profissional de saúde que chega ao trabalho com tosse e congestão respiratória
10. Na criação de um campo estéril, quais ações relacionadas a seguir requerem intervenção?
    1. A primeira aba da embalagem estéril é aberta em direção ao enfermeiro.
    2. A luva para a mão dominante é puxada em primeiro lugar.
    3. É permitido desdobrar o campo estéril, mantendo-o acima da cintura.
    4. O frasco de solução é vertido com o rótulo voltado para cima.

REFERÊNCIAS

Association of Operating Room Nurses (AORN): *Standards, recommended practices, and guidelines*, Denver, 2007, The Association.

Brinsko V: Isolation precautions. In Carrico R, editor: *APIC text of infection control and epidemiology*, Washington, DC, 2009, Association for Professionals in Infection Control and Epidemiology.

Centers for Disease Control and Prevention, Healthcare Infection Control Practices Advisory Committee and the HICPAC/SHEA/APIC/IDSA Hand Hygiene Task Force: Guideline for hand hygiene in health-care settings, *MMWR Recomm Rep* 51(RR16):1, 2002.

Centers for Disease Control and Prevention: Controlling tuberculosis in the United States: recommendations from the

American Thoracic Society, CDC, and the Infectious Disease Society of America, *MMWR Recomm Rep* 54(RR12):1, 2005a.

Centers for Disease Control and Prevention, US Department of Health & Human Services: *Guidance for the selection and use of personal protective equipment (PPE) in the health care setting*, http://www.cdc.gov/ncidod/dhqp/pdf/ppe/PPEslides6-29-04.ppt, acessado em 2 de dezembro, 2005b.

Centers for Disease Control and Prevention: *Healthcare-associated infections (HAIs)*, http://www.cdc.gov/ncidod/dhqp/healthdis.html, acessado em 17 de abril, 2006a.

Centers for Disease Control and Prevention, Division of Tuberculosis Elimination: *Fact sheets: QuantiFERON-TB Gold Test, 2006*, http://www.cdc.gov/nchstp/tb/pubs/tbfactsheets/250103.htm, acessado em 9 de abril, 2006b.

Centers for Disease Control and Prevention, Hospital Infection Control Practice Advisory Committee: *Guidelines for isolation precautions in Healthcare Settings 2007*, http://www.cdc.gov/ncidod/dhap/pdf/guidelines/Isolation2007.

Centers for Disease Control and Prevention, Hospital Infection Control Practice Advisory Committee and the HICPAC/SHEA/APIC/IDSA Hand Hygiene Task Force: *Guideline for hand hygiene in health-care settings*, Atlanta, 2008, Centers for Disease Control and Prevention.

Church N, Bjerke N: Surgical services. In Carrico R, editor: *APIC text of infection control and epidemiology*, Washington, DC, 2009, Association for Professionals in Infection Control and Epidemiology.

Fardo R: Geriatrics. In Carrico R, editor: *APIC text of infection control and epidemiology*, Washington, DC, 2009, Association for Professionals in Infection Control and Epidemiology.

Haas J: Hand hygiene. In Carrico R, editor: *APIC text of infection control and epidemiology*, Washington, DC, 2009, Association for Professionals in Infection Control and Epidemiology.

Herud T and others: Association between use of hand hygiene products and rates of healthcare-associated infections in a large university hospital in Norway, *Am J Infect Control* 37(4): 311-317, 2009.

Hockenberry MJ, Wilson D: *Wong's nursing care of infants and children*, ed 8, St Louis, 2007, Mosby.

Iwamoto P: Aseptic technique. In Carrico R, editor: *APIC text of infection control and epidemiology*, Washington, DC, 2009, Association for Professionals in Infection Control and Epidemiology.

Molinari J, Harte J: Dental services. In Carrico R, editor: *APIC text of infection control and epidemiology*, Washington, DC, 2009, Association for Professionals in Infection Control and Epidemiology.

Occupational Safety and Health Administration (OSHA): Occupational exposure to bloodborne pathogens; needlesticks and other sharps injuries; final rule, *Fed Reg* 66:5318, 2001.

Roberge R: Evaluation of the rationale for concurrent use of N95 filtering face piece respirators with loose-fitting powered air-purifying respirators during aerosol generating medical procedures, *Am J Infect Control* 36(2):135, 2008.

Rutala W: Disinfection and sterilization. In Carrico R, editor: *APIC text of infection control and epidemiology*, Washington, DC, 2009, Association for Professionals in Infection Control and Epidemiology.

Stricof RL: Endoscopy. In Carrico R, editor: *APIC text of infection control and epidemiology*, Washington, DC, 2009, Association for Professionals in Infection Control and Epidemiology, p. 40.

World Health Organization: *Issues guidelines on hand hygiene in health care*, Geneva, Switzerland, 2009, WHO Press.

CAPÍTULO 6

Sinais Vitais

Habilidade 6.1 Medição da Temperatura Corporal, 90
Habilidade 6.2 Avaliação do Pulso Apical, 96
Habilidade 6.3 Avaliação do Pulso Radial, 98
Instrução para o Procedimento 6.1 Avaliação do Déficit de Pulso Apical-Radial, 101
Habilidade 6.4 Avaliação da Respiração, 101

Habilidade 6.5 Avaliação da Pressão Arterial, 103
Instrução para o Procedimento 6.2 Avaliação da Pressão Arterial Eletronicamente, 108
Instrução para o Procedimento 6.3 Medindo a Saturação de Oxigênio (Oximetria de Pulso), 109

Os sinais vitais incluem temperatura, pulso, respirações e pressão arterial. Estes são indicadores da capacidade do corpo em regular sua temperatura, oxigenar seus tecidos e manter o fluxo sanguíneo. A avaliação da dor é considerada um quinto sinal vital (Cap. 13). Geralmente a dor é o sintoma que leva os pacientes a procurar cuidados de saúde.

CUIDADO CENTRADO NO PACIENTE

As alterações nos sinais vitais indicam uma resposta do paciente aos estressores físicos, ambientais e psicológicos. Estas mudanças podem revelar alterações súbitas na condição de um paciente. O enfermeiro usa o julgamento clínico para determinar quais sinais vitais medir, quando fazer essas medições (Quadro 6-1), e quando as medições podem ser delegadas com segurança. Uma alteração em um sinal vital (p. ex., pulso) pode refletir alterações nos outros sinais vitais (temperatura, respirações e pressão arterial). Os achados do enfermeiro ajudam a determinar se é necessário avaliar de forma mais completa os sistemas corporais específicos. Para alguns pacientes, a avaliação do sinal vital pode ser limitada para monitorar um aspecto específico de sua condição. Por exemplo, após administrar um medicamento anti-hipertensivo, mede-se a pressão arterial para avaliar o efeito do fármaco. O enfermeiro deve aferir corretamente os sinais vitais, verificar e interpretar os valores, iniciar intervenções, se necessário, e relatar os achados de maneira apropriada. Manter os pacientes informados sobre seus sinais vitais promove a compreensão de seu estado de saúde.

SEGURANÇA

Avaliar os sinais vitais requer que o equipamento esteja limpo e em bom funcionamento. Deve-se limpar cuidadosamente estetoscópios, termômetros e medidores de pressão arterial, antes e depois do uso em cada paciente para evitar contaminação por microrganismos. O setor de engenharia clínica deve inspecionar rotineiramente os aparelhos eletrônicos para aferir a pressão arterial quanto à segurança elétrica. Saiba como usar cada aparelho: se estiver inseguro, peça instruções. É importante que cada aparelho seja usado de maneira correta e apropriada para garantir a segurança do paciente e obter informações corretas e completas sobre este.

TENDÊNCIAS NA PRÁTICA BASEADA EM EVIDÊNCIA

Heineman M et al: Automated versus manual blood pressure measurement: a randomized crossover trial, *Int J Nurs Pract* 14:296, 2008.

Os aparelhos eletrônicos automáticos medidores de pressão arterial são comuns em muitas instituições, quando são necessárias medições frequentes. Os enfermeiros geralmente relatam que a pressão arterial obtida com aparelhos eletrônicos não é acurada, especialmente em pacientes com problemas cardíacos e durante episódios de hiper ou hipotensão. A pressão arterial obtida com aparelho eletrônico foi comparada àquela obtida manualmente com o uso de esfigmomanômetro e estetoscópio por enfermeiros experientes em pacientes adultos clínicos e cirúrgicos. As leituras eletrônicas de pressão arterial sistólica e diastólica foram mais baixas que as pressões arteriais obtidas manualmente. A maior diferença ocorreu nas leituras diastólicas. Os aparelhos eletrônicos são mais adequados para aferir pressão arterial em pacientes normotensos do que em pacientes com pressão arterial instável ou que requeiram tratamento para suas alterações.

TEMPERATURA

A medição da temperatura corporal visa à obtenção de uma média dos tecidos corporais internos. Os tecidos corporais e os processos celulares funcionam melhor dentro de uma faixa relativamente estreita de temperatura entre 36°C e 38°C. A faixa de temperatura de um adulto depende da idade; atividade física; estado de hidratação e de saúde, incluindo a presença de infecção (Tabela 6-1). Um paciente pode ajustar a temperatura corporal evitando extremos de temperatura, acrescentando ou removendo roupas externas ou cobertas, e ingerindo líquidos e fármacos. A temperatura corporal média varia, dependendo do local usado na mensuração. Para cada local e tipo de termômetro há técnicas, contraindicações ou limitações, bem como normas únicas (Tabela 6-2). Vários tipos de termômetros geralmente estão disponibilizados para medir a temperatura corporal (Quadro 6-2). Embora alguns termômetros eletrônicos mostrem tanto as leituras Celsius como Fahrenheit, tabelas de conversão também são disponibilizadas para conversão de uma escala em outra.

QUADRO 6-1 QUANDO AFERIR OS SINAIS VITAIS

- Na admissão na instituição de saúde
- Ao avaliar o paciente durante visitas domiciliares
- Em um hospital ou instituição de saúde em programa de rotina, de acordo com o pedido do médico ou provedor de cuidados de saúde ou padrões de prática da instituição
- Antes e depois de um procedimento cirúrgico ou procedimento diagnóstico invasivo
- Antes, durante e após transfusão de qualquer tipo de produto sanguíneo
- Antes, durante e após a administração de medicamentos ou aplicação de terapias que afetam as funções cardiovascular, respiratória e o controle de temperatura
- Quando alterações na condição física geral (p. ex., perda de consciência, maior intensidade da dor)
- Antes e depois de intervenções de enfermagem que influenciam um sinal vital (p. ex., antes e após a deambulação de um paciente que anteriormente estava em repouso no leito, antes e depois de um paciente realizar exercícios de amplitude de movimento)
- Quando o paciente relata sintomas de desconforto físico (p. ex., sente-se "estranho" ou "diferente")

TABELA 6-1 SINAIS VITAIS: VARIAÇÕES ACEITÁVEIS

SINAIS VITAIS	VARIAÇÃO ACEITÁVEL
Temperatura	36-38°C; 98,6-100,4°F
Oral/timpânica	37,0°C; 98,6°F
Retal	37,5°C; 99,5°F
Axilar	36,5°C; 97,7°F
Pulso	Adulto: 60-100 batimentos por minuto, forte e regular
Respirações	Adulto: 12-20 respirações/min, profundas e regulares
Pressão arterial*	Sistólica: 120 mmHg; diastólica: inferior a 80 mmHg; pressão de pulso: 30-50 mmHg
Oximetria de pulso	SpO₂ normal acima de 90%

*Em alguns pacientes, a pressão arterial é medida consecutivamente nas posições deitada, sentada e em pé ou em ambos os braços. Em indivíduos normais, a mudança de deitado para a posição em pé causa redução na pressão arterial sistólica inferior a 15 mmHg. Registre a posição e a extremidade e compare as medições em relação a diferenças significativas.

TABELA 6-2 VANTAGENS E LIMITAÇÕES DOS LOCAIS SELECIONADOS DE MEDIÇÃO DE TEMPERATURA

VANTAGENS DO LOCAL	LIMITAÇÕES DO LOCAL
Oral Fácil acesso – não requer mudança de posição Confortável para o paciente Proporciona uma acurada leitura da temperatura de superfície Reflete a rápida alteração na temperatura corporal central Via confiável para medir a temperatura em pacientes entubados	Causa demora na medição, se o paciente ingeriu líquidos ou alimentos quentes/frios, fumou ou mascou chiclete recentemente Não é usado em bebês; crianças pequenas ou em pacientes confusos, inconscientes ou não cooperativos Risco de exposição a fluido corporal
Membrana Timpânica Local de fácil acesso É necessário um mínimo reposicionamento do paciente Pode ser obtida sem perturbar, despertar ou reposicionar o paciente É usado em pacientes com taquipneia sem afetar a respiração	Maior variabilidade de medição do que outros aparelhos medidores de temperatura corporal (Lawson et al., 2007) Requer a remoção de aparelhos auditivos antes da medição Requer proteção de sensor descartável disponível em apenas um tamanho

TABELA 6-2 VANTAGENS E LIMITAÇÕES DOS LOCAIS SELECIONADOS DE MEDIÇÃO DE TEMPERATURA (cont.)

VANTAGENS DO LOCAL	LIMITAÇÕES DO LOCAL
Fornece acurada leitura central por estar o tímpano próximo do hipotálamo; é sensível às alterações da temperatura Medição muito rápida (dois a cinco segundos) Não é afetada pela ingestão oral de alimentos ou líquidos ou fumo É usada em recém-nascidos para reduzir o manuseio do bebê e perda auditiva	As leituras são distorcidas por otite média e impactação de cerume (Lawson et al. 2007) Não é usada em pacientes submetidos à cirurgia da orelha ou membrana timpânica Não mede com acurácia as alterações de temperatura central durante e após o exercício É afetada por aparelhos de temperatura ambiente, como incubadoras, aquecedores radiantes e ventiladores faciais É difícil de posicionar corretamente em recém-nascidos, bebês e crianças com menos de três anos devido à anatomia do canal auditivo Há relatos de imprecisões causadas por posicionamento incorreto da unidade manual
Retal Discute-se que seja mais confiável quando a temperatura oral é difícil ou impossível de obter	Vem depois da medição temperatura central durante alterações da temperatura rápida (Henker e Carlson, 2007) Não é usada para pacientes com diarreia ou submetidos à cirurgia retal, com desordens retais, tendências ao sangramento ou neutropenia Requer posicionamento e provoca constrangimento e ansiedade no paciente Risco de exposição a fluido corporal Requer lubrificação Não é usado para sinais vitais de rotina em recém-nascidos As leituras são influenciadas algumas vezes por fezes impactadas
Axila Segura e barata É usada em recém-nascidos e pacientes inconscientes	Tempo longo de medição Requer contínuo reposicionamento Vem após as medições de temperatura central durante alterações rápidas de temperatura Não é recomendada para detecção de febre em bebês e crianças pequenas Requer exposição do tórax, que resulta em perda de temperatura, especialmente em recém-nascidos É afetada pela exposição ao ambiente, incluindo o tempo para colocar o termômetro Subestima a temperatura central (Lawson et al. 2007)
Pele Barata Fornece leitura contínua Segura e não invasiva É usada em recém-nascidos	A medição fica atrás de outros locais durante alterações de temperatura, especialmente durante hipertermia Adesão comprometida por diaforese e sudorese Não pode ser usada em pacientes com alergia adesiva
Artéria Temporal Fácil acesso sem alteração da posição Medição muito rápida Sem risco de lesão ao paciente ou ao enfermeiro Elimina a necessidade de se despir ou se descobrir Confortável para o paciente É usada em bebês prematuros, recém-nascidos e crianças Reflete alteração rápida da temperatura central Não é necessária proteção de sensor	É imprecisa com a cabeça coberta ou cabelos na testa É afetada por umidade na pele, como diaforese ou sudorese

QUADRO 6-2 TIPOS DE TERMÔMETROS

Termômetros Eletrônicos
São unidades com visores com bateria recarregável, fio fino e sonda processadora de temperatura com proteção descartável.
Após um minuto da colocação, o visor do termômetro mostra a leitura digital de temperatura.
Sondas distintas estão disponíveis para medição de temperaturas oral e axilar (ponta azul) e medição de temperatura retal (ponta vermelha) (Ilustração A).

Termômetros Eletrônicos Timpânicos
Consiste em um espéculo do tipo otoscópio em que a ponta do sensor infravermelho detecta o calor irradiado da membrana timpânica da orelha (Ilustração B).
Após dois a cinco segundos da colocação no canal auditivo e de pressionar o botão de varredura, aparece no visor a leitura digital. Um som sinaliza quando a temperatura de pico foi medida.

Termômetros de Artéria Temporal
Um *scanner* infravermelho faz a varredura através da testa e logo abaixo da orelha.
Após dois a cinco segundos de varredura, aparece a leitura digital no visor.

Termômetros Químicos com Escala em Pontos Descartáveis ou Reutilizáveis
São finas tiras de plástico com um sensor de temperatura em uma ponta e escala quimicamente impregnada formulada para mudar a cor em diferentes temperaturas (Ilustração C).
As escalas químicas no termômetro alteram de cor para refletir a leitura de temperatura, normalmente dentro de 60 segundos.
Eles são úteis para a triagem, especialmente em bebês; durante procedimentos invasivos; e em pacientes em estado crítico com entubação oral.
Não são apropriados para monitorar a febre em pacientes gravemente enfermos ou monitorar terapias de temperatura (Fallis et al., 2006).
Podem subestimar a temperatura oral em 0,4°C (32,7°F)
São fáceis de armazenar e descartáveis, podendo ser usados para pacientes que requerem isolamento.
Podem ser usados em local axilar ou retal, se forem cobertos com uma bainha plástica com um tempo de colocação de três minutos.

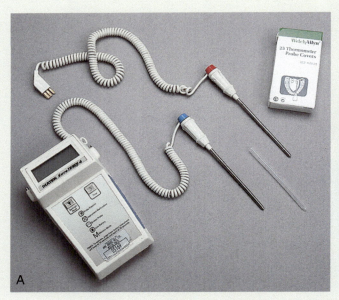
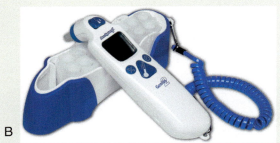
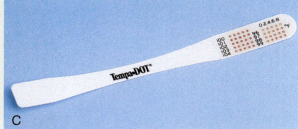

A, Termômetro eletrônico com bainha plástica descartável. **B,** Termômetro para membrana timpânica eletrônica. (Termômetro Genius 2, usado com permissão de Covidien. Todos os direitos reservados.) **C,** Termômetro químico com escala em pontos descartável.

PULSO

O pulso é o latejar palpável do fluxo sanguíneo causado pela transmissão da onda de pressão do ventrículo esquerdo para as artérias periféricas. Avaliar o pulso fornece indicações da função cardíaca e perfusão tecidual (circulação). Em adultos, o pulso radial é o local de rotina para a avaliação do pulso. O pulso braquial ou apical é o local de rotina para avaliação do pulso em bebês.

Normalmente, o pulso é palpável com facilidade, o ritmo é regular e varia entre 60 e 100 batimentos por minuto em adultos. Quando palpado, um pulso normal não aumenta e diminui, nem se oblitera facilmente pela pressão. As anormalidades de pulso incluem bradicardia (pulso inferior a 60 batimentos por minuto), taquicardia (pulso acima de 100 batimentos por minuto) e arritmia (frequência de pulso irregular). *Fraco, débil, filiforme* são as palavras que descrevem um pulso de baixo volume que é difícil de palpar. *Cheio* é o termo usado para descrever um pulso

CAPÍTULO 6 Sinais Vitais

QUADRO 6-3 APRENDENDO A USAR UM ESTETOSCÓPIO

1. Posicione as olivas em ambas as orelhas com suas pontas voltadas para a face. Toque levemente contra o diafragma (lado plano da peça de auscultação). Ponha agora as olivas em ambas as orelhas com as pontas viradas para a parte detrás da cabeça, e novamente toque levemente o diafragma. Compare o conforto nas orelhas e a amplificação dos sons em ambas as direções. As olivas, apontando em direção ao rosto, devem se encaixar correta e confortavelmente.
2. Se o estetoscópio tiver tanto um diafragma (parte plana) como uma campânula (em forma de bojo com um anel de borracha) (Ilustração A), ponha as olivas nas orelhas e toque levemente o diafragma. A peça de auscultação pode ser virada para permitir que o som seja levado para ambos os lados desta (campânula ou diafragma). Se o som for fraco, toque levemente dentro da campânula. Vire então a peça de auscultação e toque uma e outra vez o diafragma e a campânula. O diafragma é usado para auscultar sons cardíacos, sons intestinais e sons pulmonares agudos (Ilustração B). A campânula é usada para auscultar sons cardíacos e sons vasculares graves (Ilustração C).
3. Com as olivas posicionadas e usando o diafragma, movimente este ligeiramente sobre os pelos de seu braço. O som vibrante simula um som ouvido nos pulmões. Ao ouvir, em busca de sons significativos, segure ainda o diafragma e faça uma firme selagem contra a pele para eliminar sons alheios.
4. Ponha o diafragma sobre a parte frontal de seu tórax diretamente sobre a pele e ouça a própria respiração, comparando a campânula e o diafragma. Repita o processo enquanto escuta o seu batimento cardíaco. Peça a alguém para falar em tom de conversação e note como a fala reduz claramente a audição. Quando se usa um estetoscópio, o paciente e o examinador devem permanecer em silêncio.
5. Com as olivas em suas orelhas, percuta delicadamente a tubulação. Note que esta também gera sons estranhos. Ao auscultar um paciente, mantenha uma posição que permita que a tubulação se estenda reta e penda livremente. O movimento pode permitir que a tubulação se friccione ou bata em objetos, criando sons estranhos. A tubulação torcida abafa os sons.

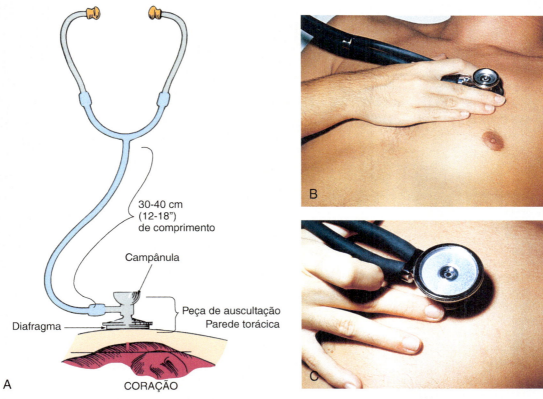

A, Partes de um estetoscópio. **B,** O diafragma é colocado com firmeza e segurança quando se auscultam sons pulmonares e intestinais agudos. **C,** A campânula deve ser posta levemente sobre a pele para ouvir sons cardíacos e vasculares graves.

que é forte. Caso identifique anormalidades, como ritmo irregular ou impossibilidade de palpar o pulso radial, você deve obter um pulso apical. O pulso apical é a medida não invasiva mais acurada da frequência cardíaca; é obtida com o uso de um estetoscópio (Quadro 6-3). O estetoscópio aumenta os sons à medida que são transmitidos da parede torácica através dos tubos condutores para o auscultador. Em adultos, ausculta-se o pulso apical (ouvido com um estetoscópio) colocando-se o diafragma sobre o ponto de impulso máximo (PIM) no quinto espaço intercostal na linha clavicular média esquerda (Fig. 6-1).

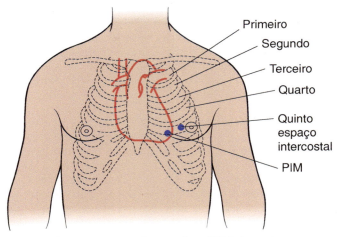

FIG 6-1 O ponto de impulso máximo (PIM) é o quinto espaço intercostal.

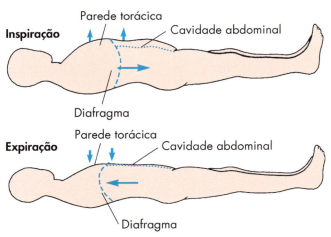

FIG 6-2 Movimento diafragmático e da parede torácica durante a inspiração e expiração.

RESPIRAÇÃO

A determinação do padrão respiratório envolve avaliar a troca de oxigênio e dióxido de carbono entre o ambiente, o sangue e as células. Obtenha o padrão respiratório por observação de frequência, profundidade e ritmo dos movimentos respiratórios. A frequência refere-se ao número de vezes que a pessoa respira, inspirando e expirando, em um minuto. Estime a profundidade das respirações pela observação do movimento do tórax durante a inspiração. A respiração pode ser descrita com profunda ou superficial. O ritmo das respirações normalmente é regular; entretanto, podem ocorrer padrões de respiração irregular (Tabela 6-3).

Determine o padrão respiratório pela observação do tórax ou abdome do paciente. A respiração diafragmática resulta de contração e relaxamento do diafragma e é mais visível no abdome. Os homens saudáveis em geral mostram respiração diafragmática (Fig. 6-2), ao passo que as mulheres respiram mais com o tórax, o que é mais aparente na porção superior do peito. A respiração trabalhosa geralmente envolve os músculos acessórios da respiração no pescoço. O ciclo respiratório consiste em um período de inspiração seguido por um período de expiração. Quando algo, como um corpo estranho, interfere no movimento de ar dentro dos pulmões, os espaços intercostais se retraem durante a inspiração. Uma fase expiratória mais longa é evidente quando o fluxo de saída de ar está obstruído (p. ex., asma). Se um paciente estiver sofrendo de dispneia, tendo uma experiência subjetiva de respiração inadequada ou difícil, deve-se auscultar os sons pulmonares. A dispneia está associada ao aumento do esforço para inspirar e expirar assim como ao uso ativo dos músculos intercostais e acessórios. A ortopneia é a dificuldade de respirar quando deitado em posição plana e é aliviada na posição sentada ou em pé. Avalie os sons pulmonares quando o paciente tiver secreções excessivas, queixas de dor no peito ou trauma torácico (Cap. 7).

TABELA 6-3	ALTERAÇÕES DO PADRÃO RESPIRATÓRIO
ALTERAÇÃO	**DESCRIÇÃO**
Apneia	As respirações cessam por vários segundos. A persistente cessação resulta em parada respiratória.
Respiração de Biot	As respirações são anormalmente superficiais por duas a três respirações, seguidas por um período irregular de apneia.
Bradipneia	A frequência respiratória é regular, mas anormalmente lenta (menos de 12 respirações por minuto).
Respiração de Cheyne-Stokes	A frequência e a profundidade respiratória são irregulares, caracterizadas por períodos alternados de apneia e hiperventilação. O ciclo respiratório começa com respirações lentas e superficiais que aumentam gradualmente para frequência e profundidade anormais. O padrão se reverte; a respiração se torna lenta e superficial, atingindo um ponto máximo com apneia antes de prosseguir a respiração.
Hiperpneia	As respirações aumentam de profundidade. Ocorre hiperpneia normalmente durante o exercício.
Hiperventilação	A frequência e a profundidade respiratória aumentam. Pode ocorrer hipocarbia.
Hipoventilação	A frequência respiratória é anormalmente baixa, e a profundidade da ventilação pode ser diminuída. Pode ocorrer hipercarbia.
Respiração de Kussmaul	As respirações são anormalmente profundas, mas regulares
Taquipneia	A frequência respiratória é regular, mas anormalmente rápida (acima de 20 respirações por minuto).

PRESSÃO ARTERIAL

A pressão arterial é a força exercida pelo sangue contra as paredes arteriais. A pressão arterial sistólica é a pressão durante a contração cardíaca, quando o sangue é forçado dos ventrículos sob alta pressão dentro da aorta. A pressão arterial diastólica é a pressão presente quando os ventrículos estão relaxados e há mínima pressão exercida contra a parede arterial. A pressão de pulso é a diferença entre a pressão sistólica e a diastólica; para uma pressão arterial de 114/72 a pressão de pulso é 42.

Muitos fatores influenciam a pressão arterial. Uma única mensuração não reflete de maneira adequada a pressão arterial de um

TABELA 6-4 CLASSIFICAÇÃO DA PRESSÃO ARTERIAL PARA ADULTOS COM 18 ANOS OU MAIS (DE ACORDO COM AS VI DIRETRIZES BRASILEIRAS DE HIPERTENSÃO)

CLASSIFICAÇÃO	SISTÓLICA (mmHg)	DIASTÓLICA (mmHg)
Ótima	< 120	< 80
Normal	< 130	< 85
Limítrofe	130 – 139	85 - 89
Hipertensão estágio 1	140 - 159	90 - 99
Hipertensão estágio 2	160 - 179	100 -109
Hipertensão estágio 3	≥ 180	≥ 110
Hipertensão sistólica isolada	≥ 140	< 90

paciente. São as tendências da pressão arterial, e não as mensurações individuais, que guiam as intervenções. A alteração mais comum na pressão arterial é a *hipertensão*, uma desordem muitas vezes assintomática, caracterizada pela elevação persistente da pressão arterial. Confirma-se o diagnóstico de pré-hipertensão em adultas não grávidas quando duas ou mais leituras diastólicas em média, em pelo menos duas visitas subsequentes, é de 80 a 89 mmHg (NHBPEP, 2003) (Tabela 6-4). A pré-hipertensão põe os indivíduos em alto risco de desenvolvimento de hipertensão. A intervenção precoce pela adoção de estilo de vida saudável reduz o risco ou previne a hipertensão. Os fatores que aumentam o risco de hipertensão incluem obesidade, aumento da ingestão de sódio, tabagismo e falta de exercício.

A aferição da pressão arterial usando o método auscultatório requer a detecção de sons da afluência de sangue (fases dos sons de Koroktkoff), quando o sangue reassume seu fluxo dentro da artéria. O método auscultatório é realizado manualmente com o uso de esfigmomanômetro e estetoscópio ou eletronicamente com um aparelho auscultador de pressão arterial. O aparelho auscultador de pressão arterial usa um microfone para detectar as fases dos sons de Korotkoff.

O esfigmomanômetro inclui um manômetro de pressão, um manguito de tecido oclusivo ou vinila que envolve uma bolsa de borracha inflável e um bulbo de pressão com válvula de liberação que infla a bolsa. Pode ser portátil ou de montagem na parede. O manômetro possui um medidor circular com envoltório de vidro contendo uma agulha que registra medições em milímetros de mercúrio. A agulha do medidor deve apontar para zero quando não está em uso e mover-se livremente quando a pressão do manguito é liberada.

O manguito de compressão de tecido ou vinila descartável do esfigmanômetro contém uma bolsa inflável. Os manguitos estão disponibilizados em diferentes tamanhos, e se não for usado o manguito de tamanho correto a mensuração da pressão arterial não será acurada (Fig. 6-3). Muitos adultos necessitam de um manguito grande. A bolsa, envolvida pelo manguito, deve circundar pelo menos 80% do braço de um adulto; a largura do manguito deve corresponder a 40% da circunferência do braço. Infle rapidamente o manguito até cessar o fluxo sanguíneo e desinfle o manguito enquanto a agulha começa a cair*. As fases dos sons de Korotkoff são auscultadas posicionando-se o estetoscópio sobre a artéria distal

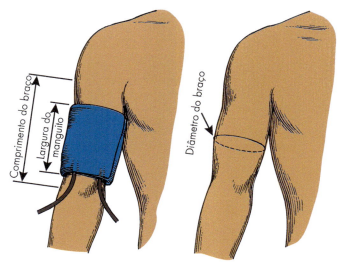

FIG 6-3 Tamanho adequado do manguito: O comprimento da bolsa é 80% da circunferência do braço; a largura do manguito é, no mínimo, 40% do diâmetro do braço.

ao manguito de pressão arterial. Em alguns pacientes os sons claros e distintos, enquanto em outros somente os sons iniciais e finais são audíveis (Fig. 6-4). Registre a pressão arterial com os números sistólicos e diastólicos escritos em forma de fração. A pressão sistólica é o primeiro som cardíaco ouvido. Antes de cessar, os sons podem se tornar distintamente abafados (segunda bulha). A pressão diastólica é o último som cardíaco ouvido. Em adultos, identificam-se as leituras das pressões arteriais sistólica e diastólica, registrando-as pelas pressões correspondentes ao primeiro dos dois sons consecutivos ouvidos e desaparecimento dos sons (não abafados), respectivamente. Confirme os últimos sons continuando a ouvir por 10 a 20 mmHg abaixo do último som ouvido. O enfermeiro promove a acurácia das medições ficando atento aos vários fatores que influenciam a precisão dos valores de pressão arterial quando são usados estetoscópio e esfigmomanômetro (Tabela 6-5).

Os aparelhos eletrônicos para aferir a pressão arterial são usados quando se necessita de avaliação frequente, como no caso de pacientes em estado grave ou potencialmente instáveis, durante ou após procedimentos invasivos, ou quando as terapias exigem o frequente monitoramento (p. ex., estudos de novas drogas). Muitos estilos diferentes de aparelhos eletrônicos estão disponíveis, e pode-se também encontrá-los em áreas públicas, como em centros comerciais ou nas residências dos pacientes. Embora os aparelhos eletrônicos para medir a pressão arterial sejam rápidos e liberem o enfermeiro para outras atividades, eles têm desvantagens (Quadro 6-4).

---

*__Nota da Revisão Científica:__ Para uma descrição detalhada do procedimento de medida de pressão arterial recomendado pelas VI Diretrizes Brasileiras de Hipertensão, consulte: Sociedade Brasileira de Cardiologia/Sociedade Brasileira de Hipertensão/Sociedade Brasileira de Nefrologia. VI Diretrizes Brasileiras de Hipertensão. Arq Bras Cardiol 2010; 95(1 supl.1): 1-51.

QUADRO 6-4 VANTAGENS E LIMITAÇÕES DA AFERIÇÃO DA PRESSÃO ARTERIAL COM DISPOSITIVOS ELETRÔNICOS

Vantagens
- Fácil de usar
- Não é necessária habilidade para se usar um estetoscópio
- Eficiente quando medições repetidas frequentes são indicadas
- Permite que a pressão arterial seja medida frequentemente, sendo a frequência a cada 15 segundos, com precisão
- Alguns aparelhos não são sensíveis a ruído externo

Limitações
- Caro
- Requer uma fonte de energia elétrica e espaço para posicionar o aparelho
- Sensível à interferência do movimento externo e não pode ser usado em pacientes com convulsões, tremores ou calafrios
- Não é acurado para pacientes com frequência cardíaca irregular ou hipotensão (pressão arterial inferior a 90 mmHg sistólica) ou em situações de redução do fluxo sanguíneo (Bern et al., 2007)
- Os padrões de acurácia dos fabricantes de medidores eletrônicos de pressão arterial são voluntários
- Vulnerável ao erro em pacientes idosos-obesos (Heinemann et al., 2008)

TABELA 6-5 ERROS COMUNS NA AVALIAÇÃO DA PRESSÃO ARTERIAL

ERRO	EFEITO
Largura da bolsa ou do manguito	Leitura baixa falsa
Bolsa ou manguito muito estreitos ou muito pequenos	Leitura alta falsa
Manguito envolvido com folga ou desigual	Leitura alta falsa
Desinflar o manguito muito lentamente	Leitura diastólica alta falsa
Desinflar o manguito muito depressa	Leitura sistólica baixa falsa e diastólica alta falsa
Braço abaixo do nível cardíaco	Leitura alta falsa
Braço acima do nível cardíaco	Leitura baixa falsa
Braço não apoiado	Leitura alta falsa
Estetoscópio mal adaptado ou audição comprometida do examinador tornando os sons abafados	Leitura sistólica baixa falsa ou leitura diastólica alta falsa
Estetoscópio aplicado de maneira muito firme contra a fossa antecubital	Leitura diastólica baixa falsa
Inflar muito lentamente	Leitura diastólica alta falsa
Repetir a avaliação muito depressa	Leitura sistólica alta falsa
Nível de inflação impreciso	Leitura sistólica baixa falsa
Múltiplos examinadores usando diferentes sons de Korotkoff para leituras diastólicas	Leitura sistólica alta falsa e diastólica baixa falsa

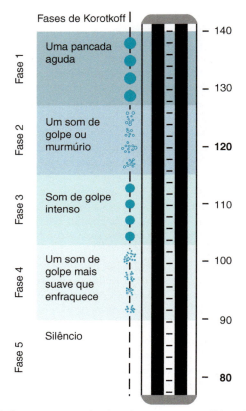

FIG 6-4 Os sons auscultados durante as medidas de pressão arterial podem ser diferenciados em cinco fases dos sons de Kortokoff. Neste exemplo a pressão arterial é 140/90 mmHg.

HABILIDADE 6.1 MEDIÇÃO DA TEMPERATURA CORPORAL

A avaliação da temperatura requer que se façam julgamentos sobre o local da medição de temperatura, tipo de termômetro e frequência da medição. Esta habilidade inclui medição da temperatura com um termômetro eletrônico usando locais oral, timpânico, temporal, retal ou axilares.

HABILIDADE 6.1 Medição da Temperatura Corporal

COLETA DE DADOS

1. Considere normais as flutuações diárias de temperatura. *Justificativa: A temperatura corporal tende a ser mais baixa no início da manhã, o pico ocorre no final da tarde e durante a noite declina gradualmente. Quando as temperaturas são tomadas entre 17 h e 19 h, a febre é avaliada de maneira mais acurada.*
2. Identifique medicamentos ou tratamentos que possam influenciar a temperatura. *Justificativa: Anti-inflamatórios, esteroides, cobertores de aquecimento ou resfriamento e ventiladores afetam a temperatura.*
3. Identifique os fatores que afetam o paciente e influenciam a temperatura. *Justificativa: O exercício aumenta o metabolismo e a produção de calor, resultando em aumento da temperatura.*
4. Identifique os fatores com probabilidade de interferir na acurácia da medição de temperatura. *Justificativa: Tabagismo, mascar chiclete e substâncias quentes ou frias causam falsas leituras de temperatura na cavidade oral por até 15 minutos. As fezes diminuem a acurácia da temperatura retal. O cerume diminui a acurácia da temperatura timpânica. A diaforese diminui a confiabilidade da temperatura temporal.*
5. Avalie sinais e sintomas que acompanham as alterações de temperatura: hipertermia: diminuição do turgor da pele; taquicardia; hipotensão; urina concentrada; insolação: calor, pele seca; taquicardia; hipotensão; sede excessiva; cãibras musculares; distúrbios visuais; confusão ou delírio; hipotermia; pele pálida; pele fria ou fria ao toque; bradicardia e disritmias; tremores incontroláveis; redução do nível de consciência; respirações superficiais. *Justificativa: Os sinais e sintomas físicos indicam temperatura anormal.*
6. Avalie os valores laboratoriais, incluindo o hemograma completo. *Justificativa: Um leucograma superior a 12.000/mm^3 em uma mulher adulta não grávida sugere a presença de infecção, que pode levar à hipertermia; um leucograma inferior a 5.000/mm^3 sugere que a capacidade do corpo para combater a infecção está comprometida, podendo levar a uma termorregulação ineficaz.*
7. Determine a temperatura basal prévia com base no registro do paciente. *Justificativa: Permite que o enfermeiro avalie quanto à alteração da condição comparando futuras medições de sinais vitais.*
8. Determine o local apropriado de temperatura e o aparelho de medição para o paciente, considerando as vantagens e desvantagens de cada local (Tabela 6-2).

PLANEJAMENTO

Os **Resultados Esperados** focam a identificação de anormalidades e a restauração da homeostasia.
1. A temperatura do paciente está dentro da variação aceitável.
2. O paciente identifica os fatores que influenciam a temperatura corporal.

Delegação e Colaboração

A habilidade de aferição da temperatura pode ser delegada à equipe enfermagem. Instruir a equipe de enfermagem para:
- Comunicação da via, aparelho e frequência para medição da temperatura.
- Explicação de quaisquer precauções necessárias ao posicionamento do paciente para medição da temperatura retal.
- Revisão dos valores normais da temperatura do paciente e alterações significativas ou anormalidades a serem relatadas ao enfermeiro.

Equipamento

- Termômetro (selecionado com base no lugar usado: Tabela 6-2)
- Toalha ou pano macio
- Algodão embebido com álcool
- Lubrificante (somente para medição retal)
- Caneta, fluxograma ou ficha clínica ou acesso ao prontuário eletrônico do paciente
- Luvas limpas e bainhas de termômetro plástico, sonda descartável ou proteção do sensor
- Toalha

IMPLEMENTAÇÃO para MEDIÇÃO DA TEMPERATURA CORPORAL

ETAPA	JUSTIFICATIVA
1. **Veja Protocolo Padrão (ao final do livro).**	
2. Explique a via pela qual você tomará a temperatura e a importância de manter a posição adequada até que a leitura seja completada.	Com frequência os pacientes ficam curiosos sobre essas medições e removem prematuramente o termômetro.
3. *Avalie a temperatura oral (eletrônica):*	
a. *Opcional*: Calce as luvas quando há secreções respiratórias ou drenagem de ferida facial ou bucal.	Use a proteção da sonda oral, que é removível sem contato físico e minimiza a necessidade do uso de luvas.
b. Retire o termômetro da unidade carregadora. Fixe a haste da sonda oral (ponta azul) à unidade do termômetro. Segure no alto da haste da sonda, tendo cuidado para não aplicar pressão sobre o botão de ejeção.	O carregador fornece energia à bateria. O botão de ejeção solta a proteção de plástico da haste da sonda.

(Continua)

ETAPA	JUSTIFICATIVA
c. Deslize a proteção plástica descartável da sonda na haste do termômetro até travar em posição (ilustração).	A proteção de plástico mole não se quebrará na boca do paciente e impedirá a transmissão de microrganismos entre os pacientes.
d. Peça ao paciente para abrir a boca; em seguida coloque delicadamente a sonda do termômetro embaixo da língua na bolsa sublingual posterior lateral ao centro da mandíbula inferior (ilustração).	O calor dos vasos sanguíneos superficiais na bolsa sublingual produz a leitura da temperatura. Com o termômetro eletrônico, as temperaturas nas bolsas sublinguais direita e esquerda são significativamente mais elevadas do que na área sob a parte frontal da língua.
e. Peça ao paciente para segurar a sonda do termômetro com os lábios fechados.	Mantém a posição adequada do termômetro durante o registro.
f. Deixe a sonda do termômetro em posição até que um sinal audível indique a conclusão e a temperatura do paciente apareça no visor digital; retire a sonda do termômetro de sob a língua do paciente.	Assegura que a sonda permaneça em posição até ocorrer o sinal para garantir a leitura acurada
g. Pressione o botão de ejeção na haste da sonda do termômetro para descartar a proteção de sonda plástica dentro de um receptáculo apropriado.	Reduz a transmissão de microrganismos.
h. Retorne a haste da sonda do termômetro à posição de armazenamento da unidade de registro.	O retorno automático da haste da sonda faz com que a leitura digital desapareça. A posição de armazenamento protege a haste.
4. *Avalie a temperatura retal (eletrônica).*	
a. Abaixe as cortinas em torno do leito e/ou feche a porta do quarto. Ajude o paciente a deitar-se de lado ou na posição de Sims com a perna de cima flexionada. Afaste as roupas de cama para expor somente a área anal. Mantenha a parte corporal superior do paciente e extremidades inferiores cobertas com um lençol ou cobertor.	Mantém a privacidade do paciente, minimiza o constrangimento e promove o conforto.
b. Limpe a região anal quando fezes e/ou secreções estiverem presentes. Retire as luvas sujas e calce luvas limpas.	Mantém as precauções padrão quando há exposição a itens sujos com fluidos corporais (p. ex., fezes).
c. Retire o termômetro do carregador. Fixe a haste da sonda oral do termômetro (ponta vermelha) à unidade do termômetro. Prenda o alto da haste da sonda, sendo cuidadoso para não aplicar pressão sobre o botão de ejeção.	O carregador fornece energia à bateria. O botão de ejeção solta a proteção de plástico da haste da sonda
d. Deslize a proteção plástica descartável da sonda sobre a haste do termômetro até travar em posição.	A proteção da sonda previne a transmissão de microrganismos entre os pacientes.
e. Esprema uma porção liberal de lubrificante sobre o tecido. Mergulhe a ponta romba da proteção da sonda do termômetro no lubrificante, cobrindo 2,5 a 3,5 cm para adulto.	A lubrificação minimiza o trauma na mucosa retal durante a inserção. O tecido evita a contaminação do resto de lubrificante do recipiente.
f. Com a mão não dominante, separe as nádegas do paciente para expor o ânus. Peça ao paciente para respirar lentamente e relaxar.	Expõe totalmente o ânus para a inserção do termômetro. Relaxa o esfíncter anal para facilitar a inserção do termômetro.

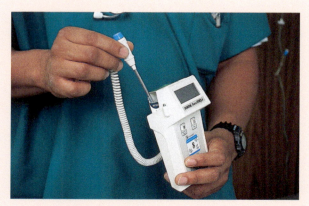

ETAPA 3c Proteção de plástico descartável sobre a sonda.

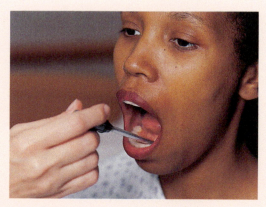

ETAPA 3d Sonda embaixo da língua na bolsa sublingual posterior.

HABILIDADE 6.1 Medição da Temperatura Corporal

ETAPA	JUSTIFICATIVA
g. Insira delicadamente a sonda do termômetro dentro do ânus 3,5 cm na direção do umbigo no caso de adultos. Caso sinta resistência durante a inserção, retire imediatamente. Não force o termômetro.	Assegura a exposição adequada contra os vasos sanguíneos na parede retal.

> ⚡ **ALERTA DE SEGURANÇA** Se você não puder inserir o termômetro dentro do reto adequadamente remova-o e considere um método alternativo para obter a temperatura.

h. Depois de posicionada, mantenha a sonda do termômetro em posição até que um sinal audível indique a conclusão e a temperatura do paciente apareça no visor digital; retire a sonda do termômetro do ânus (ilustração).	A sonda precisa ficar posicionada até ocorrer o sinal para assegurar a leitura acurada.
i. Pressione o botão de ejeção na haste do termômetro para descartar a proteção de sonda plástica dentro de um receptáculo apropriado. Friccione a haste da sonda com um algodão embebido com álcool, dando especial atenção às cristas onde a haste se conecta à sonda.	Reduz a transmissão de microrganismos.
j. Retorne a haste do termômetro à posição de armazenamento da unidade de registro	O retorno automático causa o desaparecimento da leitura digital. A posição de armazenamento protege a haste.
k. Friccione a área anal do paciente com um pano ou toalha macia para remover lubrificante ou fezes e descarte o pano. Ajude o paciente a assumir uma posição confortável.	Proporciona conforto e higiene.
5. *Avalie a temperatura axilar (eletrônica)*	
a. Abaixe as cortinas ao redor do leito e/ou feche a porta do quarto. Ajude o paciente a ficar em posição supina ou sentada. Afaste as roupas ou camisola do ombro ou braço.	Mantém a privacidade do paciente, minimiza o constrangimento e promove o conforto. Expõe a axila para a correta colocação da sonda do termômetro.
b. Retire o termômetro da unidade carregadora. Fixe a haste da sonda oral do termômetro (ponta azul) à unidade do termômetro. Segure no alto da haste da sonda, sendo cuidadoso para não aplicar pressão sobre o botão de ejeção.	O botão de ejeção solta a proteção plástica da sonda.
c. Deslize a proteção plástica da sonda descartável sobre o termômetro até travar em posição.	A proteção da sonda previne a transmissão de microrganismos entre pacientes.
d. Levante o braço do paciente afastando-o do torso. Inspecione quanto a lesões cutâneas e sudorese excessiva. Insira a sonda do termômetro no centro da axila (ilustração), abaixe o braço sobre a sonda, e ponha o braço através do peito do paciente.	Mantém a posição apropriada da sonda contra os vasos sanguíneos na axila.

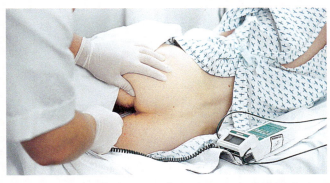

ETAPA 4h Retire a sonda suavemente do ânus.

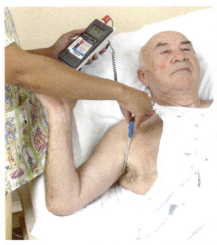

ETAPA 5d Ponha o termômetro na axila.

(Continua)

CAPÍTULO 6 Sinais Vitais

ETAPA	JUSTIFICATIVA

> ⚡ **ALERTA DE SEGURANÇA** Não use a axila se lesões cutâneas estiverem presentes porque a temperatura local pode estar alterada e a área pode estar dolorosa ao toque.

e. Depois de posicionada, mantenha a sonda do termômetro em posição até que um sinal audível indique a conclusão e a temperatura do paciente apareça no visor digital. Retire a sonda do termômetro da axila.

A sonda do termômetro precisa permanecer em posição até ocorrer o sinal para assegurar a leitura acurada.

f. Pressione o botão de ejeção na haste do termômetro para descartar a sonda plástica dentro do receptáculo apropriado.

Reduz a transmissão de microrganismos.

g. Retorne a haste do termômetro à posição de armazenamento da unidade de registro.

O retorno automático da haste do termômetro à posição de armazenamento causa o desaparecimento da leitura digital. A posição de armazenamento protege a haste.

6. *Avalie a temperatura timpânica.*
   a. Ajude o paciente a assumir uma posição confortável com a cabeça virada para o lado, longe de você. Se o paciente estiver deitado de lado, use a orelha de cima. Obtenha a temperatura da orelha direita do paciente, se for destro. Obtenha a temperatura da orelha esquerda do paciente, se for canhoto.

Assegura o conforto e ajuda a expor o canal auditivo para uma medição acurada da temperatura. O calor capturado na orelha que está no lado de baixo causa leituras falsas de alta temperatura.

   b. Note se há cerume evidente no canal auditivo do paciente.

O cerume sobre a proteção de lente do espéculo bloqueia uma clara via óptica. Mude para outra orelha ou selecione um local de medição alternativo.

   c. Retire o termômetro da unidade manual da base carregadora de bateria, sendo cuidadoso para não aplicar pressão ao botão de ejeção.

A base carregadora fornece energia à bateria. A remoção da unidade manual da base prepara-a para medir a temperatura. O botão de ejeção solta a proteção plástica da ponta do termômetro.

   d. Deslize a proteção do espéculo descartável sobre a ponta tipo otoscópio até ela se travar em posição. Seja cuidadoso para não tocar na proteção da lente.

A proteção da sonda de plástico mole previne a transmissão de microrganismos entre os pacientes. A proteção da lente deve estar livre de poeira, impressões digitais e cerume para assegurar uma clara via óptica. O cerume pode reduzir a temperatura timpânica em 0,3°C (0,5°F).

   e. Insira o espéculo no canal auditivo, seguindo as instruções do fabricante para o posicionamento da sonda timpânica (ilustração).

Corrigir o posicionamento da ponta da proteção do espéculo em relação ao canal auditivo permite exposição máxima da membrana timpânica.

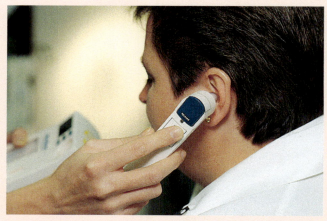

ETAPA 6e Termômetro de membrana timpânica com a proteção de sonda colocada na orelha do paciente.

(1) Puxe o pavilhão auricular para trás, para cima e para fora em um adulto. Para crianças com menos de três anos aponte a proteção da sonda na direção ao ponto médio entre a sobrancelha e as costeletas.

A orelha puxada endireita o canal auditivo externo, permitindo a exposição máxima da membrana timpânica.

HABILIDADE 6.1 Medição da Temperatura Corporal

ETAPA	JUSTIFICATIVA
(2) Mova o termômetro em padrão em forma de oito.	Alguns fabricantes recomendam esse movimento por permitir que o sensor detecte o máximo de radiação da membrana timpânica.
(3) Ajuste a ponta do espéculo o mais perfeitamente possível no canal e não movimente, mirando a ponta do espéculo na direção do nariz.	A delicada pressão sela o canal auditivo contra a temperatura do ar ambiente, alterando as leituras chegando a 2,8°C. O erro do operador leva a falsas temperaturas baixas.
f. Depois de posicionado, pressione o botão de varredura da unidade manual. Deixe o espéculo em posição até que um sinal audível indique a conclusão e a temperatura do paciente apareça no visor digital.	Pressionar o botão causa a detecção de energia infravermelha. A ponta da sonda do espéculo precisa permanecer em posição até que o aparelho indicador de sinal detecte a energia infravermelha.
g. Retire cuidadosamente o espéculo do canal auditivo.	Previne o atrito do revestimento externo sensível da orelha
h. Pressione o botão de ejeção na unidade manual para descartar a proteção do espéculo no receptáculo apropriado.	Reduz a transmissão de microrganismos. O retorno automático causa o desaparecimento da leitura digital.
i. Se a temperatura estiver anormal ou uma segunda leitura for necessária, substitua a proteção do espéculo e espere dois minutos antes de repetir a medição na outra orelha. Considere tentar um local de temperatura ou instrumento alternativo.	O tempo permite que o canal auditivo readquira a temperatura usual.
j. Retorne a unidade manual à base do termômetro.	Protege a ponta do sensor contra dano.
7. *Avalie a temperatura da artéria temporal:*	
a. Assegure que a testa esteja seca; limpe com toalha, se necessário.	A pele úmida distorce o sensor do termômetro.
b. Ponha o sensor de descarga na testa do paciente.	O contato evita a medição da temperatura ambiente.
c. Pressione o botão vermelho de varredura com o polegar. Deslize lentamente o termômetro diretamente através da testa, mantendo ao mesmo tempo o sensor de descarga sobre a pele (ilustração)	A varredura contínua em busca das temperaturas mais altas continua até que solte o botão.

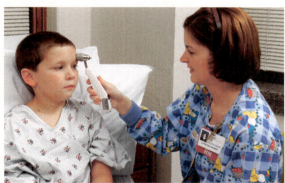

ETAPA 8c Varredura da testa.

d. Mantenha o botão de varredura pressionado, levante o sensor da testa e toque com ele a pele do pescoço, logo atrás do lóbulo da orelha. O pico de temperatura ocorre quando cessa o som de clique durante a varredura. Solte o botão de varredura.	O sensor confirma a temperatura mais alta atrás do lóbulo da orelha.
e. Limpe o sensor com um algodão embebido com álcool.	Previne a transmissão de microrganismos.
8. **Veja Protocolo de Conclusão (ao final do livro).**	
9. Retorne o termômetro ao carregador ou à sua base.	Mantém a carga da bateria da unidade do termômetro.

AVALIAÇÃO

1. Compare a medição de temperatura com a variação aceitável basal do paciente.
2. Se o paciente tiver febre, meça a temperatura aproximadamente 30 minutos depois de administrar antipiréticos e a cada quatro horas até a estabilização da temperatura.
3. Peça ao paciente para identificar fatores que influenciam a temperatura.

Resultados Inesperados e Intervenções Relacionadas

1. O paciente tem uma temperatura de 1°C (1,8°F) ou mais acima da variação habitual.

a. Avalie em busca de possíveis locais de infecção localizada e dados relacionados sugerindo infecção sistêmica, incluindo dor ou sensibilidade; drenagem purulenta; área local de rubor ou aquecimento não usual; perda de apetite; cefaleia; pele seca e quente; rubor facial; sede; mal-estar geral ou calafrios.
b. Reduza as cobertas externas do corpo do paciente para promover perda de calor. Não induza tremores.
c. Se a febre persistir ou alcançar um nível inaceitável, definido pelo provedor de cuidados de saúde, administre antipiréticos e antibióticos, conforme solicitado e aplique cobertor de hipotermia.

2. O paciente tem uma temperatura de 1°C (1,8°F) ou mais abaixo da variação normal.
   a. Retire qualquer vestuário ou roupa de cama, substitua por camisolas hospitalares secas, e cubra o paciente com cobertores aquecidos.
   b. Feche as portas do quarto para eliminar correntes de ar.
   c. Incentive os líquidos quentes.
   d. Monitore a frequência de pulso apical e o ritmo (Habilidade 6.2) porque a hipotermia causa bradicardia e disritmias.

Registro e Relato

- Registre a temperatura e a via nas anotações de enfermagem, no fluxograma dos sinais vitais ou no prontuário eletrônico.
- Registre a temperatura após a administração de terapias específicas em forma de narrativa nas anotações de enfermagem.
- Registre nas anotações de enfermagem quaisquer sinais ou sintomas de alterações de temperatura.
- Registre os achados anormais ao enfermeiro ou provedor de cuidados de saúde responsável imediatamente.

Amostra de Documentação

14h Temperatura temporal 39,0°C (102,2°F). Relatos de fadiga. Pele avermelhada e seca. Administrado acetaminofeno 650 mg VO, a pedido. O paciente é instruído a aumentar a ingestão de líquidos.

14h30 Temperatura temporal 38,0°C (100,4°F). Paciente cochilando. Pele rosada e seca.

Considerações Especiais

Pediatria
- A temperatura axilar não é confiável para detectar febres em bebês e crianças pequenas.
- Para crianças que choram ou ficam agitadas, tome a temperatura ao final, depois de outros sinais vitais.

Geriatria
- A temperatura de idosos está na extremidade inferior da variação aceitável de temperatura. As temperaturas consideradas dentro da variação normal podem refletir febre em um idoso.
- A diminuição da reatividade da glândula sudorípara no idoso resulta em limiar mais alto de sudorese em altas temperaturas, podendo levar à hipotermia.
- Os idosos estão em alto risco de hipotermia devido à diminuição da sensação ao frio, respostas vasoconstritoras anormais e tremores prejudicados.

Assistência Domiciliar (*Home Care*)
- Uma temperatura aferida em domicílio pode diferir da temperatura avaliada em uma instalação de cuidados de saúde porque as vias de temperatura diferem.

HABILIDADE 6.2 AVALIÇÃO DO PULSO APICAL

A avaliação do pulso apical é o método não invasivo mais acurado de determinar a frequência e o ritmo cardíacos. A avaliação acurada do pulso apical requer o uso correto de um estetoscópio (Quadro 6-3).

COLETA DE DADOS

1. Identifique medicamentos ou tratamentos que possam influenciar o pulso. *Justificativa: Antiarrítmicos, cardiotônicos, anti-hipertensivos, vasodilatadores e vasoconstritores afetam a frequência e o ritmo cardíacos.*
2. Identifique os fatores que afetam o paciente e influenciam o pulso. *Justificativa: Exercício e ansiedade aumentam a frequência cardíaca. Uma temperatura elevada aumenta a frequência cardíaca e causa vasodilatação que pode afetar a força do pulso. Certas condições põem os pacientes em risco de alterações do pulso: uma história de doença cardíaca, disritmia cardíaca, início súbito de dor no peito ou dor aguda em qualquer lugar, testes diagnósticos cardiovasculares invasivos, infusão súbita de grande volume de fluido intravenoso (IV), hemorragia interna ou externa, desidratação ou administração de medicamentos que alteram a função cardíaca.*
3. Identifique os fatores com probabilidade de interferir na acurácia da frequência de pulso. *Justificativa: Cafeína e nicotina aumentam a frequência de pulso. A frequência de pulso é aumentada imediatamente pelo fumo, o que dura tanto quanto 15 minutos (NHBPEP, 2003).*
4. Avalie quanto a sinais e sintomas de função cardíaca alterada, como dispneia, fadiga, dor torácica, ortopneia, síncope, palpitações (a desagradável percepção do batimento cardíaco pelo paciente), edema das partes corporais dependentes, cianose ou palidez da pele (Cap. 7). *Justificativa: Sinais e sintomas físicos indicam alteração da função cardíaca que afeta a frequência e o ritmo do pulso.*
5. Avalie os valores laboratoriais **pertinentes**, incluindo o hemograma completo. *Justificativa: Baixos valores de hemoglobina estão associados à diminuição do transporte de oxigênio, o que pode aumentar a frequência de pulso.*
6. Determine a frequência de pulso basal prévia do registro do paciente. *Justificativa: Permite que o enfermeiro avalie quanto à alteração da condição e efeito de medicamentos com efeito no sistema cardiovascular.*

HABILIDADE 6.2 Avalição do Pulso Apical

PLANEJAMENTO

Os **Resultados Esperados** focam a identificação de anormalidades e a restauração da homeostasia.

1. A frequência de pulso do paciente está regular e dentro da variação aceitável para a idade.
2. Uma linha basal é estabelecida para os pacientes com doenças crônicas que alteram a frequência de pulso, como hipertensão ou arteriosclerose.

Delegação e Colaboração

A habilidade de medição do pulso apical pode ser delegada aos técnicos e auxiliares de enfermagem, se o paciente estiver estável e sem risco de problemas cardíacos agudos ou sérios. Instruir a equipe de enfermagem para:

- Comunicar a frequência cardíaca e os fatores relacionados à história do paciente, como risco de pulso anormalmente lento ou irregular.
- Rever a frequência de pulso usual do paciente e alterações ou anormalidades significativas para relatar ao enfermeiro.

Equipamento

- Estetoscópio
- Relógio com ponteiro de segundos
- Caneta, fluxograma ou registro de sinal vital ou acesso ao prontuário eletrônico do paciente

IMPLEMENTAÇÃO para AVALIAÇÃO DO PULSO APICAL

ETAPAS	JUSTIFICATIVA
1. **Veja Protocolo Padrão (ao final do livro).**	
2. Ajude o paciente a ficar em posição supina ou sentada. Afaste a roupa de cama e a camisola hospitalar para descobrir o esterno e o lado esquerdo do peito.	Expõe a porção da parede torácica para seleção do local auscultatório.
3. Localize os pontos de referência anatômicos para identificar o impulso apical, também chamado de *ponto de impulso máximo (PIM)*. O coração está localizado atrás e à esquerda do esterno com a base em cima e o ápice embaixo. Encontre o ângulo de Louis logo abaixo da incisura supraesternal entre o corpo do esterno e o manúbrio; ele é sentido como uma proeminência óssea. Deslize os dedos para baixo em cada lado do ângulo para encontrar o segundo espaço intercostal (EI). Mova cuidadosamente os dedos para baixo no lado esquerdo do esterno até o quinto EI e lateralmente para a linha clavicular média (LCM) esquerda. Uma leve percussão sentida dentro de uma área de 1 a 2,5 cm (meia a 1 polegada) do impulso apical reflete-se do ápice do coração (Fig. 6-1).	O uso de pontos de referência anatômicos permite a correta aplicação do estetoscópio sobre o ápice do coração. Esta posição aumenta a capacidade de ouvir com clareza os sons cardíacos. Se não for capaz de palpar o impulso apical, reposicione o paciente sobre o lado esquerdo. Na presença de séria doença cardíaca, localize o impulso apical à esquerda da LCM ou no sexto EI.
4. Coloque o diafragma do estetoscópio na palma da mão por cinco a 10 segundos.	Aquecer o diafragma metálico ou plástico evita que o paciente se assuste e promova desconforto.
5. Ponha o diafragma do estetoscópio sobre o impulso apical no quinto EI, na LCM, e ausculte em busca dos sons cardíacos B_1 e B_2 normais (ouvidos como "tum tá") (ilustração).	Faça o tubo do estetoscópio se estender reto sem torções, de modo que não distorce a transmissão do som. Os sons normais B_1 e B_2 são agudos e mais ouvidos com o diafragma.

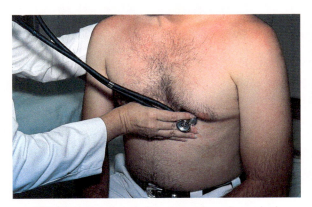

ETAPA 5 Estetoscópio sobre o impulso apical.

(Continua)

ETAPAS	JUSTIFICATIVA
6. Quando ouvir B₁ e B₂ com regularidade, olhe para o relógio e comece a contar a frequência; comece a contar do zero e em seguida um, dois e assim por diante. 7. Conte por um minuto (60 segundos). 8. Note se a frequência cardíaca está irregular e descreva o padrão de irregularidade (B₁ e B₂ que ocorrem precoce ou tardiamente após a sequência prévia de sons; p. ex., a cada três ou quatro batimentos é saltada). 9. **Veja Protocolo de Conclusão (ao final do livro).** 10. Limpe as olivas e o diafragma do estetoscópio com algodão embebido com álcool rotineiramente a cada uso.	A frequência apical é acurada somente depois de se ouvir claramente os sons cardíacos. O tempo começa com o zero. A contagem um é o primeiro som auscultado após o início do tempo. A frequência cardíaca irregular indica arritmia. A ocorrência regular de arritmia dentro de um minuto indica contração ineficiente do coração e alteração da função cardíaca. Os estetoscópios são geralmente contaminados com microrganismos. A desinfecção regular controla as infecções hospitalares.

AVALIAÇÃO

1. Compare a frequência de pulso com as variações basal e aceitável do paciente.
2. Correlacione a frequência de pulso apical com os dados obtidos de pulso radial, pressão arterial e sinais e sintomas relacionados (palpitações, tontura).

Resultados Inesperados e Intervenções Relacionadas

1. O paciente tem um pulso apical maior que 100 batimentos por minuto (taquicardia) em um adulto ou um valor esperado normal.
    a. Identifique dados relacionados, incluindo dor, medo ansiedade, exercício recente, hipotensão, perda sanguínea, febre ou oxigenação inadequada.
    b. Observe quanto a sinais e sintomas associados à função cardíaca anormal, incluindo fadiga, dor no peito, ortopneia, cianose.
2. O paciente tem um pulso apical inferior a 60 batimentos por minuto (bradicardia) em um adulto ou o valor normal esperado.
    a. Observe quanto a fatores que alteram a frequência cardíaca, como digoxina, betabloqueadores e antiarrítmicos; é necessário, algumas vezes, não administrar os medicamentos prescritos até que o médico possa avaliar a necessidade de ajustar a dosagem.
    b. Observe quanto a sinais e sintomas associados à função cardíaca anormal incluindo fadiga dor no peito, ortopneia, cianose.
3. O paciente tem um ritmo irregular.
    a. Avalie quanto a déficit de pulso (Instrução para o Procedimento 6.1).
    b. Os pacientes com ritmo irregular podem necessitar eletrocardiograma ou monitor cardíaco de 24 horas a pedido do médico para detectar anormalidades cardíacas.

Registro e Relato

- Registre a frequência de pulso apical nas anotações de enfermagem, no fluxograma de sinais vitais ou no prontuário eletrônico.
- Registre a frequência de pulso apical após a administração de terapias específicas e documente em narrativa nas anotações de enfermagem.
- Relate quaisquer sinais e sintomas de alteração na função cardíaca nas anotações de enfermagem.
- Relate os achados anormais ao enfermeiro responsável ou ao médico imediatamente.

Amostra de Documentação

12h   Frequência apical 64, regularmente irregular. Não foi notado nenhum déficit de pulso.

Considerações Especiais

Pediatria

- Com frequência as crianças têm arritmia sinusal, que é um batimento cardíaco irregular que acelera com a inspiração e desacelera com a expiração. Segurar a respiração, em uma criança, afeta a frequência de pulso.
- O pulso apical ou braquial é o melhor local para avaliar a frequência e o ritmo cardíacos de um bebê ou criança pequena.

Geriatria

- Depois de elevada a frequência de pulso de um idoso demora muito para voltar à frequência normal em repouso.
- Idosos têm frequência cardíaca reduzida com o exercício devido à diminuição da responsividade das catecolaminas.

HABILIDADE 6.3   AVALIAÇÃO DO PULSO RADIAL

O pulso radial em um adulto é o mais fácil de acessar e fornece uma avaliação rápida, acurada da circulação periférica e da função cardíaca.

COLETA DE DADOS

1. Identifique os medicamentos ou tratamentos que podem influenciar o pulso. *Justificativa: Antiarrítmicos, cardiotônicos, anti-hipertensivos, vasodilatadores e vasoconstritores afetam a frequência de pulso.*
2. Identifique fatores que afetam o paciente e influenciam o pulso. *Justificativa: Exercício e ansiedade aumentam a frequência cardíaca. A temperatura elevada aumenta a frequência cardíaca e causa vasodilatação que pode afetar a força do pulso.*
3. Identifique os fatores com probabilidade de interferir na acurácia da frequência de pulso. *Justificativa: Cafeína e nicotina aumentam a frequência de pulso. A frequência de pulso é aumentada imediatamente pelo fumo, que chega a durar 15 minutos (NHBPEP, 2003).*

4. Avalie quanto a sinais e sintomas de função cardíaca alterada, como dispneia, fadiga, dor no peito, ortopneia, síncope ou palpitações. *Justificativa: Sinais e sintomas físicos indicam alteração na função cardíaca, que afeta a frequência e o ritmo de pulso.*
5. Determine a frequência de pulso basal anterior ao registro do paciente. *Justificativa: Permite ao enfermeiro avaliar alteração na condição e o efeito dos medicamentos que atuam no sistema cardiovascular.*

PLANEJAMENTO

Os **Resultados Esperados** focam a identificação de anormalidades e restauração da homeostasia.
1. A frequência de pulso do paciente é regular e dentro da variação aceitável para a idade.
2. Uma linha basal é estabelecida para os pacientes com doenças crônicas que alteram a frequência de pulso, como hipertensão ou arteriosclerose.

Delegação e Colaboração

A habilidade de medição do pulso pode ser delegada aos técnicos e auxiliares de enfermagem, se o paciente estiver estável e sem alto risco de problemas cardíacos ou vasculares agudos ou sérios. Instruir a equipe de enfermagem para:
- Comunicar o local apropriado para a frequência de pulso, frequência de medição, como risco de pulso anormalmente lento ou irregular.
- Rever as frequências de pulso usuais do paciente e as alterações significativas ou anormalidades a relatar ao enfermeiro.

Equipamento
- Relógio de pulso com ponteiro de segundos digital.
- Caneta, fluxograma de sinais vitais ou ficha clínica ou acesso ao prontuário eletrônico do paciente.

IMPLEMENTAÇÃO para AVALIAÇÃO DO PULSO RADIAL

ETAPA	JUSTIFICATIVA
1. **Veja Protocolo Padrão (ao final do livro).**	
2. Explique ao paciente que você avaliará a frequência de pulso ou cardíaca. Incentive-o a relaxar e a não falar. Se o paciente estiver ativo, espere cinco a 10 minutos antes de avaliar o pulso.	Atividade e ansiedade elevam a frequência cardíaca. A obtenção de frequência de pulso em repouso permite a comparação objetiva dos valores.
3. Se o paciente estiver em decúbito dorsal, coloque o braço dele reto, ao longo da lateral ou através da parte inferior do peito ou do abdome superior com o punho estendido reto. Se estiver sentado, curve o cotovelo do paciente a 90 graus e apoie o braço dele na cadeira ou em seu braço.	A posição relaxada do braço e a extensão do pulso permitem a exposição completa da artéria à palpação.
4. Coloque as pontas do indicador e dedo médio de sua mão sobre o sulco ao longo da lateral radial (ilustração). Estenda levemente o pulso com a palma para baixo até notar um pulso mais forte.	As pontas dos dedos são as partes mais sensíveis de sua mão para palpar a pulsação arterial. Seu polegar tem uma pulsação que interfere na acurácia.

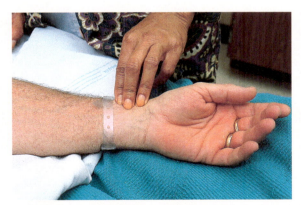

ETAPA 4 Colocação da mão para avaliação do pulso. (De Sorrentino SA, Remmert L, Gorek B: *Mosby's assessment for nursing assistants*, ed 4, St Louis, 2010, Mosby.)

(Continua)

ETAPA	JUSTIFICATIVA
5. Comprima ligeiramente contra o rádio, oblitere o pulso inicialmente, e em seguida relaxe a pressão de modo que o pulso se torne facilmente palpável.	O pulso é mais preciso com pressão moderada. A excessiva pressão o pulso e compromete o fluxo sanguíneo.
6. Determine a força do pulso. Note se o impulso do vaso contra as pontas dos dedos é amplo (4+); cheio (+3); normal (+2); diminuído, quase impalpável (+1) ou ausente, impalpável (0).	A força reflete o volume de sangue ejetado contra a parede arterial a cada contração cardíaca. A acurada descrição da força melhora a comunicação entre enfermeiros e outros profissionais de saúde.
7. Após sentir o pulso regularmente, olhe para o relógio e comece a contar a frequência; comece a contagem do zero e então um, dois e assim por diante.	O tempo começa com zero. A contagem de um é o primeiro batimento palpado após iniciar o tempo.
8. Conte a frequência por 60 segundos. Avalie a frequência e o padrão da irregularidade.	A contração ineficiente do coração falha em transmitir a onda do pulso, resultando em pulso irregular. Um período prolongado promove contagem acurada.
9. Quando o pulso é irregular, compare os pulsos radiais bilateralmente.	Uma acentuada desigualdade indica fluxo arterial comprometido em uma extremidade, e é preciso adotar uma ação.

> ⚡ **ALERTA DE SEGURANÇA** Se o pulso for irregular, obtenha um pulso apical-radial para avaliar quanto a déficit de pulso (Instrução para o Procedimento 6.1)

10. Veja Protocolo de Conclusão (ao final do livro).

AVALIAÇÃO

1. Compare a frequência de pulso com as variações basal e aceitável do paciente.
2. Compare a igualdade do pulso radial e anote a discrepância. As diferenças entre as artérias radiais indicam sistema vascular periférico comprometido.
3. Correlacione a frequência de pulso com os dados obtidos de pulso apical, pressão arterial e sinais e sintomas relacionados (palpitações, tontura).

Resultados Inesperados e Intervenções Relacionadas

1. O paciente tem pulso radial fraco, filiforme ou difícil de palpar.
   a. Avalie ambos os pulsos radiais e compare os achados. Avalie quanto a edema nos tecidos circunjacentes ou qualquer coisa que possa impedir o fluxo sanguíneo (p. ex., curativo ou tala).
   b. Observe quanto a sintomas associados à perfusão de tecido periférico, incluindo palidez ou cianose de tecido dista ao pulso e extremidades frias.
2. O paciente tem pulso radial irregular ou inferior a 60 (bradicardia) ou superior a 100 (taquicardia) batimentos por minuto.
   a. Ausculte o pulso apical.

Registro e Relato

- Registre a frequência de pulso com local de avaliação nas anotações enfermagem, fluxograma ou registro dos sinais vitais ou no prontuário eletrônico.
- Registre a frequência de pulso após a administração de terapias específicas e documente em narrativa nas anotações de enfermagem.
- Registre quaisquer sinais e sintomas de alteração da função cardíaca nas anotações de enfermagem.
- Registre os achados anormais ao enfermeiro responsável ou ao médico imediatamente.

Amostra de Documentação

14h Pulso radial direito +2; pulso radial esquerdo +1; mão esquerda fria ao toque, preenchimento capilar >4 s, enfermeiro responsável notificado.

Considerações Especiais
Pediatria

- A artéria radial é difícil de avaliar em bebês. O pulso apical ou braquial é o melhor local para avaliar a frequência e o ritmo cardíacos até os dois anos de idade.

Geriatria

- Depois de elevada, a frequência de pulso de um idoso demora a voltar à frequência normal em repouso.
- Os idosos têm frequência cardíaca reduzida com o exercício devido à diminuição da responsividade à catecolamina.
- A doença vascular periférica é mais comum em idosos tornando difícil a avaliação do pulso radial.

Assistência Domiciliar (*Home Care*)

- Os pacientes que tomam certos medicamentos com efeito no sistema cardiovascular ou antiarrítmicos prescritos devem aprender a avaliar suas próprias frequências para detectar efeitos colaterais dos medicamentos.

HABILIDADE 6.4 Avaliação da Respiração 101

INSTRUÇÃO PARA O PROCEDIMENTO 6.1
Avaliação do Déficit de Pulso Apical-Radial

A diferença entre os pulsos avaliados entre dois locais diferentes, ou um déficit de pulso, dá informações sobre a integridade cardíaca e vascular. Quando existe um déficit de pulso entre os pulsos apical e radial, o volume de sangue ejetado do coração pode ser inadequado para atender às necessidades circulatórias dos tecidos, e pode ser necessária intervenção.

Delegação e Colaboração

A habilidade de avaliar um déficit de pulso apical-radial não pode ser delegada à equipe de enfermagem. A colaboração entre o enfermeiro e outro profissional de saúde é necessária.

Equipamento

- Estetoscópio
- Algodão embebido com álcool
- Relógio com ponteiro de segundos

Etapas do Procedimento

1. **Veja Protocolo Padrão (ao final do livro)**
2. Explique ao paciente que duas pessoas estarão avaliando a função cardíaca ao mesmo tempo.
3. O enfermeiro ausculta o pulso apical (Habilidade 6.2) enquanto um segundo provedor obtém o pulso radial (Habilidade 6.3).
4. O enfermeiro começa a contagem do pulso em voz alta e ao mesmo tempo faz a contagem dos pulsos.
5. Cada enfermeiro completa uma contagem de pulso de 60 segundos. Compare as frequências apical e radial. Se a contagem de pulso diferir em mais de dois, existe um déficit de pulso, que algumas vezes indica alterações na função cardíaca.
6. **Veja Protocolo de Conclusão (ao final do livro).**
7. Registre a presença de um déficit de pulso em forma narrativa nas anotações de enfermagem e registre os achados ao provedor de cuidados de saúde.

HABILIDADE 6.4 AVALIAÇÃO DA RESPIRAÇÃO

A avaliação da respiração inclui determinar frequência, profundidade e ritmo respiratórios.

COLETA DE DADOS

1. Identifique medicamentos ou tratamentos que possam influenciar a frequência respiratória. *Justificativa: Oxigênio e broncodilatadores afetam a frequência respiratória.*
2. Identifique os fatores que afetam o paciente e influenciam a frequência, profundidade e ritmo respiratórios. *Justificativa: Febre, dor, ansiedade, doenças da parede torácica ou músculos curativos torácicos ou abdominais constritivos, presença de incisões abdominais, distensão gástrica, doença pulmonar crônica (enfisema, bronquite, asma), lesão traumática à parede torácica presença de sonda torácica, infecção respiratória (pneumonia, bronquite aguda), edema pulmonar e embolia, lesão cefálica com dano ao tronco encefálico e anemia, todos estes podem afetar a avaliação respiratória.*
3. Avalie quanto a sinais e sintomas de função respiratória alterada:
   - Aparência azulada ou cianótica dos leitos ungueais, lábios, membranas mucosas e pele
   - Agitação, irritabilidade, confusão, nível reduzido de consciência
   - Dor durante a inspiração
   - Respiração trabalhosa ou difícil
   - Ortopneia
   - Uso dos músculos acessórios
   - Sons respiratórios adventícios (Cap. 7)
   - Impossibilidade de respirar espontaneamente
   - Catarro espesso, sanguinolento ou em grandes quantidades produzido ao tossir

   Justificativa: Sinais e sintomas físicos indicam alterações na função respiratória, que afetam a frequência profundidade e ritmo respiratórios.

4. Identifique se o paciente está em posição confortável. *Justificativa: Sentar ereto promove um completo movimento ventilatório. A posição de desconforto faz com que o paciente respire mais rapidamente.*
5. Determine a frequência respiratória basal prévia pela ficha clínica do paciente. *Justificativa: Permite ao enfermeiro avaliar quanto à alteração na condição e o efeito dos medicamentos com efeito no sistema respiratório.*

PLANEJAMENTO

Os **Resultados Esperados** focam a identificação de anormalidade e a restauração da homeostasia.
1. A frequência respiratória do paciente é regular e está dentro da variação aceitável para a idade.
2. Uma linha basal é identificada para os pacientes com doenças crônicas, como doença pulmonar obstrutiva que altera a frequência respiratória.

Delegação e Colaboração

A habilidade de avaliar a respiração pode ser delegada aos técnicos e auxiliares de enfermagem. Instruir a equipe de enfermagem para:
- Comunicar a frequência da medição conforme determinado pela história do paciente e fatores relacionados a esta, como respiração trabalhosa ou queixas de dificuldade respiratória.
- Rever valores respiratórios usuais e alterações significativas ou anormalidades a relatar ao enfermeiro.

Equipamento

- Relógio com ponteiro de segundos
- Caneta, fluxograma de sinais vitais ou ficha clínica ou acesso ao prontuário eletrônico

IMPLEMENTAÇÃO para AVALIAÇÃO DA RESPIRAÇÃO

ETAPAS	JUSTIFICATIVA
1. Veja Protocolo Padrão (ao final do livro).	
2. Certifique-se de que o tórax do paciente está visível. Se necessário, afaste a roupa de cama ou camisola hospitalar.	Assegura a clara visão da parede torácica e movimentos abdominais.
3. Ponha o braço do paciente em posição relaxada através do abdome ou tórax inferior ou ponha a sua mão diretamente sobre o abdome superior dele.	Uma posição similar, usada durante a avaliação de pulso, permite-lhe avaliar a frequência respiratória sutilmente. O braço do paciente ou a sua mão sobem e descem durante o ciclo respiratório.
4. Observe o ciclo respiratório completo (uma inspiração e uma expiração).	O enfermeiro determina a frequência acurada só depois de visualizar todo o ciclo respiratório.
5. Depois de observar o ciclo, você olha para o relógio e começa a contar a frequência: e inicie a contagem, contando um ao primeiro ciclo respiratório completo.	A cronometragem começa com a contagem um. As respirações ocorrem mais lentamente que o pulso; assim a cronometragem não começa com o zero.
6. Conte por um minuto completo.	A frequência respiratória é equivalente ao número de respirações por minuto. As irregularidades suspeitadas requerem avaliação por, pelo menos, 1 minuto (Tabela 6-3)
7. Note a profundidade das respirações, avaliadas de maneira subjetiva pela observação do grau de movimentos da parede torácica, enquanto conta a frequência. Você também pode avaliar objetivamente a profundidade palpando a excursão da parede torácica ou auscultando o tórax posterior (Cap. 7) depois de ter contado a frequência. Descreva a profundidade como superficial, normal ou profunda.	A natureza do movimento ventilatório revela o estado patológico específico que impede que o volume de ar se mova para dentro e para fora dos pulmões.
8. Note o ritmo do ciclo ventilatório. A respiração normal é regular e ininterrupta. Não confunda suspiro com o ritmo anormal.	A natureza da ventilação revela tipos específicos de alterações. Periodicamente, as pessoas respiram profundamente ou suspiram para expandir as pequenas vias aéreas propensas ao colapso.
9. Observe em busca de evidência de desconforto respiratório (esforço aumentado para inalar e exalar). Peça ao paciente para descrever a experiência subjetiva de dispneia, comparada ao padrão respiratório habitual.	Os pacientes com doença pulmonar crônica podem ter dificuldade de respirar o tempo todo e podem descrever melhor seu próprio desconforto.
10. Veja Protocolo de Conclusão (ao final do livro).	

AVALIAÇÃO

1. Compare os achados com as variações basal e aceitável anteriores para a idade do paciente.
2. Correlacione a frequência respiratória com os dados obtidos da ausculta, dados laboratoriais e sinais e sintomas respiratórios relacionados.

Resultados Inesperados e Intervenções Relacionadas

1. A frequência respiratória está abaixo de 12 (bradipneia) ou acima de 20 (taquipneia). O padrão respiratório é irregular. A profundidade das respirações é aumentada ou diminuída; o paciente queixa-se de dispneia.
   a. Observe quanto a fatores relacionados, incluindo via aérea obstruída, respirações ruidosas, cianose, agitação, irritabilidade, confusão, tosse produtiva, uso de músculos acessórios e sons respiratórios anormais (Cap. 7).
   b. Ajude o paciente a ficar em uma posição sentada apoiada (semi ou de Fowler alta), a menos que contraindicado.
   c. Forneça oxigênio, conforme solicitado (Cap. 14).
   d. Avalie quanto a fatores ambientais que influenciam a frequência respiratória do paciente, como fumo passivo, má ventilação ou vapores gasosos.

Registro e Relato

- Registre a frequência respiratória e a sua natureza nas anotações de enfermagem, fluxograma ou registro de sinais vitais ou no prontuário eletrônico.
- Registre a profundidade e o ritmo anormais em forma narrativa nas anotações de enfermagem.
- Registre a frequência respiratória após a administração de terapias específicas em forma narrativa nas anotações de enfermagem.
- Registre o tipo e a quantidade de oxigenoterapia, se usada pelo paciente durante a avaliação.
- Relate os achados anormais ao enfermeiro responsável ou ao médico imediatamente.

Amostra de Documentação

07h50   Paciente com queixas de dispneia. FR 32, superficial e trabalhosa. Oxigênio a 2 L CN. Auscultado sibilo bilateral.

Pressão arterial 144/56 braço D, pulso radial D 112. Terapia respiratória notificada para tratamento com nebulizador.

Considerações Especiais
Pediatria
- A frequência respiratória média aceitável para recém-nascidos é 35 a 40 respirações por minuto; bebê (seis meses) é 30 a 50 respirações por minuto; criança com menos de três anos (dois anos) é 25 a 32 respirações por minuto e criança é 20 a 30 respirações por minuto.

Geriatria
- Uma alteração na função pulmonar com o envelhecimento resulta em frequências respiratórias que geralmente são mais altas em idosos com uma variação normal de 16 a 25 respirações por minuto.

HABILIDADE 6.5 AVALIAÇÃO DA PRESSÃO ARTERIAL

A acurada medição da pressão arterial assegura um cuidado ótimo. Esta habilidade descreve a avaliação da pressão arterial nas extremidades superiores e inferiores com o uso de esfigmomanômetro e estetoscópio.

COLETA DE DADOS

1. Considere as flutuações diárias normais na pressão arterial. *Justificativa: A pressão arterial varia ao longo do dia, com pressão arterial mais baixa durante o sono e mais alta à tarde (Giles, 2006).*
2. Identifique os medicamentos ou tratamentos do paciente que possam influenciar a pressão arterial. *Justificativa: Narcóticos, anestesia, cardiotônicos, anti-hipertensivos vasodilatadores, vasoconstritores, sangue e fluidos IV afetam a pressão arterial.*
3. Identifique fatores que afetam o paciente e influenciam a pressão arterial. *Justificativa: Exercício, estresse, ansiedade e estimulação hormonal podem aumentar a pressão arterial.*
4. Identifique os fatores com probabilidade de interferir na acurácia das medições da pressão arterial. *Justificativa: Café, fumo e conversar, todos estes afetam a pressão arterial.*
5. Avalie quanto a sinais e sintomas de alterações da pressão arterial. *Justificativa: Sinais e sintomas físicos às vezes indicam alterações na pressão arterial. A pressão arterial alta (hipertensão) muitas vezes é assintomática até estar muito alta. Avalie quanto a cefaleia (normalmente occipital), rubor facial, sangramento nasal e fadiga em idosos. Pressão arterial baixa (hipotensão) está associada a tontura, confusão, agitação palidez, pele e membranas mucosas escurecidas ou cianóticas; pele fria e mosqueada nas extremidades.*
6. Determine a extremidade apropriada e o manguito de pressão arterial para a extremidade do paciente. *Justificativa: A seleção inadequada do local resulta em má amplificação dos sons causando leituras imprecisas (Tabela 6-5). A aplicação de pressão de uma bolsa inflada prejudica temporariamente o fluxo e compromete mais a circulação em uma extremidade que já tem um fluxo sanguíneo prejudicado. Evite aplicar o manguito quando fluidos IV estão sendo infundidos; shunt ou fístula arteriovenosos estiverem presentes; foi realizada cirurgia de mama ou axilar naquele lado; a extremidade sofreu trauma ou necessita de tala ou bandagem volumosa. Use as extremidades inferiores quando as artérias braquiais forem inacessíveis.*
7. Determine se o paciente tem alergia a látex. *Justificativa: Se o paciente tiver alergia a látex, verifique se o manguito de pressão arterial não tem látex.*
8. Determine a pressão arterial basal prévia do registro do paciente.

PLANEJAMENTO

Os **Resultados Esperados** focam a identificação de anormalidades e restauração da homeostasia.
1. A pressão arterial do paciente está dentro da variação aceitável para idade, gênero e etnia.
2. O paciente identifica os fatores que aumentam a pressão arterial.
3. Uma linha basal é estabelecida para pacientes com hipertensão e doenças crônicas que alteram a pressão arterial.
4. O paciente estabelece estratégias para reduzir o risco pessoal de hipertensão.

Delegação e Colaboração

A habilidade de medição da pressão arterial pode ser delegada à equipe de enfermagem, a menos que o paciente seja considerado instável (*i.e.*, hipotenso). Instruir a equipe de enfermagem para:
- Comunicar a frequência da medição, membro para medição e fatores relacionados à história do paciente, como hipotensão ortostática.
- Explicar o tamanho apropriado do manguito de pressão arterial e equipamento (eletrônico ou manual) a ser usado.
- Rever os valores habituais de pressão arterial do paciente e alterações significativas ou anormalidades a relatar ao enfermeiro.

Equipamento
- Esfigmomanômetro aneroide.
- Manguito de pressão de pano ou vinila descartável de tamanho apropriado para o tamanho do braço ou perna do paciente.
- Estetoscópio
- Algodão embebido com álcool
- Caneta, fluxograma de sinais vitais ou ficha clínica ou acesso ao prontuário eletrônico do paciente.

IMPLEMENTAÇÃO para AVALIAÇÃO DA PRESSÃO ARTERIAL

ETAPAS	JUSTIFICATIVA
1. **Veja Protocolo Padrão (ao final do livro).**	
2. Explique ao paciente que você avaliará sua pressão arterial. Faça o paciente repousar pelo menos cinco minutos antes de medir a pressão arterial deitado ou sentado e um minuto quando em pé. Peça ao paciente para não falar enquanto você está medindo sua pressão arterial.	Reduz a ansiedade que eleva falsamente as leituras. As leituras de pressão arterial feitas em diferentes momentos podem ser comparadas de forma mais objetiva quando avaliadas com o paciente em repouso. O exercício causa falsas elevações da pressão arterial. Falar com o paciente ao avaliar a pressão arterial aumenta as leituras em 10% a 40% (NHBPEP, 2003).
3. Certifique-se de que o paciente não ingeriu cafeína ou fumou até 30 minutos da avaliação da pressão arterial.	Cafeína ou nicotina causa falsas elevações da pressão arterial. O fumo aumenta a pressão arterial imediatamente e dura até 15 minutos. Cafeína aumenta a pressão arterial por até três horas (NHBPEP, 2003).
4. Selecione o tamanho apropriado de manguito.	O tamanho inadequado do manguito resulta em leituras não acuradas (Tabela 6-5). Por exemplo, se o manguito for muito pequeno resultará em falsas leituras altas. Se o manguito for muito grande, resultará em falsas leituras baixas.
5. Limpe as olivas e o diafragma do estetoscópio com um algodão embebido com álcool.	Reduz a transmissão de microrganismos.
6. Peça ao paciente para ficar em uma posição sentada. Certifique-se de que o ambiente está aquecido silencioso e relaxante.	Sentado é preferível a deitado. A pressão diastólica medida enquanto sentado é aproximadamente 5 mmHg mais alta do que quando medida em posição supina. As percepções do paciente de que o ambiente físico ou interpessoal é estressante afeta a medição da pressão arterial. Falar e o ruído de fundo resultam em leituras não acuradas.
7. Posicione o braço do paciente, apoiado ao nível do coração, se necessário, com a palma virada para cima (ilustração); para a coxa, posicione-o com o joelho ligeiramente flexionado. Se o paciente estiver sentado, instrua-o a manter os pés planos no chão sem cruzar as pernas. Se deitado, apoie o braço do paciente (p. ex., no colchão ou com um travesseiro para que o manguito esteja ao nível do átrio direito).	Se o braço estiver estendido e não apoiado o paciente realizará um exercício isométrico que aumenta a pressão diastólica (Adiyaman et al., 2006). A colocação de um braço acima do nível do coração causa falsa leitura baixa em 2 mmHg por polegada acima do nível cardíaco. As pernas cruzadas aumentam falsamente a pressão arterial sistólica em 2 a 8 mmHg. Até em posição supina uma pressão diastólica aumenta a pressão arterial em 3 a 4 mmHg por 5 cm de alteração no nível cardíaco.

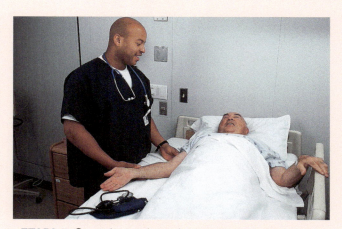

ETAPA 7 O antebraço do paciente está apoiado no leito.

8. Exponha a extremidade (braço ou perna) removendo completamente o vestuário apertado.	Assegura a adequada aplicação do manguito. Não coloque o manguito de pressão arterial sobre o vestuário. O vestuário apertado causa congestão do sangue e pode elevar falsamente as leituras de pressão arterial.

HABILIDADE 6.5 Avaliação da Pressão Arterial

ETAPAS	JUSTIFICATIVA
9. Palpe a artéria braquial (braço) ou artéria poplítea (perna). Com o manguito totalmente desinflado, posicione a bolsa de borracha do manguito acima da artéria centralizando as setas de marcação deste sobre a artéria. Se não houver setas no centro, estime o centro da bolsa e ponha este centro sobre a artéria. Posicione o manguito 2,5 cm (1 polegada) acima do local de pulsação (espaço antecubital ou poplíteo). Com o manguito totalmente desinflado, envolva-o em torno da extremidade de maneira uniforme e confortável (ilustrações).	Inflar a bolsa diretamente sobre a artéria assegura que se aplique pressão adequada durante a inflação. Um manguito adaptado com folga causa leituras altas falsas.
10. Posicione o medidor do manômetro verticalmente ao nível do olho. Certifique-se de que o observador não esteja a mais de 1 m de distância.	Olhar para cima e para baixo na escala resulta em leituras imprecisas.
11. Mensure a pressão arterial.	
a. *Método em Duas Etapas*	
(1) Relocalize o pulso braquial. Palpe a artéria distal ao manguito com as pontas dos dedos da mão não dominante, enquanto infla o manguito rapidamente até uma pressão de 30 mmHg acima do ponto em que o pulso desaparece. Desinfle lentamente o manguito e note o ponto em que o pulso reaparece. Desinfle totalmente o manguito e espere 30 segundos.	Estimar a pressão sistólica previne as falsas leituras altas, que resultam na presença de um intervalo auscultatório. A palpação determina o ponto máximo de inflação para leitura acurada. Se não for possível palpar a artéria de um pulso enfraquecido, use um estetoscópico ultrassônico (Cap. 7). Desinflar completamente o manguito previne a congestão e as falsas leituras altas.
(2) Ponha as olivas do estetoscópio nas orelhas e certifique-se de que os sons sejam claros e não abafados.	Assegure-se de que cada oliva acompanhe o ângulo do canal auditivo para facilitar a audição.

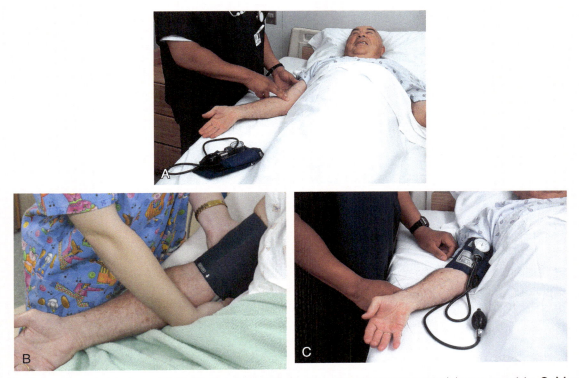

ETAPA 9 A, Palpando a artéria braquial. **B,** Alinhando a seta do manguito de pressão arterial com a artéria. **C,** Manguito de pressão arterial em torno do braço.

(Continua)

ETAPAS	JUSTIFICATIVA
(3) Relocalize a artéria braquial e ponha a campânula ou diafragma do estetoscópio sobre ela. Não deixe que a peça de auscultação toque o manguito ou o vestuário (ilustração).	A colocação adequada do estetoscópio assegura a melhor recepção do som. A campânula fornece melhor reprodução do som, enquanto o diafragma é mais fácil de prender com os dedos e cobre uma área maior. O estetoscópio posicionado de maneira imprópria causa sons abafados que, com frequência, resultam em leituras sistólica baixa e diastólica alta falsas.
(4) Feche a válvula do bulbo de pressão em sentido horário até travar.	Fechar firmemente a válvula previne extravasamento de ar durante a inflação.
(5) Infle rapidamente o manguito até 30 mmHg acima da pressão sistólica estimada do paciente.	A inflação rápida assegura uma medida acurada da pressão sistólica.
(6) Solte lentamente o bulbo de pressão e deixe que a agulha do medidor do manômetro caia para uma velocidade de 2 a 3 mmHg/s.	A diminuição muito rápida ou muito lenta para soltar a pressão causa leituras imprecisas.
(7) Note o ponto no manômetro quando o primeiro som claro é ouvido. O som aumenta lentamente de intensidade.	O primeiro som de Korotkoff reflete a pressão arterial sistólica.
(8) Continue a desinflar gradualmente o manguito, notando o ponto em que o som desaparece em adultos. Note a pressão mais próxima de 2 mmHg. Ouça por 20 a 30 mmHg após o último som e então deixe o ar restante escapar rapidamente.	Começar pelo quinto som de Korotkoff é uma indicação de pressão diastólica em adultos (NHBPEP, 2003). O quarto som de Korotkoff envolve abafamento distinto dos sons e é uma indicação de pressão diastólica em crianças (NHBPEP, 2003).
b. *Método de Uma Etapa*	
(1) Ponha as olivas do estetoscópio nas orelhas e certifique-se de que os sons sejam claros e não abafados.	A oliva deve acompanhar o ângulo do canal auditivo para facilitar a audição.
(2) Relocalize a artéria braquial e ponha o diafragma do estetoscópio sobre ela. Não deixe a peça de auscultação tocar o manguito ou o vestuário.	A colocação adequada do estetoscópio assegura uma ótima recepção do som.
(3) Feche a válvula do bulbo de pressão em sentido horário até travar.	Fechar firmemente a válvula previne extravasamento de ar durante a inflação.
(4) Infle rapidamente o manguito até 30 mmHg acima da pressão sistólica usual do paciente.	A inflação acima do nível sistólico assegura a medição acurada da pressão sistólica.
(5) Solte lentamente a válvula do bulbo de pressão e deixe a agulha do manômetro cair a uma velocidade de 2 a 3 mmHg/s. Note o ponto no manômetro em que se ouve claramente o primeiro som. O som aumenta lentamente de intensidade.	A diminuição muito rápida ou muito lenta da liberação de pressão causa leituras imprecisas. Os primeiros sons de Korotkoff refletem a pressão sistólica.
(6) Continue a desinflar gradualmente o manguito, notando o ponto em que o som desaparece em adultos. Note a pressão mais próxima de 2 mmHg. Ouça por 20 a 30 mmHg após o último som e então deixe o ar restante escapar rapidamente.	Começar pelo quinto som de Korotkoff é uma indicação de pressão diastólica em adultos (NHBPEP, 2003). O quarto som de Korotkoff envolve distinto abafamento dos sons e é uma indicação de pressão diastólica em crianças (NHBPEP, 2003).

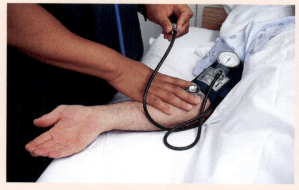

ETAPA 11a(3) O estetoscópio sobre a artéria braquial para medir a pressão arterial.

HABILIDADE 6.5 Avaliação da Pressão Arterial

ETAPAS	JUSTIFICATIVA
12. A American Heart Association recomenda duas séries em média de medições da pressão arterial com intervalo de dois minutos. O uso da segunda série de medições da pressão arterial como a linha basal do paciente.	Duas séries de medições da pressão arterial ajudam a prevenir falsos positivos em uma resposta simpática (reação de alerta). O cálculo da média minimiza o efeito da ansiedade, que muitas vezes faz com que uma primeira leitura seja mais alta que as medições subsequentes (NHBPEP, 2003).
13. Retire o manguito da extremidade do paciente, a menos que seja necessário repetir a medição. Se esta for a primeira medição do paciente, repita o procedimento na outra extremidade.	A comparação da pressão arterial em ambas as extremidades detecta problemas circulatórios. (Ocorre uma diferença normal de 5 a 10 mmHg entre as extremidades.)
14. **Veja Protocolo de Conclusão (ao final do livro)**. Limpe as olivas, a campânula e o diafragma do estetoscópio com um algodão embebido com álcool.	Reduz a transmissão de microrganismos quando os enfermeiros compartilham os estetoscópios.

AVALIAÇÃO

1. Compare a leitura com o valor basal e aceitável anterior da pressão arterial para a idade do paciente.
2. Compare a pressão arterial em ambos os braços ou pernas. Se usar as extremidades superiores, use o braço com pressão mais alta para subsequente avaliação, a menos que contraindicado.
3. Correlacione a pressão arterial com os dados obtidos da avaliação do pulso e sinais e sintomas cardiovasculares relacionados.
4. Peça ao paciente para descrever estratégias para reduzir os fatores de risco pessoais para hipertensão

Resultados Inesperados e Intervenções Relacionadas

1. Não é possível obter leitura da pressão arterial.
   a. Determine que nenhuma crise imediata está presente por meio de avaliação das frequências de pulso e respiratória.
   b. Avalie quanto a sinais e sintomas de função cardíaca alterada. Se presente, notifique o enfermeiro responsável ou o médico imediatamente.
   c. Use locais ou procedimentos alternativos para obter a pressão arterial: ausculte a pressão arterial na extremidade inferior, use um estetoscópio ultrassônico, ou use método de palpação para obter a pressão arterial sistólica.
   d. Repita a medição eletrônica da pressão arterial com esfigmomanômetro. As medições de pressão arterial eletrônicas são menos acuradas nas condições de baixo fluxo sanguíneo.
2. Pressão arterial acima da variação aceitável.
   a. Repita a medição da pressão arterial na outra extremidade e compare os achados.
   b. Verifique a correta seleção do tamanho do manguito e a colocação deste. O manguito é colocado abaixo do átrio direito quando a pressão arterial é medida.
   c. Peça ao colega enfermeiro para repetir a medição em um a dois minutos.
   d. Observe quanto a sintomas relacionados, embora os sintomas algumas vezes não sejam aparentes até que a pressão arterial esteja extremamente elevada.
3. Pressão arterial insuficiente para perfusão adequada e oxigenação dos tecidos.
   a. Compare o valor da pressão arterial com a linha basal. Uma leitura sistólica de 90 mmHg é um valor aceitável para alguns pacientes.
   b. Posicione o paciente em decúbito dorsal para aumentar a circulação e restringir a atividade que pode diminuir mais a pressão arterial.
   c. Avalie quanto a sinais e sintomas associados à hipotensão, incluindo taquicardia; pulso fraco filamentar; fraqueza; tontura; confusão; pele fria, escura empalidecida ou cianótica.
   d. Avalie os fatores que contribuiriam para uma pressão arterial baixa, incluindo hemorragia, dilatação dos vasos sanguíneos resultante de hipotermia, anestesia ou efeitos colaterais de medicamentos.

Registro e Relato

- Registre a pressão arterial e a extremidade avaliadas no fluxograma de sinais vitais, nas anotações de enfermagem ou no prontuário eletrônico.
- Registre quaisquer sinais e sintomas de alterações de pressão arterial em forma narrativa nas anotações de enfermagem.
- Registre a medição da pressão arterial após a administração de terapias específicas em forma narrativa nas anotações de enfermagem.
- Relate os achados anormais, como pressão arterial elevada, pressão arterial baixa ou se o paciente tem uma diferença de mais de 20 mmHg sistólica ou diastólica, ao comparar as medições de pressão arterial nas extremidades superiores imediatamente ao enfermeiro responsável ou médico.

Amostra de Documentação

04h   Pressão arterial 104/56 braço D, decúbito dorsal, queda da linha basal de 124/72. Pulso radial E 112, fraco, filiforme, RR 24, regular. T temporal 36,8°C (98,2 °F). O paciente tem queixas de tontura, náusea. Pele pálida. Médico notificado. Pedidos recebidos.

Considerações Especiais
Pediatria

- A pressão arterial não faz parte da rotina de avaliação em crianças com menos de três anos de idade.

Geriatria

- Idosos que perderam massa da extremidade superior, especialmente os frágeis, necessitam atenção especial na seleção de um manguito menor de pressão arterial.
- A pele dos idosos é mais frágil e suscetível à pressão do manguito de quando as medições da pressão arterial são frequentes. Recomenda-se a avaliação mais frequente da pele sob o manguito ou a rotação dos locais de pressão arterial.
- Instrua os idosos a mudar de posição lentamente e a esperar após a mudança para evitar hipotensão postural e prevenir lesões.

Assistência Domiciliar (*Home Care*)

- Avalie a capacidade financeira da família para adquirir um esfigmomanômetro para realizar a avaliação da pressão arterial com regularidade.
- Considere um manguito de pressão arterial com um grande visor digital se o paciente ou o cuidador tiver capacidades auditivas ou visuais.

INSTRUÇÃO PARA O PROCEDIMENTO 6.2
Avaliação da Pressão Arterial Eletronicamente

Aparelhos eletrônicos para medir a pressão arterial podem ser encontrados nas instituições de saúde e locais públicos, como em *shoppings*. Os aparelhos contam com ondas sonoras ou vibrações que são eletronicamente interpretadas e convertidas em valor de pressão arterial. Verifique uma avaliação de uma pressão arterial anormal com de um aparelho eletrônico com esfigmomanômetro e estetoscópio.

Delegação e Colaboração

A habilidade de aferição da pressão arterial com o uso de um aparelho eletrônico pode ser delegada aos técnicos e auxiliares de enfermagem, a não ser que o paciente seja considerado instável (*i.e.*, hipotenso). Instruir a equipe de enfermagem para:

- Comunicar a frequência de medição e extremidade da medição.
- Rever a pressão arterial habitual e necessidade de relatar alterações significativas ou anormalidades ao enfermeiro.
- Selecionar um manguito para pressão arterial de tamanho apropriado para a extremidade designada e manguito apropriado para o aparelho.

Equipamento

- Aparelho eletrônico para medir a pressão arterial
- Manguito para pressão arterial de tamanho apropriado recomendado pelo fabricante
- Fonte de energia elétrica

Etapas do Procedimento

1. Veja Protocolo Padrão (ao final do livro).
2. Determine a adequação do uso de medição eletrônica da pressão arterial. Os pacientes com frequência cardíaca irregular, doença vascular periférica, convulsões, tremores e calafrios não são candidatos a esse aparelho.
3. Determine o melhor local para a colocação do manguito.
4. Ajude o paciente a assumir uma posição confortável, seja deitado ou sentado. Ligue o aparelho e ponha-o próximo do paciente assegurando que a mangueira de conexão alcance manguito e aparelho.
5. Localize o interruptor liga/desliga e ligue o aparelho para permitir que o aparelho faça o autoteste dos sistemas computadorizados.
6. Selecione um manguito de tamanho apropriado para a extremidade do paciente e manguito para o aparelho (Tabela 6-6). O aparelho e o manguito eletrônicos para pressão arterial são equiparados pelo fabricante e não são intercambiáveis.
7. Exponha a extremidade para medição removendo o vestuário apertado para assegurar a adequada aplicação do manguito. Não ponha o manguito para pressão arterial sobre o vestuário.
8. Prepare o manguito para pressão arterial esvaziando-o manualmente de todo o ar e conectando-o à mangueira de conexão.
9. Aplique o manguito aplanado de maneira confortável em torno da extremidade, verificando que entre apenas um dedo entre o manguito e a pele do paciente. Certifique-se de que a seta de "artéria" marcada na parte externa do manguito esteja corretamente colocada (ilustração para a Habilidade 6.5, Etapa 9, *B*).
10. Verifique que a mangueira de conexão entre o manguito e o aparelho não esteja torcida. A torção impede a adequada inflação e desinflação do manguito.
11. Seguindo as instruções do paciente, ajuste o controle de frequência para automático ou manual e então pressione o botão de início. A primeira medição de pressão arterial bombeia o manguito até uma pressão de pico de cerca de 180 mmHg. Depois de atingida esta pressão, o aparelho começa uma sequência de desinflação que determina a

TABELA 6-6 TAMANHO APROPRIADO DO MANGUITO PARA O MONITOR ELETRÔNICO*

TIPO DE MANGUITO	CIRCUNFERÊNCIA DO MEMBRO (cm)
Adulto pequeno	17-25
Adulto	23-33
Adulto grande	31-40
Coxa	38-50

*É obrigatório que um cordão de 3,65 m a 7,31 m seja usado para monitoramento de adulto.

INSTRUÇÃO PARA O PROCEDIMENTO 6.2
Avaliação da Pressão Arterial Eletronicamente *(cont.)*

pressão arterial. A primeira leitura determina a inflação da pressão de pico para medições adicionais.

12. Depois de completada a desinflação, o visor digital fornece os valores mais recentes e avisos de tempo transcorrido em minutos desde que ocorreu a medição (ilustração).

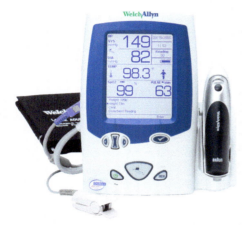

ETAPA 12 Monitor mostra a leitura. Verifique os ajustes do alarme eletrônico. (Imagem cortesia de Welch Allyn.)

> ⚡ **ALERTA DE SEGURANÇA** Se não for possível obter a pressão arterial com o aparelho eletrônico, verifique as conexões deste (p. ex., está ligado em tomada elétrica em funcionamento, conexões mangueira-manguito apertadas, aparelho ligado, manguito correto). Repita a pressão arterial. Se não for possível obter a medição, use a técnica auscultatória (Habilidade 6.5).

13. Ajuste as medições de pressão arterial e os limites de alarme superior e inferior para leituras de pressão arterial sistólica, diastólica e média. Os intervalos nas medições da pressão arterial são ajustados de um a 90 minutos. O enfermeiro determina a frequência e os limites de alarme com base na variação aceitável de pressão arterial, julgamento de enfermagem, padrões da instituição ou pedido do médico.
14. Obtenha leituras adicionais a qualquer momento pressionando o botão de início. (Algumas vezes o enfermeiro precisa delas para os pacientes instáveis.) Pressionar o botão "Cancela" desinfla imediatamente o manguito.
15. Se forem necessárias medições frequentes da pressão arterial, deixe o manguito em posição. Retire o manguito a cada duas horas para avaliar a pele subjacente e, se possível, alterne os locais de pressão arterial. Os pacientes com tendências hemorrágicas anormais estão em risco de ruptura microvascular decorrente de repetidas inflações. Quando terminar de usar o aparelho eletrônico para medir a pressão arterial, limpe o manguito de acordo com a política da instituição para reduzir a transmissão de microrganismos.
16. Compare as leituras eletrônicas de pressão arterial como medições auscultatórias da pressão arterial para verificar a acurácia do aparelho eletrônico para medir a pressão arterial.
17. **Veja Protocolo de Conclusão (ao final do livro).**
18. Registre a pressão arterial e o local avaliado no fluxograma de sinais vitais, anotações de enfermagem ou no prontuário eletrônico. Registre quaisquer sinais de alterações da pressão arterial nas anotações de enfermagem. Relate os achados anormais ao enfermeiro responsável ou ao médico.

INSTRUÇÃO PARA O PROCEDIMENTO 6.3
Medindo a Saturação de Oxigênio (Oximetria de Pulso)

A oximetria de pulso é a medição não invasiva da saturação de oxigênio arterial, ou seja, a porcentagem de oxigênio que há na hemoglobina. A oximetria de pulso é uma sonda com um diodo emissor de luz (LED) conectado por um fio a um oxímetro. Normalmente a SpO_2 está acima de 90%.

A medição da saturação de oxigênio é simples, indolor e tem poucos dos riscos associados a medições mais invasivas de saturação de oxigênio, como é o caso da amostragem de gasometria arterial. As condições que diminuem o fluxo sanguíneo arterial como doença vascular periférica, hipotermia, vasoconstritores, hipotensão ou edema periférico nessas áreas. Os fatores que afetam a transmissão da luz, como as fontes externas de luz ou o movimento do paciente, além de afetar a medição acurada da saturação de oxigênio. Evite a luz solar direta ou a iluminação fluorescente ao usar um oxímetro.

Em adultos pode-se aplicar sondas de oxímetro reutilizáveis e descartáveis no lóbulo da orelha, dedo, artelho, ponte nasal ou testa. A oximetria de pulso é indicada para pacientes cujo estado de oxigênio é instável ou que estão em risco de troca gasosa comprometida.

Delegação e Colaboração

A habilidade de medição da saturação de oxigênio pode ser delegada à equipe de enfermagem. Instruir a equipe de enfermagem para:

- Fatores específicos relacionados ao paciente que podem diminuir falsamente a saturação de oxigênio.
- O local apropriado do sensor e sonda a serem selecionados.
- Obter a frequência das medições da saturação de oxigênio para um paciente específico.
- Notificar o enfermeiro imediatamente de qualquer leitura de SpO_2 inferior a 90%.

(Continua)

INSTRUÇÃO PARA O PROCEDIMENTO 6.3
Medindo a Saturação de Oxigênio (Oximetria de Pulso) *(cont.)*

- Abster-se de usar a oximetria de pulso como uma avaliação da frequência cardíaca porque o oxímetro não detectará um pulso irregular.

Equipamento
- Oxímetro.
- Sonda de oxímetro apropriada para o paciente e recomendada pelo fabricante do oxímetro.
- Acetona ou removedor de esmalte das unhas, se necessário.
- Caneta, lápis, fluxograma dos sinais vitais ou formulário de registro.

Etapas do Procedimento

1. Determine a necessidade de medir a saturação de oxigênio do paciente. Avalie quanto a fatores de risco de diminuição da saturação de oxigênio (p. ex., problemas respiratórios agudos ou crônicos, lesão da parede torácica, recuperação da anestesia).
2. Avalie quanto a sinais e sintomas de alterações da saturação de oxigênio (p. ex., alteração, profundidade ou ritmo da frequência respiratória; sons respiratórios adventícios [Cap. 7]; leitos ungueais cianóticos, lábios ou membranas mucosas; agitação, dificuldade para respirar).
3. Avalie quanto a fatores que influenciem a medição da SpO_2: oxigenoterapia, terapia respiratória, como drenagem postural e percussão, nível de hemoglobina, hipotensão, temperatura e medicamentos, como broncodilatadores.
4. Reveja na ficha clínica do paciente os pedidos do provedor de cuidados de saúde ou manual de procedimentos de agentes externos quanto ao padrão de assistência referente à medição de SpO_2.
5. Determine a SpO_2 basal anterior (se disponível) da ficha do paciente.
6. Determine o local específico mais apropriado do paciente (p. ex., dedo, lóbulo da orelha, ponte nasal, testa) para a colocação da sonda do sensor medindo o reenchimento capilar. Se o reenchimento capilar for inferior a três segundos, selecione um local alternativo.
    a. O local deve ter circulação adequada e não ter umidade.
    b. Um dedo com unha sem esmalte ou unha acrílica é preferido.
    c. Se o paciente tiver tremores ou probabilidade de se mexer, use o lóbulo da orelha ou testa.
    d. Se o paciente for obeso, uma sonda em clipe pode não se adaptar adequadamente; obtenha uma sonda descartável (*tape-on*).
7. Veja Protocolo Padrão (ao final do livro).
8. Posicione o paciente confortavelmente. Instrua-o a respirar normalmente. Se o dedo for o local de monitoramento, apoie o antebraço.
9. Se usar o dedo, remova o esmalte da unha com acetona ou removedor de esmalte.
10. Fixe o sensor ao local do monitoramento. Instrua o paciente que a sonda em clipe será sentida como um pregador de roupa no dedo, mas não machuca.
11. Uma vez posicionado o sensor, ligue o oxímetro ativando a energia. Observe no visor a forma de onda/intensidade de pulso e o bipe audível. Correlacione a frequência pulso do oxímetro com o pulso radial do paciente.
12. Deixe o sensor em posição até que a leitura do oxímetro atinja o valor constante e o visor de pulso atinja a força total durante cada ciclo cardíaco. Informe o paciente que o alarme do oxímetro soará, se o sensor cair ou o paciente movimentar o sensor. Leia a SpO_2 no visor digital (ilustração).
13. Se planeja monitorar continuamente a saturação de oxigênio, verifique os limites do alarme da SpO_2 pré-ajustados pelo fabricante, a um mínimo de 85% e um máximo de 100%. Determine limites para a SpO_2 e para a frequência de pulso, conforme indicado pela condição do paciente. Verifique se o alarme está ligado. Avalie a integridade da pele sob a sonda do sensor a cada duas horas; relocalize o sensor pelo menos a cada quatro horas e mais frequentemente se a integridade da pele estiver alterada ou a perfusão tecidual comprometida.
14. Se planejar uma verificação rápida (*spot-check*) ou intermitente da SpO_2, remova a sonda e desligue o oxímetro. Armazene o sensor em local apropriado.
15. **Veja Protocolo de Conclusão (ao final do livro).**
16. Compare a SpO_2 com a SpO_2 basal e aceitável anteriores. Note o uso de oxigenoterapia.

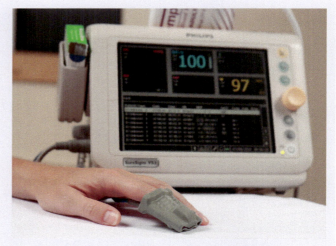

ETAPA 12 Obtendo a leitura de oximetria.

PERGUNTAS DE REVISÃO

Estudo de Caso para as Perguntas 1 e 2
A sra. Kilty, uma paciente de 56 anos de idade, tem uma história de acidente vascular cerebral. Ela usa um andador para deambular, apesar de seu braço direito ser mais fraco que o esquerdo. Sua boca é caída no lado direito, mas é capaz de comer e engolir com segurança. Ela chega à clínica de cuidados de urgência com sua filha, queixando-se de fraqueza, tosse e mal-estar geral. Parece alerta e bem orientada e é cooperativa.

1. Quando o enfermeiro tenta colocar um termômetro oral em sua boca, ela é incapaz de mantê-lo posicionado na bolsa sublingual direita. O que o enfermeiro deve fazer?
   1. Manter o termômetro em posição com a sua mão enluvada.
   2. Pedir à sra. Kilty para segurar o termômetro.
   3. Mudar o termômetro para a bolsa sublingual esquerda.
   4. Obter a temperatura de um local diferente.
2. Quando o enfermeiro avalia a pressão arterial da sra. Kilty obtém 140/76 no braço esquerdo e 128/72 no braço direito. Que ação é apropriada desta vez? Selecione todas as ações aplicáveis.
   1. Notifique imediatamente o médico da sra. Kilty.
   2. Repita as medições em ambos os braços depois de serem obtidos os sinais vitais.
   3. Peça a um colega enfermeiro que obtenha a pressão arterial.
   4. Pergunte à sra. Kilty por que ela não tomou seus medicamentos para pressão arterial.
   5. Revise a ficha clínica da sra. Kilty para seus sinais vitais basais.
   6. Conduza uma avaliação completa do sistema vascular da sra. Kilty.
   7. Obtenha pressões arteriais nas extremidades inferiores.
   8. Obtenha um manguito de pressão arterial maior.

Estudo de Caso para as Perguntas 3 e 4
O sr. Ahern é um homem de 66 anos de idade que foi admitido recentemente no pronto-socorro com um quadril fraturado. Ele está aguardando a cirurgia, que está programada para a manhã. Quando o enfermeiro entra em seu quarto, ele está se lamentando. O enfermeiro acabou de obter seus sinais vitais. A enfermeira observa que ele está agitado, transpirando e queixas de dor (7 em uma escala de 0 a 10). Ele está recebendo infusão IV de solução de Ringer lactato a 100 mL/h no espaço antecubital esquerdo.

3. Que efeito o enfermeiro prevê que a dor do sr. Ahern terá sobre seus sinais vitais?
   1. Diminuição da frequência cardíaca
   2. Aumento da pressão arterial
   3. Diminuição da frequência respiratória
   4. Aumento da temperatura
4. Duas horas após a admissão, o enfermeiro relata que os sinais vitais do sr. Ahern são: pressão arterial braço D 112/72, braço E 124/96; FC 98 RR 22, temperatura artéria temporal 36,4. Qual é a ação apropriada?
   1. Relate a pressão de pulso E anormal ao médico.
   2. Direcione o enfermeiro a obter a temperatura usando um local alternativo e a repetir a pressão arterial no braço esquerdo.
   3. Conduza uma avaliação do estado respiratório do sr. Ahern e obtenha a frequência cardíaca apical.
   4. Relate a diferença da pressão arterial entre o braço D e o braço E ao médico.
5. A sra. Malone é internada com pneumonia. Seus sinais vitais são: pressão arterial 112/64 mmHg, FC 102, RR 26, temperatura timpânica 37,9°C (100,2°F). Que sinal vital requer atenção imediata?
   1. Frequência cardíaca
   2. Pressão de pulso
   3. Frequência respiratória
   4. Temperatura
6. O sr. Amenta é um contador aposentado de 62 anos de idade, que chega à clínica ambulatorial com queixas de cefaleia. Sua pressão arterial é 170/88 mmHg no braço direito e 188/92 mmHg no braço esquerdo. Ele relata que o medicamento para a pressão arterial acabou na semana passada e não pôde repor a receita. Qual é ação prioritária de enfermagem da enfermeira?
   1. Deixar o paciente relaxar por 15 minutos e reavaliar as medições da pressão arterial.
   2. Contatar a assistente social para dar assistência financeira.
   3. Notificar o médico.
   4. Tomar novamente a pressão arterial no braço esquerdo com um manguito de tamanho diferente.
7. O sr. Meyer é um piloto aposentado de 69 anos de idade que chega à clínica de marca-passos para sua visita de rotina. Ele usa um marca-passo nos últimos 10 anos em razão de uma frequência cardíaca lenta. O enfermeiro relata que quando aferiu seus sinais vitais, seu pulso radial direito estava irregular e a frequência era 52. Seus outros sinais vitais estão dentro dos limites normais. Que ação deve adotar o enfermeiro?
   1. Direcionar o enfermeiro para obter a frequência de pulso radial.
   2. Avaliar quanto a déficit de pulso com o PAE.
   3. Obter um pulso apical.
   4. Notificar o enfermeiro responsável.
8. Durante relato, a enfermeira obtém informações sobre a sra. Gardner, uma paciente de 98 anos de idade com um câncer terminal e internada para cuidados paliativos. A enfermeira descreve sua respiração como trabalhosa, com períodos de apneia alternados com respirações profundas. O enfermeiro relata seu RR como 12. Depois que a avaliação do enfermeiro confirma esses achados, ele descreve esse padrão como:
   1. Respirações de Kussmaul
   2. Respirações de Cheyne-Stokes
   3. Respirações arfantes
   4. Hipoventilação
9. O enfermeiro obtém uma pressão arterial de 188/70 ao aferir os sinais vitais em uma paciente pós-operatória. Ele notifica o enfermeiro de maneira adequada sobre o valor, e este inspeciona o paciente. O aparelho eletrônico para medir a pressão arterial lê 112/80, e a paciente está desperta, alerta e não se queixa. Como o enfermeiro deve explicar a diferença entre os valores?
   1. A paciente flexionou o braço quando o aparelho estava inflando durante a avaliação inicial.
   2. O manguito de pressão arterial está muito frouxo.

3. O manguito de pressão arterial é muito grande.
4. A pressão arterial do paciente é muito sensível.

10. O sr. Ryan é admitido na unidade do enfermeiro para observação após um acidente com motocicleta. Ele quebrou o braço esquerdo e a perna direita, os quais estão com talas. Um acesso IV está infundindo em sua mão direita. O sr. Ryan se queixa de que a mão esquerda está fria. Que achado indicaria a necessidade de avaliação adicional?
    1. Temperatura timpânica de 36,2°C (97,2 °F)
    2. Frequência de pulso apical de 92
    3. Pressão arterial no braço D 118/84
    4. Pulso radial E forte 1+

REFERÊNCIAS

Adiyaman A and others: The position of the arm during blood pressure measurement in sitting position, *Blood Press Monit* 11(6):309, 2006.

Bern L and others: Differences in blood pressure values obtained with automated and manual methods in medical inpatients, *Medsurg Nurs* 16(6):356, 2007.

Fallis WM and others: A multimethod approach to evaluate chemical dot thermometers for oral temperature measurement, *J Nurs Meas* 14(3):151, 2006.

Giles TD: Circadian rhythm of blood pressure and the relation to cardiovascular events, *J Hypertens* 24(Suppl 2):S11, 2006.

Heinemann M and others: Automated versus manual blood pressure measurement: a randomized crossover trial, *Int J Nurs Pract* 14:296, 2008.

Henker R, Carlson KK: Fever: Applying research to bedside practice, *AACN Adv Crit Care* 18(1):76, 2007.

Lawson L and others: Accuracy and precision of noninvasive core temperature measurement in adult intensive care patients, *Am J Crit Care* 485(16), 2007.

National High Blood Pressure Education Program (NHBPEP), National Heart, Lung, Blood Institute, National Institutes of Health: The seventh report of the NHPBEP on detection, evaluation, and treatment of high blood pressure, *JAMA* 289(19):560, 2003.

CAPÍTULO 7

Avaliação de Saúde

Habilidade 7.1 Exame Geral, 119
Instrução para o Procedimento 7.1 Monitoramento de Ingestão e Eliminação (I & E) de Líquidos, 125
Habilidade 7.2 Avaliação da Cabeça e Pescoço, 127
Habilidade 7.3 Avaliação do Tórax e Pulmões, 131
Habilidade 7.4 Avaliação Cardiovascular, 137
Habilidade 7.5 Avaliação do Abdome, 146
Habilidade 7.6 Avaliação dos Órgãos Genitais e do Reto, 152
Habilidade 7.7 Avaliação Musculoesquelética e Neurológica, 155

Os enfermeiros realizam as avaliações sistemáticas de forma regular em quase todos os serviços de saúde. No ambiente de cuidados agudos, uma breve avaliação no início de cada turno identifica qualquer alteração do estado de um paciente para a comparação com a avaliação anterior. Esta avaliação de rotina leva de 10 a 15 minutos e revela informações que são adicionadas ao prontuário do paciente (Quadro 7-1). Em instituições de longa permanência e na assistência domiciliar, os enfermeiros preenchem avaliações semelhantes com periodicidade semanal, mensal ou mais frequentemente quando ocorrem mudanças do estado de saúde de um paciente. A continuidade em cuidados de saúde melhora quando você faz avaliações objetivas e abrangentes.

CUIDADO CENTRADO NO PACIENTE

Os enfermeiros realizam uma avaliação mais abrangente quando um paciente é admitido em um serviço de saúde. Essa avaliação envolve uma revisão detalhada da condição do paciente e inclui a entrevista de saúde e os exames físico e comportamental. A entrevista de saúde consiste na coleta de dados subjetivos sobre o estado de saúde atual e quaisquer condições apresentadas pelo paciente. É importante que a entrevista seja centrada no paciente para que o enfermeiro possa saber mais sobre todos os problemas por meio de indícios não verbais. Um paciente pode ser muito útil na descrição dos sintomas mais incômodos para que o enfermeiro possa focalizar a avaliação de forma adequada.

A avaliação física inclui uma revisão da cabeça aos pés de cada sistema do corpo, que oferece informações objetivas sobre o paciente. O uso de técnicas propedêuticas permite validar qualquer informação subjetiva do paciente compartilhada durante a entrevista. Por exemplo, se um paciente se queixa de falta de ar, verificar os sons pulmonares e observar a expansão do pulmão ajudam a identificar a natureza do problema. A condição e a resposta do paciente afetam a extensão do exame. Após a coleta de dados, os achados significativos devem ser agrupados em padrões (agrupamentos) que revelam o atual ou o potencial diagnóstico de enfermagem. Cada resultado anormal direciona para a coleta de dados adicionais. A avaliação inicial fornece informações sobre o estado basal do paciente e serve como uma comparação para futuros resultados da avaliação. Adicionalmente, a informação é útil para selecionar a melhor intervenção de enfermagem para assistir ao paciente em relação aos seus problemas de saúde.

Os enfermeiros são frequentemente os primeiros a detectar alterações nas condições dos pacientes. Por esta razão, a capacidade de pensar criticamente e interpretar os comportamentos e as alterações fisiológicas do paciente são essenciais. As habilidades de exame físico são ferramentas importantes para a detecção das mudanças sutis e óbvias na saúde do paciente. A avaliação física é um momento ideal para ensinar o paciente e incentivar a promoção de práticas de saúde como o autoexame de mama (Quadro 7-2) e genital (Quadro 7-3) A American Cancer Society (ACS, 2010a) recomenda diretrizes para a detecção precoce.

TÉCNICAS DE AVALIAÇÃO

A inspeção, a palpação, a percussão, a ausculta e o olfato são as cinco técnicas de avaliação básicas. Cada habilidade permite a coleta de uma ampla gama de dados do exame físico. Os enfermeiros precisam de experiência para reconhecer os intervalos de normalidade para um indivíduo e as variações de resultados dentro da normalidade entre os pacientes. Lembre-se de que a diversidade cultural é um fator que influencia as variações de resultados dentro da normalidade e as alterações potenciais que podem ser encontradas durante a avaliação. É muito importante ter o tempo necessário para avaliar cuidadosamente cada parte do corpo. Realizar a avaliação com pressa pode levar o enfermeiro a negligenciar sinais significativos e a tomar decisões incorretas sobre a condição de saúde do paciente.

A inspeção é o exame visual das partes ou áreas do corpo. Um enfermeiro experiente aprende a fazer múltiplas observações quase simultaneamente, tornando-se muito perceptivo a quaisquer anormalidades. O segredo é sempre prestar atenção ao paciente. Assistir todos os movimentos e olhar atentamente para a parte do corpo que está sendo examinada. É importante reconhecer as

QUADRO 7-1 — LISTA DE VERIFICAÇÃO PARA A AVALIAÇÃO DE MUDANÇA DE ROTINA

1. **Estado mental e neurológico**
   a. Nível de consciência (NC)/resposta
   b. Estado de alerta/orientação
   c. Pupilas iguais, redondas e reativas à luz e à acomodação
   d. Humor
   e. Comportamento
   f. Expressão facial
   g. Fala
2. **Sinais vitais**
   a. Pressão arterial
   b. Pulso
   c. Respiração
   d. Temperatura
   e. Dor e nível de conforto
   f. Oximetria de pulso
3. **Função motora sensorial**
   a. Amplitude de movimento das extremidades principais
   b. Movimento
   c. Força
   d. Presença de dormência ou formigamento
4. **Tegumento (pele/mucosas)**
   a. Cor
   b. Temperatura
   c. Turgor
   d. Umidade
   e. Edema
   f. Integridade
5. **Sistema cardiopulmonar**
   a. Frequência apical e ritmo
   b. Sons pulmonares
   c. Padrão respiratório
   d. Pulsos periféricos
   e. Enchimento capilar
6. **Sistema gastrointestinal**
   a. Ruídos intestinais
   b. Palpação abdominal
   c. Grau de distensão abdominal
   d. Problemas de eliminação intestinal (p. ex., diarreia, constipação, flatulência)
7. **Aparelho geniturinário**
   a. Presença de corrimento, odor ou dor
   b. Problemas de eliminação urinária (p. ex., dor, dificuldade com o fluxo)
8. **Feridas**
   a. Limpeza
   b. Presença de inchaço, vermelhidão, infecção ou drenagem
   c. Bandagem/curativo, integridade das suturas
9. **Dispositivos invasivos (p. ex., acessos intravenosos [IV], sondas nasogástricas, drenos de ferida, cateteres)**
   a. Dispositivo e localização
   b. Acesso IV: líquidos corretos/ infusão de medicamento
   c. Desobstrução e posição
   d. Presença de vermelhidão, inchaço ou sensibilidade no local da IV
   e. Frequência de drenagem (ferida) ou frequência de infusão de alimentação IV ou NG
   f. Data de mudança do último dispositivo
10. **Dispositivos de apoio**
    a. Oxigênio
    b. Alarmes de cama
    c. Tração

---

características físicas normais de pacientes de todas as idades antes de tentar distinguir os achados anormais.

A inspeção exige iluminação adequada e a completa exposição das partes do corpo que estão sendo examinadas. Deve-se inspecionar cada área, observando o tamanho, a forma, a simetria, a cor, a posição e a presença de anormalidades. O examinador deve inspecionar cada área em comparação com a mesma área do lado oposto do corpo. Quando necessário, usar luz adicional como uma lanterna para inspecionar as cavidades corporais, a boca e a garganta. *Não se apresse. Preste atenção aos detalhes.* Verifique e esclareça todas as anormalidades com os dados subjetivos do paciente. Em outras palavras, pergunte ao paciente para obter mais informações sobre cada anormalidade ou alteração, como uma mudança recente.

A palpação usa o sentido do tato. Por meio da palpação, as mãos fazem aferições delicadas e sensíveis de sinais físicos específicos. A palpação detecta a resistência, a resiliência, a rugosidade, a textura, a temperatura e a mobilidade. A palpação, muitas vezes, será realizada durante ou após a inspeção visual. Diferentes partes da mão serão utilizadas para detectar características específicas. Por exemplo, o dorso (costas) da mão é sensível às variações de temperatura. As pontas dos dedos detectam as mudanças sutis na textura, forma, tamanho, consistência e pulsação de partes do corpo. A palma da mão é especialmente sensível à vibração. Avalia-se a posição, a consistência e o turgor segurando levemente a parte do corpo com as pontas dos dedos.

Ajude o paciente a relaxar e assumir uma posição confortável porque a tensão muscular durante a palpação prejudica a capacidade de palpar corretamente. Pedir ao paciente para realizar respirações lentas e profundas aumenta o relaxamento muscular. Palpe as áreas sensíveis por último porque isto pode fazer com que o paciente se torne tenso e dificulte a avaliação. Peça ao paciente para apontar as áreas que são mais sensíveis e observar todos os sinais não verbais de desconforto. Os pacientes apreciam as mãos limpas e quentes, unhas curtas e uma abordagem suave. A palpação é leve ou profunda e é controlada pela quantidade de pressão aplicada com os dedos ou a mão. A palpação leve precede a palpação profunda. O enfermeiro deve considerar a condição do paciente, a área a ser palpada e o motivo da avaliação para usar a palpação. Por exemplo, quando um paciente é admitido no serviço de emergência depois de um acidente automobilístico, considere os fatores que cercam a sua lesão e inspecione a parede torácica com cuidado antes de realizar qualquer palpação em torno da área das costelas.

Para a palpação leve, aplicar a pressão lentamente, delicadamente e deliberadamente, pressionando cerca de 1 cm. Examine áreas mais sensíveis utilizando uma pressão intermitente leve. Depois da palpação leve, o enfermeiro pode usar a palpação profunda para examinar a condição dos órgãos (Fig. 7-1). Pressione a área a ser examinada cerca de 2 cm. O cuidado é a regra. A palpação bimanual envolve uma mão colocada sobre a outra enquanto se aplica a pressão. A mão superior exerce a pressão para baixo e a outra sente as características sutis de órgãos e massas subjacentes.

QUADRO 7-2 — AUTOEXAME DE MAMA

As mulheres com 20 anos de idade ou mais devem ser informadas sobre os benefícios e limitações do autoexame das mamas (AEM) (ACS, 2010a). Enfatizar a importância da comunicação imediata de quaisquer novos sintomas mamários para um profissional de saúde. As mulheres que optam por fazer o AEM devem receber instrução e ter a sua técnica revisada. O AEM deve ser feito uma vez por mês para que a mulher se familiarize com a aparência habitual e a sensação de sua mama. A familiaridade torna mais fácil notar qualquer alteração na mama de um mês para outro. A descoberta precoce de uma mudança do "normal" é a principal ideia por trás do AEM.

Para as mulheres que menstruam, o melhor momento para fazer o AEM é do quarto até o sétimo dia do ciclo menstrual ou após o término da menstruação, quando as mamas, estão menos sensíveis ou inchadas. As mulheres que já não menstruam devem escolher um dia como o primeiro dia do mês para lembrá-las para fazer o AEM.

Procedimento

1. Ficar em pé diante de um espelho. Inspecione as duas mamas em busca de qualquer achado incomum, como vermelhidão da pele, secreção dos mamilos, enrugamento, ondulações, ou descamação da pele.

   As duas etapas seguintes são projetadas para enfatizar qualquer mudança na forma ou contorno das mamas. Quando as faz, você deve ser capaz de sentir os músculos contraírem-se.

2. Observe de perto no espelho, abrace as mãos atrás de sua cabeça e balance os cotovelos para a frente.

3. Em seguida, pressione com firmeza as mãos nos quadris e curve-se ligeiramente em direção ao espelho e puxe os ombros e os cotovelos para a frente.

A próxima parte do exame pode ser feita no chuveiro. Os dedos deslizam sobre a pele com sabão, tornando mais fácil para sentir a textura por baixo.

4. Levante o braço esquerdo. Use três ou quatro dedos de sua mão direita para explorar a mama esquerda com firmeza, cuidadosa e completamente. Começando na borda externa, pressione a parte plana dos dedos em pequenos círculos, movendo os círculos lentamente em torno da mama. Gradualmente, trabalhe em direção ao mamilo. Certifique-se de cobrir toda a mama. Existe evidência que sugere que usar um padrão de cima para baixo (padrão vertical) é mais eficaz para cobrir toda a mama e não perder nenhum tecido (ACS, 2010b). Preste atenção especial à área entre a mama e a axila, incluindo a axila em si. Sinta qualquer nódulo ou massa incomum sob a pele.

5. Aperte suavemente o mamilo e procure por alguma secreção. Repita o exame na mama direita.

6. As etapas 4 e 5 devem ser repetidas em decúbito dorsal. Deite-se para trás, o braço esquerdo sobre sua cabeça e um travesseiro ou uma toalha dobrada sob o ombro esquerdo. Esta posição achata a mama e torna mais fácil de examinar. Use o mesmo movimento circular descrito anteriormente. Repita na mama direita.

Avise o médico se encontrar um nódulo ou outra anormalidade.

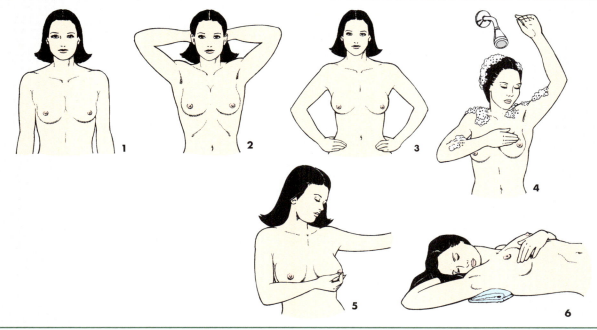

De Seidel HM *et al.*: *Mosby's guide to physical examination*, ed 7, St Louis, 2011, Mosby.

Procure a ajuda de um profissional qualificado antes de tentar a palpação profunda.

A percussão envolve tocar o corpo com as pontas dos dedos para avaliar o tamanho, as bordas, a consistência dos órgãos e investigar a presença de fluidos nas cavidades do corpo. A percussão identifica a localização, o tamanho e a densidade das estruturas subjacentes. Esta habilidade está além do escopo deste texto. Os sons são ouvidos como tons de percussão que surgem das vibrações nos tecidos do corpo (Jarvis, 2008). A característica do som depende da densidade dos tecidos subjacentes. A técnica requer prática e habilidade e é utilizada por enfermeiros.

A ausculta consiste em ouvir com um estetoscópio os sons produzidos pelo corpo. Para auscultar corretamente, ouça em um ambiente tranquilo a presença do som e sua característica.

QUADRO 7-3　AUTOEXAME DOS ÓRGÃOS GENITAIS

Todos os homens com idades de 15 anos ou mais devem realizar este exame mensalmente. Realizá-lo depois de um banho ou ducha quente quando o saco escrotal está relaxado. Avise o médico se encontrar um caroço ou qualquer outra anormalidade.

Exame do Pênis
1. Fique nu na frente de um espelho e segure o pênis em sua mão e examine a cabeça. Puxe o prepúcio para trás se circuncidado.
2. Inspecione e palpe toda a cabeça do pênis em um movimento com o sentido horário, olhando atentamente para qualquer edema, lesões ou bolhas.
3. Procure por verrugas irregulares.
4. Olhe se a abertura na extremidade do pênis apresenta secreção.
5. Olhe ao longo do eixo inteiro do pênis para os mesmos sinais.
6. Afaste o pelo púbico na base do pênis e cuidadosamente examine a pele.

Exame Testicular
1. Procure por edema ou nódulos na pele do escroto enquanto se olha no espelho.
2. Use as duas mãos, colocando o dedo indicador e médio nos testículos e o polegar em cima.
3. Delicadamente role o testículo, sentindo os nódulos, espessamento ou uma mudança na consistência (endurecimento).
4. Encontre o epidídimo (uma estrutura semelhantes a um cordão na parte superior e atrás do testículo, não é um caroço).
5. Sinta os pequenos caroços do tamanho de uma ervilha na frente e na lateral do testículo. Os nódulos são geralmente indolores e são anormais.

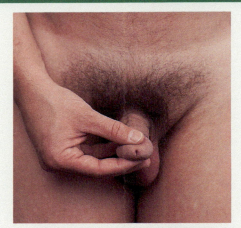
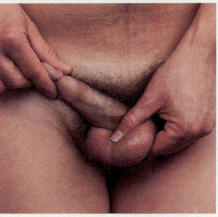

De Seidel HM *et al.*: *Mosby's guide to physical examination*, ed 7, St Louis, 2011, Mosby.

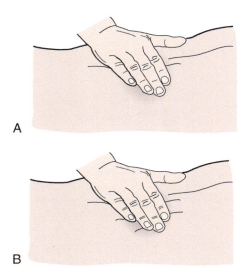

FIG 7-1 A, Durante a palpação leve, uma pressão gentil contra a pele e tecidos subjacentes pode ser usada para detectar áreas de irregularidade e sensibilidade. **B,** Durante a palpação profunda, pressionando o tecido, pode-se avaliar a condição dos órgãos subjacentes.

Para ser bem-sucedido na ausculta, o enfermeiro deve primeiro reconhecer sons normais de cada estrutura do corpo, incluindo a passagem do sangue dentro de uma artéria, os sons do coração e o movimento do ar nos pulmões. Esses sons variam de acordo com a localização na qual podem ser mais facilmente ouvidos. Da mesma forma, o enfermeiro se familiariza com as áreas que normalmente não emitem sons. É importante ouvir muitos sons normais para reconhecer os sons anormais quando eles surgirem.

Para auscultar, é preciso ter boa acuidade auditiva, um bom estetoscópio e o conhecimento de como usá-lo corretamente (Cap. 6). Os enfermeiros com alterações auditivas podem comprar os estetoscópios com a amplificação maior de som e podem precisar pedir aos colegas para verificar alguns achados da ausculta. É essencial colocar o estetoscópio diretamente sobre a pele do paciente porque o vestuário pode abafar e mudar o som. São quatro as características do som na ausculta:

Frequência: Número de ciclos de onda sonora gerada por segundo por uma vibração do objeto. Quanto maior for a frequência, maior a altura de um som e vice-versa.

Intensidade: Amplitude de uma onda sonora. Os sons auscultados são fortes ou suaves.

Qualidade: Sons de frequência similar e intensidade de diferentes fontes. Termos como *sopro* ou *gorgolejar* descrevem a qualidade do som.

TABELA 7-1 AVALIAÇÃO DE ODORES CARACTERÍSTICOS

ODOR	LOCAL OU FONTE	CAUSAS POTENCIAIS
Álcool	Cavidade oral	Ingestão de álcool
Amônia	Urina	Infecção do trato urinário, insuficiência renal
Odor corporal	Pele, especialmente em áreas onde partes do corpo entram em contato (p. ex., axilas, embaixo dos seios)	A falta de higiene, transpiração em excesso (hiperidrose), mau cheiro da transpiração (bromidrose)
	Local da ferida	Abscesso da ferida; infecção
	Vômito	Irritação abdominal, alimentos contaminados
Fezes	Área retal	Obstrução intestinal
	Vômito/cavidade oral (odor fecal)	Incontinência fecal; fístula
Odor fétido e doce	Traqueostomia ou mucosse creções	Infecção da árvore brônquica (bactérias *Pseudomonas*)
Crianças sujas cheirando fezes	Fezes	Síndrome de má absorção
Mau hálito	Cavidade oral	Higiene dental e oral deficiente, doença periodontal; infecção sinusal
Odor de mofo	Parte do corpo engessado	Infecção dentro do gesso
Urina rançosa	Pele	Acidose urêmica
Doce, cetonas frutados	Cavidade oral	Acidose diabética
Doce, odor pesado, espesso	Drenagem da ferida	Infecção por (bacteriana) *Pseudomonas*

Duração: Período em que as vibrações sonoras permanecem. A duração do som é curto, médio ou longo. As camadas de tecido mole diminuem a duração dos sons de órgãos internos profundos.

Durante a avaliação do paciente, o enfermeiro utiliza o sentido do olfato para detectar as anormalidades que passam despercebidas por outros meios. Algumas alterações na função do corpo e certas bactérias criam odores característicos (Tabela 7-1).

SEGURANÇA

O processo de avaliação começa no momento em que o enfermeiro vê um paciente e continua a cada encontro. Sempre conheça a história de saúde do paciente e o motivo da procura por cuidados. Esteja alerta para as alterações ou os problemas que podem ter se desenvolvido desde a última avaliação.

Preparo para a Avaliação

O preparo do ambiente, do equipamento e do paciente facilita a avaliação. Fornecer privacidade para os pacientes promove o seu conforto e a eficiência do exame. Em uma unidade de saúde, feche a porta e/ou puxe as cortinas para promover privacidade. No domicílio, examine o paciente no quarto. Um ambiente confortável inclui temperatura agradável, vestes folgadas ou pijamas para o paciente, iluminação direta adequada, controle de ruídos externos e precauções para evitar interrupções por visitantes ou outro profissional de saúde. Se possível, coloque a cama ou a mesa de exame no nível da cintura para acessar facilmente o paciente. O Joint Commission's National Patient Safety Goals de 2009 prevê a necessidade de proteger os pacientes de quedas e lesões; assim, é essencial retornar a cama a uma altura segura após a avaliação (TJC, 2010).

Cultura

Respeite as diferenças culturais dos pacientes ao fazer um exame. É importante lembrar que as diferenças culturais influenciam o comportamento de um paciente. Considere as crenças de saúde do paciente, o uso de terapias alternativas, os hábitos nutricionais, as relações com a família e o conforto de sua proximidade física durante o exame e a coleta da história. Seja culturalmente consciente e evite estereótipos com base no sexo ou raça. Existe uma diferença entre as características culturais e físicas. Aprenda a reconhecer desordens comuns para as populações étnicas dentro da comunidade. O reconhecimento da diversidade cultural ajuda a respeitar a singularidade de um paciente e proporciona maior qualidade aos cuidados. Melhores resultados podem resultar de reconhecimento e respeito da diversidade cultural (Giger e Davidhizar, 2008).

Preparo do Paciente

Prepare o paciente tanto física como psicologicamente para uma avaliação precisa. Um paciente tenso, ansioso, pode ter dificuldade em compreender, seguir ou cooperar com as suas instruções. Para preparar o paciente:

1. Deixe o paciente confortável, permitindo a oportunidade para esvaziar o intestino ou a bexiga (um bom momento para coletar amostras necessárias).
2. Minimize a ansiedade e o medo do paciente por meio de uma abordagem aberta, receptiva e profissional. Utilize termos simples e explique completamente o que será feito, o que o paciente poderá sentir e como poderá cooperar. Mesmo que o paciente pareça não responder, ainda é importante explicar as suas ações.
3. Proporcione o acesso a partes do corpo enquanto cobre as áreas que não estão sendo examinadas.
4. Reduza as distrações. Abaixe o volume ou desligue o rádio/televisão.
5. Controle a temperatura da sala e forneça cobertores.
6. Ajude o paciente a mudar de posição durante a avaliação; assim, as partes do corpo ficam acessíveis e o paciente permanece confortável. A capacidade de um paciente para

mudar de posições depende da força física e das limitações. Algumas posições são desconfortáveis ou constrangedoras; mantenha o paciente nessas posições não mais do que o necessário.

7. O transcorrer da avaliação depende da tolerância física e do estado emocional do paciente.
8. Use tom de voz e expressões faciais descontraídas para deixar o paciente à vontade.
9. Incentive o paciente a fazer perguntas e relatar o desconforto sentido durante o exame.
10. Tenha uma terceira pessoa do mesmo sexo do paciente no quarto durante a avaliação da genitália. Isto impede o paciente de acusá-lo de se comportar de maneira antiética.
11. Na conclusão da avaliação, pergunte ao paciente se existe quaisquer dúvidas ou preocupações.

AVALIAÇÃO FÍSICA DE VÁRIOS GRUPOS ETÁRIOS

Crianças e Adolescentes

1. A avaliação de rotina de crianças se concentra na promoção de saúde e prevenção de doenças, particularmente para o acolhimento das crianças com pais competentes e nenhum problema sério de saúde (Hockenberry e Wilson, 2007). Deve-se focalizar no crescimento e no desenvolvimento, na triagem sensorial, no exame dentário e na avaliação comportamental.
2. As crianças que têm doenças crônicas, deficiências, moram em orfanatos ou são adotados de origem estrangeira podem requerer avaliações adicionais devido a seus riscos únicos para a saúde.
3. Ao obter a história de bebês e crianças, reúna toda ou parte da informação dos pais ou responsáveis.
4. Os pais podem pensar que o examinador está testando ou julgando-os. Ofereça apoio durante o exame e não demonstre julgamento.
5. Chame as crianças pelo seu nome preferido e dirija-se aos pais como "senhor" ou "senhora", em vez de "paizinho" ou "mãezinha".
6. Perguntas abertas muitas vezes permitem que os pais partilhem mais informações e descrevam mais problemas da criança.
7. As crianças mais velhas e os adolescentes respondem melhor quando tratados como adultos e indivíduos e, muitas vezes, podem fornecer detalhes sobre o seu histórico de saúde e a gravidade dos sintomas.
8. O adolescente tem direito à confidencialidade. Depois de falar com os pais sobre informações da entrevista, prepare-se para ficar a sós com o adolescente para falar em particular e realizar o exame.

Idosos

1. Não presumir que o envelhecimento é sempre acompanhado por doença ou deficiência. A maioria dos adultos mais velhos é capaz de se adaptar às mudanças e manter a independência funcional (Ebersole et al., 2008).
2. Dê tempo extra e fique calmo, relaxado e sem pressa com os idosos.
3. Forneça o espaço adequado para o exame, especialmente se o paciente usa um equipamento auxiliar de mobilidade.
4. Planeje a entrevista e o exame levando em consideração o nível de energia, as limitações físicas, o ritmo e a adaptabilidade dos idosos. O enfermeiro pode precisar mais do que uma sessão para completar a avaliação (Touhy e Jeet, 2009).
5. Meça o desempenho sob a mais favorável das condições. Aproveite as oportunidades naturais para avaliar (p. ex., durante o banho, higiene pessoal e refeições) (Touhy e Jett, 2009).
6. Organize a sequência do exame para que as mudanças de posição sejam necessárias o mínimo possível. Seja eficiente durante todo o exame para limitar o movimento do paciente.
7. Certifique-se de que o exame do idoso inclua a análise do estado mental.

TENDÊNCIAS NA PRÁTICA BASEADA EM EVIDÊNCIA

American Cancer Society: *Cancer facts and figures 2010*, Atlanta, 2010a, ACS.
Katapodi M et al.: Underestimation of breast cancer risk: influence of screening behavior, *Oncol Nurs Forum* 36(3):306, 2009.

Excluindo o câncer de pele, o câncer de mama é o mais diagnosticado em mulheres. Estima-se que 207.090 novos casos de câncer de mama invasivo ocorreram entre as mulheres nos EUA em 2010, e cerca de 1.970 novos casos entre os homens (ACS, 2010a). Houve diminuição de 2% na incidência de câncer de mama entre 1999 e 2006. Um estudo recente procurou descrever a percepção das mulheres sobre o risco de câncer de mama. De 184 participantes, 89% tiveram a percepção de que não eram suscetíveis de serem afetadas por câncer de mama (Katapodi et al., 2009). Este tipo de crença faz com que as pessoas não realizem exames preventivos e têm implicações de alto risco para as mulheres. As implicações em enfermagem incluem o uso de instrumentos de avaliação de risco para fornecer a educação e o aconselhamento sobre os riscos e o rastreamento do câncer de mama.

DIRETRIZES DE HABILIDADE

1. Priorizar a avaliação com base na apresentação de sinais e sintomas ou necessidades de saúde de um paciente. Por exemplo, quando um paciente desenvolve súbita falta de ar, em primeiro lugar avalie os pulmões e o tórax. Se um paciente está gravemente doente, você pode optar por avaliar apenas os sistemas do corpo envolvidos. Use o julgamento para garantir que o exame é relevante e inclusivo.
2. Organizar o exame. Compare a simetria de ambos os lados do corpo. Se o paciente se cansar, ofereça períodos de descanso. Realize os procedimentos dolorosos ou invasivos perto do fim do exame.
3. Usar uma abordagem cefalopodálica, seguindo a sequência de inspeção, palpação e ausculta (exceto para a avaliação abdominal). Esta sequência favorece uma avaliação eficaz.
4. Incentivar a participação ativa do paciente. Os pacientes geralmente conhecem a sua condição física. Muitas vezes, o paciente pode indicar ao enfermeiro alguns achados normais ou quando houve mudanças.
5. Sempre identifique o paciente usando pelo menos outros dois identificadores além do número do leito. Por exemplo, use o nome do paciente e a data de nascimento, comparando

com uma pulseira de identificação ou registro no prontuário (TJC, 2010). Em instituições de longa permanência em que as pulseiras de identificação não são utilizadas, deve haver outro mecanismo disponível para a identificação do paciente. CAUTELA: os pacientes com dificuldade em ouvir ou com alteração do nível de consciência podem atender a outro nome que não o seu.

6. Respeitar a raça, o gênero, a idade e as crenças culturais. Estas variáveis importantes influenciam frequentemente os resultados da avaliação e as abordagens do exame. Considere as crenças de saúde do paciente, o uso de terapias alternativas, hábitos nutricionais, as relações com a família e o conforto com o contato físico próximo (Quadro 7-4).
7. Seguir as precauções-padrão de controle de infecção. Durante uma avaliação, pode-se ter contato com fluidos corporais e eliminações fisiológicas. Use sempre luvas quando há lesões, feridas ou cortes na pele. Em algumas circunstâncias, será necessário um avental.
8. Realizar o registro dos dados em anotação de enfermagem imediatamente para permitir a documentação precisa. Informe o paciente que os dados serão registrados.
9. Usar as habilidades de avaliação durante cada contato com o paciente, incluindo atividades como o banho, a administração de medicamentos, outras terapias ou enquanto conversa com o paciente.
10. Integrar a promoção da saúde e a educação na avaliação das atividades físicas. Existem "momentos educativos" quando se pode compartilhar as descobertas e educar os pacientes sobre a promoção da saúde.
11. Registrar um resumo da avaliação usando a terminologia apropriada e na sequência que os achados estão reunidos. Utilize abreviações comumente aceitas para manter as anotações concisas. Seja minucioso e descritivo, especialmente para os achados anormais.

QUADRO 7-4 CONSIDERAÇÕES CULTURAIS

Os comportamentos culturais são relevantes para a avaliação de saúde e é preciso estar ciente deles antes de realizar a avaliação de um paciente. Considere estas orientações, mas lembre-se de que cada paciente é um indivíduo e pode responder de maneira diferente.

Mexicanos americanos: o comportamento dos olhos é importante; sempre tocar em uma criança quando se examina ele ou ela.
Asiáticos/Ilhas do Pacífico: o contato visual excessivo ou toque é ofensivo.
Afro-americanos: O dialeto requer uma comunicação cuidadosa para evitar erros de interpretação.
Índios americanos: o contato dos olhos é considerado desrespeitoso e é evitado.

Dados de Giger J, Davidhizar R: *Transcultural nursing: assessment and intervention*, ed 5, St Louis, 2008, Mosby.

HABILIDADE 7.1 EXAME GERAL

O exame geral começa com uma revisão dos problemas primários de saúde do paciente e inclui a avaliação de sinais vitais, peso e altura, comportamento geral e aparência. Ele fornece informações sobre as características de uma doença, higiene, pele, imagem corporal, estado emocional, recentes alterações no peso e estado de desenvolvimento do paciente. O exame revela informações importantes sobre o comportamento do paciente que pode influenciar o modo como as instruções são comunicadas para o paciente, bem como a continuidade da avaliação.

COLETA DE DADOS

1. Observar se o paciente teve qualquer dificuldade aguda: respiração difícil, dor ou ansiedade. Se estes sinais estão presentes, adie o exame geral até mais tarde e se concentre imediatamente no sistema do corpo afetado. *Justificativa: Os sinais estabelecem as prioridades em relação a que parte do exame realizar primeiro.*
2. Rever a folha do gráfico dos sinais vitais anteriores e considerar os fatores ou as condições que podem alterar os valores (Cap. 6). *Justificativa: Fornece dados sobre os valores basais dos sinais vitais do paciente.*
3. Determinar o idioma principal do paciente. Se um intérprete for necessário, determine a disponibilidade de um profissional. É melhor ter um intérprete do mesmo gênero que seja mais velho e mais maduro. O intérprete deve traduzir na íntegra, se possível. *Justificativa: Facilita a compreensão do paciente e promove a precisão da informação fornecida pelo paciente.*
4. Identificar a altura, o peso e o índice de massa corporal do paciente. Se ocorrer um ganho ou perda súbita de peso, determine a diferença de peso e o período em que ocorreu. Avalie se o paciente tem feito dieta recentemente ou está seguindo um programa de exercícios. Use gráficos de crescimento para crianças com menos de 18 anos de idade. *Justificativa: Geralmente um índice de massa corporal de 25 a 29,9 para homens e mulheres significa estar acima do peso, enquanto 30 ou mais indica obesidade (Seidel et al, 2011). A retenção de líquidos é um fator que deve ser excluído. O peso de uma pessoa pode flutuar diariamente por causa da perda ou de retenção de fluidos (1 L de água pesa 1 kg).*
5. Rever a ingestão de líquidos do paciente e registrar a eliminação (I&E). *Justificativa: O equilíbrio de líquidos e eletrólitos afeta a saúde e o funcionamento de todos os sistemas do corpo.*
6. Avaliar quanto à evidência de alergia ao látex, que pode incluir a dermatite de contato ou reações sistêmicas (Cap. 5). Pergunte se o paciente tem fatores de risco, tais como alergias alimentares (mamão, abacate, banana, pêssego, kiwi ou tomate). *Justificativa: As luvas são usadas durante determinados aspectos da avaliação. A exposição repetida pode resultar em reações mais graves, incluindo a asma, o prurido e a anafilaxia (Ball e Bindler, 2010; Seidel et al, 2011).*

PLANEJAMENTO

Os **Resultados Esperados** focalizam-se em dados de avaliação precisos.

1. O paciente demonstra-se alerta, com comportamento cooperativo sem a evidência de sofrimento físico ou emocional durante a avaliação.

2. O paciente fornece dados subjetivos adequados relacionados à condição física.

Delegação e Colaboração

O exame geral deve ser feito pelo enfermeiro. Instruir a equipe de enfermagem para:
- Medir a altura e o peso do paciente.
- Obter os sinais vitais.
- Monitorar a ingestão oral de líquidos e o débito urinário.
- Relatar os sinais e os sintomas do paciente para o enfermeiro.

Equipamento
- Estetoscópio
- Esfigmomanômetro e manguito
- Termômetro
- Relógio digital ou relógio de pulso com ponteiro dos segundos
- Fita métrica
- Luvas de procedimento (usar **sem látex** se necessário)
- Abaixador de língua

IMPLEMENTAÇÃO para EXAME GERAL

ETAPAS	JUSTIFICATIVA
1. Veja Protocolo Padrão (ao final do livro).	
2. Por meio da avaliação, observe os comportamentos verbal e não verbal do paciente. Determine o nível de consciência e orientação observando e conversando com o paciente.	Os comportamentos podem refletir anormalidades físicas específicas. A demência e o nível de consciência influenciam a habilidade para cooperar.

> ⚡ **ALERTA DE SEGURANÇA** A administração de medicamentos recente, especialmente medicamentos para dor e sedativos, pode tornar o paciente torporoso ou menos responsivo.

ETAPAS	JUSTIFICATIVA
3. Avalie o pulso, a temperatura, a respiração e a pressão arterial, a menos que rotineiramente verificados nas últimas três horas, ou repita, se uma alteração potencialmente séria for observada (p. ex., a mudança no nível de consciência ou a dificuldade na respiração [Cap. 6]). Informar o paciente sobre os valores dos sinais vitais.	Os sinais vitais fornecem informações importantes sobre as mudanças fisiológicas em relação à oxigenação e à circulação.
4. Observar os seguintes aspectos da aparência: o gênero, a raça e a idade. Observe as características físicas do paciente.	O gênero influencia o tipo de exame realizado e a maneira pela qual as avaliações são feitas. As diferenças nas características físicas e a predisposição a doenças estão relacionadas a gênero e raça.
5. Se não tiver certeza se o paciente entende a pergunta, reformule ou faça uma pergunta semelhante.	A resposta inadequada de um paciente pode ser causada por barreiras linguísticas, deterioração do estado mental, preocupação com a doença ou diminuição da acuidade auditiva.
6. Se as respostas do paciente são inadequadas, pergunte brevemente sobre as informações que o paciente deve saber, por exemplo, "Diga-me o seu nome", "Qual é o nome deste lugar?", "Diga-me onde você mora", "Que dia é hoje?" ou "Em que estação do ano estamos?"	Medidas de orientação do paciente para pessoa, lugar e tempo. Você pode anotar isso na documentação como "Orientado em relação a pessoa, espaço e tempo." Se desorientado de alguma forma, incluir dados subjetivos e/ou objetivos em vez de apenas documentar "desorientado".
7. Se o paciente é incapaz de responder às questões de orientação, ofereça comandos simples, por exemplo, "Aperte os meus dedos" ou "Mova os dedos dos pés."	O nível de consciência existe ao longo de uma continuidade, que inclui a completa capacidade de resposta, a incapacidade de iniciar conscientemente comportamentos significativos e a ausência de resposta a estímulos.
8. Avaliar o afeto e o humor. Observe a coerência entre as expressões verbais e não verbais e se são adequadas para a situação.	Reflete o estado mental e emocional do paciente, consciência e sentimentos.
9. Assistir à interação do paciente com o cônjuge ou o companheiro, crianças mais velhas ou cuidador. Esteja alerta para os sinais de medo, hesitação para relatar o estado de saúde ou a vontade de deixar a entrevista no controle do cuidador. O parceiro ou cuidador tem uma história de violência, alcoolismo ou abuso de drogas? A pessoa está desempregada, doente ou frustrada com o cuidado do paciente? Observe se o paciente tem alguma lesão física óbvia.	Suspeitar de abuso em pacientes que sofreram lesão física óbvia ou negligência; mostram sinais de desnutrição ou têm equimoses (nódoas arroxeadas) nas extremidades ou no tronco. Os profissionais de saúde são muitas vezes os primeiros a identificar as evidências de abuso, pois os pacientes podem não ser capazes de dizer à família ou aos amigos. Os parceiros ou cuidadores podem ter um histórico de comportamentos abusivos ou dependentes.

ETAPAS	JUSTIFICATIVA
10. Observar os sinais de abuso:	
a. Criança: sangue nas roupas íntimas, dor na área genital, dor ao urinar, corrimento vaginal ou peniano, ou dificuldade de sentar-se ou caminhar. Lesão física inconsistente com a descrição dos pais ou dos cuidadores de como a lesão ocorreu.	Indica o abuso sexual infantil (Anbarghalami *et al.*, 2007; Ball e Bindler, 2010). Sugere o abuso físico da criança.
b. Paciente do sexo feminino: lesão ou trauma contraditório com a causa relatada ou lesões óbvias na face, pescoço, mamas, abdome e genitália, como hematomas nos olhos, nariz quebrado, lacerações dos lábios, dentes quebrados, queimaduras.	Pode indicar o abuso doméstico (Hegarty *et al.*, 2008). Esses sinais também se aplicam ao paciente do sexo masculino que está sendo abusado por parceira.
c. Idosos: lesão ou trauma inconsistente com a causa relatada, lesões em locais incomuns (tais como o pescoço ou os órgãos genitais), lesões padronizadas (quando um objeto com o qual uma pessoa é atingida deixando uma marca), lesões paralelas (como os hematomas bilaterais nos braços, sugerindo que a pessoa foi apertada e agitada), queimaduras (com a forma de um cigarro, ferro, cordão), fraturas, má higiene e má nutrição.	Indica os maus-tratos/negligência do idoso (Touhy e Jett, 2009). O intervalo prolongado entre a lesão e o tempo que o paciente procura o tratamento médico também indica o abuso/negligência do idoso.

> ⚡ **ALERTA DE SEGURANÇA** Um padrão de achados indicando o abuso geralmente determina um relato às autoridades competentes. 🇧🇷 No Brasil, as condutas a serem seguidas ao se constatar casos de abuso ou violência contra crianças, mulheres e idosos estão descritas em legislações específicas, quais sejam, o Estatuto da Criança e do Adolescente (Lei n° 8.069/1990), Lei Maria da Penha (Lei n° 11.340/2006) e Estatuto do Idoso (Lei n° 10.741/2003). Obter uma consulta imediata com o profissional de saúde, assistente social e outro pessoal de apoio para facilitar a inserção em um ambiente mais seguro.

11. Avaliar a postura, observando o alinhamento dos ombros e quadris quando fica em pé e/ou se senta. Observe se o paciente tem uma postura caída, ereta ou curvada.	Revela problema musculoesquelético, humor, presença de dor ou dificuldade para respirar em determinadas posições.
a. Avaliar os movimentos do corpo. Eles são propositais? Há tremores das extremidades? Há alguma parte do corpo imóvel? São movimentos coordenados ou descoordenados?	Pode indicar problema neurológico, muscular ou estresse emocional (Habilidade 7.7).
12. Avaliar o discurso. É compreensível e moderadamente rítmico? Há uma associação com os pensamentos da pessoa?	As alterações refletem a disfunção neurológica, lesão ou comprometimento da boca, próteses dentárias indevidamente adaptadas ou diferenças de dialeto e linguagem.
13. Observar a higiene e a limpeza quanto à presença ou ausência de maquiagem, tipo de roupas (hospitalar ou pessoal) e o asseio. O cabelo, os dentes e as unhas são bons locais para avaliar o estado de higiene.	A limpeza pode refletir o nível de atividade antes do exame, os recursos disponíveis para a compra de produtos de higiene, o humor do paciente e as práticas de autocuidado. Também pode refletir a cultura, o estilo de vida e as preferências pessoais.
a. Observar a cor, distribuição, quantidade, espessura, textura e lubrificação do cabelo.	Alterações no cabelo podem refletir as alterações hormonais, mudanças do envelhecimento, a má nutrição ou a utilização de certos produtos para os cuidados do cabelo.
b. Inspecionar a condição de unhas (mãos e pés).	As alterações indicam uma nutrição ou práticas de higiene inadequadas, hábitos ou doenças sistêmicas.
c. Avaliar a presença ou ausência de odor corporal.	O odor corporal pode resultar de exercício físico, higiene deficiente, ou anomalia física ou mental. A higiene bucal inadequada ou dentes não saudáveis podem causar mau hálito.
14. Inspecionar a pele exposta e perguntar se o paciente tomou conhecimento de qualquer mudança na pele, incluindo:	A incidência de melanoma nos Estados Unidos tem sido crescente durante pelo menos 30 anos (ACS, 2010a). É uma forma agressiva de câncer de pele. O câncer pode se espalhar para as outras partes do corpo rapidamente. A detecção precoce e o tratamento imediato são fundamentais (Quadro 7-5).

(Continua)

ETAPAS	JUSTIFICATIVA
a. Prurido, exsudato, sangramento	O prurido pode resultar da pele seca, a exsudação pode indicar infecção e o sangramento pode indicar uma coagulopatia.
b. Mudança na aparência de uma pinta (nevo), inchaço ou nódulo; mudança na sensação, coceira, sensibilidade ou dor	Este é um indicador-chave de uma lesão que pode ser neoplásica.
c. Petéquias (identificar o tamanho, manchas vermelhas ou roxas na pele causada por pequenas hemorragias nas suas camadas)	As petéquias podem indicar um sério distúrbio de coagulação do sangue, reação a medicamentos ou doença hepática.
15. Inspecionar a superfície da pele. Compare a cor das partes do corpo simétricas, incluindo áreas não expostas ao sol. Procure quaisquer manchas ou áreas de variação de cor da pele.	As alterações na cor podem indicar alterações patológicas (Tabela 7-2).

QUADRO 7-5 A REGRA DO ABCD DO MELANOMA MALIGNO

Este mnemônico simples ajuda a lembrar as características que devem alertá-lo sobre a possibilidade de melanoma maligno.
Assimetria da lesão
Bordas irregulares
Cor azul/preto ou variada, a pigmentação não é uniforme, variações/várias cores (castanho, preto) com áreas de cor de rosa, branco, cinza, azul ou vermelho
Diâmetro superior a 6 mm

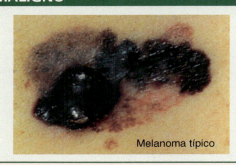

Melanoma típico

Ilustração de Zitelli B, Davis H: *Atlas of pediatric physical diagnosis*, ed 5, St Louis, 2007, Mosby.

TABELA 7-2 VARIAÇÕES DA COR DE PELE

COR	CONDIÇÃO	CAUSA	LOCAL DE AVALIAÇÃO
Azulada (cianose)	Relacionado a hipóxia (sinal tardio de diminuição de oxigênio).	Doença cardíaca ou pulmonar, ambiente frio	Leitos ungueais, lábios, base da língua, pele (casos graves)
Palidez (diminuição da cor)	Quantidade reduzida de oxi-hemoglobina Visibilidade reduzida de oxi-hemoglobina resultante da diminuição do fluxo sanguíneo	Anemia Choque	Face, conjuntiva, leitos ungueais, palmas das mãos Pele, leitos ungueais, conjuntiva, lábios
Vermelha (eritema)	Aumento da visibilidade de oxi-hemoglobina causada pela dilatação ou aumento do fluxo sanguíneo	Febre, trauma direto, rubor, ingestão de álcool	Face, área de trauma e áreas de risco de pressão como sacro, ombros, cotovelos, calcanhares
Amarelo-laranja (icterícia)	Aumento do depósito de bilirrubina nos tecidos	Doença hepática, destruição de células vermelhas do sangue	Escleras, membranas mucosas, pele
Perda de pigmentação	Vitiligo	Condição congênita autoimune causando a falta de pigmento	Áreas irregulares na pele do rosto, mãos, braços
Castanho-marrom	Aumento da quantidade de melanina	Bronzeador, gravidez	Áreas expostas ao sol: face, braços; aréolas, mamilos

HABILIDADE 7.1 Exame Geral

ETAPAS	JUSTIFICATIVA

> ⚡ **ALERTA DE SEGURANÇA** Esteja alerta para os carcinomas basocelulares, como uma ferida aberta que não cura, um nódulo brilhante, um crescimento rosa ou avermelhado ou uma área cicatricial. Estes muitas vezes ocorrem em áreas expostas ao sol e frequentemente na pele danificada pelo sol.

16. Inspecionar com cuidado a cor do rosto, a mucosa oral, os lábios, a conjuntiva, a esclera, as palmas das mãos e os leitos ungueais.

    As anormalidades são mais fáceis de identificar em áreas do corpo onde a produção de melanina é mais baixa.

> ⚡ **ALERTA DE SEGURANÇA** Ao avaliar a pele de um paciente com ataduras, gesso, restrições ou outros dispositivos restritivos, observe o relato de dor ou formigamento e áreas de palidez, temperatura diminuída, diminuição dos movimentos e sensação prejudicada, o que pode indicar comprometimento da circulação. A liberação imediata da pressão do dispositivo restritivo pode ser necessária.

17. Usar os dedos sem as luvas para palpar a superfície da pele para sentir a textura e a umidade da pele intacta.

    As alterações na textura podem ser a primeira indicação de erupções cutâneas em pacientes de pele escura. A hidratação, a temperatura corporal e o meio ambiente podem afetar a pele. Os idosos são propensos a xerose, apresentando-se como pele seca e escamosa (Touhy e Jett, 2009).

    a. Usar o dorso (costas) da mão, palpar a temperatura de superfícies da pele. Comparar partes do corpo simétricas. Comparar as partes do corpo superior e inferior. Observar diferenças distintas de temperatura e áreas localizadas de calor.

    A pele no dorso da mão é fina, o que permite a detecção de mudanças sutis de temperatura. A temperatura da pele fria muitas vezes indica a diminuição do fluxo sanguíneo. A fase I de úlcera por pressão pode causar calor e eritema (vermelhidão) em uma área. A temperatura ambiente e a ansiedade também podem afetar a temperatura da pele.

    b. Avaliar o turgor da pele segurando a dobra de pele no esterno, antebraço ou no abdômen com a ponta dos dedos. Libere as dobras cutâneas e observe a facilidade e rapidez com que a pele volta ao lugar (ilustração).

    Com o turgor reduzido, a pele permanece suspensa ou em "tenda" durante alguns segundos; em seguida, lentamente retorna ao lugar, indicando a diminuição da elasticidade e possível desidratação. Com o turgor alterado, prever medidas de prevenção de úlceras por pressão (Cap. 25).

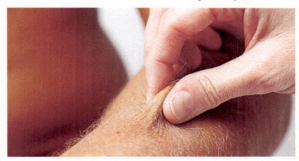

ETAPA 17b Avaliação do turgor da pele.

18. Inspecionar a característica de quaisquer secreções; observar a cor, o odor, a quantidade e a consistência (p. ex., fina e aquosa ou espessa e oleosa). Remova as luvas.

    A descrição das secreções ajuda a indicar se infecção está presente ou uma ferida está cicatrizando.

19. Avaliar a condição da pele para as áreas de pressão, dando uma atenção especial às regiões de risco (p. ex., o sacro, o trocânter maior, os calcâneos, a área occipital, as clavículas). Se você observar áreas de vermelhidão, coloque a ponta do dedo sobre a área, aplique uma leve pressão e depois solte. Olhe para a cor da pele.

    A hiperemia reativa normal (vermelhidão) é um efeito visível de vasodilatação localizada, uma resposta normal do corpo à falta de fluxo sanguíneo para o tecido subjacente. A área afetada da pele normalmente empalidece com a pressão dos dedos. Se a área não empalidecer, suspeita-se de lesão do tecido.

> ⚡ **ALERTA DE SEGURANÇA** Com a evidência de uma hiperemia reativa normal, reposicione o paciente e desenvolva um cronograma de mudança de decúbitos se o paciente for dependente (Cap. 25).

(Continua)

ETAPAS	JUSTIFICATIVA
20. Quando detectar uma lesão, use a iluminação adequada para inspecionar a cor, a localização, a textura, o tamanho, a forma e o tipo (Quadro 7-6). Também observe o agrupamento (p. ex., agrupado ou linear) e a distribuição (p. ex., localizada ou generalizada).	A observação da lesão permite a descrição e a identificação precisas.
a. Usar luvas se lesão é úmida ou secretiva. Palpar suavemente qualquer lesão para determinar a mobilidade, o contorno (plano, elevado ou deprimido) e a consistência (macia ou rígida).	A palpação suave evita a ruptura de cistos subjacentes. As luvas reduzem a transmissão de micro-organismos.
b. Observar se o paciente relata sensibilidade com ou sem a palpação.	A sensibilidade pode indicar inflamação ou pressão sobre uma parte do corpo.
c. Medir o tamanho da lesão (altura, largura, profundidade) com a régua em centímetros.	Fornece informações iniciais sobre as características da lesão para avaliar as mudanças ao longo do tempo.
21. **Veja Protocolo de Conclusão (ao final do livro).**	

QUADRO 7-6 TIPOS DE LESÕES DE PELE

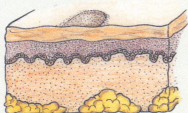

Mácula: Plana, não palpável, mudança na cor da pele; menor do que 1 cm (p. ex., sarda, petéquias)

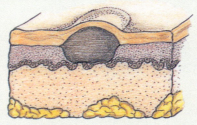

Pápula: Palpável, circunscrita, elevação da pele sólida; menor do que 0,5 cm (p. ex., nevus elevados)

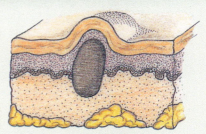

Nódulo: Massa sólida elevada, mais profunda e mais firme do que a pápula, 0,5 a 2 cm (p. ex., verruga)

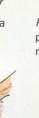

Tumor: Massa sólida que pode se estender profundamente através do tecido subcutâneo; maior do que 1 a 2 cm (p. ex., epitelioma)

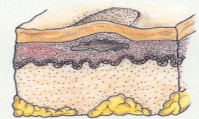

Pápula: Área de formação irregular, elevada ou edema superficial localizado; varia em tamanho (p. ex., colmeia, picada de mosquito)

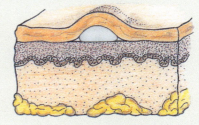

Vesículas: Elevação circunscrita da pele preenchida com fluido seroso; menor do que 0,5 cm (p. ex., herpes simplex, varicela)

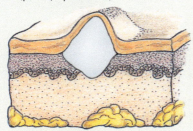

Pústula: Elevação circunscrita da pele; semelhante a vesícula, mas cheia de pus; varia de tamanho (p. ex., acne, infecção estafilocócica)

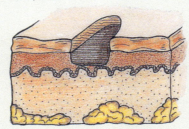

Úlcera: Perda profunda de superfície da pele que pode se estender para a derme e frequentemente sangra e cicatriza; varia em tamanho (p. ex., úlcera de estase venosa)

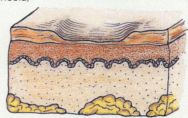

Atrofia: Adelgaçamento da pele com perda de sulco da pele normal, com a pele parecendo brilhante e translúcida; varia de tamanho (p. ex., insuficiência arterial)

INSTRUÇÃO PARA O PROCEDIMENTO 7.1 — Monitoramento de Ingestão e Eliminação

AVALIAÇÃO

1. Observar evidências de angústia física ou emocional que possam alterar os dados.
2. Comparar os achados da avaliação com as observações anteriores para identificar alterações.
3. Perguntar ao paciente se há informações sobre a condição física que não foram discutidas.

Resultados Inesperados e Intervenções Relacionadas

1. O paciente demonstra angústia aguda (p. ex., falta de ar, dor aguda ou ansiedade severa).
   a. Responder imediatamente às necessidades identificadas (p. ex., sinais vitais, reposicionar o paciente com cabeceira da cama elevada, oferecer oxigênio ou medicamento conforme o caso e a prescrição médica).
   b. Notificar o enfermeiro e/ou o médico.
2. O paciente tem condição anormal da pele (p. ex., a textura seca, turgescência reduzida, lesões ou eritema).
   a. Identificar os fatores contribuintes e evitar a irritação continuada ou dano, conforme apropriado.
3. O paciente é relutante ou incapaz de fornecer as informações adequadas relativas aos problemas identificados.
   a. Procurar informações de familiares, se presentes, e analisar os registros do paciente com relação aos dados iniciais.

Registro e Relato

- Registrar os sinais vitais do paciente na folha de sinais vitais.
- Registrar a descrição de alterações na aparência geral do paciente.
- Descrever o comportamento do paciente usando uma terminologia objetiva. Incluir o autorrelato de sinais e sintomas do paciente.
- Comunicar o enfermeiro e/ou o médico sobre as anormalidades e os sintomas agudos.

Amostra de Documentação

08h30   O paciente relata "dor nas nádegas". Uma área de 2 cm plana, redonda e eritematosa é observada na região sacral. A área não empalidece após palpação. A pele está intacta. Reposicionado para o lado esquerdo e irá ser reposicionado a cada duas horas.

Considerações Especiais

Pediatria

- Medir o crescimento físico incluindo o peso, a altura, o comprimento e a circunferência da cabeça, que são elementos importantes para a avaliação do estado de saúde da criança (Hockenberry e Wilson, 2007).
- Pesar as crianças nuas. As crianças podem ser pesadas com roupas íntimas ou roupas leves.
- Uma interação da criança com os pais fornece informações valiosas a respeito do comportamento.

Geriatria

- O idoso apresenta sinais e sintomas que podem enganar. Um idoso tem uma diminuição fisiológica de reserva que pode mascarar os habituais ou "clássicos" sinais e sintomas de uma doença. Nos idosos os sinais e sintomas são muitas vezes ausentes ou atípicos (Ebersole et al., 2008).
- A hipotensão postural é comum em pacientes idosos. Verifique os sinais vitais na posição deitada, sentada e em pé, especialmente quando vertigem e tonturas dependentes do posicionamento são relatadas.
- A inspeção dos pés é extremamente importante na presença de má circulação, problemas de visão e diabetes. É comum no exame dos pés achados como ulceração, infecção por fungos, calos, joanetes e verrugas plantares.

Assistência Domiciliar (Home Care)

- No domicílio, o foco pode estar na capacidade do doente para executar as tarefas básicas de autocuidado. Certifique-se da avaliação da casa e baseie-se em todos os problemas de saúde identificados em outros ambientes.
- O enfermeiro de assistência domiciliar leva uma pequena balança portátil para monitorar as mudanças de peso.

INSTRUÇÃO PARA O PROCEDIMENTO 7.1
Monitoramento de Ingestão e Eliminação

Medir e registrar a I&E durante um período de 24 horas ajuda a completar o prontuário para avaliação do equilíbrio de fluidos e eletrólitos (Tabela 7-3). A equipe de enfermagem é responsável por registrar toda a ingestão (líquidos por via oral, provenientes da alimentação enteral e parenteral) e toda a eliminação (de urina, diarreia, vômito, suco gástrico e drenagem por drenos cirúrgicos). A colocação de um paciente em monitoramento da I&E de líquidos exige a cooperação e assistência do paciente e da família. A I&E de líquidos é monitorada para os pacientes com febre ou edema, recebendo terapia intravenosa (IV) ou diurética, ou em restrição de líquidos. Também é importante quando um paciente tem perdas de eletrólitos associadas a vômitos, diarreia, drenagem gastrointestinal (GI), ou feridas extensas como as queimaduras.

O balanço e a avaliação da I&E de líquidos devem ser realizados no final de cada turno ou em períodos determinados, como a cada 24 horas.

Delegação e Colaboração

As habilidades de avaliação total de monitoramento da I&E de líquidos no final de cada turno, a comparação diária durante vários dias e o monitoramento e o registro de terapia IV, ferida, dreno de tórax e a sonda de alimentação são realizados pelo enfermeiro conforme protocolos institucionais. O enfermeiro enfatiza a manutenção de precauções-padrão relativas aos fluidos do corpo, medindo com precisão e registrando a I&E de líquidos e usando o sistema métrico com os recipientes-padrão. Instruir a equipe de enfermagem para:

(Continua)

INSTRUÇÃO PARA O PROCEDIMENTO 7.1
Monitoramento de Ingestão e Eliminação (cont.)

- Medir e registrar a ingestão oral.
- Medir e registrar o débito urinário, fezes diarreicas, vômito e drenagens de feridas.
- Relatar as mudanças na condição do paciente, como as alterações na ingestão ou mudanças na cor, quantidade ou odor de eliminações fisiológicas.

Equipamento
- Sinal para alertar a equipe do monitoramento de I&E de líquidos.
- Formulário de registro diário de monitoramento de I&E de líquidos ou gráfico computadorizado.
- Recipiente de medição graduado.
- Comadre, papagaio, cadeira higiênica ou um recipiente que se encaixa sob o assento do vaso sanitário
- Luvas de procedimento

Etapas do Procedimento
1. Identificar os pacientes com condições que aumentam a perda de líquidos (p. ex., febre, vômitos, diarreia, drenagem da ferida cirúrgica, drenagem torácica, aspiração gástrica, grandes queimaduras ou trauma grave).
2. Identificar os pacientes com a deglutição, mobilidade prejudicada e os pacientes inconscientes.
3. Identificar os pacientes em uso de medicamentos que influenciam o equilíbrio de líquidos (p. ex., diuréticos e esteroides).
4. Avaliar os sinais e sintomas de desidratação e excesso de líquido (p. ex., bradicardia/taquicardia, hipotensão/hipertensão e turgor da pele reduzido/edema).
5. Pesar os pacientes diariamente utilizando a mesma balança na mesma hora do dia e com roupas semelhantes.
6. Monitorar os exames laboratoriais:
   a. Densidade específica da urina (normal 1,010 a 1,030)
   b. Hematócrito (normal varia de 38% a 47% para as mulheres e 40% a 54% para os homens).
7. Avaliar o conhecimento do paciente e da família em relação à finalidade e ao processo de monitoramento da I&E de líquidos.
8. Explicar ao paciente e sua família a importância do monitoramento da I&E de líquidos.
9. Medir e registrar toda a ingestão de líquidos:
   a. Líquidos com as refeições, gelatina, cremes, sorvetes, picolés, energéticos, lascas de gelo (registrado como 50% do volume medido [p. ex., 100 mL de pedaços de gelo são iguais a 50 mL de água]).
   b. Contar medicamentos líquidos, tais como os antiácidos, como líquidos ingeridos.
   c. Calcular a ingestão de líquidos por sondas (Cap. 12).

> **⚡ ALERTA DE SEGURANÇA** Registrar a ingestão assim que for medida para manter a precisão.

   d. Calcular a ingestão de líquidos parenterais, hemocomponentes e nutrição parenteral total (Cap. 28).
10. Instruir o paciente e a família para chamar a equipe de enfermagem para esvaziar os recipientes com eliminações em cada período que o paciente utiliza. O paciente e sua família também precisam monitorar os vômitos, a incontinência e a transpiração excessiva e relatá-los para o enfermeiro.
11. Informar o paciente e a família que a bolsa de drenagem da sonda vesical, da ferida, da sonda e a drenagem torácica são monitorados, medidos e registrados e quem é o responsável por isto. Cada paciente deve ter um recipiente graduado identificado com o nome, o leito e que deve ser utilizado apenas para o paciente identificado.
12. Medir a drenagem nos horários determinados usando recipientes apropriados e observando a cor e as características. Se houver o risco de respingos, deve-se utilizar máscara, proteção para os olhos e avental.
   a. Medir a drenagem de urina com um "papagaio" ou um recipiente graduado.

TABELA 7-3 MÉDIA DIÁRIA DE GANHO E PERDA DE LÍQUIDO EM ADULTOS

INGESTÃO E ELIMINAÇÃO DE LÍQUIDO	VOLUME (mL)	INGESTÃO E ELIMINAÇÃO DE LÍQUIDO	VOLUME (mL)
Ingestão de Líquido		**Eliminação de Líquido**	
Líquidos orais	1.100-1.400	Rins	1.200-1.500
Alimentos sólidos	800-1.000	Pele	500-600
Metabolismo oxidativo	300	Pulmões	400
Ganhos totais	2.200-2.700	Gastrointestinal	100-200
		Perdas totais	2.200-2.700

INSTRUÇÃO PARA O PROCEDIMENTO 7.1
Monitoramento de Ingestão e Eliminação *(cont.)*

b. Observar a cor e as características da urina na bolsa de drenagem da sonda vesical. Às vezes a bolsa de drenagem é graduada. Caso contrário, meça utilizando um recipiente graduado (ilustração).

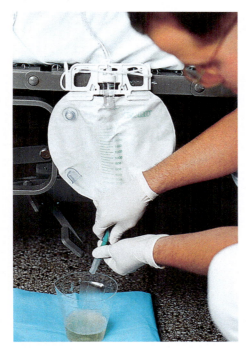

ETAPA 12b Dispositivo para monitorar a diurese.

c. Medir o débito da drenagem torácica e registrar o tempo em intervalos específicos. Esvazie o sistema de drenagem *somente* quando o recipiente estiver quase cheio. Um sistema fechado é necessário para manter a expansão pulmonar.

d. Medir o débito de drenos Jackson-Pratt/Hemovac usando um recipiente graduado (ilustração) (Cap. 24).

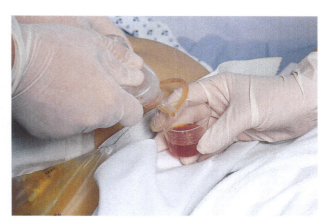

ETAPA 12d Medição de drenagem de ferida com o dreno de Jackson-Pratt.

e. Medir a drenagem gástrica ou bolsas maiores de drenagem abrindo o grampo e esvaziando dentro de um recipiente graduado.

13. Remover as luvas e desprezá-las em recipiente adequado. Lavar as mãos.
14. Observar a I&E de líquidos e relate para o enfermeiro e/ou médico qualquer débito urinário inferior a 30 mL/h ou mudanças significativas no peso diário.
15. Documentar em formulários de balanço hídrico ou registro informatizado.

HABILIDADE 7.2 AVALIAÇÃO DA CABEÇA E PESCOÇO

O exame da cabeça e do pescoço inclui a avaliação da cabeça, dos olhos, dos ouvidos, do nariz, da boca e dos seios da face. A avaliação da cabeça e do pescoço usa a inspeção, a palpação e a ausculta; com a inspeção e a palpação muitas vezes usadas simultaneamente.

COLETA DE DADOS

1. Avaliar a história de cefaleia, tontura, dor ou rigidez. *Justificativa: Dores de cabeça e tontura podem ser sinal de estresse, um sintoma de outro problema subjacente, como pressão arterial elevada, ou um resultado de lesão.*
2. Determinar se o paciente tem um histórico de doenças oculares, diabetes melito ou hipertensão. *Justificativa: Condições comuns predispõem os doentes a alterações visuais que requerem encaminhamento para especialistas.*
3. Perguntar se o paciente já apresentou episódio de visão turva, ver luzes piscando, ou campo visual reduzido. *Justificativa: Estes sintomas comuns indicam problemas visuais.*
4. Perguntar se o paciente tem dor de ouvido, coceira, corrimento, vertigem, zumbido (nos ouvidos) ou alteração na audição. *Justificativa: Estes sinais e sintomas indicam infecção ou perda auditiva.*
5. Rever a história ocupacional do paciente. *Justificativa: A ocupação do paciente pode criar um risco de lesão potencial para fadiga do olho ou exposição ao ruído prolongado.*
6. Perguntar se o paciente tem um histórico de alergias, corrimento nasal, epistaxe (sangramento nasal) ou coriza. *Justificativa: A história é útil para determinar fonte de drenagem nasal e do seio da face.*
7. Determinar se o paciente fuma ou masca fumo. *Justificativa: Usuários de tabaco têm maior risco de câncer de boca e garganta (ACS, 2010b).*
8. Perguntar se o paciente tem avaliações odontológicos regulares/anuais. *Justificativa: Exames anuais muitas vezes detectam as anormalidades precoces.*

PLANEJAMENTO

Os **Resultados Esperados** se concentram em identificar as alterações na cabeça e no pescoço.

1. Os achados físicos estão dentro dos limites normais.

CAPÍTULO 7   Avaliação de Saúde

2. O paciente reconhece os sinais e sintomas do olho, ouvido, seios da face e doença da boca.
3. O paciente toma as precauções de segurança adequadas para a lesão ocupacional relacionada com a cabeça e pescoço.

Delegação e Colaboração
A habilidade de avaliar a cabeça e o pescoço deve ser feita pelo enfermeiro. Instruir a equipe de enfermagem para:
- Observar o corrimento e o sangramento nasal.
- Informar os resultados encontrados durante o atendimento de rotina (p. ex., cuidado oral, tomar banho) para o enfermeiro para posterior avaliação.

Equipamento
- Estetoscópio
- Luvas de procedimento (luvas sem látex, se necessário)
- Abaixador de língua
- Lanterna

IMPLEMENTAÇÃO para AVALIAÇÃO DA CABEÇA E PESCOÇO

ETAPAS	JUSTIFICATIVA
1. **Veja Protocolo Padrão (ao final do livro).**	
2. Posição do paciente sentado, se possível.	Fornece uma análise mais aprofundada da cabeça e estruturas do pescoço.
3. Inspecionar a cabeça.	
a. Observar a posição da cabeça e as características da face.	Inclinar a cabeça para um lado pode indicar perda auditiva ou visual.
b. Observar a simetria da face	Os distúrbios neurológicos, como a paralisia, podem afetar a simetria da face.
4. Avaliar os olhos.	
a. Inspecionar a posição dos olhos, a cor, a condição da conjuntiva e o movimento.	O posicionamento assimétrico pode refletir trauma ou crescimento de tumor. As diferenças de cor podem ser congênitas, alterações na cor da conjuntiva podem ser devido a infecção local ou de uma outra anomalia sintomática (p. ex., conjuntiva pálida está associada a anemia).
b. Avaliar a visão de perto do paciente (capacidade de ler o jornal ou revistas) e visão de longe (capacidade de seguir um movimento ou ver um relógio, assistir televisão ou ler sinais à distância).	Se o paciente tem acuidade visual ou do campo visual prejudicada, fazer ajustes de apoio às medidas de autocuidados (p. ex., alimentação, banho e higiene, roupa) e orientações.
c. Inspecionar as pupilas, o tamanho, a forma e a igualdade (ilustração).	As pupilas normais são redondas, negras e iguais em tamanho e forma.

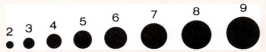

ETAPA 4c Tamanho da pupila em milímetros.

d. Testar os reflexos pupilares. Testar a reação à luz, ao escuro. Enquanto o paciente olha para a frente, mova a lanterna de um lado do rosto do paciente e dirija-o direto para a pupila. Observe a resposta pupilar dos dois olhos (resposta consensual), observando a vivacidade e a igualdade de reflexo (ilustrações).	O escuro normalmente assegura uma resposta rápida das pupilas à luz. A pupila que está iluminada contrai. A pupila do outro olho deve contrair igualmente (**reflexo consensual à luz**).

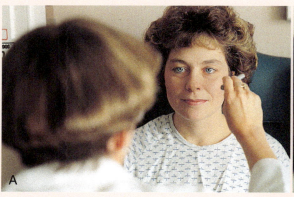
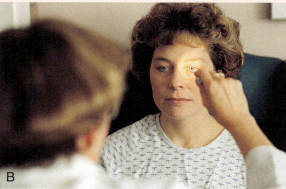

ETAPA 4d A, Segurar a lanterna do lado do rosto do paciente. **B,** Iluminar a pupila para causar a constrição.

HABILIDADE 7.2 Avaliação da Cabeça e Pescoço

ETAPAS	JUSTIFICATIVA
(1) Testar a acomodação pedindo ao paciente para focar um objeto distante, que dilata a pupila. Então, mude o paciente para um objeto perto, cerca de 7 a 8 cm do nariz, e observe a constrição da pupila e a convergência dos olhos. Observação: Também pode pedir para seguir um objeto (p. ex., dedo, caneta) com os olhos a partir de um ponto próximo.	A ausência de constrição, de convergência, ou uma resposta assimétrica exige a avaliação oftalmológica (Jarvis, 2008).
5. Avaliar a audição. Observar a resposta do paciente às perguntas e a presença/uso de um aparelho auditivo. Se suspeitar de uma perda auditiva, peça ao paciente para repetir os números aleatórios falado pelo enfermeiro. Use uma ou duas sílabas. Repita, aumentando gradualmente a intensidade da voz até o paciente repetir as palavras corretamente.	Seidel *et al.* (2011) relatam que os pacientes normalmente ouvem os números claramente quando sussurrados respondendo corretamente em pelo menos 50% do tempo. Para os pacientes com óbvio prejuízo auditivo, falar claramente e concisamente; ficar de pé de tal forma que o paciente possa ver o rosto; falar em direção ao ouvido menos prejudicado do paciente usando um tom baixo e sem gritar.

> **⚡ ALERTA DE SEGURANÇA** Se o déficit auditivo estiver presente, um enfermeiro qualificado deve inspecionar os ouvidos do paciente; a audição prejudicada pode ser causada por rolha de cerume, otite externa ou inchaço no canal auditivo devido a reação alérgica ao material do aparelho.

6. Inspecionar o nariz externamente, a forma, a cor da pele, o alinhamento, a drenagem e a presença de deformidade ou inflamação. Observe a cor da mucosa e quaisquer lesões, corrimento, inchaço ou presença de sangramento. Se a drenagem parecer infecciosa, consulte o médico sobre a obtenção de uma amostra.	A característica do corrimento e a inflamação indicam alergia ou infecção. A perfuração, a erosão do septo e o inchaço e/ou o aumento da vascularização da mucosa indicam o uso regular de medicamentos.
7. Em pacientes com uma sonda nasogástrica (NG), nasoenteral ou um tubo nasotraqueal, inspecione as narinas para as escoriações, inflamação ou secreção. Usando uma lanterna, olhe dentro de cada narina. Estabilize o tubo conforme necessário.	A deglutição ou o reflexo da tosse causa movimento dos tubos contra as narinas e pressão contra os tecidos e a mucosa, podendo resultar em erosão do tecido.
8. Inspecionar os seios da face por palpação sobre as áreas frontal e maxilar.	O uso de medicamentos, a alergia e a infecção, por vezes, causam a sensibilidade.
9. Avaliar a boca.	
a. Usar um abaixador de língua para pressioná-la e inspecionar a cavidade oral com uma lanterna. Inspecionar a mucosa oral, língua, dentes e gengiva para a hidratação, descoloração e lesões óbvias.	As lesões pré-neoplásicas podem passar despercebidas e progredir rapidamente.
b. Determinar se o paciente usa próteses dentárias ou retentores e se eles são confortáveis. Você pode remover as dentaduras para visualizar e palpar as gengivas.	As dentaduras mal ajustadas e os retentores cronicamente irritam a mucosa e as gengivas e podem representar um risco para o câncer de boca.
10. Inspecionar e palpar o pescoço. Pergunte ao paciente se há uma história de dor de garganta ou dificuldade com o movimento do pescoço.	Isto determina se todas as estruturas do pescoço estão presentes, incluindo os músculos do pescoço, os gânglios linfáticos da cabeça e pescoço, a glândula tireoide e a traqueia. Pode indicar tensão muscular, traumatismo craniano, lesão do nervo local, ou linfonodos inchados.
a. Músculos do pescoço: inspecionar a simetria bilateral dos músculos. Peça ao paciente para flexionar, hiperestender o pescoço e virar a cabeça para o lado.	Detecta a fraqueza muscular, tensão e a amplitude de movimento.
b. Linfonodos:	
(1) Com o queixo do paciente levantado e a cabeça ligeiramente inclinada, inspecione a área onde os linfonodos são distribuídos e compare ambos os lados (ilustração).	Os linfonodos podem estar aumentados devido a infecção ou a várias doenças como o câncer.

(Continua)

130 CAPÍTULO 7 Avaliação de Saúde

ETAPAS	JUSTIFICATIVA

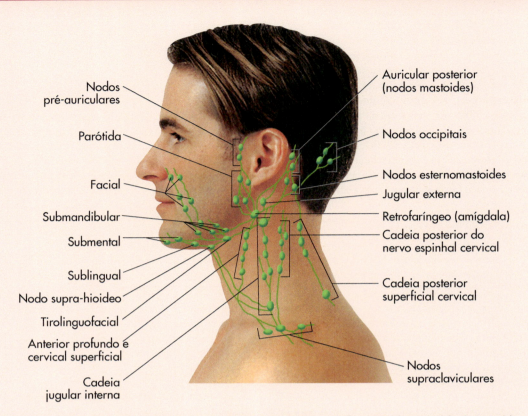

ETAPA 10b(1) Linfonodos palpáveis da cabeça e pescoço. (De Seidel HM et al.: *Mosby's guide to physical examination*, ed 6, St Louis, 2006, Mosby.)

(2) Para examinar os gânglios linfáticos, o paciente deve estar relaxado com o pescoço flexionado levemente para a frente. Para palpar, ficar de frente ou ao lado do paciente e usar a ponta dos três dedos médios da mão. Palpe suavemente em um movimento rotatório para os linfonodos superficiais (ilustração).

Esta posição relaxa os tecidos e os músculos.

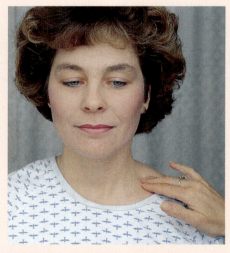

ETAPA 10b(2) Palpação de linfonodos cervicais.

(3) Observe se os linfonodos são grandes, fixos, inflamados ou sensíveis.

Os linfonodos grandes, fixos, inflamados ou sensíveis indicam infecção local, doença sistêmica ou neoplasia.

11. **Veja Protocolo de Conclusão (ao final do livro).**

AVALIAÇÃO

1. Comparar a avaliação com as observações anteriores para identificar alterações.
2. Pedir ao paciente para descrever os sintomas comuns de doenças dos olhos, ouvidos, seios da face ou da boca.
3. Pedir ao paciente para listar as precauções de segurança no trabalho.

Resultados Inesperados e Intervenções Relacionadas

1. O paciente apresenta secreção nasal amarela, espirros e queixa de dor nos seios da face.
   a. Reposicioná-lo em semi-Fowler ou outra posição confortável para aliviar a dor nos seios da face.
   b. Monitorar a temperatura em caso de febre.
   c. Notificar o enfermeiro e/ou o médico se estes são novos achados.
2. Paciente se queixa de cefaleia intensa e tonturas quando fica em pé.
   a. Verifique imediatamente os sinais vitais, especialmente a pressão arterial (deitado, sentado e em pé).
   b. Voltar o paciente para a cama na posição de conforto para minimizar as tonturas e aliviar a dor de cabeça.
   c. Identificar fatores que contribuem (p. ex., estresse, dor ou pressão arterial elevada).
   d. Notificar o enfermeiro e/ou o médico.

Registro e Relato

- Registrar todos os achados, incluindo quaisquer achados anormais tais como a perda auditiva ou visual, dor e sua localização, e infecção atual em anotações de enfermagem ou impresso apropriado.
- Relatar o aumento de dor de cabeça, tonturas ou alterações visuais imediatamente para o enfermeiro e/ou o médico.

Amostra de Documentação

12h Corrimento nasal espesso, copioso e verde, observado em ambas as narinas. Nenhum odor foi notado. O paciente queixa-se de "dor de cabeça" frontal. Pressão arterial 110/70. Cabeceira da cama levantada a 60 graus. O médico foi notificado.

Considerações Especiais

Pediatria

- Os bebês podem resistir ao exame oftalmológico com o fechamento dos olhos. Segurar a criança em posição vertical sobre os ombros do cuidador pode estimular a abertura dos olhos (Ball e Bindler, 2010).
- As dores de cabeça em crianças geralmente são causadas por perda de sono, má nutrição, fadiga ocular e alergias. As crianças a partir de três anos de idade podem desenvolver enxaquecas graves, mas os sintomas são vagos e difíceis de diagnosticar (Hockenberry e Wilson, 2007).

Geriatria

- Os idosos têm geralmente perda da visão periférica causada por alterações no cristalino.
- Instruir os pacientes acima de 65 anos para as avaliações regulares de audição.
- A medição da acuidade visual ajuda a determinar o nível de assistência que o paciente necessita para as atividades de vida diárias (AVD), capacidade de deambular de forma segura e função de forma independente dentro de casa.

HABILIDADE 7.3   AVALIAÇÃO DO TÓRAX E PULMÕES

A avaliação da função respiratória é uma das habilidades de avaliação mais críticas, pois as alterações podem ser fatais. A avaliação de rotina é essencial; as alterações na respiração ou nos sons respiratórios podem ocorrer rapidamente como resultado de uma variedade de fatores, incluindo a imobilidade, a infecção e a sobrecarga hídrica. A avaliação física inclui a ausculta, que avalia o movimento do ar através da árvore traqueobrônquica. O reconhecimento dos sons criados pelo fluxo de ar normal permite a detecção de sons provocados pela obstrução das vias aéreas. A ausculta dos pulmões requer familiaridade com os pontos de referência do tórax (Fig. 7-2). Durante a avaliação mantenha uma imagem mental da localização dos lobos pulmonares. Para localizar a posição de cada costela anteriormente, localize o ângulo de Louis palpando a "elevação" sobre o esterno, onde a segunda costela se conecta com o esterno. Conte as costelas e os espaços intercostais neste ponto. A ausculta envolve ouvir os sons da respiração usando um estetoscópio. Os sons podem ser mais bem ouvidos quando a pessoa respira profundamente pela boca.

Os ruídos adventícios (sons anormais) resultam da passagem do ar através de fluidos, muco ou vias aéreas estreitadas; os alvéolos subitamente voltam a inflar ou há uma inflamação entre os revestimentos pleurais. Os quatro tipos de ruídos adventícios incluem crepitações (estertores), roncos, sibilos e fricções por atrito pleural (Tabela 7-4). Observe a localização e as características dos sons, sons respiratórios diminuídos ou ausentes (encontrados com o colapso ou a remoção cirúrgica dos lobos). Observe em que momento, no ciclo respiratório, os sons anormais são ouvidos.

COLETA DE DADOS

1. Avaliar o histórico de uso de tabaco ou maconha, incluindo o tipo de tabaco, a duração do uso e a quantidade de pacotes por ano. O número de maços-ano é igual ao número de anos fumando multiplicado pelo número de maços por dia (p. ex., 4 anos × ½ maço por dia é igual a 2 pacotes-ano). Se o paciente parou, determine o período desde que parou de fumar. *Justificativa: Fumar é uma causa importante de câncer pulmonar, doença cardíaca e doença pulmonar crônica (enfisema e bronquite crônica) e é responsável por 15% de todos os cânceres de pulmão nos Estados Unidos (ACS, 2010b).*
2. Perguntar se o paciente apresenta alguma das seguintes características: *tosse persistente* (produtiva ou não produtiva),

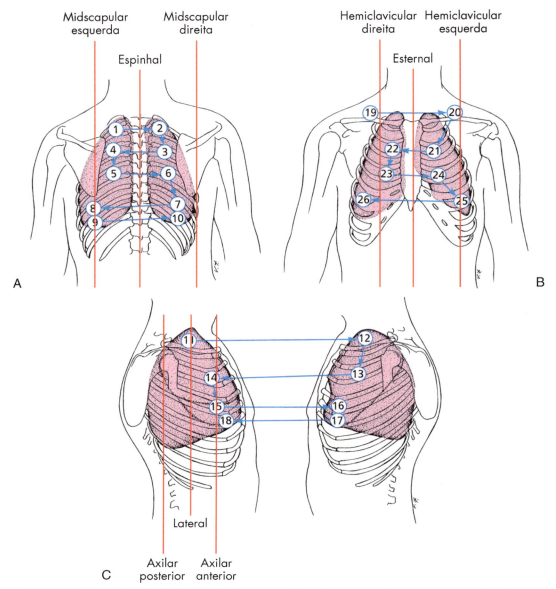

FIG 7-2 Pontos de referência anatômicos e a ordem de progressão para o exame do tórax. **A,** Tórax posterior. **B,** Tórax anterior. **C,** Tórax lateral.

produção de escarro, *escarro com estrias e sangue, dor no peito, falta de ar, ortopneia, dispneia durante o esforço, intolerância à atividade,* ou *ataques recorrentes de pneumonia ou bronquite.* *Justificativa:* Os sintomas de alterações respiratórias ajudam a localizar os achados físicos objetivos. Os sinais de aviso de câncer de pulmão estão em itálico.

3. Avaliar a história de alergia a pólen, poeira ou outros irritantes no ar e todos os alimentos, medicamentos ou produtos químicos. *Justificativa:* A resposta alérgica está associada ao chiado na ausculta, dispneia, cianose e sudorese.
4. Determinar se o paciente trabalha em ambiente contendo poluentes (p. ex., amianto, poeira de carvão ou irritantes químicos). O paciente tem exposição à fumaça do cigarro? *Justificativa:* Os pacientes com a doença respiratória crônica, particularmente a asma, têm sintomas agravados pela mudança de temperatura e umidade, vapores irritantes ou fumaça, estresse emocional e esforço físico.

5. Rever a história de infecção conhecida ou suspeita pelo vírus da imunodeficiência humana (HIV), abuso de substâncias, baixo rendimento, residência ou emprego em lar de idosos ou abrigo, sem-teto, prisão recente ou contato com membro da família com tuberculose (TB). *Justificativa:* Estes são fatores de risco conhecidos para a exposição e/ou desenvolvimento de TB.
6. Perguntar se o paciente tem história de tosse persistente, hemoptise (escarro com sangue), perda de peso inexplicada, fadiga, suores noturno e/ou febre. *Justificativa:* Estes são os sinais e sintomas tanto para a TB como para a infecção pelo HIV.

HABILIDADE 7.3 Avaliação do Tórax e Pulmões

TABELA 7-4 RUÍDOS ADVENTÍCIOS

SOM	LOCAL DA AUSCULTA	CAUSA	CARACTERÍSTICA
Crepitações (anteriormente chamadas estertores)	Mais comum em lobos dependentes: direito e bases do pulmão esquerdo	Casual, reinflação súbita de grupos de alvéolos; também relacionada ao aumento de fluido em pequenas vias aéreas	Fino, curto, sons crepitantes interrompidos, ouvidos durante o fim da inspiração, expiração, ou ambos; podem ou não alterar com a tosse; som como o esmagamento de celofane; as crepitações médias são mais baixas, sons mais úmidos ouvidos durante o meio da inspiração, não se alteram com a tosse; os estertores grossos são sons altos borbulhantes ouvidos durante a inspiração; não se alteram com a tosse
Roncos	Primeiramente sobre a traqueia e os brônquios; se for alto o suficiente, pode ser ouvido sobre a maior parte dos campos pulmonares	Fluido ou muco nas vias aéreas maiores, causando turbulência; espasmo muscular	Alto, de baixa frequência, sons contínuos mais ouvidos durante a expiração, às vezes se alteram com a tosse; som como quando se sopra o ar através do líquido com um canudo
Sibilos (chiados sibilantes)	Sobre todos os campos pulmonares, mas são mais distintos sobre os campos pulmonares posteriores	Alta velocidade do fluxo de ar através do brônquio severamente estreitado ou obstruído	Agudo, sons como um guincho ouvido continuamente durante a inspiração ou expiração; geralmente mais altos na expiração; não se alteram com a tosse
Atrito pleural	Sobre o campo pulmonar anterolateral (se o paciente está sentado verticalmente)	Pleura inflamada, pleura parietal esfregando contra pleura visceral	Tem a qualidade de irritar o ouvido, melhor durante a inspiração, não se altera com a tosse; se ouve mais alto ao longo da superfície anterior, lateral inferior

Dados de Jarvis C: *Physical examination & health assessment*, ed 5, St Louis, 2008, Saunders; Seidel HM et al.: *Mosby's, guide to physical examination*, ed 6, St Louis, 2006, Mosby.

PLANEJAMENTO

Os **Resultados Esperados** se concentram na identificação de alterações na função respiratória.
1. Os achados físicos estão dentro dos limites normais (respirações passiva, diafragmática ou costal e regular [12 a 20/min no adulto]) com expansão simétrica; sons respiratórios claros à ausculta e iguais em todos os campos pulmonares).
2. O paciente é capaz de descrever seus próprios riscos e fatores que predispõem à doença pulmonar.

Delegação e Colaboração

A avaliação dos pulmões e tórax deve ser feita pelo enfermeiro. Instruir a equipe de enfermagem para:

- Medir as respirações após a determinação da estabilidade
- Informar qualquer dificuldade respiratória, dificuldade de respirar e alterações na frequência ou profundidade da respiração.

Equipamento

- Estetoscópio
- Luvas de procedimento

IMPLEMENTAÇÃO para AVALIAÇÃO DO TÓRAX E PULMÕES

ETAPAS	JUSTIFICATIVA
1. **Veja Protocolo Padrão (ao final do livro).**	
2. Posicionar e preparar o paciente para o exame.	
a. Posicionar o paciente sentado. Para os pacientes acamados, eleve a cabeceira da cama 45 a 90 graus. Se o paciente é incapaz de tolerar sentar-se, use a posição de decúbito dorsal ou decúbito lateral.	Promove a expansão pulmonar completa durante o exame. Os pacientes com doença respiratória crônica podem precisar sentar-se durante todo o exame por causa da falta de ar. Pode necessitar de assistência de outro cuidador para ajudar a posicionar os pacientes que não respondem.
b. Remover a roupa ou descubra primeiro a região posterior do tórax, mantendo a frente e as pernas cobertas. Conforme o exame progride, remova a roupa da área a ser examinada.	Evita a exposição desnecessária e oferece total visibilidade do tórax. Permite a colocação direta do diafragma ou da campânula do estetoscópio sobre a pele do paciente, o que aumenta a nitidez dos sons.
c. Explicar todas as etapas do processo, incentivando o paciente a relaxar e respirar normalmente pela boca.	A ansiedade altera a função respiratória. Respirar pela boca diminui os sons estranhos de passagem de ar através do nariz.
3. *Tórax posterior.*	
a. Se possível, fique atrás do paciente. Inspecione o tórax avaliando a forma, deformidades, posição da coluna vertebral, inclinação das costelas, retração dos espaços intercostais durante a inspiração e abaulamento dos espaços intercostais durante a expiração e a expansão simétrica durante a inspiração.	Permite a identificação do comprometimento na expansão torácica e todos os sintomas de desconforto respiratório. Em uma criança, a forma do peito é quase circular, com o diâmetro anteroposterior (AP) na proporção de 1:1. No adulto, o diâmetro AP é menor do que o diâmetro lateral. A doença pulmonar crônica faz com que as costelas se tornem mais horizontais e aumenta o diâmetro AP, causando um "peito barril". Os pacientes com problemas respiratórios assumem posturas que melhoram a ventilação.

> ⚡ **ALERTA DE SEGURANÇA** Quando um paciente segura a parede do tórax durante a respiração, isto indica dor torácica localizada. Avaliar a natureza da dor, incluindo o início, a gravidade, os fatores precipitantes, a qualidade, a região e a irradiação.

b. Determinar a frequência e o ritmo da respiração (Cap. 6). Mantenha o paciente relaxado.	Este é um bom momento para contar as respirações com o paciente relaxado e inconsciente de inspeção. A consciência poderia alterar as respirações.
c. Palpe sistematicamente a parede torácica posterior, os espaços costais e os espaços intercostais, observando todas as massas, pulsações, movimento incomum ou áreas de sensibilidade localizada (Fig. 7-2, *A*, para as áreas numeradas sistematicamente palpadas). Se você detectar uma massa suspeita ou uma área inchada, palpar a forma, tamanho e qualidades típicas de lesão. Não apalpar as áreas dolorosas profundamente.	A palpação avalia outras características e confirma ou complementa os resultados da avaliação. O inchaço localizado ou a sensibilidade pode indicar trauma de costelas ou da cartilagem subjacente. Um fragmento de costela fraturada poderia ser deslocada.
d. Em pé atrás do paciente, colocar os polegares ao longo dos processos espinhosos na décima costela; com as palmas das mãos, levemente entrar em contato com as superfícies posterolaterais (ilustração A). Manter os polegares cerca de 5 cm de distância apontando para a coluna e os dedos apontando lateralmente. Pressione as mãos em direção à coluna do paciente para formar pequena dobra cutânea entre os polegares. Depois da exalação, o paciente toma fôlego. Observar o movimento dos polegares (ilustração B) e a simetria do movimento da parede torácica. A separação normalmente simétrica dos polegares ocorre durante a expansão do tórax— 3 a 5 cm.	A palpação da expansão do tórax avalia a profundidade da respiração do paciente. Esta técnica é uma boa medida para avaliar a capacidade do paciente para realizar exercícios de respiração profunda (Cap. 29). O movimento limitado de um lado pode indicar que o paciente está imobilizado voluntariamente durante a ventilação por causa da dor. Evite que as mãos deslize sobre a pele, o que dá uma medida de falsa expansão.

HABILIDADE 7.3 Avaliação do Tórax e Pulmões

ETAPAS	JUSTIFICATIVA
e. Auscultar os sons respiratórios. O paciente realiza respirações profundas com a boca ligeiramente aberta. Para adultos, coloque o diafragma do estetoscópio firmemente na parede torácica sobre os espaços intercostais (ilustração). Ouça toda a inspiração e a expiração em cada posição do estetoscópio (Fig. 7-2, *A*). Compare sistematicamente os sons da respiração sobre os lados direito e esquerdo. Se os sons são fracos, peça ao paciente para respirar um pouco mais pausadamente.	Avalia o movimento do ar através da árvore traqueobrônquica (Tabela 7-5). O reconhecimento de sons do fluxo de ar normal permite a detecção de sons causadas por muco das vias aéreas ou obstrução. Caracterize o som pela duração das fases inspiratória e expiratória.

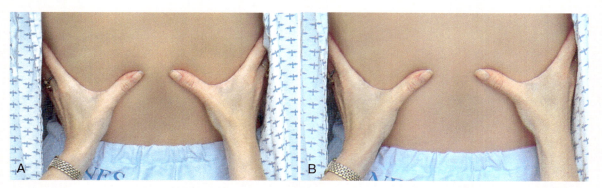

ETAPA 3d A, Posição das mãos para a palpação da expansão posterior do tórax. **B,** Conforme o paciente inspira, o movimento de expansão torácica separa os polegares do enfermeiro.

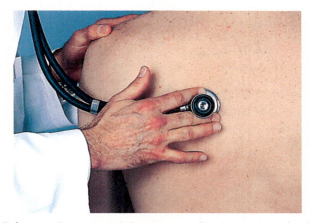

ETAPA 3e Usar o diafragma do estetoscópio para auscultar os sons respiratórios. (De Seidel HM et al.: *Mosby's guide to physical examination*, ed 6, St Louis, 2006, Mosby.)

TABELA 7-5 SONS RESPIRATÓRIOS NORMAIS

TIPO	DESCRIÇÃO	LOCALIZAÇÃO	ORIGEM
Bronquial	Sons altos e agudos com a qualidade oca; a expiração dura mais do que inspiração (razão de 3:2).	Mais bem ouvido sobre a traqueia	Criado pelo ar que se move através da traqueia perto da parede torácica
Broncovesicular	Sons de média intensidade, agudo médio e sopro; fase inspiratória é igual a fase expiratória	Mais bem ouvido posteriormente entre as escápulas e anteriormente sobre os bronquíolos laterais ao esterno, no primeiro e segundo espaço intercostal	Criado pelo ar que se move através das grandes vias aéreas
Vesicular	Suave, vivo, sons de baixa frequência. A fase inspiratória é três vezes mais longa que a fase expiratória.	Mais bem ouvido sobre a periferia do pulmão (exceto sobre escápula)	Criado pelo ar que se move através das vias aéreas menores

(Continua)

ETAPAS	JUSTIFICATIVA
f. Se você auscultar ruídos adventícios, faça o paciente tossir. Ouça mais uma vez com o estetoscópio para determinar se o som abafou com a tosse. Ver a Tabela 7-5 para uma descrição de sons respiratórios normais.	A tosse pode abafar o ruído adventício. Os roncos são frequentemente eliminados ou alterados por meio da tosse. As crepitações e os sibilos não são.
4. *Tórax lateral.*	
a. Instrua o paciente a levantar os braços e inspecione a parede torácica para as mesmas características analisadas para o tórax posterior.	Melhora o acesso para as estruturas torácicas laterais.
b. Estender a palpação e a ausculta do tórax posterior para as laterais do tórax, com exceção para a medida de expansão (Fig. 7-2, *C*).	Localiza as anormalidades nos campos pulmonares laterais.
5. *Tórax anterior.*	
a. Inspecionar os músculos acessórios da respiração: esternocleidomastoideo, trapézio e os músculos abdominais, observando o esforço para respirar.	A extensão em que os músculos acessórios são usados revela o grau de esforço para respirar. Geralmente, estes músculos não são utilizados para a respiração.
b. Inspecione a largura ou a propagação do ângulo formado pela margem costal e ponta do esterno. O ângulo é geralmente maior de 90 graus entre as margens.	Indica alterações congênitas, adquiridas ou traumáticas que podem influenciar a expansão torácica do paciente.
c. Observar o padrão respiratório do paciente, observando a simetria e o grau de movimento da parede torácica e abdominal. A frequência respiratória e o ritmo são mais frequentemente avaliados na parede anterior do tórax.	Avalia o esforço do paciente para respirar: movimento simétrico, passivo indica que não há desconforto respiratório.
d. Palpar a musculatura torácica anterior e as costelas para a presença de nódulos, massas, sensibilidade ou movimento incomum seguindo o padrão de um lado a outro e para baixo (Fig. 7-2, *B*).	O inchaço localizado ou a sensibilidade podem indicar trauma subjacente às costelas ou cartilagem.
e. Palpar a expansão torácica anterior. Coloque as mãos sobre cada caixa torácica lateral com os polegares aproximadamente 5 cm de distância angular e ao longo de cada margem costal. Quando o paciente inspira profundamente, os polegares devem estar simetricamente separados cerca de 3 a 5 cm, com cada lado expandindo igualmente.	Avalia a profundidade da respiração do paciente e a capacidade para realizar exercícios de respiração profunda. Determinadas anomalias são evidentes se a expansão não é simétrica.
f. Com o paciente sentado, auscultar o tórax anterior. Começar acima das clavículas e mover de um lado a outro e para baixo como durante a palpação.	Um padrão sistemático de avaliação comparando os lados ajuda a identificar os sons anormais.
6. **Veja Protocolo de Conclusão (ao final do livro).**	

AVALIAÇÃO

1. Comparar os achados respiratórios com a avaliação das características do tórax e dos pulmões para identificar as alterações.
2. Permitir que o paciente identifique fatores que levam a doenças pulmonares.

Resultados Inesperados e Intervenções Relacionadas

1. O paciente tem produção de muco abundante; sibilo audível; ou tosse produtiva com muco espesso, persistente.
    a. Assistir o paciente a tossir por mobilização do tórax; ensine a inspirar lentamente pelo nariz, expirar e tossir; encoraje a expectoração do escarro.
    b. Auscultar os sons da respiração antes e depois da tosse para avaliar sua eficácia.
    c. Incentivar o aumento da ingestão oral de líquidos (se for permitido).
    d. Se não conseguir limpar as vias aéreas por meio da tosse, a aspiração é indicada (Cap. 14).
    e. Monitorar os sinais vitais.
    f. Notificar o enfermeiro e/ou o médico.
2. O paciente demonstra fraqueza, dispneia, fadiga, alteração dos sinais vitais ou tontura com o esforço.
    a. Proporcionar o repouso e a atividade limitada para conservar o oxigênio.
    b. Planejar as intervenções de forma alternada com períodos de descanso.
    c. Monitorar para a agitação, ansiedade, confusão e padrão respiratório.

Registro e Relato

- Registrar a frequência respiratória e a característica do paciente; os sons respiratórios, incluindo o tipo, a localização e a presença na inspiração, expiração ou em ambos, e alterações observadas após a tosse nas anotações de enfermagem.
- Informar qualquer anormalidade imediatamente ao enfermeiro responsável ou ao médico.

Amostra de Documentação

07h30 Sibilo auscultado nos lobos anteriores superiores bilateralmente; sons pulmonares claros e simétricos bilateralmente em todos os outros campos pulmonares. Frequência respiratória de 26 respirações por minuto, regulares. Paciente queixa-se de falta de ar mesmo em repouso. A cabeceira da cama elevada para 90 graus. Notificado o médico.

Considerações Especiais

Pediatria

- Os bebês e as crianças pequenas têm o tórax com paredes finas, permitindo que os sons da respiração de um pulmão possam ser ouvidos sobre o peito inteiro (Ball e Bindler, 2010).
- As crianças menores de sete anos de idade normalmente apresentam o movimento abdominal ou diafragmático perceptível. As crianças mais velhas e os adultos apresentam movimentos predominantemente costal ou torácico. Use a campânula do estetoscópio para auscultar os sons respiratórios em crianças.
- Os sons respiratórios são mais altos em crianças por causa de paredes finas do tórax.
- Em crianças, observar o uso da musculatura acessória, que é um sinal de desconforto respiratório e pode envolver os músculos intercostal, supraesternal, supraclavicular ou esternal. A cabeça balançando e batimentos de asa de nariz são sinais de angústia respiratória significativa em bebês (Hockenberry e Wilson, 2007).

Geriatria

- Os idosos têm um ângulo costal (anterior) de um pouco menos do que 90 graus. O diâmetro AP pode estar aumentado devido à cifose.
- Nos idosos, a expansão torácica é reduzida devido à calcificação da cartilagem da costela e contração parcial dos músculos inspiratórios.
- Os adultos com mais de 65 anos de idade devem receber as vacinas contra influenza e pneumococo (Ebersole *et al.*, 2008).

HABILIDADE 7.4 AVALIAÇÃO CARDIOVASCULAR

Um paciente que se apresenta com sinais ou sintomas de problemas do coração (cardíaco), como dor no peito, pode estar sofrendo de uma condição potencialmente fatal que exige atenção imediata. Nesta situação, o enfermeiro deve agir rapidamente e decidir sobre as partes do exame que são absolutamente necessárias. Quando a condição do paciente é estável, uma avaliação mais aprofundada pode revelar a função cardíaca basal e os riscos para as doenças cardíacas. Os pacientes tendem a buscar informações sobre a doença cardíaca porque ainda é uma das principais causas de morte nos Estados Unidos e no Brasil. O coração, os vasos do pescoço e a circulação periférica são avaliados juntos, pois os sistemas trabalham conjuntamente.

A avaliação pode determinar a integridade do sistema circulatório. A perfusão tecidual inadequada resulta em oferta insuficiente de oxigênio e nutrientes às células, uma condição chamada de *isquemia*. Isto é causado pela constrição dos vasos ou oclusão por formação de coágulos. Os efeitos da isquemia dependerão da duração do problema e das necessidades metabólicas dos tecidos. A isquemia resulta em dor. Se a falta de oxigênio aos tecidos não é aliviada, ocorre a necrose tecidual (morte). Um êmbolo é um coágulo de sangue que se desprende e viaja pela circulação. Se o coágulo obstruir a circulação nos pulmões ou no cérebro, pode ser fatal. O enfermeiro avalia o coração depois de examinar os pulmões porque o paciente já está em posição adequada com o peito exposto. Avaliação então começa dos vasos do pescoço e termina com a circulação periférica. As habilidades de inspeção, palpação, ausculta e percussão são utilizadas durante o exame.

COLETA DE DADOS

1. Avaliar o paciente quanto a história de tabagismo, ingestão de álcool, consumo de cafeína (café, chá, refrigerantes, bebidas energéticas e chocolate), uso de drogas ilícitas, hábitos de exercícios e alimentares. *Justificativa: Podem contribuir para os fatores de risco para doença cardiovascular. Além disso a cafeína e o álcool podem causar taquicardia.*
2. Determinar se o paciente está em uso de medicamentos para a função cardiovascular (p. ex., antiarrítmicos, anti-hipertensivos, antianginosos) e se o paciente sabe o seu propósito, a dosagem e os efeitos colaterais. *Justificativa: Permite avaliar a adesão do paciente e a compreensão sobre as terapias medicamentosas. Os medicamentos para a função cardiovascular não podem ser tomados intermitentemente.*
3. Perguntar se o paciente tem dispneia, dor torácica ou desconforto, palpitações, fadiga excessiva, tosse, dor na perna ou cãibras, edema nos pés, cianose, sensação de desmaio, ou ortopneia. Pergunte se os sintomas ocorrem em repouso ou durante o exercício. *Justificativa: Estes são os sintomas principais da doença cardíaca. A função cardiovascular pode estar adequada durante o repouso, mas não durante o exercício.*
4. Se o paciente relata dor no peito, determinar o início (súbito ou gradual), os fatores precipitantes, a qualidade, a região, a intensidade e se a dor se irradia. A dor da angina é geralmente uma pressão profunda ou dor que é subesternal e difusa, com irradiação para um ou ambos os braços, pescoço ou mandíbula. *Justificativa: Os sintomas podem revelar síndrome coronariana aguda ou doença arterial coronariana.*
5. Avaliar a história familiar de doença cardíaca, diabetes melito, colesterol elevado e/ou níveis de lipídios, hipertensão, acidente vascular cerebral ou doença reumática do coração. *Justificativa: A história familiar destas condições aumenta o risco de doenças cardíacas e vasculares.*
6. Perguntar ao paciente sobre uma história de problemas cardíacos (p. ex., insuficiência cardíaca, doença cardíaca congênita, doença arterial coronariana, arritmias, sopros), cirurgia cardíaca ou doença vascular (p. ex., hipertensão, flebite, varizes). *Justificativa: O conhecimento revela o nível de compreensão do paciente sobre a condição. Uma condição preexistente influencia as técnicas de exame a serem utilizadas e os resultados esperados.*

(Continua)

7. Se o paciente tem experiência de dor na perna ou cãibras nas extremidades inferiores, pergunte se ela é aliviada ou agravada por andar ou permanecer em pé por longos períodos ou se ocorre durante o sono. *Justificativa:* A relação dos sintomas para o exercício pode ajudar a determinar se o problema é vascular ou musculoesquelético. A dor musculoesquelética geralmente não é aliviada quando o exercício termina.

PLANEJAMENTO

Os **Resultados Esperados** concentram-se na identificação de alterações da função cardiovascular.

1. O coração está em ritmo sinusal normal com uma frequência de 60-100 batimentos por minuto (adolescente até adulto), sem sons extras ou sopros.
2. O ponto de máximo impulso (PMI) é palpável no quinto espaço intercostal na linha média clavicular esquerda em crianças com mais de sete anos de idade e em adultos (Fig. 7-3). O PMI está no quarto espaço intercostal esquerdo na linha média clavicular em crianças com menos de sete anos de idade (Hockenberry e Wilson, 2007).
3. O paciente descreve mudanças no próprio comportamento que podem melhorar a função cardiovascular.
4. O paciente descreve a programação, a posologia, os efeitos e os benefícios dos medicamentos utilizados para a função cardiovascular.
5. A pressão arterial está dentro dos limites normais para o paciente (Cap. 6).
6. O pulso da carótida é forte, elástico e simétrico bilateralmente. Nenhuma mudança ocorre durante a inspiração ou expiração e não há sopro carotídeo. Isto indica um vaso patente.
7. Os pulsos periféricos são iguais e fortes, as extremidades são quentes e rosadas, com o enchimento capilar menor que dois segundos. Não há edema. O crescimento dos pelos periféricos

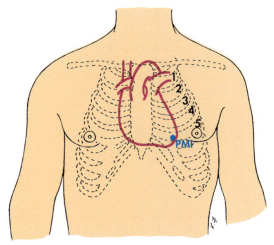

FIG 7-3 Localização do Ponto de Máximo Impulso (PMI) no adulto.

é simétrico e uniformemente distribuído e a pele está livre de lesões.

Delegação e Colaboração

A avaliação cardiovascular global deve ser feita pelo enfermeiro. Instruir equipe de enfermagem para:
- Contar os pulsos apicais e periféricos, se o paciente é estável.
- Reconhecer as mudanças de temperatura da pele e a cor das extremidades afetadas, juntamente com as mudanças nos pulsos periféricos, e relatar quaisquer alterações ao enfermeiro e/ou ao médico.

Equipamento
- Estetoscópio
- Doppler vascular portátil (opcional)
- Gel condutor (se um estetoscópio Doppler vascular portátil é usado)

IMPLEMENTAÇÃO *para* AVALIAÇÃO CARDIOVASCULAR

ETAPAS	JUSTIFICATIVA
1. **Veja Protocolo Padrão (ao final do livro).**	
2. Auxiliar o paciente no relaxamento e conforto o máximo possível.	Um paciente ansioso ou desconfortável pode ter taquicardia leve, que altera os resultados.
3. Possibilitar que o paciente assuma a posição semi-Fowler ou supina.	Fornece visibilidade adequada e acesso ao tórax esquerdo e ao mediastino. O paciente com doença de coração muitas vezes sente falta de ar quando deitado.
4. Explicar o procedimento. Evite gestos faciais que refletem preocupação.	O paciente com história cardíaca previamente normal pode tornar-se ansioso, se você mostrar preocupação.
5. Certifique-se de que o quarto é tranquilo.	Sons sutis, de baixa frequência cardíaca, são difíceis de ouvir.
6. *Avaliar o coração.*	
a. Formar uma imagem mental do local exato do coração (ilustração). A base do coração é a porção superior e o ápice é a extremidade inferior. A superfície do ventrículo direito compõe a maior parte da superfície anterior do coração.	A visualização melhora a capacidade de avaliar com precisão os achados e determinar as possíveis fontes de anormalidades.

HABILIDADE 7.4 Avaliação Cardiovascular

ETAPAS	JUSTIFICATIVA

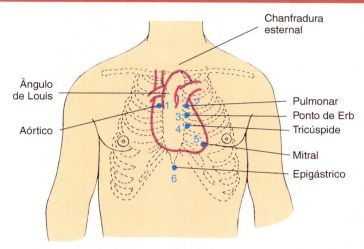

ETAPA 6a Regiões anatômicas para avaliação da função cardíaca.

b. Encontre o ângulo de Louis, sinta como uma saliência no esterno cerca de 5 cm abaixo da chanfradura supraesternal (entre o corpo esternal e o manúbrio). Deslize os dedos de cada lado do ângulo para sentir as costelas adjacentes. Os espaços intercostais estão logo abaixo de cada costela.

c. Encontre os seguintes marcos anatômicos (ilustração para a Etapa 6a):

(1) O foco aórtico está no segundo espaço intercostal, à direita do esterno, perto da borda esternal *(1)*.
(2) O foco pulmonar está no segundo espaço intercostal, à esquerda do esterno, próximo à borda do esterno *(2)*.
(3) O foco pulmonar acessório é encontrado com o movimento para baixo do lado esquerdo do esterno até o terceiro espaço intercostal, próximo da borda esternal *(3)*, também referida como ponto de Erb.
(4) O foco tricúspide *(4)* está localizado na parte esquerda do quarto espaço intercostal ao longo do esterno, próximo à borda esternal.
(5) O foco mitral é encontrado pelos dedos que se deslocam lateralmente à esquerda do paciente para localizar o quinto espaço intercostal no lado esquerdo da linha média clavicular *(5)*.
(6) A área epigástrica *(6)* está na ponta inferior do esterno.

d. Fique à direita do paciente para inspecionar e palpar o precórdio com o paciente em decúbito dorsal. Observe qualquer pulsação visível e elevações mais exageradas. Examine cuidadosamente a área do ápice.

e. Localize o PMI pela palpação com os dedos ao longo do quinto espaço intercostal na linha média clavicular. Observe uma pulsação leve, breve, em uma área de 1 a 2 cm de diâmetro no ápice. O PMI é menos visível quando há mais tecido que cobre a parede do tórax.

Fornece ao examinador marcos para localizar e avaliar os sons do coração.

A familiaridade com os marcos anatômicos permite descrever os achados de forma mais clara e, finalmente, pode melhorar a avaliação.

Ouvir os sons do coração de muito longe da borda esternal diminui a capacidade de ouvir os sons com clareza.

Revela o tamanho e a simetria do coração. O impulso apical pode ser visível na linha média clavicular no quinto espaço intercostal. O impulso apical (PMI) pode tornar-se visível apenas quando o paciente senta-se, trazendo o coração mais perto da parede anterior do tórax. A obesidade pode facilmente obscurecê-la. Não deve haver pulsações ou vibrações.

Na presença de doença cardíaca grave, o PMI está localizado à esquerda da linha média clavicular relacionada com o ventrículo esquerdo alargado. Na doença pulmonar crônica, o PMI pode estar à direita da linha média clavicular como resultado de um aumento do ventrículo direito.

(Continua)

140 CAPÍTULO 7 Avaliação de Saúde

ETAPAS	JUSTIFICATIVA

> ⚡ **ALERTA DE SEGURANÇA** Um impulso mais forte do que o esperado pode ser um suspiro ou uma exaltação, que pode indicar um aumento do débito cardíaco ou hipertrofia ventricular esquerda.

f. Se palpação do PMI é difícil, deitar o paciente para o lado esquerdo.

A manobra move o coração para mais perto da parede torácica.

g. Inspecione a área epigástrica e palpe a aorta abdominal. Observe uma batida forte localizada.

Exclui a redução do fluxo sanguíneo ou o pulso difuso, que pode indicar um número de anomalias.

h. Ausculte os sons do coração. Comece por sentar o paciente e incliná-lo ligeiramente para a frente, então o paciente deita-se em decúbito dorsal e o exame termina com o paciente em uma posição de decúbito lateral esquerdo (ilustrações). Em pacientes do sexo feminino, pode ser necessário levantar a mama esquerda para ouvir os sons do coração mais eficazmente.

As diferentes posições ajudam a purificar o tipo de sons ouvidos. A posição sentada é melhor para ouvir os sopros agudos (se presentes). O decúbito dorsal é a posição comum para ouvir todos os sons. O decúbito lateral esquerdo é a melhor posição para ouvir os sons agudos baixos.
Ouvir através do tecido da mama diminui o som e prejudica a avaliação.

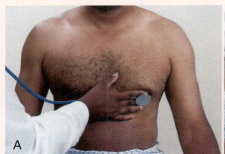 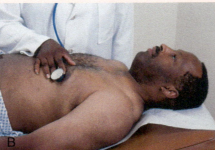 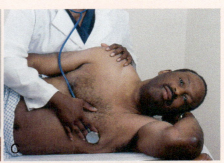

ETAPA 6h Posição do paciente para a ausculta do coração. **A,** Sentado. **B,** Decúbito dorsal. **C,** Lateral esquerda. (De Seidel HM et al.: *Mosby's guide to physical examination*, ed 6, St Louis, 2006, Mosby.)

(1) Enquanto está auscultando, peça ao paciente para não falar, mas para respirar confortavelmente. Comece com o diafragma do estetoscópio; em seguida, alterne com a campânula. Use a pressão muito leve para a campânula. Mova lentamente o estetoscópio, evite saltar de uma área para outra. Não tente ouvir todo o som do coração de uma só vez.

A ausculta requer que o examinador isole cada som do coração em todos os locais de ausculta, especialmente em pacientes com sons do coração discretos.

(2) Comece no ápice ou PMI; mova sistematicamente para o foco aórtico, pulmonar, ponto de Erb, foco tricúspide e mitral (ilustração para a Etapa 6h). (Observação: Alguns examinadores usam a sequência reversa.) B_1 é mais audível no ápice e é simultâneo com o pulso da carótida.

Na frequência normal lenta B_1, é agudo e monótono em qualidade e soa como "tum". Este som precede a fase sistólica de contração do coração.

(3) Ouça B_2 em cada local. Este som é mais bem ouvido no foco aórtico. Os sons do coração variam de acordo com o tom, intensidade e duração dependendo do local auscultado.

Os sons normais B_1 e B_2 são agudos e mais bem ouvidos com um diafragma. B_2 precede a fase diastólica e soa como "tá".
Para os sons anormais, observe a localização física na parede torácica e em que momento no ciclo cardíaco o som é ouvido.

HABILIDADE 7.4 Avaliação Cardiovascular

ETAPAS	JUSTIFICATIVA
(4) Depois que os dois sons são ouvidos claramente como "tum-tá", contar cada combinação de B_1 e B_2 como uma batida do coração. Contar o número de batimentos por um minuto.	Determina a frequência de pulso apical.
(5) Avaliar o ritmo cardíaco observando o tempo entre B_1 e B_2 (sístole) e o tempo entre B_2 e o próximo B_1 (diástole). Ouça o ciclo completo de cada área de ausculta. Observe os intervalos regulares entre cada sequência de batidas. Deveria haver uma pausa distinta entre B_1 e B_2.	A falha do batimento cardíaco em intervalos regulares é uma arritmia que interfere com a capacidade do coração em bombear eficazmente.
(6) Quando o ritmo cardíaco é irregular, compare os pulsos apical e radial. Auscultar o pulso apical e logo em seguida palpar o pulso radial. Um colega pode avaliar o pulso radial enquanto você avalia o pulso apical.	Determina se existe um déficit do pulso apical (o pulso radial é mais lento do que o apical). O déficit indica que as contrações do coração falham para enviar ondas de pulsos para a periferia.
7. *Avaliar os vasos do pescoço.*	
a. Para avaliar as artérias carótidas, o paciente permanece na posição sentada.	Facilita a mobilidade do pescoço para expor a artéria para inspeção e palpação.
b. Inspecione pescoço em ambos os lados para as pulsações arteriais evidentes. Peça ao paciente para virar a cabeça um pouco afastada da artéria a ser examinada. Às vezes, a onda do pulso pode ser visualizada.	As carótidas são os únicos locais para avaliar a qualidade da onda de pulso. A experiência é necessária para avaliar a onda em relação a eventos do ciclo cardíaco.
c. Palpar cada artéria carótida separadamente com os dedos indicador e médio em torno da borda medial do músculo esternocleidomastoideo. Peça ao paciente para levantar um pouco o queixo mantendo a cabeça reta (ilustração). Observe a frequência e o ritmo, a força e elasticidade da artéria. Também observe as mudanças de pulso quando o paciente inspira e expira.	Se ambas as artérias são ocluídas simultaneamente, o paciente poderia perder a consciência devido à circulação reduzida ao cérebro. Virar a cabeça melhora o acesso à artéria. A alteração durante o ciclo respiratório pode indicar uma arritmia sinusal.

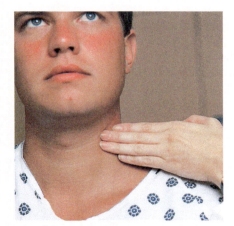

ETAPA 7c Palpação da artéria carótida interna.

⚡ **ALERTA DE SEGURANÇA** Não palpar vigorosamente ou massagear a artéria. A estimulação do seio carotídeo pode causar uma queda do reflexo da frequência cardíaca e pressão arterial.

(Continua)

CAPÍTULO 7 Avaliação de Saúde

ETAPAS	JUSTIFICATIVA
d. Coloque a campânula do estetoscópio sobre cada artéria carótida, auscultando se há sopro (ruído) (ilustração). Peça ao paciente para prender a respiração por alguns poucos batimentos cardíacos; desse modo, os sons respiratórios não irão interferir com a ausculta (Jarvis, 2008).	O estreitamento do lúmen da artéria carótida por placas ateroscleróticas provoca turbilhonamento do fluxo sanguíneo. O sangue passando através de uma seção estreita cria turbulência e emite o som de sopro ou de farfalhar. Normalmente, você não ouve um sopro.

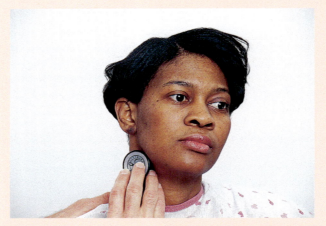

ETAPA 7d Ausculta de sopro da artéria carótida. (De Seidel HM et al.: *Mosby's guide to physical examination*, ed 5, St Louis, 2003, Mosby.)

8. *Avaliar a circulação periférica.*	
a. Inspecione as extremidades inferiores para as mudanças na cor e condição da pele (Tabela 7-6). Observe a textura da pele e unhas, a distribuição de pelo, padrões venosos, edema e cicatrizes ou úlceras. Compare a cor da pele com o paciente deitado e em pé.	As alterações podem refletir a circulação periférica diminuída.
b. Palpe as áreas de edema, observando a mobilidade, a consistência e a sensibilidade.	Auxilia na determinação da extensão do edema.

TABELA 7-6 SINAIS DE INSUFICIÊNCIA VENOSA E ARTERIAL

CRITÉRIO DE AVALIAÇÃO	VENOSO	ARTERIAL
Dor	Dor, aumenta à noite e depende da posição	Queimando, pulsando, câibras, aumenta com o exercício
Parestesia	Nenhum	Dormência, formigamento, diminuição da sensibilidade
Cor	Normal ou cianótica	Pálida; agravada pela elevação da extremidade; vermelha-escura quando a extremidade é abaixada
Enchimento capilar	Não aplicável	>2 segundos
Edema	Frequentemente marcado	Ausente ou leve
Pulso	Presente	Diminuído ou ausente
Alterações de pele	Pigmentação marrom ao redor dos tornozelos	Pele fina, brilhante; diminuição do crescimento dos pelos; unhas espessadas
Temperatura	Normal ao toque	Fria ao toque

ETAPAS	JUSTIFICATIVA
c. Avaliar para verificar a profundidade do edema pressionando firmemente a área por cinco segundos e depois soltando. A profundidade de recuo determina a intensidade (ilustração). Usar uma fita métrica para medir a circunferência da extremidade.	O edema unilateral da perna afetada é o achado físico mais comum de trombose venosa profunda (TVP), embora muitos pacientes com TVP não apresentem sintomas evidentes. Medir a circunferência estabelece uma base para a comparação.

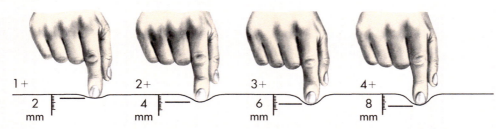

ETAPA 8c Avaliação do edema. (De Seidel HM e*t al.: Mosby's guide to physical examination*, ed 6, St Louis, 2006, Mosby.)

d. Verifique o enchimento capilar segurando a unha da mão ou do pé observando a cor do leito ungueal. Em seguida, aplicar uma pressão suave e firme ao leito ungueal. Solte rapidamente, observando a mudança de cor. A circulação é restaurada e normalmente retorna à cor rosa em menos de dois segundos.	O enchimento capilar é medido em segundos; menos de dois segundos é rápido, enquanto que mais de quatro segundos é lento. A temperatura ambiente fria com vasoconstrição e doença vascular pode atrasar o reabastecimento. A pressão local de um gesso ou curativo pode também impedir a reperfusão.
e. Pergunte se o paciente sente dor ou sensibilidade e, em seguida, palpe delicadamente verificando o calor, a firmeza ou o edema localizado do músculo da panturrilha, que são sinais de flebite ou trombose venosa profunda.	Os pacientes que foram imobilizados por vários dias e aqueles que têm doença óssea ou articular, correção cirúrgica da articulação ou osso, insuficiência cardíaca, veias varicosas ou dor estão em risco para a perfusão tissular prejudicada (Farley, 2009).

> ⚡ **ALERTA DE SEGURANÇA** O sinal de Homans (dor na panturrilha na dorsiflexão do pé) não é mais um indicador confiável para a presença ou ausência de TVP e não deve ser considerado um parâmetro seguro. Se a panturrilha está edemaciada, vermelha ou sensível, notificar o enfermeiro e/ou o médico do paciente para posterior monitoramento e avaliação; não massagear o músculo da panturrilha.

f. Começar na parte mais distal de cada extremidade, palpar cada artéria periférica, comparando a simetria bilateralmente; a elasticidade da parede do vaso (deprima e libere a artéria, observando a facilidade com que retome sua forma); a força de pulso (força do sangue contra a parede arterial), utilizando a escala de classificação seguinte (Seidel *et al.*, 2011):
  0 Ausente, sem pulso palpável
  1+ Diminuído, fraco ou filiforme; é facilmente interrompido com a pressão dos dedos do examinador
  2+ Pulso normal, fácil de palpar
  3+ Cheio, fácil de palpar
  4+ Forte, saltando contra a ponta dos dedos, e não pode ser suprimido com a pressão dos dedos do examinador
	A comparação de ambas as artérias permite determinar qualquer obstrução localizada ou perturbação do fluxo sanguíneo. Os pulsos devem ser simétricos. Se a assimetria é observada, olhar para outros fatores relacionados à deficiência da circulação.

(Continua)

ETAPAS	JUSTIFICATIVA
g. Palpar o pulso radial levemente colocando a ponta do primeiro e do segundo dedo no sulco formado ao longo do lado radial do antebraço, lateral ao tendão flexor do punho (ilustração).	O pulso é relativamente superficial e não necessita de palpação profunda.
h. Palpar o pulso ulnar colocando as pontas dos dedos ao longo do lado ulnar do antebraço (ilustração).	Palpado quando a insuficiência arterial para a mão é esperada ou quando o enfermeiro avalia a oclusão radial, o que pode afetar a circulação neste segmento.
i. Palpar o pulso braquial, localizando o sulco entre o bíceps e o tríceps acima do cotovelo na fossa antecubital (ilustração). Coloque as pontas dos primeiros dois dedos no sulco do músculo.	Artéria corre ao longo do lado medial do braço estendido, requerendo a palpação moderada. Caso seja difícil palpar, hiperestender o braço para trazer o local do pulso mais perto da superfície.
j. Colocar o paciente em posição supina com os pés relaxados e palpar o pulso pedioso. Delicadamente, coloque a ponta dos dedos entre o hálux e o segundo dedo; lentamente mova os dedos ao longo do sulco entre os tendões extensores do hálux e o segundo dedo até que o pulso seja palpável (ilustração).	A artéria encontra-se superficialmente e não necessita de palpação profunda. O pulso pode ser congenitamente ausente.
k. Se os pulsos são difíceis de palpar ou não palpáveis, use um instrumento Doppler sobre o local do pulso. (1) Aplicar um gel condutor sobre o local do pulso ou na ponta do transdutor. (2) Gire o Doppler. Gentilmente aplique a sonda de ultrassom sobre a pele, alterando o ângulo do Doppler até que a pulsação seja audível. Ajustar o volume, conforme necessário. Limpar o gel do paciente e do Doppler.	O Doppler amplia os sons, permitindo que você ouça o fluxo sanguíneo de baixa velocidade através das artérias periféricas.

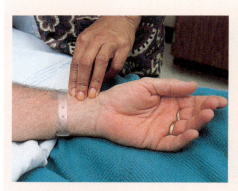

ETAPA 8g Palpação do pulso radial.

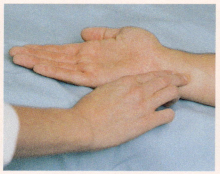

ETAPA 8h Palpação do pulso ulnar.

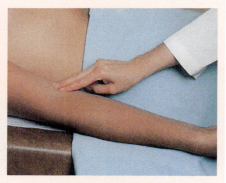

ETAPA 8i Palpação do pulso braquial.

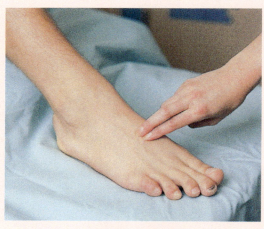

ETAPA 8j Palpação do pulso pedioso.

HABILIDADE 7.4 Avaliação Cardiovascular

ETAPAS	JUSTIFICATIVA
l. Palpar o pulso tibial posterior estando o paciente relaxado e com os pés levemente estendidos. Colocar as pontas dos dedos atrás e abaixo do maléolo medial (osso do tornozelo) (ilustração).	A artéria é facilmente palpável com o pé relaxado.
m. Palpar o pulso poplíteo com o paciente flexionando o joelho levemente e com o pé descansando sobre a mesa ou cama. Instruir o paciente para manter os músculos da perna relaxados. Palpar profundamente na fossa poplítea com os dedos de ambas as mãos colocadas imediatamente lateral à linha média. O paciente pode também estar de bruços para conseguir a exposição da artéria (ilustração).	A flexão do joelho e o relaxamento muscular melhoram a acessibilidade da artéria. O pulso poplíteo é um dos mais difíceis para palpar.
n. Com o paciente em decúbito dorsal, palpar o pulso femoral colocando dois dedos sobre a área inguinal abaixo do ligamento inguinal, a meio caminho entre a sínfise púbica e a espinha ilíaca anterossuperior (ilustração).	A posição em decúbito dorsal impede a flexão na área da virilha, que interfere com o acesso à artéria.

9. **Veja Protocolo de Conclusão (ao final do livro).**

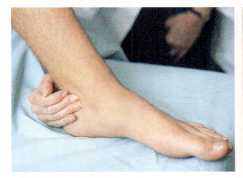
ETAPA 8l Palpação do pulso tibial posterior.

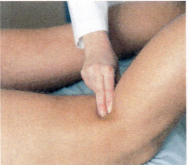
ETAPA 8m Palpação do pulso poplíteo com o paciente em decúbito ventral.

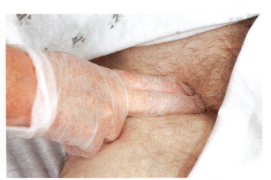
ETAPA 8n Palpação do pulso femoral.

AVALIAÇÃO

1. Comparar os achados com as características normais de avaliação do coração e sistema vascular.
2. Se os sons do coração não são audíveis ou os pulsos não são palpáveis, pergunte a outro enfermeiro para confirmar a avaliação.
3. Peça ao paciente para descrever os comportamentos que aumentam o risco para a doença cardíaca e vascular.

Resultados Inesperados e Intervenções Relacionadas

1. Os resultados anormais que diferem de avaliações anteriores requerem que sejam notificados ao enfermeiro e/ou o médico. Estes incluem:
   - O PMI é encontrado à esquerda da linha média clavicular, sugerindo cardiomegalia.
   - Sons cardíacos extra ou um sopro é auscultado.
   a. Notifique o enfermeiro e/ou o médico.
   b. Esteja preparado para realizar um eletrocardiograma (ECG) e obter os sinais vitais.
2. A frequência cardíaca é irregular e/ou a frequência é de menos de 60 batimentos por minuto ou superior a 100 batimentos por minuto.
   a. Verifique a pressão arterial. Se baixa, a arritmia está contribuindo para o débito cardíaco inadequado.
   b. Observar as sensações ou relatos de tontura ou sensação de "desmaio".
   c. Notifique o enfermeiro e/ou o médico.
   d. Prepare-se para obter o ECG.
3. O déficit de pulso é observado. Há risco de débito cardíaco inadequado.
   a. Esteja preparado para obter o ECG e os sinais vitais.
   b. Notifique o enfermeiro e/ou o médico.
4. Pulsos pediosos anteriormente palpáveis estão diminuídos ou ausentes.
   a. Notifique o enfermeiro e/ou o médico.
   b. Elevar a extremidade.
5. Os membros inferiores do paciente têm a pele pálida, fria, fina e brilhante com o crescimento de pelos reduzido e unhas espessadas, indicando insuficiência arterial crônica.
   a. Instrua o paciente nos cuidados adequados dos pés.
   b. Consulte o podólogo para o corte das unhas.

Registro e Relato

- Documente a qualidade (claro ou abafado), intensidade (fraco ou forte), frequência e o ritmo (regular ou irregular) dos

- sons do coração e dos pulsos periféricos em anotações de enfermagem.
- Documente o nível de atividade e os dados subjetivos relacionados com a fadiga, falta de ar e dor no peito.
- Documente a posição preferida para o descanso, medicamentos e/ou tratamentos usados e a resposta do paciente.
- Informe imediatamente ao médico qualquer irregularidade na função cardíaca e sinais de comprometimento do fluxo sanguíneo arterial.
- Relate ao enfermeiro responsável ou ao médico quaisquer alterações na circulação periférica, indicativas de comprometimento circulatório, que resultam em danos permanentes do nervo ou morte tecidual se não tratados.

Amostra de Documentação

07h30 Frequência de pulso apical 104 e irregular. Déficit de pulso 6/min. PA 110/70. Nega dor no peito ou outro desconforto. O paciente afirma, "Eu me sinto fraco, mas a dor que eu tive na noite passada não voltou". O médico foi avisado sobre o déficit de pulso.

Considerações Especiais

Pediatria
- O enchimento capilar em bebês é normalmente inferior a um segundo.
- Não é incomum que as crianças tenham um terceiro som cardíaco (B3). A arritmia sinusal ocorre normalmente em muitos bebês (Hockenberry e Wilson, 2007).
- As crianças têm sons de alta frequência no coração mais altos devido a suas paredes finas do tórax.
- As crianças não podem aumentar o volume sistólico, apenas a frequência cardíaca, causando uma falta de oxigênio aos tecidos (Ball e Bindler, 2010).

Geriatria
- O PMI pode ser difícil de encontrar em um adulto mais velho devido ao aumento do diâmetro AP.
- A massagem acidental do seio carotídeo durante a palpação da artéria carótida interna pode ser um problema específico para os idosos, causando uma queda súbita na frequência cardíaca da estimulação do nervo vago.

HABILIDADE 7.5 AVALIAÇÃO DO ABDOME

A avaliação abdominal é complexa devido a múltiplos órgãos localizados dentro e perto da cavidade abdominal. Esta área do corpo está associada a muitos problemas de saúde; e muitas pessoas têm vergonha da disfunção de intestino, bexiga, problemas reprodutivos ou problemas de eliminação urinária. A dor abdominal é um dos mais comuns sintomas relatados pelos pacientes quando procuram o atendimento médico. Pode ser causada por alterações nos órgãos, tais como o estômago, pâncreas, vesícula biliar ou intestinos; ou pode ser o resultado de lesões da medula espinhal ou muscular. Requer uma avaliação precisa combinando a história do paciente com uma avaliação cuidadosa da localização dos sintomas físicos (Tabela 7-7).

Para realizar uma avaliação abdominal eficaz, deve-se conhecer a localização e a função das estruturas subjacentes envolvidas, incluindo a pélvis inferior, rins, reto, genitália, fígado, vesícula biliar, estômago, baço, pâncreas, intestinos e órgãos reprodutivos (Fig. 7-4). Uma avaliação abdominal é rotina após a cirurgia do abdome e para qualquer paciente que fora submetido a testes de diagnóstico invasivos do trato GI (Cap. 9). A ordem de uma avaliação abdominal difere de outras avaliações. Deve-se começar com a inspeção e em seguida com a ausculta. É importante auscultar antes da palpação porque as manobras de avaliação podem alterar a frequência e o caráter de ruídos intestinais.

COLETA DE DADOS

1. Se o paciente tem dor abdominal ou lombar, avalie a característica da dor em detalhes (a localização, o início, a frequência, os fatores precipitantes, os fatores agravantes, o tipo de dor e a intensidade). *Justificativa: Conhecer o padrão das características de dor ajuda a determinar sua origem.*
2. Observar atentamente o movimento do paciente e a posição deitada com os joelhos dobrados, movendo-se inquieto para encontrar uma posição confortável, deitado de um lado ou sentado com os joelhos encolhidos no peito. *Justificativa: As posições assumidas pelo paciente podem revelar a natureza e a fonte de dor (p. ex., peritonite, pedra renal, pancreatite). Os pacientes com apendicite muitas vezes se encontram deitados de lado ou de costas com os joelhos flexionados para reduzir a dor (Monahan et al., 2007).*
3. Avaliar o hábito intestinal do paciente: frequência e características das fezes; recentes mudanças nas características das fezes; medidas utilizadas para promover a eliminação, tais como os laxantes, enemas, consumo e hábitos alimentares. *Justificativa: Esses dados, comparados com as informações da avaliação física, podem ajudar a identificar a causa e a natureza para a eliminação de problemas.*
4. Verificar se o paciente foi submetido a cirurgia abdominal, trauma ou testes de diagnóstico do trato GI. *Justificativa: A cirurgia ou trauma no abdome pode resultar na posição alterada de órgãos subjacentes. Os testes de diagnóstico podem mudar a característica das fezes.*
5. Avaliar se o paciente teve mudanças de peso recentes ou intolerância à dieta (náuseas, vômitos ou cólicas, especialmente nas últimas 24 horas). *Justificativa: As mudanças podem indicar alterações na parte superior do trato gastrointestinal (p. ex., estômago, vesícula biliar) ou cólon inferior.*
6. Avaliar as dificuldades na deglutição, eructação, flatulência, vômitos com sangue (hematêmese), fezes negras ou tipo piche (melena), azia, diarreia, ou constipação. *Justificativa: Indica alterações gastrointestinais.*

HABILIDADE 7.5 Avaliação do Abdome

TABELA 7-7 CAUSAS COMUNS DE DOR ABDOMINAL

CONDIÇÃO	ALTERAÇÃO FÍSICA	SINAIS FÍSICOS E SINTOMAS
Apendicite	Obstrução do apêndice associada à inflamação, perfuração e peritonite; o paciente muitas vezes fica de costas ou de lado com os joelhos flexionados para diminuir a dor	Dor aguda diretamente sobre o peritônio irritado 2-12 horas após o início. Muitas vezes, a dor localiza-se no quadrante inferior direito entre a crista ilíaca anterior e o umbigo. Associada a rebote de sensibilidade. Acompanhada por anorexia, náuseas e vômitos.
Colecistite	Obstrução do ducto cístico causando a inflamação ou distensão da vesícula biliar	*Sinal de Murphy*: Aplique uma leve pressão abaixo do arco subcostal à direita e abaixo da margem do fígado. A dor aguda e o aumento da frequência respiratória ocorrem quando o paciente respira fundo (Jarvis, 2008).
Constipação	Perturbação no padrão intestinal normal, que pode ocorrer com o uso de opioides ou ingestão inadequada de fibras e de líquidos	Desconforto generalizado acompanhado por distensão e palpação de uma massa dura no quadrante inferior esquerdo. Náuseas e vômitos podem começar depois de vários dias.
Doença de Crohn	Lesão inflamatória crônica do íleo	Cólicas constantes no quadrante inferior direito, com dor, sensibilidade, flatulência, náuseas, febre e diarreia. Frequentemente associada a sangue nas fezes, perda de peso, fraqueza e fadiga. Uma massa sensível do intestino delgado pode ser palpada no quadrante inferior direito.
Gastroenterite	Inflamação do estômago e do trato intestinal	Desconforto abdominal generalizado acompanhado de anorexia, náuseas, vômitos, diarreia e cólicas abdominais.
Pancreatite	Inflamação do pâncreas associada ao alcoolismo e à doença da vesícula biliar	Dor epigástrica estacionária severa perto do umbigo irradiada para as costas. Associada a rigidez abdominal e vômitos. A dor não é aliviada por vômito e piora em decúbito dorsal.
Íleo paralítico	Obstrução do intestino delgado que ocorre após a cirurgia abdominal ou a utilização de medicamentos anticolinérgicos	Distensão abdominal generalizada grave, náuseas e vômitos. Diminuição ou sons intestinais ausentes.
Úlcera péptica (gástrica e duodenal)	Danos da mucosa gastrointestinal (GI) em qualquer área do trato GI; pode ser causada por infecção bacteriana (*Helicobacter pylori*) ou anti-inflamatórios não hormonais; parece não estar relacionada ao estresse; agravada pelo fumo e uso de álcool excessivo	*Úlcera gástrica:* dor epigástrica aborrecida, localizada na linha média. Saciedade precoce; geralmente não aliviada pela ingestão de alimentos ou antiácidos. *Úlcera duodenal:* A dor é episódica, com duração de 30 minutos a duas horas. A dor é localizada na linha média da região epigástrica; descrita como dor, queimação ou torturante. Ocorre tipicamente uma a três horas após as refeições e à noite (meia-noite às 3h). Muitas vezes, aliviada pela ingestão de alimentos/antiácido. *Ambos (síndrome da dispepsia):* Queixas de plenitude, desconforto epigástrico, náuseas vagas, distensão abdominal e inchaço; anorexia; perda de peso (Monahan et al., 2007).

7. Determinar se o paciente toma medicamentos anti-inflamatórios (p. ex., aspirina, esteroides, medicamentos anti-inflamatórios não esteroides) ou antibióticos. *Justificativa: Estes medicamentos podem causar desconforto gastrointestinal (GI) ou hemorragia.*
8. Rever a história do paciente quanto aos riscos ocupacionais, hemodiálise, uso de drogas intravenosas, contato em casa ou sexual com o portador do vírus da hepatite B (HBV), heterossexual sexualmente ativo (mais de um parceiro sexual nos seis meses anteriores), homossexual sexualmente ativo, bissexual ou viajante internacional na área de alta prevalência de HBV. *Justificativa: Estes são os fatores de risco para a exposição ao HBV. As manifestações abdominais para a hepatite incluem a icterícia, a hepatomegalia, anorexia, desconforto abdominal, urina da cor do chá e fezes cor de barro (Seidel et al., 2011).*

CAPÍTULO 7 Avaliação de Saúde

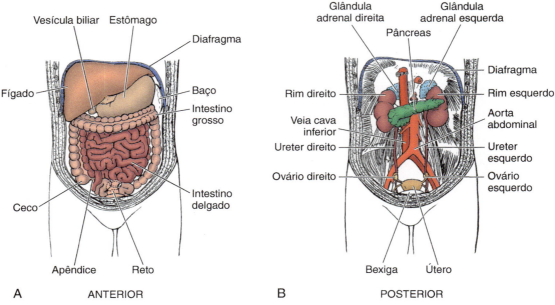

FIG. 7-4 Localização dos órgãos no abdome. **A,** Anterior. **B,** Posterior. (Modificado de *Mosby's expert 10 minute physical examinations*, ed 2, St Louis, 2005, Mosby.)

PLANEJAMENTO

Os **Resultados Esperados** concentram-se na identificação das alterações no abdome.

1. O abdome é macio e simétrico, liso e com contorno uniforme. Nenhuma massa, distensão ou sensibilidade é palpável. Nenhuma pulsação enérgica visível é observada.
2. Os ruídos intestinais são ativos e audíveis em todos os quatro quadrantes.
3. O paciente nega incômodo ou agravamento do desconforto existente após o exame.
4. O paciente é capaz de listar os sinais de câncer de cólon.

Delegação e Colaboração

A avaliação abdominal deve ser feita pelo enfermeiro. Instruir a equipe de enfermagem para:
- Informar o surgimento de dor abdominal e alterações no hábito intestinal ou do consumo alimentar do paciente para o enfermeiro.

Equipamento
- Estetoscópio
- Fita métrica
- Lanterna
- Caneta de marcação
- Campos

IMPLEMENTAÇÃO para AVALIAÇÃO DO ABDOME

ETAPAS	JUSTIFICATIVA
1. Veja Protocolo Padrão (ao final do livro).	
2. Preparar o paciente	
a. Perguntar se o paciente necessita esvaziar a bexiga ou defecar.	A palpação da bexiga cheia pode causar desconforto e sensação de urgência e tornar difícil o relaxamento do paciente.
b. Manter a parte superior do tórax e as pernas cobertas.	Expõe somente as áreas a serem examinadas e mantém o conforto do paciente.
c. Certificar-se de que o quarto está aquecido.	Fornece o conforto para o paciente. Reduz o risco do paciente enrijecer os músculos.
d. Manter o paciente deitado em decúbito dorsal ou em uma posição dorsal reclinada com os braços para baixo nas laterais e os joelhos ligeiramente dobrados. Um pequeno travesseiro pode ser colocado sob os joelhos do paciente.	Colocar os braços sob a cabeça ou manter os joelhos totalmente estendidos pode causar tensão nos músculos abdominais. A tensão dos músculos impede a palpação adequada.
e. Expor a área um pouco acima do apêndice xifoide até a sínfise púbica.	Expõe as áreas que você vai examinar durante a avaliação abdominal.
f. Manter a conversa durante a avaliação, exceto durante a ausculta. Explique os passos com calma e devagar.	Quando o paciente está relaxado, melhora a precisão dos resultados.

HABILIDADE 7.5 Avaliação do Abdome

ETAPAS	JUSTIFICATIVA
g. Pedir ao paciente para apontar as áreas de sensibilidade.	Avaliar as áreas dolorosas por último. A manipulação de uma parte do corpo pode aumentar a dor e a ansiedade do paciente e tornar o restante da avaliação difícil de completar.
3. Identificar os marcos que dividem a região abdominal em quadrantes. O limite começa na ponta do apêndice xifoide e se estende até a sínfise púbica, com a linha de cruzamento e intersecção no umbigo dividindo o abdome em quatro seções iguais (Fig. 7-5).	A localização dos achados por ponto de referência comum ajuda os sucessivos examinadores a confirmar os resultados e localizar as anormalidades.
4. Inspecionar a pele da superfície do abdome observando a cor, as cicatrizes, os padrões venosos, as erupções cutâneas, as lesões, as estrias brancas (estrias) e as aberturas artificiais (estomas). Observar as lesões para as características descritas na Habilidade 7.1.	As cicatrizes revelam evidências de que o paciente tem trauma ou cirurgia passada. As estrias indicam o alongamento do tecido devido a crescimento, obesidade, gravidez, ascite ou edema. Os padrões venosos podem refletir doença do fígado (hipertensão portal). As aberturas artificiais indicam desvio intestinal ou urinário.
5. Se você notar hematomas, pergunte se o paciente autoadministra injeções (p. ex., insulina, heparina).	As injeções frequentes podem causar hematomas e o endurecimento dos tecidos subjacentes.

> ⚡ **ALERTA DE SEGURANÇA** A contusão também pode indicar o abuso físico, lesões acidentais ou distúrbios hemorrágicos.

6. Inspecionar o contorno, a simetria e o movimento da superfície do abdome. Observe todas as massas, abaulamento ou distensão. (O abdome plano forma um plano horizontal do processo xifoide à sínfise púbica. O abdome redondo projeta-se na esfera convexa do plano horizontal. O abdome côncavo afunda na parede muscular. Todos são normais.)	As alterações na simetria ou contorno podem revelar massas subjacentes, coleção de líquido ou distensão gasosa. Um umbigo evertido (a bolsa se estende para fora) indica distensão. A hérnia também pode causar a projeção do umbigo para cima.

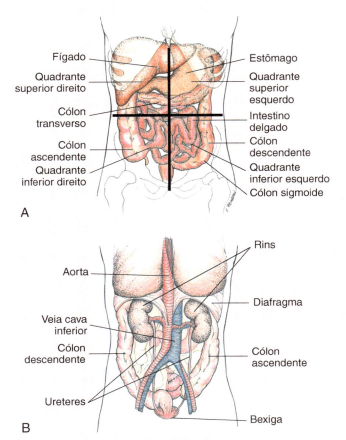

FIG. 7-5 A, Vista anterior do abdome dividida por quadrantes. **B,** Vista posterior das seções abdominais.

(Continua)

ETAPAS	JUSTIFICATIVA
7. Se o abdome parecer distendido, observe se a distensão é generalizada. Observe as laterais em cada lado.	A distensão pode ser causada por nove fatores (gordura, flatulência, fezes, líquidos, fibroma, bexiga cheia, falsa gravidez, tumor fatal e feto) (Seidel *et al.*, 2006). Se a distensão é provocada por gás, as laterais não incham. Se a causa da distensão for líquida, ocorre um inchaço nas laterais. Um tumor pode causar abaulamento unilateral ou a distensão. A gravidez causa uma protuberância simétrica no abdome inferior.
8. Se você suspeitar de distensão, meça o tamanho da circunferência abdominal colocando a fita métrica em volta do abdome no nível do umbigo. Use a caneta de marcação para indicar onde a fita foi aplicada.	As medidas consecutivas mostram qualquer aumento ou diminuição na distensão abdominal. Faça todas as medições subsequentes no mesmo nível do umbigo para fornecer meios objetivos e avaliar as mudanças. Use uma caneta à base de água para marcar o abdômen para posteriores medições.
9. Se o paciente tem uma sonda nasogástrica ou NI ligado a sucção, desligar momentaneamente.	O som de sucção obscurece os ruídos intestinais.
10. Para auscultar os ruídos intestinais, colocar o diafragma do estetoscópio suavemente sobre cada um dos quadrantes abdominais (ilustração). Peça ao paciente para não falar. Ouça até ouvir sons repetidos de gorgolejar ou borbulhar em cada quadrante (mínimo de uma vez em cinco a 20 segundos). Descreva os sons como normal, hiperativo, hipoativo ou ausente. Ouça cinco minutos sobre cada quadrante antes de decidir se os ruídos intestinais estão ausentes.	O som intestinal normal ocorre irregularmente a cada cinco a 15 segundos. A ausência de sons indica a cessação da motilidade gástrica. O som intestinal hiperativo não se relaciona à fome ou a uma refeição recente, pode indicar diarreia ou o início de obstrução intestinal. Os ruídos intestinais hipoativos ou ausentes podem indicar íleo paralítico ou peritonite. É comum o som intestinal hipoativo após a cirurgia por 24 horas ou mais, especialmente após a cirurgia abdominal.
11. Coloque a campânula do estetoscópio sobre a região epigástrica do abdômen e em cada quadrante. Auscultar os sons vasculares.	Detecta a presença de fluxo sanguíneo turbulento (sopro) através da aorta torácica ou abdominal, que pode indicar um aneurisma.

> ⚡ **ALERTA DE SEGURANÇA** Se o sopro aórtico é auscultado sugerindo a presença de um aneurisma, pare a avaliação e notifique o médico imediatamente. A percussão ou a palpação abdominal pode causar a ruptura de uma parede do vaso já enfraquecida na presença de um aneurisma abdominal.

12. Palpar levemente sobre cada quadrante abdominal colocando a palma da mão com os dedos estendidos e aproximar suavemente no abdome. Mantenha a palma da mão e o antebraço horizontal. As pontas dos dedos deprimem a pele não mais que 1 cm em um suave movimento de imersão (ilustração). Palpar as áreas dolorosas por último.	Detecta as áreas de espasmo muscular, sensibilidade localizada, grau de sensibilidade e a presença e característica de massas ou líquidos subjacentes. A palpação da área sensível causa a reação de proteção (tensão voluntária dos músculos abdominais).

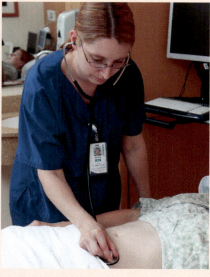

ETAPA 10 Ausculta dos sons intestinais.

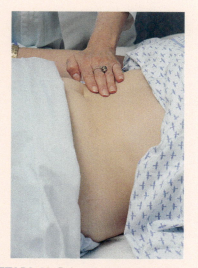

ETAPA 12 Palpação leve do abdome.

HABILIDADE 7.5 Avaliação do Abdome

ETAPAS	JUSTIFICATIVA
a. Observe a resistência muscular, a distensão, a sensibilidade e massas superficiais ou órgãos, observando o rosto do paciente quanto a sinais de desconforto. b. Observe se o abdome é tenso ou flácido ao toque.	As pistas verbais e não verbais do paciente podem indicar desconforto. O abdome firme pode indicar obstrução ativa com constituição de líquido ou gás. O abdome flácido é normal ou revela que a obstrução está em resolução.
13. Logo abaixo do umbigo e acima da sínfise púbica, palpar uma massa lisa e arredondada. Enquanto aplica uma leve pressão, pergunte se o paciente tem a sensação de necessidade de urinar.	Detecta a presença da cúpula da bexiga distendida.

⚡ **ALERTA DE SEGURANÇA** Verificar rotineiramente a bexiga distendida se o paciente é incapaz de urinar, o paciente está incontinente ou o conteúdo do cateter urinário não está drenando bem, ou o paciente recentemente teve um cateter urinário removido.

14. Se as massas são palpadas, observe o tamanho, a localização, a forma, a consistência, a sensibilidade, a mobilidade e a textura.	As características descritivas ajudam a revelar o tipo de massa.
15. Quando a sensibilidade estiver presente, testar a repercussão da sensibilidade pressionando lenta e profundamente a área envolvida e em seguida soltar rapidamente. Observe se a dor é agravada.	Os resultados são positivos, se a dor aumenta. Pode indicar irritação peritoneal, tal como a apendicite (Jarvis, 2008).
16. A percussão é uma habilidade avançada usada na avaliação abdominal e geralmente é concluída antes da palpação.	Revela presença de ar ou líquido no estômago e nos intestinos.
17. **Veja Protocolo de Conclusão (ao final do livro).**	

AVALIAÇÃO

1. Observar toda a coleta de dados para a evidência de desconforto.
2. Comparar os resultados da coleta de dados com a coleta de dados anterior para identificar as mudanças.

Resultados Inesperados e Intervenções Relacionadas

1. O abdome é assimétrico, com massa palpável e ruídos intestinais hipoativos.
   a. Relatar ao enfermeiro e/ou o médico porque os resultados podem indicar aumento do fígado, do baço ou tumor.
2. O abdome se projeta simetricamente com a pele esticada; o paciente queixa-se do aperto e/ou ruídos intestinais estão ausentes.
   A motilidade GI cessou. Paciente está vomitando.
   a. Manter o paciente em jejum e estimular a deambulação.
   b. Notificar ao enfermeiro e/ou o médico; os achados podem indicar uma obstrução.
   c. A descompressão gástrica com a inserção de sonda nasogástrica pode se tornar necessária.
3. Os ruídos intestinais hiperativos são evidentes com a motilidade gastrointestinal. Comumente eles resultam de ansiedade, diarreia, uso excessivo de laxantes, inflamação do intestino ou reação do intestinos a certos alimentos.
   a. O paciente pode precisar estar em jejum.
   b. Fale com o médico se o paciente precisar de medicamentos antidiarreicos.
4. Se a repercussão da sensibilidade abdominal é encontrada.
   a. Evitar a palpação na área.
   b. Notificar ao enfermeiro e/ou o médico se esta é uma nova descoberta.
   c. Manter o paciente em jejum até o médico avaliar.
5. A bexiga é palpável sobre a sínfise púbica. A bexiga está distendida.
   a. Facilitar o esvaziamento colocando o paciente sentado; abrir uma torneira e deixar o paciente ouvir a água correr ou colocar a mão do paciente na bacia de água morna.
   b. Determinar a extensão da plenitude da bexiga.
   c. Se for incapaz de esvaziar, pode ser necessário o cateterismo urinário.

Registro e Relato

- Documentar a qualidade de ruídos intestinais, a presença de distensão, a circunferência abdominal e a presença de sensibilidade nas anotações de enfermagem.
- Registrar a capacidade do paciente para urinar e defecar, incluindo a descrição do aspecto da eliminação.
- Registrar o conteúdo de qualquer instrução ao paciente.
- Relatar as anormalidades graves, tais como os sons intestinais ausentes, a presença de massa ou dor aguda para o enfermeiro e/ou médico responsável.

Amostra de Documentação

08h00   O abdome está distendido, sem massas palpáveis. Ausência de flatos desde a cirurgia. Os sons intestinais são hipoativos sobre os quatro quadrantes. Incentivado a ingerir líquidos quentes e deambular com frequência. Nega náuseas, vômitos ou dor no momento.

Considerações Especiais

Pediatria
- A massa palpável mais comum em criança são as fezes, geralmente sentidas no quadrante inferior direito (Ball e Bindler, 2010; Hockenberry e Wilson, 2007).
- Algumas crianças ficam eretas e, em seguida, em decúbito dorsal durante a inspeção do abdome. O abdome normal de crianças e jovens é cilíndrico em posição ereta e plano em decúbito dorsal. As crianças em idade escolar podem ter um abdome arredondado até 13 anos de idade quando de pé.
- Os bebês e crianças até sete anos de idade são respiradores abdominais.

Geriatria
- Os idosos muitas vezes não têm tônus abdominal; os órgãos subjacentes são mais facilmente palpáveis.
- A musculatura enfraquecida intestinal e a diminuição do peristaltismo afetam o intestino grosso.
- A constipação, náuseas, flatulência e azia são comuns.
- Os idosos podem ter aumento dos depósitos de gordura no abdome.

HABILIDADE 7.6 AVALIAÇÃO DOS ÓRGÃOS GENITAIS E DO RETO

Você pode realizar o exame dos órgãos genitais externos durante as medidas de higiene de rotina ou quando se prepara para inserir ou cuidar de um cateter urinário. Um exame dos órgãos genitais externos feminino e masculino faz parte de exames de saúde preventivos. Examine os adolescentes e os adultos jovens devido à crescente incidência de doenças sexualmente transmissíveis (DSTs). A idade média da menarca entre as mulheres diminuiu e a idade média em que os homens e as mulheres se tornam sexualmente ativos é 19 anos (Hockenberry e Wilson, 2007). Pode-se facilmente combinar as avaliações retal e anal com esse exame porque o paciente assume uma posição de litotomia ou dorsal reclinado.

COLETA DE DADOS

1. A coleta de dados de pacientes do sexo feminino:
   a. Determinar se a paciente tem sinais e sintomas de corrimento vaginal, dor ou inchaço dos tecidos perianais, ou lesões genitais. *Justificativa: Estes sinais e sintomas indicam a presença de uma DST ou outra condição patológica.*
   b. Determinar se a paciente tem sintomas ou história de problemas geniturinários, incluindo queimação ao urinar (disúria), frequência, urgência, noctúria, hematúria ou incontinência. *Justificativa: Os problemas urinários estão associados a doenças ginecológicas, incluindo as DSTs.*
   c. Perguntar se a paciente teve sinais de sangramento fora do ciclo menstrual normal ou após a menopausa, ou teve corrimento vaginal anormal. *Justificativa: Estes são sinais de alerta do câncer do colo do útero ou do endométrio, ou de infecção vaginal.*
   d. Determinar se a paciente recebeu a vacina do papilomavírus humano (HPV). *Justificativa: A vacinação de rotina contra o HPV é recomendada para as meninas de 11 a 12 anos de idade. As meninas de nove anos de idade podem receber a vacina HPV. Não há evidências científicas para recomendar a vacina para as mulheres com idades entre 19 a 26. A vacinação contra o HPV não é recomendada para as mulheres acima de 26 anos ou para os homens (ACS, 2010a).*
   e. Determinar se a paciente tem história de HPV (condiloma acuminado, herpes simples ou displasia cervical); múltiplos parceiros sexuais; tabagismo ou teve gestações múltiplas. *Justificativa: Estes são fatores de risco para o câncer cervical (ACS, 2010b).*
   f. Determinar se a paciente está acima de 40 anos de idade; é obesa; tem uma história de disfunção do ovário; câncer de mama ou do endométrio ou endometriose; tem uma história familiar de câncer reprodutivo; tem uma história de infertilidade; é nulípara ou usa estrogênio (isolado) em terapia de reposição hormonal. *Justificativa: Estes são fatores de risco para o câncer de ovário (ACS, 2010a).*
   g. Determinar o conhecimento da paciente sobre fatores de risco e sinais de câncer cervical e outros cânceres ginecológicos. *Justificativa: Fornece a base para a educação da paciente.*

2. Coleta de dados de pacientes do sexo masculino:
   a. Rever o padrão de eliminação normal, incluindo a frequência de micção; história de noctúria; característica e volume de urina; ingestão diária de líquidos; sintomas de queimação, urgência e frequência, dificuldade de iniciar o fluxo e hematúria. *Justificativa: Os problemas urinários estão diretamente associados a problemas geniturinários por causa das estruturas anatômicas do sistema reprodutor masculino e do sistema urinário.*
   b. Perguntar se o paciente tomou conhecimento de qualquer dor ou inchaço no pênis, lesões genitais ou secreção uretral. *Justificativa: Estes são sinais e sintomas de DSTs.*
   c. Determinar se o paciente tomou conhecimento de qualquer peso, aumento ou nódulos irregulares indolores do testículo. *Justificativa: Estes sinais e sintomas são sinais de alerta precoce de câncer do testículo.*
   d. Determinar se o paciente relata qualquer aumento na área inguinal e avaliar se ele é intermitente ou constante, associado a esforço e doloroso. Avaliar se tossir, levantar peso ou forçar as fezes causa dor. *Justificativa: Os sinais e sintomas indicam potencial hérnia inguinal.*
   e. Perguntar se o paciente tem apresentado o fluxo de urina fraco ou interrompido, incapacidade de urinar, dificuldade em iniciar ou parar o fluxo de urina, poliúria, noctúria, disúria ou hematúria. Determinar se o paciente tem dor contínua em região lombar, pelve ou nas regiões superiores das coxas. *Justificativa: Trata-se de sinais de alerta do câncer de próstata (ACS, 2010b). Os sintomas também podem indicar infecção ou aumento da próstata.*

HABILIDADE 7.6 Avaliação dos Órgãos Genitais e do Reto

f. Avaliar o conhecimento do paciente dos fatores de risco e sinais de câncer de próstata e de testículo. *Justificativa: Fornece a base para a educação do paciente.*

3. Coleta de dados de todos os pacientes:
   a. Determinar se o paciente sofreu sangramento de reto, fezes escuras ou negras (melena), dor retal ou mudança no hábito intestinal (constipação ou diarreia). *Justificativa: Estes são sinais de alerta do câncer colorretal (ACS, 2010a).*
   b. Determinar se o paciente tem mais de 40 anos de idade ou tem história pessoal ou familiar de câncer colorretal, pólipos ou doença inflamatória crônica do intestino. *Justificativa: Estes são fatores de risco para o câncer colorretal (ACS, 2010a).*
   c. Determinar se o paciente é obeso, sedentário, tabagista ou consome álcool. *Justificativa: Estes são fatores de risco para câncer colorretal (ACS, 2010a).*
   d. Avaliar a história de uso de laxantes ou catárticos. *Justificativa: O uso repetido causa diarreia e eventual perda do tônus muscular intestinal.*
   e. Avaliar a utilização de preparações de codeína ou ferro. *Justificativa: A codeína causa constipação. O ferro escurece as fezes.*
   f. Avaliar o conhecimento do paciente sobre os riscos e sinais de câncer colorretal. *Justificativa: Proporciona uma base para a educação do paciente.*

PLANEJAMENTO

Os **Resultados Esperados** concentram-se nos dados precisos de avaliação dos órgãos genitais e do reto.

1. O paciente demonstra comportamento alerta, cooperativo sem a evidência de sofrimento físico ou emocional durante a coleta de dados.
2. O paciente é capaz de listar sinais de alerta do câncer colorretal; paciente do sexo feminino: o câncer do colo do útero, endométrio e do ovário; paciente do sexo masculino: do testículo e de próstata.

Delegação e Colaboração

A avaliação dos órgãos genitais e do reto deve ser realizada pelo enfermeiro. Instruir a equipe de enfermagem para:
- Relatar as mudanças no padrão urinário ou intestinal e a presença de drenagem na área perineal.

Equipamento

- Estetoscópio
- Luz para o exame
- Luvas de procedimento (usar sem látex, se necessário)

IMPLEMENTAÇÃO para AVALIAÇÃO DOS ÓRGÃOS GENITAIS E DO RETO

ETAPAS	JUSTIFICATIVA
1. **Veja Protocolo Padrão (ao final do livro).**	
2. Preparar o paciente para a coleta de dados:	
a. Perguntar se o paciente necessita esvaziar a bexiga ou defecar.	A palpação da bexiga cheia provoca desconforto e sensação de urgência e torna difícil para o paciente relaxar.
b. Manter a parte superior do tórax e as pernas cobertas, e manter o quarto aquecido.	Mantém o conforto do paciente.
c. Posição do paciente: A mulher deve ficar deitada na posição dorsal reclinada com os braços para baixo nas laterais e os joelhos levemente dobrados. Coloque um pequeno travesseiro sob os joelhos da paciente. O homem deve ficar deitado em decúbito dorsal com o peito, o abdome e as pernas cobertas ou ficar em pé durante o exame.	Colocar os braços sob a cabeça ou manter os joelhos totalmente estendidos causa tensão dos músculos abdominais.
3. *Exame dos órgãos genitais femininos.*	
a. Expor apenas a área perineal.	
b. Inspecionar as características da superfície do períneo e então retrair os grandes lábios; observe se há inflamação, edema, lesões ou lacerações. Observe se há qualquer corrimento vaginal. A presença de corrimento pode indicar a necessidade de uma cultura.	A pele do períneo é lisa, limpa e ligeiramente mais escura. As membranas mucosas são rosa-escuro e úmidas. Os grandes lábios são simétricos; podem ser secos ou úmidos. Normalmente não há corrimento vaginal.
4. *Exame dos órgãos genitais masculinos.*	
a. Observar os órgãos genitais para erupções, escoriações, ou lesões.	Normalmente, a pele é clara e sem lesões.
b. Inspecionar e palpar suavemente as superfícies penianas.	

(Continua)

ETAPAS	JUSTIFICATIVA

(1) Inspecionar a coroa, o prepúcio (pele do prepúcio), a glande, o meato uretral e o eixo. Retrair o prepúcio em homens não circuncidados. Observe a presença de secreção, lesões, edema e inflamação. Voltar a pele do prepúcio para a posição normal.
c. Inspecionar e palpar superfícies testiculares.
  (1) Verifique o tamanho, a cor, a forma, a simetria e também palpar delicadamente para verificar lesões e edema.
d. Palpar os testículos.
  (1) Observe o tamanho, a forma e a consistência do tecido.
 	
  (2) Pergunte se o paciente apresenta sensibilidade com a palpação.
5. Avaliar o reto.
  a. Paciente do sexo feminino permanece em posição dorsal reclinada ou assume um decúbito lateral (posição de Sims).
  b. Paciente do sexo masculino fica em pé e inclina para a frente com os quadris flexionados e a parte superior do corpo descansando na mesa do exame; examinar o paciente que não deambula na posição de Sims.
  c. Observar as áreas perianal e sacrococcígea retraindo suavemente as nádegas usando a sua mão não dominante.
  d. Inspecionar o tecido anal avaliando as características da pele, lesões, hemorroidas externas (veias dilatadas que aparecem como saliências avermelhada da pele), úlceras, inflamação, erupções cutâneas e escoriação.
6. Veja Protocolo de Conclusão (ao final do livro).
	A glande deve ser macia e rosa ao longo de todas as superfícies. O meato uretral é como um corte e posicionado na ponta da glande. A pele do prepúcio deve recuar facilmente. A área entre a pele do prepúcio e a glande é um local comum para lesões venéreas.
	
	O testículo esquerdo normalmente é inferior ao direito. A pele escrotal geralmente é solta, a superfície é áspera e a cor da pele é mais profundamente pigmentada do que a pele corporal.
	
	Os testículos são normalmente ovoides com cerca de 2 a 4 cm de tamanho, lisos, elásticos e livres de nódulos. O sintoma mais comum de câncer de testículo é uma massa irregular não sensível, fixa.
	Os testículos são normalmente sensíveis, mas não apresentam sensibilidade.
	
	Esta posição permite a visualização ótima do reto.
	
	A pele perianal é lisa, mais pigmentada e mais grossa do que a pele que cobre as nádegas.
	Os tecidos anais são úmidos e sem pelos; o esfíncter voluntário ajuda a fechar o ânus.

AVALIAÇÃO

1. Observar evidência de estresse físico ou angústia emocional que possam alterar os dados da avaliação durante todo o exame.
2. Comparar os resultados da avaliação com as características da avaliação anterior para identificar alterações.
3. Pedir ao paciente para listar os sinais de alerta do câncer colorretal; paciente do sexo feminino: o câncer do colo do útero, endométrio e ovário; paciente do sexo masculino: de testículo e de próstata.

Resultados Inesperados e Intervenções Relacionadas

1. O paciente é incapaz de listar os sinais de alerta do câncer colorretal; paciente do sexo feminino: o câncer do colo do útero, endométrio e ovário; paciente do sexo masculino: de testículo e de próstata.
   a. Fornecer a educação adicional.

Registro e Relato

- Registrar os resultados da avaliação em anotações de enfermagem ou impressos próprios.
- Registrar o conteúdo de qualquer orientação para o paciente.
- Registrar qualquer anormalidade, como a presença de uma massa, drenagem ou doe, ao enfermeiro responsável e/ou ao médico.

Amostra de Documentação

08h30 O paciente relata "dor na virilha quando faz força para evacuar". Nenhum edema ou inflamação foi observado na área inguinal à palpação. O paciente foi capaz de levantar e tossir sem dor. O médico foi notificado.

Considerações Especiais
Pediatria

- O exame dos órgãos genitais pode provocar ansiedade em crianças. A melhor abordagem é tratar este exame da mesma forma que todas as outras partes da avaliação de saúde.
- Em crianças do sexo masculino, ao examinar os testículos, evitar a estimulação do reflexo cremastérico, que faz com que os testículos movam-se para cima na cavidade pélvica.

Geriatria

- A musculatura intestinal enfraquecida e a diminuição do peristaltismo afetam o intestino grosso.

- A promoção de hidratação adequada é a chave para prevenir a constipação (Ebersole et al, 2008).

Assistência Domiciliar (Home Care)
- A educação geral do paciente deve incluir os sinais de alerta de câncer colorretal.
- Ensinar os sinais de alerta de DSTs, a importância do autoexame para o câncer e os benefícios da vacinação contra o HPV em mulheres (idade apropriada).

HABILIDADE 7.7 — AVALIAÇÃO MUSCULOESQUELÉTICA E NEUROLÓGICA

As habilidades de inspeção e palpação são utilizadas durante a avaliação musculoesquelética e neurológica. Durante o exame geral (Habilidade 7.1), inspeciona-se a marcha, a postura e a posição do corpo. Uma avaliação mais completa do osso principal, articulação, grupos musculares e função sensorial, motora e do nervo craniano (NC) é indicada na presença de anormalidades. A avaliação pode ser feita quando se examina outros sistemas do corpo. Por exemplo, quando se avalia a cabeça e as estruturas do pescoço, avalia-se também a amplitude de movimento do pescoço e os NCs selecionados. Integre a avaliação em atividades de cuidados de rotina (p. ex., no banho ou no posicionamento do paciente). Sempre avaliar um paciente que relata dor, perda da sensação ou insuficiência da função do músculo. A doença prolongada ou a imobilidade pode resultar em fraqueza muscular e atrofia. As avaliações neurológica e musculoesquelética são muitas vezes realizadas simultaneamente porque os músculos podem estar enfraquecidos como consequência do envolvimento do nervo.

COLETA DE DADOS

1. Analisar o histórico do paciente para o uso de álcool/cafeína; tabagismo; dieta; ingestão de cálcio inferior a 500 mg diários; estrutura do corpo fina e leve; mulheres que nunca engravidaram (nulíparas); menopausa antes dos 45 anos; estado pós-menopausa, história familiar de osteoporose; brancos, asiáticos, índios americanos ou ascendência do norte da Europa; estilo de vida sedentário; uso a longo prazo de certos medicamentos (p. ex., corticosteroides, heparina, fenitoína), e falta de exposição à luz solar. *Justificativa: Estes fatores aumentam o risco para a osteoporose.*
2. Determinar se o paciente foi rastreado para a osteoporose. *Justificativa: As mulheres com mais de 64 anos ou com um ou mais fatores de risco precisam de verificação de rotina para a osteoporose (Ebersole et al., 2008).*
3. Pedir ao paciente para descrever a história de alteração óssea, muscular ou função articular (p. ex., queda recente, trauma, levantamento de objetos pesados, doença óssea ou articular com início súbito ou gradual) e a localização da alteração. *Justificativa: Auxilia na avaliação da natureza do problema musculoesquelético. Uma em duas mulheres e um em cada quatro homens com idade de 50 anos e os mais velhos têm uma fratura relacionada a osteoporose (Ebersole et al., 2008).*
4. Avaliar a característica e a extensão da dor musculoesquelética do paciente: a localização, a duração, a intensidade, os fatores predisponentes e agravantes, os fatores atenuantes e o tipo de dor. Se dor ou cãibras são relatadas nas extremidades inferiores, pergunte se a caminhada alivia ou agrava os sintomas. Avaliar a distância percorrida e a característica da dor antes, durante e depois da atividade. *Justificativa: A dor frequentemente acompanha as alterações nos ossos, articulações ou músculos. A dor tem implicações para o conforto e capacidade de realizar AVD. A dor causada por certa condição vascular tende a aumentar com a atividade.*
5. Avaliar a altura e o peso. Observe se houver uma diminuição na altura em uma mulher com mais de 50 anos subtraindo a altura atual da altura máxima registrada para os adultos. *Justificativa: O índice de massa corporal menor que 22 é um fator de risco e uma perda de altura de mais de 3 cm é um dos primeiros sinais clínicos de osteoporose (Ebersole et al., 2008).*
6. Determinar se o paciente usa analgésicos, antipsicóticos, antidepressivos, estimulantes do sistema nervoso ou drogas ilícitas. *Justificativa: Essas substâncias alteram o nível de consciência ou causam mudanças comportamentais.*
7. Determinar se o paciente tem histórico recente de crises/convulsões: esclarecer a sequência dos eventos (aura, perda de tônus muscular, queda, atividade motora, perda de consciência); a característica de quaisquer sintomas e relação com o período do dia, fadiga ou o estresse emocional. *Justificativa: A atividade convulsiva muitas vezes se origina da alteração do sistema nervoso central (SNC). As características de convulsão ajudam a determinar sua origem.*
8. Rastrear o paciente para a dor de cabeça, tremores, tontura, dormência ou formigamento da parte do corpo; alterações visuais, fraqueza; dor ou alterações na fala. *Justificativa: Estes sintomas comumente resultam de disfunção do SNC. Identificar os padrões pode auxiliar no diagnóstico.*
9. Discutir com o cônjuge, membro da família ou amigos quaisquer alterações recentes no comportamento do paciente (p. ex., aumento da irritabilidade, mudanças de humor, perda de memória, mudança no nível de energia). *Justificativa: As alterações de comportamento podem resultar de patologia intracraniana.*

PLANEJAMENTO

Os **Resultados Esperados** concentram-se em identificar déficits na função musculoesquelética e neurológica.

1. O paciente demonstra a postura ereta, o aperto forte e a marcha firme com os braços balançando livremente ao lado.
2. Há simetria das extremidades em termos de comprimento, circunferência, alinhamento, posição e dobras cutâneas.
3. A movimentação ativa total está presente em todas as articulações com bom tônus muscular e ausência de contraturas, espasticidade ou fraqueza muscular.
4. O paciente está alerta e orientado com relação a pessoa, lugar e tempo. O comportamento e a aparência são adequados para a condição/situação.
5. O paciente demonstra reação normal da pupila à luz e à acomodação (Habilidade 7.2); os músculos oculares externos estão intactos; sensação facial intacta; expressões faciais simétricas;

(Continua)

palato mole e úvula na linha média e aumento de fonação; reflexo de vômito intacto; fala clara, sem rouquidão; nenhuma dificuldade para engolir.
6. O paciente distingue entre sensações nítidas e monótonas e toque leve em áreas simétricas de extremidades.
7. A marcha é coordenada e firme. O teste de Romberg é negativo.

Delegação e Colaboração

A avaliação da função musculoesquelética e neurológica deve ser realizada pelo enfermeiro. Instruir a equipe de enfermagem para:
- Relatar os problemas do paciente com a marcha, amplitude de movimento e força muscular.
- Tomar precauções durante os exercícios de amplitude de movimento para evitar forçar uma articulação além da amplitude de movimento atual do paciente.
- Estar informado sobre os pacientes em risco de quedas (marcha instável, arrastamento do pé, fraqueza dos membros inferiores).
- Ajudar os pacientes com fraqueza muscular na transferência e na deambulação.

Equipamento
- Fita métrica
- Bolas de algodão ou aplicadores com ponta de algodão
- Lanterna
- Haste com a ponta oposta de algodão ou abaixador de língua quebrado pela metade
- Abaixador de língua
- Diapasão
- Martelo de reflexo

IMPLEMENTAÇÃO para AVALIAÇÃO MUSCULOESQUELÉTICA E NEUROLÓGICA

ETAPAS	JUSTIFICATIVA
1. **Veja Protocolo Padrão (ao final do livro).**	
2. Preparar o paciente:	
a. Integrar a avaliação musculoesquelética e neurológica em outras partes da avaliação física ou durante o atendimento.	Como na avaliação da pele, você pode realizar uma avaliação com os movimentos do paciente na cama, levantando-se da cadeira, caminhando ou passando por movimentos exigidos durante o exame físico completo. A integração com os cuidados conserva a energia do paciente e permite a observação na realização das atividades com mais naturalidade.
b. Planejar o tempo para curtos períodos de descanso durante a avaliação.	Os movimentos de partes do corpo e as várias manobras podem fadigar o paciente. Sempre planeje períodos de descanso com os idosos e os pacientes muito doentes.
3. Avaliar o sistema musculoesquelético.	
a. Observar a capacidade de usar braços e mãos para agarrar objetos (p. ex., utensílios, caneta).	Avalia a coordenação e a força muscular.
b. Avaliar a força muscular de membros superiores aplicando o aumento gradual da pressão para o grupo muscular.	A extremidade superior e inferior do lado dominante do paciente normalmente é mais forte do que no lado não dominante. A dor, em vez da debilidade, pode causar a diminuição de força; contudo, a longo prazo a dor pode levar ao enfraquecimento muscular.
c. Para avaliar a força do aperto de mão, cruze as mãos e agarre o indicador e o dedo médio do paciente de ambas as mãos e aperte-os simultaneamente tão forte como possível.	É comum para a mão dominante do paciente ser ligeiramente mais forte do que a mão não dominante. Ao cruzar as suas mãos, a mão direita do paciente agarra a sua mão direita e vice-versa. Isso ajuda a lembrar qual é a mão direita/esquerda do paciente.
d. Coloque a mão na parte inferior do braço ou da perna e movimente a articulação principal do paciente (p. ex., o cotovelo, o joelho) contra a resistência (p. ex., flexionar o cotovelo). O paciente mantém a resistência até dizer para parar. Compare os grupos musculares simétricos. Observe a fraqueza e compare o lado direito com o esquerdo.	Compara a força de grupos musculares simétricos. Grau de força muscular na escala de 0 a 5.: 0 - Nenhuma contração voluntária 1 - Contratilidade leve, nenhum movimento 2 - Movimento completo, passivo 3 - Movimento completo, ativo 4 - Movimento completo contra a gravidade, alguma resistência 5 - Movimento completo contra a gravidade, resistência total Cada articulação ou grupo muscular pode exigir uma posição diferente para a medição.
e. Observar o alinhamento do corpo para sentar, em decúbito dorsal, em decúbito ventral ou em pé. Os músculos e as articulações devem estar expostos e livres para se mover e permitir medições precisas.	

HABILIDADE 7.7 Avaliação Musculoesquelética e Neurológica

ETAPAS	JUSTIFICATIVA
f. Inspecionar a marcha, como o paciente caminha. Use o dispositivo de apoio do paciente (bengala, andador), se for o caso. Observar o arrastamento do pé, o embaralhamento ou a claudicação, o equilíbrio, a presença de deformidade evidente nas extremidades inferiores e a posição do tronco em relação às pernas.	A marcha é mais natural se o paciente estiver inconsciente de sua observação. As observações podem indicar uma disfunção neuromusculoesquelética.
g. Executar o teste *Get Up and Go* (levante-se e ande): De uma posição sentada, o paciente se levanta sem usar os braços para o apoio; anda alguns passos, dá a volta e retorna à cadeira; senta-se sem usar os braços para o apoio. Observar a marcha e capacidade de se sentar ou levantar.	O teste *Get Up and Go* é uma avaliação que deve ser conduzida como parte de uma avaliação de rotina de idosos. O teste detecta pessoas em risco de queda.
h. Ficar atrás do paciente e observar o alinhamento postural (posição dos quadris em relação aos ombros) (ilustração). Olhe para os lados, cervical, torácica e as curvas da região lombar.	As curvas anormais de postura incluem a lordose (aumento da curvatura lombar), cifose (curvatura posterior exagerada da coluna torácica) e escoliose (curvatura lateral da coluna). As alterações posturais podem indicar deformidade óssea, muscular ou deformidade articular, dor ou fadiga muscular. A cabeça deve ser mantida ereta.

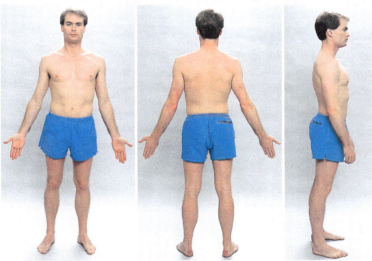

ETAPA 3h Inspeção da postura corporal global: *esquerda*, vista anterior; *meio*, vista posterior; *direita*, vista lateral direita. (De Seidel HM et *al.*: *Mosby's guide to physical examination*, ed 6, St Louis, 2006, Mosby.)

i. Fazer uma observação geral das extremidades. Veja a dimensão total, deformidade grosseira, alargamento ósseo, alinhamento e a simetria.	A análise geral ajuda a identificar as áreas que exigem avaliação em profundidade.
j. Palpar os ossos, articulações e tecidos adjacentes nas áreas envolvidas delicadamente. Observe o calor, a sensibilidade, o edema ou a resistência à pressão.	Revela alterações resultantes de trauma ou doença crônica. Não tente mover a articulação quando houver suspeita de fratura ou quando a articulação aparentemente está "congelada" por falta de movimento durante um longo período.
k. Pedir ao paciente para colocar a articulação principal por meio de sua movimentação completa (Tabela 7-8). Observe a igualdade de movimento nas mesmas partes do corpo:	Avaliação da amplitude de movimentos normal do paciente fornece as informações basais para avaliar as alterações posteriores após a cirurgia ou a inatividade. Os pacientes com deformidades, mobilidade reduzida, fixação da articulação ou fraqueza muitas vezes requerem a avaliação de amplitude de movimentos passivos.
(1) *Movimento ativo*: (O paciente não precisa de apoio ou assistência e é capaz de mover a articulação de forma independente.) Instrua o paciente a mover cada articulação por meio de sua amplitude normal. Às vezes é necessário demonstrar os movimentos e pedir para o paciente imitá-los.	Identifica a força muscular e detecta a limitação na amplitude de movimentos.

(Continua)

ETAPAS	JUSTIFICATIVA
(2) *Movimento passivo:* (A articulação tem amplitude de movimento completa, mas o paciente não tem força para movê-la independentemente.) Mantenha o paciente relaxado e mova as mesmas articulações passivamente até sentir o fim do intervalo. Apoie a extremidade da articulação. Não force a articulação se houver dor ou espasmo muscular.	Determina a capacidade para executar o movimento articular na presença de fraqueza muscular. Forçar a articulação causa dor e lesões.
l. Palpar a articulação para verificar edema, rigidez, sensibilidade e calor; observar qualquer vermelhidão.	Indica a inflamação aguda ou crônica. A movimentação causa dor ou lesão.
m. Avaliar o tônus muscular em grandes grupos musculares. O tônus normal causa leve resistência ao movimento através de toda a amplitude da articulação.	Se o músculo tem o tônus aumentado (hipertonia), qualquer movimento articular súbito é recebido com resistência considerável. O músculo hipotônico move sem resistência. Sente-se o músculo flácido.

TABELA 7-8 AVALIAÇÃO DE AMPLITUDE DE MOVIMENTO*

PARTE DO CORPO	AVALIAÇÃO DO PROCEDIMENTO	AMPLITUDE DE MOVIMENTO
Extremidades Superiores		
Pescoço	Inclinar a cabeça para a frente e depois para trás. Incline o pescoço de um lado para outro. Vire a cabeça para olhar por cima de cada ombro.	Flexão; hiperextensão; flexão lateral; rotação
Ombros	Levantar ambos os braços para a posição vertical no nível ao lado da cabeça.	Flexão
	Levar o braço sobre o peito superior para tocar o ombro oposto.	Adução
	Colocar as duas mãos atrás do pescoço com os cotovelos para os lados de fora.	Rotação externa e abdução
	Colocar as duas mãos atrás na parte estreita das costas.	Rotação interna
	Pedir para o paciente fazer pequenos círculos com as mãos com os braços estendidos na altura dos ombros.	Circundução
Cotovelos	Dobrar e esticar os cotovelos.	Flexão e extensão
	Colocar as mãos na cintura com os cotovelos flexionados.	Rotação interna
Punhos	Flexionar e estender o pulso (dobrar e esticar).	Flexão e extensão
	Dobrar o pulso para o lado radial e então ulnar.	Desvio radial e ulnar
	Virar a palma para cima e para baixo.	Supinação e pronação
Mãos	Fechar ambas as mãos; abrir a mão.	Flexão e extensão
	Estender e espalhar os dedos e o polegar para fora; juntar novamente.	Adução e abdução
Extremidades Inferiores		
Quadril (com o paciente em decúbito dorsal)	Com os joelhos estendidos, levantar uma perna.	Flexão: espera-se 90 graus
	Cruzar a perna sobre a outra perna.	Adução: espera-se 45 graus
	Girar as pernas lateralmente.	Abdução: espera-se 30 graus
	Com o joelho flexionado, segurar o tornozelo e rodar a perna para dentro e para fora.	Rotação interna e externa: espera-se 40-45 graus
Joelhos (com o paciente sentado)	Levante o pé, mantendo o joelho no lugar.	Extensão: espera-se extensão completa e até 15 graus de hiperextensão
Tornozelos	Com pé fora do chão, os dedos apontam para baixo, e, em seguida, trazer de volta os dedos em direção ao joelho.	Flexão plantar: espera-se 45 graus Dorsiflexão: espera-se 20 graus
Pé	Vire o pé (sozinho) para dentro e para fora.	Inversão e eversão: espera-se alcançar 5 graus
	Dobre os dedos para baixo e para trás.	Flexão e hiperextensão: Espera-se alcançar 40 graus

*Isso pode ser feito ativamente pelo paciente (movimento ativo) ou passivo (realizado pelo enfermeiro)

HABILIDADE 7.7 Avaliação Musculoesquelética e Neurológica

ETAPAS	JUSTIFICATIVA
4. Avaliação neurológica.	
a. Avaliar o nível de consciência e a orientação pedindo ao paciente para identificar nome, local, dia da semana e ano; observar o comportamento e a aparência. Isto pode ser realizado durante o exame geral.	Um paciente plenamente consciente responde a perguntas espontaneamente. Como diminui a consciência, o paciente pode mostrar irritabilidade, desatenção ou falta de vontade de cooperar. Como a consciência continua a deteriorar-se, o paciente torna-se desorientado ao nome, lugar e tempo. O comportamento e a aparência revelam informações sobre o estado mental do paciente.
b. Avaliar os pares de NCs.	
(1) Para o III (oculomotor), IV (troclear) e VI (abducente) pares de NC, avaliar o movimento extraocular. Pedir ao paciente para acompanhar o movimento de seu dedo através de seis posições cardinais do olhar; medir a reação pupilar para o reflexo à luz e à acomodação (Habilidade 7.2) usando a lanterna.	Estes NCs são os mais afetados pelo aumento da pressão intracraniana (PIC), que causa mudança na resposta ou no tamanho da pupila; as pupilas podem mudar de forma (mais oval) ou reagir lentamente. A PIC prejudica o movimento dos músculos oculares externos. A acomodação é a capacidade do olho para ajustar a visão de perto e de longe.
(2) Para o V par de NC (trigêmeo), aplique uma sensação leve com uma bola de algodão em áreas simétricas do rosto.	As sensações devem ser simétricas; a diminuição unilateral ou a perda de sensação pode ser causada por lesão do V par de NC.
(3) Para o VII par de NC (facial), observe a simetria facial. Pedir ao paciente para fazer careta, sorrir, soprar as bochechas e levantar as sobrancelhas.	As expressões devem ser simétricas; a paralisia de Bell causa a inclinação da face superior e inferior; o acidente vascular cerebral (AVC) causa a assimetria.
(4) Para o IX (glossofaríngeo) e X (vago) pares de NC, pedir ao paciente para falar e engolir. Peça ao paciente dizer "ah" ao usar um abaixador de língua e a lanterna. Verifique se a úvula está na linha média e o levantamento simétrico da úvula e do palato mole. Use o abaixador da língua e coloque na região posterior da língua para provocar o reflexo de vômito.	Danos ao IX par de NC provoca a disfagia, perda do reflexo de vômito, rouquidão e voz anasalada. Quando o palato deixa de subir e a úvula puxa para o lado normal, isto indica uma paralisia unilateral.
c. Avaliar a sensibilidade das extremidades. Execute todos os testes sensoriais com os olhos do paciente fechados para que seja incapaz de ver quando e onde um estímulo atinge a pele.	
(1) *Dor:* Perguntar ao paciente para indicar quando sente a sensação pontiaguda ou romba enquanto você aplica alternadamente a extremidade do abaixador de língua na superfície da pele. Aplicar em áreas simétricas das extremidades.	O paciente deve ser capaz de distinguir as sensações pontiaguda ou romba. As sensações prejudicadas podem indicar distúrbios da medula espinhal ou raízes nervosas periféricas.
(2) *Toque leve:* Aplique a mecha de algodão leve para diferentes pontos ao longo da superfície da pele em áreas simétricas das extremidades.	O paciente deve ser capaz de distinguir quando tocado.
(3) *Posição:* Segure o dedo da mão ou do pé com o seu polegar e o dedo indicador. Altere movendo-o para cima e para baixo. Peça ao paciente para indicar quando o dedo está para cima ou para baixo. Repita com os dedos do pé.	O paciente deve ser capaz de distinguir os movimentos de uns poucos milímetros. A diminuição/ausência do senso de posição pode ocorrer em anestesia espinhal, paralisia, ou outra desordem neurológica.
d. Avaliar função motora e cerebelar:	
(1) *Marcha:* Ver Etapa 3f acima.	Distúrbios neurológicos e musculoesqueléticos podem prejudicar a marcha e o equilíbrio.
(2) *Teste de Romberg:* Mantenha o paciente em pé com os pés juntos, braço dos lados, ambos os olhos fechados (de 20 a 30 segundos). Garantir a segurança do paciente permanecendo em pé ao lado; observar a oscilação.	O teste de Romberg deve ser negativo; oscilar levemente é considerado normal.
e. Avaliar os reflexos tendíneos profundos (RTPs):	
(1) Em pacientes com dor nas costas, cirurgia, AVC ou compressão da medula espinhal, é adequado monitorar os RTPs (Seidel et al., 2011). Isto requer um nível avançado de habilidade. Na maior parte dos locais isto não é parte da avaliação física de rotina.	A espasticidade muscular e os reflexos hiperativos podem resultar de doenças como derrame e paralisia. A diminuição dos reflexos tendíneos profundos e a fraqueza muscular podem sugerir anormalidades de eletrólitos ou distúrbios do neurônio motor inferior, como a esclerose lateral amiotrófica ou síndrome de Guillain-Barré.
5. **Veja Protocolo de Conclusão (ao final do livro).**	

AVALIAÇÃO

1. Comparar a marcha, a força muscular e a amplitude de movimentos com a avaliação física anterior.
2. Comparar o estado neurológico com a avaliação física anterior.
3. Avaliar o nível de desconforto do paciente após o procedimento usando a escala de dor apropriada.

Resultados Inesperados e Intervenções Relacionadas

1. As articulações estão proeminentes, edemaciadas e sensíveis com nódulos ou crescimento excessivo do osso nas articulações distais, indicando sinais de artrite.
    a. Instruir o paciente quanto à amplitude de movimentos adequada.
    b. Determinar o conhecimento do paciente sobre os medicamentos anti-inflamatórios e medidas não farmacológicas.
2. A amplitude de movimentos é reduzida em uma ou mais articulações principais: ombro, cotovelo, punho, dedos, joelho, quadril.
    a. Avaliar a dor durante o movimento, com a articulação instável, dura, dolorosa, inchada ou com deformidade evidente.
    b. Notificar o enfermeiro e/ou o médico.
    c. Reduzir a mobilidade nas extremidades até que a causa do movimento anormal da articulação seja determinada.
3. O paciente demonstra fraqueza em um ou mais grupos musculares importantes ou tem dificuldade com a marcha ou capacidade de andar e sentar-se durante o teste *Get Up and Go*, que indica um risco de queda.
    a. Forneça a segurança do paciente quando deambula.
    b. Aplicar precauções de queda.
4. O paciente tem alterações no estado mental e resposta pupilar ou outros déficits neurológicos.
    a. Notificar o enfermeiro e/ou o médico.
    b. Aplicar precauções de queda.
    c. Continuar a avaliar os sinais vitais do paciente e o nível de consciência de perto.

Registro e Relato

- Registrar a postura, a marcha, a força muscular e a amplitude de movimentos nas anotações de enfermagem ou em impresso adequado.
- Registrar o nível de consciência, a orientação, a resposta pupilar, a sensibilidade, e respostas reflexas em anotações de enfermagem ou em impressos adequados.
- Informar o enfermeiro responsável ou o médico sobre qualquer dor aguda ou fraqueza muscular súbita, alterações no nível de consciência ou mudança no tamanho ou na reação da pupila, que requerem o tratamento imediato.

Amostra de Documentação

15h30   Paciente foi da cama para a cadeira, caminhava sem dificuldade. Observou-se marcha firme e estável. Não há queixas de fraqueza, tontura ou dor.

Considerações Especiais

Pediatria

- Examinar cuidadosamente as crianças com anomalias musculoesqueléticas resultantes de injúrias genéticas ou fetais. Um exame inclui a revisão da postura, o movimento generalizado, simetria e dobras da pele das extremidades, força muscular e alinhamento do quadril.
- Normalmente, a parte de trás de um recém-nascido é arredondado ou em forma de C partindo das curvas torácica e pélvica.
- A escoliose, a curvatura lateral da coluna vertebral, é um problema importante na infância, especialmente em mulheres, evidente na puberdade. (Para um exame mais detalhado, a criança fica ereta vestindo apenas roupas íntimas. Observe por trás, procurando a assimetria de ombros e quadris. Em seguida, observe as costas, assim como as curvas da criança situadas à frente.) As bainhas irregulares do vestido ou bainhas das calça ou ajuste irregular de roupas na cintura podem ser observadas.

Geriatria

- Instruir os idosos sobre as precauções contra queda.
- Os idosos tendem a assumir uma postura inclinada, curvada para a frente, com os quadris e os joelhos flexionados e os braços um pouco dobrados nos cotovelos e no nível dos braços levantados (Ebersole *et al.*, 2008).
- Instrua os idosos e aqueles com osteoporose sobre a boa mecânica do corpo, exercícios de amplitude de movimentos e de peso moderado (p. ex., natação, caminhada) para minimizar o trauma.
- A avaliação funcional é uma medida de pessoas idosas com capacidade de executar tarefas básicas de autocuidado (Ebersole *et al.*, 2008). Quando o paciente é incapaz de realizar o autocuidado facilmente, determinar a necessidade de dispositivos de assistência (p. ex., zíperes na roupa em vez de botões, a elevação do assento do vaso sanitário ou cadeiras para minimizar a flexão dos joelhos e quadris).

Assistência Domiciliar *(Home Care)*

- Faça as modificações na casa para qualquer paciente com risco de quedas (Cap. 32).

PERGUNTAS DE REVISÃO

1. O paciente no pós-operatório tem uma infusão intravenosa, um curativo abdominal, um cateter urinário e um dreno Jackson-Pratt no local. Quais sistemas o enfermeiro deveria avaliar neste paciente? Descreva os elementos-chave para este paciente.
2. O enfermeiro ausculta o seu paciente no pós-operatório de uma cirurgia abdominal. Depois de ouvir por 60 segundos em um local abaixo e à esquerda do umbigo, o enfermeiro é incapaz de ouvir os sons intestinais. Qual é a melhor avaliação desta situação?
3. Na realização de um exame geral de um paciente, o enfermeiro sabe que tem que investigar (Selecione todas que se aplicam):
    1. Aparência
    2. Obtenção de pulsos periféricos

3. Medida da expansão do tórax
4. Realização de um histórico detalhado
5. Comportamento
6. Resposta pupilar
7. Postura

4. Ao ensinar o paciente sobre as lesões de pele, o enfermeiro sabe que o ensino tem sido bem-sucedido quando o paciente identifica qual das lesões descritas a seguir como anormal?
    1. Uma lesão simétrica
    2. Uma lesão com bordas regulares e bem-delimitada
    3. Uma que é azul/preto ou em cores variadas
    4. Uma que é inferior a 7 mm de diâmetro

5. Na avaliação respiratória, o enfermeiro observa sons de alta frequência na ausculta. A enfermeira interpreta estes sons como:
    1. Normal; vesicular
    2. Roncos
    3. Crepitações
    4. Sibilos

6. O enfermeiro determina que o paciente tem uma B_2 audível na ausculta durante a avaliação cardiovascular. Depois de documentar esse achado, o enfermeiro deve:
    1. Reposicionar o paciente para o conforto.
    2. Relatar o achado ao médico.
    3. Iniciar restrição de líquidos.
    4. Não fazer nada, pois isso é um achado normal.

7. Coloque os seguintes componentes da avaliação abdominal na ordem correta:
    1. Palpação
    2. Inspeção
    3. Ausculta
    4. Percussão

8. O paciente tem uma infusão IV no braço esquerdo. A pele parece avermelhada no local. Qual das seguintes técnicas é a mais apropriada para o enfermeiro usar para verificar se há calor no local?
    1. Colocar a palma da mão sobre o local
    2. Agarrar a pele no local com os dedos
    3. Aplicar o dorso da mão sobre o local
    4. Colocar as pontas dos dedos acima do local

9. Qual das alternativas a seguir o enfermeiro documenta como um resultado anormal durante uma avaliação neuromuscular?
    1. Pupilas iguais, redondas e reativas à luz e à acomodação.
    2. Usa as mãos para se sentar na cadeira durante o teste *Get Up and Go*
    3. Teste de Romberg negativo
    4. A úvula sobe simetricamente

10. Calcular a ingestão do paciente em mililitros com base nos seguintes líquidos: 90 mL de suco de maçã, ¼ de caixa de leite (250 mL por embalagem), 180 mL de refrigerante e um copo de gelo de 240 mL.

REFERÊNCIAS

American Cancer Society (ACS): *Cancer prevention and early detection facts and figures 2010*, Atlanta, 2010a, ACS.

American Cancer Society (ACS): *Cancer facts and figures 2010*, Atlanta, 2010b, ACS.

Anbarghalami R and others: When to suspect child abuse, *RN* 70(4):34, 2007.

Ball JW, Bindler RC: *Child health nursing: partnering with children and families*, ed 2, Upper Saddle River, NJ, 2010, Pearson Prentice Hall.

Ebersole P and others: *Toward healthy aging: human needs and nursing response*, ed 7, St Louis, 2008, Mosby.

Farley A: Pulmonary embolism: identification, clinical features, and management, *Nursing Standard* 23(28):49, 2009.

Giger J, Davidhizar R: *Transcultural nursing: assessment and intervention*, ed 5, St Louis, 2008, Mosby.

Hegarty K and others: Violence between intimate partners: working with the whole family, *BMJ* 337, 346.

Hockenberry MJ, Wilson D: *Wong's nursing care of infants and children*, ed 8, St Louis, 2007, Mosby.

Jarvis C: *Physical examination & health assessment*, ed 5, St Louis, 2008, Saunders.

Katapodi M and others: Underestimation of breast cancer risk: influence on screening behavior, *Oncol Nurs Forum* 36(3):306, 2009.

Monahan F and others: *Phipps' medical-surgical nursing: health and illness perspectives*, ed 8, St Louis, 2007, Mosby.

Seidel HM and others: *Mosby's guide to physical examination*, ed 7, St Louis, 2011, Mosby.

Seidel HM and others: *Mosby's guide to physical examination*, ed 6, St Louis, 2006, Mosby.

The Joint Commission (TJC): 2010 National Patient Safety Goals, Oakbrook Terrace, Ill, 2010, The Commission, http://www.jointcommission.org/PatientSafety/NationalPatientSafetyGoals, acessado em 24 de julho, 2010.

Touhy T, Jett K: *Ebersole & Hess' Gerontological nursing & healthy aging*, ed 3, St Louis, 2009, Mosby.

CAPÍTULO 8

Coleta de Amostras para Exames

Habilidade 8.1 Coleta de Amostra de Urina com Cateter Urinário Estéril, Jato Médio, 163
Instrução para o Procedimento 8.1 Coleta de Amostra de Urina de 24 Horas, 169
Instrução para o Procedimento 8.2 Triagem de Urina para Glicose, Cetonas, Proteína, Sangue e pH, 169
Habilidade 8.2 Testes de Alterações Gastrointestinais – Teste de Sangue Oculto e pH Gástrico, Amostras de Fezes e Sangue nas Fezes, 170

Habilidade 8.3 Monitoramento da Glicose Sanguínea, 173
Habilidade 8.4 Coleta de Amostras de Sangue – Punção Venosa com Seringa, Punção Venosa com Vacutainer e Hemoculturas, 177
Habilidade 8.5 Coleta de Amostras do Nariz e da Garganta, 184
Habilidade 8.6 Coleta de Amostra de Escarro, 187
Habilidade 8.7 Obtenção de Amostras de Drenagem de Ferida para Cultura, 190

Os resultados dos exames laboratoriais ajudam no diagnóstico dos problemas de saúde, oferecem informações sobre o estágio e atividade das doenças e medem as respostas ao tratamento. A proficiência e o julgamento na obtenção de amostras minimizam o desconforto do paciente, garantem sua segurança, além da precisão e da qualidade dos procedimentos diagnósticos. Os enfermeiros são responsáveis pela coleta correta de amostras, monitorando os resultados do paciente e garantindo que esses exames sejam coletados no momento certo. Quando surgirem dúvidas sobre os exames laboratoriais, consulte o manual de procedimentos da instituição ou ligue para o laboratório. Os valores normais de exames laboratoriais podem ser encontrados em livros de referência. No entanto, cada laboratório também estabelece os seus próprios parâmetros para cada exame, os quais são impressos nos formulários do laboratório. É importante saber o significado dos achados anormais. Discuta somente as alterações mais importantes de forma imediata com o médico.

CUIDADO CENTRADO NO PACIENTE

A confidencialidade é um item importante associado aos exames laboratoriais. Os laboratórios devem ter políticas claramente escritas e em vigor referentes à revelação dos resultados do exame, mantendo ao mesmo tempo a confidencialidade dentro do sistema de cuidados de saúde (USDHHS, 2008). Muitas vezes, os pacientes sofrem constrangimento ou desconforto ao fornecer uma amostra de excreções ou secreções corporais. É importante manusear cuidadosamente as excreções e proporcionar o máximo possível de privacidade.

Se forem dadas instruções claras, os pacientes poderão obter suas próprias amostras de urina, fezes e escarro sem desnecessária exposição. Escolha palavras que sejam claramente compreendidas; muitos pacientes, especialmente crianças, não entendem os termos, *urinar*, *urina* ou *fezes*.

Considerações culturais especiais são importantes ao coletar as amostras. Os hábitos podem afetar a resposta e o desejo do paciente de participar dos vários procedimentos diagnósticos. Os sul-asiáticos consideram o sangue uma força vital que não deve ser desperdiçada. A introdução de um *swab* ou abaixador de língua na boca para coletar amostras pode ser ameaçadora para os sul-asiáticos, que acreditam que as doenças podem ser introduzidas pela boca e a cabeça é a moradia da força vital do indivíduo. Os muçulmanos determinam que se use somente a mão esquerda para limpar sujeiras e impurezas do corpo e das funções corporais, como micção e evacuação (Stacey, 2009). Sempre que possível, use os cuidadores do mesmo sexo dos pacientes para a coleta de amostras vaginais, retais e urinárias, cujos valores culturais exigem modéstia e distinta separação dos papéis sexuais. Proporcione privacidade tanto ao dar orientações como ao coletar a amostra.

SEGURANÇA

Ao coletar qualquer amostra, saiba qual é a finalidade do exame, a quantidade necessária da amostra, a coleta apropriada e como ela será transportada para o laboratório (Pagana e Pagana, 2009). É necessária uma requisição laboratorial preenchida para cada amostra para orientar o pessoal do laboratório sobre o exame a ser realizado e facilitar o relato preciso dos resultados. Cada requisição inclui a identificação do paciente (nome e números), data e hora da obtenção da amostra, nome do exame e origem da amostra/cultura para cada recipiente (*The Joint Commission* [TJC], 2010).

Antes da coleta da amostra, a TJC requer o uso de pelo menos dois identificadores que prestam cuidados, tratamento e serviços. A intenção é identificar, de maneira confiável, o indivíduo, como o paciente para o qual se destina o serviço ou o tratamento e tornar condizente ao paciente esse tratamento ou serviço (TJC, 2010). Depois de coletar a amostra, na presença do paciente, deve-se rotular o recipiente (e não a tampa) com os mesmos dois identificadores (p. ex., nome do paciente e número de identificação do hospital), origem da amostra, dados e hora da coleta, número de

HABILIDADE 8.1 Coleta de Amostra de Urina com Cateter Urinário Estéril, Jato Médio

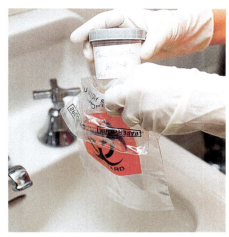

FIG 8-1 Envolva todas as amostras em um saco plástico de risco biológico.

série (se for mais de uma amostra), bem como o local anatômico, se apropriado (p. ex., cultura de ferida do joelho *versus* incisão abdominal).

Todos que manuseiam fluidos corporais estão em risco de exposição aos mesmos. A higiene das mãos e o uso de luvas limpas são necessárias na coleta de amostra. Use um saco plástico marcado "risco biológico" para envolver a amostra a ser entregue ao laboratório (Fig. 8-1). As amostras deixadas à temperatura ambiente estão em risco de crescimento bacteriano adicional, alterando assim os resultados do exame.

TENDÊNCIAS DA PRÁTICA BASEADA EM EVIDÊNCIA

Roark DC, Miguel K: RFID: bar coding's replacement, *Nurs Manage* 37(2):28, 2006.

Erros de identificação são os erros laboratoriais mais comuns. Um dos fatores mais importantes na coleta segura e eficaz de amostras laboratoriais é assegurar que os cuidadores realizem o exame correto e obtenham a amostra correta do paciente certo. A identificação errônea das amostras pode levar a diagnósticos incorretos e a tratamentos desnecessários ou inadequados. As novas tecnologias fornecem sistemas de identificação precisos e simples para garantir a segurança do paciente e atender os requisitos básicos de dois identificadores de paciente. Alguns laboratórios usam códigos de barras para rotular amostras. Uma opção é um código de barras na pulseira de identificação do paciente, que é escaneado e comparado com a amostra rotulada. A tecnologia usa um *microchip* com uma antena de rádio em uma etiqueta eletrônica no braço do paciente. Outra opção é o uso de um código de barras implantado sob a pele do paciente, que transmite um código exclusivo para um *scanner* especial por ondas de rádio. Informações médicas adicionais detalhadas são acessadas de uma base de dados associada.

HABILIDADE 8.1 COLETA DE AMOSTRA DE URINA COM CATETER URINÁRIO ESTÉRIL, JATO MÉDIO

A urinálise oferece informações sobre função renal ou metabólica, nutrição e doenças sistêmicas. A coleta de urina emprega vários métodos, dependendo da finalidade da urinálise e presença ou ausência de cateter urinário. Independentemente do método de coleta, as orientações para avaliação, planejamento e evolução são semelhantes. A urinálise de rotina inclui medição de nove ou mais elementos, incluindo pH urinário, níveis de proteína e glicose, cetonas, sangue, densidade específica, leucograma e presença de bactérias e cilindros (Pagana e Pagana, 2009).

TIPOS DE EXAMES DE URINA E AMOSTRAS

Colhe-se uma *amostra urinária aleatória para urinálise de rotina* com o uso de um dispositivo de amostra (Fig. 8-2), que se põe sob o assento sanitário para coletar a urina eliminada. Em seguida, coloca-se aproximadamente 120 mL de urina em um recipiente de amostra, etiquetando-o de maneira adequada e enviando-o para o laboratório.

Realiza-se *cultura e antibiograma urinário* para identificar a bactéria causadora da infecção do trato urinário (ITU) (cultura) e determinar o antibiótico mais eficaz para o tratamento (sensibilidade). Utilize técnica estéril para assegurar que quaisquer micro-organismos presentes são originários da urina e não da pele e mãos do paciente ou do ambiente. Colete para o antibiograma uma amostra do jato médio de urina limpa ou de um cateter urinário em condições estéreis. A urina coletada por esses métodos também pode ser analisada para os mesmos componentes da urinálise de rotina.

Uma *amostra cronometrada para análise quantitativa* requer que a urina seja coletada por duas a 72 horas. A coleta de 24 horas (Instrução para o Procedimento 8.1) é mais comum e

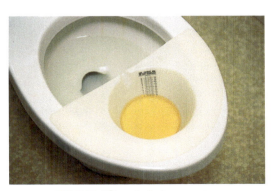

FIG 8-2 "Chapéu" de amostra.

permite a mensuração e análise quantitativa de elementos, como aminoácidos, creatinina, hormônios, glicose e adrenocorticosteroides excretados.

As *propriedades químicas* da urina são testadas por imersão de uma tira de papel reagente (*Sticks*) especialmente preparada em uma amostra de urina limpa. O teste detecta a presença de glicose, cetonas, proteína ou sangue normalmente *não* presentes na urina (Instrução para o Procedimento 8.2). Quando o exame de triagem para presença de substâncias na urina é positivo, realizam-se exames laboratoriais adicionais para determinar o diagnóstico do paciente ou avaliar a eficácia do tratamento.

COLETA DE DADOS

1. Avaliar a compreensão do paciente sobre a necessidade da amostra. *Justificativa: Isto determina a necessidade de educação em saúde. A compreensão do paciente sobre a finalidade promove a cooperação.*
2. Avaliar a capacidade do paciente em ajudar na coleta da amostra de urina: se é capaz de posicionar-se e segurar o recipiente. *Justificativa: Isto determina o grau de assistência que o paciente necessita.*
3. Determinar se é necessário administrar ou adicionar líquidos, necessidades dietéticas ou medicações em relação ao exame. *Justificativa: Certas substâncias afetam a excreção e os níveis dos constituintes urinárias. Quantidades específicas de líquido podem ser necessárias para os exames de concentração/diluição. Drogas, como preparações de cortisona, diuréticos e anestésicos, aumentam os níveis de glicose. Os anticoagulantes aumentam o risco de sangue na urina.*
4. Identificar sinais e sintomas de ITU (frequência, urgência, disúria, hematúria, dor no flanco, urina turva com sedimento, mau odor, febre). *Justificativa: Estes são indicadores de ITU.*
5. Avaliar o padrão habitual de eliminação urinária do paciente. *Justificativa: Indica a possibilidade de ITU. O conhecimento da frequência urinária facilita o planejamento eficaz da coleta de amostra.*

PLANEJAMENTO

Os **Resultados Esperados** estão direcionados para a coleta de uma amostra apropriada não contaminada com o conhecimento do paciente sobre a finalidade do exame.
1. O paciente explica o procedimento de coleta de amostras.
2. O paciente explica a finalidade da análise da amostra.
3. Coleta-se uma amostra livre de contaminações.

Delegação e Colaboração
A habilidade de coletar amostras de urina pode ser delegada à equipe de enfermagem. Instruir a equipe de enfermagem para:
- Explicar a coleta da amostra.
- Observar a quantidade e aparência da urina e, se a urina não estiver clara (p. ex., contendo sangue, turvação ou excesso de sedimentos), relatar essas informações ao enfermeiro.

Equipamento
- Etiquetas de identificação (com os identificadores adequados do paciente)
- Requisição laboratorial preenchida incluindo identificação do paciente, data, hora, nome do exame e fonte de cultura
- Saco plástico de risco biológico para envio da amostra ao laboratório (ou recipiente, conforme especificado pela instituição)

Amostra de urina limpa
Luvas limpas e estéreis
Kit comercial para amostras de urina limpa (Fig. 8-3) contendo:
- Bolas de algodão estéril ou lenços antissépticos
- Solução antisséptica (normalmente clorexidina ou solução de povidona-iodo)
- Água estéril ou soro fisiológico normal
- Recipiente estéril de amostra
- Cuba rim

Sabão, água, esponja e toalha
Comadre (para paciente não ambulante) ou "chapéu" de amostra (para paciente ambulante)

Amostra de urina estéril de cateter urinário
Luvas limpas
Seringa com Luer-Lok de 20 mL para urinálise de rotina ou seringa com Luer-Lok de 3 mL para cultura
Prendedor ou banda de borracha
Álcool, clorexidina ou outro desinfectante
Recipiente da amostra (não estéril para urinálise de rotina; estéril para cultura)

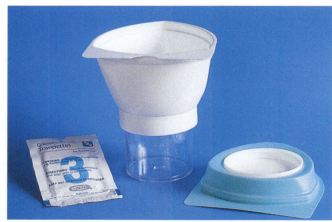

FIG 8-3 *Kit* de amostra de urina limpa.

HABILIDADE 8.1 Coleta de Amostra de Urina com Cateter Urinário Estéril, Jato Médio

IMPLEMENTAÇÃO para COLETA DE AMOSTRA DE URINA COM CATETER URINÁRIO ESTÉRIL, JATO MÉDIO

ETAPAS	JUSTIFICATIVA
1. **Veja Protocolo Padrão (ao final do livro).**	
2. Identifique o paciente usando dois identificadores (*i.e.*, nome e data de nascimento ou nome e número de registro, conforme protocolo da instituição). Compare os identificadores com as informações no prontuário do paciente.	Garante que seja o paciente correto. Atende os padrões da *The Joint Commission* e melhora a segurança do paciente (TJC, 2010).
3. Explique ao paciente e/ou familiar a necessidade da amostra, como o paciente pode ajudar (quando aplicável) e como obter uma amostra livre de tecido e fezes.	Promove a cooperação e a participação do paciente. Em alguns casos, o paciente pode coletar a amostra de urina limpa independentemente. Minimiza a contaminação da amostra e a necessidade de repetir a coleta.
4. *Coleta de Amostra de Urina Limpa*	
a. Ofereça uma toalha ao paciente/familiar, uma esponja e sabão para limpeza do períneo ou auxilie-o na limpeza. Se o paciente estiver acamado, você pode fazer isso posicionando-o na comadre para facilitar o acesso ao períneo. Retire e descarte as luvas.	Os pacientes frequentemente preferem lavar sua própria área genital, quando possível.
b. Utilizando técnica asséptica, abra a embalagem externa do *kit* de coleta.	Mantém o recipiente da amostra estéril.
c. Utilize luvas estéreis.	Previne a contaminação de micro-organismos das mãos do enfermeiro na amostra.
d. Derrame solução antisséptica sobre bolas de algodão (a não ser que o *kit* contenha gazes preparadas com antisséptico).	Utiliza-se bola de algodão ou gaze para limpar o períneo.
e. Abra o recipiente da amostra, mantendo a parte interna estéril, e ponha a tampa com a superfície estéril para cima. Não toque o interior da tampa ou do recipiente.	Amostra contaminada é a causa mais frequente de resultado impreciso de culturas e antibiogramas de urina.
f. Auxilie ou deixe o paciente limpar o períneo e colha a amostra. A assistência necessária varia a cada paciente; ofereça assistência se necessário. Informe o paciente que ele sentirá a solução antisséptica fria.	Mantém a privacidade e o conforto do paciente.
(1) *Homens*:	
(a) Segure o pênis com uma mão; fazendo um movimento circular e usando gaze com antisséptico, limpe o meato, partindo do centro para fora (ilustração). Peça ao homem não circuncidado para retrair o prepúcio para uma limpeza eficaz do meato urinário e o mantenha retraído durante a micção. Ao terminar, retorne o prepúcio.	Reduz o número de micro-organismos no meato uretral e movimenta-se das áreas de menor a maior contaminação. O retorno do prepúcio previne a estenose peniana.

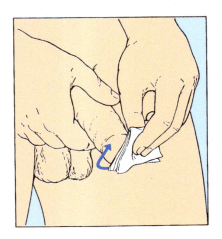

ETAPA 4f(1)(a) Limpe o pênis com movimento circular. (Modificado de Grimes D: *Infectious diseases, Mosby's clinical nursing series*, St Louis, 1991, Mosby.)

(Continua)

ETAPAS	JUSTIFICATIVA
(b) Se o procedimento do laboratório indicar, enxágue a área com água esterilizada e seque com algodão ou gaze.	Previne a contaminação da amostra com solução antisséptica.
(c) Peça ao paciente para iniciar o jato de urina dentro do vaso sanitário ou comadre; em seguida, ele deve colocar o recipiente da amostra no jato e coletar de 30 a 60 mL de urina (ilustração).	O jato inicial de urina remove os micro-organismos que normalmente se acumulam no meato urinário e previne a contaminação da amostra.
(2) *Mulheres:*	
(a) Afaste os pequenos lábios com os dedos da mão não dominante.	Permite acesso ao meato urinário.
(b) Com a mão dominante, limpe a área uretral com algodão ou gaze com antisséptico. Faça o movimento da frente (acima do orifício uretral) para trás (na direção do ânus). Use uma gaze com antisséptico a cada vez; limpe *três vezes*; comece com a dobra labial mais distante de você, então a dobra labial mais próxima e desça em seguida para o centro (ilustração).	Previne a contaminação do meato urinário com material fecal. Movimento do mais limpo para o mais contaminado.
(c) Se o procedimento do laboratório indicar, enxágue a área com água esterilizada e seque com algodão.	Previne a contaminação da amostra com solução antisséptica.
(d) Mantendo ainda os lábios afastados, a paciente inicia o jato de urina dentro do sanitário ou comadre; em seguida, a paciente ou o enfermeiro coloca o recipiente no jato e coleta de 90 a 120 mL de urina (Pagana e Pagana, 2009) (ilustração).	O jato inicial de urina remove os micro-organismos que normalmente se acumulam no meato urinário e previne a contaminação da amostra.
g. Retire o recipiente da amostra antes de parar o fluxo de urina e antes de soltar o pênis ou os lábios. O/A paciente termina a micção na comadre ou no vaso sanitário.	Previne a contaminação da amostra com flora cutânea.
h. Tampe com segurança o recipiente da amostra, tocando apenas o lado externo.	Mantém a esterilidade da parte interna do recipiente e previne espirros de urina.
i. Limpe a urina da superfície externa do recipiente. Retire e descarte as luvas.	Previne a transferência de micro-organismos a outros.

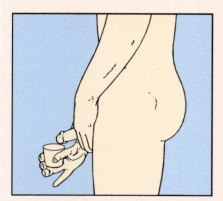

ETAPA 4f(1)(c) Posição do homem para coletar amostra do jato médio de urina.

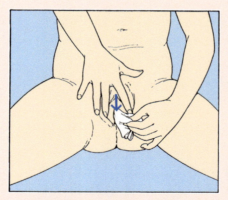

ETAPA 4f(2)(b) Limpe da frente para trás, segurando os lábios separados. (Modificado de Grimes D: Infectious diseases, *Mosby's clinical nursing series*, St Louis, 1991, Mosby.)

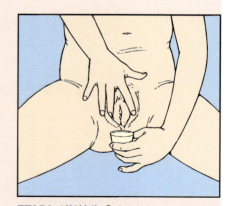

ETAPA 4f(2)(d) Coleta de amostra do jato médio de urina (mulher).

HABILIDADE 8.1 Coleta de Amostra de Urina com Cateter Urinário Estéril, Jato Médio

ETAPAS	JUSTIFICATIVA
5. Coleta de urina de cateter urinário de demora. a. Explique que usará uma seringa sem agulha para retirar urina do orifício do cateter e que o paciente não sentirá desconforto.	Minimiza a ansiedade quando o enfermeiro manipula o cateter e aspira a urina de seu orifício.
b. Explique que é preciso clampear o cateter por 10 a 30 minutos antes de obter a amostra de urina e que não é possível obtê-la do saco de drenagem.	
c. Clampeie o prolongamento de drenagem com um prendedor ou banda de borracha por até 30 minutos abaixo do local escolhido para a coleta (ilustração).	Permite a coleta de urina fresca, estéril, no prolongamento do cateter. O período depende da quantidade de urina que o paciente produz.
d. Após 30 minutos, posicione o paciente de modo que o orifício do cateter urinário esteja facilmente acessível. A localização do orifício é onde o cateter fixa-se ao prolongamento de drenagem (ilustração). Limpe o orifício por 15 segundos com gaze ou algodão desinfectante e deixe secar.	Previne a entrada de micro-organismos no cateter.
e. Fixe uma seringa Luer-Lok sem agulha ao orifício embutido no cateter de amostragem (ilustração).	

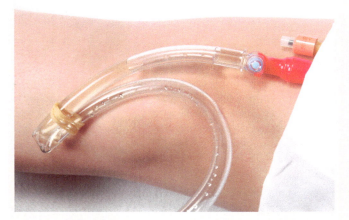

ETAPA 5c Banda de borracha usada para prender o prolongamento de drenagem do cateter.

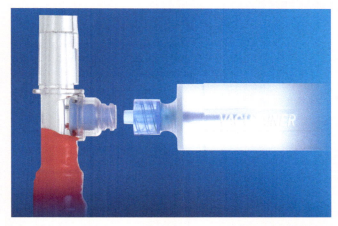

ETAPA 5d Orifício com seringa fixada. (Cortesia e © de Becton, Dickinson and Company.)

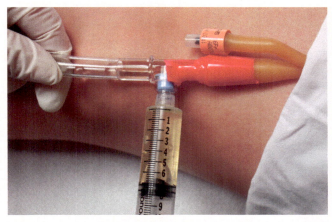

ETAPA 5e Orifício de acesso do cateter de drenagem com seringa Luer-Lok ou seringa com válvula plástica.

(Continua)

CAPÍTULO 8 Coleta de Amostras para Exames

ETAPAS	JUSTIFICATIVA
f. Retire 3 mL para cultura ou 20 mL para urinálise de rotina.	Permite a coleta de urina sem contaminação. Obtém adequado volume para exame.
g. Transfira a urina da seringa para dentro do recipiente de urina limpa para urinálise de rotina ou dentro de um recipiente de urina estéril para cultura.	Previne a contaminação da urina durante o procedimento de transferência.
h. Tampe e aperte o recipiente.	Previne a contaminação da amostra com ar e perda por espirros.
i. Desprenda o cateter e deixe a urina fluir dentro do saco de drenagem. Assegure-se que a urina esteja fluindo livremente.	Permite a drenagem da urina por gravidade e previne sua estase na bexiga.
6. Fixe com segurança o rótulo ao recipiente (não na tampa). Na presença do paciente, complete o rótulo com dois identificadores, origem da amostra, bem como data e hora da coleta. Se o paciente for mulher, indique se está menstruando.	Garante que a amostra foi identificada corretamente para o diagnóstico apropriado (TJC, 2010).
7. Envie a amostra e preencha a requisição do laboratório em 20 minutos. Refrigere-a, se não puder evitar demora.	A demora da análise pode alterar significativamente os resultados do exame (Pagana e Pagana, 2010).
8. **Veja Protocolo de Conclusão (ao final do livro).**	

AVALIAÇÃO

1. Peça ao paciente para identificar as etapas do procedimento de coleta de amostras.
2. Peça ao paciente para dizer as finalidades da coleta de amostra.
3. Inspecione a amostra de urina limpa quanto à contaminação com papel higiênico ou fezes.
4. Observe o sistema de drenagem urinária para se certificar que está intacto e patente.

Resultados Inesperados e Intervenções Relacionadas

1. O paciente está incapacitado de eliminar a urina ou esta não se acumula na sistema de drenagem.
   a. Ofereça líquidos (se permitido) para aumentar a produção de urina.
2. A amostra de urina do paciente está contaminada com fezes e papel higiênico.
   a. Reforce a importância de se obter amostra livre de contaminantes.
   b. Colete uma nova amostra e ajude o paciente na sua coleta; coloque o "chapéu" de amostra o mais próximo possível da comadre.
3. O lúmen que conduz o coletar com balão na bexiga está furado.
   a. Notifique o médico e prepare a inserção de novo cateter.
   b. Obtenha nova amostra.

Registro e Relato

- Registre o método usado para coletar a amostra, data e hora desta, tipo de exame pedido, laboratório que recebe a amostra, características da amostra, bem como a tolerância do paciente ao procedimento de coleta.
- Relate quaisquer achados anormais ao médico ou provedor de cuidados de saúde.

Amostra de Documentação

11h35 Amostra de urina limpa de 130 mL, urina âmbar-escura obtida e enviada ao laboratório. Queixas de urgência frequente para urinar, sensação de queimação e eliminação em pequenas quantidades. Dr. Nelson notificado.

Considerações Especiais
Pediatria

- Não é possível obter coleta do jato médio de urina em criança não treinada para o vaso sanitário; consequentemente, obtenha a urina para cultura com cateterização direta. Considere os medos típicos da idade, especialmente no caso de crianças pré-escolares e escolares (Hockenberry e Wilson, 2009).

Geriatria

- Idosos podem precisar de assistência no posicionamento para obtenção da amostra. Em pacientes confusos, pode ser necessário um profissional de enfermagem para ajudar o paciente a coletar a amostra.

Assistência Domiciliar (*Home Care*)

- Ensine o paciente a coletar a amostra em casa, mantendo-a no gelo até chegar ao laboratório para minimizar o crescimento bacteriano, antes de ser aplicada a um meio de cultura no laboratório.

INSTRUÇÃO PARA O PROCEDIMENTO 8.1
Coleta de Amostras de Urina de 24 Horas

Para garantir a precisão da amostra de urina de 24 horas, o paciente e os profissionais devem trabalhar juntos para coletar toda a urina eliminada nesse período. Obtenha um recipiente apropriado com ou sem conservante do laboratório. O tipo de análise da amostra de 24 horas determina a necessidade de um preservativo. Pode-se deixar o recipiente da amostra no banheiro do paciente ou no expurgo. Coloque avisos para lembrar o paciente e os profissionais que a coleta está em andamento. Etiquete o recipiente da amostra com todas as identificações apropriadas e o número dos recipientes sequencialmente, se for necessário mais de um. Além disso, observe se é usado material tóxico como conservante. A documentação e a coleta de toda a urina são necessárias para um resultado preciso do exame.

Delegação e Colaboração

A habilidade de coletar uma amostra de urina cronometrada pode ser delegada à equipe de enfermagem. Instruir a equipe de enfermagem para:
- Explicar a hora de iniciar a coleta da amostra, como armazenar a urina coletada, onde colocar os sinais de que está em andamento uma coleta de urina cronometrada e guardar toda a urina.
- Rever o que se observar e comunicar como sangue, muco ou maus odores na amostra ou se houve interrupção do procedimento de coleta.

Equipamento
- Frasco coletor grande que normalmente contém um conservante químico
- Tampa do frasco
- Comadre, urinol ou "chapéu" de amostra
- Frasco graduado para mensuração da ingesta e eliminação
- Bacia grande para conter o frasco coletor (circundada por gelo, se for necessária refrigeração imediata)
- Sinais de instrução que lembram o paciente e os profissionais da coleta cronometrada de urina
- Luvas limpas
- Rótulos de identificação e requisição de laboratório preenchida (com os identificadores apropriados do paciente e informações da amostra)
- Saco plástico de risco biológico (veja política da instituição).

Etapas do Procedimento

1. **Veja Protocolo Padrão (ao final do livro).**
2. Identifique o paciente usando dois identificadores (i. e., nome e data de nascimento ou nome e número de registro, de acordo com a política da instituição). Compare a identificação com informações na ficha clínica do paciente.
3. Explique a razão para a coleta da amostra, como o paciente pode auxiliar e que a urina deve estar livre de fezes e papel higiênico.
4. Coloque avisos indicando a coleta de amostra de urina cronometrada na porta e na área do toalete do paciente. Se o paciente deixar a unidade para fazer outro exame ou procedimento, certifique-se de que os profissionais deste serviço coletem e guardem a urina.
5. Se possível, peça ao paciente para beber quatro copos de água cerca de 30 minutos antes da coleta cronometrada para facilitar a capacidade de urinar na hora adequada de início do exame.
6. Descarte a primeira amostra quando o exame começar. Registre na requisição do laboratório a hora de início do exame. Para resultados precisos, o paciente deve iniciar o exame com a bexiga vazia. Reinicie o período cronometrado se houver perda acidental, descarte ou contaminação da urina.
7. Mensure o volume de cada eliminação se a ingesta/eliminação estiverem sendo registradas. Em seguida, coloque toda a urina eliminada no frasco de amostra rotulado com o aditivo apropriado.
8. A menos que orientado de outra forma, mantenha o frasco de amostra em geladeira de amostras ou em recipiente de gelo no banheiro para prevenir a decomposição da urina.
9. Incentive o paciente a beber dois copos de água uma hora antes de terminar a coleta.
10. Incentive o paciente a esvaziar a bexiga durante os últimos 15 minutos do período de coleta da urina.
11. No final do período de coleta, coloque etiqueta na amostra (dois identificadores, origem da amostra, dados e hora da coleta, número do frasco) na presença do paciente, e afixe a requisição apropriada (identificação do paciente, hora, nome do exame e origem da amostra) e envie ao laboratório.
12. Remova os avisos e informe o paciente que o período de coleta da amostra terminou.
13. **Veja Protocolo de Conclusão (ao final do livro).**

INSTRUÇÃO PARA O PROCEDIMENTO 8.2
Triagem de Urina para Glicose, Cetonas, Proteína, Sangue e pH

O exame para detecção das propriedades químicas da urina faz parte da urinálise de rotina realizada em laboratório, assim como um exame diagnóstico à beira do leito do paciente ou no domicílio. O uso de um exame com tira reagente *Sticks* pode avaliar simultaneamente até nove propriedades químicas como densidade específica, pH, proteína, glicose, cetonas, bilirrubina sanguínea, urobilinogênio, leucócitos e nitratos (Hamill, 2007).

O teste é fácil de realizar e não causa dor. Este tipo de triagem é usado quando não existem exames laboratoriais detalhados disponíveis (p. ex., no consultório médico ou clínica e no ambulatório, em instituições de cuidados de longa permanência ou domiciliar). Também pode ser feito em mulheres grávidas na internação hospitalar para o parto. O exame de urina realizado para controle da glicose sanguínea não é mais recomendado,

(Continua)

INSTRUÇÃO PARA O PROCEDIMENTO 8.2
Triagem de Urina para Glicose, Cetonas, Proteína, Sangue e pH *(cont.)*

mas continua a ser útil na detecção da presença de cetonas em pacientes com diabetes (ADA, 2008).

Delegação e Colaboração

A habilidade de triagem urinária para detecção de propriedades químicas pode ser delegada à equipe de enfermagem. Instruir a equipe de enfermagem para:
- Explicar quando obter a amostra (p. ex., antes das refeições após uma amostra de "dupla eliminação").
- Rever a necessidade de comunicar o enfermeiro dos resultados do exame ou qualquer sangue, muco ou odor na amostra.

Equipamento
- "Chapéu" de amostra, comadre, urinol ou cadeira sanitária
- Relógio com segundos ou contador digital
- Luvas de procedimento
- Tiras de reagente – *sticks* (checar a data de validade no frasco)
- Gráfico colorido de tira de exame (no frasco)

Etapas do Procedimento
1. Veja Protocolo Padrão (ao final do livro).
2. Identifique o paciente usando dois identificadores (*i.e.*, nome e data de nascimento ou nome e número de registro, de acordo com a política da instituição). Compare os identificadores com as informações na ficha clínica do paciente.
3. Determine se é necessária amostra de "dupla eliminação" para exame de glicose. Se necessário, peça ao paciente para urinar, descartar e depois tomar um copo de água.
4. Auxilie o paciente a colher ou peça-lhe que colha uma amostra aleatória, fresca, de urina (Habilidade 8.1). Se o paciente estiver cateterizado, retire uma amostra de 5 mL do orifício do cateter.
5. Insira a ponta da tira reagente de exame no recipiente de urina. Retire a tira imediatamente e agite-a delicadamente contra a lateral do recipiente para remover o excesso de urina.
6. Segure a tira reagente em posição horizontal para prevenir mistura dos reagentes químicos.
7. Cronometre precisamente o número de segundos especificados no recipiente e então compare a cor da tira reagente com o gráfico em cores do recipiente.
8. Quando apropriado, discuta os resultados do exame com o paciente.
9. Veja Protocolo de Conclusão (ao final do livro).

HABILIDADE 8.2 — TESTES DE ALTERAÇÕES GASTROINTESTINAIS – TESTE DE SANGUE OCULTO E PH GÁSTRICO, AMOSTRA DE FEZES E SANGUE NAS FEZES

A coleta de secreções gástricas envolve a obtenção de uma amostra via sonda nasogástrica (NG) ou nasoenteral (NE). A análise das fezes ou secreções gástricas do trato gastrointestinal (GI) dá informações sobre as condições patológicas, como presença de tumores, infecção e problemas de má absorção.

Geralmente os pacientes são capazes de ajudar a colher amostras de fezes. Uma dieta sem carne, com alto teor de resíduos por 24 horas, antes do exame. é desejável para prevenir resultados falso-negativos. O termo *sangue oculto* refere-se ao sangue que não é visível, mas está presente em quantidades microscópicas. Os testes são realizados para detectar a presença de sangue oculto nas fezes (teste do guáiaco) ou vômitos, e secreções gástricas revelam sangramento no esôfago, estômago, intestino delgado ou intestino grosso. O teste verifica a presença de sangue quando o enfermeiro observa a coloração vermelha ou negra das fezes ou dos conteúdos gástricos ou a aparência de borra de café dos conteúdos gástricos na êmese ou na aspiração NG (ACG, 2009).

O teste de sangue oculto é útil para a triagem de presença de sangue oculto (invisível) nas fezes para condições como câncer de cólon, sangramentos de úlceras GI e irritação gástrica ou intestinal localizada. Seja cauteloso; as fezes podem parecer sanguinolentas após uma dieta que inclui carne vermelha, resultando em falso-positivo. O teste diferencia entre sangue e outras substâncias questionáveis nas fezes. Quando o sangue está presente, indicam-se testes adicionais para determinar a origem do sangramento.

COLETA DE DADOS

1. Avalie a história médica do paciente quanto a desordens GI (p. ex., história de sangramento, hemorroidas, colite, desordens de má absorção).
2. Avaliar a compreensão do paciente sobre a necessidade do teste e sua capacidade de cooperar com o procedimento e colher a amostra.
3. Avaliar o ciclo menstrual de uma paciente. *Justificativa: Uma mulher que esteja menstruando pode ter uma amostra de fezes contaminada com sangue.*
4. Rever medicações para detecção de drogas que contribuam para o sangramento GI. *Justificativa: Anticoagulantes, esteroides, anti-inflamatórios não esteroidais (AINEs), ácido ascórbico (vitamina C), agentes anti-inflamatórios e álcool geralmente causam sangramento, sensibilidade ou irritação da mucosa gastrointestinal.*
5. Verificar os pedidos do médico para restrições da dieta antes do teste. *Justificativa: Dietas ricas em carnes vermelhas, vegetais folhosos verdes, aves e peixes podem produzir resultados de guáiaco falso-positivos.*

PLANEJAMENTO

Os **Resultados Esperados** focam a coleta de uma amostra apropriada, com o conhecimento do paciente sobre a finalidade do exame da amostra.
1. O paciente discute a finalidade do teste.
2. O paciente mantém uma dieta com alto teor de resíduos e sem carne vermelha por um período especificado.
3. A amostra do paciente é apropriada para análise do teste.

Delegação e Colaboração

A avaliação da condição do paciente não pode ser delegada. As habilidades na obtenção e o teste das secreções gástricas de uma sonda NG ou NE podem ser delegadas. Instruir a equipe de enfermagem para:
- Explicar quando obter a amostra de fezes.
- Rever com a equipe, a fim de relatar imediatamente, se for detectado sangue, não descartar as fezes de um teste positivo e relatar imediatamente se for observado sangue na êmese do paciente ou na drenagem da sonda NG.

Equipamento
- Luvas limpas
- Sabão, água, esponja de lavagem e toalha

Amostras de fezes
- Recipiente plástico com tampa
- Dois abaixadores de língua
- Papel-toalha
- Comadre, "chapéu" de amostra ou cadeira sanitária ao lado do leito
- Avisos de "Coleta de fezes" (amostra de 24 horas)
- Sonda de teste estéril (para cultura)
- Etiquetas de identificação
- Requisição do laboratório preenchida, incluindo a apropriada identificação do paciente, data, hora, nome do teste e fonte da cultura
- Saquinho plástico para entrega da amostra ao laboratório (ou recipiente especificado pela instituição)

IMPLEMENTAÇÃO para TESTES DE ALTERAÇÕES GASTROINTESTINAIS – TESTE DE SANGUE OCULTO GÁSTRICO, AMOSTRA DE FEZES E TESTE DE SANGUE OCULTO NAS FEZES

ETAPAS	JUSTIFICATIVA
1. **Veja Protocolo Padrão (ao final do livro).**	
2. Identifique o paciente usando dois identificadores (*i.e.*, nome e data de nascimento ou nome e número de registro, de acordo com a política da instituição). Compare os identificadores com as informações da ficha clínica do paciente.	Assegura que seja o paciente correto. Atende os padrões da *The Joint Commission* e melhora a segurança do paciente (TJC, 2010).
3. Disponha quanto a dietas e/ou restrições de medicações conforme indicado.	Aumenta a precisão dos resultados do teste.
4. Discuta a razão da necessidade da amostra, como o paciente pode auxiliar na coleta de uma amostra não contaminada (para amostra de fezes) e como você obterá a amostra gástrica.	Promove a cooperação do paciente
5. *Realizar Teste de Sangue Oculto Gástrico* a. Para obter a amostra dos conteúdos gástricos da sonda NG ou NE, posicione o paciente em posição de Fowler alta no leito ou cadeira.	Minimiza a chance de aspiração dos conteúdos gástricos. A posição alivia a pressão sobre os órgãos abdominais. Se o paciente estiver nauseado, a posição plana no leito ou quando ele não pode sentar-se ereto pode causar desconforto abdominal.
b. Verifique a colocação da sonda enteral (Cap. 12).	Assegura a aspiração dos conteúdos gástricos ou intestinais.
c. Colete os conteúdos GI via sonda NG ou NE desconectando a sonda de aspiração ou drenagem de gravidade. Insira 30 mL de ar (no caso de sonda NG) ou 10 mL de ar (no caso de sonda NE) no bulbo ou seringa, fixe a seringa à sonda NG ou NE, aspire de 5 a 10 mL de líquido.	É necessária apenas uma pequena quantidade de amostra para pH e teste de sangue oculto.
d. Para obter amostra de vômito, use uma seringa de 3 mL ou espátula de madeira para colher a amostra da bacia de êmese.	
e. Se necessário, reconecte a sonda enteral ao sistema de drenagem, aspiração ou prendedor, conforme solicitado.	

(Continua)

ETAPAS	JUSTIFICATIVA
6. Coleta de amostra de fezes **a.** Ajude o paciente, se necessário, no banheiro ou cadeira sanitária ou comadre. Instrua-o a urinar no vaso sanitário ou no urinol antes de coletar a amostra no recipiente. Forneça uma comadre ou "chapéu" de amostra limpo e seco para evacuar.	As fezes não devem ser misturadas com urina, água ou papel higiênico. A urina inibe o crescimento bacteriano fecal, interferindo nos resultados do teste.
b. Se necessário, ajude o paciente na higiene após o uso do toalete e deixe-o em posição confortável.	
c. Transporte o recipiente de amostra com fezes para o banheiro ou quarto de utilidades e reúna as amostras.	
(1) Cultura: Retire o *swab* do tubo estéril de teste, colha uma amostra de fezes do tamanho de favas de feijão e retorne o *swab* ao tubo. Se forem fezes líquidas, insira o *swab* de algodão nelas e retorne-o ao tubo.	O uso de *swab* estéril previne a introdução de bactérias.
(2) Amostra cronometrada de fezes: Coloque as fezes de cada coleta em recipiente(s) de papelão encerado para o horário específico solicitado e conserve a amostra em geladeira.	Testa produtos dietéticos e enzimas digestivas, já que o conteúdo gorduroso ou bile requerem a análise de todas as fezes durante o período selecionado.
(a) Para o exame cronometrado, ponha avisos como "Guarde todas as fezes" (com data e hora apropriados) sobre o leito do paciente, na porta do banheiro e em cima do vaso sanitário.	Ajuda a prevenir qualquer descarte acidental de fezes.
(b) Após obter a amostra para o laboratório, tampe de imediato e fortemente o recipiente.	Previne a disseminação de micro-organismos pelo ar ou por contato com outros artigos.
(3) Todos os outros testes, inclusive o de sangue oculto nas fezes (guáiaco): Obtenha a amostra usando abaixadores de língua e transfira uma porção das fezes para o recipiente (2,5 mL de fezes formadas ou 15 mL de fezes líquidas).	
8. No caso de amostra cronometrada, etiquete a amostra (dois identificadores, origem da amostra, data e hora da coleta, número do frasco) na presença do paciente, afixe a requisição apropriada (identificação do paciente, data, hora, nome do exame e fonte da amostra) e envie ao laboratório.	
9. Veja Protocolo de Conclusão (ao final do livro).	

AVALIAÇÃO

1. Observe quantidade, características e cor das fezes, vômito ou secreções GI.

Resultados Inesperados e Intervenções Relacionadas

1. Os resultados do teste de sangue oculto são positivos.
   a. Continue a monitorar o paciente e notifique o médico ou ao profissional de saúde responsável.

Registro e Relato

- Registre os resultados em registros apropriados (verifique a política da instituição); inclua características dos conteúdos da amostra nas anotações de enfermagem.
- Relate os resultados positivos ao médico ou ao profissional de saúde responsável.

Amostra de Documentação

16h   Fezes marrom-escuras, em grande volume, líquidas, positivas para o teste de sangue oculto. Dr. Rains notificado. Paciente informado de que o teste será repetido 2×.

Considerações Especiais
Pediatria

- As crianças em idade escolar e mais velhas são pensadores concretos, muitas vezes curiosos, e fazem muitas perguntas sobre os testes. Responda honestamente e ao nível da compreensão da criança (Hockenberry e Wilson, 2009).

Assistência Domiciliar (*Home Care*)

- Os pacientes são instruídos a coletar amostras de sangue oculto nas fezes em casa e a devolvê-las ao consultório do clínico ou médico. Para colher amostra de fezes, pode-se pôr um pedaço de envoltório plástico sobre o vaso sanitário. Se possível, a amostra não deverá ser contaminada com urina. O paciente ou o cuidador familiar prepara a lâmina com fezes, fecha a lâmina de papelão e a devolve ao consultório ou ao clínico.

HABILIDADE 8.3 MONITORAMENTO DA GLICOSE SANGUÍNEA

Um dosímetro de glicose sanguínea é um método eficaz para avaliar o controle de glicose no paciente com diabetes mellitus. No ambiente de cuidados de saúde, o monitor pode ser de um tipo diferente daquele usado pelo paciente em casa. O paciente precisa saber os princípios gerais do monitoramento preciso da glicose e relatar os resultados. Geralmente, é útil pedir que um membro da família traga de casa o aparelho de medida para avaliar a habilidade do paciente. O monitoramento da glicose sanguínea verifica os níveis de glicose em uma amostra de sangue capilar normalmente obtida da polpa digital. Os resultados servem para direcionar as adequações do estilo de vida, tais como dieta, medicação e atividade física. O monitoramento regular é um componente de qualquer programa de autocontrole do diabetes (AADE, 2006).

A maioria dos monitores de glicose requer punção da pele para obtenção de amostra de sangue capilar. Coloca-se a amostra na tira reagente de teste e o dosímetro calibra o nível de glicose na amostra. O imediato *feedback* nos níveis de glicose ajuda os pacientes a prevenir ou reconhecer e tratar rapidamente os níveis anormais de glicose, de acordo com as orientações dos profissionais de saúde.

Os monitores atuais são portáteis, leves e funcionam à bateria. Todos fornecem resultados rápidos, normalmente em um minuto ou menos e alguns até em cinco segundos (AADE, 2006). Embora todos os monitores usem uma gota de sangue total em tira reagente de teste, alguns leem o nível de glicose plasmática ou são programados para calcular o nível de glicose do plasma. Um monitor que fornece os níveis de glicose plasmática apresenta resultados mais próximos dos resultados de laboratório (USFDA, 2009). Muitos monitores de uso domiciliar têm capacidade de memória e podem armazenar de 100 a 450 leituras de glicose.

A maioria dos monitores permite o uso em locais alternativos ou testes com sangue capilar do antebraço. Muitos acreditam que este seja menos doloroso que o teste de polpa digital. O teste em locais alternativos é mais acurado e correlaciona-se melhor ao teste da polpa digital quando os níveis de glicose não se alteram rapidamente, como durante o período de jejum em que os níveis de glicose estão sendo checados. Quando os níveis de glicose se alteram rapidamente, como após as refeições, ou se o paciente estiver com sintomas hipoglicêmicos, é melhor usar a polpa digital como local de teste (AADE, 2006).

Lancetas de uso único e aparelhos automáticos de lancetar fazem parte dos *kits* de monitoramento de glicose. A prática atual na maioria das instituições requer o uso de lanceta de uso único ou de aparelho com botão ativador de lanceta de uso único. Os aparelhos de lanceta de múltiplos usos empregam lancetas descartáveis, mantendo-se o aparelho. Os aparelhos de lancetas de múltiplos usos vêm com proteções curtas e longas para prover diferentes graus de penetração e muitos têm proteções ou tampas ajustáveis (ADA, 2009). É preciso colocar uma agulha descartável no aparelho de lancetar para fazer o teste no dedo e em local alternativo. Recomenda-se que a agulha descartável seja trocada após cada utilização e descartada em recipiente apropriado, como em um recipiente para perfurocortantes.

Os monitores de glicose variam em tamanho, forma, peso, facilidade de uso, tamanho do visor de leitura, tamanho da amostra de sangue necessária e outras características. Os seguros de saúde cobrem atualmente parte ou todo o custo dos suprimentos para monitoramento domiciliar, se o paciente tiver indicação. O estabelecimento de objetivos para níveis de glicose sanguínea deve levar em consideração a capacidade e a motivação do paciente em atingir os objetivos, sua idade, outras doenças e o risco potencial de ocorrer hipoglicemia (AADE, 2006). Em indivíduos saudáveis com diabetes, muitas vezes os níveis de glicose mantêm-se o mais próximo possível da variação normal (determinada por seu médico). A frequência e os horários das medidas devem ser determinados por necessidades e objetivos do paciente (AADE, 2006).

Essa habilidade descreve a técnica empregada para mensurar a glicose sanguínea com um estilo específico de monitor de glicose. As etapas específicas do uso do dosímetro são variáveis, dependendo da fabricação e modelo do equipamento usado. Quando realizar medida, siga sempre as instruções do fabricante e o protocolo da instituição.

COLETA DE DADOS

1. Avaliar a compreensão do paciente sobre o procedimento bem como a finalidade e importância do controle da glicemia. *Justificativa: Fornece o nível basal sobre o qual oferecer o ensino necessário. Os adultos aprendem melhor quando o ensino-aprendizagem relaciona-se ao que o paciente já conhece.*
2. Rever todas as medicações que o paciente está recebendo. *Justificativa: Fármacos como corticosteroides, diuréticos e anestésicos, aumentam os níveis de glicose sanguínea. Os anticoagulantes aumentam o risco de equimose local e/ou sangramento excessivo no local da punção.*
3. Determinar se condições específicas são necessárias antes ou depois de checar o nível de glicose (p. ex., condição de jejum ou pós-prandial; administração de medicação, incluindo insulina). *Justificativa: A ingestão dietética, especialmente de carboidratos, altera os níveis de glicose sanguínea. As doses pré-refeições de insulina de ação curta ou rápida baseiam-se nos níveis atuais de glicose sanguínea.*
4. Avaliar a área da pele a ser usada como local de punção. Inspecionar os dedos ou antebraços quanto a edema, inflamação ou cortes ou feridas abertas. Evite áreas de equimoses e/ou lesões abertas e a mão do lado de uma mastectomia. *Justificativa: O local de punção não deve estar edemaciado, inflamado ou puncionado recentemente porque esses fatores provocam aumento da mistura do fluido intersticial e sangue, o que eleva o risco de infecção (Pagana e Pagana, 2010). As polpas digitais têm menos terminações nervosas e boa vascularização.*
5. Revisar o pedido do médico ou profissional de saúde quanto aos horários e frequência da medição de glicose sanguínea. *Justificativa: A programação do teste baseia-se no estado fisiológico do paciente, risco de desequilíbrio de glicose e protocolos estabelecidos pela instituição.*

CAPÍTULO 8 Coleta de Amostras para Exames

PLANEJAMENTO

Os **Resultados Esperados** focam a minimização do dano ao tecido no local da punção, alcance de resultados acurados, e manutenção dos níveis de glicose sanguínea dentro da variação pretendida pelo paciente.

1. O local da punção não apresenta evidência de sangramento excessivo ou prolongado ou de dano tecidual.
2. As medições de glicose sanguínea são precisas.
3. O paciente descreve o procedimento para automonitoramento da glicose sanguínea e fornece *feedback* sobre as causas possíveis dos resultados que estão fora da variação-alvo.

Delegação e Colaboração

A avaliação das condições do paciente não deve ser delegada. Quando a condição do paciente é estável, a habilidade de obter e testar uma amostra de sangue para nível de glicose sanguínea pode ser delegada à equipe de enfermagem. Instruir a equipe de enfermagem para:

- Explicar quais locais usar para a punção e quando verificar os níveis de glicose.
- Revisar os valores esperados e lembrar-se de relatar ao enfermeiro os níveis de glicose inesperados.

Equipamento

- Algodão com antisséptico
- Aparelho de lancetar autoativado ou ativado por botão
- Lanceta estéril de uso único
- Monitor de glicose sanguínea
- Tiras reagentes de teste de glicose sanguínea apropriadas para a marca de dosímetro utilizado
- Luvas de procedimento

IMPLEMENTAÇÃO *para* MONITORAMENTO DA GLICOSE SANGUÍNEA

ETAPAS	JUSTIFICATIVA
1. **Veja Protocolo Padrão (ao final do livro).**	
2. Identifique o paciente usando dois identificadores (p.ex., nome e data de nascimento ou nome e número de registro, de acordo com a política da instituição). Compare os identificadores com informações do prontuário do paciente.	Assegura que seja o paciente correto. Atende os padrões da *The Joint Commission* e melhora a segurança do paciente (TJC, 2010).
3. Oriente o paciente a lavar completamente as mãos e o antebraço (se aplicável) com água e sabão. Enxaguar e secar.	Reduz a presença de micro-organismos. Determina a prática para o paciente quando o teste for realizado em casa.
4. Posicione o paciente confortavelmente em cadeira ou posição semi-Fowler no leito.	Assegura o fácil acesso ao local de punção.
5. Remova a tira reagente do frasco e tampe-o novamente.	Protege as tiras reagentes contra acidentes de descoloração causados por exposição ao ar ou à luz.
6. Verifique o código no frasco com tira de teste. Utilize tiras de teste recomendadas para o monitor de glicose. Alguns monitores novos não requerem a inserção de código e/ou têm um disco ou tambor com 10 ou mais tiras.	O código da tira reagente de teste deve equivaler ao código de entrada no monitor de glicose para gerar resultados precisos.
7. Insira a tira reagente de teste no monitor. Não curve a tira. O dosímetro liga-se automaticamente.	Uma tira recurvada não mede com precisão a amostra sanguínea.
8. O monitor mostra um código na tela. Compare o código mostrado com o código no frasco contendo a tira reagente de teste. Pressione o botão apropriado no monitor para confirmar a equivalência dos códigos. O monitor está pronto para o uso.	Os códigos devem ser equivalentes para o dosímetro operar. Os monitores têm diferentes mensagens que confirmam que estão prontos para testar e o sangue então pode ser colocado.
9. Prepare o aparelho de lancetar. Dois tipos de aparelhos de lancetar são usados para realizar punções na pele: uso único e múltiplos usos.	
a. Lanceta de uso único (ilustração). Coloque a lanceta contra a pele e pressione para autoativação ou pressione o botão na lanceta para ativá-la e puncionar a pele.	Diminui a contaminação cruzada entre os pacientes.

HABILIDADE 8.3 Monitoramento da Glicose Sanguínea

ETAPAS	JUSTIFICATIVA

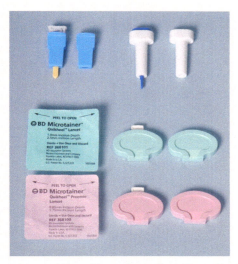

ETAPA 9a Aparelhos de lancetar de uso único. (Cortesia de Zack Bent. De Garrels M, Oatis CS: *Laboratory testing for ambulatory settings: a guide for health care professional*, Philadelphia, 2006, Saunders.)

---

b. Prepare o aparelho de lancetar de múltiplos usos com uma nova lanceta. Nota: Alguns aparelhos recomendam que esta etapa seja completada antes de preparar a tira reagente de teste. Retire a tampa do aparelho de lancetar. Insira nova lanceta. Alguns aparelhos têm um disco ou cilindro que ao girar libera uma nova lanceta.
  (1) Torça a tampa de proteção da ponta da lanceta. Recoloque a tampa no aparelho de lancetar.
  (2) Arme o aparelho de lancetar, ajustando para a profundidade adequada de punção.
	Nunca reutilize uma lanceta devido ao risco de infecção.
	
	Cada paciente varia quanto à profundidade de introdução necessária para que a lanceta produza a gota de sangue.

10. Obtenha a amostra de sangue.	
a. Limpe levemente o dedo ou antebraço com algodão antisséptico. Escolha uma área vascular para o local de punção. Em adultos estáveis, selecione a parte lateral do dedo; certifique-se de evitar a ponta central do dedo, que tem um suprimento nervoso mais espesso (Pagana e Pagana, 2010).	Remove micro-organismos residentes. O excesso de álcool pode causar hemólise do sangue. A lateral do dedo é menos sensível à dor e tem suprimento nervoso espesso. Não use locais alternativos quando os pacientes estão hipoglicêmicos, propensos à hipoglicemia (durante atividade de pico de uma insulina de ação rápida ou até duas horas após injetar insulina de ação rápida), após exercício, durante doença ou quando os níveis de glicose sanguínea estão aumentando ou diminuindo rapidamente (AADE, 2006).
b. Segure a área a ser puncionada em posição pendente. Não esprema ou massageie o local no dedo.	Aumenta o fluxo sanguíneo para a área antes de puncionar. Espremer pode hemolisar a amostra e introduzir fluido tecidual (Pagana e Pagana, 2010).
c. Segure a ponta do aparelho de lancetar contra a área da pele escolhida para o teste (ilustração). Pressione o botão de liberação no aparelho. Alguns aparelhos permitem visualizar a amostra de sangue se formando. Remova o aparelho.	O posicionamento correto da lanceta assegura que ela penetre adequadamente na pele.
d. Em alguns aparelhos, uma amostra de sangue começa a aparecer (ilustração). Caso contrário, esprema ou massageie a ponta do dedo delicadamente até se formar uma gota arredondada de sangue.	É necessário que a amostra de sangue seja de tamanho adequado para testar a glicose.

(Continua)

ETAPAS	JUSTIFICATIVA

11. Obtenha os resultados do teste.
   a. Certifique-se de que monitor ainda esteja ligado. Insira a tira reagente com a gota de sangue no monitor. O sangue será aplicado sobre a tira reagente (ilustração). (Seguindo instruções específicas do dosímetro, certifique-se de obter uma amostra completa.) Não raspe ou aplique sangue no lado errado da tira reagente.
   b. O resultado do teste de glicose sanguínea aparece na tela. Alguns aparelhos emitem um bipe quando concluído.
	O sangue penetra na tira reagente e o aparelho de glicose mostra a mensagem na tela para sinalizar que se obteve sangue suficiente. Raspar ou usar o lado errado da fita prejudica a medição adequada de glicose.

12. Desligue o monitor. Alguns monitores desligam-se automaticamente.	O monitor é movido à bateria.
13. **Veja Protocolo de Conclusão (ao final do livro).**	
14. Discuta os resultados do teste com o paciente e incentive perguntas e eventual participação ativa em cuidados pessoais, se ele possui diagnóstico recente de diabetes.	Permite a avaliação da compreensão do paciente para independência e uso adequado do equipamento e suprimentos.

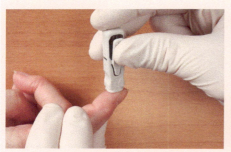

ETAPA 10c Puncione a lateral do dedo com a lanceta.

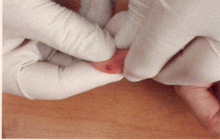

ETAPA 10d Após a punção, aparece a gota de sangue.

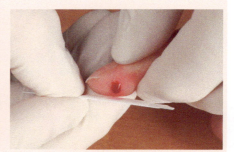

ETAPA 11a Aplique o sangue à tira reagente de teste.

AVALIAÇÃO

1. Observe o local de punção quanto a sinais de sangramento ou hematoma.
2. Compare a leitura do monitor de glicose com os níveis de glicose sanguínea-alvo e o resultado de testes anteriores.
3. Peça ao paciente para discutir o procedimento e os resultados do teste (faça-o demonstrar o próximo teste).

Resultados Inesperados e Intervenções Relacionadas

1. O local de punção continua a sangrar ou está com hematoma.
   a. Aplique pressão ao local.
   b. Comunique o profissional de saúde responsável.
2. Mau funcionamento do monitor de glicose.
   a. Repita o teste, seguindo instruções.
   b. Siga as instruções do fabricante referentes a mau funcionamento.
3. Nível de glicose sanguínea acima ou abaixo da variação-alvo.
   a. Continue a monitorar o paciente.
   b. Siga o protocolo da instituição para confirmação do laboratório de resultados muito altos ou muito baixos. O teste do laboratório geralmente é considerado mais preciso.
   c. Cheque o prontuário para ver se há medicação prescrita para alterações no nível de glicose; se não, comunique o médico ou profissional de saúde responsável.
   d. Administre insulina ou fonte de carboidrato conforme solicitado (dependendo do nível de glicose).
   e. Comunique o profissional de saúde responsável sobre a resposta do paciente.

Registro e Relato

- Registre os resultados em folha de controles apropriada e descreva a resposta, incluindo presença ou ausência de dor ou excessiva exsudação de sangue no local da punção.
- Registre os níveis de glicose sanguínea fora da variação-alvo e tome a conduta adequada para hipo ou hiperglicemia (Tabela 8-1).

Amostra de Documentação

(Para pedido de insulina baseado na dose diária total de 50 unidades. Pode ser registrado em folha de controles, registro de administração de medicação e/ou na forma descritiva nas anotações do enfermeiro.)

07h30   Glicose sanguínea 110, consumiu todo o alimento na bandeja do café da manhã

12h   Glicose sanguínea 240. Nega sinais e sintomas de hiperglicemia. Total de 9 unidades. Administradas 9 unidades de Insulina Humana por via subcutânea.

Considerações Especiais

Geriatria

- Idosos que têm dificuldades de realizar a leitura na tela do monitor devem usar um aparelho com um visor maior e com tela iluminada ou um monitor com áudio leitura que forneça orientações verbais para guiar o paciente no procedimento e ofereça o resultado em áudio.
- Idosos com alterações musculoesqueléticas podem não apresentar coordenação motora fina necessária à manipulação dos aparelhos e colocação de amostra de sangue nas tiras reagentes ou inserção das tiras no dosímetro. Alguns modelos podem ser carregados com múltiplas tiras.
- Polpas digitais aquecidas podem facilitar a obtenção de amostras de sangue.

Assistência Domiciliar (*Home Care*)

- Os pacientes devem, rotineiramente, avaliar a glicose sanguínea antes das refeições, antes de tomar medicações e à beira do leito para monitorar a eficácia do plano de tratamento.
- Um ou mais cuidadores familiares devem estar capacitados para monitorar o nível de glicose sanguínea em caso de o paciente não estar possibilitado de fazer isto de forma independente.
- Alguns pacientes com diabetes checam a glicemia antes de dirigir porque apresentam inconsciência por hipoglicemia e precisam ver se sua glicose sanguínea está baixa ou tornando-se baixa antes de sentar-se atrás do volante.

TABELA 8-1	SINAIS E SINTOMAS DE ALTERAÇÕES DE GLICEMIA
Hiperglicemia (glicose elevada)	Sede, poliúria, polifagia, fraqueza, fadiga, cafaleia, visão turva, náusea, vômito, cãibras abdominais
Hipoglicemia (glicose baixa)	Sudorese, taquicardia, palpitações, nervosismo, tremores, fraqueza, cefaleia, confusão mental, fadiga

HABILIDADE 8.4   COLETA DE AMOSTRAS DE SANGUE – PUNÇÃO VENOSA COM SERINGA, PUNÇÃO VENOSA COM *VACUTAINER* E HEMOCULTURAS

Exames de sangue, as medidas diagnósticas mais comumente usadas, fornecem valiosas informações sobre os estados nutricional, hematológico, metabólico, imune e bioquímico do paciente. Esses exames permitem que os profissionais de saúde examinem os pacientes quanto a sinais precoces de doença física, monitorem modificações em doenças agudas ou crônicas e avaliem as respostas ao tratamento.

Devido às grandes veias serem fontes de sangue para exames laboratoriais e para administração intravenosa (IV) de líquidos ou sangue, é essencial manter sua integridade. É importante usar os locais mais distais primeiro e manter um ou mais locais apropriados para acesso IV. Não extraia sangue de um local proximal ao local de inserção IV.

Após obtenção de uma amostra, coloque-a diretamente no frasco de sangue adequado. Um sistema de codificação em cores nas tampas dos frascos de coleta indica os tipos de amostra que podem ser coletados nesse frasco (veja protocolo da instituição). Frascos especiais podem conter aditivo. Por exemplo, um frasco com anticoagulante é usado para um exame que requer sangue não coagulado ou hemolisado.

A punção venosa é o método mais comum de obtenção de amostras de sangue. Este método envolve a inserção de uma agulha oca no lúmen de uma grande veia para obter uma amostra usando tanto agulha e seringa ou um dispositivo *Vacutainer* que permite a extração de múltiplas amostras.

As hemoculturas ajudam na detecção de bactérias no sangue. É importante que sejam extraídas pelo menos duas amostras para culturas em dois locais diferentes. Como febre e calafrios podem acompanhar a bacteremia, as hemoculturas podem ser extraídas quando os sintomas estão presentes (Pagana e Pagana, 2010). Se somente uma cultura produzir bactérias, presume-se que as bactérias eram contaminantes da pele e não o agente infeccioso. Há bacteremia quando em ambas as culturas há crescimento do agente infeccioso.

COLETA DE DADOS

1. Determinar a compreensão do paciente sobre a finalidade do exame e a capacidade de cooperar com o procedimento. *Justificativa:* O procedimento pode parecer ameaçador ao paciente.

2. Determinar se condições especiais são necessárias para a coleta de amostra (p. ex., jejum, um tempo prévio específico para a coleta em relação à medicação, necessidade de congelar a amostra). *Justificativa: Alguns pacientes têm condições especiais para medição precisa dos elementos sanguíneos (p. ex., glicose sanguínea de jejum, pico e queda de drogas, níveis de amônia).*
3. Avaliar o paciente quanto a possíveis fatores de risco de punção venosa, que incluem terapia anticoagulante, baixa contagem plaquetária ou desordem hemorrágica. Revisar a história de medicação. *Justificativa: Coagulação anormal causada por baixa contagem plaquetária, hemofilia ou medicações aumenta o risco de sangramento e formação de hematoma.*
4. Avaliar o paciente quanto a locais contraindicados para punção: presença de infusão IV, hematoma em local potencial, braço do lado de mastectomia ou cirurgia axilar, ou fístula de hemodiálise. *Justificativa: Extrair amostras desses locais pode resultar em falsos resultados do exame ou lesionar o paciente.*
5. Identificar alergias ao látex, sensibilidade à fita adesiva ou alergia a povidona-iodo. *Justificativa: Determina a necessidade de evitar a exposição a esses itens.*
6. Ao extrair hemoculturas, avaliar evidência sistêmica de bacteremia, incluindo febre e calafrios. *Justificativa: Três amostras de sangue devem ser extraídas com intervalo de pelo menos uma hora, iniciando-se no primeiro sinal de sepse (Pagana e Pagana, 2010).*
7. Rever o pedido do médico quanto aos tipos de exames de sangue. *Justificativa: A prescrição é obrigatória. O tipo de exame determina os frascos de sangue a usar e a quantidade da amostra.*

PLANEJAMENTO

Os **Resultados Esperados** focalizam a coleta de uma amostra de sangue adequada, não contaminada.
1. O paciente explica a finalidade da coleta de sangue antes de se tentar sua realização.
2. O local de punção venosa não mostra evidências de sangramento contínuo ou hematoma.
3. O paciente nega ansiedade ou desconforto.
4. Uma amostra adequada é colhida para o exame (veja relatório da instituição ou manual apropriado do laboratório).

Delegação e Colaboração

O procedimento de colher amostras de sangue por punção venosa pode ser delegada à equipe de enfermagem treinada. Instruir a equipe de enfermagem para:
- Explicar as condições do paciente (p. ex., presença de terapia IV, edema que afeta a extremidade ou veia para seleção para punção).
- Orientar o paciente a relatar o desconforto ou sinais de excessivo sangramento ao enfermeiro.

Equipamento
Todos os procedimentos
- Algodão com álcool ou antisséptico (verifique o protocolo da instituição para uso de álcool 70% ou outra solução antisséptica)
- Luvas de procedimento
- Coxim ou toalha dobrada
- Compressas de gaze estéril (5 × 5 cm)
- Torniquete
- Fita adesiva
- Frascos apropriados para sangue
- Rótulos de identificação
- Requisição do laboratório preenchida, incluindo identificação apropriada do paciente, data, hora, nome do exame e fonte (para cultura)
- Saquinho plástico de risco biológico para entrega de amostra ao laboratório (ou conforme especificado pela instituição)

Punção venosa com seringa
- Agulhas de segurança estéreis (calibres 20 e 21 para adultos; calibres 23 a 25 para crianças)
- Seringa de segurança Luer-Lok estéril, 10 a 20 mL

Punção venosa com *Vacutainer*
- *Vacutainer* e dispositivo de acesso de segurança com adaptador Luer-Lok
- Agulhas estéreis com ponta dupla (calibres 20 e 21 para adultos; calibres 23 a 25 para crianças)
- Frascos apropriados para sangue (dependendo dos exames a serem feitos)

Hemoculturas
- Duas seringas estéreis de 20 mL
- Agulhas de segurança estéreis (calibres 20 e 21 para adultos; calibres 23 a 25 para crianças)
- Frascos aeróbicos e anaeróbicos de cultura (verifique o protocolo da instituição)

HABILIDADE 8.4 Amostras de Sangue – Punção Venosa com Seringa...

IMPLEMENTAÇÃO para COLETA DE AMOSTRAS DE SANGUE – PUNÇÃO VENOSA COM SERINGA, PUNÇÃO VENOSA COM *VACUTAINER* E HEMOCULTURAS

ETAPAS	JUSTIFICATIVA
1. **Veja Protocolo Padrão (ao final do livro).**	
2. Identifique o paciente usando dois identificadores (p. ex., nome e data de nascimento ou nome e número de registro, de acordo com o protocolo da instituição). Compare os identificadores com as informações clínicas do prontuário do paciente.	Assegura que seja o paciente correto. Observa os padrões da *The Joint Commission* e melhora a segurança do paciente (TJC, 2010).
3. Ajude o paciente a se deitar de costas ou sentar-se em posição semi-Fowler ou em uma cadeira com o braço apoiado e o cotovelo estendido. Coloque o coxim ou toalha sob a parte superior do braço. (Opção: abaixe o braço levemente de modo a encher a mão e a parte inferior do braço com sangue).	Ajuda a estabilizar a extremidade. A posição apoiada no leito reduz a chance de lesão no paciente, caso ocorra desmaio.
4. Aplique torniquete de modo que possa ser removido puxando-se uma ponta com um simples movimento.	O torniquete bloqueia o retorno venoso vindo da extremidade para o coração, causando dilatação das veias para uma visibilidade mais fácil.
a. Posicione o torniquete de 5 a 10 cm acima do local de punção selecionado.	
b. Cruze o torniquete sobre o braço do paciente (ilustração). Pode-se colocar o torniquete sobre a manga da camisola hospitalar para proteger a pele.	A pele do adulto idoso é muito frágil.
c. Segure o torniquete entre os dedos perto do braço. Faça uma alça entre o braço do paciente e o torniquete, de modo que se possa segurar facilmente a ponta livre (ilustração).	Puxe a ponta livre para liberar o torniquete após a punção.

> ⚡ **ALERTA DE SEGURANÇA** Palpe o pulso distal (p. ex., radial) abaixo do torniquete. Se o pulso não for palpável, o torniquete está muito apertado e impedindo o fluxo sanguíneo. Se isso acontecer, remova e espere 60 segundos antes de reaplicá-lo mais frouxo ou use a outra extremidade. Manter o torniquete posicionado até um minuto minimiza os efeitos de hemoconcentração e hemólise. O tempo prolongado pode alterar os resultados do exame e causa dor e estase venosa (p. ex., nível falsamente elevado de potássio) (Warekois e Robinson, 2007).

5. Peça ao paciente para abrir e fechar *delicadamente* o punho várias vezes, deixando finalmente o punho fechado.	
6. Inspecione rapidamente a extremidade em busca do melhor local de punção, procurando por uma veia reta, proeminente, sem edema ou hematoma. Das três veias localizadas na área antecubital, a veia cubital mediana é a preferida (ilustração).	Esta veia é grande, bem ancorada (não se move facilmente), mais próxima à superfície da pele e menos dolorosa à punção. Veias retas e intactas são mais fáceis de puncionar. As veias da porção inferior do braço são preferidas para a administração de líquidos IV.
7. Palpe a veia selecionada com o dedo (ilustração). Perceba se ela está firme e retorna o preenchimento quando palpada, ou é sentida rígida e filamentar, rolando quando palpada. Evite golpear vigorosamente a veia, pois isso causa vasoespasmo.	Uma veia saudável é elástica e retorna o preenchimento à palpação. A veia trombosada é rígida, desliza facilmente e é difícil de puncionar.

(Continua)

ETAPAS	JUSTIFICATIVA

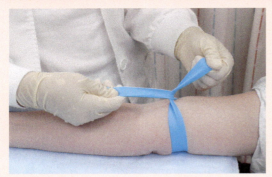

ETAPA 4b Cruze o torniquete sobre o braço.

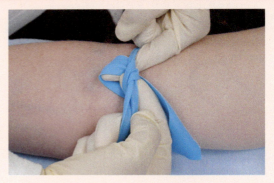

ETAPA 4c Faça uma alça entre o braço do paciente e o torniquete.

8. Obtenha a amostra de sangue.
   a. *Método com seringa*
      (1) Use uma seringa com a agulha adequada adaptada.
      (2) Limpe o local de punção com algodão antisséptico; primeiramente, mova o algodão para frente e para trás no plano horizontal, em seguida, outro algodão em um plano vertical e, finalmente, em movimento circular, do centro para fora, por cerca de 5 cm (ilustração). Deixe secar.
         (a) Se extrair amostra para níveis de álcool no sangue ou para hemoculturas, use somente algodão antisséptico em vez de algodão com álcool.
      (3) Retire a proteção da agulha e informe o paciente sobre a duração de apenas alguns segundos da "picada".
      (4) Coloque o polegar ou o indicador da mão não dominante 2,5 cm abaixo do local e puxe delicadamente a pele. Estire a pele uniformemente até a veia se estabilizar.
      (5) Segure a seringa e a agulha a um ângulo de 15 a 30 graus do braço do paciente com o bisel para cima.
      (6) Insira-a lentamente na veia, pare quando sentir uma resistência à entrada da agulha na veia (ilustração).

O agente antimicrobiano limpa as bactérias residentes da superfície, assim os organismos não penetram no local da punção. Deixar o antisséptico secar completa sua tarefa antimicrobiana e reduz o "ardido" da punção. O álcool que fica na pele pode causar hemólise da amostra.

Assegura resultados precisos de exame.

Prepara o paciente e previne o movimento súbito de retirada da agulha.
Estabiliza a veia e minimiza o deslizamento durante a inserção da agulha.

O ângulo e a posição para cima do bisel facilita a entrada da agulha na veia.
Previne a punção através do lado oposto da veia.

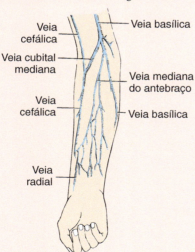

ETAPA 6 Localização das veias antecubitais.

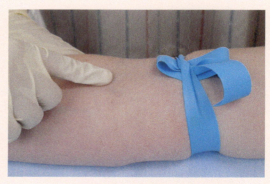

ETAPA 7 Palpe a veia.

HABILIDADE 8.4 Amostras de Sangue – Punção Venosa com Seringa...

ETAPAS	JUSTIFICATIVA

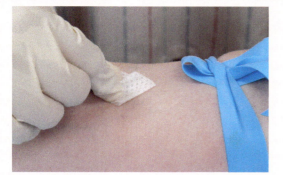

ETAPA 8a(2) Limpe o local da punção com solução antisséptica.

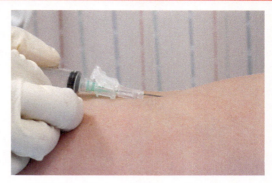

ETAPA 8a(6) Inserindo a agulha na veia.

(7) Segure a seringa de maneira segura e puxe delicadamente o êmbolo.	Cria um vácuo para extração da amostra.
(8) Observe o retorno e a extração de sangue até obter a quantidade desejada.	Verifica a colocação na veia.
(9) Libere o torniquete antes de retirar a agulha.	Reduz o sangramento no local.
(10) Aplique gaze ou algodão com álcool no local de punção sem pressão (ilustração). Retire rápida e cuidadosamente a agulha e aplique pressão após a sua remoção. Se o paciente estiver em uso de anticoagulantes, pressione o local por vários minutos.	Minimiza o desconforto e trauma de veia. Previne hematoma e exsudação de sangue no local da venipunção.
(11) Coloque a proteção de segurança da agulha e descarte-a imediatamente no receptáculo adequado.	Reduz o risco de lesão pela agulha (OSHA, 2001)
(12) Afixe a seringa cheia de sangue ao dispositivo de transferência. Fixe o frasco e deixe o vácuo enchê-lo até o nível especificado. Remova e preencha outros frascos, se apropriado (ilustração). Gire delicadamente cada frasco para frente e para trás de oito a 10 vezes.	Reduz o risco de lesão pela agulha. Frascos com aditivos devem ser invertidos logo que possível. Previne a coagulação, uma vez que são adicionados aditivos ao sangue.

b. *Método com o sistema* **Vacutainer**
  (1) Fixe a agulha com dupla ponta ao tubo *Vacutainer* (ilustração).
  (2) Tenha o frasco adequado de amostra de sangue no dispositivo *Vacutainer*, mas não puncione a tampa de borracha.

Os frascos são codificados em cores para indicar a finalidade a que se destina com base no tamanho e na presença ou ausência de um aditivo químico.
A punção da tampa resulta em perda de vácuo.

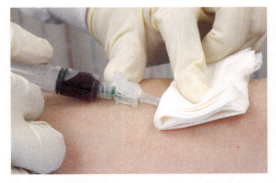

ETAPA 8a(10) Aplique gaze sobre o local da punção.

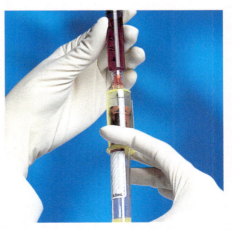

ETAPA 8a(12) Adapte a seringa cheia de sangue ao dispositivo de transferência da agula. (Cortesia e © de Becton, Dickinson and Company.)

(Continua)

ETAPAS	JUSTIFICATIVA

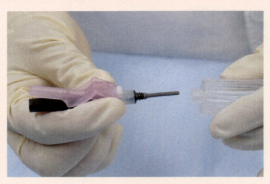

ETAPA 8b(1) Adapte a agulha de ponta dupla.

(3) Limpe o local da punção com algodão com álcool 70%, com movimento circular para fora por aproximadamente 5 cm. (Etapa 8a(2) para uso de algodão com antisséptico.) Deixe secar.	O agente antimicrobiano elimina as bactérias residentes da superfície da pele, assim os organismos não penetram no local da punção. Permitir que o álcool seque reduz a "picada" da punção. O álcool que fica na pele pode causar hemólise da amostra.
(4) Retire a proteção da agulha e informe o paciente que ele sentirá a "picada" por apenas alguns segundos.	A explicação do que o espera reduz a ansiedade do paciente.
(5) Ponha o polegar ou o indicador da mão não dominante 2,5 cm *abaixo* do local e puxe a pele esticada.	A posição do dedo abaixo do local previne uma "picada" acidental com a agulha. O estiramento ajuda a estabilizar a veia e previne o deslizamento durante a inserção da agulha.
(6) Segure a agulha do *Vacutainer* a um ângulo de 15 a 30 graus do braço com o bisel da agulha para cima.	Reduz a chance de transfixar a veia durante a inserção e é menos traumática para a veia.
(7) Insira a agulha lentamente na veia (ilustração).	Previne a punção no lado oposto.
(8) Segure o *Vacutainer* firmemente e progrida com o frasco de amostra dentro do porta-agulha (não progrida com a agulha na veia).	Empurrar a agulha através da tampa rompe o vácuo e promove o fluxo de sangue para o frasco. Progredir a agulha dentro da veia pode perfurá-la.
(9) Observe o fluxo de sangue dentro do frasco, o qual deve ser bastante rápido (ilustração).	A ausência do aparecimento de sangue indica perda do vácuo no frasco ou que a agulha não se encontra na veia.
(10) Após o enchimento do frasco de amostra, segure firmemente o *Vacutainer* e remova o frasco. Insira frascos adicionais de amostra, se necessário. Agite delicadamente cada frasco para frente e para trás, de oito a 10 vezes.	Impede avanço da agulha ou o seu desalojamento. Os frascos com aditivos devem ser invertidos o mais rápido possível. Previne a coagulação quando os aditivos se misturam ao sangue.
(11) Libere o torniquete antes de retirar a agulha. Aplique gaze e retire rapidamente a agulha. Veja Etapa 8a(10) (ilustração).	Reduz o sangramento no local quando a agulha é retirada.
c. *Hemocultura*	
(1) Limpe o local da punção com algodão com antisséptico (verifique o protocolo da instituição). Deixe secar.	O agente antimicrobiano limpa a superfície da pele, assim os micro-organismos não penetram no local da punção ou contaminam a cultura. A secagem assegura a complementação da ação antimicrobiana.
(2) Limpe as tampas dos frascos de cultura por 15 segundos com algodão com álcool ou antisséptico. Verifique o protocolo da instituição.	Assegura que a amostra é estéril.

HABILIDADE 8.4 Amostras de Sangue – Punção Venosa com Seringa...

ETAPAS	JUSTIFICATIVA
(3) Colha de 10 a 15 mL de sangue venoso usando o método com seringa (Etapa 8a) do primeiro local de punção e repita o procedimento no outro braço.	As culturas devem ser obtidas de dois locais para confirmar o crescimento na cultura.
(4) A cada amostra ative a proteção de segurança da agulha, descarte-a da seringa e substitua-a com nova agulha estéril, antes de injetar a amostra de sangue nos frascos de cultura.	Mantém a técnica estéril e previne a contaminação da amostra.
(5) Se forem necessárias culturas aeróbicas e anaeróbicas, preencha primeiro o recipiente anaeróbico (Pagana e Pagana, 2010).	Organismos anaeróbicos podem demorar mais a crescer.

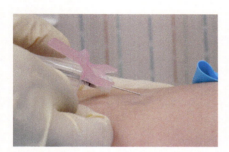

ETAPA 8b(7) Insira a agulha do *Vacutainer* na veia.

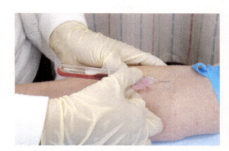

ETAPA 8b(9) Observe o rápido fluxo do sangue no tubo.

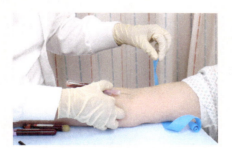

ETAPA 8b(11) Libere o torniquete antes de retirar a agulha.

(6) Misture delicadamente o sangue em cada frasco de cultura.	Misture o meio de cultura e o sangue.
(7) Libere o torniquete, aplique gaze no local de punção e retire a agulha; veja Etapa 8a(10).	
9. Verifique qualquer sinal de sangue no lado externo do frasco; limpe com álcool 70%.	
10. Agulhas duplas têm proteção de segurança embutida; ative-as e então descarte-as em recipiente adequado.	A técnica de uma mão e a ativação dos dispositivos de segurança da agulha ajudam a evitar lesões por picada de agulha, bem como a exposição a patógenos hematogênicos potencialmente fatais (OSHA, 2005).
11. Na presença do paciente, rotule a amostra com os identificadores do paciente, data e hora. Rotule cada frasco anotando o braço do qual foi extraída a amostra. Afixe a adequada requisição preenchida ao recipiente da amostra.	Assegura que as informações diagnósticas sejam relacionadas ao paciente correto.
12. Coloque todas as amostras em um saco plástico de risco biológico e envie ao laboratório. Envie imediatamente as culturas ao laboratório (ou pelo menos em 30 minutos) (Pagana e Pagana, 2009).	Minimiza a disseminação de micro-organismos.
13. **Veja Protocolo de Conclusão (ao final do livro).**	

(Continua)

AVALIAÇÃO

1. Peça ao paciente para explicar a finalidade dos exames.
2. Reinspecione o local da punção venosa quanto a hemostasia.
3. Determine se o paciente está ansioso ou temeroso.
4. Verifique o relatório do laboratório para os resultados do exame.

Resultados Inesperados e Intervenções Relacionadas

1. Formação de hematoma no local da punção.
   a. Aplique pressão usando curativo de gaze.
   b. Continue a monitorar o paciente quanto a dor e desconforto.
2. O sangramento no local continua.
   a. Aplique pressão e peça ao paciente para ajudar a manter a pressão no local; continue a monitorar.
3. Os exames laboratoriais revelam resultados de sangue significativamente anormais (veja o relatório ou manual do laboratório para os limites normais).
   a. Comunique ao médico ou ao profissional de saúde.

Registro e Relato

- Método de registro usado para obter amostra de sangue, data e hora da coleta, tipo de teste solicitado, local (para hemoculturas) e laboratório que recebe a amostra; descreva o local da punção após coleta da amostra e a resposta do paciente ao procedimento.
- Comunique qualquer emergência ou resultados anormais ao médico ou ao profissional de saúde.

Amostra de Documentação

10h Bioquímica sérica e amostras para hemograma completo colhidas na fossa antecubital E, observado hematoma de 2 cm. Aplicada pressão com gaze. Encorajado a elevar o braço, pressão contínua e comunicar ao enfermeiro se ocorrer sangramento ou o hematoma aumentar de tamanho. Amostras enviadas para laboratório.

Considerações Especiais

Pediatria

- Explicar o procedimento à criança usando linguagem apropriada ao desenvolvimento dela.
- Aplicar EMLA 60 minutos antes do procedimento; ou pode estar prescrito outro creme anestésico local para reduzir a dor em bebês e crianças pequenas (Hockenberry e Wilson, 2009).
- Ao realizar a punção venosa em crianças, explore uma variedade de fontes para acesso venoso (p. ex., couro cabeludo, fossa antecubital, veias safenas, veias da mão) para assegurar o acesso.
- Os *Vacutainers* não são recomendados para crianças com menos de dois anos de idade devido a possível colabamento da veia (Hockenberry e Wilson, 2009).

Geriatria

- Os idosos têm pele e veias frágeis que se traumatizam facilmente durante a punção. Algumas vezes a aplicação de compressas quentes pode ajudar na obtenção de amostras.
- Agulhas/cateteres pequenos também podem ser benéficos.

HABILIDADE 8.5   COLETA DE AMOSTRAS DO NARIZ E DA GARGANTA

Quando os pacientes têm sinais e sintomas de infecção respiratória superior ou sinusal, a cultura de nariz e garganta é uma ferramenta diagnóstica simples para identificar a presença e o tipo de micro-organismos. Deve-se obter culturas antes de iniciar a antibioticoterapia porque o antibiótico pode interromper o crescimento do organismo no laboratório. Se o paciente estiver recebendo antibióticos, notifique o laboratório e especifique quais antibióticos específicos o paciente está recebendo (Pagana e Pagana, 2010).

A coleta de amostra do nariz e da garganta pode causar desconforto e vômito devido a membranas mucosas sensíveis. É importante coletar a cultura da garganta antes ou pelo menos uma hora após comer ou beber para diminuir a chance de induzir o vômito e o risco de aspiração. Os pacientes devem compreender claramente como será coletada cada amostra para minimizar a ansiedade ou o desconforto.

COLETA DE DADOS

1. Avaliar a compreensão do paciente sobre a finalidade do procedimento e sua capacidade de cooperar. Pode ser necessária ajuda para obter culturas da garganta de pacientes confusos, agitados ou inconscientes. *Justificativa: Fornece uma base para determinar a necessidade de ensino de saúde, necessidade de assistência e prevenção de lesão.*
2. Avaliar a condição da mucosa nasal e sua drenagem e os seios paranasais. *Justificativa: Revela os sinais que podem indicar infecção ou irritação alérgica.*
3. Determinar se o paciente tem coriza, cefaleia sinusal ou sensibilidade, congestão nasal ou inflamação da garganta. *Justificativa: Esclarece melhor a natureza do problema.*
4. Avaliar a condição da faringe posterior (Cap. 7).
5. Avaliar quanto a sinais sistêmicos de infecção, incluindo febre, calafrios e mal-estar.

PLANEJAMENTO

Os **Resultados Esperados** focam a obtenção de amostra não contaminada em quantidade apropriada para diagnóstico e tratamento adequados.

1. O paciente verbaliza compreensão da finalidade da amostra e como esta será obtida.

HABILIDADE 8.5 Coleta de Amostras do Nariz e da Garganta

2. A amostra de cultura é obtida sem contaminação da pele ou de tecidos adjacentes.
3. O paciente não apresenta sangramento da mucosa nasal.

Delegação e Colaboração
As habilidades de obter amostras da garganta e do nariz não devem ser delegadas.

Equipamento
- Dois *swabs* estéreis em frascos estéreis de cultura (*swab* com fio flexível e ponta de algodão pode ser usado para culturas do nariz)
- Espéculo nasal (opcional)
- Abaixadores de língua
- Lanterna clínica
- Bacia ou recipiente limpo para êmese (opcional)
- Lenços de papel
- Gaze
- Luvas limpas
- Etiquetas de identificação
- Requisição preenchida do laboratório, incluindo identificação adequada do paciente, data, hora, nome do exame e fonte de cultura
- Saquinho plástico de risco biológico para entrega da amostra ao laboratório (ou recipiente, conforme especificado pela instituição)

IMPLEMENTAÇÃO para COLETA DE AMOSTRAS DO NARIZ E GARGANTA

ETAPAS	JUSTIFICATIVA
1. **Veja Protocolo Padrão (ao final do livro).**	
2. Identifique o paciente usando dois identificadores (p. ex., nome e data de nascimento ou nome e número do registro, de acordo com protocolo da instituição). Compare os identificadores com as informações no prontuário do paciente.	Assegura que seja o paciente correto. Observa os padrões da *The Joint Commission* e melhora a segurança do paciente (TJC, 2010).
3. Peça ao paciente para sentar-se ereto no leito ou em uma cadeira à sua frente. O paciente gravemente enfermo pode estar deitado, apoiado a um ângulo de 45 graus ou em posição semi-Fowler. Explique ao paciente que ele poderá ter sensação de cócegas ou vômito durante a aplicação de *swab* na garganta. O *swab* nasal pode desencadear urgência em espirrar. Explique que o procedimento leva apenas alguns segundos.	Promove o fácil acesso às estruturas orais.
4. Deixe o *swab* no frasco pronto para uso. Se preferir, solte a tampa de modo que o *swab* possa ser removido com facilidade.	A maioria dos frascos comerciais tem a tampa adaptável com segurança à ponta do *swab*, o que permite ao enfermeiro tocar a parte superior externa sem contaminar a haste do *swab*.
5. *Coleta de cultura da garganta.*	
a. Programe o procedimento quando o estômago do paciente estiver vazio. Em posição sentada, peça ao paciente para inclinar a cabeça para trás. No caso de pacientes acamados, coloque um travesseiro atrás de seus ombros.	A obtenção da amostra com o estômago vazio reduz o risco de vômito e aspiração.
b. Peça ao paciente para abrir a boca e dizer "ah".	Permite a exposição da faringe, relaxa os músculos da garganta e minimiza o reflexo de vômito.
c. Abaixe a língua com abaixador, se não houver exposição da faringe, e observe áreas inflamadas da faringe ou tonsilas. Abaixe somente o terço inferior da língua e ilumine com a lanterna, se necessário.	A área de aplicação de *swab* deve ser claramente visualizada.
d. Insira o *swab* sem tocar os lábios, língua ou bochechas (ilustração).	Garante a coleta de drenagem infectada.
e. Aplique o *swab* de maneira delicada, mas rápida, na área tonsilar de um lado a outro, fazendo contato com locais inflamados ou purulentos.	Coleta micro-organismos dos tecidos da garganta sem contaminação da boca ou língua.
f. Retire cuidadosamente o *swab* sem tocar as estruturas orais.	

(Continua)

ETAPAS	JUSTIFICATIVA

6. *Coleta de cultura nasal.*
    a. Solicite ao paciente para assoar o nariz, e então verifique a permeabilidade das narinas com a lanterna. Selecione a narina com maior patência.

    Limpa o muco do conduto nasal o qual contém bactérias residentes.

    b. Em posição sentada, peça ao paciente para inclinar a cabeça para trás. Em pacientes acamados, coloque um travesseiro sob os ombros.
    c. Insira delicadamente o espéculo nasal em uma narina (*opcional*).

    Melhora a capacidade de visualizar a mucosa nasal e alcançar o fundo da narina anterior.

    d. Passe cuidadosamente o *swab* dentro da narina até alcançar a porção da mucosa que está inflamada ou contém exsudato. Gire rapidamente o *swab*. NOTA: Se precisar obter uma cultura nasofaríngea, use um *swab* especial em um fio flexível que possa ser flexionado no sentido posterior para alcançar a nasofaringe.

    O *swab* deve ser mantido estéril até alcançar a parte posterior da narina.

    e. Retire o *swab* sem tocar os lados do espéculo ou o canal nasal.

    Previne a contaminação por bactérias residentes.

    f. Retire cuidadosamente o espéculo nasal (se for usado) e ponha-o na bacia. Ofereça lenços de papel ao paciente.

7. Insira o *swab* no frasco de cultura. Utilizando gaze para proteger os dedos, aperte a ampola na parte inferior da sonda para liberar o meio de cultura (ilustração).

    Colocar a ponta no meio de cultura mantém as bactérias vivas para o exame.

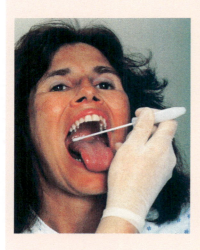

ETAPA 5d Coleta de amostra da faringe posterior. (De Pagana KD, Pagana TJ: *Mosby's manual of diagnostic and laboratory tests,* ed 4, St Louis, 2010, Mosby.)

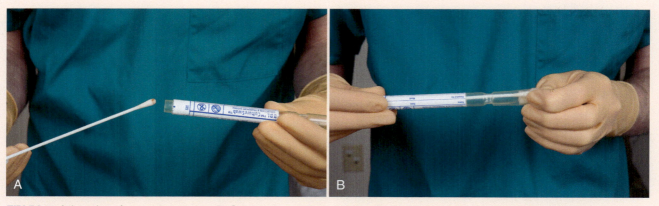

ETAPA 7 Ativando o frasco de cultura. **A**, Coloque o *swab* no frasco. **B**, Comprima a ponta do frasco para liberar o líquido.

HABILIDADE 8.6 Coleta de Amostra de Escarro

ETAPAS	JUSTIFICATIVA
8. Pressione a ponta do *swab* no meio líquido.	Preserva a amostra para exame.
9. Coloque a tampa do frasco com segurança.	
10. Na presença do paciente, preencha a etiqueta de identificação (dois identificadores, fonte da amostra, data e hora da coleta) e afixe-a ao frasco. Anexe de maneira adequada a requisição do laboratório ao frasco. Coloque a amostra em saco plástico de risco biológico (de acordo com a política da instituição) e envie-a imediatamente ao laboratório.	A incorreta identificação da amostra pode resultar em erros no diagnóstico ou terapêuticos. A amostra não enviada ao laboratório imediatamente ou refrigerada permite o crescimento de organismos e resultados imprecisos.
11. **Veja Protocolo de Conclusão (ao final do livro).**	Reduz a transmissão de micro-organismos.

AVALIAÇÃO

1. Peça ao paciente para descrever a finalidade da cultura.
2. Monitore a técnica de coleta de cultura para detecção de contaminação potencial.
3. Inspecione a amostra quanto a traços de sangue e reinspecione a mucosa, se houver sangramento aparente.
4. Verifique o relatório do laboratório quanto aos resultados do exame.

Resultados Inesperados e Intervenções Relacionadas

1. As culturas revelam forte crescimento bacteriano.
   a. Comunique o médico ou o profissional de saúde sobre os resultados.
   b. Administre antibióticos, se solicitado.
2. A cultura foi contaminada por bactérias da pele ou tecidos.
   a. Comunique o médico ou profissional ou o saúde e repita a coleta de culturas.
3. O paciente apresenta sangramento nasal.
   a. Aplique leve pressão e compressa de gelo sobre a base do nariz.
   b. Comunique o médico ou o profissional de saúde sobre a condição do paciente.

Registro e Relato

- Registre o tipo de amostra obtida, fonte, hora e data de envio ao laboratório; descreva a aparência do local e presença ou ausência de sinais de infecção local ou sistêmica; observe qualquer resposta não usual do paciente ao procedimento.
- Relate os resultados não habituais dos exames ao médico ou ao profissional de saúde.

Amostra de Documentação

09h30   Queixas de inflamação na garganta, temperatura oral 38 °C. Faringe "vermelho intenso" com exsudato de cor esverdeada observado na inspeção. Obtida cultura da garganta conforme prescrição. Tolerada sem vômito ou desconforto. Amostra enviada ao laboratório.

Considerações Especiais
Pediatria

- A imobilização da cabeça e braços da criança é importante ao se obter cultura do nariz e da garganta, e isto deve ser feito com firmeza e delicadeza. Peça a outro enfermeiro ou ao familiar do paciente, e instrua-o a ajudar, se necessário.
- Mostre o abaixador de língua e a lanterna para a criança, e demonstre como dizer "ah!" para diminuir a ansiedade.
- Não tente obter culturas da garganta se suspeitar de epiglotite aguda porque o trauma do *swab* pode causar aumento do edema e resultar em oclusão da via aérea (Hockenberry e Wilson, 2009).

HABILIDADE 8.6   COLETA DE AMOSTRA DE ESCARRO

O escarro consiste em secreções mucosas produzidas pelas células dos pulmões, brônquios e traqueia. Coleta-se a amostra fazendo o paciente tossir e expectorar dentro de um recipiente estéril ou por sucção de um escarro estéril preso. Em um estado normal de saúde a produção de escarro é mínima; um estado patológico pode aumentar a quantidade e as características do escarro. As amostras de escarro são colhidas para três finalidades:

1. Citologia para identificar as células cancerosas.
2. Cultura e antibiograma para identificar patógenos específicos e determinar os antibióticos aos quais eles são mais sensíveis.
3. Bacilo-acidorresistente para o diagnóstico de tuberculose pulmonar.

A aspiração nasotraqueal é necessária para coleta de amostra de escarro quando um paciente não consegue expectorar. A aspiração pode provocar tosse violenta, que pode induzir vômito e constrição dos músculos faríngeos, laríngeos e bronquiais. Além disso, a aspiração pode causar estimulação direta das fibras nervosas vagais, resultando em arritmias cardíacas e elevação da pressão intracraniana.

COLETA DE DADOS

1. Verificar o pedido médico ou ao profissional de saúde quanto ao número e tipo das amostras necessárias, bem como a hora e o método de coleta.

2. Avaliar a compreensão do paciente sobre o procedimento e sua finalidade.
3. Avaliar a capacidade do paciente em tossir e expectorar o escarro. *Justificativa: A aspiração não é necessária quando o paciente consegue expectorar.*
4. Determinar quando foi a última refeição do paciente. *Justificativa: É melhor obter a amostra uma a duas horas após ou uma hora antes de uma refeição para minimizar a náusea, que pode provocar vômito e aspiração.*
5. Avaliar o estado respiratório do paciente, incluindo frequência, profundidade e padrão respiratório; sons pulmonares e timbre pulmonar. *Justificativa: Mudanças na respiração podem indicar presença de secreções na árvore traqueobrônquica e necessidade potencial de oxigenação suplementar.*
6. Avaliar a ansiedade do paciente. Obter prescrição de pré-medicação (p. ex., sedativo) se o paciente estiver extremamente ansioso. *Justificativa: Este procedimento pode ser contraindicado em paciente que não está cooperativo ou permanece imóvel durante o procedimento (Pagana e Pagana, 2010).*

PLANEJAMENTO

Os **Resultados Esperados** focam a coleta de uma amostra não contaminada, mantendo ao mesmo tempo a via aérea patente, a oxigenação adequada e o conforto do paciente.
1. As respirações do paciente apresentam a mesma frequência e características antes e após o procedimento.
2. O paciente verbaliza que compreende a finalidade e o processo de coleta de amostra.
3. O paciente mantém o nível de conforto e experimenta mínima ansiedade.
4. O escarro não está contaminado por saliva ou por flora orofaríngea.

Delegação e Colaboração

A coleta de amostra de escarro por aspiração pode ser delegada à equipe de enfermagem mediante supervisão do enfermeiro. A coleta de amostras de escarro expectorado pode ser delegada à equipe de enfermagem. Instruir a equipe de enfermagem para:
- Comunicar ao enfermeiro se o paciente expectorar escarro sanguinolento.

Equipamento
- Etiquetas de identificação
- Requisição preenchida do laboratório, incluindo a identificação do paciente, data, hora, nome do exame e fonte de cultura
- Saquinho plástico de risco biológico para entrega da amostra ao laboratório (ou recipiente, conforme especificado pela instituição)
- Dispositivo de aspiração (de parede ou portátil)
- Sonda para aspiração traqueal estéril (tamanhos 12, 14, 16 ou 18 Fr [não grande suficiente para causar trauma à mucosa nasal]) ou sonda de sistema fechado de aspiração endotraqueal.
- Luvas estéreis (uma só luva se usar sonda de sistema fechado).
- Luvas limpas
- Recipiente de amostra estéril com tampa
- Frasco de água destilada estéril de 100 mL
- Recipiente de amostra acoplado à sonda de aspiração
- Equipamento de oxigenoterapia, se indicado
- Óculos de proteção (se necessário)
- Lenços umedecidos

IMPLEMENTAÇÃO para COLETA DE AMOSTRA DE ESCARRO

ETAPAS	JUSTIFICATIVA
1. **Veja Protocolo Padrão (ao final do livro).**	
2. Identifique o paciente usando dois identificadores (p. ex., nome e data de nascimento ou nome e número de registro, de acordo com a política da instituição). Compare os identificadores com informações do prontuário do paciente.	Assegura que seja o paciente correto. Atende os padrões da *The Joint Commission* e melhora a segurança do paciente (TJC, 2010).
3. Posicione o paciente na posição de Fowler ou semi-Fowler.	Promove a expansão pulmonar total e facilita a capacidade de tossir.
4. Explique as etapas e a finalidade do procedimento. Incentive o paciente a não usar antisséptico bucal ou creme dental antes do procedimento. Durante o procedimento peça ao paciente para respirar normalmente.	O creme dental e o antisséptico bucal podem diminuir a viabilidade dos micro-organismos e alteram os resultados da cultura. Previne a hiperventilação.
5. *Coleta de escarro por aspiração.*	
a. Coloque a luva na mão não dominante. Prepare o aparelho ou dispositivo de aspiração e certifique-se de que esteja funcionando de maneira adequada.	A intensidade de sucção adequada é necessária para aspirar o escarro.
b. Conecte o prolongamento da sonda de aspiração e adapte o frasco acoplado. Abra o frasco de água estéril.	
c. Coloque a luva estéril na mão dominante ou use luva de procedimento para sonda de aspiração de sistema fechado.	Permite o manuseio da sonda de aspiração sem introdução de micro-organismos na árvore brônquica estéril.
d. Conecte a sonda de aspiração estéril ao prolongamento de borracha no frasco de coleta acoplado.	O escarro aspirado vai diretamente para o frasco acoplado em vez de ir para o sistema de aspiração.

HABILIDADE 8.6 Coleta de Amostra de Escarro

ETAPAS	JUSTIFICATIVA
e. Lubrifique a ponta da sonda de aspiração com água estéril (ou anestésico local em gel, conforme protocolo da instituição) (**com o aparelho de aspiração desligado**). Introduza delicadamente a ponta da sonda na nasofaringe, sonda endotraqueal ou traqueostomia sem aplicar sucção (Cap. 14) (ilustração).	Minimiza o trauma da via aérea quando o cateter é inserido. A lubrificação permite uma inserção mais fácil.
f. Avance delicada e rapidamente a sonda na traqueia. Avise o paciente se preparar para a tosse.	A colocação de cateter na laringe e traqueia provoca o reflexo de tosse.
g. Quando o paciente tossir, aspire por cinco a 10 segundos, colhendo de 2 a 10 mL de escarro.	A aspiração por mais de 10 segundos pode causar hipóxia e dano à mucosa.
h. Suspenda a aspiração, retire a sonda e desligue a sucção. Retire e descarte a sonda em receptáculo adequado.	Suspender a aspiração evita trauma desnecessário à mucosa quando a sonda é retirada.
i. Conecte o prolongamento de borracha do frasco acoplado ao adaptador plástico (ilustração).	
6. *Coleta de amostra de escarro por expectoração.*	
a. Forneça uma cuba para escarro e oriente o paciente a não tocar o interior do recipiente.	Diminui a contaminação, a qual pode alterar os resultados.
b. Oriente o paciente a realizar de três a quatro respirações profundas com exalação completa. Na inalação completa seguinte, forçar imediatamente uma vigorosa tosse, expectorando o escarro diretamente no recipiente de amostra (ilustração). Repita até colher de 5 a 10 mL de escarro.	O escarro deve vir da árvore traqueobrônquica e o expectorante não deve ser apenas a saliva na boca.
c. Tampe seguramente o recipiente de amostra.	
7. Se estiver presente qualquer escarro na parte externa do recipiente, limpe-o com desinfectante.	Previne a disseminação da infecção para as pessoas que manuseiam a amostra.
8. Ofereça lenços de papel ao paciente após a aspiração e expectoração.	
9. Na presença do paciente, preencha a etiqueta (dois identificadores, fonte da amostra, data e hora da coleta) e junte ao recipiente. Afixe a requisição do laboratório preenchida ao recipiente. Coloque a amostra em saco plástico de risco biológico e envie imediatamente ao laboratório.	A identificação incorreta do paciente leva a erro diagnóstico ou terapêutico. As bactérias multiplicam-se rapidamente. A amostra deve ser analisada imediatamente para resultados precisos.
10. Ofereça higiene oral ao paciente.	
11. **Veja Protocolo de Conclusão (ao final do livro).**	

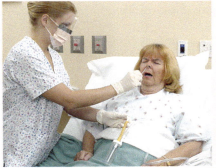

ETAPA 5e Introduzir a sonda na nasofaringe.

ETAPA 5i Fechando o frasco de coleta acoplado.

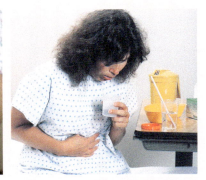

ETAPA 6b Expectorando o escarro. (De Grimes D: Infections diseases, *Mosby's clinical nursing series*, St Louis, 1991, Mosby.)

AVALIAÇÃO

1. Observe o estado respiratório e de oxigenação durante o procedimento, especialmente durante a aspiração.
2. Atente aos comportamentos que sugerem ansiedade ou desconforto.
3. Observe o caráter, cor, consistência, odor, volume, viscosidade e/ou presença de sangue no escarro.
4. Consulte os relatórios do laboratório para resultados do exame.
5. Avalie a capacidade do paciente de descrever/demonstrar o processo de coleta de escarro.

Resultados Inesperados e Intervenções Relacionadas

1. O paciente se torna hipóxico com aumento da frequência respiratória e dispneia.
    a. Interrompa a aspiração imediatamente.
    b. Administre oxigênio (se prescrito).
    c. Monitore os sinais vitais e a saturação de oxigênio.
    d. Comunique o médico ou o profissional de saúde se o desconforto não for aliviado.
2. Quantidade inadequada de escarro é colhida ou a amostra contém saliva.
    a. Repita o procedimento de coleta após repouso do paciente.
    b. Encoraje o paciente a respirar profundamente e a tossir.
3. O paciente permanece ansioso ou se queixa do desconforto da aspiração.
    a. Interrompa o procedimento até o paciente estabilizar.
    b. Forneça oxigênio, se necessário (se prescrito).
    c. Comunique o médico ou o profissional de saúde sobre a condição do paciente.
    d. Continue a monitorar os sinais vitais do paciente. Considere medir a saturação do paciente.

Registro e Relato

- Registre o método para obter a amostra, data e hora da coleta, tipo de exame pedido e transporte para o laboratório. Descreva as características da amostra de escarro e a tolerância do paciente ao procedimento.
- Registre quaisquer achados incomuns, como escarro sanguinolento ou a resposta do paciente, como aumento da dispneia.

Amostra de Documentação

07h30 Aspirado 13 mL de escarro esverdeado espesso para cultura; transportado imediatamente ao laboratório para antibiograma. Relato de ligeira dispneia. 26 respirações. Verificados estertores bilateralmente em todos os campos pulmonares.

Considerações Especiais

Assistência Domiciliar (*Home Care*)

- Se o paciente colher a amostra de escarro em casa, oriente-o e/ou o membro da família a respeito da técnica apropriada e a importância de obter o escarro (não saliva) enviada ao laboratório de maneira oportuna.
- Discuta maneiras para evitar a contaminação da amostra (p. ex., lavagem das mãos, uso de equipamento adequado).

HABILIDADE 8.7 — OBTENÇÃO DE AMOSTRAS DE DRENAGEM DE FERIDA PARA CULTURA

Ao cuidar de um paciente com ferida, o enfermeiro avalia a condição da ferida e observa quanto ao desenvolvimento de infecção. Inflamação localizada, sensibilidade, aquecimento no local da ferida e drenagem purulenta são sinais e sintomas de infecção. A infecção é mais bem tratada com antibióticos, após confirmação do(s) organismo(s) causador(es) de uma cultura da ferida.

Colete sempre amostra de cultura da ferida de um exsudato fresco do centro da ferida depois de remover a drenagem antiga. As colônias de bactérias residentes na pele crescem em exsudato antigo das feridas e podem não ser os verdadeiros causadores da infecção.

Utilize técnicas distintas para colher amostras para medir o crescimento de micro-organismos aeróbios *versus* anaeróbios. Os organismos aeróbios crescem em feridas superficiais expostas ao ar. Os organismos anaeróbios crescem profundamente dentro das cavidades corporais, onde normalmente o oxigênio não está presente.

COLETA DE DADOS

1. Avaliar a compreensão do paciente sobre a necessidade de cultura da ferida e capacidade de cooperar com o procedimento.
2. Avaliar o paciente quanto a febre, calafrios, mal-estar e leucograma elevado. *Justificativa: Os sinais e sintomas indicam infecção sistêmica.*
3. Avaliar a intensidade de dor no local da ferida (escala de 0 a 10). *Justificativa: Se o paciente necessitar de analgésico antes da troca de curativo ou cultura da ferida, idealmente a medicação é dada 30 minutos antes da troca de curativo até alcançar efeito de pico.*
4. Rever a prescrição do médico para cultura aeróbica ou anaeróbica.
5. Utilizar luvas de procedimento para remover qualquer curativo sujo. Calçar luvas estéreis para palpar a ferida. Observar edema, separação das bordas da ferida, inflamação e drenagem. Palpar ao longo das bordas e observar sensibilidade ou drenagem.
6. Determine quando será programada a troca de curativo. *Justificativa: Esta etapa pode ser realizada imediatamente após a coleta da amostra.*

PLANEJAMENTO

Os **Resultados Esperados** focam a obtenção de uma amostra não contaminada, mantendo ao mesmo tempo o conforto do paciente.

1. O *swab* de cultura está livre de contaminantes.
2. O paciente nega desconforto durante o procedimento.
3. O paciente pode discutir a finalidade e o procedimento para a coleta de amostra.

HABILIDADE 8.7 Obtenção de Amostras de Drenagem de Ferida para Cultura

Delegação e Colaboração
A habilidade de obter drenagem da ferida para cultura pode ser delegada conforme o protocolo da CCIH da instituição, sendo preferencialmente executada pelo Enfermeiro.

Equipamento
- Frasco de cultura com *swab* e o meio de cultura aeróbica
- Frasco de cultura anaeróbica com *swab* (contêm dióxido de carbono ou gás nitrogênio)
- Seringa de 5 a 10 mL e agulha de calibre 19
- Luvas de procedimento
- Luvas estéreis
- Óculos de proteção
- Algodão antisséptico
- Materiais de curativo estéreis (determinados pelo tipo de curativo)
- Saco plástico ou de papel descartável
- Etiquetas de identificação
- Requisição do laboratório preenchida, incluindo identificação apropriada do paciente, data, hora, nome do exame e fonte de cultura
- Saquinho plástico de risco biológico para entrega da amostra ao laboratório (ou recipiente, conforme especificado pela instituição)

IMPLEMENTAÇÃO para OBTENÇÃO DE AMOSTRAS DE DRENAGEM DA FERIDA PARA CULTURA

ETAPAS	JUSTIFICATIVA
1. **Veja Protocolo Padrão (ao final do livro).**	
2. Identifique o paciente usando dois identificadores (p. ex., nome e data de nascimento ou nome e número de registro, de acordo com a política da instituição). Compare os identificadores com as informações do prontuário do paciente.	Assegura que seja o paciente correto. Observa os padrões da *The Joint Commission* e melhora a segurança do paciente (TJC, 2010).
3. Remova o curativo antigo. Avalie a drenagem. Dobre as bordas sujas do curativo e descarte-o em um recipiente apropriado.	Fornece a condição basal da ferida.
4. Limpe a área ao redor das margens da ferida com algodão antisséptico. Limpe das margens para fora. Remova o exsudato antigo.	Remove a flora da pele, prevenindo possível contaminação da amostra.
5. Descarte o algodão antisséptico; retire e descarte as luvas sujas em saco de lixo.	
6. Abra o pacote contendo o frasco estéril de cultura e os materiais para curativos. **Use luvas estéreis.**	Fornece campo estéril de onde o enfermeiro pode manusear os materiais.
7. Obtenha culturas.	
a. *Cultura aeróbica*	
(1) Pegue o *swab* do frasco de cultura, insira a ponta na ferida na área de drenagem e gire-o delicadamente. Remova o *swab* da ferida e devolva-o à cultura (enrole gaze na parte externa da ampola para prevenir lesão e contaminação de seus dedos). Aperte a ampola de meio e empurre o *swab* dentro do líquido.	O *swab* deve estar coberto com secreções frescas de dentro da ferida. O meio mantém as bactérias vivas até se completar a análise.
b. *Cultura anaeróbica*	
(1) Pegue o *swab* do frasco de cultura anaeróbica especial, passe-o cuidadosamente dentro da cavidade corporal drenante e gire-o delicadamente. Remova o *swab* da ferida e devolva-o ao frasco de cultura.	A amostra é obtida de cavidade profunda onde o oxigênio não está presente. O dióxido de carbono e o nitrogênio mantêm vivos os organismos até se completar a análise. O ar injetado dentro do frasco causaria a morte dos organismos.
Ou	
(2) Insira a ponta da seringa (sem agulha) na ferida e aspire de 5 a 10 mL de exsudato. Fixe a agulha de calibre 19, retire todo o ar e injete a drenagem dentro do frasco especial de cultura.	
8. Na presença do paciente, preencha a etiqueta (dois identificadores, fonte da amostra, data e hora da coleta) e afixe-a à sonda. Afixe a requisição preenchida do laboratório. NOTA: Indique na requisição da amostra se o paciente está recebendo antibióticos. Envie as amostras ao laboratório imediatamente, até 30 minutos após a coleta (Pagana e Pagana, 2009).	Assegura os resultados corretos para o paciente correto. As bactérias crescem rapidamente. As culturas devem ser preparadas rapidamente para resultados acurados.
9. Limpe a ferida. Aplique novos curativos estéreis (Cap. 24). Fixe o curativo com fita adesiva ou ataduras.	Protege a ferida de contaminação adicional e ajuda na absorção da drenagem e debridamento da ferida.
10. **Veja Protocolo de Conclusão (ao final do livro).**	

AVALIAÇÃO

1. Observe as características da drenagem da ferida e as margens desta quanto a hiperemia e sangramento.
2. Peça ao paciente para descrever qualquer desconforto durante o procedimento.
3. Peça ao paciente para descrever a finalidade da cultura.
4. Obtenha o relatório do laboratório para resultados e culturas.

Resultados Inesperados e Intervenções Relacionadas

1. As culturas da ferida revelam forte crescimento bacteriano.
   a. Monitore o paciente quanto a febre, calafrios e elevação do leucograma.
   b. Informe o médico ou ao profissional de saúde sobre os achados.
2. O relatório do laboratório indica que a cultura da ferida está contaminada com células da pele superficial.
   a. Monitore o paciente quanto a febre e dor.
   b. Informe o médico ou o profissional de saúde.
   c. Repita a coleta da amostra, se prescrito.

Registro e Relato

- Registre o tipo da amostra obtida, fonte e hora, bem como a data da amostra enviada; descreva a aparência da ferida e as características da drenagem; descreva a tolerância do paciente ao procedimento, bem como a resposta à analgesia.
- Relate qualquer evidência de infecção ao médico ou ao profissional de saúde.

Amostra de Documentação

13h20 Queixas de dor na incisão cirúrgica. Troca do curativo apresenta ferida abdominal QID de 4 cm, com deiscência em porção superior com drenagem purulenta amarela. A metade inferior da incisão permanece bem aproximada. Cultura aeróbica obtida do local de drenagem, enviada ao laboratório.

Considerações Especiais
Pediatria

- Em algumas instituições, se previsto que o procedimento será doloroso para a criança, realize o procedimento em outro ambiente que não seja o quarto da criança, mantendo o quarto como um lugar seguro (Hockenberry e Wilson, 2009).

Assistência Domiciliar (*Home Care*)

- Os riscos de infecções da ferida no ambiente domiciliar são diferentes daquelas no ambiente hospitalar porque as famílias são menos suscetíveis às infecções decorrentes de micro-organismos no ambiente domiciliar. A cuidadosa lavagem das mãos e a técnica limpa normalmente são adequadas para realizar trocas de curativos pelos pacientes e seus familiares em casa.
- Informe a família a respeito dos sinais e sintomas da infecção da ferida e sob quais circunstâncias comunicar o médico para avaliação da necessidade de uma cultura da ferida.

PERGUNTAS DE REVISÃO

Estudo de Caso para as Perguntas 1 e 2

A sra. Juanita Garcia, 82 anos de idade, foi internada na unidade médico-cirúrgica há três dias por diabetes descompensada. Ela mora com a filha mais velha, Lilia Sanchez. Sua glicemia de jejum está diminuindo com as novas medicações e caminhando para o nível desejado de 110. Às 7 horas da manhã o auxiliar de enfermagem relata que a paciente parece confusa, queixa-se de frequência e queimação urinária. Sinais vitais: PA 98/80, pulso 86, frequência respiratória 20, temperatura 38,4 °C, glicemia de jejum 165. O enfermeiro verifica novamente os sinais vitais, a glicemia e o sistema de drenagem da sonda de demora e percebe que a urina está turva, rosada e com odor fétido; quando indagada se sabe em que lugar está, ela não consegue dizer que está em um hospital e nem mesmo sua data de nascimento.

1. O enfermeiro chama o médico que prescreve cultura e antibiograma urinário. O enfermeiro colhe a amostra de urina do dispositivo de coleta do cateter urinário. Dispõe as etapas na ordem correta para obter uma amostra urinária estéril: (a) Retira de 3 a 5 mL de urina e, usando técnica estéril, instile-a dentro de um recipiente estéril. (b) Faz a higiene das mãos e calça luvas. (c) Afixa a requisição preenchida e envia imediatamente ao laboratório. (d) Limpa o orifício do cateter com solução antisséptica e fixa uma seringa Luer-Lok de 3 mL. (e) Afixa a etiqueta ao recipiente estéril para urina e saco duplo.
   1. d, b, a, c, e
   2. b, d, c, a, e
   3. d, b, c, e, a
   4. b, d, a, e, c

2. Qual das seguintes afirmações indica que a sra. Sanchez compreende a importância de fazer o exame de cultura e antibiograma de sua mãe?
   1. "O exame de cultura e antibiograma não é necessário se o diabetes dela estiver sob controle."
   2. "Ela sempre toma a mesma medicação para infecções urinárias; portanto ela não precisa de exame."
   3. "A cultura e o antibiograma são importantes para o médico prescrever a medicação correta para o tipo de bactéria na urina."
   4. "Este exame só é necessário quando ela está com cateter de sondagem de demora."

3. A sra. Murphy, recém-diagnosticada com diabetes, realiza seu exame de glicemia antes das refeições e na hora de dormir. Ela diz ao enfermeiro que seus dedos estão ficando doloridos e que tem dificuldade em obter uma gota de sangue grande o suficiente para o exame. Qual das seguintes intervenções seria mais apropriada para o enfermeiro?
   1. Instruí-la a usar o antebraço para obter a gota de sangue.
   2. Aplicar pressão ao local da punção por pelo menos um minuto antes da punção.
   3. Limpar o local com água aquecida e deixar secar.
   4. Aplicar firmemente a lanceta ao local para assegurar uma adequada profundidade da punção.

4. Qual é a veia preferida para punção venosa?
   1. A veia antecubital, que é menos dolorosa.
   2. A veia basílica, que é reta.

3. A veia cefálica, que está na mão e bem ancorada.
4. A veia cubital mediana, que é maior e mais próxima da superfície.

5. Um dos resultados não esperados da coleta de uma cultura nasal é o sangramento nasal. Qual das seguintes intervenções seria mais apropriada se isso ocorrer?
   1. Proporcionar analgesia, se prescrito.
   2. Administrar antibióticos, se prescrito.
   3. Realizar aspiração nasal da narina envolvida.
   4. Aplicar pressão e gelo sobre a cartilagem nasal.

6. Os resultados laboratoriais para uma amostra de ferida indicavam contaminação com células da pele. Qual das seguintes ações o enfermeiro adotaria?
   1. Iniciar antibioticoterapia.
   2. Monitorar o paciente.
   3. Realizar coleta repetida de amostra da ferida.
   4. Limpar a ferida com água estéril.

7. A sra. Henderson iniciou coleta de urina de 24 horas às 8h. Às 12h, o enfermeiro observa que o "chapéu" de amostra de urina está no chão do banheiro e vazio. O questionamento indica que a paciente esteve no banheiro eliminando urina e se lavando. Qual é a intervenção inicial mais apropriada do enfermeiro?
   1. Avaliar a compreensão da sra. Henderson sobre a coleta de urina de 24 horas.
   2. Continuar a coleta de urina nas horas restantes das 24 horas.
   3. Interromper o procedimento e reiniciar a coleta de urina.
   4. Pedir à paciente para tomar pelo menos um copo de água a cada hora.

8. Esta é a terceira internação do sr. Burger em quatro meses por hiperglicemia. Ele tem diabetes insulinodependente e foi orientado a realizar controle da glicemia antes de cada refeição e na hora de dormir. Qual afirmação indica que o sr. Burger compreende e não necessita de orientação adicional? Selecione todas as que se aplicam.
   1. "Minha visão é ruim; assim preciso que meu filho Jeff me ajude a ler o monitor de glicose".
   2. "Meu amigo Stan disse que devia fazer como ele e só picar meu dedo de manhã para economizar".
   3. "Preciso ter certeza de 'tirar o meu açúcar do sangue' antes de comer e de dormir".
   4. "Eu tomo a mesma quantidade de insulina todas as manhãs, mas ainda preciso fazer a picada no dedo".

9. O enfermeiro planeja coletar uma amostra de sangue. Depois de colocar o torniquete acima do cotovelo, ele palpa a ausência do pulso radial. Que intervenção de enfermagem deve ser realizada primeiro?
   1. Remover o torniquete que impede o fluxo de sangue venoso, esperar 60 minutos e então reaplicá-lo.
   2. Continuar a realizar a punção venosa; a amostra de sangue é do sistema venoso.
   3. Remover o torniquete para permitir o retorno do fluxo de sangue arterial, esperar 60 segundos e então reaplicar o torniquete.
   4. Palpar o pulso braquial acima do torniquete.

REFERÊNCIAS

American Association of Diabetic Educators (AADE): *The art and science of diabetic self-care management education: a desk reference for health care professionals*, Chicago, 2006, AADE.

American College of Gastroenterology (ACG): *Understanding gastrointestinal bleeding, a consumer's brochure*, Bethesda, Md, 2009, ACG, http://www.acg.gi.org/patients/gibleeding/index.asp, acessado em 2 de agosto 2010.

American Diabetes Association (ADA): *2008 Resource guide, diabetes forecast (supplement)*, January 2008, http://www.diabetes.org, acessado em 29 de julho 2010.

American Diabetes Association (ADA): *2009 Resource guide, diabetes forecast (supplement)*, January 2009, http://www.diabetes.org, acessado em 28 de julho 2010.

Hamill T: *Point of care: Multistix 9 and Unistix urinalysis*, San Francisco, March 8, 2007, UCSF Clinical Laboratory, http://pathology.ucsf.edu/labmanual/mftlng-mtzn/dnld/poct-MultistixUristix.pdf, acessado em 31 de agosto 2010.

Hockenberry MJ, Wilson D: *Wong's essentials of pediatric nursing*, ed 8, St Louis, 2009, Elsevier.

Occupational Safety and Health Administration (OSHA): *CPL 02-02-069-CPL 2-2.69—enforcement procedures for the occupational exposure to bloodborne pathogens*, November 27, 2001, http://www.osha.gov/pls/oshaweb/owadisp.show_document?p_table=DIRECTIVES&p_id=2570, acessado em 29 de julho 2010.

Occupational Safety and Health Administration (OSHA): Occupational exposure to bloodborne pathogens: final rule, *Fed Reg* 66(12):5318, Update 2005.

Pagana KD, Pagana TJ: *Mosby's manual of diagnostic and laboratory tests*, ed 4, St Louis, 2010, Mosby.

Pagana KD, Pagana TJ: *Mosby's diagnostic and laboratory tests reference*, ed 9, St Louis, 2009, Mosby.

Stacey A: *Personal hygiene (part 2 of 2): the natural way*, June 23, 2009, http://www.islamreligion.com/articles/2178, acessado em 31 de agosto 2010.

The Joint Commission (TJC): *2010 National patient safety goals*, Oakbrook Terrace, Ill, 2010, The Commission, http://www.jointcommission.org/PatientSafety/NationalPatientSafetyGoals, acessado em 29 de julho 2010.

US Department of Health and Human Services (USDHHS): Patient safety and quality improvement; final rule, *Federal Register* 73(226):70731-70814, 2008 (codificado at 42 C.F.R. Part 3 [73 FR 70732]).

US Food and Drug Administration (USFDA): *Medical device: glucose testing device*, August 31, 2009, http://www.fda.gov/MedicalDevices/ProductsandMedicalProcedures/InVitroDiagnostics/GlucoseTestingDevices/default.htm, acessado em 29 de julho 2010.

Warekois RS, Robinson R: *Phlebotomy: work text and procedures manual*, Philadelphia, 2007, Saunders.

CAPÍTULO 9

Procedimentos Diagnósticos

Habilidade 9.1 Exames com Meio de Contraste: Arteriografia (Angiografia), Cateterismo Cardíaco, Urografia Excretora, 196

Habilidade 9.2 Cuidados de Pacientes Submetidos a Aspirações: Medula Óssea, Punção Lombar, Paracentese, Toracocentese, 201

Habilidade 9.3 Cuidados de Pacientes Submetidos à Broncoscopia, 206

Habilidade 9.4 Cuidados de Pacientes Submetidos à Endoscopia Gastrointestinal, 210

CUIDADO CENTRADO NO PACIENTE

Para o paciente, os procedimentos diagnósticos são frequentemente confusos e apavorantes e, ocasionalmente, vergonhosos. Alguns procedimentos diagnósticos são realizados à beira do leito do paciente ou em salas especialmente equipadas. Outros exames ocorrem no ambulatório, para os quais o paciente deverá fazer uso de uma série de medicamentos e realizar algumas atividades em casa. É importante o ensino do paciente sobre as atividades preparatórias para que sejam realizadas corretamente. O atraso na realização do exame ocorre se os procedimentos de preparo forem omitidos ou não realizados corretamente.

Durante os procedimentos diagnósticos o enfermeiro é responsável por avaliar o conhecimento do paciente sobre o procedimento, prepará-lo, providenciar um ambiente seguro durante o procedimento, promover a avaliação pré-procedimento, cuidar, ensinar, fazer a documentação e também por realizar o cuidado pós-procedimento.

É importante saber por que o paciente está fazendo o exame diagnóstico e quais tipos de resultados são esperados ou temidos. A ansiedade pode estar relacionada à preparação no pré-procedimento, ao procedimento em si ou ao potencial resultado do teste. Por exemplo, a colonoscopia é um exame de rotina para adultos acima de 50 anos. É um mecanismo de triagem efetivo para câncer de cólon em estágio inicial. No entanto, embora seja um procedimento de triagem, o paciente pode ter alguma apreensão, em razão do seu desconhecimento do exame. Quando há sinais e sintomas como mudança nos hábitos intestinais, sangramento retal ou suspeita de tumor, o diagnóstico potencial pode causar ansiedade.

Esses exames são frequentemente feitos com a finalidade diagnóstica de determinar a necessidade de cirurgia. O acompanhamento com procedimentos diagnósticos documenta a progressão de uma condição médica ou determina a efetividade de um plano de tratamento. Deve-se abordar os pacientes com atenção e oferecer-lhes a oportunidade de perguntarem sobre a preparação pré-procedimento e o procedimento, e de expressar preocupações sobre os resultados do exame.

SEGURANÇA

Se o paciente requer sedação moderada para o procedimento, manter a via aérea permeável durante o procedimento é a principal preocupação de segurança. Os pacientes usualmente são totalmente recuperados da sedação antes de deixarem a área do procedimento diagnóstico. No entanto, pacientes com doenças renais ou hepáticas frequentemente demoram mais para metabolizar os sedativos, e tornam-se sonolentos depois de retornarem para as unidades hospitalares ou voltar para casa. É importante que o enfermeiro garanta que consegue acordar o paciente e oriente a família a fazer o mesmo. No caso de um procedimento ambulatorial que requer sedação, o paciente deve ir ao centro diagnóstico com um motorista designado. Orientar o paciente a não dirigir pelas 24 horas seguintes ao procedimento. Se o paciente será admitido para o centro diagnóstico, verificar, antes do procedimento começar, se há um motorista disponível ou se o paciente planejou o transporte.

A sedação intravenosa (IV) é frequentemente usada em procedimentos diagnósticos ou cirúrgicos que não requerem anestesia completa no cuidado crítico, no cuidado cirúrgico e nos cuidados ambulatoriais. A terminologia usada para a sedação é classificada agora como sedação/analgesia "leve", "moderada" ou "profunda". Nos procedimentos que requerem sedação, as instituições mantêm padrões para a avaliação prévia, a preparação e o monitoramento dos pacientes.

A sedação moderada aumenta a cooperação do paciente com o procedimento, permite um rápido retorno para o estado pré-procedimento e minimiza o risco de lesão, além de frequentemente aumentar o limiar de dor do paciente e provocar uma amnésia sobre os eventos do procedimento propriamente dito. A sedação moderada é uma depressão da consciência induzida por fármacos, durante a qual o paciente responde propositadamente a comandos verbais, tanto sozinhos quanto acompanhados de leves estímulos táteis. Não são necessárias intervenções para manter a via aérea permeável e a ventilação espontânea é adequada (*American Society of Anesthesiologists*, 2004).

A sedação profunda é um risco associado à sedação moderada quando o nível de consciência diminui além do ponto que a via aérea não pode ser mantida patente. Por causa do risco, o uso de sedação moderada IV é controlado rigorosamente, sendo normalmente restrito a médicos e enfermeiros que recebem treinamento ou credenciamento especializado (AANA, 2004). Deve-se conhecer a política de monitoramento da instituição para doses recomendadas e máximas de medicações e a exigência de documentação quando a sedação IV é usada.*

Os tipos de medicações mais comumente usados para alcançar uma sedação moderada incluem os benzodiazepínicos e os opiáceos. Os benzodiazepínicos reduzem a ansiedade e promovem o relaxamento muscular. O midazolam, em particular, também produz um efeito amnésico. Os riscos do paciente durante a sedação IV incluem hipoventilação, comprometimento da via aérea, instabilidade hemodinâmica e/ou alterações do nível de consciência, incluindo a depressão excessiva ou a agitação e a agressividade. Equipamento de emergência apropriado para a idade e tamanho do paciente (Cap. 30) e equipe com habilidade no controle de via aérea, rede de oxigênio e uso de equipamento de ressuscitação são essenciais. Durante e após o procedimento, os pacientes precisam de monitoramento contínuo dos sinais vitais, permeabilidade da via aérea, saturação de oxigênio (SpO$_2$), ritmo cardíaco, sons pulmonares e nível de consciência. À medida que o paciente se recupera da sedação, avaliações precisas do nível de recuperação devem ser documentadas. A Tabela 9-1 identifica critérios objetivos baseados em evidência para monitorar a recuperação de paciente submetido à sedação IV.

Outra preocupação de segurança está associada a procedimentos invasivos que envolvem injeção de contraste radiopaco. O médico é responsável por dar uma explicação do que engloba o exame, os riscos envolvidos, os benefícios esperados, os métodos alternativos de tratamentos disponíveis e os prováveis resultados. Alguns pacientes são alérgicos ao material do contraste usados em alguns procedimentos diagnósticos para melhorar a visualização de estruturas internas e órgãos. O enfermeiro deve avaliar cuidadosamente o paciente para quaisquer alergias a látex, comida ou medicamentos. Assegurar-se de que qualquer alergia seja anotada na identificação do paciente, de acordo com a política da instituição. Por fim, ter certeza que o médico que realiza o procedimento diagnóstico tem conhecimento da alergia. Em alguns casos, quando o contraste é necessário para obter resultados mais precisos e o paciente tem uma alergia ao contraste ou iodo, o paciente é pré-medicado com um anti-histamínico, como a difenidramina, para reduzir a chance de uma reação alérgica.

TENDÊNCIAS NA PRÁTICA BASEADA EM EVIDÊNCIA

Ahmed SV and others: Post lumbar puncture headache, *Postgrad Med J* 82(973):713, 2006.

*__Nota da Revisão Científica:__ Nos Estados Unidos, existem os enfermeiros especializados em anesthesiologia que realizam esses procedimentos. No Brasil, a anestesia e a sedação só podem ser realizadas pelo médico anestesiologista.

TABELA 9-1 SISTEMA DE CLASSIFICAÇÃO ALDRETE

		ESCORE
Atividade (movimento voluntário ao comando)	4 extremidades	2
	2 extremidades	1
	0 extremidades	0
Respiração	Capaz de respirar profundo e tossir livremente	2
	Dispneia, respiração superficial ou limitada	1
	Apneia	0
Circulação	PA ± 20 mmHg do nível de pré-sedação	2
	PA ± 20-50 mmHg do nível de pré-sedação	1
	PA ± 50 mmHg do nível de pré-sedação	0
Consciência	Totalmente acordado	2
	Desperta ao ser chamado	1
	Não responde	0
Cor	Normal	2
	Pálida, escura, manchada, ictérica ou outras alterações	1
	Cianótica	0

De Aldrete JA: The post anesthesia recovery score revisited, *J Clin Anesth* 7:89, 1995; e Aldrete JA: Post-anesthetic recovery score, *J Am Coll Surg* 205(5):3, 2007.

Hon LQ and others: Vascular closure devices: a comparative overview, *Curr Probl Diagn Radiol* 38(1):33, 2009.

Lee LC and others: Prevention and management of post-lumbar puncture headache in pediatric oncology patients, *J Pediatr Oncol Nurs* 24(4):200, 2007.

Atualmente, o uso de um dispositivo para fechamento vascular é comum depois de procedimentos envolvendo uma arteriotomia. Os dispositivos aplicam uma compressão manual para prevenir o sangramento no local da artéria. Há uma variedade de dispositivos disponíveis que "ligam" mecanicamente a arteriotomia ou que aplicam uma compressão percutânea no local. Pesquisas clínicas mostram que esses dispositivos diminuem o tempo necessário para a hemostasia (cessação do sangramento) e para retornar à deambulação. Como resultado, os dispositivos aumentam o conforto e a mobilidade do paciente. No entanto, devido o dispositivo envolver material estranho ao organismo (p. ex., grampo, selante, sutura), a infecção é uma preocupação (Hon *et al*, 2009).

Cefaleias pós-punção, depois de uma punção lombar, podem ocorrer por vários dias e são incapacitantes. Atualmente, na literatura, há guias práticos para controle das cefaleias e intervenções para preveni-las, incluindo adequado repouso na cama e hidratação (Lee *et al*, 2007). Outra intervenção efetiva inclui a aplicação de um pequeno bólus em via epidural pós-procedimento para o controle da dor (Ahmed *et al*, 2006; Lee *et al*, 2007).

CAPÍTULO 9 Procedimentos Diagnósticos

HABILIDADE 9.1 EXAMES COM MEIO DE CONTRASTE: ARTERIOGRAFIA (ANGIOGRAFIA), CATETERISMO CARDÍACO, UROGRAFIA EXCRETORA

Estudos com meios de contraste permitem a visualização da estrutura dos vasos sanguíneos do corpo, por meio de injeção intravenosa de contraste radiopaco. A arteriografia (angiografia) permite a visualização da vasculatura de um órgão e do sistema arterial do órgão. A arteriografia é mais frequentemente realizada pelos radiologistas intervencionistas para diagnosticar obstruções, estenoses, embolia, tromboses, aneurismas, tumores, más-formações congênitas ou trauma em qualquer local do corpo.

O cateterismo cardíaco é uma forma especializada de angiografia na qual o catéter é inserido no lado esquerdo e/ou direito do coração via vaso sanguíneo periférico principal, usualmente a artéria e/ou a veia femoral. No entanto, a artéria e/ou a veia braquial também podem ser usadas. Um meio de contraste é injetado e as estruturas e as funções do coração são avaliadas. O teste analisa as pressões no coração e nos pulmões, os volumes cardíacos, a função valvar e a permeabilidade das artérias coronárias. Cateterismos cardíacos são realizados em laboratórios especialmente equipados (Fig. 9-1). O meio de contraste é injetado no lado direito e/ou esquerdo do coração, e a estrutura e a função cardíaca são avaliadas.

Cateterismos cardíacos são contraindicados em pacientes que recusam cirurgia necessária, são alérgicos ao meio de contraste de iodo, não colaboram ou não podem permanecer deitados durante todo o procedimento ou que são susceptíveis à falência renal induzida por contraste. Quando o procedimento é necessário para pacientes com alergia ao meio contrastado de iodo, um meio não iônico é usado, ou os pacientes são tratados previamente com medicações para reduzir as reações alérgicas. Precauções que ajudam a prevenir falência renal induzida por contraste inclui a certeza de que o paciente está bem hidratado; medicação com acetilcisteína antes, durante e depois do procedimento; e uso meio contrastado não iônico (em vez de iônico) (Murray et al, 2006).

A urografia excretora é o exame do fluxo de um meio de contraste radiopaco pelos rins, ureteres e bexiga que identifica obstruções, hematúria, cálculos, lesão na bexiga ou oclusão da artéria renal. O contraste é injetado via catéter por uma artéria periférica, e radiografias seriadas são feitas nos 30 minutos seguintes.

COLETA DE DADOS

1. Verificar se foi obtido o termo de consentimento informado. *Justificativa: Regulamentações federais, leis estaduais e agências de acreditação requerem um termo de consentimento informado para procedimentos.*
2. Identificar se o paciente está sendo medicado com anticoagulantes, aspirina ou qualquer medicação não esteroidal. *Justificativa: Tais medicamentos aumentam o risco de sangramento e precisam ser interrompidos antes do procedimento.*
3. Avaliar o estado de sangramento e de coagulação do paciente (p. ex., hemograma completo, contagem de plaquetas, tempo de protrombina). *Justificativa: Alterações nos fatores de coagulação contraindicam o procedimento devido ao aumento do risco de sangramento.*
4. Avaliar se o paciente tem alergias a contraste de iodo, látex, mariscos. Se houver alergias, notificar o cardiologista ou radiologista. *Justificativa: Pacientes com alergia ao iodo, ao marisco ou a outro meio de contraste têm o risco de reações anafiláticas. Um meio de contraste hipoalergênico é usado algumas vezes.*
5. Examinar prontuário para contraindicações:
    a. Todos os meios de contraste: Gravidez, a menos que os benefícios do exame sejam maiores do que os riscos ao bebê. *Justificativa: O meio de contraste iodado radioativo atravessa a barreira placentária.*
    b. Angiografia: Terapia com anticoagulante, distúrbios hemorrágicos, trombocitopenia, desidratação, hipertensão não controlada, insuficiência renal. *Justificativa: Anticoagulantes e distúrbios hemorrágicos interferem na capacidade de coagulação do paciente. O uso de meio de contraste iônico radiográfico é contraindicado em casos de desidratação e insuficiência renal porque o paciente tem uma diminuição da capacidade de excretar o meio de contraste pelos rins.*
    c. Cateterismo cardíaco: Miocardiopatia severa, arritmias severas, insuficiência cardíaca congestiva não controlada. *Justificativa: A introdução de um catéter no miocárdio irrita o tecido miocárdico e aumenta o risco de arritmias (Pagana e Pagana, 2007).*
    d. Urografia excretora: Desidratação, insuficiência renal conhecida. *Justificativa: Desidratação e insuficiência renal diminuem a capacidade de excretar o meio de contraste pelos rins (Chernecky e Berger, 2008).*

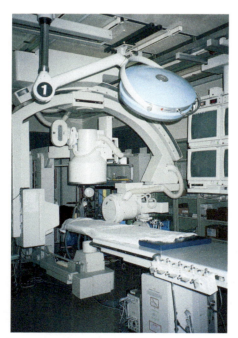

FIG 9-1 Sala de procedimento de cateterismo cardíaco. (De Wong MJ, Wilson D: *Wong's nursing care of infants and children*, ed 8, St Louis, 2007, Mosby.)

e. Determinar se o paciente tomou o medicamento metformina dentro de 48 horas antes. Se sim, comunicar o médico imediatamente. *Justificativa: A metformina ingerida dentro de 48 horas antes de receber um meio de contraste iodado pode levar à falência renal e à acidose lática. A metformina está presente em fórmulas como metformina, cloridrato de metformina e gliburida e metformina (Ott, 2008).*

6. Verificar sinais vitais e pulsos periféricos. Para procedimentos arteriais, anotar os pulsos periféricos do paciente antes do procedimento. No cateterismo cardíaco, também auscultar o coração e os pulmões e verificar o peso. *Justificativa: Oferecem dados basais para o monitoramento pós-procedimento.*

7. Avaliar a função renal do paciente por meio de eletrólitos, níveis de ureia e creatinina sanguíneas. *Justificativa: Níveis aumentados de ureia ou creatinina aumentam o risco de insuficiência renal.*

8. Avaliar o nível de entendimento do paciente sobre o procedimento, incluindo qualquer preocupação. *Justificativa: Determinar a extensão do entendimento do paciente quanto ao procedimento preparatório ou nível de instrução ou suporte adicional necessário.*

9. Determinar se o preparo para o procedimento está completo.
   a. Para o cateterismo cardíaco: Determinar, logo antes do procedimento, se o local de inserção do cateter precisa ser depilado e limpo com antisséptico (verificar o protocolo da instituição). Deixar o antisséptico secar. *Justificativa: Reduz o risco de infecção no local de inserção.*
   b. Para urografia excretora: Verificar se o paciente tomou a medicação oral para esvaziamento do intestino 24 horas antes do teste, ou se foi realizado o esvaziamento por enema 8 horas antes do teste (verificar protocolo da instituição). *Justificativa: O esvaziamento dos intestinos delgado e grosso aumenta a visualização.*

10. Determinar e documentar o tempo da última ingesta de líquido ou alimento. *Justificativa: Excesso de hidratação causa diluição do meio de contraste, sendo mais difícil visualizar estruturas. O contraste de iodo causa náuseas. Pacientes precisam estar em jejum por 6 a 8 horas antes do procedimento.*

11. Remover os objetos metálicos e todas as joias ou *piercings* do corpo do paciente. *Justificativa: Eliminar objetos que interfiram na visualização radiográfica dos vasos sanguíneos.*

12. Revisar prescrições médicas quanto a medicações pré-procedimento, hidratação, anti-histamínicos e sedação. *Justificativa: O aumento da hidratação é frequentemente solicitado em casos de insuficiência renal, anti-histamínicos, para possíveis reações alérgicas, ou sedação, para pacientes ansiosos ou confusos.*
    a. Atropina: *Justificativa: Diminui a secreção salivar e aumenta o débito cardíaco quando a bradicardia está presente.*
    b. Difenidramina: *Justificativa: Bloqueia a histamina e diminui a resposta alérgica. Frequentemente usada como profilaxia.*
    c. Sedativos pré-procedimento: *Justificativa: Diminui a ansiedade e promove o relaxamento.*
    d. Sedação IV: Ter metilprednisolona, difenidramina e adrenalina disponíveis para potenciais reações alérgicas ao meio de contraste (verificar protocolo da instituição). *Justificativa: Essas medicações são necessárias imediatamente em casos de reações alérgicas ao contraste.*

PLANEJAMENTO

Os **Resultados Esperados** são focados na prevenção dos efeitos colaterais respiratórios da sedação, das complicações cardiovasculares da colocação do cateter, das complicações no local da punção e das reações ao meio de contraste.

1. O paciente assume a posição correta e a mantém durante todo o procedimento.
2. O paciente tem dor menor do que 4 (na escala de 0 a 10) que se limita ao local da inserção do cateter e possível dor nas costas.
3. O paciente não apresenta complicações durante o procedimento ou pós-procedimento como:
   a. Vermelhidão, prurido e urticária, as quais significam possíveis reações alérgicas ao contraste.
   b. Diminuição ou ausência de pulso periférico, significando trombose ou embolia no local da punção.
   c. Hipotensão e taquicardia, significando hemorragia ou reação alérgica ao contraste.
   d. Diminuição ou ausência de débito urinário relacionado à falência renal.
4. O paciente retorna da sedação sem complicações respiratórias ou alterações do nível de consciência.
5. O paciente tolera aumento de ingestão de fluido e elimina o suficiente para excretar o contraste radiopaco.

Delegação e Colaboração

Os cuidados na angiografia e na urografia excretora podem ser delegados à equipe de enfermagem se o paciente estiver estável e se não houver sedação. A avaliação do paciente não pode ser delegada. Instruir a equipe sobre o seguinte:

- Quando verificar e comunicar os sinais vitais, o débito urinário e o peso
- Quais sinais e sintomas relatar ao enfermeiro
- O que observar e relatar ao enfermeiro
- Acompanhar o paciente à sala do procedimento e auxiliar a equipe de radiologia no procedimento específico de angiografia.

Equipamento

- Equipamentos de proteção pessoal: máscaras, óculos de proteção, aventais estéreis e luvas estéreis
- Pacotes estéreis contendo cateteres/equipamento para realizar o procedimento
- Material para acesso venoso
- Medicações como diazepam, midazolam ou outro sedativo indicado para a sedação
- Equipamento de emergência: oxigênio, carrinho de emergência, desfibrilador, monitor cardíaco, esfigmomanômetro, oxímetro de pulso e agentes antagonistas de sedativos

IMPLEMENTAÇÃO para EXAMES COM MEIOS DE CONTRASTE: ARTERIOGRAFIA (ANGIOGRAFIA), CATETERISMO CARDÍACO, UROGRAFIA EXCRETORA

ETAPAS	JUSTIFICATIVA
1. **Veja Protocolo Padrão (ao final do livro).**	
2. Identificar o paciente usando dois identificadores (p. ex., o nome e a data de nascimento ou o nome e o número de registro, de acordo com a política da instituição). Comparar as identificações no prontuário com informações no bracelete de identificação do paciente.	Assegura que seja o paciente correto. Atende os padrões da *The Joint Commission* e aumenta a segurança do paciente (TJC, 2010).
3. Manter os intestinos e a bexiga do paciente vazios antes do procedimento.	Assegura que o paciente não tenha necessidade de evacuar durante o procedimento.
4. Preparar equipamento para monitorar o paciente durante o procedimento, incluindo débito e ritmo cardíacos, SpO_2 e pressão sanguínea.	Permite fácil acesso ao equipamento para monitorar o estado do paciente durante e após o procedimento.
5. Providenciar acesso venoso usando cateter de grosso calibre (Cap. 28). Remover as luvas.	Fornece acesso para infusão de líquidos e/ou medicamentos IV.
6. Auxiliar o paciente a assumir uma posição supina confortável na mesa do raio X. Alguns pacientes submetidos a urografia excretora podem estar em supino ou em uma leve posição Trendelenburg. Imobilizar a extremidade que será injetada. Proteger qualquer proeminência óssea.	Para procedimentos arteriais, o paciente pode precisar manter a posição por 1 a 3 horas. Acolchoar as proeminências ósseas diminui o risco de ter a integridade da pele prejudicada.
7. Fazer *check-list* final para verificar o nome do paciente, o tipo de procedimento a ser realizado e o local do procedimento.	O *check-list* é a verificação imediatamente antes de começar um procedimento invasivo, e inclui o médico e toda a equipe envolvida. É uma precaução de segurança para prevenir equívocos como o paciente, o local e o procedimento errados (TJC, 2010).
8. Informar ao paciente que, durante a injeção do contraste, é comum sentir alguma dor no peito e calor intenso, mas isso dura apenas alguns segundos.	O contraste causa a sensação de calor, vermelhidão ou gosto metálico logo após a injeção (Edmond *et al*, 2008).
9. O médico limpa o local da inserção do cateter (femoral, carótida ou braquial) com antisséptico.	Reduz a transmissão de infecção.
10. Os membros da equipe vestem aventais e calçam luvas estéreis, e o paciente é coberto com campos estéreis, deixando o local da punção exposto.	Mantêm a assepsia da cirurgia.
11. O médico anestesia a pele sobre o local de punção arterial.	Fornece anestesia no local de incisão ou punção.

> ⚡ **ALERTA DE SEGURANÇA** O médico pode interromper o procedimento de cateterismo cardíaco na ocorrência de dor severa no peito, sintomas neurológicos de acidente cerebrovascular, arritmias cardíacas ou alterações hemodinâmicas (Pagana e Pagana, 2007).

ETAPAS	JUSTIFICATIVA
12. Para procedimentos arteriais, o médico faz o seguinte:	
a. Punciona a artéria, insere o fio guia e introduz a agulha e o cateter angiográfico (ou cardiográfico) sobre o fio.	Permite acesso arterial e previne que o cateter se enrole dentro da artéria.
b. Avança o cateter até a artéria ou câmara cardíaca desejada e injeta o contraste.	Permite visualização radiográfica de estruturas, aneurismas, obstruções ou anomalias.
13. Durante a injeção de contraste, o equipamento especializado capta rápida sequência de filmes de raio X.	Fornece registros radiográficos do contraste através da artéria ou câmara cardíaca e documenta quaisquer anormalidades.
14. Se for administrado contraste iodado, observar os sinais de anafilaxia, incluindo dificuldade respiratória, palpitações, prurido e diaforese.	Reações alérgicas podem ser ameaças à vida.
15. Durante o cateterismo cardíaco, o enfermeiro auxilia com a mensuração dos volumes e pressões cardíacas.	Fornece dados relacionados ao débito cardíaco, pressão venosa central, pressões ventriculares e pressão da artéria pulmonar.
16. O médico que administra a sedação monitora o nível de sedação, o nível de consciência e os sinais vitais.	A sedação não deve causar perda da consciência.

HABILIDADE 9.1 Exames com Meio de Contraste: Arteriografia...

ETAPAS	JUSTIFICATIVA
17. O médico retira o cateter e comprime o local da punção até a ocorrência da hemostasia (de 5 a 15 minutos ou mais). Comumente, um dispositivo de fechamento vascular pode ser usado.	A pressão no local da punção promove a coagulação e previne sangramento. Existem diversos modelos de dispositivo de fechamento vascular. Cada um tem um método próprio para promover o fechamento da artéria. Eles promovem uma sutura em nó que fecha o acesso à artéria depois do procedimento. Esse nó fornece rápida hemostasia (Kim, 2006).
18. Em certos procedimentos durante o cateterismo cardíaco, o introdutor da femoral é frequentemente deixado no lugar e removido em várias horas pelo enfermeiro que cuida do paciente.	Introdutores posteriores às intervenções fornecem acesso de emergência à vasculatura no caso de a artéria coronária obstruir. Além disso, tal medida serve para permitir um tempo para que a ação dos anticoagulantes cesse.

⚡ **ALERTA DE SEGURANÇA** O tempo para remover o introdutor femoral depende da localização da área do acesso, do tamanho do introdutor, do uso de anticoagulantes e do protocolo da instituição (Edmond et al, 2008). Uma compressão manual aplicada à virilha pode estimular os barorreceptores e causar uma reação vasovagal na qual o paciente fica bradicárdico e hipotenso. Reações vasovagais são usualmente breves e autolimitadas. Ao aplicar pressão na virilha, depois de remover o introdutor, deve-se estar alerta para a reação vasovagal e preparado para intervir, baixando a cabeceira da cama na posição horizontal e infundindo bólus de líquidos IV. Ter equipamento de ressuscitação de emergência disponível durante a remoção do introdutor.

19. Retirar e descartar aventais e luvas.
20. Após o procedimento:
    a. Manter imobilizada a extremidade afetada por 6 a 8 horas depois da remoção do cateter. Usar comadre para pacientes femininas, conforme necessário enquanto em repouso.

    Permite tempo aos mecanismos hemostáticos naturais do corpo para formar reparação inicial estável no local da inserção.

    b. Enfatizar a necessidade de ficar deitado em decúbito dorsal por 6 a 12 horas (e possivelmente durante a noite se os cateteres são deixados na virilha).

    Ajuda a prevenir a interrupção da hemostasia no local da punção.

    c. Encorajar o paciente a beber de 1 a 2 litros de líquido depois do procedimento ou administrar líquidos oral ou IV, conforme prescrito.

    Facilita a eliminação do material do contraste e previne lesão renal (Pagana e Pagana, 2007).

21. **Veja Protocolo de Conclusão (ao final do livro).**

AVALIAÇÃO

1. Monitore a posição do corpo e o conforto do paciente durante o procedimento.
2. Após o procedimento: Monitore os sinais vitais, a SpO$_2$ e o débito urinário e monitore os sinais de complicações cardíacas a cada 15 minutos por 1 hora, a cada 30 minutos por 2 horas, ou até estabilizar os sinais vitais.
3. Avalie o nível de dor do paciente na escala de dor de 0 a 10.
4. Monitore complicações:
    a. Avalie o local vascular em relação a sangramento e hematoma, também observar sangue sob o paciente.
    b. Se prescrito, monitore os valores laboratoriais após o procedimento (hemograma, eletrólitos, creatinina, tempo de tromboplastina parcial ativado, TP).
    c. Realize checagens neurovasculares: Palpe pulsos periféricos na extremidade afetada (use estetoscópio ultrassônico Doppler se os pulsos não são palpáveis); observe a temperatura e a cor da pele e comparar à extremidade não afetada.
    d. Ausculte o coração e os pulmões e compare com os achados de antes do procedimento.
    e. Monitore com eletrocardiograma (ECG), como apropriado.
    f. Monitore o paciente para reações alérgicas: (1) avalie-o para vermelhidão, prurido e urticária e (2) avalie o estado respiratório do paciente quanto a súbita e severa dispneia.
    g. Monitore o nível de consciência do paciente e seu estado neurológico.
5. Se tiver sido usado sedação, monitore para complicações de sedação (p. ex., sono excessivo, incapacidade de acordar do paciente).
    a. Mensure os sinais vitais (Etapa 2); compare aos valores basais e subsequentes.
    b. Mensure SpO2 e compare aos valores basais.

Resultados Inesperados e Intervenções Relacionadas

1. O paciente apresenta resposta vasovagal (ocorre no momento da punção femoral ou depois do procedimento com a pressão da femoral). Sintomas incluem sensação de fraqueza,

vertigem, tontura e possível perda da consciência por poucos segundos. O pulso bradicárdico é causado pela estimulação do nervo vago via barorreceptores.
   a. Fornecer suporte à via aérea, bem como suportes respiratório e circulatório.
   b. Abaixar a mesa ou a cabeça da cama para a posição Trendelenburg.
   c. Administrar bólus de líquidos IV, se prescrito.
2. Os pulsos podais do paciente não são palpáveis bilateralmente por duas horas após a angiografia.
   a. Avaliar os pulsos com um Doppler.
   b. Avaliar a temperatura da pele na extremidade, a cor e o tempo de perfusão capilar.
   c. Comunicar o médico imediatamente.
3. O paciente desenvolve hematomas ou hemorragias no local da inserção.
   a. Manter pressão direta sobre o local da inserção.
   b. Contactar o médico imediatamente. Seguir prescrições pós-procedimento relacionadas especificamente aos achados.
   c. Monitorar o local do cateter a cada 30 minutos por 2 a 3 horas ou mais, se prescrito.
4. A ocorrência de sedação excessiva (p. ex., diminuição da SpO_2, respirações superficiais, diminuição da pressão sanguínea, taquicardia).
   a. Fornecer suporte à via aérea e suporte respiratório.
   b. Comunicar imediatamente o médico do paciente.
   c. Estar preparado para administrar medicações de emergência ou medicamentos antagonistas (p. ex., naloxona [antagonista de opioides] ou flumazenil [antagonista de benzodiazepínicos]).
5. A ocorrência de sangramento retroperitoneal (quando o local de acesso femoral é usado). Um sinal característico de sangramento retroperitoneal é dor na região lombar que irradia para ambos os lados do corpo.
   a. Preparar o paciente para cirurgia de emergência.
   b. Monitorar os sinais vitais a cada 5 a 15 minutos.
   c. Monitorar os pulsos distais a cada hora.

Registro e Relato

- Registrar a condição do paciente: Sinais vitais, pulsos periféricos – igualdade e simetria, pressão sanguínea, especialmente hipotensão, temperatura e cor da extremidade cateterizada, condição do local IV, nível de conforto e nível de responsividade do paciente, qualquer drenagem pelo local de punção, aparência do curativo e condição do local.
- Relatar imediatamente ao médico ou ao enfermeiro: Alterações nos sinais vitais e/ou SpO_2, arritmias, sangramento excessivo ou aumento de hematomas no local da punção, diminuição ou ausência de pulso periférico, débito urinário menor do que 30 mL por hora e diminuição do nível de responsividade do paciente.

Amostra de Documentação

8h – 9h   Retornado de maca da angiografia, acordado e alerta. Sinais vitais verificados a cada 15 minutos, permanecem estáveis. Pulsos pedioso e tibial posterior são palpáveis e iguais bilateralmente. Não foi observado sangramento, inchaço ou descoloração no local da inserção do catéter na virilha esquerda. Perna esquerda extendida com leve limitação no local. Queixa-se de leve desconforto na virilha esquerda, igual a 2 na escala de dor de 0 a 10, mas nega necessidade de analgésicos.

9h – 10h   Sinais vitais verificados a cada 30 minutos, os quais permaneceram estáveis. Pulsos pedioso e tibial posterior são palpáveis e iguais bilateralmente. Não foi observado sangramento, inchaço ou descoloração no local da inserção do cateter na virilha esquerda. Perna esquerda extendida com leve limitação no local. Taxa de dor 0 na escala de dor de 0 a 10.

Considerações Especiais

Pediatria

- Bebês têm risco mais alto de complicações, e, em bebês pesando menos do que 5 kg, o risco de morte é ainda maior.
- Bebês e crianças são particularmente suscetíveis aos efeitos diuréticos do radiocontraste em função de seu pequeno tamanho corpóreo. Além disso, aqueles com anomalias cardíacas congênitas desenvolvem eritrocitose compensatória e, assim, rapidamente apresentam complicações de desidratação. Enfatizar a importância da ingestão de líquido com a criança e os pais (Hockenberry e Wilson, 2009).

Geriatria

- Em idosos, discretas alterações nos sinais vitais ou no comportamento são sinais de problemas iminentes; por isso, o monitoramento contínuo é muito importante.
- A exposição física e a temperatura da sala contribuem para a hipotermia em adultos frágeis. Usar cobertores aquecidos para manter a temperatura corporal em níveis confortáveis e seguros.
- A insuficiência renal contribui para a sedação prolongada.
- Os idosos com desidratação preexistente ou insuficiência renal em combinação com o estado de jejum apresentam risco de falência renal induzida por contraste. Monitorar cuidadosamente o balanço hídrico.

Assistência Domiciliar (*Home Care*)

- Orientar o paciente a contactar o médico (ou departamento de emergência) se ocorrer qualquer uma das seguintes alterações depois de um cateterismo cardíaco:
  - Dor no peito ou dispneia
  - Sangue na urina
  - Sangramento no local do cateterismo: Aplicar pressão delicadamente com gaze limpa ou compressa
  - Formação de nódulo ou massa embaixo da pele que aumenta de tamanho
  - Piora de um hematoma ou seu movimento para baixo na extremidade em vez de desaparecer
  - Aumento da dor no local da punção ou na extremidade usada para o cateterismo
  - A extremidade com a punção arterial tornar-se pálida e gelada ao toque
  - Aparecimento de edema vermelhidão ou calor na extremidade afetada
- Embora o banho seja permitido no dia seguinte ao cateterismo, a perna usada como local de acesso está frequentemente rígida, o que aumenta o risco de escorregar na banheira ou no chuveiro.

HABILIDADE 9.2 CUIDADOS DE PACIENTES SUBMETIDOS A ASPIRAÇÕES: MEDULA ÓSSEA, PUNÇÃO LOMBAR, PARACENTESE, TORACOCENTESE

Aspirações são procedimentos invasivos, que envolvem a remoção de fluidos ou tecidos corporais com o propósito diagnóstico. O enfermeiro auxilia o médico durante o procedimento de aspiração. Um termo de consentimento informado é requisitado legalmente para esses procedimentos (Tabela 9-2).

A aspiração de medula óssea é a remoção de pequena quantidade de material líquido orgânico dos canais medulares dos ossos selecionados. Os ossos usados para a aspiração em adultos incluem o esterno e a crista ilíaca superior. Em crianças, as cristas ilíaca anterior ou posterior são usadas, e, em bebês, a porção proximal da tíbia (Hockenberry e Wilson, 2009; Pagana e Pagana, 2007). A biópsia é a remoção do núcleo de células medulares para análise em laboratório. Ambas, aspiração e biópsia, diagnosticam e diferenciam leucemia, certas malignidades, anemia e trombocitopenia. A medula é examinada no laboratório, e revela o número, o tamanho, o formato e o desenvolvimento de eritrócitos e de megacariócitos (precursores de plaquetas). Culturas de medula óssea ajudam a diferenciar doenças infecciosas como a tuberculose ou a histoplasmose. Esse procedimento leva cerca de 20 minutos.

A punção lombar, chamada de *punção espinhal*, envolve a introdução de uma agulha no espaço subaracnoide da coluna espinhal. O propósito do teste é mensurar a pressão no espaço subaracnoide e obter líquido cefalorraquidiano (LCR) para visualização e avaliação laboratorial. É também utilizada para injetar agentes anestésicos, diagnósticos ou terapêuticos. O LCR é examinado no laboratório para auxiliar no diagnóstico de tumores da coluna espinhal, infecções no sistema nervoso central (SNC), hemorragias e doenças degenerativas do cérebro. O procedimento leva cerca de 30 minutos.

TABELA 9-2 SUMÁRIO DOS PROCEDIMENTOS ASPIRATIVOS

PROCEDIMENTO ASPIRATIVO	PREPARAÇÃO/ AVALIAÇÃO ESPECÍFICA PARA O EXAME	POSIÇÃO OU LOCAL PRONA OU POSIÇÃO SUPINA	CONSIDERAÇÕES ESPECIAIS
Aspiração de medula óssea	Avaliação de anormalidades do hemograma completo.	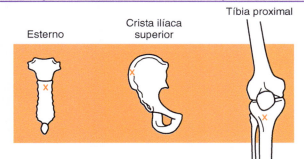 Esterno / Crista ilíaca superior / Tíbia proximal	Pacientes com artrite ou ortopneia podem ter dificuldade nessa posição. Aplicar pressão no local após do procedimento.
Punção lombar	Avaliar o estado neurológico, incluindo movimento, sensibilidade e força da musculatura das pernas para fornecer dados basais para comparação. Avaliar a bexiga quanto a distensão e determinar a última micção.	Posição em decúbito lateral 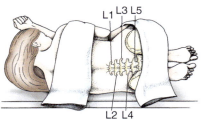 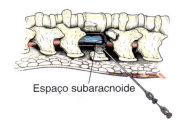 Espaço subaracnoide	*Risco de cefaleia espinhal:* Orientar o paciente a permanecer em posição horizontal e fazer mobilização em bloco após o procedimento, de acordo com as ordens do médico. Observar drenagem excessiva no local. Perda de líquido no local pode predispor o paciente a cefaleia e infecção.

(De Ignatavicius DD, Workman ML: *Medical-surgical nursing: patient-centered collaborative care*, ed 6, Philadelphia, 2008, Saunders.)

(Continua)

TABELA 9-2 SUMÁRIO DOS PROCEDIMENTOS ASPIRATIVOS (cont.)

PROCEDIMENTO ASPIRATIVO	PREPARAÇÃO/ AVALIAÇÃO ESPECÍFICA PARA O EXAME	POSIÇÃO OU LOCAL PRONA OU POSIÇÃO SUPINA	CONSIDERAÇÕES ESPECIAIS
Paracentese	Avaliar a distensão da bexiga e determinar a última micção. Pesar o paciente, avaliar o abdome e medir a circunferência abdominal no ponto mais largo. Marcar a localização.	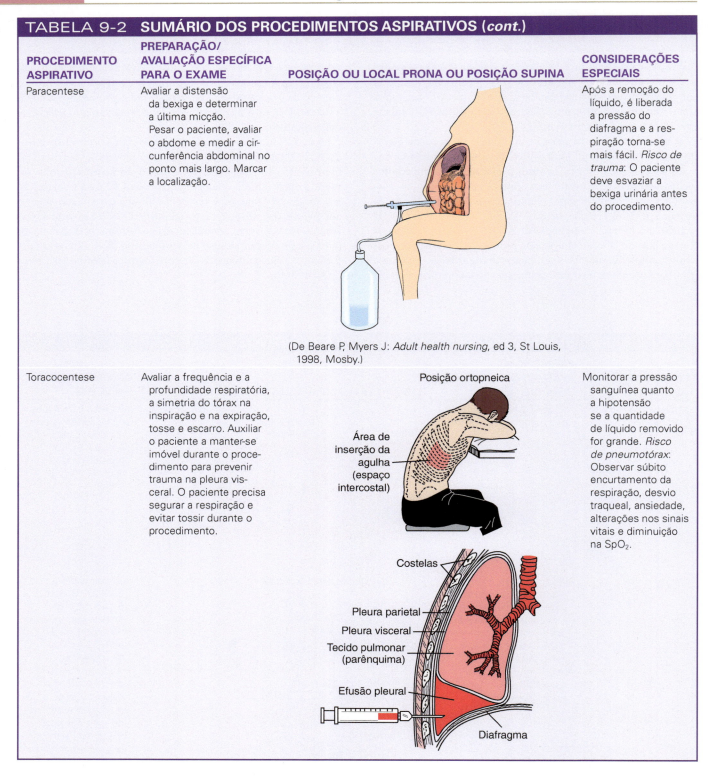 (De Beare P, Myers J: *Adult health nursing*, ed 3, St Louis, 1998, Mosby.)	Após a remoção do líquido, é liberada a pressão do diafragma e a respiração torna-se mais fácil. *Risco de trauma*: O paciente deve esvaziar a bexiga urinária antes do procedimento.
Toracocentese	Avaliar a frequência e a profundidade respiratória, a simetria do tórax na inspiração e na expiração, tosse e escarro. Auxiliar o paciente a manter-se imóvel durante o procedimento para prevenir trauma na pleura visceral. O paciente precisa segurar a respiração e evitar tossir durante o procedimento.	Posição ortopneica / Área de inserção da agulha (espaço intercostal) / Costelas / Pleura parietal / Pleura visceral / Tecido pulmonar (parênquima) / Efusão pleural / Diafragma	Monitorar a pressão sanguínea quanto a hipotensão se a quantidade de líquido removido for grande. *Risco de pneumotórax*: Observar súbito encurtamento da respiração, desvio traqueal, ansiedade, alterações nos sinais vitais e diminuição na SpO_2.

A paracentese abdominal envolve aspiração de líquido peritoneal do abdômen. O aspirado é analisado para verificar quanto a citologia celular, bactérias, sangue, glicose e proteínas para auxiliar no diagnóstico de causas de efusão abdominal. A paracentese é também uma medida paliativa para oferecer ao paciente alívio temporário do desconforto abdominal e também respiratório causado por ascite severa. A lavagem abdominal por paracentese é um processo no qual uma grande quantidade de solução é infundida e depois removida da cavidade; é feita para detectar a presença de sangramento, como em casos de trauma abdominal fechado ou células tumorais, quando a suspeita é de câncer. Embora não tenha contraindicação, a paracentese é realizada com cautela em pacientes com coagulopatias, com hipertensão portal e circulação abdominal colateral, e em casos de gravidez. O procedimento leva cerca de 30 minutos.

A toracocentese é realizada para analisar ou remover líquido pleural, ou instilar medicamentos no espaço intrapleural. As amostras são examinadas para verificar quanto a citologia celular, sangue, glicose, amilase, lactato desidrogenase e composição celular. As amostras citológicas são examinadas quanto a malignidade, diferenciação entre características transudativas e exsudativas e culturas de patógenos. A toracocentese terapêutica é usada para aliviar a dor, dispneia e sinais de pressão pleural. O exame leva cerca de 30 minutos.

COLETA DE DADOS

1. Verificar o tipo de procedimento que o médico irá realizar e o local do procedimento com o paciente. *Justificativa: Assegura que seja o paciente correto. Atende as exigências do TJC, 2010 e aumenta a segurança do procedimento.*
2. Verificar se o termo de consentimento informado foi obtido. *Justificativa: Regulamentos federais, leis estaduais e agências de acreditação requerem um termo de consentimento informado para procedimentos.*
3. Examinar prontuário para contraindicações como:
   a. Biópsia de medula óssea: O paciente não consegue manter a posição ou permanecer quieto durante o procedimento
   b. Punção lombar: Aumento da pressão intracraniana (PIC), deformidades espinhais e distúrbios da coagulação
   c. Paracentese: Pacientes com distúrbios da coagulação, obstruções intestinais e gravidez
   d. Toracocentese: O paciente não consegue manter a posição durante o procedimento
4. Determinar a capacidade do paciente em assumir a posição requisitada para o procedimento e em permanecer calmo (Tabela 9-2). *Justificativa: O movimento durante o procedimento pode causar complicações como sangramento e lesão de nervos ou tecido.*
5. Antes do procedimento: Verificar sinais vitais, SpO_2 e peso. Para paracentese, obter a medida da circunferência abdominal. (Usar caneta de tinta para marcar o local da medição da circunferência abdominal.) Para punção lombar, coletar dados basais do movimento, sensibilidade e força muscular da extremidade inferior. *Justificativa: Fornece valores basais para comparação com os sinais vitais após o procedimento. O paciente apresenta diminuição da circunferência abdominal e perda de peso depois da paracentese.*
6. Orientar o paciente a esvaziar a bexiga. *Justificativa: Reduzir o risco de trauma na bexiga durante a paracentese. Promove conforto ao paciente.*
7. Avaliar o perfil de coagulação do paciente: Uso de anticoagulantes, contagem de plaquetas e TP. *Justificativa: Procedimentos invasivos são contraindicados em pacientes com distúrbios de coagulação por causa do risco de sangramento (Pagana e Pagana, 2007).*
8. Determinar se o paciente é alérgico ao antisséptico, a látex ou a soluções anestésicas. *Justificativa: Diminui a chance de reações alérgicas.*
9. Avaliar o nível de compreensão do paciente quanto ao procedimento, incluindo quaisquer preocupações. *Justificativa: Determina a extensão de instruções do paciente e o nível de suporte requerido.*
10. Avaliar o nível de dor basal. *Justificativa: Determina a necessidade de analgesia pré-procedimento. O controle da dor ajuda o paciente a manter a posição adequada e a tolerar o procedimento.*

PLANEJAMENTO

Os **Resultados Esperados** focam-se na posição correta, na capacidade do paciente em seguir instruções, no conforto e na ausência de complicações.
1. O paciente assume a posição correta e a mantém durante todo o procedimento.
2. Não há sangramento no local da inserção da agulha.
3. A quantidade do material aspirado é suficiente para análise laboratorial.
4. O nível de dor do paciente é 4 ou menos na escala de dor de 0 a 10.
5. A frequência respiratória, a frequência cardíaca e a pressão arterial do paciente se mantêm normais durante e após o procedimento de aspiração.

Delegação e Colaboração

A habilidade da assitência em aspirações pode ser delegada à equipe de enfermagem se o paciente estiver estável (verificar a política da instituição). A avaliação da condição do paciente não pode ser delegada. Instruir a equipe sobre o seguinte:
- Como posicionar adequadamente o paciente durante o procedimento
- Verificação de sinais vitais basais e pós-procedimento, que devem ser comunicados ao enfermeiro
- Quais sinais e sintomas apresentados pelo paciente devem ser comunicados imediatamente ao enfermeiro

Equipamento

Equipamento de proteção pessoal: Máscaras, óculos, aventais e luvas para a equipe
Tubos para exames, recipientes estéreis para amostra, requisições do laboratório e etiquetas
Analgesia, se prescrito, dada 30 minutos antes do procedimento
Solução antisséptica
Compressas de gaze (2,5 × 2,5 cm), fita, bandagem adesiva
Bandeja de aspiração: A maior parte das instituições providencia bandejas específicas para o procedimento de aspiração. O equipamento-padrão inclui solução antisséptica (p. ex., clorexidine), compressas de gaze (2,5 × 2,5 cm), toalhas estéreis, solução de anestésico local (p. ex., lidocaína a 1%), duas seringas de 3 mL estéreis, com agulhas de calibre 16 a 27. Material adicional para aspirações específicas inclui o seguinte:
- Aspiração de medula óssea: Duas agulhas adicionais de medula óssea com mandril no interior
- Punção lombar: Manômetro para mensurar a pressão espinhal e, no mínimo, quatro tubos de exame
- Paracentese: Líquidos IV conforme prescrito, tubos a vácuo, torneira de três vias com extensão, recipientes para coleta estéril, fita métrica
- Toracocentese: Tubos a vácuo, torneira de três vias com extensão

IMPLEMENTAÇÃO para CUIDADOS DE PACIENTES SUBMETIDOS A ASPIRAÇÕES: MEDULA ÓSSEA, PUNÇÃO LOMBAR, PARACENTESE, TORACOCENTESE

ETAPAS	JUSTIFICATIVA
1. **Veja Protocolo Padrão (ao final do livro).**	
2. Identificar o paciente usando dois identificadores (p. ex., o nome e a data de nascimento ou o nome e o número de registro, de acordo com a política da instituição). Comparar as identificações no prontuário com as informações no bracelete de identificação do paciente.	Assegura que seja o paciente correto. Atende os padrões da *The Joint Commission* e aumenta a segurança do paciente (TJC, 2010).
3. Pré-medicar o paciente conforme prescrito.	Reduz a dor e a ansiedade associadas ao procedimento.
4. Explicar as etapas da preparação da pele, injeção anestésica, inserção da agulha e posição requisitada. Nota: Para biópsia de medula óssea, explicar ao paciente que pode ocorrer dor quando a medula óssea é aspirada.	A explicação reduz a ansiedade.
5. Montar uma bandeja estéril ou abrir os materiais para deixá-los mais acessível ao médico.	Reduz o risco de contaminação do campo estéril e promove rápida conclusão do procedimento.
6. Fazer *check-list* para verificar o nome do paciente, o tipo de procedimento a ser realizado e o local do procedimento com o paciente.	O *check-list* é a verificação logo antes de começar o procedimento; inclui o médico e toda a equipe envolvida, e é uma precaução de segurança para prevenir equívocos como o paciente, o local e o procedimento errados (TJC, 2010).
7. Auxiliar o paciente a manter a posição correta (Tabela 9-2). Tranquilizar o paciente enquanto explica o procedimento.	Diminui a chance de complicações durante o procedimento. Explicações ao paciente aumentam o conforto e o relaxamento.
8. O médico limpa o local com solução antisséptica e cobre-o com campos esterilizados.	
9. Explicar ao paciente que pode ocorrer dor quando o anestésico local for injetado nos tecidos. Pressão também pode ocorrer quando o fluido do tecido é aspirado.	A aspiração é dolorida, mas dura poucos minutos apenas. A analgesia prévia ao procedimento diminui o desconforto. Se o paciente está submetido a uma aspiração de medula óssea, uma sensação de pressão profunda é frequentemente vivenciada durante a retirada da medula (Pagana e Pagana, 2007).
10. O médico injeta o anestésico local e espera a área ficar dormente.	Desconforto e pressão podem ocorrer quando tecidos profundos são rompidos.
11. O médico insere a agulha ou trocânter dentro da cavidade corpórea envolvida (Tabela 9-2). Para aspirar tecido ou fluido corpóreo para análise, a seringa é acoplada ao trocânter ou à agulha, e o aspirado é colocado em um recipiente de coleta.	
12. Avaliar a condição do paciente durante o procedimento, incluindo o estado respiratório, os sinais vitais, se indicado, e queixas de dor.	Alterações indicam complicações.

> ⚡ **ALERTA DE SEGURANÇA** Pacientes que fazem uma paracentese ou toracocentese apresentam um aumento significativo da dor abdominal ou torácica. Dor abdominal severa indica uma possível perfuração da bexiga devido à paracentese. Dor abdominal subsequente à toracocentese resulta de perfuração diafragmática, do fígado ou baço. Dor no peito no movimento inspiratório resulta de perfuração do pulmão.

13. Observar as características do aspirado:	
a. **Aspirado de medula óssea:** A medula é vermelha ou amarela.	
b. **Punção lombar:** Registrar a pressão da punção; observar a cor e a turvação do líquido ou sangue.	LCR normal é límpido e incolor. Coloração turva é resultante de proteína, a qual indica infecção.
c. **Paracentese:** O líquido é amarelo, turvo, verde cor de bile ou tingido de sangue. Líquido de lavagem gástrica pode aparecer levemente avermelhado.	Líquido tingido de sangue é resultado de trauma fechado. Em um paciente com trauma, a paracentese é usada para lavar o peritôneo e identificar sangramento ativo.

ETAPAS	JUSTIFICATIVA
d. **Toracocentese:** O líquido pleural é amarelo límpido, com aparência de pus ou turvo.	Transudatos e exsudatos são tipicamente de coloração amarelo-palha. Líquidos tingidos de sangue indicam uma malignidade, infarto pulmonar ou inflamação severa. Líquido com aparência de pus indica infecção (empiema); líquido leitoso indica quilotórax, extravasamento do ducto torácico resultando em drenagem linfática na cavidade pleural (Allibone, 2006).
14. Amostras adequadamente etiquetadas com informações do paciente e nome do exame desejado. Tranportar os tubos com a requisição dos testes para o laboratório imediatamente.	O enfermeiro é responsável por etiquetar os tubos com o nome do paciente e os exames desejados. Os tubos para teste são numerados na sequência da coleta (p. ex., 1 a 4).
15. O médico remove a agulha/trocânter e aplica pressão no local de inserção até cessar a drenagem. Auxiliar na colocação do dispositivo de fechamento ou pressão direta e curativo. Continuar, se necessário, a aplicar pressão por um período específico de tempo.	
16. Veja Protocolo de Conclusão (ao final do livro).	

AVALIAÇÃO

1. Monitore os sinais vitais, a SpO$_2$ e a simetria dos movimentos da parede torácica de acordo com o protocolo da instituição; em algumas situações, os sinais vitais são verificados a cada 15 minutos por 2 horas.
2. Inspecione o curativo do local da punção para verificar sangramento, edema, sensibilidade e eritema. Inspecione a área debaixo do paciente quanto a sangramento. Evite o rompimento do coágulo formado no local se tiver um curativo compressivo.
3. Pergunte ao paciente o nível de dor usando a escala de 0 a 10.
4. Após a paracentese, verifique o peso e a medida da circunferência abdominal do paciente.
5. Peça ao paciente para descrever o posicionamento após o procedimento e as restrições de atividades.

Resultados Inesperados e Intervenções Relacionadas

1. Ocorrência de sedação excessiva (p. ex., diminuição da SpO$_2$, respirações superficiais, taquicardia).
   a. Fornecer suporte à via aérea e suporte respiratório.
   b. Comunicar imediatamente o médico do paciente.
   c. Estar preparado para administrar medicações de emergência ou medicações antagonistas (p. ex., naloxona [antagonista de opioide] ou flumazenil [antagonista de benzodiazepínicos]).
2. Cefaleia pós-procedimento de punção lombar é evidenciada pela dor de cabeça, visão embaçada e zumbido.
   a. Medicar para dor como prescrito.
   b. Comunicar o médico, que pode optar por injetar pequena quantidade de sangue do paciente no espaço epidural (*blood pacht*).
   c. Benzoato de cafeína sódica IV tem sido usado com sucesso limitado no alívio de cefaleia pós-procedimento.
3. Hematoma se desenvolve internamente no local da punção lombar evidenciado por formigamento da extremidade inferior.
   a. Comparar aos dados basais.
   b. Comunicar o médico.
   c. Continuar avaliação frequente.
4. O paciente submetido à punção lombar apresenta perda excessiva de LCR, evidenciado pela grande quantidade de LCR drenado do local e redução do nível de consciência, pupilas dilatadas e aumento da pressão sanguínea.
   a. Manter a via aérea.
   b. Comunicar o médico imediatamente.
   c. Preparar para transferência para a unidade de terapia intensiva.
5. O paciente de paracentese apresenta extravazamento de líquido no local da aspiração, como evidenciado por curativos saturados de líquido continuamente.
   a. Reforçar o curativo. Colocar uma bolsa de coleta no local, se necessário.
   b. Comunicar o médico, que pode fazer uma pequena sutura para interromper o vazamento.
6. Pneumotórax depois de toracocentese é evidenciado por dispneia súbita e taquipneia e excursão assimétrica do tórax.
   a. Administrar oxigênio (se prescrito).
   b. Monitorar frequentemente os sinais vitais e o estado respiratório.
   c. Comunicar os achados ao médico e verificar condutas posteriores.
   d. Antecipar raio X do tórax e possível inserção de dreno no tórax.

Registro e Relato

- Registrar o nome do procedimento na ficha do paciente, o preparo para o procedimento; a localização da punção; a quantidade, a consistência e a cor do líquido drenado ou amostra obtida; a duração do procedimento; a tolerância do paciente ao procedimento (p. ex., sinais vitais, SpO$_2$) e o nível de conforto; os exames laboratoriais prescritos; a amostra enviada; o tipo de curativo; as atividades pós-procedimento (p. ex., raio X de tórax) e outros monitoramentos específicos do procedimento

(p. ex., monitoramento da extremidade, circunferência abdominal, nível de consciência).
- Comunicar imediatamente ao médico ou ao enfermeiro qualquer drenagem inesperada ou alterações significativas nos sinais vitais ou na SpO$_2$.

Amostra de Documentação

9h30   Drenado 300 mL. Circunferência abdominal média pré-procedimento de 106,68 cm no umbigo. Peso pré-procedimento de 72,7 kg. Auxiliado a sentar ao lado da cama. O médico finalizou a paracentese com 1.100 mL de líquido turvo. Respiração de 18 mvm, com moderada profundidade, pulso de 98 bpm e pressão sanguínea de 138/86 mmHg. Limiar de dor de 6 na escala de 0 a 10. Curativo de gaze aplicado ao local da punção mantém-se seco e intacto.

9h40   Sulfato de morfina 10 mg administrada no vasto lateral direito para dor abdominal.

10h10   A queixa de dor diminuiu para 2, a qual é tolerável. A circunferência abdominal mede 96,5 cm no umbigo. O peso diminuiu para 71,8 kg.

Considerações Especiais

Pediatria
- A sedação é recomendada para crianças, porque há o risco de lesão causada pelo movimento da criança durante a punção lombar. Crianças muito pequenas devem receber sedação IV moderada ou anestésico geral para procedimentos aspirativos. Sedação consciente ou inconsciente é comumente usada. Se a sedação inconsciente for usada, é necessário um anestesiologista para o procedimento.
- Preparar a criança de idade pré-escolar antes do procedimento, fazendo uma atividade lúdica para ter um retorno da criança para a próxima etapa, usando um boneco como modelo, o que pode servir como um mecanismo de distração (Hockenberry e Wilson, 2009).

Geriatria
- Idosos com artrite podem ter dificuldade de sustentar a posição exigida para o procedimento e precisam de ajuda.
- Durante a toracocentese, estar ciente dos padrões respiratórios inefetivos em idosos, por causa de alterações relacionadas à idade, como a redução da elasticidade pulmonar, a redução da expansão torácica, a eficiência da tosse reduzida e músculos torácicos e diafragmáticos mais fracos.
- Estar atento à necessidade de mudança de posições, lentamente, para minimizar os riscos de hipotensão postural.

Assistência Domiciliar (*Home Care*)
- Orientar o paciente de que alguns pacientes apresentam formigamento no local da punção por diversos dias e que o médico pode prescrever uma analgesia leve.
- Orientar o paciente a procurar atendimento médico imediatamente se ele se queixar repentinamente de cefaleia severa ou se tiver alterações no nível de consciência.
- Informar ao paciente de paracentese a comunicar o médico sobre febre ou qualquer edema, dor ou drenagem no local da punção. Orientar os homens a relatar ao médico sobre dor, edema ou descoloração no escroto.
- Ensinar ao paciente de toracocentese os sintomas de complicações relacionados à perfuração de fígado e baço, que podem não estar presentes por diversos dias após o procedimento, para comunicar o médico. Orientar o paciente a relatar ao médico qualquer nova dor abdominal.

HABILIDADE 9.3   CUIDADOS DE PACIENTES SUBMETIDOS A BRONCOSCOPIA

A broncoscopia é o exame da árvore traqueobrônquica por meio de um tubo com luz contendo espelhos (Fig. 9-2). O tubo, ou broncoscópio, mais comumente usado é um broncoscópio flexível de fibra óptica que permite a visualização e a administração simultânea de oxigênio. O broncoscópio fibrótico tem lúmen para visualização e para obtenção de escarro, corpos estranhos e amostras para biópsia. A ablação a laser de lesões endotraqueais pode ser realizada por meio do broncoscópio.

A broncoscopia é um procedimento de emergência ou eletivo, realizado com razão diagnóstica ou terapêutica. Os propósitos principais deste procedimento são aspirar secreção excessiva ou tampões de muco que a aspiração da via aérea não consegue remover; visualizar a árvore traqueobrônquica para avaliação de anormalidades da mucosa, abcessos, pneumonia aspirativa, estenoses e tumores; para obter biópsia de tecido profundo e amostras de secreção; para remover corpos estranhos. As complicações potenciais da broncoscopia incluem febre, infecção, hipoxemia, broncoespasmo e laringoespasmo, pneumotórax, aspiração, arritmias e hipotensão, hemorragia (depois da biópsia) e parada cardíaca. Quando necessário, realizar a aspiração das vias aéreas antes de auxiliar no procedimento.

O procedimento é realizado no leito ou em uma sala especialmente equipada para broncoscopia. Normalmente, um especialista ou cirurgião pulmonar realiza este procedimento em torno de 30 a 45 minutos.

COLETA DE DADOS

1. Verificar se o termo de consentimento informado foi obtido. *Justificativa: Regulamentações federais, leis estaduais e agências de acreditação requerem um termo de consentimento informado para procedimentos.*
2. Avaliar o histórico e o estado cardiopulmonar do paciente que contenham respostas a procedimentos prévios. Comunicar ao médico. *Justificativa: Determina a necessidade de administração de oxigênio durante o procedimento.*

HABILIDADE 9.3 Cuidados de Pacientes Submetidos a Broncoscopia

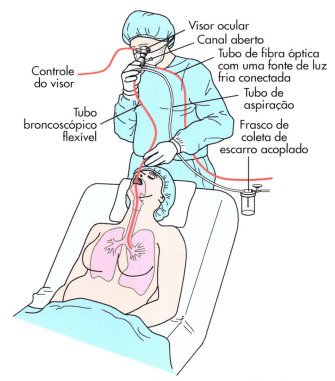

FIG 9-2 Broncoscópio de fibra óptica flexível.

3. Verificar os sinais vitais e o nível de SpO$_2$. *Justificativa: Fornece dados basais para comparar com achados durante e após do procedimento.*
4. Realizar avaliação respiratória, incluindo sons pulmonares, simetria da parede torácica, dor na inspiração, quantidade e cor do escarro. *Justificativa: Fornece dados basais do estado respiratório para comparação durante e após o procedimento.*
5. Rever prontuário quanto à finalidade do procedimento: Aspiração de secreção, biópsia tecidual, cultura da secreção, remoção de objeto estranho. *Justificativa: Antecipa as necessidades de equipamento e do paciente.*
6. Determinar se o paciente é alérgico a anestésico local, que é borrifado na garganta. *Justificativa: A alergia provoca laringoespasmo e edema de laringe.*
7. Avaliar a necessidade de medicações prévias ao procedimento (normalmente atropina e narcótico ou sedativo). *Justificativa: A atropina diminui as secreções e inibe a bradicardia estimulada pelo vago; narcóticos e sedativos eliminam a ansiedade e diminuem o desconforto.*
8. Avaliar o tempo da última ingestão de líquido ou comida. Os pacientes devem estar em jejum de 8 horas antes da broncoscopia. *Justificativa: Hidratação excessiva causa diluição do meio de contraste, tornando a visualização de estruturas mais difícil. O jejum diminui a chance de aspiração de conteúdos estomacais.*
9. Avaliar o conhecimento do paciente quanto ao procedimento para determinar o nível de orientação necessário. *Justificativa: Determina o nível de entendimento e o nível de suporte necessário.*

PLANEJAMENTO

Os **Resultados Esperados** focam-se na melhoria do conhecimento do paciente sobre o procedimento, reduzindo a ansiedade frente ao procedimento e aos resultados, detectando previamente as complicações potenciais.

1. Paciente recupera-se da sedação sem complicações respiratórias ou mudança do nível de consciência.
2. Nível de dor do paciente é de 4 ou menos na escala de dor de 0 a 10.
3. O paciente explica o que espera durante o procedimento antes de este começar.
4. O médico é capaz de observar estruturas brônquicas e obter amostras desejadas.
5. Os sinais vitais do paciente se mantêm dentro dos valores basais.

Delegação e Colaboração

A assistência à broncoscopia pode ser delegada à equipe de enfermagem sempre com a supervisão direta do enfermeiro, porque essa habilidade requer realizações repetidas de avaliação de enfermagem quanto à tolerância do paciente ao procedimento e de complicações que levam ao risco de vida, requerendo intervenções de emergência. Instrua a equipe sobre:
- Como auxiliar no posicionamento do paciente

Equipamento

- Bandeja de broncoscopia, se disponível na central de materiais, a qual deve incluir: Broncoscópio fibrótico flexível (Fig. 9-2), compressas de gaze, anestésico local em *spray* (lidocaína), sondas de aspiração traqueal estéreis, diazepam, midazolam ou sedativo para sedação IV.
- Oxigênio, equipamento de ressuscitação, oxímetro de pulso, monitor cardíaco
- Luvas estéreis
- Gel lubrificante solúvel em água estéril (Nota: Lubrificantes a base de petróleo não são usados por causa do perigo de aspiração e subsequente pneumonia.)
- Equipamento de proteção individual: Máscara, avental, luvas e óculos para todos os profissionais de saúde ou médicos
- Bacia para êmese
- Equipamento de aspiração traqueal

IMPLEMENTAÇÃO para CUIDADOS DE PACIENTES SUBMETIDOS A BRONCOSCOPIA

ETAPAS	JUSTIFICATIVA
1. **Veja Protocolo Padrão** (ao final do livro).	
2. Identificar o paciente usando dois identificadores (p. ex., o nome e o nascimento ou o nome e o número de registro, de acordo com a política da instituição). Comparar as identificações do prontuário com informações no bracelete de identificação do paciente.	Assegura que seja o paciente correto. Atende os padrões da *The Joint Commission* e aumenta a segurança do paciente (TJC, 2010).
3. Remover e armazenar com segurança a dentadura e os óculos do paciente (se aplicável).	
4. Avaliar o acesso venoso instalado ou estabelecer novo acesso venoso usando cânula de grosso calibre (Cap. 28).	Fornece acesso para líquidos e/ou medicamentos IV se ocorrer uma emergência.
5. Auxiliar o paciente na manutenção da posição desejada pelo médico, usualmente a posição semi-Fowler.	Fornece visualização máxima das vias aéreas inferiores e expansão pulmonar adequada.
6. Fazer *check-list* para verificar o nome do paciente, o tipo de procedimento a ser realizado e o local do procedimento com o paciente.	O *check-list* é a verificação logo antes de começar o procedimento, que inclui o médico e toda a equipe envolvida, e é uma precaução de segurança para prevenir equívocos como o paciente, o local e o procedimento errados (TJC, 2010).
7. Posicionar a ponta da sonda de aspiração para facilitar o acesso à boca do paciente.	Drena secreções orais para reduzir o risco de aspiração.
8. O médico borrifa anestésico tópico na nasofaringe e na orofaringe.	Oferece rápida anestesia local na orofaringe.
9. Orientar o paciente a não engolir o anestésico local, providenciar uma bacia de êmese.	O anestésico engolido é absorvido sistemicamente e causa reações do SNC e cardiovascular.
10. O médico veste aventais e máscaras e calça luvas estéreis, introduz o broncoscópio dentro da boca até a faringe, passa pela glote, entrando na traqueia e no brônquio (Fig. 9-2). O médico pode usar mais *spray* anestésico na glote para prevenir tosse reflexa. Para pacientes entubados, o broncoscópio flexível é introduzido através do tubo endotraqueal.	O broncoscópio deve passar por meio das estruturas das vias aéreas superiores para permitir a visualização das vias aéreas inferiores. Traqueia e brônquios são observados em busca de lesões e obstruções.
11. O médico aspira o muco, realiza lavado brônquico com amostras citológicas coletadas com escova ou cureta.	As amostras citológicas são obtidas para diagnosticar carcinoma.
12. Auxiliar o paciente dando explicações, reafirmações verbais e suporte.	Pacientes pré-medicados e sonolentos precisam ser lembrados de não mudar de posição e de cooperar.
13. Monitorar ECG, pulso, SpO_2 e pressão sanguínea quanto a alterações a cada 5 minutos durante o procedimento.	Estabelece o monitoramento de sedação excessiva (Habilidade 9.1).
14. Monitorar o estado respiratório do paciente durante o procedimento: Observar o grau de inquietação e a frequência respiratória, observar a perfusão capilar e coloração do leito ungueal; monitorar os níveis da SpO_2.	O broncoscópio pode causar sensação de sufocamento, também porque as vias aéreas estão parcialmente obstruídas. O paciente pode se tornar hipoxêmico durante as observações.
15. Anotar as características do material aspirado. Uma pequena quantidade de sangue no aspirado é esperada, em razão do trauma no tecido.	A informação é usada para registrar e comunicar e para observações posteriores do paciente.
16. Usando a mão enluvada, limpar o nariz do paciente para remover o lubrificante depois que o broncoscópio é removido.	Promove higiene e conforto.
17. Orientar o paciente a não tentar engolir o catarro até o reflexo de tosse retornar. Providenciar bacia de êmese para expectoração do escarro.	Ajuda a prevenir pneumonia por aspiração, a qual é um risco até o retorno do reflexo de tosse.
18. **Veja Protocolo de Conclusão** (ao final do livro).	

AVALIAÇÃO

1. Monitore continuamente os sinais vitais do paciente, a SpO_2 e o estado respiratório.
    a. Monitore quanto a dispneia repentina indicando laringoespasmo ou broncoespasmo.
2. Avalie o nível de sedação e o nível de consciência.
3. Monitore o retorno do reflexo de tosse, o qual normalmente retorna dentro de duas horas.
4. Observe as características e a quantidade de escarro. O médico pode prescrever coletas seriadas de escarro durante 24 horas para exame citológico.
5. Avalie o nível de dor do paciente.

Resultados Inesperados e Intervenções Relacionadas

1. Laringoespasmo e broncoespasmo indicados por dispneia repentina e severa.
    a. Chamar o médico imediatamente.
    b. Preparar equipamento de ressuscitação de emergência.
    c. Antecipar possível cricotireotomia.
2. Presença de hipoxemia indicada pela diminuição de SpO_2, encurtamento gradual da respiração e diminuição do nível de consciência.
    a. Manter a via aérea e a oxigenação.
    b. Comunicar o médico imediatamente.
    c. Monitorar a SpO_2.
3. Resposta vasovagal durante a inserção do broncocóspio. A resposta vasovagal é causada por estimulação de baroreceptores causando bradicardia. Os sintomas incluem sensação de fraqueza, vertigem e tontura e sudorese com pulso lento e estável. O paciente pode ficar inconsciente por alguns segundos.
    a. Abaixar a cabeceira da mesa.
    b. Dar suporte para a via aérea.
4. Hemorragia.
    a. Chamar o médico imediatamente.
    b. Equipamento de ressuscitação de emergência deve estar disponível prontamente.
    c. Seguir as prescrições específicas pós-procedimento relacionadas aos achados.
5. Ocorrência de excesso de sedação (p. ex., redução da SpO_2, respiração superficial, taquicardia).
    a. Dar suporte às vias aéreas e suporte respiratório ao paciente.
    b. Comunicar o médico do paciente imediatamente.
    c. Estar preparado para administrar medicações de emergência ou medicações antagonistas (p. ex., naloxona, antagonista de opioides] ou flumazenil [antagonista de benzodiazepínicos]).

Registro e Relato

- Registrar o nome do procedimento (incluindo biópsias, se realizadas), duração do procedimento, tolerância do paciente, complicações e coleta e dispensação de amostras. Documentar o retorno do reflexo de vômitos.
- Relatar imediatamente ao médico acerca de sangramento excessivo ou dificuldade respiratória depois do procedimento ou alterações nos sinais vitais dos limites normais do paciente.

Amostra de Documentação

9h Encaminhado na maca para a broncoscopia.
10h30 Retorno da broncoscopia. Alerta e orientado. Sinais vitais estáveis. SpO_2 de 88% em ar ambiente. Descansando em posição semi-Fowler. Nega dispneia. Cor pálida. Respiração de 28 mvm, roncos observados bilateralmente nas bases, que limpam com tosse. Observada tosse ocasional produtiva com pequena quantidade de escarro vermelho vivo. Reflexo de vômito ausente.
11h30 Sinais vitais estáveis e registrados a cada 15 min × 4. Sem mudanças na avaliação.
12h30 Sinais vitais estáveis. Reflexo de vômito presente. Sem tosse ou produção de escarro desde às 11h30. Ingerindo goles de líquidos limpos sem dificuldade.

Considerações Especiais

Pediatria

- Em crianças, o procedimento é mais frequentemente realizado para remover corpos estranhos da laringe ou traqueia, e é feito com anestesia geral. O paciente é colocado em posição lateral depois do procedimento para prevenir aspiração.
- Crianças têm maior risco de hipoxemia do que adultos, em razão de terem brônquios menores e porque o broncoscópio diminui o espaço respiratório disponível (Pagana e Pagana, 2007).

Geriatria

- A inquietação pós-procedimento em idosos frequentemente indica hipoxemia ou dor. Monitorar cuidadosamente o estado de oxigenação antes da administração de um analgésico opioide.
- Exposição física e à temperatura do quarto contribuem para a hipotermia em idosos frágeis, que estão incapazes de comunicar que estão com frio. Usar cobertores aquecidos para manter a temperatura corporal em nível confortável e seguro (Negishi et al, 2003).

Assistência Domiciliar (*Home Care*)

- Orientar o paciente a comunicar o médico se desenvolver os seguintes sintomas: febre, dor no peito, dispneia, chiado ou hemoptise.
- Desconforto na garganta é normal depois do procedimento. Gargarejos com solução salina aquecida ou pastilhas de garganta são úteis.

CAPÍTULO 9 Procedimentos Diagnósticos

HABILIDADE 9.4 CUIDADOS DE PACIENTES SUBMETIDOS A ENDOSCOPIA GASTROINTESTINAL

A endoscopia é qualquer estudo que permite a visualização direta de um órgão ou estrutura internos por meio de um aparelho de fibra ótica longo e flexível com uma luz conectada (Fig. 9-3). Uma esofagoscopia, gastroscopia, gastroduodenojejunoscopia ou duodenoscopia visualizam o trato gastrointestinal (GI) superior; frequentemente, esses procedimentos são combinados, o que permite a visualização do esôfago, estômago e duodeno em um único exame. A endoscopia possibilita a biópsia de tecido suspeito, a remoção de pólipo e a realização de outros procedimentos, como guia de visualização direta para biópsias de aspiração de agulha fina e dilatação e implantação de *stent* em estenoses. Para a visualização da árvore hepatobiliar e dos ductos pancreáticos, deve ser realizada uma colangiopancreatografia retrógrada endoscópica. Para a visualização do trato GI inferior, realiza-se a proctoscopia, sigmoidoscopia ou colonoscopia. Tipicamente, esses pacientes recebem sedação moderada IV.

Os riscos dos procedimentos endoscópicos incluem perfuração intestinal, hemorragia, peritonite, aspiração, depressão respiratória e infarto do miocárdio secundário à resposta vasovagal. Ambos os exames endoscópicos, dos tratos GI superior e inferior, são realizados em uma unidade de endoscopia especialmente equipada.

COLETA DE DADOS

1. Verificar o tipo de procedimento que o médico irá realizar e o local do procedimento com o paciente. *Justificativa: Assegura que seja o paciente correto. Atende as exigências do TJC 2010 e aumenta que seja o segurança do procedimento.*
2. Verificar se o termo de consentimento informado foi obtido. *Justificativa: Regulamentações federais, leis estaduais e agências de acreditação requerem um termo de consentimento informado para procedimentos.*
3. Monitorar sinais vitais basais e níveis de SpO_2.
4. Determinar se sinais de sangramento GI estão presentes pela observação das características da êmese, fezes e drenagem de sonda nasogástrica à procura de sangue vivo ou material enegrecido tipo borra de café. *Justificativa: O teste é contraindicado para pacientes com sangramento do trato GI superior porque as lentes do visor ficam cobertas com coágulos de sangue, que impedem a visualização (Pagana e Pagana, 2007).*
5. Determinar a finalidade do procedimento: biópsia, exame ou coagulação dos locais do sangramento. *Justificativa: Antecipa a necessidade de equipamentos adequados.*
6. Avaliar o conhecimento do paciente e explicar as etapas do procedimento. *Justificativa: Determina o nível de ensino requisitado. Responder as questões do paciente ajuda a aliviar a ansiedade.*
7. Verificar se o paciente está em jejum de no mínimo 8 horas para GI superior. *Justificativa: Promove adequada visualização, ajuda a prevenir aspiração se a introdução do endoscópio através da orofaringe estimular o reflexo de vômito e causar vômito.*
8. Para exames do GI inferior (proctoscopia, sigmoidoscopia ou colonoscopia), verificar se o paciente manteve dieta líquida limpa há dois dias e atendeu qualquer regime prescrito para a limpeza do intestino. *Justificativa: Um trato intestinal vazio é necessário para permitir a inserção do endoscópio e uma boa visualização das paredes interiores.*
9. Avaliar a capacidade do paciente em compreender e seguir orientações. *Justificativa: Os procedimentos requerem que o paciente siga instruções restritas e assuma posição adequada.*
10. Identificar o motorista designado. *Justificativa: Os pacientes não estão permitidos a dirigir por 24 horas seguintes à sedação anestésica.*

PLANEJAMENTO

Os **Resultados Esperados** focam-se na prevenção de complicações, promovendo a capacidade do paciente em seguir orientações, protegendo suas vias aéreas.

1. O paciente não aspira e não tem sangramento após o procedimento.
2. O nível de dor do paciente é de 4 ou menos na escala de dor de 0 a 10.
3. Paciente sem complicações respiratórias ou mudança no nível de consciência.
4. Os sinais vitais mantêm-se dentro dos valores basais.

Delegação e Colaboração

A assistência à endoscopia pode ser delegada à equipe de enfermagem sob a supervisão direta do enfermeiro, porque essa habilidade requer realizações repetidas de avaliação de enfermagem quanto à tolerância do paciente ao procedimento e a complicações que levam ao risco de vida, requerendo intervenções de emergência.

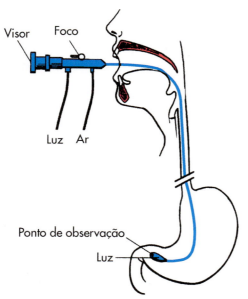

FIG 9-3 Endoscópio flexível para visualização do estômago.

HABILIDADE 9.4 Cuidados de Pacientes Submetidos a Endoscopia Gastrointestinal

Equipamento
- Equipamento de proteção individual: Máscara, avental, luvas e óculos para toda a equipe de saúde
- Bandeja de endoscopia
- Endoscópio fibrótico e câmera (Fig. 9-3)
- Soluções para amostras de biópsias
- Anestésico local em *spray*
- Equipamento de aspiração traqueal (Cap. 14)
- Equipamento de pressão sanguínea
- Gel solúvel em água
- Luvas estéreis para o médico
- Bacia de êmese
- Líquidos IV e equipamento para acesso venoso (opcional)
- Diazepam, midazolam ou outro sedativo para sedação IV (opcional)
- Fonte de gás carbônico (para procedimentos do trato GI inferior)
- Oxigênio, equipamento de ressuscitação e oxímetro de pulso

IMPLEMENTAÇÃO para CUIDADOS DE PACIENTES SUBMETIDOS A ENDOSCOPIA GASTROINTESTINAL

ETAPAS	JUSTIFICATIVA
1. **Veja Protocolo Padrão (ao final do livro).**	
2. Identificar o paciente usando dois identificadores (p. ex., o nome e a data de nascimento ou o nome e o número de registro, de acordo com a política da instituição). Comparar as identificações no prontuário com informações no bracelete de identificação do paciente.	Assegura que seja o paciente correto. Atende os padrões da *The Joint Commission* e aumenta a segurança do paciente (TJC, 2010).
3. Administrar qualquer medicamento pré-procedimento.	Promove o relaxamento e reduz a ansiedade.
4. Remover dentadura ou prótese dentária do paciente.	Previne o deslocamento de estruturas dentárias durante a fase de entubação.
5. Fazer *check-list* para verificar o nome do paciente, o tipo de procedimento a ser realizado e o local do procedimento com o paciente.	O *check-list* é a verificação logo antes de começar o procedimento, que inclui o médico e toda a equipe envolvida, sendo uma precaução de segurança para prevenir equívocos como o paciente, o local e o procedimento errados (TJC, 2010).
6. Assegurar que o acesso venoso esteja patente e administrar sedação moderada conforme prescrito.	
7. Assitir o paciente durante o procedimento:	Ajuda a minimizar a ansiedade do paciente.
a. Antecipar necessidades e promover o conforto.	O paciente é incapaz de falar se o tubo estiver em sua garganta.
b. Dizer ao paciente o que irá acontecer durante cada fase.	Deixa o paciente seguro.
8. Determinar o nível de sedação do paciente antes do procedimento.	O paciente adequadamente sedado facilita a endoscopia e o seu próprio conforto. A sedação IV reduz náuseas durante o procedimento.
9. Posicionamento do paciente: *Procedimentos do trato GI superior*: Auxiliar o paciente na manutenção da posição *Sims* lateral esquerdo. *Procedimentos do trato GI inferior*: Auxiliar o paciente na manutenção da posição em decúbito lateral esquerdo. Cobrir o paciente para privacidade e conforto.	A posição *Sims* permite fácil passagem do endoscópio no trato GI superior ou inferior. Permite a desobstrução das vias aéreas se o paciente regurgita e vomita conteúdos gástricos. A posição em decúbito lateral esquerdo providencia acesso ao trato GI inferior.
10. Administrar atropina se prescrito (estudos do trato GI superior).	A atropina reduz a quantidade de secreções, por isso reduz o risco de aspiração em procedimentos endoscópicos no trato GI superior.
11. Posicionar a ponta da cânula de aspiração com fácil acesso à boca do paciente (exames do trato GI superior).	Drena as secreções orais e reduz o risco de aspiração.
12. *Exames do trato GI superior*: O médico passa lentamente o endoscópio pela boca, esôfago, estômago e duodeno e avança até a profundidade desejada enquanto visualiza as paredes. *Estudos do trato GI inferior:* Um endoscópio fibrótico flexível revestido de lubrificante é inserido pelo ânus e avança lentamente pelo reto e cólon, visualizando as paredes.	Fornece a visualização de estruturas.

(Continua)

ETAPAS	JUSTIFICATIVA

> ⚡ **ALERTA DE SEGURANÇA** Se o paciente está com sangramento ativo, o médico pode prescrever que o estômago seja lavado para o aspirado ficar limpo de coágulos antes de o procedimento ser iniciado.

13. O médico insufla ar através do endoscópio dentro do trato GI superior. Na colonoscopia é usado o dióxido de carbono. O médico examina, fotografa e realiza biópsia de estruturas. O médico retira lentamente o endoscópio.	Distende estruturas GI para melhor visualização. Insuflar dióxido de carbono produz menos cólicas abdominais pós-procedimento do que insuflar ar (Dellon et al, 2009).
14. Colocar as amostras de tecido em recipientes de laboratório apropriados. Providenciar lâminas e recipientes para amostras e fixar ou selar como necessário.	Garante a rotulagem adequada e a preparação de amostras para o exame microscópico.
15. Auxiliar o paciente para uma posição confortável. Se sedado, colocar em decúbito lateral.	Promove repouso e relaxamento.
16. Aspirar a via aérea se o paciente começar a vomitar ou acumular saliva. Remover e descartar as luvas.	Previne aspiração de conteúdos gástricos ou secreções orais.
17. Preparar a alta do paciente apenas depois de retornar o reflexo de vômito.	A ausência do reflexo de vômito aumenta o risco de aspiração. Enquanto o reflexo de vômito estiver ausente, o paciente precisa de monitoramente contínuo.
18. **Veja Protocolo de Conclusão (ao final do livro).**	

AVALIAÇÃO

1. Monitore os sinais vitais quanto a sinais de sangramento (taquicardia e hipotensão) na frequência a cada 15 minutos por 2 horas. Avalie vômitos ou aspirado quanto a sangue vivo ou oculto.
2. Avalie o nível de sedação.
3. Peça ao paciente para descrever a dor usando a escala de dor de 0 a 10.
4. Avalie qualquer êmese ou aspirado para sangue vivo ou oculto.
5. Monitore o reflexo de vômito, normalmente dentro de 2 a 4 horas. Monitore os sons respiratórios, o trabalho respiratório e a SpO_2.
6. Pergunte ao paciente sobre a dieta pós-procedimento ou sobre limitações de atividade.

Resultados Inesperados e Intervenções Relacionadas

1. Para procedimentos no trato GI superior: Laringoespasmo e broncoespasmo, evidenciado como repentino e severo encurtamento da respiração.
   a. Comunicar o médico imediatamente, pois pode significar risco de vida.
   b. Preparar equipamento de ressuscitação de emergência.
   c. Antecipar possível cricotireotomia.
2. Para procedimentos no trato GI inferior: Hipoxemia causada por aspiração, evidenciada pelo aumento gradual do encurtamento da respiração e pela diminuição do nível de consciência.
   a. Dar suporte à via aérea.
   b. Comunicar o médico imediatamente.
   c. Monitorar a SpO_2.
3. Hemorragia evidenciada pela hipotensão e taquicardia e diminuição do nível de consciência com ou sem sinais visíveis de hemorragia.
   a. Comunicar o médico imediatamente, pois pode significar risco de vida.
   b. Seguir prescrições específicas pós-procedimento relacionadas aos achados.
4. Dor intensa e aguda no peito, estômago ou abdômen e pele pálida e fria.
   a. Comunicar o médico imediatamente. Estes podem ser sinais de perfuração do trato GI.
5. Resposta vasovagal causada pela estimulação de barorreceptores durante a inserção do endoscópio, evidenciado pela sensação de fraqueza, vertigem e tontura, diaforese com pulso lento e estável e/ou poucos segundos de inconsciência.
   a. Abaixar a cabeceira da mesa.
   b. Dar suporte às vias aéreas.

Registro e Relato

- Registrar o procedimento, a duração, a tolerância do paciente, as complicações e intervenções e a coleta e dispensação de amostra.
- Relatar ao médico o ínicio de sangramento, dor abdominal, dispneia e alterações nos sinais vitais. Relatar a duração do procedimento, a tolerância do paciente e alterações na condição ou sinais vitais.

Amostra de Documentação

08h   Jejum desde a meia-noite. Transportado ao departamento de endoscopia em cadeira de rodas para endoscopia digestiva. Sinais vitais dentro dos limites normais. Termo de consentimento informado assinado. O paciente afirma que o médico explicou o procedimento e que não tem dúvidas no momento.

10h   Retorno da endoscopia. Não relata desconforto. Sinais vitais em níveis basais. Sem sangramento aparente. Reflexo de vômito presente.

Considerações Especiais

Pediatria
- Crianças requerem sedação profunda ou anestesia geral (*American Academy of Pediatrics*, 2006).
- A introdução do endoscópio em bebês e crianças pequenas que têm as vias aéreas estreitas ou colapsáveis pode resultar em angústia respiratória.

Geriatria
- O paciente tem risco de sedação prolongada em razão da diminuição da taxa de filtração glomerular e da diminuição da função hepática relacionados à idade.
- O adelgaçamento da mucosa gástrica relacionado à idade aumenta a incidência de irritação e ulceração.
- Exposição física e a temperatura do quarto contribuem para a hipotermia em idosos frágeis. Usar cobertor aquecido para manter a temperatura corporal em nível confortável e seguro.
- O idoso está em risco de desidratação, desequilíbrio eletrolítico e exaustão da preparação para o teste, somado ao estado de jejum. Se o procedimento é feito em ambulatório, é útil ter alguém para ficar com o paciente.

Assistência Domiciliar (*Home Care*)
- Orientar o paciente ambulatorial a comunicar o médico se apresentar os seguintes sintomas: febre, dor ou desconforto no peito, dispneia, chiado ou hemoptise.
- Controlar o desconforto da garganta com pastilhas de garganta. Evitar bochechos de produtos comerciais à base de álcool, o que piora o desconforto na garganta.
- Depois da colonoscopia, um banho de assento quente minimiza o desconforto retal.
- Informar ao paciente que recebeu sedação a não dirigir por no mínimo 24 horas após o procedimento.

PERGUNTAS DE REVISÃO

Estudo de Caso para as Perguntas 1 e 2
Sr. Hall, um homem negro de 67 anos de idade, é um executivo aposentado. Ele está agendado para um cateterismo cardíaco com sedação. A prescrição enviada pelo consultório do médico para o procedimento registra "reinício de dor no peito" como indicação clínica para o procedimento. Atualmente, o paciente está tomando medicação para controle da pressão arterial e do colesterol, e está sob uso de varfarina para fibrilação atrial crônica. Seu médico o instruiu a suspender a varfarina por duas noites antes do procedimento. O sr. Hall seguiu as recomendações médicas e não toma a varfarina há 2 dias.

1. Quais dados laboratoriais o enfermeiro deve revisar como parte da preparação do Sr. Hall para o procedimento? Selecione todas as alternativas que se aplicam.
    1. Hemograma completo e níveis de pré-albumina e gases sanguíneos
    2. Hemograma completo e Tempo de Protrombina
    3. Perfil lipídico, nível de glicose sanguínea e níveis de eletrólitos
    4. Ureia sanguínea, creatinina e densidade urinária
2. Quando a enfermeira revisa a ficha do Sr. Hall, verifica que o formulário de consentimento do procedimento não está assinado. Ao perguntar se o médico explicou o procedimento e os riscos e se o paciente tem alguma questão, ele responde: "Meu médico me disse que eu preciso fazer esse exame para descobrir por que eu tenho dor no peito. Mas eu não sei o quão arriscado é o exame." O que a enfermeira deve fazer? Selecione todas as alternativas que se aplicam.
    1. Pedir ao Sr. Hall para assinar o formulário de consentimento e dizer a ele para perguntar sobre os riscos quando o médico chegar.
    2. Segurar o formulário de consentimento até o médico chegar para falar com o Sr. Hall. Continuar com a preparação administrando o diazepam ao Sr. Hall antes do procedimento.
    3. Segurar o formulário de consentimento até o médico chegar e discutir a informação necessária para consentimento informado.
    4. Administra o diazepam de preparo para o paciente relaxar.
    5. Suspender o diazepam preparatório até depois de obter o consentimento informado.
3. A enfermeira está monitorando um paciente depois de um cateterismo cardíaco. Quais dados indicam possível sangramento?
    1. Dor no local do cateter e perda de pulsos distais
    2. Ansiedade, dor nas costas e frequência cardíaca que aumenta de 90 a 105
    3. Fibrilação atrial e sonolência
    4. Febre e bradicardia
4. A enfermeira tem quatro pacientes agendados para urografia excretora. Para quais dos pacientes o procedimento é contraindicado?
    1. Paciente com insuficiência renal
    2. Paciente com infecção do trato urinário
    3. Paciente com possíveis pedras nos rins
    4. Paciente com apenas um rim
5. Um paciente pediátrico com leucemia está agendado para aspiração de medula óssea. Qual intervenção de enfermagem não é adequada?
    1. Aplicar anestésico tópico no local da aspiração de medula óssea 10 minutos antes de o procedimento começar.
    2. Verificar se o consentimento informado dos pais foi obtido.
    3. Usar uma boneca para demonstrar as etapas do procedimento para a criança
    4. Verificar os equipamentos de emergência para tamanhos pediátricos
6. Colocar as seguintes etapas de cuidados prévios do procedimento de broncoscopia na ordem adequada.
    1. Realizar o *check-list* antes do procedimento.
    2. Administrar sedação IV.
    3. Verificar se o termo de consentimento informado foi obtido.
    4. Posicionar o paciente na mesa para broncoscopia.

7. Uma paciente sob os cuidados de enfermagem está febril e não responsiva. Suspeita-se de meningite aguda. Uma punção lombar de emergência está sendo feita sem a etapa normal de uma tomografia computadorizada para excluir pressão intracraniana elevada. A delegação adequada de cuidados para a equipe de enfermagem incluem:
    1. Orientar o auxiliar de enfermagem a ficar com ela durante o procedimento para ajudar a manter a posição de decúbito lateral.
    2. Auxiliar o médico durante o procedimento e comunicar se os sinais vitais do paciente descompensarem.
    3. Monitorar as vias aéreas do paciente durante o procedimento e administrar oxigênio, conforme necessário.
    4. Preparar o local e a bandeja esterilizada.
8. Uma paracentese abdominal é realizada em um paciente, sendo drenado 1.500 mL de líquido. Quais dos resultados indicam sucesso no procedimento?
    1. Aumento da circunferência abdominal, diminuição do esforço respiratório, aumento da frequência respiratória.
    2. Aumento da circunferência abdominal, aumento do esforço respiratório, diminuição da frequência respiratória.
    3. Diminuição da circunferência abdominal, diminuição do esforço respiratório, diminuição da frequência respiratória.
    4. Diminuição da circunferência abdominal, aumento do esforço respiratório, aumento da frequência respiratória.
9. O enfermeiro está preparando seu paciente para a colonoscopia. Quais dos seguintes preparos são necessários para esse procedimento? Selecione todas as alternativas que se aplicam.
    1. Manter a posição em decúbito lateral durante o procedimento.
    2. Realizar a preparação do intestino na manhã do procedimento.
    3. Não ter ingerido nada desde a meia-noite do dia anterior ao procedimento.
    4. Vir ao procedimento com o motorista designado.
10. Durante a endoscopia, o paciente está nauseado e vomita 200 mL de sangue vivo. Quais são as ações corretas do enfermeiro? Selecione todas as alternativas que se aplicam.
    1. Verificar os sinais vitais do paciente.
    2. Observar e auscultar o abdômen.
    3. Orientar a equipe de enfermagem a obter os sinais vitais.
    4. Observar o vômito.

REFERÊNCIAS

Ahmed SV and others: Post lumbar puncture headache, *Postgrad Med J* 82(973):713, 2006.

Allibone C: Assessment and management of patients with pleural effusion, *Nurs Stand* 20(22):55, 2006.

American Academy of Pediatrics: Guidelines and management of pediatric patients during and after sedation for diagnostic and therapeutic procedures: an update, *Pediatrics* 118:2387, 2006.

American Association of Nurse Anesthetists (AANA): *AANA-ASA joint statement regarding propofol administration*, 2004, http://www.aana.com, acessado em 29 de setembro 2007.

American Society of Anesthesiologists: *Continuum of depth of sedation: definition of general anesthesia and levels of sedation/analgesia*, 2004, http://www.asahq.org/publicationsAndServices/standards/20.pdf, acessado em 2 de setembro 2010.

Chernecky CC, Berger BJ: *Laboratory tests and diagnostic procedures*, ed 5, Philadelphia, 2008, Elsevier.

Dellon ES and others: The use of carbon dioxide for insufflation during GI endoscopy: a systematic review, *Gastrointest Endosc* 69:843, 2009.

Edmond J and others: Introduction to cardiac catheterization. Part one: Diagnostic angiography, *Br J Cardiac Nurs* 3(9):398, 2008.

Hockenberry MJ, Wilson D: *Wong's essentials of pediatric nursing*, ed 8, St Louis, 2009, Mosby.

Hon LQ and others: Vascular closure devices: a comparative overview, *Curr Probl Diagn Radiol* 38(1):33, 2009.

Kadner K and others: Complications associated with the arterial puncture closure device: Angio-Seal, *Vasc Endovasc Surg* 42(3):225, 2008.

Kim MC: Vascular closure devices, *Cardiol Clin* 24:277, 2006.

Lee LC and others: Prevention and management of post-lumbar puncture headache in pediatric oncology patients, *J Pediatr Oncol Nurs* 24(4):200, 2007.

Murray P and others: *Prevention of acute renal failure in the intensive care unit: intensive care in nephrology*, London, 2006, Taylor and Francis.

Negishi C and others: Resistive-heating and forced-air warming are comparably effective, *Anesth Analg* 96(6):1683, 2003.

Ott L: Assessing blood flow with CT angiography, *Nursing* 28(1):26, 2008.

Pagana KD, Pagana TJ: *Mosby's diagnostic and laboratory tests*, ed 8, St Louis, 2007, Mosby.

The Joint Commission (TJC): *2010 National patient safety goals*, Oakbrook Terrace, Ill, 2010, The Commission, http://www.jointcommission.org/PatientSafety/NationalPatientSafetyGoals, acessado em setembro 2009.

CAPÍTULO 10

Promovendo a Higiene

Habilidade 10.1 Banho Completo, 217
Instrução para o Procedimento 10.1 Cuidados com o Períneo, 224
Instrução para o Procedimento 10.2 Cuidados Orais para o Paciente Debilitado ou Inconsciente, 226
Instrução para o Procedimento 10.3 Cuidados com Dentaduras, 228
Instrução para o Procedimento 10.4 Cuidados com o Cabelo – Uso de Xampu e Barbeamento, 229
Instrução para o Procedimento 10.5 Cuidados com os Pés e as Unhas, 233
Instrução para o Procedimento 10.6 Arrumação do Leito Ocupado, 235
Instrução para o Procedimento 10.7 Arrumação do Leito Desocupado e Cirúrgico, 239

O provimento da higiene pessoal durante uma doença ou recuperação promove a saúde física da pele do paciente e seu bem-estar emocional (Biggs, 2009). A higiene pessoal proporciona uma oportunidade para que o enfermeiro e o paciente interajam a respeito de interesses imediatos e futuros de ordem emocional, social e de saúde. A higiene pessoal mantém a integridade da pele pela promoção de circulação e hidratação adequadas. As funções da pele intacta incluem: (1) defesa contra infecções; (2) percepção de tato, dor, calor, frio e pressão; e (3) controle da temperatura corporal. Banhe o paciente e troque a roupa de cama quando alguma parte do corpo ou roupa de cama se tornar suja. Problemas como incontinência urinária, drenagem de feridas ou diaforese podem requerer banhos frequentes. Além de limpar a pele, o ato de banhar um paciente traz vários benefícios, tais como a estimulação da circulação, a promoção da amplitude de movimento, a redução de odores corporais e a melhora da sua autoimagem.

CUIDADO CENTRADO NO PACIENTE

Pelo fato de a higiene requerer um íntimo contato com um paciente, certifique-se da máxima privacidade possível e transmita sensibilidade e respeito por crenças pessoais e costumes culturais (Quadro 10-1). Aproveite para conversar com o paciente para identificar preferências pessoais e culturais quanto à maneira de realizar a higiene. Quando possível, peça a amigos ou familiares para trazer sabonetes adequados, óleos e cremes que não estejam disponíveis no hospital. A realização dos cuidados higiênicos dá ao enfermeiro uma oportunidade de se comunicar com o paciente e de avaliar o seu estado físico e psicológico. O paciente pode se sentir envergonhado ou até mesmo frustrado, caso dependa de alguém para satisfazer suas necessidades íntimas (Lloyd, 2008). Se o paciente estiver ansioso, utilize uma maneira calma e gentil ao conversar com ele. Use um tom de voz tranquilizador, de modo que o paciente se sinta seguro e confortável durante o banho.

Antes de realizar qualquer cuidado higiênico, informe ao paciente sobre o procedimento e certifique-se de suas preferências. Promova a independência encorajando o paciente a participar de atividades de autocuidado.

SEGURANÇA

Alguns pacientes não têm a energia física ou o estado funcional para realizar o autocuidado e estão temporariamente dependentes de outros para avançar no processo de cura e recuperação. Embora esses pacientes possam querer tentar ajudar na sua higiene, não os deixe desacompanhados, porque há risco aumentado de quedas. Caso o paciente não possa participar, a família ou outra pessoa significativa podem auxiliar, quando apropriado. Ajude o paciente e os familiares a entenderem que um banho completo três vezes por semana pode ser adequado para muitos pacientes idosos. O banho frequente demais em pacientes idosos pode contribuir para uma pele seca e causar rachaduras na pele. Normalmente, a pele é elástica, bem hidratada, firme e lisa. Com a idade, a pele se torna mais fina, seca, menos vascularizada, mais frágil e propensa a equimoses e lacerações. O banho é uma excelente oportunidade para avaliar a pele com relação a problemas cutâneos comuns ou pontos de pressão, os quais são riscos potenciais para úlceras de pressão (Tabela 10-1). Esteja atento para outros fatores, tais como incontinência, fricção, atrito, imobilidade, perda de percepção sensorial, nível de atividade e desnutrição, que contribuem para a formação de úlceras de pressão. É imperativo identificar fatores de risco e começar imediatamente as intervenções para reduzir ou eliminar os efeitos negativos de cada fator (Cap. 25).

Antes de usar chuveiros ou banheiras nas unidades hospitalares, certifique-se de que o paciente tem a energia física e o estado funcional para usar a banheira ou o chuveiro. Avaliar completamente a tolerância do paciente à atividade e orientar o paciente sobre como usar o dispositivo de chamada de emergência. No

TABELA 10-1 PROBLEMA COMUNS DA PELE E INTERVENÇÕES RELACIONADAS

PROBLEMA	INTERVENÇÕES
Pele seca: Textura áspera e descamativa da pele, a que pode apresentar rachaduras e se tornar infectada.	Banhos menos frequentes; enxaguar bem ou usar um limpador não aquoso em vez de sabonete; aumentar a ingesta de líquidos; usar loção hidratante.
Acne: Erupção cutânea papulopustular inflamatória, usualmente envolvendo degradação do sebo por bactérias, tipicamente na face, no pescoço, nos ombros e nas costas.	Lavar o cabelo diariamente. Lavar a pele duas vezes ao dia com água quente e sabonete para remover gorduras e cosméticos (se usados); os cosméticos que podem se acumular nos poros devem ser usados com moderação. Caso prescritos, antibióticos tópicos podem minimizar os problemas.
Exantemas: Erupção cutânea devido a uma exposição excessiva ao sol ou à umidade, ou devido a uma reação alérgica; podem ser planos, elevados, localizados ou sistêmicos; podem estar associados a prurido (coceira).	Lavar e enxaguar cuidadosamente; aplicar um *spray* ou loção antisséptica (conforme prescrito) para evitar a coceira e auxiliar no processo de cicatrização; compressas quentes ou frias aliviam a inflamação.
Dermatite de contato: Inflamação da pele caracterizada por um início abrupto com eritema, prurido, dor e lesões escamosas e exsudativas; usualmente resulta do contato com uma substância difícil de identificar e eliminar.	Lavar e enxaguar cuidadosamente. Identificar e evitar os agentes provocadores; fornecer roupa de cama lavada e esterilizada para minimizar a irritação.
Escoriação: Arranhados ou fricção da pele, com lesão da epiderme (como uma queimadura) que resulta em sangramento localizado e, mais tarde, exsudação de um líquido seroso; facilmente infectada.	Lavar com sabonete suave e água; observar as roupas com relação à retenção de umidade, o que pode aumentar o risco de infecção.

QUADRO 10-1 CONSIDERAÇÕES CULTURAIS PARA A HIGIENE PESSOAL

- Para mulheres do **Oriente Médio** e do **Leste da Ásia**, evite descobrir a parte inferior do tronco e expor os braços.
- **Judeus ortodoxos, cristãos Amish, hindus e muçulmanos** consideram tabu o toque em homens e mulheres sem parentesco. Consequentemente, homens devem cuidar de homens, e mulheres devem cuidar de mulheres. Membros da família devem realizar cuidados pessoais que envolvam a parte inferior do tronco, caso cuidadores do respectivo sexo não estejam disponíveis. Entre hindus e muçulmanos, a mão direita é reservada para comer e rezar, e a mão esquerda é usada apenas para a limpeza de áreas íntimas do sexo.
- **Chineses, japoneses, coreanos e hindus** consideram a parte superior do corpo mais limpa que as partes mais baixas.
- Os **hindus** consideram desrespeitoso mostrar qualquer comunicação não verbal negativa na lavagem dos pés de idosos (Galanti, 2008).

TENDÊNCIAS NA PRÁTICA BASEADA EM EVIDÊNCIAS

Johnson D and others: Patient's bath basins as potential sources of infection: a multicenter sampling study, *Am J Crit Care* 18(1):31, 2009.

Larson E and others: Comparison of traditional and disposable bed baths in critically ill patients, *Am J Crit Care* 13(3):235, 2004.

O estudo de Johnson e colaboradores (2009) demonstrou que o banho tradicional com água e sabão com o uso de uma bacia pode ser um veículo de colonização bacteriana. Os objetivos desse estudo foram identificar e quantificar bactérias em bacias de pacientes e avaliar as bacias como um possível reservatório de colonização por bactérias e um fator de risco para uma subsequente infecção hospitalar. Os resultados sugerem que as bacias podem ser um reservatório e uma maneira pela qual bactérias nocivas são disseminadas. Os pesquisadores concluíram que deve haver uma maior conscientização sobre bacias de banho como uma possível fonte de infecções hospitalares, especialmente em pacientes de alto risco. De acordo com os pesquisadores, existe a necessidade de mais pesquisas nessa área e de avaliações adicionais de métodos alternativos de dar banho, tais como sistemas descartáveis (sacos de banho).

ambiente doméstico, avalie as instalações de banho do paciente (banheira/chuveiro) com relação à presença de barra de segurança, ao ajuste de aquecedores de água e à disposição física do banheiro. Ensine a cuidadores de um paciente dependente como lhe dar um banho de forma segura em casa.

HABILIDADE 10.1 BANHO COMPLETO

O tipo, a duração e os métodos para banho dependem da capacidade do paciente em participar, das condições da pele do paciente e, em algumas instituições, do momento do dia (Quadro 10-2). A opção de utilizar uma bacia para banho ou outro dispositivo depende da disponibilidade do material (Instrução para o Procedimento 10.2 e diferenças regionais).

COLETA DE DADOS

1. Avaliar o grau de assistência necessária para o banho. Aspectos que incluem a visão, a capacidade de sentar sem ajuda, a capacidade das mãos em pegar, a amplitude de movimentos dos membros e a capacidade cognitiva. *Justificativa: Determina a capacidade do paciente de tomar banho.*
2. Avaliar a tolerância do paciente à atividade, o nível de desconforto com o movimento e a presença de falta de ar ou dor torácica ao exercício. *Justificativa: Determina o tipo de banho para a limpeza apropriada do paciente.*
3. Avaliar as preferências do paciente para o banho, tais como hora do dia, produtos usados, frequência usual de banho e tipo de banho. *Justificativa: O paciente participa no plano de cuidados. Isso promove o conforto e a boa vontade do paciente em cooperar.*
4. Perguntar se o paciente observou algum problema relacionado à pele e à genitália. *Justificativa: Fornece informações sobre a avaliação física direta da pele e da genitália durante o banho.*

5. Antes ou durante o banho, avaliar as condições da pele do paciente. Opção: Para pacientes em risco de úlceras de pressão, usar instrumento de avaliação de úlceras de pressão (Cap. 25). *Justificativa: Oferece bases para a comparação ao longo do tempo para determinar se o banho melhora as condições da pele. A avaliação também influencia a escolha de produtos para cuidado da pele.*
6. Avaliar cuidadosamente os pacientes com risco de ruptura da pele:
   a. Imobilização ou mobilidade diminuída (p. ex., pacientes com paralisia, membros imobilizados, tração; pacientes enfraquecidos ou incapacitados). *Justificativa: Esses pacientes estão mais propensos a pontos de pressão em áreas inferiores.*
   b. Sensibilidade reduzida (p. ex., parestesia, insuficiência circulatória, neuropatias).
   c. Alterações nutricionais e de hidratação. *Justificativa: A diminuição na nutrição e na hidratação afeta as condições da pele, com reduções do turgor, da espessura e da elasticidade da pele.*
   d. Umidade excessiva na pele, particularmente nas superfícies da pele que se atritam (p. ex., abaixo das mamas, na área perineal). *Justificativa: As pregas da pele retêm umidade e causam fricção entre as superfícies, o que pode levar a rupturas na pele e resultar em infecções.*
   e. Insuficiências vasculares. *Justificativa: Resulta em má circulação na pele.*
   f. Dispositivos externos aplicado à pele ou ao redor dela (p. ex., gessos, braçadeiras, contenções, curativos, cateteres, tubos). *Justificativa: Dispositivos médicos inadequadamente posicionados ou aqueles que se movimentam após a colocação geram pressão ou fricção que podem resultar em uma ferida.*
   g. Pacientes idosos. *Justificativa: Idosos têm apetite diminuído, o que contribui para deficiências na ingesta de calorias, nutrientes, vitaminas e líquidos. Isso pode predispor um paciente a perda de integridade da pele.*
   h. Atrito ou fricção (deslizamento no leito). *Justificativa: Causa lesões aos tecidos subjacentes.*
   i. Incontinência (intestinal ou vesical). *Justificativa: O acúmulo de líquido causa maceração da pele.*
7. Identificar a presença de dispositivos (p. ex., cateteres, drenos, curativos, contenções) e quaisquer limitações de atividade prescritas ou posicionamento requeridos pela doença ou pelo tratamento do paciente. *Justificativa: Determina as necessidades de segurança do paciente para prevenir lesões.*
8. Avaliar o ambiente do quarto quanto à temperatura. *Justificativa: Protege o paciente do desconforto.*

PLANEJAMENTO

Os **Resultados Esperados** focam-se na promoção do conforto, da mobilidade e das capacidades de autocuidado.
1. A pele do paciente está limpa e livre de excretas, drenagem e odores.
2. A pele do paciente apresenta vermelhidão, rachaduras e descamação reduzidas.

QUADRO 10-2 TIPOS DE BANHO

Banho completo no leito: Banho administrado a um paciente totalmente dependente no leito.

Banho parcial no leito: Banho no leito que consiste em banhar apenas as partes do corpo que causariam desconforto caso deixadas sem lavar, tais como as mãos, a face, as axilas e a área perineal. O banho parcial também inclui a lavagem das costas com fricção. Pacientes parcialmente dependentes que necessitam de higiene ou pacientes acamados autossuficientes que sejam incapazes de alcançar todas as partes do corpo recebem um banho parcial no leito.

Banho de esponja na pia: Envolve o banho em uma banheira ou pia com o paciente sentado em uma cadeira. O paciente é capaz de realizar uma parte do banho independentemente. A assistência é necessária pelo enfermeiro para áreas de difícil acesso.

Banho de banheira: Envolve a imersão em uma banheira com água, o que permite lavagem e enxague mais cuidadosos do que um banho no leito. Alguns pacientes requerem o auxílio de um enfermeiro. Algumas instituições têm banheiras equipadas com dispositivos de elevação ou painéis que se abrem para facilitar a entrada e o posicionamento de pacientes dependentes na banheira.

Chuveiro: O paciente se senta ou permanece de pé sob uma corrente contínua de água. O chuveiro proporciona uma limpeza mais minuciosa do que um banho no leito, mas pode ser fatigante.

3. O paciente mantém amplitude de movimento funcional das mãos e ombros.
4. O paciente demonstra capacidade de lavar o rosto, as mãos e o peito independentemente.
5. O paciente refere conforto e relaxamento.

Delegação e Colaboração
A avaliação da pele do paciente, do nível de dor e da amplitude de movimentos não deve ser delegada aos técnicos e auxiliares de enfermagem. A habilidade em dar banhos deve ser delegada. Orientá-los sobre os seguintes aspectos:
- Quando uma mudança no tipo de banho (completo, auxílio parcial, de banheira e de chuveiro) for planejada;
- Comunicar o enfermeiro sobre quaisquer problemas de integridade da pele, de modo que o enfermeiro possa inspecionar áreas de lesão efetiva ou potencial;
- Comunicar ao enfermeiro sobre preocupações a respeito de alterações no nível de conforto ou de tolerância à atividade observadas durante o banho.

Equipamento
- Esponjas ou toalhinhas
- Toalha para banho
- Sabonete e saboneteira
- Papel higiênico ou lenços umedecidos
- Água quente
- Itens de higiene (p. ex., desodorante, talco, loção, creme protetor)
- Camisola hospitalar limpa ou o próprio pijama do paciente
- Saco de lavanderia
- Luvas de procedimento (quando secreções do corpo estiverem presentes)
- Bacia

IMPLEMENTAÇÃO para BANHO COMPLETO

ETAPAS	JUSTIFICATIVA
1. **Veja Protocolo Padrão (ao final do livro)**	
2. Oferecer uma comadre ou urinol ao paciente.	Proporciona conforto e previne a interrupção do banho.
a. Se o paciente apresentar incontinência, verificar o períneo com relação à presença de fezes. Caso presentes, envolvê-las em uma fralda e removê-las ao máximo possível com lenços umedecidos descartáveis.	Proporciona conforto ao paciente e previne a transmissão de infecção pelo material fecal.
b. Limpar a área anal da frente para trás (ilustração), com atenção especial às pregas das nádegas, usando a esponja limpa o quanto necessário para lavar e enxaguar cuidadosamente.	A lavagem da frente para trás previne a transmissão de micro-organismos do ânus para a uretra ou para a genitália.

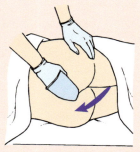

ETAPA 2b Limpar as nádegas da frente para trás.

c. Secar a área completamente.	Previne a maceração da pele, o que leva à ruptura.
d. Remover e descartar a fralda e substitui-la por uma nova.	
e. Remover as luvas e realizar a higiene das mãos.	
3. Colocar uma toalha para banho sobre o paciente e remover o lençol de cima sem expor o paciente. Manter o paciente envolvido na toalha enquanto a roupa de cama é removida.	A toalha proporciona aquecimento e privacidade. Cobrir o paciente alivia a sensação de estar exposto, envergonhado e sem dignidade (Rader e et al., 2006).
4. Colocar a roupa de cama suja no saco de lavanderia, tomando o cuidado para que esta não entre em contato com o uniforme.	Previne a transmissão de micro-organismos.

HABILIDADE 10.1 Banho Completo

ETAPAS	JUSTIFICATIVA
5. Remover a camisola ou o pijama do paciente. Se um membro estiver lesado ou apresentar mobilidade limitada, começar a remoção do lado não afetado primeiro. Para pacientes com um acesso venoso, usar uma camisola com mangas que tenham encaixes de ombros, se possível.	Reduz o risco de dor aumentada ou lesão.
a. Quando a camisola não tiver encaixes de ombros, removê-la a partir do braço sem o acesso venoso e deslizá-la do ombro e do braço em direção ao punho, mantendo o acesso venoso cuidadosamente seguro (ilustração).	Reduz o risco de deslocamento acidental do acesso venoso.
b. Remover o frasco de soro do suporte (ilustração).	
c. Deslizar o frasco de soro e o equipo de extensão pela manga (ilustração).	
d. Pendurar novamente a bolsa, verificar o fluxo de gotejamento e regulá-lo, caso necessário (ilustração)	A manipulação do frasco de soro e do equipo pode interromper o fluxo do gotejamento.
e. Caso uma bomba de infusão esteja em uso, desligar a bomba, fechar o equipo e removê-lo da bomba e proceder como antes. A seguir, inserir o equipo na bomba, abri-lo e ligar a bomba no fluxo correto. Observar o fluxo e regulá-lo, se necessário.	Esterilização, permeabilidade e volume de infusão devem ser mantidos.

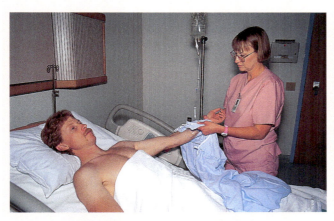

ETAPA 5a Remover a camisola do paciente.

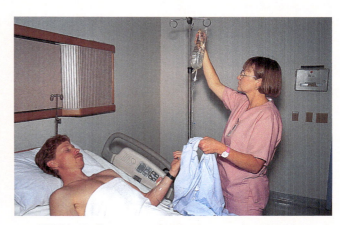

ETAPA 5b Remover o frasco de soro do suporte.

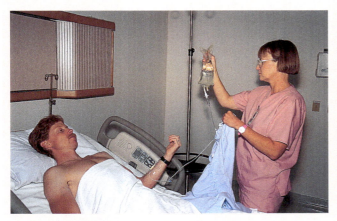

ETAPA 5c Deslizar o equipo e o frasco de soro pelo braço da camisola do paciente.

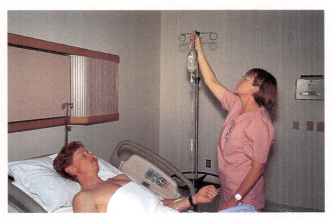

ETAPA 5d Pendurar novamente o frasco de soro.

(Continua)

ETAPAS	JUSTIFICATIVA

> ⚡ **ALERTA DE SEGURANÇA** Para pacientes debilitados em risco de quedas, oferecer segurança por meio da utilização de grades laterais, conforme adequado, se, em algum momento, for necessário deixar o paciente sozinho. Verificar a temperatura da água durante o banho e modificá-la de acordo com a necessidade, de modo que seja mantida aquecida.

6. Encher a bacia em dois terços da capacidade com água quente. Ajustar a temperatura da água para que ela esteja confortavelmente quente em seu punho e permitir que o paciente teste a tolerância à temperatura. Colocar a bacia e os materiais em fácil alcance.

   A água quente promove conforto, relaxa os músculos e previne tremores.

7. Remover o travesseiro. Colocar uma toalha de banho sob a cabeça do paciente e outra sobre o peito.

   A remoção do travesseiro facilita a lavagem das orelhas e do pescoço. As toalhas absorvem a umidade.

8. Mergulhar a esponja ou toalhinha na água, torcê-la cuidadosamente e formar uma luva (ilustração).

   A luva retém melhor o calor e previne que pontas soltas pinguem ou perturbem o paciente.

9. Lavar a face.
   a. Lavar os olhos do paciente com água quente e limpa usando uma área limpa do tecido para cada olho, limpando da comissura interna para a externa (ilustração). Secar ao redor dos olhos gentil e cuidadosamente.
   b. Lavar, sem usar sabonete, enxaguar e secar a testa, as bochechas, o nariz, o pescoço e as orelhas. Pergunte aos homens se eles querem ser barbeados (Instrução para o Procedimento 10.5).

   O sabonete irrita os olhos. A lavagem na direção da comissura palpebral interna para a externa previne que secreções entrem no ducto nasolacrimal. O uso de uma área limpa do tecido reduz a possibilidade de transmissão de infecções.

   O sabonete pode ser usado se o paciente assim o preferir; entretanto, o sabonete tende a ressecar a face, que está exposta ao ar mais do que outra parte do corpo. Se o paciente tiver uma lavagem facial preferencial, deve-se usá-la.

> ⚡ **ALERTA DE SEGURANÇA** Pacientes que estão inconscientes perderam o reflexo normal de piscar o olho, o que aumenta o seu risco de ressecamento da córnea, escoriações da córnea e infecções oculares (Critical Care Extra, 2006). Obter prescrição médica ou siga o protocolo do hospital para usar colírio ou pomada para ajudar a manter a umidade dos olhos do paciente. Reavaliar os olhos a cada 2 a 4 horas com relação ao ressecamento. Na ausência de um reflexo de piscar, manter as pálpebras fechadas e cobertas com um protetor ocular ou tapa-olho. Não utilizar fita adesiva, porque pode lesar os tecidos.

10. Lavar o tronco e os membros superiores.
    a. Expor o braço do paciente. Colocar a toalha de banho ao longo da parte de baixo do braço. Lavar com uma quantidade mínima de sabonete e água, usando movimentos amplos e firmes, da região distal para a proximal (dos dedos para a axila).

    Promove o retorno venoso para o coração.

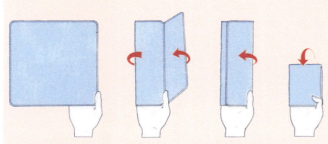

ETAPA 8 Etapas para o dobramento de toalhinha de banho para formar uma luva.

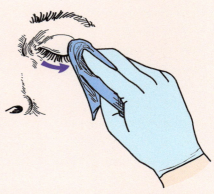

ETAPA 9a Lavar o olho da comissura interna em direção à externa.

HABILIDADE 10.1 Banho Completo

ETAPAS	JUSTIFICATIVA
b. Levantar e sustentar o braço acima da cabeça (se possível) para lavar, enxaguar e secar a axila cuidadosamente (ilustração).	Levantar o braço promove a amplitude de movimento e facilita a limpeza minuciosa.

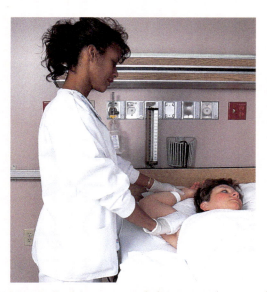

ETAPA 10b Posicionamento do braço para lavar a axila.

c. Mudar para o lado oposto do leito e repetir as etapas 10a e 10b. Aplicar desodorante ou talco com moderação até os antebraços, de acordo com a preferência do paciente.	O desodorante e o talco controlam o odor corporal.
d. Cobrir o peito do paciente com a toalha de banho. Lavar o peito usando movimentos amplos e firmes, levantando as mamas, se necessário. Enxaguar e secar bem.	A pele sob as mamas é vulnerável a escoriações se não for mantida limpa e seca.
11. Lavar o abdome.	
a. Colocar a toalha de banho sobre o peito e o abdome. Lavar, enxaguar e secar o abdome com cuidado especial com o umbigo e com as pregas da pele do abdome e da virilha.	Manter as pregas da pele limpas e secas ajuda a prevenir o odor e a irritação da pele. A umidade e sedimentos que se acumulam nas pregas da pele predispõem a pele à maceração.
12. Lavar as pernas.	
a. Expor a perna do paciente mais próxima a você, deixando o períneo coberto.	Fornece privacidade.
b. Colocar a toalha de banho sob a perna, sustentando a perna ao nível do joelho e com o pé apoiado sobre o leito.	Mantém as roupas de cama limpas.
c. Colocar o pé do paciente na bacia de modo a imergi-lo, lavando-o e enxaguando-o. Caso o paciente seja incapaz de sustentar a perna, é necessário ajudar, ou omite-se a imersão.	

> ⚡ **ALERTA DE SEGURANÇA** Não submergir os pés de pacientes com diabetes melitus. Isso pode levar ao ressecamento da pele (National Diabetes Education Program, 2003). A pele seca e escamosa é suscetível a rachaduras e ulcerações, proporcionando via de entrada para bactérias (Pinzur *et al.*, 2005).

(Continua)

ETAPAS	JUSTIFICATIVA
d. Lavar a perna usando movimentos curtos e rápidos. Secar a perna cuidadosamente do tornozelo para o joelho, e do joelho para a coxa (ilustração). Avaliar vermelhidão, inchaço, sensibilidade ou dor. Lavar entre os dedos do pé. Enxaguar e secar cuidadosamente.	Promove a circulação e o retorno venoso. A avaliação de vermelhidão, inchaço, sensibilidade e dor nos membros inferiores é importante, porque estes podem ser sinais iniciais de uma trombose venosa profunda (TVP) (Beck, 2006). As secreções e a umidade estão frequentemente presentes entre os dedos do pé, predispondo o paciente a maceração, degradação e infecções.

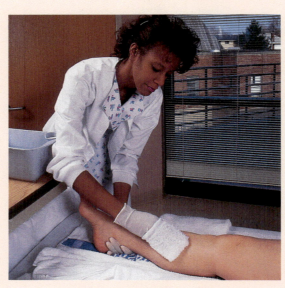

ETAPA 12d Lavando a perna.

> ⚡ **ALERTA DE SEGURANÇA** Utilizar movimentos curtos e rápidos quando lavar as pernas de um paciente em risco de TVP. Movimentos amplos e firmes podem mobilizar um coágulo, resultando em tromboembolismo. A presença de calor, vermelhidão, edema, sensibilidade e dor nos membros inferiores é importante, porque estes podem ser sinais precoces (Beck, 2006).

e. Levantar a grade lateral (caso usada), mudar para o lado oposto, abaixar a grade lateral e repetir com a outra perna e pé. Se a pele estiver ressecada, aplicar uma loção.	Promove uma boa mecânica corporal para o enfermeiro. As loções são eficazes na hidratação da pele.
f. Cobrir com toalha e levantar a grade lateral (caso usada). Trocar a água do banho.	Proporciona aquecimento e segurança ao paciente.
13. Realizar os cuidados na região do períneo (Instrução para o Procedimento 10.1).	
14. Lavar as costas.	
a. Colocar o paciente em posição lateralizada. Colocar a toalha estendida ao longo da lateral do paciente e manter o paciente coberto o máximo possível.	Expõe as costas e as nádegas para o banho. A cobertura promove aquecimento e privacidade.
b. Lavar, enxaguar e secar as costas do pescoço até as nádegas, usando movimentos amplos e firmes. Remover e descartar as luvas.	Estimula a circulação.
15. Cobrir o paciente.	
16. Remover as luvas, realizar a higiene das mãos, jogar fora a água e guardar a bacia adequadamente.	
17. Aplicar a loção corporal na pele, conforme necessário, e cremes hidratantes tópicos em áreas ressecadas, escamosas, ou descamativas. Recolocar a camisola.	A pele ressecada resulta em flexibilidade reduzida e formação de rachaduras. Os hidratantes auxiliam a prevenir a ruptura da pele.
18. Massagear as costas.	
a. Posicionar o paciente de bruços, se possível. A posição lateralizada é frequentemente usada.	

HABILIDADE 10.1 Banho Completo

ETAPAS	JUSTIFICATIVA
b. Usando a loção, começar na região sacral e massagear em movimentos circulares, movimentando para cima, das nádegas até os ombros e braços e por sobre as escápulas, com movimentos suaves e firmes (ilustração). Manter as mãos sobre a pele e continuar com o padrão de massagem por 3 a 4 minutos.	A massagem estimula a circulação e o relaxamento.

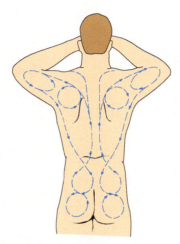

ETAPA 18b Massagem em movimentos circulares para cima, a partir das nádegas.

c. Massagear os músculos da parte superior das costas e dos ombros, pegando os tecidos entre o polegar e os outros dedos. Perguntar ao paciente se a pegada está desconfortável. Massagear para cima, ao longo de cada lado da coluna vertebral, e ao redor dos músculos do pescoço, evitando proeminências ósseas.	Esses músculos são grossos e podem ser massageados vigorosamente.

⚡ **ALERTA DE SEGURANÇA** Não massagear áreas avermelhadas por sobre proeminências ósseas. Evidências sugerem que uma massagem firme sobre estas áreas podem resultar em diminuição do fluxo sanguíneo e lesão tecidual (NPUAP, 2007).

d. Terminar a massagem com movimentos amplos e suaves e dizer ao paciente que a massagem está terminando.	Movimentos amplos promovem conforto e relaxamento.
e. Observar e relatar qualquer vermelhidão ou ruptura na pele, com atenção especial a proeminências ósseas.	A avaliação é uma intervenção fundamental para a identificação de sinais precoces de rachaduras na pele.
f. Remover o excesso de loção das costas com a toalha de banho.	O excesso de loção pode promover a maceração da pele. Estimula a imagem corporal do paciente.
19. Auxiliar o paciente a se aprontar, com a higiene oral, com o barbear, com o cuidado com os cabelos e com a aplicação de maquiagem (se desejado). (Instrução para o Procedimento de 10.3 a 10.6).	
20. Fazer o leito do paciente (Instrução para o Procedimento 10.7).	
21. **Veja Protocolo de Conclusão (ao final do livro).**	

AVALIAÇÃO

1. Observar áreas na pele quanto a eritema, exsudatos, drenagem ou ruptura.
2. Mensurar a amplitude de movimentos das mãos, braços e ombros e comparar com as bases de referência.
3. Avaliar os sinais vitais se o paciente estiver apresentando angústia ou inquietação.
4. Observar a capacidade melhorada para auxiliar no próprio banho e na higiene, de modo a determinar progressos.
5. Pedir ao paciente para comentar sobre sua aparência e conforto.

Resultados Inesperados e Intervenções Relacionadas

1. A pele do paciente nos membros inferiores está ressecada, escamosa e pruriginosa.
   a. Limitar a frequência de banhos para dias alternados ou menos.
   b. Usar sabonete antibacteriano moderadamente. Usar um sabonete suave que não resseque a pele e enxaguar cuidadosamente.
   c. Raspar a pele ressecada após o banho e aplicar loção à pele.
   d. Administrar antipiréticos conforme prescritos para controlar a coceira.
2. A pele do paciente apresenta evidências de assaduras, vermelhidão, descamação ou rachaduras.
   a. Avaliar a necessidade para uma mudança na frequência do banho e no sabonete utilizado.
   b. Avaliar a necessidade de aplicação de pomadas ou cremes para proporcionar uma barreira protetora e continuar a manter a umidade da pele.
   c. Para pacientes obesos com proliferação de fungos entre pregas cutâneas, considerar talcos antifúngicos para minimizar a umidade e tratar as irritações.
3. O reto, o períneo, ou a região genital está inflamado(a), está inchado(a), ou apresenta secreção com mau cheiro.
   a. Lavar a área frequentemente o suficiente para mantê-la limpa e seca.
   b. Aplicar uma barreira protetora ou um creme anti-inflamatório.
   c. Relatar ao médico.

Registro e Relato

- A documentação de rotina deve incluir a conclusão da folha de controles. Registre as observações feitas durante o banho, que devem incluir o tipo de banho dado, a capacidade do paciente em auxiliar ou colaborar, as condições da pele do paciente e quaisquer intervenções de enfermagem para a melhoria da integridade da pele.
- Registre a resposta do paciente ao banho e quaisquer preocupações expressas com relação às necessidades de autocuidado.

Amostra de Documentação

9h Cooperativo com a movimentação durante o banho no leito. Afirmou que se sentia "muito fraco". Ambas as pernas ressecadas e descamativas. Reclamou de prurido intenso. Óleo de banho adicionado à água do banho. Loção emoliente aplicada após o banho. Afirmou que o prurido está menos intenso agora.

Considerações Especiais

Pediatria

- Bebês facilmente apresentam tremores; mantenha o corpo coberto e trabalhe rapidamente.
- Use somente sabonete suave para o banho de bebês e crianças (Hockenberry e Wilson, 2007).
- As famílias precisam estar envolvidas no cuidado de uma criança; crianças se sentem mais seguras na presença de sua família.

Geriatria

- Idosos podem facilmente apresentar tremores.
- Idosos com incontinência urinária necessitam de um meticuloso cuidado com a pele para reduzir a irritação em razão de urina e fezes.
- Idosos apresentam pele ressecada e não necessitam de banhos constantes. A redução na frequência de banhos pode prevenir a descamação ou a formação de rachaduras na pele (Rader *et al.*, 2006).
- Idosos que necessitam de auxílio no banho frequentemente acham a atividade desgastante sob os pontos de vista físico e emocional (Rader *et al.*, 2006).

Assistência Domiciliar (*Home Care*)

- O tipo de banho escolhido depende da avaliação do domicílio, da disponibilidade de água corrente e das condições das instalações para o banho.
- Os dois tipos de banho para o paciente em casa são o completo e o parcial.
- Faixas adesivas no fundo da banheira ou do chuveiro, corrimãos, cadeiras ou assentos na banheira ou chuveiro ajudam a proteger os pacientes de quedas e lesões. O paciente também pode usar um assento portátil no chuveiro.

INSTRUÇÃO PARA O PROCEDIMENTO 10.1
Cuidados com o Períneo

Os cuidados com o períneo envolvem uma limpeza minuciosa da genitália externa do paciente e da pele circunjacente. Um paciente recebe de forma rotineira os cuidados perineais durante um banho completo (Habilidade 10.1). Entretanto, pacientes que apresentam incontinência fecal ou urinária ou um cateter de Foley permanente, ou que estejam se recuperando de uma cirurgia retal ou genital ou de um parto necessitam de uma higiene perineal mais frequente. Calçar luvas durante os cuidados perineais em função do risco de entrar em contato com organismos infecciosos presentes em secreções fecais, urinárias ou vaginais. Os cuidados perineais podem ser embaraçosos tanto para o paciente como para o enfermeiro. Agir sempre de uma maneira profissional e sensível e proporcionar privacidade em todos os momentos.

Delegação e Colaboração

A habilidade dos cuidados perineais pode ser delegada aos técnicos e auxiliares de enfermagem. Instruí-los sobre:
- Qualquer restrição física que afete o posicionamento adequado do paciente;
- As maneiras adequadas de posicionar pacientes homens e mulheres com cateter Foley permanente durante o cuidado perineal.
- Comunicar ao enfermeiro sobre qualquer drenagem, escoriação ou assadura perineal observadas.

Equipamento

- Toalhinhas, toalhas de banho, esponjas
- Sabonete e saboneteira

INSTRUÇÃO PARA O PROCEDIMENTO 10.1
Cuidados com o Períneo *(cont.)*

- Papel higiênico ou lenços umedecidos e bacia
- Água quente
- Saco de lavanderia
- Forro impermeável ou comadre
- Luvas de procedimento

Etapas do Procedimento

1. **Veja Protocolo Padrão (ao final do livro).**
2. Realizar os cuidados perineais;
   a. *Para uma mulher:*
   (1) Se a paciente for capaz de segurar e manipular a toalhinha, permitir que ele lave o próprio períneo.
   (2) Auxiliar a paciente a assumir posição em decúbito dorsal. Observar as restrições ou qualquer limitação no posicionamento da paciente. Certificar-se da colocação do forro impermeável sob as nádegas.
   (3) Cobrir a paciente com toalha de banho ou lençol colocado no formato de um diamante.
   (4) Dobrar as duas pontas externas do lençol ou toalha para cima, ao redor das pernas da paciente, por sobre o abdome e sob o quadril (ilustração). Em seguida, pode-se levantar a ponta inferior quando se estiver pronto para expor o períneo.

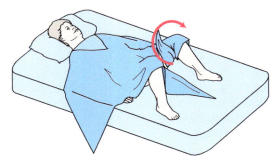

ETAPA 2a(4) Cobrindo a paciente para os cuidados perineais.

   (5) Lavar e secar as coxas do paciente.
   (6) Lavar os grandes lábios. Usar a mão não dominante para retrair delicadamente os lábios; com a mão dominante, lavar, cuidadosamente, as pregas da pele. Limpar na direção do períneo para o reto (da frente para trás). Repetir no lado oposto, usando uma porção separada da toalhinha. Enxaguar e secar a área cuidadosamente. Descartar a toalhinha.
   (7) De forma delicada, separar os lábios com a mão não dominante para expor o meato uretral e o orifício vaginal. Com a mão dominante, usar uma nova toalhinha para lavar em direção para baixo, da área púbica em direção ao reto, em um movimento suave (ilustração). Usar uma parte separada da toalhinha para cada movimento. Limpar cuidadosamente por sobre os pequenos lábios, o clitóris e o orifício vaginal. Evitar colocar pressão sobre o cateter vesical, caso presente, e limpar ao redor dele cuidadosamente (Instrução para o Procedimento 19.3 para cuidados com o cateter).

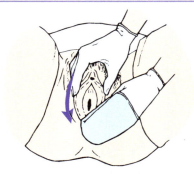

ETAPA 2a(7) Limpar do períneo para o reto (da frente para trás).

   (8) Enxaguar a área cuidadosamente. Se a paciente usa comadre, uma opção é colocar o paciente sobre a comadre e despejar água morna sobre o períneo.
   (9) Pedir à paciente para abaixar as pernas e assumir uma posição confortável.

   b. *Para um homem:*
   (1) Se o paciente for capaz de segurar e manipular a toalhinha, permitir que ele limpe o próprio períneo.
   (2) Auxiliar o paciente para uma posição de supino. Observar quaisquer restrições de mobilidade.
   (3) Colocar o lençol ou toalha de banho sobre o paciente. Em seguida, dobrar a metade inferior para cima para expor a parte superior das coxas. Lavar e secar as coxas.
   (4) Cobrir as coxas com a toalha de banho. Levantar a toalha de banho para expor a genitália. Delicadamente, levantar o pênis e colocar a toalha de banho embaixo dele. Segurar delicadamente o corpo do pênis. Se o paciente não for circuncidado, retrair o prepúcio. Se o paciente tiver uma ereção, adiar o procedimento.
   (5) Lavar, na ponta do pênis, o meato uretral primeiramente. Usando um movimento circular, limpar do meato para fora (ilustração). Repetir, usando uma porção separada da toalhinha até que o pênis esteja limpo. Enxaguar e secar cuidadosamente. Descartar a toalhinha.

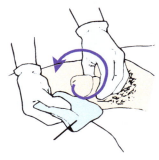

ETAPA 2b(5) Lavar o pênis em um movimento circular.

(Continua)

INSTRUÇÃO PARA O PROCEDIMENTO 10.1
Cuidados com o Períneo *(cont.)*

(6) Retornar o prepúcio para sua posição natural.

> ⚡ **ALERTA DE SEGURANÇA** Se o prepúcio não for retornado para sua posição natural, o aperto do prepúcio ao redor do corpo do pênis pode causar edema local; desconforto; e, se não corrigido, uma lesão uretral permanente.

(7) Pegar uma nova toalhinha e limpar, delicadamente, o corpo do pênis e o escroto, mantendo o paciente com as pernas abertas. Prestar bastante atenção à superfície inferior do pênis. Levantar o escroto cuidadosamente e lavar as pregas cutâneas inferiores. Enxaguar e secar cuidadosamente.

3. Remover todas as toalhas e, em seguida, dobrar a toalha de banho de volta por sobre o períneo do paciente, auxiliando o paciente a assumir uma posição confortável.
4. Observar a área para qualquer irritação, vermelhidão ou drenagem que persista após a higiene perineal.
5. **Veja Protocolo de Conclusão (ao final do livro).**

INSTRUÇÃO PARA O PROCEDIMENTO 10.2
Cuidados Orais para o Paciente Debilitado ou Inconsciente

A higiene oral mantém o conforto e a integridade da mucosa da cavidade oral e auxilia o controle de doenças bucais associadas à placa bacteriana. Uma higiene oral inadequada pode resultar na formação de placas bacterianas, inflamação, dor e infecção (MacNeill e Sorenson, 2009). A saúde oral ruim tem efeito sobre a saúde em geral, aceitabilidade social, autoestima e qualidade de vida global (Jerreat *et al.*, 2007). A higiene oral diária adequada inclui a escovação dos dentes, o uso de fio dental e o enxague com colutórios. Muitos fatores influenciam a higiene oral (Quadro 10-3). O encorajamento a pacientes dependentes ou cronicamente doentes a cuidar de sua própria higiene oral cria um senso geral de conforto e aumenta o apetite. A frequência dos cuidados orais depende das condições da cavidade oral e do conforto do paciente. A higiene oral pode ser necessária tão frequentemente quanto a cada 1 a 2 horas. Para pacientes inconscientes, primeiramente avaliar o reflexo do vômito do paciente e determinar o tipo de aparelho de aspiração necessário para prevenir aspiração brônquica. Pacientes inconscientes têm risco de infecções orais devido à ausência de movimento e de produção de saliva, o que leva a grandes quantidades de bactérias gram-negativas na cavidade oral. Pacientes em estado crítico com tubos endotraqueais e que estejam em ventilação mecânica estão em risco de pneumonia associada à ventilação (PAV), caso a saliva seja aspirada. Muitos pacientes não têm reflexo do vômito. A higiene propriamente dita requer a manutenção da mucosa úmida e a remoção de secreções. Parece que a eliminação mecânica da placa bacteriana é um fator fundamental na redução ou eliminação de PAV (MacNeill e Sorenson, 2009). A eliminação mecânica inclui a escovação dos dentes e o enxague da cavidade oral (Munro e Grap, 2004).

Delegação e Colaboração

A habilidade da higiene oral (incluindo a escovação dos dentes, o uso de fio dental e o enxague) pode ser delegada aos técnicos e auxiliares de enfermagem. Entretanto, o enfermeiro é responsável pela avaliação do reflexo do vômito do paciente para determinar se o paciente está em risco de aspiração. Instruí-los sobre o seguinte:

- O nível de consciência do paciente, a presença ou ausência do reflexo do vômito, o posicionamento adequado e se o

QUADRO 10-3 FATORES QUE INFLUENCIAM A HIGIENE ORAL

- O paciente não apresenta força nos membros superiores ou destreza para realizar a higiene oral (p. ex., está paralisado, tem amplitude de movimentos limitada).
- O paciente é incapaz ou não está disposto a cuidar das necessidades da higiene pessoal (p. ex., está inconsciente, deprimido, confuso).
- O paciente tem diabetes e está propenso à secura da boca, gengivite, doença periodontal e perda de dentes.
- O paciente está propenso à desidratação, tem febre ou está em jejum (incapaz de ingerir alimentos ou líquidos). Secreções espessas se desenvolvem na língua e nas gengivas. Os lábios se tornam rachados e avermelhados.
- A radioterapia causa dor, eritema leve, mucosa edemaciada, disfagia, secura, alterações no paladar e possível infecção oral.
- Doenças inflamatórias crônicas podem ser causadas por infecções bacterianas, virais ou fúngicas ou por uma higiene oral ineficaz.
- A quimioterapia causa ulcerações e inflamação da mucosa e possível infecção oral. A lesão química pode resultar de substâncias irritantes, tais como álcool, tabaco, alimentos ácidos, de ou efeitos colaterais de medicamentos, incluindo quimioterápicos, antibióticos, esteroides e antidepressivos. A mucosite (inflamação das membranas mucosas na boca) é uma complicação comum em pacientes que estão recebendo radiação ou quimioterapia.
- Um trauma à cavidade oral devido a tubos orais, aspiração, alimentos quentes, dentes quebrados ou dentaduras mal ajustadas causa edema, ulcerações, inflamação e possível sangramento.
- A respiração pela boca e o uso de oxigênio podem resultar em mucosas ressecadas.

INSTRUÇÃO PARA O PROCEDIMENTO 10.2
Cuidados Orais para o Paciente Debilitado ou Inconsciente *(cont.)*

aparelho de aspiração oral é necessário para a limpeza das secreções orais;
- Comunicar quaisquer alterações na mucosa oral ao enfermeiro;
- Comunicar tosse excessiva ou engasgo durante ou após os cuidados orais.

Equipamento
- Luvas limpas – de procedimento
- Escova de dente de cerdas macias ou escovas de dente descartáveis para o paciente desdentados
- Pasta de dente fluorada
- Solução antisséptica bucal ou clorexidina (sob prescrição)
- Hidratante bucal à base de água
- Copo para água
- Bacia para êmese
- Abaixador de língua
- Toalha de rosto, toalhas de papel
- Equipamento de aspiração (opcional): Lubrificante hidrossolúvel
- Cânula oral (paciente não colaborativo ou paciente que apresenta reflexo de mordida)

Etapas do Procedimento
1. **Veja Protocolo Padrão (ao final do livro).**
2. Avaliar a presença ou ausência de reflexo do vômito colocando o abaixador de língua no dorso da língua.
3. Inspecionar os lábios, os dentes, as gengivas, a mucosa da bochecha, o palato e a língua usando o abaixador de língua e uma lanterna, se necessário (Cap. 7). Observar a cor, a textura, a umidade, as lesões ou úlceras e as condições dos dentes e dentaduras.
4. Posicionar o paciente inconsciente em posição lateral com o leito abaixado e a cabeça voltada em direção ao colchão. Colocar a toalha abaixo do queixo. Manter disponível a bacia para êmese.
5. Remover as dentaduras ou prótese parcial, caso presentes (Instrução para o Procedimento 10.4).
6. Se o paciente não for colaborativo ou tiver dificuldade em manter a boca aberta, inserir uma cânula oral. Inseri-la voltada para cima na boca e, em seguida, desvirá-la à medida que ela for inserida em direção ao dorso da faringe e, a seguir, por sobre a língua, para manter os dentes afastados. Inserir quando o paciente estiver relaxado. Não usar a força (ilustração).

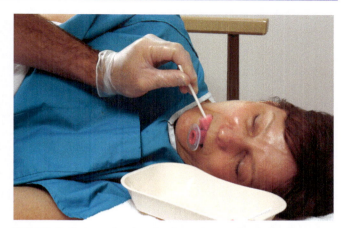

ETAPA 6 Colocação de cânula oral; o enfermeiro limpa os lábios com uma gaze umedecida.

7. Limpar a boca usando escova umedecida em água. Aplicar a pasta de dente ou usar a solução antisséptica primeiro, para soltar as crostas. Manter as cerdas da escova de dente em um ângulo de 45 graus com relação à linha da gengiva. Escovar as superfícies interna e externa dos dentes superiores e inferiores, escovando da gengiva para a coroa. Limpar a superfície mordedora dos dentes mantendo o topo das cerdas paralelo aos dentes e escovando para frente e para trás (ilustração). Uma haste flexível pode ser usada para pacientes que não tenham dentes ou tenham gengivas sensíveis. Umedecer a escova com a solução de clorexidina para enxaguar. Usar a escova ou a haste flexível para limpar o teto da boca, as gengivas e a face interna das bochechas. Escovar delicadamente a língua, mas evitar estimular o reflexo do vômito (caso presente). Umedecer a escova ou haste flexível para enxaguar; repetir, enxaguando várias vezes.

> ⚡ **ALERTA DE SEGURANÇA** O aspirador deve estar presente e pronto para uso, caso o reflexo do vômito esteja ausente (Cap. 14).

8. Aspirar as secreções **orais** à medida que elas se acumulam, de modo a reduzir o risco de aspiração brônquica.
9. Aplicar uma fina camada de gel hidrossolúvel aos lábios (ilustração).
10. **Veja Protocolo de Conclusão (ao final do livro).**

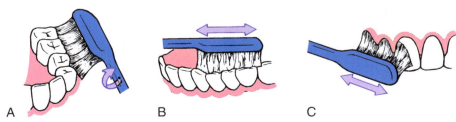

ETAPA 7 Direções da escova de dente. **A,** Um ângulo de 45 graus escova a linha da gengiva. **B,** A posição paralela escova as superfícies mordedoras. **C,** A posição lateral escova as laterais dos dentes.

(Continua)

INSTRUÇÃO PARA O PROCEDIMENTO 10.2
Cuidados Orais para o Paciente Debilitado ou Inconsciente *(cont.)*

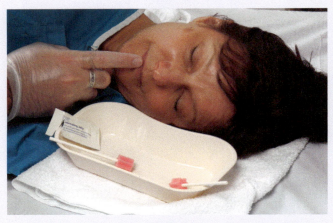

ETAPA 9 Aplicar um hidratante hidrossolúvel aos lábios.

INSTRUÇÃO PARA O PROCEDIMENTO 10.3
Cuidados com Dentaduras

Limpar as dentaduras regularmente, da mesma forma que os dentes naturais, para prevenir infecções e irritação gengivais. Dentaduras frouxas podem causar desconforto e tornar difícil a mastigação e a fala de modo claro para os pacientes. Dentaduras frouxas podem resultar da perda de peso. Recomendar ao paciente a ida ao dentista. As dentaduras podem ser facilmente perdidas ou quebradas. Guardá-las em um recipiente fechado e rotulado e mantenha-as submersas quando não estiverem em uso (p. ex., à noite, durante uma cirurgia ou um procedimento diagnóstico). Deve-se reinseri-las tão logo seja possível. A mudança na aparência quando elas não estão em uso pode ser de grande importância para o paciente.

Delegação e Colaboração
- A habilidade de cuidados com dentaduras pode ser delegada aos técnicos e auxiliares de enfermagem.

Equipamentos
- Luvas limpas - de procedimento
- Escova de dentes de cerdas macias ou escova de dentes para dentaduras
- Substância para limpeza de dentaduras ou pasta de dentes, adesivo para dentaduras (opcional)
- Copo de água
- Bacia ou pia para êmese
- Toalhinha
- Gazes
- Recipiente para dentadura (caso as dentaduras sejam guardadas após a limpeza)

Etapas do Procedimento
1. **Veja Protocolo Padrão (ao final do livro).**
2. Perguntar ao paciente se a dentadura está ajustada e se há sensibilidade ou irritação em alguma área da gengiva ou da mucosa oral.
3. Perguntar ao paciente sobre preferências sobre os cuidados com a dentadura e os produtos usados.
4. Estimular o paciente a cuidar de sua própria dentadura de forma independente, se for capaz. Caso o paciente não seja capaz, é importante que o enfermeiro providencie os cuidados.
5. Proporcionar os cuidados com as dentaduras durante a rotina de cuidados com a boca.
6. Encher a bacia para êmese com água morna ou, caso a pia seja utilizada, colocar a toalhinha no fundo da pia e enchê-la com 2,5 cm de água.
7. Pedir ao paciente para remover as dentaduras. Calçar as luvas, segurar a prótese superior pela frente, com o polegar e o dedo indicador envolvidos em gaze, e puxar para baixo. Delicadamente, levantar a dentadura inferior da mandíbula e girar um lado para baixo, para removê-la da boca. Segurar as dentaduras por sobre a bacia ou pia de êmese coberta com a toalhinha e contendo água.
8. Aplicar o agente de limpeza para escovar as superfícies das dentaduras. Segurar as dentaduras próximas à água (ilustração). Segurar a escova horizontalmente e usar o movimento para frente e para trás para limpar as superfícies de mordedura. Usar movimentos curtos do alto da dentadura em direção às superfícies de mordedura para limpar as superfícies externas dos dentes. Segurar a escova verticalmente e usar movimentos

INSTRUÇÃO PARA O PROCEDIMENTO 10.3
Cuidados com Dentaduras *(cont.)*

curtos para limpar as superfícies internas dos dentes. Segurar a escova horizontalmente e usar o movimento para frente e para trás para limpar a superfície inferior das dentaduras.

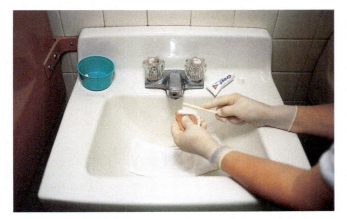

ETAPA 8 Limpando dentaduras na pia.

9. Enxaguar cuidadosamente em água morna.
10. Alguns pacientes usam um adesivo para fixar as dentaduras no lugar. Aplicar uma fina camada à superfície inferior de cada dentadura antes de inseri-la.
11. Caso o paciente necessite de assistência na inserção das dentaduras, umedecer a dentadura superior e pressionar firmemente para fixá-la no lugar. Em seguida, inserir a dentadura inferior umedecida. Perguntar se o paciente está confortável com as dentaduras.
12. Alguns pacientes preferem manter suas dentaduras guardadas para dar um descanso as suas gengivas e reduzir o risco de infecções. Manter as dentaduras umedecidas previne a deformação e torna a inserção mais fácil. Deve-se armazená-la em água morna no recipiente para dentaduras. Identificar o recipiente para dentaduras com o nome do paciente, usando um marcador permanente ou o rótulo de identificação do paciente, e mantê-lo em um lugar seguro.
13. **Veja Protocolo de Conclusão (ao final do livro).**

INSTRUÇÃO PARA O PROCEDIMENTO 10.4
Cuidados com o Cabelo – Uso de Xampu e Barbeamento

A escovação, o pentear e o uso de xampu para os cabelos são medidas básicas para todos os pacientes incapazes de promover o autocuidado. Manter o cabelo arrumado faz com que a pessoa se sinta mais confortável. Muitos serviços de saúde têm um salão de beleza no qual os pacientes podem receber cuidados profissionais para os cabelos. Febre, desnutrição, alguns medicamentos, estresse emocional e depressão afetam as condições do cabelo. A sudorese intensa deixa o cabelo oleoso e difícil de lidar.

A Tabela 10-2 descreve alterações comuns dos cabelos e do couro cabeludo e as intervenções de enfermagem.

A frequência do uso de xampu depende das condições do cabelo e das preferências pessoais. Um cabelo ressecado requer um uso menos frequente do xampu do que um cabelo oleoso. Pacientes hospitalizados que apresentam transpiração excessiva ou tratamentos que deixam sangue ou soluções nos cabelos precisam usar o xampu. O posicionamento com o pescoço hiperestendido por sobre a borda de uma pia é contraindicado para pacientes que tenham lesões no pescoço ou dores nas costas. Os pacientes devem ser colocados em uma maca, com sua cabeça estendida sobre uma pia. Pacientes acamados usam uma cuba plástica para xampu que drena para um recipiente lateral ao leito.

Pacientes dependentes com barbas ou bigodes necessitam de assistência para manter os pelos faciais limpos, especialmente após a alimentação. O barbear é uma tarefa que a maioria dos homens prefere fazer sozinho, diariamente. Partículas de alimento se acumulam facilmente nos pelos. Como algumas religiões e culturas proíbem o corte ou o barbeamento de qualquer pelo corporal, certificar-se para obter o consentimento desses pacientes (Galanti, 2008).

Delegação e Colaboração

A avaliação das condições do paciente não deve ser delegada. As habilidades do uso de xampu e do barbeamento podem ser delegadas aos técnicos e auxiliares de enfermagem. Instruí-los sobre o seguinte:
- Como posicionar apropriadamente os pacientes com restrição de mobilidade;
- Comunicar como o paciente tolerou o procedimento e relatar quaisquer alterações (tais como dor no pescoço);
- Algum paciente em risco de sangramento e a necessidade do uso de um barbeador elétrico.

Equipamento

- Cuidados com os cabelos:
  - Luvas limpas – de procedimento
  - Escova/pente
  - Pia para lavagem de cabeça
  - Xampu e condicionador (opcional)
  - Toalhas (duas ou mais)
  - Touca para lavagem a seco com xampu como alternativa
- Barbear
  - Barbeador descartável ou elétrico
  - Creme para barbear
  - Bacia com água bem quente
  - Toalhas de banho

(Continua)

INSTRUÇÃO PARA O PROCEDIMENTO 10.4
Cuidados com o Cabelo – Uso de Xampu e Barbeamento *(cont.)*

TABELA 10-2   ALTERAÇÕES COMUNS NOS CABELOS E NO COURO CABELUDO E INTERVENÇÕES RELACIONADAS

PROBLEMA	INTERVENÇÕES
Alopecia (queda de cabelo): Agentes quimioterápicos matam células que se multiplicam rapidamente, incluindo células tanto tumorais como normais.	Alguns pacientes usam lenços de cabeça. Alguns preferem perucas. O encaminhamento para uma consulta profissional para intervenções de longa duração pode ser necessário.
Caspa: Descamação do couro cabeludo acompanhada de coceira; se severa, pode envolver as sobrancelhas.	Lavagem regular com xampu indicado por médico.
Pediculose *Piolhos de cabeça:* Parasitos aderidos aos fios de cabelo. Os ovos se assemelham a partículas ovais. Picadas ou pústulas podem ser encontradas atrás das orelhas e no couro cabeludo. Podem se espalhar pela mobília e para outras pessoas.	Verificar todo o couro cabeludo. Usar um pente fino especial para piolhos para remover insetos adultos e lêndeas. A National Pediculosis Association (2005) estimula uma abordagem não química com remoção manual. Deve-se ter cuidado com o uso de produtos contendo inseticida de organoclorado (hexaclorociclo-hexano), uma vez que o ingrediente é uma neurotoxina e é perigoso. Pentear o cabelo com um pente para lêndeas por 2 a 3 dias, até que todos os piolhos e lêndeas tenham sido removidos. Trocar as roupas de cama e seguir as Precauções de Contato para Pediculose de acordo com o protocolo da instituição.
Piolhos de corpo: Os parasitas tendem a se fixar nas roupas. O paciente se coça. Pontos hemorrágicos podem aparecer na pele onde os piolhos estão sugando sangue. Os piolhos podem por ovos nas roupas e na mobília.	Dar um banho no paciente cuidadosamente. Após a secagem da pele, aplicar uma loção farmacológica para a eliminação dos piolhos. Após cerca de 12 a 24 horas, dar outro banho (siga as instruções do produto). Colocar as roupas de vestir e as roupas de cama infestadas no saco de lavanderia. Seguir as Precauções de Contato apropriadas segundo o protocolo institucional.
Piolhos púbicos: Encontrados nos pelos púbicos. São de tonalidade branco-acinzentada, com pernas vermelhas. Podem se espalhar através de contato sexual.	Para piolhos públicos, raspar os pelos da área afetada, limpar como se fosse para piolhos corporais, usar produto prescrito para piolhos, e informar o parceiro sexual sobre o tratamento apropriado.

Etapas do Procedimento

1. **Veja Protocolo Padrão (ao final do livro).**
2. Lavagem da cabeça de paciente confinado ao leito.
   a. Antes de lavar o cabelo do paciente, determinar que não haja contraindicações ao procedimento, tais como lesões na cabeça ou no pescoço, lesões da medula espinhal ou artrite. Frequentemente, a prescrição de um médico é necessária para lavar o cabelo de um paciente (verificar o protocolo da instituição). Caso a exposição à umidade esteja contraindicada, usar lavagem a seco.
   b. Inspecionar as condições dos cabelos e do couro cabeludo. Observar a distribuição dos cabelos, a oleosidade e a textura. Inspecionar o couro cabeludo com relação a escoriações, lacerações, lesões, inflamação e infestação. Caso haja suspeita de feridas com drenagem na cabeça, calçar luvas limpas. Caso piolhos estejam presentes, usar um jaleco descartável durante o procedimento.
   c. Perguntar se há algum produto de preferência pessoal ou itens pessoais que o paciente queira usar.
   d. Explicar o procedimento ao paciente e à família.
   e. Colocar uma toalha e um forro impermeável sob os ombros, o pescoço e a cabeça do paciente.
   f. Posicionar o paciente em supino, com a cabeça e os ombros na borda alta do leito. Colocar a cuba plástica sob a cabeça e a bacia ao final do prolongamento da cuba (ilustração). Certificar-se de que o prolongamento se estende além da borda do colchão.

INSTRUÇÃO PARA O PROCEDIMENTO 10.4
Cuidados com o Cabelo – Uso de Xampu e Barbeamento *(cont.)*

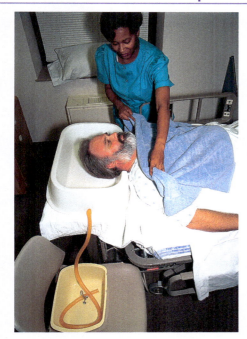

ETAPA 2f Paciente com forro impermeável sob os ombros, pescoço e cabeça, com pia para lavagem de cabeça.

g. Obter água quente, testando a temperatura com o punho. Permitir que o paciente sinta a temperatura da água para o conforto.
h. Lentamente, despejar a água quente do jarro de água por sobre os cabelos, até que eles estejam completamente molhados (ilustração). Proteger o rosto do paciente com uma toalha ou toalhinha por sobre os olhos, conforme necessário. Se o cabelo apresentar sangue emaranhado, aplicar peróxido de hidrogênio; em seguida, enxaguar o cabelo com solução salina.
i. Aplicar uma pequena quantidade de xampu e ensaboar com ambas as mãos. Começar na linha anterior do couro cabeludo e seguir em direção ao dorso do pescoço.

Levantar a cabeça levemente com uma mão para lavar o dorso do pescoço. Usar o xampu nas laterais da cabeça. Massagear o couro cabeludo delicadamente, aplicando pressão com as pontas dos dedos.

j. Enxaguar cuidadosamente e repetir, caso necessário, até que os cabelos estejam livres de xampu. Aplicar o condicionador ou creme rinse, caso requisitado, e enxaguar cuidadosamente. Secar o cabelo usando uma segunda toalha, se necessário, ou secador de cabelos (se disponível).
k. Auxiliar o paciente a assumir uma posição confortável e terminar o penteado. Tranças podem ser uteis para pacientes com cabelos muito longos.

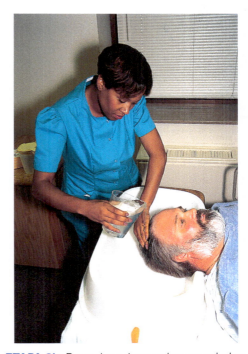

ETAPA 2h Despejar a água sobre os cabelos.

(Continua)

INSTRUÇÃO PARA O PROCEDIMENTO 10.4
Cuidados com o Cabelo – Uso de Xampu e Barbeamento *(cont.)*

3. Penteando e escovando os cabelos
   a. Dividir o cabelo em duas partes e, em seguida, separá-los em mais duas partes (ilustração).

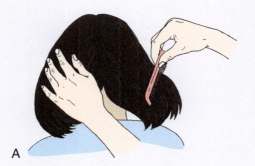
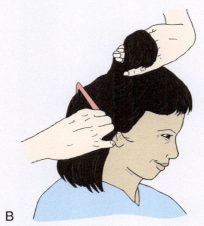

ETAPA 3a Dividindo os cabelos: **A**, Dividir o cabelo para baixo do meio e dividi-los em duas partes principais. **B**, Dividir a parte principal em duas porções menores.

   b. Escovar ou pentear o couro cabeludo em direção às extremidades dos cabelos.
   c. Umedecer o cabelo levemente com água, condicionador, ou com um produto para desembaraçar, sem álcool, antes de pentear.
   d. Movimentar os dedos através dos cabelos para soltar quaisquer emaranhados maiores.
   e. Com o uso de um pente de dentes largos, começar de um lado da cabeça e inserir o pente com os dentes para cima do cabelo, próximo ao couro cabeludo. Pentear o cabelo com um movimento circular, girando o punho enquanto levanta e puxa para fora. Continuar até que todo o cabelo esteja penteado e, em seguida, pentear de acordo com a forma e o estilo.
4. Barbeando um paciente
   a. Antes de barbear o paciente com um barbeador descartável, avaliar o risco de sangramento. Revisar a história médica e os valores laboratoriais: contagem de plaquetas, tempo de protrombina e tempo de tromboplastina parcial ativada.
   b. Se o paciente preferir se barbear, avaliar a capacidade de o paciente manipular o barbeador.
   c. Auxiliar o paciente a assumir uma posição sentada, se possível, e colocar uma toalha sobre o peito e os ombros.
   d. Colocar uma toalhinha quente e umedecida sobre o rosto do paciente por vários segundos.
   e. Realizar o barbeamento usando as ferramentas apropriadas disponíveis.
      (1) Aplicar o creme de barbear, usando o produto de preferência do paciente. Com um barbeador descartável em um ângulo de 45 graus, barbeie em direção ao crescimento dos pelos, usando movimentos curtos. Manter a pele esticada com a mão não dominante (ilustração). Perguntar ao paciente se está desconfortável. Mergulhar a lâmina de barbear na água; o creme de barbear se acumula na borda da lâmina.

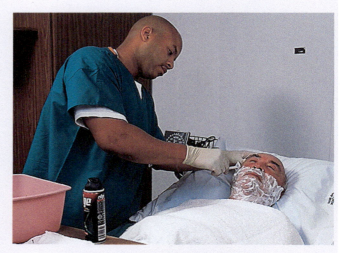

ETAPA 4e(1) Barbeando um paciente.

      (2) Aplicar o creme para barbeador elétrico. Ligar o barbeador elétrico e barbear ao longo da lateral do rosto, usando um delicado movimento para baixo em direção ao crescimento dos pelos.
      (3) Se necessário, pentear o bigode ou a barba delicadamente. Permitir ao paciente usar um espelho e indicar as áreas a serem aparadas com tesoura.
5. Enxaguar e secar o rosto. Aplicar uma loção pós-barba, se desejado.
6. **Veja Protocolo de Conclusão (ao final do livro).**

INSTRUÇÃO PARA O PROCEDIMENTO 10.5
Cuidados com os Pés e as Unhas

O cuidado com as unhas é importante para prevenir a ocorrência de dor e infecções. A negligência com relação a esse aspecto de cuidado pode resultar em infecções, imobilidade e duração aumentada da estadia no hospital (Malkin e Berridge, 2009). As alterações podem resultar do fato de roer unhas ou de apará-las inapropriadamente, de exposição a substâncias químicas grosseiras ou do uso de sapatos mal ajustados (Delmas, 2006). As alterações também ocorrem no formato, na cor e na textura das unhas, o que pode resultar a partir de várias doenças nutricionais, infecciosas e circulatórias, tais como o diabetes (Tabela 10-3). Os pacientes com doença vascular periférica, tal como o diabetes, podem ter uma circulação arterial ou venosa inadequada, ou ambas. Esses pacientes estão em alto risco de uma neuropatia, uma degeneração dos nervos com perda de sensibilidade. Desse modo, os pacientes não podem perceber pressão ou dor a partir de lesões nos pés. Inspecione os pés dos

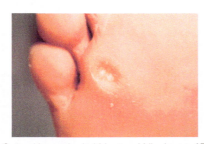

FIG 10-1 Calo. (A partir de Weston WL, Lane AT: *Color textbook of pediatric dermatology*, Ed 3, St Louis, 2002, Mosby.)

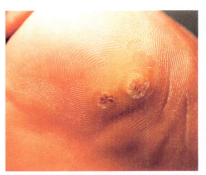

FIG 10-2 Verrugas plantares. (A partir de Zitelli BJ, Davis HW: *Atlas of pediatric physical diagnosis*, ed 3, St Louis, 1997, Mosby.)

TABELA 10-3 PROBLEMAS COMUNS AOS PÉS E UNHAS E INTERVENÇÕES RELACIONADAS

PROBLEMA	PREVENÇÃO	INTERVENÇÕES
Calo superficial: Epiderme espessada, usualmente, plana, indolor e na face inferior do pé; causado por fricção ou pressão.	Usar calçados apropriados e sempre usar meias limpas.	Imergir o calo em água quente para amolecê-lo. Cremes e loções podem ajudar a prevenir nova formação. Encaminhar o paciente com diabetes a um podólogo.
Calo profundo: Causado por fricção e pressão dos sapatos, principalmente nos dedos dos pés, sobre proeminências ósseas; usualmente em forma de cone, arredondado, elevado e sensível; pode afetar a marcha (Fig. 10-1).	Usar calçados apropriados; a dor é agravada por sapatos apertados. Usar sempre meias limpas.	A remoção cirúrgica pode ser necessária. Usar palmilhas para calos cuidadosamente, porque elas aumentam a pressão sobre os dedos dos pés e reduzem a circulação.
Verrugas plantares: Lesões em formato fungiforme na planta do pé causada por papilomavírus (Fig. 10-2).	As verrugas são contagiosas. Evitar andar descalço, especialmente em lugares públicos.	O tratamento prescrito pelo médico pode incluir aplicações de ácido, cauterização ou congelamento para remoção.
Pé de atleta: Infecção fúngica do pé; a descamação e a formação de rachaduras da pele ocorrem entre os dedos e nas plantas dos pés; pode apresentar pequenas bolhas contendo líquido. Aparentemente induzido por calçados apertados (Fig. 10-3).	Os pés devem ser bem ventilados. Evitar calçados apertados. Secar bem os pés após o banho; aplicar talco. Usar meias limpas.	Tratar com um talco medicinal ou creme. Encaminhar ao médico caso o problema não melhore com produtos medicados.
Unhas encravadas: A unha do dedo do pé ou da mão cresce para dentro do tecido mole ao redor da unha; pode ser dolorosa (Fig. 10-4).	Usar um cortador de unhas e lixar as unhas retas após o banho quando elas estiverem moles. Se as unhas estiverem espessas e a visão estiver ruim, aparar as unhas em um podólogo.	Tratar com frequentes imersões quentes em solução antisséptica. A remoção cirúrgica da porção da unha que cresceu para dentro da pele pode ser necessária. Encaminhar pacientes com diabetes a um podólogo.
Infecção fúngica: Unhas espessas e despigmentadas com faixas amareladas.	Manter os pés e as unhas limpos e secos. Verificar os pés e as unhas diariamente.	Encaminhar a um podólogo.

(Continua)

INSTRUÇÃO PARA O PROCEDIMENTO 10.5
Cuidados com os Pés e as Unhas (cont.)

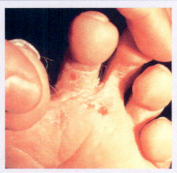

FIG 10-3 Pé de atleta, *tinea pedis*. (A partir de Greenberger NJ, Hinthorn DR: *History taking and physical examination: Essentials and clinical correlates*, St Louis, 1993, Mosby; cortesia de Dr. Loren Amundson, University of Soth Dakota, Sioux Falls, SD.)

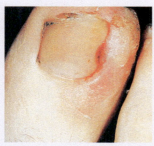

FIG 10-4 Unha encravada no dedo do pé. (A partir de Habif TP: *Clinical dermatology: a color guide to diagnosis and therapy*, Ed. 2, St Louis, 1990, Mosby.)

pacientes com sensibilidade alterada diariamente. A incapacidade de sentir dor ou desconforto pode significar que o pé pode se tornar facilmente lesado e infectado antes que um problema seja detectado (National Diabetes Education Program, 2003).

Delegação e Colaboração

A habilidade de cuidados com os pés e as unhas pode ser delegada aos técnicos e auxiliares de enfermagem, *com atenção* para pacientes com diabetes ou pacientes com doença vascular periférica ou comprometimento circulatório. Instrua-os sobre o seguinte:
- Comunicar quaisquer falhas ou rupturas na pele, vermelhidão, dormência, edema ou dor;
- Cuidados ao cortar as unhas dos pés do paciente.

Equipamento
- Luvas limpas
- Bacia (tamanho apropriado para imersão)
- Toalhinha
- Toalha de banho ou de rosto
- Cortador de unhas (verificar o protocolo da instituição)
- Bastão aplicador plástico ou escova macia, lixa ou aparador de unhas
- Escova macia para unhas ou cutículas
- Loção
- Tapete de banheiro descartável

Etapas do Procedimento
1. Veja Protocolo Padrão (ao final do livro).
2. Para cortar as unhas dos pés ou das mãos, deve ser avaliada a suspeita de circulação alterada (p. ex., diabetes melitus, doença vascular periférica, úlceras de perna).
3. Nomear o paciente usando dois identificadores (*i. e.*, o nome e a data de nascimento do paciente, ou o nome e o número do prontuário do paciente, de acordo com a política da instituição).
4. Identificar o risco do paciente para problemas com os pés e as unhas, tais como acuidade visual reduzida, história de diabetes, história de derrame.
5. Inspecionar todas as superfícies dos dedos dos pés, as superfícies dos pés e as unhas. Prestar atenção especialmente em áreas de ressecamento, inflamação, ou rachaduras. Inspecionar também as áreas entre os dedos, os calcanhares e as plantas dos pés.
6. Palpar o pulso da artéria dorsal do pé de ambos os pés simultaneamente, comparando a força dos pulsos. Observar a cor e o calor dos dedos e dos pés. Observar o preenchimento capilar das unhas, que deve ocorrer em menos de três segundos.
7. Avaliar a sensibilidade nos pés verificando com um leve toque ou por meio da discriminação entre quente e frio.
8. Determinar a capacidade do paciente em realizar o autocuidado.
9. Avaliar as práticas de cuidados com os pés e unhas do paciente para problemas existentes nos pés (p. ex., remédios caseiros, tais como cortar calos profundos com lâmina de barbear ou tesoura, aplicar fita adesiva no pé ou usar almofadas para calos nos dedos dos pés).
10. Avaliar o tipo de calçado usado pelos pacientes, incluindo o tipo e a limpeza das meias usadas, o tipo e o ajuste dos sapatos e ligas restritivas ou meias "três quartos".
11. Fazer imersão de pés e dedos.
    a. Explicar que a imersão necessita de 10 a 20 minutos.
    b. Auxiliar o paciente ambulante a se sentar em uma cadeira com o tapete de banheiro descartável sob os pés. Se confinado ao leito, auxiliá-lo a uma posição semi-Fowler com um forro impermeável e uma toalha de banho sob os pés.
    c. Encher a bacia e a cuba com água quente. Testar a temperatura da água com o dorso da mão.
    d. Colocar a bacia sobre o tapete de banheiro ou sobre a toalha e ajudar o paciente a colocar um pé dentro da bacia. Colocar a cuba na mesa lateral de alimentação em frente ao paciente e manter imersos seus dedos. Colocar a luz de chamada ao alcance do paciente. Oferecer uma atividade de recreação.

> ⚡ **ALERTA DE SEGURANÇA** Pacientes que têm diabetes melitus ou doença vascular periférica não devem sofrer imersão de seus pés, devido ao potencial de ressecamento aumentado da pele e a diminuição na capacidade de avaliar variações de temperatura relacionadas à sensibilidade diminuída (ADA, 2007).

12. Cuidado com os pés e unhas
    a. Permitir a imersão dos pés e dos dedos das mãos do paciente por 10 a 20 minutos. Se necessário, reaqueça a água após 10 minutos.

INSTRUÇÃO PARA O PROCEDIMENTO 10.5
Cuidados com os Pés e as Unhas (cont.)

b. Começar os cuidados pelas unhas dos dedos das mãos. Limpar delicadamente abaixo das unhas com o bastão aplicador plástico ou com a escova macia enquanto imerge os dedos das mãos (ilustração).

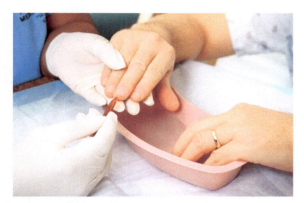

ETAPA 12b Limpar abaixo das unhas das mãos.

c. Remover as mãos da bacia e secá-las cuidadosamente.
d. Lixar as unhas dos dedos das mãos em linha reta e em paralelo aos topos dos dedos das mãos. Ou usar um cortador de unhas e cortar as unhas retas e paralelas aos topos dos dedos das mãos (ilustração) e em seguida lixar as unhas, tornando-as lisas.
e. Usar a escova macia para cutículas ou a escova para unhas para limpar ao redor das cutículas.

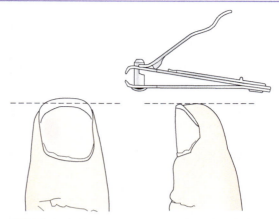

ETAPA 12d Lixar ou cortar as unhas dos dedos das mãos retas.

f. Remover a mesa lateral para longe do paciente.
g. Remover os pés da bacia e friccionar áreas calosas com a toalhinha ou com a escova macia.
h. Limpar delicadamente sob as unhas com o bastão aplicador plástico ou com a escova macia.
i. Limpar e lixar as unhas dos dedos dos pés como nas Etapas 12d e 12e.
13. Aplicar uma loção aos pés e às mãos para prevenir o ressecamento da pele e a suscetibilidade a rachaduras, ulcerações ou a entrada de bactérias (Pinzur *et al.*, 2005).
14. **Veja Protocolo de Conclusão (ao final do livro).**

INSTRUÇÃO PARA O PROCEDIMENTO 10.6
Arrumação do Leito Ocupado

Como o leito é a parte do equipamento mais frequentemente usada por um paciente, ele deve ser confortável, seguro e adaptável para várias posições. O típico leito hospitalar consiste em um colchão firme sobre uma armação de metal que pode ser elevado ou abaixado horizontalmente. A armação do leito é dividida em três seções, de modo que o operador possa elevar e abaixar a cabeceira e os pés do leito separadamente, além de inclinar todo o leito com a cabeceira para cima ou para baixo. Cada leito se apoia sobre quatro roletes ou rodízios, que permitem que o leito seja movimentado facilmente. Ver Tabela 10-4 para posições comuns do leito.

A segurança e o conforto são considerações fundamentais para a arrumação do leito (Bloomfield *et al.*, 2008; Pegram *et al.*, 2007). A arrumação do leito pode ser feita com o paciente fora do leito (não ocupado) ou no leito (ocupado). Em alguns serviços, a roupa de cama não é trocada todos os dias; entretanto, roupas de cama molhadas ou sujas devem sempre ser prontamente trocadas.

A arrumação de um leito ocupado é limitada a pacientes que não toleram ficar fora do leito. Além disso, alguns pacientes têm restrições de atividade ou de posicionamento prescritas pelo médico; desse modo, é importante compreender qual posição o paciente pode assumir enquanto as roupas de cama são trocadas.

O procedimento deve ser planejado cuidadosamente e realizado de uma maneira que preserve o tempo e a energia do paciente. Pode ser necessário parar ou retardar o procedimento, caso a condição do paciente seja instável ou se seu nível de dor relatado o torne inapropriado para continuar (Bloomfield *et al.*, 2008). Se um paciente experimenta uma dor severa com o movimento, um analgésico administrado 30 a 60 minutos antes do procedimento é útil para controlar a dor e manter o conforto. Muito embora o paciente seja incapaz de sair do leito, deve-se estimulá-lo a se ajudar, se possível, o que auxilia a manter a força e a mobilidade do paciente. Por exemplo, dependendo das restrições, o paciente pode se virar, auxiliar movimentando-se para cima no leito, ou segurando os lençóis de cobrir enquanto a roupa de cama é trocada.

Delegação e Colaboração

A habilidade de arrumação do leito é delegada aos técnicos e auxiliares de enfermagem. Instruí-los sobre o seguinte:
- As restrições de atividade do paciente
- O que fazer se o paciente se tornar fadigado ou com falta de ar

(Continua)

INSTRUÇÃO PARA O PROCEDIMENTO 10.6
Arrumação do Leito Ocupado *(cont.)*

- Comunicar imediatamente qualquer alteração inesperada (p. ex., secreção excessiva de uma ferida, perda de acesso IV).

Equipamento
- Saco ou cesta de roupas de cama – *hamper*
- Cobertor de banho (se disponível)
- Lençol de forrar o leito (em alguns serviços, o lençol de forrar o leito é um lençol embutido; verifique o protocolo da instituição)
- Meio-lençol (opcional)
- Forros impermeáveis (opcional)
- Lençol de cobrir, cobertor, colchas, fronhas
- Luvas limpas (se a roupa de cama estiver suja ou houver risco de exposição a líquidos corporais)
- Solução antisséptica
- Toalhinha

Etapas do Procedimento
1. **Veja Protocolo Padrão (ao final do livro).**
2. Determinar se o paciente é incontinente ou se há secreção presente nos curativos. Em caso positivo, deve-se calçar as luvas enquanto se arruma o leito. Será preciso colocar forros impermeáveis no leito.
3. Avaliar as restrições sobre mobilidade/posicionamento do paciente. Explicar o procedimento ao paciente, observando que será preciso pedir ao paciente para se virar sobre as camadas de roupa de cama.
4. Elevar a cama para uma altura de trabalho confortável. Soltar todos os lençóis. Remover a colcha e o cobertor separadamente, deixando o paciente coberto com o lençol. Caso estejam sujos, colocá-los no saco de roupas de cama. Caso possam ser reutilizados, dobrá-los em quadrado e coloca-los sobre as costas de uma cadeira.
5. Cobrir o paciente com o cobertor de banho ou lençol.
6. Posicionar o paciente no lado mais distante do leito, virado de lado e voltado para você. Estimular o uso da grade lateral para ajudá-lo a se virar. Ajustar o travesseiro sob a cabeça do paciente. Verificar se algum dreno ou sonda não estão sendo tracionados.
7. Soltar roupas de cama usadas, movendo-as da cabeceira para os pés. Em seguida, dobrar o lençol de forrar e o meio-lençol (opcional) em pregas, em direção ao paciente – primeiro o meio-lençol e, depois, o lençol de forrar. Segurar as bordas

TABELA 10-4 POSIÇÕES COMUNS DO LEITO

POSIÇÃO	DESCRIÇÃO	USOS
Posição de Fowler	Cabeceira do leito elevado em ângulo de 45 graus ou mais; posição semissentada; o pé do leito também pode estar elevado ao nível do joelho.	Usada durante refeições, passagem de sonda nasogástrica, e aspiração nasotraqueal. Promove a expansão dos pulmões.
Posição semi-Fowler	Cabeceira do leito elevada em aproximadamente 30 graus; a inclinação é menor do que a da posição de Fowler; o pé do leito também pode estar elevado ao nível do joelho.	Promove a expansão dos pulmões. Usada quando pacientes recebem alimentação gástrica para reduzir a regurgitação e o risco de aspiração.
Posição de Trendelenburg	Todo o leito está inclinado com a cabeceira para baixo.	Usada para drenagem postural. Facilita o retorno venoso em pacientes com má perfusão venosa periférica.
Posição de Trendelenburg inversa	Toda a armação do leito inclinada com o pé do leito para baixo.	Usada pouco frequentemente. Promove o esvaziamento gástrico. Previne o refluxo esofágico.
Posição plana ou horizontal	Toda a armação do leito horizontalmente paralelo ao assoalho.	Usada para pacientes com lesões vertebrais e em tração cervical. Usada para pacientes que estão hipotensos. Geralmente preferida por pacientes para dormir.

INSTRUÇÃO PARA O PROCEDIMENTO 10.6
Arrumação do Leito Ocupado *(cont.)*

das roupas de cama logo abaixo das nádegas, costas e ombros (ilustração). Não dobrar o forro do colchão em pregas (se ele puder ser reutilizado).

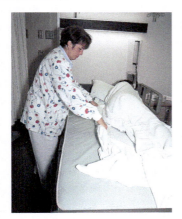

ETAPA 7 Roupa de cama usada dobrada ao longo da lateral do paciente.

8. Limpar, desinfetar e secar as superfícies do colchão, caso esteja sujo ou úmido.
9. Colocar as roupas de cama limpas à metade exposta do leito; colocar um lençol-padrão ou um lençol de cobrir embutido limpo ao leito, com o lado da costura para baixo.
   a. Certificar-se de que o vinco central está situado ao longo do centro do leito. Dobrar a camada superior de lençóis em pregas, em direção ao centro do leito ao longo da lateral do paciente (ilustração).

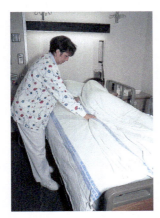

ETAPA 9a Roupa de cama limpa colocada no leito.

   b. Esticar o lençol de forrar sobre o colchão e trazer a borda por sobre o lado mais próximo do colchão. Puxar o lençol embutido suavemente por sobre as extremidades do colchão. Deixar a borda do lençol plano não embutido pendurada por cerca de 25 cm por sobre a borda do colchão. A bainha inferior do lençol plano de forrar deve ficar com a costura para baixo e nivelada com a borda inferior do colchão.

10. Caso um lençol plano seja usado, dobrar em chanfradura a parte inferior do lençol plano na cabeceira do leito:
    a. Forrar a cabeceira do leito diagonalmente. Colocar a mão distante da cabeceira do leito sob o canto superior do colchão, próximo à borda do colchão, e levantar.
    b. Com a outra mão, dobrar a borda do lençol de forrar suavemente sob o colchão, de modo que as bordas laterais do lençol acima e abaixo do colchão se encontrem quando unidas.
    c. Forrar a lateral do leito e segurar a borda superior do lençol a aproximadamente 45 cm a partir da extremidade superior do colchão (ilustração).

ETAPA 10c Borda superior do lençol segura.

   d. Levantar o lençol, e colocá-lo no alto do colchão para formar uma prega nitidamente triangular, com a base inferior do triângulo nivelada com a borda lateral do colchão (ilustração).

ETAPA 10d Lençol no alto do colchão em uma prega triangular.

   e. Dobrar a borda inferior do lençol, a qual está pendente livre abaixo do colchão, sob o colchão. Dobrar com as palmas para baixo, sem puxar a prega triangular (ilustração).

ETAPA 10e Borda inferior do lençol dobrada sob o colchão.

(Continua)

INSTRUÇÃO PARA O PROCEDIMENTO 10.6
Arrumação do Leito Ocupado *(cont.)*

f. Segurar a porção do lençol que cobre a lateral do colchão no lugar com uma das mãos. Com a outra mão, pegar a ponta da prega triangular do lençol e puxá-la para baixo, por sobre a lateral do colchão (ilustrações). Dobrar essa porção sob o colchão (ilustração).

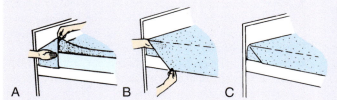

ETAPA 10f **A** e **B**, Prega triangular colocada por sobre a lateral do colchão. **C**, Lençol dobrado sob o colchão.

11. Dobrar a porção restante do lençol sob o colchão, movendo em direção ao pé do leito. Manter a roupa de cama esticada.
12. Se necessário, colocar o meio-lençol dobrado e/ou os forros impermeáveis (lado absorvente para cima) no centro do leito, com o lado da costura para baixo. Dobrar em pregas em direção ao paciente. Manter as roupas de cama limpas e sujas separadas.
13. Levantar a grade lateral. O profissional deve manter o paciente coberto, auxiliá-lo a rolar em direção a si por sobre as camadas de roupa de cama. Dizer ao paciente que ele irá rolar sobre as camadas de roupa de cama. Certificar ao paciente que ele irá se virar lentamente. Levantar a grade lateral no lado trabalhado e ir para o outro lado do leito.
14. Abaixar a grade lateral. Auxiliar o paciente a se posicionar no outro lado, por sobre as dobras de roupa de cama (ilustração). Soltar as bordas das roupas de cama sujas da parte de baixo do colchão.

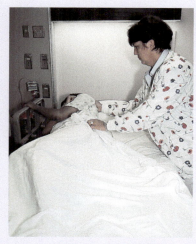

ETAPA 14 O enfermeiro auxilia o paciente a passar sobre as dobras de roupa de cama.

15. Remover as roupas de cama sujas dobrando-as em uma bola ou quadrado, com a parte suja voltada para dentro. Manter as roupas de cama distantes do corpo e colocá-las em um saco de roupa suja.
16. Limpar, desinfetar e secar a outra metade do colchão, se necessário.
17. Delicadamente, o profissional deve deslizar a roupa de cama limpa por baixo do paciente em direção a si e esticá-la por sobre o colchão. Auxiliar o paciente a virar de volta para a posição de supino. Puxar o lençol embutido por sobre as extremidades do colchão. OBSERVAR: caso um lençol plano seja usado, dobrar o canto superior do lençol de forrar (Etapa 10). Em seguida, cobrindo a lateral do leito, segurar a borda restante do lençol plano de forrar. Inclinar-se para trás. Manter as costas retas e puxar enquanto dobra o excesso de roupa de cama sob o colchão, da cabeceira para o pé do leito. Evitar levantar o colchão durante o dobramento.
18. Esticar o meio-lençol dobrado em pregas por sobre o lençol de forrar (o dobramento é opcional). Esticar os forros impermeáveis.
19. Colocar o lençol de cobrir sobre o paciente, com o vinco central ao longo do meio do leito. Abrir o lençol da cabeceira para o pé, e desdobrá-lo sobre o paciente. Certificar-se de que a borda superior do lençol está nivelada com a borda superior do colchão.
20. Pedir ao paciente para segurar o lençol de cobrir limpo (se for capaz). Remover o cobertor de banho e descartá-lo no saco de roupa de cama.
21. Colocar um cobertor de cama limpo ou reutilizado no leito sobre o paciente. Certificar-se de que a borda superior se encontra paralela à borda do lençol de cobrir.
22. Fazer uma bainha, girando a borda do lençol de cobrir para baixo, por sobre a borda superior do cobertor.
23. Fazer uma prega horizontal para os dedos dos pés; ficar ao pé do leito e dobrar o lençol e o cobertor juntos 5 a 10 cm atravessando o leito. Puxar o lençol e o cobertor acima da região inferior para fazer uma prega de aproximadamente 15 cm, a partir da borda inferior do colchão.
24. Dobrar a porção restante do lençol e do cobertor sob o pé do colchão. Dobrar o lençol de cobrir e o cobertor juntos. Certificar-se de que as pregas dos dedos dos pés não estão puxadas para fora.
25. Fazer um canto chanfrado modificado com o lençol de cobrir e o cobertor.
    a. Pegar a borda lateral do lençol de cobrir e do cobertor, e estender em cerca de 45 cm, a partir do pé do colchão. Levantar as roupas de cama para formar uma prega triangular, e dispô-la no leito.
    b. Dobrar a borda inferior do lençol, que está pendurada abaixo do colchão, sob o colchão. Não puxar a prega triangular.

INSTRUÇÃO PARA O PROCEDIMENTO 10.6
Arrumação do Leito Ocupado *(cont.)*

    c. Pegar a prega triangular, e puxá-la para baixo, por sobre o colchão, enquanto as roupas de cama são mantidas no lugar ao lado do colchão. Não dobrar a borda inferior do triângulo para dentro (ilustração).

26. Colocar uma fronha limpa.
27. **Veja Protocolo de Conclusão (ao final do livro).**

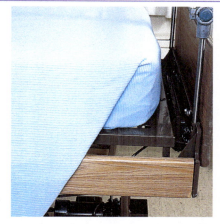

ETAPA 25c Canto chanfrado modificado.

INSTRUÇÃO PARA O PROCEDIMENTO 10.7
Arrumação de Leito Desocupado e Cirúrgico

Um leito desocupado é um leito deixado aberto com os lençóis de cobrir dobrados em leque para baixo. Um leito cirúrgico pós-operatório é preparado para pacientes que retornam da sala de cirurgia ou da área de procedimentos. O leito é deixado com os lençóis de cobrir dobrados em leque longitudinalmente e não arrumados sob o colchão, de modo a facilitar a transferência de um paciente de uma maca. Um leito fechado, que é arrumado com os lençóis de cobrir puxados em direção à cabeceira do leito, é usado após um paciente ter recebido alta e para a equipe de limpeza assear a unidade.

Delegação e Colaboração

A arrumação do leito é delegada aos técnicos e auxiliares de enfermagem.

Equipamento

- Saco cesto de roupas de cama – *hamper*
- Lençol de forrar (em alguns serviços, o lençol de forrar é um lençol embutido; verificar o protocolo da instituição)
- Meio-lençol (opcional)
- Forros impermeáveis (opcional)
- Lençol de cobrir, cobertor, colcha, fronhas
- Luvas limpas (se as roupas de cama estiverem sujas ou houver risco de exposição a líquidos corporais)
- Solução antisséptica
- Toalhinha

Etapas do Procedimento

1. **Veja Protocolo Padrão (ao final do livro).**
2. Auxiliar o paciente a se posicionar em uma cadeira ao lado do leito ou poltrona reclinável, ou estimular a deambulação, se apropriado.
3. Elevar o leito a uma posição confortável de trabalho, com os trilhos laterais abaixados.
4. Devem-se usar luvas caso as roupas de cama estejam sujas com líquidos corporais. Remover a roupa de cama suja e colocá-la no saco de lavanderia, tomando cuidado para que o uniforme não entre em contato com ela. Evitar sacudir ou abanar as roupas de cama. Limpar o colchão com a solução antisséptica, caso esteja sujo.
5. Aplicar todas as roupas de cama de forrar em um lado do leito antes de mudar para o lado oposto. Fazer cantos chanfrados no canto superior do colchão quando utilizar um lençol plano (Instrução para o Procedimento 10.7). Colocar o lençol embutido estendendo-o sobre o colchão.
6. Opcional: aplicar um forro impermeável ou meio-lençol, dispondo o vinco central ao longo do meio do leito. Estender o forro ou o meio-lençol por sobre o lençol de forrar e dobrar sob o colchão.
7. Mudar para o lado oposto do leito. Repetir as Etapas 5 e 6.
8. Estender o forro ou o meio-lençol sobre o colchão e dobrar o excesso de bordas sob o colchão, mantendo as palmas para baixo.
9. Colocar o lençol de cobrir sobre o leito, com o vinco central verticalmente ao meio do leito. Abrir o lençol da cabeceira para o pé, certificando-se de que a borda superior do lençol esteja nivelada com a borda superior do colchão. Opcional: estender um cobertor ou colcha uniformemente sobre o leito da mesma maneira.
10. Permanecendo de um lado ao pé do leito, levantar ligeiramente o canto do colchão com uma das mãos e, com a outra, dobrar o lençol de cobrir e o cobertor, ou colcha, sob o colchão.
11. Fazer um canto chanfrado modificado com o lençol de cobrir, o cobertor e a colcha. Após a prega triangular ter sido feita, deixar a ponta do triângulo não dobrada para baixo do colchão (Instrução para o Procedimento 10.7, Etapa 25).

(Continua)

INSTRUÇÃO PARA O PROCEDIMENTO 10.7
Arrumação de Leito Desocupado e Cirúrgico (cont.)

12. Ir para o outro lado do leito. Terminar a Etapa 11 para fazer um canto modificado.
13. Fazer uma prega horizontal para os dedos dos pés com todas as camadas superiores da roupa de cama:
    a. Ficar ao pé do leito e dobrar em leque o lençol 5 a 10 cm através do leito.
    b. Puxar o lençol de baixo para cima para fazer uma prega de aproximadamente 15 cm a partir da borda inferior do colchão.
14. Na parte superior do leito, fazer uma bainha virando a borda do lençol de cobrir para baixo, por sobre a borda superior do cobertor e da colcha.
15. Colocar uma fronha limpa. Abrir o leito dobrando as cobertas de cima em leque até o pé do leito. Deixar o leito em uma posição baixa.
16. Leito cirúrgico (variação):
    a. Dobrar todas as roupas de cama a partir do pé do leito em direção ao centro do colchão, niveladas com o pé do colchão.
    b. Dobrar os cantos em direção ao lado oposto do leito, formando um triângulo.
    c. Dobrar as roupas de cama em leque em direção a si, do lado do leito distante de onde o paciente será transferido.
17. Deixar todas as grades laterais abaixadas e colocar o leito em uma posição alta, de modo a emparelhar com a altura da maca.
18. **Veja Protocolo de Conclusão (ao final do livro).**

PERGUNTAS DE REVISÃO

Estudo de Caso para as Perguntas 1 e 2
O Sr. Kline é um paciente com 80 anos de idade com uma história de insuficiência cardíaca e diabetes. Ele deu entrada no hospital devido à progressiva falta de ar, especialmente sob esforço. Ele tem diabetes há 30 anos, e, recentemente, seus níveis de glicose no sangue têm estado fora de controle. Há pouco tempo teve todos os seus dentes extraídos e agora usa dentaduras.

1. Coloque as seguintes etapas para assistência a um paciente com cuidados para dentaduras na ordem na qual elas devem ser realizadas.
    a. Enxaguar as dentaduras cuidadosamente em água morna.
    b. Realizar a higiene das mãos e calçar luvas limpas; remover a dentadura superior aplicando uma delicada pressão para baixo com uma gaze.
    c. Segurar as dentaduras sobre a cuba ou pia recoberta com uma toalhinha e contendo 2,5 cm de água.
    d. Levantar, delicadamente, a dentadura inferior da mandíbula e girar um lado para baixo para removê-la da boca do paciente.
    e. Perguntar ao paciente sobre as preferências no cuidado com as dentaduras e os produtos usados.
    f. Aplicar o agente de limpeza para escovar as superfícies das dentaduras.
    g. Guardar as dentaduras em um recipiente para dentaduras com o rótulo de identificação do paciente.
    1. b, d, e, a, c, f, g
    2. e, b, d, c, f, a, g
    3. d, b, a, e, f, c, g
    4. g, e, b, d, c, a, f
2. O Sr. Kline afirma que ele está se sentindo desconfortável e quer um banho. Que tipo de banho seria o mais apropriado neste momento?
    1. Banho completo
    2. Banho parcial
    3. Banho de banheira
    4. Banho de chuveiro
3. Quais das seguintes ações são etapas apropriadas quando da arrumação de um leito desocupado? Escolha todos os que se aplicam.
    1. Levantar o leito a uma altura de trabalho.
    2. Calçar luvas em todos os momentos.
    3. Aplicar todas as roupas de cama de forrar em um lado do leito antes de mudar para o lado oposto.
    4. Remover as roupas de cama sujas e colocá-las no chão.
    5. Dobrar o lençol de cobrir e estender ao pé do leito usando um canto chanfrado modificado.
    6. Manter as cobertas na cabeceira do leito quando o procedimento estiver terminado.
    7. Fazer uma prega horizontal para os dedos dos pés com todas as camadas de roupa de cama de cobrir.
4. Qual das seguintes instruções é adequada no cuidado do períneo em um paciente?
    1. Deixar o prepúcio em um homem não circuncidado retraído após a limpeza.
    2. Limpar da área mais contaminada para a menos contaminada em um paciente do sexo feminino.
    3. Lavar a ponta do pênis no meato para fora, em um movimento circular.
    4. Um paciente com um cateter de Foley necessita de mínimos cuidados perineais.
5. Um paciente que apresente um nível reduzido de consciência necessita de cuidados com a boca. Na realização de cuidados orais, em que posição o paciente deve ser colocado?
    1. Posição supina
    2. Posição semi-Fowler
    3. Posição de Fowler alta
    4. Posição lateralizada
6. Qual é a razão mais importante para que o enfermeiro lave os membros do paciente da região distal para a proximal?
    1. Aumenta o conforto do paciente.
    2. Previne a irritação da pele.
    3. Promove o retorno venoso.
    4. Reduz qualquer edema observável.

7. Quais etapas o enfermeiro seguiria para facilitar o barbeamento de um paciente com um barbeador descartável? Escolha todas as que se aplicam.
   1. Usar o barbeador descartável em um ângulo de 45 graus.
   2. Colocar uma toalhinha fria e umedecida sobre o rosto do paciente.
   3. Barbear na direção do crescimento dos pelos.
   4. Usar movimentos longos para baixo durante o barbear.
8. O enfermeiro está administrando um banho no leito em um paciente. Em que sequência o enfermeiro deveria banhar o paciente (da primeira para a última)?
   1. Olhos, rosto, braços, peito, abdome, pernas, costas.
   2. Rosto, olhos, braços, pernas, costas, peito, abdome.
   3. Olhos, braços, pernas, rosto, peito, costas, abdome.
   4. Braços, peito, abdome, pernas, costas, olhos, rosto.
9. Um paciente com diabetes quer aparar suas unhas. Qual é o primeiro passo de um enfermeiro ao ouvir essa solicitação?
   1. Cortar as unhas para ajustar o contorno de seus dedos da mão.
   2. Usar tesoura de manicure para cortar as unhas em formato reto.
   3. Usar uma lixa para moldar as unhas antes de serem aparadas.
   4. Certificar-se de que há uma prescrição médica para cortar as unhas.

REFERÊNCIAS

American Diabetes Association (ADA): Position statement on standards of medical care of diabetes, *Diabetes Care* 30:S4, 2007.

Beck DM: Venous thromboembolism (VTE) prophylaxis: implications for medical-surgical nurses, *Medsurg Nurs* 15(5):282, 2006.

Biggs J: Servicing a basic need: bathing and toileting techniques maintain patient well-being, *Rehab Manage* 22(2):18, 2009.

Bloomfield J and others: Recommended procedure for bed making in hospital, *Nurs Stand* 22(23):41, 2008.

Critical Care Extra: Eye care for patients in the ICU, *AJN* 106(1):72AA, 2006.

Delmas L: Best practice in the assessment and management of diabetic foot ulcers, *Rehabil Nurs* 31(6):228, 2006.

Galanti G: *Caring for patients from different cultures*, ed 4, Philadelphia, 2008, University of Pennsylvania Press.

Hockenberry MJ, Wilson D: *Wong's nursing care of infants and children*, ed 8, St Louis, 2007, Mosby.

Jerreat M and others: Denture care of in-patients, *J Research Nurs* 12(2):193, 2007.

Johnson D and others: Patients' bath basins as potential sources of infection: multicenter sampling study, *Am J Crit Care* 18(1):31, 2009.

Larson E and others: Comparison of traditional and disposable bed baths in critically ill patients, *Am J Crit Care* 13(3):235, 2004.

Lloyd DL: Bed bathing patients in hospital, *Nurs Stand* 22(34):35, 2008.

MacNeill BA, Sorenson HM: Oral hygiene for the ventilated patient, *AARC Times* April: 15, 2009.

Malkin B, Berridge P: Guidance on maintaining personal hygiene in nail care, *Nurs Stand* 23(41):35, 2009.

Munro CL, Grap MJ: Oral health and care in the intensive care unit: state of the science, *Am J Crit Care* 13(1):25, 2004.

National Diabetes Education Program: *Take care of your feet for a lifetime*, 2003, http://www.ndep.nih.gov/publications/PublicationDetail.aspx?PubId=67, acessado em 3 de setembro 2010.

National Pediculosis Association: *Child care provider's guide to controlling head lice*, 2005, http://www.headlice.org, acessado em 26 de julho 2010.

National Pressure Ulcer Advisory Panel (NPUAP): *Updated staging systems*, 2007, http://www.npuap.org, acessado em 2 de setembro 2010.

Pegram A and others: Clinical skills: bed bathing and personal hygiene needs of patients, *Br J Nurs* 16(6):356, 2007.

Pinzur MS and others: Guidelines for diabetic foot care: recommendations endorsed by the diabetes committee of the American orthopaedic foot and ankle society, *Foot Ankle Int* 26(1):113, 2005.

Rader J and others: The bathing of older adults with dementia, *Am J Nurs* 106(4):40, 2006.

Skewes SM: No more bed baths! *RN* 57(1):34, 1994.

CAPÍTULO 11

Cuidados com os Olhos e com as Orelhas

Habilidade 11.1 Irrigação dos Olhos, 243
Instrução para o Procedimento 11.1 Cuidados com os Olhos do Paciente em Coma, 246
Instrução para o Procedimento 11.2 Cuidados com a Prótese Ocular, 247
Habilidade 11.2 Irrigação das Orelhas, 249
Habilidade 11.3 Cuidados com Aparelho Auditivo, 251

Estímulos sensoriais significativos permitem que uma pessoa aprenda sobre o ambiente e são necessários para uma função saudável e desenvolvimento normal. Muitos pacientes que procuram por cuidados de saúde apresentam alterações sensoriais pré-existentes, enquanto outros podem desenvolver ou estar em risco de desenvolver alterações após um tratamento clínico. Aparelhos sensoriais artificiais, conhecidos como próteses, substituem ou restauram a função sensorial de uma parte do corpo perdida ou danificada por uma doença. Óculos de grau e lentes de contato ajudam a restaurar a perda visual, e aparelhos auditivos melhoram a recepção dos sons. Um paciente também pode depender de um dispositivo protético para manter uma aparência atraente. Olhos artificiais em particular auxiliam os pacientes a manter uma aparência normal quando um olho é perdido como resultado de lesão ou doença.

CUIDADO CENTRADO NO PACIENTE

Qualquer intervenção, aparelho, ou prótese para melhorar a percepção sensorial deve estar ajustado e funcionar adequadamente se os pacientes estiverem aptos a atuar de forma ideal em seu ambiente. É importante saber as preferências dos pacientes e estabelecer um diálogo com eles sobre como usar e cuidar de um aparelho ou prótese. A quebra ou perda de um aparelho auditivo ou prótese ocular frequentemente resulta em reparo e substituição dispendiosos. Quando um paciente está sem aparelhos visuais ou auditivos, isto interfere na comunicação, isola o paciente sob o ponto de vista social, e aumenta a dependência do paciente. Além disso, especialmente no caso de uma prótese ocular, a perda do aparelho ameaça a autoestima do paciente.

Quando um paciente se apresenta gravemente enfermo ou tem limitações de sua mobilidade, ofereça cuidado e supervisão mais diretos e comunique a perda sensorial do paciente a outros profissionais de saúde. Quando os pacientes apresentam uma deficiência auditiva, esteja certo de que eles entendem o que você expressa. Sempre olhe o paciente de frente antes de começar a falar e certifique-se de que existe luz suficiente para o paciente ver os seus lábios. Elimine barulhos externos; fale em um tom de voz normal, lento e claro. Pergunte aos pacientes que estilos de comunicação eles preferem. Nunca discuta ou exclua um paciente de uma conversação ou de decisões.

Hospitais, centros de reabilitação e estabelecimentos qualificados de enfermagem são ambientes difíceis para se ouvir. Os pavimentos rígidos, os equipamentos médicos, televisões e a constante necessidade de falar com outros profissionais de cuidados de saúde – todos produzem barulho. Este ruído de fundo aumentado torna a audição mais difícil para o indivíduo deficiente auditivo (Wallhagen *et al.*, 2006). Quando os pacientes apresentam deficiências visuais, o ruído de fundo aumentado em um ambiente não familiar frequentemente os torna mais ansiosos e diminui sua capacidade para se ajustar a novos ambientes.

A comunicação é vital para todas as pessoas de todas as culturas. Aprenda como uma mudança na visão e/ou na audição é percebida em termos da cultura do paciente. Discuta o que uma perda na audição ou na visão significa para o paciente. Em culturas tais como dos índios navajo e algumas culturas asiáticas e do Oriente Médio, o contato visual limitado é norma e é uma forma não verbal de respeito (Galanti, 2008). Mudanças na capacidade de mover os olhos, assim como com uma prótese, apresentam uma dificuldade social porque o paciente é incapaz de abaixar os olhos.

Os índios navajo estão acostumados com fala mansa e silêncio (Galanti, 2008). Deficiências auditivas podem forçar a família e os amigos do paciente a falar mais alto. Ademais, devido ao conforto com o silêncio, o enfermeiro pode facilmente confundir o silêncio de um paciente como uma medida de conforto e nunca avaliar corretamente o que um paciente é capaz de ouvir ou se ele/ela ouviu a informação corretamente. Às vezes o enfermeiro usa o toque para obter a atenção de um paciente com audição reduzida; entretanto, em algumas culturas tais como os muçulmanos, é inaceitável para cuidadores do sexo oposto tocar um paciente. Lembre-se de aprender as preferências do paciente antes de usar o toque para ganhar a atenção do paciente que seja deficiente auditivo.

SEGURANÇA

Sempre que cuidar de pacientes com alterações sensoriais, a segurança é uma prioridade. Avalie como a alteração sensorial coloca o paciente em risco de lesão. Oriente o paciente para qualquer ambiente novo ou alterações dentro de um ambiente existente para minimizar os riscos de segurança. Além disso, eduque a família e os amigos quanto à melhor maneira pela qual eles podem ajudar o paciente a se adaptar à perda sensorial.

Dispositivos protéticos requerem limpeza regular para assegurar a função e prevenir lesões. A maioria dos pacientes tem uma rotina estabelecida para a limpeza de suas próteses. Quando os pacientes não forem capazes de cuidar de suas próteses oculares e aparelhos auditivos, o enfermeiro deve conhecer a maneira correta de os limpar, manusear e guardar. O manuseio cuidadoso de próteses é vital para evitar danos destes aparelhos ou lesão aos olhos ou orelhas do paciente.

Quando pacientes têm deficiências visuais, eles podem ter dificuldade com tarefas que requeiram detalhamento visual (p. ex., ler prescrições ou seringas). Isto aumenta o risco de uma administração inapropriada de medicamentos no ambiente doméstico. Além disso, certas doenças oculares, tais como cataratas e degeneração macular, causam dificuldades ao paciente no ajuste a mudanças no contraste e brilho. Indivíduos com retinopatia diabética apresentam alterações relacionadas à visão distorcida, alterações na acuidade, e perda de referência de profundidade e contraste (Wallhagen, 2010). Estas mudanças deixam o paciente em risco de acidentes em casa ou em ambientes de cuidados de saúde.

TENDÊNCIAS NA PRÁTICA BASEADAS EM EVIDÊNCIA

Cacchione PZ *et al:* Sensory impairment and associated conditions in LTC elders: a pilot study, *Geriatric Nurs* 28(6):367, 2007.
Maldonado JR: Delirium in the acute care setting: diagnosis and treatment, *Crit Care Clin* 24:657, 2008.

Deficiências visuais e auditivas como problemas isolados ou em combinação têm o potencial de causar o declínio das funções cognitivas ou contribuir para uma confusão aguda, especialmente em idosos. Na determinação de fatores de risco associados à confusão aguda em instituições de cuidados de longa permanência, estes estudos descobriram que deficiências tanto de visão quanto de audição representaram fatores de risco significativos. A identificação precoce da perda sensorial e intervenções imediatas para melhorar a perda de visão e/ou de audição são benéficas na redução da confusão, na melhora da orientação, e no aumento da independência do paciente. Em alguns casos, a perda de audição estava relacionada ao acúmulo de cerúmen. Uma vez que este acúmulo tenha sido removido, a audição melhorava e a função cognitiva dos pacientes também melhorava. Além do mais, estes pacientes eram mais capazes de ouvir, compreender e seguir as instruções de cuidados de saúde com relação à administração de automedicações, controle de sintomas, e quando retornar ao médico.

HABILIDADE 11.1   IRRIGAÇÃO DOS OLHOS

A irrigação dos olhos elimina de modo efetivo os exsudatos, soluções irritantes, ou corpos estranhos dos olhos. O procedimento tipicamente é usado em situações de emergência quando um objeto estranho ou alguma outra substância tenha entrado no olho. Usuários de lentes de contato ou de olhos artificiais podem necessitar de irrigação ocular para a remoção de partículas de poeira ou fibras da cavidade ocular. Pacientes com olhos artificiais também estão em risco de irritação da cavidade ocular secundária ao material componente do olho artificial em si, e a irrigação ajuda a aliviar a irritação (Lauren *et al.*, 2009).

Quando ocorre uma lesão química ao olho, a prioridade é lavar o olho com abundantes quantidades abundantes de líquido de irrigação. O melhor tipo de solução é a salina normal ou Ringer lactato. Continue a irrigar o olho porque a solução de irrigação ajuda a diluir e eliminar a substância química. Uma vez que fase aguda tenha terminado, escolhe-se em seguida uma solução de irrigação que tampone a substância química ácida ou básica (Babineau e Sanchez, 2008; Segal, 2007).

COLETA DE DADOS

1. Revise a prescrição da medicação, incluindo a solução a ser instilada e o(s) olho(s) afetado(s) (esquerdo, direito, ou ambos) a receber irrigação. *Justificativa: Assegura a administração segura e correta da solução de irrigação.*
2. Avalie a necessidade de irrigação do olho obtendo a história da lesão do paciente. *Justificativa: Determina a quantidade e o tipo de solução, e a urgência do tratamento.*
3. Determine a capacidade do paciente em abrir o olho afetado. *Justificativa: O espasmo da pálpebra ou a dor torna difícil a abertura do olho. Anestésicos locais, tais como proparacaína ou tetracaína, causam dormência tópica e são usados antes de procedimentos de exame do olho.*
4. Realize um exame do olho (Babineau e Sanchez, 2008). Avalie o olho quanto a vermelhidão, lacrimejamento excessivo e secreção. Avalie a resposta da pupila à luz e as condições das pálpebras e das glândulas lacrimais com relação a edema. Avalie a acuidade visual antes e após o tratamento. Pergunte ao paciente sobre prurido, ardência, dor, visão embaçada, ou fotofobia. *Justificativa: Fornece bases para as condições do olho. Você pode precisar de gotas anestésicas tópicas para proporcionar conforto.*
5. Peça ao paciente para quantificar o nível de dor. Use uma escala de 0 a 10. *Justificativa: Fornece bases para uma resposta de avaliação posterior à irrigação.*
6. Avalie a capacidade do paciente em colaborar. *Justificativa: Uma assistência extra pode ser necessária.*

PLANEJAMENTO

Os **Resultados Esperados** enfocam o conforto físico e psicológico do paciente e melhora da visão.

1. O paciente demonstra ansiedade mínima durante e após a irrigação.
2. O paciente verbaliza dor/ardência/prurido reduzidos e acuidade visual melhorada após a irrigação do olho.

Delegação e Colaboração

A habilidade de irrigação do olho pode ser delegada aos técnicos e auxiliares de enfermagem. Instruir a equipe de enfermagem para:
- Comunicar qualquer queixa de desconforto pelo paciente ou excesso de lacrimejamento após a irrigação.

Equipamento

- Solução de irrigação prescrita: volume usualmente de 30 a 180 mL a cerca de 32° a 38° C (Para uma lavagem química, use solução salina normal [SF] ou solução de Ringer lactato em volume para fornecer uma irrigação contínua durante 15 minutos).
- Bacia estéril ou bolsa de solução IV
- Cuba rim
- Forro impermeável ou toalha
- Pacotes de gaze
- Seringa de bulbo macio, conta-gotas
- Luvas limpas de procedimento
- Lanterna
- Folha de prescrição médica para registro

IMPLEMENTAÇÃO para IRRIGAÇÃO DOS OLHOS

ETAPAS	JUSTIFICATIVA
1. **Veja Protocolo Padrão (ao final do livro).**	
2. Verifique a precisão e a integridade da prescrição médica com a medicação escrita pelo médico ou ordem do procedimento. Verifique o nome do paciente, o nome e a concentração da solução de irrigação, e o tempo de administração. Compare a prescrição com o rótulo da solução de irrigação dos olhos.	A folha de prescrição é a fonte mais confiável e único registro legal de fármacos ou de procedimentos a serem realizados no paciente. Isto assegura que o paciente receba a medicação correta.
3. Nomeie o paciente usando dois identificadores (p. ex., o nome e a data de nascimento, ou o nome e o número do prontuário, de acordo com a política da instituição). Compare os identificadores com as informações na folha de prescrição do paciente.	Assegura o paciente correto e atende aos padrões da The Joint Comission e melhora a segurança do paciente (TJC, 2010).
4. Auxilie o paciente a assumir a posição lateralizada no mesmo lado do olho afetado. Gire a cabeça em direção ao olho afetado. **Se ambos os olhos estiverem afetados, coloque o paciente em posição de decúbito dorsal para a irrigação simultânea de ambos os olhos.**	A solução de irrigação flui da comissura palpebral interna para a externa, prevenindo a contaminação do olho e do ducto nasolacrimal não afetados.
5. Remova as lentes de contato (se possível) antes de iniciar a irrigação (Quadro 11-1).	A imediata remoção das lentes é necessária para a lavagem de substâncias estranhas dos olhos do paciente de forma segura e total. A lente de contato pode ter absorvido uma substância irritante, ou ela pode prejudicar uma irrigação minuciosa.

> ⚡ **ALERTA DE SEGURANÇA** Em emergência, como os primeiros socorros em uma queimadura química, não retarde o tratamento removendo a lente de contato do paciente antes da irrigação. Não remova a lente de contato a menos que um rápido edema esteja ocorrendo. Lave o olho da comissura palpebral interna para a externa com água fria da torneira imediatamente (National Library of Medicine, 2009b). Aconselhe o paciente a consultar o médico antes de usar novamente a lente de contato.

ETAPAS	JUSTIFICATIVA
6. Explique ao paciente que o olho pode ser fechado periodicamente e que nenhum objeto tocará o olho.	Informar aos pacientes sobre o que esperar diminui a ansiedade e os tranquiliza.
7. Coloque a toalha ou o forro impermeável sob o rosto do paciente e coloque a cuba logo abaixo da bochecha do paciente no lado do olho afetado.	Absorve o líquido de irrigação.
8. Com a gaze umedecida na solução prescrita (ou em salina normal), limpe delicadamente as margens das pálpebras e os cílios, da comissura interna para a externa.	Minimiza a transferência de resíduos das pálpebras ou dos cílios para dentro do olho durante a irrigação.
9. Explique as próximas etapas ao paciente e estimule o relaxamento.	
a. Com o dedo enluvado, retraia delicadamente as pálpebras superiores e inferiores para expor os sacos conjuntivais.	A retração minimiza o piscar e permite a irrigação da conjuntiva.
b. Para manter as pálpebras abertas, aplique uma leve pressão para abaixar a órbita óssea e a proeminência óssea abaixo da sobrancelha. **Não aplique pressão sobre o olho.**	

HABILIDADE 11.1 Irrigação dos Olhos   245

ETAPAS	JUSTIFICATIVA
10. Segure a seringa de irrigação ou conta-gotas a aproximadamente 2,5 cm da comissura palpebral interna.	O contato direto com o equipamento de irrigação pode lesar o olho.
11. Peça ao paciente para olhar em direção à sobrancelha. Delicadamente, irrigue com uma corrente contínua em direção ao saco conjuntival inferior, movimentando-se da comissura palpebral interna para a externa (veja a ilustração).	Minimiza a força da corrente sobre a córnea do paciente. Lave com a substância de irrigação de modo que ela não atinja o outro olho e o outro ducto nasolacrimal.

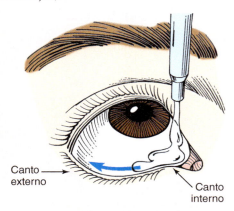

ETAPA 11 Irrigação do olho da comissura palpebral interna para a externa.

12. Reforce a importância do procedimento e estimule o paciente a se manter deitado com calma, confiança e uma voz suave.	Reduz a ansiedade.
13. Permita ao paciente piscar periodicamente.	O fechamento das pálpebras movimenta as secreções do saco conjuntival superior.
14. Continue a irrigação com a solução, o volume e o tempo prescritos, ou até as secreções estejam limpas (Nota: Uma irrigação de 15 minutos ou mais é necessária para remover substâncias químicas).	Assegura a remoção completa da substância irritante. A avaliação do pH da secreção ocular pode ser necessária caso o olho esteja exposto a uma solução ácida ou básica durante a lesão (National Library of Medicine, 2009b).
15. Seque o excesso de umidade das pálpebras e enxugue com a gaze ou com a toalha.	
16. **Protocolo de Conclusão (ao final do livro)**.	

QUADRO 11-1 REMOÇÃO DE LENTES DE CONTATO

Lentes Macias
- Lave as mãos, calce luvas sem talco. Coloque uma toalha logo abaixo do rosto do paciente.
- *Opção:* Adicione duas a três gotas de solução salina (SF) estéril ao olho do paciente.
- Se possível, mantenha o paciente olhando para frente. Retraia a pálpebra inferior e exponha a borda inferior da lente.
- Usando a polpa do dedo indicador, deslize a lente da córnea para baixo por sobre a parte branca do olho (esclera).
- Puxe a pálpebra superior delicadamente com o polegar da outra mão e comprima a lente ligeiramente entre os dedos indicador e polegar.
- Esprema delicadamente a lente e levante-a sem deixar que suas bordas se unam uma à outra.
- Caso as bordas da lente se colem, coloque a lente na palma da mão e lave-a abundantemente com solução salina estéril.
- Coloque a lente no estojo de armazenamento.
- Siga o procedimento para limpeza e desinfecção.

Lentes Rígidas
- Lave as mãos. Calce luvas sem talco. Coloque uma toalha logo abaixo do rosto do paciente.
- Certifique-se de que a lente está posicionada diretamente sobre a córnea. Caso ela não esteja, mantenha as pálpebras do paciente fechadas. Coloque os dedos indicador e médio de uma mão sobre a pálpebra logo ao lado da lente e delicadamente, porém de maneira firme, massageie a lente de volta para cima da córnea. Se a lente não puder ser reposicionada, o encaminhamento para um oftalmologista será necessário.
- Coloque o dedo indicador na comissura externa do olho do paciente e puxe a pele delicadamente para trás, em direção à orelha.
- Peça ao paciente para piscar. Não solte a pressão sobre a pálpebra até que o piscar termine.
- Se a lente não sair, retraia delicadamente a pálpebra para além das bordas da lente. Pressione a pálpebra inferior delicadamente contra a borda inferior da lente para desalojá-la.
- Permita que ambos os olhos se fechem ligeiramente e pegue a lente conforme ela se eleva do olho. Segure a lente com a mão em concha.
- Se o paciente for incapaz de ajudar, use um recipiente de aspiração especialmente projetado. Coloque o recipiente no centro da lente e, enquanto aspire, remova delicadamente a lente da córnea do paciente.
- Coloque a lente no estojo de armazenamento.
- Siga o procedimento para limpeza e desinfecção.

AVALIAÇÃO

1. Observe os sinais verbais e não verbais de ansiedade durante a irrigação.
2. Avalie o nível de conforto do paciente após a irrigação do olho.
3. Pergunte ao paciente se a visão está embaçada após a irrigação.
4. Inspecione o olho para presença de secreção e determine se as pupilas estão iguais e arredondadas e se elas reagem à luz.

Resultados Inesperados e Intervenções Relacionadas

1. Ansiedade
   a. Reforce a justificativa para a irrigação.
   b. Permita que o paciente feche os olhos periodicamente durante a irrigação.
   c. Oriente o paciente a respirar profunda e lentamente.
2. O paciente se queixa de dor e de sensação de corpo estranho no olho após a irrigação. Observa-se um lacrimejamento excessivo e fotofobia.
   a. Oriente o paciente a fechar o olho e a evitar o movimento dos olhos.
   b. Comunique o médico.

Registro e Relato

- Registre nas anotações de enfermagem as condições do olho e o relato do paciente sobre dor e sintomas visuais. Registre o tipo e a quantidade de solução de irrigação no prontuário do paciente.
- Relate os sintomas continuados de dor ou de visão embaçada.

Amostras de Documentação

08h00 O paciente refere visão embaçada e sensibilidade no olho esquerdo. Secreção amarelada e encrostada nas pálpebras com ligeiro edema e vermelhidão da conjuntiva. Pálpebras limpas e olho irrigado com 120 mL de solução salina normal, estéril e aquecida por 10 minutos. Aplicada pomada oftálmica de neosporina.

09h00 O paciente afirma que "sente o olho melhor". A visão está mais clara. Pupilas iguais, arredondadas e reativas à luz. Movimentos oculares normais observados. A conjuntiva permanece avermelhada com ligeiro edema, sem secreção.

Considerações Especiais

Pediatria

- Crianças com corpos estranhos ou substâncias químicas no olho frequentemente entram em pânico. O enfermeiro pode precisar usar um método de contenção (Cap. 4), de modo que possa irrigar o olho de modo seguro e rápido, reduzindo assim o risco de lesão (Hockenberry e Wilson, 2007).

Geriatria

- Devido às modificações na coordenação motora fina ou na mobilidade, um idoso que precise de irrigações nos olhos no ambiente domiciliar pode precisar de assistência de um membro ou de um amigo da família. Consequentemente, esta pessoa significante deve estar presente para ensinar ao paciente (Ebersole et al., 2008).

Assistência Domiciliar (*Home Care*)

- Caso o paciente tenha sofrido a lesão em casa, oriente as formas de minimizar as lesões químicas futuras. Faça com que o paciente use óculos quando manusear substâncias químicas ou trabalhar em um ambiente empoeirado (National Institute for Occupational Safety and Health, 2009).
- Oriente o paciente e a família sobre como realizar a irrigação de emergência do olho.

INSTRUÇÃO PARA O PROCEDIMENTO 11.1
Cuidados com os Olhos do Paciente em Coma

Pacientes comatosos não têm os mecanismos protetores naturais da córnea. Deste modo, estão em risco de ressecamento da córnea porque eles são incapazes de fechar os olhos. Quando desprotegidos, há um risco aumentado de desidratação, escoriação, perfuração e infecção corneal. Os mecanismos protetores normais incluem o piscar com a lubrificação do olho (Rosenberg e Eisen, 2008). O piscar fornece uma barreira mecânica à lesão e previne a desidratação. As lágrimas mantêm um ambiente úmido, lubrificam os olhos, lavam materiais estranhos e resíduos celulares dos olhos, previnem que organismos adiram à superfície ocular, e transportam oxigênio para a superfície externa do olho (Marshall et al., 2008). Quando os pacientes estão em coma, o enfermeiro é responsável por fornecer cuidados aos olhos. Se a córnea for deixada sem proteção, pode ocorrer uma lesão. Estas lesões variam de formação de uma cicatriz na córnea até a formação prematura de catarata ou alterações visuais. Dependendo das condições do paciente, câmaras de umidificação, lubrificação e proteção à superfície corneal são as melhores intervenções para proteger as córneas (Rosenberg e Eisen, 2008).

Delegação e Colaboração

A habilidade de fornecer cuidados aos olhos para o paciente comatoso pode ser delegada aos técnicos e auxiliares de enfermagem. Entretanto, é de responsabilidade do enfermeiro avaliar os olhos do paciente e administrar a solução lubrificante estéril. Instruir a equipe de enfermagem para:

- Como adaptar o procedimento para pacientes específicos (p. ex., usando uma fita para peles sensíveis para fixar tampões oculares para pacientes com pele sensível).
- Comunique imediatamente qualquer secreção ou irritação ocular ao enfermeiro para avaliação subsequente.

Equipamento

- Luvas limpas (procedimento)
- Água ou solução salina normal (SF)
- Toalhinha limpa
- Bolas de algodão
- Tampões oculares ou tapa-olhos
- Fita de papel

INSTRUÇÃO PARA O PROCEDIMENTO 11.1
Cuidados com os Olhos do Paciente em Coma *(cont.)*

- Seringa de bulbo conta-gotas
- Lubrificante estéril ou preparações oculares, conforme prescrito

NOTA: Uma câmara de umidificação (p. ex., coberturas de polietileno ou óculos de natação para selar completamente o olho do ambiente) é frequentemente utilizada; verifique o protocolo da instituição.

Etapas do Procedimento

1. **Veja Protocolo Padrão (ao final do livro).**
2. Observe os olhos do paciente quanto à presença de secreção, irritação, vermelhidão e lesões.
3. Avalie o reflexo de piscar.
4. Realize o exame pupilar para determinar se as pupilas estão iguais e arredondadas, e se elas reagem à luz (Cap. 7).
5. Observe os movimentos oculares do paciente, verificando simetria.
6. Explique o procedimento ao paciente e aos membros da família.
7. Coloque o paciente em posição de decúbito dorsal.
8. Use a toalhinha limpa ou bolas de algodão umedecidas com água ou SF, e limpe delicadamente cada olho da comissura palpebral interna para a externa. Use uma bola de algodão limpa separada ou um canto da toalhinha para cada olho.
9. Use um conta-gotas para instilar o lubrificante prescrito (p. ex., solução salina, metilcelulose, lágrimas artificiais), conforme prescrito.
10. Caso o reflexo de piscar esteja ausente, feche delicadamente os olhos do paciente e aplique tapa-olhos, tampões oculares, ou uma câmara de umidificação. Segure o tapa-olho, sendo cuidadoso para não colar os olhos do paciente.
11. **Veja Protocolo de Conclusão (ao final do livro).**
12. Remova o coxim ocular ou o tapa-olhos a cada quatro horas ou conforme prescrito, e observe as condições do olho do paciente quanto à presença de secreção, irritação, vermelhidão e lesões.
13. Comunique o médico se os sinais de irritação ou de infecção estiverem presentes.

INSTRUÇÃO PARA O PROCEDIMENTO 11.2
Cuidados com a Prótese Ocular

Como resultado de um tumor, infecção, cegueira congênita, ou trauma severo ao olho, os pacientes podem sofrer uma enucleação, a remoção cirúrgica completa do globo ocular. Durante este procedimento cirúrgico, um implante esférico é colocado na órbita para manter a estrutura natural do olho e fornecer suporte para uma prótese estética. Os músculos e outros tecidos do olho são suturados ao redor do implante, mantendo-o no lugar. Consequentemente, o implante não é visível (Fig. 11-1). Implantes modernos são feitos de vidro ou plástico e são porosos, de modo que os tecidos do olho cresçam para dentro da esfera (Center for Ocular Prosthetics, 2009). Como um olho saudável, este implante integrado se movimenta à medida que o olho contralateral se move.

Uma prótese estética côncava é colocada sobre o implante, resultando em uma aparência quase normal. Alguns implantes são ajustados com um grampo que segura e transfere de modo adequado o movimento do implante para a prótese. A prótese, o olho artificial, é de vidro ou de plástico e colorido para combinar com o olho contralateral.

As próteses são relativamente fáceis de remover e inserir, e são usualmente usadas de dia e de noite. Elas são limpas com SF estéril ou água e sabão a intervalos de até um ano, com base nas recomendações do oftalmologista e na preferência do paciente (Kolberg Ocular Prosthetics, 2009). A manipulação excessiva de uma prótese causa irritação da cavidade orbital e aumenta as secreções (Erickson Laboratories, 2009). Os pacientes são instruídos a verificar e polir o olho artificial pelo menos duas vezes por ano para evitar desconforto desnecessário como resultado de depósitos proteicos ou arranhões na superfície do olho artificial. Um olho artificial é usualmente substituído a cada cinco anos (Erickson Laboratories, 2009).

Delegação e Colaboração

A habilidade de cuidar de um olho artificial pode ser delegada aos técnicos e auxiliares de enfermagem. Instruir a equipe de enfermagem para:

- Comunicar dor ocular ou desconforto, inflamação, secreção ou odor.
- Manipular cuidadosamente a prótese para prevenir dano ou lesão.

Equipamento

- Toalhas de banho ou forros impermeáveis (2)
- Solução salina (SF) estéril para a lavagem da prótese
- Ampola de irrigação ou seringa grande (sem agulha)

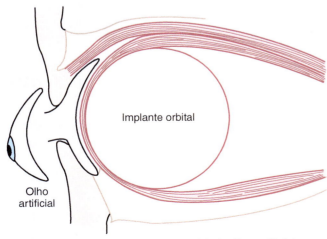

FIG 11-1 Vista lateral do implante orbital, olho artificial removido.

(Continua)

INSTRUÇÃO PARA O PROCEDIMENTO 11.2
Cuidados com a Prótese Ocular *(cont.)*

- SF estéril: 30 a 180 mL, a 32° a 38° C Cuba; pacotes de gaze
- Luvas limpas (procedimento)
- Lenços de papel para o rosto (opcional)
- Bacia com água quente e sabão suave (opcional)
- Aparelho de aspiração (ou ampola conta-gotas para medicação) (opcional)
- Estojo plástico coberto para armazenamento (opcional).

Etapas do Procedimento

1. **Veja Protocolo Padrão (ao final do livro).**
2. Pergunte ao paciente ou inspecione os olhos para determinar qual é o artificial. Alguns implantes permitem o movimento da prótese e podem tornar difícil a sua distinção do olho natural. A pupila de um olho artificial não reage a alterações na luz.
3. Avalie a frequência e o método de limpeza do paciente e o tempo desde a última limpeza.
4. Avalie a capacidade do paciente em remover, limpar e reinserir a prótese.
5. Antes e depois da remoção da prótese, avalie as pálpebras e a cavidade orbital quanto à presença de inflamação, sensibilidade, edema, secreção ou odor. Preste atenção especial ao grampo do implante, caso presente. Avalie se o paciente tem dor ou outros sintomas.

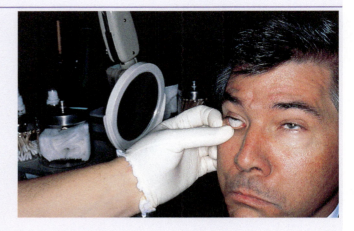

ETAPA 8c Retração da pálpebra inferior para ajudar na remoção da prótese ocular.

> ⚡ **ALERTA DE SEGURANÇA** Sinais/sintomas tais como dor ou secreção podem indicar infecção ou lesão. A infecção pode se disseminar facilmente para o olho vizinho, seios paranasais subjacentes, ou para o tecido encefálico. O grampo de implante é um local comum de infecção.

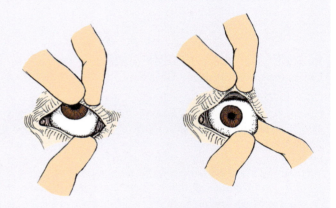

ETAPA 8d Esforço de pressão abaixo da pálpebra e remoção da prótese ocular.

6. Discuta o procedimento com o paciente.
7. Arrume os materiais ao lado do leito. Coloque uma toalha sobre a área de trabalho.
8. Remova a prótese.
   a. Posicione o paciente sentado ou em decúbito dorsal com a cabeça elevada. Proporcione privacidade.
   b. Coloque a toalha logo abaixo do rosto do paciente.
   c. Com o polegar ou dedo indicador da mão dominante, retraia delicadamente a pálpebra inferior em direção à crista orbital inferior (ilustração).
   d. Exerça uma leve pressão abaixo da pálpebra e deslize a prótese para fora (ilustração). Se a prótese não deslizar para fora, use o aparelho de aspiração umedecido para aplicar uma sucção direta à prótese (Kolberg Ocular Prosthetics, 2009).
   e. Observe a presença e a orientação do ponto colorido na margem da prótese.
   f. Coloque a prótese na palma da mão.
   g. Limpe a prótese lavando-a com sabão suave e água quente ou solução salina normal, esfregando bem entre o polegar e o dedo indicador (veja as instruções do fabricante). Nunca use álcool ou outros produtos porque eles danificam a prótese (Erickson Laboratories, 2009).
   h. Inspecione a prótese quanto à presença de bordas ou superfícies ásperas. Separe-a em uma toalha.
9. Se a prótese não for inserida imediatamente, siga as instruções do fabricante para armazenamento e documente sua localização ou a quem ela será dada.
10. Limpe as margens da pálpebra e da cavidade orbital.
    a. Lave e enxague as margens palpebrais com sabão suave e água. Limpe da comissura palpebral interna para a externa usando uma parte limpa da toalhinha para cada limpeza.
    b. Retraia as margens palpebrais superior e inferior com os dedos polegar e indicador.
    c. Irrigue delicadamente a cavidade orbital com solução salina (SF) estéril. Observe a presença de secreção ou odor.
    d. Remova o excesso de umidade com gaze, limpando da comissura interna para a externa.
11. Insira a prótese.

INSTRUÇÃO PARA O PROCEDIMENTO 11.2
Cuidados com a Prótese Ocular *(cont.)*

    a. Umedeça a prótese em água ou solução salina.
    b. Retraia a pálpebra superior do paciente com o dedo indicador ou o polegar da mão não dominante.
    c. Com a mão dominante, segure a prótese de modo que a íris esteja voltada para fora e o ponto colorido esteja orientado adequadamente (ilustração).
    d. Deslize delicadamente a prótese para cima, sob a pálpebra superior, e puxe a pálpebra inferior para baixo para permitir que a prótese deslize para o seu devido lugar.
    e. Pergunte ao paciente se a prótese está ajustada de modo confortável e sem dor.
12. Inspecione as pálpebras e a cavidade orbital quanto a sinais de infecção (p. ex., secreção excessiva, purulenta, ou com mau odor), lacrimejamento excessivo ou secreção clara, coceira excessiva, ou cílios voltados em direção à prótese.
13. Observe o paciente removendo, limpando e reinserindo a prótese.
14. Ensine ao paciente e à família como inspecionar a cavidade orbital quanto a vermelhidão, secreção ou ressecamento excessivo e quando procurar o oftalmologista.

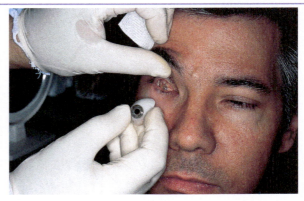

ETAPA 11c Recolocação da prótese ocular na cavidade orbital.

15. Ensine ao paciente e à família como inspecionar o olho artificial quanto à presença de lesão, escoriações ou áreas de aspereza. Alerte o paciente para relatar qualquer odor observado no olho ou na prótese ao profissional de saúde.
16. **Veja Protocolo de Conclusão (ao final do livro).**

HABILIDADE 11.2   IRRIGAÇÃO DAS ORELHAS

As indicações comuns para a irrigação da orelha externa são a presença de corpos estranhos, inflamação local e acúmulo de cerúmen no canal auditivo. O procedimento não ocorre sem riscos potenciais. Normalmente, as irrigações são realizadas com líquido aquecido à temperatura corporal para evitar uma vertigem ou náusea dos pacientes. O maior perigo durante a irrigação da orelha é a ruptura da membrana timpânica causada por forçar a substância irrigante para dentro do canal sob pressão. Uma lesão ao meato auditivo externo também pode ocorrer através da escoriação do revestimento do canal, caso o paciente subitamente se movimente ou se houver controle inadequado da seringa de irrigação (Kraszewski, 2008; National Library of Medicine, 2009c). A secagem inadequada da orelha pode causar otite média aguda (infecção da orelha externa).

As emergências auditivas podem incluir a presença de corpos estranhos, picadas de insetos, ou lesões por percussão. Além disso, o paciente também pode sofrer lesões do interior da orelha, que incluem sangue e secreção. Às vezes, a causa da secreção sanguinolenta pode ser o resultado de uma lesão da cabeça ou pescoço. Se você suspeita de uma lesão de cabeça ou pescoço, (1) não movimente o paciente, (2) cubra a parte externa da orelha com um curativo estéril (se disponível), (3) busque auxílio médico imediatamente, e (4) não irrigue a orelha (National Library of Medicine, 2009a). Ademais, a orelha não deve ser irrigada caso alguma substância vegetal ou um inseto esteja presente no canal; caso a membrana timpânica esteja rompida; ou caso o paciente tenha otite externa, tubos de miringotomia, ou cavidade do mastoide (Hockenberry e Wilson, 2007).

COLETA DE DADOS

1. Reveja a prescrição médica, incluindo a solução a ser instilada e a(s) orelha(s) afetada(s) a receber a irrigação. *Justificativa: Assegura uma administração segura e correta da solução de irrigação.*
2. Reveja o registro médico quanto a história de membrana timpânica rompida, colocação de tubos de miringotomia ou cirurgia de canal auditivo. *Justificativa: Estes fatores contraindicam a irrigação da orelha.*
3. Inspecione o pavilhão auricular e o meato auditivo externo quanto à presença de vermelhidão, edema, secreção, escoriações e a presença de cerúmen ou de objetos estranhos. Use luvas limpas caso secreção esteja presente. *Justificativa: Fornece informações para monitorar os efeitos da irrigação.*

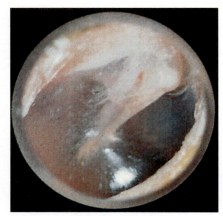

FIG 11-2 Membrana timpânica normal.

a. Tente remover o objeto estranho na orelha procurando alongar ou esticar o canal auditivo. *Justificativa:* O alongamento do canal auditivo pode fazer com que o objeto saia e anule a necessidade de irrigação.

> ⚡ **ALERTA DE SEGURANÇA** Caso uma substância vegetal (p. ex., um feijão seco ou amendoim) esteja ocluindo o canal, não realize a irrigação porque o objeto pode absorver a solução e inchar, causando assim uma lesão subsequente (National Library of Medicine, 2009a).

4. Use um otoscópio para inspecionar porções mais profundas do canal auditivo e a membrana timpânica (Fig. 11-2). *Justificativa:* Se a membrana timpânica (ou tímpano) do paciente não estiver intacta, a irrigação é contraindicada.
5. Avalie o nível de conforto do paciente usando uma escala de 0 a 10. *Justificativa:* Fornece uma base de dados para avaliar as alterações nas condições do paciente. A presença de dor é sintomática de infecção ou inflamação da orelha.
6. Avalie a capacidade auditiva do paciente na orelha afetada. *Justificativa:* A oclusão do canal pelo cerúmen ou por um objeto estranho pode prejudicar a audição.
7. Avalie o conhecimento do paciente sobre os cuidados da própria orelha. *Justificativa:* Pode indicar a necessidade de orientações com relação à higiene.

PLANEJAMENTO

Os **Resultados Esperados** enfocam o conforto do paciente e a melhora da percepção auditiva.
1. O paciente nega aumento da dor, usando uma escala de 0 a 10, durante a instilação.
2. O canal auditivo do paciente está limpo, sem secreção, cerúmen, ou material estranho após a irrigação.
3. O paciente demonstra uma acuidade auditiva melhorada na orelha afetada após a irrigação.
4. O paciente descreve as técnicas adequadas de cuidados com a orelha.

Delegação e Colaboração

A habilidade de lavagem da orelha externa não pode ser delegada à equipe enfermagem, pois é um procedimento médico. A equipe de enfermagem pode auxiliar o médico, orientada para o seguinte:
- Comunicar qualquer secreção na orelha ou relato do paciente de desconforto.

Equipamento
- Luvas limpas
- Otoscópio (opcional)
- Seringa de irrigação
- Bacia para a solução de irrigação (use uma bacia estéril se uma solução de irrigação estéril for utilizada)
- Cuba rim para drenagem
- Toalha
- Bolas de algodão ou gaze.
- Solução de irrigação prescrita aquecida à temperatura corporal.
- Óleo mineral ou solução de emulsão para cera de orelha. Prontuário médico

AVALIAÇÃO

1. Pergunte ao paciente se ele sente algum desconforto durante a instilação da solução.
2. Pergunte ao paciente sobre quaisquer sensações de vertigem ou tontura.
3. Reinspecione as condições do meato externo e do canal auditivo.
4. Avalie a acuidade auditiva na orelha afetada após a lavagem.
5. Peça ao paciente para descrever as técnicas apropriadas de cuidados com a orelha.

Considerações Especiais
Pediatria
- Certifique-se de que a cabeça da criança está imobilizada para prevenir uma perfuração do tímpano.
- Peça a um dos pais para manter a criança calma durante o procedimento.

Geriatria
- Idosos frequentemente necessitam de cuidados contínuos com a orelha para a remoção de cerúmen. O uso de um agente amolecedor à base de óleo, tal como óleo mineral levemente aquecido duas vezes ao dia por vários dias antes da irrigação é útil (Armstrong, 2009).
- Idosos com risco mais alto de impactação de cerúmen incluem aqueles com grandes quantidades de pelos no canal auditivo, proliferações benignas que estreitam o canal auditivo, e os que habitualmente usam aparelhos auditivos (Ebersole *et al.*, 2008).

Assistência Domiciliar (*Home Care*)
- Oriente o paciente a limpar as orelhas com uma toalhinha úmida enrolada em um dedo. Não hastes de algodão.
- Caso o paciente use um agente ceruminolítico, oriente que estes são produtos amolecedores e que eles não removerão a impactação (McKenry *et al.*, 2006).

HABILIDADE 11.3 CUIDADOS COM APARELHO AUDITIVO

A audição é vital para uma comunicação normal e para a orientação de sons no ambiente. A perda de audição afeta 36 milhões de americanos adultos, de acordo com o National Institute on Deafness and Others Communication Disorders (2010). No Brasil, segundo a Organização Mundial de Saúde, estima-se que mais de 15 milhões de brasileiros têm problemas de audição, sendo predominante a deficiência auditiva nos idosos. O instituto também observa que apenas uma em cinco pessoas, que realmente necessitam de um aparelho auditivo, utiliza um. Aqueles que optam por não usar o aparelho auditivo frequentemente não gostam do som que eles ouvem ou eles têm problemas em manter o aparelho em funcionamento. A perda neurossensorial da audição ou a surdez de caráter nervoso é mais prevalente na população de idosos. Ela afeta 30% dos indivíduos acima de 65 anos de idade, 50% das pessoas acima de 75 anos de idade, e 50% dos residentes em instituições asilares (Wallhagen e Pettengill, 2008).

Qualquer perda de audição tem implicações sociais, com a pessoa frequentemente evitando atividades sociais. Existem também muitas considerações sobre segurança. Não somente pessoas com perda de audição apresentam dificuldades em ouvir buzinas de automóveis e sirenes de emergência; elas também têm dificuldade em entender orientações de saúde e, como resultado, podem não cuidar de forma segura de seus sintomas ou tratamentos (Wallhagen et al., 2006).

Para pessoas com perda de audição, um aparelho auditivo adequado melhora a capacidade de ouvir e compreender palavras. Os aparelhos auditivos amplificam os sons, de modo que ele seja ouvido em um nível mais eficaz. Todos os aparelhos apresentam quatro componentes básicos:

1. Um microfone, que recebe e converte os sons em sinais elétricos.
2. Um amplificador, que aumenta a potência do sinal elétrico.
3. Um receptor, que converte o sinal reforçado de volta em sons.
4. Uma fonte de energia (pilhas).

Além disso, aparelhos auditivos programáveis estão agora disponíveis. Eles são encontrados em formatos analógico e digital. A tecnologia digital utiliza um minúsculo processador para converter os sons antes que ele seja amplificado (Fransman e Walker, 2007). Isto permite que o sinal seja analisado para remover o ruído de fundo e ajustar automaticamente o volume. Pacientes que procuram estes aparelhos precisam ser avaliados por um fonoaudiólogo para determinar o tipo de aparelho e que frequências são necessárias para ele individualmente. Estes aparelhos são ajustados para acomodar a variação de audição residual do paciente. Aparelhos programáveis amplificam de modo independente sons de alta frequência (consoantes faladas suavemente) de sons de baixa frequência (vogais faladas em voz alta); este processo ocorre rápida e continuamente (Ebersole et al., 2008). Atualmente, vários estilos de aparelhos auditivos estão disponíveis para os pacientes.

1. Aparelhos auditivos *intra-auriculares* se ajustam completamente na orelha externa e são usados para perda de audição de leve a severa (Fig. 11-3, *A*). O estojo plástico é grande o suficiente para guardar o circuito interno e os controles externos. O aparelho intra-auricular pode conter mecanismos técnicos adicionais, tais como uma telebobina (ou bobina telefônica), uma pequena mola magnética contida no interior do aparelho auditivo que aumenta a transmissão dos sons durante chamadas telefônicas. Aparelhos intra-auriculares podem ser danificados pela cera da orelha ou por uma secreção auricular, e seu pequeno tamanho pode causar problemas de ajuste e de retorno. Eles não são comumente usados por crianças porque os estojos precisam ser substituídos à medida que a orelha cresce.
2. Aparelhos auditivos *retroauriculares* são usados atrás da orelha e estão conectados a um molde de plástico da orelha que cabe dentro da orelha externa. Os componentes são mantidos em um estojo atrás da orelha. O som viaja através do molde auricular para dentro da orelha. Pessoas de todas as idades usam aparelhos retroauriculares para perda de audição de leve a profunda (Fig. 11-3, *B*). Moldes auriculares de aparelhos retroauriculares mal ajustados podem causar retorno, um som sibilante causado pelo formato do aparelho auditivo. Aparelhos retroauriculares são mais bem protegidos da cera de orelha.
3. *Aparelhos intracanaliculares* se adaptam ao interior do canal auditivo e estão disponíveis em dois tamanhos. O aparelho auditivo *intracanal padrão* é personalizado para se ajustar ao tamanho e ao formato do canal auditivo e é usado para perda de audição de leve a moderadamente severa. O aparelho auditivo *microcanal* é totalmente escondido no canal auditivo e é usado para perda de audição de leve a moderadamente severa (Fig. 11-3, *C*). Devido ao seu pequeno tamanho, aparelhos intracanaliculares podem ser difíceis para o usuário ajustar e remover, e podem não ser capazes de conter dispositivos adicionais, tais como telebobina. Aparelhos intracanaliculares também podem ser danificados pelo cerúmen e por secreções da orelha. Eles não são tipicamente recomendados para crianças.

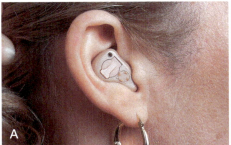
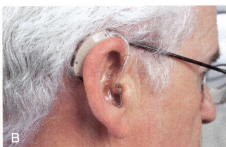
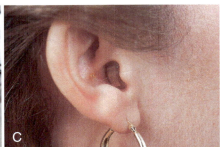

FIG 11-3 A, Aparelho auditivo intra-auricular. **B,** Aparelho auditivo retroauricular. **C,** Aparelho auditivo intracanalicular.

COLETA DE DADOS

1. Determine se o paciente pode ouvir claramente com o uso do aparelho falando lenta e claramente, no tom normal da voz. *Justificativa: A incapacidade de ouvir pode indicar defeito na função do aparelho auditivo ou que aquele aparelho não é mais eficaz para a perda auditiva do paciente.*
2. Se o paciente usa aparelho, determine se ele/ela é capaz de manipular o aparelho auditivo e as pilhas. Observe o paciente inserir o aparelho de forma independente. *Justificativa: Determina o nível de assistência requerida.*
3. Avalie o conhecimento do paciente e das rotinas de limpeza e cuidados com o aparelho auditivo. *Justificativa: Determina a adesão e o conhecimento do autocuidado.*
4. Avalie se o aparelho auditivo está funcionando, removendo-o da orelha do paciente. Feche a caixa de pilhas e aumente o volume lentamente. Ponha a mão em concha sobre o aparelho auditivo. Se você ouvir um som agudo (retorno), ele está funcionando. Caso não seja ouvido nenhum som, recoloque as pilhas e teste novamente. *Justificativa: Pode indicar um mau funcionamento do aparelho auditivo.*
5. Avalie o paciente quanto a quaisquer sinais ou sintomas físicos ou auditivos incomuns (dor, prurido, vermelhidão, secreção, odor, zumbido, acuidade visual diminuída) (Cap. 7). *Justificativa: Pode indicar lesão, infecção, ou acúmulo de cerúmen.*
6. Inspecione o molde auricular quanto a bordas quebradas ou ásperas. *Justificativa: Aparelhos auditivos mal ajustados causam irritação e/ou desconforto ao canal auditivo externo.*
7. Inspecione o acúmulo de cerúmen ao redor do aparelho e o tamponamento da abertura no aparelho. *Justificativa: O cerúmen pode bloquear a recepção dos sons (National Library of Medicine, 2009c).*

PLANEJAMENTO

Os **Resultados Esperados** focalizados na facilitação da comunicação e promoção do conforto, e no adequado autocuidado.

1. O paciente ouve a conversa em tom normal de voz e responde apropriadamente.
2. O paciente responde apropriadamente aos sons do ambiente.
3. O paciente demonstra cuidado adequado com o aparelho auditivo.
4. O paciente verbaliza que o aparelho está confortavelmente ajustado.

Delegação e Colaboração

A habilidade de cuidar de um aparelho auditivo pode ser delegada aos técnicos e auxiliares de enfermagem. Instruir a equipe de enfermagem para:

- Uso das preferências do paciente quando da limpeza do aparelho.
- Dicas de comunicação a serem usadas para o paciente enquanto o aparelho está sendo limpo.
- Comunicar sobre os sinais e sintomas da perda de audição ou da presença de secreção auditiva.

Equipamento

- Toalha e toalhinha macias
- Sabão e água aquecida
- Escova ou cureta para cerúmen
- Estojo para armazenamento
- Luvas limpas (caso secreção esteja presente)
- Pilhas sobressalentes
- Lenços de papel para o rosto

IMPLEMENTAÇÃO para CUIDADOS COM APARELHO AUDITIVO

ETAPAS	JUSTIFICATIVA
1. **Veja Protocolo Padrão (ao final do livro).**	
2. *Remoção e limpeza do aparelho auditivo*	
a. Calce luvas, caso secreção esteja presente.	Reduz a transmissão de micro-organismos.
b. Mantenha o paciente com o volume do aparelho auditivo desligado (ou auxilie-o, conforme o necessário). Normalmente você gira o controle do volume em direção ao nariz para aumentar o volume, na direção oposta ao nariz para abaixar o volume. Segure o aparelho de forma firme e remova delicadamente o aparelho seguindo o contorno natural da orelha. NOTA: Alguns aparelhos não apresentam controle de volume, mas são desligados na abertura da entrada das pilhas. Aparelhos microcanal têm um nítido cabo plástico para remoção. Segure o cabo e puxe para fora em sentido reto.	Previne retorno (sibilo) durante a remoção, queda do aparelho auditivo, ou lesão à orelha.
c. Mantenha o aparelho sobre a toalha e limpe a parte externa com um lenço de papel para remover o cerúmen.	Previne a quebra, caso o aparelho caia. A impactação do cerúmen bloqueia a transmissão normal dos sons.

HABILIDADE 11.3 Cuidados com Aparelho Auditivo

ETAPAS	JUSTIFICATIVA
d. Inspecione todas as aberturas no aparelho quanto à presença de cerúmen acumulado. Remova cuidadosamente o cerúmen com a cureta ou escova (fornecida com o aparelho) para limpar os orifícios no aparelho auditivo.	O cerúmen pode bloquear os sons pelo receptor. Ele também pode bloquear o canal de equalização de pressão e criar a sensação de pressão na orelha.
e. Inspecione o molde auricular quanto a bordas ásperas. Verifique se há algum desgaste nos cordões.	
f. Abra a entrada das pilhas, remova as pilhas, coloque-as no estojo de armazenamento rotulado, e deixe-o secar ao ar.	Aumenta a vida útil das pilhas e permite que a umidade evapore.
g. Lave o canal auditivo com a toalhinha umedecida com água e sabão. Enxague e seque.	Remove o cerúmen do canal auditivo, e remove os resíduos de água e sabão que podem abrigar micróbios ou danificar o aparelho auditivo.
h. Se você estiver guardando o aparelho auditivo, coloque-o em um estojo de armazenamento seco. A maioria vem com um material desidratante. Identifique o estojo com o nome do paciente e o número do quarto. Caso haja mais de um aparelho, anote quem são os aparelhos direito e esquerdo.	Protege o aparelho auditivo contra danos, umidade e quebra.

3. *Inserção do aparelho auditivo*

a. Realize a higiene das mãos e calce as luvas, caso secreção esteja presente.	Reduz a transmissão de micro-organismos.
b. Remova o aparelho auditivo do estojo de armazenamento e verifique as pilhas (veja Coleta de Dados). Desligue o volume do aparelho auditivo.	Desligar o volume previne o retorno (sibilo) durante a inserção.
c. Identifique o aparelho auditivo como direito (marcado com "D" ou codificado com a cor vermelha) ou esquerdo (marcado com "E" ou codificado com a cor azul).	A orientação adequada previne danos e lesão.
d. Permita que o paciente insira o aparelho, se possível. Caso contrário, segure o aparelho auditivo com o polegar e o dedo indicador da mão dominante, de modo que o canal – a porção longa com o(s) orifício(s) – esteja no fundo. Insira a extremidade pontiaguda do molde auditivo no canal auditivo. Siga os contornos naturais da orelha para direcionar o aparelho no lugar.	A orientação adequada é importante para a inserção do aparelho auditivo. Isto assegura o correto posicionamento do aparelho dentro do canal auditivo.
e. Ajuste (ou deixe o paciente ajustar) o volume gradualmente a um nível confortável para conversar com o paciente em voz regular a uma distância de 1 metro. Gire o controle do volume em direção ao nariz para aumentar o volume e na direção contrária ao nariz para diminuir o volume.	

> ⚡ **ALERTA DE SEGURANÇA** Aparelhos programáveis têm o controle de volume localizado no controle remoto. Para a maioria dos pacientes, os aparelhos auditivos funcionam melhor em ajustes de volume mais baixo.

4. **Veja Protocolo de Conclusão (ao final do livro).**

AVALIAÇÃO

1. Peça ao paciente para avaliar o nível de conforto após a remoção ou inserção.
2. Observe o paciente durante uma conversação normal e em resposta aos sons do ambiente.
3. Observe o paciente realizar o cuidado com o aparelho auditivo (remoção, limpeza e reinserção).

Resultados Inesperados e Intervenções Relacionadas

1. O paciente é incapaz de ouvir conversas ou sons do ambiente claramente. As respostas verbais do paciente são inadequadas.
   a. Remova o aparelho auditivo e verifique as pilhas quanto à energia e colocação correta.
   b. Inspecione o molde auricular e o canal auditivo quanto a obstrução por cerúmen.
   c. Mude o ajuste do volume conforme necessário.
   d. Caso os problemas persistam, entre em contato com o fonoaudiólogo ou com o especialista em aparelhos auditivos.
2. O paciente é capaz de realizar os cuidados com o aparelho auditivo.
   a. Demonstre o cuidado correto com o aparelho com demonstração de retorno.
   b. Inclua um cuidador da família que estará disponível para o paciente.
3. O paciente se queixa de desconforto na orelha e pode se queixar de um som sibilante.
   a. Remova o aparelho e reinsira-o.
   b. Avalie a orelha externa quanto a sinais de inflamação.
   c. Caso os problemas persistam, entre em contato com o fonoaudiólogo ou com o especialista em aparelhos auditivos.

Registro e Relato

- Registre que o aparelho auditivo é removido e guardado caso o paciente siga para uma cirurgia ou procedimento especial. Certifique-se de documentar onde ou com quem o aparelho é guardado. Registre as técnicas de comunicação preferida pelo paciente.
- Registre e relate quaisquer sinais ou sintomas de infecção ou lesão ou diminuição súbita na acuidade auditiva ao médico.
- Relate à equipe de enfermagem e documente as dicas de planos de cuidados que promovem a comunicação com o paciente.

Amostras de Documentação

10h00   O paciente responde inadequadamente a perguntas. Incapaz de ouvir o tom normal de conversa. Afirma que ouve "um eco". Abaixado o volume do aparelho intra-auricular da orelha direita. A filha afirma que o paciente frequentemente aumenta o volume, de modo que ele possa "ouvir melhor". Ajustes do volume adequado revistos e técnicas de audição melhoradas com o paciente e a filha.

Considerações Especiais

Pediatria

- À medida que as crianças crescem, elas se tornam constrangidas com o aparelho auditivo. As mudanças no estilo do cabelo podem ajudar algumas crianças a superar o constrangimento (Hockenberry e Wilson, 2007).
- Guarde as pilhas longe do alcance das crianças. As pilhas são tóxicas quando engolidas.

Geriatria

- O pequeno tamanho de alguns aparelhos auditivos pode tornar difícil para idosos manusear e manipular os aparelhos. Os pacientes devem entrar em contato com seu especialista em aparelhos auditivos para a devida assistência. Os membros da família podem ser capazes de auxiliar nos cuidados com o aparelho.
- Sinais estridentes assoados a consoantes *f, p, t, k* e *ch* são mais difíceis de ouvir claramente à medida que as pessoas envelhecem (Ebersole *et al.*, 2008).
- Respostas inapropriadas a perguntas ou situações, irritação quando se fala com ele, pedindo para repetir uma frase, falta de atenção, ou dificuldade após instruções devem alertar você ou membros da família de que o paciente possa ter alguma perda de audição que necessita ser avaliada. As pessoas podem achar erroneamente que o paciente está confuso (Ebersole *et al.*, 2008).
- Esteja alerta para achados da avaliação do paciente que possam indicar alguma depressão. A perda de audição e a depressão são comuns, e a correção da perda de audição pode de fato solucionar a depressão em alguns pacientes (Wallhagen *et al.*, 2006).

Assistência Domiciliar (*Home Care*)

- O uso inicial de um aparelho auditivo deve ser restrito a situações tranquilas em casa. Os pacientes precisam se adaptar gradualmente a vozes e sons domésticos (Ebersole *et al.*, 2008).
- Evite a exposição do aparelho a calor extremo, frio, ou umidade. Não deixe no estojo perto de fornos, aquecedores, ou janelas ensolaradas. Não use com secador de cabelos em ajustes quentes ou com lâmpada ultravioleta. Não use durante o banho, durante sudorese excessiva, ou quando do uso de xampu em um salão de cabeleireiro.
- Não use laquê ou outros produtos de cuidados com o cabelo enquanto usa aparelhos auditivos.
- Mantenha sempre um conjunto de pilhas não usadas em casa.
- Certifique-se de que a pessoa limpa as orelhas diariamente. Da mesma forma, um aparelho auditivo deve ser limpo diariamente.

CAPÍTULO 11 Cuidados com os Olhos e com as Orelhas

PERGUNTAS DE REVISÃO

Estudo de Caso para as Perguntas 1 e 2
O Sr. Arthur usou aparelhos auditivos intra-auriculares bilaterais ao longo dos últimos 10 anos. Ele sabe como cuidar de seus aparelhos. Ele observa que, quando os aparelhos estão funcionando bem, ele ouve seus familiares e colegas de trabalho claramente, tem mínima distorção em grandes encontros ou reuniões, e é capaz de distinguir sirenes de emergência e buzinas de automóveis quando ele está dirigindo.

1. Ele agora se queixa de audição diminuída na orelha esquerda e sente uma secreção da orelha. O enfermeiro decide verificar o funcionamento do aparelho auditivo. Coloque as seguintes etapas na ordem apropriada para a limpeza do aparelho auditivo.
    a. Lave o canal auditivo.
    b. Coloque o aparelho auditivo no estojo de armazenamento.
    c. Calce luvas limpas.
    d. Segure o aparelho firmemente e remova-o da orelha seguindo o contorno natural da orelha.
    e. Use a escova para limpar os orifícios no aparelho.
    f. Mantenha o paciente com o aparelho auditivo com o volume desligado.
    1. f, d, c, a, b, e
    2. c, f, d, e, a, b
    3. c, f, d, a, e, b
    4. f, d, c, e, a, b

2. Os netos em idade pré-escolar do Sr. Arthur o visitam frequentemente e são curiosos sobre os aparelhos auditivos. Que preocupações com a segurança de crianças em idade pré-escolar o enfermeiro deveria ensinar? Escolha todas as que se aplicam.
    1. As pilhas são tóxicas, caso engolidas.
    2. Diga às crianças para olhar o vovô de frente quando falarem.
    3. Mantenha as pilhas e os aparelhos fora do alcance das crianças.
    4. Mostre às crianças como o aparelho se ajusta na orelha.

3. Em qual das seguintes condições apresentadas pelo paciente o enfermeiro deve questionar uma prescrição para lavagem da orelha?
    1. Corpo estranho, tal como uma ervilha.
    2. Dores de cabeça do tipo enxaqueca.
    3. Acúmulo de cerúmen.
    4. Deficiência na audição.

4. Como o enfermeiro deve posicionar uma criança de dois anos e dois meses durante uma lavagem da orelha?
    1. Sem puxar os lóbulos da orelha.
    2. Puxando o pavilhão auricular para baixo e para trás.
    3. Puxando o trago para baixo e para trás.
    4. Puxando o pavilhão auricular para cima e para trás.

5. Uma paciente está tendo alta e deve cuidar de seu olho artificial. O enfermeiro sabe que ensinamentos subsequentes são necessários quando o paciente afirma:
    1. "Eu vou limpar o olho pelo menos uma vez por semana."
    2. "Eu não tenho que usar soluções estéreis para a limpeza do olho."
    3. "O ponto colorido está aí para me mostrar de que maneira eu devo colocá-lo."
    4. "Esfregar álcool e acetona são ruins para o olho."

6. Após os cuidados com uma prótese ocular, qual das seguintes afirmativas deve ser incluída na documentação prioritária do enfermeiro?
    1. Onde o paciente guarda a prótese ocular em casa.
    2. As sensações do paciente sobre o uso da prótese ocular.
    3. Quaisquer sinais e sintomas de inflamação ou infecção observada na cavidade orbital.
    4. Que membro da família estava presente durante o procedimento.

7. Um homem jovem dá entrada no setor de emergência com uma queimadura química devido a alvejante doméstico. Sua esposa jogou água corrente sobre os olhos antes de trazê-lo ao setor de emergência. Que sequência representa as ações imediatas do enfermeiro nesta situação?
    a. Avalie o olho lesado.
    b. Determine o nível de dor do paciente.
    c. Prepare para iniciar a irrigação do olho.
    d. Ensine sobre segurança dos olhos.
    e. Espere pelo médico porque o paciente irrigou o olho em casa.
    1. a, b, c
    2. a, b, e
    3. a, c, d
    4. b, c, d
    5. b, d, e

8. Os cuidados de rotina com os olhos de um paciente comatoso facilitam qual das seguintes opções?
    1. Piscar
    2. Acuidade visual
    3. Lubrificação
    4. Integridade da esclera

9. A equipe de enfermagem informa ao enfermeiro que, durante o provimento de cuidados com os olhos de um paciente comatoso, ela observou uma secreção amarelada. Qual é a reação imediata do enfermeiro?
    1. Oriente-a a continuar os cuidados com os olhos.
    2. Explique que uma secreção amarelada é causada pelo ambiente ocular em contato com as secreções oculares.
    3. Entre em contato com o médico.
    4. Avalie completamente os olhos do paciente.

REFERÊNCIA

Armstrong C: Diagnosis and management of cerumen impaction, *Am Fam Physician* 80:1011, 2009.

Babineau MR, Sanchez LD: Ophthalmologic procedures, *Emerg Med Clin North Am* 26:17, 2008.

Center for Ocular Prosthetics: *Custom made artificial plastic eyes*, http://www.artificialeyesplastic.com/new-eye-care.htm, acessado em julho 2009.

Ebersole P and others: *Toward healthy aging*, ed 7, St Louis, 2008, Mosby.

Erickson Laboratories: *Prosthetic care*, http://www.ericksonlaboratories.com/care.html, acessado em julho 2009.

Fransman BA, Walker S: Digital hearing aids: a life transformation, *Learn Disabil Res Pract* 10(3):16, 2007.

Galanti GA: *Caring for patients from different cultures*, ed 4, Philadelphia, 2008, University of Pennsylvania Press.

Hockenberry MJ, Wilson D: *Wong's nursing care of infants and children*, ed 8, St Louis, 2007, Mosby.

Kolberg Ocular Prosthetics: *Artificial eye information and patient support page*, 2009, http://www.artificialeye.net, acessado em julho 2009.

Kraszewski S: Safe and effective ear irrigation, *Nurs Stand* 22(43):45, 2008.

Lauren YC and others: Hand/face/neck localized pattern: sticky resins, *Dermatol Clin* 27:227, 2009.

Marshall AP and others: Eye care in the critically ill: clinical practice guideline, *Aust Crit Care* 21:97, 2008.

McKenry LM and others: *Mosby's pharmacology in nursing*, ed 22, St Louis, 2006, Mosby.

National Institute on Deafness and Other Communication Disorders: *Quick statistics*, 2010, http://www.nidcd.nih.gov/health/statistics/quick.htm, acessado em julho 2010.

National Institute for Occupational Safety and Health, Centers for Disease Control and Prevention: *Eye Safety*, last updated April 2009, available at http://www.cdc.gov/niosh/topics/eye/, acessado em julho 2009.

National Library of Medicine: *Medline plus: Ear emergencies*, updated June 2009a, http://www.nlm.nih.gov/medlineplus/ency/article/000052.htm, acessado em julho 2009.

National Library of Medicine: *Medline Plus: Eye emergencies*, 2009b, http://www.nlm.nih.gov/medlineplus/ency/article/000054.htm, updated January 2009b, acessado em julho 2009.

National Library of Medicine: *Medline Plus: Wax blockage*, updated June 2009c, http://www.nlm.nih.gov/medlineplus/ency/article/0000979.htm, acessado em julho 2009.

Rosenberg JB, Eisen LA: Eye care in the intensive care unit: narrative review and meta-analysis, *Crit Care Med* 36(12):3151, 2008.

Segal E: First aid for skin/eye decontamination: are present practices effective? *Chemical Health Safety* 14(4):16, 2007.

The Joint Commission (TJC): *2010 National patient safety goals*, Oakbrook Terrace, Ill, 2010, The Commission, http://jointcommission.org/PatientSafety/NationalPatientSafetyGoals, acessado em julho 2010.

Wallhagen MI: The stigma of hearing loss, *Gerontologist* 50(1):66, 2010.

Wallhagen MI, Pettengill E: Hearing impairment—significant but underassessed in primary care settings, *J Gerontol Nurs* 34(2):36, 2008.

Wallhagen MI and others: Sensory impairment in older adults. Part 1: Hearing loss, *Am J Nurs* 106(10):40, 2006.

CAPÍTULO 12

Promovendo a Nutrição

Habilidade 12.1 Pacientes Dependentes de Assistência para a Alimentação, 260
Habilidade 12.2 Precauções contra a Aspiração, 265
Habilidade 12.3 Inserção e Remoção de uma Sonda de Alimentação de Pequeno Calibre, 268
Habilidade 12.4 Avaliação da Localização da Sonda de Alimentação e a Técnica de Irrigação, 274
Habilidade 12.5 Administração de Alimentação Através de Sondas Nasogástrica, de Gastrostomia e de Jejunostomia, 278
Instrução para o Procedimento 12.1 Cuidados com os Locais de Inserção das Sondas de Alimentação Enteral, 284

A nutrição é um componente básico da saúde. Ela afeta pacientes durante a recuperação de doenças agudas e crônicas, cirurgias e ferimentos. O seu papel é avaliar os riscos dos pacientes para problemas nutricionais, auxiliar os pacientes com a alimentação oral quando necessário e administrar terapias de nutrição enteral enquanto protege os pacientes do risco de aspiração. A rotina da identificação e a triagem de pacientes com desnutrição em estabelecimentos de cuidados de saúde é uma exigência da The Joint Comission (2009). A triagem nutricional envolve a identificação das características do paciente associadas a problemas nutricionais e a fatores de risco de desnutrição (American Society for Parenteral and Enteral Nutrition [ASPEN], 2007). Aprenda a conduzir uma triagem nutricional inicial com cada paciente, incluindo a anamnese e o exame físico (Tabela 12-1). Os achados determinam se há necessidade de solicitar uma consulta com um nutricionista. O Quadro 12-1 fornece uma lista de fatores de risco para problemas nutricionais. Nenhuma medida objetiva isolada é um indicador eficaz para riscos nutricionais. Deve-se trabalhar em estreita colaboração com o nutricionista para discutir a situação de um paciente, tais como os recursos para a compra de alimentos e a disponibilidade da assistência familiar para elaborar um plano nutricional apropriado.

CUIDADO CENTRADO NO PACIENTE

Múltiplos fatores afetam as necessidades nutricionais de um paciente. O uso de uma abordagem de cuidado centrada no paciente assegura um plano nutricional relevante e apropriado para os mesmos. Além de uma triagem minuciosa do estado físico de um paciente, a capacidade de absorção de nutrientes e o nível de conhecimento nutricional (Habilidade 12.1), a avaliação do profissional deve incluir os padrões de alimentação e as escolhas alimentares de cada paciente. A etnia, a cultura e as práticas religiosas influenciam o que a pessoa come e a maneira pela qual ela planeja as refeições e se alimenta socialmente. A consciência cultural ajuda a incluir as preferências dos pacientes em sua dieta (Quadro 12-2). Os alimentos estão frequentemente associados a cuidado, bem-estar e a promoção, manutenção e restauração da saúde. Por exemplo, asiáticos, hispânicos, europeus orientais e africanos acreditam na teoria do quente e do frio de saúde e doença. Os alimentos são classificados como frios ou quentes com base em suas características, independentemente da temperatura na qual eles são servidos. Assim sendo, não há concordância universal entre as culturas sobre que alimentos são quentes ou frios.

A hora da refeição em um estabelecimento de cuidados de saúde é o momento ideal para se comunicar com os pacientes. Durante uma refeição, deve-se dar continuidade às avaliações do paciente, estimular a tomada de decisão e proporcionar educação e aconselhamento. A hora da refeição é frequentemente um momento social, mas pode-se usar esse tempo valioso para educar pacientes e membros da família, especialmente quando se faz o planejamento de alta para casa. A identificação precoce de problemas potenciais pode evitar problemas mais graves. O papel do profissional de saúde inclui o fornecimento de informações sobre os recursos da comunidade, o encaminhamento a um nutricionista, o suporte às alterações de saúde e a realização do monitoramento do progresso da dieta.

Medidas de conforto representam uma parte do cuidado centrado no paciente. Saiba sobre os tipos de alimentos que os pacientes evitam ou consideram adversos. Em alguns casos, os pacientes se sentem nauseados à simples visão de certos alimentos. Isso é comum em pacientes com câncer que estão recebendo medicamentos quimioterápicos. Se um paciente sente náuseas ou dor, oferecer antieméticos ou analgésicos apropriados 30 minutos antes da hora da refeição. Um pouco antes das refeições, deixar que os pacientes se arrumem e realizem higiene das mãos e da cavidade oral. Essas medidas ajudam os pacientes a relaxar na hora da refeição e estimulam seu apetite.

SEGURANÇA

A dificuldade de deglutição, ou disfagia, envolve a perda de controle da capacidade de mastigar, transportar o alimento em formato de bolo alimentar para a parte posterior da cavidade oral e engolir. A disfagia é um sintoma ou complicação de uma variedade de doenças, incluindo o acidente vascular encefálico, a demência grave, a paralisia cerebral, a esclerose múltipla, a doença de Parkinson e o câncer de boca. O dano físico de músculos e nervos na cavidade oral e condições cognitivas que afetam a concentração e a atenção seletiva afetam a deglutição. A disfagia leva à incapacidade ou ao estado funcional diminuído, ao aumento do tempo de internação e de custos de saúde, a probabilidade aumentada de internação para cuidados institucionalizados e

TABELA 12-1	SINAIS CLÍNICOS DO ESTADO NUTRICIONAL	
ÁREA DO CORPO	SINAIS DE BOA NUTRIÇÃO	SINAIS DE DESNUTRIÇÃO
Aparência geral	Alerta, responsivo	Apático, desatento, caquético
Peso	Normal para a altura, idade e características físicas	Sobrepeso ou baixo peso (preocupação especial com o baixo peso)
Postura	Ereta, braços e pernas retos	Ombros flácidos, tórax escavado, dorso encurvado ("corcunda")
Músculos	Bem desenvolvidos, firmes com bom tônus e que apresente alguma gordura sob a pele	Flácido e com baixo tônus; aparência subdesenvolvida, frágil, "desgastado"; não consegue andar adequadamente
Controle do sistema nervoso	Atento, dócil ou agitado, reflexos normais, psicologicamente estável	Desatento, irritável, confuso, apresentando sinais de queimação e formigamento das mãos e dos pés (parestesia), vertigem, fraqueza e sensibilidade muscular (pode afetar a estabilidade ao andar).
Função gastrintestinal	Bom apetite e boa digestão, eliminação regular e normal, sem órgãos ou massas palpáveis	Anorexia, má digestão, constipação ou diarreia; aumento de tamanho do fígado ou do baço
Função cardiovascular	Frequência e ritmo cardíaco normais, sem sopro, pressão sanguínea adequada para a idade	Frequência cardíaca rápida (acima de 100 batimentos por minuto), coração com aumento de tamanho, ritmo cardíaco anormal, pressão sanguínea elevada
Vitalidade geral	Resistente, vigoroso, enérgico e com bom padrão de sono	Fatigado, cansado, sonolento, apático
Cabelo	Brilhoso, lustroso, firme, não se quebra facilmente, couro cabeludo saudável	Viscoso, opaco, quebradiço, ressecado, delgado, esparso, com perda de pigmentação
Pele (geral)	Lisa, ligeiramente úmida e com coloração adequada	Áspera, ressecada, escamosa, pálida, pigmentada, irritada, esfolada, com petéquias, cicatrização demorada de feridas, xantoma (pápulas amareladas) e presença de úlceras de pressão
Face e pescoço	A cor da pele é uniforme, lisa, de aspecto saudável e sem edema	Pele oleosa, despigmentada, escamosa e edemaciada, além da presença de coloração escurecida sobre as bochechas e sob os olhos; aspecto granuloso ou descamativo da pele ao redor do nariz e da boca
Lábios	Lisos, com coloração adequada, úmidos, sem rachaduras ou edema	Ressecados, descamativos, edemaciados; com presença de hiperemia e edema (queilose); lesões angulares (estomatite) nos cantos da boca, fissuras ou cicatrizes
Gengivas	Coloração rósea, saudáveis e bem coradas, sem edema ou sangramento	Aspecto esponjoso, sangram facilmente, vermelhidão marginal; aspecto inflamado e presença de retração gengival
Língua	Boa coloração rósea ou de aparência avermelhada forte, sem edemas, ou de aspecto liso, papilas linguais presentes, sem lesões	Edemaciada, tonalidade escarlate e aspecto ferido; cor magenta e carnuda (glossite); hiperêmica e hipertrófica ou papilas atróficas
Dentes	Sem cavidades, ausência de dor, brilhantes, em linha reta, sem apinhamento, boa conformação nos maxilares, limpos, sem despigmentação	Cáries não preenchidas, dentes ausentes, superfícies desgastadas e mosqueadas (fluorose), mal posicionados
Olhos	Brilhantes, claros, límpidos, sem feridas nos cantos das pálpebras, membranas úmidas e de cor rósea saudável, sem vasos sanguíneos proeminentes ou aglomerados teciduais na esclera, sem círculos de fadiga abaixo dos olhos	Membranas conjuntivais pálidas, vermelhidão das membranas (olhos injetados), ressecamento, vermelhidão e formação de fissuras nos cantos das pálpebras (palpebrite angular), ressecamento da conjuntiva (xerose conjuntival), aparência opaca da córnea (xerose corneal)
Pescoço (glândulas)	Sem aumento de tamanho	Tireoide aumentada de tamanho; pode indicar deficiência de iodo
Unhas	Firmes e rosadas	Em formato de colher (coiloníquia); quebradiças, estriadas, com lúnula azulada
Pernas e pés	Sem sensibilidade, fraqueza ou edemas; boa coloração	Edema, panturrilha sensível, formigamento, fraqueza, desgaste muscular
Esqueleto	Sem malformações	Pernas arqueadas, genu valgo, deformidade do tórax no diafragma, rosário raquítico, escápulas proeminentes

Adaptado a partir de Mahan L, Escott-Stump S: *Krause's food nutrition and diet therapy*, ed 12, Philadelphia, 2007, Saunders.

QUADRO 12-1 — FATORES DE RISCO PARA POTENCIAIS PROBLEMAS DE NUTRIÇÃO

- Pacientes sob dieta líquida clara ou dieta líquida completa por mais de três dias, sem suplementação nutricional ou suplementação nutricional inapropriada ou insuficiente
- Pacientes sob nutrição intravenosa (dextrose ou salina) ou em jejum por mais de três dias sem suplementação
- Baixa ingesta da dieta prescrita ou da alimentação pela sonda
- Peso 20% acima ou 10% abaixo do peso corporal desejável (ajustar caso haja presença de edema)
- Desvio de ganho de peso durante a gravidez a partir de padrões considerados normais
- Diagnósticos que aumentam as necessidades nutricionais ou que diminuem a ingesta de nutrientes, ou ambos: alcoolismo, queimaduras, câncer, demência, diarreia, hemorragia, hipertireoidismo, feridas infectadas ou em drenagem, infecção sistêmica, má absorção, trauma importante, período pós-operatório
- Uso crônico de drogas, especialmente álcool, que afetam a ingesta de nutrientes
- Alterações na mastigação, deglutição, apetite, paladar e olfato
- Temperatura corporal constantemente acima do normal por mais de dois dias
- Hematócrito: < 43% em homens, < 37% em mulheres; hemoglobina < 14 g/dL em homens, < 12 g/dL em mulheres
- Diminuição absoluta na contagem de linfócitos (< 1.500 células/mm^3)
- Colesterol plasmático total elevado (> 250 mg/dL) ou diminuído (< 130 mg/dL)
- Albumina sérica < 3 g/dL em pacientes sem doença renal ou hepática, dermatite generalizada, hidratação excessiva
- Idoso vivendo em estabelecimentos de cuidados de saúde por longa data

QUADRO 12-2 — CONSIDERAÇÕES CULTURAIS PARA MELHORAR A NUTRIÇÃO DO PACIENTE

- A teoria dos alimentos quentes e frios existe em muitas culturas. Filipinos, habitantes das ilhas do Caribe, mexicanos e latinos podem planejar suas refeições com base nessas crenças. A classificação dos alimentos como quentes ou frios varia ligeiramente de cultura para cultura. Os mexicanos acreditam que quente é o calor, a força e a confiança, enquanto frio é ameaça e fraqueza. A classificação não tem nada a ver com a natureza picante. Os alimentos quentes incluem arroz, grãos, álcool, carne bovina, carne de cordeiro, pimentas chili, chocolate e queijo. Alimentos frios incluem feijões, frutas cítricas, produtos lácteos, a maioria dos vegetais, mel, uvas passas, carne de frango e carne de cabrito. Os alimentos podem ser feitos de forma quente ou fria por meio dos modos de preparo.
- O judaísmo ortodoxo requer adesão a métodos de preparação *kosher* dos alimentos e proíbe a ingestão de carne de porco, de aves de caça predatória, de frutos do mar (isto é, caranguejos, camarões), de sangue e mistura de leite, ou de produtos lácteos, a pratos com carne. Não se cozinha durante o Sabbath (do por do sol da sexta-feira até o por do sol do sábado). Para todas as seitas judaicas, nenhum pão fermentado é ingerido durante a Páscoa.
- Os muçulmanos proíbem a ingesta de carne de porco e, às vezes, praticam diretrizes dietárias similares às *kosher*, chamadas *halal*.
- A Igreja de Jesus Cristo dos Santos dos Últimos Dias (mórmons) proíbe o uso de álcool e cafeína.
- Os Adventistas do Sétimo Dia estimulam uma dieta vegetariana e proíbem a ingestão de carne de porco, frutos do mar e álcool.

ao aumento da mortalidade (Ashley *et al.*, 2006). Uma pessoa com disfagia está em risco de aspiração (inalação de partículas alimentares e/ou de saliva no trato respiratório inferior). Quando as bactérias das secreções orais atingem o pulmão, desenvolve-se uma pneumonia. Os enfermeiros devem avaliar se seus pacientes estão em risco de disfagia. Caso estejam, estratégias de enfermagem – que incluem técnicas seguras de alimentação e a tomada de precauções contra aspiração – devem ser implementadas (Habilidade 12.2).

Quanto à educação de pacientes e familiares, a segurança com alimentos e sua preparação são tópicos importantes. A segurança com alimentos é uma questão de saúde publica. Os germes são encontrados nos alimentos quando ocorre uma limpeza ou preparação inadequada desses, bem como em razão de hábitos incorretos de lavagem das mãos. As pessoas que se encontram em maior risco de desenvolverem doenças associadas a alimentos são idosos, adultos jovens e aqueles com resistência reduzida a infecções. As dicas de segurança com alimentos no Quadro 12-3 ajudam a prevenir doenças associadas a alimentos, tais como infecções por *Salmonella* e *Escherichia coli*.

TENDÊNCIAS NA PRÁTICA BASEADA EM EVIDÊNCIAS

Lengyel CO and others: Nutrient inadequacies among elderly residents of long-termcare facilities, Can J Diet Pract Res 69(2):82, 2008.

QUADRO 12-3 — DICAS DE SEGURANÇA COM ALIMENTOS

- Lavar as mãos com água quente e sabão antes de tocar os alimentos.
- Lavar todas as frutas e vegetais frescos cuidadosamente.
- Não comer alimentos crus e não beber leite não pasteurizado.
- Não comprar ou comer alimentos que tenham expirado a data de validade da embalagem.
- Manter os alimentos adequadamente refrigerados a 4,4°C e congelados a -17,8°C.
- Lavar as louças e tábuas de cortar com água quente e sabão. Use uma lavadora de louça, caso disponível.
- Não guardar sobras de comida por mais de dois dias no refrigerador.
- Lavar panos de prato, toalhas e esponjas regularmente ou fazer um ciclo na lava-louças. A opção mais limpa é o uso de toalhas de papel.
- Limpe a parte interna do refrigerador e do forno de micro-ondas a cada mês.

A determinação da ingesta dietária de idosos residentes em lares de longa permanência é importante devido ao risco de desnutrição que estes apresentam. Pesquisas mostram que a dieta típica ingerida por residentes idosos usualmente contém nutrientes insuficientes (Lengyel *et al.*, 2008). A avaliação da dieta ajuda os enfermeiros e os nutricionistas a obterem informações sobre o estado nutricional, a adequação da dieta e o risco de progressão das condições clínicas dos pacientes. Diferentes abordagens para a avaliação da ingesta de alimentos desses indivíduos inclui o autorrelato via diários escritos e questionários, além de pesagem e observação direta da ingesta de alimentos. O autorrelato é pouco confiável, devido às limitações físicas e mentais dos pacientes idosos. A pesagem dos alimentos requer recursos da equipe. A observação direta da ingesta dos residentes de lares de idosos tem se mostrado uma estratégia que provê resultados mais precisos sobre os alimentos consumidos do que a pesagem dos alimentos. Com um treinamento adequado, os enfermeiros e os nutricionistas podem avaliar de forma mais efetiva a ingesta nutricional de residentes idosos em casas de cuidados de saúde por meio da observação do alimento ingerido, das bebidas disponíveis no momento da refeição, dos alimentos trocados entre os companheiros de mesa, dos desperdício de alimentos e da repetição da refeição.

HABILIDADE 12.1   PACIENTES DEPENDENTES DE ASSISTÊNCIA PARA A ALIMENTAÇÃO

Pacientes que necessitam de assistência com a alimentação são incapazes de se alimentar adequadamente, condição que costuma estar relacionada com a severidade de sua doença ou com o estado de debilidade e fadiga do paciente. Alguns têm problemas em mastigar o alimento ou em deglutir, outros têm visão ruim, enquanto outros têm dificuldade em segurar os utensílios para se alimentar. O enfermeiro é responsável por preparar os pacientes e oferecer o tipo de assistência necessária para ajudá-los a se alimentar de forma bem-sucedida com uma quantidade adequada de alimento em um ritmo confortável. Os pacientes devem estar envolvidos na escolha de suas preferências alimentares que se ajustem às diretrizes dietéticas, na escolha do lugar (leito ou cadeira) e do momento de se alimentar. Pode ser difícil fornecer refeições em momentos diferentes de quando as bandejas de refeições são liberadas em instituições de cuidados de saúde. Caso os pacientes não estejam com fome naquele momento, a garantia de uma boa ingesta de alimentos é difícil. Usar recursos dietários no estabelecimento para proporcionar lanches nutritivos entre as refeições. Usar o bom senso na alimentação de adultos e proporcionar uma experiência socialmente significativa no momento da refeição. É importante encorajar a independência, quando possível, com o uso de dispositivos adaptativos e com o auxílio necessário para se obter um posicionamento confortável e seguro para a deglutição.

Os pacientes frequentemente recebem dietas terapêuticas, que requerem uma prescrição do médico. Uma dieta terapêutica trata muitos estados patológicos, complementando e, às vezes, até mesmo substituindo, a terapia com medicamentos. Dietas terapêuticas estão disponíveis em consistências ou texturas modificadas. Por exemplo, os pacientes inicialmente podem requerer uma dieta líquida por um ou dois dias após uma cirurgia. Uma dieta pastosa é usada para pacientes sem dentes. Quando não houver restrições, a ordem pode ser dieta como tolerada ou regular. A Tabela 12-2 resume exemplos de dietas terapêuticas. Para informações específicas sobre dietas especiais, o enfermeiro deve ver o manual dietário da instituição em que trabalha ou entrar em contato com um nutricionista.

COLETA DE DADOS

1. Realizar uma anamnese acerca dos hábitos alimentares do paciente, medicamentos que faz uso atualmente, cirurgias prévias, alergias a alimentos, condições médicas coexistentes que comprometam a nutrição e ingesta dietária recente. *Justificativa: Proporciona uma base para a determinação da dieta terapêutica apropriada, opções de alimentos e necessidades educacionais do paciente.*
2. Avaliar se o paciente elimina gases e se encontra sem náuseas. Auscultar os sons do intestino. *Justificativa: Determina a condição de funcionamento do trato gastrintestinal do paciente.*
3. Por ocasião da admissão e rotineiramente de acordo com as prescrições, pesar o paciente e avaliar os valores de exames laboratoriais (p. ex., albumina, pré-albumina e transferrina, contagem sanguínea completa). *Justificativa: Fornece uma base sobre o estado nutricional do paciente.*
4. Avaliar a tolerância aos alimentos, as preferências culturais e religiosas e os alimentos dos quais o paciente gosta e não gosta. *Justificativa: Determina os tipos de alimentos que podem potencialmente melhorar a ingesta oral e o desejo de se alimentar de forma independente.*
5. Rever a dieta prescrita pelo médico. *Justificativa: Assegura que o paciente receba uma dieta apropriada. Pacientes com doenças crônicas podem necessitar de alterações no conteúdo de nutrientes ou de temperos utilizados.*
6. Colocar um abaixador de língua no dorso da língua do paciente para provocar o reflexo do engasgo/vômito. *Justificativa: Pacientes que não se engasgam estão em risco de aspiração (Habilidade 12.2).*
7. Colocar os dedos ao nível da laringe e pedir que o paciente engula a saliva. *Justificativa: O movimento da laringe ocorre normalmente durante a deglutição.*
8. Avaliar as habilidades físicas motoras (habilidade em pegar utensílios, em segurar xícaras e copos e em mover os utensílios em direção à boca), o nível de consciência ou a habilidade de estar atento à alimentação e a acuidade visual. *Justificativa: Determina um posicionamento apropriado para as refeições e o nível de assistência que o paciente requer.*
9. Avaliar o nível de energia do paciente. *Justificativa: Pacientes se alimentam melhor quando estão bem descansados.*
10. Avaliar a necessidade de fazer a higiene, de lavar as mãos e de realizar cuidados orais (incluindo dentaduras) antes de o paciente se alimentar. *Justificativa: Reduz interrupções e melhora o apetite do paciente durante a refeição.*

PLANEJAMENTO

Os **Resultados Esperados** focam-se no aumento da independência durante a alimentação, na melhora da ingesta nutricional e na garantia da ingestão de alimentos.

1. O peso corporal do paciente permanece estável ou tende ao nível desejado.
2. Os valores de exames laboratoriais relacionados ao estado nutricional do paciente tendem a normalidade.
3. O paciente demonstra capacidade melhorada de se alimentar ou abre sozinho os itens na bandeja, conforme apropriado.
4. O paciente tosse apropriadamente durante a alimentação, sem sinais de comprometimento respiratório.
5. O paciente termina a refeição.

HABILIDADE 12.1 Pacientes Dependentes de Assistência para a Alimentação

TABELA 12-2 DIETAS PROGRESSIVAS E TERAPÊUTICAS

DIETA	DESCRIÇÃO
Líquida clara	Alimentos que são claros e líquidos à temperatura ambiente ou corporal (p. ex., caldo de galinha, chá, soda, gelatina e suco de maçã ou de *cranberry*), que deixam poucos resíduos e que são facilmente absorvidos; comumente prescritos para uso de curta duração (24 a 48 horas) após uma cirurgia, antes de testes diagnósticos e após episódios de vômito ou diarreia.
Líquida total	Inclui alimentos da dieta líquida clara, além de produtos lácteos de textura suave (p. ex., leite e sorvete), sopas coadas e cremes, cereais refinados cozidos, sucos vegetais e vegetais em purê; comumente prescrita antes ou após uma cirurgia para pacientes que estão gravemente doentes em razão de uma infecção ou para pacientes que não podem mastigar ou tolerar alimentos sólidos; deve-se verificar se os pacientes são tolerantes à lactose antes do fornecimento de produtos lácteos.
Pastosa	Inclui alimentos das dietas líquida clara e líquida total, associado a alimentos facilmente deglutíveis que não precisem ser mastigados (p. ex., ovos mexidos; carnes, vegetais e frutas em purê; purê de batatas); prescrita para pacientes com anormalidades da cabeça e do pescoço ou que tenham sofrido uma cirurgia oral; pode ser modificada para controle dos baixos níveis de sódio, gorduras ou calorias.
Mecânica ou *dental-soft*	Consiste em todas as dietas anteriores, com a adição de carnes levemente temperadas ou bem picadinhas, carne de cação, queijo *cottage*, queijos, arroz, batatas, panquecas, pães leves, vegetais cozidos, frutas cozidas ou em lata, banana e manteiga de amendoim; evita carnes duras, nozes, bacon e frutas com cascas espessas; prescrita para pacientes que têm problemas de mastigação ou problemas gastrintestinais leves; usada como dieta de transição de líquidos para uma dieta regular.
De resíduos macios ou de baixo teor de resíduos	Adição de alimentos facilmente digeríveis, com baixo teor de fibras, tais como massas, ensopados, carnes suculentas, frutas e vegetais cozidos em conserva; inclui alimentos que são fáceis de mastigar e que podem ser cozidos de forma simples; não permite alimentos gordurosos e fritos; às vezes é referida como dieta de baixo teor de fibras.
De alto teor de fibras	Adição de frutas frescas não cozidas, vegetais cozidos no vapor, farinhas, aveia e frutas secas; inclui quantidades suficientes de carboidratos que não são digeríveis para aliviar a constipação, aumentar a motilidade gastrintestinal e aumentar o peso das fezes.
Regular ou dieta conforme tolerada	Sem restrições; permite as preferências dos pacientes e permite uma progressão da dieta pós-operatória.
Tipos de Dietas Terapêuticas	
Com restrição de líquidos	Requerida em insuficiência cardíaca severa ou em insuficiência renal severa.
Com restrição de sódio	Permite baixos níveis de sódio e pode incluir uma dieta de 4 g (sem adição de sal), 2 g (moderado), 1 g (estrito), ou 500 mg (muito estrito); pode ser prescrita para pacientes com insuficiência cardíaca congestiva, insuficiência renal, cirrose ou hipertensão.
Modificada para lipídios	Baixos níveis de gorduras totais, de gorduras saturadas e baixos níveis de colesterol; ingesta de colesterol limitada a menos de 300 mg diariamente, bem como ingesta de gorduras limitada a 30 a 35%; elimina ou reduz alimentos gordurosos em hipercolesterolemia, doenças de má absorção e diarreia.
Para diabéticos	Tratamento essencial para pacientes com diabetes melito; provê aos pacientes uma dieta recomendada pela American Diabetes Association, a qual permite aos pacientes selecionar uma quantidade definida de alimentos a partir dos grupos básicos de alimentos.

A partir de Grodner M, Lon S, De Young S: *Foundation and clinical applications of nutrition*, Ed 4, St Louis, 2007, Mosby

Delegação e Colaboração

A habilidade de ajudar o paciente com a nutrição oral, 🇧🇷 no Brasil, pode ser delegada ao técnico ou auxiliar de enfermagem1. Instruí-lo a: Relatar, se presente, as alterações observadas ao enfermeiro (Brasil. Lei n°7498 de 25 de junho de 1986. Dispõe sobre a regulamentação do exercício da enfermagem e dá outras providências. Disponível em: http://inter.coren-sp.gov.br/node/3818 . Acesso em 16 de fevereiro de 2013.)
- Posicionar o paciente para evitar problemas na deglutição.
- Observar a presença de tosse, engasgo ou dificuldade na deglutição durante a alimentação;

Equipamento
- Estetoscópio e abaixador de língua para avaliação
- Bandeja para refeições
- Mesa sobre o leito
- Utensílios adaptativos, se apropriados (Fig. 12-1).
- Pano úmido
- Toalha
- Artigos de higiene oral

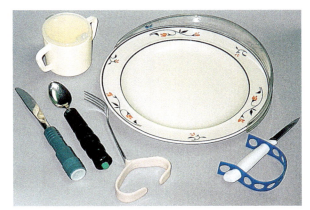

FIG 12-1 Equipamento adaptativo. Em sentido horário, a partir do canto superior esquerdo: caneca com duas alças e com tampa, prato com protetor lateral, utensílios com talas e utensílios com cabos aumentados.

IMPLEMENTAÇÃO para PACIENTES DEPENDENTES DE ALIMENTAÇÃO

ETAPAS	JUSTIFICATIVA
1. **Veja Protocolo Padrão (ao final do livro).**	
2. Preparar o paciente para a refeição.	
a. Colocar o paciente em uma posição de Fowler alta (ilustração). Caso ele seja incapaz de sentar-se, de lado, com a cabeça elevada.	A posição ereta ajuda o paciente a manter o alimento frente a boca antes de deglutir, reduzindo o risco de aspiração.

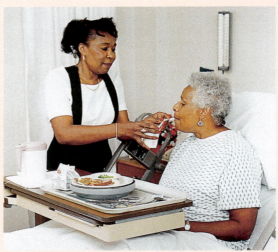

ETAPA 2a Posição de Fowler alta.

b. Propor a oportunidade de realizar a higiene oral e a lavagem das mãos antes da refeição.	Aumenta o nível de conforto e previne a transmissão de infecções.
c. Propor a higiene oral. Se o paciente tiver dentaduras, elas devem ser removidas e enxaguadas cuidadosamente, reinserindo-as em seguida.	A mucosa oral úmida e limpa, e os dentes limpos aumentam o paladar e o apetite.
d. Pacientes com estomatite (inflamação da membrana mucosa oral) se beneficiam de um enxague com uma solução contendo peróxido de hidrogênio, salina aquecida e bicarbonato de sódio em partes iguais. Consultar o médico quanto à prescrição da solução para enxague e com relação ao uso de um analgésico oral (Munro *et al.*, 2006).	A dor da estomatite faz com que alguns pacientes evitem de se alimentar.
e. Ajudar o paciente a colocar os óculos ou inserir as lentes de contato, caso faça uso deles.	Promove a capacidade de se autoalimentar e torna a refeição mais atraente sob o ponto de vista visual.
3. Verificar o ambiente quanto a distrações. Reduzir o nível de barulho, se possível. Opção: Se o paciente gosta de música, colocar uma seleção de músicas calmas e em volume baixo.	O ambiente agradável aumenta a experiência do momento da refeição.
4. Obter objetos de apoio especial, conforme necessário (Fig. 12-1) e instruindo-o quanto ao uso. Por exemplo:	Os objetos facilitam a autoalimentação, melhorando a capacidade de segurar e de pegar alimentos com utensílios e de ingerir líquidos.
a. Uma caneca de duas asas com bico na tampa torna mais fácil ingerir bebidas e segurar e levantar um copo. A ocorrência de derramamento do líquido é evitada. A caneca também tem uma base larga, a qual previne que ela vire.	
b. Um prato com aba lateral e que tenha o fundo antiderrapante ajuda uma pessoa com flexibilidade limitada das mãos, ou que tenha coordenação motora ruim, ou mesmo que faz uso apenas de uma das mãos para se alimentar.	
c. Facas, garfos e colheres com cabos maiores ou talas associadas ajudam uma pessoa com função manual limitada ou habilidade reduzida a segurar o utensílio.	
5. Avaliar a bandeja com relação à integridade e à dieta correta para o paciente correto.	Previne a ingestão de uma dieta incompleta ou incorreta.

HABILIDADE 12.1 Pacientes Dependentes de Assistência para a Alimentação

ETAPAS	JUSTIFICATIVA
6. Avaliar o paciente com relação à disposição da bandeja de refeição, caso o paciente seja incapaz de fazê-lo. Abrir as embalagens, cortar os alimentos, aplicar os temperos, passar manteiga no pão e posicionar o guardanapo.	Reduz o esforço necessário à autoalimentação.
7. Se o paciente for capaz de se alimentar independentemente, parar aqui. Retornar após 10 a 20 minutos ou ficar ao lado, para comunicação e para o tempo de educar o paciente.	O objetivo é tornar o paciente o mais autossuficiente possível para se autoalimentar.

⚡ **ALERTA DE SEGURANÇA** Se o paciente estiver em risco de aspiração, ficar ao lado dele durante a alimentação.

8. Auxiliar o paciente que não pode se alimentar de forma independente.	
a. Assumir uma posição confortável.	Ficar confortável previne que o profissional apresse o paciente durante uma refeição.
b. Se o paciente for deficiente visual, identifique a localização do alimento no prato como se ele fosse um relógio (p. ex., o frango está na posição de 12 horas) (ilustração).	O paciente deficiente visual pode ser capaz de se alimentar quando se fornece a informação adequada sobre a localização do alimento na bandeja.

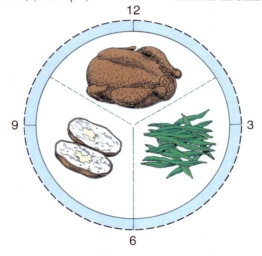

ETAPA 8b Orientar o paciente com relação à posição dos alimentos no prato como se o prato fosse a face de um relógio.

c. Perguntar ao paciente em que ordem ele gostaria de se alimentar e cortar os alimentos em pedaços de bom tamanho.	Dá ao paciente mais independência e controle. Pequenas mordidas diminuem o risco de aspiração.
d. Fornecer líquidos conforme o necessário. Não permitir que o paciente beba todos os líquidos ao início da refeição.	Estimula a deglutição e previne que o paciente ingira muito líquido.
e. Regular o fluxo da alimentação para evitar que o paciente fique cansado. Interagir com o paciente durante o momento da refeição. Estimular verbalmente as tentativas de autoalimentação.	A interação social pode melhorar o apetite.
f. Utilizar a refeição como uma oportunidade de educar o paciente sobre os tópicos de nutrição e o plano de alta.	Oferece um tempo estendido para ensinar.
g. Usar técnicas de alimentação apropriada para pacientes com necessidades especiais.	
• Idoso: Fornecer pequenas quantidades de cada vez. Observar como o paciente morde, mastiga e deglute o alimento. Certificar-se, entre as mordidas, que o paciente está deglutindo todo o alimento. Propor períodos frequentes de descanso (Ebersole *et al.*, 2008).	A produção diminuída de saliva em adultos idosos prejudica a deglutição. A aspiração resulta de um reflexo de engasgo diminuído ou ausente.
• Pacientes com neuropatias: Fornecer pequenas quantidades de cada vez. Observar a capacidade de mastigar, de manipular a língua para formar o bolo alimentar e de deglutir. Pedir ao paciente para abrir a cavidade oral e verificar se há alimento acumulado. Fornecer pequenas quantidades de líquidos entre as mordidas.	Pacientes com extensão e controle limitados da língua são incapazes de movimentar o bolo alimentar para deglutir. O ato de verificar a presença de alimentos acumulados na cavidade oral reduz o risco de aspiração.

(Continua)

ETAPAS	JUSTIFICATIVA
• Paciente com câncer: Verificar quanto a aversões por alimentos antes e durante a refeição.	A sensação forte e anormal do paladar e do olfato são efeitos colaterais da quimioterapia.
9. Avaliar o paciente com relação à lavagem das mãos e aos cuidados com a cavidade oral.	
10. Ajudar o paciente a assumir uma posição de descanso. Caso esteja no leito, deixar a cabeça elevada em pelo menos 45 graus por 30 minutos após a refeição.	Reduz o risco de aspiração.
11. Monitorar a ingestão, a eliminação (Instrução para o Procedimento 7.1) e a mensuração da ingesta total da dieta (p. ex., ingesta observada, contagem de calorias).	As prescrições do médico podem requerer a identificação do número específico de calorias consumidas. O nutricionista geralmente realiza essa avaliação e esse cálculo; entretanto, o enfermeiro é vital para o registro das percentagens dos itens consumidos do cardápio.
12. **Veja Protocolo de Conclusão (ao final do livro).**	

AVALIAÇÃO

1. Monitorar o peso corporal diariamente, ou semanalmente.
2. Monitorar os valores de exames laboratoriais, conforme prescrito.
3. Observar a técnica do paciente para se alimentar: se ingere certos itens e se ingere parte ou toda a refeição.
4. Observar o paciente a respeito de asfixia, tosse, engasgo ou comida deixada na cavidade oral durante a alimentação.
5. Observar a quantidade de alimento na bandeja após a refeição.

Resultados Inesperados e Intervenções Relacionadas

1. O paciente é incapaz de aceitar toda a refeição ou se recusa a se alimentar.
   a. Determinar se o paciente tem outras preferências alimentares, influências culturais ou restrições alimentares.
   b. Determinar se a disponibilidade e o desejo de se alimentar do paciente são melhores em outros períodos do dia.
   c. Determinar se o paciente está sentindo dor, se está nauseado, se tem constipação ou se está desconfortável.
   d. Caso o problema se repita, consultar o médico.
2. O paciente se asfixia com o alimento.
   a. Posicionar o paciente de lado, com a cabeça para frente, e aspirar o alimento e as secreções da cavidade oral e da via aérea.
   b. Caso a asfixia ocorra repetidamente, interromper a alimentação e notificar o médico.
   c. Fazer recomendações apropriadas (p. ex., a avaliação de um nutricionista ou de um fonoaudiólogo) (Habilidade 12.2).

Registro e Relato

- Registrar os alimentos e os líquidos efetivamente consumidos (incluindo contagem de calorias e ingesta e eliminação), dimensão das necessidades do paciente, capacidade do paciente em deglutir e tolerância à dieta (incluindo qualquer episódio de asfixia que ocorra).
- Relatar quaisquer dificuldades de deglutição, aversões a alimentos ou recusa à alimentação ao enfermeiro responsável e ao nutricionista.

Amostra de Documentação

8h Capaz de se alimentar sozinho por cinco bocados com estímulo. Com assistência, consumiu 60% da refeição. Necessita de muita estimulação. Afirmou que "isso é tudo que eu posso fazer". Sem dificuldades para deglutir ou tossir. Discutiu as preferências alimentares para incluir na próxima refeição.

Considerações Especiais
Pediatria

- Alergias alimentares são comuns na infância devido ao fato de o trato intestinal imaturo ser mais permeável a proteínas. Elas podem ser prevenidas ao se evitar oferecer o leite de vaca pelos primeiros seis meses de vida da criança.
- O leite humano é o alimento completo mais conveniente para os bebês durante os primeiros seis meses de vida. Bebês que são amamentados no peito ou por mamadeira não necessitam de líquidos adicionais (p. ex., água ou suco) durante os quatro primeiros meses. A ingesta excessiva de água causa intoxicação pela água, falha no desenvolvimento e hiponatremia. Bebês normalmente não consomem alimentos sólidos até os seis meses de idade. Uma sequência comum para a introdução de alimentos sólidos é um novo alimento a cada 5 a 7 dias (Hockenberry e Wilson, 2007).

Geriatria

- Alterações no paladar e no olfato, na produção de muco e saliva na cavidade oral e na dentição, decorrentes do envelhecimento, podem afetar as escolhas alimentares, o apetite e a capacidade de mastigar ou deglutir do paciente.
- Idosos podem ter dificuldade de se alimentar em razão de sintomas físicos ou da falta de dentes ou dentaduras.
- A sensação de sede pode diminuir em idosos, levando a uma ingesta inadequada de líquidos ou à desidratação.

Assistência Domiciliar (*Home Care*)

- Nos Estados Unidos, idosos que são incapazes de comprar ou preparar a sua própria refeição podem se beneficiar do Meals on Wheels, o qual pode fornecer até três refeições por dia no domicílio, dependendo dos serviços da comunidade (Meals on Wheels Association of America, 2009).
- Pacientes que sejam incapazes de se alimentar independentemente podem precisar que outros membros da família participem dos períodos das refeições para evitar o isolamento social.

HABILIDADE 12.2 PRECAUÇÕES CONTRA A ASPIRAÇÃO

A aspiração de alimentos em adultos ocorre normalmente, como resultado da disfagia (dificuldade de deglutição). A condição está associada a causas musculares, nervosas e obstrutivas (Quadro 12-4). A disfagia é a capacidade diminuída de conseguir transportar líquidos e/ou sólidos de modo voluntário da cavidade oral para o estômago. A deglutição é um processo complexo, que necessita da coordenação dos nervos cranianos e dos músculos da língua, da faringe, da laringe e dos maxilares. Deve-se saber quem são os pacientes em risco. Por exemplo, deve-se avaliar os pacientes com doenças neuromusculares que envolvem o cérebro, o tronco encefálico, os nervos cranianos ou os músculos da deglutição antes da alimentação. As características da disfagia mais indicativas de risco de aspiração incluem (Nowlin, 2006):

- Uma voz rouca.
- Tosse voluntária fraca.
- Tosse ou asfixia durante a alimentação.
- Deglutição prolongada.
- Uma combinação das características anteriormente citadas.
- Características adicionais da disfagia: alteração de voz após a deglutição; fechamento dos lábios e movimentação da língua anormal; fala lenta, fraca e imprecisa; reflexo de vômito/engasgo anormal; regurgitação; aglomeração de alimento na faringe e incapacidade de falar de forma consistente.

A disfagia frequentemente causa uma diminuição na ingesta de alimentos, o que em seguida leva à desnutrição. Na maioria dos casos, isso é causado pela dificuldade em consumir um volume adequado de sólidos ou de líquidos. A ingestão alimentar pode ser afetada por longos períodos de tempo. A desnutrição que ocorre é secundária à ingestão insuficiente de proteínas, calorias e de micronutrientes (Ebersole et al., 2008).

Em alguns pacientes, a aspiração decorrente da disfagia ocorre de modo silencioso. Isso significa que um paciente aspira sem quaisquer outros sinais externos de dificuldade de deglutição. As condições associadas à aspiração silenciosa incluem a fraqueza local dos músculos da faringe, a sensação laringofaríngea reduzida e a capacidade prejudicada de tossir de modo reflexo (Ramsey et al., 2005). Nesses casos, a aspiração é mais frequentemente identificada após uma radiografia torácica.

Existem três técnicas para a identificação da disfagia. Uma avaliação inicial da deglutição é um breve exame, que o enfermeiro pode realizar com um treinamento de deglutição clínico básico. Estudos em pacientes disfágicos mostraram que a penetração na laringe é mais provável com a deglutição de líquidos do que com texturas semissólidas (Trapl et al., 2007). Os médicos frequentemente usam o *3-Ounce Water Test** para rastrear o risco de aspiração por meio de uma avaliação endoscópica de deglutição da água (Suiter e Leder, 2008). O teste é um bom indicador da capacidade de tolerar líquidos pouco densos. Se há suspeita de disfagia, um técnico experiente em deglutição (p. ex., um fonoaudiólogo) conduz uma avaliação mais cuidadosa. A terceira técnica é a avaliação via videofluoroscopia (filmes de raio X).

Uma prioridade para pacientes disfágicos é a iniciação de uma nutrição e hidratação oral segura (Westergren, 2006). Mudanças na consistência dos alimentos e/ou na consistências dos líquidos ou mesmo a suspensão da ingestão oral e o início da alimentação por sondas, são modificações dietéticas comuns (Tabela 12-3). Alimentos líquidos ou em purê são às vezes a única consistência tolerada por pacientes com disfagia. Como os líquidos apresentam um risco aumentado de aspiração, eles podem frequentemente adquirir maior consistência por meio da adição de um agente espessante comercial, para diminuir o tempo de trânsito até o estômago e proteger a via aérea. Os espessantes adicionados aos alimentos ou aos líquidos aumentam a consistência e, desse modo, permitem ao paciente um maior controle do volume de líquido presente na cavidade oral. Existem quatro níveis de consistências de líquidos: líquidos ralos (baixa viscosidade), líquidos semelhantes a néctar (viscosidade média), líquidos semelhantes a mel (viscosidade semelhante à do mel) e líquidos pastosos (viscosidade semelhante à de pudim). Após colocar um paciente em uma dieta com líquidos espessados, monitorar cuidadosamente e auxiliar conforme o necessário a cada refeição ou lanche de modo a prevenir que o paciente não se asfixie ou aspire.

QUADRO 12-4 CAUSAS DA DISFAGIA

Alterações Musculares
- Envelhecimento
- Distrofia muscular
- Miastenia grave
- Polimiosite

Alterações Neurais
- Esclerose lateral amiotrófica (doença de Lou Gehrig)
- Paralisia cerebral
- Neuropatia diabética
- Síndrome de Guillain-Barré
- Esclerose múltipla
- Doença de Parkinson
- Acidente vascular encefálico

Causas Obstrutivas
- Massas mediastinais anteriores
- Candidíase
- Espondilose cervical
- Tramas esofágicas
- Câncer de cabeça e pescoço
- Massas inflamatórias
- Anel esofágico inferior
- Trauma/ressecção cirúrgica

Outras
- Doenças do tecido conjuntivo
- Ressecção gastrintestinal ou esofágica
- Doenças reumatológicas
- Vagotomia

COLETA DE DADOS

1. Realizar um rastreamento/triagem nutricional (Habilidade 12.1). *Justificativa: Pacientes com risco de aspiração devido à disfagia podem alterar seus padrões de alimentação ou escolher alimentos que não forneçam uma nutrição adequada (White et al., 2008).*
2. Identificar o risco de aspiração de um paciente (Quadro 12-4). Usar uma ferramenta de rastreamento de disfagia, caso disponível. *Justificativa: Permite ao enfermeiro identificar os pacientes que necessitam de medidas de precaução durante a alimentação para prevenir a aspiração.*

***Nota da Tradução:** 1 onça = 29,5735295625 mL; portanto, nesse caso, 3 onças equivalem a mais ou menos 88 – 89 mL de água.

TABELA 12-3 ESTÁGIOS DA DIETA NACIONAL PARA DISFAGIA

ESTÁGIO	DESCRIÇÃO	EXEMPLOS
DND 1: Dieta pastosa	Uniforme Em purê Coesiva Textura semelhante à de pudim	Cereal quente leve, cozido a uma consistência de pudim Purê de batatas Carne em purê Massa ou arroz em purê Vegetais em purê Iogurte
DND 2: Disfagia mecanicamente alterada	Úmida Textura macia Forma um bolo alimentar facilmente	Cereais cozidos Cereais secos umedecidos com leite Frutas em conserva (exceto abacaxi) Carne moída úmida Vegetais picados bem cozidos Macarrão cozido com molho
DND 3: Disfagia avançada	Alimentos regulares (exceto alimentos muito duros, espessos ou crocantes)	Pães úmidos (p. ex., com manteiga, geleia). Cereais bem umedecidos Frutas macias descascadas (bananas, pêssego, ameixa) Carne macia e em fatias finas Batatas cozidas (sem casca) Vegetais macios e cozidos
Regular	Todos os alimentos	Sem restrições

DND, Dieta Nacional para Disfagia.
Modificado a partir de National Dysphagia Diet Task Force (NDDTF): *National dysphagia diet: standardization for optimal care,* Chicago, 2002, American Dietetic Association.

3. Medir a saturação de oxigênio do paciente. *Justificativa: Fornece uma base para avaliar a ocorrência de aspiração durante uma refeição.*
4. Observar o paciente durante o momento da refeição com relação a sinais de disfagia e deixar o paciente tentar se alimentar sozinho. Observar, ao final da refeição, se o paciente fica cansado, exibe uma voz rouca ou tosse após tentar engolir (White et al., 2008). *Justificativa: Detecta padrões de alimentação anormais, aumentando o risco de aspiração.*
5. Perguntar ao paciente sobre quaisquer dificuldades com a mastigação ou a deglutição de diferentes texturas de alimentos.
6. Pegar o abaixador de língua e, enquanto se pede para o paciente dizer "Ah", observar o movimento da língua. Em seguida, provocar delicadamente o reflexo do vômito/engasgo. *Justificativa: O movimento da língua pode revelar fraqueza em um lado da boca, prejudicando a deglutição.*
7. Avaliar o reflexo de deglutição do paciente antes da alimentação colocando os dedos na garganta do paciente, ao nível da laringe e pedindo ao paciente para engolir a saliva. *Justificativa: O movimento da laringe normalmente pode ser palpado.*
8. Colocar a identificação no prontuário ou ficha individual do paciente indicando que o risco de disfagia/aspiração está presente. *Justificativa: A identificação reduz o risco de o paciente receber nutrição oral sem supervisão.*

PLANEJAMENTO

Os **Resultados Esperados** focam-se na ingestão adequada de alimentos e líquidos a fim de prevenir a desnutrição e a desidratação, enquanto evita a aspiração.
1. O paciente não exibe sintomas de aspiração ou angústia respiratória recente.
2. O paciente mantém o peso estável.

Delegação e Colaboração

A avaliação do risco de aspiração do paciente e a determinação do posicionamento durante a refeição devem ser atividades realizadas pelo enfermeiro, uma vez que no Brasil, de acordo com o Artigo 8º do Decreto nº 94.406/87, ao enfermeiro incumbe, privativamente "cuidados de Enfermagem de maior complexidade técnica e que exijam conhecimentos científicos adequados e capacidade de tomar decisões imediatas"[1]. Além do enfermeiro, fonoaudiólogos também realizam este tipo de avaliação, uma vez que são profissionais, que dentre as suas atribuições, são responsáveis pelo gerenciamento da deglutição de pacientes, especialmente aqueles internados em instituições hospitalares[2].

Assim sendo, cabe ao auxiliar ou técnico de enfermagem ajudar os pacientes durante a refeição, após receber instruções quanto às precauções contra aspiração. Para isso, o enfermeiro deve instruir o auxiliar/técnico de enfermagem a imediatamente relatar ao enfermeiro responsável qualquer ataque de tosse, engasgo, presença de rouquidão na voz ou acúmulo de alimento na cavidade oral do paciente.

Equipamento
- Cadeira na posição vertical ou leito na posição de Fowler alta;
- Agente espessante (arroz, cereal, iogurte, gelatina, espessante comercial);
- Abaixador de língua;
- Artigos de higiene oral, incluindo colutório antimicrobiano;
- Lanterna;
- Oxímetro de pulso;
- Equipamento de sucção.

---
[1] Brasil. Decreto nº94.406, de 08 de junho de 1987 regulamenta a Lei nº 7.498, de 25 de junho de 1986, que dispõe sobre o exercício da Enfermagem e dá outras providências.
[2] Padovani AR, Moraes DP, Mangili LD, Andrade CRF. Protocolo fonoaudiológico de avaliação do risco para disfagia (PARD). Rev. soc. bras. fonoaudiol. [online]. 2007;12(3):199-205.

HABILIDADE 12.2 Precauções contra a Aspiração

IMPLEMENTAÇÃO para PRECAUÇÕES CONTRA A ASPIRAÇÃO

ETAPAS	JUSTIFICATIVA
1. **Veja Protocolo Padrão (ao final do livro).**	
2. Proporcionar uma cuidadosa higiene oral ou das dentaduras (Cap. 10), incluindo escovação da língua antes da refeição.	A presença de saburra lingual está associada ao acúmulo de bactérias e ocorrência de pneumonia por aspiração de saliva, especialmente em pacientes sem dentaduras (Abe *et al.*, 2008).
3. Aplicar o oxímetro de pulso em um dos quirodáctilos do paciente.	Estudos sugerem que a dessaturação de oxigênio e a hipóxia ocorrem com a aspiração (White *et al.*, 2008).
4. Posicionar o paciente de modo ereto em uma cadeira, ou no leito, em um ângulo de 90 graus, ou na posição mais alta permitida pela condição clínica do paciente (Palmer e Metheny, 2008).	A posição ajuda a prevenir o refluxo gástrico e reduz a ocorrência de aspiração. A posição deitada de lado é uma opção, caso o paciente não possa manter a cabeça elevada.
5. Usando a lanterna e o abaixador de língua, inspecionar delicadamente a cavidade oral com relação a acúmulo de alimento.	O acúmulo de alimentos na cavidade oral indica dificuldade de deglutição.
6. Fazer o paciente assumir uma posição com o queixo para baixo, em direção ao tórax. Começar fazendo o paciente tentar tomar alguns goles de água. Monitorar a deglutição e a presença de desconforto respiratório continuamente. Se o paciente tolera água, oferecer um volume maior de água e, em seguida, diferentes consistências de alimentos e líquidos.	A posição com o queixo para baixo ajuda a reduzir a aspiração. Dar líquidos e alimentos de diferentes texturas permite a avaliação da capacidade do paciente em deglutir de forma segura. O aumento gradual nos tipos e texturas, associado ao monitoramento da ingesta, assegura que o paciente seja capaz de se alimentar com segurança (White *et al.*, 2008).
7. Adicionar o espessante aos líquidos, criando a consistência de purê de batata.	Líquidos ralos são facilmente aspirados (White *et al.*, 2008).
8. Colocar ½ a 1 colher de chá de alimento no lado não afetado da boca, fazendo com que os utensílios toquem a boca ou a língua.	Fornece uma sugestão táctil para começar a se alimentar.
9. O profissional deve fornecer instruções verbais enquanto alimenta o paciente. Lembrar o paciente de mastigar bem os alimentos e pensar sobre a deglutição destes.	Mantém o paciente focado em deglutir e minimiza distrações (Metheny, 2007).
10. Observar com relação a tosse, asfixia, engasgo e restos alimentares sendo expelidos pela cavidade oral. Aspirar a via aérea, se necessário.	Representam indicadores de disfagia e de risco de aspiração (Nowlin, 2006).
11. Durante a alimentação, não apressar o paciente. Dar um tempo adequado para a mastigação e a deglutição. Alternar sólidos e líquidos (Palmer e Metheny, 2008). Inspecionar se há presença de conteúdo na cavidade oral do paciente após a deglutição com relação à formação de acúmulos de alimento.	Ações que melhoram a deglutição. A verificação de presença de alimentos acumulados na cavidade oral pode prevenir a aspiração.
12. Se necessário, demonstrar a mastigação para os pacientes com demência (Palmer e Metheny, 2008).	
13. Manter o paciente sentado em uma posição ereta por pelo menos 30 a 60 minutos após a refeição.	Reduz o risco de refluxo gastroesofágico, o que pode causar a aspiração de conteúdo gástrico (Ebersole *et al.*, 2008; Nowlin, 2006).
14. Proporcionar cuidados orais após a refeição. Considerar o uso de um colutório antimicrobiano.	Desaloja alimentos ou líquidos que possam estar acumulados nas paredes laterais da cavidade oral do paciente. O colutório antimicrobiano reduz a contagem bacteriana na cavidade oral (Munro *et al.*, 2006).
15. Progredir a dieta para alimentos mais espessos, que requeiram um tempo maior para mastigação e, finalmente, para líquidos ralos, conforme o tolerado.	O nutricionista e/ou o fonoaudiólogo pode direcionar o avanço seguro da dieta.
16. **Veja Protocolo de Conclusão (ao final do livro).**	

AVALIAÇÃO

1. Observar a capacidade do paciente em deglutir alimentos de diferentes texturas e espessuras.
2. Observar com relação a sinais de aspiração, incluindo asfixia, tosse e voz rouca.
3. Monitorar a ingesta e a eliminação, a contagem de calorias, o peso e a aceitação alimentar do paciente.
4. Monitorar as leituras do oxímetro de pulso.

Resultados Inesperados e Intervenções Relacionadas

1. O paciente tosse, se engasga, desenvolve uma voz rouca, se queixa de alimento "preso na garganta" e apresenta acúmulo de alimento na cavidade oral.
   a. Parar de alimentar o paciente.
   b. Certificar-se de que o paciente está em uma posição de Fowler alta ou, se incapaz, posicioná-lo de lado.
   c. Aspirar a via aérea até que ela fique limpa.
   d. Notificar o médico.

2. O paciente evita certas texturas de comida.
    a. Mudar a consistência do alimento da dieta.
3. O paciente perde peso.
    a. Consultar o nutricionista sobre o aumento do fornecimento em frequência de refeições ou sobre o fornecimento de suplementos nutricionais.

Registro e Relato

Registrar a tolerância do paciente a líquidos e às texturas dos alimentos, a quantidade de assistência necessária, a posição durante a refeição, a ausência e presença de quaisquer sintomas de disfagia, a ingestão de líquidos e a quantidade de alimento consumido.

Relatar quaisquer episódios de tosse, engasgo, asfixia ou dificuldades de deglutição ao enfermeiro responsável ou ao médico.

Amostra de Documentação

12h Paciente aceitou 50% da dieta oferecida em purê e cerca de 120 mL de suco com 1 colher de chá de espessante adicionado.

O paciente necessita de muita estimulação. Cansa-se facilmente durante a alimentação. Aproveita bem as orientações sobre deglutição. Não foi observada presença de tosse ou aspiração.

Considerações Especiais
Pediatria
- Bebês e crianças apresentam problemas de deglutição devido a condições comportamentais, de desenvolvimento ou neurológicas; problemas respiratórios e/ou refluxo gastroesofágico ou deficiências estruturais, tais como fenda labial ou fenda palatina (Prasse e Kikano, 2009).

Geriatria
- A aspiração é uma causa comum de pneumonia em idosos. Nenhuma intervenção foi identificada para diminuir o risco de aspiração em idosos.

HABILIDADE 12.3 — INSERÇÃO E REMOÇÃO DE UMA SONDA DE ALIMENTAÇÃO DE PEQUENO CALIBRE

As sondas nasogástricas (NGs) fornecem alimentação enteral diretamente no interior do estômago, enquanto sondas nasoentéricas (NEs) colocam o alimento diretamente no interior do jejuno (intestino delgado). Considera-se que as sondas colocadas no intestino delgado reduzam a incidência de aspiração pulmonar do conteúdo gástrico, porque a sonda vai além dos esfíncteres naturais que controlam o refluxo. Entretanto, pesquisas mostram que mesmo sondas NEs podem migrar de volta para dentro do estômago.

Sondas NGs e NEs usadas especificamente para alimentação são compostas de silicone ou de poliuretano. Elas são mais macias e mais flexíveis e declaradamente mais confortáveis para os pacientes. Essas sondas são mais difíceis de inserir do que as sondas NGs de grande calibre usadas para descompressão (Cap. 19). Algumas sondas possuem pesos na extremidade, sendo que pesquisas mostram que estas são superiores àquelas que não apresentam pesos. As sondas são geralmente revestidas com uma substância hidrofílica que é ativada quando exposta à água, tornando-a escorregadia e mais fácil de inserir. Um enfermeiro ativa a substância imediatamente antes da inserção simplesmente mergulhando a sonda dentro d'água. Fios-guia de arame estão incluídos em algumas sondas, mas não em todas. Considera-se que os fios-guia melhorem o sucesso da inserção, mas também têm sido associados a um risco aumentado de intubação nasopulmonar. Pode-se passar uma sonda de alimentação sem o uso de um fio-guia.

A inserção de uma sonda de alimentação requer uma prescrição médica. A inserção nasal e oral de sondas de alimentação é comumente realizada no leito do paciente. A confirmação da posição correta de uma sonda recém-inserida é obrigatória antes de qualquer administração de uma alimentação ou medicamento (ASPEN, 2009). Os enfermeiros usam uma variedade de testes à beira do leito para confirmar o posicionamento correto de uma sonda. Entretanto, o padrão-ouro para a confirmação do correto posicionamento de uma sonda enteral inserida cegamente é um exame de radiografia (raio X) que visualize todo o trajeto da sonda (ASPEN, 2009). No Brasil, o enfermeiro pode realizar a solicitação da radiografia no exercício de suas atividades para a confirmação do posicionamento da sonda NG ou NE inserida (BRASIL, Resolução COFEN nº 195/1997. Dispõe sobre a solicitação de exames de rotina e complementares por Enfermeiro. Disponível em: http://novo.portalcofen.gov.br/resoluo-cofen-1951997_4252.html. Acesso em 11 de outubro de 2011). Pacientes com ferimentos faciais ou que tenham sofrido uma cirurgia craniofacial não são candidatos para uma sonda de alimentação NG ou NE. Quando um trauma facial ou uma cirurgia maxilofacial recente estiver presente, há um risco de inserção inadequada da sonda, tal como no encéfalo. Nesse tipo de situação, qualquer tipo de sonda inserida no nariz deve ser inserido sob fluoroscopia por um especialista em gastroenterologia.

Tem havido múltiplos relatos de eventos adversos relacionados à administração de nutrição enteral nos Estados Unidos (ASPEN, 2009). Esses eventos incluem conexões errôneas de sondas enterais (p. ex., que conectam uma sonda enteral a um local intravenoso [IV]), mau posicionamento do dispositivo de acesso (p. ex., inserção nas vias pulmonares em vez de no trato gastrintestinal), aspiração broncopulmonar e intolerância do trato gastrintestinal à fórmula alimentar. Desse modo, a prática de inserção e a administração de alimentação via sondas enterais requer um grande cuidado e atenção às diretrizes práticas.

COLETA DE DADOS

1. Verificar a prescrição do médico para o tipo de sonda e o esquema de alimentação entérica. A prescrição deve indicar o local de inserção e o tipo de dispositivo, o nome do paciente e informações de identificação (ver política do estabelecimento), o tipo de fórmula e o método e a frequência de administração da dieta (Habilidade 12.5). *Justificativa: Padrões para a nutrição enteral específica para o paciente (ASPEN, 2009).*
2. Avaliar a altura, o peso, o grau de hidratação, a ingesta e a eliminação de alimentos, o equilíbrio eletrolítico e as necessidades calóricas do paciente. *Justificativa: Fornece informações básicas para medir a melhora nutricional, assim que a alimentação enteral tiver sido iniciada.*
3. Fazer com que o paciente feche cada narina alternadamente e respire. Examinar cada narina com relação à patência e a rupturas na pele. *Justificativa: Determina se a passagem nasal está obstruída ou irritada, ou se há defeito de septo nasal ou fraturas faciais.*

HABILIDADE 12.3 Inserção e Remoção de uma Sonda de Alimentação de Pequeno Calibre

4. Rever a história clínica do paciente (p. ex., sobre problemas nasais, sangramentos nasais, trauma facial, cirurgia nasal, desvio de septo nasal, terapia anticoagulante ou tendência a sangramentos). *Justificativa: A história desses problemas pode requerer que o enfermeiro consulte o médico para a escolha de uma alternativa (p. ex., gastrostomia) para o suporte nutricional.*
5. Avaliar o estado mental do paciente e avaliar o reflexo do engasgo/vômito, bem como a capacidade de deglutir. *Justificativa: Pacientes em estado de alerta são mais capazes de colaborar com o procedimento. Caso ocorra um episódio de vômito, um paciente alerta pode normalmente expectorar o vômito, o que pode ajudar a reduzir o risco de aspiração.*

> ⚡ **ALERTA DE SEGURANÇA** Sondas de alimentação podem ser inseridas em pacientes com nível alterado ou diminuído de consciência, contudo, o risco de uma colocação respiratória inadvertida está aumentado, caso haja um reflexo de engasgo/vômito prejudicado (Roberts *et al.*, 2007).

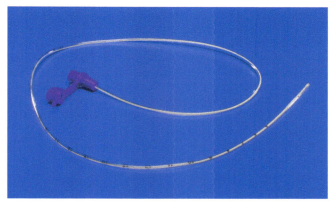

FIG 12-2 Sonda de alimentação de pequeno calibre. (Utilizado com permissão a partir da Covidien.)

6. Auscultar o abdome a respeito dos sons intestinais. *Justificativa: A ausência de sons intestinais pode indicar uma peristalse diminuída ou ausente, contraindicando a alimentação.*
7. Verificar a prescrição médica para determinar se o médico solicitou a administração de um agente procinético antes da inserção da sonda (p. ex., metoclopramida). *Justificativa: Agentes procinéticos dados antes da colocação da sonda ajudam a progressão da sonda no trato gastrintestinal (Metheny, 2006).*

PLANEJAMENTO

Os **Resultados Esperados** focam-se na inserção adequada da sonda de alimentação no interior do trato gastrintestinal.
1. A sonda foi inserida com sucesso no estômago ou no intestino.
2. O paciente não apresenta angústia respiratória (p. ex., frequência respiratória aumentada, tosse e coloração da pele alterada) ou sinais de desconforto ou de trauma nasal durante a inserção da sonda.

Delegação e Colaboração

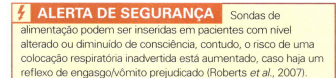

No Brasil, a inserção de sondas por vias nasal ou oral, que vá até o estômago ou duodeno é uma atividade privativa do profissional enfermeiro, cabendo aos técnicos e auxiliares ajudar e auxiliar no procedimento. A instalação de dietas e a administração de medicações, que obedecerão à prescrição do médico e do nutricionista, são procedimentos realizados pelo técnico de enfermagem e cabe ao enfermeiro supervisionar o gotejamento das soluções e o controle hidroeletrolítico do paciente[1-2].

Equipamento
Inserção
- Sonda de alimentação NG ou NE (8 – 12 French) com ou sem fio-guia (Fig. 12-2);
- Seringa de 30 mL;
- Estetoscópio;
- Fita hipoalergênica, curativo semipermeável (transparente) ou dispositivo para fixação de sonda;
- Tintura de benzoína ou outro protetor de barreira da pele;
- Fita indicadora de pH (escala de 0 a 14);
- Copo para água e canudo (para pacientes capazes de deglutir);
- Bacia, caso apresente episódio de vômito;
- Toalha;
- Lenços de papel;
- Luvas de procedimento;
- Equipamento de sucção, no caso de necessitar de aspiração;
- Lanterna para verificar a colocação na nasofaringe;
- Abaixador de língua;
- Capnógrafo (opcional).

Remoção
- Toalha;
- Lenços de papel;
- Artigos de higiene oral;
- Seringa de 30 mL

---

[1] Brasil. Decreto n°94.406, de 08 de junho de 1987 regulamenta a Lei n° 7.498, de 25 de junto de 1986, que dispõe sobre o exercício da Enfermagem e dá outras providências.
[2] Brasil. Parecer do Conselho Regional de Enfermagem n°003/2010, de 22 de março de 2010, que dá o parecer sobre a atribuição do profissional de Enfermagem de introduzir sonda por via nasal ou oral, no estômago ou no duodeno

---

IMPLEMENTAÇÃO *para* INSERÇÃO E REMOÇÃO DE UMA SONDA DE ALIMENTAÇÃO DE PEQUENO CALIBRE

ETAPAS	JUSTIFICATIVA
1. **Veja Protocolo Padrão (ao final do livro).**	
Inserção da Sonda	
2. Identificar o paciente usando dois identificadores (p. ex., o nome e a data de aniversário, ou o nome e o número do registro hospitalar, de acordo com a política da instituição).	Assegura o paciente correto e está de acordo com os padrões da The Joint Comission, além de melhorar a segurança do paciente (TJC, 2010).

(Continua)

ETAPAS	JUSTIFICATIVA
3. Posicionar o paciente em posição de Fowler alta, a menos que contraindicado. Se o paciente estiver comatoso, coloque-o em posição semi-Fowler, com a cabeça apoiada para frente usando um travesseiro. Se necessário, solicitar o auxílio de um auxiliar/técnico de enfermagem para o posicionamento de um paciente confuso ou comatoso. Caso o paciente precise se manter deitado em posição dorsal, colocá-lo na posição de Trendelenburg reverso.	Reduz o risco de aspiração pulmonar no caso de o paciente apresentar um episódio de vômito (Metheny, 2006). A cabeça apoiada auxilia no fechamento da via aérea e na passagem da sonda para o interior do esôfago.
4. Determinar o comprimento da sonda a ser inserida e marcar o local com fita ou tinta permanente. a. Medir a distância da ponta do nariz até o lóbulo da orelha e deste ponto até o processo xifoide do esterno (ilustração).	O comprimento se aproxima da distância do nariz ao estômago em 98% dos pacientes.

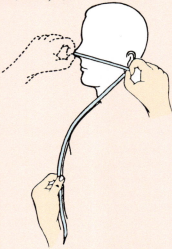

ETAPA 4a Determinar o comprimento da sonda a ser inserida.

5. Preparar a sonda NG ou NE para inserção. OBSERVAR: Não utilizar sondas plásticas. a. Injetar 10 mL de água a partir de uma seringa de 20 mL.	Ativa a lubrificação da sonda para uma passagem mais fácil e assegura que a sonda está patente, além de ajudar na inserção. Uma seringa grande exerce menos pressão, minimizando, assim, a chance de ruptura da sonda (Reising e Neal, 2005).
b. Caso um fio-guia seja usado, certificar-se de que ele está seguramente posicionado contra a ponta da sonda e que as duas conexões da sonda estejam perfeitamente ajustadas.	Promove a passagem suave da sonda para dentro do trato gastrintestinal. Um fio-guia inadequadamente posicionado pode induzir a um trauma grave.
6. Cortar cerca de 10 cm de fita hipoalérgica ou preparar um curativo em membrana ou outro dispositivo para a fixação da sonda.	Utilizado para fixar a sonda após a sua inserção.
7.	
8. *Opção:* Mergulhar a sonda com o lubrificante de superfície em um copo com água em temperatura ambiente ou aplicar um lubrificante hidrossolúvel (ver as orientações do fabricante).	Ativa o lubrificante para facilitar a passagem da sonda para dentro da narina e do trato gastrintestinal.
9. Dar ao paciente alerta um copo com água (caso seja capaz de deglutir).	Pede-se ao paciente para deglutir a água durante a inserção para facilitar a passagem da sonda.
10. Explicar essa etapa do procedimento ao paciente e inserir delicadamente a sonda através da narina até o dorso da garganta (região posterior da nasofaringe). Isto pode fazer o paciente engasgar. Apontar para trás e para baixo, em direção à orelha.	O contorno natural facilita a passagem da sonda para o interior do trato gastrintestinal.
11. Manter o paciente com a cabeça flexionada em direção ao tórax após a sonda ter passado através da nasofaringe. Em seguida, estimular o paciente a deglutir, dando-lhe pequenos goles de água. Inserir a sonda à medida que o paciente engole. Girar a sonda em 180 graus durante a inserção.	Fecha a glote e reduz o risco de a sonda ser introduzida na traqueia. Deglutir facilita a passagem da sonda após a orofaringe.
12. Enfatizar a necessidade de respirar pela boca e de deglutir durante o procedimento.	Ajuda a facilitar a passagem da sonda e alivia os medos do paciente durante o procedimento.

HABILIDADE 12.3 Inserção e Remoção de uma Sonda de Alimentação de Pequeno Calibre

ETAPAS	JUSTIFICATIVA
13. Quando a ponta da sonda atingir a carina (aproximadamente 25 cm no adulto), interromper o procedimento e ouvir a circulação de ar a partir da porção distal da sonda.	O ar pode indicar que a sonda esteja no trato respiratório; deve-se então removê-la e começar novamente (Baskin, 2006). Nunca usar esta etapa para a verificação da sonda.
14. Avançar com a sonda a cada vez que o paciente fizer o movimento de deglutir, até que o comprimento desejado tenha sido inserido (ilustração).	Reduz o desconforto e o trauma ao paciente.

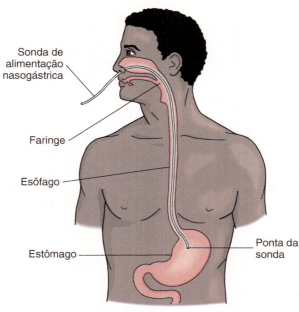

ETAPA 14 Sonda de alimentação NG inserida através cavidade nasal e do esôfago no estômago.

> ⚡ **ALERTA DE SEGURANÇA** Não forçar a sonda. Caso se encontre resistência ou se o paciente começar a tossir, se asfixiar ou se tornar cianótico, o procedimento deve ser interrompido, devendo-se regredir com a sonda e começar novamente.

15. Verificar a posição da sonda no dorso da garganta com a lanterna e com o abaixador de língua.	A sonda pode estar enrolada, dobrada ou estar inserida no interior da traqueia.
16. Prender a sonda temporariamente ao nariz com um pequeno pedaço de fita.	O movimento da sonda estimula o engasgo. Isso permite a avaliação da posição antes de fixar a sonda de forma mais segura.
17. Verificar se a sonda está locada fixando-se a seringa e aspirando uma pequena quantidade de conteúdo gástrico (Habilidade 12.4). Verificar o pH do conteúdo.	A posição adequada da sonda é essencial antes de se iniciar a alimentação.

> ⚡ **ALERTA DE SEGURANÇA** A insuflação de ar na sonda durante a ausculta do abdome não é um meio confiável de diferenciar entre a inserção no estômago, no trato respiratório e no intestino delgado (ASPEN, 2009; Rauen *et al.*, 2008). Pode ser útil usar medições de capnografia para detectar a inserção inadvertida da sonda na traqueia. Entretanto, uma radiografia ainda será necessária antes que a sonda seja usada para alimentação (ASPEN, 2009).

18. **Fixar a sonda ao nariz:** Após ter-se obtido um aspirado gástrico, fixar a sonda ao nariz do paciente, evitando pressão sobre as narinas. Marcar o local de saída com tinta permanente. Escolher uma das seguintes opções para fixação:	Uma sonda devidamente fixada permite ao paciente mais mobilidade e previne um trauma à mucosa nasal.
a. Aplicar uma fita.	Previne que a sonda seja puxada. A troca frequente pode ser necessária, caso a fita se torne suja.
(1) Aplicar tintura de benzoína ou outro adesivo de pele na ponta do nariz do paciente e deixá-la ficar "pegajosa".	Ajuda a fita a aderir melhor e protege a pele.

(Continua)

ETAPAS	JUSTIFICATIVA
(2) Retirar e descartar as luvas e cortar uma extremidade da fita com 5 cm de comprimento.	
(3) Colocar a extremidade intacta da fita sobre a ponte do nariz do paciente. Enrolar cada uma das faixas de 5 cm em direções opostas ao redor da sonda como ela saísse do nariz (ilustração).	Faz com que a sonda fique firmemente presa.
b. Aplicar um curativo em membrana ou um dispositivo de fixação da sonda.	Faz com que a sonda fique presa e minimiza a necessidade de troca frequente do curativo.
(1) Curativo em membrana: Aplicar a tintura de benzoína ou outro protetor de pele à bochecha do paciente e à porção da sonda que está sendo fixada.	
(2) Colocar a sonda contra a bochecha do paciente e fixá-la com o curativo em membrana, fora da linha de visão do paciente.	Diminui o risco de uma retirada inadvertida da sonda do paciente.
(3) Dispositivo de fixação da sonda: Aplicar a extremidade larga do emplastro à ponte do nariz (ilustração).	
(4) Deslizar o conector ao redor da sonda de alimentação como se ela saísse do nariz (ilustração).	
19. Prender a extremidade da sonda NG à camisola do paciente usando um *clip* (ilustração) ou um pedaço de fita. Não usar alfinetes de segurança para fixar a sonda à camisola do paciente.	Reduz a tração sobre a narina, caso a sonda se movimente. Alfinetes de segurança se tornam frouxos e causam dano ao paciente.

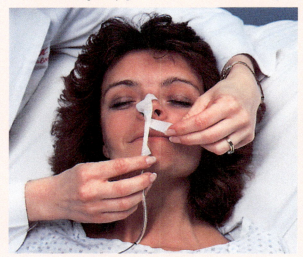

ETAPA 18a(3) Enrolando a fita para fixar a sonda NE.

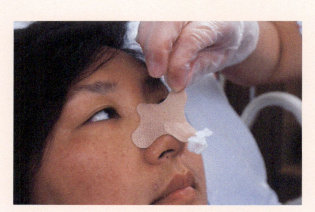

ETAPA 18b(3) Aplicando um emplastro de fixação da sonda à ponte do nariz.

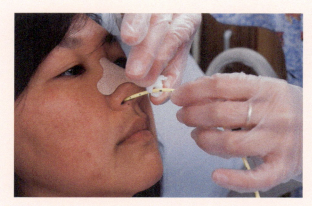

ETAPA 18b(4) Deslizar o conector ao redor da sonda de alimentação.

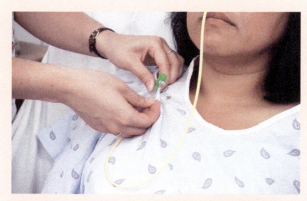

ETAPA 19 Prender a sonda de alimentação à camisola do paciente.

HABILIDADE 12.3 Inserção e Remoção de uma Sonda de Alimentação de Pequeno Calibre

ETAPAS	JUSTIFICATIVA
20. Auxiliar o paciente a assumir uma posição confortável.	

> ⚡ **ALERTA DE SEGURANÇA** Deixar o fio-guia no lugar (se usado) até que a posição correta seja verificada por meio de uma radiografia. Nunca reinserir um fio-guia parcial ou totalmente removido enquanto a sonda de alimentação estiver inserida no paciente. Isso pode causar perfuração da sonda e ferir o paciente.

ETAPAS	JUSTIFICATIVA
21. Obter uma radiografia do tórax/abdome.	A confirmação por radiografia é o método mais preciso para determinar que qualquer sonda de alimentação de pequeno ou grande calibre colocada de forma cega esteja adequadamente posicionada no trato gastrintestinal (ASPEN, 2009; Rauen et al., 2008).
22. Realizar a higiene oral (Cap. 10). Limpar a cavidade nasal e o local de inserção da sonda com uma toalha umedecida com água e sabão.	Promove conforto ao paciente e integridade à membrana mucosa oral e nasal.
23. **Veja Protocolo de Conclusão (ao final do livro).**	
Remoção da Sonda	
24. **Veja Protocolo Padrão (ao final do livro).**	
25. Verificar a prescrição do médico para remover a sonda. Identificar o paciente usando dois identificadores (p. ex., o nome e o aniversário, ou o nome e o número do registro hospitalar, de acordo com a política da instituição).	Assegura o procedimento correto realizado no paciente correto (TCJ, 2010).
26. Colocar a toalha sobre o tórax do paciente.	Evita que a camisola fique suja.
27. Remover a fita ou o dispositivo de fixação da sonda do nariz do paciente. Soltar a sonda da camisola do paciente.	Permite um movimento livre da sonda durante a remoção.
28. Deve-se ficar do lado direito do paciente, se se for destro, ou do lado esquerdo, se se for canhoto. Aspirar 30 mL de ar na seringa, prender a seringa à extremidade da sonda de alimentação e injetar ar na sonda.	Permite uma manipulação fácil da sonda.
29. Dar ao paciente um lenço de papel e pedir que respire fundo e segure a respiração à medida que a sonda é removida.	Esse procedimento limpa a sonda de conteúdo gástrico, o qual poderia irritar o esôfago e a cavidade oral durante a remoção. A via aérea é parcialmente ocluída durante a remoção da sonda.
30. Dobrar a sonda de forma segura e puxá-la rápida e suavemente por sobre a toalha à medida que o paciente prende a respiração.	
31. Limpar as narinas e fornecer cuidados orais.	A sonda dobrada é menos provável de expelir conteúdo gástrico. Prender a respiração reduz o risco de aspiração do conteúdo gástrico. Fornece conforto ao paciente.
32. **Veja Protocolo de Conclusão (ao final do livro).**	

AVALIAÇÃO

1. Observar a resposta do paciente à passagem da sonda. Fazer o paciente falar. Verificar os sinais vitais. *Opção:* Pode-se usar a capnografia em estabelecimentos de cuidados críticos para determinar se a ponta da sonda está na traqueia ou no pulmão.
2. Confirmar os resultados da radiografia com o médico.
3. Remover o fio-guia (se usado) após a verificação da localização correta da sonda pela radiografia.
4. Verificar rotineiramente a localização da marcação na sonda, bem como a cor e o pH do líquido aspirado pela sonda.
5. Após a remoção da sonda, perguntar ao paciente sobre o nível de conforto.

Resultados Inesperados e Intervenções Relacionadas

1. A sonda foi inserida no trato respiratório. Isso pode não ser descoberto até o relato da radiografia. Uma sonda de pequeno calibre pode entrar na via aérea sem causar sintomas respiratórios óbvios, particularmente em um paciente semiconsciente ou inconsciente.
   a. Remover a sonda e relatar o incidente ao médico.
   b. Obter ordem para a reinserção.
2. O conteúdo gástrico foi aspirado no trato respiratório (resposta imediata) no paciente alerta, evidenciado por regurgitação com tosse, dispneia, cianose ou pela diminuição da saturação de oxigênio durante o procedimento.

a. Posicionar o paciente de lado para proteger a via aérea.
b. Aspirar o paciente de modo nasotraqueal ou orotraqueal para remover a substância aspirada (Cap. 14).
c. Relatar o evento imediatamente ao médico.
3. O conteúdo gástrico foi aspirado no trato respiratório (resposta retardada ou aspiração de pequeno volume), evidenciado pela ausculta de crepitações ou sibilos, dispneia ou febre.
   a. Relatar a alteração na condição do paciente ao médico; caso não haja uma radiografia recente de tórax, sugerir a prescrição de uma.
   b. Preparar-se para um possível início de administração de antibioticoterapia.

Registro e Relato

- Inserção da sonda: Registrar e relatar o tipo e o tamanho da sonda inserida, a localização da extremidade distal da sonda, a tolerância do paciente ao procedimento e a confirmação da posição da sonda por meio do exame de radiografia.
- Relatar qualquer tipo de resultado inesperado e as intervenções realizadas ao médico.
- Remoção da sonda: Registrar o nível de conforto do paciente.

Amostra de Documentação

8h Sonda de alimentação de pequeno calibre inserida por via NG na narina esquerda, local de saída marcada a 52 cm. O paciente tolerou bem a inserção. Conteúdo gástrico aspirado apresenta pH de 3,0. Sonda fixada como dispositivo de fixação. Radiografia abdominal obtida, posição confirmada pelo Dr. Madison.

Considerações Especiais

Pediatria

- Bebê prematuro e recém-nascido: Calcular o comprimento da sonda medindo do nariz ou da boca até o lóbulo da orelha e desse ponto até o apêndice xifoide (Axelrod et al., 2006).
- No bebê, observar a estimulação vagal durante a inserção da sonda, avaliando-se se ocorre diminuição da frequência cardíaca.
- Criança com mais idade: Calcular o comprimento da sonda (1) medindo do nariz até a parte inferior do lóbulo da orelha e desse ponto até a extremidade inferior do processo xifoide, ou (2) medindo do nariz até o lóbulo da orelha e, em seguida, até um ponto no centro do caminho entre o processo xifoide e o umbigo (Axelrod et al., 2006).

Geriatria

- Assegurar uma lubrificação adequada da sonda para diminuir o desconforto para o idoso devido ao potencial para diminuição das secreções orais ou nasofaríngeas.

Assistência Domiciliar (*Home Care*)

- Avaliar a capacidade do paciente ou do cuidador principal de realizar a manutenção da sonda em um programa de alimentação enteral domiciliar.
- Avaliar a segurança do ambiente e a higienização do ambiente domiciliar do paciente.
- Ensinar ao cuidador da família o método correto para a refixação da sonda de alimentação e para a confirmação do posicionamento correto da sonda.

HABILIDADE 12.4 — AVALIAÇÃO DA LOCALIZAÇÃO DA SONDA DE ALIMENTAÇÃO E A TÉCNICA DE IRRIGAÇÃO

Os enfermeiros inserem sondas de alimentação de pequeno calibre por via nasal no estômago, no duodeno ou na parte proximal do jejuno para alimentações intermitentes ou contínuas. É possível que a ponta de uma sonda de alimentação se mova ou migre para o interior de um local diferente (p. ex., do estômago para o intestino ou esôfago, do intestino para o estômago) sem qualquer evidência externa de que a sonda tenha se movimentado. O risco de aspiração de conteúdo gástrico regurgitado para dentro do trato respiratório aumenta quando a ponta da sonda se desloca acidentalmente para cima, como para o interior do esôfago.

Após a verificação inicial, a partir de uma radiografia, de que uma sonda esteja corretamente posicionada (seja no estômago ou no intestino delgado), o enfermeiro é responsável por assegurar que a sonda permaneça na posição desejada antes da administração da fórmula ou de medicamentos através dela. Consequentemente, o enfermeiro deve verificar a posição da sonda a cada 4 a 6 horas e conforme o necessário (Metheny, 2006). Como não é prático radiografar de forma tão frequente, outros métodos que podem determinar se a sonda está bem localizada ou não vêm sendo utilizados. As características do líquido aspirado a partir de sondas de alimentação são úteis para avaliar o local adequado de inserção da sonda. A cor pode diferenciar a localização gástrica da localização intestinal. Como a maioria dos aspirados intestinais é corada pela bile em uma tonalidade amarelada, e a maioria dos aspirados gástricos não é, esta diferença pode frequentemente distinguir os locais (Rauen et al., 2008). O pH de um aspirado também oferece dados valiosos na avaliação da localização de uma sonda de alimentação (Metheny, 2006). O teste à beira do leito do pH usando tiras indicadoras do pH que cobre uma faixa de 0 a 11 é suficiente para esse propósito; um valor de pH adequadamente obtido com valores de pH de 0 a 4 é uma boa indicação da localização gástrica da sonda (Metheny, 2006).

A adequação de um suporte nutricional é essencial no cuidado de um paciente. Por essa razão, sondas de alimentação devem permanecer patentes. Deve-se irrigar rotineiramente uma sonda de alimentação enquanto ela estiver inserida e após cada administração de medicamentos ou alimentos. A água pura filtrada é a solução de lavagem preferida. Entretanto, a ASPEN (2009) recomenda o uso de água esterilizada para a lavagem antes e após a administração de medicamentos e em pacientes imunocomprometidos e gravemente doentes. Todos os tipos de sondas de alimentação necessitam de irrigação de rotina, incluindo sondas de gastrostomia e de jejunostomia (Habilidade 12.5). Questionar a patência de uma sonda quando não se puder instilar ar ou líquido através da sonda.

AVALIAÇÃO

1. Rever a política e os procedimentos para a frequência e o método de verificação da localização da sonda e a frequência de irrigação da instituição. *Justificativa: Os clínicos não podem diferenciar de forma confiável entre a inserção respiratória e a inserção gástrica por meio da ausculta (ASPEN, 2009). Obter sempre uma confirmação por radiografia no momento da inserção.*

HABILIDADE 12.4 Avaliação da localização da sonda de alimentação e a técnica de irrigação

2. Observar os sinais e sintomas de angústia respiratória: tosse, asfixia ou cianose. *Justificativa: Os sinais e sintomas indicam uma migração acidental da sonda de alimentação no interior da via aérea. É importante salientar que a ausências desses sintomas não garante que a migração para a via respiratória não tenha ocorrido, especialmente em um paciente com nível alterado de consciência e/ou reflexos de engasgo/vômito e tosse alterados.*
3. Identificar as condições que aumentam o risco de migração ou deslocamento espontâneo da sonda: náusea, aspiração nasotraqueal ou ataques severos de tosse. *Justificativa: As sondas de alimentação migram devido a aumentos na pressão intra-abdominal ou tosse.*
4. Observar a porção externa da sonda com relação ao movimento da marcação com tinta distante da rima bucal ou da narina (Habilidade 12.3). *Justificativa: O comprimento externo aumentado de uma sonda indica que a extremidade distal não está mais na posição correta.*
5. Rever o registro das medicações do paciente com relação a um inibidor de ácido gástrico (p. ex., cimetidina, ranitidina, famotidina e nizatidina, ou um inibidor da bomba de prótons (p. ex., omeprazol). *Justificativa: Os antagonistas de receptores H_2 reduzem o volume de secreção de ácido gástrico e o conteúdo ácido das secreções, fazendo com que o valor do pH seja mais alto, ou seja, mais alcalino (Metheny, 2006).*
6. Rever o registro do paciente com relação à história de deslocamento prévio de sonda. *Justificativa: Os pacientes estão em risco aumentado para repetidos deslocamentos de sonda.*
7. Para a irrigação, inspecione previamente a coloração, o volume e a característica dos aspirados. *Justificativa: Secreções espessas e em volume reduzido indicam necessidade de irrigar a sonda. Um volume excessivo de secreções (mais de 200 mL) indica um esvaziamento gástrico demorado.*
8. Para a irrigação, monitorar o volume da fórmula de alimentação administrada ao paciente através da sonda durante cada turno e comparar com a quantidade prescrita. *Justificativa: Indica se um volume suficiente de alimento está sendo infundido.*

PLANEJAMENTO

Os **Resultados Esperados** focam-se na técnica correta de inserção e na irrigação de sondas de alimentação.
1. O líquido gástrico aspirado na extremidade externa da sonda apresenta um pH de 1,0 a 4,0.
2. O líquido intestinal aspirado a partir da extremidade de inserção se apresenta em um pH maior do que 6,0.

Delegação e Colaboração

Partindo do pressuposto que ao enfermeiro incumbe, privativamente "cuidados de Enfermagem de maior complexidade técnica e que exijam conhecimentos científicos adequados e capacidade de tomar decisões imediatas" e que ele é o responsável pela prevenção e controle sistemático de danos que podem ser causados à clientela durante a assistência de enfermagem, a verificação da localização correta e a irrigação da sonda devem ser diretamente supervisionadas pelos enfermeiros, e os auxiliares e técnicos de enfermagem devem ser instruídos a[1]:

- Informar imediatamente ao enfermeiro se a respiração do paciente se altera ou se ocorre perda de fôlego, tosse ou asfixia.
- Informar imediatamente ao enfermeiro se o paciente vomita ou se se observa presença de conteúdo emético na cavidade oral do paciente durante a higiene oral.
- Informar imediatamente ao enfermeiro se ocorre o deslocamento da sonda de alimentação.
- Relatar quando uma sonda de alimentação contínua para de infundir.

Equipamento
Para verificação da localização da sonda
- Seringa de 60 mL;
- Estetoscópio;
- Luvas de procedimento;
- Fita indicadora de pH (escala de 0,0 a 11,0);
- Recipiente pequeno para medicação.

Para irrigação da sonda
- Seringa de 60 mL;
- Água filtrada ou água esterilizada (para pacientes imunocomprometidos ou gravemente doentes);
- Toalha;
- Luvas de procedimento.

[1]Brasil. Decreto n°94.406, de 08 de junho de 1987 regulamenta a Lei n° 7.498, de 25 de junho de 1986, que dispõe sobre o exercício da Enfermagem e dá outras providências.

IMPLEMENTAÇÃO para VERIFICAÇÃO DA LOCALIZAÇÃO E IRRIGAÇÃO DE UMA SONDA DE ALIMENTAÇÃO

ETAPAS	JUSTIFICATIVA
1. Veja Protocolo Padrão (ao final do livro).	
2. *Verificar a localização da sonda.*	
a. Identificar o paciente usando dois identificadores (p. ex., o nome e o aniversário, ou o nome e o número do registro hospitalar, de acordo com a política da instituição).	Assegura o paciente correto e está de acordo com os padrões da Joint Comission, além de aumentar a segurança do paciente (TJC, 2010).
b. Verificar a localização da sonda nos seguintes momentos:	
(1) Para pacientes alimentados por sonda de forma intermitente: teste a localização imediatamente antes de cada período de alimentação e antes da administração de medicamentos.	Cada administração de alimento/medicação pode levar à aspiração, caso a sonda esteja deslocada.
(2) Para pacientes alimentados por sonda de forma contínua, testar a localização a cada 4 a 6 horas e antes da administração de medicamentos.	Determina se ocorreu a migração da sonda. A localização é confirmada ao mesmo tempo da irrigação de rotina da sonda.

(Continua)

ETAPAS	JUSTIFICATIVA
(3) Esperar para verificar a localização pelo menos uma hora após a administração de medicamentos pela sonda ou pela boca.	A aspiração prematura do conteúdo remove a medicação não absorvida, reduzindo a dose disponível ao paciente.
c. Se uma alimentação por sonda estiver sendo infundida, interromper a alimentação temporariamente. Dobrar a sonda de alimentação enquanto estiver sendo desconectada do equipo de dieta que está conectado à sonda ou durante a remoção do dispositivo de oclusão localizado na extremidade da sonda.	Previne o escape do conteúdo gástrico.
d. Aspirar 30 mL de ar com uma seringa de 60 mL e prendê-la à extremidade da sonda de alimentação. Soltar a dobra e lavar a sonda com 30 mL antes de tentar aspirar o líquido. Caso haja resistência, reposicionar o paciente de um lado para o outro. Em alguns casos, mais de um bólus de ar é necessário.	A impulsão de ar ajuda na aspiração do líquido mais facilmente, forçando os orifícios da sonda para longe das pregas da mucosa do estômago ou do intestino (Metheny et al., 2008). É mais difícil aspirar líquido do intestino delgado do que do estômago, ou de uma sonda de alimentação de pequeno calibre (Metheny et al., 2008).
e. Recuar a seringa lentamente e obter 5 a 10 mL de aspirado gástrico (ilustração). Observar a aparência do aspirado. Aspirados derivados de sondas de alimentação contínua frequentemente têm aparência de fórmula enteral coalhada. Aspirados derivados de sondas de alimentação intermitente não são tipicamente coradas por bile (a menos que o líquido intestinal tenha sofrido refluxo para dentro do estômago).	Puxar o êmbolo rapidamente ou usar uma seringa menor pode fazer com que a sonda colabe. A aparência do aspirado ajuda a avaliar a posição da sonda.
f. Misturar delicadamente o aspirado na seringa. Eliminar algumas gotas dentro de um recipiente medicinal limpo. Medir o pH mergulhando uma fita de pH no líquido ou aplicando algumas gotas do líquido à fita. Comparar a cor da fita com a cor do gráfico (ilustração) fornecido pelo fabricante (Metheny, 2006).	A mistura garante uma distribuição igual do conteúdo para testagem.
(1) O líquido gástrico de um paciente que esteja em jejum há pelo menos quatro horas normalmente tem uma faixa de pH de 1,0 a 4,0.	A faixa de 1,0 a 4,0 é um indicador confiável da localização no estômago, especialmente quando um inibidor de ácido gástrico não estiver sendo utilizado.
(2) O líquido advindo da sonda no intestino delgado de um paciente em jejum normalmente tem pH maior do que 6,0.	O conteúdo intestinal é mais alcalino do que o conteúdo gástrico (Metheny, 2006).
(3) O paciente com sonda de alimentação contínua pode ter pH de 5,0 ou maior.	As fórmulas contêm soluções que são alcalinas.
(4) O pH do líquido pleural derivado da árvore traqueobronquial é geralmente maior do que 6,0.	

> **⚡ ALERTA DE SEGURANÇA** A ausculta de um bólus de ar não é mais considerada como um método confiável ou seguro para verificação da posição da sonda.

g. Se, depois de repetidas tentativas, não for possível aspirar líquido de uma sonda que foi confirmada como estando na posição desejada por uma radiografia, e se (1) não houver fatores de risco para o deslocamento da sonda, (2) a sonda tiver permanecido na posição original, e (3) o paciente não se encontra em angústia respiratória, admitir que a sonda esteja corretamente posicionada (Robert et al.). Continuar com a irrigação.	É razoável admitir que a sonda esteja corretamente posicionada. Quando radiografias abdominais são obtidas por razões clínicas, pode-se ter a vantagem dos relatos para monitorar a localização da sonda.

ETAPAS	JUSTIFICATIVA

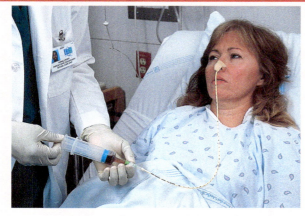

ETAPA 2e Obter o aspirado gástrico.

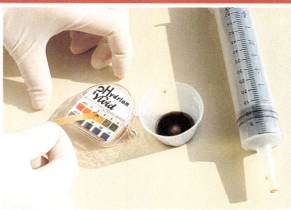

ETAPA 2f Comparar a cor na faixa de teste com a cor do gráfico de pH.

3. *Irrigação da Sonda*
   a. Elevar a cabeceira da cama do paciente em 45 a 90 graus. Dobre a sonda enquanto ela estiver desconectada do equipo de dieta ou enquanto o dispositivo de oclusão for removido (ilustração).
   b. Aspirar 30 mL de água na seringa. Usar água estéril antes e depois da administração da medicação ou em pacientes imunocomprometidos e gravemente doentes (ASPEN, 2009). Não usar líquidos para irrigação advindos de garrafas de doses múltiplas que são usadas para outros pacientes. O paciente deve ter sua própria garrafa de solução. Trocar a garrafa de irrigação a cada 24 horas.
   c. Inserir a ponta da seringa na extremidade da sonda de alimentação. Soltar a dobra e instilar lentamente a solução de irrigação (ilustração).
   d. Se houver incapacidade de se instilar o líquido, deve-se reposicionar o paciente em decúbito lateral esquerdo e tentar novamente.
   e. Após a água estiver sido instilada, remover a seringa. Reinstituir a alimentação pela sonda ou administrar a medicação, conforme a prescrição médica. Irrigar antes, durante e após a medicação final (antes que a alimentação seja reinstituída).
4. **Veja Protocolo de Conclusão (ao final do livro).**

A posição vertical ou ereta ajuda a minimizar o refluxo e previne o escape de secreções gástricas.

Essa quantidade de solução lavará toda a extensão da sonda. O uso de água estéril previne a contaminação dos líquidos. Não utilizar líquidos a partir de garrafas de doses múltiplas que são oferecidos para outros pacientes.

A infusão de líquido limpa a parte interna da sonda.

A ponta da sonda pode estar apoiada contra a parede do estômago. A mudança da posição do paciente pode movimentar a ponta para longe da parede do estômago.

O interior da sonda está limpo e patente. Certas fórmulas podem predispor à obstrução da sonda. A irrigação previne a mistura de medicações na sonda, o que pode causar obstrução. Lavar os resíduos de medicações administrados através da sonda, de modo que estas não se misturem com a fórmula.

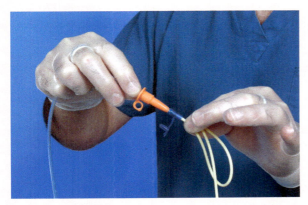

ETAPA 3a Dobrando a extremidade da sonda enquanto desconecta a sonda do equipo de dieta.

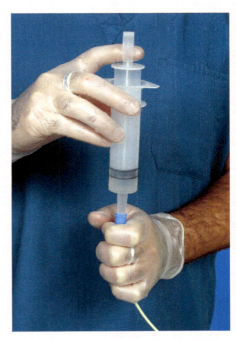

ETAPA 3c Irrigar a sonda de alimentação.

(*Continua*)

AVALIAÇÃO

1. Observar o paciente quanto à presença de angústia respiratória: engasgo persistente, paroxismos de tosse e padrões respiratórios (p. ex., frequência e profundidade) inconsistentes.
2. Verificar se a cor, o pH e a aparência do aspirado estão consistentes com as características do momento de inserção da sonda, de acordo com os resultados da radiografia.
3. Durante a irrigação, observar a facilidade com a qual a dieta é removida através da sonda.

Resultados Inesperados e Intervenções Relacionadas

1. A cor avermelhada ou amarronzada (aparência de borra de café) do líquido aspirado de uma sonda de alimentação indica a presença de sangramento ativo, ou sangue curetado, respectivamente, no trato gastrintestinal.
    a. Se a cor não estiver relacionada às medicações recentemente administradas, notificar o médico.
2. O paciente desenvolve uma grave angústia respiratória.
    a. Parar qualquer alimentação enteral e notificar o médico.
    b. Preparar-se para obter uma radiografia de tórax, conforme prescrito.
3. A sonda não pode ser irrigada e permanece obstruída.
    a. Tentar novamente a irrigação; caso não tenha sucesso, notificar o médico.
    b. Pode ser necessário realizar a remoção da sonda e inserir uma nova.
4. Desenvolve-se um desequilíbrio hidroeletrolítico.
    a. Notificar o médico sobre os níveis anormais de eletrólitos ou a medida da ingesta e eliminação em desequilíbrio.

Registro e Relato

- Registrar o pH e a aparência do aspirado. Relatar os achados, caso haja suspeita de algum deslocamento.
- Registrar o tempo de irrigação, a quantidade e o tipo de líquido instilado e a tolerância do paciente.
- Relatar se a sonda estiver obstruída.

Amostra de Documentação

14h   Inserção de sonda de alimentação de Dobhoff confirmada por meio da aspiração de líquido estomacal que apresenta pH em torno de 3,0 e possui coloração biliosa, em tonalidade verde escura. Sonda irrigada facilmente com 30 mL de água estéril; alimentação contínua reconectada e infundida a 60 mL/h.

Considerações Especiais
Pediatria

- Diminuir a quantidade de ar insuflado antes da aspiração gástrica de acordo com o tamanho do paciente (p. ex., um bebê pode necessitar de apenas 1 mL de ar; já uma criança pequena de 5 mL).
- Lavar as sondas de alimentação em recém-nascidos e crianças com o menor volume de água necessário para limpar a sonda (ASPEN, 2009). Usar 1 a 2 mL para sondas pequenas e 5 a 15 mL ou mais para sondas maiores (Axelrod et al., 2006).
- A água estéril é recomendada para irrigação em pacientes neonatais e pediátricos antes e após a administração de medicações (ASPEN, 2009).

Assistência Domiciliar (*Home Care*)

- Instruir o paciente ou cuidador principal a não prosseguir com alimentação ou administração de medicações através da sonda caso haja alguma dúvida quanto à colocação adequada da sonda.

HABILIDADE 12.5 ADMINISTRAÇÃO DE ALIMENTAÇÃO ATRAVÉS DE SONDAS NASOGÁSTRICA, DE GASTROSTOMIA E DE JEJUNOSTOMIA

A nutrição enteral é a administração de nutrientes diretamente no interior do trato gastrintestinal por meio de uma sonda de alimentação. A nutrição enteral é indicada quando um paciente não pode ingerir, mastigar ou deglutir, mas pode digerir e absorver nutrientes. Alimentações por via NG e NE são usualmente administradas durante períodos curtos de tempo, normalmente por menos de 30 dias. A alimentação enteral por meio de uma sonda NG é o tipo mais comum de nutrição enteral. A principal complicação das alimentações por sonda é a aspiração pulmonar, com possível comprometimento pulmonar. Outras complicações incluem sondas posicionadas incorretamente, infecções, diarreia, obstrução do lúmen da sonda e deslocamento da sonda. O enfermeiro irá colaborar com os nutricionistas e médicos na escolha de uma fórmula de alimentação enteral baseado nas necessidades proteicas e calóricas e na capacidade digestória do paciente.

Pacientes com necessidades de alimentação por fórmulas enterais de longa duração ou que não tenham um acesso fácil ao trato gastrintestinal através do nariz ou da boca requerem um acesso mais invasivo ao trato gastrintestinal na forma de sondas de gastrostomia e de jejunostomia. Uma sonda de gastrostomia é colocada cirurgicamente no estômago, sai através de uma incisão no quadrante superior esquerdo do abdome e é suturada no local. Atualmente, também existe a técnica de inserção de uma sonda de gastrostomia via endoscópica percutânea, que é inserida durante a visualização endoscópica do estômago. Uma sonda é colocada no estômago e sai através da incisão, onde um amortecedor externo a mantém no local (Fig. 12-3). Quando o paciente desenvolve um íleo gástrico (peristalse diminuída ou ausente do estômago, mas não do intestino), onde ocorre um esvaziamento gástrico retardado ou uma ressecção gástrica, a nutrição enteral é dada via uma sonda de jejunostomia inserida por via endoscópica percutânea (Baskin, 2006). Sondas de jejunostomia são inseridas mais frequentemente por endoscopia através do abdome e em seguida introduzida no jejuno (intestino delgado). Deve-se procurar saber sempre se o paciente tem uma sonda gástrica ou jejunal, ou ambas. As indicações gerais para administração alimentar entérica incluem:

HABILIDADE 12.5 Administração de Alimentação através de Sondas Nasogástrica

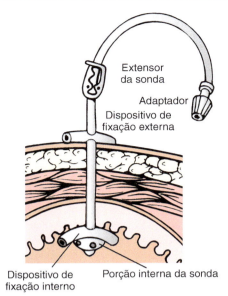

FIG 12-3 Colocação de uma sonda de gastrostomia no estômago.

1. Pacientes que não podem se alimentar devido a uma cirurgia, injúria ou processo patológico.
2. Deficiência nutricional resultante de ingestão reduzida de alimentos, mesmo quando os pacientes estão fisicamente capazes de se alimentar.
3. Pacientes com deglutição ou reflexo de engasgo/vômito prejudicados.

A liberação inadequada de nutrientes, o que leva potencialmente a uma desnutrição ou distúrbios eletrolíticos, às vezes ocorre devido a interrupções frequentes na alimentação (Worthington e Reyen, 2004). A administração da nutrição enteral é frequentemente adiada até que os sons intestinais possam ser auscultados nos pacientes, indicando o retorno da peristalse. Os pesquisadores acham que é seguro iniciar a alimentação antes que os sons intestinais retornem, especialmente em pacientes com sondas de jejunostomia, mas isso não ocorre sem risco. Tome cuidado para equilibrar os benefícios e os riscos avaliando a tolerância do paciente à alimentação enteral inicial (Flescher *et al.*, 2005).

COLETA DE DADOS

1. Avaliar as necessidades do paciente para a alimentação com sonda: nível diminuído de consciência, deficiência nutricional, cirurgia de cabeça ou de pescoço, trauma facial ou deglutição prejudicada: consultar a equipe de suporte nutricional ou o médico.
2. Avaliar o paciente quanto a alergias alimentares. *Justificativa: Previne o paciente de desenvolver respostas alérgicas localizadas ou sistêmicas aos alimentos.*
3. Auscultar os sons intestinais antes da alimentação. *Justificativa: Sons intestinais ausentes podem indicar uma capacidade reduzida do trato gastrintestinal de digerir ou absorver nutrientes. Isto pode contraindicar ou levar à suspensão de uma alimentação.*
4. Obter o peso básico e rever os valores laboratoriais (p. ex., eletrólitos, glicose sanguínea capilar). Avaliar o paciente quanto ao excesso ou deficiência do volume de líquidos, anormalidades com eletrólitos e anormalidades metabólicas (p. ex., hiperglicemia).

Justificativa: Fornece bases para medir a resposta do paciente à nutrição enteral.

5. Conferir e verificar a prescrição médica para a fórmula, concentração, via, método de liberação (contínua *versus* intermitente) e frequência ou ritmo da infusão. *Justificativa: Assegura que a fórmula correta será administrada no volume apropriado.*

PLANEJAMENTO

Os **Resultados Esperados** enfocam na administração segura da fórmula por sonda de alimentação, tolerância do paciente à fórmula e previnem complicações durante a administração.
1. O paciente experimenta um aumento lento no estado nutricional e no peso ao longo do tempo.
2. O paciente não apresenta sinais de angústia respiratória.
3. O paciente não apresenta desequilíbrio hídrico ou eletrolítico.
4. O paciente não apresenta distúrbio gastrintestinal.

Delegação e Colaboração

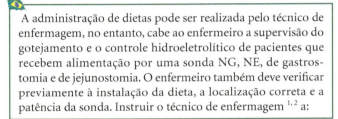

A administração de dietas pode ser realizada pelo técnico de enfermagem, no entanto, cabe ao enfermeiro a supervisão do gotejamento e o controle hidroeletrolítico de pacientes que recebem alimentação por uma sonda NG, NE, de gastrostomia e de jejunostomia. O enfermeiro também deve verificar previamente à instalação da dieta, a localização correta e a patência da sonda. Instruir o técnico de enfermagem [1,2] a:

- posicionar o paciente corretamente para a alimentação (Programação) e usar a posição de Trendelenburg invertida quando o paciente não puder tolerar a cabeceira do leito elevada (ASPEN, 2009).
- infundir a alimentação lentamente, conforme prescrito.
- relatar qualquer dificuldade durante a infusão da alimentação ou qualquer desconforto do paciente (p. ex., dor abdominal ou cólica).
- relate qualquer episódio de engasgo, paroxismo de tosse ou asfixia.

Equipamento
- Bolsa de alimentação descartável, equipo e fórmula de alimentação ou um sistema fechado pronto para suspensão com fórmula;
- Seringa de 60 mL;
- Estetoscópio;
- Bomba de infusão (necessária para alimentações contínuas): usar a bomba destinada para alimentações por sonda;
- Fita indicadora de pH (escala de 0,0 a 11,0);
- Recipiente para água de torneira ou água estéril (pacientes imunocomprometidos ou gravemente doentes);
- Luvas de procedimento;
- Equipamento para obter os níveis de glicose por glicemia capilar, caso esteja prescrito;
- Rótulos para identificação das conexões da sonda.

---

[1]Brasil. Decreto n°94.406, de 08 de junho de 1987 regulamenta a Lei n° 7.498, de 25 de junho de 1986, que dispõe sobre o exercício da Enfermagem e dá outras providências.
[2]Brasil. Parecer do Conselho Regional de Enfermagem n°003/2010, de 22 de março de 2010, que dá o parecer sobre a atribuição do profissional de Enfermagem de introduzir sonda por via nasal ou oral, no estômago ou no duodeno.

IMPLEMENTAÇÃO para ALIMENTAÇÃO VIA SONDAS NASOGÁSTRICA, DE GASTROSTOMIA E DE JEJUNOSTOMIA

ETAPAS	JUSTIFICATIVA
1. **Veja Protocolo Padrão (ao final do livro).**	
2. Identificar o paciente usando dois identificadores (p. ex., o nome e a data de nascimento, ou o nome e o número do registro hospitalar, de acordo com a política da instituição).	Assegura o paciente correto e está de acordo com os padrões da The Joint Comission, além de melhorar a segurança do paciente (TCJ, 2010).
3. Preparar o recipiente de alimentação para administrar a fórmula.	
a. Verificar a data de validade da fórmula e a integridade do recipiente. Certificar-se de que a fórmula de alimentação se encontra à temperatura ambiente.	Assegura a tolerância do trato gastrintestinal à fórmula e previne o escape da alimentação pela sonda. A fórmula fria causa cólicas e desconforto gástrico, porque o líquido não está sendo aquecido pela boca e pelo esôfago.
b. Conectar o equipo específico do recipiente de sistema aberto ou preparar o recipiente do sistema fechado da dieta, de modo que esteja pronto para ser conectado na sonda. Usar uma técnica asséptica e evitar manusear o sistema de alimentação.	O sistema de alimentação, incluindo a bolsa, as conexões e o equipo, devem estar livres de contaminação para prevenir a proliferação de bactérias (Mathus-Vliegen et al., 2006).
c. Para um sistema aberto, agite bem o recipiente da fórmula e preencha o recipiente de alimentação com a fórmula (ilustração).	O preenchimento do equipo com a fórmula previne que o excesso de ar entre no trato gastrintestinal no momento em que se inicia a infusão da dieta.
Para sistemas tanto abertos como fechados, deve-se abrir o sistema de rolagem do equipo e preencher este com a fórmula. Fechar o dispositivo de rolagem e encapar a extremidade do equipo. Pendurar a bolsa no suporte da bomba de infusão da alimentação. Certificar-se de que a fórmula se encontra à temperatura ambiente.	A fórmula fria causa cólicas gástricas.

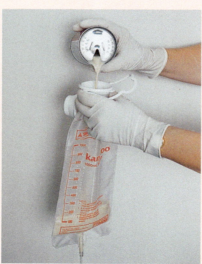

ETAPA 3C Despejar a fórmula no interior do recipiente de alimentação.

4. Elevar a cabeceira do leito em pelo menos 30 graus, preferencialmente 45 graus (a menos que contraindicado) para todos os pacientes que recebem nutrição enteral. Caso haja possibilidade, sente o paciente na cama ou em uma cadeira (ASPEN, 2009). Para um paciente que deve permanecer apenas em decúbito dorsal, coloca-lo na posição de Trendelenburg reverso (a menos que contraindicado) (ASPEN, 2009). Em pacientes gravemente doentes, elevar a cabeceira do leito em pelo menos 30 graus.	A cabeceira elevada ajuda a prevenir a aspiração. Elevando a posição da cabeceira em pelo menos 30 graus e usando uma sonda de alimentação no intestino delgado, a incidência da aspiração e de pneumonia relacionada à aspiração em pacientes gravemente doentes e alimentados por sonda pode ser reduzida (Metheny et al., 2010).

(Continua)

HABILIDADE 12.5 Administração de Alimentação Através de Sondas Nasogástrica

ETAPAS	JUSTIFICATIVA
5. Verifique se a sonda está locada (Habilidade 12.4). Conectar a seringa e instilar 30 mL de ar e, em seguida, aspirar 5 a 10 mL de secreções gástricas ou intestinais. Observar a aparência do aspirado e realizar a medida do pH.	O líquido gástrico de um paciente que esteja em jejum há 4 horas normalmente tem um pH de 1,0 a 4,0. O líquido do intestino delgado de um paciente em jejum é usualmente maior do que 6,0. O paciente com sonda gástrica de alimentação contínua pode ter um pH de 5,0 ou mais alto. O pH do líquido pleural é geralmente maior do que 6,0 (Metheny, 2006).
6. Verificar o volume residual gástrico antes de cada alimentação intermitente e a cada 4 a 6 horas para alimentações contínuas (Metheny, 2006).	O volume residual intestinal é muito pequeno (≤ 10 mL); caso o volume residual seja maior que 10 mL, pode ter ocorrido o deslocamento da sonda no estômago.

> ⚡ **ALERTA DE SEGURANÇA** Maior quantidade de líquido pode ser normalmente retirada a partir de sondas de grande calibre do que a partir de sondas de alimentação de pequeno calibre. Desse modo, volumes altos nem sempre são detectados quando são utilizadas sondas de pequeno calibre, uma vez que os orifícios da sonda devem se apoiar em líquido para que um volume residual seja aspirado (Metheny *et al.*, 2008).

a. Aspirar 30 mL de ar na seringa e conectá-la à sonda de alimentação. Injetar o ar e puxar o êmbolo de volta lentamente; aspirar a quantidade total de conteúdo gástrico (ilustração).

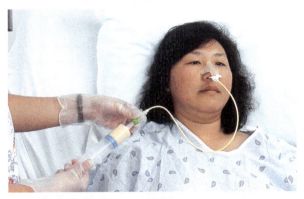

ETAPA 6A Verificar o volume residual gástrico.

b. Retornar o conteúdo aspirado ao estômago, a menos que o volume exceda 200 mL (duas vezes) ou 250 mL (uma vez) (verificar a política da instituição). No caso de uma sonda NE, o volume residual deve ser de 10 mL ou menos.	As categorias de identificadas como significativas foram de pacientes tendo dois ou mais medidas de volumes residuais gástricos de pelo menos 200 mL e de pacientes tendo um ou mais volume residual gástrico de pelo menos 250 mL (Metheny *et al.*, 2008).
7. Lavar a sonda com 30 mL de água. Remover a seringa e ocluir a extremidade da sonda.	
8. Iniciar a alimentação.	
a. *Seringa para alimentação intermitente*	
(1) Apertar a extremidade proximal da sonda de alimentação e remover o dispositivo de oclusão.	Previne que ar em excesso entre no estômago do paciente e que ocorra escape do conteúdo gástrico.
(2) Remover o êmbolo da seringa e conectar a seringa na extremidade da sonda.	A seringa recebe a fórmula para instilação.
(3) Preencher a seringa com a fórmula alimentar. Soltar a sonda, elevar a seringa a não mais do que 45 cm acima do local de inserção da sonda e deixá-la esvaziar lentamente por gravidade. Repetir até que se chegue à quantidade prescrita da fórmula.	A altura da seringa permite um fluxo seguro e lento em função da gravidade. A liberação total da alimentação da seringa leva vários minutos, dependendo do volume. A infusão rápida causa desconforto abdominal e aumenta o risco de aspiração.
b. *Bolsa de alimentação para alimentação intermitente*	
(1) Apertar a extremidade proximal da sonda de alimentação e remover o dispositivo de oclusão.	Previne que o ar em excesso entre no estômago do paciente e que ocorra escape do conteúdo gástrico.

ETAPAS	JUSTIFICATIVA
(2) Prender a extremidade do equipo da fórmula enteral à extremidade da sonda de alimentação. Marcar o conjunto de administração como "sonda apenas para alimentação". (OBSERVAR: Alguns fabricantes agora fornecem sondas de alimentação rotuladas "apenas para alimentação").	Uma conexão enteral errônea é uma conexão inadvertida entre o equipo de nutrição enteral e uma via de administração não enteral, tais como um cateter intravascular, um cateter de diálise peritoneal ou uma tubulação de gás medicinal (ASPEN, 2009). A rotulação previne uma conexão errônea.
(3) Controlar o fluxo de infusão ajustando o dispositivo de rolagem do equipo que controla o fluxo em gotas que é administrado ou conectando o equipo a uma bomba de infusão. Deixar a bolsa esvaziar gradualmente por 30 a 60 minutos até terminar (ilustração). Fechar o dispositivo de rolagem. Marcar a bolsa com o tipo de alimentação por sonda, fluxo e quantidade a ser administrada. Incluir a data e o tempo de administração, bem com a identificação do paciente e do profissional que está administrando.	O esvaziamento gradual da alimentação por sonda pela gravidade a partir da bolsa de alimentação reduz o risco de desconforto abdominal, de vômito ou de diarreia induzidos pela administração em bólus ou por uma infusão rápida demais da alimentação pela sonda.

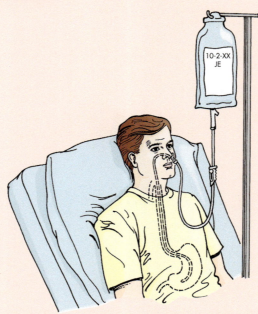

ETAPA 8B(3) Administrar a alimentação intermitente.

(4) Trocar a bolsa e o equipo a cada 24 horas.	Diminui o risco de colonização bacteriana.
c. *Método de gotejamento contínuo*	O método de alimentação contínua é destinado a administrar a dieta em um fluxo de infusão prescrito. Esse método reduz o risco de desconforto abdominal.
(1) Conectar a extremidade distal do equipo de administração da fórmula enteral à extremidade proximal da sonda de alimentação como nas Etapas 8b(1) e 8b(2).	
(2) Conectar o equipo por meio da bomba de alimentação por sonda e ajustar o fluxo, ou abrir o dispositivo de rolagem do equipo para o controle da infusão. Monitorizar continuamente o fluxo de administração da dieta.	Libera a alimentação contínua a um nível e pressão estáveis. A bomba de alimentação dispara um alarme quando a resistência aumentada é detectada.

⚡ **ALERTA DE SEGURANÇA** O tempo máximo de infusão para uma fórmula é de 8 horas em um sistema aberto e de 24 a 48 horas em um sistema fechado pronto para instalar (caso ele permaneça fechado). Remeter-se às diretrizes do fabricante (ASPEN, 2009).

⚡ **ALERTA DE SEGURANÇA** Usar bombas projetadas para alimentação por sonda (e não bombas para administração intravenosa de líquidos).

(Continua)

HABILIDADE 12.5 Administração de Alimentação Através de Sondas Nasogástrica

ETAPAS	JUSTIFICATIVA
9. Avançar gradualmente o fluxo de concentração da alimentação por sonda (Tabela 12-4).	Ajuda a prevenir diarreia e intolerância gástrica à fórmula.
10. Durante o tempo em que o paciente estiver recebendo a dieta, lavar a sonda de alimentação com 30 mL de água. Repetir o procedimento a cada 4 a 6 horas (verificar a política da instituição) (Habilidade 12.4).	Proporciona uma fonte de água ao paciente para manter o equilíbrio hídrico e eletrolítico, além de lavar os resíduos de fórmula presentes na sonda.
11. Quando o paciente estiver recebendo uma alimentação intermitente por sonda, encapar ou clampear a extremidade proximal da sonda de alimentação.	Previne que o ar entre no estômago entre alimentações.
12. Enxaguar a bolsa e o equipo com água quente sempre que as alimentações forem interrompidas. Usar um novo conjunto de administração aberta a cada 24 horas. Os conjuntos de administração para fórmulas de sistema fechado devem ser trocados de acordo com as diretrizes do fabricante (ASPEN, 2009).	Previne a contaminação bacteriana da solução de alimentação.
13. **Veja Protocolo de Conclusão (ao final do livro).**	

TABELA 12-4 PROGRESSÃO DA ALIMENTAÇÃO POR SONDA

INTERMITENTE	CONTÍNUA
Começar a fórmula com potência máxima para fórmulas isotônicas (300 a 400 mOsm) (ASPEN, 2009) ou na concentração prescrita.	Começar a fórmula em potência máxima para fórmulas isotônicas (300 a 400 mOsm) (ASPEN, 2009). Normalmente fórmulas hipotônicas também são iniciadas em potência máxima, mas em um fluxo mais lento.
Infundir a fórmula durante pelo menos 20 a 30 minutos via seringa ou recipiente de alimentação.	Começar o fluxo da infusão conforme planejado.
Começar as alimentações com não mais do que 150 a 250 mL por vez. Aumente em torno de 50 mL da alimentação por dia para alcançar o volume e as calorias necessárias em 6 a 8 refeições (Observar: Fórmulas concentradas em potência máxima podem ser infundidas a um fluxo mais lento até que a tolerância seja alcançada).	Avançar o fluxo lentamente (p. ex., 10 a 20 mL/h/dia) até o fluxo-alvo, se tolerado (a tolerância é indicada pelo baixo volume residual gástrico e ausência de náuseas e diarreia).

AVALIAÇÃO

1. Medir o volume residual de acordo com o regulamento, normalmente a cada 4 a 6 horas.
2. Monitorar o nível de glicose no sangue (glicemia) por meio de picada no dedo conforme prescrito, especialmente em pacientes em risco (p. ex., pacientes com diabetes ou insuficiência renal).
3. Monitorar a ingesta e a eliminação pelo menos a cada 8 horas e calcular os totais diários a cada 24 horas (Worthington e Reyen, 2004).
4. Pesar o paciente diariamente até que a progressão máxima do fluxo de alimentação máximo seja alcançado e mantido por 24 horas e, em seguida, pesar o paciente três vezes por semana.
5. Monitorar os valores de exames laboratoriais.
6. Observar o padrão respiratório do paciente.
7. Avaliar o nível de conforto do paciente (cólicas).
8. Auscultar os sons intestinais.

Resultados Inesperados e Intervenções Relacionadas

1. A sonda de alimentação se torna obstruída. A aspiração frequente do conteúdo gástrico e a frequente administração de medicações sem a lavagem adequada aumentam a ocorrência de obstrução das sondas de alimentação (Reising e Neal, 2005).
   a. Tentar lavar a sonda com água.
   b. Produtos especiais estão disponíveis para desobstruir sondas de alimentação; não usar soda e suco.
   c. Suspender a alimentação e notificar o médico.
   d. Manter o paciente em posição semi-Fowler.
2. O volume residual gástrico excede 250 mL uma vez ou 200 mL duas vezes (ver a política da instituição).
   a. Suspender a alimentação e notificar o médico.
3. O paciente aspira a fórmula.
   a. Ver Habilidade 12.2, Resultados Inesperados e Intervenções Relacionadas.
4. O paciente apresenta grande quantidade de diarreia (mais de três evacuações com fezes moles em 24 horas).
   a. Notificar o médico. Reunir-se com o nutricionista para determinar se há a necessidade de troca da fórmula.
   b. Considerar outras causas (p. ex., contaminação bacteriana da alimentação).

c. Fornecer cuidados com a pele.
d. Determinar se o paciente está recebendo medicações (p. ex., contendo sorbitol) que induzam a diarreia.
5. O paciente desenvolve náuseas e vômitos, os quais podem indicar um íleo gástrico.
   a. Suspender a alimentação por sonda e notificar o médico.
   b. Certificar-se de que a sonda está patente; aspirar para verificar o volume gástrico residual.
6. O líquido residual gástrico tem odor fétido ou aparência incomum.
   a. Não devolver o material de volume residual de odor ou aparência incomum sem primeiro consultar o médico.

Registro e Relato

- Registrar a quantidade e o tipo de alimentação, o volume residual gástrico, o fluxo da infusão (alimentação contínua), a resposta do paciente à alimentação por sonda, a patência da sonda e as condições da pele no local de inserção da sonda.
- Registrar o volume da fórmula e qualquer água adicional na forma da medida da ingesta e da eliminação.
- Relatar o tipo de alimentação, o fluxo da infusão (alimentação contínua), as condições da sonda de alimentação, a tolerância do paciente e os resultados adversos.

Amostra de Documentação

15h   Sonda de alimentação NG Dobhoff locada, posição confirmada com resultado da medida de pH igual a 4,0. Volume residual gástrico de 80 mL, devolvido ao estômago. Alimentação contínua infundindo a 55 mL/h. A sonda irriga com dificuldade. Não foi observada irritação nasal.

Considerações Especiais

Pediatria

- Em crianças gravemente doentes que estejam recebendo alimentações contínuas, verificar o volume residual gástrico a cada 4 horas e suspenda a alimentação caso o volume exceda o volume total administrado nas horas anteriores. Se as alimentações são em bólus, verificar o volume residual gástrico antes da próxima alimentação e suspendê-la caso este seja mais da metade do volume da alimentação prévia (ASPEN, 2009).
- A alimentação intermitente é preferencial em bebês devido à possível perfuração do estômago, obstrução da via aérea nasal, ulceração e irritação às membranas mucosas com alimentações contínuas. Normalmente, uma alimentação intermitente a uma criança pequena leva de 20 a 30 minutos para ser administrada, mais ou menos o tempo que uma mamadeira leva para alimentar a criança. Segure a criança e ofereça uma chupeta durante a alimentação para simular uma experiência de alimentação por mamadeira mais natural (Axelrod et al., 2006).
- Sondas NG temporárias de pequeno calibre são frequentemente colocadas em bebês logo após cada alimentação e removidas em seguida.
- Para um recém-nascido, um volume residual gástrico excessivo é mais de 20% da quantidade esperada. Para uma criança com mais idade, um volume residual gástrico excessivo é maior do que 50% da quantidade esperada.

Geriatria

- Alguns idosos são mais suscetíveis à hiperglicemia relacionada à intolerância à glicose derivada do diabetes ou de outros fatores.
- Alguns idosos apresentam um esvaziamento gástrico reduzido, de modo que a fórmula permanece no estômago por mais tempo do que em pacientes mais jovens. Verificações do volume residual gástrico são de importância especial em pacientes com cognição prejudicada, para diminuir o risco de aspiração durante a alimentação gástrica.

Assistência Domiciliar (*Home Care*)

- Instruir o cuidador da família e/ou o paciente sobre:
  - como administrar alimentações e monitorar os sintomas de desconforto, diarreia e aspiração.
  - como monitorar a ingesta e a eliminação utilizando dispositivos de medição domésticos.
  - como proporcionar cuidados com a pele ao redor dos locais de inserção das sondas (Instrução para o Procedimento 12.1)

INSTRUÇÃO PARA O PROCEDIMENTO 12.1
Cuidados com os Locais de Inserção das Sondas de Alimentação Enteral

O local de saída de sondas de alimentação, incluindo o nariz e a superfície abdominal, pode facilmente se tornar irritado em razão do atrito da sonda contra a pele. Os pacientes desenvolvem pequenas úlceras da mucosa nasal quando sondas de alimentação são colocadas no mesmo lugar por um período prolongado e quando cuidados adequados com o local não são fornecidos. Muito embora sondas de gastrostomia e de jejunostomia frequentemente tenham pequenos curativos colocados ao redor do local de inserção da sonda, a irritação e a erosão da pele podem levar a uma infecção. A avaliação de rotina e o fornecimento de cuidados com o local de inserção tornam os pacientes mais confortáveis e reduzem a incidência de complicações cutâneas.

Considerações sobre Delegação

Os cuidados com o local de inserção de uma sonda de alimentação enteral não podem ser delegados a auxiliares e técnicos de enfermagem. Instrua-os a:

- informar ao enfermeiro sobre quaisquer queixas de desconforto do paciente no local de inserção.
- informar ao enfermeiro de qualquer drenagem no curativo do local de inserção.

Equipamento

- Solução salina em recipiente datado e rubricado na cabeceira do paciente;
- Curativos de gaze;
- Dispositivo de fixação da sonda; fita hipoalergênica ou curativo transparente (para sonda NG);
- Curativo de gaze preparado para locais onde pode haver drenagem (para sondas de gastrostomia e de jejunostomia);
- Fita, tintura de benzoína e protetor de barreira para a pele;
- Luvas de procedimento.

INSTRUÇÃO PARA O PROCEDIMENTO 12.1
Cuidados com os Locais de Inserção das Sondas de Alimentação Enteral (*Cont.*)

Etapas do Procedimento

1. Inspecionar as condições da pele no local de inserção da sonda, procurando por inflamação, sangramento, escoriações, drenagem e sensibilidade. No caso de sondas de gastrostomia e de jejunostomia, se um curativo estiver no lugar, adiar a inspeção até que o curativo seja removido. *Justificativa: Fornece bases para a avaliação das condições do local de inserção.*
2. Para uma sonda NG, observar a posição da marca de tinta no local de inserção que indica a localização da sonda. *Justificativa: Fornece um ponto de referência para prevenir que a sonda seja exteriorizada ou que seja acidentalmente inserida mais do que deve.*
3. Determinar se o local de saída da gastrostomia ou jejunostomia é para ser deixado aberto ao ar ou coberto com um curativo. Verificar a prescrição do médico ou a política da instituição.
4. **Veja Protocolo Padrão (ao final do livro).**
5. *Cuidados com o local de saída da sonda NG*
   a. Usar a mão não dominante para fixar a sonda NG à medida que a fita velha, o dispositivo de fixação ou o curativo transparente que prende a sonda é removido.
   b. Com a fita ou o aparelho de fixação removido, inspecionar mais uma vez as condições da pele e da narina.
   c. Pegar um curativo de gaze umedecido em salina e limpar delicadamente ao redor do local de inserção. Remover qualquer resíduo da fita.
   d. Substituir o antigo dispositivo de fixação com uma nova fita, curativo transparente ou dispositivo de fixação comercial (Etapas 18a e 18b, Habilidade 12.3).
6. *Cuidados com o local de gastrostomia e jejunostomia*
   a. Remover o curativo antigo (se presente) e descartar em um recipiente apropriado.
   b. Avaliar o local de saída quanto a evidências de escoriações, drenagem, infecção ou sangramento.
   c. Limpar a pele ao redor do local com água aquecida e sabonete, utilizando gazes (Vukson, 2008).
   d. Girar o amortecedor externo em 90 graus (Fig. 12-3).
   e. Secar o local completamente. Aplicar uma fina camada de barreira protetora da pele ao local de saída, se indicado (p. ex., local escoriado).
   f. Se um curativo estiver prescrito, colocar um curativo de gaze sobre o dispositivo externo. OBSERVAR: Não colocar o curativo sob a porção ocluída que se abre para a parte externa, colocar o curativo apenas ao redor deste; caso seja todo ocluído, isso pode causar erosão ao tecido gástrico ou pressão à parede abdominal interna.
   g. Prender o curativo com a fita.
   h. Colocar a data, a hora e as suas iniciais no novo curativo.
7. **Veja Protocolo de Conclusão (ao final do livro)**
8. Documentar nas anotações de enfermagem a aparência do local de saída, a drenagem observada e a aplicação de curativos.
9. Relatar ao médico quaisquer complicações no local de saída.
10. Avaliar rotineiramente as condições do local de saída a cada turno.

PERGUNTAS DE REVISÃO

Estudo de Caso para as Perguntas 1 e 2
Após quatro dias de hospitalização, um paciente desenvolveu uma grave sepse e não tolerou a alimentação oferecida por via oral. Uma sonda de alimentação NG de pequeno calibre havia sido inserida 12 horas atrás. O paciente está recebendo uma infusão contínua de uma fórmula por sonda. O paciente pesou 74 kg antes de ser iniciada a alimentação pela sonda NG.

1. Quando o enfermeiro verifica a posição da sonda, qual dos seguintes valores de pH deve ser esperado?
   1. 7,0
   2. 4,0
   3. 5,0
   4. 3,0
2. O enfermeiro se prepara para irrigar a sonda de alimentação para prevenir a obstrução desta. O uso de água estéril para irrigação é indicado em qual situação? Selecione todas que se aplicam.
   1. Quando o pH do aspirado gástrico é < 4.
   2. Durante a irrigação de rotina, a cada 4 horas.
   3. Após a administração de uma medicação através da sonda.
   4. Quando o paciente que está recebendo uma alimentação por sonda for imunocomprometido.
3. Um enfermeiro é designado a prestar cuidados a um paciente com o diagnóstico de acidente vascular encefálico, o qual afetou o lado esquerdo de seu corpo. O paciente é destro. Naquele dia, durante o café da manhã, à medida que o paciente se alimentava sozinho, o enfermeiro observou uma série de sinais clínicos. Quais das seguintes opções sugere que o paciente esteja em risco de aspiração? Selecione todas as que se aplicam.
   1. Voz rouca.
   2. Dificuldade em sorrir.
   3. Tosse ao se alimentar.
   4. Aversão ao alimento.
   5. Alteração no paladar.
4. Quando é oferecida a alimentação a um paciente que se sabe que apresenta disfagia, qual das seguintes intervenções previne o refluxo gástrico?
   1. Monitoramento de leituras de oxímetro de pulso.
   2. Fornecimento de higiene oral ao paciente antes da alimentação.
   3. Posicionamento do paciente em posição vertical em uma cadeira.
   4. Adição de um espessante a líquidos ralos.
5. Um enfermeiro observa um estudante de enfermagem realizando a irrigação de uma sonda de alimentação. O paciente está recebendo uma alimentação contínua por sonda. Qual das seguintes observações realizadas pelo enfermeiro sugere que o estudante está seguindo corretamente o protocolo de irrigação?
   1. Quatro horas após a última irrigação, o estudante aspira 30 mL de ar em uma seringa de irrigação, instila-o na sonda de alimentação, remove o líquido para verificar a localização, dobra a sonda, aspira 30 mL de água na seringa

de irrigação, insere a ponta da seringa na extremidade da sonda de alimentação e irriga a sonda.
2. Oito horas após a última irrigação, o estudante aspira 30 mL de ar em uma seringa de irrigação, instila-o na sonda de alimentação, remove o líquido para verificar a localização, dobra a sonda, aspira 30 mL de água em uma seringa de irrigação, insere a ponta da seringa na extremidade da sonda de alimentação e irriga a sonda.
3. Quatro horas após a última irrigação, o estudante aspira 30 mL de ar em uma seringa de irrigação, instila-o na sonda de alimentação, aspira 30 mL de água na seringa de irrigação, insere a seringa na extremidade da sonda de alimentação e irriga a sonda.
4. Oito horas após a última irrigação, o estudante aspira 30 mL de ar em uma seringa de irrigação, instila-o na sonda de alimentação, aspira 30 mL de água na seringa de irrigação, insere a seringa na extremidade da sonda de alimentação e irriga a sonda.

6. Um paciente em uma unidade de oncologia clínica vem recebendo alimentações contínuas por sonda pelos últimos dois dias. Durante uma avaliação pela manhã, o enfermeiro reúne as informações sobre a tolerância do paciente e sua resposta à alimentação por sonda NG. Quais das seguintes opções são resultados inesperados das alimentações? Selecione todas as que se aplicam.
   1. O paciente apresenta sinais de aspiração.
   2. O paciente desenvolve sintomas de constipação.
   3. A sonda do paciente produz um volume residual gástrico de 300 mL.
   4. A sonda do paciente não pode ser irrigada.
   5. O paciente apresenta uma pequena úlcera na parte interna da narina.

7. Quando um enfermeiro educa pacientes e familiares sobre suas necessidades nutricionais, a segurança com alimentos é um importante tópico. Quais das seguintes precauções asseguram que é seguro consumir os alimentos preparados? Selecione todas as que se aplicam.
   1. Lavar as mãos com água aquecida e sabão antes de tocar o alimento.
   2. Estimular a ingesta de leite não pasteurizado.
   3. Manter os alimentos adequadamente refrigerados a 4,4° C.
   4. Não guardar sobras por mais de uma semana na geladeira.

8. Um paciente que está no segundo dia pós-operatório apresenta uma função normal de seu trato gastrintestinal, mas é incapaz de mastigar, em decorrência de uma cirurgia facial. Qual das dietas abaixo seria a de maior benefício para esse paciente?
   1. Dieta líquida clara.
   2. Dieta com alto teor de fibras.
   3. Dieta mecânica.
   4. Dieta pastosa.

9. O enfermeiro que cuida de um paciente na casa de repouso observa que o paciente rotineiramente apresenta uma evacuação a cada 3 a 4 dias e às vezes as fezes são de consistência notadamente endurecida. O paciente está alerta e é capaz de tolerar alimentos sólidos. O paciente usa dentaduras. A melhor seleção de dieta para este paciente seria:
   1. Dieta pastosa.
   2. Dieta com alto teor de fibras.
   3. Dieta modificada de lipídios.
   4. Dieta com baixo teor de resíduos.

10. Um paciente na unidade de neurocirurgia está se recuperando de uma injúria traumática que resultou em uma fratura vertebral instável. Ele é ordenado a permanecer em posição dorsal e está em leito com colchão de ar para prevenir úlceras de pressão. Em qual das seguintes posições o enfermeiro deve manter o paciente antes de uma alimentação por sonda?
    1. Cabeceira do leito elevada em 90 graus.
    2. Posição de Trendelenburg reversa.
    3. Posição lateralizada.
    4. Posição de Trendelenburg.

REFERÊNCIAS

Abe S and others: Tongue-coating as risk indicator for aspiration pneumonia in edentate elderly, *Arch Gerontol Geriatr* 47(2):267, 2008.

American Society for Parenteral and Enteral Nutrition (ASPEN): *The science and practice of nutrition support: a case-based core curriculum*, Dubuque, Iowa, 2007, Kendall Hunt.

American Society for Parenteral and Enteral Nutrition (ASPEN): ASPEN Enteral Nutrition Practice Recommendations, *JPEN J Parenter Enteral Nutr* 22:122, 2009.

Ashley J and others: Speech, language, and swallowing disorders in the older adult, *Clin Geriatr Med* 22:291, 2006.

Axelrod D and others: Pediatric enteral nutrition, *JPEN J Parenter Enteral Nutr* 29(Suppl):S21, 2006.

Baskin WN: Acute complications associated with bedside placement of feeding tubes, *Nutr Clin Pract* 21:40, 2006.

Ebersole P and others: *Toward healthy aging*, ed 7, St Louis, 2008, Mosby.

Flesher ME and others: Assessing the metabolic and clinical consequences of early enteral feeding in the malnourished patient, *JPEN J Parenter Enteral Nutr* 29:108, 2005.

Hockenberry MJ, Wilson D: *Wong's nursing care of infants and children*, ed 8, St Louis, 2007, Mosby.

Lengyel CO and others: Nutrient inadequacies among elderly residents of long-term care facilities, *Can J Diet Pract Res* 69(2):82, 2008.

Mathus-Vliegen EMH and others: Analysis of bacterial contamination in an enteral feeding system, *JPEN J Parenter Enteral Nutr* 29:519, 2006.

Meals on Wheels Association of America: *FAQ*, http://www.mowaa.org/index.asp, acessado em junho 2009.

Metheny N: Preventing aspiration in older adults with dysphagia, *Medsurg Nurs* 16(4):271, 2007.

Metheny NA: Preventing respiratory complications of tube-feeding: evidence-based practice, *Am J Crit Care* 15:360, 2006.

Metheny NA and others: Gastric residual volume and aspiration in critically ill patients receiving gastric feedings, *Am J Crit Care* 17(6):512, 2008.

Metheny NA and others: Effectiveness of an aspiration risk-reduction protocol, *Nurs Res* 59(1):18, 2010.

Munro C and others: Oral health measurements in nursing research: state of the science, *Biol Res Nurs* 8(1):35, 2006.

Nowlin A: The dysphagia dilemma: How you can help, *RN* 69(6):44, 2006.

Palmer JL, Metheny NA: Preventing aspiration when a patient eats or during hand-feeding of the patient, *AJN* 108(2):40, 2008.

Prasse JE, Kikano GE: An overview of pediatric dysphagia, *Clin Pediatr* 48(3):247, 2009.

Ramsey D and others: Silent aspiration: what do we know? *Dysphagia* 20(3):218, 2005.

Rauen C and others: Seven evidence-based practice habits: putting some sacred cows out to pasture, *Crit Care Nurs* 28(2):98, 2008.

Reising DL, Neal RS: Enteral tube flushing, *Am J Nurs* 105(3):58, 2005.

Roberts S and others: Devices and techniques for bedside enteral feeding tube placement, *Nutr Clin Pract* 22:412, 2007.

Suiter DM, Leder SB: Clinical utility of the 3-ounce water swallow test, *Dysphagia* 23(3):244, 2008.

The Joint Commission (TJC): *Comprehensive accreditation manual for hospitals: the official handbook*, Oakbrook Terrace, Ill, 2009, JCAHO, http://www.jointcommission, acessado em junho 2009.

The Joint Commission (TJC): *2010 National Patient Safety Goals*, Oakbrook Terrace, Ill, 2010, The Commission, available at http://jointcommission.org/PatientSafety/NationalPatientSafetyGoals/.

Trapl M and others: Dysphagia bedside screening for acute-stroke patients: the Gugging Swallowing Screen, *Stroke* 38(111):2948, 2007.

Vukson K: G-tubes and skin care, Oh My! *Gastroenterol Nurs* 31(4):305, 2008.

Westergren A: Detection of eating difficulties after stroke: a systematic review, *Int Nurs Rev* 53(2):143, 2006.

White G and others: Dysphagia: causes, assessment, treatment, and management, *Geriatrics* 63(5):15, 2008.

Worthington PH, Reyen L: Selecting candidates and delivery methods for enteral nutrition. In Worthington PH, editor: *Practical aspects of nutrition support*, Philadelphia, 2004, Elsevier.

CAPÍTULO 13

Controle da Dor

Habilidade 13.1 Tratamento não Farmacológico da Dor, 289
Instrução para o Procedimento 13.1 Relaxamento e Imaginação Guiada, 297
Habilidade 13.2 Tratamento Farmacológico da Dor, 299
Habilidade 13.3 Analgesia Controlada pelo Paciente, 302
Habilidade 13.4 Analgesia Epidural, 307
Habilidade 13.5 Bomba de Infusão de Anestésico Local para Analgesia, 312

A dor é o motivo mais comum pelo qual uma pessoa procura cuidados médicos. Os pacientes sofrem várias formas de estresse, passam por procedimentos dolorosos e vivenciam doenças que causam dor intensa. Além disso, o fato de permanecer em um ambiente hospitalar e de os sintomas da doença piorarem diminuem o nível de conforto do paciente. Oferecer a assistência ao paciente visando ao conforto dele é um desafio. Entre as atribuições do enfermeiro, está a responsabilidade de criar um ambiente confortável e de seguir os princípios do controle da dor.

O controle adequado da dor é uma prioridade em ambientes de cuidado à saúde. Os pacientes esperam um bom controle da dor. Organizações de acreditação, como a The Joint Comission (TJC), estipularam metas para o controle efetivo e rápido da dor (TJC, 2009). A Agency for Healthcare Research and Quality (AHRQ), a American Pain Society (APS) e a Organização Mundial da Saúde (OMS) têm estabelecido diretrizes para o controle da dor. As técnicas analgésicas para o controle da dor neste texto são para uso isolado ou em combinação, dependendo das necessidades do paciente.

CUIDADO CENTRADO NO PACIENTE

Em razão de a dor ser única para cada indivíduo, é importante reconhecer todos os fatores que influenciam a dor de um paciente e então integrar esses fatores para uma abordagem individualizada para o controle da dor. O controle efetivo da dor começa com uma avaliação completa do paciente, a qual inclui a observação sobre a forma de enfrentamento utilizado pela pessoa, seu estado físico, suas experiências dolorosas prévias, sua cultura e etnicidade e sua saúde emocional. Uma avaliação real, rápida e precisa requer que o enfermeiro trabalhe com pacientes e seus familiares e que explore a experiência da dor através dos olhos do paciente. O enfermeiro deve ser objetivo, deve escutar e explorar cuidadosamente qualquer sintoma que o paciente expressar. A comunicação terapêutica efetiva é a chave para o recolhimento de informações necessárias para diagnosticar precisamente o motivo da dor do paciente para então intervir apropriadamente.

A diversidade cultural é um fator que influencia a experiência de dor do paciente e sua abordagem em relação à avaliação e manejo da dor. Im *et al.* (2009) estudaram a experiência dolorosa de caucasianos, hispânicos, afro-americanos e pacientes asiáticos por meio da condução de entrevistas *online*. Todos os pacientes falaram sobre problemas de comunicação com seus médicos. Isso é importante considerar quando cuidar de qualquer paciente, já que uma abordagem carinhosa e desprovida de julgamentos é necessária para ganhar a confiança do paciente e então aprender como a dor o afeta. Os pesquisadores também descobriram que pacientes caucasianos focam em como controlar a dor e selecionar a terapia, enquanto as minorias étnicas tentam controlar a dor minimizando-a e agindo como se a dor fosse normal (Im *et al.*, 2009). A aprendizagem sobre a forma pela qual o paciente espera controlar a dor pode ajudar o enfermeiro a selecionar estratégias analgésicas. Por exemplo, um paciente caucasiano pode aceitar o uso de dispositivos de analgesia controlada pelo paciente (ACP) mais prontamente do que um paciente de outra etnia. Sempre avalie o significado da dor para os pacientes, como eles expressam a dor e as várias abordagens que eles utilizam para o alívio da dor.

SEGURANÇA

A segurança do paciente durante o controle da dor começa com a tentativa inicial de utilização da terapia menos invasiva em conjunto com outros medicamentos analgésicos utilizados previamente. Por exemplo, uma enfermeira domiciliar pode aprender que o simples reposicionamento de um paciente, o controle do barulho no ambiente e a administração de um copo de chá de ervas o ajudam a relaxar e a dormir mesmo quando está sentindo uma dor crônica nas costas. Não subestime a dor. A dor aguda e descontrolada pode ameaçar o bem-estar do paciente. Por exemplo, se um paciente está recebendo alívio insuficiente da dor por meio de analgésicos administrados se necessário (SN), consulte o médico sobre a possibilidade de um esquema de administração de horário fixo. Finalmente, a segurança no tratamento da dor exige que o enfermeiro conheça a ação e os efeitos adversos dos medicamentos analgésicos disponíveis para o controle da dor, para que possa monitorar de forma competente os pacientes e agir quando os efeitos adversos ocorrerem.

HABILIDADE 13.1 Tratamento não Farmacológico da Dor

QUADRO 13-1 — AVALIAÇÃO DA DOR EM PACIENTE NÃO VERBAL

Abordagens de Avaliação Recomendadas
- Tentar obter um autorrelato de dor utilizando resposta sim/não ou vocalizações.
- Explicar por que o autorrelato não pode ser utilizado.
- Pesquise causas potenciais de dor utilizando técnicas de exame físico (p. ex., palpação).
- Assumir que a dor está presente após descartar outros problemas (infecção, constipação) que poderiam causá-la.
- Identificar condições patológicas ou procedimentos que podem causar dor.
- Observar o comportamento do paciente (p. ex., expressões faciais, vocalizações, movimentos corporais, tais como proteger partes do corpo, alterações no estado mental ou interações) que indicam dor. Esse varia com base no nível de desenvolvimento do paciente.
- Questionar familiares, pais e responsáveis com vistas a um relato alternativo.

Utilizando uma Escala de Avaliação Comportamental da Dor
- Utilizar escalas confiáveis e válidas para garantir que critérios apropriados sejam usados na avaliação (p. ex., IADPN para idosos).
- Selecionar uma escala apropriada para cada paciente (como uma escala analógica visual *versus* escalas FACES); nenhuma escala é exigida para todos os grupos específicos de pacientes.
- Sinais vitais não são indicadores sensíveis da presença de dor.

Adaptado de Herr K et al.: Pain assessment in the nonverbal patient: position statement with clinical practice recommendations, *Pain Manag Nurs* 7(2):44, 2006; Horgas AL et al.: Assessing pain in persons with dementia: relationships among the noncommunicative patient's pain assessment instrument, self-report, and behavioral observations, *Pain Manag Nurs* 8(2):77, 2007.
IADPN, Instrumento de Avaliação da Dor em Pacientes Não Verbais

TENDÊNCIAS NA PRÁTICA BASEADA EM EVIDÊNCIA

Herr K et al.: Pain assessment in the nonverbal patient: position, statement with clinical practice recommendations, *Pain Manag Nurs* 7(2):44, 2006.

Horgas AL et al.: Assessing pain in persons with dementia: relationships among the noncommunicative patient's pain assessment instrument, self-report, and behavioral observations, *Pain Manag Nurs* 8(2):77, 2007.

A avaliação da dor é complicada quando um paciente apresenta alguma alteração no raciocínio, reconhecimento, comunicação ou capacidade de relatar verbalmente a dor. Por isso, é importante que os enfermeiros utilizem técnicas apropriadas para a avaliação da dor (Quadro 13-1). Uma força-tarefa da American Society for Pain Management Nursing (ASPMN, 2006) tem desenvolvido guias de prática clínica para a avaliação da dor e princípios terapêuticos associados. Além disso, Horgas *et al.* (2007) testaram e aperfeiçoaram um novo instrumento de avaliação da dor, o Instrumento de Avaliação da Dor em Pacientes Não Comunicativos (NOPPAIN), que oferece esperança na avaliação de dor em pacientes idosos que não se comunicam. O NOPPAIN é conciso e fácil de utilizar. A experiência sugere que nenhuma estratégia única de avaliação utilizada é suficiente e que os enfermeiros devem utilizar uma abordagem de avaliação da dor abrangente para pacientes não verbais vulneráveis.

HABILIDADE 13.1 — TRATAMENTO NÃO FARMACOLÓGICO DA DOR

O controle efetivo da dor não significa, necessariamente, a sua eliminação. A utilização de uma combinação de protocolos não farmacológicos e farmacológicos permite aos pacientes alcançar um nível de alívio da dor, o qual, por sua vez, os ajuda nas atividades dentro de suas limitações. O enfermeiro deve sempre trabalhar com o paciente para garantir que o nível de controle da dor seja aceitável. Além disso, a colaboração com médicos e outros enfermeiros é essencial para o maior alívio da dor possível.

Uma variedade de intervenções não farmacológicas está disponível para diminuir a dor do paciente. Utilizar essas intervenções em combinação com medidas farmacológicas, e não em substituição aos medicamentos, a menos que a dor seja mínima. Técnicas não farmacológicas diminuem os efeitos físicos da dor, alteram a percepção dolorosa do paciente e fornecem ao paciente um senso maior de controle (Quadro 13-2). Muitas dessas técnicas disparam uma resposta de relaxamento pela estimulação do sistema nervoso parassimpático (SNP). A dor frequentemente causa tensão muscular e ansiedade; por isso, a estimulação do SNP alivia essas respostas. Intervenções não farmacológicas são apropriadas para pacientes que gostam de sua utilização, que estão ansiosos ou com medo, que se beneficiem da retirada ou diminuição de fármacos, ou que apresentam alívio incompleto da dor com intervenções farmacológicas como terapia única (Whitehead-Pleaux *et al.*, 2006).

COLETA DE DADOS

1. Avaliar o risco de dor para o paciente (p. ex., naqueles que sofrerão procedimentos invasivos, em pacientes ansiosos ou naqueles incapazes de comunicar-se). *Justificativa: Permite que o enfermeiro antecipe a necessidade do controle da dor.*
2. Perguntar aos pacientes se eles sentem dor. Idosos ou pacientes de várias culturas podem não admitir que estão com dor. Tente utilizar outros termos, como machucado ou desconforto. *Justificativa: Não há nenhum exame objetivo para medir a dor. Aceitar o relato de dor do paciente (SAD, 2008). Em pacientes de diferentes culturas, observar indicadores de dor não verbais, como caretas ou cerrar dos dentes, e perguntar a pessoas próximas do paciente se elas acreditam que ele esteja com dor. Muitos*

QUADRO 13-2 — MEDIDAS NÃO FARMACOLÓGICAS PARA O CONTROLE DA DOR*

Relaxamento e Poder da Mente
- Autoconforto
- Relaxamento muscular progressivo
- Treinamento autogênico
- Exercícios de respiração
- Relaxamento por música
- Imagens visuais
- Ioga

Coloque seu Corpo para Trabalhar
- Exercício
- Corrida
- Conservação de energia
- Mecânica corporal

Espiritualidade e Reflexão
- Engajamento em práticas religiosas
- Humor
- Separar tempo extra para focar no que é
- Compartilhar seu estresse com os outros
- Diário
- Oração

O que Fazer quando a Dor Ocorrer
- Terapias com gelo e água morna
- Terapia da bola
- Duchas de contraste
- Massagem nas mãos e pés
- Ervas†

*Devem ser utilizadas em associação com medicamentos analgésicos.
†Ervas podem interagir com analgésicos prescritos; verificar com o médico.

---

veem a dor como um sinal de envelhecimento (Hadjistaviapoulos et al., 2007).

3. Avaliar as características da dor do paciente. Siga a política da agência em relação à frequência. Utilizar o sistema PQRSTU de avaliação da dor:

   P: *Fatores precipitantes ou que aliviam* (p. ex., "O que faz sua dor melhorar ou piorar?"): Considerar a experiência do paciente com fármacos sem necessidade de prescrição (incluindo ervas e tópicas) que ajudaram a reduzir a dor no passado. *Justificativa: Identificar possíveis fontes de dor e o que o paciente utiliza para reduzir o desconforto.*

   Q: *Qualidade:* Utilizar questões vagas, como "Me diga como é sua dor." *Justificativa: Ajuda a determinar o mecanismo de base da dor* (p. ex., dor somática *versus* neuropática).

   R: *Região/radiação:* (p. ex., "Me mostre onde está localizada a dor").

   S: *Severidade:* Utilizar uma escala de aferição da dor (Figs. 13-1, 13-2, e 13-3) apropriada à idade do paciente e ao seu nível de desenvolvimento e compreensão. Obter a intensidade da dor dos pacientes antes de qualquer intervenção. Também deve-se avaliar a dor quando o paciente está em movimento, e não apenas deitado na cama ou sentado na cadeira. *Justificativa: Uma escala de dor apropriada é confiável, fácil de utilizar e compreender e reflete alterações na severidade da dor* (Ware et al., 2006).

   T: *Tempo:* Questionar o paciente se a dor é constante, intermitente, contínua, ou uma combinação. A dor aumenta durante momentos específicos do dia ou durante certas atividades? *Justificativa: Estímulos, como temperaturas extremas, alterações na pressão barométrica e luz, geralmente afetam a resposta à dor de um paciente.*

   U: Como a dor está afetando o paciente em relação a atividades diárias, trabalho, relacionamentos e aproveitamento da vida? *Justificativa: Fornece uma importante base para posteriormente avaliar a eficácia das intervenções.*

4. Examinar a região de dor ou desconforto do paciente. Inspecionar (descoloração ou edema) e palpar a área (alteração na temperatura, área de sensibilidade alterada, áreas que estimulam a dor, área dolorida e amplitude de movimento de articulações envolvidas). A percussão e a auscultação ajudam a identificar anormalidades (p. ex., massa subjacente ou crepitação pulmonar) e determinar a causa da dor. Quando avaliar o abdome, sempre auscultar primeiro e então inspecionar e palpar. *Justificativa: Revela a natureza da dor e direciona o profissional para intervenções apropriadas.*

5. Avaliar a resposta do paciente a medicamentos analgésicos prévios, especialmente em relação a funções rotineiras (p. ex., dormir, comer e outras atividades diárias). Determinar se qualquer efeito adverso é provável com base no medicamento e em respostas prévias do paciente (p. ex., prurido ou náusea). *Justificativa: Determina se os tratamentos obtiveram ou não sucesso no passado.*

6. Avaliar fatores que influenciam a percepção da dor (p. ex., históricos prévios de dor e capacidade de suportá-la, depressão, fadiga, solidão, ansiedade, desamparo, medo). *Justificativa: Esses fatores diminuem significativamente a capacidade de suportar a dor dos pacientes.*

7. Avaliar as crenças culturais do paciente sobre dor e como eles a expressam. *Justificativa: A cultura influencia o significado da dor para o paciente e como o paciente reage ao desconforto.*

8. Avaliar sinais físicos, comportamentais e emocionais e sintomas de dor. *Justificativa: Sinais e sintomas podem revelar a fonte e natureza da dor. Respostas não verbais à dor são especialmente úteis na avaliação da dor em pacientes que apresentam distúrbios cognitivos ou não verbais.*
   a. Gemidos, choro, choramingo, vocalizações
   b. Atividade diminuída
   c. Expressões faciais (p. ex., caretas, cerrar dos dentes)
   d. Alteração do comportamento usual
   e. Marcha (p. ex., ataxia) e postura (p. ex., inclinado ou dobrado) anormais
   f. Irritabilidade
   g. Proteção de partes do corpo
   h. Sudorese
   i. Hiperglicemia refletindo estresse por dor constante
   j. Motilidade gastrointestinal (GI) diminuída, náusea e êmese
   k. Insônia, anorexia e fadiga
   l. Depressão, desamparo, raiva, medo, exclusão social
   m. Sintomas concomitantes: sintomas que frequentemente causam dor (p. ex., dor de cabeça, náusea, constipação)

9. Em pacientes com distúrbios cognitivos, obter um nível de intensidade de dor indireto do principal responsável (p. ex., familiar, amigo). *Justificativa: Avaliações indiretas (escalas feitas por alguém que conheça o paciente) podem se aproximar da intensidade de dor do paciente.*

10. Avaliar a presença de barulho, variações de temperatura ou luzes fortes que podem agravar a percepção ou tolerância

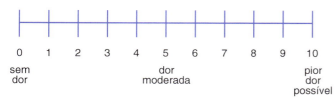

FIG 13-1 Escala numérica de intensidade da dor. (De McCaffery M, Pasero C: *Pain: clinical manual*, ed 2, St Louis, 1999, Mosby.)

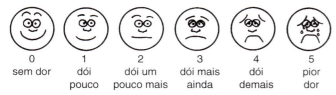

FIG 13-2 Escala de Wong-Baker FACES de intensidade da dor. (De Wong DL *et al.*: *Wong's essentials of pediatric nursing*, ed 7, St Louis, 2005, Mosby.)

de dor do paciente. *Justificativa:* Fatores ambientais podem intensificar a percepção ou o desconforto.
11. Considerar as ordens médicas em relação a atividades ou restrições de posicionamento no leito. *Justificativa:* Afeta escolhas utilizadas no posicionamento e na massagem.
12. Avaliar as atividades em que o paciente participa em casa que servem como distração: preferências musicais (vocal, instrumental, ambas), estilo de música (clássica, *jazz*, outras), e artistas favoritos; atividades interativas (p. ex., quebra-cabeças, jogos de tabuleiro); crochê ou tricô; ouvir música de relaxamento. *Justificativa:* Ajuda na seleção individualizada de músicas para relaxamento. Em idosos com demência, a música pode ser efetiva para acalmá-los (Park e Pringle Specht, 2009). Oferecer no serviço de saúde/ambiente de saúde atividades semelhantes às praticadas em casa aumenta a probabilidade de participação do paciente.

PLANEJAMENTO

Os **Resultados Esperados** focam-se em obter conforto e alívio da dor e em melhorar a capacidade de participação do paciente em atividades rotineiras.
1. O paciente verbaliza alívio total ou parcial da dor.
2. O paciente expressa comportamentos não verbais sugerindo alívio da dor, como expressão facial relaxada e ausência de caretas.
3. Melhora de funções do paciente, como sono, apetite, atividade física (p. ex., começa a caminhar) e relacionamentos pessoais (p. ex., interação social).

Delegação e Colaboração

A avaliação da dor do paciente não pode ser delegada ao auxiliar ou técnico de enfermagem. Já a habilidade de desenvolver estratégias de controle não farmacológico da dor pode ser delegada a eles. Devem ser instruídos a:
- eliminar condições ambientais que aumentam a dor.

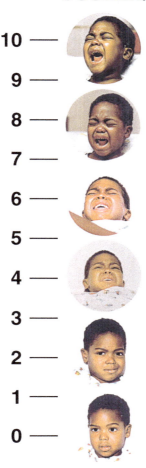

FIG 13-3 Escala de dor Oucher. Versões para hispânicos e caucasianos também estão disponíveis. (Versão afro-americana desenvolvida e registrada em 1990 por Mary J. Denyes, PhD, RN [Wayne State University], e Antonia M. Villarruel, PhD, RN [University of Michigan]. Cornelia P. Porter, PhD, RN, e Charlotta Marshall, RN, MSN, contribuíram para o desenvolvimento da escala.)

- proporcionar períodos de descanso aos pacientes.
- adaptar intervenções com base em qualquer posicionamento ou restrições de deambulação (p. ex., realizar massagem em decúbito lateral *versus* decúbito ventral).

Equipamento
- Escala de intensidade da dor
- *Distração:* Preferências do paciente (p. ex., leitura, *videogame*, quebra-cabeças)
- *Relaxamento:* Preferência musical do paciente, utilizando reprodutores de música, CD ou rádio
- *Massagem:* Loção ou óleo (considere loção de terapia aromática), folha, toalha de banho

IMPLEMENTAÇÃO para TRATAMENTO NÃO FARMACOLÓGICO DA DOR

ETAPAS	JUSTIFICATIVA
1. **Veja Protocolo Padrão (ao final do livro).**	
2. Preparar o ambiente do paciente • Temperatura adequada para o paciente • Luz • Som • Eliminar interrupções e atividades de terapia coordenadas desnecessárias; permita o repouso.	Temperaturas e ruídos extremos podem aumentar a percepção de dor do paciente. Luzes muito brilhantes ou fracas podem agravar a sensação de dor. O cansaço aumenta a sensação de dor.
3. Ensinar o paciente a usar a escala de intensidade de dor (Quadro 13-3). Explicar a variação dos níveis de intensidade e como eles se relacionam com a medida da dor.	O relato preciso do paciente ou familiar (alternativo) melhora a avaliação da dor e tratamento.
4. Estipular um nível de dor desejado com o paciente (quando possível).	A dor é única para cada indivíduo. O paciente estipula metas individuais para a severidade tolerável da dor.
5. Dar analgésicos conforme prescrito (Habilidade 13.2) pelo menos 30 minutos antes de uma intervenção não farmacológica.	Quando os analgésicos alcançam o seu pico de ação, outras medidas de alívio da dor podem ser mais efetivas.
6. Remover ou reduzir estímulos dolorosos.	A redução do estímulo da dor e de receptores de pressão maximiza a resposta a outras medidas de alívio da dor.
a. Colocar o paciente em uma posição confortável de acordo com o alinhamento corpóreo normal. Reposicionar tubos ou equipamentos.	
b. Utilizar travesseiros conforme a necessidade para alinhamento e suporte e para diminuir a pressão sobre determinadas áreas (ilustração).	O reposicionamento reduz a tensão muscular e áreas de pressão, resultando em menor estímulo de receptores da dor.

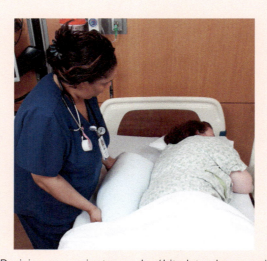

ETAPA 6b Posicionar o paciente em decúbito lateral para maior conforto.

QUADRO 13-3 ENSINANDO O PACIENTE E FAMILIARES A UTILIZAR A ESCALA DE INTENSIDADE DE DOR

- Mostrar e explicar sucintamente as escalas de intensidade de dor e perguntar qual a preferida do paciente. Oferecer escalas verticais e horizontais como opções.
- Explicar o propósito da escala: "Esta escala nos permite conhecer o nível da sua dor e como ela muda de acordo com as medidas de conforto fornecidas."
- Explicar a classificação da escala (p. ex., 0 significa sem dor, enquanto 10 significa a pior dor que você possa imaginar).
- Discutir a dor como um conceito amplo que não está restrito a uma sensação severa ou intolerável. Desconforto, machucado e ardor são também sensações de dor.
- Verificar se o paciente compreende o conceito de dor. Pedir a ele um exemplo de dor vivida no passado.
- Pedir ao paciente para praticar utilizando uma escala de intensidade de dor com a dor atual ou selecionar um exemplo do paciente. Também lhe pedir para relatar uma média e a pior dor nas últimas 24 horas.
- Estabelecer objetivos mútuos para conforto e função/recuperação.

HABILIDADE 13.1 Tratamento não Farmacológico da Dor

ETAPAS	JUSTIFICATIVA
c. Suavizar rugas na roupa de cama.	Reduz a irritação da pele.
d. Afrouxar qualquer bandagem ou dispositivo compressivo (p. ex., manguito para aferição da pressão sanguínea, bandagens elásticas, linha do equipo, curativo do dispositivo intravenoso (IV) e pulseira de identificação).	Bandagem ou dispositivo garroteando extremidades podem aplicar pressão e restringir a circulação.
7. Reduzir ou eliminar fatores emocionais que aumentam a experiência de dor.	O medo ou a ansiedade podem causar tensão muscular e vasoconstrição, o que intensifica a experiência de dor.
a. Oferecer informações que reduzem a ansiedade (p. ex., explicando a causa da dor, se conhecida).	
b. Oferecer ao paciente a oportunidade de rezar (se apropriado).	
c. Aceitar o paciente e seu conhecimento sobre o relato de dor.	
d. Gastar tempo para permitir que o paciente fale sobre dor; responder questões e escutar atenciosamente. Perguntar, "O que faz sua dor melhorar (ou piorar)"?	Transmite um senso de cuidado e interesse no bem-estar do paciente.
e. Responder prontamente a luzes de chamada.	Pacientes com dor esperam que os enfermeiros respondam rapidamente quando a dor piora.
8. Ensinar o paciente a comprimir com apoio o local da dor (p. ex., utilizando mão ou almofada).	A compressão com apoio reduz a dor por minimizar a movimentação muscular.
a. Explicar o propósito do apoio.	Melhora a capacidade do paciente para respirar fundo, tossir ou movimentar-se.
b. Posicionar uma almofada ou cobertor sobre o local de desconforto e então ajudar o paciente a colocar as mãos firmemente sobre a área (ilustração).	A compressão com apoio imobiliza a área dolorida.

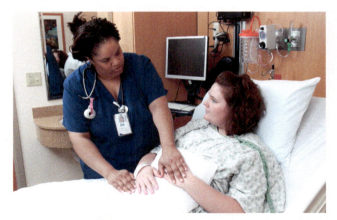

ETAPA 8b Paciente com apoio sobre a área dolorida.

c. Fazer o paciente segurar a área com firmeza enquanto tosse, respira fundo ou se vira.	A compressão com apoio restringe a movimentação e a subsequente dor durante a atividade.
9. *Massagem*	
a. Colocar o paciente em uma posição confortável, em decúbito ventral ou lateral. Pacientes com dificuldade respiratória devem ser posicionados em decúbito lateral com a cabeceira da cama elevada.	Melhora o relaxamento e expõe a área a ser massageada.
b. Ligar uma música calma e agradável, da preferência do paciente.	Promove relaxamento.
c. Expor apenas a área a ser massageada.	Mantém a privacidade e a temperatura do paciente.
d. Ter a certeza de que o paciente não é alérgico a loções, e então aquecer a loção nas mãos ou em uma bacia com água quente. (NOTA: Se for escolhido massagear a cabeça e o couro cabeludo, adiar o uso da loção até terminar a massagem.)	A loção aquecida é calmante, e o aquecimento ajuda a produzir relaxamento muscular local. Loções de terapia aromática utilizadas na massagem têm sido eficazes em reduzir a dor e a depressão em pacientes hospitalizados com câncer em estado terminal.
e. Escolher a compressão, a fricção ou a vibração, ou seja, a técnica de acordo com o efeito desejado ou local do corpo.	Garante o relaxamento completo da parte a ser massageada.

(Continua)

CAPÍTULO 13 Controle da Dor

ETAPAS	JUSTIFICATIVA

> ⚡ **ALERTA DE SEGURANÇA** Pacientes que fazem uso de medicamento forte ou que são incapazes de comunicação verbal necessitam de massagem leve, já que não podem informar ao enfermeiro se a massagem ficar desconfortável.

(1) Aflorámentos (ilustração): Massageando para cima e para baixo a partir da coluna vertebral e depois o inverso.

Uma técnica de deslizamento, utilizada sem manipular músculos profundos, suaviza e estende a musculatura, aumenta a absorção de nutrientes e melhora as circulações linfática e venosa.

(2) Amassamento (ilustração)

A pressão sobre grupos musculares tensos promove o relaxamento e estimula a circulação local.

(3) Fricção

Movimentos circulares fortes trazem sangue à superfície cutânea, e, portanto, aumentam a circulação local e relaxam grupos musculares tensos.

f. Encorajar o paciente a respirar lenta e profundamente e a relaxar durante a massagem.

Potencializa os efeitos da massagem.

g. Posicionar-se atrás do paciente, tocar o topo da cabeça e as têmporas.

Evita surpreender o paciente.

h. Apoiando a cabeça do paciente, utilizar a fricção para esfregar os músculos da base da cabeça.

Movimentos circulares fortes estimulam a circulação local e o relaxamento.

i. Massagear as mãos e os braços por cinco minutos conforme apropriado:

Libera a tensão nas mãos e nos braços. Uma breve massagem nas mãos mostrou reduzir os níveis de estresse em pacientes sob cuidados paliativos (Osaka *et al.*, 2009).

(1) Apoiar a mão e aplicar fricção na palma utilizando ambos os dedos.
(2) Suportar a base do dedo e trabalhar cada um deles em movimentos em forma de espiral.
(3) Completar a massagem da mão utilizando técnicas de afloramento da ponta dos dedos até o pulso.
(4) Pressionar os músculos do antebraço e do braço entre os polegares e os indicadores.

Encoraja o relaxamento; melhora a circulação e o retorno venoso.

j. Após confirmar que o paciente não apresenta lesão cervical ou condição que contraindique a manipulação do pescoço, massagear o pescoço conforme apropriado.

A massagem pode ser contraindicada após lesão em medula espinhal ou cirurgia craniana e cervical em razão do risco de causar maior dano.

(1) Posicionar o paciente em decúbito ventral, a menos que seja contraindicado.

Fornece acesso a músculos cervicais.

(2) Pressionar cada músculo cervical gentilmente entre os polegares e os indicadores.

Reduz a tensão que frequentemente se localiza nos músculos cervicais.

k. Massagear as costas conforme apropriado.
(1) Manter o paciente em decúbito ventral, a menos que seja contraindicado; o decúbito lateral é uma opção.

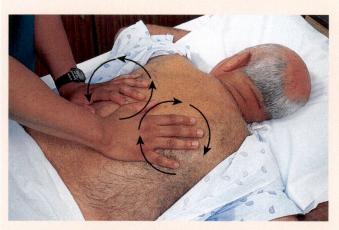

ETAPA 9e(1) Afloramento.

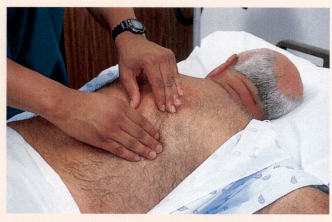

ETAPA 9e(2) Amassamento.

HABILIDADE 13.1 Tratamento não Farmacológico da Dor

ETAPAS	JUSTIFICATIVA
(2) Não retirar as mãos da pele do paciente.	O contato contínuo com a pele acalma e estimula a circulação tecidual. A perda de contato com a pele pode assustar o paciente.
(3) Colocar as mãos inicialmente na região sacral; massagear em movimentos circulares. Ir para cima a partir das nádegas até os ombros. Massagear sobre as escápulas de forma suave e firme. Continuar com um único movimento até os braços e, lateralmente, pelos flancos, descer até a crista ilíaca (ilustração). Continuar esse padrão de massagem por três minutos.	A pressão firme geral aplicada a todos os grupos musculares promove o relaxamento.

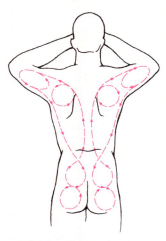

ETAPA 9k(3) Massagem circular nas costas.

(4) Utilizar o afloramento por toda a musculatura da coluna em movimentos para cima e para baixo.	A massagem segue a distribuição dos principais grupos musculares.
(5) Utilizar amassamento nos músculos de cada ombro em direção à frente do paciente.	A área geralmente está contraída em razão da tensão.
(6) Utilizar as palmas da mão em movimentos circulares para cima e para baixo a partir da região lombar até o pescoço.	Leva sangue à superfície cutânea.
(7) Pressionar os músculos da região dorsal superior e os ombros com os polegares e os indicadores.	Esses músculos são grossos e podem ser massageados vigorosamente.
(8) Utilizar ambas as mãos para pressionar a musculatura de um lado das costas e depois do outro.	
(9) Terminar a massagem com movimentos de afloramento longos e suaves.	Movimentos de massagem mais relaxantes.
l. Massagear os pés conforme apropriado.	
(1) Posicionar o paciente em decúbito dorsal; determinar se o paciente tem cócegas.	Se o paciente tiver cócegas, a massagem pode ser uma fonte de desconforto.
(2) Segurar o pé firmemente. Apoiar o tornozelo com uma mão ou apoiar os lados do pé com cada mão enquanto a massagem é realizada.	Mantém a estabilidade da articulação durante a massagem.
(3) Fazer movimentos circulares com os polegares e os dedos ao redor dos ossos do tornozelo e da porção dorsal dos pés.	Relaxa a musculatura.
(4) Pressionar o espaço entre os tendões com firmeza, movendo dos dedos até o tornozelo.	
(5) Massagear os lados e a parte dorsal de cada dedo. Utilizar o dorso do pulso para realizar movimentos circulares na plana do pé.	
(6) Pressionar os lados do pé entre o indicador e o polegar.	

(Continua)

ETAPAS	JUSTIFICATIVA
(7) Terminar a massagem com movimentos extensos e firmes sobre o dorso e a planta do pé.	Movimentos leves podem causar cócegas e ser desconfortáveis.
(8) Se alguma loção for utilizada, limpar e secar os pés para prevenir que o paciente escorregue quando for levantado.	Reduz o risco de quedas.
m. Falar ao paciente que está terminando a massagem. Pedir a ele para inalar profundamente e exalar. Aconselhá-lo a mover-se lentamente após descansar alguns minutos.	O paciente retorna em um estado mais acordado e alerta. Quando profundamente relaxado, o paciente pode apresentar tontura, se levantado muito rapidamente, em razão de hipotensão postural.
n. Limpar o excesso de óleo ou loção das costas do paciente com toalha.	O excesso de loção ou óleo pode irritar a pele e causar piora.
10. *Distração* a. Retirar a atenção do paciente da dor. b. Usar a técnica de distração preferida do paciente.	O redirecionamento da atenção altera aspectos emocionais e cognitivos da dor. O sistema ativador reticular no cérebro inibe os estímulos dolorosos se a pessoa recebe descargas sensoriais suficientes ou excessivas.
(1) *Música*: Fornecer uma sessão de intervenção musical de aproximadamente 30 minutos em um local onde o paciente fique a maior parte do tempo. Colocar o volume ou ruído em um nível confortável. Enfatizar a audição do ritmo e ajustar o volume de acordo com a piora ou melhora da dor. Oferecer fones de ouvido se desejado.	A música produz um estado alterado de consciência por meio de som, silêncio, espaço e tempo.
(2) Oração	Esse recurso de enfrentamento ajuda a minimizar os sintomas físicos e psicológicos do estresse.
(3) Descrever imagens ou tratar de memórias agradáveis.	Memórias são uma distração efetiva, permitindo ao paciente focar em experiências agradáveis quando não havia dor.
11. Veja Protocolo de Conclusão (ao final do livro).	

AVALIAÇÃO

1. Após uma intervenção, pedir ao paciente para utilizar uma escala de intensidade da dor (0 a 10) para medir o nível de conforto. (NOTA: The Joint Comission [2009] requer reavaliação da dor baseada em critérios estipulados pelo órgão de acreditação da instituição [p. ex., 60 a 90 minutos após a intervenção].
2. Observar a expressão facial do paciente, a linguagem corporal, a posição, a mobilidade e o relaxamento.
3. Pedir ao paciente para descrever a capacidade de repousar, dormir, comer e participar em atividades usuais.

Resultados Inesperados e Intervenções Relacionadas

1. A intensidade da dor do paciente é maior do que a desejada, o paciente descreve piora da dor ou demonstra comportamento não verbal refletindo dor.
   a. Realizar uma reavaliação completa da dor.
   b. Implementar medidas de alívio da dor não farmacológicas.
   c. Perguntar a familiares o que poderia ajudar.
   d. Consultar médicos sobre a necessidade de analgésicos.
2. O paciente não é capaz de concentrar-se em técnicas de alívio da dor.
   a. Administrar analgésicos antes de medidas não farmacológicas.
   b. Garantir que o ambiente é propício para a técnica.

Registro e Relato

- Registrar os achados da avaliação, das intervenções e a resposta do paciente a intervenções em prontuários de enfermeiros.
- Consultar a política do órgão de acreditação da instituição em relação à frequência de avaliação da dor.
- Relatar alívio inadequado da dor (que não alcança a meta), uma redução na função ou atividade do paciente e/ou efeitos

QUADRO 13-4 COMUNICAÇÃO ENFERMEIRO-MÉDICO SOBRE A DOR (FORMATO SCAR)

Situação: Falar o seu nome e o do paciente, descrever a natureza geral da ligação (p. ex., a intensidade da dor do paciente aumentou após o uso de analgésicos e uso de posicionamento no leito); relatar o analgésico que foi usado mais recentemente, a dose e a resposta do paciente.

Cenário: Resumir o diagnóstico médico do paciente e a condição pertinente ao evento de dor (p. ex., curativo cirúrgico retirado recentemente, deambulação pela primeira vez). Descrever o uso de medidas não farmacológicas e seus efeitos.

Avaliação: Relatar a característica da dor do paciente, incluindo a intensidade atual da dor e os efeitos dela sobre o comportamento e as atividades do paciente.

Recomendação: Sugerir uma solução com base em guias de prática clínica ou em sua especialidade.

adversos das intervenções sobre a dor (farmacológicas e não farmacológicas). O Quadro 13-4 lista sugestões para comunicar-se com médicos sobre a dor.

Amostra de Documentação

7h Paciente indica dor em ombro esquerdo grau 6 (escala 0 a 10). A dor é intermitente e não irradia. Faz caretas quando se vira, segura o ombro quando troca de posição. Paracetamol, dois comprimidos administrados por via oral. Reposicionado em decúbito lateral direito. Realizada massagem nas costas, com música *jazz* suave de fundo, conforme requisitado.

7h30 Indica dor no ombro grau 4. Reposiciona-se mais facilmente.

Considerações Especiais

Pediatria

- A validade e a confiabilidade da escala de intensidade de dor geralmente aumentam com a idade. O enfermeiro pode utilizar algumas escalas de dor com uma criança de até 3 anos de idade (Wilson e Helgadotter, 2006).
- Algumas crianças podem não relatar dor porque elas podem ter concepções erradas sobre a causa da dor ou medo das consequências (p. ex., receber uma injeção).
- Recém-nascidos e crianças passam por dor, mas podem responder diferentemente do que adultos. Eles podem, por exemplo, chorar e se debater, apresentar um curto surto de carência, chupar o dedo ou se balançar, ou ficar quietos e introvertidos. Outros podem tornar-se mais ativos com a dor. Variações nos níveis de atividade estão relacionadas à personalidade da criança e ao seu desenvolvimento (Hockenberry e Wilson, 2007).
- Os pais são úteis em fornecer alívio da dor com a sua presença e conversa e também segurando e abraçando crianças pequenas (Whitehead-Pleaux *et al.*, 2006).
- Adaptar estratégias de distração de acordo com o nível de desenvolvimento de uma criança (p. ex., utilizando uma chupeta para recém-nascidos, lendo ou tocando a gravação de uma história favorita da criança, colocando música de um CD para um adolescente). Terapeutas para brincar estão frequentemente disponíveis em hospitais infantis.

Geriatria

- A dor não é um processo natural do envelhecimento. A presença de dor requer uma avaliação agressiva, bem como diagnóstico e controle (Ebersole *et al.*, 2008).
- Barreiras ao controle da dor em pacientes idosos incluem o medo do paciente em relação aos efeitos adversos do medicamento, o medo de serem taxados como "um paciente ruim" se relatarem ou reclamarem de dor, e crenças e experiências pessoais pregressas (Ebersole *et al.*, 2008).
- Utilizar termos diferentes de dor, como machucado ou pressão, quando avaliar idosos, já que eles podem reservar a palavra dor para um desconforto severo.
- A maioria das formas de toque, como a massagem, é agradável para idosos. Utilizá-la com precaução em pacientes com metástases ósseas ou osteoporse (Meiner e Lueckenotte, 2006).
- Memórias (p. ex., compartilhar histórias do passado) são uma forma efetiva de distração em pacientes idosos.

Assistência Domiciliar (*Home Care*)

- Considerar as condições da casa do paciente, como o tipo de cama e os estímulos ambientais. Uma cama confortável e um ambiente calmo melhoram o sono e promovem controle da dor.
- Avaliar as atitudes de controle da dor de pessoas que cuidam do paciente, bem como dos familiares. Sem a participação deles, pode não haver tratamento efetivo da dor.

INSTRUÇÃO PARA O PROCEDIMENTO 13.1
Relaxamento e Imaginação Guiada

O relaxamento e a imaginação guiada são terapias de mente e corpo (TMCs) utilizadas por praticamente 17% dos adultos norte-americanos (Bertisch *et al.*, 2009). As TMCs são frequentemente utilizadas para ansiedade/depressão e condições musculoesqueléticas. Aproximadamente 50% dos pacientes que fazem uso das TMCs as realizam em conjunto com terapia médica convencional (Bertisch *et al.*, 2009).

A capacidade de relaxar fisicamente promove relaxamento mental. Técnicas de relaxamento, como a visualização guiada e exercícios de relaxamento progressivo, fornecem autocontrole aos pacientes quando a dor os acomete. Pacientes que utilizam técnicas de relaxamento às vezes alcançam mudanças fisiológicas e comportamentais (p. ex., diminuição da frequência cardíaca, pressão sanguínea e tensão muscular). Para o relaxamento efetivo, o paciente precisa participar e cooperar. Ensinar essa técnica apenas quando o paciente não apresentar desconforto agudo ou dor severa, pois é quando estará apto para concentrar-se. Explicar as técnicas com detalhes. Geralmente leva várias sessões de treinamento até que os pacientes efetivamente reduzam a dor. Um paciente pode praticar o treinamento do relaxamento em qualquer momento e, geralmente, sem efeitos adversos. As técnicas de relaxamento são especialmente úteis para dores artríticas, para o relaxamento mandibular e para o alívio de certos tipos de dor pós-operatória (Kwekkeboom e Gretarsdottir, 2006).

A visualização guiada envolve o uso de concentração focada a reduzir efetivamente a percepção de dor e a minimizar a reação à dor. Nela, o paciente desenha memórias pessoais, sonhos e visões para criar uma imagem mental; concentra-se nessa imagem; e gradualmente torna-se menos sensível à dor. O objetivo da visualização é fazer com que o paciente utilize uma ou várias sensações para criar a imagem desejada. Essa imagem cria uma resposta psicofisiológica. O enfermeiro pode utilizar a visualização com relaxamento progressivo ou massagem ou como uma distração. Para especializar-se em imaginação guiada, o curso está disponível nacionalmente pela Academia para Visualização Guiada.

Delegação e Colaboração

A avaliação da adequação do relaxamento e da visualização guiada para pacientes não pode ser delegada. Os exercícios de relaxamento e a visualização guiada podem ser delegados aos auxiliares ou técnicos de enfermagem. Eles devem ser instruídos para:

(Continua)

INSTRUÇÃO PARA O PROCEDIMENTO 13.1
Relaxamento e Imaginação Guiada *(cont.)*

- identificar e explicar quais técnicas trazem melhor resultado para o paciente.
- deixar clara a resposta esperada do paciente.
- instruir o relato de piora da dor do paciente.

Equipamento
- CDs de relaxamento, gravadores e DVDs e aparelhos de CD e DVD

Etapas para o Procedimento

1. Avaliar a característica da dor do paciente, incluindo a severidade, para estabelecer uma base (Habilidade 13.1).
2. Avalie as expressões faciais, indicações verbais de desconforto ou estresse (p.ex., caretas, franzir a testa, tom de voz), e posição e movimento corporal (p. ex., ausência de descanso, tensão muscular) para estabelecer uma base.
3. Avaliar a característica da respiração do paciente para estabelecer uma base.
4. Avaliar prováveis causas de base da dor para determinar se as abordagens de relaxamento estão apropriadas para uso.
5. O local da dor pode indicar tipos específicos de medidas de alívio da dor.
6. Revisar as ordens do médico (se requisitado pelas normas institucionais).
7. Avaliar o tipo de imagem que o paciente preferiria utilizar como visualização guiada para evitar o uso de uma imagem que pode causar medo.
8. Revisar qualquer restrição na mobilidade e no posicionamento do paciente.
9. Avaliar a vontade do paciente em receber medidas de alívio não farmacológicas.
10. Avaliar o nível de linguagem do paciente e identificar termos descritivos a serem utilizados quando se tentar relaxar o paciente.
11. Administrar um analgésico 30 minutos antes da implementação das técnicas de relaxamento para que o paciente atinja um nível de conforto necessário para a prática de abordagens não invasivas.
12. **Veja Protocolo Padrão (ao final do livro).**
13. Explicar o propósito de cada técnica e o que é esperado do paciente durante a atividade.
14. Planejar o tempo para realizar a técnica quando o paciente está apto a concentrar-se e preparar o ambiente por meio do controle da iluminação e de distrações de visitantes e da equipe médica, mantendo uma temperatura ambiente confortável para o paciente, fechando as cortinas ao redor da cama ou fechando a porta.
15. *Relaxamento progressivo*
    a. Fazer com que o paciente esteja sentado em uma posição confortável (se tolerado) ou em outra posição da preferência dele.
    b. Instruir o paciente a respirar lenta e profundamente pelo diafragma. Evitar a hiperventilação.
    c. Fechar os olhos do paciente, se desejado.
    d. Fazer com que o paciente estabeleça um padrão de respiração regula; ensiná-lo a localizar qualquer área de tensão muscular e alternar contração e relaxamento de todos os grupos musculares por 6 a 7 segundos, começando pelos pés e subindo em direção à cabeça.
        (1) Instruir o paciente a contrair os músculos durante a inalação e a relaxá-los durante a exalação.
        (2) Assim que cada grupo muscular for relaxado, pedir ao paciente para aproveitar o sentimento de relaxamento e permitir que a mente flutue e pensar como é bom estar relaxado. Fazer com que o paciente respire profundamente.
        (3) Explicar calmamente, durante o exercício, que o paciente pode sentir sensações de formigamento, peso, flutuação ou aquecimento enquanto o relaxamento ocorre.
        (4) Fazer com que o paciente continue a respirar lenta e profundamente durante o exercício.
        (5) Quando a atividade terminar, fazer com que o paciente inale profundamente, exale e então, inicialmente, se movimente lentamente após repousar por alguns minutos.
16. *Respiração profunda*
    a. Instruir o paciente a sentar-se confortavelmente com as pernas retas. Se o paciente não consegue se sentar, deve-se colocá-lo em decúbito dorsal com uma pequena almofada sob sua cabeça.
    b. Colocar uma das mãos do paciente no peito e, a outra, no abdome.
    c. Treinar o paciente a inalar profundamente pelas narinas, permitindo que o abdome suba e a que mão mova-se para fora.
    d. Com o abdome parcialmente expandido, fale para o paciente continuar a respirar e permitir que o peito se expanda, movimentando a mão para fora.
    e. Parar por alguns segundos. Então fazer com que o paciente exale lentamente pelos lábios cerrados para garantir que o ar seja liberado de forma lenta e controlada. Repitir por 4 a 6 minutos.
17. *Imaginação guiada*
    a. Guiar o paciente durante o exercício.
        (1) Instruir o paciente a imaginar que o ar inalado é uma bola de energia de cura.
        (2) Fazer com que o paciente imagine que o ar inalado viaja até a área dolorida.
        (3) Alternativamente, selecionar uma imagem que o paciente gostaria de pensar.
        (4) Fazer com que o paciente comece a respirar lenta e profundamente.
        (5) Sugerir que o paciente pense sobre ir a um lugar agradável (p. ex., praia, campo florido, topo da montanha) para dirigir a imagem mental em direção a um local tranquilo.
        (6) Guiar o paciente para experimentar todos os aspectos sensoriais do lugar tranquilo (p. ex., na praia: brisa quente, areia quente entre os dedos, sons das ondas na praia, gaivotas voando, cheiro de ar marinho).
        (7) Instruir o paciente a continuar respirando profunda e lentamente e de forma rítmica para alcançar o relaxamento.

INSTRUÇÃO PARA O PROCEDIMENTO 13.1
Relaxamento e Imaginação Guiada *(cont.)*

(8) Falar para o paciente para contar até três, inalar e abrir os olhos.
(9) Terminar a experiência. "Sinta conforto e relaxamento. Quando abrir seus olhos, você se sentirá alerta e renovado. Respire profundamente. Esteja ciente do local onde você está agora; estique seu corpo gentilmente; e, quando você estiver pronto, abra seus olhos." Sugerir que o paciente, de início, se movimente lentamente.

18. **Veja Protocolo de Conclusão (ao final do livro).**
19. Observar a característica da respiração do paciente, seu posicionamento corporal, sua expressão facial, seu tom de voz, seu humor, seus gestos e qualquer verbalização de desconforto.
20. Pedir ao paciente para quantificar a dor em uma escala de 0 a 10.
21. Observar e pedir ao paciente para demonstrar a técnica de relaxamento em um momento de baixo estresse.

HABILIDADE 13.2   TRATAMENTO FARMACOLÓGICO DA DOR

Os analgésicos são o método mais comum e efetivo no alívio da dor. Contudo, o subtratamento continua sendo um problema porque os médicos possuem informações incorretas sobre os fármacos, têm preocupações sobre adição e medo sobre o erro no uso de opioides. O julgamento do enfermeiro é crítico em relação à segurança na administração de analgésicos para garantir a melhor abordagem para o controle da dor.

Existem três tipos de analgésicos: (1) não opioides, incluindo acetaminofeno e anti-inflamatórios não esteroidais (AINES); (2) opioides (tradicionalmente chamados de narcóticos); e (3) adjuvantes ou coanalgésicos (p. ex., anticonvulsivantes, antidepressivos, e relaxantes musculares), que aumentam ou possuem propriedades analgésicas. Não opioides comuns incluem o acetaminofeno, a aspirina e o ibuprofeno O acetaminofeno é utilizado para dores leves e não possui efeitos anti-inflamatórios ou antiplaquetários. Atua perifericamente nos nervos e centralmente no cérebro. Seu maior efeito adverso é a hepatotoxicidade. O seu uso é geralmente combinado a opioides (p. ex., oxicodona, hidrocodona para alívio de dor moderada porque diminui a dose necessária de opioides para o controle da dor). Os AINES não seletivos, como a aspirina e o ibuprofeno, fornecem alívio para dores leves a moderadas, agudas e intermitentes, tais como dores de cabeça e contraturas musculares. O tratamento de dores pós-operatórias, proveniente de cirurgias de pequeno porte, leves a moderadas, geralmente inicia-se com o uso de AINES, a menos que sejam contraindicados. Os AINES não deprimem o sistema nervoso central (SNC), não causam obstipação intestinal ou retenção urinária.

Os analgésicos opioides ou com ação semelhante são geralmente prescritos para dores moderadas a severas. O termo *opioide* é preferido a *narcótico* porque essa palavra geralmente infere o uso ilegal de substâncias. Os analgésicos opioides comuns incluem a codeína, a morfina, a hidromorfona, o fentanil, a oxicodona, o propoxifeno e outros medicamentos naturais e sintéticos. A meperidina não é mais um medicamento de escolha porque pode potencialmente causar convulsões.

Os analgésicos opioides atuam nos centros superiores do cérebro e na medula espinhal pela ligação com receptores opioides que modificam a percepção da dor. Os opioides podem causar depressão respiratória. É importante notar que a sedação *sempre* ocorre antes da depressão respiratória. Pacientes que estejam fazendo uso de opioides também podem apresentar efeitos adversos, como náusea, vômito, constipação intestinal e alteração do estado mental.

Exceto pela constipação, esses efeitos adversos geralmente cessam assim que o paciente estiver recebendo opioides em horários regulares por 4 a 7 dias. Uma maneira de maximizar o alívio da dor enquanto minimiza a toxicidade do medicamento é administrar analgésicos em esquema de horário fixo, e não somente quando necessário. A administração em de esquema de horário fixo garante um nível plasmático mais constante do analgésico. Os pacientes que fazem uso desse esquema relatam índices menores de intensidade da dor do que os pacientes que receberam opioides apenas em esquema se necessário.

Os adjuvantes ou coanalgésicos, como os sedativos, os anticonvulsivantes, os esteroides, os antidepressivos, os agentes ansiolíticos e os relaxantes musculares, possuem propriedades analgésicas que melhoram o controle da dor. Por exemplo, os corticosteroides aliviam a dor associada à inflamação e metástase óssea. Os adjuvantes também aliviam sintomas associados à dor, incluindo náusea, ansiedade e depressão. Embora os adjuvantes melhorem o controle da dor, eles não possuem efeito analgésico direto. Os adjuvantes são administrados como terapia única ou associados a analgésicos, especialmente no tratamento da dor crônica. Muitos adjuvantes são mais efetivos do que os opioides no alívio da dor neuropática. Os fármacos podem causar sonolência e incoordenação. Não se deve atribuir automaticamente esses efeitos adversos aos opioides. Deve-se sempre avaliar o paciente cuidadosamente para determinar a origem dos efeitos adversos.

O uso apropriado de analgésicos requer avaliação cuidadosa e pensamento crítico sobre a aplicação de princípios farmacológicos. Deve-se lembrar que a resposta de cada paciente a um analgésico é altamente individual.

COLETA DE DADOS

1. Realizar uma avaliação completa da dor (Habilidade 13.1). *Justificativa: Fornece uma base para a condição da dor e ajuda a selecionar o tipo de analgésico a ser administrado.*
2. Conferir a prescrição médica em relação ao registro de administração de medicamentos com relação ao nome do(s) medicamento(s), à dose, à via, à frequência (em esquema se necessário ou de horário). Se o paciente tiver uma prescrição flexível para a escolha de analgésicos e dose, na qual a dose varia dependendo do seu estado clínico, o enfermeiro deve ter certeza de que a prescrição segue as normas protocolares (TJC, 2010). *Justificativa: Garante que o medicamento correto seja administrado ao paciente. Esse tipo de prescrição médica oferece flexibilidade para o tratamento da dor de forma programada enquanto permite diferenças na resposta do paciente à analgesia.*

3. Considerar o tipo de dor e o grupo e esquema analgésicos mais adequados para a condição do paciente quando conversar com o médico (p. ex., analgésicos não opioides ou combinação de opioides para dores leves a moderadas; adesivos de fentanil, morfina ou hidromorfona para uso em longo prazo de dor severa; analgésicos opioides e não opioides para dor severa; formulações orais de liberação prolongada para dor crônica). *Justificativa:* Garante que o analgésico apropriado seja selecionado para o alívio da dor daquele paciente específico.
4. Verificar o último medicamento que foi administrado e a dose, a via, a frequência e o grau de alívio alcançado. *Justificativa:* Determina se uma próxima dose pode ser administrada e se é necessário um ajuste da dose.
5. Determinar se o paciente apresenta alergia aos medicamentos. *Justificativa:* Evita possíveis reações alérgicas à analgesia.
6. Avaliar o risco do uso de AINES (p. ex., histórico de hemorragia do GI ou insuficiência renal) ou de opioides (p. ex., histórico de constipação ou apneia do sono central). *Justificativa:* Presença de fatores de risco que contraindicam o uso de AINES.
7. Considerar a duração de ação dos analgésicos prescritos. Os medicamentos intravenosos atuam rapidamente e podem aliviar dores agudas severas no período de uma hora; os medicamentos orais podem levar até duas horas para causar alívio. Os medicamentos orais de liberação imediata podem levar até uma hora para causarem efeito, enquanto preparações de liberação prolongada podem levar até duas horas para serem efetivas. Os analgésicos orais frequentemente possuem uma duração maior de ação do que os injetáveis. *Justificativa:* Permite o planejamento de medidas de alívio da dor com as atividades com o paciente, antecipação do pico e duração do analgésico e avaliação da efetividade do analgésico.
8. Conhecer correspondência ou equipotência de analgésicos na forma oral e injetável. Colocar essa informação em um gráfico. *Justificativa:* Se o enfermeiro dos próximos turnos escolher diferentes vias com as mesmas doses, o paciente não obterá o mesmo nível de alívio da dor.

PLANEJAMENTO

Os **Resultados Esperados** focam-se em eliminar ou reduzir a dor e retornar à função ótima com efeitos adversos mínimos.

1. O paciente estipula metas de intensidade de dor mutuamente com os médicos.
2. O paciente alcança conforto com um relato de intensidade abaixo ou na meta estipulada de dor.
3. O paciente obtém conforto com a redução de comportamentos associados à dor (p. ex., proteção a partes do corpo, gemidos, insônia).
4. O paciente está apto a ter uma vida normal e a realizar atividades rotineiras (p. ex., andar, trabalhar, comer, dormir, interagir).
5. O paciente não sofre com efeitos adversos intoleráveis ou descontrolados dos analgésicos.

Delegação e Colaboração

A função de administração de analgésicos pode ser delegada a auxiliares ou técnicos de enfermagem, exceto a ACP ou quando administrados por cateteres peridurais e regionais periféricos. Os auxiliares e técnicos devem ser informados a:
- explicar as alterações comportamentais e físicas associadas à dor e relatar a sua ocorrência imediatamente.
- revisar medidas de conforto para utilizar como suporte do alívio da dor.

Equipamento
- Medicamento prescrito
- Escala de dor (variação de 0 a 10)
- Dispositivo necessário para administração (Caps. 22 e 23)
- Registro de substâncias controladas (apenas para opioides)

IMPLEMENTAÇÃO para TRATAMENTO FARMACOLÓGICO DA DOR

ETAPAS	JUSTIFICATIVA
1. **Veja Protocolo Padrão (ao final do livro).**	
2. Preparar os analgésicos selecionados seguindo os "seis certos" da administração de medicamentos (Cap. 21).	Garante a administração segura e apropriada dos medicamentos.
3. Identificar o paciente com dois identificadores (p. ex., o nome e a data de nascimento, ou o nome e o número do registro de identificação, de acordo com as regras da instituição). Comparar os identificadores com as informações contidas no registro de administração de medicamentos do paciente ou com o prontuário médico.	Garante que o paciente correto receba analgesia. Está em conformidade com os padrões da The Joint Comission e aumenta a segurança do paciente (TJC, 2010).
4. Ao lado da cama, comparar o registro de administração de medicamentos ou a impressão computadorizada com o nome do medicamento no rótulo do frasco. Administrar analgésicos ou adjuvantes (Caps. 22 e 23) seguindo estas regras:	A administração em esquema de horário fixo melhora o controle da dor. A verificação final do medicamento garante que o paciente correto receba o medicamento certo.

> ⚡ **ALERTA DE SEGURANÇA** Se um paciente não consegue engolir ou possui tubo gástrico ou jejunal, lembrar-se que, com exceção da metadona, formulações de opioides de liberação prolongada não podem ser esmagadas para administração. Algumas cápsulas podem ser abertas, e o conteúdo pode ser misturado em uma papa de maçã ou outra comida mole; mas elas não podem ser esmagadas.

a. Assim que a dor ocorrer.	É mais fácil prevenir a dor do que tratá-la.
b. Antes do aumento da severidade da dor.	Dores mais intensas podem não responder aos analgésicos prescritos.

ETAPAS	JUSTIFICATIVA
c. Antes da realização de procedimentos ou atividades dolorosas.	Reduz ou bloqueia a transmissão da dor ao SNC, permitindo o término do procedimento com menos desconforto.
d. Rotineiramente, em esquema de horário fixo.	Mantém o analgésico dentro do intervalo terapêutico, reduzindo a intensidade da dor e minimizando os efeitos colaterais. O esquema de horário fixo evita que as concentrações plasmáticas baixem, o que permite a piora da intensidade da dor.
5. Fornecer medidas de conforto não farmacológico além dos analgésicos (Habilidade 13.1 e Instrução para o Procedimento 13.1).	Aumenta a eficácia de agentes farmacológicos; trata aspectos não fisiológicos da dor.
6. Introduzir medidas de cuidados de enfermagem durante os momentos de pico de ação dos analgésicos. Considerar a duração de ação dos analgésicos quando planejar atividades.	Os efeitos variam dependendo do tipo de medicamento utilizado; permite a antecipação da próxima dose; permite a avaliação dos efeitos analgésicos; maximiza a efetividade das medidas de enfermagem para prevenir complicações.
7. Monitorar os efeitos adversos.	A antecipação de efeitos adversos leva a intervenções mais precoces.

> ⚡ **ALERTA DE SEGURANÇA** Pacientes que estejam fazendo uso de opioides em esquema de horário fixo devem receber também laxantes estimulantes. Os opioides diminuem a propulsão intestinal (peristaltismo), mas não a motilidade intestinal (haustração/contração); dessa forma, amaciantes de fezes por si só são ineficazes. Recomendar laxantes estimulantes.

8. Veja Protocolo Conclusão (ao final do livro).

AVALIAÇÃO

1. Pedir ao paciente para definir a intensidade da dor utilizando uma escala de dor apropriada tanto em repouso quanto em atividade.
2. Avaliar os aspectos PQRSTU da dor, utilize avaliações não verbais se o paciente não for capaz de responder (Habilidade 13.1).
3. Observar a posição do paciente; mobilidade; relaxamento; e capacidade de repousar, dormir, comer e participar de atividades rotineiras.
4. Observar efeitos adversos dos medicamentos.

Resultados Inesperados e Intervenções Relacionadas

1. Paciente relata que a intensidade da dor está maior do que o desejado e/ou mostra comportamentos não verbais que refletem a dor.
    a. Avaliar a dose do medicamento administrado.
    b. Tentar uma intervenção não farmacológica alternativa.
    c. Consultar um médico sobre a possibilidade de administração de analgésicos ou adjuvantes alternativos.
    d. Desconforto sem melhora ou com piora pode indicar a necessidade de um diagnóstico adicional, intervenção médica ou cirúrgica, ou uma mudança no plano de controle da dor.
2. O paciente desenvolve depressão respiratória.
    a. Não administrar doses adicionais de analgésicos.
    b. Administrar naloxona (0,4 mg diluído com 9mL de solução salina) por via intravenosa administrando 0,5mL a cada dois minutos até que a frequência respiratória esteja maior do que 8 movimentos por minuto com boa amplitude, conforme ordens médicas (ver normas institucionais).
    c. Continuar monitorando sinais vitais, incluindo oximetria de pulso.

Registro e Relato

- Registrar a intensidade de dor do paciente (antes e 30 minutos após a administração do medicamento), a resposta comportamental ao analgésico e medidas de conforto adicionais feitas nas anotações dos enfermeiros. Incorporar técnicas de alívio da dor no plano de cuidados de enfermagem.
- Registrar o nome do medicamento, a dose, a via e a hora de administração no registro de administração de medicamentos.
- Relatar ao médico respostas ineficazes ou nocivas ao paciente com relação aos analgésicos.

Amostra de Documentação

8h Morfina 5mg IV administrada durante 3 minutos para queixas de dor lombar, definida em 7 em uma escala de 0 a 10, que aumenta quando senta. Posicionado em decúbito lateral esquerdo, com apoio nas pernas. Feita massagem nas costas. Relata que a intensidade da dor diminuiu para nota 4 cinco minutos após a administração do medicamento IV.

8h30 Relata, "Me sinto melhor agora; a dor ainda existe, mas com uma intensidade menor." Define a dor em 4 (escala 0 a 10).

Considerações Especiais
Pediatria

- Crianças (exceto recém-nascidos entre 3 e 6 meses de idade) metabolizam fármacos mais rapidamente do que adultos; crianças jovens podem necessitar de doses maiores de opioides para alcançar o mesmo efeito analgésico (Hockenberry e Wilson, 2007).
- Crianças não devem sofrer com dores oriundas de aplicações intramusculares (IM), por exemplo, para alcançar o alívio da dor. Utilizar a via de administração menos traumática.
- O enfermeiro pode melhorar a efetividade de um analgésico oferecendo uma atitude de apoio à criança. Ele deve reiterar a causa e o efeito do analgésico; então poderá condicioná-la

a esperar pelo alívio da dor (desde que o regime seja efetivo) (Hockenberry e Wilson, 2007).

Geriatria

- Os opioides geralmente não são suficientemente utilizados em idosos. Recomenda-se iniciar com uma baixa dose de analgésico de curta ação e aumentar lentamente a dose apenas até obter o efeito desejado ou aparecer efeitos adversos intoleráveis. Utilize o esquema de horário sempre que possível (Ebersole *et al.*, 2008).
- Não se recomenda utilizar a meperidina em qualquer idade, e não se deve utilizar cloridrato de propoxifeno em idosos (Willens, 2006) em razão do risco de toxicidade cardiovascular, renal, hepática e do SNC.
- Evitar adjuvantes com potentes efeitos anticolinérgicos. Neurolépticos podem apresentar os menores efeitos sedativos, cardiotóxicos e hipotensivos. Evitar os tranquilizantes que causam sedação e que possuem meia-vida longa (Ebersole *et al.*, 2008).
- Distúrbios cognitivos ou demência afetam a capacidade de alguns idosos de relatar a severidade da dor em uma escala. O enfermeiro deve estar alerta para comportamentos sutis que indicam dor (Quadro 13-1).
- Evitar administrações IM de analgésicos em idosos porque causam dor e pelo fato de a absorção muscular do medicamento para o sistema cardiovascular ser imprevisível.
- Evitar a administração concomitante de opioides.
- Em razão das lesões renal e hepática, as doses diárias máximas de AINES e acetaminofeno podem ser menores.
- Se um idoso possui distúrbios de cognição e passou por um procedimento que geralmente causa dor, consulte um médico sobre a possibilidade de prescrição de um analgésico em esquema de horário fixo em vez de administração se necessária.

Assistência Domiciliar (*Home Care*)

- Os responsáveis pelo paciente precisam saber como observar e reconhecer dor na pessoa cuidada por eles e aceitar e compreender o relato de dor do paciente.
- Explicar aos responsáveis sobre a importância de seguir o esquema de administração de analgésicos em esquema de horário fixo para maximizar o efeito.
- Os responsáveis que cuidam da dor do paciente que está em casa necessitam ter acesso ao médico as 24 horas do dia.

HABILIDADE 13.3 ANALGESIA CONTROLADA PELO PACIENTE

A ACP é um método interativo de manejo da dor que permite que o paciente a controle por meio da autoadministração de analgésicos (ASPMN, 2006). É um método seguro de administração de analgésicos para dores agudas e crônicas, incluindo condições como pós-operatório, trauma, trabalho de parto, anemia falciforme, infarto miocárdico, câncer e dores na terminalidade. O paciente aperta o botão em um dispositivo de ACP para liberar uma dose controlada de analgésicos. Portanto, o paciente que faz uso da ACP deve ser capaz de entender como, o porquê e quando se autoadministrar o medicamento e deve ser capaz de fisicamente apertar o dispositivo (SAD, 2008). Vias para administração de ACP tradicionalmente incluem as vias subcutânea e IV, mas agora também incluem as vias epidural, oral e transdérmica (Kastanias *et al.*, 2006; Pasero *et al.*, 2007). A via transdérmica mostrou ser mais simples e fácil de usar e apresentou resultados mais satisfatórios para enfermeiros do que a ACP IV (Lindley *et al.*, 2009).

Há controvérsia em relação à analgesia controlada pelo enfermeiro, na qual o enfermeiro responsável pelo paciente aperta o botão após primeiro avaliar o paciente. A isso, chama-se ACP por intermediário, no caso, pelo enfermeiro. Além disso, a analgesia controlada pela família (ACF) é utilizada em crianças com distúrbios cognitivos ou físicos (ASPMN, 2006). Na ACF, uma pessoa é escolhida como o primeiro responsável pela dor do paciente. Em 2004, The Joint Comission emitiu um "alerta de evento sentinela" sobre a administração não autorizada de ACP. Enfermeiros devem avisar pacientes, familiares e outros visitantes que a ACP é apenas de uso do paciente (TJC, 2004). A ACP não é recomendada em situações nas quais os analgésicos orais podem facilmente controlar a dor (SAD, 2008).

Um dispositivo de ACP pode ser eletrônico ou não eletrônico e consiste em uma bomba ou equipamento de infusão, um reservatório preenchido com fármacos e um dispositivo que libera o medicamento a partir do infusor até o módulo de controle do paciente, e então para o dispositivo conectado ao equipo do paciente. Bombas ou equipamentos de ACP são programados individualmente para liberar automaticamente uma infusão contínua específica prescrita pelo médico (taxa basal) do medicamento, uma dose em bólus (iniciada pelo paciente), ou ambas. A ACP previne a *overdose* pela pré-programação de um intervalo de bloqueio (geralmente de 6 a 16 minutos) entre as doses iniciadas pelo paciente. Além disso, o médico pode limitar a quantidade total de opioide que o paciente pode receber dentro de 1 a 4 horas. Utilize infusões basais (contínuas) com precaução, já que estudos não demonstraram benefícios analgésicos superiores.

A ACP possui uma série de vantagens. Permite que níveis séricos mais constantes do fármaco sejam mantidos e, desta forma, evita picos e quedas de uma administração em bólus. Os pacientes têm um maior alívio da dor e menores efeitos colaterais de opioides, pois os níveis sanguíneos são mantidos em um nível mínimo efetivo para o indivíduo. Quando utilizada após uma cirurgia, poucas complicações surgem, já que o paciente começa a andar mais fácil e rapidamente como resultado do alívio efetivo da dor. O maior controle e independência do paciente são outras vantagens. Já que a ACP fornece medicamento assim que o paciente sente a necessidade, a quantidade total de opioide utilizada pode ser reduzida. A ACP permite que o paciente controle a dor com mínima intervenção do enfermeiro. A *overdose* é pouco provável, pois os pacientes devem estar acordados para apertar o botão e receber a dose.

Preocupações envolvendo o uso da ACP estão relacionadas ao paciente, a falha na bomba de infusão e a erros do operador. Os pacientes podem não entender como funciona a terapia ACP, confundir o botão da ACP com o de chamada de enfermeiros, ou pedir que familiares operem o botão do dispositivo (ASPMN, 2006). A bomba pode falhar na liberação do medicamento quando demandado, disparar um alarme falso, ficar sem bateria, ou ter o fluxo interrompido. Os operadores podem programar incorretamente a dose, a concentração ou a taxa de infusão. Eles também podem cometer erros na abertura ou no fechamento do equipo, troca imprópria da seringa ou cartucho, monitorização de efeitos adversos/*overdose* ou não responder a alarmes. A ACP requer monitorização cuidadosa e contínua. Nunca se deve tentar operar um equipamento de ACP sem conhecer completamente o modelo específico em uso.

HABILIDADE 13.3 Analgesia Controlada pelo Paciente

COLETA DE DADOS

1. Verificar a prescrição médica para a administração de medicamentos em relação ao nome do medicamento, à dose, à via, à frequência (contínua, por demanda, ou ambos) e aos ajustes de bloqueio. *Esta é a primeira verificação da eficácia do processo.* Verificar se o paciente não é alérgico aos medicamentos prescritos. *Justificativa: Garante que o medicamento correto seja administrado ao paciente.*

> ⚡ **ALERTA DE SEGURANÇA** Náusea não é uma reação alérgica e pode ser tratada. O prurido por si só não é uma reação alérgica, mas é um efeito adverso comum de opioides. O prurido é tratável e não deve impedir o uso da ACP.

2. Avaliar a capacidade cognitiva e física do paciente para pressionar o botão do dispositivo. *Justificativa: Determina a capacidade do paciente de utilizar a ACP para o controle da dor.*
3. Avaliar as respostas não verbais de pacientes com distúrbios cognitivos ou de estrangeiros. *Justificativa: Pelo fato de os pacientes não conseguirem verbalizar a intensidade da dor, as respostas não verbais auxiliam a determinar a presença da dor e a resposta ao medicamento.*
4. Avaliar a característica da dor do paciente, incluindo sinais comportamentais e emocionais e sintomas (Habilidade 13.1). *Justificativa: Estabelece uma base para determinar a resposta do paciente à analgesia.*
5. Avaliar o ambiente com relação a fatores que aumentam a dor (p. ex., barulho, temperatura do ambiente). *Justificativa: A eliminação de estímulos irritantes pode ser efetiva na maior diminuição da percepção da dor.*
6. Se o paciente tiver passado por cirurgia, calçar luvas limpas e inspecionar a incisão. Palpar gentilmente ao redor da área avaliando a sensibilidade. O enfermeiro deve utilizar luvas estéreis se for colocar a mão na incisão. *Justificativa: Revela a natureza da dor e fornece uma base para determinar a resposta à analgesia.*
7. Avaliar se os cateteres intravenosos (centrais ou periféricos) estão desobstruídos e a condição do local de venopunção, buscando edema ou inflamação. *Justificativa: O cateter IV deve estar desobstruído para que o medicamento infundido alcance a circulação venosa com segurança e eficácia. Nunca se deve conectar um dispositivo ACP em um equipo intravenoso com sangue ou em cateteres de infusão de medicamentos cardiovasculares. Se necessário, canular outra veia.*
8. Avaliar se o paciente possui um histórico de apneia do sono. *Justificativa: A analgesia por opioides contribui significativamente para o risco de depressão respiratória e obstrução das vias aéreas na apneia do sono (Blake et al., 2009).*

PLANEJAMENTO

Os **Resultados Esperados** focam no uso apropriado do dispositivo de ACP e no controle da dor adequado sem sedação exagerada e sem efeitos adversos, ou com efeitos adversos controláveis.

1. Paciente relata alívio da dor.
2. Paciente exibe expressão facial e posição corporal relaxada.
3. Paciente opera corretamente o dispositivo de ACP.
4. Paciente permanece alerta e orientado.
5. Paciente participa cada vez mais de atividades de cuidado próprio.

Delegação e Colaboração

A função de administração da ACP não pode ser delegada a auxiliares ou técnicos de enfermagem. Eles devem ser instruídos:

- explicando a eles os sinais de sedação e dor descontrolada para que relatem ao enfermeiro quando ocorrerem.
- pedindo a eles que relatem qualquer sintoma novo ou alteração no estado do paciente ao enfermeiro.
- alertando-os para que nunca administrem uma dose de ACP para o paciente (ASPMN, 2006).

Equipamento

- Sistemas e equipos de ACP
- Rótulo de identificação e horário (pode também ser colocado e preenchido pela farmácia)
- Conector sem agulha
- Algodão com álcool
- Fita adesiva
- Luvas limpas (quando necessário)
- Agentes antagonistas de opioides (p. ex., naloxona) prontamente disponíveis
- Equipamento para monitorização de sinais vitais e oximetria de pulso

IMPLEMENTAÇÃO para ANALGESIA CONTROLADA PELO PACIENTE

ETAPAS	JUSTIFICATIVA
1. **Veja Protocolo Padrão (ao final do livro).**	
2. Verificar o analgésico preparado seguindo os "seis certos" para administração de medicamentos (Cap. 21). NOTA: A farmácia prepara a solução de medicamento.	Garante a administração segura e apropriada do medicamento. *Esta é a segunda verificação da eficácia do procedimento.*
3. Identificar o paciente com dois identificadores (p. ex., o nome e a data de nascimento, ou o nome e o número de registro de identificação, conforme as normas da instituição). Comparar os identificadores com informações contidas no registro de administração de medicamentos do paciente ou com o prontuário médico.	Garante que o paciente receba o medicamento correto. Está de acordo com os padrões da The Joint Comission e aumenta a segurança do paciente (TJC, 2010).

(Continua)

CAPÍTULO 13 Controle da Dor

ETAPAS	JUSTIFICATIVA
4. Ao lado da cama, comparar o registro de administração de medicamentos ou a impressão computadorizada com o nome do medicamento na bolsa do fármaco. Fazer com que um segundo enfermeiro confirme a prescrição médica e a correta instalação da ACP. O segundo enfermeiro deve verificar a prescrição médica e o dispositivo independentemente e não apenas olhar a instalação do primeiro enfermeiro.	Esta é a terceira verificação da eficácia do procedimento e garante que o paciente correto receba o medicamento certo. Previne o erro de medicação.
5. Antes de iniciar a analgesia, o enfermeiro deve explicar o propósito da ACP e demonstrar a sua função ao paciente e familiar, como segue:	Uma explicação completa permite a participação do paciente no cuidado e a independência no controle da dor. A orientação educativa pré-operatória sobre a ACP melhora o alívio da dor pós-operatória (ASPMN, 2006).
a. Explicar o tipo de medicamento no dispositivo ACP.	Ajuda o paciente a compreender o valor do controle da dor.
b. Explicar que o dispositivo administra seguramente pequenas quantidades conforme desejo do paciente, mas de forma frequente, se necessário, para fornecer conforto e minimizar os efeitos adversos da analgesia. Falar ao paciente que a autoadministração antes da mobilização no leito, deambulação ou tosse e respiração profunda ajudará na realização dessas atividades mais facilmente.	Doses pequenas e frequentes com ACP produzem níveis séricos do fármaco mais constantes com mínima flutuação, em vez de picos e falhas associadas a analgésicos administrados quando necessário (Lehne, 2007).
c. Explicar que a ACP está programada para liberar o tipo e a dose prescrita do analgésico sobre o intervalo de bloqueio e sobre o limite de dose máxima no intervalo de 1 a 4 horas.	Confirma a segurança do dispositivo ACP com o paciente.
d. Demonstrar ao paciente como apertar o botão de demanda do medicamento no dispositivo ACP. Explicar que, quando o botão da ACP é pressionado, este libera uma pequena dose do medicamento no cateter intravenoso, eliminando, dessa forma, a necessidade de esperar até que o enfermeiro pegue o medicamento para a aplicação.	Dá ao paciente o controle da dor.
e. Explicar como o intervalo de bloqueio impede a *overdose*.	Alivia o medo do paciente sobre uma possível *overdose*.
f. Instruir o paciente a notificar o enfermeiro sobre possíveis efeitos adversos (seja específico quando falar sobre eles), problemas para obter alívio da dor, alterações na severidade ou localização da dor, som do alarme ou questões que possam surgir.	Garante que o enfermeiro esteja disponível por mais tempo para problemas que venham a surgir.
6. Verificar o infusor e o módulo controlado pelo paciente em relação às informações precisas do rótulo ou evidência de vazamento.	Evita erros na medicação e prejuízo ao paciente.
7. Programar a bomba computadorizada conforme prescrito para liberar a dose do medicamento e intervalo de bloqueio.	Garante a administração segura e terapêutica do fármaco. Garante que o fluxo de infusão esteja desimpedido.
8. Posicionar o paciente para garantir que o local de venopunção ou o cateter central está acessível.	Bloqueia o sistema e previne a entrada de ar no equipo intravenoso. Calçar luvas reduz o contato potencial com o sangue quando se trabalha com cateter intravenoso. Conecta o dispositivo com o equipo intravenoso.
9. Inserir o cartucho do fármaco dentro do dispositivo de infusão (ilustração) e os equipos principais.	O álcool é um antisséptico tópico que minimiza a entrada de microrganismos durante a inserção da agulha.
10. Conectar o adaptador sem agulha ao adaptador do equipo do módulo da ACP.	Estabelece uma via para a medicação para utilizar o cateter intravenoso principal.
11. Limpar o local de injeção do equipo com álcool.	Previne o desalojamento do adaptador sem agulha da porta de entrada. Facilita a deambulação do paciente. O rótulo previne o erro de se conectar equipos de outros dispositivos APC (TJC, 2006).
12. Inserir o adaptador sem agulha no local de injeção mais próximo do paciente.	O enfermeiro pode manualmente administrar uma dose única ou programar a dose na bomba de infusão APC para estabelecer um nível de analgesia.
13. Prender a conexão com fita adesiva e fixar o equipo da ACP. Rotular o equipo e retirar as luvas.	A repetição de instrução reforça o aprendizado. A demonstração do paciente revela a compreensão e a capacidade de manipular o dispositivo.
14. Administrar uma dose de analgésico conforme prescrito.	Garante a correta documentação de medicamentos de classe II.
15. Se o paciente estiver sentindo dor, demonstrar o uso do sistema ACP (ilustração); se não, fazer com que o paciente repita as instruções dadas anteriormente.	Garante que a terapia IV seja continuada.

HABILIDADE 13.3 Analgesia Controlada pelo Paciente

ETAPAS	JUSTIFICATIVA

16. Para cessar a ACP:
   a. Obter a informação necessária da ACP a partir do histórico da bomba, incluindo a quantidade infundida e a quantidade a ser descartada.
   b. Desligar a bomba de infusão.
   c. Desconectar o equipo da ACP da linha IV, mas manter o acesso.
   d. Descartar o cartucho vazio de acordo com as normas da instituição.
	O controle e o descarte de opioides são regulados pelo Ato de Substâncias Controladas.

⚡ **ALERTA DE SEGURANÇA** Se a ACP for descontinuada antes que o dispositivo esteja completamente vazio, registrar a quantidade descartada do medicamento no registro de medicamentos ACP de acordo com a política da instituição. Anotar a data, o horário, a quantidade de medicamento descartado e a razão do descarte. O descarte deve ser testemunhado, e o registro deve ser assinado por dois enfermeiros para estar de acordo com a documentação de medicamentos da classe II.

17. **Veja Protocolo de Conclusão (ao final do livro).**

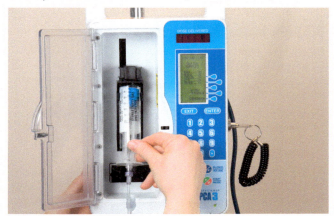

ETAPA 9 Enfermeiro inserindo o cartucho ou bolsa do fármaco no dispositivo de ACP.

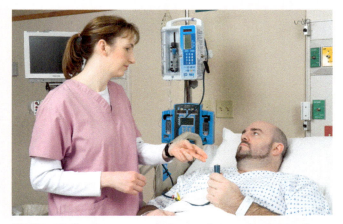

ETAPA 15 Paciente aprende a pressionar o botão do dispositivo de ACP.

AVALIAÇÃO

1. Utilizar a escala de intensidade da dor para determinar se ela diminuiu.
2. Monitorar o nível de sedação do paciente, seus sinais vitais e a oximetria de pulso a cada 2 horas pelas primeiras 12 horas (SAD, 2008).
3. Observar o paciente com relação a sinais de reações adversas, especialmente sedação excessiva (Quadro 13-5).
4. Fazer com que o paciente demonstre a liberação da dose.
5. Avaliar o número de tentativas (número de vezes que o paciente apertou o botão) e a liberação das doses demandadas (número de vezes que o medicamento foi realmente administrado) e a dose basal, se prescrita, de acordo com as normas da instituição (geralmente a cada 4 a 8 horas). Isto mantém a conformidade com o Ato de Substâncias Controladas.
6. Observar se o paciente inicia atividades de autocuidado.

QUADRO 13-5 ESCALA DE SEDAÇÃO RAMSAY MODIFICADA

NÍVEL	ESTADO
Sedação mínima (ansiólise)	1. Ansioso e agitado ou com insônia, ou ambos 2. Cooperativo, orientado e tranquilo
Sedação moderada/ analgesia	3. Responde a comandos feitos com voz normal
Sedação profunda/ analgesia	4. Resposta rápida a um toque leve na testa ou a estímulo auditivo alto 5. Resposta lenta a um toque leve na testa ou a estímulo auditivo alto 6. Sem resposta a um toque leve na testa ou a estímulo auditivo alto

De Sessler C et al.: Evaluating and monitoring analgesia and sedation in the critical care unit, *Crit Care* 12(suppl 3):S2, 2008.

Resultados Inesperados e Intervenções Relacionadas

1. O paciente relata desconforto constante ou pior, ou demonstra comportamentos não verbais que indicam dor.
   a. Realizar uma reavaliação completa da dor.
   b. Avaliar o número de tentativas e liberações solicitadas pelo paciente.
   c. Avaliar possíveis complicações além da dor.
   d. Inspecionar se o cateter está obstruído ou fora da veia e verificar possíveis oclusões por dobra no equipo.
   e. Verificar se a solução IV de manutenção está sendo infundida continuamente.
   f. Avaliar a bomba de infusão buscando problemas operacionais.
   g. Verificar se o paciente manipula o botão corretamente.
   h. Utilizar medidas de conforto não farmacológicas se apropriado.
   i. Consultar o médico sobre a necessidade de ajuste da dose. As concentrações plasmáticas de analgésicos necessitam permanecer estáveis para que o medicamento seja efetivo. Uma infusão contínua pode ser necessária para fornecer cobertura durante horas de sono, a dose da ACP pode necessitar de reajuste, ou há necessidade de adição de um adjuvante.

> ⚡ **ALERTA DE SEGURANÇA** Não aumentar a demanda, a dose basal ou diminuir o intervalo (p. ex., de 10 para 5 minutos) simultaneamente, já que isso aumenta o risco de sedação exagerada, de depressão respiratória e de outros efeitos adversos.

2. O paciente está sedado e não pode ser facilmente acordado.
   a. Cessar a APC e eleve o nível da cabeça em 30 graus, a menos que seja contraindicado.
   b. Instruir o paciente a respirar profundamente.
   c. Notificar o médico.
   d. Administrar oxigênio por cateter via nasal a um fluxo de 2 L/min.
   e. Realizar a aferição dos sinais vitais, incluindo oximetria de pulso.
   f. Avaliar a quantidade de opioide liberada nas últimas 4 a 8 horas.
   g. Perguntar aos familiares se eles apertaram o botão sem o conhecimento do paciente.
   h. Revisar o registro de administração de medicamentos buscando outros possíveis medicamentos sedativos.
   i. Preparar a administração de um antagonista de opioides.
   j. Continuar a monitorização do paciente.
3. O paciente é incapaz de manipular o dispositivo de ACP.
   a. Consultar o médico sobre vias alternativas de medicação e possíveis doses basais.
   b. Avaliar o sistema de suporte do paciente, que consiste nos familiares que podem ser responsáveis por manipular o dispositivo ACP (consultar a política da instituição) (ASPMN, 2006).

Registro e Relato

- Registrar o medicamento, a concentração, a dose (basal e/ou liberada), o horário de início, o tempo de bloqueio e a quantidade de solução infundida e remanescente na forma do medicamento apropriado. Várias instituições possuem um fluxograma separado para a documentação para ACP.
- Registrar a avaliação da resposta do paciente aos analgésicos na forma de ACP, anotações narrativas e/ou fluxograma de avaliação do paciente (ver política da instituição). Isso inclui sinais vitais, estado de sedação, intensidade da dor e estado do dispositivo de acesso vascular.
- Calcule a dose infundida pela adição do medicamento liberado e a dose contínua em conjunto. Siga a política da instituição.

Amostra de Documentação

17h ACP IV com hidrocodona 0,5 mg/mL infundindo em uma taxa basal de 5mL/hora no braço esquerdo. Local sem eritema ou edema; curativo limpo, seco e oclusivo. Cochilando em intervalos, acorda facilmente. Respiração 16/min, regular na frequência, rítmico e profunda. Queixas de ardência na incisão abdominal de nota 4 em escala de 0 a 10 quando se movimenta. Não relata dor quando está deitado parado.

Considerações Especiais

Pediatria

- A ACP é efetiva em crianças que conseguem compreender o conceito. Quando selecionar uma criança para o uso da ACP, considere seu nível de desenvolvimento e cognitivo e suas habilidades motoras. A ACP é geralmente segura e efetiva em crianças com no mínimo 5 a 6 anos de idade (Hockenberry e Wilson, 2007).

Geriatria

- Idosos parecem ser mais sensíveis às propriedades analgésicas e aos efeitos adversos dos opioides. A função renal e hepática em idosos está comprometida, o que diminui o metabolismo e a excreção dos fármacos. Isso causa um pico de ação mais rápido e uma duração de ação mais duradoura do opioide. A prescrição do médico deve iniciar com uma dose baixa, que deve ser aumentada lentamente.
- Se um idoso ficar confuso enquanto faz uso de ACP, reduza a dose, aumente o intervalo de bloqueio ou adicione um analgésico não opioide para reduzir a dose do opioide. A administração em esquema de horário fixo pelo enfermeiro é outra opção (ASPMN, 2006).

Assistência Domiciliar (*Home Care*)

- A ACP não deve ser utilizada em pacientes física ou cognitivamente incapazes de ativar o dispositivo. Porém, é utilizada comumente em pacientes sob assistência domiciliar.
- Enfermeiros domiciliares devem estar disponíveis ao paciente e aos familiares por meio de contato telefônico e visitas agendadas.
- Forneça instruções com relação ao ajuste apropriado da dose e aos erros potenciais.
- Notifique o médico se, após o ajuste de dose, a intensidade da dor permanecer inaceitável.

HABILIDADE 13.4   ANALGESIA EPIDURAL

A administração de analgésicos pelo espaço epidural é uma técnica popular para o controle da dor aguda durante o trabalho de parto; após cirurgias; e para dores crônicas, especialmente em pacientes com câncer. Estudos mostraram que a analgesia epidural controlada pelo paciente (AECP) oferece controle superior da dor pós-operatória após uma variedade de cirurgias quando comparada à ACP intravenosa (Cata et al., 2008; Ferguson et al., 2009; Popping et al., 2008). O uso da AECP é seguro e eficiente e complicações da técnica analgésica são raras (Popping et al., 2008). Opioides epidurais reduziram a quantidade total de opioides necessária para controlar a dor, produzindo, dessa forma, menos efeitos adversos (Cata et al., 2008).

O espaço epidural é um espaço potencial que contém uma rede de vasos, nervos e gordura, localizado entre a coluna vertebral e a dura-máter, a camada mais externa da meninge que recobre a medula espinhal (Fig. 13-4). Os analgésicos liberados nesse espaço são distribuídos (1) por difusão através da dura-máter em direção ao fluido cerebroespinhal, onde atuam diretamente nos receptores no corno dorsal da medula espinhal; (2) via vasos sanguíneos no espaço epidural e liberados sistemicamente; e/ou (3) por absorção pela gordura no espaço epidural, criando um depósito no qual o fármaco é liberado sistêmica e lentamente. O analgésico atua ligando-se a receptores opioides no corno dorsal da medula espinhal, bloqueando, dessa forma, o impulso de transmissão dolorosa até o córtex cerebral.

Opioides e anestésicos locais, separadamente ou combinados, são utilizados na analgesia epidural (Chang et al., 2006). Os opioides são liberados próximos ao seu local de ação (SNC) e, portanto, necessitam doses muito menores para causar alívio da dor. Opioides comuns administrados por via epidural incluem a morfina, a hidromorfona, o fentanil e o sufentanil. Esses opioides diferem entre si por suas propriedades lipofílicas e hidrofílicas, que afetam a taxa de absorção e a duração de ação. O fentanil e o sufentanil são lipofílicos, fazendo com que eles apresentem um início de ação mais rápido e uma duração de ação mais curta (duas horas). A morfina e a hidromorfona são hidrofílicas, resultando em início de ação mais lento e duração de ação mais longa (até 24 horas com uma dose única em bólus).

Um médico insere um cateter epidural com o paciente posicionado em decúbito lateral ou sentado com ombro e quadril alinhados e quadril e cabeça flexionados. Um anestesista posiciona um cateter no espaço epidural abaixo da segunda vértebra lombar, onde a medula espinhal termina (Fig. 13-5). Porém, os cateteres podem também ser posicionados na medula espinhal na altura do tórax. Cateteres temporários ou de uso em curto prazo não são suturados no local e saem pelo local de inserção nas costas. Um cateter de uso permanente ou em longo prazo é tunelizado no tecido subcutâneo e sai pelo lado do corpo (Fig. 13-6) ou abdome. A tunelização reduz infecção e o deslocamento do cateter.

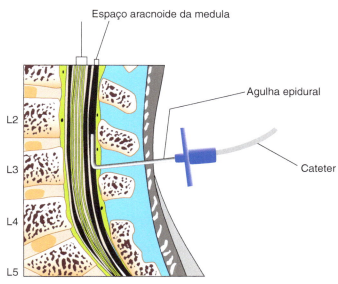

FIG 13-5 Instalação do cateter epidural.

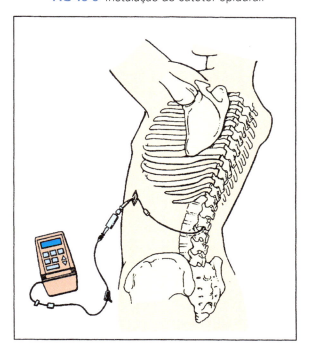

FIG 13-6 Cateter epidural externo conectado à bomba de infusão ambulatorial. (Cortesia SIMS Deltex, Inc., St Paul, Minnesotta.)

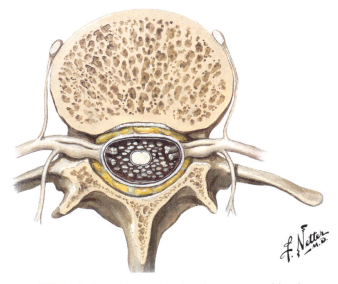

FIG 13-4 Desenho anatômico do espaço epidural.

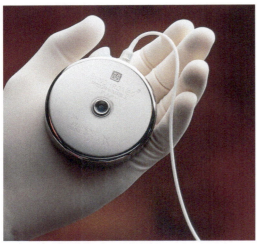

FIG 13-7 Bomba de infusão sincronizada implantável. (Cortesia de Medtronic, Inc., Columbia Heights, Minnesotta.)

Um curativo estéril oclusivo cobre os sítios do cateter e é seguro para o paciente. Uma radiografia é o único modo de confirmar a colocação do cateter epidural.

Um especialista administra o medicamento epidural intermitentemente por meio de injeção em bólus. O fármaco também pode ser administrado conforme demanda em um paciente utilizando AECP, ou continuamente por uma bomba de infusão implantada. (Fig. 13-7). Uma bomba de infusão injeta opioides intermitente e continuamente. Embora o uso de opioides epidurais para o controle da dor possua muitas vantagens para o paciente, também requer observação próxima e cuidado por parte dos enfermeiros. O analgésico afeta a transmissão da medula abaixo da altura da inserção do cateter. Deve-se monitorar a função motora e sensorial do paciente, incluindo qualquer início de retenção urinária. O enfermeiro não deve administrar outros opioides suplementares ou sedativos quando o paciente faz uso de analgesia epidural. O efeito combinado pode causar depressão respiratória. Em razão da localização anatômica, o cateter epidural pode migrar pela dura-máter e romper nervos espinhais e vasos. A migração do cateter em direção ao espaço subaracnoide pode levar perigosamente a altas concentrações do medicamento. O enfermeiro deve frequentemente monitorar o nível de analgesia do paciente. Em vários hospitais, os médicos e enfermeiros anestesistas são os únicos profissionais que podem iniciar uma infusão epidural de opioides ou administrar um bólus. Alguns hospitais possuem enfermeiros que passaram por um programa de certificação que lhes permite começar uma infusão epidural de opioide ou administrar um bólus após a colocação do cateter (verificar as normas da instituição).

COLETA DE DADOS

1. Avaliar o nível de conforto e a característica da dor do paciente (Habilidade 13.1). *Justificativa: Estabelece um nível de dor basal.*
2. Avaliar as condições clínicas/cirúrgicas presentes e a condição para analgesia epidural (p. ex., grandes procedimentos cirúrgicos torácicos ou abdominais, trauma, câncer terminal, mulher em trabalho de parto e pacientes predispostos a complicações cardiopulmonares em razão de condições médicas ou cirurgias preexistentes). *Justificativa: Certas condições podem ter a analgesia epidural como terapia de escolha.*
3. Para pacientes estrangeiros ou com distúrbios cognitivos, avalie respostas não verbais à dor. *Justificativa: Já que o paciente não pode verbalizar a intensidade da dor, respostas não verbais ajudam o enfermeiro a estabelecer um nível de dor basal.*
4. Verificar se o paciente faz uso de anticoagulantes. *Justificativa: A anticoagulação pode contraindicar a colocação do cateter epidural em razão da impossibilidade de aplicar pressão no local de inserção do cateter e do risco hemorrágico.*
5. Avaliar se o paciente faz uso de ervas medicinais e, se o faz, quais são essas ervas. *Justificativa: Ervas podem interferir com a coagulação e podem predispor a sangramentos no local de inserção do cateter.*
6. Avaliar o histórico do paciente de alergia a medicamentos. *Justificativa: Evita possíveis reações alérgicas à analgesia.*
7. Avaliar fatores ambientais que possam contribuir para a dor.
8. Avaliar o nível de sedação do paciente pela avaliação do grau de vigília e alerta, capacidade de responder a comandos e sonolência (Quadro 13-5). *Justificativa: Estabelece uma base antes da primeira dose. A sedação sempre precede a depressão respiratória causada por opioides (Chang et al., 2006).*
9. Avaliar a frequência, o padrão e amplitude respiratórios e a pressão sanguínea. *Justificativa: Estabelece uma base. Pode ocorrer vasodilatação; e a hipotensão, incluindo hipotensão ortostática, é comum. A depressão respiratória também pode ocorrer.*
10. Avaliar funções motoras e sensoriais inicialmente (Cap. 7). Testar a sensibilidade em extremidades inferiores. Fazer com que os pacientes flexionem ambos os pés e joelhos e levantem uma perna de cada vez da cama. Dê atenção especial a pacientes com anormalidades sensoriais ou motoras preexistentes. *Justificativa: Estabelece uma base. O excesso de analgésicos causa efeitos neurológicos adversos. Condições preexistentes podem mascarar alterações sensoriais/motoras da analgesia.*
11. Verificar se o cateter epidural está fixado na pele das costas, na lateral ou no abdome do paciente. *Justificativa: Previne o deslocamento acidental do cateter.*
12. Avaliar se o local de inserção do cateter apresenta eritema, calor, sensibilidade, edema ou secreção. Calçar luvas estéreis se for necessário remover algum curativo oclusivo. *Justificativa: Estabelece uma base. Inflamação local e piodermite superficial no local de inserção podem ocorrer. Secreção purulenta é um sinal de infecção. Secreção serosa pode indicar vazamento de líquor da dura-máter puncionada. Secreção sanguinolenta pode indicar que o cateter rompeu algum vaso.*
13. Verificar as prescrições médicas no registro de administração de medicamentos em relação ao nome do medicamento, à dose, à via, ao método de infusão (bólus, contínuo ou por demanda) e aos períodos de bloqueio. Verificar se o paciente não é alérgico ao medicamento prescrito. *Justificativa: Garante que o fármaco correto seja administrado ao paciente. Esta é a primeira verificação da eficácia.*
14. Caso se opte pela infusão contínua, deve-se verificar se o equipo está desobstruído e se a bomba de infusão está calibrada e operando normalmente. O cateter intravenoso deve ser mantido disponível até 24 horas depois do fim da analgesia epidural. *Justificativa: Garante que o paciente receba a dose analgésica prescrita. Equipos dobrados impedem a infusão de analgésicos. O acesso intravenoso permite que o enfermeiro administre algum medicamento para neutralizar reações adversas, se necessário.*

HABILIDADE 13.4 Analgesia Epidural

PLANEJAMENTO

Os **Resultados Esperados** focam-se em eliminar ou reduzir a dor e em prevenir as complicações da analgesia epidural.

1. O paciente relata alívio da dor em 30 a 60 minutos após o início da infusão epidural.
2. O paciente não apresenta dor de cabeça durante a analgesia epidural ou no período de até 72 horas após o fim do procedimento.
3. O paciente não apresenta eritema, calor, exsudato, sensibilidade ou edema no local de inserção do cateter durante o período que o cateter epidural está posicionado. O paciente não está febril.
4. A respiração do paciente é regular, de amplitude adequada, e igual ou maior do que 8 movimentos por minuto.
5. O paciente permanece normotenso, e a frequência cardíaca permanece igual ou menor do que o valor basal do paciente.
6. O paciente é facilmente acordado; alerta; e orientado em relação a pessoas, local e tempo.
7. O paciente permanece sem dificuldade; média de 30 a 60mL por hora.
8. O paciente apresenta pouco ou nenhum prurido, e não há sinais de parestesia nas extremidades inferiores.
9. O sistema epidural permanece intacto e funcionante.

Delegação e Colaboração

A administração da analgesia epidural não pode ser delegada a auxiliares ou técnicos de enfermagem. Eles devem ser instruídos a:
- ter atenção ao local de inserção do cateter quando reposicionar ou caminhar com pacientes para prevenir problemas com o cateter.
- relatar imediatamente qualquer desconexão do cateter.
- relatar imediatamente ao enfermeiro qualquer alteração no estado do paciente ou no nível de conforto.

Equipamento

- Luvas limpas
- Opioides pré-diluídos sem conservantes, conforme prescritos pelo médico, e preparados para uso em bomba de infusão IV (geralmente preparados pela farmácia)
- Bomba de infusão e equipo compatível. (Não utilize entradas em Y para infusões contínuas; algumas bombas de infusão possuem equipos codificados por cor para uso intraespinhal.)
- Adaptador de diâmetro 20 sem agulha
- Agulha com filtro; de acordo com a política da instituição
- Gaze com antisséptico (p. ex., iodo povidine ou clorexidine)
- Seringa
- Esparadrapo
- Rótulo (para a entrada da injeção)
- Equipamentos para aferição de sinais vitais

IMPLEMENTAÇÃO para ANALGESIA EPIDURAL

ETAPAS	JUSTIFICATIVA
1. **Veja Protocolo Padrão (ao final do livro).**	
2. Preparar o analgésico seguindo os "seis certos" da administração de medicamentos (Cap. 21). NOTA: A farmácia prepara o medicamento para a bomba de infusão. No caso de injeção em bólus, puxe a solução de opioide pré-diluída e sem conservantes por meio de uma seringa e agulha com filtro.	Garante a administração segura e apropriada do medicamento. *Esta é a segunda verificação da eficácia do procedimento.*
3. Identificar o paciente utilizando dois identificadores (p. ex., o nome e a data de nascimento, ou o nome e o número do registro de identificação, de acordo com as normas da instituição). Comparar os identificadores com as informações contidas no registro de administração de medicamentos do paciente ou com o prontuário médico.	Garante que o paciente receba o medicamento correto. Está de acordo com os padrões da The Joint Comission e aumenta a segurança do paciente (TJC, 2010).
4. Explicar o propósito e a função da analgesia epidural e as expectativas sobre o papel do paciente durante o procedimento (p. ex., fazer com que o paciente chame por assistência para sair da cama). Demonstrar ao paciente como utilizar a bomba.	A explicação adequada da terapia aumenta a cooperação do paciente.
5. Fixar o rótulo da "linha epidural" ao equipo da infusão. Deve-se certificar-se de que não existem entradas em Y para infusões contínuas ou por demanda.	A rotulação ajuda a garantir que o medicamento analgésico seja administrado pelo equipo correto e pelo espaço epidural. A identificação de cateteres de alto risco previne a conexão com um equipo ou cateter inapropriado (TJC, 2009). A utilização de equipos sem entradas em Y previne a injeção acidental ou a infusão de outros medicamentos.
6. Ao lado da cama, comparar o registro de administração de medicamentos ou a impressão computadorizada com o nome do medicamento no rótulo do frasco.	*Esta é a terceira verificação da eficácia do procedimento* e garante que o paciente correto receba o medicamento certo.

(Continua)

ETAPAS	JUSTIFICATIVA
7. Administrar a analgesia epidural.	
a. *Administrar a dose por demanda do paciente.* Ler "Habilidade 13.3" para preparação do paciente e método de liberação.	O paciente tem controle sobre a administração do analgésico.
b. *Administrar por infusão contínua.*	
(1) Conectar o frasco do medicamento diluído sem conservantes ao equipo da bomba de infusão e preparar o equipo (Cap. 23).	Um equipo preenchido com solução e sem bolhas de ar evita embolia gasosa.
(2) Inserir o equipo da bomba de infusão (Cap. 23) e conectar a parte final do equipo ao cateter epidural.	A bomba injeta fluido pelo equipo.
(3) Verificar se a bomba de infusão está calibrada e está operando adequadamente. Muitas instituições possuem um esquema no qual dois enfermeiros fazem essa verificação.	Garante que o paciente receba a dose apropriada.
(4) Fechar todas as conexões. Administrar o bólus prescrito ou iniciar a infusão (Cap. 23).	O sistema fechado previne infecções. Um filtro de barreira bacteriana no equipo pode ser necessário (verificar as normas da instituição).
c. *Administrar o analgésico em bólus.*	
(1) Pegar uma seringa preparada e trocar a agulha com filtro por um adaptador sem agulha de diâmetro 20.	Previne a infusão de partículas microscópicas de vidro e permite a injeção do medicamento.
(2) Limpar o conector do cateter epidural com gaze e antisséptico. (**Não utilizar álcool.**)	Um agente antisséptico previne a introdução de microrganismos no SNC. O álcool causa dor e é tóxico ao sistema nervoso.
(3) Secar o conector com gaze estéril.	Reduz a possível injeção de povidine iodado.
(4) Inserir o adaptador sem agulha da seringa pelo conector. Aspirar.	A aspiração deve ser realizada para determinar a posição do cateter. Menos de 1mL de líquido límpido deve ser aspirado.

> ⚡ **ALERTA DE SEGURANÇA** Se mais de 1mL de líquido límpido ou sanguinolento for aspirado, o cateter pode ter migrado até o espaço subaracnoide ou ter rompido um vaso sanguíneo. Não administrar o medicamento. Notificar o anestesista ou enfermeiro imediatamente. Verificar as normas da instituição tanto para a administração de analgésico no cateter epidural quanto para o seu manuseio.

(5) Injetar o opioide em uma taxa de 1mL durante 30 segundos.	A injeção lenta previne o desconforto do paciente pela diminuição da pressão exercida pela entrada do fluido no espaço epidural.
(6) Remover a seringa do conector. Não há necessidade de lavá-la com solução salina.	O cateter está em um espaço, não em um vaso sanguíneo.
8. Explicar que os enfermeiros monitorarão a resposta do paciente à analgesia epidural rotineiramente. Também instruir o paciente a relatar qualquer sinal ou problema ao enfermeiro.	Constrói confiança para encorajar o paciente a ser um parceiro na terapia.
9. Veja Protocolo de Conclusão (ao final do livro).	
10. Antes da remoção do cateter epidural, verificar se o paciente faz uso de terapia anticoagulante. Verificar o protocolo da instituição para retirada do cateter epidural.	A remoção do cateter em um paciente que faz uso de terapia anticoagulante aumenta o risco de hematoma na medula espinhal por causa da anticoagulação e da incapacidade de comprimir vasos.

AVALIAÇÃO

1. Avaliar o nível de conforto do paciente; utilize uma escala de intensidade de dor.
2. Avaliar o nível de sedação; frequência respiratória, ritmo, amplitude e padrão; e oximetria de pulso a cada duas horas por 12 a 14 horas após a administração de um bólus de opioide em um paciente que não tenha recebido opioides em esquema de horário por período maior do que 5 a 7 dias. Monitorar atentamente um paciente que esteja fazendo uso de opioides (ver normas da instituição), ou que tenha recebido uma dose maior do fármaco do que a usual, ou que possua outros fatores de risco (p. ex., apneia do sono) (Pasero *et al.*, 2007).

> ⚡ **ALERTA DE SEGURANÇA** Deve-se estar preparado para administrar uma ampola de naloxona 0,4mg diluída em 9mL de solução salina em uma taxa de 1 a 2mL/min (para adultos) se a frequência respiratória cair abaixo de 8 movimentos por minuto com baixa expansão torácica, conforme prescrição médica.

3. Monitorar a pressão sanguínea e o pulso. Ajudar o paciente a mudar de posição para evitar hipotensão postural.
4. Avaliar o local de inserção do cateter a cada duas ou quatro horas em relação a eritema, calor, sensibilidade, edema ou secreção (notar a característica da secreção [p. ex., purulenta,

serosa ou sanguinolenta]). Monitorar a temperatura corpórea.
5. Inspecionar possíveis quebras ou deslocamento do cateter.
6. Avaliar se o paciente apresentou dor de cabeça ou sinais não verbais dela.
7. Monitorar a ingestão e a eliminação de líquidos. Avaliar a distensão vesical (Cap. 7). Observar a frequência ou urgência urinária. Consultar o médico sobre a possibilidade de sondagem de alívio.
8. Observar a presença de prurido, especialmente na face, na cabeça, no pescoço e no torso. Informar o paciente que esse é um efeito adverso, mas que não é uma resposta alérgica. O prurido é o efeito adverso mais comum.
9. Avaliar fraqueza ou dormência de membros ou formigamento de extremidades inferiores (parestesia). Fazer com que o paciente flexione ambos os pés e joelhos, e então levante cada perna da cama. Perguntar ao paciente se a dormência ou formigamento é sentido nos membros inferiores.
10. Avaliar efeitos colaterais farmacológicos: náusea, vômito, zumbido no ouvido ou dormência dos lábios. A náusea pode piorar com movimento.

Resultados Inesperados e Intervenções Relacionadas

1. O paciente relata que a dor ainda está presente ou piorou.
   a. Verificar todos os equipos, conexões, doses de medicamentos e configurações da bomba de infusão.
   b. Conferir com o médico o reajuste da dose do medicamento.
2. O paciente está sedado ou não acorda om facilidade.
   a. Cessar a infusão epidural e elevar a cabeça do paciente em 30 graus (a menos que seja contraindicado).
   b. Preparar a administração de um antagonista de opioide de acordo com a prescrição médica.
   c. Monitorar continuamente os sinais vitais e o nível de sedação até que o paciente seja facilmente acordado.
3. O paciente passa por períodos de apneia; ou a frequência respiratória está abaixo de 8 movimentos por minuto, a amplitude é superficial, ou o padrão é irregular.
   a. Instruir o paciente a respirar profundamente.
   b. Cessar ou reduzir a taxa de infusão epidural e notificar o médico.
   c. Preparar a administração de um antagonista de opioide (p. ex., naloxona) de acordo com ordens médicas.
   d. Monitorar o paciente a cada 30 minutos até que a frequência respiratória esteja acima de 8 movimentos por minuto e que a amplitude esteja aceitável; continuar por duas horas, observando-se o possível retorno da depressão respiratória. A naloxona possui uma meia-vida mais curta do que os opioides de liberação imediata.
4. O paciente relata dor de cabeça súbita. A secreção serosa está presente no curativo epidural ou mais de 1mL de fluido pode ser aspirado do cateter.
   a. Cessar a infusão ou as doses em bólus.
   b. Notificar o médico.
5. Há sangue no curativo epidural ou sangue pode ser aspirado do cateter.
   a. Cessar a infusão.
   b. Notificar o médico.
6. Eritema, calor, sensibilidade, edema ou exsudato são notados no local de inserção do cateter. O paciente está febril.
   a. Notificar o médico.
7. O paciente apresenta débito urinário, frequência ou vontade mínima de urinar, distensão vesical, prurido ou náusea e vômito.
   a. Consultar o médico sobre a redução da dose de opioides e sobre os efeitos adversos da terapia.

Registro e Relato

- Registrar o fármaco, a dose, o método (bólus, demanda ou contínuo) e o horário em que foi administrado (se injeção), ou o horário de início e término (se realizada infusão contínua ou por demanda) em um registro médico apropriado. Especificar a concentração e o diluente utilizados.
- Com infusão contínua ou por demanda, obter e registrar a leitura da bomba a cada hora pelas primeiras 24 horas após o início da infusão e, depois, a cada quatro horas. Revisar a programação da bomba e a utilização com os enfermeiros do próximo turno.
- Registrar periodicamente as avaliações regulares do estado do paciente em anotações de enfermagem ou em um prontuário adequado, incluindo os sinais vitais, as ingestões e as eliminações, o nível de sedação, a intensidade da dor, o estado neurológico, a aparência do local de inserção do cateter, a presença ou ausência de reações adversas ao medicamento e a presença ou ausência de complicações resultantes da colocação e da manutenção do cateter epidural.
- Relatar qualquer reação adversa ou complicações ao médico.

Amostra de Documentação

8h Fentanil 2.000mcg em 500mL de solução salina 0,9%, infundida a 15mL/h em um cateter epidural por bomba de infusão. A frequência respiratória é de 10 movimentos por minuto com amplitude moderada e padrão regular. Relata dor abdominal na incisão cirúrgica grau 5 comparada à nota 7 às 07h00.

10h00 Frequência respiratória em 6 movimentos por minuto com amplitude superficial e períodos de apneia, saturação de O_2 90%, frequência cardíaca (FC) 70, pressão arterial 110/70. Acorda com estímulos verbais. Anestesista notificado. Infusão epidural cessada, e administrada naloxona 0,2mg IV em doses reajustadas gradativamente de acordo com a prescrição do Dr. Arnold.

10h05 Frequência respiratória em 8 movimentos por minuto, amplitude superficial, padrão regular, saturação de O_2 94%, FC 78, pressão arterial 118/72. Alerta, acordado, orientado x3.

10h20 Frequência respiratória em 12 movimentos por minuto, amplitude moderada, padrão regular. FC 82, pressão sanguínea 124/78. Indica dor abdominal na incisão cirúrgica grau 4 em uma escala de 0 a 10.

Considerações Especiais

Pediatria

- Aplicar creme anestésico tópico no local de inserção do cateter epidural pelo menos 60 minutos antes da colocação do cateter para minimizar o desconforto do procedimento.
- A analgesia epidural pode ser utilizada em todos os grupos de idade pediátricos; a dose do analgésico é em miligramas ou microgramas por kilogramas.
- A analgesia epidural é utilizada em recém-nascidos e crianças em condições de dor aguda (Hockenberry e Wilson, 2007).

- Recém-nascidos e crianças necessitam de monitoramento contínuo cardíaco, respiratório e da saturação de oxigênio.

Geriatria
- A avaliação de hipotensão durante a analgesia epidural é essencial, já que idosos frequentemente recebem medicamentos para hipertensão.

Assistência Domiciliar (*Home Care*)
- Pacientes que necessitam de terapia domiciliar têm alta com um cateter tunelizado no tecido subcutâneo. Antes de se considerar a colocação de um cateter e o cuidado domiciliar, avaliar o paciente quanto à capacidade de realizar movimentos finos, à sua função cognitiva, ao estágio da doença e prognóstico e ao grau de envolvimento familiar (Pasero *et al.*, 2007).
- Ensinar o paciente e o responsável sobre a dosagem e a técnica apropriadas para a administração do medicamento. Avaliar a técnica do paciente ou responsável em relação ao cuidado com o cateter e a administração do fármaco. Reiterar as instruções.
- Explicar o sistema de avaliação da dor por meio da escala. Observar a avaliação da dor do paciente realizada pelo responsável.
- Explicar sobre possíveis fármacos e dosagens em casos de piora da dor. Informar o paciente sobre entrar em contato com o médico para aumentar a dose se a dose mais alta prescrita for ineficaz.
- Ensinar ao paciente e ao responsável a técnica asséptica para a administração do fármaco e para todos os procedimentos de cuidado do cateter, incluindo trocas de curativos. Instruir o paciente a trocar o curativo semanalmente (as normas variam de acordo com a instituição de assistência domiciliar). Ensinar sobre os sinais e sintomas de infecção e sobre quais sinais e sintomas relatar ao enfermeiro ou médico.
- Fornecer ao paciente e familiar uma lista de todos os materiais necessários para os procedimentos e onde encontrá-los.
- Ensinar ao paciente e responsável os sinais e sintomas de reações adversas aos medicamentos e as intervenções utilizadas para tratar efeitos colaterais.
- *Prurido:* Aconselhar o paciente a usar roupas limpas e leves de algodão; manter a sala fria; utilizar compressas frias úmidas; lubrificar a pele; e aplicar amido de milho.

> Alerta: No Brasil, auxiliares ou técnicos de enfermagem não são autorizados a manusear o cateter epidural, seja para administração de medicamento, seja para a troca de curativo ou para a sua retirada. O enfermeiro somente está autorizado mediante treinamento e protocolo institucional específicos.

HABILIDADE 13.5 — BOMBA DE INFUSÃO DE ANESTÉSICO LOCAL PARA ANALGESIA

Durante a cirurgia de artroplastia, alguns cirurgiões inserem um cateter de uma via no local do procedimento e o conectam a uma bomba de infusão (Fig. 13-8). A bomba libera um anestésico local (p. ex., bupivacaína, lidocaína, ropivacaína ou mepivacaína) diretamente na ferida cirúrgica para aliviar a dor no procedimento cirúrgico. Os pacientes podem mesmo assim necessitar de analgésicos orais, mas a dose total geralmente pode ser reduzida. A bomba possui uma configuração para demanda (4 a 6mL por bólus) e taxa contínua (2 a 4mL/h). Reservatórios de fluxo contínuo armazenam 100mL, enquanto unidades controladas pelo paciente suportam 60mL. O dispositivo é descartável e pode ser usado por 48 horas. Raramente a bomba é removida durante a internação. Os pacientes aprendem a remover o cateter em casa. O cuidado dos enfermeiros envolve a avaliação das conexões do cateter, a avaliação dos efeitos adversos dos anestésicos locais e a orientação do paciente.

COLETA DE DADOS

1. Calçar luvas limpas e avalie o curativo cirúrgico e o local de inserção do cateter. O curativo deve estar seco e intacto. *Justificativa: Determina se o cateter está colocado apropriadamente.*
2. Avaliar as conexões do cateter. Se houver alguma desconexão, NÃO reconectar; notificar o cirurgião. *Justificativa: A reconexão pode levar à infecção. Além disso, pode levar à infusão de um medicamento inapropriado na articulação.*
3. Realizar uma avaliação completa da dor conforme Habilidade 13.1, incluindo os tipos de atividades influenciadas pela dor (p. ex., dormir, comer, movimentar o membro afetado). *Justificativa: Fornece uma base para determinar a eficácia da analgesia.*
4. Revisar a solicitação do cirurgião em relação à posição do cateter. *Justificativa: Confirma a localização do cateter.*
5. Ler o rótulo no dispositivo. *Justificativa: O enfermeiro sabe sobre o tipo de anestésico, a concentração, o volume, a taxa de infusão, a data e o horário de preparação e o nome da pessoa que preparou a solução.*
6. Avaliar se há retorno de sangue no equipo. Se houver, cessar a infusão e notificar o médico. *Justificativa: Indica uma possível migração do cateter, rompendo um vaso sanguíneo.*
7. Determinar o nível de atividade do membro que o paciente consegue realizar de acordo com a prescrição médica. *Justificativa: Atividade excessiva pode deslocar o cateter.*
8. Avaliar sinais de intoxicação por anestésico local: hipotensão, tontura, tremores, prurido severo, edema de pele ou garganta, ritmo cardíaco irregular, palpitações, confusão, zumbido nas orelhas, contração muscular, dormência nos lábios, gosto metálico na boca, convulsões. *Justificativa: A identificação precoce da intoxicação previne ou diminui a possibilidade de complicações.*

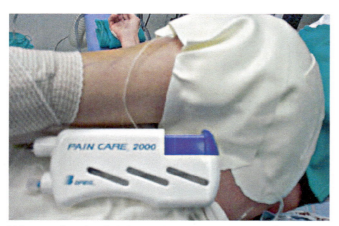

FIG 13-8 Bomba de infusão de anestésico local. (Cortesia de Breg, Inc., Vista, Califórnia.)

HABILIDADE 13.5 Bomba de Infusão de Anestésico Local para Analgesia

9. Avaliar o conhecimento do paciente sobre a bomba de infusão. *Justificativa: Determina o nível de ensino e o suporte necessários ao paciente.*

PLANEJAMENTO

Os **Resultados Esperados** focam-se em aliviar a dor e melhorar a capacidade do paciente em voltar a realizar atividades cotidianas.
1. O paciente relata alívio total ou parcial da dor.
2. O paciente apresenta redução dos sinais não verbais da dor, como caretas, cerrar dos dentes ou agitação.
3. O paciente não apresenta reações adversas aos medicamentos.
4. O paciente movimenta-se na cama, dorme e come bem, está mais ativo e comunica-se facilmente com familiares e amigos.
5. O cateter é removido corretamente sem lesão ao paciente.

Delegação e Colaboração

O manuseio da bomba de infusão de anestésico local como analgesia não pode ser delegada aos auxiliares ou técnicos de enfermagem. Eles devem ser instruídos a:

- ter atenção com o local de inserção quando cuidar do paciente, evitando deslocamento.
- relatar qualquer desconexão do cateter imediatamente ao enfermeiro.
- notificar o enfermeiro imediatamente sobre alteração no estado do paciente ou no nível de conforto.

Equipamento
- Bomba de infusão pronta para a cirurgia

Remoção do cateter em casa
- Luvas limpas
- Ataduras de gaze 4x4 estéreis
- Esparadrapo
- Saco plástico

IMPLEMENTAÇÃO para BOMBA DE INFUSÃO DE ANESTÉSICO LOCAL PARA ANALGESIA

ETAPAS	JUSTIFICATIVA
1. **Veja Protocolo Padrão (ao final do livro).**	
2. Quando reposicionar no leito ou caminhar com o paciente, deve-se fazê-lo com cautela para evitar o deslocamento do cateter.	
3. Ensinar o paciente ou responsável a remover o cateter (também pode ser feito por enfermeira domiciliar).	Previne a exposição a fluidos corporais.
a. Instruir o paciente ou familiar a realizar a higiene das mãos e a calçar luvas limpas.	Reduz a possibilidade de transmissão de infecção.
b. Fazer com que o paciente fique em uma posição relaxada na cama ou cadeira.	Relaxa os músculos das articulações, reduzindo a tração da tensão muscular e causando distração.
c. Remover gentilmente o curativo cirúrgico.	Acesso ao cateter de infusão.
d. Explicar ao paciente como ele se sentirá quando o cateter for retirado.	Ajudar o paciente a antecipar a origem do desconforto e pode aliviar a ansiedade.
e. Colocar uma atadura de gaze 4x4 sobre o local. Segurar com firmeza o cateter e o puxar da pele com um movimento firme. Se ocorrer resistência, parar de puxar. Se o equipo continuar a esticar e demonstrar resistência, parar de puxar, cobrir a área com curativo estéril e notificar o cirurgião.	A abordagem minimiza o trauma tecidual.
f. Olhar a marca no final da ponta do cateter.	Indica a remoção completa do cateter.
g. Após a remoção do cateter, colocar um novo curativo estéril com gazes sobre a área e aplicar pressão por pelo menos dois minutos.	Previne a formação de hematoma.
h. Colocar o cateter em um saco plástico com precaução.	O paciente deve levar o cateter ao consultório na primeira visita.
4. Lembrar o paciente sobre o retorno para acompanhamento com o cirurgião.	Aumenta a chance de adesão do paciente.
5. **Veja Protocolo de Conclusão (ao final do livro).**	

AVALIAÇÃO

1. Pedir ao paciente para apontar a intensidade da dor utilizando uma escala apropriada, tanto em repouso como em atividade.
2. Observar a posição do paciente; a mobilidade; o relaxamento; e a capacidade de descansar, comer, dormir e participar de atividades rotineiras.
3. Observar sinais de reações adversas aos medicamentos.
4. Inspecionar a condição do curativo cirúrgico.
5. Durante a visita domiciliar, inspecionar o local de saída do cateter.

Resultados Inesperados e Intervenções Relacionadas

1. O curativo está úmido e intacto.
   a. Parar a infusão e notificar o médico. O cateter pode não estar posicionado corretamente ou deslocou-se.

2. O paciente relata intensidade de dor maior do que a meta previamente determinada, ou demonstra comportamentos não verbais indicativos de dor. O cateter pode estar deslocado ou entupido, ou a ferida cirúrgica pode apresentar complicações.
   a. Verificar se o reservatório possui medicamento.
   b. Verificar se o equipo está pérvio.
   c. Notificar o médico.
3. O paciente relata sintomas de reações adversas aos anestésicos locais.
   a. Parar a bomba e chamar o cirurgião imediatamente.

Registro e Relato

- Registrar o fármaco, a concentração, a data de inserção e o tipo de programação (demanda ou contínua) no registro do medicamento.
- Registrar a localização do cateter, a intensidade de dor do paciente, a resposta ao anestésico e medidas de conforto adicionais realizadas em anotações de enfermagem.
- Registrar a necessidade de analgésicos adicionais para controlar a dor.
- Registrar qualquer reação adversa ao anestésico local.
- Relatar ao cirurgião se o curativo estiver úmido ou se o cateter estiver deslocado.

Amostra de Documentação

10h Retorna da sala de operação após artroplastia em joelho direito. Curativo seco e intacto. Bomba de anestésico local colocada, conexões do cateter intactas, recebendo infusão contínua de bupivacaína 0,125% em uma velocidade de 3mL/h. O paciente atualmente indica dor no joelho de intensidade 3 (escala de 0 a 10).

Considerações Especiais

Pediatria

- Bombas de infusão de anestésicos locais têm sido utilizadas em crianças que passam por certos tipos de cirurgias ortopédicas. Explique aos pais a importância de não deslocar o cateter.

Geriatria

- Não existem considerações especiais, a menos que o paciente apresente algum distúrbio mental. A infusão contínua pode ser administrada, mas doses por demanda só podem ser feitas por um adulto mentalmente competente.

Assistência Domiciliar (*Home Care*)

- Se o dispositivo estiver programado para demanda (e não contínuo), instruir o paciente a apertar o botão a cada seis horas.
- Instruir o paciente a notificar o enfermeiro da assistência domiciliar ou médico se a dor for igual ou maior do que a meta de intensidade estabelecida.
- Fazer com que o paciente notifique o médico se houver muito líquido ou hemorragia no curativo.
- Fornecer instruções escritas com relação aos possíveis efeitos adversos à bupivacaína que devem ser relatados ao cirurgião imediatamente.
- Fornecer instruções escritas e verbais sobre como e quando desligar o dispositivo em casa. Colocar o cateter em um saco plástico e pedir ao paciente que o traga na primeira visita de retorno no cirurgião.
- Fornecer instruções com relação à movimentação de membros.

PERGUNTAS DE REVISÃO

Estudo de Caso para as Perguntas 1 e 2

A senhora Salem tem apresentado artrite crônica por cinco anos. Quando a dor atinge um nível que afeta sua capacidade de realizar atividades rotineiras, como cozinhar e limpar a casa, ela toma um AINE para alívio da dor. Sua articulação apresenta uma dor profunda, e isso limita sua movimentação. Ela não consegue alívio completo da dor com analgésicos, mas "diminuem a dor para que eu consiga me movimentar". Ela tenta evitar o uso de analgésicos o máximo possível, já que conhece os efeitos adversos dos AINEs.

1. Quais fatores tornam a senhora Salem uma boa candidata para a terapia não farmacológica da dor?
2. Qual conselho o enfermeiro daria à senhora Salem para aumentar a chance dos AINEs ocasionarem alívio da dor?
3. Um paciente passou por uma artoplastia realizada há 48 horas, e faz uso de uma bomba de infusão de analgesia local com o cateter posicionado. O enfermeiro nota que o curativo de gaze sobre o local de inserção do cateter está úmido e de coloração límpida. O que isso indica?
   1. O paciente está desenvolvendo uma infecção na ferida cirúrgica.
   2. O cateter de infusão foi deslocado e o medicamento está vazando.
   3. Nada: o paciente passou por procedimento há 48 horas, e secreção serosa é normal.
   4. O curativo ficou encharcado pelo excesso de transpiração.
4. Um enfermeiro que cuida de um paciente com Alzheimer suspeita que o paciente está com dor. Infelizmente, o estado avançado de demência do paciente impede que ele consiga relatar verbalmente a dor. Quais das opções seguintes melhorarão a capacidade do enfermeiro avaliar se o paciente está com dor? Selecione todas que se aplicam.
   1. Assumir que o paciente esteja com dor e descartar qualquer outro problema, como constipação.
   2. Pedir a um familiar para explicar a localização da dor do paciente.
   3. Observar as expressões faciais do paciente, seus movimentos corporais e vocalizações.
   4. Conduzir um exame físico, utilizando palpação suave para achar a origem da dor.
   5. Consultar a última avaliação de dor feita pelo enfermeiro e assumir que a dor está inalterada.
5. Um enfermeiro está terminando uma massagem em um paciente e pede a ele que inale profundamente, exale e então se movimente lentamente até que sente na cama. Por que o enfermeiro termina a massagem dessa forma?
   1. Para prevenir câimbras musculares.
   2. Para prevenir coagulação intravascular.
   3. Para prevenir a manobra de Valsalva.
   4. Para prevenir hipotensão postural.
6. Revise cada um dos casos clínicos abaixo e identifique o paciente com maior risco de depressão respiratória por uso de opioides.
   1. Frequência respiratória 20, profunda; nível de sedação 1. Frequência respiratória 14, superficial; nível de sedação 2 após analgesia.

2. Frequência respiratória 18, profunda; nível de sedação 2. Frequência respiratória 12, superficial; nível de sedação 4 após analgesia.
3. Frequência respiratória 18, profunda; nível de sedação 1. Frequência respiratória 10, superficial; nível de sedação 4 após analgesia.
4. Frequência respiratória 16, superficial; nível de sedação 2. Frequência respiratória 12, superficial; nível de sedação 2 após analgesia.

7. Um enfermeiro suspeitaria de intoxicação por bupivacaína em um paciente conectado a uma bomba de infusão local quando observasse os seguintes sintomas:
    1. Hipotensão, tontura e prurido severo.
    2. Sensibilidade diminuída em extremidades inferiores, vontade de urinar e distensão vesical
    3. Diminuição da frequência e da amplitude respiratórias com aumento do nível de sedação.
    4. Hipotensão ortostática e formigamento em extremidades.

8. O enfermeiro entra na sala de um paciente que passou por uma cirurgia abdominal importante pela manhã. O cateter epidural do paciente está intacto, o curativo está seco, e a bomba de infusão está operando conforme prescrito. O enfermeiro acha que o paciente está respirando superficialmente, em uma frequência de 8 movimentos por minuto, e é difícil acordá-lo. Quais das seguintes etapas ele deve seguir? Selecione todas que se aplicam.
    1. Tentar acordar o paciente e fazer com que respire profundamente.
    2. Verificar se o equipo de infusão está conectado ao cateter epidural.
    3. Discutir com o médico sobre a necessidade de administração de uma dose basal de analgésico.
    4. Preparar a administração de naloxona de acordo com a prescrição médica.
    5. Parar ou reduzir a velocidade de infusão epidural e notificar o médico.

9. O acrônimo PQRSTU permite ao enfermeiro realizar uma avaliação abrangente da dor. Preencha os espaços para descrever cada um dos parâmetros de avaliação:
    P = _____
    Q = _____
    R = _____
    S = _____
    T = _____
    U = _____

10. O enfermeiro está cuidando de um paciente de 71 anos de idade que sofreu um derrame recentemente e sofre de afasia expressiva, a incapacidade de expressão verbal. Ele foi encontrado deitado na cama com a cabeça ligeiramente elevada. Ele parece irritado quando o enfermeiro o acorda. Quando ele vira para o lado direito, ele coloca a mão esquerda sobre o abdome. O enfermeiro avalia os sinais vitais e encontra FC = 88 bpm e regular, pressão sanguínea 134/88 mmHg, e frequência respiratória 12 rpm e profunda. A pele do paciente está levemente sudoreica. O enfermeiro suspeita que ele esteja com dor em razão de quais fatores? Selecione todas as opções que se aplicam.
    1. Deitado com a cabeça elevada.
    2. Irritabilidade
    3. Frequência respiratória
    4. Sudorese
    5. Colocação da mão sobre o abdome

REFERÊNCIAS

American Pain Society (APS): *Analgesic use in the treatment of acute pain and cancer pain*, ed 6, Glenview, Ill, 2008, APS.

American Society for Pain Management Nursing (ASPMN): Patient-controlled analgesia: authorized agent-controlled analgesia: a position statement, *Pain Manag Nurs* 7(4):134, 2006.

Bertisch SM and others: Alternative mind-body therapies used by adults with medical conditions, *J Psychosom Res* 66(6):511, 2009, Epub Mar 3, 2009.

Blake DW and others: Postoperative analgesia and respiratory events in patients with symptoms of obstructive sleep apnea, *Anaesth Intensive Care* 37(5):720, 2009.

Cata J and others: Patient-controlled epidural analgesia (PCEA) for postoperative pain control after lumbar spine surgery, *J Neurosurg Anesthesiol* 20(4):256, 2008.

Chang K and others: Determination of patient-controlled epidural analgesic requirements, *Clin J Pain* 22(9):751, 2006.

Chang SY: Effects of aroma hand massage on pain, state anxiety and depression in hospice patients with terminal cancer, *Taehan Kanho Hakhoe Chi* 38(4):493, 2008.

Ebersole P and others: *Toward healthy aging*, ed 7, St Louis, 2008, Mosby.

Ferguson SE and others: A prospective randomized trial comparing patient-controlled epidural analgesia to patient-controlled intravenous analgesia on postoperative pain control and recovery after major open gynecologic cancer surgery, *Gynecol Oncol* 114(1):11 1, 2009.

Hadjistaviapoulos T and others: An interdisciplinary expert consensus statement on assessment of pain in older persons, *Clin J Pain* 23(suppl 1):S1, 2007.

Hockenberry MJ, Wilson D: *Wong's nursing care of infants and children*, ed 8, St Louis, 2007, Mosby.

Horgas AL and others: Assessing pain in persons with dementia: relationships among the noncommunicative patient's pain assessment instrument, self-report, and behavioral observations, *Pain Manag Nurs* 8(2):77, 2007.

Im EO and others: A national online forum on ethnic differences in cancer pain experience, *Nurs Res* 58(2):86, 2009.

Kastanias P and others: Patient-controlled oral analgesia: a low-tech solution in a high-tech world, *Pain Manag Nurs* 7(3):126, 2006.

Kwekkeboom KL, Gretarsdottir E: Systematic review of relaxation interventions for pain, *J Nurs Scholarsh* 38(3):269, 2006.

Lehne RA: *Pharmacology for nursing care*, ed 6, St Louis, 2007, Saunders.

Lindley P and others: Comparison of postoperative pain management using two patient-controlled analgesia methods: nursing perspective, *J Adv Nurs* 65(7):1370, 2009.

Meiner SE, Lueckenotte AG: *Gerontologic nursing*, ed 3, St Louis, 2006, Mosby.

Osaka I and others: Endocrinological evaluations of brief hand massages in palliative care, *J Altern Complement Med* 15(9):981, 2009.

Park H, Pringle Specht JK: Effect of individualized music on agitation in individuals with dementia who live at home, *J Gerontol Nurs* 35(8):47, 2009.

Pasero C and others: Registered nurse management and monitoring of analgesia by catheter techniques: position statement, *Pain Manag Nurs* 8(2):48, 2007.

Popping DM and others: Effectiveness and safety of postoperative pain management: a survey of 18,925 consecutive patients between 1998 and 2006 (2nd revision): a database analysis of prospectively raised data, *Br J Anaesth* 101(6):832, 2008.

The Joint Commission (TJC) on Accreditation of Healthcare Organizations: Sentinel event alert: patient controlled analgesia by proxy, December 20, 2004; http://www.jointcommission.org/SentinelEvents/SentinelEventAlert/sea_33.htm.

The Joint Commission (TJC): Tubing misconnections, a persistent and potentially deadly occurrence, *Sentinel Event Alert*, issue 36, April 3, 2006, TJC.

The Joint Commission (TJC): Accreditation program: critical access hospital, 2009 National patient safety goals, http://www.jointcommission.org/PatientSafety/NationalPatientSafetyGoals/09_cah_npsgs.htm, acessado em 10 de agosto, 2009.

The Joint Commission (TJC): *2010 National Patient Safety Goals*, Oakbrook Terrace, Ill, 2010, The Commission, http://www.jointcommission.org/PatientSafety/NationalPatientSafetyGoals/, acessado em 14 de fevereiro, 2010.

Ware L and others: Evaluation of the revised FACES pain scale, verbal descriptor scale, numeric rating scale, and Iowa pain thermometer in older minority adults, *Pain Manag Nurs* 7(3):11, 2006.

Whitehead-Pleaux AM and others: The effects of music therapy on pediatric patients' pain and anxiety during donor site dressing changes, *J Music Ther* 43(2):136, 2006.

Willens J: Consumer group urges food and drug administration to ban drug Darvon, *Pain Manag Nurs* 7(2):43, 2006.

Wilson M, Helgadotter H: Patterns of pain and analgesic use in 3- to 7-year-old children after tonsillectomy, *Pain Manag Nurs* 7(4):159, 2006.

CAPÍTULO 14

Promovendo a Oxigenação

Habilidade 14.1 Administração de Oxigênio, 318
Habilidade 14.2 Manejo das Vias Aéreas: Intervenções não Invasivas, 323
Instrução para o procedimento 14.1 Pico de Frequência de Fluxo Expiratório, 326
Habilidade 14.3 Fisioterapia Respiratória, 327
Habilidade 14.4 Manejo das Vias Aéreas: Aspiração, 332
Habilidade 14.5 Manejo das Vias Aéreas: Tubo Endotraqueal e Cuidados com a Traqueostomia, 340
Habilidade 14.6 Manejo de Sistemas Fechados de Drenagem Torácica, 347

A necessidade fisiológica por ar é uma das necessidades do ser humano, conforme a hierarquia de Maslow. A respiração é eficiente quando o organismo obtém oxigênio suficiente em nível celular e remove os resíduos celulares e dióxido de carbono por meio da corrente sanguínea e dos pulmões. Quando esse sistema é prejudicado por lesão do parênquima pulmonar, pela obstrução das vias aéreas devido à inflamação e pelo excesso de muco ou por distúrbio dos mecanismos de ventilação, é necessária uma intervenção para alcançar uma oxigenação adequada.

CUIDADO CENTRADO NO PACIENTE

Quando uma pessoa necessita de suporte respiratório, uma via aérea artificial pode ser necessária. No entanto, quando uma via aérea artificial está presente, os pacientes não conseguem falar, e muitos desses ficam estressados quando estão incapazes de comunicar-se com os médicos ou familiares. Para isso, utilize formas de comunicação verbais positivas e não verbais com contato ocular direto e questões que necessitam somente de respostas sim ou não. Quadros com o alfabeto, papel e caneta, lousa ou quadros magnéticos com caneta são exemplos de ferramentas de comunicação comuns (Coyer et al., 2007).

Encorajar os familiares a estarem presentes com esses pacientes em razão do sentimento de solidão, invalidez e isolamento. Para aliviar esses sentimentos, utilize as seguintes intervenções: oriente o paciente sobre dia e horário, coloque fotos da família e itens pessoais no raio de visão, utilize musicoterapia e técnicas de relaxamento, e ore (Coyer et al., 2007; Wang et al., 2008).

SEGURANÇA

Pacientes com distúrbios de oxigenação necessitam de fornecimento de oxigênio suplementar (Habilidade 14.1). Quando os níveis de saturação de oxigênio estão baixos, os pacientes correm risco de confusão e quedas. Quando isso ocorre, é necessário orientar o paciente e instituir medidas de precaução de quedas. Além disso, há outros riscos de segurança quando o paciente faz uso do oxigênio em qualquer instituição médica ou em casa (Tabela 14-2).

Vias aéreas artificiais necessitam de aspiração da via, o que ocasiona riscos ao paciente. O mais sério está relacionado à hipóxia, a qual geralmente resulta em arritmias cardíacas, espasmo laríngeo e bradicardia, que está associada ao estímulo do nervo vago. Além disso, riscos relacionados à inserção do cateter de sucção incluem trauma nasal e hemorragias (Pederson, 2009).

Na maioria dos casos, a aspiração é realizada na região da orofaringe e traqueia. As diferenças na aspiração da orofaringe e traqueia estão relacionadas à profundidade da sucção, à indicação do procedimento ser limpo e estéril e ao potencial para complicações. A aspiração orofaríngea remove secreções do fundo da garganta. Quando a secreção está presente somente no nariz e na boca, é necessária apenas aspiração da orofaringe.

A aspiração da via aérea traqueal remove secreções das vias aéreas inferiores. Em uma instituição de saúde, procedimentos estéreis são geralmente necessários quando a aspiração se estende até as vias aéreas inferiores. A aspiração remove secreções respiratórias e mantém a ventilação e a oxigenação adequadas em pacientes incapazes de remover essas secreções. A frequência de aspiração depende da avaliação do paciente. Alguns pacientes necessitam de aspiração a cada uma ou duas horas, e outros necessitam somente de uma ou duas vezes por dia.

TENDÊNCIAS NA PRÁTICA BASEADA EM EVIDÊNCIA

Celik S, Kanan N: A current conflict: use of isotonic sodium chloride solution on endotracheal suctioning in critically ill patients, *Dimens Crit Care Nurs* 25(1):11, 2006.

Couchman B, *et al.*: Nursing care of the mechanically ventilated patient: what does the evidence say? Part One, *Intens Crit Care Nurs* 23:4, 2007.

Rauen CA, *et al.*: Seven evidence-based practice habits: putting some sacred cows out to pasture, *Crit Care Nurse* 28(2):98, 2008.

O uso rotineiro da instilação de solução salina normal (ISN) na via aérea antes da aspiração endotraqueal e traqueostomia não é mais padronizado. Revisão de literatura indica que a aspiração com ou sem solução salina isotônica (SSI) produz quantidades similares de secreção, diminuições significativas na saturação de oxigênio e aumento da frequência cardíaca por 4 a 5 minutos após o procedimento. Além disso, o nível de dispneia do paciente após a aspiração com ou sem SSI não foi significativamente diferente. A ISN, em conjunto com a sucção endotraqueal, leva à propagação de microrganismos pelo trato respiratório inferior (Celik e Kanan, 2006; Couchman *et al.*, 2007; Rauen *et al.*, 2008). A solução salina normal não é efetiva na emulsificação de secreções ou na melhora da remoção das mesmas (Rauen *et al.*, 2008). Estudos clínicos comparando os resultados da aspiração utilizando ISN com sucção-padrão não demonstraram qualquer resultado clínico positivo ou significativo (Celik e Kanan, 2006).

HABILIDADE 14.1 ADMINISTRAÇÃO DE OXIGÊNIO

A oxigenoterapia fornece suplementação de oxigênio para prevenção ou alívio da hipóxia. A hipóxia resulta em hipoxemia, que é a diminuição do oxigênio no sangue arterial. A hipóxia ocorre quando há oxigênio insuficiente para suprir as necessidades metabólicas de tecidos e células. A pressão parcial de oxigênio (PaO_2) normal para um adulto é de 80 a 100 mmHg. A oxigenoterapia é indicada quando a PaO_2 é inferior a 60 mmHg ou a saturação de oxigênio (SpO_2) é menor do que 90% (Biddle, 2008). A suplementação de oxigênio é necessária para a melhora temporária da hipóxia ou, em longo prazo, quando for necessária para uma condição crônica (Eastwood *et al.*, 2007).

O ar do ambiente possui uma concentração de oxigênio ou fração inspirada de oxigênio (FiO_2) de 21%. A oxigenoterapia é baseada na FiO_2 necessária para manter a oxigenação adequada (Tabela 14-1), podendo ser usada no hospital, em casa ou durante a mobilidade do usuário.

COLETA DE DADOS

1. Realize a avaliação respiratória (Cap. 7). Avalie a possibilidade de a troca gasosa estar prejudicada (hipóxia ou hipercapnia), tanto durante o repouso como na atividade, incluindo o seguinte:
   a. Observe alterações comportamentais (p. ex., apreensão, ansiedade, diminuição da capacidade de concentração, diminuição do nível de consciência, fadiga e tontura). *Justificativa: Níveis diminuídos de oxigênio (hipóxia) ou aumento dos níveis de dióxido de carbono (hipercapnia) afetam as habilidades cognitivas, as interações interpessoais e o humor (Biddle, 2008).*
   b. Monitore os sinais vitais, incluindo frequência, ritmo e amplitude da respiração e SpO_2, por meio da oximetria de pulso. *Justificativa: Fornece uma base sobre o estado de oxigenação e permite a detecção precoce da hipóxia. Na presença de hipoxemia, o percentual de hemoglobina saturada com oxigênio diminui, assim como os níveis de oximetria de pulso do paciente.*
   c. Observe alterações na cor da pele e mucosas: palidez, cianose ou rubor. *Justificativa: A palidez pode ocorrer quando os níveis de oxigênio do paciente caem. A cianose é um sinal tardio da hipóxia. O rubor pode ser notado quando há hipercapnia.*
2. Verifique a gasometria arterial, quando disponível, ou resultados da oximetria de pulso. *Justificativa: A gasometria arterial quantifica objetivamente alterações no oxigênio e dióxido de carbono que afetam o equilíbrio acidobásico.*
3. Observe se a via aérea está desobstruída. *Justificativa: Secreções obstruem a via aérea e diminuem a quantidade de oxigênio disponível para troca gasosa.*

PLANEJAMENTO

Os **Resultados Esperados** focam-se na oxigenação adequada, na aplicação segura da oxigenoterapia e na compreensão e conformidade com a prescrição de oxigênio.

1. A SpO_2 do paciente e/ou a gasometria arterial retornam ou permanecem dentro dos limites normais ou níveis basais.
2. O paciente relata a melhora do conforto. As experiências subjetivas de ansiedade, fadiga e dispneia retornam ao normal.
3. O pulso, a respiração e a coloração do paciente retornam ao normal.
4. O paciente é capaz de listar as indicações de necessidade de oxigenoterapia suplementar quando recebe alta.
5. O paciente segue as normas de segurança da oxigenoterapia quando recebe alta.
6. O paciente utiliza a suplementação de oxigênio conforme foi prescrita quando recebeu alta.

Delegação e Colaboração

- A avaliação da condição do paciente, o ajuste da oxigenoterapia e do fluxo em litros de oxigênio não podem ser delegados ao técnico ou auxiliar de enfermagem. No entanto, a colocação da

HABILIDADE 14.1 Administração de Oxigênio

TABELA 14-1 SISTEMAS DE OXIGENOTERAPIA

SISTEMA	FiO$_2$* SUPLEMENTADA	VANTAGENS	DESVANTAGENS
Cânula nasal	1 – 6 L/min: 24 – 44%	Seguro e simples Facilmente tolerado Efetivo para baixas concentrações Não impede de comer ou falar Barato, descartável	Não pode ser usada se há obstrução nasal Resseca membranas mucosas Pode facilmente ser deslocada Pode causar irritação cutânea e lesões auriculares ou das narinas O padrão respiratório do paciente afeta a FiO$_2$ exata
Cânula nasal com reservatório	1 – 5 L/min: 24 – 60% (Habilidade 14.1, Etapa 6d)	Concentrações maiores sem máscara Libera O$_2$ somente na inalação Conserva O$_2$, melhor portabilidade Não requer umidificação, porém, só pode ser utilizada em fluxos de 6 L ou mais Dois tipos disponíveis com reservatório nasal e reservatório pendente	O tipo de reservatório nasal pode dificultar a ingestão de água com copo Risco de falha potencial na membrana do reservatório
Máscara simples	5 – 10 L/min: 30 – 60%	Geralmente bem tolerada	Contraindicada em pacientes com hipercapnia Pode causar claustrofobia O tratamento precisa ser interrompido para a alimentação e a ingestão hídrica
Máscara de Venturi	4 – 12 L/min: 24 – 80%	Suplementa a FiO$_2$ exata pré-estabelecida independentemente do padrão respiratório do paciente Não resseca membranas mucosas Pode ser utilizada para umedecer	Pelo fato de ser quente e apertada, a máscara pode irritar a pele A FiO$_2$ pode ser menor se a máscara não estiver bem ajustada Interfere com a alimentação e a comunicação
Máscara de reinalação parcial	6 – 12 L/min: 40 – 70%	Suplementa maior FiO$_2$ Umedece facilmente o oxigênio Não resseca membranas mucosas	Pelo fato de ser quente e apertada, a máscara pode irritar a pele; pode ser necessária uma vedação justa Interfere com a alimentação e a comunicação O saco pode estar torcido; não deve ser totalmente esvaziado
Máscara não reinalante	6 – 15 L/min: 60 – 80%	Suplementa a maior FiO$_2$ possível sem necessidade de intubação Não resseca membranas mucosas	Requer vedação justa; difícil de manter e é desconfortável Pode irritar a pele O saco pode estar torcido; não deve ser totalmente esvaziado

*FiO$_2$, Fração inspirada de oxigênio. De Beattie, 2006; Biddle, 2008; Eastwood et al., 2007; Higginson e Jones, 2009.

cânula nasal ou máscara pode ser delegada. Deve-se instruir a equipe de enfermagem quanto:
- a como adaptar o dispositivo de suplementação de oxigênio para cada paciente
- a relatar imediatamente ao enfermeiro alterações nos sinais vitais ou na oximetria de pulso, mudanças na ansiedade ou comportamento do paciente ou alterações na coloração da pele.

Equipamento
- Aparelho de oxigenoterapia utilizado pela instituição
- Tubo de oxigênio (considere uma extensão do tubo)
- Umidificador, se indicado
- Água estéril para o umidificador
- Fonte de oxigênio
- Fluxômetro de oxigênio
- Sinal "Oxigênio em uso"

IMPLEMENTAÇÃO para OXIGENOTERAPIA

ETAPAS	JUSTIFICATIVA
1. **Veja Protocolo Padrão (ao final do livro).**	
2. Identifique o paciente com dois identificadores (p. ex., nome e data de nascimento, ou nome e número do registro, de acordo com as regras da instituição). Compare os identificadores com informações contidas na prescrição médica ou no prontuário do paciente.	Garante que o paciente certo receba o que lhe foi prescrito. Está em conformidade com os padrões da The Joint Comission e aumenta a segurança do paciente (TJC, 2010).
3. Conecte o dispositivo (p. ex., cânula, máscara) à tubulação do oxigênio. Considere o uso de tubos de extensão para pacientes que não estão acamados.	Tubos de extensão aumentam a capacidade de movimentação do paciente e ajudam a evitar complicações relacionadas ao decúbito.

> ⚡ **ALERTA DE SEGURANÇA** O aumento do comprimento do tubo de extensão pode ocasionar um risco de quedas em pacientes idosos.

4. Conecte os tubos ao fluxômetro apropriado e à fonte de umidificação do oxigênio (ilustração).	A umidade previne o ressecamento nasal. Fluxômetros com calibradores menores podem ser mais seguros para pacientes que necessitam de uma baixa dose de oxigênio, especialmente quando altas doses podem ser prejudiciais, como em pacientes com doença pulmonar obstrutiva crônica (DPOC) (McGloin, 2008).
5. Ajuste o fluxo de oxigênio de acordo com a dose prescrita. A taxa de fluxo de oxigênio correta é marcada quando a bolinha está no meio da marca desejada. Verifique se a água está borbulhando quando estiver utilizando um umidificador.	O oxigênio é um medicamento. A dose correta é necessária e deve ser prescrita pelo médico.
6. Observe se o dispositivo está instalado adequadamente, se está funcionando, além da suplementação da FiO_2 ofertada.	
a. *Cânula nasal:* Coloque as pontas da cânula nas narinas do paciente e ajuste a faixa ou o suporte de plástico na cabeça até que a cânula esteja colocada de forma cômoda e confortável (ilustração).	Mecanismo efetivo de suplementação utilizado para oferta de oxigênio em taxas de até 6 L/min. Útil para baixas doses de oxigênio utilizadas em pacientes com doença pulmonar crônica (Higginson e Jones, 2009).
b. *Máscara de Venturi:* Oxigênio suplementado girando o cilindro em intervalos pré-determinados (ilustração). Esteja certo de que a determinação corresponde à dose prescrita.	Suplementa a exata FiO_2 pré-determinada independentemente do padrão respiratório do paciente.
c. *Máscara de reinalação parcial:* Máscara selada ao redor da boca. O reservatório é preenchido durante a expiração e praticamente é esvaziado durante a inspiração (ilustração).	Umidifica o oxigênio facilmente e não resseca as membranas mucosas. Útil para terapias em curto prazo, de 24 horas ou menos. O paciente pode não tolerar o formato da máscara (Beattie, 2006).

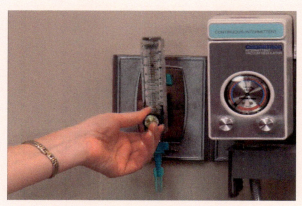

ETAPA 4 Fluxômetro conectado à fonte de oxigênio.

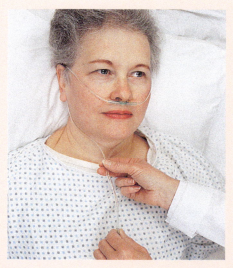

ETAPA 6a Cânula nasal ajustada apropriadamente.

ETAPAS	JUSTIFICATIVA
d. *Cânula nasal com reservatório*: Funciona como cânula nasal. O reservatório está localizado abaixo do nariz ou pendente.	Supre fluxos maiores de oxigênio do que a cânula sem necessitar da máscara, a qual é claustrofóbica para alguns pacientes. Libera uma relação de 2:1 (p. ex., 6-L da cânula nasal é aproximadamente o equivalente a 3,5-L no dispositivo de cânula nasal com reservatório).

> ⚡ **ALERTA DE SEGURANÇA** Observe o saco do reservatório para garantir que as demandas inspiratórias do paciente estejam sendo supridas. O saco não deve ser esvaziado completamente durante a inspiração.

e. *Máscara sem reinalação:* Contém válvulas unidirecionais com um reservatório. Pode estar combinada à cânula nasal para fornecer uma maior FiO_2. Uma vedação justa ao redor da boca é necessária para prevenir a entrada de ar do ambiente e a diminuição da FiO_2. Se a vedação for necessária, a cânula nasal não pode ser adicionada.	Dispositivo de escolha para suprimento de alta FiO_2 em curto prazo. As válvulas previnem que o ar exalado entre no reservatório. O paciente pode não ser capaz de tolerar a máscara (Beattie, 2006). Uma máscara de reinalação sem qualquer vazamento com válvulas competentes e fluxo suficiente (10 a 15 L/min) deve suprir uma FiO_2 de 60 a 80% (Beattie, 2006).

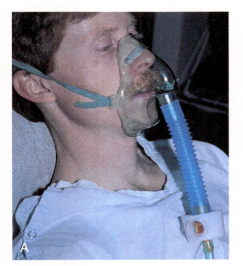 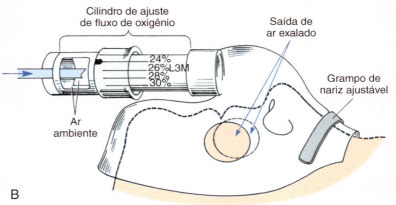

ETAPA 6b **A,** Máscara de Venturi. **B,** Oxigênio é liberado de acordo com a rotação de um tubo com intervalos pré-determinados.

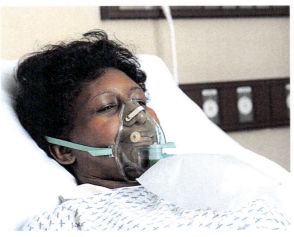

ETAPA 6c Máscara de reinalação parcial.

(Continua)

ETAPAS	JUSTIFICATIVA
f. *Máscara facial simples*: Coloque de forma segura sobre o nariz e a boca do paciente (ilustração).	Uma máscara facial simples pode suprir concentrações de 30 a 60% utilizando taxas de fluxo de 5 a 10 L/min. É mais tolerável do que outras máscaras (Beattie, 2006).
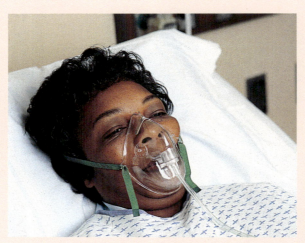 **ETAPA 6f** Máscara facial simples.	
7. Coloque sinais "Oxigênio em uso" na parede atrás da cama e na entrada do quarto.	Alerta visitantes e médicos que o oxigênio está em uso.
8. Realize a gasometria arterial ou oximetria de pulso de 10 a 15 minutos antes do início da oxigenoterapia ou alteração da concentração de oxigênio (Cap. 6).	A gasometria arterial fornece dados objetivos em relação à oxigenação sanguínea e equilíbrio acidobásico.
9. Realize o monitoramento contínuo da oximetria de pulso se os níveis de oxigênio do paciente estão instáveis.	A oximetria fornece dados objetivos em relação à oxigenação sanguínea e é utilizada para monitoramento do tratamento.
10. **Veja Protocolo de Conclusão (ao final do livro).**	

AVALIAÇÃO

1. Obtenha dados continuamente a partir da gasometria arterial e/ou oximetria de pulso para a visualização objetiva da melhora do paciente. Sempre que possível, obtenha os dados em repouso e em atividade.
2. Observe se o paciente apresenta menor ansiedade, melhora o nível de consciência e as habilidades cognitivas, se diminui a fadiga e se há ausência de vertigem.
3. Monitore os sinais vitais e a oximetria de pulso, se requisitado; revise os resultados da gasometria arterial. Espere uma diminuição do pulso com ritmo regular, diminuição da frequência respiratória e melhora da coloração da pele.
4. Observe o uso de musculatura acessória.
5. Peça ao paciente para relatar alterações que indiquem a necessidade de suplementação de oxigênio.
6. Observe se o paciente segue as normas de segurança quando em uso de oxigenoterapia e peça a ele para listar as normas de segurança para uso doméstico da oxigenoterapia.
7. Peça ao paciente ou responsável para demonstrar como se faz uso da suplementação de oxigênio (Higginson e Jones 2009).

Resultados Inesperados e Intervenções Relacionadas

1. O paciente sofre irritação cutânea e nasal pelo uso da cânula ou máscara, ressecamento de mucosas nasal, sinusite ou epistaxe.
    a. Aplique um lubrificante solúvel em água nas áreas de irritação ao redor das narinas.
    b. Recomende o uso de um *spray* nasal de solução salina isotônica.
    c. Determine se é apropriada a colocação de uma cânula com reservatório (diminuição do fluxo de oxigênio sem redução da FiO_2 e oferecimento de suprimento de oxigênio apenas na inspiração) e, se apropriado, obtenha a autorização médica.
    d. Considere umidificar o oxigênio.
2. O paciente continua apresentando hipóxia: frequência cardíaca aumentada e/ou irregular, diminuição da SpO_2.
    a. Monitore a gasometria arterial e/ou oximetria de pulso (Cap. 6) e realize uma avaliação respiratória.
    b. Notifique o médico.
    c. Identifique métodos que diminuam a demanda por oxigênio (p. ex., repouso total, posicionamento).
3. O paciente desenvolve retenção de dióxido de carbono, apresentando confusão mental, cefaleia, diminuição do nível de consciência, rubor, sonolência, narcose por dióxido de carbono ou parada respiratória.
    a. Monitore a gasometria arterial e/ou a oximetria de pulso.
    b. Notifique os sintomas ao médico.
    c. Tente manter a PaO_2 em 55 mmHg em pacientes com DPOC. A hipóxia deve ser tratada, mas níveis de PaO_2 que excedem 60 a 70 mmHg podem agravar o quadro de hipoventilação em pacientes com doenças obstrutivas das vias aéreas (Eastwood *et al.*, 2007).

Registro e Relato
- Registre achados da avaliação respiratória: método de suplementação de oxigênio e taxa de fluxo de oxigênio.
- Registre e relate a resposta do paciente a qualquer reação adversa.

Amostra de Documentação
8h Alerta e orientado. Respiração 20 mpm, frequência regular, ritmo e amplitude observados são adequados. Pulmões limpos à ausculta. Membranas mucosas róseas. Oxigênio 4 L/min por cânula nasal. SpO_2 90%. Tosse produtiva com secreção amarelada. Líquido oferecido conforme tolerado.
10h Observada área hiperemiada atrás da orelha direita. Colocada espuma de proteção auricular no tubo da cânula nasal no local da lesão.

Considerações Especiais
Pediatria
- Capacetes de oxigenação são dispositivos transparentes que ficam ao redor da cabeça do neonato ou recém-nascido e suplementam uma quantidade contínua de oxigênio umedecido. Dispositivos maiores estão disponíveis para crianças maiores.

Geriatria
- A diminuição da PaO_2 que ocorre com o envelhecimento é de 0,3% por ano. A diminuição na oxigenação está relacionada à perda de elasticidade dos pulmões e ao aumento do espaço morto fisiológico. Após os 75 anos de idade, pacientes que não foram fumantes não demonstram declínio notável.
- A oxigenoterapia em pacientes com aumentos crônicos dos níveis de CO_2 é baseada nos níveis de oxigênio. O fornecimento de um fluxo de oxigênio maior do que 2 L/min pode aumentar os níveis para um grau que poderia diminuir a frequência respiratória espontânea.

TABELA 14-2 DIRETRIZES PARA SEGURANÇA NA ADMINISTRAÇÃO DE OXIGÊNIO

ORIENTAÇÃO	EXPLICAÇÃO
Placa "Oxigênio em uso" na porta do quarto do paciente	Notifica para todos que há um paciente fazendo uso de oxigênio no local
Certifique-se que o oxigênio está sendo administrado no fluxo prescrito	O oxigênio é um medicamento e não deve ser ajustado sem os cuidados de um profissional de saúde
Não é permitido fumar. Evite equipamento elétrico que pode causar faísca	Oxigênio gera combustão. A entrega de sistemas e cilindros deve ser mantida em local aberto a 3 metros de chamas e a pelo menos 1,5 metro de equipamentos elétricos.
Armazenar cilindros de oxigênio na posição vertical. Prender com uma corrente ou suporte	Impede que o cilindro seja tombado quando parado ou enquanto está sendo transportado com o paciente.
Verificar a quantidade de oxigênio disponível no cilindro antes de transportar ou deambular com um paciente	O medidor de oxigênio deve estar dentro da faixa verde, indicando que o nível de oxigênio está disponível. Tenha disponível um suplemento, caso o nível de oxigênio esteja baixo.

Assistência Domiciliar (*Home Care*)
- Ensine pacientes e familiares sobre os perigos do oxigênio em casa e como administrá-lo seguramente com base no sistema escolhido para uso domiciliar (Cap. 32; Tabela 14-2).
- Enfatize os perigos da alteração da taxa de fluxo do oxigênio sem ordens médicas.
- Ensine pacientes e familiares sobre os sinais e sintomas de hipóxia.

HABILIDADE 14.2 MANEJO DAS VIAS AÉREAS: INTERVENÇÕES NÃO INVASIVAS

A via aérea deve permanecer aberta e livre de obstruções para diminuir a resistência do influxo de ar dos pulmões. O posicionamento melhora a potência da via aérea em todos os pacientes. A posição alta de Fowler ou a posição semi-Fowler promovem expansão torácica com o mínimo esforço. Um paciente com DPOC que apresenta respiração superficial pode ter alívio sentando com as costas contra uma cadeira e flexionando a cabeça e os ombros para frente, ou inclinando-se sobre uma mesa ao lado da cama.

Técnicas de respiração profunda e tosse ajudam o paciente a limpar efetivamente as vias aéreas para manter os níveis de oxigênio aceitáveis. Ensinar técnicas de tosse controlada ajuda os pacientes a tossir eficaz e efetivamente. Existem dispositivos que ajudam na eliminação de secreções das vias aéreas, como coletes que inflam com grandes volumes de ar e vibram a parede torácica e dispositivos manuais que ajudam a promover pressão expiratória positiva, prevenindo o colapso das vias aéreas na exalação (Garvey, 2005). A utilidade dessas terapias depende da situação individual de cada paciente, bem como das preferências do paciente e do médico.

O manejo farmacológico é essencial para pacientes com doenças respiratórias. Medicamentos como broncodilatadores relaxam efetivamente a musculatura lisa e abrem as vias aéreas em certas doenças, como na asma. Glicocorticoides aliviam a inflamação e também ajudam na abertura da passagem de ar pelas vias aéreas. Mucolíticos e hidratação adequada diminuem a viscosidade das secreções pulmonares para que possam ser mais facilmente expectoradas.

Pacientes com apneia obstrutiva do sono (AOS) são frequentemente incapazes de manter uma via aérea patente. Na AOS, anormalidades nasofaríngeas que causam estreitamento das vias aéreas superiores ocasionam obstrução repetitiva das vias aéreas durante o sono, com potenciais períodos de apneia, retenção de dióxido de carbono e hipoxemia. A técnica de pressão positiva contínua das vias aéreas (CPAP) ou a pressão positiva das vias aéreas em dois níveis (BiPAP) suplementam oxigênio pressurizado por uma máscara, reduzindo os níveis de dióxido de carbono. A máscara produz pressão durante a inspiração e a expiração do ciclo respiratório para manter a potência da via aérea. O uso desse dispositivo é individualizado e necessita de avaliação da capacidade de cada paciente de utilizar o equipamento conforme instruído (Barnes, 2007).

COLETA DE DADOS

1. Avalie o esforço respiratório do paciente, a sensação de dispneia e a capacidade de expectorar secreção abundante por meio da tosse. *Justificativa:* Indica o risco de incapacidade de limpeza das vias aéreas. As secreções podem obstruir as vias aéreas, diminuindo, assim, a quantidade de oxigênio disponível para a troca gasosa nos pulmões.
2. Ausculte os sons pulmonares buscando ruídos adventícios (Cap. 7). *Justificativa:* Sons pulmonares diminuídos podem indicar obstrução da via aérea por muco em vez de melhora da condição. Ruídos adventícios indicam obstrução do fluxo de ar. Esses sons resultam de broncoespasmo, de laringoespasmo ou de presença de muco nas vias aéreas.
3. Observe a superficialidade da respiração, o uso de musculatura acessória e a presença de palidez ou cianose. *Justificativa:* São indicadores de angústia respiratória em razão de níveis diminuídos de oxigenação.
4. Monitore os sinais vitais do paciente e a SpO2 por meio da oximetria de pulso ou por meio dos resultados da gasometria arterial. *Justificativa:* Estabelece uma base para determinação de resposta à terapia.
5. Pergunte ao paciente sobre sono interrompido, respirações ruidosas e sobre o histórico de apneia do sono. *Justificativa:* São indicações para o uso de CPAP e BiPAP. Indique o paciente para avaliação.

PLANEJAMENTO

Os **Resultados Esperados** focam-se na potência das vias aéreas do paciente, conforto e capacidade de autocuidado.
- O paciente mantém uma posição que promove expansão pulmonar máxima e conforto.
- As vias aéreas do paciente estão limpas de secreções retidas.
- Os períodos de apneia do sono do paciente são reduzidas a menos de dois episódios em seis horas.

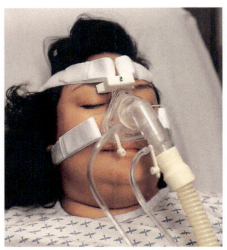

FIG 14-1 Máscara CPAP/Máscara BiPAP

- A gasometria arterial e a oximetria de pulso do paciente melhoram ou permanecem normais.
- Pacientes e familiares demonstram o uso correto da CPAP/BiPAP e manejam com facilidade o equipamento após a alta.

Delegação e Colaboração

A avaliação da condição do paciente não pode ser delegada. As habilidades de posicionamento, tosse terapêutica e aplicações da máscara CPAP/BiPAP podem ser delegadas a técnicos ou auxiliares de enfermagem. Instrua-os a:
- relatar imediatamente ao enfermeiro a ocorrência de dispneia ou qualquer alteração nos sinais vitais, na oximetria de pulso, na coloração de pele ou no comportamento.

Equipamento

- Máscara de CPAP ou BiPAP (Fig. 14-1). (Nota: Vários tipos de máscara estão disponíveis em razão das dificuldades de se obter um formato confortável.)
- Tiras de fixação da máscara (facial ou nasal)
- Válvula (CPAP ou BiPAP)
- Fonte de oxigênio
- Gerador (CPAP ou BiPAP)
- Sinalização apropriada

IMPLEMENTAÇÃO para MANEJO DAS VIAS AÉREAS: INTERVENÇÕES NÃO INVASIVAS

ETAPAS	JUSTIFICATIVA
1. **Veja Protocolo Padrão (ao final do livro).**	
2. Explique ao paciente que você está ciente do desconforto sentido por ele (p. ex., dispneia, dor) e que o correto posicionamento é necessário.	
a. *Sentado:* Ajude o paciente a ficar na posição semi-Fowler ou de Fowler sentado ao lado da cama, ou em uma cadeira com os cotovelos apoiados sobre os joelhos. Pacientes com DPOC podem melhorar se inclinados sobre uma mesa com os braços apoiados (ilustrações).	Promove ótima expansão pulmonar e maximiza o uso da musculatura acessória. Diminui o esforço respiratório.

HABILIDADE 14.2 Manejo das Vias Aéreas: intervenções não Invasivas

ETAPAS	JUSTIFICATIVA

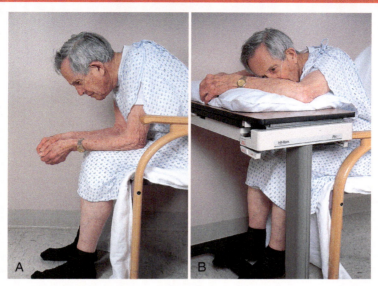

ETAPA 2a A, O posicionamento melhora a expansão torácica e reduz o esforço respiratório. **B,** A posição inclinada permite melhora da expansão pulmonar.

- b. *Inclinado:* Faça com que o paciente se incline para frente sobre as costas de uma cadeira ou contra a parede.
- c. *Decúbito dorsal*: A maioria dos pacientes fica mais confortável com o suporte de dois travesseiros ou com a cabeça inclinada em um ângulo de 30 graus.
- d. *Rotação:* Vire o paciente pelo menos a cada duas horas. Vire o paciente para drenar áreas do pulmão com secreções retidas pela gravidade, se esse procedimento for tolerado pelo paciente. Se a reexpansão unilateral for necessária (p. ex., após cirurgia geral), faça com que o paciente deite com o lado que necessita de reexpansão para cima: "lado bom para baixo, pulmão afetado para cima".

A inclinação para frente permite a expansão pulmonar com menor pressão transdiafragmática.

Diminui a ortopneia. Pacientes obesos podem apresentar aumento da interferência da massa abdominal sobre a expansão pulmonar completa quando deitados em superfície plana.

Facilita a drenagem de secreções e promove expansão pulmonar do lado afetado. Promove melhora da troca gasosa pelo aumento da área de fluxo sanguíneo disponível.

3. Tosse controlada
   - a. Posicione o paciente em posição vertical, posição alta de Fowler, inclinado para frente, com joelhos dobrados em uma almofada pequena ou com a mão apoiada sobre o abdome.
   - b. Instrua o paciente a respirar profundamente duas vezes inalando ar pelo nariz e exalando pela boca.
   - c. Instrua o paciente a inalar profundamente, segurar a respiração e contar até três; então tossir profundamente por duas ou três vezes consecutivas sem inalar entre as tosses. Instrua o paciente a forçar a passagem de ar para fora dos pulmões.
   - d. Faça com que os pacientes com dificuldade para tossir realizem uma espécie de "rugido", de modo que tomem um fôlego médio e realizem um som do tipo "rá" para empurrar o ar rapidamente com a boca levemente aberta. Repita por 3 a 4 vezes e instrua o paciente a tossir.
   - e. Repita a tosse para garantir que a via aérea está livre. Não continue quando o paciente demonstrar que acabou a sua tolerância ao exercício.
4. Administração de CPAP/BiPAP.
   - a. Posicione o paciente confortavelmente com a cabeça elevada.

Facilita a inalação e a expansão pulmonar durante a manobra de tosse. Pode aumentar a pressão expiratória.

O controle da frequência respiratória facilita a tosse e minimiza o risco de tosse paroxística.

Garante tosse completa e efetiva. Explique ao paciente que a tosse controlada elimina as secreções que podem obstruir as vias aéreas, permitindo que o ar possa se mover através do muco durante a tosse.

Ajuda o paciente a gerar maior pressão para forçar a saída de secreções pelas vias aéreas.

Permite expansão pulmonar máxima.

(Continua)

ETAPAS	JUSTIFICATIVA
b. Coloque a máscara facial ou nasal de forma justa e ajuste a tira da cabeça até que a vedação esteja mantida e o paciente seja capaz de tolerá-la (Fig. 14-1).	O paciente pode sentir claustrofobia e sentir-se desconfortável com a pressão contínua.
c. Instrua o paciente a respirar normalmente.	Reduz a hiperventilação e fadiga. Promove expansão pulmonar adequada.
d. Aplique o período de tempo prescrito pelo médico.	Assim como o oxigênio, administre a terapia de CPAP/BiPAP conforme prescrito.
5. Veja Protocolo de Conclusão (ao final do livro).	

AVALIAÇÃO

1. Observe o alinhamento e a posição corporal do paciente sempre que inspecioná-lo.
2. Ausculte os campos pulmonares à procura de ruídos adventícios.
3. Observe o estado respiratório do paciente durante o sono para determinar a resposta à CPAP.
4. Observe os sinais vitais e a oximetria de pulso. Realize a gasometria arterial quando possível.
5. Observe se a utilização da máscara de CPAP/BiPAP pelo paciente e responsável está em conformidade com a terapia.
6. Peça ao paciente para que explique os propósitos e os benefícios do posicionamento correto e da utilização das terapias com CPAP/BiPAP (Barnes, 2007).

Resultados Inesperados e Intervenções Relacionadas

1. O paciente é incapaz de manter uma via aérea patente.
   a. Avalie o posicionamento. Considere a sucção e a utilização de via aérea artificial (Habilidade 14.4).
   b. Monitore a gasometrial arterial/oximetria de pulso.
2. O paciente apresenta piora da dispneia, com presença de broncoespasmo e hipoxemia.
   a. Notifique o médico.
   b. Monitore a gasometria arterial/oximetria de pulso.
   c. Medique conforme a prescrição médica.
   d. Avalie métodos de diminuição da demanda de oxigênio (repouso, posicionamento).
3. O paciente não tolera a terapia de CPAP/BiPAP.
   a. *Retenção de dióxido de carbono*: Notifique o médico.

b. *Adequação da máscara:* Verifique a adequação do dispositivo. Considere alternativas (alterar o tipo de máscara, utilizar suportes nasais) se a dificuldade persistir. Se ocorrer lesão da pele sobre o nariz, coloque fita porosa até que a pele esteja ajustada à pressão. Se houver lesão generalizada, considere uma reação alérgica ao material da máscara (p. ex., látex) (Barnes, 2007).

Registro e Relato

- Registre o nível de atividade, incluindo assistência necessária para o posicionamento, efetividade da tosse e avaliação respiratória.
- Na terapia com CPAP/BiPAP, registre a colaboração e a tolerância do paciente, a adequação da máscara e a avaliação da pele ao redor da máscara, a efetividade da terapia, períodos visualizados de apneia e a presença de sonolência durante o dia.

Amostra de Documentação

0h   Observado dormindo. Frequência respiratória de 18 rpm; regular na frequência, ritmo e amplitude, sem ronco. A pele está rósea, aquecida, seca e intacta. Nenhum movimento brusco notado. CPAP continua por máscara facial com bom ajuste em 7,5 cmH$_2$O.

Considerações Especiais
Assistência Domiciliar (*Home Care*)

- Acompanhamentos frequentes podem ser necessários para melhorar a adequação à terapia com CPAP/BiPAP e para a resolução de problemas inesperados mais precocemente.

INSTRUÇÃO PARA O PROCEDIMENTO 14.1
Pico de Frequência de Fluxo Expiratório

Para pacientes com alterações notáveis no fluxo de ar através das vias aéreas, como pacientes com asma, aferições do pico de frequência de fluxo expiratório (PFFE) são úteis. O PFFE é o fluxo máximo que um paciente exala durante um movimento expiratório rápido e forçado, e é medido em litros. Essas aferições são utilizadas como um indicador objetivo do estado atual do paciente ou da efetividade do tratamento. A diminuição do PFFE pode indicar a necessidade de maiores intervenções, como o aumento da dose de broncodilatadores ou de medicações anti-inflamatórias. Valores normais variam de acordo com a idade, o sexo e o tamanho da pessoa. Utilize um padrão de luzes de semáforo para ajudar o paciente a saber o que fazer quando o pico de fluxo estiver alterado. Por exemplo, se o valor do pico de fluxo do paciente está na zona verde, nenhuma ação é necessária. Porém, se o valor está na zona amarela (cuidado), o paciente pode ser instruído a utilizar um tipo diferente de inalador.

Delegação e Colaboração

A avaliação inicial da condição do paciente não pode ser delegada. O acompanhamento das aferições do PFFE em um paciente estável,. 🇧🇷 No Brasil, as aferições do PFFE podem ser realizadas por um técnico de enfermagem devidamente treinado em espirometria, embora essa medida seja realizada mais comumente por fisioterapeuta ou enfermeiro qualificado

INSTRUÇÃO PARA O PROCEDIMENTO 14.1
Pico de Frequência de Fluxo Expiratório *(cont.)*

para este procedimento. No caso de o paciente apresentar dispneia, o enfermeiro ou médico deve ser informado. (Sociedade Brasileira de Pneumologia e Tisiologia. Diretrizes para Testes de Função Pulmonar. Jornal de Pneumologia. 2002; 28 Supl 3:1-89)

Equipamento
- Fluxômetro de pico expiratório.
- Diário/plano de ação do paciente, se apropriado.

Etapas do Procedimento
1. **Veja Protocolo Padrão (ao final do livro).**
2. Ajude o paciente a ficar na posição alta de Fowler, a qual promove a expansão pulmonar ideal.
3. Avalie o conhecimento basal do paciente de quando e como usar o PFFE e a resposta adequada para os resultados esperados.
4. Deslize o bocal até a base da escala numerada.
5. Instrua o paciente a respirar profundamente.
6. Faça com que o paciente coloque o bocal do medidor na boca e feche os lábios, selando firmemente (ilustração).
7. Faça com que o paciente assopre o mais forte e rápido possível somente pela boca.
8. Monitore os resultados do PFFE e avalie se o paciente está dentro dos limites esperados.
9. Instrua o paciente sobre os limites individuais esperados dele.
10. Se o paciente registrará o PFFE em casa, faça com que ele demonstre a técnica independentemente e avalie a capacidade

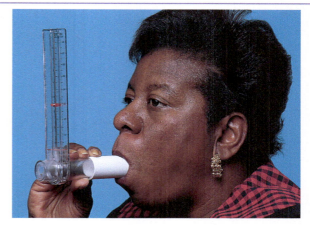

ETAPA 6 Fluxômetro de pico expiratório.

de registrar de forma eficaz em um quadro utilizando "luzes de semáforo". Observe outra demonstração do paciente ou familiar para determinar se ele está realizando a técnica correta de PFFE.
11. Determine o PFFE do paciente e compare com seu melhor nível.
12. Registre as aferições do PFFE antes e depois do tratamento, além da capacidade e esforço para realizar o teste.
13. **Veja Protocolo de Conclusão (ao final do livro).**

HABILIDADE 14.3 FISIOTERAPIA RESPIRATÓRIA

Fisioterapia respiratória (FR) é utilizada para mobilizar secreções pulmonares. A FR inclui drenagem postural, percussão torácica e vibração seguidas por tosse produtiva ou sucção. A FR é indicada para pacientes que produzem mais de 30 mL de secreção por dia ou que possuam evidências de atelectasia por radiografias torácicas.

A *percussão torácica* consiste em percutir a parede torácica sobre a área a ser drenada. Posicione sua mão para que seus dedos e polegares se toquem com a mão em concha (Fig. 14-2). A percussão na superfície da parede torácica envia ondas de amplitudes e frequências variadas através do tórax, alterando a consistência e a localização da secreção. Realize percussão torácica alternando a movimentação das mãos em concha contra a parede torácica sobre uma camada única de tecido e não sobre botões ou zíperes (Fig. 14-3). Utilize apenas uma camada única de tecido para prevenir lesões na pele do paciente.

Realize a percussão com cuidado e não percuta a área escapular, pois isto acarretará trauma à pele e estruturas musculoesqueléticas adjacentes. A percussão é contraindicada em pacientes com distúrbios hemorrágicos, osteoporose ou fratura de costelas.

A *vibração* é uma pressão leve de agitação aplicada sobre a parede torácica durante a expiração. Essa técnica aumenta a velocidade e a turbulência do ar expirado, facilitando, assim, a remoção da secreção. A vibração aumenta a exalação de ar preso, desloca o muco e induz a tosse. É utilizada em pacientes com fibrose cística ou condições que causam acúmulo de secreções espessas.

A *drenagem postural* envolve o uso de técnicas de posicionamento que drenam secreções de segmentos específicos pulmonares e bronquiais em direção à traqueia. Cada posição drena um segmento correspondente específico da árvore traqueobrônquica em campos pulmonares superiores, médios e inferiores em direção à traqueia. O procedimento para drenagem postural inclui a maioria dos segmentos pulmonares (Tabela 14-3). Utilize o histórico do paciente e os achados da avaliação clínica para determinar quais segmentos pulmonares necessitam de drenagem postural. Por exemplo, alguns pacientes com bronquiectasia de lobo inferior esquerdo ou pneumonia necessitam de drenagem postural da região afetada, enquanto uma criança com fibrose cística requer uma drenagem postural de todos os segmentos.

Os clínicos selecionam áreas para drenagem com base (1) no conhecimento da condição do paciente e do processo mórbido, (2) na avaliação física do tórax, (3) nos resultados da radiografia torácica, e (4) na extensão da condição patológica e envolvimento de lobos com base nos achados do exame físico e da radiografia torácica.

TABELA 14-3 — POSIÇÕES E PROCEDIMENTOS PARA DRENAGEM, PERCUSSÃO, VIBRAÇÃO E MOVIMENTAÇÃO

ÁREA E PROCEDIMENTO	ÁREA ANATÔMICA	POSIÇÃO DO PACIENTE
Brônquios Apicais Anteriores dos Lobos Superiores Esquerdo e Direito Posicione o paciente em uma cadeira, ou na posição alta de Fowler, inclinado para trás. Percuta e vibre com o calcanhar (região hipotenar) das mãos sobre os ombros e colocando os dedos das mãos sobre a clavícula; faça nos dois lados ao mesmo tempo. Observe a postura corporal e a posição dos braços do enfermeiro. As costas do enfermeiro estão eretas, e os cotovelos e os joelhos estão discretamente flexionados. O muco é direcionado pelos brônquios apicais anteriores do lobo superior.	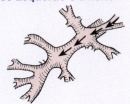 Segmentos apicais interiores. Posicione as mãos sobre os brônquios apicais anteriores dos lobos superiores esquerdo e direito para realizar a FR.	
Brônquios Apicais Posteriores dos Lobos Superiores Esquerdo e Direito Posicione o paciente em uma cadeira, inclinado para frente, apoiado em uma almofada ou mesa. Percuta e vibre com as mãos em ambos os lados da coluna cervical. Faça nos dois lados ao mesmo tempo. O muco é direcionado pelos brônquios apicais posteriores do lobo superior.	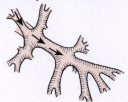 Segmentos apicais posteriores. Posicione as mãos sobre os brônquios apicais posteriores dos lobos superiores esquerdo e direito para realizar FR.	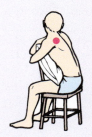
Brônquios Apicais dos Lobos Superiores Anteriores Esquerdo e Direito Posicione o paciente deitado de costas em superfície plana com uma pequena almofada por baixo dos joelhos. Percuta e vibre logo abaixo das clavículas em ambos os lados do esterno. O muco é direcionado pelos brônquios superiores anteriores.	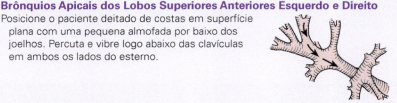 Segmentos dos lobos superiores anteriores esquerdo e direito. Posicione as mãos sobre os brônquios dos lobos superiores anteriores esquerdo e direito, para realizar a FR.	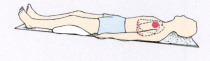
Brônquio Lingular do Lobo Superior Esquerdo Posicione o paciente em decúbito direito com o braço sobre a cabeça na posição de Trendelenburg, com os pés da cama inclinados 30 cm, conforme tolerado. *Posicione a almofada nas costas e vire o paciente a um quarto de volta na almofada. Percuta e vibre a região lateral ao mamilo esquerdo, abaixo da axila. O muco é direcionado pelo brônquio lingular do lobo superior.	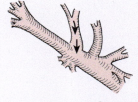 Segmento lingular do lobo superior esquerdo. Posicione as mãos sobre o brônquio lingular do lobo superior esquerdo para realizar a FR.	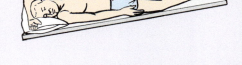
Brônquio do Lobo Médio Direito Posicione o paciente em decúbito lateral direito ou em decúbito ventral. Coloque uma almofada sob as costas e vire o paciente um quarto de volta na almofada. Percuta e vibre a região lateral ao mamilo direito abaixo da axila. O muco é direcionado pelo brônquio do lobo médio direito.	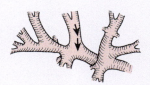 Segmento do lobo médio direito. Posicione as mãos sobre o brônquio do lobo médio direito para realizar a FR.	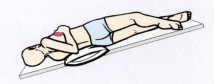

HABILIDADE 14.3 Fisioterapia Respiratória

TABELA 14-3 POSIÇÕES E PROCEDIMENTOS PARA DRENAGEM, PERCUSSÃO, VIBRAÇÃO E MOVIMENTAÇÃO (cont.)

ÁREA E PROCEDIMENTO	ÁREA ANATÔMICA	POSIÇÃO DO PACIENTE
Brônquios dos Lobos Inferiores Anteriores Esquerdo e Direito Posicione o paciente em decúbito dorsal com o pé da cama elevado de 45 a 50 cm. Mantenha os joelhos levemente flexionados com uma almofada entre as pernas. Percuta e vibre sobre as costelas da região anterior inferior em ambos os lados. O muco é direcionado pelos brônquios do lobo anterior inferior.	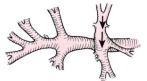 Segmentos dos lobos inferiores anteriores esquerdo e direito.	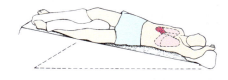 Posicione as mãos sobre os brônquios dos lobos inferiores anteriores esquerdo e direito para realizar a FR.
Brônquio Lateral do Lobo Inferior Direito Posicione o paciente em decúbito ventral na posição de Trendelenburg com o pé da cama elevado de 45 a 50 cm, conforme tolerado. Percuta e vibre a região direita do tórax abaixo das escápulas posterior à linha axilar média. O muco é direcionado pelo brônquio lateral do lobo inferior direito.	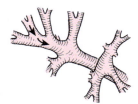 Segmento do lobo lateral inferior direito.	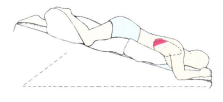 Posicione as mãos sobre o brônquio lateral do lobo inferior direito para realizar a FR.
Brônquio Lateral do Lobo Inferior Esquerdo Posicione o paciente em decúbito lateral direito na posição de Trendelenburg com o pé da cama elevado em 45 a 50 cm, conforme tolerado. Percuta e vibre o lado esquerdo do tórax abaixo das escápulas posterior à linha axilar média. O muco é direcionado pelo brônquio lateral do lobo inferior esquerdo.	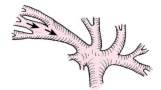 Segmento lateral do lobo inferior esquerdo.	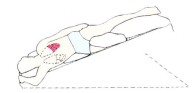 Posicione as mãos sobre o brônquio lateral do lobo inferior esquerdo para realizar a FR.
Brônquios Superiores dos Lobos Inferiores Direito e Esquerdo Posicione o paciente deitado em decúbito ventral sobre o estômago com uma almofada sobre ele. Percuta e vibre abaixo das escápulas em ambos os lados da coluna. O muco é direcionado pelo brônquio superior do lobo inferior.	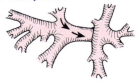 Segmentos superiores dos lobos inferiores direito e esquerdo.	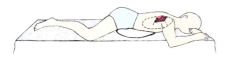 Posicione as mãos sobre os brônquios superiores dos lobos inferiores direito e esquerdo para realizar a FR.
Brônquios Basais Posteriores Direito e Esquerdo Posicione o paciente em decúbito ventral na posição de Trendelenburg com o pé da cama elevado em 45 a 50 cm, conforme tolerado. Percuta e vibre a região das costelas posteriores baixas em ambos os lados da coluna. O muco é direcionado pelos brônquios basais posteriores.	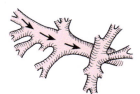 Segmentos posteriores direito e esquerdo.	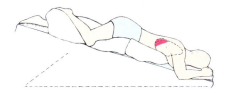 Posicione as mãos sobre os brônquios dos lobos inferiores posteriores direito e esquerdo para realizar a FR.

*Em adultos, a posição de Trendelenburg não é usada com frequência. Verifique seu uso de acordo com a política da agência ou com o pedido do provedor de cuidado.

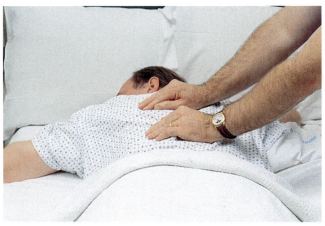

FIG 14-2 Posicione as mãos para percussão da parede torácica durante a fisioterapia.

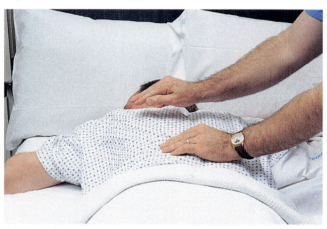

FIG 14-3 Percussão da parede torácica alternando o movimento das mãos contra a parede torácica do paciente.

COLETA DE DADOS

1. Avalie o histórico do paciente em relação à diminuição do nível de consciência, fraqueza muscular ou presença de doenças como pneumonia ou DPOC. *Justificativa: Condições que causam risco de prejuízo à desobstrução das vias aéreas necessitam de FR.*
2. Revise o registro médico e observe os sinais e sintomas do paciente, incluindo: alterações radiográficas compatíveis com atelectasia, pneumonia com colapso lobar ou bronquiectasia; tosse ineficaz ou presença de secreção espessa, viscosa, persistente e clara, difícil de expectorar. *Justificativa: Indica a necessidade de realizar drenagem postural. Dados de radiografia de tórax e os sinais e sintomas descritos anteriormente indicam acúmulo de secreções pulmonares e desobstrução ineficaz das vias aéreas.*
3. Ausculte todos os campos pulmonares buscando diminuição dos ruídos respiratórios e sons adventícios. *Justificativa: Achados identificam segmentos brônquicos que necessitam de drenagem. Áreas de congestão pulmonar e posturas para drenagem variam dependendo da doença, da condição do paciente e de problemas clínicos associados.*
4. Obtenha os sinais vitais e a oximetria de pulso. *Justificativa: Fornece uma base para avaliar a resposta do paciente ao tratamento.*
5. Determine o grau de compreensão e a capacidade de realizar a drenagem postural em casa. *Justificativa: Identifica áreas potenciais para instrução. A FR domiciliar é indicada em pacientes com incapacidade crônica de limpar adequadamente as secreções pulmonares, como naqueles com fibrose cística, bronquite crônica, asma ou bronquiectasia.*

PLANEJAMENTO

Os **Resultados Esperados** focam-se em desobstruir as vias aéreas e tornar os sons pulmonares claros.
- Os sons pulmonares melhoram ou se tornam claros.
- A secreção é mais facilmente expelida e expectorada ou aspirada.
- A coloração e a consistência das secreções parecem melhores.
- A dispneia diminui.
- O médico/enfermeiro confirma a evolução por meio de radiografias torácicas.
- O paciente consegue relaxar e respirar mais profundamente.

Delegação e Colaboração

A habilidade da fisioterapia respiratória pode ser delegada a técnicos ou auxiliares de enfermagem em situações especiais. É responsabilidade do enfermeiro avaliar o paciente, revisar os resultados dos exames de laboratório e radiografias, bem como determinar se o paciente está estável e consegue tolerar o procedimento. Instrua os técnicos e auxiliares de enfermagem a:
- relatar imediatamente ao enfermeiro qualquer alteração no nível de conforto do paciente, tolerância ao procedimento e/ou alterações no padrão respiratório.
- especificar precauções do paciente relacionadas à doença, condição clínica atual, restrições de posicionamento ou tratamento.

Equipamento
- Estetoscópio
- Oximetria de pulso
- Cama
- Água em jarros ou copos
- Cadeiras (para drenagem de lobos superiores)
- Uma a quatro almofadas
- Lenços de papel ou toalha
- Recipiente limpo graduado com tampa de rosca
- Luvas limpas (se houver risco de exposição a secreções respiratórias do paciente)
- Equipamento de sucção (se o paciente não consegue tossir e expectorar a própria secreção)

HABILIDADE 14.3 Fisioterapia Respiratória

IMPLEMENTAÇÃO para FISIOTERAPIA RESPIRATÓRIA

ETAPAS	JUSTIFICATIVA
1. **Veja Protocolo Padrão (ao final do livro).**	
2. Identifique o paciente utilizando dois identificadores (p. ex., nome e data de nascimento, ou nome e número do registro, de acordo com as regras da instituição).	Garante que o tratamento seja aplicado no paciente correto. Está em conformidade com as normas da *The Joint Comission* para melhora da segurança do paciente (TJC, 2010).
3. Prepare o paciente para o procedimento.	Ajuda a obter cooperação. Pacientes bem preparados estão geralmente mais relaxados e confortáveis, o que é essencial para a drenagem efetiva.
a. Explique sobre o posicionamento, sensações, tempo de duração e qualquer desconforto ou efeito colateral.	
b. Encoraje a ingestão de muitos líquidos, a menos que seja contraindicado por outras doenças. O líquido fluidifica a secreção e torna mais fácil a expectoração. Os pacientes necessitam de monitoramento contínuo e de estímulo para iniciarem um programa de alta ingestão de líquidos.	
c. Coordene a terapia em horários apropriados (p. ex., 20 minutos após a terapia broncodilatadora). Planeje a terapia para que não haja sobreposição com horários de refeição ou alimentação por sonda. Evite drenagens posturais 1 a 2 horas antes da refeição ou da alimentação em *bolus* por sondas. Cesse todas as alimentações contínuas por sonda gástrica 30 a 45 minutos antes da drenagem postural. Verifique a presença de resíduos de alimentos no estômago do paciente; espere se houver mais de 100 mL.	A realização do procedimento após o uso de broncodilatadores aumenta o movimento das secreções para fora das vias aéreas. A programação da FR deve evitar conflito com outras intervenções e/ou exames diagnósticos. A realização de drenagem postural com o estômago vazio ajuda a evitar refluxo gástrico ou vômito e aspiração de conteúdo gástrico.
d. Faça com que o paciente retire qualquer roupa justa ou restritiva.	
4. Identifique os segmentos pulmonares selecionados para drenagem com base nos achados da avaliação clínica.	O tratamento individualizado ajuda a aliviar áreas específicas de congestão identificadas durante a avaliação do paciente.
5. Posicione o paciente para drenar o primeiro segmento pulmonar (Tabela 14-3). Ajude o paciente a tomar a posição adequada, conforme necessário. Coloque almofadas para suporte e conforto. Vista adequadamente o paciente.	O posicionamento adequado do paciente promove drenagem de secreções pulmonares.
6. Para cada segmento selecionado, realize percussão, vibração e movimentação do tórax.	Proporciona a ação de forças mecânicas que ajudam a movimentar as secreções das vias aéreas.
7. Após cada 10 a 15 minutos de drenagem, faça o paciente sentar e tossir utilizando a estratégia da tosse controlada (Habilidade 14.2). Se o paciente não pode tossir, a aspiração é necessária (Habilidade 14.4). Qualquer secreção deve ser movida para as vias aéreas centrais pela tosse ou aspiração antes do posicionamento do paciente para a próxima posição de drenagem.	A tosse é mais efetiva quando o paciente está sentado e inclinado para frente.

> ⚡ **ALERTA DE SEGURANÇA** Algumas vezes os pacientes sentem dispneia e fadiga transitórias em razão da irritação das vias aéreas e da ocorrência de broncoespasmo devido à presença de secreção. Esses pacientes frequentemente melhoram por meio do uso de um dispositivo oscilatório ou vibrador.

8. Faça com que o paciente descanse brevemente, se necessário.	Períodos curtos de descanso entre as drenagens ajudam a prevenir fadiga e aumentam a tolerância à terapia.
9. Repita as etapas 6 a 8 até que as áreas congestas selecionadas sejam drenadas. Tenha certeza de que cada tratamento não se exceda por mais de 30 a 60 minutos.	A drenagem postural é utilizada somente nas áreas envolvidas e é baseada na avaliação individual.
10. Ofereça ajuda ou ajude o paciente com a higiene oral. Faça com que o paciente ingira pequenos goles de água.	Promove conforto e reduz o mau hálito. A umidificação da boca ajuda na expectoração de secreções.
11. **Veja Protocolo de Conclusão (ao final do livro).**	

AVALIAÇÃO

1. Ausculte os campos pulmonares.
2. Inspecione a característica e a quantidade das secreções.
3. Revise os registros de diagnósticos, incluindo coleta/cultura de secreção, radiografias torácicas e gasometria arterial.
4. Obtenha os sinais vitais e a oximetria de pulso.

Resultados Inesperados e Intervenções Relacionadas

1. O paciente apresenta dispneia severa, broncoespasmo, hipoxemia, hipercapnia e/ou é incapaz de tolerar a terapia.
   a. Interrompa, modifique ou diminua o tempo de tratamento.
   b. Administre broncodilatadores ou terapia de nebulização 20 minutos antes da FR.
   c. Aspire e ventile com uma bolsa-válvula-máscara conforme necessário e monitore continuamente os resultados de gasometria arterial, a SpO_2 e os sinais vitais.
2. Não há melhora na condição respiratória, avaliação clínica ou resultados de radiografia torácica.
   a. Inicialmente, aumente as sessões terapêuticas, bem como estimule e ensine exercícios para tossir.
   b. Notifique o médico sobre a possível necessidade de coleta de cultura da secreção, alteração nos antibióticos e mucolíticos ou uma broncoscopia para remover tampões de muco espessos.
   c. Aumente a hidratação.
3. Ocorre hemoptise ou o paciente desenvolve hipotensão aguda, dor torácica severa, vômito, aspiração e/ou arritmias.
   a. Cesse a terapia, coloque o paciente na posição alta de Fowler e monitore os sinais vitais.
   b. Notifique o médico.
   c. Obtenha os sinais vitais e permaneça com o paciente. Chame por ajuda e mantenha o paciente calmo.
   d. Se o paciente apresentar vômito ou aspirar, aspire a via aérea e se mantenha ao lado do paciente.

Registro e Relato

- Registre os achados de avaliação torácica antes e depois do tratamento; frequência e duração da terapia; posturas realizadas e segmentos bronquiais drenados; efetividade da tosse; necessidade de aspiração; cor, quantidade e consistência da secreção; hemoptise ou outros resultados inesperados; tolerância e reações do paciente.
- Registre se o paciente e os familiares receberam instruções sobre cuidado doméstico. Faça uma tabela com as instruções dadas, compreensão da terapia, demonstração da técnica, aceite do paciente em relação ao cuidado doméstico, barreiras relacionadas ao entendimento e à implementação, e a indicação de cuidado doméstico ou reabilitação.

Amostra de Documentação

13h40   Paciente se queixa de dispneia. Aumento da respiração observada em 20 movimentos por minuto, mas regular na frequência, ritmo e amplitude. Crepitação notada no lobo inferior direito. Pedido ao paciente que tossisse e respirasse profundamente. Pouca secreção após tosse fraca. FR completa em lobos inferiores. Notada moderada quantidade de secreção amarelada quando o paciente conseguiu tossir. Paciente relata "respiração melhor". Sons pulmonares agora estão limpos.

Considerações Especiais
Pediatria

- Em crianças com fibrose cística, a FR geralmente é realizada pelo menos duas vezes por dia, ao despertar pela manhã e à noite (Hockenberry e Wilson, 2009). Vários pacientes com fibrose cística utilizam coletes torácicos quando estão em casa para que fiquem mais independentes.

Geriatria

- Tome cuidado extra e avalie quando utilizar drenagens posturais em idosos. Altere posições mais lentamente e avalie cuidadosamente qualquer mudança na SpO_2 ou nos sinais vitais após as mudanças de posicionamento.
- Idosos com cardiopatias ou pneumopatias crônicas nem sempre toleram uma posição em decúbito dorsal ou lateral para FR. Nessas posições, os pacientes sentem diminuição da capacidade vital forçada e subsequente declínio da SpO_2.

Assistência Domiciliar (*Home Care*)

- Indique enfermeiros especialistas em pneumologia ao paciente, uma equipe de reabilitação pulmonar ou um enfermeiro de assistência domiciliar (*home care*).
- Obtenha dispositivos de espuma ou várias almofadas para promover o posicionamento correto.

HABILIDADE 14.4   MANEJO DAS VIAS AÉREAS: ASPIRAÇÃO

Para alguns pacientes, técnicas não invasivas e medicamentos são insuficientes para manter a via aérea patente. Nesses casos, a aspiração é apropriada. Utilize os achados da avaliação do paciente, a presença de uma via aérea artificial, e a espessura e o volume das secreções pulmonares para determinar o melhor método de aspiração. A aspiração da cavidade oral por aspiração orofaríngea é realizada utilizando um cateter de plástico rígido (chamado de Yankauer) com um orifício grande e outros menores para remoção da secreção (Fig. 14-4). O cateter fornece aspiração contínua assim que conectado a um aspirador. Ensine o paciente a usar esse cateter para remoção de secreções da cavidade oral.

A aspiração das vias aéreas inferiores é necessária quando os pacientes não conseguem tossir com força suficiente para remover as secreções. Quando a aspiração das vias aéreas inferiores é necessária, frequentemente utiliza-se uma técnica estéril. Tubos endotraqueais (TEs) (Fig. 14-5) e traqueotubos (Fig. 14-6) permitem o acesso direto às vias aéreas inferiores para a aspiração. Médicos ou profissionais capacitados inserem essas vias aéreas artificiais para criar uma via de ventilação mecânica, aliviar a obstrução mecânica das vias aéreas ou proteger a via aérea de aspiração em razão da dificuldade em tossir ou na presença de reflexo de vômito.

HABILIDADE 14.4 Manejo das Vias Aéreas: Aspiração

COLETA DE DADOS

1. Ausculte em busca de sons pulmonares grossos, respiração ruidosa ou sons pulmonares adventícios. *Justificativa: Fornece uma base para determinar os efeitos da aspiração.*
2. Observe aumento ou diminuição do pulso e respirações, alteração da pressão sanguínea, sons expiratórios prolongados e diminuição da expansão pulmonar. Secreção na via aérea, diminuição da SpO_2 ou nível de consciência, ansiedade, letargia, ruídos respiratórios unilaterais e cianose podem também indicar a necessidade de aspiração. *Justificativa: Sinais físicos e sintomas que resultam da obstrução das vias aéreas e diminuição do oxigênio disponível aos tecidos. Nunca realize a aspiração como um procedimento rotineiro, sem avaliação prévia da sua necessidade (Pedersen et al., 2009).*
3. Observe e avalie as cavidades nasal e oral buscando secreções, sialorreia, secreções gástricas ou presença de vômito na cavidade oral. *Justificativa: Remoção de secreções orais previne a pneumonia por aspiração, especialmente em pacientes que fazem uso da ventilação mecânica.*
4. Identifique pacientes com risco aumentado de desobstrução ineficaz das vias aéreas (p. ex., pacientes com diminuição do nível de consciência ou outro distúrbio neuromuscular ou neurológico, aqueles com disfagia e aqueles com tosse ineficaz). *Justificativa: Alterações no estado neurológico e distúrbios neuromusculares aumentam a probabilidade de o paciente necessitar de aspiração.*
5. Identifique contraindicações à aspiração nasotraqueal: trauma ou cirurgia facial, distúrbio hemorrágico, epistaxe, epiglotite, laringoespasmo e vias aéreas irritadas (AARC, 2004). *Justificativa: A passagem do cateter pode causar trauma adicional, aumento da hemorragia ou broncoespasmo severo.*
6. Determine a compreensão do procedimento pelo paciente. *Justificativa: O procedimento pode ser desconfortável e angustiante.*

PLANEJAMENTO

Os **Resultados Esperados** focam-se em desobstruir as vias aéreas, evitar infecções e promover o conforto e a compreensão do paciente.

1. As vias aéreas do paciente estão livres de secreção.
2. Sons respiratórios adventícios estão diminuídos ou ausentes.
3. O paciente relata menos dificuldade respiratória.
4. A SpO_2 melhora ou permanece igual.
5. O paciente realiza a técnica de aspiração orofaríngea corretamente.
6. Não há indicação de aspiração.

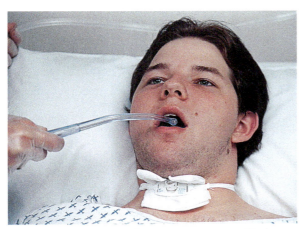

FIG 14-4 Aspiração orofaríngea com cateter Yankauer.

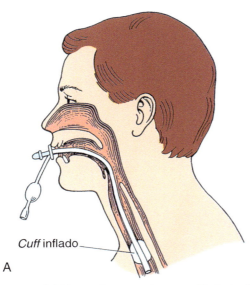
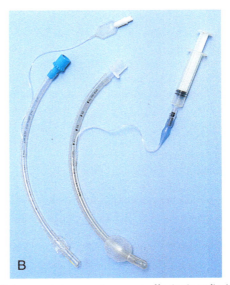

FIG 14-5 A, Tubo endotraqueal com *cuff* inflado. **B,** Tubos endotraqueais com *cuffs* desinsuflado e inflado com seringa para inflar.

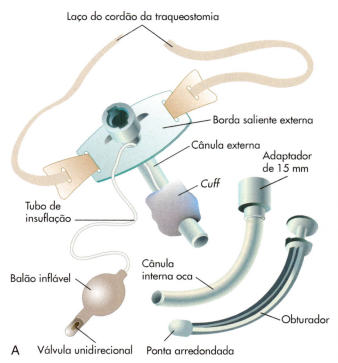
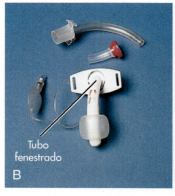
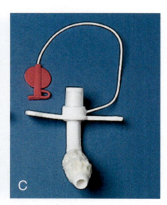

FIG 14-6 A, Partes de um tubo de traqueostomia. **B,** Tubo de traqueostomia fenestrado com *cuff*, cânula interna, *plug* de decanulação e balão inflável. **C,** Tubo de traqueostomia com *cuff* com espuma e obturador. (De Lewis SL *et al.*, *Medical-surgical nursing: assessment and management of clinical problems*, ed 7, St Louis, 2007, Mosby.)

Delegação e Colaboração

A aspiração traqueal profunda em pacientes gravemente doentes não pode ser delegada. A aspiração orofaríngea pode ser delegada a técnicos de enfermagem. A realização da aspiração de traqueotubo em pacientes crônicos estáveis com tubos permanentes também pode ser delegada. Instrua-os a:

- evitar lesões na mucosa oral e a aspiração de tecidos sensíveis.
- como variar o procedimento em pacientes que fazem uso de ventiladores mecânicos.
- imediatamente relatar ao enfermeiro alterações nos sinais vitais ou oximetria de pulso, presença de secreção sanguinolenta, dificuldade respiratória ou desconforto durante ou após o procedimento.

Equipamento

Aspiração orofaríngea (não estéril) e nasotraqueal (estéril)

- O cateter de aspiração estéril (12 a 16 Fr). Para a aspiração nasotraqueal, utilize o cateter de menor diâmetro, que efetivamente removerá secreções.
- Cateter de sucção não estéril limpo ou cateter com ponta de sucção Yankauer para aspiração orofaríngea
- Luvas estéreis ou uma estéril e outra limpa
- Bacia estéril (p. ex., cuba estéril)
- Água estéril ou solução salina normal (cerca de 100 mL)
- Toalha limpa ou lenço de papel
- Aspirador portátil ou fixo
- Tubo de conexão (1,8 metro)
- Proteção facial (máscara facial e óculos de proteção)

Aspiração endotraqueal ou por traqueostomia

- Cateter 12 a 16 Fr (tamanho aproximado para um adulto: o tamanho do cateter de aspiração não deve ser maior do que a metade do diâmetro interno da via aérea artificial para minimizar o declínio na PaO$_2$) (Pedersen *et al.*, 2009)
- Mesa ao lado da cama
- Duas luvas estéreis ou uma estéril e outra limpa
- Bacia estéril (p. ex., cuba estéril)
- Água estéril ou solução salina normal (cerca de 100 mL)
- Toalha limpa ou campo estéril
- Aspirador portátil ou fixo
- Tubo de conexão (1,8 metros)
- Proteção facial (máscara facial e óculos de proteção)

Aspiração por sistema fechado

- Cateter de aspiração conectado a um sistema fechado
- 5 a 10 mL de solução salina em seringas ou frascos
- Aparelho de aspiração portátil ou fixo
- Tubo de conexão (1,8 metro)
- Duas luvas limpas

HABILIDADE 14.4 Manejo das Vias Aéreas: Aspiração

IMPLEMENTAÇÃO do MANEJO DAS VIAS AÉREAS: ASPIRAÇÃO

ETAPAS	JUSTIFICATIVA
1. **Protocolo Padrão (ao final do livro).**	
2. Posicione o paciente na posição semi-Fowler ou alta de Fowler.	Alinha as vias aéreas e ajuda na máxima expansão pulmonar.
3. Preparação para todos os tipos de aspiração.	
a. Abra o *kit* de aspiração ou cateter de forma estéril. Se houver campo estéril, coloque no tórax do paciente. Não permita que o cateter de aspiração toque qualquer superfície não estéril.	Prepare o cateter e previna a transmissão de microrganismos.
b. Preencha a cuba estéril com aproximadamente 100 mL de água estéril ou ISN.	Água estéril ou salina lubrifica o cateter de sucção e ajuda a verificar se o tubo está desobstruído.
c. Se realizar a aspiração nasotraqueal, abra o lubrificante.	
d. Conecte uma ponta do tubo conector ao aspirador ou à abertura de sucção. Verifique se a aspiração está sendo feita de forma adequada aspirando uma pequena quantidade de água ou solução salina da cuba estéril.	Sempre verifique o funcionamento apropriado do equipamento antes do início do procedimento.
e. Prepare o regulador para pressão negativa apropriada. A sucção sugerida da parede é de 100 a 150 mmHg para adultos, 40 a 60 mmHg para recém-nascidos e 60 a 100 mmHg para crianças (Hockenberry e Wilson, 2009).	O ajuste de pressões elevadas aumenta o risco de trauma à mucosa. O melhor método é o uso da menor pressão de sucção. Siga as normas da instituição e julgamento clínico (Pedersen *et al.*, 2009).
4. *Aspiração orofaríngea*	
a. Coloque a máscara facial e os óculos de proteção. Conecte o cateter de aspiração ao tubo conector. Remova a máscara de oxigênio, se houver, mas a mantenha próxima à face do paciente.	A aspiração pode promover o respingo de fluidos corporais. As normas das Comissões de Controle de Infecção Hospitalar (CCIHs) sugerem o uso de máscaras ou proteção sempre que houver risco de disseminação de fluidos corporais pelo ar. Reduz a chance de hipóxia.
b. Sem realizar a aspiração, insira o cateter pela boca do paciente paralelo à gengiva até a faringe. Então, realize a aspiração e mova o cateter ao redor da boca até que a secreção seja removida.	Se o cateter não possui um sistema de controle para realizar aspiração intermitente, tenha cuidado para não permitir que a ponta do cateter lesione superfícies mucosas orais com a aspiração contínua.
c. Estimule o paciente a tossir e repita a aspiração, se necessário. Substitua a máscara de oxigênio, se houver.	A tosse movimenta a secreção das vias aéreas inferiores e superiores em direção à boca.
d. Aspire água ou solução salina da cuba por meio do cateter até que ele esteja livre de secreções.	A remoção de secreções do interior do cateter de aspiração antes que sequem reduz a possibilidade de transmissão de microrganismos e limpa o cateter.
e. Posicione o cateter em uma área seca e limpa para reutilização com a aspiração desligada. Se o paciente é capaz de realizar o procedimento em si próprio, coloque o cateter em sua área de alcance.	Facilita a remoção imediata de secreções das vias aéreas quando a aspiração for necessária no futuro.
5. *Aspiração nasotraqueal*	
a. Coloque a máscara e os óculos de proteção. Calce luvas estéreis ou uma luva limpa na mão não dominante e uma estéril na mão dominante. Conecte o tubo de aspiração não estéril ao cateter estéril mantendo a mão segurando o cateter de forma estéril.	A aspiração pode promover o respingo de fluidos corporais. As normas das CCIHs sugerem o uso de máscaras ou proteção sempre que houver risco de disseminação de fluidos corporais pelo ar. Calçar luvas reduz a transmissão de microrganismos e permite que você mantenha estéril o cateter de aspiração.
b. Proteja o cateter para aspirar de forma asséptica. Lubrifique 6 a 8 cm do cateter em direção distal com lubrificante solúvel em água do *kit* de aspiração.	Facilita a passagem do cateter e reduz o trauma à superfície mucosa.
c. Se indicado, aumente a suplementação de oxigênio conforme prescrição médica. Faça com que o paciente respire profundamente com o dispositivo de suplementação de oxigênio colocado. Se o paciente é incapaz de respirar profundamente, é importante hiperoxigená-lo com o dispositivo de bolsa-válvula-máscara.	A hiperoxigenação antes da aspiração pode minimizar a hipoxemia após a aspiração (Pedersen *et al.*, 2009).

> ⚡ **ALERTA DE SEGURANÇA** Se o muco for visível à traqueostomia ou abertura do TE, aspire para remover secreções antes da hiperoxigenação. Isso previne que a secreção seja movida novamente para a traqueia.

(Continua)

ETAPAS	JUSTIFICATIVA
d. Remova o dispositivo de suplementação de oxigênio, se houver, com a mão não dominante. Insira o cateter pelas narinas durante a inspiração sem realizar a aspiração. Não force o cateter pelas narinas. Faça com que o paciente estenda o pescoço levemente (se não for contraindicado) e inspire. Não force o cateter através das narinas.	Forçar o cateter causa trauma tecidual nas vias aéreas. A extensão do pescoço do paciente pode facilitar a passagem do cateter.

> ⚡ **ALERTA DE SEGURANÇA** Mantenha o dispositivo de suplementação de oxigênio prontamente disponível caso o paciente exiba sinais de hipoxemia.

e. Assim que o paciente respirar profundamente, avance o cateter apenas até a entrada da traqueia sem realizar a aspiração. Rapidamente, insira o cateter (aproximadamente 15 a 20 cm em adultos, 8 a 14 cm em recém-nascidos e crianças jovens) em direção à traqueia até que haja resistência ou que o paciente tussa; então puxe por 1 a 2 cm.	Garante a colocação adequada do cateter na via aérea para remoção de secreções. Puxar o cateter antes do início da aspiração previne a invaginação da membrana traqueal (Pedersen *et al.*, 2009).
f. Realize a aspiração por até 15 segundos colocando e retirando o polegar da mão dominante sobre a abertura do cateter, e lentamente removendo o cateter enquanto o movimenta para frente e para trás entre o polegar e o indicador da mão dominante (Pedersen *et al.*, 2009). Estimule o paciente a tossir. Instale o dispositivo de oxigênio, se necessário. Não realize mais de duas aspirações em um mesmo local durante uma sessão de aspiração.	Sucções mais prolongadas do que 15 segundos podem piorar a hipoxemia preexistente. Observe se o paciente apresenta qualquer sinal de angústia durante a aspiração. Cesse a aspiração e suplemente oxigênio. A observação atenta é necessária após o procedimento para avaliar efeitos adversos cardiovasculares, respiratórios e neurológicos (Celik e Kanan, 2006; Pedersen *et al.*, 2009).
g. Lave o cateter e o tubo conector pela aspiração de água ou ISN da cuba até que os tubos estejam limpos.	
h. Avalie a necessidade de repetir o procedimento de aspiração. Observe alterações no estado cardiopulmonar. Conceda um tempo adequado (1 a 2 minutos) entre as aspirações.	
6. *Aspiração do TE ou traqueotubo*	
a. Coloque a máscara e óculos de proteção. Calce luvas estéreis ou uma luva limpa na mão não dominante e uma estéril na mão dominante. Conecte o tubo de aspiração não estéril ao cateter estéril mantendo estéril a mão que segura o cateter (ilustração).	O procedimento de aspiração pode promover o respingo de fluidos corporais. As CCIHs recomendam o uso de máscaras ou protetor facial quando há risco de disseminação aérea de fluidos corporais. Reduz a transmissão de microrganismos e permite manter estéril o cateter de aspiração.

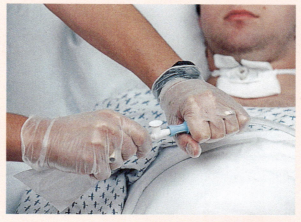

ETAPA 6a Conectando o cateter ao tubo de aspiração.

HABILIDADE 14.4 Manejo das Vias Aéreas: Aspiração

ETAPAS	JUSTIFICATIVA
b. Verifique se o equipamento está funcionando adequadamente aspirando pequenas quantidades de solução salina de uma cuba.	Lubrifica o cateter e o tubo.
c. Hiperoxigene o paciente antes da aspiração utilizando o reanimador manual e aumento da FiO_2 por vários minutos; ou, se o paciente fizer uso de ventilação mecânica, utilize o ventilador para aumentar a frequência respiratória sem aumentar o volume corrente. É previsto que podem ser necessários até dois minutos para prover o aumento do oxigênio para o paciente ventilado mecanicamente.	A hiperoxigenação antes da aspiração diminui a hipoxemia induzida pela aspiração (Pedersen *et al.*, 2009). A maioria dos autores recomenda hiperoxigenar com FiO_2 de 100%; não há normas claras estabelecidas para pacientes com DPOC, que podem não tolerar níveis aumentados de oxigenação. Utilize a hiperinsuflação com cuidado no paciente que tem ou está em risco de aumento da pressão intracraniana, ou que está hemodinamicamente instável.
d. Avise o paciente sobre o início da aspiração e que ele pode ter a sensação de perder o fôlego.	Prepara o paciente para o desconforto e reduz a ansiedade.
e. Abra o adaptador rosqueado no traqueotubo ou TE ou, se necessário, remova o dispositivo de suplementação ou umidificação do oxigênio com a mão não dominante.	Expõe a via aérea artificial.
f. Sem realizar a aspiração e utilizando o polegar e o indicador da mão dominante, gentilmente, mas rapidamente, insira o cateter em direção à via aérea artificial (o momento da inserção deve ser o mesmo da inspiração) até que haja resistência ou o paciente tussa; então puxe 1 cm (Pedersen *et al.*, 2009).	A aplicação da pressão de aspiração enquanto o cateter é introduzido em direção à traqueia aumenta o risco de lesão à mucosa traqueal. Puxar o cateter por 2 cm antes do início da aspiração previne a invaginação da membrana traqueal (Pedersen *et al.*, 2009).
g. Realize a aspiração colocando e retirando o polegar da mão dominante sobre a abertura do cateter (ilustração). Lentamente, remova o cateter enquanto o movimenta para frente e para trás entre o polegar e o indicador da mão dominante. Se o cateter "agarrar" a mucosa, remova o polegar para liberar a sucção. O tempo máximo que o cateter pode permanecer na via aérea é de 15 segundos (Pedersen *et al.*, 2009). Estimule o paciente a tossir.	Não mais do que duas passagens com o cateter de aspiração são recomendadas durante uma sessão de aspiração, pois isso diminui o risco de hipóxia. A aspiração contínua durante a retirada, em vez da aspiração intermitente, é recomendada para reduzir o risco de dano à mucosa (Pedersen *et al.*, 2009).

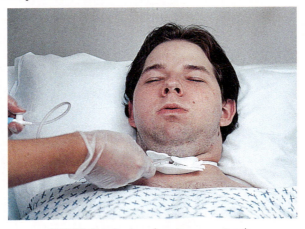

ETAPA 6g Aspirando a traqueostomia.

h. Feche o adaptador rosqueado ou recoloque o dispositivo de suplementação de oxigênio. Estimule o paciente a respirar profundamente. Alguns pacientes respondem bem ao aumento da frequência respiratória realizado pelo ventilador mecânico ou reanimador manual.	Reoxigena e reexpande o alvéolo. A aspiração pode causar hipoxemia e atelectasia. Monitore os pacientes por sinais de angústia respiratória pós-aspiração.
i. Lave o cateter e o tubo conector com água estéril ou solução salina até que estejam limpos. Utilize aspiração contínua.	Remove as secreções do cateter. Resíduos deixados no tubo diminuem a eficácia da aspiração e promovem um ambiente favorável ao crescimento de microrganismos.

(Continua)

ETAPAS	JUSTIFICATIVA
j. Avalie o estado cardiopulmonar, neurológico e hemodinâmico do paciente. Repita as etapas 6e até 6i uma vez, se você determinar que a remoção da secreção foi inadequada. Conceda tempo suficiente (até dois minutos) entre as aspirações para restabelecer a oxigenação basal.	Os efeitos da hipóxia decorrente da aspiração podem causar arritmias, instabilidade hemodinâmica e aumento da pressão intracraniana, além de outras complicações. Um máximo de duas passagens de aspiração é recomendada para minimizar os efeitos da hipoxemia (Celik e Kanan, 2006; Couchman *et al.*, 2007).
k. Realize aspiração nasofaríngea e orofaríngea para limpar as secreções da via aérea superficial. Após a aspiração, o cateter está contaminado, e você não deve reinseri-lo nas vias aéreas inferiores.	Remove as secreções da via aérea superior. A via aérea superior é considerada "limpa", enquanto a via aérea inferior é considerada "estéril". Portanto, você pode utilizar o mesmo cateter de aspiração de aéreas estéreis para áreas limpas, mas não o contrário.
l. Desconecte o cateter do tubo conector. Coloque o cateter nos dedos da mão dominante. Retire a luva fazendo com que o cateter permaneça dentro da luva. Retira a outra luva do mesmo modo. Descarte em um recipiente apropriado. Realize a higiene das mãos. Desligue o dispositivo de sucção.	Reduz a transmissão de microrganismos. Não toque no equipamento limpo com luvas contaminadas.
m. Coloque um *kit* de aspiração novo e fechado ao lado da cama.	

7. ***Aspiração de TE ou traqueotubo com um cateter de sistema fechado (em linha) (ilustração).***

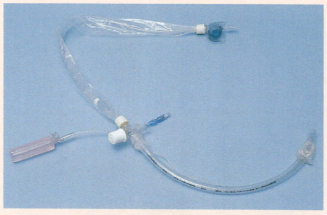

ETAPA 7 Cateter de aspiração de sistema fechado conectado ao TE.

a. Coloque o protetor facial.	
b. Conecte o aspirador.	
(1) Em muitas instituições, o cateter é conectado ao circuito do ventilador mecânico pela equipe da terapia respiratória. Se ainda não estiver colocado, abra o pacote do cateter de aspiração de forma asséptica. Conecte o cateter de aspiração de sistema fechado removendo o adaptador rosqueado e colocando o aparato do cateter de sistema fechado no TE ou traqueotubo. Conecte o Y no circuito do ventilador mecânico ao cateter de sistema fechado com tubo flexível.	O cateter se torna parte do circuito e é frequentemente trocado pelo terapeuta respiratório após cada troca do circuito quando contaminado ou conforme normas da instituição.
(2) Conecte uma ponta do tubo conector ao aspirador. Conecte a outra ponta ao cateter de sistema fechado, se isso ainda não tiver sido feito. Ligue o aspirador e ajuste o regulador de vácuo para uma pressão negativa apropriada (80 a 120 mmHg para adultos) (Pedersen *et al.*, 2009).	Prepara o aparato de aspiração. Pressão negativa excessiva danifica a mucosa traqueal e pode induzir maior hipóxia.

ETAPAS	JUSTIFICATIVA
c. Realize a hiperinsuflação (1 a 2 movimentos de inflação com aumento do volume) e/ou hiperoxigene (aumenta a FiO_2) do paciente utilizando o reanimador manual ou ventilação mecânica manual no ventilador mecânico de acordo com o protocolo da instituição e o estado clínico do paciente (100% de oxigênio geralmente recomendados).	Diminui a atelectasia causada pela pressão negativa e aumenta o oxigênio disponível aos tecidos durante a aspiração. Tanto a hiperinsuflação quanto a hiperoxigenação são recomendadas antes e depois da aspiração (Pedersen *et al.*, 2009).
d. Destrave o mecanismo de controle de aspiração, se recomendado pelo fabricante. Abra a entrada de solução salina e conecte a seringa ou frasco da solução.	
e. Pegue o cateter de aspiração fechado dentro do invólucro plástico com a mão dominante.	A bainha plástica faz com que o cateter permaneça estéril e faz a contenção da secreção.
f. Espere o paciente inalar para inserir o cateter enquanto empurra e desliza (ou puxa) repetidamente a cobertura plástica entre o polegar e o indicador até que haja resistência ou o paciente apresente tosse (ilustração). Puxe 1 cm antes de realizar a aspiração, evitando lesão tecidual à carina (Couchman *et al.*, 2007). (Nota: Alguns cateteres contêm marcas de profundidade que são úteis no posicionamento do cateter).	A respiração, o fornecimento de oxigênio e a pressão final expiratória positiva do ventilador mecânico não são interrompidos durante a aspiração. O cateter desliza dentro da bainha plástica. A tosse ocorre ou há resistência quando o cateter toca a carina.

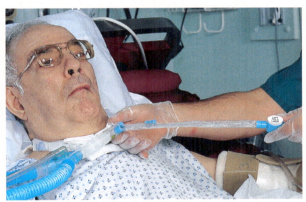

ETAPA 7f A aspiração da traqueostomia com aspiração por sistema fechado.

g. Estimule o paciente a tossir e realize a aspiração enquanto remove o cateter.	Remove as secreções das vias aéreas.
h. Avalie o estado cardiopulmonar, incluindo a oximetria de pulso, para determinar a necessidade de subsequentes aspirações ou prever complicações. Se o monitoramento cardíaco está disponível, observe o ritmo durante a aspiração. Repita as etapas 7c até 7g 1 a 2 vezes para remover as secreções. Conceda tempo adequado (até um minuto) entre as aspirações para a ventilação e reoxigenação.	Passagens repetidas limpam as secreções das vias aéreas, promovendo ventilação e oxigenação. A aspiração pode causar complicações como arritmias, hipóxia e broncoespasmo.
i. Quando a via aérea estiver desobstruída, remova o cateter completamente em direção à bainha. Tenha certeza que a linha preta no cateter esteja visível na bainha. Aperte o frasco ou empurre o êmbolo da seringa enquanto realiza a limpeza do lúmen interno do cateter. Utilize pelo menos 5 a 10 mL de ISN para limpar secreções retidas no cateter. Trave o mecanismo de sucção, se possível, e desligue o aspirador.	A linha preta é o ponto de referência para determinar a posição correta do cateter quando este não está sendo utilizado. A impossibilidade de visualização da linha preta sugere que o cateter está na via aérea e pode impedir o fluxo aéreo. A limpeza do interior do cateter previne o crescimento bacteriano.
j. O paciente pode precisar de aspiração da cavidade oral (Etapa 4).	Outro cateter de sucção é necessário para a cavidade oral.
k. Coloque um *kit* de aspiração novo e fechado no aspirador ou na cabeça da cama.	Fornece acesso imediato ao cateter de aspiração quando necessário.

8. **Veja Protocolo de Conclusão (ao final do livro).**

AVALIAÇÃO

1. Ausculte os pulmões e compare as avaliações respiratórias do paciente antes e depois da aspiração.
2. Pergunte ao paciente se a respiração está mais fácil e se diminuiu a congestão.
3. Observe a quantidade, a cor e a consistência do conteúdo aspirado.
4. Observe a respiração e a coloração do paciente; monitore a oximetria de pulso.
5. Observe a técnica de aspiração da orofaringe realizada pelo paciente.

Resultados Inesperados e Intervenções Relacionadas

1. O paciente apresenta cianose, inquietação ou desenvolve taquicardia, bradicardia ou outra arritmia cardíaca.
   a. Cesse a tentativa de aspiração até estabilizar o paciente, a menos que a condição dele esteja piorando em razão da presença de secreções nas vias aéreas.
   b. Forneça suplementação de oxigênio.
   c. Monitore os sinais vitais e a oximetria de pulso.
2. Secreção sanguinolenta é visualizada, o que pode indicar trauma.
   a. Avalie a técnica e a frequência da aspiração.
   b. Se a hemorragia persistir, notifique o médico sobre a potencial hemorragia e monitore os sinais vitais.
3. Secreções espessas estão presentes e difíceis de aspirar.
   a. Monitore o estado de hidratação do paciente. A desidratação contribui para espessar a secreção.
   b. Aumente a fluidoterapia, caso não seja contraindicada.

Registro e Relato

- Registre as avaliações respiratórias antes e depois da aspiração; o tamanho do cateter utilizado; a via; a quantidade, a consistência e a coloração da secreção obtida; a frequência da aspiração.
- Relate a intolerância do paciente ao procedimento ou piora do estado de oxigenação.

Amostra de Documentação

12h   Tosse produtiva ocasional. Necessita de aspiração a cada hora por TE. Quantidade moderada (5 mL ou menos) de secreção espessa amarelada. Paciente capaz de utilizar o cateter de Yankauer para aspirar a boca com boa técnica. Pulmões limpos após tosse e aspiração. SpO_2 de 92 a 94%. Respiração regular na frequência, ritmo e amplitude após aspiração, 14 rpm.

Considerações Especiais

Pediatria

- O diâmetro do cateter de aspiração não deve ser maior do que metade do diâmetro interno do orifício da traqueostomia da criança ou outra via aérea artificial (Hockenberry e Wilson, 2009).
- A menos que a secreção esteja espessa, uma menor intensidade de pressão a vácuo é recomendada (Hockenberry e Wilson, 2009).
- Sistemas fechados de aspiração são utilizados somente em crianças com mais idade. Tenha cuidado para que o peso do sistema fechado não desloque o TE da criança.

Geriatria

- Idosos com isquemia cardíaca ou doença obstrutiva pulmonar podem melhorar com a manutenção da suplementação de oxigênio durante a aspiração, diminuindo o risco de arritmias.
- Em razão do aumento da fragilidade tecidual, idosos podem apresentar secreção sanguinolenta durante a aspiração. Monitore se a secreção está clareando e evite procedimentos de aspiração desnecessários.

Assistência Domiciliar (*Home Care*)

- Pacientes que estão em casa devem seguir as melhores práticas para o controle de infecções enquanto pesam o custo-benefício desse procedimento em uma situação crônica. Por exemplo, técnicas de aspiração limpas podem ser aceitáveis, e o paciente pode limpar o tubo coletor de secreções e desinfetá-lo a cada 24 horas.

HABILIDADE 14.5   MANEJO DAS VIAS AÉREAS: TUBO ENDOTRAQUEAL E CUIDADOS COM A TRAQUEOSTOMIA

TEs são vias aéreas artificiais de curto prazo utilizadas para promover ventilação mecânica, aliviar a obstrução das vias aéreas superiores, proteger contra a aspiração ou remover secreções (Fig. 14-5, A). Os tubos geralmente são removidos dentro de 14 dias. Se o paciente necessita de assistência continuada a partir de uma via aérea artificial, é considerada a realização de traqueostomia para utilização em longo prazo (Fig. 14-6).

Uma via aérea artificial coloca o paciente em alto risco de infecções. Porém, o cuidado correto ajuda a preveni-las. A pneumonia associada à ventilação mecânica (PAVM) ocorre em 10 a 65% dos pacientes ventilados, causa 90% das infecções adquiridas em hospitais em pacientes ventilados mecanicamente e ocasiona aumento no tempo de internação e na mortalidade (O'Keefe-McCarthy *et al.*, 2008). A PAVM ocorre tipicamente 48 horas após a inserção de uma via aérea artificial. As melhores práticas para prevenção da PAVM incluem:

1. Elevar a cabeceira da cama 30 a 45 graus para prevenir aspiração (O'Keefe-McCarthy *et al.*, 2008).
2. Alterar a posição do paciente a cada duas horas para diminuir o risco de atelectasia e infecções pulmonares (Coyer *et al.*, 2007).
3. Fornecer higiene oral com clorexidina aquosa, o que diminui a colonização bacteriana, particularmente em pacientes que passaram por cirurgia cardiotorácica (AACN, 2007; Stokowski, 2009). Utilize uma escova de dentes a cada oito horas para remoção de placa dentária. Esfregaços (*swabs*) dentais não são adequados para limpar a placa dental, mas podem ser utilizados entre as escovações para aumentar o conforto.

4. Manter a pressão do *cuff* do TE em 20 cmH$_2$O para diminuir o movimento de secreções para as vias aéreas inferiores.
5. Monitorar possíveis episódios de aspiração pulmonar durante a alimentação enteral (Abott *et al.*, 2006; O'Keefe-McCarthy *et al.*, 2008; Tolentino-DelosReyes *et al.*, 2007).
6. Aumentar a mobilidade do paciente para promover melhora da função respiratória e diminuir o acúmulo de secreções. Intervenções como reposicionar-se, sentar, permanecer em pé ao lado da cama ou deambular diminuem o risco de PAVM (Stokowski, 2009).

COLETA DE DADOS

1. Observe a condição do tubo e inspecione a boca e a pele ao redor. Tubo endotraqueal: fitas soltas ou sujas; feridas por pressão nas narinas, lábios ou canto da boca; tubo instável; excesso de secreção. Traqueotubo: amarras ou bandagens soltas ou sujas; tubo instável; excesso de secreção. *Justificativa: Um paciente com uma via aérea artificial corre risco de perda de integridade da pele e infecção em razão da dificuldade em controlar as secreções e os pontos de pressão ocasionados pela posição da via aérea artificial.*
2. Identifique fatores que aumentam o risco de complicações dos TEs: tipo e tamanho do tubo, movimento do tubo para dentro e fora da traqueia, volume inflado do *cuff* do tubo e tempo de permanência. *Justificativa: O movimento para dentro e para fora do tubo predispõe o paciente a trauma traqueal ou deslocamento. Um* cuff *mal inflado pode permitir aspiração, enquanto um* cuff *excessivamente inflado pode causar isquemia ou necrose do tecido traqueal. O uso de tubos por um longo período de tempo aumenta o risco de complicações das vias aéreas inferiores, tais como a pneumonia.*
3. Ausculte os pulmões. *Justificativa: Fornece uma base confirmando a inflação pulmonar bilateral.*
4. Determine a profundidade apropriada do TE, anotada pelo número de centímetros no lábio ou linha da gengiva. Essa linha é marcada e registrada em um prontuário do paciente no momento da internação. *Justificativa: Garante que o tubo esteja em profundidade apropriada para ventilar adequadamente os pulmões.*
5. Avalie o conhecimento e o conforto do paciente em relação ao procedimento. *Justificativa: Facilita a compreensão do paciente e a participação no cuidado, e pode ajudar a diminuir a ansiedade.*
6. Se aplicável, avalie o entendimento do paciente e a capacidade de realizar os cuidados da própria traqueostomia. *Justificativa: Aumenta o sentimento de autonomia do paciente e diminui a sensação de falta de controle sobre a condição/secreções.*

PLANEJAMENTO

Os **Resultados Esperados** focam em prevenir infecções e lesões de pele e mucosa ao redor da via aérea artificial.
1. A via aérea artificial/tubo do paciente está na posição correta e segura.
2. O paciente permanece afebril e sem sinais e sintomas de infecção.
3. A cavidade/mucosa oral do paciente permanece livre de lesões ou acúmulo de secreções.
4. A via aérea artificial do paciente está intacta, sem a presença de secreções secas persistentes.
5. O paciente coopera com os cuidados.
6. O paciente consegue demonstrar a técnica correta do cuidado da traqueostomia quando apropriado.

Delegação e Colaboração

O cuidado com o TE não pode ser delegado. O cuidado com a traqueostomia pode ser delegado a técnicos ou auxiliares de enfermagem quando há uma traqueostomia permanente ou de longo prazo em um paciente crônico. Instrua-os sobre o seguinte:
- Como adaptar a técnica para um paciente específico
- O que observar e relatar ao enfermeiro
- Procedimentos emergenciais para pacientes agudos em caso de deslocamento do traqueotubo.

Equipamento
Cuidados com o TE
- Toalha
- Equipamento de aspiração orofaríngea e de TE
- 2,5 a 4 cm de adesivo ou fita à prova d'água (não pode fita de papel) ou estabilizantes comerciais de TE (siga as instruções do fabricante para proceder)
- Dois pares de luvas limpas
- Algodão removedor de adesivo
- Suplementos de higiene oral (p. ex., escova de dentes de tamanho pediátrico ou *swab* dental de esponja para pacientes sem dentes, pasta de dente e enxaguante bucal sem álcool)
- Limpeza facial (p. ex., pano úmido, toalha, sabão, utensílio de barbear)
- Gazes 2×2 estéreis
- Tintura de benjoim ou líquido adesivo
- Protetor facial (máscara facial e óculos de proteção)

Cuidados com a traqueostomia
- Mesa ao lado da cama
- Toalha
- Suplementos de aspiração da traqueostomia
- *Kit* de cuidado de traqueostomia estéril, se disponível ou;
- Três pacotes de gaze 4×4 estéreis
- Aplicadores estéreis com ponta de algodão
- Curativo estéril para traqueostomia
- Cuba estéril
- Pequena escova estéril (ou cânula descartável)
- Amarras da traqueostomia (p. ex., fita de sarja, amarras manufaturadas para traqueostomia, amarras de velcro)
- Solução salina normal
- Tesoura
- Par de luvas estéreis e limpas
- Proteção facial (máscara facial e óculos de proteção)

IMPLEMENTAÇÃO para MANEJO DAS VIAS AÉREAS: TUBO ENDOTRAQUEAL E CUIDADOS COM A TRAQUEOSTOMIA

ETAPAS	JUSTIFICATIVA
1. Protocolo Padrão (ao final do livro).	
2. *Cuidados com o TE.*	
a. Aspire o TE (Habilidade 14.4).	Remove secreções. Diminui a necessidade de tossir durante o procedimento.

⚡ **ALERTA DE SEGURANÇA** Mantenha uma via aérea oral ou cânula de Guedel imediatamente acessível caso o paciente morda e obstrua o TE.

b. Conecte o cateter Yankauer de aspiração oral ao aspirador.	Prepara a aspiração orofaríngea.
c. Prepare o método para fixar o TE.	
(1) *Método da fita*: Corte um pedaço de fita grande o suficiente para passar ao redor da cabeça do paciente a partir das narinas mais 15 cm: comprimento total para adultos, cerca de 30 a 60 cm. Pendure a fita adesiva com a cola para cima ao lado da cama. Corte e pendure um pedaço de fita de 8 a 15 cm no centro da fita maior, colando as pontas.	A fita adesiva deve ser colocada ao redor da cabeça, de bochecha a bochecha atrás das orelhas. A colocação de fitas adesivas juntas no centro previne que o cabelo seja colado. Fitas de algodão também podem ser utilizadas.
(2) *Suporte de TE disponível comercialmente*: Abra o pacote e coloque o dispositivo ao lado com as fitas de velcro abertas.	
d. Faça com que um assistente calce um par de luvas e segure o TE firmemente para que não se mova durante o procedimento. Note a marca numérica novamente no TE na rima labial.	Reduz a transmissão de microrganismos. Mantém o tubo em posição apropriada e previne extubação acidental.
e. Remova fitas antigas ou suporte comerciais.	Fornece acesso à pele abaixo da fita para avaliação e higiene. Reduz a transmissão de microrganismos.
(1) *Fita*: Remova cuidadosamente a fita do TE e da face do paciente. Se houver dificuldade em remover, umedeça com água ou removedor de fita adesiva. Descarte em um recipiente.	A fita adesiva pode causar lesão à pele e prevenir a adesão de uma nova fita.
(2) *Suporte comercial*: Remova as fitas de velcro do TE e remova o suporte.	Dispositivos não possuem látex, são fáceis e convenientes de colocar.
f. Remova a via aérea oral ou a cânula de Guedel, se presentes, e coloque na toalha. (Não remova a via aérea oral se o paciente estiver mordendo o TE. Isso pode resultar em oclusão da via aérea.)	Fornece acesso e completa observação da cavidade oral do paciente.
g. Mantenha o *cuff* inflado. Enquanto o assistente continua segurando o tubo, limpe a boca, a gengiva e os dentes opostos ao TE com enxaguante bucal sem álcool (p. ex., clorexidina) e gazes 4×4 ou escova de dentes macia. Aspire o líquido da cavidade oral com o cateter de Yankauer ou utilize uma escova de dentes adaptada para ser conectada ao aspirador. Utilize aplicadores com ponta de espuma para umedecer as gengivas e a mucosa oral.	O *cuff* inflado do TE reduz o risco de aspiração e extubação acidental. Enxaguantes bucais à base de álcool secam a mucosa oral (Lewis et al., 2007).
h. *Somente TE oral*: Confira a marca dos centímetros no TE na rima labial. Com ajuda do assistente, movimente o TE para o lado oposto ou para o centro da boca. Não altere a profundidade do tubo.	Previne a formação de feridas por pressão ao lado da boca do paciente. Garante o posicionamento correto do tubo (Vollman, 2006).
i. Repita a limpeza oral, como na etapa 2g, no lado oposto da boca.	Remove as secreções da orofaringe; remove a placa dentária.
j. Limpe a face e o pescoço com pano úmido; limpe e seque. Faça a barba de pacientes homens após fixação do TE.	Umidade e o crescimento de barba impedem a aderência da fita adesiva.
k. Fixe o TE (o assistente continua segurando o tubo).	
(1) Método da fita	Posiciona a fita de forma a fixar o TE na posição apropriada.

HABILIDADE 14.5 Manejo das Vias Aéreas: Tubo Endotraqueal e Cuidados ...

ETAPAS	JUSTIFICATIVA
(a) Despeje uma pequena quantidade de tintura de benjoim na gaze 2×2 limpa ou algodão e passe na pele sobre o lábio superior (TE oral) ou pelo nariz (TE nasal), nas bochechas e orelhas. Deixe secar completamente.	Protege e torna mais fácil a aderência da fita à pele.
(b) Passe a fita por baixo da cabeça e do pescoço com a cola para cima. Tenha cuidado para não enrolar a fita ou pegar o cabelo. Impeça que a fita cole em si própria. Colar o final da fita gentilmente na espátula de língua ajuda, pois esta serve como um guia enquanto passa a fita por detrás do pescoço. Centralize a tira da fita para que a fita dupla-face se estenda ao redor da parte detrás do pescoço, de orelha a orelha.	
(c) Em um lado da face, fixe a fita da orelha até as narinas (TE nasal) ou a margem da boca (TE oral). Rasgue a porção restante da fita no meio, formando dois pedaços de 1,5 a 2 cm de largura. Fixe a metade de baixo sobre o lábio superior (TE oral) ou sobre o nariz (TE nasal) (ilustração A). Enrole a metade de cima da fita ao redor do tubo de cima para baixo. A fita deve rodear o tubo pelo menos duas vezes (ilustração B).	Fixa a fita à face. A utilização da fita para enrolar o tubo impede que o TE seja puxado para baixo.
(d) No outro lado da face, gentilmente puxe a fita com firmeza para não deixá-la frouxa e fixe-a (ilustração). O assistente pode soltar o tubo quando este estiver fixado. Você pode necessitar da ajuda do assistente para reinserir a via aérea oral.	Fixa a fita à face e ao tubo. O TE deve estar na mesma profundidade dos lábios. Verifique a avaliação anterior para verificação da profundidade do tubo em centímetros.

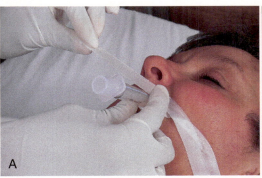
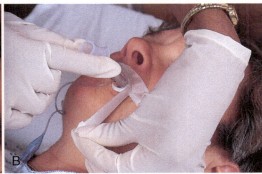

ETAPA 2k(1)(c) A, Fixando a metade de baixo da fita no lábio superior do paciente. **B,** Fixando a metade de cima da fita ao redor do tubo.

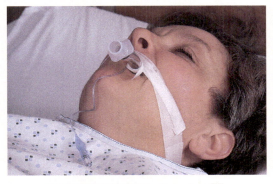

ETAPA 2k(1)(d) Fita fixando o TE.

(Continua)

ETAPAS	JUSTIFICATIVA
(2) Suporte comercial	
(a) Coloque o TE na abertura designada para fixá-lo. Tenha certeza de que o balão inflável está acessível. Coloque fitas do suporte abaixo da cabeça do paciente no occipital.	Suportes comerciais possuem uma fenda na frente projetada para fixar o TE.
(b) Verifique se o TE está na profundidade estabelecida utilizando o marcador na rima labial como guia. Junte as fitas de velcro na base da cabeça do paciente. Deixe uma folga de 1 cm nas fitas. Verifique se o tubo está fixado.	Garante que o TE permaneça na profundidade correta, conforme determinada durante a avaliação.
l. Limpe bem a via aérea oral com água morna. Retire o excesso de água.	Promove a higiene. Reduz a transmissão de microrganismos.
m. Reinsira a via aérea oral sem empurrar a língua para a orofaringe, inserindo inicialmente na posição inversa até que a ponta esteja além do final da língua, e então faça uma rotação de 180 graus até que esteja posicionada corretamente (Habilidade 30.1).	Evita que o paciente morda o TE e permite acesso para a aspiração orofaríngea deslizando o cateter ao longo da ponta externa.
3. *Cuidados com a traqueostomia*	
a. Aspiração pela traqueostomia (Habilidade 14.4). Remova curativos úmidos da traqueostomia, descarte com o cateter enrolados na luva, retire as luvas e realize a higiene das mãos.	Remove secreções para que não ocluam a cânula externa enquanto a cânula interna é removida.
b. Faça com que o paciente respire profundamente ou utilize um reanimador manual para suplementar oxigênio. Prepare o equipamento em uma mesa ao lado da cama.	Repõe o oxigênio perdido na aspiração da traqueostomia.
(1) Abra o *kit* estéril de traqueostomia. Abra três pacotes de gazes 4×4 de forma asséptica e despeje ISN em dois pacotes de gazes. Deixa o terceiro pacote seco.	A preparação e a organização do equipamento permitem que você complete o procedimento eficientemente e reconecte o paciente à fonte de oxigênio de forma rápida.
(2) Abra dois pacotes de cotonetes e despeje ISN na ponta, mantendo os pacotes estéreis. Não tampe os frascos.	
(3) Abra o pacote estéril de bandagens da traqueostomia.	
(4) Desembrulhe a cuba estéril e despeje cerca de 2 mL de solução salina. Abra um pacote de escova pequena estéril e coloque de forma asséptica na bacia estéril.	
(5) Prepare o comprimento da fita de sarja o suficiente para circundar duas vezes o pescoço do paciente (cerca de 60 a 75 cm para um adulto). Corte as pontas em diagonal.	As pontas em diagonal permitem a fácil colocação no dispositivo de traqueostomia.
(6) Caso utilize o suporte comercial de traqueotubo, abra o pacote.	
c. **Calce luvas estéreis.** Mantenha estéril a mão dominante durante o procedimento.	Reduz a transmissão de microrganismos.
d. Remova a fonte de oxigênio.	
e. Se for utilizada uma cânula interna não descartável (Fig. 14-6):	

HABILIDADE 14.5   Manejo das Vias Aéreas: Tubo Endotraqueal e Cuidados ...

ETAPAS	JUSTIFICATIVA
(1) Enquanto toca apenas a parte externa do tubo, remova a cânula interna com a mão não dominante. Despeje a cânula interna na cuba com ISN.	A solução salina desprende secreções aderidas à cânula interna.
(2) Coloque o colar de traqueostomia ou tubo em T e o ventilador mecânico com a fonte de oxigênio sobre ou próximo à abertura da traqueostomia. Nota: O tubo em T e o ventilador não podem ser conectados à maioria das cânulas externas quando a cânula interna é removida. Você pode inserir uma nova cânula interna rapidamente para que a fonte de oxigênio possa ser mantida. Limpe a cânula interna antiga em solução salina e armazene em um recipiente estéril para utilizar da próxima vez que for realizada a limpeza da traqueostomia (duas cânulas devem estar preparadas todas as vezes).	Mantém o fornecimento de oxigênio ao paciente para evitar dessaturação. Permite rápida reconexão à fonte de oxigênio.
(3) Para evitar a dessaturação de oxigênio em pacientes afetados, rapidamente pegue a cânula interna e utilize uma escova pequena para remover as secreções dentro e fora da cânula (ilustração).	A escovação remove secreções espessas e ressecadas.
(4) Segure a cânula interna sobre a cuba e limpe com ISN, utilizando a mão não dominante para enxaguar.	Remove secreções da cânula interna.
(5) Recoloque a cânula interna e fixe o mecanismo de "trava" (ilustração). Reposicione o ventilador ou fonte de oxigênio assim que a cânula interna estiver posicionada.	
f. Se uma cânula interna descartável for utilizada:	
(1) Remova a cânula nova do pacote do fabricante.	
(2) Enquanto toca apenas a parte externa do traqueotubo, retire a cânula interna usada e coloque a nova. Trave-a posicionada.	Mantém a esterilidade do aspecto interno da nova cânula.
(3) Descarte a cânula contaminada em um recipiente apropriado.	

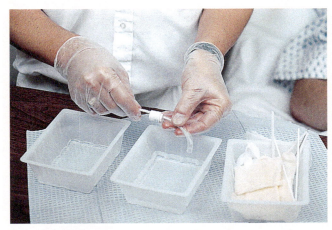

ETAPA 3e(3) Limpando a cânula interna da traqueostomia.

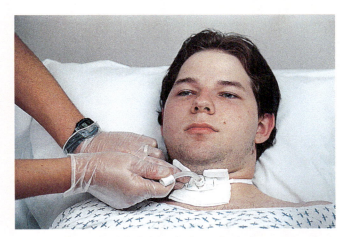

ETAPA 3e(5) Reinserindo a cânula interna.

(Continua)

ETAPAS	JUSTIFICATIVA
g. Utilizando cotonetes embebidos em solução salina e gazes 4×4, limpe a superfície exposta da cânula externa e abertura abaixo da placa, estendendo-se 5 a 10 cm em todas as direções a partir da abertura (ilustração). Limpe em movimentos circulares do local da abertura para fora, utilizando a mão dominante para manusear os equipamentos estéreis.	
h. Utilizando gazes 4×4 secas, seque a pele e a superfície da cânula externa exposta levemente.	Superfícies secas inibem o crescimento de microrganismos e escoriação da pele.
i. Fixe a traqueostomia.	
(1) Instrua o assistente, se houver, a calçar luvas limpas e segurar o traqueotubo com firmeza no local.	Promove a higiene, reduz a transmissão de microrganismos e fixa o traqueotubo.

> ⚡ **ALERTA DE SEGURANÇA** O assistente não pode soltar o traqueotubo até que novos laços estejam firmemente amarrados para reduzir o risco de lesão, desconforto ou extubação acidental. Se não houver assistente, não remova as amarras antigas até que você prenda as novas (siga as instruções do fabricante para fitas de velcro).

(2) Insira uma das pontas preparadas pela abertura lateral da placa (ilustração) e puxe igualmente a ponta das amarras.	
(3) Passe as duas pontas das amarras por detrás da cabeça, ao redor do pescoço, até a outra abertura lateral e insira uma ponta na abertura contralateral. Corte as amarras antigas e as remova.	
(4) Puxe as novas amarras, mantendo-as bem justas.	Impede o deslocamento do tubo.
(5) Amarre as pontas seguramente com um nó duplo, permitindo espaço para apenas um dedo no laço.	Um espaço de um dedo impede que os laços estejam muito apertados. O nó deve ser feito na parte lateral do pescoço. Suportes de algodão e velcro também são comumente utilizados.
(6) Insira uma nova bandagem para a traqueostomia por baixo das amarras e placa frontal (ilustração).	
j. Posicione o paciente confortavelmente e avalie o padrão respiratório.	Promove relaxamento. Alguns pacientes podem necessitar de aspiração após os cuidados da traqueostomia.

> ⚡ **ALERTA DE SEGURANÇA** Quando houver extubação acidental, peça ajuda e ventile manualmente o paciente com um reanimador manual, se necessário. Mantenha o obturador para traqueostomia ao lado da cama com uma nova traqueostomia para facilitar a reinserção da cânula externa, se esta for deslocada. Mantenha um traqueotubo adicional do mesmo tamanho e formato em mãos para o caso de um procedimento emergencial.

4. Veja Protocolo de Conclusão (ao final do livro).

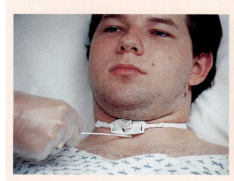

ETAPA 3g Limpeza ao redor da abertura.

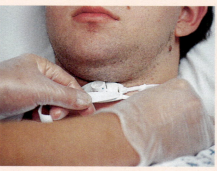

ETAPA 3i(2) Troca de amarras da traqueostomia.

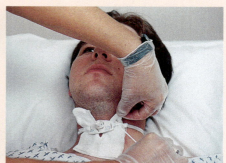

ETAPA 3i(6) Colocação da bandagem da traqueostomia.

HABILIDADE 14.6 Manejo de Sistemas Fechados de Drenagem Torácica

AVALIAÇÃO

1. Ausculte os pulmões e observe se a via aérea está na posição apropriada fixada por fita/amarras e confortável para o paciente. O TE deve estar na mesma profundidade do que antes do cuidado (conforme ordens médicas), com a mesma marca de centímetros na rima labial e sons respiratórios bilaterais iguais.
2. Observe sinais de infecção no estoma da traqueostomia.
3. Compare as avaliações da mucosa oral e via aérea antes e depois do cuidado da via aérea artificial. Observe sinais de lesão tecidual ou secreções ressecadas persistentes.
4. Observe as ações do paciente para determinar o comprometimento com o procedimento.
5. Faça com que os pacientes indiquem quando o cuidado com a traqueostomia é necessário e demonstrem ser independentes com a técnica de cuidado com o traqueotubo.

Resultados Inesperados e Intervenções Relacionadas

1. O tubo não está fixo. A via aérea artificial se move para dentro ou para fora, ou é expelida pelo paciente.
   a. Ajuste ou coloque novas amarras.
2. Os sons respiratórios não são iguais bilateralmente com o TE posicionado.
   a. Avalie se o tubo está na profundidade adequada. Se não estiver, organize um procedimento para reposicionamento do TE conforme as recomendações da instituição.
   b. Obtenha ordem para realização de radiografia torácica para verificar o posicionamento, se aplicável.
   c. Avalie o estado respiratório do paciente e observe se há presença de tampões de muco.
3. Úlceras de pressão, áreas de pressão ou estomatite (traqueotubo) desenvolvidas ao redor do tubo.
   a. Aumente a frequência de cuidado do tubo.
   b. Esteja certo de que as áreas da pele ao redor estejam limpas e secas.
4. Extubação acidental.
   a. Chame ajuda, monitore os sinais vitais e mantenha a cabeceira da cama elevada.
   b. Mantenha a via aérea do paciente trocando o traqueotubo antigo por um novo após a fixação da traqueostomia. Utilize o obturador para inserir o novo tubo e então remova o obturador.
   c. Para uma nova traqueostomia, cubra o local com gaze e ventile por meio de bolsa-válvula-máscara. Não tente recanular em razão do potencial risco de danos para o estoma ou traqueia.

Registro e Relato

- Registre as avaliações respiratórias antes e depois do cuidado da traqueostomia, a profundidade do TE ou o tipo e o tamanho do traqueotubo, a frequência e a duração do cuidado, a tolerância do paciente e qualquer complicação relacionada à presença do tubo.
- Relate sinais de infecção ou deslocamento do TE ou traqueotubo imediatamente.

Amostra de Documentação

8h Cuidados do TE de rotina realizado. Tubo 7,5 cm permanece com a marca de 22 cm na rima labial. Realizada higiene oral. Respiração regular em frequência, ritmo e profundidade, em 16 movimentos por minuto. Sons pulmonares claros bilaterais.

Considerações Especiais

Pediatria

- Monitore complicações em crianças que acabaram de passar por traqueostomia, como hemorragia, edema, decanulação acidental e obstrução das vias aéreas (Hockenberry e Wilson, 2009).
- Em razão da delicadeza da pele dos recém-nascidos, você não deve realizar todas as vezes a preparação da pele antes da fixação do TE. Os suportes são melhores nessa faixa etária.

Geriatria

- A pele de idosos pode ser mais frágil e predisposta a lesões oriundas de secreções, pressão ou ocorrências de lacerações pela remoção da fita adesiva.
- Dificuldades de comunicação adicionais podem ocorrer em idosos que apresentam déficit visuais ou auditivos. Garanta que os óculos e aparelhos auditivos estejam disponíveis e funcionando adequadamente.

Assistência Domiciliar (*Home Care*)

- Os cuidadores familiares devem saber como limpar tubos de traqueostomia e conhecer os sinais e sintomas de infecções respiratórias e do estoma.

HABILIDADE 14.6 MANEJO DE SISTEMAS FECHADOS DE DRENAGEM TORÁCICA

Traumas, doenças ou cirurgias podem interromper o sistema de pressão negativa dos pulmões, causando colapso pulmonar. Ar (pneumotórax), sangue ou fluido (hemotórax) podem extravasar na cavidade pleural. Um dreno torácico é inserido e um sistema fechado de drenagem torácica é conectado para promover a drenagem do ar e fluido do espaço pleural por gravidade para que os pulmões possam ser expandidos. Uma válvula unidirecional evita que ar ou líquidos voltem em direção à cavidade pleural. Esse tipo de dreno é também chamado de dreno de toracostomia ou cateter torácico. Um sistema aspiração pode ser adicionado para ajudar a drenagem do líquido.

A colocação do dreno torácico depende do tipo de drenagem necessária. Como o ar ascende na cavidade, a colocação apical e anterior do dreno torácico permite a remoção do ar. Os drenos torácicos são posicionados na região inferior e posterior ou lateral para drenar fluidos (Fig. 14-7). Os drenos torácicos mediastínicos são inseridos logo abaixo do esterno (Fig. 14-8) e drenam sangue ou fluidos, evitando seu acúmulo ao redor do coração (p. ex., após cirurgia cardíaca aberta).

Embora sistemas com apenas um frasco estejam disponíveis, sistemas fechados com selo d'água ou sem água são mais frequentemente utilizados. O sistema fechado em selo d'água contém dois ou três compartimentos ou câmaras (Fig. 14-9). O fluido é drenado para a primeira câmara. A segunda câmara contém o selo d'água, o qual permite que o ar escape em razão da força de expiração, mas não volta durante a inspiração. Se a aspiração for

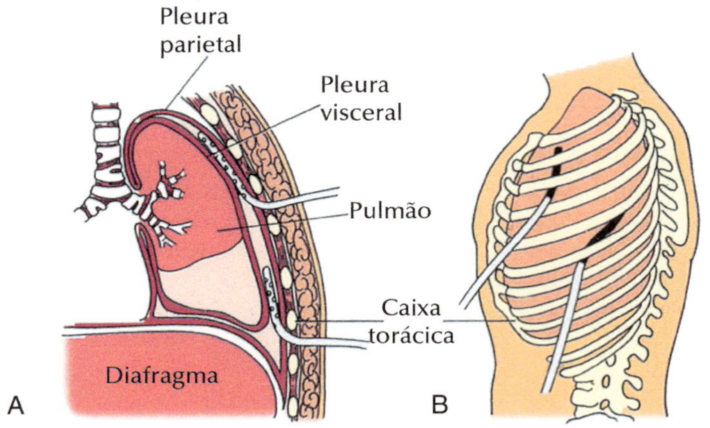

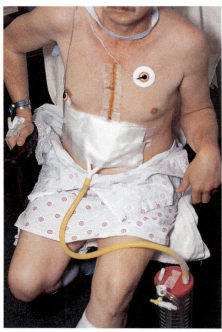

FIG 14-7 Diagrama de locais para implantação de dreno torácico. **A,** Desenho anatômico mostrando a colocação do dreno em região superior (para ar) e colocação do dreno em região inferior (para sangue e líquidos). **B,** Visão da saída dos drenos pela região intercostal.

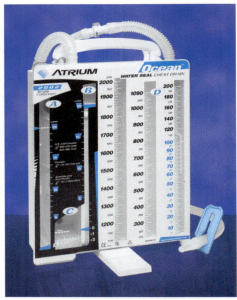

FIG 14-9 Sistema de drenagem em selo d'água descartável com aspiração. (Cortesia Atrium Medical.)

COLETA DE DADOS

1. Realize uma avaliação respiratória completa (Caps. 6 e 7), sinais vitais basais e oximetria. *Justificativa: Sinais vitais basais são essenciais para qualquer procedimento invasivo (Moore, 2007). A inserção de drenos torácicos geralmente causa angústia respiratória.*
2. Avalie o nível de conforto do paciente em uma escala de 0 a 10. *Justificativa: Determina a necessidade e o nível de controle da dor.*
3. Avalie se o paciente consegue respirar profunda e confortavelmente. *Justificativa: Detecta qualquer sinal e sintoma precoce de complicações. Promove reexpansão pulmonar.*
4. Verifique os níveis de hemoglobina e hematócrito do paciente. *Justificativa: Esses parâmetros refletem se há perda sanguínea, o que pode afetar a oxigenação.*

FIG 14-8 Dreno mediastínico torácico após cirurgia cardíaca aberta.

PLANEJAMENTO

Os **Resultados Esperados** focam-se na remoção do ar e líquido do espaço pleural e na reexpansão pulmonar com conforto máximo do paciente.

1. O paciente não apresenta dificuldade respiratória.
2. Os sons pulmonares estão presentes em todos os campos pulmonares.
3. A expansão pulmonar do paciente é simétrica.
4. Os sinais vitais, a SpO$_2$, a hemoglobina e o hematócrito melhoram ou estão dentro dos valores normais de referência quando o paciente recebe alta.
5. O paciente realiza os exercícios de respiração corretamente.
6. O paciente relata melhora do conforto em uma escala de 0 a 10.
7. O sistema de drenagem torácica permanece intacto e funcionando apropriadamente.

necessária, uma terceira câmara é utilizada. A pressão de sucção não deve exceder 20 cmH$_2$O em razão da possibilidade de lesão ao tecido pulmonar (Sullivan, 2008).

O sistema sem água segue os mesmos princípios, mas não é necessária água estéril para aspiração. A câmara de controle da aspiração é substituída por uma válvula unidirecional localizada próxima ao topo do sistema. A câmara de drenagem toma a maior parte do espaço na unidade de drenagem. A câmara de controle da aspiração contém uma bola flutuante de controle de aspiração, que é ajustada por um indicador após o aspirador ser conectado e ligado.

HABILIDADE 14.6 Manejo de Sistemas Fechados de Drenagem Torácica

Delegação e Colaboração

A habilidade do manejo do dreno torácico deve ser realizada por profissionais de enfermagem habilitados e capacitados para a execução das técnicas de manipulação deste tipo de dispositivo com base em evidências científicas. A incorreta manipulação dos sistemas de drenagem pode acarretar sérias complicações, aumento da morbidade e do tempo de permanência hospitalar, além do risco de morte. Vale destacar que, no Brasil, de acordo com o Artigo 8º do Decreto nº 94.406/87, ao enfermeiro incumbe, privativamente, os *"cuidados diretos de enfermagem a pacientes graves com risco de vida, assim como os cuidados de enfermagem de maior complexidade técnica e que exijam conhecimentos científicos adequados e capacidade de tomar decisões imediatas"*

(Brasil. Decreto nº 94.406, de 08 de junho de 1987, regulamenta a Lei nº 7.498, de 25 de junto de 1986, que dispõe sobre o exercício da Enfermagem e dá outras providências.)

(Conselho Regional de Enfermagem de São Paulo. Boas Práticas – Dreno de Tórax. 2011. Disponível em: http://inter.coren-sp.gov.br/sites/default/files/dreno-de-torax.pdf. Acesso em: 08 de janeiro de 2013.)

Equipamento

- Anestésico local, se não for realizado um procedimento emergencial
- Sistema de drenagem prescrito
- Sistema em selo d'água *versus* sistema sem água: água estéril ou solução salina, de acordo com as instruções do fabricante
- Sistema de aspiração, se for utilizado
- Bandeja para passagem de dreno torácico (todos os itens estão estéreis), tipicamente: cabo de bisturi, grampo para tubo torácico, fórceps de esponja, porta-agulhas, lâmina de bisturi, fio de sutura, campo estéril, dois grampos cirúrgicos, gaze estéril e tesoura de sutura
- Material para antissepsia do local de inserção do dreno torácico (clorexedina degermante e alcoólica)
- Curativos: gazes, curativos grandes de escolha, bandagens 4x4 adicionais, fita adesiva
- Duas pinças hemostáticas (pinça do tipo Kocher) para cada dreno torácico
- Fita adesiva à prova d'água para fixar as conexões
- Máscara facial e óculos de proteção
- Luvas estéreis

IMPLEMENTAÇÃO para MANEJO DE SISTEMAS FECHADOS DE DRENAGEM TORÁCICA

ETAPAS	JUSTIFICATIVA
1. **Veja Protocolo Padrão (ao final do livro).**	
2. Identifique o paciente com dois identificadores (p. ex., nome e data de nascimento, ou nome e número do registro hospitalar, de acordo com as regras da instituição). Compare os identificadores com informações contidas na prescrição médica ou no prontuário do paciente.	Garante que o paciente receba a assistência correta. Está em conformidade com os padrões da *The Joint Comission* e aumenta a segurança do paciente (TJC, 2010).
3. Verifique as normas da instituição para determinar se é necessário algum formulário de consentimento.	Procedimentos médicos invasivos tipicamente necessitam de formulário de consentimento.
4. Ajuste o sistema em selo d'água.	
a. Obtenha o sistema de drenagem torácica. Remova a embalagem e prepare para instalar como um sistema de duas ou três câmaras.	Mantém a esterilidade do sistema para utilização em um ambiente de condições estéreis.
b. Mantendo a esterilidade do tubo de drenagem, coloque o sistema em um local apropriado e adicione água estéril ou solução salina aos compartimentos apropriados.	Reduz a possibilidade de contaminação (Sullivan, 2008).
(1) Para um sistema com duas câmaras (sem aspiração), adicione solução estéril à câmara em selo d'água (segunda câmara), colocando líquido até o nível necessário, conforme indicado.	A câmara em selo d'água atua como uma válvula unidirecional para que o ar não adentre o espaço pleural.
(2) Para um sistema com três câmaras (com aspiração), adicione solução estéril à câmara em selo d'água (segunda câmara). Adicione a quantidade de solução estéril prescrita pelo médico à câmara de controle de aspiração (terceira câmara), geralmente com uma pressão de 20 cmH$_2$O. Conecte o tubo da câmara de controle de sucção ao aspirador. Meça o comprimento do tubo de drenagem de acordo com o paciente. **NOTA:** A abertura da câmara de controle de aspiração não deve ser ocluída durante a aspiração.	A profundidade da haste abaixo do nível de líquido dita a maior quantidade de pressão negativa que pode estar presente dentro do sistema. Por exemplo, 20 cm de água equivalem a aproximadamente 20 cm de pressão de H$_2$O (Sullivan, 2008). Qualquer pressão negativa adicional aplicada ao sistema é liberada na atmosfera pela abertura do controle de aspiração. Esse dispositivo de segurança impede a lesão de tecidos pleurais a partir do aumento inesperado da pressão negativa do aspirador. Tubos de drenagem excessivamente longos podem resultar em oclusão. Fornece um fator de segurança de liberação do excesso de pressão negativa para o ar por meio da abertura de controle de aspiração.

(Continua)

ETAPAS	JUSTIFICATIVA

5. Ajuste o sistema sem água.
   a. Remova a embalagem estéril e prepare para instalar.
   b. Para um sistema com duas câmaras (sem sucção), nada é adicionado e não é necessário fazer qualquer alteração no sistema.
   c. Para um sistema com três câmaras com sucção, conecte o tubo da câmara de controle de sucção ao aspirador.
   d. Instile 15 mL de água estéril ou solução salina na abertura para injeção do indicador diagnóstico na parte de cima do sistema.
	Mantém a esterilidade do sistema em ambientes com condições estéreis.
	O sistema de duas câmaras sem água está pronto para conexão com o dreno torácico do paciente após remoção da embalagem.
	O aspirador causa pressão negativa adicional ao sistema.
	Permite a observação da ascensão e queda d'água na janela diagnóstica de vazamento de ar. Isto não é necessário durante a drenagem mediastinal, pois não há formação de ondas. Em situações emergenciais, o sistema não necessita de água para instalação.

6. Fixe todas as conexões com fita adesiva de 2,5 cm de comprimento passando camadas em espiral dupla. Então verifique a patência do sistema:
   a. Pince o tubo de drenagem ao conectá-lo ao dreno torácico do paciente.
   b. Conecte o tubo da câmara com a esfera flutuante ao aspirador.
   c. Ligue a sucção no nível prescrito.
	Impede a entrada de ar atmosférico no sistema e, consequentemente, no espaço intrapleural do paciente. Fornece a chance de garantir o fechamento hermético antes de conectá-lo ao paciente. Permite a correção ou substituição do sistema se houver defeito antes da conexão ao paciente.

7. Desligue o aspirador e retire as pinças do tubo de drenagem antes da conexão do paciente ao sistema. Faça uma segunda verificação para ter certeza de que o tubo de drenagem não é excessivamente longo. O aspirador é ligado novamente após o paciente ser conectado (Etapa 10).	O paciente pode apresentar lesões no tecido pleural se estiver conectado à aspiração, quando esta for iniciada, em razão do aumento súbito da pressão negativa. Tubos enrolados podem apresentar coágulos, impedindo a drenagem de um hemotórax, e podem potencialmente causar um pneumotórax de tensão (Sullivan, 2008).
8. Posicione o paciente para inserção, deixando o lado no qual será colocado o dreno torácico acessível ao médico.	
9. Ajude o médico a inserir o dreno torácico, fornecendo os equipamentos necessários e os analgésicos locais, e ofereça suporte e instrução ao paciente. O médico inserirá e pinçará o dreno, suturará no local e aplicará bandagem oclusiva.	
10. Ajude o médico a conectar o tubo de drenagem ao dreno torácico; remova a pinça. Ligue a sucção no nível prescrito.	Conecta o sistema de drenagem e aspiração (se necessário) ao dreno torácico.
11. Passe fita adesiva entre a conexão do dreno e o tubo de drenagem. Coloque um pedaço longo de fita em cada lado com uma fita sobreposta enrolada em espiral, pois isso permite a observação e a fixação segura das conexões.	Fixa o dreno torácico ao sistema de drenagem e reduz o risco de vazamento de ar, causando perda do sistema hermético.
12. Verifique o funcionamento apropriado do sistema; o médico requisitará um raio X torácico.	Verifica a posição intrapleural do dreno.

13. Após a colocação do dreno, posicione o paciente:
   a. Utilize a posição semi-Fowler ou alta de Fowler para eliminar de modo mais eficaz o ar (pneumotórax).
   b. Utilize a posição alta de Fowler para drenar líquidos (hemotórax).
	Permite a drenagem ideal do líquido e/ou ar. O ar sobe ao ponto mais alto do tórax (Sullivan, 2008).
	Permite a drenagem ideal do líquido.

14. Verifique a patência das aberturas de ar no sistema.
   a. A abertura em selo d'água não deve estar ocluída.
   b. A abertura da câmara de controle da sucção não deve estar ocluída quando a aspiração for realizada.
   c. Sistemas sem água possuem válvulas de escape sem tampas.
	Permite a passagem do ar deslocado em direção à atmosfera.
	Fornece um fator de segurança pela liberação da pressão negativa excessiva em direção à atmosfera.

15. Posicione o tubo no colchão ao lado do paciente. Fixe com uma pinça para que o tubo não seja obstruído.	O excesso de tubos pendurados sobre a borda do colchão pode formar um laço dependente no qual pode haver um acúmulo do conteúdo, causando um bloqueio (Sullivan, 2008).
16. Ajuste o tubo para ser pendurado em uma linha reta do topo do colchão até a câmara de drenagem.	Promove drenagem.

HABILIDADE 14.6 Manejo de Sistemas Fechados de Drenagem Torácica

ETAPAS	JUSTIFICATIVA
17. Coloque duas pinças hemostáticas com ponta emborrachada (para cada dreno torácico) em uma posição de fácil acesso, como na cabeceira da cama. Elas devem permanecer com o paciente caso ele vá caminhar.	Os drenos torácicos são duplamente pinçados sob circunstâncias específicas: (1) para avaliar um vazamento de ar (Tabela 14-4), (2) para esvaziar ou trocar rapidamente os sistemas de descarte, ou (3) para avaliar se o paciente está pronto para ter o dreno removido.
18. Cuidados do paciente com drenos torácicos	
a. Avalie os sinais vitais; a SpO$_2$; a coloração de pele; os sons respiratórios; e a frequência, a amplitude e o esforço respiratório a cada 15 minutos pelas primeiras duas horas e depois pelo menos a cada turno (ver normas da instituição).	Fornece dados de comparação basais e informações sobre complicações relacionadas ao procedimento.
b. Monitore a cor, a consistência e a quantidade do conteúdo drenado a cada 15 minutos pelas primeiras duas horas. Indique o nível de líquido drenado, a data e o horário na superfície própria para anotações.	Fornece uma base para a avaliação contínua do tipo e quantidade de conteúdo drenado. Garante a detecção precoce de complicações.
(1) Em um dreno mediastinal, é esperado menos que 100 mL/h imediatamente após a cirurgia e não mais que 500 mL nas primeiras 24 horas.	Um jato súbito de conteúdo drenado pode resultar de tosse ou alteração da posição do paciente, liberando sangue armazenado/coletado em vez de indicar hemorragia ativa.
(2) Em um dreno torácico posterior, é esperado entre 100 mL e 300 mL durante as três primeiras horas após a inserção, com um total de 500 a 1.000 mL esperados nas primeiras 24 horas. O conteúdo drenado é sanguinolento durante as primeiras horas após a cirurgia e, depois, seroso.	Saída ativa de sangue indica hemorragia.
(3) Em um dreno torácico anterior inserido em razão de um pneumotórax, deve haver pouco ou nenhum conteúdo.	
c. Observe se há secreção no curativo.	Secreção ao redor do dreno pode indicar bloqueio.
d. Palpe ao redor do dreno buscando edema e crepitação (enfisema subcutâneo), evidenciados por estalos.	Indica a presença de ar no tecido subcutâneo. Pequenas quantidades são comumente absorvidas. Grandes quantidades são potencialmente perigosas.
e. Verifique os tubos para garantir que não há dobras e laços.	Promove a drenagem.
f. Observe a flutuação do conteúdo drenado no dreno e câmara em selo d'água durante a inspiração e expiração. Observe se há coágulos ou resíduos nos drenos.	Se a flutuação ou formação de ondas cessarem, significa que o pulmão está completamente expandido ou o sistema está obstruído (Sullivan, 2008).
g. Mantenha o sistema de drenagem endireitado e abaixo do nível do tórax do paciente.	Promove a drenagem por gravidade e impede a volta do fluxo de líquido e ar em direção ao espaço pleural (Sullivan, 2008).
h. Verifique possíveis vazamentos de ar monitorando a formação de bolhas na câmara em selo d'água: o borbulhar intermitente é normal durante a expiração, quando o ar está sendo evacuado da cavidade pleural, mas o borbulhar contínuo durante a inspiração e a expiração indica a presença de um vazamento no sistema.	A ausência de bolhas pode indicar que o pulmão está completamente expandido se o paciente apresentava pneumotórax (Sullivan, 2008). O borbulhar ocorre a princípio porque há ar nos drenos e no sistema de drenagem. Isso deve parar após alguns minutos, a menos que outras fontes de ar estejam entrando no sistema. Se o borbulhar continuar, verifique as conexões e localize a fonte do vazamento de ar, conforme descrito na Tabela 14-4.

> **⚡ ALERTA DE SEGURANÇA** O procedimento de ordenha realizado com pinças de ordenha no dreno torácico é controverso e geralmente não recomendado, já que aumenta demais a pressão negativa dentro do tubo, causando lesão pulmonar. A ordenha suave do dreno torácico, apertando e liberando uma mão por vez, é realizada algumas vezes em drenos com grandes volumes de conteúdo sanguinolento. A pesquisa é inconclusiva nessa área, e o enfermeiro deve seguir a política da instituição (Sullivan, 2008).

19. Ajude na remoção do dreno torácico.	
a. Administre a medicação prescrita para analgesia cerca de 30 minutos antes do procedimento.	Reduz o desconforto e relaxa o paciente permitindo que haja tempo para que a medicação atue (Sullivan, 2008).

(Continua)

ETAPAS	JUSTIFICATIVA
b. Ajude o paciente a sentar na borda da cama ou deitar em decúbito lateral apoiado no lado sem drenos.	O médico prescreve a posição do paciente para facilitar a remoção do dreno.
c. O médico prepara um curativo oclusivo com gaze em uma bandagem compressiva e coloca ao lado em um campo estéril.	Preparo essencial para rápida aplicação na ferida durante a remoção do dreno.
d. O médico pede ao paciente que respire profundamente e segure o ar, ou exale completamente e segure a respiração.	Impede que o ar seja sugado pelo tórax assim que o dreno é removido.
e. O médico segura o curativo preparado no local de inserção do dreno e rapidamente puxa o dreno torácico.	Impede a entrada de ar pela ferida torácica.
f. O médico fixa rápida e firmemente o curativo na posição com bandagem elástica (Tensoplast®) ou fita adesiva. Os médicos às vezes utilizam grampos de pele ou sutura em bolsa de tabaco antes da colocação do curativo.	Mantém a ferida asséptica. Impede a entrada de ar pelo tórax. A cicatrização da ferida ocorre espontaneamente. Grampos ou suturas ajudam na cicatrização da pele (Sullivan, 2008).
20. Veja Protocolo de Conclusão (ao final do livro)	

TABELA 14-4 SOLUÇÃO DE PROBLEMAS COM DRENOS TORÁCICOS

AVALIAÇÃO	INTERVENÇÃO
1. Vazamento de ar pode ocorrer no local de inserção, na conexão entre o dreno e o dispositivo de drenagem ou dentro do dispositivo de drenagem. A câmara do selo d'água irá borbulhar continuamente quanto conectada ao aspirador. Se uma unidade em selo d'água não está conectada ao aspirador, uma ausência total de bolhas e conteúdo drenado poderia indicar um vazamento.	Localize o vazamento obstruindo o tubo em diferentes intervalos. Os vazamentos são corrigidos quando o borbulhar contínuo cessa.
2. Avalie a localização do vazamento pinçando o dreno torácico com duas pinças com uma ponta de borracha ou grampos sem dentes próximos à parede torácica. Se o borbulhar parar, o vazamento de ar ocorre na parte interna do tórax do paciente ou no local de inserção do dreno (Sullivan, 2008).	⚡ **ALERTA DE SEGURANÇA** *Solte as pinças, reforce o curativo do dreno e notifique o médico imediatamente. Justificativa: A utilização de pinças no dreno torácico pode causar colapso pulmonar, deslocamento mediastinal e colapso eventual do outro pulmão por aumento da pressão dentro da cavidade pleural.*
3. Se o borbulhar continuar mesmo com os grampos posicionados próximos à parede torácica, mova gradualmente uma pinça por vez em direção à câmara de aspiração. Quando o borbulhar cessar, o vazamento está na porção do dreno de conexão entre as pinças.	Substitua os drenos ou fixe a conexão e libere as pinças.
4. Se o borbulhar persistir, isso indica que o vazamento está no sistema de drenagem.	Mude o sistema de drenagem.
5. Identificar um pneumotórax hipertensivo: • Dispneia respiratória grave • Baixa SpO$_2$ • Dor torácica • Ausência de sons pulmonares no lado afetado • Deslocamento traqueal para o lado não afetado • Hipotensão e sinais de choque • Taquicardia	Tenha certeza da patência dos drenos torácicos: remova as pinças, elimine as dobras ou desobstrua o dreno. Notifique imediatamente o médico e prepare outra inserção de dreno torácico. Você pode usar uma válvula de Heimlich ou uma agulha de calibre grande para diminuição emergencial em curto prazo da pressão no espaço intrapleural. Tenha equipamentos de emergência, oxigênio e desfibrilador disponíveis em razão do risco de morte.
6. O dreno em selo d'água não está mais submerso em líquido estéril em razão da evaporação.	Adicione água estéril à câmara em selo d'água até que a ponta distal esteja 2 cm abaixo do nível da superfície.

AVALIAÇÃO

1. Avalie se diminuiu a dispneia e a dor torácica do paciente.
2. Ausculte os pulmões do paciente e observe a expansão torácica.
3. Monitore os sinais vitais, hematócrito, hemoglobina e SpO_2.
4. Avalie a capacidade do paciente de utilizar exercícios de respiração profunda para manutenção do conforto.
5. Reavalie o nível de conforto do paciente (em uma escala de 0 a 10) comparando o nível antes e depois da inserção do dreno torácico.
6. Monitore continuamente o funcionamento do sistema, indicado pela redução da quantidade de conteúdo drenado, resolução do vazamento de ar e reexpansão pulmonar completa (ondas ou bolhas observadas) (Sullivan, 2008).

Resultados Inesperados e Intervenções Relacionadas

1. O vazamento de ar não está relacionado à respiração do paciente.
    a. Veja a Tabela 14-4 para determinar a fonte de um vazamento de ar e a solução do problema.
2. Os drenos torácicos são obstruídos por um coágulo ou dobra do dreno.
    a. Observe se há deslocamento mediastinal ou dispneia, o que pode constituir uma emergência médica.
    b. Determine a fonte da obstrução, conforme observado pela falta de fluxo pelo dreno ou coágulo detectado no sistema. Se o dreno estiver dobrado, reposicione o paciente e o dreno, ajustando-o para prevenir problemas futuros.
    c. Se nenhum coágulo for identificado, notifique o médico.
3. O dreno torácico está deslocado.
    a. Imediatamente aplique pressão sobre o local do dreno torácico com qualquer coisa que estiver ao seu alcance (p. ex., várias camadas da vestimenta hospitalar do paciente, lençol, toalha, curativos de gaze).
    b. Faça com que um assistente obtenha uma bandagem estéril. Aplique conforme a exalação do paciente. Fixe o curativo bem apertado.
    c. Notifique o médico e permaneça com o paciente.
4. É observado um aumento substancial de conteúdo vermelho vivo drenado.
    a. Observe se há taquicardia e hipotensão.
    b. Relate ao médico, pois isso pode indicar que o paciente apresenta hemorragia ativa.

Registro e Relato

- Registre as avaliações respiratórias; a quantidade de conteúdo drenado, se realizada a aspiração; a quantidade de conteúdo drenado desde a avaliação prévia; o tipo de conteúdo no dreno torácico e a presença ou ausência de vazamento de ar, incluindo quantidade, se houver.
- Registre a integridade do curativo e a presença de conteúdo drenado nas bandagens.
- Registre o conforto e a tolerância do paciente.

Amostra de Documentação

8h Repousa confortavelmente, sem queixas. Respiração regular em frequência, ritmo e profundidade, em 16 movimentos por minuto. Pulmões geralmente claros, sendo que murmúrios vesiculares são auscultados nos campos pulmonares esquerdo e direito superior. Sons pulmonares diminuídos na porção posterior esquerda. Dreno torácico posterior esquerdo com curativo intacto, com oscilações presentes na câmara e em selo d'água. Nenhum vazamento de ar observado. 50 mL de líquido seroso coletados nas últimas oito horas. Respirando profundamente conforme instruído, sem queixas de desconforto.

PERGUNTAS DE REVISÃO

Estudo de caso para as Perguntas 1 e 3

O senhor G é um bombeiro de 48 anos de idade, é casado, tem três filhos e fuma há 25 anos. Ele teve um diagnóstico recente de câncer pulmonar e, consequentemente, realizou uma toracotomia direita (remoção do pulmão direito). Ele possui um dreno torácico do lado direito e está recebendo oxigênio por uma cânula nasal a 2 L/min. O dreno torácico com sistema de três câmaras está ajustado para 20 cmH_2O de sucção. Bolhas são observadas durante a expiração.

1. O enfermeiro realiza uma avaliação respiratória nesse paciente, que está dispneico. Quais das seguintes opções são apropriadas para avaliação do estado respiratório? Selecione todas que se aplicam.
    1. Inspecione a frequência, o ritmo e a amplitude respiratória do paciente.
    2. Ausculte os sons pulmonares anteriores enquanto está deitado em decúbito lateral.
    3. Obtenha os sinais vitais e a oximetria de pulso para avaliar a oxigenação.
    4. Avalie o funcionamento do dreno torácico.
2. O enfermeiro responsável por esse paciente reconhece a necessidade de oxigenoterapia. É determinado que o senhor G precisa de uma FiO_2 de 80%. Quais dispositivos podem suplementar oxigênio nesse nível de FiO_2? Selecione todas que se aplicam.
    1. Cânula nasal em 6 L/min
    2. Máscara de Venturi em 12 L/min
    3. Máscara sem reinalação em 6 L/min
    4. Máscara de reinalação parcial em 6 L/min
3. O enfermeiro percebe que o dreno torácico desse paciente está borbulhando continuamente. Qual(is) dos seguintes passos é/são apropriado(s) para o enfermeiro? Selecione todas que se aplicam.
    1. Verifique se todas as conexões estão fixas.
    2. Determine se não há dobras no tubo do dreno torácico até o sistema de drenagem.
    3. Desconecte o dreno torácico do tubo de drenagem para avaliar se a aspiração está adequada.
    4. Avalie a localização do vazamento pinçando o dreno torácico com duas pinças com ponta em borrachada ou grampos sem dentes próximos à parede torácica.
4. Um enfermeiro está orientando um recém-formado que está aspirando um paciente por meio de um tubo endotraqueal. Quais dos seguintes passos indicam uma técnica aceitável?
    1. Hiperoxigena o paciente com oxigênio 21% antes da aspiração.
    2. Utiliza um cateter limpo para aspiração.
    3. Insere o cateter com o polegar do enfermeiro cobrindo a abertura da conexão com o cateter de aspiração.
    4. Mergulha o cateter na solução salina antes da aspiração.
5. A aspiração pode causar quais das seguintes complicações? Selecione todas que se aplicam.

1. Hipóxia
2. Arritmias
3. Aumento da pressão intracraniana
4. Secreções espessas.

6. Quais atividades um enfermeiro poderia delegar a um técnico de enfermagem? Selecione todas que se aplicam.
   1. Aspiração do tubo endotraqueal
   2. Cuidado da traqueostomia em um paciente crônico fazendo uso de oxigênio
   3. Aplicação de cânula nasal
   4. Cuidado da traqueostomia em um paciente agudo, mecanicamente ventilado

7. O enfermeiro está avaliando um paciente com uma via aérea artificial. Quais das seguintes opções indicariam que o paciente pode necessitar de aspiração? Selecione todas que se aplicam.
   1. Sibilos auscultados durante a inspiração
   2. Diminuição dos sons pulmonares na base
   3. Tosse fraca
   4. Secreção espessa

8. A melhor prática atual indicada determina que as seguintes intervenções são vantajosas na prevenção da PAVM. Selecione todas que se aplicam.
   1. Elevar a cabeça da cama em 30 a 45 graus para prevenir aspiração.
   2. Alterar a posição do paciente a cada duas horas para diminuir o risco de atelectasia e infecção pulmonar.
   3. Realizar higiene oral com um esfregaço (*swab*) dental diariamente para remover a placa dentária.
   4. Limitar a mobilidade do paciente para repouso e conservação de oxigênio.

9. Os pacientes não conseguem falar quando têm um TE. Quais são algumas das formas recomendadas de comunicação com esses pacientes? Selecione todas que se aplicam.
   1. Fale com os pacientes como se eles tivessem alguma perda de audição, conversando em volume muito alto.
   2. Deixe um papel e uma caneta ao alcance do paciente para que ele possa escrever comentários aos médicos e familiares.
   3. Forneça um quadro alfabético para a família e amigos para a comunicação com o paciente.
   4. Peça aos familiares para explicar o plano terapêutico ao paciente.

10. Pacientes com drenos torácicos para remoção de sangue da cavidade torácica possuem muitas prioridades de cuidado. Quais destes dois pares de prioridades são os mais importantes?
    1. Monitoramento da drenagem do dreno torácico e manutenção da patência do dreno.
    2. Monitoramento da drenagem do dreno torácico e realização de atividades.
    3. Realização de limpeza das vias aéreas e manutenção da patência do dreno torácico.
    4. Realização de limpeza das vias aéreas e atividades.

REFERÊNCIAS

Abbott C and others: Adoption of a ventilator-associated pneumonia clinical practice guideline, *Worldviews on Evidence-Based Nursing* 3(4):139, 2006.

American Association of Critical Care Nurses: Practice alert, oral care in the critically ill, 2007, http://www.aacn.org/WD/Practice/Docs/Oral_Care_in_the_Critically_Ill.pdf, acessado em 9 de agosto 2009.

American Association of Respiratory Care: AARC clinical practice guideline, nasotracheal suction—2004 revision and update, *Respir Care* 49:1080, 2004, http://www.rcjournal.com/cpgs/pdf/09.04.1080.pdf, acessado em 9 de agosto 2009.

Barnes D: Non-invasive ventilation in COPD 2: starting and monitoring NIV, *Nurs Times* 103(40):26, 2007.

Beattie S: Back to the basics with O_2 therapy, *RN* 69(9):37, 2006.

Biddle C: Oxygen: The two-faced elixir of life, *AANA J* 76(1):61, 2008.

Celik S, Kanan N: A current conflict: use of isotonic sodium chloride solution on endotracheal suctioning in critically ill patients, *Dimens Crit Care Nurs* 25(1):11, 2006.

Couchman B and others: Nursing care of the mechanically ventilated patient: what does the evidence say? Part One, *Intens Crit Care Nurs* 23:4, 2007.

Coyer F and others: Nursing care of the mechanically ventilated patient: what does the evidence say? Part Two, *Intens Crit Care Nurs* 23:71, 2007.

Eastwood G and others: Low-flow oxygen therapy: selecting the right device, *Aust Nurs J* 15(4):27, 2007.

Garvey C: *Secretion clearance devices: coverage policies/cost*, 2005, American Thoracic Society Website Practice Tips.

Higginson R, Jones B: Respiratory assessment in critically ill patients: airway and breathing, *Br J Nurs* 18(8):456, 2009.

Hockenberry MJ, Wilson D: *Wong's essentials of pediatric nursing*, ed 8, St Louis, 2009, Mosby.

Lewis SL and others: *Medical surgical nursing, assessment and management of clinical problems*, ed 6, St Louis, 2007, Mosby.

McGloin S: Administration of oxygen therapy, *Nurs Stand* 22(21):46, 2008.

Moore T: Respiratory assessment in adults, *Nurs Stand* 21(49):48, 2007.

National Institute of Health: http://www.nhlbi.nih.gov, 2009, acessado em 9 de agosto 2009.

O'Keefe-McCarthy S and others: Ventilator-associated pneumonia bundled strategies: an evidence-based practice, *Worldviews on Evidence-Based Nursing* 4:193, 2008.

Pederson C and others: Endotracheal suctioning of the adult intubated patient—what is the evidence? *Intens Crit Care Nurs* 25:21, 2009.

Rauen CA and others: Seven evidence-based practice habits: putting some sacred cows out to pasture, *Crit Care Nurse* 28(2):98, 2008.

Stokowski LA: An update on preventing ventilator-associated pneumonia, http://cme.medscape.com/viewarticle/591015, 2009, acessado em 9 de agosto 2009.

Sullivan B: Nursing management of patients with chest drain, *Br J Nurs* 17(6):388, 2008.

The Joint Commission (TJC): *2010 National Patient Safety Goals*, Oakbrook Terrace, Ill, 2010, The Commission, http://jointcommission.org/PatientSafety/NationalPatientSafetyGoals/.

Tolentino-DelosReyes AF and others: Evidence-based practice: use of ventilator bundle to prevent ventilator-associated pneumonia, *Am J Crit Care* 16(1):20, 2007.

Vollman K: Ask the experts, *Crit Care Nurse* 26(4):53, 2006.

Wang K and others: Qualitative analysis of patients' intensive care experience during mechanical ventilation, *J Clin Nurs* 18:183, 2008.

CAPÍTULO 15

Manuseio, Transferência e Posicionamento Seguro do Paciente

Habilidade 15.1 Técnicas de Transferência, 356
Instrução para o Procedimento 15.1 Técnica de Transferência para ou da Cadeira de Rodas, 365

Habilidade 15.2 Mobilizar e Posicionar Pacientes no Leito, 366

Profissionais de saúde são obrigados a fornecer aos trabalhadores informações e treinamento a respeito de segurança na realização de transferência, posicionamento e como levantar pacientes do leito. A Occupational Safety and Health Administration (OSHA) padronizou os procedimentos em relação à segurança da coluna e à prevenção de lesões musculoesqueléticas (OSHA, 2009; United States Department of Labor, 2003). Antes de levantar o paciente, verificar o peso a ser suportado e qual o tipo de auxílio, se for necessário (Nelson *et al.*, 2009; United States Department of Labor, 2003). Se precisar de ajuda, avaliar se um segundo enfermeiro é adequado ou se é necessária assistência mecânica. Após determinar a quantidade de assistência, usar os seguintes passos para uma mecânica corporal adequada:

- Antes de levantar peso, contrair os músculos do abdome e flexionar a pelve para proporcionar equilíbrio e proteger a coluna.
- Flexionar os joelhos para ajudar a manter seu centro de gravidade. Deixar os músculos das pernas executarem o levantamento.
- Manter o peso (paciente) a ser levantado o mais próximo do corpo quanto possível; essa ação coloca o peso no mesmo plano ao de quem levanta e próximo ao centro de gravidade para dar equilíbrio.
- Manter o tronco ereto e os joelhos flexionados para que vários grupos musculares trabalhem juntos de forma sincronizada.
- Evitar torções. A torção da coluna pode provocar lesões graves.
- A melhor altura para levantar verticalmente é de aproximadamente 61 cm do chão e próximo ao centro de gravidade de quem levanta.

A mecânica corporal é o esforço coordenado do sistema musculoesquelético e nervoso para manter o equilíbrio, a postura e o alinhamento corporal durante o levantamento, bem como a inclinação, a deambulação e a realização de atividades de vida diária (AVDs). A mecânica corporal também facilita o movimento do corpo; assim, um indivíduo pode realizar uma atividade física sem o uso excessivo dos músculos.

CUIDADO CENTRADO NO PACIENTE

É fundamental considerar o desejo do paciente em melhorar sua mobilidade e o nível de atividade. Considerar o nível de conhecimento do paciente, crenças culturais e circunstância em torno da perda da atividade independente ao desenvolver um plano de cuidados. Cuidados planejados com o paciente motivam e estimulam sua participação. Por exemplo, reservar alguns minutos para avaliar o nível de conhecimento do paciente e fornecer informações sobre as complicações da imobilidade podem ser o necessário para obter a sua cooperação na deambulação após uma cirurgia. Também é importante avaliar as crenças culturais e étnicas do paciente para incorporar intervenções apropriadas, que correspondam às crenças individuais. Por exemplo, alguns pacientes têm medo de se tornar um viciado em narcóticos (opioides) após uma dose. No entanto, a dor o está impedindo de melhorar sua mobilidade. Sabendo que o paciente tem medo de opioides, a individualização do plano de cuidados e a explicação sobre o uso seguro e adequado desse tipo de medicamento para o controle da dor são necessárias. Além disso, levar em consideração as circunstâncias que envolvem a perda de atividade independente e a mobilidade é crucial no desenvolvimento de um plano de cuidados que seja realista e atingível. Considerar o exemplo de um paciente submetido recentemente a uma cirurgia onde é esperado deambular a certa distância prescrita no segundo dia de pós-operatório. O enfermeiro sabe que o paciente tem uma longa história de doença pulmonar. Essa informação faz o enfermeiro alterar o plano de cuidado do paciente com base nessa limitação de atividade para atingir um nível razoável de mobilidade e atividade.

SEGURANÇA

Enfermeiros cuidam de pacientes que apresentem condições resultantes de imobilidade ou que necessitem de limitações na atividade imposta pelo seu plano de tratamento. Como resultado, o enfermeiro tem um importante papel no posicionamento e na mobilização segura e eficaz dos pacientes para reduzir os riscos da imobilidade. Posicionar os pacientes para manter o correto alinhamento corporal é essencial para evitar complicações. As complicações incluem as úlceras por pressão (Cap. 17) – que podem se desenvolver em 24 horas e exigir meses e muito recurso financeiro para seu tratamento – e as contraturas, que podem ocorrer em poucos dias, quando músculos, tendões e articulações tornam-se menos flexíveis devido à falta de mobilidade e ao alinhamento incorreto. Por exemplo, a contratura em flexão plantar ou pé caído ocorre quando a força da gravidade puxa o pé enfraquecido sem apoio em flexão plantar, levando ao encurtamento dos músculos da panturrilha e do tendão calcâneo, complicando as futuras tentativas de deambulação. Almofadas colocadas sob os joelhos ou um *gatch** de joelho elevado podem produzir contraturas em quadril e joelho, aumentar a pressão na região sacral e, portanto, aumentar o risco de úlcera por pressão. Um colchão muito macio aumenta o risco de contraturas no quadril. As contraturas de joelho e quadril podem causar futuros problemas na marcha e na postura, tornando a mobilidade mais difícil.

Alguns pacientes apresentam maior risco de complicações pelo mau posicionamento e têm maior risco de lesão durante a transferência. Pacientes com alterações na formação óssea ou na mobilidade articular, com desenvolvimento muscular prejudicado e danos ao sistema nervoso central (SNC), podem apresentar déficits motores pela perda proprioceptiva ou pela disfunção cognitiva, as quais afetam a mobilidade. A aplicação da mecânica corporal adequada, o alinhamento e o uso de técnicas para transferência e posicionamento auxiliam o paciente a obter um ótimo nível de independência sem resultar em lesão para o profissional de saúde.

*Nota da Revisão Científica: *Gatch knee* refere-se a uma das funções/especificações da cama hospitalar que possibilitam a flexão dos joelhos.

TENDÊNCIAS NA PRÁTICA BASEADA EM EVIDÊNCIA

Sedlak C et al.: Development of the National Association of Orthopaedic Nurses guidance statement on safe patient handling and movement in the orthopaedic setting, *Orthop Nurs* 28 (2S):S2, 2009.

Lesões musculoesqueléticas são os riscos de saúde ocupacional mais prevalentes e debilitantes entre os enfermeiros. Houve pouca melhora na incidência de lesões musculoesqueléticas em trabalhadores da área da saúde. Em 1989, foram notificados 4,2% de lesões com dias de trabalho perdidos; em 2000, foram 4,1% (Baptiste *et al.*, 2006; Bureau of Labor Statistics, 2003). Devido à manutenção do risco de lesões para os enfermeiros e seus pacientes, a American Nurses Association (ANA) desenvolveu condutas que pedem o uso de equipamentos de assistência e dispositivos para reposicionar e transferir os pacientes a fim de promover um ambiente de cuidados à saúde seguro (ANA, 2003; 2007). Uma força-tarefa foi desenvolvida para identificar as tarefas de alto risco relacionadas à mobilização e à elevação de pacientes. Práticas baseadas em evidência foram identificadas para desenvolver soluções para o manuseio seguro do paciente (Sedlak *et al.*, 2009).

O uso de equipamento de assistência e o uso contínuo de mecânica corporal adequada reduziram significativamente o risco de lesões musculoesqueléticas (ANA, 2007). Além disso, a OSHA recomenda que o levantamento manual de pacientes seja minimizado e eliminado quando possível (OSHA, 2009). As políticas institucionais estão sendo direcionadas ao mínimo manuseio dos pacientes pelos enfermeiros (Miami Valley Hospital, 2007; UC Davis Health System, 2005). Em vez disso, muitas instituições estão usando dispositivos de elevação para reduzir lesões por acidente de trabalho (Pelczarski, 2007; Sedlak *et al.*, 2009). Tornando-se conhecedor das técnicas eficientes e seguras de levantamento e do uso adequado de dispositivos e equipamentos de assistência, o enfermeiro pode transferir, com segurança, os pacientes sem causar lesões a si ou aos pacientes.

HABILIDADE 15.1 TÉCNICAS DE TRANSFERÊNCIA

Transferência é uma habilidade de enfermagem para ajudar o paciente dependente ou com mobilidade limitada a alcançar posições para recuperar uma boa independência de forma mais rápida e segura possível. A atividade física mantém e melhora a mobilidade articular, aumenta a força, melhora a circulação, alivia a pressão sobre a pele e melhora as funções urinária e respiratória. Também beneficia o paciente psicologicamente pelo aumento da atividade social e estímulo mental, proporcionando uma alteração no ambiente (Lampinen *et al.*, 2006). Portanto, a mobilização desempenha importante papel na reabilitação do paciente.

Uma das principais preocupações durante a transferência é a segurança do paciente e do enfermeiro. O enfermeiro evita a autolesão por meio da postura correta, mínima força muscular e mecanismo corporal eficaz, além das técnicas de levantamento. O enfermeiro deve considerar todos os problemas específicos durante a transferência do paciente para evitar lesões, como queda. Por exemplo, um paciente que ficou restrito ao leito por vários dias ou mais tempo pode estar fraco ou com tonturas, ou pode desenvolver hipotensão ortostática (queda da pressão arterial) quando transferido. Como regra, usar um cinto de transferência e solicitar assistência ao transferir pacientes se houver qualquer dúvida sobre uma transferência segura.

COLETA DE DADOS

1. Examinar o prontuário médico para avaliar a capacidade fisiológica de um paciente para a transferência e a necessidade de técnicas adaptativas especiais. Monitorar:
   a. **Força muscular (pernas e braços).** *Justificativa: Pacientes imóveis apresentam diminuição de força muscular, tônus e massa, o que afeta a capacidade de suportar o peso ou levantar o corpo.*
   b. **Mobilidade articular e formação de contratura.** *Justificativa: Imobilidade ou processos inflamatórios (p. ex., artrite) podem levar à formação de contratura e déficit de mobilidade articular.*

c. Paralisia ou paresia (espástica ou flácida). *Justificativa:* Paciente com lesão do SNC pode apresentar paralisia bilateral (requer transferência por meio de barra giratória, prancha de transferência por deslizamento, elevador mecânico) ou paralisia unilateral, o que requer cinto de transferência para o lado forte. Fraqueza (paresia) requer estabilização do joelho durante a transferência. Apoiar o braço flácido com uma tipoia durante a transferência.
d. Continuidade óssea. *Justificativa:* Pacientes com trauma em uma perna ou em quadril podem não ter autorização para carga durante a transferência. Pacientes amputados podem utilizar a tábua de transferência.
2. Avaliar a presença de fraqueza, tontura ou hipotensão postural. *Justificativa:* Determina o risco de desmaio ou queda do paciente durante a transferência. A mudança da posição supina para a posição vertical redistribui aproximadamente 500 mL de sangue; pacientes imóveis podem apresentar diminuição da capacidade do sistema nervoso autônomo em equalizar o suprimento sanguíneo, resultando em hipotensão ortostática (Phipps et al., 2007).
3. Avaliar o grau de resistência observando o nível de fadiga durante a atividade e aferir os sinais vitais. *Justificativa:* Estima a habilidade do paciente para participar na transferência. Alteração dos sinais vitais como aumento do pulso e da frequência respiratória pode indicar intolerância à atividade (Cap. 6).
4. Avaliar a função proprioceptiva do paciente (consciência sobre sua própria postura e mudanças no equilíbrio), incluindo a habilidade para manter o equilíbrio enquanto está sentado na cama ou na borda da cama e tendência para oscilar ou se autoposicionar para um lado. *Justificativa:* Determina a estabilidade de equilíbrio do paciente para a transferência e para o risco de queda.
5. Avaliar a condição sensorial, incluindo a visão central e periférica, adequação da audição e presença da perda da sensibilidade periférica. *Justificativa:* Determina a influência da perda sensorial na habilidade de realizar a transferência. A perda de campo visual diminui a habilidade de o paciente ver na direção da transferência. Perda da sensibilidade periférica diminui a propriocepção. Pacientes com perdas visuais e auditivas necessitam de técnicas de transferência adaptadas aos déficits.

> ⚡ **ALERTA DE SEGURANÇA** Pacientes com hemiplegia podem "negligenciar" um lado do corpo (desatenção, ou não conscientização de um lado do corpo ou do ambiente), distorcendo as percepções do campo visual.

6. Avaliar o paciente para a dor (p. ex., desconforto articular, espasmo muscular) e medir o nível de dor usando a escala de 0 a 10. Administrar analgésicos prescritos 30 minutos antes da transferência. *Justificativa:* A dor diminui a motivação e a habilidade do paciente para mover-se. O alívio da dor antes da transferência melhora a participação do paciente.
7. Avaliar o estado cognitivo do paciente, incluindo a capacidade de seguir as instruções verbais, memória de curto prazo e reconhecimento dos déficits físicos e limitações aos movimentos. *Justificativa:* Determina a capacidade do paciente de seguir direções e aprender técnicas de transferência.

> ⚡ **ALERTA DE SEGURANÇA** Pacientes com trauma craniano ou acidente vascular encefálico (AVE) podem apresentar déficits cognitivos perceptuais que criam riscos de segurança. Se o paciente apresenta dificuldade de compreensão, simplificar instruções, orientando uma etapa de cada vez e mantendo a consistência.

8. Avaliar o nível de motivação do paciente, como a ansiedade *versus* falta de vontade de se mover. *Justificativa:* Alterações no estado psicológico reduzem o desejo do paciente de se envolver em qualquer atividade.
9. Avaliar o modo anterior de transferência (se aplicável). *Justificativa:* Determina o modo de transferência e a assistência necessária para proporcionar a continuidade dos cuidados. Usar o cinto de transferência (marcha) para pacientes que necessitam de assistência (Nelson et al. 2009).
10. Avaliar quanto a condições tais como déficits neuromusculares, perdas visuais, fraqueza muscular, medo de quedas ou perda de cálcio nos ossos longos. *Justificativa:* Aumenta o risco do paciente para quedas e ocorrência de lesões.

PLANEJAMENTO

Os **Resultados Esperados** focam-se na manutenção do alinhamento corporal e obtenção de transferências seguras, sem lesões.
1. Paciente oscila as pernas ou não tem tonturas, fraqueza ou hipotensão ortostática.
2. Transferência do paciente com mínima ou nenhuma assistência.
3. Transferência do paciente sem lesão.
4. Paciente tolera aumento de atividade.
5. Paciente pode suportar mais peso com aumento de resistência.
6. Paciente está mais motivado para mover-se.

Delegação e Colaboração

A habilidade para técnicas de transferência pode ser delegada para a equipe de enfermagem. Orientar a equipe a:
- Adaptar técnicas de transferência para limitações específicas de pacientes.
- Observar e relatar ao enfermeiro, como a capacidade do paciente para ajudar.

Equipamento

- Cinto de transferência, tipoia ou tala (se necessário)
- Sapatos antiderrapantes, almofadas, toalha de banho
- Prancha de transferência por deslizamento (prancha de redução de atrito)
- Maca
- *Opção:* Elevador mecânico/hidráulico, dispositivo de assistência para levantar e ficar em pé
- Cadeira com braços ou cadeira de rodas

IMPLEMENTAÇÃO para TÉCNICAS DE TRANSFERÊNCIA

ETAPAS	JUSTIFICATIVA
1. Veja Protocolo Padrão (ao final do livro).	
2. *Assistir o paciente para a posição sentado na borda da cama.*	
a. Com o paciente na posição supina, levantar a cabeceira da cama em 30 graus e colocar a cama em posição baixa.	Diminui a quantidade de trabalho necessário para o paciente e para o enfermeiro para levar o paciente para a posição sentado. A cama em posição baixa evita queda enquanto paciente está sentado.
b. Virar o paciente sobre o lado voltado para o profissional do lado da cama em que o paciente estará sentado.	Prepara o paciente para mover para o lado da cama e protege contra quedas.
c. Ficar oposto ao quadril do paciente. Virar diagonalmente à face do paciente e distante do canto do pé da cama.	Coloca o centro de gravidade do enfermeiro mais próximo do paciente. Reduz a torção do corpo do enfermeiro porque o enfermeiro está olhando a direção do movimento.
d. Separar os pés para aumentar a base de apoio com um pé direcionado à cabeceira da cama e em frente do outro pé (ilustração).	Aumenta o equilíbrio e permite que o enfermeiro transfira o peso quando o paciente é colocado na posição sentada na borda da cama.
e. Colocar o braço o mais próximo da cabeceira da cama, sob os ombros do paciente, apoiando a cabeça e o pescoço.	Mantém o alinhamento da cabeça e do pescoço quando o enfermeiro traz o paciente para a posição sentada.
f. Colocar a outra mão sobre e em torno das coxas do paciente (ilustração).	Apoia o quadril e evita que o paciente caia para trás durante o procedimento.
g. Na contagem até três, o paciente empurra o colchão para baixo com o braço (braço esquerdo na ilustração) e move as pernas para o lado da cama. Rodar o corpo sobre a parte posterior da perna, fazendo com que as pernas fiquem pendentes (ilustração).	Diminui o atrito e a resistência. O peso das pernas do paciente, quando fora da cama, permite que a gravidade atue nas pernas, e o peso das pernas ajuda a puxar para a posição sentada a parte superior do corpo.

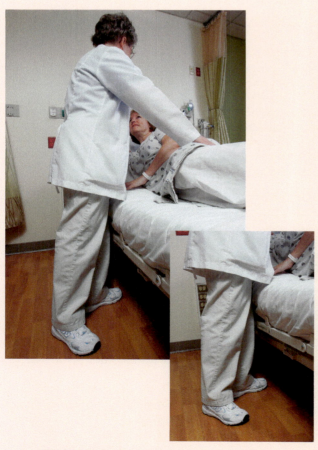

ETAPA 2d Posicionamento correto dos pés.

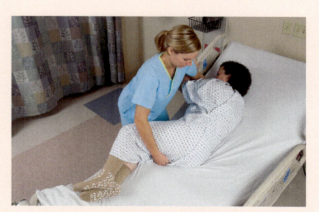

ETAPA 2f Enfermeira coloca o braço sob a coxa da paciente.

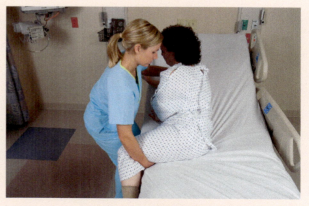

ETAPA 2g Enfermeira transfere o peso para girar as pernas e levantar a paciente.

ETAPAS	JUSTIFICATIVA
h. Ao mesmo tempo, transferir o peso para a perna traseira e elevar o paciente	Permite ao enfermeiro transferir o peso em direção ao movimento.

> ⚡ **ALERTA DE SEGURANÇA** Permanecer em frente até que o paciente recupere o equilíbrio e continuar proporcionando apoio físico para o paciente debilitado ou com comprometimento cognitivo.

3. **Transferir o paciente do leito para a cadeira.**
   a. Determinar se o paciente pode suportar o peso.
      (1) Em carga total, a assistência do enfermeiro não é necessária; o enfermeiro fica à espera para ajudar.
      (2) Em carga parcial e com paciente colaborativo, usar a transferência bariátrica ou técnica do pivô.
   b. Se paciente com carga parcial e parte superior do corpo forte e se o profissional deve levantar mais de 17 quilos do peso do paciente, usar técnica de transferência bariátrica com a ajuda de, no mínimo, dois ou três profissionais (ilustração).

   a. Determina o grau do risco durante a transferência e das técnicas requeridas para assistir o paciente com segurança.

   b. O uso de dispositivos de elevação mecânica é fortemente recomendado para transferir um paciente para reduzir o risco de lesão musculoesquelética (Nelson *et al.*, 2009).

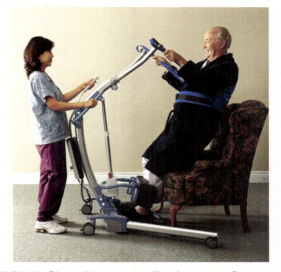

ETAPA 3b Dispositivo que auxilia a levantar e ficar em pé.

> ⚡ **ALERTA DE SEGURANÇA** Se o paciente demonstrar fraqueza ou paralisia de um lado do corpo, colocar uma cadeira no lado mais forte do paciente.

   c. Se o paciente com carga parcial é colaborativo, é capaz de ficar em pé e tem força nos membros superiores, usar a técnica de sustentação e pivô
      (1) Colocar a cadeira com os braços em ângulo de 45 graus em relação à cama no lado forte do paciente. Auxiliar o paciente a ficar na posição sentada à beira da cama (Etapas 2a a 2h). Permitir ao paciente ficar sentado à beira da cama (pendente) por alguns minutos antes de transferir para a cadeira. Perguntar ao paciente se não está sentindo tonturas. Não deixar o paciente sozinho durante a posição pendente. Fornecer os óculos do paciente.
      (2) Colocar o cinto de transferência ou outro meio auxiliar de transferência. O braço do paciente deve estar em uma tipoia se uma paralisia flácida estiver presente.

   (1) Facilita a transferência para o lado mais forte do paciente. Fazer o paciente balançar-se ou permitir que ele fique sentado à beira do leito antes da transferência ajuda equilibrar a pressão arterial e reduzir o risco de tonturas ou desmaios quando em pé.

   (2) Cinto de transferência permite que o enfermeiro mantenha a estabilidade do paciente durante a transferência, reduzindo o risco para quedas (Nelson *et al.*, 2009).

(Continua)

ETAPAS	JUSTIFICATIVA
(3) Auxiliar o paciente na colocação de sapatos estáveis e antiderrapantes. Paciente coloca a carga ou a perna forte à frente com o pé fraco atrás.	Solas antiderrapantes diminuem o risco de escorregar durante a transferência. O paciente sempre deve estar calçado durante a transferência; descalço ou apenas com meias aumenta o risco de quedas. O paciente ficará em pé apoiado sobre a perna forte ou na perna da carga.
(4) Separar os seus pés, flexionar os quadris e joelhos alinhando seus joelhos com os do paciente (ilustração).	Garante o equilíbrio com ampla base de apoio. A flexão do joelho e quadril diminui a distância do centro de gravidade do objeto a ser levantado; alinhar os joelhos com os do paciente permite sua estabilização quando o paciente fica em pé.
(5) Segurar o cinto de transferência ao lado do paciente.	Proporciona movimento do paciente no centro de gravidade. Nunca levantar o paciente pelos braços ou segurando sob eles. Esse método demonstrou ser fisicamente estressante para o enfermeiro e desconfortável para o paciente.
(6) Na contagem até três, balançar o paciente para cima enquanto vai esticando os quadris e pernas, mas mantendo os joelhos ligeiramente flexionados. O paciente deve impulsionar para cima com as mãos e os joelhos (ilustração). Enquanto balança o paciente para frente e para trás, certificar-se de que o peso do seu corpo está se movendo na mesma direção que a do paciente simultaneamente.	Movimento de balanço dá um *momentum*[*] ao corpo do paciente e, com isso, requer menos esforço muscular para levantar o paciente.
(7) Apoiar o membro paralisado ou fraco com o seu joelho para estabilizar o paciente.	Mantém a estabilidade do paciente com fraqueza ou paralisia nas pernas.
(8) Girar sobre as pernas e virar o paciente em direção à cadeira; girar sobre o seu pé para mais longe da cadeira. (Pé direito na ilustração para Estágio 3c(6).)	Mantém o apoio do paciente permitindo um espaço adequado para o paciente se mover.

[2]**Nota da Revisão Científica:** *Momentum* ou momento linear refere-se ao popular "embalo". Seu conceito advém da mecânica clássica e é definido como o produto da massa pela velocidade de um corpo.

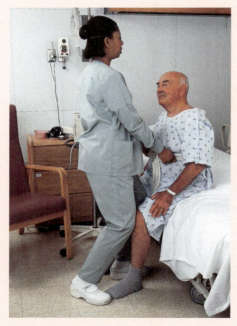

ETAPA 3c(4) Enfermeira flexiona seus quadris e joelhos, alinhando seus joelhos com os do paciente, e prende o cinto de transferência.

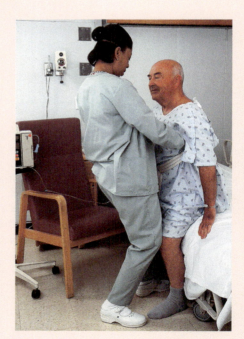

ETAPA 3c(6) Enfermeira puxa o paciente para a posição em pé.

ETAPAS	JUSTIFICATIVA
(9) Instruir o paciente para sentir a cadeira contra a parte traseira de suas pernas e usar os braços da cadeira para apoio. O paciente é movido cuidadosamente em direção à cadeira (ilustração).	Aumenta a estabilidade do paciente.
(10) Flexionar os quadris e joelhos ao ir abaixando o paciente para a cadeira (ilustração).	Evita lesões ao enfermeiro por mecânica corporal ruim.
(11) Ajudar o paciente a deslocar-se para trás da cadeira. Avaliar paciente para um alinhamento apropriado para a posição sentada. Fornecer suporte para as extremidades paralisadas. Talas ou tipoia apoiarão braços flácidos. Estabilizar a perna com toalha ou almofadas.	Evita lesões ao paciente por alinhamento corporal ruim.
(12) Alinhamento adequado para a posição sentada: cabeça deve estar ereta e as vértebras devem estar em alinhamento reto. O peso corporal é distribuído uniformemente sobre as nádegas e coxas. Coxas estão paralelas e em plano horizontal. Ambos os pés estão apoiados no solo, e os tornozelos estão confortavelmente flexionados. Um espaço de 2,5 a 5 cm é mantido entre a borda da cadeira e o espaço poplíteo na superfície posterior do joelho.	Evita o estresse nas articulações intervertebrais. Evita o aumento da pressão sobre as proeminências ósseas e reduz os danos ao sistema musculoesquelético subjacente.
(13) Elogiar o progresso, o esforço e o desempenho do paciente. Colocar uma campainha de chamada ao seu alcance.	O apoio e o estímulo proporcionam um incentivo para a perseverança do paciente. O paciente necessita de campainha de chamada para solicitar assistência quando necessária.

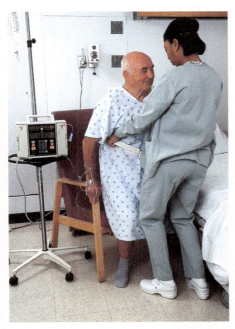

ETAPA 3c(9) Paciente utiliza o braço da cadeira como apoio.

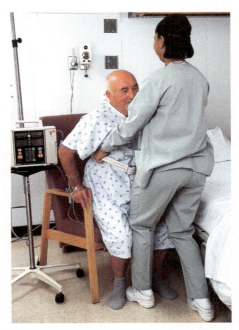

ETAPA 3c(10) Enfermeira move cuidadosamente o paciente para a cadeira.

(*Continua*)

ETAPAS	JUSTIFICATIVA
4. *Realizar a transferência lateral da cama para a maca usando uma prancha de deslizamento ou uma prancha de redução de atrito (ilustração).*	A elevação com três profissionais para a transferência horizontal da cama para a maca não é recomendada e, na verdade, é desencorajada (Baptiste et al., 2006; OSHA, 2009). O estresse físico pode ser diminuído significativamente pela utilização de uma prancha deslizante ou uma prancha de redução de atrito. O paciente sente-se mais confortável com esse método.
a. Determinar se o paciente pode ajudar. (1) Paciente é capaz de ajudar movendo lateralmente, não sendo necessária a assistência de um enfermeiro; enfermeiro fica à espera para ajudar. (2) Paciente é parcialmente capaz ou não é capaz de se mover lateralmente, requer o uso do dispositivo de redução de atrito.	Determina o grau de risco durante a transferência e a técnica requerida para auxiliar o paciente com segurança.
b. Determinar o número de pessoal necessário para transferir lateralmente o paciente de forma segura (até menos de 90,71 kg, o enfermeiro pode transportar usando o dispositivo de redução de atrito; mais do que 90,71 kg, usar o dispositivo com três profissionais).	Durante a transferência lateral de um paciente que tem uma capacidade limitada para ajudar, o profissional deve solicitar ajuda da equipe quando o paciente pesa mais de 90,71 kg. Se algum profissional é necessário para levantar mais de 15,87 kg, o paciente é considerado completamente dependente, e um dispositivo auxiliar é usado (Nelson et al., 2009).
c. Colocar a cama em uma altura funcional. Abaixar a cabeceira da cama tanto quanto o paciente tolerar.	Mantém o alinhamento da coluna espinal.
d. Cruzar os braços sobre o peito do paciente.	Evita a lesão nos braços durante a transferência.
e. Para colocar a prancha de deslizamento sob o paciente, posicionar dois enfermeiros ao lado da cama para a qual o paciente será virado. Posicionar o terceiro enfermeiro no outro lado da cama.	
f. Enrolar os lençóis nos dois lados do paciente.	Fornece uma forte alavanca para agarrar o lençol sem escorregar.
g. Na contagem de três, virar o paciente em direção aos dois enfermeiros. Virar o paciente em bloco com movimento suave e contínuo.	Mantém o corpo em alinhamento, evitando o estresse em qualquer parte do corpo.
h. Colocar a prancha de deslizamento sob o lençol (ilustração).	Evita o atrito pelo contato da pele com a prancha.
i. Rolar o paciente delicadamente de volta para a prancha de deslizamento.	
j. Alinhar a maca com a cama. Frear a maca e a cama.	Garante que a maca ou a cama não se movam durante a transferência.
k. Posicionar dois enfermeiros ao lado da maca enquanto o terceiro enfermeiro posiciona-se no lado da cama sem a maca.	

⚡ **ALERTA DE SEGURANÇA** Um enfermeiro também pode estar posicionado na cabeceira da cama para proteger e apoiar a cabeça e o pescoço do paciente se ele estiver fraco ou incapaz de ajudar.

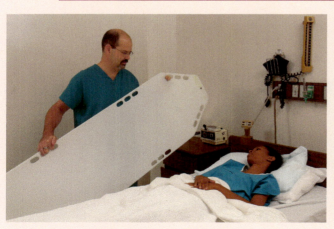

ETAPA 4 Prancha deslizante.

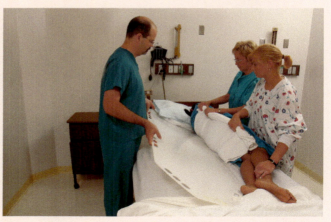

ETAPA 4h Colocação da prancha deslizante sob o lençol.

HABILIDADE 15.1 Técnicas de Transferência

ETAPAS	JUSTIFICATIVA
l. Enrolar o lençol; na contagem até três, dois enfermeiros puxam o lençol com paciente para a maca enquanto o terceiro enfermeiro segura a prancha de deslizamento (ilustração).	A prancha deslizante permanece estacionária, proporcionando uma superfície escorregadia para reduzir o atrito e permitir que o paciente se transfira facilmente para a maca.

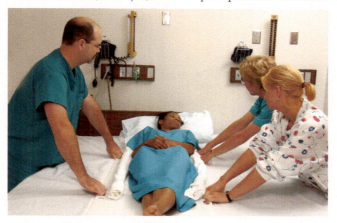

ETAPA 4l Transferência de paciente para a maca usando a prancha deslizante.

m. Posicionar o paciente no centro da maca. Levantar a cabeceira da maca, se não for contraindicado. Levantar as grades laterais da maca.	Proporciona conforto e segurança para o paciente.
5. *Usar elevador mecânico/hidráulico para transferir paciente da cama para a cadeira.*	Pesquisa apoia o uso de elevador mecânico para prevenir lesões musculoesqueléticas (Nelson *et al.*, 2009; Sedlak *et al.*, 2009). A utilização de elevadores de teto está se tornando a escolha mais popular por causa da disponibilidade do elevador* no quarto de cada paciente.
a. Determinar se o paciente pode suportar o peso e ser colaborativo. (1) Paciente incapaz de suportar peso e não colaborativo requer o uso de elevador de suporte para corpo inteiro e dois profissionais.	Determina o grau de risco durante a transferência e a técnica necessária para auxiliar o paciente.
b. Trazer o elevador para a cabeceira. (Antes de usar o elevador, estar completamente familiarizado com sua operação.)	Garante elevação segura do paciente.
c. Posicionar a cadeira próxima à cama e permitir um adequado espaço para manobrar o elevador.	Prepara o ambiente para o uso seguro do elevador e subsequente transferência.
d. Levantar a cama para a posição alta com colchão plano. Abaixar a grade lateral. Ter um enfermeiro em cada lado da cama do paciente.	Permite aos enfermeiros usar a mecânica corporal adequada. Mantém a segurança do paciente.
e. Rolar o paciente para o lado.	Posiciona o paciente para o uso do elevador de suporte.
f. Colocar a rede ou faixas de lona sob o paciente para formar o suporte. Quando utilizar dois pedaços de lona, a borda inferior encaixa sob os joelhos do paciente (pedaço largo) e a borda superior, sob os ombros (pedaço estreito). Ganchos devem estar longe da pele do paciente. Colocar o suporte sob o centro de gravidade do paciente e a maior porção de peso do corpo.	Dois tipos de assentos são fornecidos com o elevador mecânico/hidráulico: estilo rede é melhor para os pacientes que estão flácidos, fracos e necessitam de apoio; as faixas de lona podem ser usadas por pacientes com tônus muscular normal.
g. Rolar o paciente para o lado oposto e puxar pela rede (faixas).	Completa o posicionamento do paciente no suporte mecânico/hidráulico.
h. Rolar o paciente em decúbito dorsal para o assento de lona.	O suporte deve estender-se dos ombros aos joelhos (rede) para suportar o peso do corpo do paciente igualmente.
i. Remover os óculos do paciente, se apropriado.	Barra giratória está próxima à cabeça do paciente e pode quebrar os óculos.

*__Nota da Revisão Científica:__ A disponibilização de elevador de teto para transferência de pacientes não é uma realidade brasileira.

(*Continua*)

364 CAPÍTULO 15 Manuseio, Transferência e Posicionamento Seguro do Paciente

ETAPAS	JUSTIFICATIVA
j. Colocar a barra de ferradura (se utilizar um elevador portátil) ou a base do elevador sob a lateral da cama (no lado com cadeira).	Posição do elevador eficiente promove uma transferência suave.
k. Abaixar a barra horizontal ao nível do suporte, liberando a válvula hidráulica. Travar a válvula.	Posiciona o elevador hidráulico próximo ao paciente. O travamento da válvula previne o paciente de lesões.
l. Prender os ganchos da alça (corrente) nos furos do suporte: correia curta ou alças dos ganchos nos furos superiores do suporte; correia longa na base do suporte.	Protege o suporte do elevador hidráulico.
m. Elevar a cabeceira da cama. Cruzar os braços do paciente sobre o peito.	Posiciona o paciente na posição sentada. Evita lesões nos braços do paciente.
n. Bombear a alavanca hidráulica com movimentos longos, lentos e rítmicos até que o paciente seja levantado da superfície da cama (ilustração).	Garante o apoio seguro do paciente durante a elevação.
o. Usar o cabo de direção para puxar levantando da cama e manobrar até a cadeira. O enfermeiro deve se mover para cada lado do paciente.	Transfere o paciente da cama para a cadeira. O posicionamento do enfermeiro reduz o risco de queda do suporte.
p. Girar a base do elevador em volta da cadeira.	Posicionar o elevador em frente da cadeira para onde o paciente será transferido.
q. Soltar lentamente a válvula de retenção (virar à esquerda) e abaixar o paciente até a cadeira (ilustração).	Orienta com segurança o paciente para o encosto da cadeira conforme o assento desce.
r. Fechar a válvula de retenção logo que o paciente é baixado, e as tiras podem ser liberadas.	Se a válvula é esquecida aberta, o equipamento pode continuar abaixando e, como consequência, lesar o paciente.
s. Remover as correias e o elevador mecânico/hidráulico.	Evita danos à pele e tecidos subjacentes devido à lona ou ganchos.
t. Verificar o alinhamento da posição sentada do paciente e corrigir, se necessário.	Evita lesões devido à má postura.
6. Veja Protocolo de Conclusão (ao final do livro).	

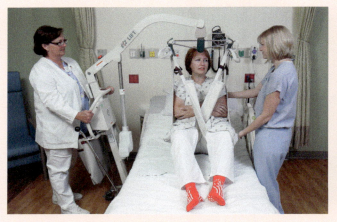

ETAPA 5n Paciente levantada com elevador mecânico acima da cama.

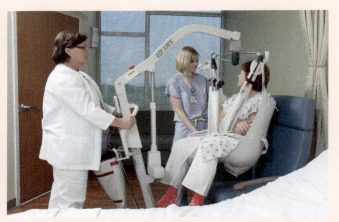

ETAPA 5q Uso do elevador hidráulico para abaixar paciente e colocá-la na cadeira.

AVALIAÇÃO

1. Monitorar os sinais vitais. Perguntar ao paciente se sente tonturas ou fadiga.
2. Observar a resposta comportamental do paciente em relação ao transporte.
3. Perguntar ao paciente se sentiu dores durante a transferência.
4. Observar o alinhamento corporal do paciente após a transferência.

Resultados Inesperados e Intervenções Relacionadas

1. Paciente é incapaz de compreender e seguir as instruções para a transferência.
   a. Reavaliar a continuidade e a simplicidade da instrução.
   b. Adicionar profissionais na técnica de transferência.
2. Paciente sofreu lesões na transferência.
   a. Ficar com o paciente e notificar o médico ou o profissional de saúde imediatamente.

INSTRUÇÃO PARA O PROCEDIMENTO 15.1 Técnica de Transferência para...

b. Prestar os cuidados de apoio necessários até que o paciente esteja estável.
c. Avaliar o incidente que causou a lesão (p. ex., monitoração inadequada, alteração no estado do paciente, uso inadequado do equipamento, número insuficiente de profissionais para auxiliar).
d. Relatar a ocorrência completa de acordo com a política da instituição.

3. O nível de fraqueza do paciente não permite a transferência ativa (p. ex., incapaz de ficar em pé pelo tempo necessário para transferi-lo até a cadeira).
   a. Aumentar o número de enfermeiros para auxiliar durante a transferência.
   b. Aumentar a atividade no leito e exercitar o paciente para aumentar a tolerância.

Registro e Relato

- Registrar o procedimento incluindo observações pertinentes: fraqueza, capacidade de seguir instruções, capacidade de suportar peso, equilíbrio, capacidade para girar, número de profissionais necessários para assistir e quantidade de assistência (força muscular) requerida.
- Relatar a capacidade de se transferir e a assistência necessária para a próxima transferência ou outros profissionais. Relatar o progresso ou remissão à equipe de reabilitação (fisioterapeuta, terapeuta ocupacional).

Amostra de Documentação

8h   Paciente transferido da cama para a cadeira com cinto de marcha e com assistência de um profissional. Cooperativo e capaz de ficar em pé, ereto, com incentivo.
8h15   Solicitou voltar para a cama. Declarou: "Eu estou muito cansado; eu não consigo ficar mais tempo sentado". Precisou do auxílio de dois profissionais para transferir-se de volta à cama. Os joelhos se dobraram e as pernas tremiam durante a tentativa para ficar em pé. Os sinais vitais permaneceram dentro do basal do paciente.

Considerações Especiais

Pediatria

- Sempre que possível, transportar crianças em macas, carrinhos de criança ou cadeira de rodas para os limites exteriores do quarto aumenta o estímulo ambiental e proporciona contato social com outros (Hockenberry e Wilson, 2007).

Geriatria

- A grande preocupação de saúde que ameaça a função dos idosos é o risco de queda. Preocupações aumentam quando o idoso é admitido no hospital. Monitorar o paciente para o risco de quedas na admissão e implementar um protocolo para prevenir quedas (Phipps *et al.*, 2007) (Cap. 4).

Assistência Domiciliar (*Home Care*)

- Avaliar equipamentos especiais de transferência necessários para tratamento domiciliar. Avaliar o ambiente domiciliar para os riscos.
- Cuidador familiar deve praticar a transferência no hospital para obter sucesso antes de levar o paciente para casa. De forma alternativa, o paciente (se mora sozinho) deve praticar a habilidade para transferência na cama que será usada em casa. O paciente deve aprender a transferência de cadeira com braços para ficar mais fácil levantar e sentar.
- A casa deve ser livre de riscos (p. ex., tapetes, fios elétricos, pisos escorregadios). Se uma cadeira de rodas é utilizada, o acesso deve ser possível por todas as portas e o espaço para a transferência deve ser disponível no quarto e no banheiro.

INSTRUÇÃO PARA O PROCEDIMENTO 15.1
Técnica de Transferência para ou da Cadeira de Rodas

Transferir um paciente da cama para a cadeira de rodas engloba muitos dos mesmos princípios discutidos na Habilidade 15.1. A seguinte instrução de procedimento focaliza as precauções de segurança que necessitam ser considerados quando da utilização de uma cadeira de rodas. Várias etapas adicionais devem ser tomadas para manter a segurança do paciente e do enfermeiro a fim de prevenir lesões nas transferências para ou da cadeira de rodas (Pierson e Fairchild, 2008). Verificar freios, rodas e apoios para os pés da cadeira de rodas tendo em vista o funcionamento adequado antes do uso.

Delegação e Colaboração

A habilidade de transferência de um paciente para ou da cadeira de rodas pode ser delegada para a equipe de enfermagem. Instruir a equipe para:

- Auxiliar e supervisionar os pacientes que estão sendo transferidos pela primeira vez depois de longo período acamado, cirurgia extensa, doença grave ou trauma raquimedular.
- Atentar quanto as restrições de mobilidade do paciente, as alterações na pressão arterial ou alterações sensoriais que podem afetar a segurança da transferência.
- Movimentar uma cadeira de rodas para dentro ou para fora de um elevador, iniciando o movimento pela parte traseira da cadeira de rodas ("marcha à ré")

Equipamento

- Cinto de transferência
- Sapatos antiderrapantes
- Cadeira de rodas

Etapas do Procedimento

1. **Veja Protocolo Padrão (ao final do livro).**
2. *Transferir um paciente da cama para a cadeira de rodas (paciente suporta carga e é capaz de colaborar) (Pierson e Fairchild, 2008).*
   a. Ajustar a altura da cama ao nível do assento da cadeira de rodas, se possível.
   b. Posicionar a cadeira de rodas a um ângulo de 45 graus próximo ao lado da cama, correspondente à perna forte do paciente.

(Continua)

> ### INSTRUÇÃO PARA O PROCEDIMENTO 15.1
> **Técnica de Transferência da Cadeira de Rodas *(cont.)***
>
> c. Colocar a cadeira de rodas em direção ao pé da cama na metade entre a cabeceira e o pé da cama.
> d. Frear a cadeira de rodas. Os freios estão localizados acima do aro das rodas. Empurrar a alça para trás para frear. Levantar o apoio dos pés.
> e. Sentar o paciente ao lado da cama (Habilidade 15.1).
> f. Colocar o cinto de transferência no paciente e auxiliá-lo a se mover para a borda do colchão.
> g. Posicione-se ligeiramente à frente do paciente para vigiar e protegê-lo durante a transferência.
> h. Coordenar a transferência do paciente para a cadeira contando até três (Habilidade 15.1, Etapas 3c(1-13).
> i. Abaixar o apoio de pé e colocar os pés do paciente.
> j. Destravar a cadeira de rodas. Empurrar a trava para frente para liberar.
> k. Assegurar que o paciente esteja bem posicionado para trás no assento e pronto para usar a cadeira de rodas.
> 3. *Transferir um paciente da cadeira de rodas para o leito.*
>   a. Ajustar a altura da cama ao nível do assento da cadeira de rodas, se possível.
>   b. Posicionar a cadeira de rodas a um ângulo de 45 graus próximo à cama.
>   c. Colocar a cadeira de rodas em direção ao pé da cama na metade entre a cabeceira e o pé da cama.
>   d. Frear a cadeira de rodas. Os freios estão localizados acima do aro das rodas. Empurrar a alça para trás para frear.
>   e. Levantar o apoio dos pés posicionando os pés do paciente no chão e colocar o cinto de transferência no paciente (se já não estiver no lugar).
>   f. Auxiliar o paciente a se mover para a frente da cadeira de rodas.
>   g. Posicionar-se ligeiramente à frente do paciente para vigiar e protegê-lo durante a transferência.
>   h. Coordenar a transferência para a cama estando o paciente em pé; então, girar sobre o pé virando-se para o lado da cama. Depois, o paciente senta-se à beira da cama (Habilidade 15.1).
>   i. Com o paciente sentado à beira da cama, colocar seu braço próximo à cabeceira da cama sob os ombros do paciente enquanto apoia a cabeça e o pescoço. Pegar seu outro braço e colocar sob os joelhos do paciente. Dobrar seus joelhos e manter seu tronco ereto.
>   j. Com a base alargada para maior apoio, solicitar ao paciente ajuda para levantar as pernas quando começar a movê-lo. Em contagem até três, levantar o paciente e girar seu corpo abaixando os ombros em direção à cama. Lembrar-se de manter o tronco reto.
> 4. **Veja Protocolo de Conclusão (ao final do livro).**
> 5. Monitorar os sinais vitais quando necessário. Perguntar se o paciente sente tonturas e fadiga.
> 6. Observar a resposta comportamental do paciente em relação à transferência.

HABILIDADE 15.2 — MOBILIZAR E POSICIONAR PACIENTES NO LEITO

O correto posicionamento dos pacientes é crucial para a manutenção do alinhamento corporal e do conforto, prevenção de lesões dos sistemas musculoesquelético e tegumentar, e fornecimento de estímulos sensoriais, motores e cognitivos. Um paciente com mobilidade prejudicada, sensibilidade diminuída, déficit circulatório ou ausência de controle muscular voluntário pode desenvolver danos aos sistemas musculoesquelético e tegumentar enquanto estiver acamado. Esse risco deve ser minimizado mantendo a circulação sem restrição e o correto alinhamento corporal enquanto em movimento, com mudanças de decúbito ou posicionamento dos pacientes. O termo *alinhamento corporal* refere-se às condições das articulações, tendões, ligamentos e músculos em diferentes posições do corpo. Quando o corpo está alinhado, se em pé, sentado ou deitado, não há tensão excessiva colocada sobre essas estruturas. O alinhamento corporal significa que o corpo está em linha com a força da gravidade e contribui para o equilíbrio do corpo. Sem esse equilíbrio, o centro de gravidade é deslocado, o que aumenta a força da gravidade, predispondo o paciente a quedas e lesões. O equilíbrio corporal é conseguido com uma ampla base de apoio, e o centro de gravidade cai para dentro dessa base, podendo-se desenhar uma linha vertical imaginária a partir do centro de gravidade até a base de apoio (Fig. 15-1).

COLETA DE DADOS

1. Avaliar o alinhamento corporal e o nível de conforto enquanto o paciente está deitado. *Justificativa: Fornece base de referência para comparações posteriores. Determina a forma de melhorar o posicionamento e o alinhamento.*

2. Avaliar os fatores de risco que podem contribuir para as complicações decorrentes da imobilidade.
   a. *Paralisia:* Hemiplegia resultante de AVE. *Justificativa: Paralisia prejudica o movimento e o tônus muscular.*

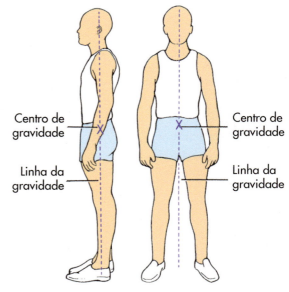

FIG 15-1 Alinhamento corporal em pé.

HABILIDADE 15.2 Mobilizar e Posicionar Pacientes no Leito

b. *Mobilidade reduzida*: Tração, artrite, fratura do quadril, cirurgia articular e outros processos que contribuem para a doença. *Justificativa: Doenças resultam em diminuição da amplitude de movimento.*

c. *Déficit circulatório*: Insuficiência arterial. *Justificativa: Uma circulação diminuída predispõe o paciente à úlcera por pressão.*

d. *Idade*: Muito jovem ou idoso. *Justificativa: Os prematuros e lactentes jovens requerem mudanças de decúbito frequentes devido à fragilidade da pele. Alterações fisiológicas normais associadas à idade predispõem os idosos a um risco aumentado no desenvolvimento de complicações por imobilidade.*

e. *Sensibilidade*: Diminuída pelo AVE, pelas paralisias e pelas neuropatias. *Justificativa: Devido à baixa conscientização de parte do corpo ou sensação reduzida, o paciente é incapaz de proteger e posicionar parte do corpo contra pressões.*

3. Avaliar o nível de consciência do paciente. *Justificativa: Determina a necessidade para auxílio e dispositivos especiais. Paciente com nível de consciência alterado pode não entender as instruções nem ser capaz de colaborar durante o posicionamento.*

4. Avaliar o paciente para as capacidades físicas a fim de ajudá-lo a se mover e se posicionar, o que pode ser afetado por doença, força muscular, amplitude de movimento e coordenação. *Justificativa: Permite ao enfermeiro usar a mobilidade, força e coordenação do paciente. Determina a necessidade para ajuda adicional o que garanta segurança ao paciente e ao enfermeiro.*

5. Avaliar a presença de drenos, cateteres, incisões e equipamentos (p. ex., tração). *Justificativa: Altera os procedimentos de posicionamento, tipos de posições e abordagem utilizada para instrução.*

6. Avaliar a motivação do paciente e a capacidade dos membros da família de participarem na movimentação e no posicionamento no leito como orientação para alta hospitalar. *Justificativa: Indica se a instrução é necessária.*

7. Verificar as prescrições médica e do profissional de saúde antes de posicionar o paciente. *Justificativa: Algumas posições podem ser contraindicadas em certas situações (p. ex., lesão na medula espinal; fratura de quadril; dificuldades respiratórias; determinadas condições neurológicas; presença de incisões, drenos ou tubos).*

PLANEJAMENTO

Os **Resultados Esperados** focam-se em mobilidade segura, autocuidado e prevenção de complicações.

1. Paciente mantém a amplitude de movimentos.
2. Pele do paciente não demonstra evidência de lesões (Cap. 25).
3. Paciente relata aumento do conforto.
4. Paciente relata aumento no nível de independência ao realizar as AVDs.

Delegação e Colaboração

As habilidades para mover e posicionar pacientes no leito e a manutenção do alinhamento corporal podem ser delegadas à equipe de enfermagem. Instruir a equipe para:

- Qualquer restrição de movimento e de posicionamento do paciente (p. ex., evitar o decúbito ventral, paciente apresenta hemiparesia).
- Horários específicos durante todo o turno nos quais a equipe de enfermagem deve realizar as mudanças de decúbito do paciente.
- As necessidades individuais de cada paciente em relação ao alinhamento corporal (p. ex., paciente com lesão de medula espinal).

Equipamento

- Almofadas, lençóis
- Prancha de redução de atrito
- Botas de posicionamento/talas (opcional)
- Rolos de apoio para trocânter
- Sacos de areia
- Rolos para apoio da mão

IMPLEMENTAÇÃO para MOBILIZAR E POSICIONAR PACIENTES NO LEITO

ETAPAS	JUSTIFICATIVA
1. Veja Protocolo Padrão (ao final do livro).	
⚡ **ALERTA DE SEGURANÇA** Antes de colocar a cama na posição plana, verificar todos os tubos, drenos e equipamentos para evitar o deslocamento ou derramamento se ficarem presos no colchão ou no painel da cama quando esta for manipulada.	
2. Auxiliar o paciente a se mover na cama.	Esta tarefa não é para ser realizada por um só profissional, a não ser que o paciente possa colaborar completamente (Nelson et al., 2009). Determina o grau de risco ao mudar o decúbito do paciente e a técnica necessária para auxiliar o paciente com segurança.
a. Paciente colabora? (1) Colabora completamente, sem necessidade de auxílio de enfermeiro. (2) Colabora parcialmente; paciente pode auxiliar usando exemplos de posicionamento ou de meios auxiliares (p. ex., lençóis ou dispositivo de redução de atrito).	
b. *Auxiliar o paciente a se mover na cama usando um lençol (com auxílio de dois ou três enfermeiros).* (1) Colocar o paciente em decúbito dorsal com a cabeceira da cama plana. Um enfermeiro permanece em cada lado da cama.	Permite ao enfermeiro avaliar o alinhamento corporal. Reduz a força da gravidade sobre a parte superior do corpo do paciente.

(Continua)

368 CAPÍTULO 15 Manuseio, Transferência e Posicionamento Seguro do Paciente

ETAPAS	JUSTIFICATIVA
(2) Remover o travesseiro sob a cabeça e os ombros, e colocá-lo na cabeceira da cama.	Evita o impacto da cabeça do paciente na cabeceira da cama.
(3) Virar para um lado e depois para o outro, colocando o lençol sob o paciente, estendendo dos ombros até as coxas.	Suporta o peso corporal do paciente e reduz o atrito durante o movimento.
(4) Retornar o paciente para a posição supina.	Com a mesma distribuição de peso, o levantamento torna-se mais fácil.
(5) Enrolar o lençol dos dois lados com cada enfermeiro segurando firmemente próximo ao paciente.	Proporciona uma alça firme para segurar o lençol, sem risco de deslizamento.

> ⚡ **ALERTA DE SEGURANÇA** Proteja os calcanhares do paciente tendo um terceiro enfermeiro levantando os calcanhares enquanto os outros movimentam o paciente na cama.

(6) Enfermeiro separa os pés e, com um pé na frente e outro atrás, flexiona os quadris e joelhos. Na contagem até três, transfere o peso da perna da frente para a de trás e move o paciente e o lençol para a posição desejada na cama (ilustração).	Direciona o movimento assegurando um equilíbrio apropriado. A transferência de peso reduz a força necessária para mover o peso. A flexão dos joelhos abaixa o centro de gravidade do enfermeiro usando os músculos da coxa em vez do tronco.

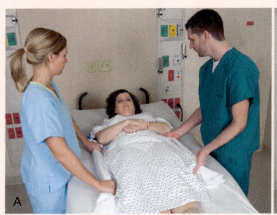 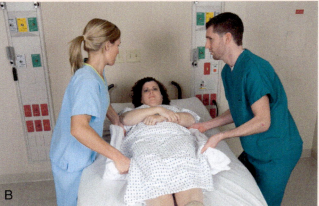

ETAPA 2b(6) **A** e **B**, Mover paciente imóvel para cima na cama com auxílio de lençol.

c. *Auxiliar a mover para cima no leito usando o dispositivo de redução de atrito (auxílio de dois ou três enfermeiros).*	Pacientes com menos de 90,71 kg necessitam de dois ou três enfermeiros; pacientes com mais de 90,71 kg necessitam de três enfermeiros (Nelson *et al.*, 2009).
(1) Posicionar o paciente como na Etapa 2b(1-3).	O decúbito dorsal no lençol prepara o paciente para a colocação no dispositivo de redução de atrito.
(2) Colocar o dispositivo sob o lençol virando o paciente de um lado para o outro.	Evita o atrito pelo contato da pele com a prancha.
(3) Mover o paciente para cima no leito com dois enfermeiros segurando o lençol e um segurando o dispositivo. Seguir as Etapas 2b(5 e 6) e mover o paciente para cima na cama.	A prancha de deslizamento, permanecendo fixa, proporciona uma superfície de deslizamento para reduzir a fricção, permitindo que o paciente se transfira facilmente para cima.
3. Posicionar o paciente em uma das seguintes posições usando o alinhamento corporal correto. Proteger as áreas de pressão. Começar com o paciente deitado em decúbito dorsal e mover para cima no leito seguindo as Etapas 2b ou 2c.	Previne lesões no sistema musculoesquelético.
a. *Posicionar o paciente na posição de Fowler (ilustração).*	

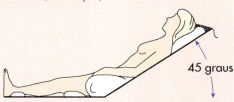

ETAPA 3a Posição de Fowler.

HABILIDADE 15.2 Mobilizar e Posicionar Pacientes no Leito

ETAPAS	JUSTIFICATIVA
(1) Com paciente em decúbito dorsal, elevar a cabeceira da cama de 45 a 60 graus, se não for contraindicado.	Aumenta o conforto, melhora a ventilação e aumenta a oportunidade do paciente para se sociabilizar ou relaxar.
(2) Descansar a cabeça contra o colchão ou em um travesseiro pequeno.	Evita a contratura em flexão da coluna cervical.
(3) Usar almofadas para apoiar os braços e as mãos se o paciente não apresentar controle voluntário ou função nas mãos e braços.	Evita a luxação do ombro pelo efeito de puxar para baixo o braço sem apoio; almofadas ativam a circulação pela estimulação do retorno venoso e também evitam a contratura em flexão dos braços e punhos.
(4) Posicionar uma almofada pequena na região lombar.	Apoia a coluna lombar e diminui a flexão das vértebras.
(5) Colocar uma almofada pequena ou um rolo sob as coxas. Apoiar a panturrilha com almofadas.	Impede a hiperextensão dos joelhos e a oclusão da artéria poplítea pela pressão do peso corporal. Os calcanhares não devem estar em contato com a cama para evitar a pressão prolongada no colchão. Isso por vezes é chamado de calcanhar "flutuante".
b. *Posicionar o paciente hemiplégico na posição de Fowler.*	
(1) Elevar a cabeceira da cama de 45 a 60 graus. Ajustar a cabeceira da cama de acordo com a condição do paciente. Por exemplo, aqueles com risco aumentado de úlceras por pressão devem permanecer em ângulo de 30 graus (semi-Fowler) (Cap. 25).	Aumenta o conforto, melhora a ventilação e aumenta a oportunidade do paciente para relaxar.
(2) Posicionamento do paciente na posição de Fowler o mais alinhado possível.	Contraria a tendência de cair para o lado afetado. Melhora a ventilação e o débito cardíaco e diminui a pressão intracraniana. Melhora a capacidade do paciente para a deglutição e ajuda a evitar a aspiração de alimentos, líquidos e secreções gástricas.
(3) Posicionar a cabeça em um travesseiro pequeno com o queixo ligeiramente para frente. Se o paciente for totalmente incapaz de controlar o movimento da cabeça, evitar a hiperextensão do pescoço.	Evita a hiperextensão do pescoço. Muitos travesseiros sob a cabeça podem causar ou piorar a contratura em flexão do pescoço.
(4) Fornecer apoio ao braço e à mão afetados e colocar o braço longe do corpo do paciente, apoiando o cotovelo com almofadas.	Músculos paralisados não resistem automaticamente à força da gravidade como o fazem normalmente. Como resultado, o ombro subluxa, podendo ocorrer dor e edema.
(5) Enrolar um cobertor (rolo para trocanter) e colocar firmemente ao longo da perna do paciente.	Assegura o alinhamento correto, impedindo a rotação externa do quadril, que contribui para a formação de contraturas.
(6) Apoiar os pés em dorsiflexão com botas de posicionamento ou talas (ilustração).	Evita as contraturas em flexão plantar ou pé caído pelo posicionamento do tornozelo do paciente em dorsiflexão neutra. O pé é posicionado de forma que o calcanhar fique alinhado com a abertura da tala para evitar a pressão. Outras botas de posicionamento ou talas são fabricadas com estofamento espesso para amortecer o calcanhar e prevenir úlceras por pressão.

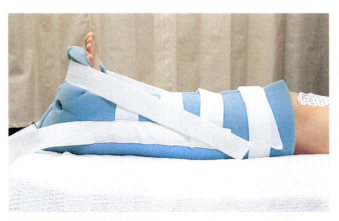

ETAPA 3b(6) Bota para pé com perna em extensão.

(Continua)

ETAPAS	JUSTIFICATIVA

c. *Posicionar o paciente em decúbito dorsal.*
   (1) Colocar uma toalha pequena enrolada sob a área da coluna lombar.
   (2) Colocar uma almofada sob os ombros, pescoço e cabeça.
   (3) Colocar os rolos para o trocanter ou sacos de areia paralelos à superfície lateral das coxas do paciente.
   (4) Colocar os pés do paciente em botas de posicionamento ou em talas.
   (5) Colocar almofadas sob o antebraço pronado mantendo os braços paralelos ao corpo do paciente (ilustração).
   (6) Colocar o rolo para apoio da mão do paciente. Considerar um encaminhamento à terapia ocupacional para o uso de órtese para a mão.

Proporciona apoio para a coluna lombar.

Mantém o alinhamento correto e evita as contraturas em flexão das vértebras cervicais.

Impede a rotação externa do quadril.

Mantém os pés em dorsiflexão. Evita a contratura em flexão plantar ou pé caído.

Reduz a rotação interna do ombro, evitando a extensão do cotovelo. Mantém o alinhamento corporal correto.

Reduz a extensão dos dedos e a abdução do polegar. Mantém o polegar ligeiramente aduzido e em oposição aos dedos.

d. *Posicionar o paciente hemiplégico em decúbito dorsal.*
   (1) Colocar uma toalha dobrada ou uma almofada pequena sob o ombro ou no lado afetado.
   (2) Manter o braço afetado longe do corpo com o cotovelo estendido e a palma da mão para cima. Posicionar a mão afetada em uma das posições recomendadas tanto para mão flácida como para mão espástica. (A alternativa é colocar o braço para o lado com o cotovelo dobrado com a mão em direção à cabeceira da cama.)
   (3) Colocar uma toalha dobrada sob o quadril do lado envolvido.
   (4) Flexionar o joelho afetado em 30 graus, apoiando-o com uma almofada ou cobertor dobrado.
   (5) Apoiar o pé com almofadas macias e em ângulo reto com a perna.

Diminui a possibilidade de dor, contratura articular e subluxação. Mantém a mobilidade nos músculos do ombro, permitindo um padrão normal de movimentos.

Mantém a mobilidade no braço, articulações e ombro, permitindo um padrão de movimento normal. (Posição alternativa neutraliza a capacidade de limitar o braço em rodar para fora [rotação externa]. A rotação externa está presente ao levantar o braço acima da cabeça sem dor.)

Diminui o efeito da espasticidade em todo o membro pelo controle do posicionamento do quadril.

Ligeira flexão quebra o padrão anormal de extensão da perna. A espasticidade extensora é mais grave quando o paciente está em decúbito dorsal.

Mantém o pé em dorsiflexão e evita o pé caído. Almofadas evitam a estimulação da sola do pé pela superfície dura, que tem uma tendência para aumentar o tônus muscular em pacientes com espasticidade extensora dos membros inferiores.

e. *Posicionar o paciente em decúbito ventral usando dois enfermeiros.*
   (1) Com a cabeceira da cama plana e um enfermeiro de cada lado da cama, virar o paciente para o lado colocando o braço ao longo do corpo para o lado em que será virado.

Prepara o paciente para o posicionamento.

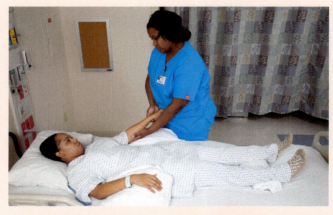

ETAPA 3c(5) Decúbito dorsal apoiado com almofadas.

HABILIDADE 15.2 Mobilizar e Posicionar Pacientes no Leito

ETAPAS	JUSTIFICATIVA
(2) Rolar o paciente sobre o braço posicionado próximo ao corpo com o cotovelo esticado e a mão sob o quadril. Posicionar o abdome no centro da cama.	Posiciona o paciente corretamente; assim, o alinhamento é mantido.
(3) Girar a cabeça do paciente para um lado e apoiá-la com um travesseiro pequeno.	Reduz a flexão e a hiperextensão da coluna cervical.
(4) Colocar uma almofada pequena sob o abdome do paciente abaixo do nível do diafragma.	Reduz a pressão nos seios de algumas pacientes e diminui a hiperextensão da coluna lombar e a tensão lombar. Melhora a respiração pela diminuição da pressão do colchão no diafragma.
(5) Apoiar os braços em flexão ao nível dos ombros.	Mantém o alinhamento adequado. O apoio reduz o risco de luxação da articulação.
(6) Apoiar as pernas com almofadas para elevar os dedos (ilustração).	Evita o pé caído. Impede a rotação externa da perna. Reduz a pressão do colchão nos dedos dos pés.

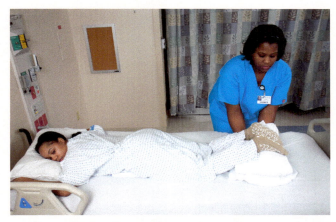

ETAPA 3e(6) Decúbito ventral com almofadas apoiando as pernas.

f. *Posicionar o paciente em posição de 30 graus lateral (decúbito lateral ou lateral oblíquo) (um enfermeiro).*

(1) Abaixar completamente a cabeceira da cama ou tanto quanto o paciente tolerar.	Proporciona uma posição de conforto para o paciente e elimina a pressão sobre as proeminências ósseas nas costas.
(2) Posicionar o paciente em decúbito dorsal no lado da cama em direção oposta à que o paciente será virado. Mover o tronco superior apoiando primeiro os ombros; em seguida, mover o tronco inferior apoiando os quadris. Levantar as grades laterais e passar para o lado oposto da cama.	Fornece espaço para o paciente virar para o lado.
(3) Preparar para virar o paciente para o lado. Flexionar o joelho do paciente não deixando próximo ao colchão. Colocar uma mão no joelho do paciente a outra no ombro.	O uso de alavancagem torna mais fácil realizar o movimento.
(4) Rolar o paciente para o lado em sua direção.	O rolar diminui o trauma aos tecidos. Além disso, o paciente está posicionado de um modo que a alavanca no quadril facilita o movimento.
(5) Colocar uma almofada sob a cabeça e pescoço do paciente.	Mantém o alinhamento. Impede a flexão lateral do pescoço. Diminui a tensão no músculo esternocleidomastóideo.
(6) Contar com a ajuda da escápula.	Evita que o peso do paciente repouse diretamente na articulação do ombro.
(7) Posicionar os dois braços em ligeira flexão. Apoiar um braço com almofada na altura do ombro e o outro no colchão.	Impede a rotação interna e a adução do ombro. Apoiar os braços em ligeira flexão protege a articulação e melhora a ventilação, pois a caixa torácica é capaz de expandir mais facilmente.

(Continua)

ETAPAS	JUSTIFICATIVA
(8) O enfermeiro coloca as mãos sob os quadris do paciente e puxa ligeiramente para frente de forma que o ângulo do quadril com o colchão seja de aproximadamente 30 graus.	A posição lateral em 30 graus reduz a pressão no trocanter.
(9) Colocar uma almofada pequena de apoio lombar atrás do paciente. (Dobrar um travesseiro longitudinalmente. A área plana é colocada levemente sob as costas do paciente.)	Proporciona apoio para manter o paciente de lado.
(10) Colocar um travesseiro sob a parte superior das pernas semiflexionadas na altura do quadril a partir da virilha até os pés (ilustração).	Flexão evita a hiperextensão dos pés. Mantém a perna em alinhamento correto. Evita a pressão em proeminências ósseas.

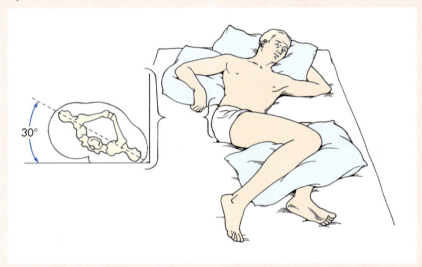

ETAPA 3f(10) Decúbito lateral em 30 graus com apoio de almofadas.

(11) Colocar sacos de areia paralelos à superfície plantar do pé afetado.	Mantém a dorsiflexão do pé.

g. Posicionar o paciente na posição semipronada (um enfermeiro).

(1) Posicionar o paciente em decúbito dorsal no lado da cama em direção oposta à que o paciente será virado. Mover o tronco superior apoiando primeiro os ombros; em seguida, mover o tronco inferior apoiando os quadris. Levantar as grades laterais e passar para o lado oposto da cama.	Prepara o paciente para a posição.
(2) Enfermeiro move-se para o outro lado da cama, virando o paciente de lado. Posicionar em decúbito lateral apoiado parcialmente sobre o abdome, com o ombro afetado levantado e o braço colocado ao lado do paciente.	Paciente é rolado só parcialmente sobre o abdome.
(3) Colocar uma almofada pequena sob a cabeça do paciente.	Mantém o alinhamento adequado e evita a flexão lateral do pescoço.
(4) Colocar uma almofada sob o braço flexionado com apoio na altura do ombro.	Evita a rotação interna do ombro. Mantém o alinhamento.
(5) Colocar uma almofada sob as pernas flexionadas com apoio na perna na altura do quadril.	Evita a rotação interna do quadril e adução da perna. A posição em flexão evita a hiperextensão da perna, reduzindo a pressão do colchão nos joelhos e tornozelos.
(6) Colocar sacos de areia paralelos à superfície plantar do pé.	Mantém o pé em dorsiflexão. Evita a contratura em flexão plantar ou pé caído.

h. Virar o paciente em bloco (três enfermeiros).

> ⚡ **ALERTA DE SEGURANÇA** Um enfermeiro supervisiona e ajuda o profissional da equipe de enfermagem quando há uma prescrição para virar o paciente em bloco. Pacientes com lesão medular ou em recuperação de cirurgias de pescoço, coluna lombar e medula espinal necessitam manter a coluna em alinhamento reto para evitar maiores lesões.

HABILIDADE 15.2 Mobilizar e Posicionar Pacientes no Leito

ETAPAS	JUSTIFICATIVA
(1) Colocar o paciente em decúbito dorsal no lado da cama em direção oposta à que será virado.	Prepara o paciente para a colocação em decúbito lateral.
(2) Colocar uma almofada pequena entre os joelhos.	Evita a tensão da coluna vertebral e a adução do quadril.
(3) Cruzar os braços do paciente no peito.	Evita lesões nos braços.
(4) Posicionar dois enfermeiros ao lado na direção em que o paciente será virado e um enfermeiro no lado onde estão colocados os travesseiros (ilustração).	Distribui os pesos igualmente entre os enfermeiros durante a mudança de decúbito.
(5) Enrolar o lençol ao longo do paciente para o lado em que será virado.	Fornece uma alça forte para segurar firmemente o lençol sem deslizamento.
(6) Com um enfermeiro segurando firme o lençol abaixo do quadril e coxa e o outro enfermeiro segurando na altura do ombro e da coluna lombar, na contagem até três, rolar o paciente como um bloco em movimento suave e contínuo (ilustração).	Isso mantém o alinhamento adequado pelo movimento de todas as partes do corpo ao mesmo tempo, evitando a tensão ou torção da coluna vertebral.
(7) Enfermeiro no lado oposto da cama coloca a almofada ao longo do comprimento do paciente para apoio (ilustração).	Mantém o paciente na posição de decúbito lateral.
(8) Virar suavemente o paciente como um bloco em direção às almofadas de apoio.	Assegura o alinhamento em linha reta da coluna vertebral, evitando lesões.

4. **Veja Protocolo de Conclusão (ao final do livro).**

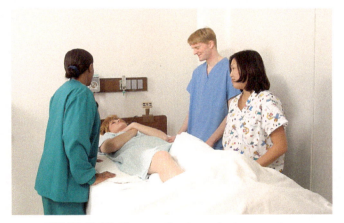

ETAPA 3h(4) Preparação da paciente para virar.

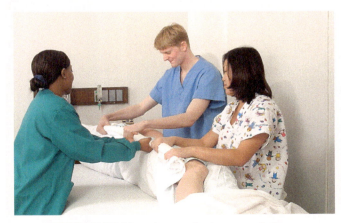

ETAPA 3h(6) Virando a paciente para o lado.

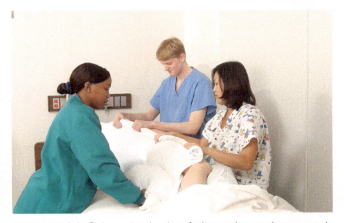

ETAPA 3h(7) Colocação de almofadas ao longo do tronco da paciente para apoio.

(*Continua*)

AVALIAÇÃO

1. Avaliar o alinhamento corporal do paciente e o posicionamento. O corpo do paciente deve estar apoiado por colchão apropriado e a coluna vertebral está sem curvas observáveis.
2. Avaliar o nível de conforto do paciente (escala de dor é uma opção).
3. Medir a amplitude de movimento (Cap. 7).
4. Verificar áreas de eritema ou lesões na pele.
5. Observar as tentativas do paciente em atividades de autocuidado (p. ex., banho e alimentação).

Resultados Inesperados e Intervenções Relacionadas

1. Contraturas articulares se desenvolvem ou pioram.
   a. Propor exercícios de amplitude de movimento para as regiões afetadas e imobilizadas (Cap. 16).
2. Pele mostra áreas localizadas de eritema e lesões.
   a. Aumentar a frequência da mudança de decúbito.
   b. Colocar um cronograma de mudança de decúbito em local de fácil visualização para todos os profissionais de saúde.
3. Paciente evita se mover.
   a. Medicar com analgésicos conforme prescrição médica ou do profissional de saúde para assegurar conforto ao paciente antes de movimentar-se.
   b. Aguardar o efeito do analgésico para continuar.

Registro e Relato

- Registrar as transferências, as alterações de posicionamentos e as observações (p. ex., condição da pele, movimento articular, capacidade do paciente para colaborar com o posicionamento) em folha de evolução ou nas anotações da enfermagem.
- Relatar as observações para mudança de turno.
- Relatar ao médico ou ao profissional de saúde as complicações na pele ou nas articulações.

Amostra de Documentação

9h Paciente relata sensação de pressão sobre área do cóccix. Cóccix ligeiramente hiperemiado. Posicionado em decúbito ventral com auxílio de três cuidadores. Almofadas foram colocadas para apoiar as extremidades inferiores das pernas; almofadas pequenas posicionadas sob a cabeça e abaixo do diafragma. Paciente nega desconforto ou dor.

10h Paciente mudado para decúbito lateral esquerdo. Não apresenta hiperemia na área do cóccix. Paciente repousa confortavelmente sem relatar dor ou desconforto.

Considerações Especiais

Pediatria
- Estimular a criança a ser tão ativa quanto a sua condição e os dispositivos restritivos permitirem. Usar brinquedos desenvolvidos adequadamente ou itens que estimulem ativamente a participação nos cuidados.
- Crianças incapazes de se mover necessitam de exercícios passivos e ativos (Cap. 16).

Geriatria
- Pacientes idosos devem, pelo menos, a cada 1 ou 2 horas mudar de decúbito e manter uma programação regular de exercícios para amplitude de movimento (Meiner e Lueckenotte, 2006).

Assistência Domiciliar (*Home Care*)
- Avaliar a capacidade e a motivação do paciente e do cuidador familiar na participação da atividade de mover e posicionar o paciente no leito.
- Avaliar a casa para determinar a compatibilidade do ambiente com os dispositivos auxiliares (p. ex., trapézio sobre a cama, elevador Hoyer, cama hospitalar).

PERGUNTAS DE REVISÃO

Estudo de Caso para as Perguntas 1 e 2

Sr. Clark é um homem de 37 anos que sofreu lesão na medula espinal devido a acidente automobilístico. Ele foi internado em uma enfermaria com múltiplas lacerações profundas na face e no tronco, e fraturas do maxilar e zigomático. Seu nível de dor é 9 em escala de 0 a 10.

1. Foi agendada uma tomografia computadorizada (TC) para a cabeça e coluna devido ao acidente de carro. Ele agora relata dor nível 7 em escala de 0 a 10. Ele pesa 95 kg e recusa que o enfermeiro remova-o da maca. Quais intervenções o enfermeiro poderia selecionar para obter sucesso em relação aos procedimentos com o Sr. Clark? Selecionar todos que se aplicam:
   1. Administrar analgésico para dor conforme prescrição.
   2. Usar dois enfermeiros para mover o paciente para a maca e explicar o procedimento ao paciente.
   3. Convocar três enfermeiros para ajudar na transferência e explicar o procedimento ao paciente.
   4. Informá-lo de que é uma ordem médica e, por isso, deve ser transferido.
2. O Sr Clark retornou da TC. O médico solicitou que o paciente fosse mudado de decúbito e posicionado a cada 1 a 2 horas até que fosse submetido a uma cirurgia para estabilizar a fratura da coluna. Qual é a técnica mais segura que pode ser utilizada para mudar seu decúbito de um lado para outro?
3. Um paciente está restrito ao leito há vários dias. Quando tenta sentar à beira da cama, sente tonturas e náuseas. Esses sintomas são mais prováveis de qual dos seguintes casos?
   1. Hipertensão rebote
   2. Hipotensão ortostática
   3. Propriocepção disfuncional
   4. Hipotensão rebote do SNC

4. Um paciente que pesa 104,5 kg está sendo transferido da cama para a cadeira. O paciente tem autorização para carga parcial como resultado de uma cirurgia reconstrutiva em joelhos bilateralmente. Qual das seguintes técnicas de transferência é a melhor?
   1. Dispositivo de redução de atrito
   2. Apoio para transferência bariátrica
   3. Três pessoas para carregar
   4. Em pé e girar em torno de um pivô usando dois enfermeiros

5. Um adolescente foi internado com diagnóstico de lesão da medula espinal instável devido a um acidente automobilístico. O paciente necessita ser levado para a sala de cirurgia. Qual é o método mais apropriado para transferi-lo para a maca?
   1. Usar um método passo a passo: mover o tronco, os quadris e finalmente as pernas.
   2. Girar o paciente em bloco, colocar uma prancha de deslizamento e deslizá-lo para a maca em bloco, mantendo o alinhamento corporal.
   3. Permitir que o paciente se levante e se transfira para a maca.
   4. Usar um elevador mecânico para a transferência para a maca.

6. Um paciente está no primeiro dia de pós-operatório de cirurgia abdominal. Ele recusa-se a passar da cama para a cadeira. Qual deve ser a primeira avaliação a ser realizada pelo enfermeiro para determinar qual a transferência mais apropriada?
   1. Nível de dor
   2. Algum equipamento ligado ao seu corpo
   3. Peso do paciente
   4. Capacidade do paciente para seguir as instruções

7. O enfermeiro está transferindo um paciente da cama para a cadeira. O paciente está acamado há muito tempo. Qual das seguintes alternativas o enfermeiro deve realizar primeiro?
   1. Colocar um cinto de transferência
   2. Usar o método sob a axila para ajudar o paciente a sentar
   3. Fornecer os óculos do paciente
   4. Permitir que o paciente faça algumas oscilações por alguns minutos sentado à beira da cama.

8. Dois técnicos de enfermagem solicitam ao auxiliar de enfermagem ajuda para transferir um paciente de 56,8 kg da cama para a maca. O paciente é incapaz de auxiliar. Qual é a melhor resposta?
   1. "Enquanto nós usamos uma mecânica corporal adequada, ninguém vai se machucar."
   2. "O paciente só pesa 56,8 kg. Você não precisa da minha ajuda."
   3. "A técnica de levantamento com três homens é a recomendada para garantir sua segurança e a do paciente."
   4. "Usar a prancha de deslizamento; é mais confortável para o paciente e com menos possibilidade de lesão para nós."

9. Colocar as seguintes etapas na sequência que promova uma transferência segura do paciente da cadeira de rodas para a cama.
   1. Posição da cadeira de rodas a um ângulo de 45 graus próximo à cama
   2. Auxiliar o paciente a mover de frente para a cadeira de rodas
   3. Levantar os pés e colocar o cinto de transferência
   4. Travar a cadeira de rodas. Empurrar a trava para trás para bloquear
   5. Posicionar-se ligeiramente à frente do paciente para observar e proteger o paciente durante a transferência

10. Qual dos seguintes pacientes se beneficiaria da colocação na posição lateral em 30 graus à direita?
    1. Paciente que tem falta de ar
    2. Paciente que apresenta sinais de estágio I de úlcera por pressão em trocanter esquerdo
    3. Paciente com hemiplegia à direita
    4. Paciente propenso à hipotensão ortostática

REFERÊNCIAS

American Nurses Association: Position statement on elimination of manual patient handling to prevent work-related musculoskeletal disorders, June 2003. http://www.nursingworld.org.readroom/position/workplac/pathand.htm.

American Nurses Association: Nursing's legislative and regulatory initiatives for the 110th congress: workplace health and safety, Department of Government Affairs, 2007, http://www.anapoliticalpower.org.

Baptiste A and others: Friction-reducing devices for lateral patient transfers: a clinical evaluation, *AAOHN J* 54(4):173, 2006.

Bureau of Labor Statistics: Occupational industries and illnesses: industry data, 2003, http://stats.bls.gov/bls/occupation.htm.

Hockenberry MJ, Wilson D: *Wong's nursing care of infants and children*, ed 8, St Louis, 2007, Mosby.

Lampinen P and others: Activity as a predictor of mental well-being among older adults, *Aging Ment Health* 10(5):454, 2006.

Meiner S, Lueckenotte A: *Gerontologic nursing*, ed 3, St Louis, 2006, Mosby.

Miami Valley Hospital: Lift team case study, June 2007, http://www.miamivalleyhospital.com/.

Nelson A and others: *Safe patient handling and movement*, New York, 2009, Springer.

Occupational Health and Safety Administration: *Technical manual*, TED 01-00-015 [TED 1-0.15A], 2009, August 16, 2010, http://www.osha.gov/dts/osta/otm/otm_toc.html.

Pelczarski K: Take a proactive approach to bariatric patient needs, *Materials Management Magazine* June 2007.

Phipps W and others: *Medical-surgical nursing: health and illness perspectives*, ed 8, St Louis, 2007, Mosby.

Pierson M, Fairchild S: *Principles and techniques of patient care*, ed 4, St Louis, 2008, Saunders.

Sedlak C and others: Development of the National Association of Orthopaedic Nurses guidance statement on safe patient handling and movement in the orthopaedic setting, *Orthop Nurs* 28(2S):S2, 2009.

UC Davis Health System: New team gives nurses a lift in handling patients, March 2005, http://www.ucdmc.ucdavis.edu.

United States Department of Labor, Occupational Safety and Health Administration (OSHA): Guidelines for nursing homes: ergonomics for the prevention of musculoskeletal disorders, Washington, DC, 2003, OSHA.

CAPÍTULO 16

Exercício e Mobilidade

Instrução para o Procedimento 16.1 Amplitude de Movimento, 379
Habilidade 16.1 Aparelho de Movimento Passivo Contínuo, 382
Instrução para o Procedimento 16.2 Colocação de Meias Elásticas e Sistema de Compressão Sequencial, 384
Habilidade 16.2 Auxílio na Deambulação, 387
Habilidade 16.3 Ensinar o Uso de Bengalas, Muletas e Andadores, 390

A mobilidade é a capacidade de movimentar-se, com o movimento proporcionando um meio de contato, de sensações, de explorações, de prazer e de controle pessoal (Touhy, 2008). Os profissionais da área da saúde concordam que, independentemente da idade, o envolvimento em algum grau de atividade física é melhor do que levar uma vida sedentária (Struck e Ross, 2006). Os benefícios da atividade física incluem o aumento de energia, melhora do sono, do apetite, da dor e da autoestima. Portanto, é útil incorporar o exercício físico nas atividades de vida diária (AVDs) sempre que possível (Quadro 16-1). Os enfermeiros se esforçam para promover e manter a mobilidade funcional do paciente e estão em uma posição especial para influenciar a participação do paciente nessas atividades de promoção à saúde.

Três elementos são essenciais para a mobilidade: (1) a capacidade para se mover com base em força muscular, controle, coordenação e da amplitude de movimento; (2) a motivação para se mover; e (3) a ausência de obstáculos no ambiente domiciliar. O repouso é uma intervenção na qual o paciente está restrito ao leito por uma das seguintes causas: (1) diminuição de oxigênio no corpo, (2) dor ou (3) indicação de repouso e recuperação. A mobilização em pessoas idosas pode estar prejudicada devido à doença, perda de força muscular, flexibilidade e tipo de roupa que dificulta sua mobilidade (como a roupa na altura do joelho que pode ficar presa em uma cadeira de rodas) (Touhy, 2008). Todos esses fatores devem ser considerados ao incorporar as atividades no plano de cuidados do paciente.

CUIDADO CENTRADO NO PACIENTE

Os pacientes com dor têm menos mobilidade se sentem que a atividade irá aumentar sua dor ou se a dor está limitando sua amplitude de movimento. Ao avaliar o nível de dor do paciente, deve-se estar ciente de que a cultura e o sexo podem afetar a resposta do paciente. Por exemplo, os homens mexicanos são menos propensos a relatar dor por terem a percepção de que expressar a dor não é uma atitude masculina (Tran e Garcia, 2009). Em contraste, as mulheres mexicanas são propensas a procurar cuidados de saúde tão logo sentem dor. Os enfermeiros devem ter o cuidado para perceber os sinais verbais e não verbais de todos os pacientes ao avaliar a dor (Cap. 13). Eles devem saber como se comunicar eficazmente com os pacientes e assim explicar os benefícios da mobilidade e do aumento do risco de complicações devido à imobilidade. Incluir os membros da família em qualquer discussão sobre esse assunto pode reforçar a importância da atividade.

SEGURANÇA

É preciso ter cuidado com pacientes que têm risco de hipotensão ortostática durante o exercício. Sinais e sintomas de hipotensão ortostática incluem tonturas, vertigens, náuseas, taquicardia, palidez e desmaio. Estes pacientes, ao se deslocarem para a posição sentada com as pernas pendentes (Habilidade 16.2), podem apresentar uma queda da pressão arterial induzida pela gravidade, gerando um risco para quedas. Quando um paciente fica em pé, o sangue desloca-se do tórax para a pélvis e para os membros inferiores por causa da gravidade. A queda na pressão arterial resulta da redistribuição sanguínea (Phipps *et al.*, 2007). Para ajudar a evitar a hipotensão ortostática, orientar o paciente a exercitar os músculos da panturrilha e sentar na borda da cama por 1 minuto antes de se levantar (Mayo Clinic, 2009).

Para prevenir lesões tanto em pacientes como em seu cuidador, é essencial a utilização de técnicas seguras de mobilização do paciente. Os enfermeiros devem trabalhar juntamente com os pacientes e os membros da equipe de saúde no desenvolvimento de práticas seguras. As técnicas para a transferência de pacientes devem ser baseadas no estado cognitivo e físico do paciente e na sua condição clínica (Nelson *et al.*, 2007). Alguns pesquisadores alertam que os dispositivos de assistência (p. ex., prancha deslizadora) por si só não são suficientes e que os enfermeiros devem tirar a palavra *levantar* de seu vocabulário (Barnes, 2007). Quando os enfermeiros e os pacientes trabalham juntos para planejar uma melhor abordagem de transferência, todas as partes envolvidas estão habilitadas a participar e garantir que o cuidado fornecido é aceitável e apropriado para o paciente. A Tabela 16-1 lista as técnicas projetadas para minimizar as lesões no cuidador.

A imobilidade e a falta de exercício físico podem causar graves efeitos para o paciente e em sua qualidade de vida. Pacientes com risco de desenvolver doença cardíaca coronariana, que é a

QUADRO 16-1 — EXEMPLOS DE INCORPORAÇÃO DE EXERCÍCIOS NAS ATIVIDADES DE VIDA DIÁRIA

Membros Superiores
- *Balançar a cabeça "sim":* flexão do pescoço
- *Balançar a cabeça "não":* rotação do pescoço
- *Alcançar o suporte de cabeceira para livro:* extensão do ombro
- *Coçar as costas:* hiperextensão do ombro
- *Escovar ou pentear os cabelos:* hiperextensão do ombro
- *Comer, banhar e barbear:* flexão e extensão do cotovelo
- *Escrever e comer:* flexão, extensão e oposição do polegar e dedos

Membros Inferiores
- *Deambulação:* flexão, extensão e hiperextensão do quadril; flexão e extensão do joelho; dorsiflexão do tornozelo; flexão plantar
- *Mover para o decúbito lateral:* flexão, extensão e abdução do quadril; flexão e extensão do joelho
- *Mover do decúbito lateral:* extensão e adução do quadril; flexão e extensão do joelho
- *Sentado, levantar os joelhos para cima com a perna esticada:* fortalece os músculos utilizados na deambulação

principal causa de morte nos Estados Unidos, são os mais afetados pela falta de atividade física (Gillespie, 2006). Os idosos beneficiam-se da atividade física pela melhora da resistência e da flexibilidade. Ter cuidado com pacientes de todas as idades e evitar a introdução de exercícios apenas passivos. Para uma alteração segura em um programa de exercício, orientar o paciente em termos de frequência apropriada, intensidade, tempo e tipo de exercício; isso pode ser denominado como uma *prescrição de atividade física* (Gillespie, 2006). Segundo o parecer do Conselho Federal de Medicina (nº 4141/2004), no Brasil, "compete exclusivamente ao médico, após o diagnóstico da doença, prescrever a terapêutica adequada ao paciente e, inclusive, a prescrição da atividade física". Ao enfermeiro compete, no Brasil, segundo parecer COREN/SP CAT nº 37/2010, participar da equipe multiprofissional e das decisões relacionadas às medidas de promoções à saúde dos pacientes por ele assistidos. No entanto, não é de competência do enfermeiro realizar a supervisão de atividades físicas.

Além disso, deve-se discutir a importância da ingestão de líquidos, monitoramento cardíaco, fatores de risco e períodos de repouso para assegurar que os exercícios sejam realizados em segurança.

TENDÊNCIAS NA PRÁTICA BASEADA EM EVIDÊNCIA

Struck BD, Ross KM: Health promotion in older adults: prescribing exercise for the frail and home bound, *Geriatrics* 61(5):22, 2006

Treino de equilíbrio, exercícios para ganho de amplitude de movimento, alongamento, fortalecimento muscular e exercícios aeróbicos têm sido recomendados como componentes de exercícios para idosos. Pesquisas têm mostrado que, se um idoso está em sua casa, a deambulação, as transferências e a realização de AVDs são benéficas. Exercícios também têm sido citados como uma forma de prevenção de fraturas em idosos que sofreram um acidente vascular encefálico (Struck, 2006). O exercício pode melhorar o equilíbrio, reduzir as quedas e melhorar a densidade óssea; portanto, reduzem o risco de fraturas. Muitos benefícios à saúde estão associados à atividade física; assim, o enfermeiro deve estimular as pessoas de todas as idades a praticá-la. Como as pessoas se tornam mais ligadas a tecnologias, tais como DVDs e computadores, muitas vezes mais tempo é gasto na posição sentada. Os enfermeiros devem aproveitar o tempo para destacar os benefícios da atividade física e os benefícios de saúde associados.

TABELA 16-1 — PREVENÇÃO DE LESÃO POR ESFORÇO EXCESSIVO DE LEVANTAMENTO DE PESO EM CUIDADORES DE SAÚDE

AÇÃO	JUSTIFICATIVA
Ao planejar mover um paciente, providenciar ajuda apropriada. Se a instituição tiver uma equipe para realizar essa tarefa, usá-la como um recurso.	A equipe para realizar a mobilização do paciente é devidamente treinada em técnicas para prevenir lesões.
Utilizar equipamentos e dispositivos para a mobilização do paciente (p. ex., camas com alturas ajustáveis, elevadores hidráulicos de pacientes, lençóis deslizantes com tecidos de baixa fricção, equipamentos hidráulicos)	Esses aparelhos têm demonstrado reduzir a tensão muscular do cuidador durante a mobilização do paciente.
Estimular o paciente a auxiliar tanto quanto possível.	Estimula as capacidades do paciente e fortalece seus músculos enquanto minimiza a carga de trabalho do cuidador.
Manter o tronco, pescoço, pelve e pés alinhados. Evitar a torção.	Torção aumenta o risco de lesões.
Flexionar os joelhos e manter os pés na largura dos ombros.	Uma base de apoio alargada aumenta a estabilidade.
Posição próxima ao paciente (ou ao objeto a ser levantado).	Reduz o alcance horizontal e o estresse na coluna lombar.
Usar os braços e as pernas (não a coluna lombar).	Os músculos da perna são fortes, os grandes músculos são capazes de grandes esforços sem causar lesões.
A pessoa com a maior carga coordena os esforços da equipe de mobilização contando até três.	O levantamento simultâneo minimiza a carga para qualquer membro da equipe.
Realizar a mobilização manual somente como último recurso e somente se não envolver a elevação da maior parte ou todo o peso do paciente (Nelson e Baptiste, 2006).	A mobilização é uma atividade de alto risco que causa estresses postural e bioquímico significativos.

INSTRUÇÃO PARA O PROCEDIMENTO 16.1
Amplitude de Movimento

Amplitude de movimento se refere à quantidade de movimento que uma pessoa apresenta em cada articulação (Tseng et al., 2007). Os exercícios para a amplitude de movimentos podem ser ativos, passivos ou ativoassistidos. Eles são ativos se o paciente é capaz de realizar os exercícios independentemente; passivos se os exercícios são realizados para o paciente pelo cuidador. Em todos os aspectos das AVDs, o enfermeiro deve estimular o paciente a ser tão independente quanto possível. O enfermeiro incentiva e supervisiona os exercícios ativos e passivos para a amplitude de movimentos todos os dias. Deve-se incorporar exercícios ativos de amplitude de movimentos nas AVDs do paciente (Tabela 16-2). O enfermeiro pode facilmente incorporar os exercícios passivos para amplitude de movimentos em atividades como o banho e a alimentação. Sempre colaborar com o paciente no desenvolvimento de uma programação para as atividades para ganho de amplitude de movimentos.

Delegação e Colaboração

> A habilidade em realizar os exercícios para ganho de amplitude de movimentos pode ser delegada à equipe de enfermagem, como técnicos e auxiliares. Entretanto, pacientes com trauma raquimedular ou ortopédicos geralmente requerem exercícios realizados por enfermeiros ou fisioterapeutas. Instruir a equipe de enfermagem para:

- Explicar como adaptar as habilidades para determinados pacientes, tais como quais articulações precisam de exercícios de amplitude de movimentos passivos *versus* ativos.
- Analisar o que observa e relatar ao enfermeiro, por exemplo, dor ou fadiga durante os exercícios para amplitude de movimentos.

Equipamento
- Não é necessário nenhum equipamento físico ou mecânico; luvas de procedimento (se houver lesões na pele ou drenagem de secreção/exsudato).

Etapas do Procedimento
1. Examinar o prontuário do paciente, verificando os resultados da avaliação física, prescrições médicas ou dos profissionais de saúde, diagnóstico e histórico médico e evolução.
2. Obter dados sobre a função articular por meio de exames, como radiografias, tomografia computadorizada e ressonância magnética, e com o médico responsável pelo paciente.
    a. Observar a capacidade do paciente para realizar os exercícios para ganho de amplitude de movimentos durante as AVDs.
    b. Observar as limitações de mobilidade articular, vermelhidão ou calor sobre as articulações, sensibilidade articular, deformidades ou crepitação produzida pelo movimento articular.

TABELA 16-2 — INCORPORAÇÃO DE EXERCÍCIOS ATIVOS PARA AMPLITUDE DE MOVIMENTO EM ATIVIDADES DA VIDA DIÁRIA

ARTICULAÇÃO EXERCITADA	ATIVIDADE DE VIDA DIÁRIA	MOVIMENTO
Pescoço	Balançar a cabeça sim Balançar a cabeça não Mover a orelha direita em direção ao ombro direito Mover a orelha esquerda em direção ao ombro esquerdo	Flexão Rotação Flexão lateral Flexão lateral
Ombro	Alcançar para acender a luz acima da cabeça Alcançar o suporte de cabeceira para livro Passar desodorante Pentear os cabelos	Flexão, extensão Extensão Abdução Flexão
Cotovelo	Alimentar, banhar, barbear, vestir	Flexão, extensão
Punho	Alimentar, banhar, barbear, vestir	Flexão, extensão, abdução, adução
Dedos e polegar	Todas atividades que requerem coordenação motora fina (p. ex., escrever, comer, passatempos)	Flexão, extensão, abdução, adução, oposição
Quadril	Deambulação Mover para o decúbito lateral Mover do decúbito lateral Ponta do pé para dentro Ponta do pé para fora	Flexão, extensão Flexão, extensão, abdução Extensão, adução Rotação interna Rotação externa
Joelho	Deambulação Mover para e do decúbito lateral	Flexão, extensão Flexão, extensão
Tornozelo	Deambulação Mover o dedo do pé em direção à cabeceira da cama Mover o dedo do pé em direção ao pé da cama	Dorsiflexão, flexão plantar Dorsiflexão Flexão plantar
Artelhos	Deambulação Mexer os artelhos	Extensão, flexão Abdução, adução, extensão, flexão

INSTRUÇÃO PARA O PROCEDIMENTO 16.1
Amplitude de Movimento *(cont.)*

3. Determinar a facilidade do paciente e do cuidador para aprender. Explicar a importância dos exercícios para ganho de amplitude de movimentos, e descrever e demonstrar os exercícios a serem realizados.
4. Avaliar o nível de conforto do paciente (em uma escala de dor de 0 a 10) antes dos exercícios.

> ⚡ **ALERTA DE SEGURANÇA** Considerar, se necessário, a prescrição de analgesia para os pacientes 30 minutos antes de iniciar os exercícios para amplitude de movimentos.

5. **Veja Protocolo Padrão (ao final do livro).**
6. Usar luvas na presença de drenagem de feridas ou lesões de pele.
7. Auxiliar o paciente para que fique em uma posição confortável, de preferência sentado ou deitado.
8. Ao realizar os exercícios ativoassistidos ou passivos de amplitude de movimentos (Tabela 16-3), dar um apoio à área distal e proximal adjacente à articulação segurando a porção distal da extremidade ou usando a mão em concha para apoiar o membro (ilustrações).
9. Completar os exercícios na sequência da cabeça aos pés. Repetir cada movimento 5 vezes durante o período de exercício. Informar ao paciente como esses exercícios são realizados e como eles podem ser incorporados nas AVDs (Tabela 16-2).

> ⚡ **ALERTA DE SEGURANÇA** Se uma nova resistência for notada em uma articulação, não forçar o movimento articular. Consultar o ortopedista ou o fisioterapeuta.

10. Observar o paciente realizando as atividades com relação à amplitude de movimentos.
11. Medir o movimento articular quando necessário.
12. Solicitar ao paciente para avaliar qualquer desconforto em uma escala de dor de 0 a 10.
13. **Veja Protocolo de Conclusão (ao final do livro).**

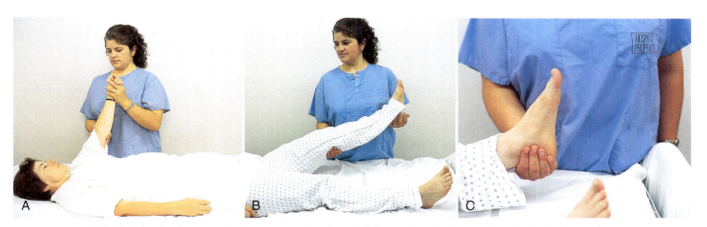

ETAPA 8 A, Apoie a articulação segurando a área distal e proximal adjacente à articulação. **B,** Apoie a articulação segurando a porção distal da extremidade. **C,** Use a mão em concha para apoiar o membro.

TABELA 16-3 EXERCÍCIOS PARA AMPLITUDE DE MOVIMENTO

PARTE DO CORPO	TIPO DE ARTICULAÇÃO	TIPO DE MOVIMENTO	AMPLITUDE (GRAUS)	MÚSCULOS PRIMÁRIOS
Pescoço, coluna cervical	Pivô	*Flexão*: Trazer o queixo apoiando no peito.	45	Esternocleidomastóideo
		Extensão: Retornar a cabeça para a posição ereta.	45	Trapézio
		Hiperextensão: Inclinar a cabeça para trás tanto quanto possível.	10	Trapézio
		Flexão lateral: Inclinar a cabeça tanto quanto possível em direção a cada ombro.	40-45	Esternocleidomastóideo
		Rotação: Virar a cabeça tanto quanto possível em movimentos circulares.	180	Esternocleidomastóideo, trapézio

(Continua)

TABELA 16-3 EXERCÍCIOS PARA AMPLITUDE DE MOVIMENTO (cont.)

PARTE DO CORPO	TIPO DE ARTICULAÇÃO	TIPO DE MOVIMENTO	AMPLITUDE (GRAUS)	MÚSCULOS PRIMÁRIOS
Ombro	Bola e soquete	*Flexão*: Levantar o braço para frente e acima da cabeça.	45-60	Coracobraquial, deltoide, peitoral maior
		Extensão: Voltar o braço à posição ao lado do corpo.	180	Grande dorsal, redondo maior, tríceps braquial
		Hiperextensão: Mover o braço para trás do corpo mantendo o cotovelo esticado.	45-60	Grande dorsal, redondo maior, deltoide
		Abdução: Levantar o braço de lado para cima da cabeça com a palma da mão longe da cabeça.	180	Deltoide, supraespinhal
		Adução: Antebraço lateralmente e através do corpo tanto quanto possível.	320	Peitoral maior
		Rotação interna: Cotovelo fletido, rodar o ombro movendo o braço até que o polegar encoste nas costas.	90	Peitoral maior, grande dorsal, redondo maior, subescapular
		Rotação externa: Com o cotovelo em círculo completo, mover o braço até que o polegar fique virado para cima e lateral à cabeça.	90	Infraespinhal, redondo maior
		Circundução: Mover o braço em círculo completo (circundução é o movimento de circundar, realizado pelo ombro).	360	Deltoide, coracobraquial, grande dorsal, redondo maior
Cotovelo	Dobradiça	*Flexão*: Dobrar o cotovelo de modo que o antebraço mova em direção à articulação do ombro e a mão fique no nível do ombro.	150	Bíceps braquial, braquial, braquiorradial
		Extensão: Esticar o cotovelo abaixando a mão.	150	Tríceps braquial
Antebraço	Pivô	*Supinação*: Girar o antebraço e a mão de modo que a palma da mão fique para cima.	70-90	Supinador, bíceps braquial
		Pronação: Girar o antebraço de modo que a palma da mão fique para baixo.	70-90	Pronador redondo, pronador quadrado
Punho	Condiloide	*Flexão*: Mover a palma da mão em direção à região interna do antebraço.	80-90	Flexor ulnar do carpo, flexor radial do carpo
		Extensão: Mover os dedos e a mão posterior à linha média.	80-90	Extensor radial curto do carpo, extensor radial longo do carpo, extensor ulnar do carpo
		Hiperextensão: Trazer a superfície dorsal da mão para trás tanto quanto possível.	80-90	Extensor radial curto do carpo, extensor radial longo do carpo, extensor ulnar do carpo
		Abdução (desvio radial): Desviar o punho lateralmente em direção ao quinto dedo.	Acima de 30	Flexor radial do carpo, extensor radial curto do carpo, extensor radial longo do carpo
		Adução (desvio ulnar): Desviar o punho medialmente em direção ao polegar.	30-50	Flexor ulnar do carpo, extensor ulnar do carpo
Dedos	Dobradiça condiloide	*Flexão*: Socar.	90	Lumbricais, interósseos volares, interósseos dorsais
		Extensão: Esticar os dedos.	90	Extensor próprio do 5º dedo, extensor digital comum, extensor próprio do indicador
		Hiperextensão: Dobrar os dedos para trás tanto quanto possível.	30-60	Extensor digital
		Abdução: Separar os dedos.	30	Interósseos dorsais
		Adução: Juntar os dedos.	30	Interósseos volares

INSTRUÇÃO PARA O PROCEDIMENTO 16.1 Amplitude de Movimento

TABELA 16-3   EXERCÍCIOS PARA AMPLITUDE DE MOVIMENTO *(cont.)*

PARTE DO CORPO	TIPO DE ARTICULAÇÃO	TIPO DE MOVIMENTO	AMPLITUDE (GRAUS)	MÚSCULOS PRIMÁRIOS
Polegar	Sela	*Flexão*: Mover o polegar através da superfície palmar da mão.	90	Flexor curto do polegar
		Extensão: Mover o polegar esticado para fora da mão.	90	Extensor longo do polegar, extensor curto do polegar
		Abdução: Estender o polegar lateralmente (geralmente é realizado ao colocar os dedos em abdução e adução).	30	Abdutor curto e longo do polegar
		Adução: Mover o polegar de volta em direção à mão.	30	Adutor do polegar porção oblíqua, adutor do polegar porção transversa
		Oposição: Tocar o polegar em cada dedo da mesma mão.	–	Oponente do polegar, oponente do dedo mínimo
Quadril	Bola e soquete	*Flexão*: Mover a perna para frente e para cima.	90-120	Psoas maior, ilíaco, sartório
		Extensão: Mover a perna para trás ao lado da outra perna.	90-120	Glúteo máximo, semitendinoso, semimembranoso
		Hiperextensão: Mover a perna para trás do corpo.	30-50	Glúteo máximo, semitendinoso, semimembranoso
		Abdução: Mover a perna lateralmente para longe do corpo.	30-50	Glúteo médio, glúteo mínimo
		Adução: Mover a perna de volta em direção à posição média e mais além, se possível.	30-50	Adutor longo, adutor curto, adutor magno
		Rotação interna: Rodar o pé e a perna em direção à outra perna.	90	Glúteo médio, glúteo mínimo, tensor da fascia lata
		Rotação externa: Rodar o pé e a perna para longe da outra perna.	90	Obturador interno, obturador externo, quadríceps femoral, piriforme, gêmeos superior e inferior, glúteo máximo
		Circundução: Mover a perna em círculo.	120-130	Psoas maior, glúteo máximo, glúteo médio, adutor magno
Joelho	Dobradiça	*Flexão:* Trazer o calcanhar para trás em direção à parte posterior da coxa.	120-130	Bíceps femoral, semitendinoso, semimembranoso, sartório
		Extensão: Voltar a perna para o chão.	120-130	Reto femoral, vasto lateral, vasto medial, vasto intermédio
Tornozelo	Dobradiça	*Flexão dorsal:* Mover o pé de modo que os artelhos apontem para cima.	20-30	Tibial anterior
		Flexão plantar: Mover o pé de modo que os artelhos apontem para baixo.	45-50	Gastrocnêmio, sóleo
Pé	Gínglimo	*Inversão:* Virar a sola do pé medialmente.	10 ou menos	Tibial anterior, tibial posterior
		Eversão: Virar a sola do pé lateralmente.	10 ou menos	Peroneiro longo, peroneiro curto
Artelhos	Condiloide	*Flexão:* Enrolar os dedos para baixo.	30-60	Flexores digitais, lumbricais do pé, flexor curto do hálux
		Extensão: Esticar os dedos.	30-60	Extensor digital longo, extensor digital curto, extensor longo do hálux
		Abdução: Separar os artelhos.	15 ou menos	Abdutor do hálux, interósseo dorsal
		Adução: Juntar os artelhos.	15 ou menos	Adutor do hálux, interósseo plantar

| HABILIDADE 16.1 | APARELHO DE MOVIMENTO PASSIVO CONTÍNUO |

O aparelho de movimento passivo contínuo foi projetado para exercitar diferentes articulações, tais como quadril, tornozelo, ombro, punho e dedos. Os cirurgiões ortopédicos rotineiramente prescrevem o uso do movimento passivo contínuo de joelho após cirurgia de artroplastia total (substituição). O movimento passivo contínuo pode ser iniciado no dia da cirurgia ou no primeiro dia do pós-operatório, de acordo com a preferência de cada cirurgião. Também muitas vezes é usado em pacientes ambulatoriais na fisioterapia ou em clínicas (Fig. 16-1). Além disso, o movimento passivo contínuo também é utilizado em pacientes com queimaduras e na prevenção e tratamento de contratura do tecido cicatricial (Long, 2008).

É benéfico discutir com o paciente antes de começar o tratamento sobre as atividades de recreação que podem ser utilizadas durante a terapia com movimento passivo contínuo. O objetivo dessa terapia é mobilizar a articulação do joelho para evitar a contratura, a atrofia muscular, a estase venosa e o tromboembolismo. O movimento passivo da articulação pode substituir os exercícios mais intensos durante os primeiros dias de pós-operatório. Os benefícios da terapia com movimento passivo contínuo são a estimulação da circulação do líquido sinovial; a aceleração do fluxo sanguíneo venoso, o qual melhora a nutrição da cartilagem e reduz o edema; a diminuição da dor pós-operatória; e a diminuição do risco de trombose venosa profunda (TVP) (Long, 2008).

A terapia com movimento passivo contínuo controlada eletronicamente flexiona e estende o joelho até o grau desejado e com a velocidade prescrita pelo cirurgião. A configuração inicial típica é de 20 a 30 graus de flexão e extensão total (0 grau) em dois ciclos por minuto; no entanto, essa configuração varia de acordo com a condição do paciente e a preferência do cirurgião (Ignatavicius e Workman, 2009).

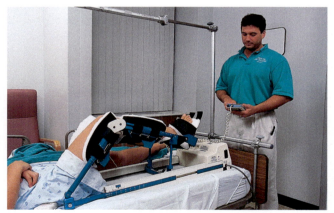

FIG 16-1 Uso do aparelho de movimento passivo contínuo no joelho.

COLETA DE DADOS

1. Verificar o cabo elétrico e o funcionamento do aparelho. *Justificativa: Todos os equipamentos elétricos em locais de assistência à saúde são rotineiramente verificados por medidas de segurança. A observação de rotina do cabo elétrico e o funcionamento do equipamento cada vez que ele é utilizado garantem a segurança elétrica.*
2. Monitorar a configuração do aparelho antes de colocar no leito: verificar a estabilidade do painel, os controles de flexão/extensão, controles de velocidade e o botão de liga/desliga. *Justificativa: Assegura que todas as peças do equipamento estão funcionando adequadamente e impede danos ao joelho do paciente.*
3. Monitorar o conforto do paciente em uma escala de dor de 0 a 10 antes e durante o uso. *Justificativa: Estabelece base para determinar se o paciente é capaz de tolerar a terapia com movimento passivo contínuo conforme indicada.*
4. Monitorar a frequência cardíaca e a pressão arterial basais do paciente. *Justificativa: Fornece base de referência para medir a tolerância ao exercício.*
5. Monitorar a capacidade do paciente e a disposição para aprender sobre a terapia com movimento passivo contínuo. *Justificativa: Determina a boa vontade para aprender, reduz a ansiedade e promove a participação do paciente.*
6. Monitorar a condição da pele em pontos onde o aparelho tem atrito/contato com a perna e o pé. *Justificativa: Determina a base de referência para avaliar a integridade da pele.*
7. Monitorar a amplitude de movimentos do paciente antes do início da terapia (Instrução de Procedimentos 16.1). *Justificativa: Fornece uma referência para avaliar o efeito da terapia com movimento passivo contínuo.*

PLANEJAMENTO

Os **Resultados Esperados** focam na melhora da amplitude de movimentos da articulação e manutenção da mobilidade física e integridade da pele.

1. Paciente aumenta o tempo de aplicação terapia com movimento passivo contínuo como prescrito, sem evidência de aumento na frequência cardíaca ou na pressão arterial.
2. Paciente nega desconforto durante ou após exercícios com movimento passivo contínuo.
3. Paciente aumenta de 6 a 7 graus de flexão diariamente.
4. Paciente mantém a pele intacta ao longo da utilização da terapia com movimento passivo contínuo.

Delegação e Colaboração

A monitoração da condição do paciente não deve ser delegada. Os cuidados do paciente durante a aplicação da terapia com movimento passivo contínuo podem ser delegados à equipe de enfermagem. Instruir a equipe para:

- Explicar a necessidade de avisar imediatamente caso o paciente apresente dor.

Equipamento

- Aparelho de movimento passivo contínuo e forro apropriado para a terapia
- Luvas de procedimento

HABILIDADE 16.1 Aparelho de Movimento Passivo Contínuo

IMPLEMENTAÇÃO para TERAPIA DE MOVIMENTO PASSIVO CONTÍNUO

ETAPAS	JUSTIFICATIVA
1. **Veja Protocolo Padrão (ao final do livro).**	
2. Administrar analgesia como prescrito de 20 a 30 minutos antes da terapia com movimento passivo contínuo	Auxilia o paciente na tolerância ao exercício
3. Identificar pacientes com dois identificadores (p. ex., nome e data de nascimento, ou nome e número do prontuário, de acordo com a política da instituição).	Assegura identificação correta do paciente. Conforme protocolo preconizado pela The Joint Commission e melhora a segurança do paciente (TJC, 2010).
4. Demonstrar o funcionamento do aparelho antes da colocação do equipamento na perna do paciente.	Reduz a ansiedade e melhora a cooperação do paciente.
5. Parar o aparelho em extensão total. Colocar o forro apropriado no aparelho.	Essa posição permite o ajuste correto da perna do paciente. Assegura que toda superfície rígida exposta está coberta para evitar o atrito e a fricção na pele do paciente.
6. Se possível, dois enfermeiros colocam a perna do paciente no aparelho certificando-se de que esteja apoiada acima, abaixo e na articulação do joelho.	Previne danos ou lesões ao paciente ou ao enfermeiro.
7. Adaptar o aparelho ao paciente com controle apropriado para encurtamento e alongamento.	Assegura o ajuste adequado.
8. Centralizar o membro do paciente no aparelho.	Evita a pressão na região lateral e medial do joelho.
9. Alinhar a articulação do joelho do paciente (dobra do joelho) com a dobradiça do aparelho; posicionar o joelho do paciente 2 cm abaixo da linha da articulação do aparelho.	Isto é extremamente importante porque o joelho do paciente pode ser lesionado se não for alinhado adequadamente.
10. Ajustar o apoio do pé para aproximadamente 20 graus de dorsiflexão para evitar pé caído.	O pé caído é uma condição anormal causada pela lesão do nervo fibular, que pode causar uma marcha anormal.
11. Quando a perna do paciente está na posição correta, as tiras de velcro estão fixas na extremidade inferior (coxa) e na parte superior do pé (ilustração).	A correta colocação das tiras de velcro na coxa e no pé previne a fricção e a irritação na pele.

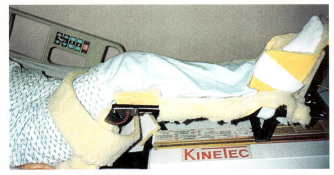

ETAPA 11 Extremidade do paciente corretamente colocada e posicionada para o movimento passivo contínuo.

12. Iniciar a terapia com movimento passivo contínuo. Observar por pelo menos dois ciclos completos de flexão e extensão.	Assegura que a terapia com movimento passivo contínuo está funcionando plenamente nos modos de flexão e extensão.
13. Verificar se o paciente está confortável. Fornecer o controle de liga/desliga ao paciente. Instruir para usar somente se o aparelho de movimento passivo contínuo apresentar algum problema de funcionamento.	Caso o paciente identifique mudança no grau de flexão/extensão, alteração na velocidade, criando um desconforto insuportável, permite que o aparelho seja desligado.
14. **Veja Protocolo de Conclusão (ao final do livro).**	

AVALIAÇÃO

1. Em casa, solicitar ao paciente que mantenha um registro de quando a terapia com movimento passivo contínuo estiver em curso, com horários e datas.
2. Observar o paciente no início da aplicação e quando houver um aumento na flexão.
3. Controlar a frequência cardíaca ou a pressão arterial durante a aplicação da terapia com movimento passivo contínuo e quando for concluída.
4. Solicitar ao paciente para medir o grau de conforto em uma escala de dor de 0 a 10.
5. Medir a amplitude de movimentos obtida com a terapia com movimento passivo contínuo.

6. Observar a pele a cada 2 horas para verificar a presença de irritações.

Resultados Inesperados e Intervenções Relacionadas

1. Paciente não consegue aumentar a flexão.
   a. Aumentar as atividades durante todo o dia para melhorar a força muscular (p. ex., deambulação, exercícios fisioterapêuticos).
   b. Dar uma "pausa" ao longo do dia para descansar a perna.
   c. Considerar a necessidade de analgesia antes da terapia com movimento passivo contínuo.
   d. Sentar o paciente em uma cadeira e com a ajuda da gravidade aumentar a flexão do joelho.
2. Paciente relata aumento da dor quando está na terapia com movimento passivo contínuo.
   a. Reavaliar a eficácia da analgesia atual e obter nova prescrição.
   b. Retirar a perna do aparelho até que a dor desapareça.
   c. Determinar a causa do aumento da dor.
3. Paciente apresenta áreas avermelhadas no calcanhar devido ao apoio do pé.
   a. Reposicionar o pé no aparelho pelo menos a cada 2 horas.
   b. Fornecer almofada adicional ao suporte de pé.

Registro e Relato

- Registrar a articulação exercitada, grau de movimento, tempo de aplicação da terapia com movimento passivo contínuo, dor e necessidade de analgesia, qualquer anormalidade na articulação e tolerância do paciente à atividade.
- Relatar imediatamente qualquer dificuldade no ganho de amplitude de movimentos, aumento de dor durante a terapia com movimento passivo contínuo, e edema, calor ou vermelhidão na articulação.

Amostra de Documentação

09h30 Medicado com dois comprimidos de paracetamol com codeína. Três comprimidos VO antes de iniciar a terapia com movimento passivo contínuo.

10h Aplicada a terapia com movimento passivo contínuo na perna esquerda; capaz de tolerar 0 grau de extensão e 40 graus de flexão à baixa velocidade. Pele seca e intacta, sem evidências de irritação. Tolera flexão/extensão lenta, com queixas de dor mínima, grau 2 em escala de 0 a 10.

Considerações Especiais

Geriatria

- Idosos que apresentam doenças crônicas podem necessitar de cuidados da equipe de reabilitação, pois não são capazes de manejar a terapia com movimento passivo contínuo em sua casa.
- Os idosos têm maior risco de apresentar irritações na pele devido à fragilidade aumentada da pele. A pressão devido à terapia com movimento passivo contínuo aumenta o risco de úlceras por pressão desenvolvidas nos pontos de pressão, principalmente no calcanhar (Meiner e Lueckenotte, 2006).

Assistência Domiciliar (*Home Care*)

- O fisioterapeuta que realiza atendimento domiciliar pode auxiliar o paciente/família na continuação da aplicação da terapia com movimento passivo contínuo em casa.
- Certificar-se de que paciente/família tem instruções específicas em relação ao uso do aparelho, tempo de duração de cada sessão, resultados esperados e o que fazer se o paciente apresentar aumento da dor, se o paciente for incapaz de tolerar as sessões de terapia com movimento passivo contínuo ou ocorrer um mau funcionamento do aparelho.

INSTRUÇÃO PARA O PROCEDIMENTO 16.2
Colocação de Meias Elásticas e Sistema de Compressão Sequencial

Existem muitas razões pelas quais um paciente pode desenvolver TVP. Alguns fatores de risco comuns são uma lesão em uma veia devido a uma fratura ou cirurgia, imobilidade causada por um gesso ou por ficar sentado por muito tempo, distúrbios hereditários de coagulação, obesidade, tabagismo e histórico familiar (Harvard Health Publications, 2009). Três fatores (geralmente referidos como tríade de Virchow) contribuem para o desenvolvimento da TVP: hipercoagulabilidade sanguínea, lesões de parede venosa e estase sanguínea (Monohan et al., 2007). A prevenção é a melhor abordagem para a TVP, o que pode incluir medicamentos anticoagulantes como a varfarina; entretanto, o movimento das extremidades e o uso de meias de compressão ou as bombas plantares são igualmente importantes. Meias elásticas ajudam a reduzir a estase e a lesão da parede venosa por meio da promoção do retorno venoso e da limitação da dilatação venosa, diminuindo o risco de rupturas endoteliais. Os sistemas de compressão sequencial bombeiam o sangue nas veias profundas, eliminando assim o sangue acumulado e evitando a estase venosa. Outro dispositivo, a bomba plantar para plexo venoso, ativa a circulação imitando a ação natural da deambulação (Fig. 16-2).

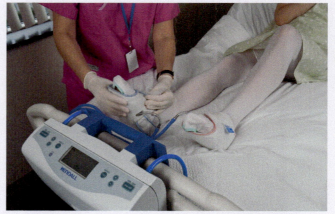

FIG 16-2 Bomba plantar para plexo venoso com controles de cabeceira. (Cortesia de Tyco Healthcare Group LP.)

Delegação

A habilidade para a aplicação das meias elásticas e dos sistemas de compressão sequencial pode ser delegada à equipe

INSTRUÇÃO PARA O PROCEDIMENTO 16.2
Colocação de Meias Elásticas e Sistema de Compressão Sequencial *(cont.)*

> de enfermagem O enfermeiro inicialmente determina o tamanho da meia elástica e monitora a extremidade inferior do paciente em relação aos sinais e sintomas da TVP ou existência de algum *déficit* de circulação. Orientar a equipe para:

- Explicar a necessidade de remover as perneiras do sistema de compressão sequencial antes de permitir que o paciente levante da cama.

Equipamentos
- Fita métrica
- Meias elásticas compressivas
- Motor para o sistema de compressão sequencial, perneira(s) descartável(is), tubos para montagem

Etapas do Procedimento

1. Monitorar o paciente para os fatores de risco da tríade de Virchow:
   a. Hipercoagulabilidade (*i.e.*, distúrbio de coagulação, febre, desidratação)
   b. Anormalidades na parede venosa (*i.e.*, cirurgia ortopédica, veias varicosas, aterosclerose)
   c. Estase sanguínea (*i.e.*, imobilidade, obesidade, gravidez)
2. Observar ocorrência de contraindicações para o uso da meia elástica ou do sistema de compressão sequencial:
   a. Dermatite ou lesões de pele abertas
   b. Enxerto de pele recente
   c. Diminuição da circulação arterial na extremidade inferior evidenciado pela cianose, extremidades frias e/ou gangrenas afetando o(s) membro(s) inferior(es)
3. Monitorar a condição da pele do paciente e a circulação das pernas (*i.e.*, presença de pulso pedioso, edema, palidez cutânea, temperatura, lesões, cortes).
4. Obter as prescrições do médico ou do profissional da saúde.
5. **Veja Protocolo Padrão (ao final do livro).**
6. Identificar o paciente usando dois identificadores (p. ex., nome e data de nascimento, ou nome e número do registro hospitalar, de acordo com a política da instituição).
7. Explicar o procedimento e a razão para a colocação da meia elástica ou sistema de compressão sequencial.
8. Colocar o paciente em posição supina. Elevar a cabeceira da cama para um nível confortável. Usar a fita métrica para medir o comprimento da perna do paciente, e determinar o tamanho apropriado da meia elástica e o tamanho da perneira do sistema de compressão sequencial.
9. *Opção:* Aplicar uma pequena quantidade de talco nas pernas, desde que o paciente não tenha alergia ao produto.
10. Colocar a meia elástica:
    a. Virar a meia elástica de dentro para fora colocando uma mão dentro da meia, segurando o pé da meia com a outra mão e puxando (ilustração).
    b. Colocar os dedos do paciente no pé da meia elástica certificando-se que a meia fique esticada (ilustração).
    c. Deslizar a porção restante da meia sobre o pé do paciente, certificando-se de que os dedos do pé estejam cobertos. Verificar se o pé se encaixa na posição dos dedos e do calcanhar da meia. A meia agora vai estar com o lado correto para fora (ilustração).

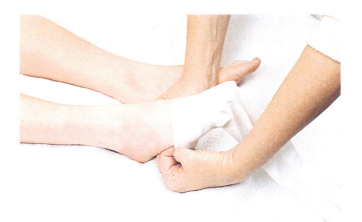

ETAPA 10b Colocar os dedos no pé de meia.

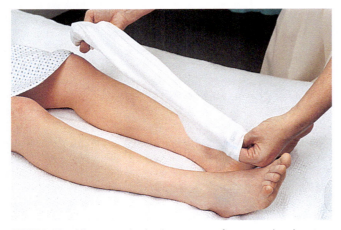

ETAPA 10a Virar a meia de dentro para fora prendendo com um dedo e puxar.

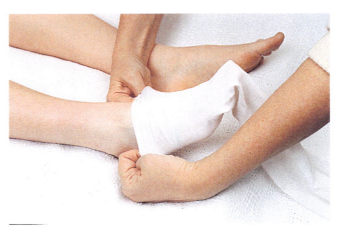

ETAPA 10c Deslizar a porção remanescente da meia sobre o pé.

(Continua)

INSTRUÇÃO PARA O PROCEDIMENTO 16.2
Colocação de Meias Elásticas e Sistema de Compressão Sequencial *(cont.)*

d. Deslizar a meia pela panturrilha do paciente até que ela fique completamente estendida. Verificar se a meia está bem esticada e que não apresente sulcos ou rugas (ilustração).

e. Orientar o paciente para não enrolar parcialmente as meias para baixo.

e. Envolver a perneira do sistema de compressão sequencial de forma segura em volta da perna do paciente. Verificar o ajuste da perneira colocando dois dedos entre a perna do paciente e a perneira (ilustração).

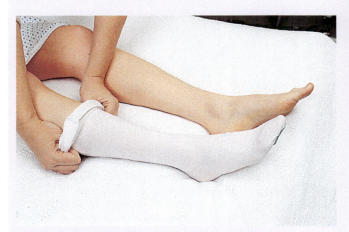

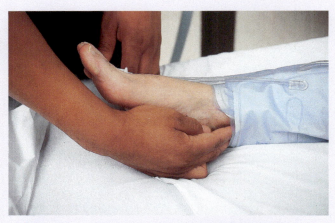

ETAPA 11e Verificar a fixação do aparelho de compressão sequencial.

ETAPA 10d Deslizar a meia para cima pela perna até que fique completamente estendida.

11. Colocação da(s) perneiras(s) do sistema de compressão sequencial:
    a. Remover as meias do sistema de compressão sequencial do plástico; desdobrar e deixar plano.
    b. Colocar a perneira do sistema de compressão sequencial sob a perna do paciente de acordo com a posição da perna indicada no revestimento interno.
    c. Colocar a perna do paciente na perneira do sistema de compressão sequencial. A região posterior do tornozelo deve ficar alinhada com a marcação do tornozelo no revestimento interno da meia.
    d. Posicionar a região posterior do joelho com a abertura poplítea na meia (ilustração).

12. Juntar o conector da perneira do sistema de compressão sequencial ao *plug* da unidade mecânica observando as setas na linha de conexão e as do *plug* da unidade mecânica (ilustração).

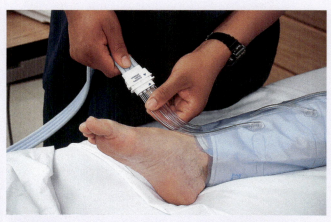

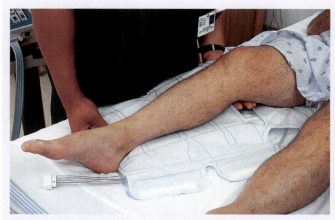

ETAPA 12 Alinhar as setas ao conectar à unidade mecânica.

13. Ligar a unidade mecânica. A luz verde indica que a unidade está funcionando. O funcionamento do motor do sistema de compressão sequencial ocorre por meio de um ciclo completo de inflação e deflação.
14. **Veja Protocolo de Conclusão (ao final do livro).**
15. Remover a meia elástica ou a perneira do sistema de compressão sequencial pelo menos uma vez por turno (*i.e.*, tempo suficiente para inspecionar a pele verificando se há irritação ou lesão).

ETAPA 11d Posicionamento da região posterior do joelho com abertura da região poplítea.

HABILIDADE 16.2 AUXÍLIO NA DEAMBULAÇÃO

Na postura da marcha normal, a cabeça está ereta, as vértebras cervicais, torácicas e lombares estão alinhadas, os quadris e os joelhos apresentam ligeira flexão e os braços oscilam livremente. Doenças, cirurgia, lesão e repouso prolongado podem reduzir a tolerância à atividade e afetar o equilíbrio; portanto, uma assistência é necessária. Uma lesão temporária ou permanente do sistema musculoesquelético ou nervoso pode necessitar o uso de um dispositivo auxiliar como uma bengala, muletas ou andador (Habilidade 16.3). Pacientes com alterações nas funções cardiovasculares e respiratórias ou por repouso prolongado podem apresentar dificuldades na marcha, evidenciadas pela dor no peito, alterações nos sinais vitais, dispneia, hipotensão ortostática ou fadiga. Por essas razões, é importante monitorar um paciente durante a deambulação.

COLETA DE DADOS

1. Monitorar a experiência da atividade mais recente do paciente, incluindo a distância caminhada e a sua tolerância. *Justificativa: Isso facilita o planejamento realista e identifica o grau de assistência necessária.*
2. Determinar o melhor momento para deambular considerando outras atividades programadas, tais como tomar banho. *Justificativa: O repouso é necessário após as atividades que exigem esforço e após as refeições. Deambular 30 minutos após a administração de analgésico melhora a tolerância do paciente.*
3. Verificar a disponibilidade de corrimão na parede para a segurança do paciente.
4. Monitorar a motivação do paciente e a capacidade de compreender as instruções e cooperar. *Justificativa: Comparar essas atividades com os planos do paciente para o ambiente domiciliar muitas vezes aumenta a motivação.*
5. Monitorar a capacidade do paciente para suportar peso. Avaliar o equilíbrio do paciente e determinar se o seu peso é um problema na deambulação. *Justificativa: Determina o grau de assistência que o paciente necessita e/ou a necessidade de um dispositivo de assistência. Por razões de segurança, outra pessoa pode ser necessária inicialmente para ajudar na deambulação do paciente. Permitir que o paciente torne-se o mais independente possível.*
6. Monitorar o risco de hipotensão ortostática avaliando os medicamentos que podem alterar a estabilidade, incluindo medicamentos anti-hipertensivos ou opioides. Verificar se há história de quedas. *Justificativa: Os medicamentos podem causar hipotensão, tonturas ou instabilidade.*
7. Monitorar os sinais vitais em repouso antes de começar a deambulação. *Justificativa: Comparar os sinais vitais pós-deambulação e em repouso determina a tolerância do paciente à atividade e se o paciente está apresentando hipotensão ortostática.*

PLANEJAMENTO

Os **Resultados Esperados** focam no desenvolvimento de padrões de atividades e repouso que permitam uma maior tolerância à atividade. É essencial que isso seja individualizado para a necessidade e a habilidade de cada paciente.

1. Paciente deambula sem episódio de lesão.
2. Paciente é capaz de deambular sem fadiga excessiva ou tonturas.
3. Paciente mantém respiração, pulso e pressão arterial dentro de 10% dos valores de repouso.
4. Paciente mantém a postura ereta em pé e ao andar.

Delegação e Colaboração

A habilidade de auxiliar o paciente na deambulação pode ser delegada à equipe de enfermagem. Orientar a equipe para:
- Explicar como adaptar a habilidade para pacientes especiais, tais como suporte para infusão intravenosa (IV) para pacientes com infusão IV contínua.
- Analisar o que observar e relatar ao enfermeiro (p. ex., a distância que o paciente foi capaz de deambular sem fadiga).

Equipamento
- Roupas confortáveis
- Sapatos antiderrapantes
- Suporte para soro (se necessário)
- Cinto de transferência (marcha)

IMPLEMENTAÇÃO para ASSISTÊNCIA DURANTE A DEAMBULAÇÃO

ETAPAS	JUSTIFICATIVA
1. **Veja Protocolo Padrão (ao final do livro).**	
2. Remover o sistema de compressão sequencial, se presente.	Evita que o paciente tropece nos fios.
3. Estimular o paciente a mover-se lentamente no próprio ritmo mantendo a postura ereta e olhando para frente.	Reduz o risco de perder o equilíbrio, tropeçar ou cair.
4. Seguir Habilidade 15.1, Etapa 2, para auxiliar o paciente à beira da cama. Com o paciente sentado, esperar alguns minutos e perguntar se ele está sentindo tonturas. Deixar o paciente com as pernas pendentes à beira da cama e solicitar para respirar fundo até que o equilíbrio seja obtido. Solicitar para que o paciente movimente as pernas e os pés enquanto estiver sentado (ilustração).	Permite que a circulação se equilibre em poucos minutos. Evita a hipotensão ortostática e possíveis lesões (Mayo Clinic, 2009). A contração dos músculos dorsiflexores e flexores plantares aumenta o retorno venoso para o coração e cérebro.
5. Decidir com o paciente qual distância deambular. Auxiliar o paciente a calçar os sapatos ou chinelos com sola antiderrapante.	Determina objetivo mútuo. Sapatos ou chinelos fornecem um apoio estável para a deambulação.

(Continua)

ETAPAS	JUSTIFICATIVA
6. Perguntar ao paciente se sente tonturas ou vertigens. Se o paciente apresentar tonturas, verificar novamente a pressão arterial.	Permite que o enfermeiro detecte a hipotensão ortostática antes do início da deambulação.
7. Colocar o cinto de transferência (marcha) na cintura do paciente. Certifique-se de que o cinto está confortável, mas não muito apertado.	O cinto de transferência permite que o enfermeiro mantenha a estabilidade do paciente durante a deambulação, reduzindo o risco de quedas.
8. Auxiliar o paciente a ficar em pé ao lado da cama. Estimular a posição ereta completa com os ombros para trás e olhando para frente (não para o chão).	Ficar em pé ao lado da cama oportuniza ao paciente se estabilizar antes de iniciar a deambulação.
9. Se o paciente sentir-se desequilibrado, sentá-lo em uma cadeira ou retornar ao leito imediatamente. Considerar a necessidade de uma ajuda adicional. Se o paciente for muito pesado, instável ou sentir medo, utilizar o elevador hidráulico de pacientes.	Fornece uma estabilidade adicional. O elevador hidráulico de pacientes fornece máxima segurança tanto para o paciente como para o cuidador, se o paciente não tem muito controle de equilíbrio.
10. Se o paciente tem um acesso IV, colocar o suporte para soro no mesmo lado da infusão, e instruir o paciente para segurar e puxar o suporte enquanto deambular.	
11. Se o paciente estiver com um cateter vesical de demora, ele ou o enfermeiro deve carregar a bolsa abaixo do nível da bexiga, evitando a tensão do extensão.	Evita o refluxo da urina da bolsa para a bexiga.
12. Levantar o paciente pelo seu lado mais forte. Dar alguns passos apoiando o paciente com uma mão segurando na cinta de segurança e a outra sob o cotovelo do braço flexionado (ilustração). *Opção*: utilizar os elevadores hidráulicos de pacientes para auxiliar na deambulação com o cinto de segurança para marcha para pacientes mais dependentes que estão andando pela primeira vez após um tempo no leito.	Isso proporciona equilíbrio e facilita o abaixamento do paciente ao chão se ele sentir-se desconfortável devido à fraqueza ou a tonturas.

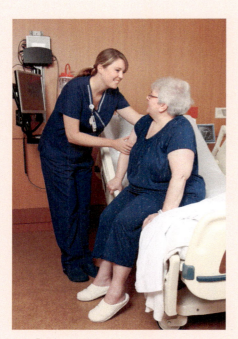

ETAPA 4 Paciente sentada com pernas pendentes.

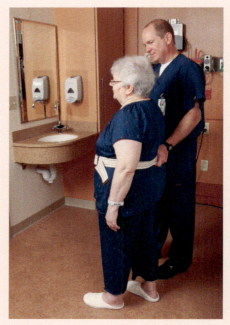

ETAPA 12 Enfermeiro segura firmemente o cinto de transferência.

HABILIDADE 16.2 Auxílio na Deambulação

ETAPAS	JUSTIFICATIVA
13. Quando deambulando em um corredor, posicionar o paciente entre o terapeuta e a parede. Estimular o paciente a usar o corrimão, se disponível (ilustração).	A parede proporciona um apoio estável para os pacientes que ameaçam cair longe do enfermeiro.

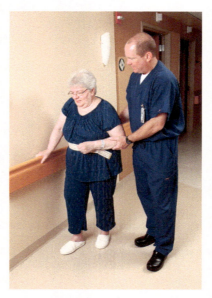

ETAPA 13 Enfermeiro posiciona o paciente para o uso do corrimão.

14. **Veja Protocolo de Conclusão (ao final do livro).**

AVALIAÇÃO

1. Observar a deambulação e sua tolerância, notando a frequência dos períodos de repouso.
2. Comparar a frequência cardíaca, a frequência respiratória e a pressão arterial com as aferidas imediatamente após a deambulação e novamente após 5 minutos de descanso.
3. Observar o alinhamento corporal do paciente o seu equilíbrio em pé e durante a deambulação.

Resultados Inesperados e Intervenções Relacionadas

1. Sinais vitais alterados: pulso mais de 10% a 20% acima do valor de repouso ou superior a 120 batimentos por minuto; pressão arterial sistólica apresenta alterações ortostáticas; ou presença de dispneia, dificuldade respiratória e sibilos. Paciente relata sintomas de fadiga excessiva ou fraqueza.
   a. Planejar atividade após um adequado período de repouso.
   b. Passos com ritmo mais lentos, permitindo períodos de pausa e repouso a intervalos regulares. Sentar periodicamente também pode ajudar.
   c. Os dispositivos auxiliares como bengala ou andador podem diminuir a energia necessária (Habilidade 16.3).
2. Paciente começa a cair.
   a. Pedir ajuda.
   b. Colocar os braços ao redor da cintura do paciente e segurar pela cinta de transferência firmemente (Fig. 16-3, A).
   c. Em pé, com os pés afastados para aumentar a base de apoio (Fig. 16-3, B).
   d. Esticar uma perna do paciente e deixá-lo deslizar ao solo. *Cuidado:* Se o paciente for pesado, não correr o risco de sofrer uma lesão.
   e. Dobrar os joelhos e abaixar o corpo conforme o paciente vai deslizando para o chão (Fig. 16-3, C).
   f. Fique com o paciente até que chegue um auxílio para ajudar a levantar o paciente e colocá-lo na cadeira de rodas.

Registro e Relato

- Registrar e relatar qual a distância percorrida, a tolerância do paciente e qualquer alteração nos sinais vitais.

Amostra de Documentação

13h Deambulou 30 metros no corredor com um apoio. Andar seguro. Declarou: "Estou tão cansado. Eu não sei se conseguirei voltar ao quarto." PA 160/82, FC 120, FR 20. Colocado na cadeira de rodas.

13h05 Retornou ao leito com auxílio. PA 145/78, FC 92, FR 12. Nega tonturas.

Considerações Especiais

Geriatria

- Pacientes idosos, muitas vezes, têm medo de sofrer quedas quando estão deambulando, especialmente se já tiverem sofrido alguma queda antes. Esse medo leva a pessoa a se mover com menos frequência, provocando um problema maior com sua marcha. Confiança, incentivo e assistência familiar ou do cuidador diminuem a ansiedade. Os idosos podem precisar de mais tempo para recomeçar a atividade.

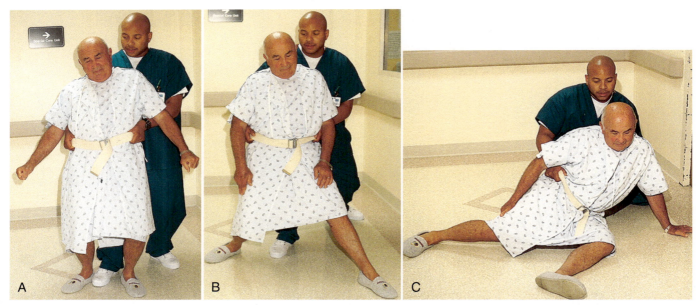

FIG 16-3 A, De pé, com os pés separados para aumentar a base de sustentação. **B,** Estender uma perna e deixar o paciente deslizar contra o chão. **C,** Dobrar os joelhos para a parte inferior do corpo conforme o paciente desliza para o chão.

HABILIDADE 16.3 — ENSINAR O USO DE BENGALAS, MULETAS E ANDADORES

Os dispositivos de assistência (*i.e.*, bengalas, muletas e andadores) são recomendados para pacientes que não podem suportar o peso total em uma ou mais articulações das extremidades inferiores. Outras indicações para o seu uso são: instabilidade, equilíbrio ruim ou dor ao suportar o peso corporal. É importante para o enfermeiro conhecer o peso do paciente, as precauções em relação a algum movimento específico e o tipo de dispositivo prescrito pelo médico ou outro profissional de saúde. O enfermeiro colabora com o fisioterapeuta para ajudar o paciente a usar o meio auxiliar correto de maneira segura. Uma informação errada a respeito do peso ou um movimento impróprio pode causar ainda mais danos à extremidade lesada (Phipps *et al.*, 2007).

Situações de não apoio requerem que o paciente apoie o peso em um dispositivo auxiliar e no membro não afetado. A perna afetada é mantida fora do solo o tempo todo. Se estiver liberada carga parcial ou uso do membro afetado, qualquer membro pode iniciar a marcha. A marcha com carga parcial se aproxima da marcha normal, exceto que menos peso é colocado no membro afetado. A marcha com peso total permite que o paciente distribua igualmente o peso entre cada membro com um mínimo de peso no dispositivo auxiliar. Exercícios de fortalecimento muscular, tais como extensão do joelho e pé (sentado na cadeira, chutar com a perna esticada) ou flexão do quadril (marchando sentado na cadeira) e andando em barras paralelas, ajudam o paciente a aumentar a força e a confiança antes de usar um dispositivo auxiliar.

Um dispositivo auxiliar deve ser mantido em boas condições de uso. Muitas vezes, os pacientes trazem o dispositivo auxiliar para o hospital. Como enfermeiro de atendimento domiciliar, é preciso ensinar aos pacientes e familiares sobre como verificar as condições do dispositivo rotineiramente. Ponteiras de borracha nas extremidades dos dispositivos auxiliares evitam o deslizamento. Certificar-se de que as pontas não estejam rachadas; caso contrário, necessitam ser substituídas. Examinar a condição do dispositivo auxiliar para ter certeza de que não há peças dobradas, falta de parafusos ou apoios de mão desgastados.

Ensinar o paciente a levantar, em vez de arrastar, um dispositivo para reduzir a possibilidade de prender sua ponta, o que pode fazer com que o usuário perca o equilíbrio, tropece e caia. As pessoas devem ajudar os pacientes que utilizam meios auxiliares até que tenham certeza de que a compreensão e a força muscular do paciente sejam suficientes para uma deambulação segura. A observação de pacientes desacompanhados em sua caminhada pode revelar a necessidade de uma assistência e/ou lembretes adicionais ou contínuos sobre a maneira correta de ficar em pé, a quantidade de peso permitida ou a distância percorrida. Falar ao paciente sobre o risco de quedas. Permitir que o paciente que apresenta medo de cair saiba que ele pode reconquistar a confiança com a prática.

BENGALAS

Bengalas aumentam principalmente a segurança e o equilíbrio da pessoa pelo alargamento da base de apoio. Elas também absorvem ou seguram o peso corporal quando necessário para a mobilidade durante o período de carga parcial. Existem três tipos de bengalas comumente utilizadas: bengala-padrão, tripé e bengala de quatro pontas. A bengala-padrão fornece um mínimo de suporte, e a de quatro pontas são úteis para pacientes que apresentam um quadro completo ou parcial de paralisia. As instruções para o uso de bengala durante a deambulação são requeridas para avaliar o equilíbrio do paciente, a força muscular e a confiança. Quando a bengala é usada unilateralmente, ela é mais frequentemente utilizada no lado forte da pessoa e avançada para a frente com o membro lesado ou afetado.

HABILIDADE 16.3 Ensinar o Uso de Bengalas, Muletas e Andadores

MULETAS

Frequentemente pessoas são vistas utilizando uma ou duas muletas como auxiliares para a deambulação. Muletas removem o peso de uma ou de ambas as pernas. Elas são utilizadas quando uma pessoa precisa transferir mais peso para os braços do que é possível com as bengalas. A proficiência do usuário varia com fatores como idade, condição clínica, grau ou extensão da lesão e função musculoesquelética. As muletas podem ser um meio auxiliar temporário para pessoas com entorses, com gesso ou após tratamento cirúrgico. Elas podem ser usadas rotineira ou continuamente por pacientes com anomalias congênitas ou adquiridas, fraquezas neuromusculares ou paralisias.

ANDADORES

Feitos de alumínio ou liga metálica, os andadores são meios auxiliares leves e, ao mesmo tempo, fortes o suficiente para suportar o uso prolongado. A altura e o peso são ajustáveis para a necessidade de cada indivíduo. O uso de um andador proporciona grande estabilidade e segurança. Antes de usar um andador, o paciente deve aprender a maneira correta de ficar em pé e avançar com o andador, a quantidade de peso em cada membro permitida, além de como usar e cuidar do andador.

COLETA DE DADOS

1. Monitorar o prontuário do paciente, inclusive o histórico médico, nível de atividade prévia e prescrição de atividade atual, incluindo o tipo de marcha. *Justificativa: Revela a condição de saúde prévia e a atual do paciente.*
2. Monitorar a disposição do paciente: sinais vitais, presença de confusão mental, e orientação no tempo, espaço e pessoa. *Justificativa: Os sinais vitais basais fornecem um meio de comparação após os exercícios. O nível de orientação ou confusão pode revelar riscos de quedas.*
3. Monitorar a capacidade para suportar peso, amplitude de movimentos e força muscular ou a presença de deformidades do pé. *Justificativa: Determina se é necessário um meio auxiliar para a deambulação segura do paciente.*
4. Monitorar o paciente para quaisquer *déficits* visual, perceptivo ou sensorial. *Justificativa: Determina se o paciente pode utilizar um dispositivo auxiliar de forma segura.*
5. Monitorar o ambiente para livrar de potenciais ameaças à segurança do paciente (p. ex., trava da cama, posição da cama, objetos no caminho). Certificar-se de que o piso está seco e a área está bem iluminada. *Justificativa: Proporciona um ambiente seguro e livre de obstáculos.*
6. Monitorar o desconforto do paciente. *Justificativa: Determina se o paciente necessita de prescrição de analgésicos antes dos exercícios.*
7. Monitorar a compreensão do paciente em relação à técnica de deambulação a ser utilizada. *Justificativa: Permite que o paciente verbalize suas preocupações.*
8. Monitorar os fatores de risco do paciente (p. ex., visão, problemas de marcha ou perda da sensibilidade) (Cap. 4). *Justificativa: Determina se o paciente tem outra doença que necessita ser tratada antes de tentar a deambulação.*

PLANEJAMENTO

Os **Resultados Esperados** focam em melhorar a mobilidade, minimizando a intolerância à atividade, a prevenção de riscos de lesões, minimizando a fadiga e melhorando a compreensão do paciente.

1. Paciente demonstra o correto uso de dispositivo auxiliar, padrão de marcha e o modo de apoio.
2. A taxa de desconforto ou fadiga do paciente é de 4 ou menos, em uma escala de 0 a 10, durante a deambulação.
3. Paciente realiza atividades com o retorno dos sinais vitais aos valores basais de 3 a 5 minutos após o repouso.
4. Paciente realiza independentemente todas as AVDs usando meios auxiliares de forma segura.

Delegação e Colaboração

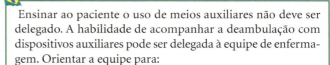

Ensinar ao paciente o uso de meios auxiliares não deve ser delegado. A habilidade de acompanhar a deambulação com dispositivos auxiliares pode ser delegada à equipe de enfermagem. Orientar a equipe para:

- Explicar como adaptar a habilidade para pacientes específicos, tais como a forma de apoio.
- Analisar o que observa e relatar ao enfermeiro situações como episódios de tontura ou fadiga.

EQUIPAMENTO

- Dispositivos para deambulação (bengala, muletas, andadores)
- Sapatos e chinelos baixos com sola antiderrapante
- Robe, calças confortáveis ou vestidos
- Cinto de transferência (marcha)

IMPLEMENTAÇÃO *para* ENSINO DO USO DE BENGALAS, MULETAS E ANDADORES

ETAPAS	JUSTIFICATIVA
1. Veja Protocolo Padrão (ao final do livro).	
⚡ **ALERTA DE SEGURANÇA** Certificar-se de que a superfície onde o paciente deambulará está limpa, seca e iluminada. Remover os objetos que obstruam o caminho.	
2. Preparar o paciente para o procedimento. a. Explicar as razões para o exercício e demonstrar as técnicas específicas da marcha ao paciente e aos familiares cuidadores.	O ensino e a demonstração melhoram o aprendizado, reduzem a ansiedade e estimulam a cooperação.

(Continua)

ETAPAS	JUSTIFICATIVA

> ⚡ **ALERTA DE SEGURANÇA** Seja extremamente cuidadoso se o paciente tem um cateter IV ou um cateter vesical de demora. Obter um suporte para o soro com rodas para que possa ser empurrado conforme o paciente deambula. Os coletores de urina devem ficar abaixo do nível da bexiga; portanto, uma segunda pessoa pode ser necessária para ajudar.

    b. Decidir com o paciente qual a distância a ser percorrida.

    c. Planejar a deambulação em horário próximo a outras atividades do paciente. Colocar óculos no paciente (se usar).

    d. Começar ao lado da cama com esta em posição baixa ou da cadeira. Auxiliar o paciente a colocar um sapato baixo ou chinelo confortável com sola antiderrapante.

3. Colocar o cinto de transferência (marcha). O cinto para marcha circunda a cintura do paciente. Auxiliar o paciente a ficar em pé e observar o equilíbrio.

4. Manter-se em pé próximo ao paciente. Quando usar uma bengala, ficar próximo ao lado fraco do paciente com o meio auxiliar no lado forte. Em caso de andador e muletas, segurar firmemente o cinto e ficar atrás e ao lado do paciente. Se o paciente apresenta fraqueza ou paralisia, ficar ao lado do lado mais forte.

5. Dar alguns passos à frente com o paciente para avaliar a força muscular e o equilíbrio.

6. Se o paciente sentir-se fraco ou com tontura, retorná-lo à cama ou cadeira, o que estiver mais próximo.

7. Certificar-se de que o dispositivo auxiliar está com altura adequada e possui ponteiras de borracha.

8. *Bengala (os mesmos passos são ensinados para a bengala-padrão ou de quatro pontas)*

    a. O paciente deve segurar a bengala no lado forte, de 10 a 15 cm ao lado do pé. A bengala estende-se do grande trocanter até o chão, enquanto seu apoio é 15 cm a partir do pé (Hoeman, 2007). Permite aproximadamente de 15 a 30 graus de flexão do cotovelo.

    b. Colocar a bengala à frente 15 a 25 cm mantendo o peso do corpo em ambas as pernas.

    c. Mover a perna afetada para frente ao mesmo tempo que a bengala (ilustração).

    d. Avançar a perna forte 15 a 25 cm além da bengala.

    e. Mover a perna envolvida para frente, igual à perna forte.

    f. Repetir essas fases. Uma vez que o paciente sinta-se confortável, avançar a bengala e a perna fraca juntamente.

9. *Muletas*

    a. A medida das muletas abrange três situações: altura do paciente, distância entre a almofada da muleta e a axila, e o ângulo de flexão do cotovelo. A medição pode ser realizada com o paciente em pé ou deitado. Retirar os sapatos antes de realizar a medição.

Determina um objetivo mútuo.

Ajuda a minimizar a fadiga do paciente. Assegura que o paciente possa enxergar o caminho.

Reduz o risco de lesões.

Proporciona contato constante do enfermeiro, reduzindo o risco de quedas ou lesões.

O posicionamento do enfermeiro promove estabilidade. O enfermeiro pode puxar o paciente para o lado mais forte em caso de perda de equilíbrio.

Assegura que o paciente apresenta força e equilíbrio para continuar.

Evita a queda do paciente no chão.

Ponteiras de borracha aumentam a tensão superficial e reduzem o risco de deslizamento do meio auxiliar.

Oferece mais apoio quando no lado mais forte do corpo. A bengala e a perna mais fraca trabalham juntas em cada fase. Se a bengala for muito baixa, o paciente terá dificuldade em apoiar o peso, e ficará curvado e desconfortável. Conforme o peso é transferido para as mãos e a perna afetada é levantada do solo, é necessária uma extensão completa do cotovelo.

Distribui o peso corporal igualmente.

O peso corporal é suportado pela bengala e pela perna forte.

Alinha o centro de gravidade do paciente. Distribui o peso corporal do paciente igualmente.

A medição promove um correto apoio e estabilidade. O nervo radial que passa sob a axila é superficial. Se a muleta for muito alta, colocará pressão na axila. Lesão ao nervo causa a paralisia dos extensores do cotovelo e punho, geralmente denominado paralisia da muleta. Se a muleta for muito alta, os ombros são forçados para cima e o paciente não pode empurrar o corpo em direção ao solo. Se o dispositivo de deambulação for muito baixo, o paciente ficará curvado e desconfortável.

HABILIDADE 16.3 Ensinar o Uso de Bengalas, Muletas e Andadores

ETAPAS	JUSTIFICATIVA

> ⚡ **ALERTA DE SEGURANÇA** Orientar o paciente para relatar qualquer formigamento ou dormência no tronco superior. Isso pode significar que as muletas estão sendo utilizadas inadequadamente ou que elas estão no tamanho inadequado.

(1) *Em pé:* Posicionar a muleta com a ponta afastada 15 cm para o lado e 15 cm em frente em relação ao pé do paciente. Posicionar a almofada da muleta 5 cm abaixo da axila (Hoeman, 2007). Dois ou três dedos devem encaixar entre a almofada da muleta e a axila (ilustração).

(2) *Supino:* Almofada da muleta fica a aproximadamente 5 cm ou dois a três dedos abaixo da axila, com a ponta da muleta posicionada a 15 cm lateralmente ao calcanhar do paciente (Hoeman, 2007) (ilustração).

(3) Verificar a flexão do cotovelo com um goniômetro (ilustração). Ajustar o apoio da mão para que o cotovelo do paciente esteja flexionado 15 a 20 graus.

Proporciona ampla base de apoio.

Apoio baixo para a mão causa lesão do nervo radial. Apoios altos fazem com que o cotovelo do paciente fique acentuadamente flexionado, diminuindo a força e a estabilidade dos braços.

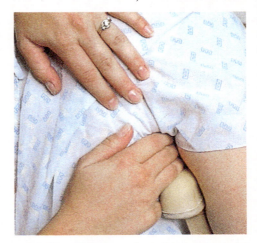

ETAPA 9a(1) Almofada da muleta dois a três dedos abaixo da axila.

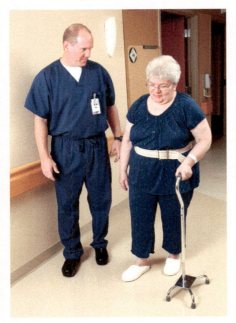

ETAPA 8c Paciente move a perna afetada juntamente com a bengala.

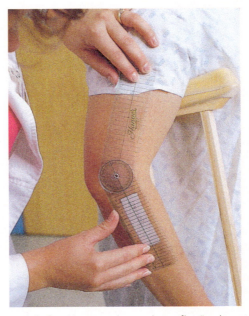

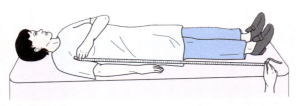

ETAPA 9a(2) Medição do comprimento da muleta.

ETAPA 9a(3) Goniômetro determina a flexão do cotovelo.

(Continua)

ETAPAS	JUSTIFICATIVA

b. Para usar muletas, o paciente suporta-se com as mãos e os braços. Portanto, a força nos braços e os músculos do ombro, a capacidade de manter o equilíbrio corporal na posição vertical e a resistência são necessárias. O tipo de marcha com muletas depende da quantidade de peso que o paciente é capaz de suportar com um membro ou com ambos.

c. O paciente levanta-se a partir da posição sentada.
   (1) Mover para a borda da cadeira com a perna forte ligeiramente sob o assento da cadeira.
   (2) Segurar as muletas com a mão do lado não envolvido. Se a cadeira possuir apoio de braços e for forte e firme o suficiente para evitar tombamento, o paciente usa um apoio de braço e as duas muletas como suporte enquanto se levanta. (Se a cadeira é leve, o paciente deve usar os dois apoios de braço como suporte.)
                Pacientes podem perder o equilíbrio com cadeiras desniveladas ou com pressão de um lado.
   (3) Empurrar para baixo o apoio de mão da muleta ao levantar o corpo para a posição em pé. Mudar uma muleta para o lado forte.

d. Auxiliar a marcha com a muleta prescrita (área escurecida na ilustração indica o movimento do pé).
   (1) *Marcha de quatro pontos:*
      (a) Começar na posição tripé (ilustração) com as muletas a 15 cm à frente e 15 cm ao lado de cada pé. A postura da cabeça e pescoço eretos, coluna em linha reta e quadris e joelhos estendidos.

                É a marcha com muletas mais estável, proporcionando sempre pelo menos três pontos de apoio todo o tempo. Exige a descarga de peso em ambas as pernas. Geralmente usada para pacientes com paralisias, como em crianças espásticas com paralisia cerebral (Hockenberry e Wilson, 2007). Também pode ser usada em pacientes com artrite. A posição tripé melhora o equilíbrio promovendo uma base de apoio mais larga.

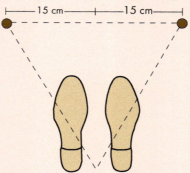

ETAPA 9d(1)(a) Posição de tripé.

      (b) Mover a muleta direita para frente 10 a 15 cm (ilustração).
      (c) Mover o pé esquerdo para frente, em direção à muleta esquerda (ilustração).
      (d) Mover a muleta esquerda à frente 10 a 15 cm (ilustração)
      (e) Mover o pé direito à frente em direção à muleta direita (ilustração).
      (f) Repetir a sequência.

                O posicionamento das muletas e pés é semelhante ao posicionamento dos braços e pés durante a marcha normal.

   (2) *Marcha de três pontos:*
      (a) Iniciar na posição tripé com apoio sobre a perna forte (ilustração).
      (b) Avançar as duas muletas e a perna afetada (ilustração).
      (c) Mover a perna forte para frente (ilustração).
      (d) Repetir a sequência.

                Requer que o paciente suporte todo o peso em um pé. O peso é colocado na perna forte e, em seguida, em ambas as muletas. A perna afetada não toca o solo durante a fase inicial da marcha de três pontos. Este tipo de marcha é útil para pacientes com fratura nas pernas ou tornozelos torcidos. A posição de tripé promove ampla base de apoio.

HABILIDADE 16.3 Ensinar o Uso de Bengalas, Muletas e Andadores

ETAPAS	JUSTIFICATIVA
(3) *Marcha de dois pontos:* (a) Começar na posição tripé (ilustração) com carga parcial em ambos os pés. (b) Mover a muleta esquerda e o pé direito à frente (ilustração). (c) Mover a muleta direita e o pé esquerdo à frente (ilustração). (d) Repetir a sequência.	Requer pelo menos carga parcial em cada pé. É mais rápida do que a marcha de quatro pontos. Necessita de mais equilíbrio porque apenas dois pontos apoiam o corpo de cada vez (Hoeman, 2007). A posição tripé promove ampla base de apoio. Os movimentos das muletas são similares aos movimentos do braço durante a marcha normal.

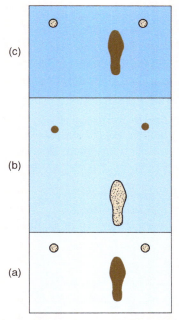

ETAPA 9d(2)(a-c) Marcha de três pontos com peso apoiado na perna direita não afetada. O pé firme e a ponteira da muleta mostram a sustentação do peso em cada fase (ler de baixo para cima).

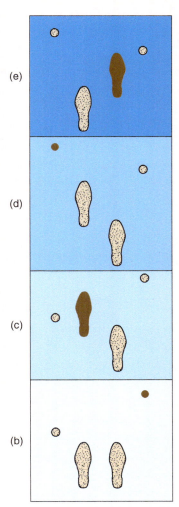

ETAPA 9d(1)(b-e) Marcha de quatro pontos. O pé firme e as ponteiras das muletas mostram os movimentos dos pés e das ponteiras em cada uma das quatro fases (ler de baixo para cima). A ponteira direita move à frente (b). O pé esquerdo move-se em direção à muleta esquerda (c). A ponteira da muleta esquerda move-se à frente (d). O pé direito move-se em direção à muleta direita (e).

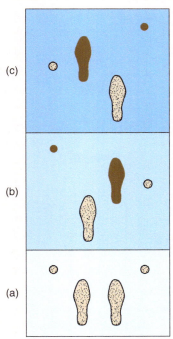

ETAPA 9d(3)(a-c) Marcha de dois pontos. As áreas sólidas indicam o peso do corpo sobre a perna e a ponteira da muleta (ler de baixo para cima).

(Continua)

ETAPAS

(4) *Fase de balanço:*
   (a) Começar na posição tripé com carga parcial em ambos os pés.
   (b) Mover a muleta à frente.
   (c) Levantar e balançar as pernas para as muletas, deixando as muletas suportarem todo o peso do corpo.
   (d) Repetir as duas fases anteriores.
(5) *Fase de balanço intermediário:*
   (a) Iniciar com a posição tripé com carga parcial em ambos os pés.
   (b) Mover as duas muletas à frente.

   (c) Levantar e balançar as pernas através e além das muletas. Repetir a sequência.
(6) *Subir escadas com muletas, em uma perna, sem carga:*
   (a) Iniciar com posição de tripé.

   (b) O paciente transfere o peso do corpo para as muletas (ilustração).
   (c) Avançar a perna forte em direção à escada (ilustração).
   (d) Alinhar as muletas com a perna forte na escada (ilustração).
   (e) Repetir a sequência até que o paciente alcance o topo da escada.
(7) *Descer escadas com muletas em uma perna, sem carga:*

JUSTIFICATIVA

Frequentemente utilizada por pacientes que apresentam membros inferiores paralisados ou usam órtese de suporte de peso em suas pernas. Essa é a mais fácil das duas fases de balanço. Ela exige a capacidade de suportar o peso do corpo parcialmente em ambas as pernas.

Requer que o paciente tenha habilidade para sustentar carga parcial em ambos os pés.
Aumenta a base de sustentação; assim, quando o corpo balança para frente, o paciente altera seu centro de gravidade em direção ao apoio adicional proporcionado pelas muletas.

Aumenta o equilíbrio do paciente pelo aumento da base de apoio.
Prepara o paciente para transferir o peso para a perna não afetada quando subir o primeiro degrau.
As muletas proporcionam mais apoio para a perna afetada. Paciente transfere o peso das muletas para a perna não afetada.
Mantém o equilíbrio e proporciona ampla base de apoio.

Melhora o equilíbrio do paciente por proporcionar ampla base de apoio.

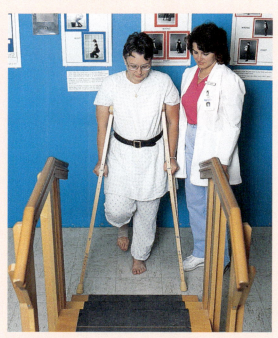

ETAPA 9d(6)(b) Transferência do peso do corpo para as muletas.

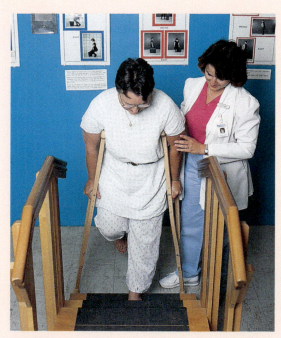

ETAPA 9d(6)(c) Avanço da perna não afetada na escada.

HABILIDADE 16.3 Ensinar o Uso de Bengalas, Muletas e Andadores

ETAPAS	JUSTIFICATIVA
(a) Iniciar com posição tripé.	Prepara o paciente para aliviar o peso do corpo mantido pelas muletas.
(b) Transferir o peso do corpo para a perna forte.	Mantém o equilíbrio do paciente e a base de apoio.
(c) Mover as muletas para a escada inferior, e orientar o paciente para transferir o peso do corpo para as muletas e mover a perna não envolvida à frente.	
(d) Mover a perna forte para a escada inferior e alinhar as muletas.	
(e) Repetir a sequência até que o paciente alcance o último degrau.	Sem carga, o paciente deve estar apto a equilibrar-se em uma perna antes de transferir as duas muletas para a mesma mão.
(8) *Sentar na cadeira:*	
(a) Transferir as duas muletas para a mesma mão, e transferir o peso para as muletas e para a perna não afetada. O paciente deve sentir a borda da cadeira contra as pernas.	Proporciona base de apoio estável.
(b) Segurar o braço da cadeira com a mão livre, estender a perna afetada enquanto vai abaixando o corpo em direção à cadeira (ilustração).	
10. *Andador*	
a. Quando o paciente relaxa os braços ao lado do corpo, a parte superior do andador deve estar alinhada com a prega na parte interna do punho. O cotovelo deve estar com flexão aproximada de 15 a 30 graus quando em pé com o andador e com as mãos apoiadas no apoio de mãos.	Andadores sem rodas devem ser levantados e movidos para frente. O paciente deve ter força suficiente para ser capaz de mover o andador. Andador com quatro rodas, que não precisa ser levantado, não é tão estável e pode causar lesões.
b. Auxiliar o paciente na deambulação.	
(1) Manter o paciente de pé no centro do andador e fazer com que ele segure no apoio de mãos das barras superiores.	Paciente deve se equilibrar antes de tentar andar. A posição proporciona ampla base de apoio entre o andador e o paciente. O paciente então move o centro de gravidade em direção ao andador. É necessário manter os quatro pés do andador no chão para evitar que vire.

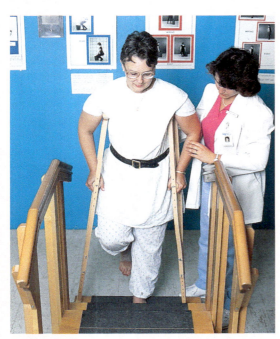

ETAPA 9d(6)(d) Alinhamento das muletas com a perna não afetada.

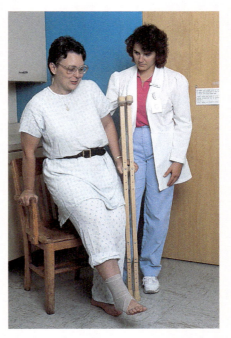

ETAPA 9d(8)(b) Segurar o braço da cadeira com a mão livre.

(Continua)

ETAPAS	JUSTIFICATIVA
(2) Levantar o andador movendo-o 15 a 20 cm à frente e assegurando-se de que os quatro pés do andador estejam bem apoiados. Dar um passo à frente com qualquer um dos pés. Fazer o mesmo com o outro pé (ilustração). *Se o paciente apresenta fraqueza de um lado:* Depois de o paciente avançar o andador, orientá-lo a dar um passo à frente com a perna fraca suportando seu peso com os braços e, em seguida, dar um passo com a perna forte. *Se o paciente for incapaz de suportar carga total na perna envolvida:* Depois de o paciente avançar o andador, deve balançar a perna forte enquanto suporta o peso nas mãos. Instruir o paciente a não avançar a extremidade inferior além da barra dianteira do andador.	Mover o andador de 15 a 20 cm para a frente simula a distância normal entre os passos. Possibilitar o contato dos quatro pés do andador com o chão reduz o risco de lesões ou quedas. Avançar com a extremidade mais fraca permite ao paciente ter o máximo apoio do andador.

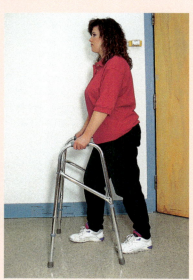

ETAPA 10b(2) Levantar o andador movendo-o 15 a 20 cm e dando um passo à frente.

11. Fazer o paciente dar alguns passos com o dispositivo auxiliar utilizado. Se o paciente for hemiplégico (paralisia unilateral) ou hemiparético (fraqueza de um lado), ficar do seu lado mais forte. Apoiar o paciente colocando o braço próximo à cinta de marcha.	Garante que o paciente apresente força satisfatória e equilíbrio para continuar.
12. Dar alguns passos à frente com o paciente. Avaliar a força muscular e o equilíbrio.	Permite que o paciente descanse.
13. Se o paciente sentir fraqueza ou tontura, retornar ao leito ou cadeira, o que estiver mais próximo.	
14. **Veja Protocolo de Conclusão (ao final do livro).**	

AVALIAÇÃO

1. Observar o paciente usando o dispositivo auxiliar.
2. Inspecionar as mãos e as axilas para vermelhidão, inchaço ou irritação de pele causada pelo uso do meio auxiliar.
3. Perguntar ao paciente sobre a taxa de desconforto ou fadiga, se presente, após a deambulação.
4. Monitorar o paciente para a presença de hipotensão postural, aumento da frequência cardíaca, queda da pressão arterial, aumento da frequência respiratória, ou falta de ar durante ou após a deambulação.
5. Perguntar ao paciente/familiar sobre a facilidade com que são realizadas as AVDs devido ao uso de dispositivo auxiliar.

Resultados Inesperados e Intervenções Relacionadas

1. Paciente é incapaz de deambular corretamente.
   a. Reavaliar o paciente para o ajuste correto do dispositivo auxiliar.
   b. Ter uma assistência adicional por perto para garantir a segurança.
   c. Reavaliar o nível de conforto.
   d. Reavaliar a força muscular nas extremidades não envolvidas. Um dispositivo alternativo pode ser necessário.
   e. Obter orientação fisioterápica para o treino de marcha.
2. Paciente sente tonturas e vertigens.
   a. Solicitar ajuda.
   b. Colocar o paciente sentado em uma cadeira ou deitar na cama mais próxima.
   c. Avaliar os sinais vitais do paciente.
   d. Permitir que o paciente repouse completamente antes de retomar a atividade.
   e. Perguntar se o paciente está pronto para continuar.

Registro e Relato

- Registrar na evolução do paciente o tipo de marcha utilizada, tipo de descarga de peso, quantidade de assistência necessária, tolerância à atividade e distância percorrida na deambulação. Documentar as instruções dadas ao paciente e aos familiares.
- Relatar imediatamente qualquer lesão sofrida durante a tentativa de deambulação, alteração nos sinais vitais ou incapacidade de deambular.

Amostra de Documentação

09h Deambulou 6 m usando corretamente a bengala de quatro pontas e carga parcial na extremidade inferior direita. Solicitou analgésicos. Nível de dor em joelho esquerdo de 6 (escala de 0 a 10). Retornou ao leito.

09h30 Descansando tranquilamente no leito. Nível de dor no joelho direito de 2 (escala de 0 a 10).

Considerações Especiais

Pediatria

- Para a reabilitação de uma criança pequena que ainda não aprendeu a andar ou que não tem bom equilíbrio, muletas especiais com três ou quatro pontos proporcionam a estabilidade necessária para permitir que a criança mantenha uma postura ereta e aprenda a andar (Hockenberry e Wilson, 2007).

Geriatria

- O idoso com reumatismo pode necessitar de tempo adicional no período da manhã antes de retomar as atividades.

Assistência Domiciliar (*Home Care*)

- Orientar o paciente sobre como usar o meio de locomoção em diferentes terrenos (p. ex., carpete, escadas, chão áspero, inclinações).
- Orientar o paciente sobre como vencer os obstáculos, tais como portas, e como utilizar o auxílio para fazer transferências (p. ex., de pé para uma cadeira, vaso sanitário, banheira e carro).
- Orientar o paciente e cuidadores familiares sobre a forma adequada para verificar se o dispositivo auxiliar está funcionando.
- Colocar uma "bolsa" no andador do paciente para carregar objetos; cuidado para não encher demais a frente para evitar o tombamento do andador.

PERGUNTAS DE REVISÃO

Estudo de Caso para as Perguntas 1 e 2

Uma mulher recentemente recebeu alta do hospital após sofrer um infarto do miocárdio. A paciente mora em uma casa de um dormitório com o marido e dois gatos. Ela apresenta falta de ar e sente-se instável às vezes ao caminhar, e necessita usar um dispositivo auxiliar a curto prazo pela primeira vez em sua vida. Quando o enfermeiro realiza a visita domiciliar, a paciente expressa que precisa se locomover tanto quanto possível, mas tem suas preocupações sobre a sua capacidade de gerenciar um dispositivo auxiliar.

1. Sabe-se que o paciente se beneficiará do uso de uma bengala. Qual deverá ser a orientação inicial dada pelo enfermeiro para a meta da paciente? Selecionar todas que aplicam.
   1. Usar uma bengala em seu lado dominante
   2. Assegurar que a superfície de caminhada esteja limpa e seca
   3. Orientar a paciente para andar descalça
   4. Evitar a flexão do cotovelo quando deambulando
2. O marido da paciente está preocupado com a segurança da esposa durante a deambulação. O enfermeiro dá sugestões ao marido para ajudar sua esposa a ser tão móvel quanto possível de forma segura. O que o enfermeiro poderia orientar para o marido fazer?
   1. Dar à sua esposa um analgésico opioide pouco antes da deambulação.
   2. Estimular sua esposa a curvar para frente ao caminhar.
   3. Programar atividades diárias para que haja tempo entre elas.
   4. Ensinar sua esposa a prender a respiração quando está levantando para ficar em pé.
3. Um enfermeiro está apresentando um programa de promoção à saúde com exercícios de mobilidade para um grupo de idosos que reside em casas de um dormitório em sua comunidade. Os idosos estão em dificuldades financeiras e estão preocupados que não têm opções para os exercícios. Que atividade o enfermeiro pode sugerir?
   1. Ir a um clube local de *fitness*.
   2. Formar um grupo de caminhada.
   3. Organizar clube de leitores de livros
   4. Investir em equipamentos de exercícios em casa.
4. Uma paciente retornou para a unidade de enfermagem após uma cirurgia de substituição total do joelho. O que o enfermeiro deve fazer quando ele começar a aplicar a terapia com movimento passivo contínuo?
   1. Aplicar medicamento analgésico diretamente no joelho da paciente.

2. Posicionar a prega do joelho do aparelho 10 cm acima do joelho da paciente.
3. Apoiar a perna da paciente acima, abaixo e na articulação do joelho.
4. Orientar a paciente de que deve esperar sentir grande desconforto durante a terapia.

5. O enfermeiro está auxiliando um paciente ao lado da cama e reconhece que o paciente está apresentando hipotensão ortostática. Qual dos seguintes sinais e sintomas que alerta o enfermeiro para essa condição? Selecionar todos os sinais.
    1. Palidez
    2. Bradicardia
    3. Náusea
    4. Tonturas
    5. Irritabilidade

6. O enfermeiro ensina ao paciente alguns exercícios para amplitude de movimentos de ombro. Para a abdução, quão alto o paciente deve levantar o braço?
    1. 120 graus
    2. 140 graus
    3. 180 graus
    4. 220 graus

7. Uma criança com paralisia cerebral pode apresentar dificuldade com movimento, perda de equilíbrio e falta de controle muscular. Qual o tipo de marcha com muletas que o enfermeiro pode orientar para os pais de uma criança com paralisia cerebral?
    1. Quatro pontos
    2. Três pontos
    3. Dois pontos
    4. Balanço

8. Qual das seguintes ações evita lesões quando o enfermeiro está levantando um paciente? Selecionar todas que se aplicam.
    1. Manter os joelhos em posição travada
    2. Evitar torções
    3. Mover o paciente sem auxílio
    4. Usar os braços e as pernas, não a coluna lombar
    5. Incentivar o paciente a ajudar, se for capaz

9. Que situação é uma contraindicação para o uso de meia elástica?
    1. Uso anterior da meia elástica nos últimos 3 meses
    2. Enxerto de pele recente na parte inferior da perna
    3. Aumento da circulação dos membros inferiores
    4. Imobilidade por mais de 1 semana

10. Coloque os seguintes passos para subir escadas com muletas em ordem correta da primeira para a última fase.
    1. Alinhar as muletas com a perna não afetada na escada.
    2. Ficar na posição tripé.
    3. Avançar a perna afetada em direção à escada.
    4. Transferir o peso do corpo para as muletas.

REFERÊNCIAS

Barnes AF: Erasing the word 'lift' from nurses' vocabulary when handling patients, *Br J Nurs* 16(18):1144, 2007.

Gillespie HO: Exercise. In Edelman C, Mandle C, editors: *Health promotion throughout the lifespan*, ed 5, St Louis, 2006, Mosby.

Harvard Health Publications: On the alert for deep-vein blood clots, *Harvard Heart Lett* 19(9):4, 2009.

Hockenberry MJ, Wilson D: *Wong's nursing care of infants and children*, ed 8, St Louis, 2007, Mosby.

Hoeman S: *Rehabilitation prevention, intervention, and outcomes*, ed 4, St Louis, 2007, Mosby.

Ignatavicius D, Workman L: *Medical surgical nursing: critical thinking for collaborative care*, ed 6, St Louis, 2009, Mosby.

Long F: A healing machine, *Rehabil Manage Interdiscip J Rehabil* 21(5):34, 2008.

Mayo Clinic: Orthostatic hypotension (postural hypotension): lifestyle and home remedies, 2009, http://www.mayoclinic.com/health/orthostatic-hypotension/DS00997/DSECTION=lifestyle-and-home-remedies.

Meiner SE, Lueckenotte AG: *Gerontologic nursing*, ed 3, St Louis, 2006, Mosby.

Monohan WJ and others: *Phipps/medical-surgical nursing, health and illness perspectives*, ed 8, St Louis, 2007, Mosby.

Nelson A, Baptiste AS: Evidence-based practices for safe patient handling and movement, *Orthop Nurs* 25(6):366, 2006.

Nelson A and others: Safer patient handling, *Nurs Manage* 38(3):26, 2007.

Phipps W and others: *Medical-surgical nursing: concepts and clinical practice*, ed 8, St Louis, 2007, Mosby.

Struck BD, Ross KM: Health promotion in older adults: prescribing exercise for the frail and home bound, *Geriatrics* 61(5):22, 2006.

The Joint Commission (TJC): *2010 National Patient Safety Goals*, Oakbrook Terrace, Ill, 2010, The Commission, http://www.jointcommission.org/PatientSafety/NationalPatientSafetyGoals, acessado em 14 de fevereiro 2010.

Touhy TA: Mobility. In Ebersole P, et al, editor: *Toward healthy aging: human needs & nursing response*, ed 7, St Louis, 2008, Mosby.

Tran PD, Garcia K: An international study of health knowledge, behaviors, and cultural perceptions of young Mexican adults, *Hispanic Health Care Int* 7(1):5, 2009.

Tseng CN and others: Effects of a range-of-motion exercise program, *J Adv Nurs* 57(2):181, 2007.

CAPÍTULO 17

Tração, Cuidados com Gesso e Dispositivos de Imobilização

Habilidade 17.1 Cuidados com o Paciente em Tração Cutânea, 402
Habilidade 17.2 Cuidados com o Paciente em Tração Esquelética e com o Local de Inserção dos Pinos, 406
Habilidade 17.3 Cuidados com o Paciente durante a Aplicação de Gesso, 412

Instrução para o Procedimento 17.1 Cuidados com o Paciente durante a Retirada do Gesso, 417
Habilidade 17.4 Cuidados com o Paciente com Dispositivos de Imobilização – Órtese, Tala e Tipoia, 418

Quando um trauma ou uma doença afetam o sistema musculoesquelético, este requer imobilização, estabilização e suporte para a parte do corpo envolvida. Tração, gesso e dispositivos de imobilização são exemplos de métodos utilizados para esses fins com o objetivo de melhorar o processo de cicatrização.

Estes dispositivos são prescritos para corrigir ou melhorar deformidades ou contraturas articulares. Eles também são usados para tratar luxação articular; reduzir, imobilizar e alinhar uma fratura (Quadro 17-1); e prevenir e tratar os espasmos musculares. Ao controlar os espasmos e a sobreposição óssea, estes dispositivos podem evitar danos aos tecidos moles. Por fim, os posicionamentos pré-operatório e pós-operatório, alinhamento, comprimento do esqueleto e repouso de uma articulação com problemas também podem ser tratados usando-se um ou mais desses dispositivos.

A tração envolve uma força aplicada por meio de pesos a uma parte do corpo enquanto uma segunda força, chamada contratração, puxa em direção oposta. A idade, a condição do paciente e o objetivo da tração determinam a quantidade de peso sobre a força a ser puxada. Em tração reta ou de correr, a força de tração puxa contra o eixo longitudinal do corpo enquanto o corpo do paciente fornece a contratração. Na tração esquelética em suspensão equilibrada, a quantidade de força na tração é igual à quantidade de força na contratração. Uma tipoia é um sistema de pesos presos a uma trave acima da cama que suporta a parte afetada enquanto o peso é preso ao pino ou ao fio que atravessa o osso femoral.

Embora existam muitos tipos de tração para diferentes partes do corpo, há seis princípios gerais de assistência pela tração: (1) manter a linha estabelecida de tração, (2) manter o equipamento de tração, (3) manter a contratração, (4) manter a tração contínua, a menos que ordenada de outra forma, (5) manter o correto alinhamento corporal, e (6) evitar o atrito e a pressão na pele (Whiteing, 2008).

Um segundo método de tratamento para a imobilização envolve a utilização de gesso. Aplicado externamente, o gesso imobiliza tecidos musculoesqueléticos lesados ou deformados em posição apropriada para promover a cicatrização. Portanto, estruturas musculoesqueléticas devem estar em posição ideal para a cicatrização quando o gesso é aplicado. Uma vantagem do uso do gesso é que permite a deambulação precoce e, em alguns casos, o apoio parcial no membro afetado.

Um terceiro dispositivo de tratamento usado em lesões ou distúrbios musculoesqueléticos é o dispositivo ortótico. Esses aparelhos imobilizam uma parte do corpo, previnem deformidades, protegem contra lesões, aliviam a dor e o espasmo muscular, mantêm a posição até a cicatrização completa e auxiliam na função. Os dispositivos de imobilização são aplicados externamente ao corpo e estão disponíveis em muitas variações, desde tipoias para braços até órteses para tronco e talas para dedos. Eles são feitos de uma variedade de materiais, tais como borracha, couro, metal e plástico.

CUIDADO CENTRADO NO PACIENTE

Quando um paciente sofre uma lesão musculoesquelética, a assistência fica centrada na diminuição da dor, no controle dos dispositivos de imobilização, na estabilização do membro para minimizar a lesão tecidual e no reconhecimento de como a lesão afeta o bem-estar do paciente. O monitoramento constante garante a identificação precoce da dor e possibilita garantir maior conforto ao paciente.

Quando a tração ou outros dispositivos ortopédicos são aplicados, é normal para o paciente sentir-se ansioso em relação ao procedimento ser ou não doloroso. A utilização de uma abordagem calma e confiante durante o atendimento ajuda a minimizar a ansiedade.

A tração esquelética é um tipo de tração aplicada pelo médico em condições estéreis e usada para o tratamento de fraturas. Ela envolve a colocação de um pino ou de um fio através do osso. Os pesos são, em seguida, ligados ao dispositivo usando cordas e roldanas. Enquanto a tração estiver sendo colocada, é útil informar ao paciente que ele sentirá uma leve tensão. Isto ajuda a diminuir a ansiedade e o desconforto conforme a tração é aplicada.

QUADRO 17-1	TIPOS DE FRATURAS

Fratura fechada: Pele intacta sobre a fratura
Fratura aberta ou exposta: Pele perfurada por terminações ósseas
Cominutiva: Apresenta três ou mais fragmentos ósseos
Compressão: Osso que é esmagado (p. ex., vértebra)
Depressiva: Fragmento ósseo afundado
Deslocada: Duas bordas da fratura foram movidas para fora do alinhamento
Impactada: Extremidades ósseas comprimidas entre si
Longitudinal: Fratura que corre paralela ao osso
Oblíqua: Fratura que se inclina diagonalmente ao osso
Patológica: Resulta de mínimo estresse aplicado a um osso patologicamente enfraquecido
Segmentar: Segmento ósseo fraturado e separado
Espiral: Ao redor do osso
Transversa: Transversalmente ao osso

O edema dos tecidos moles devido ao trauma da fratura cria uma pressão que afeta a função circulatória e neurológica. Além disso, a pressão exercida a partir de bandagens circunferenciais firmemente aplicadas, gessos ou órteses pode resultar em déficits neurovasculares. A presença de sinais como pele fria, palidez cutânea, diminuição de pulsos e enchimento capilar prolongado é evidência de perfusão diminuída. A aparência acinzentada da pele e do leito da unha em pacientes afro-americanos indica déficits, em vez da palidez vista em pacientes caucasianos. Queixas sensoriais – tais como dor, dormência, formigamento; e alterações motoras, como fraqueza ou incapacidade para a extremidade distal à pressão – podem indicar problema neurovascular em desenvolvimento. O enfermeiro deve monitorar os cinco Ps: **dor (*pain*), palidez, paralisia, parestesia e ausência de pulso.** A dor durante o movimento passivo, muitas vezes, é a primeira manifestação clínica quando o déficit neurovascular está se desenvolvendo. Comunicar imediatamente o desenvolvimento do comprometimento neurovascular ao profissional de saúde responsável pelo paciente.

A infecção nos locais de inserção dos pinos de uma tração esquelética pode ocorrer no ponto de entrada através da pele. O local dos pinos fornece um local de entrada para microrganismos nos tecidos moles e nos ossos. Um cuidado meticuloso da pele evita o desenvolvimento de infecção no local da inserção dos pinos.

TENDÊNCIAS NA PRÁTICA BASEADA EM EVIDÊNCIA

Holmes SB, Brown SJ: Skeletal pin site care: National Association of Orthopaedic Nurses guidelines for orthopaedic nursing. *Orthop Nurs* 24(2):99, 2005.

Os cuidados nos sítios de inserção dos pinos esqueléticos são baseados em práticas tradicionais, mas com pouca pesquisa para apoiá-las. Holmes e Brown (2005) realizaram uma revisão da literatura e posteriormente elaboraram quatro recomendações para os cuidados nos locais de inserção dos pinos. Primeiro, os pinos localizados em áreas com tecidos moles consideráveis têm maior risco para a infecção e exigem cuidado mais meticuloso. Segundo, após as primeiras 48 a 72 horas (quando a drenagem pode ocorrer em maior quantidade), realizar cuidados no local dos pinos diária ou semanalmente para os locais com interface pino-osso mecanicamente estáveis. Terceiro, a solução de clorexidina 2 mg/mL é a mais efetiva solução de limpeza para os locais de inserção dos pinos. Por fim, ensinar para os pacientes e/ou seus familiares os cuidados nos locais dos pinos antes da alta hospitalar. Os pacientes devem receber demonstração dos cuidados no local dos pinos e também instruções escritas que incluam sinais e sintomas da infecção e o que fazer quando a infecção ocorrer.

Quando houver indicação de tratamento com aplicação de gesso, explicar o procedimento ao paciente, incluindo a forma como vai ser posicionado e o que sentirá. Deixar o paciente saber que é normal sentir alguma umidade e calor sob o gesso durante o processo de aplicação e uma sensação de calor à medida que vai secando. Lembrar o paciente de que pode sentir coceira (prurido) quando com gesso, mas que coçar pode levar à infecção. Certificar-se de que o tratamento inclui medicamentos para controle do prurido.

Quando um paciente usar uma órtese ou uma tala pela primeira vez, é útil que ele saiba que inicialmente pode parecer estranho, mas com a prática se sentirá mais confortável e com maior facilidade de movimento. Lembrar o paciente que pode ser necessária ajuda para colocar e tirar a órtese ou a tala. Em lesões ortopédicas, o tratamento pode levar a algum grau de imobilidade e restrição. A falta de capacidade para executar seu papel normal (p. ex., mãe, dona de casa, chefe de família) pode levar a sentimentos de frustração ou até mesmo depressão.

SEGURANÇA

O monitoramento constante e adequado de todos os dispositivos de estabilização e imobilização ajuda a prevenir a ocorrência de lesões na pele e nos nervos. A tração cutânea aplica uma tração na estrutura do corpo afetada por meio de fitas adesivas fixadas à pele e ao redor da estrutura. Entretanto, há um risco de pressão a partir da tração em si. Portanto, é importante monitorar a pele do paciente e os tecidos subjacentes para os sinais de pressão.

HABILIDADE 17.1	CUIDADOS COM O PACIENTE EM TRAÇÃO CUTÂNEA

A tração cutânea é a aplicação de uma força de tração diretamente à pele e ao tecido mole que indiretamente traciona o sistema esquelético. A tração cutânea imobiliza a fratura e alivia os espasmos musculares e as dores; a aplicação contínua é necessária para atingir essa meta. A tração cutânea geralmente proporciona imobilização temporária até que a fratura possa ser reparada cirurgicamente com redução aberta e fixação interna (RAFI) ou a tração esquelética possa ser implementada. Além disso, a tração cutânea mantém o alinhamento e reduz as contraturas e as luxações. Os pacientes necessitam de prescrições médicas para a tração com pesos específicos, posição da cama e mudanças de decúbito.

Existem vários tipos de tração cutânea. O tipo mais comum de tração cutânea para adulto é a extensão de Buck, que é aplicada a uma perna ou a ambas as pernas utilizando correias ou uma bota de espuma preparada comercialmente com tiras de velcro

HABILIDADE 17.1 Cuidados com o Paciente em Tração Cutânea

(Fig. 17-1). A tração de Dunlop é outra forma de tração cutânea. A tração de Dunlop é aplicada ao antebraço para tratar fraturas do úmero (Fig. 17-2).

A tração cervical utiliza uma mentoneira com um recorte para as orelhas e para a face (Fig. 17-3). A mentoneira fixa o queixo, e alças levam a uma barra presa a cabos, roldanas e pesos. A tração cervical, que pode ser removida periodicamente, impede a evolução das doenças reumáticas que acometem a coluna cervical, não das fraturas.

Quanto mais peso for aplicado à tração, maior a possibilidade de ruptura da pele. Não mais do que 3 kg são utilizados na tração tipo extensão de Buck. A tração cervical pode usar de 3 a 4,5 kg. Problemas de pele – tais como úlceras, dermatite, queimaduras ou escoriações – impedem a utilização da tração cutânea devido ao perigo de exacerbação. Pacientes idosos e pacientes com diabetes têm um risco aumentado de ruptura de pele.

Ao cuidar de um paciente em tração cutânea, monitorar o paciente no início e regularmente para a manutenção correta do dispositivo de tração e o alinhamento musculoesquelético adequado. A política do hospital pode especificar a frequência de controle, que precisa ser, pelo menos, a cada 4 a 8 horas. A manutenção da tração envolve monitorar os pesos, a direção da polia, as cordas, as roldanas e todas as conexões (Quadro 17-2).

COLETA DE DADOS

1. Avaliar o conhecimento do paciente sobre o motivo da tração. *Justificativa: Determina as preocupações, o medo e a necessidade de mais explicações.*
2. Avaliar a integridade e a condição da pele antes da colocação da tração. *Justificativa: Estabelece base de referência para a integridade da pele. A pele e o tecido local intactos têm maior capacidade para tolerar as forças de tração.*
3. Avaliar o estado geral de saúde do paciente, incluindo o grau de mobilidade, capacidade de realizar as atividades de vida diária (AVDs) e a atual condição clínica. *Justificativa: Determina a capacidade de o paciente tolerar a tração, a capacidade de autocuidado e a necessidade antecipada de auxílio.*
4. Avaliar o posicionamento do paciente na cama: supino, perpendicular à extremidade inferior da cama, com o membro afetado em alinhamento adequado. *Justificativa: Assegura que a polia da tração está em ângulo apropriado em relação ao corpo do paciente.*

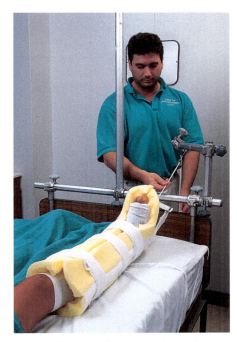

FIG 17-1 Extensão de Buck.

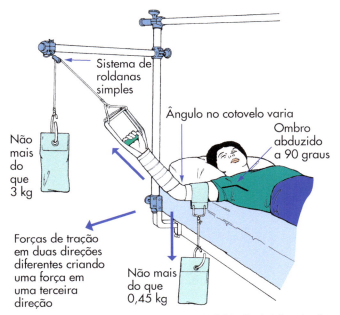

FIG 17-2 Tração de Dunlop. (De Folcik MA, Carini-Garcia G, Birmingham JJ: *Traction: Assessment and management*, St Louis, 1994, Mosby.)

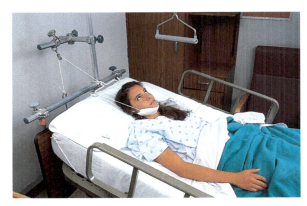

FIG 17-3 Tração cervical.

QUADRO 17-2	AVALIAÇÃO DA TRAÇÃO (OS 4 PS)
Peso: O peso está no local correto e pendurado livremente?	
Pressão: Cada braçadeira e sua conexão estão apertadas?	
Tração (Pull): A direção da tração está alinhada com o eixo longo do osso?	
Roldanas (Pulleys): A corda está andando sobre a roldana e deslizando suavemente?	

5. Avaliar o nível de dor do paciente usando uma escala de 0 a 10 e determinar a necessidade de analgesia antes de iniciar o procedimento. *Justificativa: Analgésicos diminuem o desconforto do paciente enquanto a tração cutânea está sendo aplicada, e a avaliação também serve como base de referência para comparações posteriores.*
6. Avaliar a condição neurovascular da extremidade distal à tração, incluindo coloração da pele, temperatura, enchimento capilar, presença de pulso distal, sensibilidade e capacidade de o paciente mover os dedos da mão. *Justificativa: Proporciona a base de referência necessária para a detecção precoce de déficit neurovascular.*

PLANEJAMENTO

Os **Resultados Esperados** focam-se na melhora do estado mental do paciente, integridade da pele, nível de conforto, condição neurovascular e mobilidade.
1. Paciente apresenta redução do nível de ansiedade como evidenciada pela diminuição dos sintomas de apreensão, irritabilidade e/ou de abandono.
2. Pele sobre tração, bota ou bandagens elásticas permanecem intactas, sem vermelhidão ou ruptura.
3. Paciente participa das AVDs tanto quanto possível dentro de suas limitações.
4. Paciente verbaliza uma maior sensação de conforto com uma classificação de 3 em uma escala de 0 a 10 após a mudança de decúbito e a administração de analgésicos.
5. Paciente não apresenta déficit neurovascular após curativo circunferencial ou uso de bota.
6. Paciente mantém alinhamento corporal correto.
7. Paciente move todas as extremidades independentemente no dia da alta.

Delegação e Colaboração

A avaliação neurovascular da condição do paciente não pode ser delegada. A habilidade de auxiliar na colocação da tração cutânea pode ser delegada à equipe de enfermagem, que teve formação específica. Instruir a equipe de enfermagem sobre o seguinte:
- Como adaptar a habilidade para determinado paciente
- Informar ao enfermeiro se o paciente demonstra qualquer alteração na condição da pele ou queixa de algum desconforto

Equipamento
- Traves superiores para fixação da tração
- Barra de tração
- Braçadeiras e roldanas
- Bota extensão de Buck e bandagens elásticas
- Pesos de 0,5 a 3 kg
- Barra de extensão

IMPLEMENTAÇÃO para CUIDADOS COM O PACIENTE EM TRAÇÃO CUTÂNEA

ETAPAS	JUSTIFICATIVA
1. Veja Protocolo Padrão (ao final do livro).	
2. Explicar o procedimento ao paciente.	Diminui a ansiedade do paciente.
3. Identificar os pacientes com dois identificadores (p. ex., nome e data de nascimento, ou nome e número de registro hospitalar, de acordo com a política da instituição). Comparar os identificadores com informação sobre o paciente no registro de administração de medicamentos ou registro médico.	Assegura identificação correta do paciente. Está de acordo com o padrão da The Joint Commission e melhora a segurança do paciente (TJC, 2010).
4. Administrar analgésico conforme prescrição para dor aguda e relaxante muscular para espasmos antes da colocação da tração.	Permite que os medicamentos alcancem o pico do efeito no tempo da colocação da tração, reduzindo a dor e o espasmo muscular. Analgésicos efetivamente não reduzem a dor do espasmo muscular.
5. Colocar o paciente em decúbito dorsal quase plano, não mais do que 30 graus de elevação, com a perna afetada a meio caminho entre a borda e o meio da cama.	Mantém a força de tração em um ângulo adequado em relação ao corpo do paciente.
6. Lavar a perna afetada (ou pernas) e secar delicadamente, sem friccionar. Não raspar as pernas.	Raspar as pernas pode causar microcortes que podem ficar inflamados sob as correias da tração.

> ⚡ **ALERTA DE SEGURANÇA** Não realizar a tração cutânea em pele irritada, lesada ou com cortes.

7. Colocar a bota de espuma ou bandagens elásticas na perna afetada seguindo a orientação de distal para proximal.	Evita o aprisionamento do sangue na região distal.
a. Certificar-se de que a bota se encaixa perfeitamente.	Muito apertada leva pressão à pele, ao nervo fibular e às estruturas vasculares. Muito frouxa pode provocar um deslizamento e ausência da força de tração.
b. Colocar o calcanhar corretamente na bota de tração. Não colocar almofada no calcanhar.	Evita a pressão no calcanhar do paciente.

HABILIDADE 17.1 Cuidados com o Paciente em Tração Cutânea

ETAPAS	JUSTIFICATIVA
c. Não coloque a bota de tração sobre dispositivos de compressão pneumática; em vez disso, usar bombas para o pé.	Causa pressão sobre os tecidos e torna o dispositivo de compressão ineficaz.

> ⚡ **ALERTA DE SEGURANÇA** Tração cutânea muito apertada coloca pressão sobre os nervos e estruturas vasculares, deixando o paciente em risco de déficit neurovascular irreversível. Tração cutânea muito frouxa pode deslizar, não garantindo o efeito esperado.

8. Colocar peso à bota de forma gradual e suavemente na extremidade inferior da cama. O médico determina a quantidade exata do peso a ser aplicado e a posição a ser mantida.	A tração é colocada lentamente para evitar espasmos musculares involuntários ou dor para o paciente. O peso deve criar tração suficiente para superar os espasmos musculares, mas não causar um acentuado aumento da dor.

> ⚡ **ALERTA DE SEGURANÇA** Ao colocar a extensão de Buck, evitar pressão ao nervo fibular no colo da fíbula. A diminuição da sensibilidade no espaço entre o hálux e o segundo dedo, e a incapacidade na dorsiflexão do pé e na extensão dos dedos, podem indicar pressão no nervo. Estar alerta para a pressão sobre as proeminências ósseas ao redor do tornozelo ou parte de trás do calcanhar.

9. Inspecionar a instalação da tração certificando-se de que: • Os nós estão seguros. • Os cabos estão nas roldanas e não estão desgastados. • Os pesos estão pendurados livremente, não presos à cama ou apoiados no chão. • As roupas de cama não estão interferindo no aparelho de tração. Verificar a manutenção da tração quanto aos itens peso, pressão, tração e roldana (Quadro 17-2).	Observação constante destes pontos de verificação é necessária para manter a quantidade apropriada de tensão e imobilização eficaz.
10. Antes de sair, o médico deve avaliar a posição do paciente e orientar sobre as posições adicionais permitidas para o paciente e para a cama. Paciente permanece principalmente em decúbito dorsal, mas é permitido mudar para o lado não afetado por breves períodos (10 a 15 minutos).	Posicionamento em decúbito lateral permite a higiene do tronco e o alívio da pressão sobre os tecidos.
11. Avaliar o estado neurovascular da extremidade distal à tração, incluindo a coloração da pele e temperatura, enchimento capilar, presença de pulso distal, sensibilidade e capacidade do paciente para mover os dígitos.	Alteração da circulação, da sensibilidade, ou do movimento indica problemas potenciais que podem resultar em danos neurovasculares permanentes.

> ⚡ **ALERTA DE SEGURANÇA** Se os tecidos distais à tração cutânea estão frios ou se o enchimento capilar é maior do que 3 segundos, comparar com a extremidade não afetada. Se o déficit está relacionado à tração, envolver a extremidade, remover a tração e relatar o comprometimento neurovascular.

12. Soltar e reaplicar a bota de tração de 4 a 8 horas, e fornecer cuidado com a pele de acordo com a prescrição médica.	Permite a visualização da pele e oportunidade de fornecer cuidados com a pele.
13. **Veja Protocolo de Conclusão (ao final do livro).**	

AVALIAÇÃO

1. Avaliar o nível de ansiedade para sintomas de apreensão, irritabilidade e/ou abandono.
2. Inspecionar o tecido cutâneo para sinais de pressão, coloração, alterações, edema ou sensibilidade.
3. Observar o correto alinhamento do paciente.
4. Avaliar a capacidade do paciente em realizar as AVDs.
5. Perguntar ao paciente sobre o nível de desconforto em uma escala de 0 a 10 e relatar presença de espasmos musculares.
6. Avaliar condição neurovascular a cada 2 horas durante 24 horas e a cada 4 horas subsequentemente (de acordo com a política institucional).
7. Observar o uso do trapézio pelo paciente e do membro não afetado para realizar corretamente a automudança de decúbito.

Resultados Inesperados e Intervenções Relacionadas

1. Paciente reclama de aumento da dor após a tração ser aplicada.
   a. Retirar a tração (se permitido pelo médico), reposicionar o paciente e reaplicar a tração. Não é permitido afrouxar ligeiramente a tração para evitar um efeito de torniquete e reavaliar a condição neurovascular.
   b. Administrar analgésicos conforme prescrição.
   c. Realinhar o corpo e/ou o membro.
   d. Se o aumento de dor persistir ou se a dor ocorrer durante o movimento passivo, notificar o médico sobre um possível déficit neurovascular.
2. Paciente apresenta áreas de vermelhidão na perna ou calcanhar sob a bota extensão de Buck.
   a. Obter uma prescrição médica para remover a espuma da bota por 1 hora para aliviar a pressão.
   b. Colocar a espuma da bota de forma segura (com folga de um dedo entre a pele do paciente e a bota extensão de Buck). Verificar frequentemente se está apertada de forma correta.
   c. Aumentar a frequência da verificação da pele para a cada hora.
   d. Aplicar um agente de barreira de proteção para o membro afetado, protegendo de rupturas de pele.
   e. Assegurar que o calcanhar não está apoiado na cama ou em almofada.

Registro e Relato

- Registrar na ficha de enfermagem a avaliação da dor e da integridade da pele na tração, intervenções de enfermagem, e a duração e o tempo que o paciente fica em tração e fora dela.
- Registrar as avaliações neurovasculares na folha de evolução ou nas fichas da enfermagem.
- Informar imediatamente quaisquer déficits neurovasculares para o profissional de saúde responsável.

Amostra de Documentação

9h Colocação da bota extensão de Buck em perna esquerda e presa com peso de 2 kg. Sem queixas de dor, formigamento ou dormência. Pulso pedal bilateral forte, igual e regular. Enchimento capilar de 3 segundos na unha dos pés bilateralmente; capaz de mover e flexionar os dedos do pé; pele quente, seca e rósea em perna esquerda. Grades laterais elevadas, cama em altura baixa e bloqueada, campainha de chamada ao alcance da mão e pesos pendurados livremente. Nós amarrados, corda na roldana, em decúbito dorsal com a perna esquerda em alinhamento adequado.

Considerações Especiais

Pediatria

- Bebês e crianças pequenas são incapazes de permanecer imóveis e em alinhamento.

Geriatria

- Alguns pacientes podem apresentar queratose, erupções cutâneas ou outras lesões que poderiam ficar irritadas na tração cutânea.
- A presença de doenças de longa duração no tecido musculoesquelético, como a artrite ou a gota, aumenta o risco para tecidos inflamados e rupturas da pele.
- Pacientes idosos e os doentes crônicos têm maior necessidade de mudanças de decúbito como resultado de limitações por osteoporose, osteomalácia, fraqueza muscular ou aumento do risco de ruptura da pele.
- A pele dos idosos cicatriza mais lentamente, é mais frágil, menos elástica e mais fina do que quando eram mais jovens (Ebersole et al., 2008). Utilizar um dispositivo de alívio de pressão para reduzir o risco de prejudicar a integridade da pele (Cap. 25).

Assistência Domiciliar (*Home Care*)

- Quando o paciente receber alta, orientar o cuidador familiar sobre a realização da aplicação de tração em casa, modo de deambulação e qualquer limitação.
- Ensinar ao cuidador familiar como manter a integridade da tração inspecionando pelo menos uma vez por dia: pesos pendurados livremente, corda presa na roldana e correndo livremente, não apoiada na cama ou no chão.

HABILIDADE 17.2 CUIDADOS COM O PACIENTE EM TRAÇÃO ESQUELÉTICA E COM O LOCAL DE INSERÇÃO DOS PINOS

A tração esquelética imobiliza as fraturas do fêmur abaixo do trocanter, as fraturas da coluna cervical e algumas fraturas dos ossos do braço ou tornozelo. Também imobiliza a cabeça do fêmur no caso de fraturas do acetábulo. A consolidação lenta requer períodos mais longos de tração (6 a 8 semanas) para promover a reparação óssea. A tração esquelética é utilizada com menos frequência devido aos procedimentos cirúrgicos mais recentes.

A tração esquelética envolve a punção da pele no local onde o pino é inserido. No caso de fixação externa ou halo craniano, o dispositivo se liga ao osso por meio da pele. A tração esquelética imobiliza os pacientes até que o osso esteja consolidado. A imobilização prolongada influencia os cuidados de enfermagem, que focalizam o apoio às AVDs, a manutenção da tração, a prevenção da embolia gordurosa e as complicações da imobilidade, tais como as rupturas da pele e a embolia pulmonar.

Uma forma comum de tração esquelética é a tração esquelética em suspensão equilibrada, que geralmente é usada em fraturas do fêmur (Fig. 17-4). A tração esquelética em suspensão equilibrada alivia o espasmo muscular, realinha os fragmentos da fratura e promove a formação de calos ósseos. A formação de calos é o desenvolvimento de novo osso de apoio ao redor do local da fratura. A tração esquelética em suspensão equilibrada estabiliza temporariamente a condição do paciente enquanto aguarda a inserção cirúrgica de um dispositivo de fixação interna, tais como placa, parafuso ou hastes. A suspensão equilibrada envolve um apoio preso a uma tala em volta da perna e o fio de Steinmann ou fio de Kirschner fornecendo a tração (Fig. 17-5). O peso suficiente para sobrepor os espasmos musculares do quadríceps e isquiotibiais pode ficar entre 14 e 18 kg.

Outra forma comum de tração esquelética é a tração do braço lateral ao corpo (com um pino perfurado através do úmero distal) e a fixação externa (usada para fraturas cominutivas com lesão de partes moles, fraturas no crânio, na face e nos ossos pélvicos). Para as fraturas da coluna cervical, a tração de Crutchfield ou

HABILIDADE 17.2   Cuidados com o Paciente em Tração Esquelética...

Gardner-Wells é inserida no crânio. O halo craniano frequentemente é indicado para pacientes que não apresentam problemas neurológicos para estabilizar a coluna vertebral, evitando mais problemas à medula espinhal (Fig. 17-6).

A fixação externa é uma forma de tração esquelética que consiste em uma armação ou um dispositivo para segurar os pinos colocados dentro ou através do osso, acima e abaixo do local da fratura. O fixador externo permite a deambulação precoce e o uso de outras articulações enquanto mantém a imobilização do osso fraturado. Uma variedade de tipos de fixação externa é indicada para as fraturas no crânio e na face, nas extremidades ósseas e nos ossos pélvicos (Fig. 17-7).

Todos os tipos de tração esquelética implicam a colocação de um dispositivo através da pele, chamado de *ponto de inserção dos pinos*. O cuidado nos pontos de inserção dos pinos reduz o risco de infecção nesse local. Procedimentos para o cuidado nos pontos de inserção dos pinos devem ser mantidos atualizados com instruções baseadas em evidências. Algumas instituições possuem

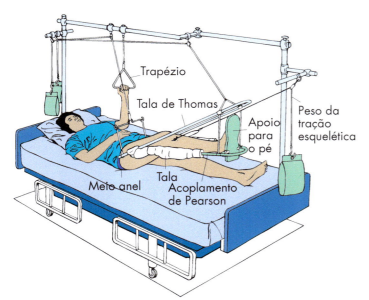

FIG 17-4 Tração esquelética em suspensão equilibrada. Tração no eixo longo da coxa direita está aplicada por meio de fios de Kirschner através da porção proximal da tíbia. O membro está apoiado na tala de Thomas por baixo da coxa e no acoplamento de Pearson abaixo da perna. O apoio para o pé evita o pé caído. Pesos aplicam uma contratração na extremidade superior da tala de Thomas e suspendem sua extremidade inferior. Ao utilizar o braço esquerdo e a perna como mostrado, o paciente pode deslocar a posição do quadril sem alteração na quantidade de tração.

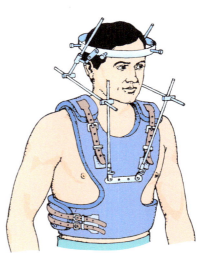

FIG 17-6 Halo craniano. (Redesenhado de Beare PG, Myers JL: *Principles and practice of adult health nursing*, ed 3, St Louis, 1998, Mosby.)

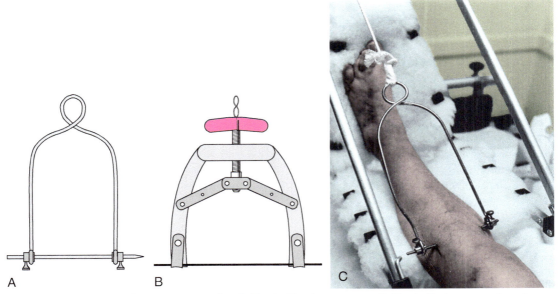

FIG 17-5 A, Fio de Steinmann e estribo. **B,** Fio de Kirschner e trator. **C,** Fio de Steinmann colocado no platô tibial para tratamento de fratura de fêmur distal. (**C,** de Phipps W and others: *Medical surgical nursing: concepts and clinical practice*, ed 6, St Louis, 1995, Mosby.)

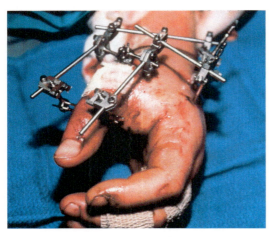

FIG 17-7 Fixador externo.

políticas estabelecidas de cuidados com os pontos de inserção dos pinos. O peróxido de hidrogênio não é o mais indicado, pois é potencialmente prejudicial à saúde da pele em volta dos pinos e também causa corrosão nos pinos. A solução de clorexidina aquosa 2 mg/mL é possivelmente a solução de limpeza mais eficaz para o cuidado no local dos pinos (Holmes e Brown, 2005). Algumas instituições exigem prescrições médicas específicas para determinar a frequência dos cuidados no ponto de inserção dos pinos e o agente de limpeza a ser aplicado. As instruções para os cuidados com os pontos de inserção dos pinos foram elaboradas por uma comissão de especialistas e publicadas pela National Association of Orthopaedics Nurses (ver Tendências na Prática Baseada em Evidência).

COLETA DE DADOS

1. Avaliar a compreensão do paciente a respeito da razão para a tração, inclusive o comportamento não verbal e as respostas. *Justificativa: Determina as preocupações, a ansiedade e a necessidade por mais orientações.*
2. Verificar a integridade e a condição da pele sobre as proeminências ósseas (p. ex., aplicar a escala de Braden para avaliar o risco para úlceras de pressão) e sobre o dispositivo em uso. Considerar a necessidade de cama ou colchão especial (Cap. 25). *Justificativa: Fornece estado basal de tecidos dependentes em risco de formação de úlceras de pressão.*
3. Avaliar quanto ao alinhamento apropriado de extremidade. *Justificativa: Garante que a força de tração está no ângulo apropriado em relação ao corpo do paciente.*
4. Avaliar o grau de mobilidade do paciente, a capacidade de realizar as AVDs e as condições clínicas atuais. *Justificativa: Determina o estado de saúde do paciente como uma base de referência para o futuro.*
5. Avaliar o nível de dor do paciente usando uma escala de 0 a 10 e determinar a necessidade de prescrição médica de analgésicos antes do início do procedimento. *Justificativa: Diminui o desconforto do paciente enquanto está em tração e serve como base de referência para comparações posteriores.*
6. Após a colocação, avaliar a estrutura da tração: peso deve estar pendente livremente, quantidade de peso aplicado conforme prescrição, cabos correndo livremente nas roldanas, todos os cabos com os nós apertados e longe das roldanas. *Justificativa: Garante uma precisa função da tração.*
7. Avaliar a condição neurovascular da tração na extremidade distal, incluindo a coloração da pele, temperatura, enchimento capilar, presença de pulso distal, sensibilidade e capacidade de o paciente mover os dígitos. *Justificativa: Fornece base necessária para informação e detecção de déficits neurovasculares que podem ocorrer abaixo do nível da lesão.*
8. Avaliar a capacidade do paciente para mudança de decúbito e participar das AVDs. *Justificativa: Determina a capacidade do paciente para mudança de posicionamento e reduz o risco para as consequências da imobilidade.*
9. Após a colocação da tração, avaliar o local de inserção dos pinos para vermelhidão, edema, secreção ou odor. *Justificativa: Identifica sinais e sintomas associados à infecção.*
10. Avaliar frequência respiratória, ritmo, profundidade e expansão torácica. *Justificativa: Embolia pulmonar pode ocorrer em pacientes que apresentam lesão medular associada ou em pacientes em repouso prolongado. A síndrome de embolia gordurosa pode ocorrer nas fraturas de ossos longos. O gesso minerva não é recomendado para pacientes com insuficiência respiratória porque restringe a expansão torácica.*

PLANEJAMENTO

Os **Resultados Esperados** focam-se no nível de ansiedade do paciente, integridade da pele, capacidade de autocuidado, nível de conforto, mobilidade, condição neurovascular, riscos de infecção e condição pulmonar.

1. Deformidade esquelética está reduzida, alinhamento mantido e lesão está cicatrizada.
2. Paciente verbaliza diminuição da ansiedade.
3. Pele sobre as proeminências ósseas e sob o halo craniano está intacta, sem vermelhidão ou rupturas.
4. Paciente realiza as AVDs independentemente para todas as áreas não afetadas.
5. Paciente verbaliza a sensação de conforto (3 ou menos em uma escala de 0 a 10) após a mudança de decúbito e administração de analgésicos.
6. Paciente não apresenta déficit neurovascular após a colocação da tração.
7. A pele ao redor do local de inserção dos pinos não apresenta vermelhidão, edema ou secreção.

Delegação e Colaboração

A tração esquelética é colocada pelo médico. A habilidade de auxiliar a inserção dos pinos esqueléticos e os cuidados no local dos pinos pode ser delegada à equipe de enfermagem, que é adequadamente treinada em relação aos princípios de assepsia cirúrgica. A avaliação de complicações, inclusive infecção ou inflamação no local de inserção dos pinos, não pode ser delegada, devendo ser realizada pelo enfermeiro.

Equipamento

Tração esquelética em suspensão equilibrada (Fig. 17-4)
- Cabos, roldanas, pesos e portas-peso
- Tala de Thomas
- Acoplamento de Pearson protegido com forro de pele de carneiro
- Apoio para pé
- Trapézio
- Luvas de procedimento

HABILIDADE 17.2 Cuidados com o Paciente em Tração Esquelética...

Halo craniano (Fig. 17-6)
- Halo craniano com quatro pinos
- Barras metálicas verticais conectando o anel à jaqueta
- Bandeja de traqueostomia (para ressuscitação de emergência)
- Chaves para halo craniano (permite a remoção dos pinos para a ressuscitação)

Materiais para os cuidados no local de inserção dos pinos
- Aplicador estéril com ponta de algodão
- Agente de limpeza prescrito. O agente preferido é a solução de clorexidina aquosa, 2 mg/mL (Holmes e Brown, 2005). A solução salina estéril, água estéril ou iodopovidona tópica podem ser usadas (verificar a política institucional)
- Pomada antisséptica (verificar a política institucional)
- Gaze para curativos 5×5 divididos
- Luvas de procedimentos

IMPLEMENTAÇÃO para CUIDADOS COM O PACIENTE EM TRAÇÃO ESQUELÉTICA E COM O LOCAL DE INSERÇÃO DOS PINOS

ETAPAS	JUSTIFICATIVA
1. **Veja Protocolo Padrão (ao final do livro).**	
2. Discutir o procedimento com o paciente.	Diminui a ansiedade do paciente.
3. Identificar pacientes com dois identificadores (p. ex., nome e data de nascimento, ou nome e número de registro hospitalar, de acordo com a política da instituição). Comparar os identificadores com informação do paciente no registro de administração de medicamentos ou registro médico.	Assegura identificação correta do paciente. Está de acordo com o padrão da The Joint Commission e melhora a segurança do paciente (TJC, 2010).
4. Iniciar a montagem da tração.	
a. Posicionar o paciente segundo prescrição médica. Apoiar o membro a ser colocado na tração. Não mover a porção distal sem necessidade. Paciente provavelmente será colocado em decúbito dorsal com a cabeceira da cama ligeiramente elevada.	Garante o alinhamento apropriado durante e após a colocação da tração. O movimento pode causar dor acentuada ou um trauma adicional.
b. O médico deverá usar avental e luvas estéreis enquanto estiver limpando a pele sobre o ponto de inserção dos pinos e injetando anestésico local.	O anestésico dessensibiliza a área onde os pinos serão inseridos. O paciente sente uma pressão durante a perfuração, mas não deve sentir dor. O procedimento requer assepsia cirúrgica.
c. Perfurações arredondadas são realizadas na camada externa do crânio para a colocação de pinças no halo craniano.	
d. Conversar com o paciente durante o procedimento de perfuração.	A distração reduz a ansiedade do paciente.
e. Auxiliar (normalmente segurando uma barra extensora ou tala) enquanto o médico continua a usar a broca para inserir os pinos necessários para a tração. A área de apoio das articulações não pode ser no local da lesão. Não mover a porção distal desnecessariamente.	Movimento pode causar agravamento da dor e trauma adicional.
f. Uma vez que a estrutura da tração esteja colocada, prender os pesos e abaixar suavemente até que os cabos fiquem esticados.	Reduz os espasmos e o desconforto.
5. Inspecionar a montagem da tração certificando-se de que: • Os nós estão seguros e o apoio para o pé está no lugar. • Os cabos estão nas roldanas e não estão desgastados. • Os pesos estão pendentes livremente e não estão presos na cama ou tocando o chão. • As roupas de cama não estão interferindo no aparelho de tração (Quadro 17-2).	A observação de rotina desses pontos é necessária para manter a quantidade adequada de tensão e imobilização eficaz. O apoio para o pé evita o pé caído.
6. Avaliar a condição neurovascular e o aspecto distal da perfusão dos tecidos periféricos das extremidades envolvidas, comparadas com a parte do corpo correspondente, a cada 2 horas durante as primeiras 24 horas e após de acordo com a política institucional.	É mais provável desenvolver o inchaço no interior do compartimento muscular nas primeiras 24 horas após a lesão. Isto proporciona alguma evidência de aumento da pressão e o desenvolvimento de síndrome compartimental (Judge, 2007)

> ⚡ **ALERTA DE SEGURANÇA** A morte tecidual irreversível por isquemia ocorre entre 4 e 12 horas.

(Continua)

ETAPAS	JUSTIFICATIVA

7. Prestar cuidados com o ponto de inserção dos pinos de acordo com a política do hospital ou prescrição médica.
    a. Remover os curativos de gaze em volta dos pinos e descartar em recipiente próprio. Remover e descartar as luvas. Realizar a higiene das mãos.
    b. Verificar os sinais de vermelhidão, secreção purulenta ou inflamação no ponto de inserção dos pinos.
    c. Preparar o material.
    d. Limpar cada local de inserção dos pinos com a solução de limpeza prescrita, colocando o aplicador estéril umedecido próximo a cada pino e limpando longe do local de inserção. Descartar o aplicador. Usar um aplicador para cada local do pino.
    e. Repetir o procedimento para cada pino.
    f. Usando um aplicador estéril, aplicar pequena quantidade de pomada antibiótica tópica ao local do pino, se essa for a prescrição médica ou a política do hospital.
    g. Cobrir com curativo de gaze estéril 5 × 5 cm dividido ou deixar o local aberto como prescrito ou de acordo com a política do hospital).
8. **Veja Protocolo de Conclusão (ao final do livro).**
9. Fornecer rotina de cuidados com a tração.
 	
    a. Verificar a pele (proeminências ósseas, calcanhar, cotovelo, sacro e áreas sob os equipamentos) para sinais de pressão. Usar os dispositivos para alívio de pressão quando apropriado (Cap. 25). Tentar mudança de decúbito em toda área sobre pressão, se possível. Não massagear as áreas de pressão se houver aumento de sensibilidade, hiperemia reativa (Cap. 25) ou áreas de rupturas de pele.
10. Proporcionar alívio da dor não farmacológica e farmacológica, como indicado (Cap. 13).
11. Estimular o uso das extremidades não afetadas para as AVDs e os exercícios ativos e passivos (Cap. 16). Estimular o uso da barra de trapézio para a mudança de decúbito na cama.
12. Para a eliminação, providenciar uma comadre, se necessário (Cap. 19).
	
	Esses sinais indicam infecção. Podem apresentar secreção clara ou crostas.
	
	Remove o material infeccioso sem contaminar o local do pino. Tocar um local do pino com material usado em outro local de inserção aumenta o risco de transmissão de microrganismos.
	
	Pode reduzir o desenvolvimento de infecção.
	
	Massagem nos tecidos comprometidos aumenta as rupturas do tecido.
	
	Quando os analgésicos alcançam seu efeito máximo, as medidas de alívio da dor por meios não farmacológicos podem ser mais eficazes.
	Evita a atrofia muscular e mantém o tônus muscular para deambulação mais tarde.
	
	Uma comadre pequena é mais confortável e mais fácil de colocar sob o paciente.

AVALIAÇÃO

1. Inspecionar a parte do corpo que está em tração para o alinhamento.
2. Monitorar a condição neurovascular e a perfusão do tecido periférico a cada 2 horas para as primeiras 24 horas e a cada 4 a 12 horas depois (ver a política da instituição). Isto inclui inspecionar a coloração e temperatura distal da área, observar edema e a medida do enchimento capilar (normalmente a cor retorna em 3 segundos).
3. Observar o comportamento, que reflete o nível de ansiedade do paciente em resposta à tração e à imobilização.
4. Inspecionar a área da pele sobrejacente e ao redor do local para evidências de rupturas.
5. Perguntar ao paciente quanto à sua participação em AVDs e ao uso da extremidade não afetada.
6. Paciente apresenta certo nível de dor e desconforto devido a espasmos musculares.
7. Monitorar o estado respiratório para a síndrome de embolia gordurosa, atelectasias e tromboembolismo pulmonar a cada mudança (Cap. 6).
8. Observar as indicações de infecção local e sistêmicas, incluindo secreção purulenta e inflamação nos locais de inserção dos pinos, febre, contagem de leucócitos elevada, dor contínua e maçante, vermelhidão ou calor nas extremidades (possível osteomielite [*i.e.*, infecção óssea]).

Resultados Inesperados e Intervenções Relacionadas

1. Paciente apresenta edema acentuado, aumento significativo na dor, incapacidade para se mover ativamente ou aumento da dor no movimento passivo, indicando uma síndrome compartimental.
   a. A rapidez no tratamento é fundamental, devendo o médico ser comunicado quando identificado qualquer sinal de síndrome compartimental.
   b. Elevar a extremidade.
   c. Reduzir ou eliminar a compressão causada pelo dispositivo terapêutico.
2. Surgem sinais de infecção ou osteomielite, incluindo febre, elevação dos leucócitos e mal-estar geral. Isto é especialmente uma preocupação com as fraturas abertas e lesões extensas de partes moles.
   a. Cultura da secreção pode ser indicada para identificar os organismos infectantes. (É necessária a prescrição médica; ver a política institucional.) (Cap. 8).
   b. Consultar o médico, sendo que as prescrições devem incluir soluções de antibióticos para irrigar os locais e/ou antibióticos intravenosos (IV).
   c. Incentivar a ingestão de líquidos e oferecer analgésicos para febre, conforme prescrição médica.
3. O desenvolvimento de lesões nervosas devido ao trauma e à compressão nervosa depende do tipo de tração utilizada. Por exemplo, nervo fibular: o pé caído pode desenvolver-se pela incapacidade do pé em realizar a eversão e a dorsiflexão; nervo radial ou mediano no punho: incapacidade de aproximar o polegar dos dedos (radial) e dormência, formigamento no polegar, segundo e terceiro dedos (mediano), com flexão de punho.
   a. Eliminar a compressão, se possível, de acordo com o tipo de tração utilizada.
   b. Notificar o médico ou o profissional de saúde.
4. Síndrome de embolia gordurosa (mais comum nas fraturas pélvicas e em ossos longos) com sintomas de hipóxia, agitação, alteração mental, taquicardia, taquipneia, dispneia, pressão arterial baixa e, ocasionalmente, erupção cutânea petequial na parte superior do tórax e pescoço.
   a. Esta é uma emergência com risco de vida – 50% das pessoas com embolia gordurosa morrem.
   b. Notificar o médico ou o profissional de saúde e iniciar os maiores esforços de ressuscitação.

Registro e Relato

- Realizar anotações de enfermagem no prontuário contendo o tipo de tração, o local em que a tração é colocada, a quantidade de peso e a resposta do paciente.
- Realizar anotações de enfermagem no prontuário contendo os cuidados realizados no local de inserção dos pinos e a aparência desses locais.
- Registrar na folha de fluxo as avaliações de rotina específicas e a frequência das avaliações.

Amostra de Documentação

7h Tração esquelética em suspensão equilibrada com 9 kg em fêmur esquerdo. Nós seguros, corda na roldana, pesos pendurados livremente. Avaliação neurovascular para o pé esquerdo: coloração rósea, temperatura quente, sem dormência ou formigamento, com movimento nos dedos do pé ao comando, enchimento capilar de 2 segundos. Relata dor nível 2 em escala de 0 a 10. Ponto de inserção de pino lateral seco, ponto de inserção de pino medial drenando pequena quantidade de líquido claro (0,5 cm de diâmetro). Sem odor, sem vermelhidão.

9h Secreção do pino medial alterou para secreção amarelada (1 cm de diâmetro). Realizada a cultura do local. Relata dor nível 6 em escala de 0 a 10. O médico foi notificado sobre a saída de secreção no local de inserção dos pinos.

Considerações Especiais

Pediatria

- A perda sanguínea por fratura em crianças representa um grande perigo porque o volume de sangue na criança é de 70 a 85% do peso corporal e somente cerca de 60% no adulto (Hockenberry e Wilson, 2007).
- Cuidadores e familiares trabalham juntos para desenvolver estratégias para combater o tédio da criança na tração. Aconselhamento considerando a possibilidade de tipo de comportamento regressivo diminui a ansiedade dos pais. A interferência com a escola é corrigida pela obtenção dos trabalhos escolares assim que a criança for capaz de realizar as tarefas.
- Assegurar à criança que alguém estará ao seu lado para acompanhá-la enquanto estiver na tração.

Geriatria

- Os idosos estão em risco maior quanto à integridade da pele enquanto estão imobilizados e não são reposicionados frequentemente. Esse risco resulta em uma diminuição da quantidade de gordura subcutânea e pele, que se torna menos elástica, fina, seca e mais frágil do que em adultos jovens (Ebersole et al., 2008).
- Pacientes idosos e com doença crônica têm maior necessidade de mudança de posição para prevenir complicações por imobilismo e aquelas resultantes de limitações impostas pela osteoporose, osteomalacia ou fraqueza muscular. Casos graves de veias varicosas impedem o uso de tração cutânea em pacientes idosos devido ao risco de ruptura de pele.

Assistência Domiciliar (*Home Care*)

- Após a remoção da tração esquelética, orientar o paciente a deambular lentamente, segundo instruções médicas, aumentando gradualmente o tempo fora da cama e a distância percorrida.
- Orientar o paciente a notificar o médico sobre qualquer sinal indesejável, como um aumento na intensidade da dor, espasmo muscular e aumento da dormência, indicando uma nova lesão ou cicatrização insuficiente.
- Orientar os membros da família para manter a tração cutânea corretamente, se isso for prescrito para o domicílio após a remoção da tração esquelética.
- Instruir o paciente sobre métodos de segurança para evitar maiores lesões.

CAPÍTULO 17 — Tração, Cuidados com Gesso e Dispositivos de Imobilização

HABILIDADE 17.3 — CUIDADOS COM O PACIENTE DURANTE A APLICAÇÃO DE GESSO

O gesso imobiliza uma extremidade lesada para protegê-la de mais ferimentos, proporciona o alinhamento da fratura pela fixação dos fragmentos ósseos em redução e alinhamento durante o processo de consolidação, e promove o conforto. Além disso, o gesso mantém um membro em alinhamento para prevenir ou corrigir anormalidades estruturadas. Os gessos são usados de diversas maneiras (Fig. 17-8). O uso e o tipo de materiais de aplicação necessário dependem da área anatômica lesada.

Os gessos são feitos de um ou dois tipos de materiais, gesso de Paris ou de material sintético. O tipo do gesso selecionado depende do número de trocas previstas e do tipo de lesão musculoesquelética. O gesso de Paris é composto de uma malha aberta em rolo ou tiras cobertas com cristais de sulfato de cálcio. Quando misturado com água, este material molda com facilidade durante a aplicação, e o tempo de secagem pode variar de 24 a 72 horas, dependendo do tamanho do gesso. Durante a secagem, o gesso deve estar exposto ao ar, bem apoiado em superfície livre, manuseado com as mãos (não ponta dos dedos) para evitar deformidades, tais como impressões digitais, virando o membro regularmente de modo a permitir a secagem uniforme. O suporte de peso é adiado até que o gesso esteja completamente seco. Levantar o gesso pelo apoio na articulação acima e abaixo da área gessada evita a lesão ao tecido mole subjacente. Este tipo de gesso é mais pesado do que um gesso sintético.

O gesso sintético é composto de tiras de fibras de vidro cobertas com resina de poliuretano, que é ativada pela água. Este gesso seca muito rapidamente, cerca de 15 minutos, e pode suportar pressão ou peso após 20 minutos. Este gesso é leve e resistente, sendo tanto radiolúcido como impermeável. Está também disponível em diferentes cores, que vão desde o rosa e verde fluorescente até o azul-marinho e roxo. As cores são, muitas vezes, mais atraentes para as crianças e ajudam na manutenção da aparência do gesso. Este gesso é mais caro do que o gesso comum.

Esta habilidade inclui avaliação dos parâmetros antes, durante e depois da colocação do gesso, inclusive o estado neurovascular periférico. Ela também discute a assistência com a aplicação do gesso. É importante seguir as orientações para os cuidados após a aplicação em relação à pressão contra o gesso e o suporte de peso.

COLETA DE DADOS

1. Avaliar os fatores que podem afetar a consolidação, tais como diabetes, estado nutricional ruim ou o uso de medicamentos esteroides. *Justificativa: Quando há um risco de consolidação mais lenta, podem ser necessários suplementos nutricionais adicionais.*
2. Avaliar a capacidade do paciente para colaborar e o nível de compreensão em relação ao procedimento de colocação de gesso. *Justificativa: Movimento brusco durante o procedimento pode causar lesões.*
3. Verificar o estado da pele que ficará sob o gesso. Verificar especificamente todas as áreas de rupturas da pele, presença de erupções cutâneas ou feridas incisionais. *Justificativa: Fornece base de referência para a condição da pele. Lesões abertas contraindicam a aplicação do gesso.*
4. Avaliar o estado neurovascular da área a ser engessada. Observar especificamente alteração da função motora e sensorial, coloração da pele, temperatura e enchimento capilar. Comparar com a extremidade oposta ou tecidos circundantes. Prestar particular atenção aos tecidos distais ao gesso. *Justificativa: Alterações no estado neurovascular podem ocorrer após o gesso, possivelmente comprometendo ainda mais os tecidos já lesados. É importante observar o estado neurovascular inicial, pois essas mudanças, se ocorrerem, serão avaliadas com precisão e comparadas com a base de dados.*
5. Avaliar o nível de dor do paciente usando a escala de 0 a 10. *Justificativa: Usar a escala de dor fornece base de referência para determinar a eficácia das medidas de enfermagem.*
6. Consultar o médico para determinar o quanto o paciente será capaz de utilizar a parte do corpo com gesso. *Justificativa: Determina a extensão de quanto o autocuidado estará prejudicado.*

PLANEJAMENTO

Os **Resultados Esperados** focam-se na integridade da pele, conforto, autocuidado, mobilidade, prevenção de complicações neurovasculares e manutenção da integridade do gesso.

1. Pele exposta distal ao gesso do paciente está quente e rósea, com enchimento capilar com menos de 3 segundos.
2. Paciente não apresenta aumento de temperatura ou outros sinais de infecção.
3. Pulso distal ao gesso está palpável, forte e regular.
4. Gesso permanece limpo, sem recortes ou desgastes, até a remoção.
5. Paciente apresenta edema e demonstra menos do que 25% de diminuição na amplitude de movimento ativa na extremidade afetada após a colocação do gesso.

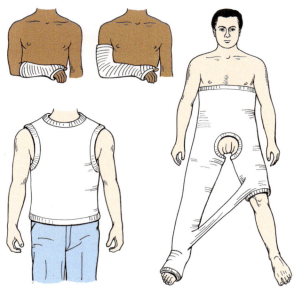

FIG 17-8 Tipos de gesso. *Acima à esquerda*, antebraquiopalmar. *Acima ao centro*, axilopalmar. *Abaixo à esquerda*, colete gessado. *Distante à direita*, hemipelvipodálico.

HABILIDADE 17.3 Cuidados com o Paciente durante a Aplicação de Gesso

6. Paciente verbaliza dor nível 3 ou menos (escala de 0 a 10) após administração de analgésico 20 a 30 minutos antes do procedimento.
7. Paciente requer auxílio mínimo nas AVDs depois da colocação de gesso na extremidade.
8. Paciente descreve as etapas do autocuidado de forma adequada.

Delegação e Colaboração
A avaliação completa do paciente antes da colocação do gesso não pode ser delegada à equipe de enfermagem. Entretanto, a habilidade de ajudar na aplicação de gesso pode ser delegada. Instruir a equipe de enfermagem sobre o seguinte:
- O método para ajudar no posicionamento para pacientes específicos com restrição de mobilidade.

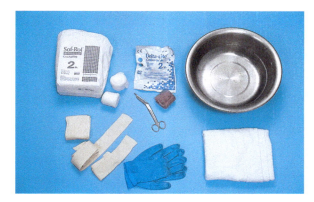

FIG 17-9 Materiais para engessar.

Equipamento (Pode Ser Carrinho de Gesso) (Fig. 17-9)
- Gesso plástico
- Rolo de malhas: 5, 8, 10 ou 15 cm
- Material de proteção (feltro, folhas de enchimento, atadura de algodão, malha tubular ou revestimento gore)
- Luvas de procedimento, avental ou cobertura de proteção
- Balde plástico ou bacia
- Água aquecida no momento da aplicação
- Carrinho, cadeira e tesoura de mesa para fratura
- Folhas de papel ou plástico
- Gesso sintético
- Rolos sintéticos: 5, 8 e 10cm
- Balde com água para umedecer os rolos
- Materiais de proteção (malha tubular de náilon e estofamento sintético)
- Cortador de gesso (para aparar a borda do gesso, se necessário)

IMPLEMENTAÇÃO para CUIDADOS COM O PACIENTE DURANTE A APLICAÇÃO DE GESSO

ETAPAS	JUSTIFICATIVA
1. **Veja Protocolo Padrão (ao final do livro).**	
2. Explicar o procedimento ao paciente.	Diminui a ansiedade do paciente.
3. Identificar os pacientes com dois identificadores (p. ex., nome e data de nascimento, ou nome e número registro hospitalar, de acordo com a política da instituição). Comparar os identificadores com informação sobre o paciente no registro de administração de medicamentos ou registro médico.	Assegura identificação correta do paciente. Está de acordo com o padrão da The Joint Commission e melhora a segurança do paciente (TJC, 2010).
4. Administrar analgésicos conforme prescrição médica antes da colocação do gesso: oral (VO), 30 a 40 minutos antes; intramuscular (IM), 20 a 30 minutos antes; IV, 2 a 5 minutos antes.	Reduz a dor durante a colocação do gesso. Proporciona excelente efeito analgésico.
5. Usar luvas sem látex se houver risco de uma reação alérgica.	Gesso sintético pode deixar resina semelhante à cola nas mãos. Evita a exposição alérgica (First national guideline on latex allergy, 2008).
6. Auxiliar o médico ou o técnico credenciado a posicionar o paciente e a extremidade lesada, como desejado, dependendo do tipo de gesso a ser utilizado e da área a ser engessada.	A parte a ser engessada deve estar apoiada e em ótimo alinhamento.
7. Preparar a pele que será envolvida com o gesso. Trocar o curativo (se presente) e lavar a pele com sabonete neutro e água.	Ajuda na manutenção da integridade da pele.

⚡ **ALERTA DE SEGURANÇA** Pacientes com danos na pele ou lesões não têm indicação para o uso de gesso.

(Continua)

ETAPAS	JUSTIFICATIVA
8. Auxiliar com a colocação de material de enchimento em torno da parte do corpo a ser colocado o gesso (ilustração). Evitar rugas e espessuras irregulares.	Diminui as complicações para a pele e impede pontos de pressão sob o gesso.
9. Segurar a parte do corpo ou as partes a serem engessadas, ou ajudar com a preparação do material de gesso.	Apoiar a parte do corpo pode exigir a aplicação de leve tração manual.
a. *Gesso de Paris*: Marcar a extremidade do rolo dobrando um canto do material sobre si próprio. Segurar o rolo de gesso sob a água em um balde plástico ou bacia até que as bolhas desapareçam; espremer um pouco e entregar à pessoa que aplicará o gesso.	Uma vez umedecido, o final do rolo de gesso fica algumas vezes difícil de se encontrar.
b. *Gesso sintético:* Mergulhar o gesso sintético na água por 10 a 15 segundos. Espremer para retirar o excesso de água. Pode-se usar uma garrafa de água para aplicar água criteriosamente para o material de gesso.	O prepolímero de poliuretano é ativado pela aplicação de água (Smith, Hart e Tsai, 2005).
10. Continuar a segurar as partes do corpo como necessário conforme o gesso é aplicado (ilustração) ou fornecer rolos adicionais, se necessário. Quando a imobilização estiver completa, comprimir delicadamente com as mãos (ilustração).	A tração manual mantém o necessário alinhamento. A espessura determina a força aplicada sobre o gesso. A pressão promove a ligação das camadas de gesso.
11. Permitir andar com os calcanhares, com órtese ou outro material, para estabilizar o gesso, como solicitado pelo médico. Usar uma barra de abdução ou tala de madeira para estabilizar um gesso hemipelvipodálico.	A deambulação pode ser permitida com carga parcial na extremidade afetada após o gesso estar seco. Órteses incorporadas ao gesso auxiliam no movimento articular e na mobilidade.

> ⚡ **ALERTA DE SEGURANÇA** Não usar a barra de abdução no gesso hemipelvipodálico como um cabo para posicionar o paciente.

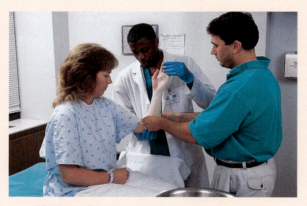

ETAPA 8 Enchimento abaixo do gesso é liso.

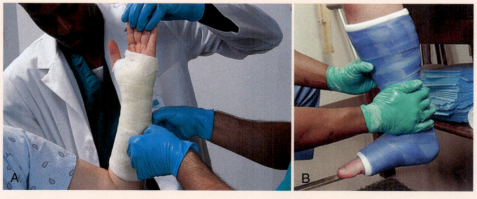

ETAPA 10 A, Apoiar a extremidade durante a aplicação do gesso. **B,** Aplicação do rolo de gesso sintético.

HABILIDADE 17.3 Cuidados com o Paciente durante a Aplicação de Gesso

ETAPAS	JUSTIFICATIVA
12. Auxiliar no "acabamento" do gesso, dobrando a borda da meia para baixo e sobre o gesso para proporcionar uma borda lisa. Desenrolar um rolo de gesso umedecido sobre a meia para segurá-la no lugar. Amortecer as bordas do gesso com uma fita.	Bordas lisas diminuem a chance de irritação na pele ou lesão nos tecidos.
13. Com uma tesoura, cortar o gesso em torno dos dedos ou do polegar, se necessário. Retirar e descartar as luvas e higienizar as mãos.	O gesso não deve restringir os movimentos articulares ou causar a constrição da circulação.
14. Dependendo do tecido a ser engessado: a. Elevar ao nível do coração os tecidos engessados em dois ou três travesseiros cobertos com pano ou em uma tipoia. Evitar cobrir o gesso. Ar para secar. Se for prescrito gelo, colocar ao lado do gesso para evitar recuo na parte de cima. b. Ao colocar uma tipoia, certificar-se de que a tipoia suporte, mas não cubra o gesso.	A elevação aumenta o retorno venoso e diminui o edema. Cobrir o gesso atrasa a secagem. O gesso libera calor devido a uma reação química durante a secagem. Cobrir o gesso restringe a circulação do ar e impede a secagem.
15. Solicitar ao paciente para notificar o profissional de saúde sobre qualquer alteração na sensibilidade, formigamento, dormência, dor incomum, dor à movimentação passiva, ou incapacidade para mover os dedos da mão ou do pé da extremidade afetada.	Edema dentro de uma extremidade engessada causa compressão sobre os nervos, vasos sanguíneos e tecidos musculares. Isto leva a um déficit neurovascular, síndrome compartimental e necrose dos tecidos.
16. Usar a palma da mão para apoiar as áreas engessadas, auxiliar o paciente ao se transferir para a maca ou cadeira de rodas para retornar à unidade ou preparar para a alta hospitalar. Usar pessoas adicionais para transferir o paciente com segurança, especialmente em caso de gesso hemipelvipodálico ou outro gesso grande no corpo.	Evita o recuo no gesso, que pode causar áreas de pressão sobre a pele subjacente. Usar travesseiros, restrições e grades laterais para manter os princípios de um transporte seguro.

> ⚡ **ALERTA DE SEGURANÇA** Paciente com gesso grande e úmido em membro ou gesso hemipelvipodálico também úmido requer duas ou três pessoas para auxiliar na mudança de decúbito ou na transferência. Uma assistência adequada evita a pressão sob o gesso e evita lesão ao paciente.

17. Paciente deve ser mudado de posição a cada 2 ou 3 horas. Não apoiar o calcanhar do gesso na cama ou em travesseiros.	Evita o recuo e a pressão contínua a uma área.
18. **Veja Protocolo de Conclusão (ao final do livro).**	

AVALIAÇÃO

1. Verificar a pele exposta e avaliar a circulação da extremidade distal inspecionando o enchimento capilar e pressionando o dedo do pé ou o dedo da mão (Fig. 17-10).
2. Verificar com as mãos a temperatura dos tecidos em torno da área engessada para calor e avaliação de pontos quentes, que poderiam indicar infecção localizada subjacente.
3. Palpar qualquer pulso acessível, distal ao gesso.
4. Inspecionar o alinhamento do membro e a condição do gesso.
5. Observar edema no tecido distal ao gesso para sinais de comprometimento vascular (coloração esbranquiçada, azulada ou cinza).
6. Observar paciente para sinais de dor ou ansiedade (hiperventilação, taquicardia, pressão arterial aumentada).
7. Observar se paciente realiza AVDs e exercícios de amplitude de movimentos.
8. Observar se paciente ou cuidador familiar realizam cuidados com o gesso.

Resultados Inesperados e Intervenções Relacionadas

1. Paciente apresenta mobilidade física prejudicada relacionada ao gesso.
   a. Auxiliar o paciente com os exercícios para amplitude de movimentos a cada 3 ou 4 horas.
   b. Orientar exercícios isométricos.
2. Paciente relata aumento da gravidade da dor após a colocação do gesso.
   a. Reposicionar a extremidade engessada ou o paciente. Ajustar a elevação dos travesseiros quando necessário.

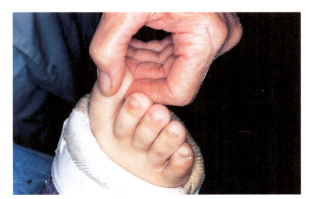

FIG 17-10 Inspecionando dedo para avaliar enchimento capilar.

b. Aplicar a bolsa de gelo ao longo do gesso. Não colocar bolsa de gelo muito pesada em cima do gesso úmido por causa do risco de recuo.
c. Administrar analgésicos conforme prescrição para manter o nível de conforto do paciente.
d. Aumentar a frequência dos controles neurovasculares.
e. Avaliar se o gesso está apertado verificando com dois dedos em torno da borda e perguntando ao paciente. O gesso deve estar confortável, mas não apertado.
f. Se a dor continuar, notificar o profissional da área de saúde.

3. Paciente desenvolve síndrome compartimental com dor acentuada, não aliviada com analgésicos; alterações no estado neurovascular, tais como dormência, formigamento, dor ao movimento passivo ou diminuição do movimento em pele e tecidos distais; coloração azulada em partes distais; edema acentuado, diminuição ou ausência de pulso na área distal da extremidade engessada (ausência de pulso desenvolve-se mais tarde na síndrome); ou o enchimento capilar acima de 3 segundos.
a. Elevar o gesso.
b. Consultar imediatamente um médico.
c. Preparar o gesso para o corte bivalve usando um cortador de gesso subjacente ao enchimento e ao estofamento.

Registro e Relato

- Registrar a aplicação do gesso, a condição da pele, o estado circulatório (p. ex., temperatura, sensibilidade) e o movimento da parte distal.
- Registrar as instruções dadas ao paciente e aos familiares.

QUADRO 17-3 INSTRUÇÕES DE CUIDADOS COM O GESSO

As Primeiras 24 Horas
- Siga as instruções médicas.
- Mantenha o gesso e a extremidade acima do nível do coração por, pelo menos, 48 horas apoiando o gesso em travesseiros firmes. A elevação reduz o inchaço.
- Colocar gelo ao lado da área da fratura por 24 horas, mas não se esquecer de colocar o gelo em um saco plástico para manter o gesso seco. Não colocar o gelo sobre o gesso úmido.
- Mobilizar as partes do corpo acima e abaixo do gesso regularmente para ajudar a circulação e aliviar a rigidez. Massagear as articulações e as extremidades delicadamente em volta do gesso também melhora a circulação.
- O gesso precisa de, pelo menos, 24 horas para secar completamente se for gesso comum, e possivelmente de 72 horas se for um gesso de grandes dimensões. Evite manuseá-lo tanto quanto possível. Quando você tiver que mover o gesso ou quando você quiser mudar a posição do corpo, use somente a palma da mão e apoie o gesso em suas articulações. Você deve evitar fazer recortes no gesso, pois aumentará a pressão interna na pele.
- Use um ventilador a 46 a 61 cm de distância do gesso para ajudar sua secagem nas primeiras 24 horas. Certifique-se de expor todo o gesso para secar e não cobri-lo com roupa nas primeiras 24 horas.
- Nunca insira qualquer objeto no gesso para qualquer finalidade (p. ex., não tente arranhar sob o gesso quando se coça).

Como Cuidar do Seu Gesso
Gesso Comum
- Não deixar o gesso molhado porque ele vai perder sua força. Se molhar o gesso, seque-o imediatamente. Use uma toalha para retirar a umidade do gesso e, em seguida, seque com um secador de cabelo em velocidade baixa. Quando você sentir que seu gesso não está gelado e úmido, é porque está seco.
- Para manter o gesso limpo e seco, cubra com plástico quando for tomar banho, usar o banheiro (se for um gesso pelvipodálico) ou for sair na chuva ou neve.
- Use um pano úmido e detergente em pó para limpar manchas sujas sobre o gesso. Certifique-se de remover migalhas ou outros objetos da borda do gesso, mas não remover ou rearranjar qualquer preenchimento. Não desmanchar ou desbastar as bordas do gesso.

Sintético
- Se você tem um gesso de fibra de vidro sem ferimentos ou incisões sob ele, você é capaz de continuar com seu estilo de vida normal (p. ex., tomar banho) se o seu médico aprovar. Um gesso de fibra de vidro pode ser molhado.
- Lavar ou enxaguar dentro de seu gesso de fibra de vidro reduz o odor, a irritação e melhora a condição geral da pele na área engessada. Pode-se utilizar um borrifador de pia ou um chuveiro com mangueira flexível para enxaguar dentro do seu gesso com água morna.
- Deve-se secar completamente o gesso após molhar. Retire delicadamente com uma toalha o excesso de água e use um secador de cabelo na velocidade ventilar ou baixa para secar dentro do gesso. Não cubra o gesso enquanto estiver secando.

Cuidados com a Pele
- Cuidados com a pele são muito importantes durante o tempo de uso do gesso. Rotineiramente, olhe a condição da pele ao redor do gesso a cada dia para verificar sinais de vermelhidão ou atrito. Além disso, procure por áreas de fissuras no gesso.
- Não colocar objetos dentro do gesso porque você pode raspar a pele ou adicionar pressão e causar uma infecção ou dor sob o gesso.
- Você pode usar talcos e loções apenas fora do gesso para a pele ficar limpa e macia. Talco dentro do gesso pode endurecer e causar dor na área.

Atividade
- Não apoiar a perna engessada nas primeiras 48 horas. Se for permitido deambular, não se esqueça de andar apoiando no calcanhar.
- Se o seu braço estiver engessado, não deixe de usar a tipoia para apoio e conforto.

Entre em Contato com o Médico Se:
- Você tiver dor, queimação ou inchaço.
- Você sentir uma bolha ou desenvolvimento de dor dentro do gesso.
- Você sentir dormência ou formigamento persistente.
- Seu gesso ficar muito sujo.
- Seu gesso quebrar, rachar ou tiver pontos moles.
- Seu gesso ficar muito folgado.
- Você apresentar problemas de pele nas extremidades gessadas.
- Você apresentar quadro febril ou odor desagradável sob o gesso.
- Você tiver dúvidas sobre o seu tratamento.

- Relatar resultados anormais ou desagradáveis da verificação neurovascular; relatar sinais e sintomas da síndrome compartimental imediatamente.

Amostra de Documentação

9h Gesso sintético longo, aplicado em braço esquerdo, e braço esquerdo colocado em tipoia para ombro pelo médico. Enchimento capilar do dedo indicador esquerdo é de 2 segundos. Pele quente, seca e intacta. Capaz de mover todos os dedos da mão esquerda, dedos quentes ao toque, leito ungueal róseo, sem evidência de inchaço. Queixa de dor nível 5 (escala de 0 a 10).

9h10 Administrado um comprimido de codeína + paracetamol VO. Gesso longo em braço esquerdo e tipoia reajustada.

9h45 Gesso longo em braço esquerdo intacto com tipoia. Enchimento capilar do dedo indicador esquerdo inalterado. Move todos os dedos da mão esquerda, nega presença de dormência ou formigamento, dedo quente ao toque. Não observado edema. Relata diminuição da dor para 1 (escala de 0 a 10).

Considerações Especiais

Pediatria

- Orientar o cuidador para proteger o gesso da umidade e assegurar para que o gesso sintético seja mantido sempre seco.
- Proteger a extremidade inferior do gesso com um envoltório plástico durante a micção ou a defecação.
- Monitorar as crianças de perto para assegurar que objetos não sejam colocados sob o gesso a fim de coçar. Usar medicação, bolsa de gelo e/ou secador de cabelo na posição fria para controlar a coceira (Hockenberry e Wilson, 2007).
- Reconhecer que os bebês e as crianças menores demonstram dor pela inquietação e pelo choro.

Geriatria

- Gesso sintético é menos restritivo e tem a vantagem de ser mais leve para os idosos, ajudando-os a manter um melhor equilíbrio.
- Receptores sensoriais tácteis não transmitem sensações tão rapidamente, levando a uma redução da sensibilidade em idosos (Ebersole *et al.*, 2008).
- Idosos com diminuição da força muscular relacionada à idade podem apresentar dificuldade na deambulação com o gesso.

Assistência Domiciliar (*Home Care*)

- Ver Quadro 17-3.

INSTRUÇÃO PARA O PROCEDIMENTO 17.1
Cuidados com o Paciente durante a Retirada do Gesso

Ao cuidar de pacientes com gesso, é importante compreender as técnicas de retirada de gesso, que consistem em retirar o gesso e o estofamento seguido de cuidados da pele para a área afetada. O gesso é removido com uma serra de gesso. A serra é ruidosa, mas o procedimento é indolor porque a serra vibra e, portanto, não corta a pele. No entanto, é necessário preparar o paciente adequadamente para a retirada do gesso. Em crianças pequenas ou adultos confusos, pode ser necessária uma leve contenção durante a retirada para evitar lesões. A retirada cuidadosa do gesso sintético (com estofamento de tecido) é importante para evitar queimadura resultante do calor gerado pela vibração da serra. Depois da retirada do gesso, o paciente pode sentir desconforto, dor, fraqueza muscular, atrofia e acúmulo de células mortas da pele.

Delegação e Colaboração

A habilidade de retirada de gesso pode ser delegada a um profissional de saúde que possua um treinamento específico. Instruir a equipe de enfermagem sobre o seguinte:
- Métodos de posicionamento adequados para pacientes específicos
- Cuidados da pele após a retirada do gesso

Equipamento

- Serra de gesso
- Folhas de papel ou plástico
- Água fria
- Loção para pele (conforme protocolo institucional)
- Bacia e água
- Flanelas e toalhas
- Tesouras
- Proteção para os olhos (óculos de proteção, óculos) para o profissional de saúde e para o paciente.

Etapas do Procedimento

1. **Veja Protocolo Padrão (ao final do livro).**
2. Auxiliar o posicionamento do paciente.
3. Descrever a sensação física esperada durante a retirada do gesso (vibração da serra de gesso e geração de calor) (ilustração).

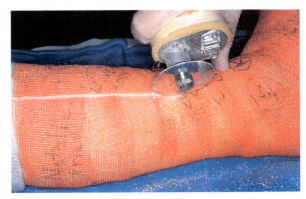

ETAPA 3 Vibração da serra de gesso gera calor.

(Continua)

INSTRUÇÃO PARA O PROCEDIMENTO 17.1
Cuidados com o Paciente durante a Retirada do Gesso (*Cont.*)

4. Descrever a aparência esperada da extremidade. A pele sob o gesso frequentemente está com escamas e desprendendo-se. A atrofia muscular ocorre por desuso.
5. Descrever e demonstrar o barulho da serra de gesso.
6. Colocar óculos de proteção para o profissional e para o paciente.
7. Permanecer com o paciente e explicar o procedimento conforme o acolchoamento subjacente é removido (ilustração).
8. Inspecionar o tecido abaixo do gesso após a retirada.
9. Se a pele estiver intacta, aplicar lavagem com água fria e deixar por 15 a 20 minutos. Usar óleo, sabonete neutro e água para amolecer a crosta (conforme protocolo institucional). Não esfregar a pele.
10. Lavar delicadamente com sabonete e água. Se possível, mergulhar o local afetado na bacia ou banheira para ajudar na remoção de células mortas.
11. Secar a extremidade sem friccionar. Aplicar generosa camada de loção hidratante (conforme protocolo institucional) para a pele do paciente.
12. **Veja Protocolo de Conclusão (ao final do livro).**

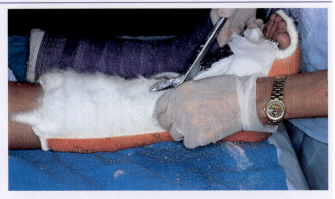

ETAPA 7 Remoção do enchimento protetor abaixo do gesso.

13. Após a retirada, explicar ao paciente e fornecer por escrito os procedimentos de cuidados antes da alta (Quadro 17-4).
14. Obter prescrição médica para realizar exercícios de amplitude de movimentos ativos e passivos, e esclarecer o nível de atividade permitida.
15. Instruir o paciente para observar presença de inchaço e realizar a elevação da extremidade para evitá-lo.

QUADRO 17-4 CUIDADOS APÓS A REMOÇÃO DO GESSO

Cuidados com a Pele
- Lavar suavemente com água e sabão para a retirada de sujidade e restos celulares. Não friccionar ou esfregar as áreas da pele, mas limpar com um pano macio.
- Enxaguar com água quente limpa e secar delicadamente.
- Aplicar uma loção hidratante ou um pouco de óleo, massageando suavemente para ajudar a manter a integridade das células.
- Repetir essas etapas em 24 a 48 horas até que a área não precise de nenhum cuidado especial.

Aliviar o Edema
- Aplicar saco de gelo coberto por um pano se o edema for muito acentuado. Não colocar o gelo diretamente sobre a pele.
- Elevar o tecido afetado pelas próximas 24 horas ou quando o inchaço ocorrer.

Tratar a Sensibilidade ao Toque, Fraqueza e o Desconforto
- Tomar analgésicos prescritos a cada 3 a 4 horas para construir uma terapêutica de nível sanguíneo e continuar a medicação por 24 a 48 horas.
- Imergir a parte ou o corpo inteiro em água quente e exercitar os músculos debaixo da água suavemente.
- Recomeçar a usar os tecidos e músculos afetados lentamente para evitar a dor. Explicar que normalmente leva o dobro do tempo do que se estava com gesso para recuperar a função normal.
- Realizar exercícios musculares prescritos com 5 a 10 repetições a cada 4 horas enquanto estiver acordado para ajudar na recuperação da força muscular. Se a dor muscular persistir, continuar a ingestão de analgésicos conforme prescrição médica. Mergulhar em água quente antes dos exercícios. A dor deve diminuir conforme o músculo recupera a força. Consultar o terapeuta para prescrever exercícios indicados para aumentar a mobilidade e a força.

HABILIDADE 17.4 CUIDADOS COM O PACIENTE COM DISPOSITIVOS DE IMOBILIZAÇÃO – ÓRTESE, TALA E TIPOIA

Os dispositivos de imobilização estabilizam, apoiam uma extremidade debilitada ou reduzem uma carga sobre as estruturas de suporte de peso, tais como quadril, joelhos ou tornozelos. Uma tala imobiliza e protege uma parte do corpo. Talas temporárias reduzem a dor e evitam danos nos tecidos devido a movimento adicional imediatamente após uma lesão, tais como uma fratura ou entorse. Talas infláveis, talas de Thomas e talas improvisadas a partir de materiais manuais são exemplos de talas temporárias aplicadas em situações de emergência.

Fraturas de membros superiores, muitas vezes, são tratadas usando talas, tais como talas digitais ou de mão, ou talas provisórias (maleáveis ou metálicas). As tipoias apoiam as talas, gesso ou lesões nos membros superiores. Elas estão disponíveis comercialmente ou podem ser confeccionadas para quase todas as partes do corpo. O fechamento com fivelas ou velcro permite que esses dispositivos sejam ajustados para encaixar qualquer forma e tamanho do corpo. O coxim de abdução (Fig. 17-11), usado após a cirurgia de substituição do quadril, mantém a perna do paciente

HABILIDADE 17.4 Cuidados com o Paciente com Dispositivos de Imobilização - Órtese, Tala e Tipoia

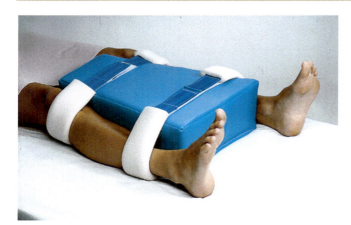

FIG 17-11 Coxim de abdução.

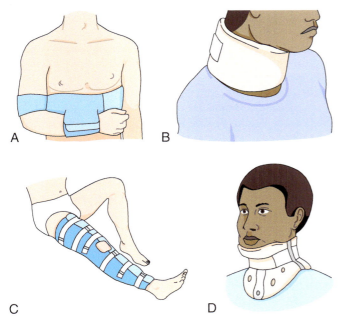

FIG 17-12 Exemplos de imobilizadores. **A,** Imobilizador para ombro. **B,** Colar cervical macio. **C,** Imobilizador de joelho. **D,** Colar cervical rígido. (Redesenhado de Beare PG, Myers JL: *Principles and practice of adult health nursing*, ed 3, St Louis, 1998, Mosby.)

em abdução. Isto permite ao paciente mudar de decúbito sem alterar a posição do membro afetado e evita o deslocamento da prótese do quadril. O dispositivo é facilmente removido para os cuidados de pele, mudanças de curativos ou avaliações neurovasculares. Uma tala posterior com tiras elásticas às vezes é utilizada para apoiar a extremidade.

Talas de espuma e tecidos, conhecidas como *imobilizadores*, permitem a imobilização por longos períodos (Fig. 17-12). Os imobilizadores tratam de entorses e luxações que não requerem imobilização completa e contínua em gesso ou tração. Com frequência, são utilizados após cirurgia ortopédica. Outro tipo comum de imobilizador inclui o colar cervical (macio ou rígido), imobilizadores para ombro tipo cinta, e talas para antebraço e punho de vinil. As talas moldadas feitas com plástico proporcionam um apoio aos pacientes com lesões crônicas ou doenças como a artrite. Elas mantêm parte do corpo em posição funcional para prevenir contraturas e atrofia muscular durante o período de desuso. A tala é colocada no local desejado, sendo removida rápida e facilmente quando a pele ou uma ferida é avaliada.

As órteses apoiam estruturas enfraquecidas durante o apoio com carga. Por essa razão, são feitas com materiais resistentes, como metal e plástico moldado. As órteses para tórax e abdome, como as de Milwaukee e as órteses de Boston, imobilizam a coluna vertebral torácica e lombar para tratar a escoliose (curvatura da coluna). A órtese não corrige a curvatura, mas impede sua progressão. A órtese lombar dá apoio aos tecidos da coluna lombar e região sacra após cirurgia da coluna ou de fusão. Órteses para as pernas seguram coxa, perna e pé em posição funcional para o apoio com carga na deambulação. Tanto a órtese de perna curta como a de longa dão suporte para os músculos enfraquecidos da perna, auxiliam no controle do movimento muscular involuntário e mantêm a correção cirúrgica durante o processo de cicatrização pós-operatória.

COLETA DE DADOS

1. Revisar a história médica do paciente; nível de atividade anterior e atual; descrição da condição que exige a órtese, tala ou tipoia. *Justificativa: Revela o estado de saúde atual e anterior do paciente e a finalidade para a órtese/tala.*
2. Determinar a experiência anterior do paciente com órtese, tala ou tipoia. *Justificativa: Revela a base de referência para o paciente sobre o conhecimento e a necessidade de orientação.*
3. Avaliar a compreensão do paciente para a razão da utilização da órtese/tala/tipoia e seus cuidados, colocação e horários de uso. *Justificativa: Determina a necessidade de maiores orientações.*
4. Inspecionar a área da pele que está em contato com o dispositivo de apoio. *Justificativa: Fornece base de referência para monitorar a pele do paciente para possíveis rupturas. Pacientes imóveis e idosos são particularmente vulneráveis.*
5. Obter a avaliação do nível de dor do paciente em escala de 0 a 10. *Justificativa: Fornece base de referência para determinar se o dispositivo de imobilização afeta o conforto.*
6. Encaminhar ao fisioterapeuta ou terapeuta ocupacional para determinar o tipo de órtese a ser utilizada, posição desejada, e quantidade de atividade e movimento permitidos. *Justificativa: Fornece direcionamento para o uso adequado da órtese.*
7. Avaliar as necessidades adicionais do paciente para um dispositivo de apoio, como uma bengala, andador ou muletas (Cap. 16). *Justificativa: Paciente pode necessitar de um dispositivo de apoio para auxiliar no suporte de peso e promover o equilíbrio durante a marcha.*

PLANEJAMENTO

Os **Resultados Esperados** focam-se na manutenção da integridade da pele, melhora da compreensão do paciente e prevenção de risco para lesão.

1. A pele do paciente permanece intacta sem déficit circulatório.
2. Paciente verbaliza outro propósito significativo, aplicação correta e cuidados com o dispositivo.
3. Paciente não relata aumento da dor na escala de 0 a 10 durante a colocação do dispositivo.

4. Pele distal à órtese/tala/tipoia está intacta, quente ao toque sem sinais de pressão e sensibilidade normal.
5. Paciente usa os dispositivos corretamente, inclusive com horários de uso, limitação de atividade e posicionamento.

Delegação e Colaboração
Avaliação da condição do paciente não deve ser delegada; no entanto, a habilidade de cuidado de um paciente em uso de órtese, tala ou tipoia pode ser delegada à equipe de enfermagem. Instruir a equipe de enfermagem sobre o seguinte:
- Correta aplicação da órtese/tala e posicionamento das cintas ou alças.
- Programar o uso e as atividades permitidas enquanto o paciente estiver com a órtese.
- Para alertar o enfermeiro caso o paciente se queixe de dor, coceira ou compressão devido ao uso da órtese ou tala, ou se uma alteração ocorrer no estado do paciente.

Equipamento
- Órtese/tala/tipoia fabricada comercialmente ou bandagem triangular e alfinete de segurança
- Camiseta ou vestido

IMPLEMENTAÇÃO para CUIDADOS COM O PACIENTE COM DISPOSITIVOS DE IMOBILIZAÇÃO – ÓRTESE, TALA OU TIPOIA

ETAPAS	JUSTIFICATIVA
1. Veja Protocolo Padrão (ao final do livro).	
2. Identificar pacientes com dois identificadores (p. ex., nome e data de nascimento, ou nome e número de registro hospitalar, de acordo com a política da instituição).	Assegura identificação correta do paciente. Está de acordo com o padrão da The Joint Commission e melhora a segurança do paciente (TJC, 2010).
3. Explicar as razões para o uso da órtese, tala ou tipoia e demonstrar como o dispositivo funciona.	Orientação e demonstração melhoram o aprendizado, reduzem a ansiedade e estimulam a cooperação.
4. Auxiliar o paciente em uma posição confortável: colocar a órtese/tala/tipoia em membro superior com o paciente sentado, ereto; colocar a órtese em membro inferior com o paciente deitado.	Facilita a colocação da órtese, permitindo um alinhamento correto.
5. Preparar a pele que será envolvida com a órtese/tala/tipoia com lavagem da pele com água e sabonete; enxaguar, secar sem esfregar e trocar os curativos (se presente). Ao colocar uma órtese no tronco, proteger o paciente com uma camiseta ou vestido. Certificar-se de que não há rugas para causar pressão.	Isso protege a pele e mantém a órtese limpa. Roupas de algodão macias entre a órtese e a pele protegem a pele de irritação e absorvem a umidade.
6. Inspecionar o dispositivo para desgaste, danos ou bordas irregulares.	Diminui o potencial para rupturas de pele e mantém o alinhamento correto.
7. Colocar a órtese/tala conforme orientação médica, do ortesista, do fisioterapeuta ou terapeuta ocupacional. Se for prender a tala com bandagem elástica:	Aplicação correta da órtese/tala é importante para evitar a ruptura da pele, úlcera de pressão, comprometimento neurovascular, calos ou agravamento da deformidade.
a. Aplicar a mesma tensão à medida que a bandagem é envolvida de distal para proximal.	Impede o aprisionamento de sangue distal ao dispositivo de imobilização.
b. Evitar enchimento com dobras ou tufos.	Evita a irritação de tecidos subjacentes.
8. Colocar tipoia usando bandagem triangular:	
a. Posicionar uma das pontas da bandagem sobre o ombro do braço não afetado.	
b. Pegar o restante da bandagem e colocar o material contra o peito; então, sob e sobre o braço afetado segurando o braço.	
c. Posicionar a ponta do triângulo em direção ao cotovelo.	Posição dá apoio ao braço.
d. Amarrar as duas pontas do triângulo na parte lateral do pescoço.	Evita irritação da pele e pressão na região posterior do pescoço.
e. Dobrar a ponta da tipoia no cotovelo na frente e prender com um alfinete de segurança, fechando a extremidade da tipoia.	
f. Certificar-se de que a tipoia suporta o membro confortavelmente sem interferir com a circulação.	

HABILIDADE 17.4 Cuidados com o Paciente com Dispositivos de Imobilização - Órtese, Tala e Tipoia

ETAPAS	JUSTIFICATIVA
9. Orientar o paciente a colocar e realizar as atividades com a órtese/tala/tipoia nos horários predeterminados pelo médico, fisioterapeuta ou terapeuta ocupacional.	O uso adequado da órtese/tala/tipoia facilita a cicatrização e a mobilidade, reduzindo a dor e o estresse.
10. Reforçar as instruções para relatar os sinais de ruptura de pele, compressão ou coceira.	Órtese/tala/tipoia podem necessitar de ajuste. Alterações também podem ser necessárias devido ao crescimento ou atrofia, quando músculos ganham ou perdem força, ou após cirurgia reconstrutiva.
11. Orientar o paciente sobre como cuidar da órtese/tala/tipoia:	Para manter a integridade da órtese/tala/tipoia.
a. Quando não em uso, guardar a órtese metálica na posição vertical, em segurança, mas em local de fácil acesso.	Para evitar deformidade ou risco de entortar.
b. Guardar as talas de material moldado longe do calor.	Para evitar o derretimento e deformação da tala.
c. Tratar qualquer material de couro com conservante de couro.	Para evitar o ressecamento ou rachaduras.
d. Manter a órtese limpa, seca e em boas condições de funcionamento.	Partes plásticas são limpas com um pano úmido e devem ser secas completamente. Juntas metálicas são limpas com um limpador de cachimbo e passar óleo semanalmente. Remover a ferrugem com lã de aço e limpar as partes metálicas com um solvente.
12. Auxiliar o paciente na deambulação com a órtese/tala/tipoia colocadas.	Determina se o paciente é capaz de deambular de forma segura.
13. O paciente e o cuidador familiar devem colocar e remover a órtese/tala/tipoia.	Proporciona independência ao paciente; a demonstração confirma o nível de habilidade para aprender.
14. **Veja Protocolo de Conclusão (ao final do livro).**	

AVALIAÇÃO

1. Inspecionar a pele exposta e verificar o enchimento capilar pressionando o dedo do pé ou da mão.
2. Palpar a temperatura dos tecidos distais ao dispositivo de imobilização.
3. Palpar o pulso acessível, distal ao dispositivo de imobilização.
4. Verificar o alinhamento do membro.
5. Observar edema do tecido distal ao dispositivo de imobilização.

Resultados Inesperados e Intervenções Relacionadas (ver também Habilidade 17.3)

1. Paciente relata aumento da intensidade da dor após colocação do dispositivo.
    a. Reposicionar a extremidade.
    b. Administrar analgésicos conforme a prescrição para manter o nível de conforto do paciente.
    c. Aumentar a frequência dos controles neurovasculares.

Registro e Relato

- Registrar a aplicação de qualquer tipo de dispositivo, condição da pele, estado da circulação (p. ex., temperatura, sensibilidade) e movimento da parte distal, e orientações dadas ao paciente e aos familiares.
- Relatar resultados anormais ou desfavoráveis do controle neurovascular.

Amostra de Documentação

9h Tala colocada em punho esquerdo. Pele quente, seca e intacta. Capaz de mover todos os dedos da mão esquerda, dedos quentes ao toque, leito ungueal róseo, sem observação de inchaço. Queixa de dor nível 3 (escala de 0 a 10).

Considerações Especiais

Pediatria

- Monitorar as crianças de perto para garantir que elas não removam o dispositivo de imobilização.
- Reconhecer que os bebês e crianças pequenas demonstram dor por inquietação e choro.

Geriatria

- Dispositivo de imobilização leve é menos restritivo.
- Receptores sensoriais tácteis não transmitem sensações tão rapidamente, levando à redução da sensibilidade em idosos (Ebersole et al., 2008).

Assistência Domiciliar (*Home Care*)

- Lembrar de verificar a pele diariamente nas áreas de pressão ou de atrito.
- Lembrar de verificar o gesso diariamente para rachaduras ou alterações no alinhamento.

PERGUNTAS DE REVISÃO

Estudo de Caso para as Perguntas 1 e 2
Emma Hill, uma aluna da educação infantil que tem 6 anos de idade, caiu de um balanço na escola e fraturou o rádio e a ulna esquerda.

1. Para ajudar a cuidar do seu gesso no antebraço, o enfermeiro recomendou que a mãe de Emma seguisse qual das seguintes alternativas?
   1. Cobrir completamente o gesso com um envoltório plástico para mantê-lo limpo.
   2. Amortecer as bordas do gesso com fita adesiva
   3. Raspar as bordas do gesso com uma faca sem corte.
   4. Secar o gesso após o banho.

2. O braço de Emma foi engessado há 6 semanas. Agora é hora de retirá-lo. O enfermeiro está auxiliando na retirada do gesso. Colocar as seguintes etapas na ordem apropriada para a retirada do gesso:
   a. Descrever a vibração da serra de gesso e a sensação de calor que a serra causa.
   b. Auxiliar no posicionamento de Emma.
   c. Verificar o tecido subjacente ao gesso.
   d. Delicadamente lavar a pele intacta com água fria e enzima.
   1. A, B, C, D.
   2. B, A, C, D.
   3. A, B, D, C.
   4. B, A, D, C.

3. Jessica Breland, uma viúva de 88 anos, caiu em casa e fraturou seu quadril direito. Ela foi admitida no departamento de emergência para avaliação e tratamento. O médico prescreveu a tração cutânea de extensão de Buck para sua perna direita até que a RAFI fosse realizada. O enfermeiro pega a bota da tração e os equipamentos para montar a tração. Para colocar a bota da tração, o enfermeiro realizou as seguintes ações. Selecione todas que se aplicam.
   1. Depilou a perna afetada.
   2. Certificou-se de que a bota encaixava perfeitamente.
   3. Forrou o calcanhar da bota de tração.
   4. Prendeu o peso à bota gradual e suavemente na extremidade da cama.
   5. Reavaliou o estado neurovascular da extremidade proximal da tração.

4. Nas primeiras 24 horas após a colocação da tração esquelética, quantas vezes o enfermeiro deve realizar a avaliação neurovascular distal à tração? (Resposta curta).

_____

5. Um paciente apresenta dor intensa nos tecidos sob o gesso. Os dedos do pé engessado estão frios, e o enchimento capilar para esses dedos é mais de 6 segundos. Quais das seguintes ações o enfermeiro deve completar e em que ordem elas devem ser realizadas?
   a. Elevar a perna com gesso por 15 minutos em antecipação ao desaparecimento dos sintomas.
   b. Abaixar a perna com gesso por 15 minutos em antecipação ao desaparecimento dos sintomas.
   c. Colocar compressa quente ao lado do gesso por 15 minutos em antecipação ao desaparecimento dos sintomas.
   d. Preparar para abrir uma janela no gesso para permitir a visualização da pele.
   e. Se não houver alívio da dor, notificar o médico.
   f. Administrar analgésicos conforme a prescrição médica.
   g. Preparar o equipamento para bivalvar o gesso.
   1. A, C, G.
   2. B, D, F.
   3. C, G, E.
   4. F, E, D.
   5. A, E, G.

6. Joshua David caiu de uma árvore e fraturou sua coluna. Após a cirurgia de fusão de vértebras, ele está com uma órtese para o tronco. Quais dos seguintes direcionamentos o enfermeiro deve providenciar para o Sr. David em relação ao uso e cuidado com a órtese?
   1. Não colocar roupa entre a órtese e a pele.
   2. Verificar o uso da órtese quanto a utilização, danos ou bordas irregulares diariamente.
   3. Limpar as juntas metálicas com uma pequena escova de aço e aplicar creme emoliente para as articulações semanalmente.
   4. Limpar as partes plásticas da órtese moldada com amônia e secar completamente semanalmente.

7. Os planos de cuidados de enfermagem para o paciente com pino de Steinmann inserido na tração esquelética incluem a avaliação para possível infecção. Quais dos seguintes sinais são mais prováveis para indicar a infecção?
   1. Crostas
   2. Coloração da pele acinzentada
   3. Secreções claras nos locais de inserção dos pinos
   4. Eritema no local de inserção dos pinos

8. Durante a ronda, o enfermeiro inspeciona a instalação da tração esquelética em suspensão equilibrada. Quais das seguintes ações do enfermeiro estão corretas?
   1. Adicionar peso à tração se não parecer que estejam exercendo força suficiente.
   2. Ajustar a posição dos pesos se o peso não estiver pendurado livremente na extremidade da cama.
   3. Alterar a linha de tração dos cabos para assegurar que eles estão em ângulo de 45° graus.
   4. Alterar um fio de Steinmann que estava deslocado colocando-o de volta a seu local de inserção.

9. Um paciente que sofreu múltiplas fraturas por acidente automobilístico foi admitido no hospital. Ele foi colocado em uma tração esquelética equilibrada para a perna esquerda. Ao desenvolver seu plano de tratamento, quais precauções o enfermeiro deve incluir?
   1. Evitar o uso do trapézio acima da cabeça.
   2. Remover os pesos quando movê-lo para cima na cama.
   3. Manter o alinhamento do membro lesado com o tronco.
   4. Soltar a tração por 15 minutos a cada 8 horas.

10. Quando um paciente queixa-se de prurido intenso sob seu gesso, quais instruções o enfermeiro deve dar?
    1. "Coçar pode causar rupturas na pele e infecção. Eu darei medicamento para aliviar a coceira."
    2. "Vá em frente e arranhe se você for capaz de alcançar seus dedos por dentro do gesso."

3. "Coçar faz parte do processo de cicatrização e você não deve interferir nele."

4. "Eu darei um abaixador de língua para você usar para coçar. Não use suas unhas."

REFERÊNCIAS

Ebersole P and others: *Geriatric nursing and healthy aging*, ed 3, St Louis, 2008, Mosby.

First national guideline on latex allergy, *Occup Health* 60(6):37, 2008.

Hockenberry MJ, Wilson D: *Wong's nursing care of infants and children*, ed 8, St Louis, 2007, Mosby.

Holmes SB, Brown SJ: Skeletal pin site care: National Association of Orthopaedic Nurses guidelines for orthopaedic nursing, *Orthop Nurs* 24(2):99, 2005.

Judge NL: Neurovascular assessment, *Nurs Stand* 21(45):39, 2007.

Smith GD, Hart RG, Tsai TM: Fiberglass cast application, *J Emerg Med* 23(3):347, 2005.

The Joint Commission (TJC): *2010 National Patient Safety Goals*, Oakbrook Terrace, Ill, 2010, The Commission, http://www.jointcommission.org/PatientSafety/NationalPatientSafetyGoals/, acessado em 14 de fevereiro 2010.

Whiteing NL: Fractures: pathophysiology, treatment, and nursing care, *Nurs Stand* 23(2):49, 2008.

CAPÍTULO 18

Eliminação Urinária

Instrução para o procedimento 18.1 Auxílio para o Uso do Urinol, 425
Habilidade 18.1 Aplicação de uma Sonda Externa do Tipo Preservativo, 426
Instrução para o procedimento 18.2 *Scanner* de Bexiga, 429
Habilidade 18.2 Inserção de uma Sonda Vesical de Alívio ou de Demora, 430
Habilidade 18.3 Remoção de uma Sonda Vesical de Demora, 440
Instrução para o procedimento 18.3 Cuidados com uma Sonda Vesical de Demora, 443
Habilidade 18.4 Cuidados com a Sonda Vesical Suprapúbica, 443
Habilidade 18.5 Realizar o Procedimento de Irrigação da Sonda, 446

A eliminação urinária é uma das funções humanas básicas que pode ser comprometida por uma variedade de doenças e situações. O papel do enfermeiro é auxiliar o paciente de acordo com a sua necessidade, em atividades como promover o esvaziamento da bexiga, na deambulação até o banheiro ou, se não for possível, sentar-se no assento; intervir quando a bexiga não apresentar esvaziamento por meio da inserção de uma sonda urinária (cateter urinário); implementar medidas para minimizar o risco de infecção na presença de sondas de drenagem vesical vesica e, nos casos de comprometimento renal, realizar a diálise peritoneal.

CUIDADO CENTRADO NO PACIENTE

A eliminação urinária é um processo natural e privado. A intervenção de enfermagem é necessária quando o paciente é incapaz de ir até o banheiro de maneira independente ou no esvaziamento inadequado da bexiga. Pacientes com eliminação urinária alterada necessitam de apoio fisiológico e psicológico. O apoio fisiológico inclui procedimentos invasivos como a inserção de uma sonda na bexiga ou simplesmente auxiliar os pacientes no uso de um urinol, ou da comadre ou papagaio. O apoio emocional é igualmente importante aos pacientes que sentem vergonha, insegurança e ansiedade associadas às necessidades de eliminação. A eliminação urinária é uma função corporal muito íntima e privada; portanto, é essencial que o enfermeiro reconheça esses sentimentos e respeite, ao máximo possível, a privacidade e a dignidade do paciente. Um bom enfermeiro é competente nas habilidades técnicas e sensível às necessidades psicológicas dos pacientes.

SEGURANÇA

O trato urinário é um ambiente fisiologicamente estéril. É muito importante minimizar o risco de introduzir patógenos no trato urinário. O comprometimento do trato urinário, como durante a cateterização vesical, aumenta o risco de infecção. Além disso, pacientes com sondas vesicais de demora desenvolvem bacteriúria a uma taxa de 3% a 10% para cada dia de permanência do dispositivo (Parker *et al.*, 2009a). Portanto, pessoas com cateteres apresentam maior risco de desenvolver infecções graves e potencialmente letais. É necessário que os cuidados de enfermagem incluam medidas para minimizar infecções, como o uso de técnica asséptica ao realizar a cateterização; manter um sistema de drenagem vesical fechado; realizar cuidados com a sonda empregando princípios de assepsia e, acima de tudo, remover as sondas vesicais precocemente, assim que clinicamente indicado.

TENDÊNCIAS NA PRÁTICA BASEADA EM EVIDÊNCIA

Parker D *et al.*, Evidence-based report card: nursing interventions to reduce the risk of catheter-associated urinary tract infection. Part 1. Catheter selection, *J Wound Ostomy Contingence Nur* 36(1):23, 2009.

Willson *et al.*, Evidence-based report card: nursing interventions to reudce the risk of catheter-associated urinary tract infection. Part 2. Staff education, monitoring, and care techniques, *J Wound Ostomy Contingence Nurs* 36(2):137, 2009.

Em 2009, os Centros para Serviços de Medicare e Medicaid (CMS) dos Estados Unidos decretaram diretrizes para o cuidado de condições dispendiosas e potencialmente preveníveis, que incluem o uso de sondas vesicais de demora em contextos agudos de saúde (CMS, 2008). Uma das principais metas dessas diretrizes inclui prevenção de complicações associadas à sondagem vesical, como as infecções do trato urinário associadas ao cateter vesical (ITUACV). Intervenções de enfermagem com base em evidências são componentes essenciais para prevenção dessas infecções dispendiosas e potencialmente fatais. Intervenções embasadas por evidências de eficácia incluem o uso de sondas antimicrobianas para cateterização vesical a curto prazo, a limpeza diária do meato uretral com água e sabão ou um agente de higiene perineal, e o uso de um sistema de drenagem fechado. Intervenções sem comprovação de eficácia incluem o uso de uma solução antisséptica na bolsa de drenagem, as trocas frequentes da bolsa de drenagem e o uso de bolsas de drenagem especiais com filtros ou de duas câmaras. Algumas pesquisas corroboram a precoce remoção das sondas e o treinamento da equipe de enfermagem em relação aos bons cuidados com a sonda na redução da incidência de ITUACV. É preciso uma investigação contínua para o desenvolvimento de técnicas ideais de inserção e cuidados aos pacientes com sonda vesical de demora ou de alívio.

INSTRUÇÃO PARA O PROCEDIMENTO 18.1
Auxílio para o Uso do Urinol

Um urinol (mictório portátil, comadre, papagaio) é usado para armazenar a urina quando o acesso é restrito em virtude de imobilidade relacionada a uma lesão musculoesquelética ou outras afecções que impeçam o acesso ao banheiro. Embora os homens sejam os que mais utilizam os mictórios, existem urinóis especialmente projetados para mulheres. O urinol feminino ("comadre") possui uma abertura maior com uma borda definida que facilita a aproximação da genitália (Fig. 18-1).

Delegação e Colaboração

A habilidade de auxiliar um paciente com o urinol pode ser delegada a técnicos e auxiliares de enfermagem. Instruir a equipe de enfermagem para:

- Explicar as necessidades/adaptações especiais de como ajudar o paciente para posicionar o urinol.
- Auxiliar na higiene pessoal conforme necessário depois da micção.
- Relatar imediatamente quaisquer mudanças na cor, limpidez e odor da urina; a presença de incontinência (perda involuntária de urina); queixas de disúria que podem indicar uma infecção; e quaisquer mudanças na frequência e volume de urina eliminada.
- Explicar o procedimento ao paciente e à família a fim de promover a compreensão e a participação no cuidado.

Equipamento

- Luvas limpas
- Urinol (comadre, papagaio)
- Recipiente graduado (usado para mensuração do volume para pacientes com controle de ingestão e débito urinário [I&D])
- Papel higiênico (mulheres)
- Material para testes diagnósticos e coleta de amostras (Cap. 8)
- Cuba
- Toalhas e sabonete (se necessários para higiene das mãos e do períneo do paciente)

Etapas do Procedimento

1. Avalie os hábitos de eliminação normais do paciente, incluindo episódios de incontinência.
2. Avalie a capacidade do paciente de colocar e retirar o urinol.
3. Verifique a necessidade de coletar uma amostra de urina ou fezes.
4. **Veja Protocolo Padrão (ao final do livro).**
5. Promova a privacidade como fechamento das cortinas ao redor do leito ou a porta do quarto.
6. Ajude o paciente a assumir a posição apropriada: sexo masculino: decúbito dorsal ou lateral, sentado com a cabeceira do leito elevada, ou em posição ereta. Sempre determine o *status* de mobilidade e o risco de hipotensão ortostática antes de levantar o paciente para urinar. Posicione a paciente do sexo feminino em decúbito dorsal.
7. O paciente deverá segurar o urinol, se possível. Se o paciente do sexo masculino necessitar de ajuda, coloque o pênis inteiramente dentro do urinol (papagaio) ou ajude-o a

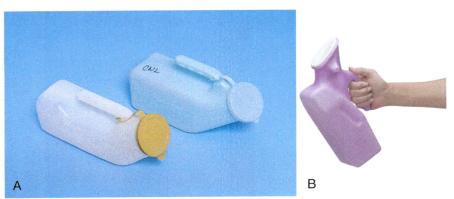

FIG 18-1 Mictórios (urinóis) masculino **(A)** e feminino **(B)**. (Cortesia de Briggs Medical Service Company.)

(Continua)

INSTRUÇÃO PARA O PROCEDIMENTO 18.1
Auxílio para o Uso do Urinol *(cont.)*

segurar o urinol. Assegure que o urinol comporte o volume de urina. Ajude a paciente do sexo feminino colocando o urinol (comadre) na região perineal. Talvez a paciente necessite de auxílio para retirada da comadre da região perineal devido ao volume de urina. Coloque um absorvente sob a região glútea da paciente para proteção da roupa de cama de perdas acidentais.

8. Promova a privacidade do paciente quando possível, cobrindo-o com lençóis e coloque uma campainha de chamada ao seu alcance. Deixe o paciente sozinho quando for possível, assegure uma posição segura e confortável.
9. Após o paciente finalizar o ato de urinar, remova o urinol e verifique as características da urina (cor, limpidez, odor e volume). Ajude o paciente a lavar e secar o pênis ou a genitália.
10. Esvazie e limpe o urinol. Guarde-o para o próximo uso do paciente.
11. **Veja Protocolo de Conclusão (ao final do livro).**

HABILIDADE 18.1 — APLICAÇÃO DE UMA SONDA EXTERNA DO TIPO PRESERVATIVO

A sonda externa, também chamado de *sonda preservativo* ou *bainha peniana*, é uma bainha macia e flexível como um preservativo que se encaixa sobre o pênis, e proporciona de uma maneira segura e não invasiva o controle da eliminação da urina. A maioria das sondas externas é feita de silicone flexível, que ajuda a reduzir o atrito e melhora a visualização da região sob a sonda. Sondas de látex ainda estão disponíveis e são utilizadas por alguns pacientes. É importante verificar se o paciente não apresenta alergia ao látex antes da aplicação do cateter. As sondas externas do tipo preservativo permanecem posicionadas por meio de um revestimento aderente na parte interna da bainha, uma fita autoadesiva de dupla face, um adesivo aplicado ao corpo peniano ou uma faixa ou fita externa. Elas podem ser fixas a uma bolsa de drenagem debaixo volume (fixação de perna) ou a uma bolsa de drenagem vesical de alto volume (fixação na região lateral do leito), ambas devem ser mantidas abaixo do nível da bexiga. A sonda externa do tipo preservativo é adequada para pacientes incontinentes que tenham esvaziamento completo e espontâneo da bexiga. Essas sondas apresentam diversos estilos e tamanhos. É importante observar as recomendações do fabricante para escolha e aplicação correta do produto. As sondas externas do tipo preservativo estão associadas ao menor risco de infecções do trato urinário (ITU) em relação às sondas vesicais; e representam uma opção excelente para homens com incontinência urinária (Saint et al., 2006). Existem outras sondas de aplicação externa para homens com dificuldade de adaptação com sondas do tipo preservativo.

COLETA DE DADOS

1. Verifique os padrões de eliminação urinária, a capacidade de esvaziar a bexiga efetivamente e o grau de incontinência: *Justificativa: Pacientes incontinentes apresentam risco para lesão cutânea e, portanto, são candidatos a sondas do tipo preservativo.*
2. Monitore o status mental do paciente e o seu conhecimento em relação à finalidade de uma sonda externa. *Justificativa: Ressalta a necessidade de educação do paciente. A orientação pode incluir autoaplicação.*
3. Monitore a condição do pênis. *Justificativa: Proporciona informações basais para comparar evolução do estado cutâneo após a aplicação da sonda externa.*
4. Use o guia de medidas do fabricante para mensurar o diâmetro do pênis em estado flácido. O pênis deve medir pelo menos 2 cm de diâmetro. *Justificativa: A medida do pênis ajuda a determinar o tamanho apropriado da sonda.*
5. Verifique se o paciente apresenta alergia ao látex. *Justificativa: Influencia na escolha do material do preservativo.*

PLANEJAMENTO

Os **Resultados Esperados** concentram-se em promover o controle da incontinência e prevenir a exposição contínua da pele à urina.

1. O paciente apresenta o controle da incontinência com a aplicação da sonda preservativo.
2. O pênis está livre de hiperemia cutânea, lesão ou edema.
3. O paciente consegue explicar a finalidade do procedimento e os resultados esperados.

Delegação e Colaboração

A habilidade de aplicar uma sonda com preservativo pode ser delegada à equipe de enfermagem, segundo normas e rotinas da instituição. Instruir a equipe de enfermagem para:

- Seguir as instruções do fabricante para aplicar e fixar a sonda com preservativo.
- Monitorar o débito urinário e registrar o controle de I&D, se aplicável.
- Relatar imediatamente a ocorrência de dor, edema, eritema, irritação ou lesão cutânea da glande ou do corpo do pênis.

Equipamento

- Kit de sonda com preservativo (preservativo coletor externo de urina de tamanho apropriado, dispositivo de fixação [adesivo interno, fita ou faixa], solução de preparação da pele {de acordo com as recomendações do fabricante}).

HABILIDADE 18.1 Aplicação de uma Sonda Externa do Tipo Preservativo

- Protetor de pele
- Bolsa de coleta de urina para sonda de drenagem fixada à perna ou correspondentes
- Cuba com água morna e sabão
- Toalhas e compressas de higiene (esponjas)
- Toalha de banho
- Luvas limpas
- Tesouras, protetor de pelos ou papel toalha

IMPLEMENTAÇÃO para APLICAÇÃO DE UMA SONDA EXTERNA DO TIPO PRESERVATIVO

ETAPAS	JUSTIFICATIVA
1. **Veja Protocolo Padrão (ao final do livro)**.	
2. Nomeie o paciente com dois identificadores (p. ex., nome e data de nascimento ou nome e número de registro hospitalar, de acordo com as normas e rotinas da instituição).	Assegura o paciente correto. Atende aos padrões da Joint Commission de qualidade e segurança do paciente (TJC, 2010).
3. Prepare a bolsa de coleta urinária (bolsa de drenagem de alto volume ou bolsa de fixação de perna). Solte a extensão da bolsa de drenagem. Fixe a bolsa ao leito; passe a extensão da sonda entre as grades laterais e o estrado. Certifique-se de que a extensão da sonda não será tracionada com a elevação das grades.	Promove o acesso fácil ao equipamento de drenagem após a aplicação da sonda. Manter a posição da bolsa de drenagem abaixo do nível da bexiga do paciente.
4. Ajude o paciente a assumir a posição de decúbito dorsal, com as coxas ligeiramente afastadas, uma toalha de banho sobre o tronco e os lençois dobrados sobre as extremidades inferiores; exponha apenas a genitália para o procedimento.	Promove o conforto; a toalha e o lençol impedem a exposição desnecessária de partes do corpo.
5. Realize a higiene perineal (Instrução para o Procedimento 10.1). Seque bem antes de aplicar o dispositivo. Assegure o reposicionamento do prepúcio antes de aplicar a sonda com preservativo para homens não circuncidados. Não aplique creme protetor.	Previne a lesão cutânea pela exposição a secreções. Remove adesivos residuais. A higiene perineal minimiza a irritação cutânea e promove a aderência da nova sonda externa. Cremes protetores impedem a bainha de aderir ao pênis (Pomfret, 2006).
6. Aplique protetor de pele ao pênis e deixe secar, se prescrito.	O protetor de pele reduz o risco de irritação cutânea por adesivos e umidade. O protetor aumenta a aderência da sonda com preservativo à pele.
7. Corte os pelos da base do pênis antes de aplicar a sonda com preservativo. Alguns fabricantes fornecem um protetor de pelos que deve ser colocado sobre o pênis antes da aplicação do dispositivo. Após a aplicação, o protetor de pelos deve ser removido. Uma alternativa é fazer um corte em uma folha de papel toalha, colocá-la sobre o pênis e removê-la após a aplicação do dispositivo.	Os pelos aderem ao adesivo e são tracionados durante a remoção do preservativo ou podem ficar presos ao adesivo durante a aplicação da sonda externa.

> ⚡ **ALERTA DE SEGURANÇA** Os pelos da área pubiana não devem ser tricotomizados com lâmina de barbear. Tricotomias com lâminas aumentam o risco de irritação cutânea (Pomfret, 2006).

8. Aplique a sonda com preservativo. Segure o pênis com a mão não dominante. Com a mão dominante, segure o preservativo desenrolando-o da cabeça do pênis até a base. Deixe 2,5 a 5 cm de espaço entre a ponta da glande e a ponta da sonda com preservativo (ilustração).	O excesso de rugas ou dobras no preservativo da sonda externa após a sua aplicação pode significar que o paciente necessita de um tamanho menor de sonda (Robinson, 2006).

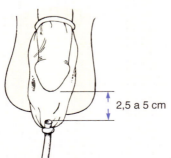

ETAPA 8 Sonda do tipo preservativo.

(Continua)

ETAPAS	JUSTIFICATIVA
9. Aplique o dispositivo de fixação apropriado de acordo com as recomendações do fabricante.	O preservativo deve ficar bem fixado, mas não apertado demais, o que pode prejudicar o fluxo sanguíneo. A aplicação de uma pressão delicada garante a aderência do adesivo à pele do pênis.
a. Sondas com preservativo autoaderentes: aplique a sonda de acordo com as Etapas 7 e 8; em seguida, faça uma pequena pressão no pênis por 10 a 15 segundos para fixação da sonda.	
b. Aplique a fita adesiva elástica fornecida em espiral sobre o preservativo. A fita deverá envolver externamente o preservativo ao longo do pênis de forma espiralada e não sobreposta (ilustração). A fita adesiva elástica deverá ficar firme, mas não apertada.	

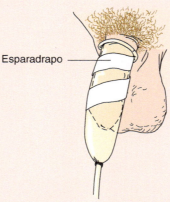

ETAPA 9b Esparadrapo aplicado de maneira espiral.

> ⚡ **ALERTA DE SEGURANÇA** Não aplique fita adesiva, velcro ou tiras elásticas ao redor do pênis. A circulação sanguínea pode ser prejudicada e causar a necrose do pênis.

10. Conecte a extensão de drenagem à sonda com preservativo. Certifique-se da ausência de torções na sonda preservativo. A sonda pode ser conectada à bolsa coletora de alto volume ou bolsa presa à perna.	Permite a coleta e mensuração do volume urinário. Mantém o paciente seco. A torção do preservativo obstrui o fluxo de urina, causa o acúmulo de urina, a irritação cutânea e a perda da sonda por falta de adesividade (Pomfret, 2006).
11. Enrole o excesso da extensão da sonda e fixe-o ao lençol do leito.	Impede o acotovelamento da extensão e promove a drenagem livre da urina.
12. Ajude o paciente a assumir uma posição segura e confortável. Abaixe a altura do leito e suba as grades de proteção.	Promove o conforto e a segurança do paciente.

> ⚡ **ALERTA DE SEGURANÇA** Ao aplicar uma sonda tipo preservativo com fita de fixação externa, verifique a fita sobre o preservativo no pênis após 20 minutos de aplicação para assegurar que não esteja apertada demais.

13. Veja Protocolo de Conclusão (ao final do livro).

AVALIAÇÃO

1. Observe a drenagem urinária.
2. Inspecione o pênis com a sonda de coleta externa após 30 minutos da aplicação. Observe a presença de edema e descoloração. Pergunte se o paciente sente algum desconforto.
3. Inspecione a pele do pênis quanto à presença de sinais de lesão ou irritação, diariamente ao remover a sonda com preservativo, ao realizar a higiene perineal e antes de reaplicar a sonda com preservativo.
4. Determine a compreensão do paciente sobre o procedimento.

Resultados Inesperados e Intervenções Relacionadas

1. A redução da eliminação em volume ou frequência.
   a. Verifique distensão da bexiga.
   b. Observe a presença de urina na ponta do preservativo, o pênis imerso em urina; reaplique se necessário.
   c. Verifique presença de torções na extensão ou na sonda com preservativo.
2. A pele do pênis está hiperemiada, ulcerada ou com descamação.
   a. Reavalie uma possível alergia ao látex.
   b. Remova a sonda com preservativo e notifique o médico responsável pelo paciente.

c. Não reaplique o dispositivo até o pênis e a pele adjacente estarem livres de irritação.
3. A sonda com preservativo não permanece fixada.
   a. Garanta que a extensão da sonda permaneça fixada e que o paciente esteja orientado para não tracionar ou arrancar a sonda.
   b. Reavalie o tamanho da sonda com preservativo. Consulte o manual do fabricante.
   c. Observe se a saída da sonda com preservativo está dobrada com acúmulo de urina na ponta do preservativo e o pênis imerso em urina; reaplique se necessário e evite a obstrução da sonda.
   d. Verifique a necessidade de outras alternativas de sonda com preservativo (p. ex., autoadesivo *vs.* fixação externa espiralado).
4. Presença de edema ou descoloração do pênis.
   a. Remova a sonda com preservativo.
   b. Notifique o médico responsável pelo paciente.
   c. Reavalie o tamanho e tipo da sonda com preservativo.

Registro e Relato

- Registre a aplicação do preservativo; condição da pele do pênis, e da bolsa escrotal; o débito urinário e o padrão de micção; e a resposta do paciente à aplicação da sonda externa.
- Relate a presença de hiperemia, erupções ou lesões da pele.

Amostra de Documentação

09h Apresentou vários episódios de incontinência urinária, com perda de pequeno volume a cada vez. Aplicada sonda com preservativo autoadesivo de tamanho grande com bolsa de drenagem de perna. Pele do pênis intacta sem hiperemia ou edema. Bolsa escrotal e virilha sem hiperemia, lesão ou erupções. Paciente tolerou bem o procedimento.

13h Sonda com preservativo intacta. Sem hiperemia ou lesão cutânea. 400 mL de urina amarela e clara na bolsa de drenagem.

Considerações Especiais

Pediatria

- Sondas com preservativos não são comuns em crianças. Quando utilizadas em adolescentes, tome precauções para minimizar o constrangimento.

Geriatria

- Avalie atentamente os pacientes com neuropatia antes de aplicar uma sonda com preservativo e avalie a pele do pênis em intervalos mais frequentes, pelo menos duas vezes ao dia.
- Sondas com preservativo não são recomendadas para pacientes com obstrução prostática.

Assistência Domiciliar (*Home Care*)

- Oriente o paciente e os cuidadores familiares quanto à avaliação apropriada, como sinais e sintomas de ITU, sinais de irritação cutânea ou bainha da sonda mal ajustada.
- Oriente o paciente e cuidadores quanto à opção de utilizar uma bolsa de drenagem de baixo volume (bolsa de perna) durante o dia e uma bolsa de drenagem de alto volume (ao lado do leito) durante a noite.
- Recomende o uso de roupas mais soltas para acomodar a sonda e o sistema de drenagem.
- Assegure-se de que o paciente e o cuidador entendam as etapas corretas na aplicação da sonda com preservativo e o modo de esvaziar a bolsa de drenagem. Os fabricantes geralmente disponibilizam material de orientação para o paciente.

INSTRUÇÃO PARA O PROCEDIMENTO 18.2
Scanner de Bexiga

Um *scanner*[1] de bexiga é um dispositivo não invasivo que mensura o volume urinário na bexiga por meio de uma imagem de ultrassom, da qual são realizados cálculos para estimar volumes urinários precisos (DeGennaro et al., 2006, Oh-Oka e Fujisaw, 2007). Use um *scanner* de bexiga para avaliar o volume urinário na bexiga quando houver suspeita de esvaziamento inadequado da bexiga após a remoção de sondas vesicais, para a avaliação de uma incontinência de início recente, na suspeita de distensão da bexiga e para monitorar a micção após uma cirurgia urológica. O *scanner* de bexiga é normalmente utilizado para mensurar o volume residual pós-micção (VRPM). O VRPM é o volume urinário na bexiga após a micção normal. O VRPM deverá ser mensurado 10 minutos após a micção para ser mais preciso (Newman e Wein, 2009), e os volumes inferiores a 50 mL podem ser considerados normais. Duas ou mais medidas de VRPM acima de 100 mL demandam mais investigação (Neumann e Wein, 2009). Na ausência de um *scanner* de bexiga, obtenha o VRPM mensurando a urina eliminada da bexiga e após a cateterização de alívio (Habilidade 18.2).

Delegação e Colaboração

Em alguns contextos, o uso do *scanner* de bexiga pode ser delegado ao técnico de enfermagem (consulte normas e rotinas da instituição). O enfermeiro, em colaboração com o médico, determina a periodicidade e frequência da mensuração do volume da bexiga e interpreta as medidas obtidas. Instruir a equipe de enfermagem para:

- Seguir as recomendações do fabricante para o uso do equipamento.
- Medir o VRPM no período de 10 minutos após o paciente urinar.
- Relatar e registrar volumes do *scanner* de bexiga.

Equipamento

- *Scanner* de bexiga
- Gel de ultrassom
- Compressas embebidas em álcool
- Toalhas de papel

Nota da Revisão Científica: Scanner de bexiga: equipamento não disponível no Brasil. Esse procedimento não é realizado por enfermeiros no Brasil.

(Continua)

INSTRUÇÃO PARA O PROCEDIMENTO 18.2
Scanner de Bexiga *(cont.)*

Etapas do Procedimento

1. **Veja Protocolo Padrão (ao final do livro).**
2. Monitore o controle de I&D para determinar tendências do débito urinário e observe o plano de cuidados para verificar a periodicidade correta para mensuração do volume da bexiga.
3. Nomeie o paciente com dois identificadores (p. ex., nome e data de nascimento ou nome e número do registro hospitalar, de acordo com normas e rotinas da instituição).
4. Solicite ao paciente para urinar e depois mensure o VRPM.
5. Ajude o paciente a assumir a posição em decúbito dorsal com a cabeceira ligeiramente elevada. Eleve o leito até a altura apropriada para execução do procedimento. Abaixe as grades de proteção na lateral do executor, se estiverem levantadas.
6. Exponha o abdome inferior do paciente.
7. Ligue o aparelho de acordo com as instruções do fabricante.
8. Ajuste a designação de gênero de acordo com as instruções do fabricante. Mulheres com relato de histerectomia devem ser designadas como sexo masculino no *scanner*.
9. Limpe o cabeçote do *scanner* com álcool e deixe secar.
10. Localize a sínfise púbica por palpação (osso pubiano). Aplique uma quantidade generosa de gel de ultrassom (ou, uma compressa de gel de ultrassom de bexiga, se disponível) na linha média do abdome, 2,5 a 4 cm acima da sínfise púbica. O gel de ultrassom permite a transmissão adequada e resulta em uma mensuração mais precisa.
11. Coloque o cabeçote do *scanner* no gel, garantindo que o cabeçote esteja posicionado de acordo com as instruções do fabricante.
12. Faça um pouco de pressão, mantenha o cabeçote do *scanner* firme e aponte-o ligeiramente para baixo em direção à bexiga. Pressione e solte o botão do *scanner*.
13. Verifique a imagem correta (consulte as instruções do fabricante). Conclua o *scan* e imprima a imagem (se necessário) (ilustração).

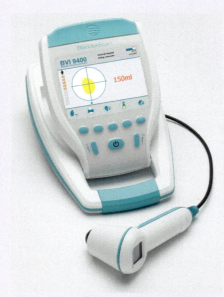

ETAPA 13 Imagem de um *scanner* de bexiga. (Cortesia de Verathon Inc.)

14. Remova o gel de ultrassom do abdome do paciente com uma toalha de papel.
15. Remova o gel de ultrassom do cabeçote do *scanner*, limpe-o com álcool e deixe secar.
16. **Veja Protocolo de Conclusão (ao final do livro).**

HABILIDADE 18.2 INSERÇÃO DE UMA SONDA VESICAL DE ALÍVIO OU DE DEMORA

Cateterização vesical é a inserção de uma sonda (um cateter) na bexiga para remover a urina. Um procedimento invasivo que requer solicitação médica e técnica asséptica em ambiente hospitalar (Lo *et al.*, 2008; Nazarko, 2008). A cateterização vesical pode permanecer por curto prazo (duas semanas ou menos) ou prolongada (mais de um mês) (Parker et al, 2009a). As condições que demandam o uso de sondas vesicais incluem a necessidade de monitorar o débito urinário, alívio de obstrução urinária, cuidados pós-operatórios ou uma bexiga com esvaziamento inadequado em consequência de uma lesão neurológica. O acúmulo excessivo de urina na bexiga aumenta o risco de ITU e pode causar refluxo de urina para os ureteres e os rins e a evolução para disfunção renal. A incontinência urinária e a perda involuntária de urina podem demandar cateterização vesical de demora quando a perda de urina prejudicar a cicatrização de feridas. A cateterização intermitente é usada para medir o VRPM quando um *scanner* de bexiga não está disponível (Instrução para o Procedimento 18.2).

As etapas para inserção de uma sonda vesical de demora e uma sonda de alívio de uso único são as mesmas. A diferença consiste na insuflação de um balão para manter a sonda vesical de demora (sonda foley) posicionada e a presença de um sistema de drenagem fechado. Sondas urinárias podem conter até três lúmens (Fig. 18-2). Sondas de lúmen único (Fig. 18-2, *A*) são usadas para cateterização intermitente (p. ex., a inserção de uma sonda para uma única cateterização da bexiga). Sondas de duplo lúmen são indicadas para a cateterização de demora, e são formadas por um lúmen para drenagem urinária e o segundo lúmen é utilizado para insuflar um balão que mantém a sonda posicionada (Fig. 18-2, *B*). Sondas de triplo lúmen (Fig. 18-2,*C*) são usadas para irrigação contínua da bexiga (ICB) ou para infusões de medicamentos na bexiga. Um lúmen para drenagem

HABILIDADE 18.2   Inserção de uma Sonda Vesical de Alívio ou de Demora

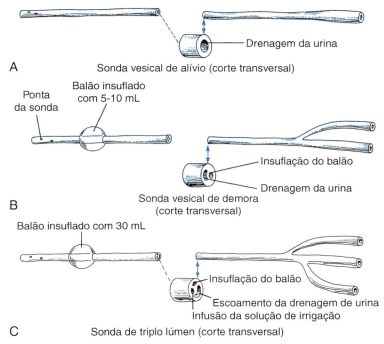

FIG 18-2 **A**, Sonda vesical de alívio (corte transversal). **B**, Sonda vesical de demora (corte transversal). **C**, Sonda de triplo lúmen (corte transversal).

da bexiga, o segundo lúmen é utilizado para insuflar o balão e o terceiro lúmen infude o líquido de uma bolsa de irrigação para a bexiga.

A sonda é escolhida por um profissional da saúde com base em fatores como alergia ao látex, história de obstrução da sonda e suscetibilidade a infecção. Sondas vesicais de demora (sondas Foley) são compostas de látex ou silicone. Algumas são fabricadas com revestimentos especiais que reduzem irritação uretral e a obstrução (Gray, 2006). Sondas antimicrobianas são revestidas com prata ou antibióticos. Essas sondas revestidas mostraram redução na incidência de ITUACV no uso a curto prazo, porém, até o momento, os dados são insuficientes para respaldar a sua indicação para usuários de sonda de longa permanência (Johnson et al, 2006; Drekonja et al, 2008; Schumm e Lam, 2008; Parker et al., 2009b). Sondas vesicais de alívio ou intermitentes são de látex (mais flexíveis) ou cloreto de polivinila. Pacientes que realizam o autocateterismo contam com uma grande variedade de sondas: algumas com revestimentos especiais que não demandam lubrificação e sistemas completos que contêm uma sonda lubrificada embalada com uma bolsa de drenagem conectada.

O tamanho de uma sonda urinária baseia-se na escala French (Fr), que reflete o diâmetro interno da sonda. A maioria dos adultos com sonda vesical de demora utiliza os tamanhos Fr 14 a 16 para minimizar o traumatismo e o risco de infecção. Sondas de diâmetros maiores aumentam o risco de traumatismo uretral (Parker et al., 2009b). Entretanto, sondas de diâmetros maiores são necessárias em circunstâncias especiais, após uma cirurgia urológica. Tamanhos menores como Fr 5 a 6 para lactentes e Fr 8 a 10 para crianças são necessários.

Sondas de demora possuem volumes variáveis nos balões, de 3 mL (para uma criança) até 30 mL para ICB. O tamanho

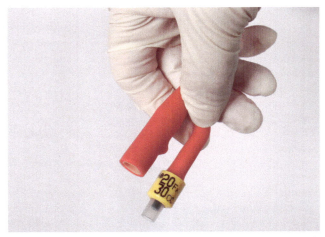

FIG 18-3 Tamanho da sonda e do balão impressos na sonda.

da sonda e o volume do balão estão normalmente impresso na cápsula da sonda (Fig. 18-3). O volume do balão recomendado para um adulto é de 5 mL. O uso prolongado de balões com maiores volumes foi associado a irritação e traumatismo de parede da bexiga (Newman, 2009). Além disso, um balão com maior volume (30 mL) aumenta o acúmulo de urina abaixo do nível do lúmen da sonda e aumenta o risco de infecção (Gray, 2006).

A indicação para trocas de sonda deve ser individualizada e não estabelecida como rotina para pacientes que necessitam de cateterização prolongada (p. ex., retenção urinária ou paciente crítico) (Green et al., 2008; Willson et al, 2009). As sondas devem ser trocadas na presença de vazamento ou obstrução e anteriormente, a coleta de uma amostra estéril para culturas de urina (Smith *et al.*, 2008). Evite a cateterização prolongada devido à sua associação com ITU (Green *et al*, 2008) e remova a sonda o mais rápido possível quando a condição do paciente permitir.

Uma sonda vesical de demora permanece conectada a uma bolsa que armazena o fluxo contínuo de urina. Sempre posicione a bolsa abaixo do nível da bexiga no estrado do leito ou em uma cadeira para que a urina drene para baixo e fora da bexiga. A bolsa jamais deve tocar o chão. Mantenha a bolsa abaixo do nível da bexiga quando o paciente deambular. A única exceção a essa regra é para a sonda conectada a uma bolsa de drenagem especialmente projetada (bolsa abdominal) sobre o abdome com uma válvula unidirecional que impede o refluxo de urina para a bexiga.

COLETA DE DADOS

1. Revise o prontuário médico do paciente que inclui solicitação médica e anotações de enfermagem. Observe cateterizações anteriores, incluindo tamanho da sonda, resposta do paciente e a data da última cateterização. *Justificativa: Identifica a finalidade da inserção da sonda, como mensurar o volume residual de urina ou coleta de amostras; tamanho da sonda utilizada anteriormente e dificuldades potenciais para inserção da sonda.*
2. Verifique o conhecimento e a experiência pregressa do paciente com cateterizações. *Justificativa: Revela a necessidade de orientação ou apoio ao paciente.*
3. Revise o prontuário médico e a presença de condições patológicas que possam dificultar a passagem da sonda (p. ex., glândula prostática aumentada em homens, estenoses uretrais). *Justificativa: A obstrução uretral impede a passagem da sonda para a bexiga.*
4. Pergunte ao paciente e verifique no prontuário a existência de alergias. *Justificativa: Identifica alergia a antisséptico, esparadrapo, látex e lubrificantes. Alergias ao povidine iodado são comuns; se o paciente não apresentar conhecimento referente às próprias alergias, questione em relação a alergias a frutos do mar.*
5. Monitore o peso, o nível de consciência, a orientação, a cooperação e a mobilidade do paciente. *Justificativa: Determina a posição para a cateterização e indica a assistência necessária para posicionar adequadamente o paciente, a capacidade do paciente de cooperação durante o procedimento e o nível de orientação necessária.*
6. Considere o gênero e a idade do paciente. *Justificativa: Determina o tamanho da sonda.*
7. Pergunte ao paciente quando ele urinou pela última vez e verifique o controle de I&D. *Justificativa: Determina o horário da última micção e indica a probabilidade de retenção urinária.*
8. Verifique a distensão da bexiga por meio da palpação acima da sínfise púbica ou com o uso de um *scanner* de bexiga (Instrução para o Procedimento 18.2). *Justificativa: Uma bexiga distendida com incapacidade de urinar ou a eliminação constante de pequenas quantidades com frequência indicam a necessidade de inserção de uma sonda. A palpação de uma bexiga distendida ou excessivamente distendida causam dor e urgência miccional.*
9. Inspecione a região perineal, observe a presença de lesões perineais, hiperemia, corrimento ou secreções e odor. *Justificativa: Determina a visibilidade da uretra e a necessidade de higiene do períneo.*

PLANEJAMENTO

Os **Resultados Esperados** concentram-se no esvaziamento da bexiga e na promoção do conforto ao paciente.
1. A bexiga do paciente não apresenta distensão.
2. O paciente verbaliza ausência da sensação de desconforto ou plenitude da bexiga.
3. O paciente apresenta um fluxo urinário de pelo menos 30 mL/hora de urina clara e amarela na bolsa de drenagem urinária.

Delegação e Colaboração
A inserção de uma sonda vesical de alívio ou de demora pode ser delgada em alguns contextos (consulte normas e rotinas da instituição). Caso contrário, instruir a equipe de enfermagem para:
- Auxiliar o enfermeiro a posicionar o paciente e direcionar o foco de luz.
- Relatar mudanças de cor, volume e odor da urina, e vazamentos ou relato de dor pela presença da sonda de demora.

Equipamento
- *Kit* de sonda contendo os seguintes itens estéreis. (Observação: os *kits* de sonda apresentam diversidade.)
  - *Kit* de cateterização de alívio (sonda reta): sonda de lúmen único, campos (um fenestrado), luvas, lubrificante, solução antisséptica incorporada a um aplicador ou em bolas de algodão e frasco coletor de amostra.
  - *Kit* de cateterismo de demora: campos (um fenestrado), luvas, lubrificante, solução antisséptica incorporada a um aplicador ou bolas de algodão, coletor de amostra e uma seringa preenchida com água destilada (para insuflar o balão). Alguns *kits* contêm uma sonda com bolsa de drenagem aclopada; outros, apenas a sonda; outros vêm sem a sonda).
- Extensão e bolsa de drenagem estéril (se não incluída no *kit* de inserção da sonda de demora)
- Dispositivo para fixação da sonda (fita ou outro dispositivo)
- Luvas e sondas estéreis extras (opcionais)
- Luvas limpas
- Cuba com água morna, compressas ou esponjas de higiene, toalha e sabonete para a área perineal
- Lanterna ou outro foco de luz adicional
- Toalha de banho, protetor absorvente impermeável
- Recipiente graduado para urina

HABILIDADE 18.2 Inserção de uma Sonda Vesical de Alívio ou de Demora

IMPLEMENTAÇÃO para INSERÇÃO DE UMA SONDA DE ALÍVIO OU DE DEMORA

ETAPAS	JUSTIFICATIVA
1. **Veja Protocolo Padrão (ao final do livro).**	
2. Verifique no plano de cuidados do paciente, o tamanho e tipo da sonda.	Assegura que o paciente receba o tamanho e tipo correto de sonda.
3. Nomeie o paciente com dois identificadores (p. ex., nome e data de nascimento ou nome e númerodo registro hospitalar, de acordo com normas e rotinas da instituição).	Assegura o paciente correto. Atende aos padrões da Joint Commission de qualidade e segurança do paciente (TJC, 2010).
4. Posicione o paciente. Solicite um técnico de enfermagem para auxiliar no posicionamento do paciente se necessário.	Alguns pacientes não conseguem assumir a posição necessária para o procedimento de maneira independente.
a. *Posicione* a paciente *do sexo feminino* em decúbito dorsal (de costas com os joelhos flexionados) e solicite que relaxe a região das coxas. Cubra-a com uma toalha de banho de maneira que apenas o períneo fique exposto (ilustração).	Expõe o períneo, permite a rotação externa do quadril e minimiza o risco de contaminação pelo material fecal (Cochran, 2007).
b. *Posição feminina alternativa:* em decúbito lateral (posição de Sims) com a perna e o quadril flexionados. Garanta que a área retal esteja coberta com campo para reduzir o risco de contaminação. Apoie a paciente com travesseiros para manter a posição, se necessário.	A posição alternativa é mais confortável para a paciente que não consegue afastar as pernas da articulação do quadril (p. ex., paciente com artrose ou fibrose articular ou rigidez).
c. *Posicione* o paciente *do sexo masculino* em decúbito dorsal com as pernas estendidas e as coxas ligeiramente fletidas. Cubra a parte superior do corpo com um pequeno lençol ou uma toalha. Cubra as pernas com outro lençol de maneira que apenas a genitália fique exposta (ilustração).	Ajuda a visualizar o pênis.
5. Limpe a área perineal com água e sabão, enxague e seque (Instrução para o Procedimento 10.1). Identifique o meato urinário. Coleque um protetor absorvente impermeável abaixo do paciente. Remova e descarte as luvas. Realize a higiene das mãos.	A higiene perineal minimiza o risco de contaminação fecal (Lever, 2007).
6. Posicione o foco de luz para iluminar o períneo ou solicite ao técnico que segure o foco de luz para visualização do meato urinário.	Ajuda a iluminar o períneo.
7. Realize a higiene das mãos.	

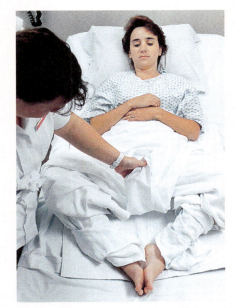

ETAPA 4a Cobrindo a paciente do sexo feminino.

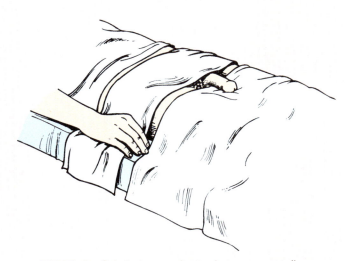

ETAPA 4c Cobrindo o paciente do sexo masculino.

(Continua)

ETAPAS	JUSTIFICATIVA
8. Abra a embalagem externa do *kit* de cateterização. Coloque a bandeja interna embrulhada do *kit* da sonda em superfície limpa como a mesa de cabeceira ou, se possível, entre as pernas abertas do paciente. O tamanho da sonda e a posição do paciente direcionam a sua inserção exata.	Proporciona o fácil acesso aos materiais durante a inserção da sonda.
9. Abra a embalagem interna usando técnica estéril (Cap. 5).	A embalagem estéril é utilizada como um campo estéril. Mantém o sistema estéril.
a. Sistema aberto de cateterização de demora: abra a embalagem que contém a bolsa do sistema de drenagem, certifique-se de que o *clamp* de fechamento do sistema de drenagem esteja fechado e coloque a extensão de drenagem na beira do leito e a bolsa de drenagem fixa entre o colchão e a grade lateral. Abra a embalagem externa da sonda, mantendo a esterilidade da embalagem interna.	
b. Sistema fechado de cateterização de demora: abra a embalagem contendo a bolsa de drenagem com a sonda pré-acoplada e certifique-se do fechamento do *clamp* na saída da bolsa de drenagem. Coloque a bolsa próxima ao pé da cama. Mantenha a sonda e o campo estéril. Alguns *kits* contêm uma bolsa de drenagem com uma sonda pré-acoplada como parte da bandeja de cateterização (Etapa 12).	Sistemas fechados apresentam uma sonda pré-acoplada a uma extensão e a uma bolsa de drenagem, que mantém o sistema estéril.
c. Cateterização de alívio: todos os materiais necessários encontram-se na bandeja estéril. A cuba que contém os materiais deve ser utilizada para a coleta de urina.	
10. Calce as luvas estéreis.	
11. Coloque o campo estéril sobre o períneo, mantendo as luvas estéreis.	Os campos estéreis proporcionam uma área estéril para o trabalho do enfermeiro durante a cateterização.
a. ***Para paciente do sexo feminino:***	A face externa do campo que cobre as mãos permanecerá estéril. O campo estéril e as luvas estéreis mantêm a esterilidade da superfície de trabalho.
(1) Pegue um campo quadrado e desdobre-o sem tocar em superfícies não estéreis. Deixe que a ponta superior do campo forme uma manga sobre as duas mãos. Coloque o campo com a face brilhosa para baixo entre as coxas da paciente. Deslize a borda embainhada abaixo das nádegas e peça para a paciente erguer o quadril. Tome cuidado para não tocar em superfícies contaminadas com as luvas estéreis.	
(2) Pegue o campo estéril fenestrado. Deixe que o campo desdobre sem tocar em superfícies não estéreis. Deixe que a ponta superior do campo forme uma manga sobre as mãos. Cubra o períneo, expondo os lábios vaginais (ilustração).	

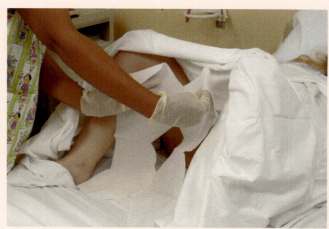

ETAPA 11a(2) Colocando o campo fenestrado estéril (com a abertura no centro) sobre o períneo com os lábios vaginais expostos.

HABILIDADE 18.2 Inserção de uma Sonda Vesical de Alívio ou de Demora

ETAPAS	JUSTIFICATIVA
b. *Para paciente do sexo masculino:* Pegue um campo quadrado sem tocar superfícies não estéreis; coloque-o sobre as coxas com a face brilhosa para baixo, pouco abaixo do pênis. Deixe que a parte superior do campo forme uma manga sobre as mãos e coloque o campo fenestrado com a abertura centralizada no pênis (ilustração).	
c. Em alguns *kits*, as luvas estéreis podem estar abaixo do campo estéril quadrado. Neste caso, o campo quadrado é retirado da bandeja pelas pontas e desdobrado sem tocar em superfícies não estéreis. A ponta superior é então dobrada longe do paciente, formando uma manga sobre as duas mãos e cuidadosamente colocada (Etapas 11 a(a) e b). Em seguida, calce as luvas estéreis e coloque o campo fenestrado (Etapas 11a(1) e b).	A sequência de materiais de um *kit* é variável. Use os materiais na sequência para evitar a contaminação de materiais subjacentes.
12. Arrume os materiais no campo estéril, mantendo a esterilidade das luvas. Coloque a cuba estéril com a solução antisséptica (gazes pré-embebidas ou bolas de algodão, com solução e pinças), lubrificante, sonda e seringa para insuflação do balão preenchida (apenas para cateterização de demora) no campo estéril próximo ao períneo.	Proporciona acesso fácil aos materiais durante a inserção da sonda e ajuda a manter a técnica asséptica. A inserção adequada é determinada pelo tamanho da sonda e a posição do paciente durante a cateterização.
a. Abra a embalagem com a solução antisséptica estéril. Despeje a solução em bolas de algodão estéreis. Alguns *kits* podem conter uma embalagem com gazes pré-embebidas. Abra a embalagem para fácil acesso.	
b. Abra o frasco de coleta da amostra estéril, se necessário para a coleta de uma amostra (Habilidade 8.1).	
c. Abra o invólucro estéril interior da sonda para cateterização de demora., Remova a bandeja com a sonda e a bolsa acoplada e coloque no campo estéril, se presente no *kit*. Certifique-se do fechamento do clamper na saída da bolsa de drenagem.	

> ⚡ **ALERTA DE SEGURANÇA** A prática de testar a insuflação do balão de uma sonda de demora não é mais recomendada. A insuflação/desinsuflação precoce do balão pode levar à formação de sulcos, potencializando a causa de traumatismo durante a inserção. É essencial checar as instruções do fabricante antes de inserir uma sonda vesical de demora.

13. Abra a embalagem do lubrificante e derrame na cuba rim ou no campo estéril. Lubrifique a sonda mergulhando-a no gel hidrossolúvel 2,5 a 5 cm para mulheres e 12,5 a 17,5 cm para homens (ilustração).	A lubrificação minimiza o traumatismo da uretra e o desconforto durante a inserção da sonda. A uretra feminina é mais curta.

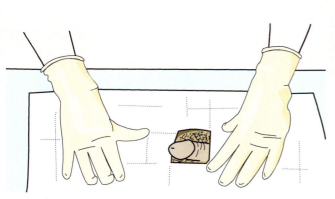

ETAPA 11b Colocando o campo sobre o paciente masculino.

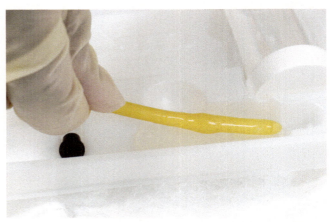

ETAPA 13 Lubrificando a sonda.

(Continua)

ETAPAS	JUSTIFICATIVA

14. Realize a antissepsia do meato uretral
    a. *Antissepsia feminina:*
        (1) Afaste os lábios vaginais com os dedos da mão não dominante (agora contaminada) para expor totalmente o meato urinário.
	Reduz o risco de introduzir micro-organismos na bexiga estéril. A antissepsia da região frontal para a posterior é realizada de uma área menos contaminada para a mais contaminada. A mão dominante permanece estéril. O fechamento dos lábios vaginais durante a antissepsia significa que a área está novamente contaminada e requer uma nova a realização do procedimento de antissepsia.

(2) Mantenha a posição da mão não dominante continuamente até a inserção da sonda. (3) Utilize a pinça para segurar a bola de algodão ou a gaze, uma de cada vez. Limpe os lábios vaginais e o meato urinário, do clitóris para o ânus. Use uma nova bola de algodão/gaze para cada área de antissepsia. Faça a antissepsia da prega labial distal, prega labial proximal e diretamente no centro do meato uretral (ilustração).	
b. *Antissepsia masculina:* (1) Com a mão não dominante (agora contaminada), afaste o prepúcio (sem circuncisão) e delicadamente segure o pênis pouco abaixo da glande. Mantenha o pênis em ângulo reto em relação ao corpo. Essa mão permanece nessa posição pelo restante do procedimento.	Ao segurar o pênis, evite pressionar a superfície dorsal para evitar a compressão da uretra.
(2) Usar a mão dominante, não contaminada, realize a antissepsia do meato com bolas de algodão/ gaze em movimentos circulares, inicie do meato para o corpo do pênis em movimentos espirais. (3) Repita três vezes usando bolas de algodão/gaze limpas, todas as vezes (ilustração).	
15. Segure a sonda 7,5 cm a 10 cm da ponta. Segure a ponta da sonda enrolada na palma da mão dominante. Se a sonda não estiver presa a uma bolsa de drenagem, certifique-se do posicionamento da cuba de urina de maneira que a sonda possa ser colocada ao iniciar a inserção.	Segurar a sonda próxima à ponta facilita a sua manipulação durante a inserção. Enrolar a sonda na palma da mão impede que a ponta distal toque em uma superfície não estéril.

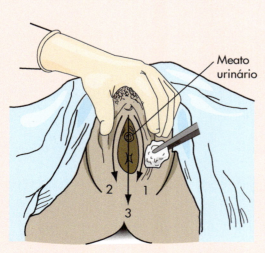

ETAPA 14a(3) Limpando o períneo feminino.

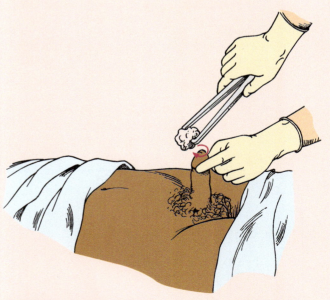

ETAPA 14b(3) Limpando o meato urinário masculino.

HABILIDADE 18.2 Inserção de uma Sonda Vesical de Alívio ou de Demora

ETAPAS	JUSTIFICATIVA
16. Insira a sonda.	
a. *Paciente do sexo femino:*	
(1) Peça à paciente para fazer um pouco de força e insira delicadamente a sonda através do meato (ilustração).	Fazer força para baixo pode ajudar a visualizar o esfíncter urinário externo, que facilita a inserção da sonda.
b. *Paciente do sexo masculino:*	
(1) Aplique delicadamente uma tração ascendente ao pênis, mantenha seguro a 90 graus do corpo.	É normal encontrar um pouco de resistência na próstata. Nesse caso, segure a sonda com firmeza contra o esfíncter sem forçá-la. Após alguns segundos, o esfíncter poderá relaxar e será possível avançar a sonda (Senese *et al.*, 2006b).
(2) Peça ao paciente para contrair os músculos como se fosse urinar e insira lentamente a sonda através do meato (ilustração).	
(3) Avance a sonda 17 a 22,5 cm ou até que a urina escorra da extremidade da sonda.	

> ⚡ **ALERTA DE SEGURANÇA** Não force a inserção da sonda. Se você encontrar resistência ou o paciente sentir dor durante a inserção, interrompa o avanço da sonda imediatamente. Peça ao paciente para respirar algumas vezes, lenta e profundamente, a fim de promover o relaxamento enquanto você avança a sonda lentamente na uretra (Senese *et al.*, 2006b).

17. Deixe que a bexiga se esvazie completamente a menos que normas e rotinas da instituição restrinjam o volume máximo de urina a ser drenada (consulte nomas e rotina da instituição)	A urina retida pode ser considerada como um reservatório para crescimeto de micro-organismos.
18. Colete a amostra de urina, se necessário.	
a. Preencha o coletor da amostra até o nível desejado (20 a 30 mL), segure a extremidade da sonda na mão dominante sobre o frasco.	
b. Coloque a etiqueta de identificação na amostra de acordo com as normas e rotinas da instituição e encaminhe ao laboratório imediatamente.	A amostra de urina fresca garante achados mais precisos.
19. Cateterismo de alívio: remova a sonda lenta e delicadamente ao término da drenagem da urina.	
20. Mensure o volume urinário e registre.	Monitora o débito urinário como uma mensuração basal.

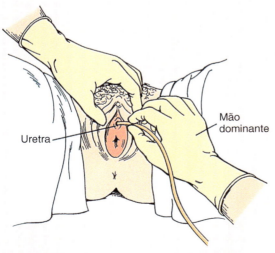

ETAPA 16a(1) Inserindo a sonda no meato urinário feminino.

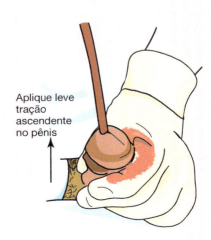

ETAPA 16b(2) Inserindo a sonda no meato urinário masculino.

(Continua)

ETAPAS	JUSTIFICATIVA

21. Cateteterização vesical de demora
   a. *Paciente do sexo feminino*
     (1) Assim que a urina aparecer, avance a sonda mais 2,5 a 5 cm. Não force a sonda se encontrar resistência.
     (2) Solte os lábios vaginais, mas continue a segurar a sonda com a mão não dominante.
   b. *Paciente do sexo masculino*
     (1) Após a inserção da sonda através do meato e a urina aparecer, avance a sonda até a bifurcação da drenagem e a via de insuflação do balão (ilustração).
     (2) Abaixe o pênis e mantenha a sonda segura na mão não dominante.
22. Insufle o balão da sonda com a quantidade de líquido designada pelo fabricante.
 	
   a. Segure a sonda com a mão não dominante.
   b. Com a mão dominante livre, prenda a seringa preenchida na via de injeção da sonda.
   c. Injete lentamente a quantidade total do líquido (ilustração).
   d. Após insuflar o balão da sonda, solte a sonda da mão não dominante. Tracione delicadamente a sonda até sentir resistência. Em seguida, avance-a delicadamente. Conecte a sonda ao sistema de drenagem, se não estiver pré-conectada.
	Indica que a ponta da sonda está na parte inferior da bexiga ou da uretra. O avanço garante o posicionamento correto da sonda (Senese et al., 2006b).
	
	A progressão e o avanço da sonda até a bifurcação da via de drenagem e insuflação do balão assegura o posicionamento correto (Senese et al., 2006b).
	
	Balões de sondas vesicais de demora não devem ser subinflados, pois isso causa alteração na forma do balão e um potencial para lesão de bexiga (Newman, 2009).
	Ao mover levemente a sonda em direção à bexiga, evita-se a pressão no colo da bexiga.

⚡ **ALERTA DE SEGURANÇA** Se o paciente queixar-se de dor súbita durante a insuflação do balão, interrompa a injeção e retire o líquido do balão, avance mais a sonda e insufle novamente o balão. O balão possivelmente foi insuflado na uretra.

23. Fixe a sonda vesical de demora com o fixador da sonda ou outro dispositivo de fixação. Deixe uma folga suficiente para permitir o movimento da perna. Prenda o dispositivo de fixação pouco abaixo da bifurcação da sonda.	Fixar a sonda reduz o risco de lesão uretral ou remoção acidental da sonda. Colocar o dispositivo de fixação na bifurcação da sonda impede a oclusão da sonda (Gray, 2008).

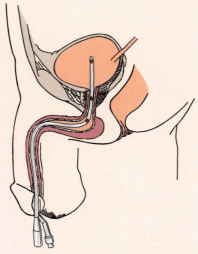

ETAPA 21b(1) Inserção correta da sonda até a bifurcação do acesso de drenagem e da insuflação do balão no paciente do sexo masculino.

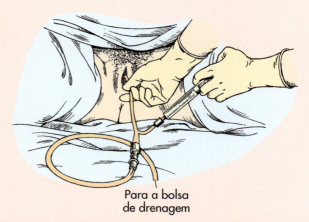

Para a bolsa de drenagem

ETAPA 22c Insuflando o balão (sonda vesical de demora).

HABILIDADE 18.2 Inserção de uma Sonda Vesical de Alívio ou de Demora

ETAPAS	JUSTIFICATIVA

a. *Sexo feminino:* Prenda a sonda na parte interna da coxa, deixando uma folga suficiente para evitar a tração (ilustração).

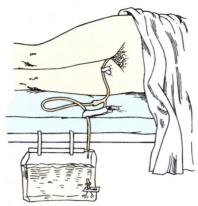

ETAPA 23a Fixando a sonda vesical de demora na paciente feminina.

b. *Sexo masculino:* Prenda a sonda na parte superior da coxa ou inferior do abdome. Reposicione o prepúcio sobre a glande do pênis em caso de retração.

24. Fixe a extensão de drenagem na borda do colchão. Posicione a bolsa de drenagem abaixo do nível da bexiga fixando a bolsa no estrado do leito. Não prenda às grades do leito.

25 Certifique-se da ausência de obstruções ao fluxo de urina. Enrole o excesso daextensão e prenda-o ao lençol do leito com um grampo ou outro dispositivo de fixação.
25 **Veja Protocolo de Conclusão (ao final do livro).**

Manter a bolsa de drenagem abaixo do nível da bexiga reduz o risco de ITUACV (Lo *et al.*, 2008, Parker *et al.*, 2009b). A fixação nas grades do leito faz com que a bolsa permaneça acima do nível da bexiga.

AVALIAÇÃO

1. Realize a palpação da bexiga e observe o volume, a cor e a limpidez da urina.
2. Avalie o nível de conforto do paciente.
3. Observe as características e o volume de urina na extensão e na bolsa de drenagem ou no frasco de coleta da amostra.

Resultados Inesperados e Intervenções Relacionadas

1. O paciente refere desconforto durante a insuflação do balão.
   a. Interrompa a insuflação imediatamente; retorne o líquido de insuflação à seringa.
   b. Avance mais 2,5 cm e tente insuflar novamente.
   c. Se o paciente continuar com a queixa de dor, remova a sonda e comunique o médico.
2. A inserção da sonda na vagina.
   a. Deixe a sonda na vagina.
   b. Limpe novamente o meato urinário. Utilize outro *kit* de sondagem ou outra sonda estéril, insira a sonda no meato.
   c. Remova a sonda da vagina após a inserção com êxito da segunda sonda na bexiga.
3. A esterilidade é rompida durante o cateterismo pelo enfermeiro ou pelo paciente.
   a. Recoloque as luvas quando contaminadas e recomece.
   b. Se o paciente tocar no campo estéril, mas o material permanecer estéril, evite tocar aquela região do campo estéril.
   c. Se o material estiver contaminado, substituir por itens estéreis ou recomece com um novo *kit*.
4. O paciente refere desconforto na bexiga, e a sonda está pérvia, que é confirmada com o fluxo de urina adequado.
   a. Comunique o médico.

Registro e Relato

- Registre e relate a razão do cateterismo, tipo e tamanho da sonda inserida, volume de líquido utilizado para insuflar o balão, coleta de amostra (se aplicável), características e volume urinário, resposta do paciente ao procedimento e todas as orientações realizadas.
- Registre no controle de I&D.

Amostra de Documentação

08h Paciente com queixa de plenitude no abdome inferior e incapacidade de urinar; abdome inferior sensível e distendido. Sonda com balão Fr-16/5 mL inserida sem dificuldade; retorno de 700 mL de urina amarela clara. Balão insuflado com 10 mL de solução estéril. Amostra enviada para urinálise e cultura. Após o cateterismo, o paciente nega desconforto ou dor.

Considerações Especiais

Pediatria
- Ao cuidar de um lactente ou uma criança pequena, explique o procedimento para os pais. Descreva o procedimento à criança de acordo com o seu nível de desenvolvimento (Hockenberry e Wilson, 2007).
- Crianças e adolescentes sentem um pequeno desconforto durante a cateterização. Auxílio e contenção delicada podem ser necessários, especialmente com crianças pequenas. A maioria das crianças prefere que os pais permaneçam com elas durante o procedimento. Pergunte aos adolescentes se gostariam que um dos pais permaneça com eles.
- A cateterização em lactentes e crianças é facilitada pelo uso de uma quantidade adequada de lubrificante com lidocaína a 2% (Xilocaína®) (Hockenberry e Wilson, 2007).
- Orientar as crianças que assoprar um canudo ou catavento facilita o relaxamento dos músculos pélvicos (Hockenberry e Wilson, 2007).
- Em lactentes não circuncidados, não é possível retrair inteiramente o prepúcio.

Geriatria
- Identificar o meato uretral de uma mulher idosa poderá ser difícil em virtude da atrofia urogenital.
- É difícil identificar os sintomas de uma ITU em idosos. Os sinais muitas vezes são apenas uma mudança no nível de consciência ou febre (Smith *et al.*, 2008).
- Idosos apresentam maior risco para desenvolver ITU, relacionada à prevalência de doenças crônicas como diabetes e hipertrofia prostática, além da incontinência (Robichard e Blondeau, 2008).
- A presença de uma sonda urinária, a extensão e a bolsa de drenagem podem interferir na mobilidade prejudicada do idoso.
- O uso de sondas em idosos está associado a maior mortalidade (Holroyd *et al.*, 2007; Srulevich e Chopra, 2008).

Assistência Domiciliar (*Home Care*)
- Pacientes em assistência domiciliar podem utilizar uma bolsa presa à perna durante o dia e trocar para uma bolsa de maior volume durante a noite. Se o paciente realizar a troca de uma bolsa de alto volume para uma bolsa de perna, orientar sobre a importância de lavar bem as mãos e realizar a desinfecção dos acessos de conexão com álcool antes da troca das bolsas (Senese *et al.*, 2006a e b).
- Oriente os pacientes e cuidadores familiares para o posicionamento correto da bolsa de drenagem, ao esvaziar, observe a cor, a limpidez, o odor e o volume de urina.
- Oriente os pacientes e cuidadores em relação aos sinais de ITU e técnicas para solução de problemas relacionado à sonda com vazamento.
- Providencie a entrega domiciliar de materiais para cateterização, assegure sempre uma reserva extra em casa de uma sonda, um *kit* de inserção e uma bolsa de drenagem.

HABILIDADE 18.3 REMOÇÃO DE UMA SONDA VESICAL DE DEMORA

A remoção de sondas vesicais de demora é uma intervenção importante para reduzir o risco de ITUACV (Green *et al.*, 2008; Parker *et al.*, 2009b). É importante assegurar a desinsuflação do balão da sonda para minimizar traumatismos da uretra na remoção da sonda. Algumas evidências respaldam a remoção de sondas de curta permanência à meia-noite (Griffiths, 2007). A prática de clampear a sonda antes de removê-la é pouco apoiada por evidências de que a função da bexiga melhore após a remoção da sonda (Johanna Briggs Institute, 2006).

Todos os pacientes devem manter a micção monitorada após a remoção da sonda por pelo menos 24 a 48 horas por meio de um registro das eliminações ou controle de diurese. Esse controle deverá registrar a hora e o volume de cada eliminação, incluir os episódios de incontinência. Utilizar um *scanner* de bexiga (*Obs) para monitorar atividade da bexiga com a mensuração do VRPM (Instrução para o Procedimento 18.2). Dor e distensão abdominais, sensação de esvaziamento incompleto, incontinência, perdas constante da urina e eliminação de volumes muito pequenos podem indicar esvaziamento inadequado da bexiga e necessidade de intervenção.

O risco de ITUACV aumenta com o uso de uma sonda vesical de demora (Parker *et al.*, 2009a). Os sintomas de infecção se desenvolvem em dois a três dias ou mais, após a remoção da sonda. É preciso informar aos pacientes sobre o risco de infecção, as medidas preventivas e os sinais e sintomas que devem ser relatados ao profissional de saúde.

COLETA DE DADOS

1. Revise o prontuário médico do paciente, inclua as solicitações médicas e anotações de enfermagem. Observe o tempo de permanência da sonda. *Justificativa:* Sondas inseridas por mais dias são mais passíveis de causar irritação uretral e acúmulo de sedimentos.
2. Verifique o conhecimento do paciente e experiências pregressas com remoção de sonda. *Justificativa:* Revela a necessidade de orientação ou apoio ao paciente.
3. Verifique a cor, limpidez, odor e volume da urina. *Justificativa:* A causa de dor durante a remoção da sonda pode ser uma indicação de inflamação ou ITU.
4. Certifique-se do tamanho do balão de insuflação da sonda. *Justificativa:* Determina o tamanho da seringa necessária para desinsuflar o balão.

HABILIDADE 18.3 Remoção de uma Sonda Vesical de Demora

PLANEJAMENTO

Os **Resultados Esperados** estão concentrados no conforto do paciente, no esvaziamento adequado da bexiga e na aprendizagem do paciente em relação à detecção precoce de ITU.

1. O paciente urina pelo menos 150 mL em cada micção entre seis a oito horas após a remoção da sonda.
2. O paciente verbaliza que sente-se bem após a remoção da sonda.
3. O paciente identifica sinais e sintomas de ITU.

Delegação e Colaboração

A coleta de dados do estado do paciente não deve ser delegada ao técnico ou auxiliar de enfermagem; entretanto, a habilidade de remover uma sonda urinária pode ser delegada. Instruir a equipe de enfermagem para:

- Relatar as características da urina (cor, odor e volume) antes e após a remoção da sonda.
- Relatar como o paciente tolerou o procedimento, a hora exata da remoção da sonda e hora e volume de micções subsequentes.
- Registrar o volume de urina no controle de I&D.

Equipamento

- Luvas limpas, cuba com água morna, compressas/esponjas de higiene, toalha e sabonete para a área perineal.
- Seringa de 10 mL ou um tamanho maior sem agulha (o tamanho depende do volume da solução utilizada para insuflar o balão)
- Protetor impermeável
- Vaso sanitário, cadeira higiênica, coletor de urina, comadre, papagaio ou urinol

IMPLEMENTAÇÃO para REMOÇÃO DE UMA SONDA VESICAL DE DEMORA

ETAPAS	JUSTIFICATIVA
1. **Veja Protocolo Padrão (ao final do livro).**	
2. Verifique o tamanho e tipo de sonda no plano de cuidados do paciente.	Garante o tamanho correto da seringa para desinsuflar o balão.
3. Nomeie o paciente usando dois identificadores (nome e data de nascimento ou nome e número de registro hospitalar, de acordo com normas e rotinas da instituição).	Assegura o paciente correto. Atende aos padrões da Joint Commission de qualidade e segurança do paciente (TJC, 2010).
4. Posicione o paciente em decúbito dorsal e coloque o protetor impermeável sob as nádegas. O protetor pode ficar na região das coxas do paciente do sexo masculino. Cubra com uma toalha de banho, expondo apenas a área perineal. Realize a higiene perineal na presença de sujidade (Instrução para o Procedimento 10.1).	A posição promove acesso à sonda e mantém ao máximo possível a dignidade do paciente.
5. Remova o dispositivo de fixação da sonda.	
6. Remova as luvas, realize a higiene das mãos e calce as luvas limpas.	
7. Puxe e empurre o êmbolo da seringa para soltá-lo e em seguida, puxe o êmbolo até 0,5 mL do final da seringa. Insira a ponta da seringa na válvula de insuflação (conexão/saída do balão). Deixe que o líquido do balão drene para a seringa por gravidade. Certifique-se da remoção total do volume de líquido, compare o volume de remoção com o volume necessário para insuflação.	Um balão parcialmente insuflado pode causar traumatismo à parede uretral durante a remoção da sonda. O líquido retirado pode ser menor que a quantidade infundida devido ao vazamento do balão.

> ⚡ **ALERTA DE SEGURANÇA** Todos os balões de sonda de silicone devem ser desinsuflados por meio da gravidade para evitar a formação de rugas ou dobras que podem causar traumatismo uretral (Cochran, 2007). Não corte a válvula de insuflação do balão para a drenagem do líquido.

8. Puxe a sonda delicadamente e lentamente. Examine a sonda para garantir que esteja intacta. A sonda deverá deslizar facilmente para fora. Não force. Se notar alguma resistência, repita a Etapa 7 para remover o líquido remanescente. Notifique o médico se o balão não desinsuflar completamente.	Uma sonda não intacta significa que partes dela talvez ainda estejam na bexiga. Notifique imediatamente o médico.
9. Embrulhe a sonda contaminada no protetor impermeável. Solte a bolsa de coleta e a extensão de drenagem do leito.	
10. Reposicione o paciente conforme necessário. Realize a higiene perineal se necessário.	Promove o conforto e a segurança do paciente.
11. Esvazie, mensure e registre a urina presente na bolsa de drenagem.	Registre o débito urinário.

(Continua)

ETAPAS	JUSTIFICATIVA
12. Veja Protocolo de Conclusão (ao final do livro).	
13. Estimule o paciente a manter ou aumentar a ingestão de líquidos (a menos que seja contraindicado).	Mantém o débito urinário normal.
14. Inicie o controle de diurese ou o diário de eliminações. Oriente o paciente para comunicar a necessidade de esvaziar a bexiga para o registro do volume total de urina eliminada. Certifique-se da compreensão do paciente para o uso do cálice graduado.	Avalia a função da bexiga.
15. Explique que muitos pacientes sentem temporariamente um pouco de queimação, desconforto ou micção em pequeno volume na primeira eliminação.	A queimação é decorrência de irritação uretral pela sonda.
16. Informe ao paciente para comunicar qualquer sinal de ITU.	Aumenta a probabilidade de tratamento precoce.
17. Garanta o acesso fácil ao vaso sanitário, cadeira higiênica, comadre, papagaio ou urinol. Coloque o coletor de urina no assento do vaso sanitário, se necessário. Coloque a campainha de chamada em local acessível.	

AVALIAÇÃO

1. Observe a hora (entre seis a oito horas) e o volume da primeira micção (pelo menos 150 mL).
2. Monitore a eliminação por 24 a 48 horas por meio do controle de diurese ou um diário de eliminação.
3. Solicite ao paciente para descrever o nível de conforto.
4. Solicite ao paciente para enumerar sinais e sintomas de ITU.

Resultados Inesperados e Intervenções Relacionadas

1. O líquido do balão de insuflação não retorna para a seringa.
    a. Reposicione o paciente; assegure- que a sonda não esteja torcida ou pinçada.
    b. Remova a seringa. Conecte uma nova seringa e espere o tempo suficiente para o esvaziamento passivo.
    c. Tente esvaziar o balão, puxe delicadamente o êmbolo da seringa.
2. O paciente exibe um ou mais dos seguintes sinais e sintomas: febre, micção dolorosa, urina turva e de odor fétido, dor abdominal, dor na região dos flancos, micção frequente em pequeno volume, hematúria.
    a. Verifique a presença de distensão da bexiga.
    b. Monitore os sinais vitais e o débito urinário.
    c. Relate achados para o médico; esses sinais e sintomas podem indicar uma ITU.
3. O paciente não consegue urinar após a remoção da sonda, ainda que tenha uma ingestão hídrica adequada. A bexiga está distendida.
    a. Ajude-o a assumir uma posição normal para urinar.
    b. Promova a privacidade do paciente.
    c. Realize um *scan* de bexiga (Instrução para o Procedimento 18.2) para verificar a urina residual. Notifique o médico, se o volume for superior a 100 mL.

Registro e Relato

- Registre e relate a hora em que a sonda foi removida; as orientações quanto ao aumento da ingestão hídrica; os sinais e sintomas de ITU; e a hora, o volume e as características da primeira micção.
- Registre os horários de ingestão e da eliminação em volume no controle de diurese ou no diário de eliminação conforme indicado.

Amostra de Documentação

06h Sonda de Foley com balão Fr-16/5 mL removida sem dificuldade. Paciente foi orientado a relatar sintomas de ITU; incentivado a aumentar a ingestão hídrica e a armazenar a urina para mensuração.
08h Apresentou diurese de 100 mL de urina amarela clara. Sem queixas de disúria.

Considerações Especiais

Pediatria

- Não force a retirada da sonda da bexiga, se encontrar resistência. Pode ocorrer a formação de nó(s) quando houver inserção excessiva da sonda na bexiga (Hockenberry e Wilson, 2007).

Geriatria

- Os idosos podem apresentar sinais e sintomas atípicos de ITU, como mudança no nível de consciência atribuídas ao delírio (além de confusão, agitação e letargia).

Assistência Domiciliar (*Home Care*)

- Inclua os cuidadores familiares no planejamento do cuidado. Alguns necessitam de maior apoio para aprender a cuidar de um indivíduo com necessidade de auxílio para urinar.

INSTRUÇÃO PARA O PROCEDIMENTO 18.3
Cuidados com uma Sonda Vesical de Demora

As sondas vesicais de demora são as fontes mais comuns de infecção adquirida em hospital (nosocomial), e a ITUACV acarreta um risco significativo para infecção crônica e potencialmente letal (Parker *et al.*, 2009b). Existem algumas medidas que devem ser tomadas para reduzir o risco de infecção quando uma sonda vesical de demora é necessária, como manter um sistema de drenagem fechado, manter a bolsa de drenagem abaixo do nível da bexiga, usar sondas de silicone ou hidrogel para uso prolongado ou sondas com prata para uso a curto prazo, e o cuidado de rotina com o meato urinário (Parker *et al.*, 2009b). O cuidado diário com o meato urinário e o cuidado após cada episódio de evacuação reduzem significativamente o risco potencial de ITUACV (Tsuchida *et al.*, 2008).

Delegação e Colaboração

O cuidado de rotina da sonda pode ser delegado ao técnico ou auxiliar de enfermagem e com frequência está incorporado ao cuidado perineal. Instruir a equipe de enfermagem para:

- Relatar as características do débito urinário da sonda, incluindo cor, odor e volume.
- Relatar as condições da sonda (vazamentos, secreções ou sujidade no local de inserção da sonda) e do períneo (presença de inflamação, corrimento, contaminação por evacuação).

Equipamento

- Sabonete
- Compressa/esponja de higiene e toalha
- Bacia com água morna
- Luvas limpas
- Toalha de banho
- Protetor impermeável

Etapas do Procedimento

1. Verifique o meato uretral e os tecidos adjacentes quanto à presença de inflamação, edema, secreções ou sujidade no local da inserção da sonda.
2. Avalie a cor, a limpidez e o odor da urina.
3. Monitore queixas de dor ou desconforto no quadrante inferior do abdome.
4. Monitore a temperatura e a ingestão hídrica do paciente.
5. Verifique a solicitação médica de remoção da sonda.
6. Avalie a compreensão do paciente em relação ao cuidado da sonda.
7. **Veja Protocolo Padrão (ao final do livro).**
8. Posicione paciente do sexo feminino em decúbito dorsal e os pacientes masculinos em decúbito elevado. Coloque o protetor impermeável sob as nádegas. Cubra o paciente com a toalha de banho, expondo apenas a área da sonda e perineal. Realize o cuidado perineal conforme necessário (Instrução para o Procedimento 10.1).
9. Remova a extensão da sonda do dispositivo de fixação.
10. Com a mão não dominante:
    a. *Sexo feminino:* Afaste delicadamente os lábios vaginais para expor totalmente o meato uretral e a sonda.
    b. *Sexo masculino:* Retraia o prepúcio, se não circuncidado, segure o pênis pouco abaixo da glande.
    c. Segure a sonda com dois dedos para estabilizá-la perto do meato.
11. Usando uma compressa/esponja limpa, sabonete e água, faça a limpeza com a mão dominante em movimentos circulares por toda a extensão da sonda cerca de 10 cm, começando do meato para a distal. Evite forçar ou tracionar a sonda exposta. Certifique-se de remover todos os traços de sabão.
12. Recoloque o dispositivo de fixação da sonda conforme necessário (Habilidade 18.2).
13. Verifique a extensão e a bolsa de drenagem para assegurar que:
    a. A extensão esteja enrolada e presa ao lençol do leito.
    b. A extensão não esteja obstruída ou posicionada acima do nível da bexiga.
    c. A extensão não esteja dobrada ou pinçada.
    d. A bolsa de drenagem esteja posicionada abaixo do estrado do leito com a urina fluindo livremente da extensão (Habilidade 18.2).
14. Esvazie a bolsa de coleta conforme necessário ou pelo menos a cada oito horas.
15. **Veja Protocolo de Conclusão (ao final do livro).**

HABILIDADE 18.4 CUIDADO COM A SONDA VESICAL SUPRAPÚBICA

Uma sonda vesical suprapúbica é uma sonda de drenagem urinária inserida cirurgicamente na bexiga através da parede abdominal acima da sínfise púbica (Fig. 18-4). A sonda pode ser suturada à pele, fixada com um material adesivo ou mantida na bexiga com um balão enchido com líquido semelhante a uma sonda vesical de demora.

As sondas suprapúbicas são inseridas na presença de obstruções de uretra (p. ex., hiperplasia da próstata, estenose uretral, após uma cirurgia urológica) e em situações em que uma sonda uretral prolongada resulte em irritação ou desconforto ou dificuldades na relação sexual.

AVALIAÇÃO

1. Verifique o volume, limpidez, cor, odor e sedimento da urina na bolsa de drenagem. *Justificativa: Achados anormais podem indicar complicações potenciais, como infecções, diminuição do débito urinário e obstrução da sonda.*

444 CAPÍTULO 18 Eliminação Urinária

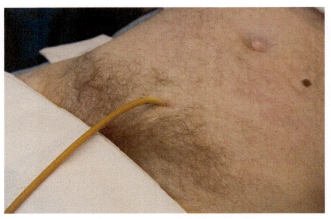

FIG 18-4 Sonda suprapúbica sem curativo.

2. Monitore o local de inserção da sonda quanto à presença de inflamação, dor, hiperemia, edema e drenagem. *Justificativa: Espera-se uma pequena inflamação como parte da cicatrização normal da ferida em um novo local de inserção, mas também pode indicar uma infecção.*
3. Monitore a elevação de temperatura e calafrios. *Justificativa: Indicam ITU ou infecção local.*
4. Monitore o local de fixação da sonda no abdome e os sinais de irritação. *Justificativa: O uso repetido de fita adesiva pode causar irritação cutânea e lesões de pele.*
5. Verifique alergias. *Justificativa: O paciente pode ser sensível à fita adesiva, ao látex ou à solução antisséptica.*
6. Verifique o conhecimento do paciente e/ou cuidador quanto à finalidade da sonda e o cuidado. *Justificativa: Determina o nível de orientação/apoio necessário.*

PLANEJAMENTO

Os **Resultados Esperados** concentram-se em manter o fluxo urinário, o conforto do paciente e prevenir infecções.

1. A sonda está pérvia e o débito urinário é de 30 mL ou mais por hora.
2. O local de inserção da sonda está livre de sinais de infecção: hiperemia, edema, secreções ou sensibilidade.
3. O paciente permanece afebril.
4. O paciente verbaliza ausência de dor ou desconforto no local de inserção da sonda.

Delegação e Colaboração

O cuidado de uma sonda vesical suprapúbica recém-inserida não deve ser delegado ao técnico ou auxiliar de enfermagem; entretanto, a habilidade de cuidar de uma sonda suprapúbica cicatrizada pode ser delegada (consulte normas e rotinas da instituição). Instruir a equipe de enfermagem para:
- Relatar qualquer desconforto relacionado à sonda suprapúbica do paciente.
- Esvaziar a bolsa de drenagem, registrar o débito urinário no controle de I&D e relatar qualquer mudança no volume e características da urina.
- Relatar qualquer sinal de hiperemia ou secreção ao redor da inserção da sonda, odores desagradáveis ou temperatura elevada.

Equipamento
- Luvas: estéreis e limpas.
- Gaze estéril para a limpeza do local.
- Aplicador com ponta de algodão estéril
- Agente de limpeza (soro fisiológico estéril)
- Gaze estéril (dividida ao meio)
- Fitas adesivas
- Fita de velcro para fixação ou fixador de sonda (opcional)
- Compressas/esponja de higiene, toalha, sabonete, água

IMPLEMENTAÇÃO para CUIDADO COM A SONDA VESICAL SUPRAPÚBICA

ETAPAS	JUSTIFICATIVA
1. **Veja Protocolo Padrão (ao final do livro).**	
2. Nomeie o paciente usando dois identificadores (p. ex., nome e data de nascimento ou nome e número de registro hospitalar, de acordo com normas e rotinas da instituição).	Assegura o paciente correto. Atende aos padrões da Joint Commission de qualidade e segurança do paciente (TJC, 2010).
3. Remova o curativo ao redor da sonda; descarte as luvas. Realize a higiene das mãos.	
4. Prepare os materiais e o agente de limpeza para realização de um curativo estéril seco (Habilidade 26.1). Sondas cicatrizadas geralmente são limpas com água e sabonete neutro (consulte normas e rotinas da instituição).	O local de inserção da sonda recém-inserida é uma incisão cirúrgica e deverá ser tratado como qualquer outra incisão.
5. Inspecione o local de inserção e a drenagem da sonda.	Revela como a sonda está no local. As suturas devem estar claramente visíveis ao redor da sonda e fixas à pele em sondas recém-inseridas. A urina deve fluir na extensão.

HABILIDADE 18.4 Cuidado com a Sonda Vesical Suprapúbica

ETAPAS	JUSTIFICATIVA
6. Realize o cuidado local.	
a. Sondas recém-implantadas	
(1) Calce luvas estéreis.	
(2) Sem tracionar, segure a sonda reta com a mão não dominante durante a limpeza. Realize a limpeza com movimentos circulares, comece próximo ao local de inserção da sonda para extremidades em círculos amplos por aproximadamente 5 cm (ilustração).	O movimento é realizado de uma área de menor contaminação para a área de maior contaminação. A tração da sonda pode causar desconforto ou lesão de parede da bexiga, ou a saída da sonda do local.
(3) Com uma gaze nova e embebida em solução antisséptica, limpe a base da sonda de dentro para fora do local de inserção (proximal para o distal).	Remove micro-organismos e qualquer secreção que esteja presa à sonda.
(4) Aplique o curativo (gaze dividida em duas) ao redor da sonda com a mão com luva estéril e fixe no local (ilustração).	
b. Sondas de longa permanência/ cicatrizadas	
(1) Sem tracionar, segure a sonda reta com a mão não dominante e realize a limpeza. Realize a limpeza com sabonete e água em movimentos circulares, começando próximo ao local de inserção da sonda e prosseguindo para a extremidade em movimentos circulares progressivamente mais amplos por aproximadamente 5 cm.	Não é preciso usar luvas estéreis com uma sonda suprapúbica cicatrizada, pois não há uma ferida cirúrgica.
(2) Limpe delicadamente a base da sonda com uma compressa de higiene ou uma gaze limpa, do local próximo à inserção para a extremidade (proximal a distal).	
(3) Aplique um curativo estéril (gaze dividida em duas partes) ao redor da sonda e fixe no local, se indicado.	
7. Fixe a sonda ao abdome com fita adesiva ou um fixador de velcro para diversas finalidades no local de inserção.	Fixar a sonda e reduzir o risco de tração excessiva na sutura ou a pele.
8. Enrole o excesso da extensão e prenda-o ao curativo. Mantenha sempre a bolsa de drenagem abaixo do nível da bexiga.	Impede a formação de dobras, torções e o refluxo de urina da extensão para a bexiga.
9. **Veja Protocolo de Conclusão (ao final do livro).**	

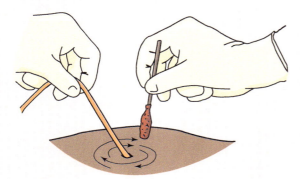

ETAPA 6a(2) Limpando ao redor da sonda suprapúbica, evitando aplicar tensão na sonda.

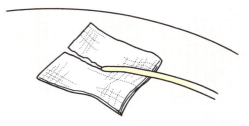

ETAPA 6a(4) Curativo de drenagem dividido ao meio para sonda suprapúbica.

AVALIAÇÃO

1. Monitore o débito urinário da sonda suprapúbica.
2. Observe o local de inserção da sonda quanto à presença de hiperemia, edema, secreção ou sensibilidade.
3. Avalie sinais de infecção (p. ex., febre, leucocitose) e observe a urina do paciente quanto a limpidez, sedimentos e odor incomum.
4. Solicite ao paciente para classificar o desconforto ou a dor relacionada à sonda em uma escala de 0 a 10.

Resultados Inesperados e Intervenções Relacionadas

1. O paciente queixa-se de dor e distensão no abdome inferior; apresenta redução ou ausência do fluxo urinário. Suspeita de obstrução da sonda (coágulos sanguíneos ou a formação de sedimentos; a ponta da sonda está posicionada contra a parede da bexiga).
   a. Verifique a presença de torções na sonda e na extensão de drenagem.
   b. Assegure que o paciente não esteja deitado sobre a sonda ou a extensão de drenagem.
   c. Reposicione o paciente e observe o aumento no fluxo de urina.
   d. Notifique o médico do paciente. A irrigação da sonda é necessária em algumas situações e necessidade de solicitação médica.
2. O paciente desenvolve sintomas de ITU ou infecção no local de inserção da sonda.
   a. Aumente a ingestão hídrica para pelo menos 1.500 mL/dia (se não for contraindicado).
   b. Monitore os sinais vitais e controle de I&D; observe o volume, a cor e o aspecto da urina; avalie o local.
   c. Administre antimicrobianos conforme prescrição.
3. Extravazamento de urina ao redor da sonda.
   a. Verifique a sonda e a extensão de drenagem quanto à presença de torções ou outras causas de oclusão.
   b. Monitore os sinais vitais; avalie sinais de infecção na urina.
   c. Troque o curativo com frequência; proteja a pele da umidade.
   d. Notifique o médico.
4. Saída da sonda.
   a. Aplique gaze estéril no local.
   b. Aplique pressão na presença de sangramento.
   c. Tranquilize o paciente.
   d. Notifique o médico imediatamente.

Registro e Relato

- Registre e relate as características da urina e o procedimento de troca do curativo, relate as avaliações do local de inserção e o nível de conforto do paciente com a sonda e durante a troca de curativos.
- Registre o débito urinário no controle de I&D. Na presença de uma sonda suprapúbica e uma sonda uretral, registre os débitos de cada uma separadamente.

Amostra de Documentação

08h   Sonda suprapúbica drenou 100 mL de urina amarela clara. Curativo com saída de pequena quantidade de drenagem marrom clara no local de inserção da sonda suprapública. Sem hiperemia, edema ou secreção no local. Local de inserção limpo e protegido com curativo. Paciente nega dor no local de inserção.

Considerações Especiais

Assistência Domiciliar (*Home Care*)

- Pacientes e cuidadores familiares devem aprender a limpar e realizar o curativo (se aplicável) utilizando a técnica limpa.
- Oriente os pacientes ou cuidadores a posicionar corretamente a bolsa de drenagem, a esvaziá-la e a observar a cor, limpidez, odor e volume da urina.
- Providencie a entrega domiciliar dos materiais de cateterização apropriados, sempre mantenha pelo menos uma sonda e uma bolsa de drenagem extra em casa.
- Oriente os pacientes ou cuidadores quanto aos sinais de obstrução da sonda, ITU e infecção da ferida.

HABILIDADE 18.5 — REALIZAR O PROCEDIMENTO DE IRRIGAÇÃO DA SONDA

Irrigações da sonda urinária são realizadas em bases intermitentes ou contínuas para manter a permeabilidade da sonda. Existem dois tipos de irrigação: aberta e fechada. A irrigação fechada da sonda proporciona a irrigação intermitente ou contínua da sonda urinária sem o rompimento da conexão estéril entre a sonda e o sistema de drenagem (Fig. 18-5). A irrigação contínua da bexiga (ICB) é um exemplo de infusão contínua de uma solução estéril na bexiga, geralmente empregada em um sistema de irrigação fechada de três vias ou em uma sonda de duplo lúmen. A ICB é usada com frequência após uma cirurgia genitourinária para manter a bexiga limpa e livre de coágulos sanguíneos ou sedimentos.

A irrigação aberta da sonda é utilizada para a irrigação intermitente da sonda e da bexiga. A habilidade envolve rompimento ou abertura do sistema de drenagem fechado na conexão entre a sonda e o sistema de drenagem. É preciso manter uma assepsia rigorosa durante todo o procedimento para minimizar a contaminação e o desenvolvimento subsequente de uma ITU. Tanto a irrigação aberta quanto a fechada podem ser utilizadas para infusões de medicação na bexiga.

COLETA DE DADOS

1. Verifique no prontuário médico:
   a. A solicitação médica do método (contínua ou intermitente), a solução (soro fisiológico estéril ou solução medicada) e o volume de irrigação. *Justificativa: É preciso uma solicitação médica para iniciar a terapia. A frequência e o volume de solução utilizados para irrigação devem ser prescritos ou padronizados como normas e rotinas da instituição. Cada método de irrigação requer um equipamento diferente.*
   b. Tipos de sondas de inserção. *Justificativa: Sondas de lúmen único ou duplo são utilizadas para irrigação aberta. Sondas de triplo lúmen são utilizadas para irrigação fechada intermitente e contínua.*
2. Realize a palpação da bexiga, observe a distensão e a sensibilidade. *Justificativa: A distensão da bexiga sem a drenagem indica a obstrução do fluxo de urina.*
3. Avalie o paciente quanto à presença de dor ou espasmo abdominal, sensação de plenitude da bexiga ou perdas pela sonda

HABILIDADE 18.5 Realizar o Procedimento de Irrigação da Sonda

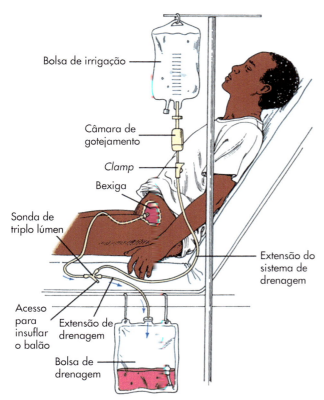

FIG 18-5 Equipamento para irrigação contínua da bexiga.

(vazamento). *Justificativa: Pode indicar hiperdistensão da bexiga devido à obstrução da sonda. Oferece dados basais para determinar o sucesso da terapia.*

4. Observe a urina quanto a cor, volume, limpidez e presença de muco, coágulos ou sedimentos. *Justificativa: Indica se o paciente está sangrando ou eliminando tecidos, que demandam uma maior vazão de irrigação ou maior frequência na irrigação da sonda.*
5. Monitore o controle de I&D. *Justificativa: O volume de líquido drenado da bexiga deve ser maior em relação ao volume de infusão na bexiga durante uma ICB. Deve-se suspeitar de obstrução da sonda quando a drenagem não exceder a solução de infusão (p. ex., coágulos sanguíneos, sonda retorcida).*
6. Avalie o conhecimento do paciente em relação à finalidade da irrigação da sonda. *Justificativa: Revela a necessidade de orientação/apoio ao paciente.*

PLANEJAMENTO

Os **Resultados Esperados** concentram-se no fluxo contínuo de urina e no conforto do paciente.

1. O débito urinário é maior em relação ao volume de infusão da solução de irrigação.
2. O débito urinário do paciente apresenta redução de coágulos sanguíneos e sedimentos. (Obs.: A urina sanguinolenta após uma cirurgia da bexiga/uretral torna-se gradualmente mais clara e rosada em dois a três dias.)
3. O paciente relata alívio da dor ou espasmos na bexiga.
4. O paciente permanece afebril, sem dor na região inferior do abdome e ausência de urina turva ou de odor fétido.

Delegação e Colaboração

O procedimento de irrigar a sonda não pode ser delegado ao técnico ou auxiliar de enfermagem. Instruir a equipe de enfermagem para:

- Relatar queixas de dor ou desconforto do paciente ou a presença de vazamento de líquido ao redor da sonda.
- Monitorar e registrar no controle de I&D; relatar imediatamente qualquer redução no débito urinário.

Equipamento

Irrigação intermitente fechada
- Gazes com antissépticos
- Solução de irrigação estéril em temperatura ambiente conforme prescrição
- Recipiente estéril
- Seringa de irrigação estéril de 60 mL (tipo pistão)
- Seringa para acessar o sistema: seringa Luer-Lock para acesso sem agulha (de acordo com indicações do fabricante)
- Pinça pean ou elástico (uso temporário para fechar a sonda para a infusão da solução de irrigação)

Irrigação contínua fechada
- Gazes com antissépticos
- Bolsa de solução de irrigação estéril em temperatura ambiente conforme prescrição
- Extensão de irrigação com clampeador para controle da vazão do fluxo da irrigação
- Conector Y (opcional) para conectar a extensão de irrigação à sonda de duplo lúmen
- Suporte intravenoso (IV) (infusão contínua ou intermitente fechada)

Irrigação intermitente aberta
- Gazes com antissépticos
- Solução de irrigação estéril em temperatura ambiente conforme prescrição
- *Kit* de irrigação estéril descartável com um recipiente para solução, cuba de coleta, campo, luvas, seringa de irrigação de 30 a 60 mL (tipo pistão)
- Tampa estéril para a extensão da sonda

IMPLEMENTAÇÃO para REALIZAR A IRRIGAÇÃO DA SONDA

ETAPAS	JUSTIFICATIVA
1. Veja Protocolo Padrão (ao final do livro).	
2. Nomeie o paciente usando dois identificadores (p. ex., nome e data de nascimento ou nome e número de registro hospitalar, de acordo com normas e rotinas da instituição). Compare os identificadores com as informações no registro de administração de medicamentos (RAM) ou no prontuário médico.	Assegura que se trata do paciente correto. Atende aos padrões da Joint Commission de qualidade e segurança do paciente (TJC, 2010).

(Continua)

ETAPAS	JUSTIFICATIVA
3. Coloque o paciente em decúbito dorsal e exponha a conexão da sonda (sonda e extensão de drenagem).	A posição favorece o acesso à sonda e promove ao máximo possível a dignidade do paciente.
4. Remova a fixação da sonda.	

> ⚡ **ALERTA DE SEGURANÇA** Durante a irrigação da sonda, certifique-se da permeabilidade da sonda vesical de demora e da extensão de drenagem durante a irrigação (sem pinçamento e obstruções). A obstrução no sistema de drenagem da bexiga e a infusão da solução de irrigação podem resultar na hiperdistensão, desconforto extremo e lesão ou ruptura da bexiga.

ETAPAS	JUSTIFICATIVA
5. *Irrigação contínua fechada*	
a. Feche o *clamp* da extensão.	
b. Coloque a bolsa da solução de irrigação no suporte IV.	
c. Insira o conector da extensão da irrigação estéril no acesso designado para a bolsa de solução de irrigação com técnica asséptica (ilustração)	Previne a transmissão de micro-organismos.
d. Abra o *clamp* da extensão e deixe a solução fluir (solução de preparo) pela extensão, mantenha a ponta da extensão estéril. Quando o líquido preencher totalmente a extensão, feche o *clamp* e tampe novamente a ponta da extensão.	O preparo da extensão com líquido impede a introdução de ar na bexiga.
e. Assegure a técnica estéril, retire a tampa e conecte a extensão ao acesso de drenagem do conector em Y na sonda de duplo lúmen ou triplo lúmen.	Previne a transmissão de micro-organismos.
f. Calcule a velocidade de gotejamento e ajuste o regulador de fluxo. Em caso de hematúria ou presença de coágulos, aumente a velocidade de irrigação até a drenagem aparecer rosada (de acordo com a velocidade de infusão prescrita ou normas e rotinas da instituição).	A drenagem contínua é normal. Ela ajuda a prevenir a formação de coágulos na presença de sangramento vesical ativo e remove os coágulos para fora da bexiga.
g. Observe a drenagem de líquido para a bolsa. Esvazie a bolsa de drenagem da sonda conforme necessário.	Desconforto, distensão da bexiga e possivelmente lesão podem ocorrer em consequência da hiperdistensão da bexiga quando a solução de irrigação não apresentar uma drenagem adequada da bexiga. A bolsa é preenchida rapidamente e há a necessidade de esvaziá-la a cada uma ou duas horas.
h. Compare o débito urinário com a infusão da solução de irrigação a cada hora.	Determina o débito urinário e garante a infusão da solução de irrigação.
6. *Irrigação intermitente fechada*	
a. Coloque a solução de irrigação estéril prescrita em um recipiente estéril.	A infusão de líquido ocorre em *bolus* através da sonda, lavando o sistema. O líquido é drenado após o término da irrigação.
b. Aspire o volume prescrito da solução para a seringa com técnica asséptica (normalmente de 30 a 50 mL).	
• Coloque a tampa estéril na ponta da seringa sem agulha.	
c. Pince a extensão da sonda abaixo do acesso de infusão com uma pinça *pean* (ou dobre a extensão da sonda e prenda com um elástico).	A oclusão da extensão da sonda abaixo do ponto de infusão permite que solução de irrigação entre na sonda de forma ascendente em direção à bexiga.
d. Realize movimentos circulares para desinfecção do acesso da sonda (acesso de coleta de amostra) com gaze e antisséptico.	Previne a transmissão de micro-organismos.
e. Insira a ponta da seringa sem a agulha e gire no acesso.	Garante a entrada da seringa no acesso.
f. Injete a solução de forma lenta e constante.	A infusão delicada da solução minimiza o trauma na mucosa da bexiga.
g. Retire a seringa.	
h. Remova a pinça (ou o elástico) e observe a drenagem da solução. Algumas soluções com medicações permanecem na bexiga por um período prescrito com o clampeamento temporário da sonda.	Algumas soluções de irrigação permanecem por um período na sonda e na bexiga para exercer sua ação terapêutica. Jamais deve se deixar a extensão e a bolsa de drenagem clampeadas.

HABILIDADE 18.5 Realizar o Procedimento de Irrigação da Sonda

ETAPAS	JUSTIFICATIVA
7. *Irrigação intermitente aberta*	
a. Abra a bandeja de irrigação estéril: mantenha um campo estéril (Cap. 5) e coloque a quantidade necessária da solução estéril na cuba estéril. Coloque a tampa no recipiente maior da solução. Acrescente a seringa de irrigação estéril (do tipo pistão) ao campo.	Mantém um campo estéril.
b. Coloque o campo estéril sob a sonda.	Mantém um campo estéril no qual o enfermeiro consegue trabalhar e protege a roupa de cama.
c. Aspire o volume prescrito da solução de irrigação para a seringa de irrigação (normalmente 30 mL). Coloque a seringa na cuba de solução estéril para uso posterior.	Mantém a esterilidade da seringa de irrigação.
d. Aproxime a cuba de coleta estéril da perna do paciente.	
e. Realize a desinfecção do ponto de conexão entre a sonda e a extensão de drenagem com gaze e antisséptico antes da desconexão.	Reduz a transmissão de micro-organismos.
f. Desconecte a sonda da extensão de drenagem, permitindo que a urina drene para a cuba de coleta estéril; cubra a ponta aberta da extensão de drenagem com a tampa protetora estéril e posicione a extensão enrolada no leito com sua ponta dentro do campo estéril.	Mantém a esterilidade do lúmen da sonda e da extensão de drenagem. Reduz o potencial de infecção por contaminação de micro-organismos.
g. Insira a ponta da seringa no lúmen da sonda e delicadamente empurre o êmbolo para infundir a solução (ilustração).	A infusão delicada do líquido minimiza o risco de trauma na bexiga.

⚡ **ALERTA DE SEGURANÇA** Ao irrigar uma sonda com o método aberto, não force a infusão. A sonda pode estar completamente obstruída e será necessária a sua troca.

h. Remova a seringa, abaixe a sonda e deixe a solução drenar para a cuba. O volume da solução de drenagem deverá ser igual ou maior em relação ao volume de infusão. Repita a infusão da solução e deixe drenar até a drenagem estar livre de coágulos e sedimentos.	A solução drena livremente para a cuba após a remoção de um coágulo.

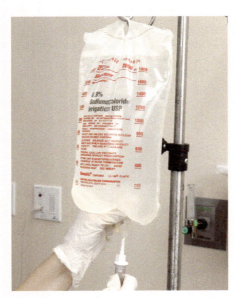

ETAPA 5c Conectando a bolsa de solução de irrigação estéril para irrigação vesical contínua.

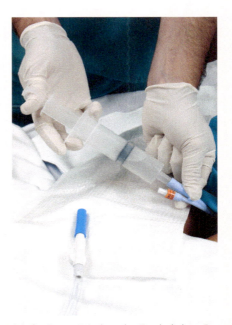

ETAPA 7g A infusão suave da solução de irrigação estéril irriga a sonda.

(Continua)

ETAPAS	JUSTIFICATIVA
i. Após a conclusão da irrigação, remova a tampa protetora da extensão de drenagem vesical, realize a desinfecção na conexão com gaze e antisséptico e conecte-a novamente ao lúmen da sonda. 8. Fixe a sonda (Habilidade 18.2). 9. **Veja Protocolo de Conclusão (ao final do livro).**	

AVALIAÇÃO

1. Mensure o débito urinário verdadeiro subtraindo o volume total de infusão do líquido de irrigação e o volume total drenado.
2. Mantenha o controle de I&D para verificar a proporção do débito por hora na bolsa de drenagem em relação à solução de irrigação que entrou na bexiga. Espere –maior débito em relação ao líquido infundido em virtude da produção de urina.
3. Observe a permeabilidade da sonda; avalie a presença de coágulos sanguíneos e sedimentos na urina e dobras ou torções na extensão.
4. Avalie o conforto do paciente.
5. Avalie sinais e sintomas de infecção.

Resultados Inesperados e Intervenções Relacionadas

1. A infusão da solução de irrigação está ausente ou mais lenta do que previamente estabelecido.
    a. Examine a presença de coágulos, sedimento ou torções na extensão de drenagem.
    b. Notifique o médico, se a solução estiver retida, o paciente queixar-se de dor intensa ou a bexiga estiver distendida.
2. A quantidade drenada é inferior à quantidade da solução de irrigação infundida.
    a. Examine a extensão de drenagem quanto à presença de coágulos, sedimento ou torções.
    b. Avalie a urina quanto à presença ou aumento de coágulos sanguíneos e sedimento.
    c. Avalie a presença de dor e distensão da bexiga no paciente.
    d. Notifique o médico.
3. Sangramento vermelho vivo com o gotejamento de irrigação (ICB) totalmente aberto.
    a. Avalie a ocorrência de choque volêmico (sinais vitais, cor e umidade da pele, nível de ansiedade).
    b. Deixe o gotejamento de irrigação totalmente aberto e notifique o médico.
4. O paciente sente dor com a irrigação.
    a. Examine a presença de coágulos, sedimento ou torções na extensão de drenagem.
    b. Avalie a urina quanto à presença de coágulos e sedimento.
    c. Avalie a presença de distensão da bexiga.
    d. Notifique o médico.

Registro e Relato

- Registre a quantidade e o tipo de solução utilizada como irrigante, o voluime infundido, o volume de retorno como drenagem e as características da eliminação.
- Relate obstrução da sonda, sangramento súbito, infecção ou aumento na intensidade da dor.
- Registre no controle de I&D.

Amostra de Documentação

08h Abdome inferior flácido e plano. ICB com soro fisiológico infundido a 60 mL/h. Sonda com drenagem de urina vermelho vivo com coágulos sanguíneos escuros de tamanho moderado. Paciente nega qualquer dor.

Considerações Especiais

Assistência Domiciliar (*Home Care*)

- Pacientes ou cuidadores familiares podem aprender a realizar irrigações de sonda com apoio adequado, demonstração/demonstração de retorno e instruções por escrito.
- Oriente os pacientes ou cuidadores familiares a observar a cor, limpidez, odor e quantidade de urina.
- Providencie a entrega domiciliar e a armazenagem de material para sonda/irrigação.
- Oriente os pacientes ou cuidadores familiares quanto aos sinais de obstrução da sonda e ITU.

PERGUNTAS DE REVISÃO

1. O enfermeiro está aplicando uma sonda externa do tipo preservativo. Qual a intervenção de enfermagem que ajuda a minimizar o risco de trauma e infecção?
    1. Aplicar a bainha do preservativo de maneira que o final da sonda fique 7,5 a 12,5 cm distante da ponta do pênis.
    2. Depilar a área púbica para que os pelos não grudem no preservativo ou sejam tracionados durante a remoção.
    3. Fazer a higiene perineal antes de aplicar uma sonda do tipo preservativo.
    4. Aplicar esparadrapo na bainha do preservativo para mantê-lo preso.

Estudo de Caso para as Perguntas 2 e 3

Uma paciente do sexo feminino está recebendo analgésico opioide e não conseguiu urinar nas últimas seis horas. Ela refere dor e plenitude no abdominal inferior. Um *scan* de bexiga foi realizado confirmando a presença de 750 mL, e foi obtida uma solicitação médica para inserção de uma sonda vesical de demora.

2. Qual das seguintes opções enumera as etapas para a inserção da sonda vesical de demora nessa paciente está na ordem correta?
   a. Inserir e avançar a sonda.
   b. Lubrificar a sonda.
   c. Insuflar o balão da sonda.
   d. Realizar a limpeza do meato uretral.
   e. Cobrir a paciente com campos estéreis quadrado e fenestrado.
   f. Quando a urina aparecer, avançar mais 2,5 a 5 cm.
   g. Preparar campos e materiais estéreis.
   h. Puxar delicadamente a sonda até sentir resistência.
   i. Conectar a extensão de drenagem.
   1. g, d, e, b, a, f, c, h, i
   2. e, g, b, d, a, f, c, h, i
   3. g, e, b, d, f, a, c, h, i
   4. d, e, g, b, a, f, h, c, i

3. O que o enfermeiro deve incluir no plano de cuidado da paciente após a inserção da sonda vesical de demora?
   1. Irrigar a sonda com água destilada a cada turno.
   2. Manter a bolsa de coleta na grade lateral, abaixo do nível da bexiga.
   3. Limpar o meato urinário com uma solução antisséptica diariamente.
   4. Prender a extensão de drenagem no leito, evitando trações.

4. O enfermeiro está se preparando para remover uma sonda vesical de demora. Qual intervenção de enfermagem deverá ser implementada? Selecione todas as opções aplicáveis.
   1. Conecte uma seringa de 5 mL ao acesso da insuflação.
   2. Deixe que o balão drene para a seringa por ação da gravidade.
   3. Inicie o registro de diurese/diário de eliminação.
   4. Puxe a sonda rapidamente.
   5. Puxe o êmbolo da seringa lenta e firmemente.

5. Quais são as intervenções de enfermagem apropriadas no cuidado de um paciente com uma sonda suprapúbica recente? Selecione todas as opções aplicáveis.
   1. Use técnica asséptica, limpe a pele próximo à sonda em movimentos circulares.
   2. Elimine qualquer secreção na sonda realizando a limpeza da sonda em direção à pele.
   3. Examine o local de inserção da sonda quanto à presença de suturas, eritema, edema, secreção ou sensibilidade.
   4. Fixe a sonda ao abdome com fita adesiva ou um dispositivo de contenção da sonda.
   5. Tracione a sonda ao limpar o local e a extensão.

Estudo de Caso para as Perguntas 6 e 7
Um homem idoso realizou uma cirurgia urológica recentemente e uma prescrição para ICB, com o objetivo de manter a urina rosada. Ao avaliar a sonda vesical de demora de lúmen triplo e a ICB, o enfermeiro observa pouca urina na bolsa de drenagem, e o paciente está se queixando de dor no abdome inferior e uma sensação de plenitude da bexiga.

6. Qual será a ação inicial de enfermagem?
   1. Aumentar o fluxo da ICB.
   2. Verificar a presença de torções na extensão de drenagem da sonda.
   3. Estimular a ingestão de líquidos.
   4. Remover a sonda.

7. Qual seria a causa mais provável do débito urinário diminuído?
   1. Coágulos sanguíneos da cirurgia
   2. Obstrução por biofilme bacteriano
   3. Baixa ingestão hídrica
   4. Defeito na sonda urinária

8. O enfermeiro está ajudando um paciente do sexo masculino com um papagaio. Coloque as seguintes etapas em ordem correta.
   1. Calce as luvas limpas.
   2. Coloque o papagaio entre as pernas com pênis dentro do papagaio.
   3. Enxague o papagaio e retorne-o para o paciente.
   4. Explique o procedimento ao paciente.
   5. Feche as cortinas ao redor do leito e a porta do quarto.

9. Qual é a etapa inicial ao preparar a irrigação de uma sonda vesical de demora usando a técnica intermitente aberta?
   1. Limpe o acesso da sonda (amostra) com uma gaze com antisséptico.
   2. Prepare a extensão de irrigação, garantindo a ausência de ar na extensão.
   3. Pince a sonda abaixo do acesso da injeção com uma pinça ou dobre a sonda em torno de si mesma e prenda com um elástico.
   4. Limpe o ponto de conexão entre a sonda e a extensão de drenagem com gaze com antisséptico.

REFERÊNCIAS

Centers for Medicare & Medicaid Services (CMS): *Hospital-acquired conditions (present on admission indicator)*, 2008, http://www.cms.hhs.gov/HospitalAcqCond/06_Hospital-Acquired_Conditions.asp, acessado em 21 de agosto 2009.

Cochran S: Care of the indwelling urinary catheter: is it evidenced based? *J Wound Ostomy Continence Nurs* 34(3):282, 2007.

DeGennaro M and others: Reliability of bladder volume measurement with bladder scan in paediatric patients, *Scand J Urol Nephrol* 40(5):370, 2006.

Drekonja DM and others: Antimicrobial urinary catheters: a systemic review, *Expert Rev Med Devices* 5(4):495, 2008.

Gray M: Expert review: best practices in managing the indwelling catheter, *Perspectives* 25(1):1, 2006.

Gray M: Securing the indwelling catheter, *Am J Nurs* 108(12):44, 2008.

Green L and others: Guide to the elimination of catheter-associated urinary tract infections. *In APIC text of infection control and epidemiology*, Washington, DC, revised 2008, Association for Professionals in Infection Control and Epidemiology Inc.

Griffiths R, Fernandez R: Strategies for the removal of short-term indwelling urethral catheters in adults. *Cochrane Database of Syst Rev* 2:CD004011, 2007.

Holroyd JM and others: The relationship of indwelling urinary catheters to death, length of hospital stay, functional decline, and nursing home admission in hospitalized older medical patients, *J Am Geriatr Soc* 55(2):227, 2007.

Hockenberry MJ, Wilson D: *Wong's nursing care of infants and children*, ed 8, St Louis, 2007, Mosby.

Johanna Briggs Institute: Removal of short-term catheters, *Best Pract* 10(3):1, 2006.

Johnson JR and others: Systematic review: antimicrobial urinary catheters to prevent catheter-associated urinary tract infection in hospitalized patients, *Ann Intern Med* 144(2):116, 2006.

Lever R: The evidence for urethral meatal cleansing, *Nurs Stand* 21(41):39, 2007.

Lo DS and others: A compendium of strategies to prevent healthcare-associated infections in acute care hospitals, *Infect Control Hosp Epidemiol* 29(Suppl 1):s12, 2008.

Nazarko L: Reducing the risk of catheter-related urinary tract infection, *Br J Nurs* 17(16):1002, 2008.

Newman DK, Wein AJ: *Managing and treating urinary incontinence*, ed 2, Baltimore, 2009, Health Professions Press.

Oh-Oka H, Fujisawa M: Study of low bladder volume measurement using 3-dimensional ultrasound scanning device: improvement in measurement accuracy through training when bladder volume is 150 mL or less, *J Urol* 177(2):595, 2007.

Parker D and others: Catheter-associated urinary tract infections fact sheet, *J Wound Ostomy Continence Nurs* 36(2):156, 2009a.

Parker D and others: Evidenced-based report card: nursing interventions to reduce the risk of catheter-associated urinary tract infection, *J Wound Ostomy Continence Nurs* 36(1):23, 2009b.

Pomfret I: Penile sheaths: a guide to selection and fitting, *J Commun Nurs* 20(11):14, 2006.

Robichard S, Blondeau JM: Urinary tract infections in older adults: current issues and new therapeutic options, *Geriatr Aging* 11(1):582, 2008.

Robinson J: Continence: sizing and fitting a penile sheath, *Br J Community Nurs* 11(10):420,422,424, 2006.

Saint S and others: Condom versus indwelling urinary catheters: a randomized trial, *J Am Geriatr Soc* 54:1055, 2006.

Senese V and others: Clinical practice guidelines female urethral catheterization, *Urol Nurs* 26(4):314, 2006a.

Senese V and others: Clinical practice guidelines male urethral catheterization, *Urol Nurs* 26(4):315, 2006b.

Schumm K, Lam TBL: Types of urethral catheters for management of short-term voiding problems in hospitalized adults, *Neurourol Urodynamics* 27(8):738, 2008.

Smith PW and others: SHEA/APIC guideline: infection prevention and control in the long-term care facility, *Am J Infect Control* 36:504, 2008.

Srulevich M, Chopra A: Voiding disorders in long-term care, *Ann Longterm Care* 16(12):1, 2008.

The Joint Commission (TJC): *2010 National Patient Safety Goals*, Oakbrook Terrace, Ill, 2010, The Commission, http://www.jointcommission/PatientSafety/NationalPatientSafetyGoals, acessado em junho 2010.

Tsuchida T and others: Relationship between catheter care and catheter-associated urinary track infection at Japanese general hospitals: a prospective observational study, *Int J Nurs Stud* 45(3):352, 2008.

Willson M and others: Evidenced-based report card: nursing interventions to reduce the risk of catheter-associated urinary tract infection. Part 2: Staff education, monitoring, and care techniques, *J Wound Ostomy Continence Nurs* 36(2):137, 2009.

CAPÍTULO 19

Eliminação Intestinal e Intubação Gástrica

Instrução para o Procedimento 19.1 Posicionando uma Comadre, 454
Habilidade 19.1 Removendo a Impactação Fecal, 457
Habilidade 19.2 Administrando um Enema, 459
Habilidade 19.3 Inserção, Manutenção e Remoção de Sonda Nasogástrica para Descompressão Gástrica, 464

A eliminação regular de resíduos intestinais é essencial para o funcionamento normal do organismo. Como a função intestinal depende do equilíbrio de fatores físicos e psicológicos, os padrões e hábitos de eliminação variam entre os indivíduos. Quando o estado funcional dos pacientes sofre alterações ou quando eles adoecem, pode ser necessária assistência para manter ou retomar os hábitos normais de eliminação. Isso inclui o uso de comadres ou administração de enema. Para manejar os problemas de eliminação intestinal dos pacientes, é preciso compreender a eliminação normal e os fatores que promovem, impedem ou alteram a eliminação, como constipação, diarreia e incontinência fecal.

Entre as desordens intestinais que exigem intervenção direta de enfermagem estão a diarreia, constipação e incontinência intestinal. Se for ignorada, a constipação progride para a impactação fecal, quando as fezes bloqueiam o lúmen intestinal. A estase do conteúdo intestinal causa distensão abdominal e dor. Em alguns casos, as fezes líquidas passam ao redor da impactação, o que é frequentemente mal interpretado como diarreia. Se um paciente estiver constipado, provavelmente será necessária a administração de enemas ou a remoção manual das fezes impactadas (Kyle, 2009).

Quando os pacientes são submetidos a cirurgias ou sofrem alterações nos movimentos peristálticos gastrintestinais (GI), é necessária a inserção de uma sonda nasogástrica (NG) para a descompressão gástrica. A descompressão gástrica reduz náuseas e vômito por manter o estômago vazio. Quando um paciente apresenta ausência ou redução dos movimentos peristálticos, é importante manter o estômago vazio.

CUIDADO CENTRADO NO PACIENTE

A eliminação intestinal é uma atividade muito íntima. É importante mostrar respeito pela privacidade do paciente, fornecer o conforto necessário e medidas de higiene, além de atender às necessidades emocionais do paciente ao realizar os procedimentos necessários. Ajudar pacientes imobilizados com o processo de eliminação auxiliando-os na colocação e remoção de comadres.

Fatores emocionais afetam a eliminação intestinal. Ansiedade, medo e raiva podem acelerar os movimentos peristálticos, resultando em diarreia e distensão gasosa. Outros fatores emocionais (p. ex., depressão) e físicos (p. ex., mobilidade reduzida, mudanças na alimentação) frequentemente causam redução dos movimentos peristálticos, resultando em reabsorção crescente de água das fezes e constipação subsequente.

Deve-se conhecer as práticas culturais do paciente. É importante oferecer cuidados adequados ao gênero, mas em algumas culturas essa intervenção não é suficiente. Por exemplo, os hindus e muçulmanos têm práticas de higiene diferentes. A mão esquerda é reservada para procedimentos impuros, tais como as práticas associadas à eliminação de fezes (Galanti, 2008; Giger e Davidhizar, 2008). Usar a mão direita para tocar o paciente e ajudá-lo em outros aspectos e usar a mão esquerda para manipular a comadre e fazer a limpeza da região perineal após a eliminação de fezes.

SEGURANÇA

Ao auxiliar pacientes na eliminação de fezes ou ao inserir uma sonda nasogástrica para descompressão gástrica, são essenciais práticas seguras de enfermagem. Técnicas seguras de manipulação do paciente, usadas ao se posicionar um paciente para remoção de um fecalito (impactação de fezes) ou para administração de enemas, são essenciais. É importante que o paciente compreenda a necessidade de se manter na mesma posição e tentar relaxar. Movimentos repentinos aumentam o risco de lesões causadas pela sonda retal. Pacientes com pouco controle do esfíncter não conseguem reter o enema; posicionar o paciente na comadre facilita a administração do enema, armazena o fluido do enema e impede que o paciente se mova repentinamente quando o fluido do enema vaza.

Ao remover uma impactação fecal, existem outras questões de segurança. Se o paciente tiver um histórico de arritmia cardíaca, há um risco de bradicardia associada ao procedimento, devido ao estímulo do ramo sacral do nervo vago. O procedimento é geralmente contraindicado em pacientes cardiopatas. Entretanto, se for absolutamente necessário, deve-se monitorar a frequência cardíaca do paciente antes e durante o procedimento.

A colocação de uma sonda NG para descompressão gástrica tem múltiplas implicações para segurança relacionadas à colocação, manutenção e remoção da sonda (Habilidade 19.3); entretanto, há outras implicações. Por exemplo, a pressão da sonda contra as narinas do paciente aumenta o risco de lesão na pele. Portanto, é necessário o cuidado meticuloso da pele ao redor das narinas e do nariz. Devido à localização da sonda no nariz, os pacientes respiram pela boca, causando o ressecamento da mucosa. A higiene oral frequente e meticulosa diminui o desconforto da região e o risco de danos à mucosa oral.

TENDÊNCIAS NA PRÁTICA BASEADA EM EVIDÊNCIA

Gervitz C: Controlling pain: Managing opioid-induced constipation, *Nursing* 2008 (July):55, 2008.

A constipação é um sintoma e não uma doença. Para aliviar a constipação, mudanças no estilo de vida – como aumento na ingestão de fibras e líquidos, prática moderada de exercícios e eliminação do uso de laxantes – são muito úteis. Há cada vez mais evidências de que o consumo de alimentos que contenham pouca gordura e bastante fibra alimentar reduz o risco de desenvolvimento de câncer colorretal, incontinência fecal e outras doenças digestivas. Além disso, o uso de medicamentos opioides, comumente usados para combater dores crônicas, causa constipação. Esses pacientes frequentemente precisam de agentes amolecedores de fezes e, se for tolerada, uma dieta rica em fibras para manejar a constipação induzida por opioides (Gevirtz, 2008).

A constipação e a incontinência fecal são especialmente problemáticas em pacientes mais idosos. Os sinais de constipação normalmente incluem movimentos intestinais pouco frequentes (menos do que a cada 3 dias), dificuldade ou impossibilidade de evacuar e fezes enrijecidas. Ajudar os pacientes e suas famílias a selecionar alimentos diferentes pode reduzir a incidência desses problemas. Exceto se houver contraindicação, recomendar ao paciente a ingestão de 2 a 3 litros de líquidos diariamente. Uma dieta rica em fibras (de 25 a 30 g/dia) reduz a constipação. À medida que as fibras passam pelo cólon, elas agem como uma esponja; como resultado, formam-se fezes mais macias e mais volumosas. Além disso, o resíduo se move mais facilmente pelo corpo, o que resulta em movimentos intestinais mais regulares, reduzindo a constipação e a incontinência.

O manejo da incontinência fecal requer um completo entendimento de suas causas. A presença de diarreia é frequentemente associada aos episódios de incontinência. Pode também ocorrer o vazamento contínuo de diarreia com uma impactação. Um exame retal digital verifica a presença da impactação. A diarreia normalmente é causada pela dieta ou pelo uso de antibióticos, que alteram a flora do trato gastrintestinal. A diarreia é controlada com a ingestão complementar de farelos grossos, em vez de fibras refinadas, para reduzir o ritmo do trânsito intestinal e aumentar o volume do conteúdo fecal.

INSTRUÇÃO PARA O PROCEDIMENTO 19.1
Posicionando uma Comadre

Um paciente restrito ao leito usa a comadre para a eliminação das fezes. Existem dois tipos de comadres disponíveis (Fig. 19-1). A comadre regular e mais comumente utilizada possui uma extremidade superior curvada e macia e uma extremidade inferior afilada. Uma comadre para fratura, projetada para pacientes com paralisias no corpo ou nas pernas ou para pacientes que não podem erguer os quadris (p. ex., após uma substituição total de articulação), acomoda-se facilmente embaixo do paciente. A extremidade superior (extremidade maior) de uma comadre regular se encaixa abaixo das nádegas do paciente até o sacro, com a extremidade inferior (extremidade afilada) encaixada na parte superior das coxas.

Delegação e Colaboração

A tarefa de posicionar a comadre pode ser delegada para a equipe de auxiliares e técnicos de enfermagem. Instrua-os sobre o seguinte:
- Instruções de posicionamento correto para pacientes com restrições de mobilidade ou para pacientes que estejam usando equipamentos terapêuticos, como drenos de feridas, cateteres intravenosos ou traqueostomia.
- Higienizar o períneo e as mãos dos pacientes, conforme necessário, após o uso da comadre.

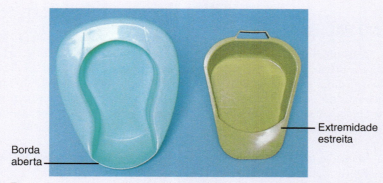

FIG 19-1 Tipos de comadres. *Esquerda*, comadre regular. *Direita*, comadre para fraturas.

INSTRUÇÃO PARA O PROCEDIMENTO 19.1 Posicionando uma Comadre

INSTRUÇÃO PARA O PROCEDIMENTO 19.1
Posicionando uma Comadre *(cont.)*

Equipamentos
- Luvas limpas
- Comadre (regular ou para fraturas) (Fig. 19-1)
- Papel higiênico
- Recipiente coletor (se necessário) ou saco plástico claramente etiquetado com data, nome do paciente e número de identificação
- Lavatório, lenços umedecidos, toalhas e sabonete
- Almofada absorvente à prova d'água (se necessário)
- Rolo de papel para cama limpo (se necessário).

Etapas do Procedimento

1. **Veja Protocolo Padrão** (ao final do livro).
2. Avaliar os hábitos normais de eliminação do paciente: formato padrão, tipo de fezes, efeito de determinados alimentos/líquidos e de hábitos da alimentação sobre a evacuação, efeito do estresse e nível de atividades em padrões normais de evacuação, medicamentos utilizados e ingestão normal de líquidos.
3. Fazer uma ausculta dos sons abdominais e palpar a parte inferior do abdome para verificar se há alguma distensão.
4. Avaliar o paciente para determinar o nível de mobilidade, incluindo a capacidade de se sentar, erguer quadris ou se virar.
5. Avaliar o nível de conforto do paciente. Observar especialmente a presença de dor retal ou abdominal, hemorroidas ou irritação da pele ao redor do ânus.
6. Determinar se há necessidade de amostras.
7. Para o conforto do paciente, colocar a comadre de metal em água morna corrente por alguns segundos e secá-la. Cuidar para que a comadre não esteja muito quente.
8. Elevar a grade lateral do lado oposto da cama.
9. Elevar a cama horizontalmente de acordo com a altura do enfermeiro.
10. Fazer com que o paciente fique em decúbito dorsal.

> ⚡ **ALERTA DE SEGURANÇA** Observar a presença de drenos, fluidos intravenosos e tração. Esses dispositivos podem impedir que o paciente auxilie no procedimento e pode ser necessária uma equipe maior para ajudar a colocar o paciente na comadre.

11. *Posicionar sobre a comadre um paciente que pode ajudar.*
    a. Erguer a cabeça do paciente em 30 a 60 graus.
    b. Remover as roupas de cama da parte de cima, somente o suficiente para que não atrapalhem o procedimento, mas não expor o paciente. Colocar a comadre em um local acessível.
    c. Instruir o paciente sobre como flexionar os joelhos e elevar os quadris.
    d. Colocar a mão perto da cabeça do paciente e apoiar o sacro do paciente para ajudá-lo a se erguer. Pedir ao paciente que flexione os joelhos e erguer os quadris. À medida que o paciente ergue os quadris, usar a outra mão para encaixar a comadre regular sob o paciente (ilustração). Certificar-se de que a borda aberta da comadre esteja voltada para o pé da cama. Não empurrar a comadre para baixo dos quadris do paciente.
    e. *Opcional:* Se estiver usando uma comadre para fraturas, posicioná-la embaixo do paciente enquanto os quadris são suspensos. Certificar-se de que a parte estreita da comadre esteja voltada para o pé da cama.

> ⚡ **ALERTA DE SEGURANÇA** Usar uma comadre para fraturas, caso o paciente tenha sofrido uma substituição completa da pélvis. Uma almofada abdutora deve ser posicionada entre as pernas ao virar para evitar o deslocamento da nova articulação.

12. *Posicionar um paciente imobilizado ou que esteja com restrições de mobilidade sobre a comadre.*
    a. Abaixar a cabeceira da cama ou suspender a cabeça ligeiramente (se tolerado pelas condições clínicas).

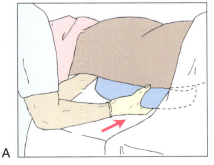
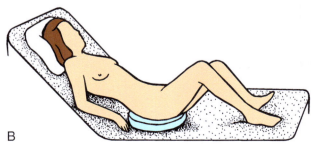

ETAPA 11d A, Posicionando uma comadre sob os quadris do paciente. **B,** Posicionamento correto do paciente sobre a comadre.

(Continua)

INSTRUÇÃO PARA O PROCEDIMENTO 19.1
Posicionando uma Comadre *(cont.)*

    b. Remover as roupas de cama da parte de cima, somente o necessário para virar o paciente, evitando a exposição.
    c. Ajudar o paciente a se deitar sobre um dos lados, com as costas voltadas para o enfermeiro.
    d. Posicionar a comadre regular firmemente junto às nádegas do paciente e perto do colchão. Certificar-se de que a borda aberta da comadre esteja voltada para o pé da cama (ilustrações).
    e. Mantendo uma das mãos segurando a comadre, colocar a outra mão em volta do quadril do paciente. Solicitar ao paciente para rolar para a comadre. Não forçar a comadre sob o paciente.
    f. Suspender a cabeça do paciente em 30 graus ou até a inclinação que proporcione maior conforto (exceto se houver contraindicação). Manter os joelhos do paciente flexionados ou suspender a cama na área do joelho (exceto se houver contraindicação).
13. Manter o conforto e a segurança do paciente. Cobrir o paciente para mantê-lo aquecido.
14. Manter a campainha e o papel higiênico ao alcance do paciente e colocar a cama na posição mais baixa, com as grades da parte superior suspensas.
15. Remover e descartar as luvas.
16. Permitir que o paciente fique sozinho, mas monitorar seu estado e responder imediatamente.
17. *Remover a comadre.*
    a. Posicionar a cadeira de cabeceira do paciente perto do lado de trabalho da cama.
    b. Manter a privacidade; avaliar se o paciente pode limpar a sua própria área perineal. Se o enfermeiro precisar limpar a área, usar diversas camadas de papel higiênico ou de toalhas descartáveis. Para pacientes mulheres, fazer a limpeza do monte púbico em direção à área retal.
    c. Depositar o papel contaminado na comadre. Entretanto, se for necessário o controle de eliminações ou a coleta de amostra, descartar o papel contaminado no banheiro.

Permitir que o paciente faça a higiene das mãos após limpar a área perineal.
    d. *Para pacientes que podem se mover:* Pedir ao paciente que flexione os joelhos, posicionando o peso do corpo na parte inferior das pernas, pés e parte superior do torso; suspender as nádegas do paciente, afastando-as da comadre. Ao mesmo tempo, posicionar a mão mais longe do paciente ao lado da comadre e posicionar a outra mão (mais próxima do paciente) embaixo do sacro para auxiliar a suspensão. Colocar a comadre sobre a cadeira ao lado da cabeceira e cobrir.
    e. *Para pacientes imobilizados:* Abaixar a cama na região da cabeça. Ajudar o paciente a se deitar de lado e longe da comadre. Segurar a comadre na horizontal e com firmeza enquanto o paciente estiver se virando; caso contrário, ocorrerá vazamento. Depois que o paciente estiver completamente afastado da comadre, colocá-la sobre a cadeira ao lado da cabeceira e cobri-la.
18. Trocar as roupas de cama sujas, remover as luvas e retornar o paciente à posição confortável.
19. **Veja Protocolo de Conclusão (ao final do livro).**
20. Coletar a amostra, conforme solicitado. Esvaziar a comadre no vaso sanitário ou em um recipiente especial em uma sala própria. As torneiras acopladas à maioria dos vasos sanitários hospitalares permitem que as comadres sejam enxaguadas completamente. Remover as luvas e fazer a higiene das mãos.
21. Observar e registrar as características das fezes, incluindo cor, odor, consistência, frequência, quantidade, forma e elementos constituintes.
22. Observar a integridade da pele na área perineal e perianal.

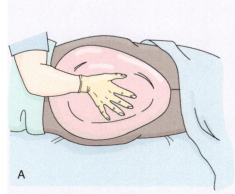 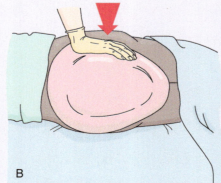 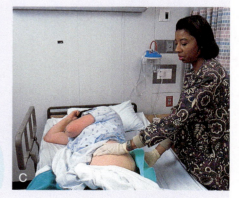

ETAPA 12d **A**, Posicionar o paciente sobre um dos lados e posicionar a comadre firmemente perto das nádegas. **B**, Empurrar a comadre para baixo e em direção ao paciente. **C**, A enfermeira coloca a comadre na posição correta. (**A** e **B**, de Sorrentino SA: *Mosby's textbook for nursing assistants*, ed. 7, St. Louis, 2008, Mosby.)

HABILIDADE 19.1   REMOVENDO A IMPACTAÇÃO FECAL

A impactação fecal, uma incapacidade de evacuar fezes enrijecidas, ocorre em qualquer idade. Pessoas física e mentalmente incapacitadas e idosos institucionalizados compõem o grupo de maior risco. Muitas dessas pessoas recebem laxantes e emolientes fecais, o que altera seus padrões de eliminação, contribui para a impactação fecal e finalmente para a incontinência fecal (Schnelle et al., 2009). A impactação fecal ocorre quando existe um histórico de constipação. A constipação é definida como evacuação menos frequente. Entretanto, uma definição consensual de constipação funcional inclui dois ou mais dos seguintes fatores por, pelo menos, 3 meses: (1) esforço para evacuar em, no mínimo, um quarto das vezes, (2) fezes nodulares ou enrijecidas (ou ambas) em, no mínimo, um quarto das vezes, (3) sensação de evacuação incompleta em, no mínimo, um quarto das vezes ou (4) dois ou menos movimentos intestinais em uma semana (Kyle, 2009). Algumas intervenções (p. ex., dieta alimentar e exercícios) normalmente aliviam a constipação e reduzem o risco de impactação.

Os sintomas da impactação fecal incluem constipação, desconforto retal, anorexia, náusea, vômito, dor abdominal, diarreia (vazamento ao redor das fezes impactadas) e aumento da frequência urinária. A prevenção é a chave para manejar a impactação fecal. Entretanto, quando ela ocorre, a remoção digital das fezes é a única alternativa. A remoção digital das fezes é desconfortável e embaraçosa para o paciente. A manipulação retal excessiva pode causar irritação à mucosa, subsequente sangramento e estimulação do nervo vago, o que pode produzir uma redução reflexa da frequência cardíaca. O procedimento é realizado quando a administração de enemas (p. ex., retenção de óleo) ou de supositórios não for bem-sucedida na remoção das fezes impactadas.

AVALIAÇÃO

1. Perguntar ao paciente sobre seu padrão normal de eliminação intestinal, incluindo frequência e características das fezes, uso de laxantes, enemas e outros medicamentos; nível de exercícios regulares; urgência para evacuar, mas incapacidade de fazê-lo; presença de hemorroidas; desconforto abdominal, especialmente ao tentar evacuar; sensação de evacuação incompleta; e sensações de inchaço, cólicas ou excesso de gases. *Justificativa: Essas informações são importantes para determinar os fatores causadores e as medidas preventivas.*
2. Inspecionar o abdome do paciente para verificar se há distensão. *Justificativa: A observação identifica inicialmente quaisquer áreas distendidas ou assimétricas, que devem também ser investigadas com ausculta e palpação.*
3. Auscultar todos os quatro quadrantes para verificar a presença de sons intestinais. *Justificativa: Os sons intestinais hipoativos podem resultar de uma obstrução parcial do trato gastrintestinal, assim como constipação ou massas. Sons intestinais hiperativos podem estar presentes como resultado de irritação intestinal, assim como no caso da diarreia, obstrução parcial do trato gastrintestinal ou antes da evacuação.*
4. Fazer palpação do abdome do paciente para verificar a presença de distensão, desconforto ou massas. *Justificativa: Os sintomas estão relacionados ao acúmulo de fezes no trato gastrintestinal. Quando ocorre constipação intestinal grave, é possível sentir uma massa palpável.*
5. Observar a região anal para verificar se há sinais de irritação decorrentes da passagem de fezes ou hemorroidas. *Justificativa: Indica possível esforço ao evacuar.*
6. Fazer a aferição dos sinais vitais do paciente e seu nível de conforto numa escala de 0 a 10. *Justificativa: Estabelece uma referência para detectar a redução da frequência cardíaca decorrente da estimulação do nervo vago durante a estimulação digital.*
7. Observar a consistência das fezes, vazamento de fezes líquidas ou passagem contínua de pequenas quantidades de fezes duras. Remover as luvas e fazer a higiene das mãos. *Justificativa: O vazamento de fezes é sintomático de uma impactação na região alta do cólon. O paciente pode ser capaz de eliminar pequenos pedaços de fezes duras ou ter episódios de passagem de pequenas quantidades de fezes líquidas (Leung e Rao, 2009).*
8. Verificar se o paciente está recebendo terapia anticoagulante. *Justificativa: O procedimento pode ser contraindicado. A irritação e a manipulação do reto frequentemente causam sangramento retal, que será mais prolongado com o uso de anticoagulantes.*
9. Verificar no registro do paciente se há pedido médico de remoção digital de impactação. *Justificativa: Um pedido médico é necessário devido à possível estimulação do nervo vago.*

PLANEJAMENTO

Os **Resultados Esperados** focam-se na remoção da impactação e prevenção de lesões ao paciente.
1. O reto do paciente deve ficar livre de fezes.
2. Os sinais vitais do paciente devem permanecer normais durante e depois do procedimento.
3. O paciente deve estar livre de desconforto abdominal ou retal.
4. A área anal deve permanecer livre de danos ao tecido.

Delegação e Colaboração

A tarefa de remoção de uma impactação não pode ser delegada à equipe de auxiliares e técnicos de enfermagem. Instruí-los sobre o seguinte:
- Auxiliar o enfermeiro no posicionamento do paciente para a realização do procedimento
- O que deve ser observado (p. ex., cor e consistência das fezes evacuadas, sangramento retal ou muco com presença de sangue) e relatado ao enfermeiro
- Oferecer cuidado perineal frequente ao paciente

Equipamentos
- Luvas limpas
- Lubrificante anestésico local solúvel em água (OBSERVAÇÃO: Algumas instituições exigem o uso de lubrificante solúvel em água sem anestésico quando o enfermeiro realiza o procedimento.)
- Almofada absorvente à prova d'água
- Comadre
- Tampa da comadre (opcional, se disponível)
- Cobertor de banho
- Lavatório, toalhas e sabonete
- Equipamentos de aferição dos sinais vitais

IMPLEMENTAÇÃO para REMOÇÃO DE IMPACTAÇÃO FECAL

ETAPAS	JUSTIFICATIVA
1. Veja Protocolo Padrão (ao final do livro).	
2. Identificar o paciente usando dois identificadores (p. ex., nome e data de nascimento, ou nome e registro hospitalar, de acordo com as diretrizes do local).	Assegura identificação correta do paciente. Cumpre com as normas da Joint Commission e aprimora a segurança do paciente (TJC, 2010).
3. Obter auxílio para ajudar o paciente a mudar de posição, se necessário.	Promove o manuseio seguro do paciente e boa mecânica corporal.
4. Abaixar a grade lateral do lado direito do paciente. Mantendo a grade mais distante elevada, ajudar o paciente a se deitar sobre o lado esquerdo com os joelhos flexionados e as costas voltadas para o enfermeiro.	Promove a segurança do paciente. Facilita o acesso ao reto.
5. Cobrir o tronco do paciente e as extremidades inferiores com toalhas e colocar o suporte à prova d'água embaixo das nádegas do paciente.	Mantém a privacidade do paciente e evita a exposição desnecessária do corpo.
6. Colocar a comadre perto do paciente.	
7. Lubrificar o dedo indicador e o dedo médio da mão dominante vestida com luvas com lubrificante anestésico.	Reduz o desconforto e permite a inserção sem atrito do dedo no ânus e no reto.
8. Instruir o paciente a respirar fundo e devagar durante o procedimento; inserir gradativa e gentilmente o dedo indicador protegido com luva e sentir o relaxamento do ânus ao redor do dedo. Depois, inserir o dedo médio.	Respirar profunda e vagarosamente pode ajudar a relaxar o paciente. A inserção gradual do dedo indicador ajuda a dilatar o esfíncter anal.
9. Avançar os dedos gradual e vagarosamente ao longo da parede retal em direção ao umbigo.	Permite alcançar as fezes impactadas na parte alta do reto.
10. Desprender gentilmente a massa fecal, movendo os dedos como uma tesoura para fragmentar a massa fecal. Penetrar a massa endurecida com os dedos.	Desprender e penetrar a massa permite que o enfermeiro a remova pequenos pedaços, resultando em menor desconforto para o paciente.
11. Conduzir as fezes para baixo em direção ao final do reto. Remover os pequenos pedaços de fezes e descartá-los na comadre.	Evita a necessidade de forçar o dedo contra o reto e minimiza o trauma à mucosa.
12. Observar a reação do paciente e avaliar periodicamente a frequência cardíaca; estar atento para sinais de fadiga.	A estimulação do nervo vago reduz a frequência cardíaca e pode causar arritmias. O procedimento pode causar cansaço ao paciente.

> ⚡ **ALERTA DE SEGURANÇA** Interromper o procedimento se a frequência cardíaca diminuir, se o ritmo se alterar ou se ocorrer sangramento retal.

13. Continuar a limpar as fezes do reto e permitir que o paciente descanse em intervalos.	O descanso aumenta a tolerância do paciente ao procedimento.
14. Após a remoção da impactação, fazer a higiene da região perineal (Cap. 10).	Proporciona conforto e sensação de limpeza ao paciente.
15. Remover a comadre e descartar as fezes.	Reduz a transmissão de micro-organismos.
16. Se necessário, ajudar o paciente a ir ao toalete ou limpar a comadre. (O procedimento pode ser seguido por enema ou laxante.)	A remoção da impactação estimula o reflexo da evacuação.
17. Veja Protocolo de Conclusão (ao final do livro).	

AVALIAÇÃO

1. Fazer o exame retal para verificar a presença de fezes e observar a área anal e perineal para verificar se há irritação ou lesões na pele.
2. Aferir os sinais vitais e comparar com os valores de referência. Continuar a monitorar o paciente para verificar a ocorrência de bradicardia por 1 hora.
3. Auscultar para verificar os sons intestinais.
4. Palpar o abdome para avaliar se ele está flácido e não sensível.
5. Pedir ao paciente para avaliar seu grau de conforto em uma escala de 0 a 10.

Resultados Inesperados e Intervenções Relacionadas

1. O paciente apresenta bradicardia, redução da pressão sanguínea e redução do nível de consciência em decorrência da estimulação do nervo vago.
   a. Interromper o procedimento e aferir os sinais vitais.
   b. Comunicar o médico imediatamente.
   c. Permanecer junto ao paciente e monitorar os sinais vitais e o nível de consciência.
2. O paciente apresenta vazamento de material fecal líquido após a remoção da impactação.

a. Avaliar o paciente para verificar se ainda há impactação.
b. Contatar o médico. Normalmente é necessário um supositório ou um enema para remover as fezes endurecidas da parte mais alta do reto.
c. Aumentar os fluidos (se permitido), fibra na dieta e nível de atividade para aumentar a atividade peristáltica.
3. O paciente apresenta trauma na mucosa retal, evidenciado pelo sangue na mão protegida pela luva.
   a. Interromper o procedimento se o sangramento for excessivo.
   b. Se o sangramento continuar, comunicar o médico ou outro profissional da área de saúde responsável pelo paciente para que sejam realizadas medidas de tratamento adicionais.

Registro e Relato

- Registrar a tolerância do paciente ao procedimento, quantidade e consistência das fezes removidas, sinais vitais, nível de dor em uma escala de 0 a 10 e reações adversas.
- Relatar quaisquer alterações nos sinais vitais ou reações adversas para o enfermeiro encarregado ou para outro profissional de saúde encarregado.

Amostra de Documentação

16h – Dez pedaços, variando de 1 a 2 cm de cumprimento, de fezes duras e marrom-escuras removidas do reto sem sangramento retal, dor ou fadiga. Pulso 80-88, forte e regular. Sons intestinais normais presentes em todos os quatro quadrantes. Ausência de distensão abdominal e queixas de dor.

Considerações Especiais

Pediatria

- A remoção digital de fezes não é recomendada na pediatria (Hockenberry e Wilson, 2007).

Geriatria

- Muitos adultos idosos têm maior propensão a arritmias e outros problemas relacionados à estimulação do nervo vago; monitorar a frequência e o ritmo cardíaco cuidadosamente.
- No mínimo, 28% dos adultos idosos apresentam constipação como resultado de bolo alimentar insuficiente, ingestão inadequada de fluidos, abuso de laxantes, tonicidade muscular e função motora reduzidas, redução do reflexo de evacuação, doença mental ou física e presença de tumores (Ebersole *et al.*, 2008).
- Para adultos idosos, a instituição de uma dieta adequada em fibras alimentares (de 6 a 10 g/dia) acrescenta massa, peso e forma às fezes, melhorando a evacuação (Ebersole *et al.*, 2008).
- Considerar o desenvolvimento de uma rotina regular de ida ao banheiro que inclua a resposta à urgência de evacuação.

Assistência Domiciliar (*Home Care*)

- Sugerir que o paciente ou algum membro da família mantenha um diário semanal da ingestão de fluidos e refeições. Avaliar se o padrão alimentar contribui para a constipação. Recomendar uma dieta adequada em fibras, que inclua as preferências alimentares do paciente.
- Pedir que o paciente ou seu cuidador familiar mantenham um diário semanal sobre o funcionamento do intestino.
- Programas intestinais individualizados desenvolvidos após um derrame, lesão cerebral ou lesão à medula espinhal ajudam a reduzir a ocorrência de constipação e subsequente impactação.

HABILIDADE 19.2   ADMINISTRANDO UM ENEMA

Um enema é a instilação de uma solução dentro do reto e do cólon sigmoide para promover a evacuação por meio da estimulação dos movimentos peristálticos. Eles são usados para tratar a constipação ou esvaziar o intestino antes de procedimentos diagnósticos ou cirurgias abdominais. Enemas pré-operatórios são frequentes para algumas cirurgias. Ensinar seus pacientes a não confiarem em enemas para manter a regularidade intestinal, porque eles não tratam a causa da irregularidade ou constipação. O uso frequente de enemas interrompe os reflexos normais de evacuação, resultando na dependência para a eliminação de fezes.

Os enemas de limpeza promovem a completa evacuação de fezes do cólon. Eles agem estimulando os movimentos peristálticos por meio da infusão de um grande volume de solução ou pela irritação da mucosa do cólon. Cada solução interfere nos movimentos de fluidos no cólon. Quando é feito o pedido para administrar "enema até limpeza total" na preparação cirúrgica ou realização de exames diagnósticos, a água expelida pode conter cor, mas não deve conter material fecal sólido. Ao administrar "enemas até a limpeza total", os pacientes normalmente recebem apenas três enemas consecutivos para prevenir desequilíbrio de fluidos e eletrólitos (verificar as diretrizes da instituição).

Enemas medicamentosos contêm agentes farmacológicos para reduzir drasticamente os níveis de potássio sérico (p. ex., enema de poliestireno sulfonato de sódio) ou para reduzir as bactérias no cólon antes de uma cirurgia intestinal (p. ex., neomicina).

Um enema carminativo como o Harris ou o enema de retorno de fluxo alivia os flatos acumulados. Sempre administrar uma quantidade pequena (100 a 200 mL) de solução de enema no reto e cólon do paciente. À medida que o recipiente for esvaziado, a solução flui novamente através do tubo do enema para o recipiente. Os flatos também retornam. Pode-se repetir lentamente, levantando e abaixando o recipiente várias vezes, para reduzir os flatos e aumentar os movimentos peristálticos.

O volume ou tipo de fluido que rompe a massa fecal expande a parede retal e inicia o reflexo da evacuação. Entre os tipos comuns de enema, estão incluídos:

- O *enema de água de torneira (hipotônico)* não deve ser repetido após a primeira instilação, devido à toxicidade da água ou à possível sobrecarga circulatória. O *soro fisiológico* é mais seguro. Bebês e crianças podem tolerar somente soro fisiológico devido à sua predisposição ao desequilíbrio de fluidos. Uma *solução hipertônica* (p. ex., *fleet* enema comercialmente preparado) é útil para pacientes que não

podem tolerar um grande volume de fluidos. Apenas 120 a 180 mL (113,4 a 170,1 g) normalmente são eficientes.
- O *enema de Harris* é um enema de fluxo de retorno que ajuda a expelir os gases intestinais. O fluido percorre alternadamente o intestino grosso para dentro e para fora. Isso estimula a peristalse no intestino grosso e auxilia a remoção dos gases.
- O *enema de água de sabão* consiste numa mistura de sabão de Castela com água morna ou soro fisiológico, dependendo da condição do paciente e da frequência da administração. Usar *somente* sabão de Castela. A proporção recomendada de sabão puro para a solução é de 5 mL (1 colher de chá) para 1 litro de água morna ou soro fisiológico. Adicionar sabão ao saco do enema *depois* que a água estiver no local para evitar espuma excessiva.
- O *enema de retenção de óleo* usa uma solução com base em óleo. O cólon absorve um pequeno volume, que faz com que o óleo amoleça as fezes, facilitando a evacuação.
- A *solução carminativa* proporciona alívio da distensão causada por gases. Um exemplo é a solução MGW*, que contém 30 mL de magnésio, 60 mL de glicerina e 90 mL de água.

AVALIAÇÃO

1. Examinar a prescrição médica que solicitou o enema e esclarecer o motivo para a administração do enema. *Justificativa: A prescrição médica é exigida para pacientes hospitalizados. O pedido declara o tipo de enema e quantas aplicações o paciente irá receber.*
2. Determinar o nível de entendimento do paciente quanto ao motivo do enema. *Justificativa: Permite que o enfermeiro forneça as instruções adequadas.*
3. Examinar o abdome para verificar se há distensão e auscultar os sons intestinais. *Justificativa: Fornece uma linha de referência para avaliar a resposta ao enema.*
4. Avaliar o registro médico para verificar a presença de pressão intracraniana aumentada, doenças cardíacas, glaucoma ou cirurgia abdominal, retal ou prostática recente. *Justificativa: Essas condições contraindicam o uso do enema.*
5. Avaliar os últimos movimentos intestinais, os padrões normais *versus* recentes de eliminação, presença de hemorroidas, mobilidade e presença de dores abdominais ou cólicas. *Justificativa: Determina os fatores que indicam a necessidade do enema e definem o tipo de enema a ser usado. Também estabelece a linha de referência para a função intestinal. As hemorroidas podem mascarar a abertura retal e causar desconforto ou sangramento com a evacuação.*

PLANEJAMENTO

Os **Resultados Esperados** focam-se em estabelecer um padrão de eliminação intestinal e consistência normal das fezes.
1. As fezes devem ser evacuadas.
2. O retorno do enema deve estar limpo.
3. O abdome deve estar flácido e não distendido.

Delegação e Colaboração

A administração do enema pode ser delegada para a equipe de auxiliares e técnicos de enfermagem. Instruí-los sobre o seguinte:

*__Nota da Revisão Científica:__ da sigla em inglês: Magnesium, Glycerin and Water.

- Como posicionar apropriadamente os pacientes com equipamentos terapêuticos, como drenos, cateteres intravenosos ou tração
- Como posicionar apropriadamente os pacientes com restrições de mobilidade
- Informar ao enfermeiro encarregado imediatamente sobre a presença de sangue nas fezes ou em torno da área retal, quaisquer alterações nos sinais vitais, dor abdominal, cólica abdominal ou distensão

Equipamentos
- Luvas limpas
- Lubrificante solúvel em água
- Almofadas absorventes à prova d'água
- Papel higiênico
- Comadre, mesa de cabeceira hospitalar ou acesso ao banheiro
- Lavatório, toalhas e sabão
- Cobertor de banho
- Suporte para intravenosos

Administração de bolsa enema
- Recipiente do enema (Fig. 19-2)
- Tubo e *clamp* (se não estiverem acoplados ao recipiente)
- Sonda retal de tamanho apropriado (adultos: 22 a 30 Fr.; crianças: 12 a 18 Fr.)
- Volume correto de solução aquecida (morno) (adultos: 750 mL a 1 litro; adolescentes: 500 a 700 mL; crianças em idade escolar: 300 a 500 mL; crianças de 1 a 3 anos: 250 a 350 mL; bebês: 150 a 250 mL).

Enemas pré-embalados
- Recipiente do enema pré-embalado com ponta para inserção retal (Fig. 19-3)

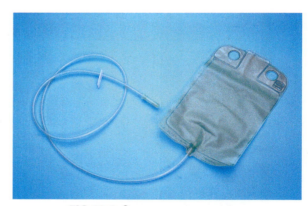

FIG 19-2 Saco enema com tubo.

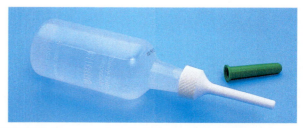

FIG 19-3 Enema pré-embalado com ponta retal e tampa.

HABILIDADE 19.2 Administrando um Enema

IMPLEMENTAÇÃO para ADMINISTRAÇÃO DE UM ENEMA

ETAPAS	JUSTIFICATIVA
1. **Veja Protocolo Padrão (ao final do livro).**	
2. Verificar a exatidão e a completude de cada registro de administração de medicamentos na prescrição, por escrito, do médico para a realização do procedimento ou administração do medicamento. Verificar o nome do paciente, tipo de enema e tempo de administração. Comparar a prescrição médica com o rótulo da solução do enema.	A prescrição é a fonte mais confiável e o único registro legal de medicamentos ou procedimentos que devem ser administrados ao paciente. Essa verificação assegura que o paciente irá receber a medicação correta.
3. Identificar o paciente com dois identificadores (p. ex., nome e data de nascimento ou nome e registro hospitalar, de acordo com as diretrizes da instituição). Se o enema prescrito for ser administrado, comparar os identificadores com as informações do paciente na prescrição médica ou no registro médico.	Assegura identificação correta do paciente. Cumpre com as normas da *Joint Commission* e aprimora a segurança do paciente (TJC, 2010).
4. Ajudar o paciente a se deitar sobre seu lado esquerdo (posição de Sims) com o joelho direito flexionado. Pedir ao paciente que permaneça na mesma posição até o término do procedimento. Crianças podem ser posicionadas na posição dorsal flexionada.	Permite que a solução do enema flua para baixo, devido à gravidade, ao longo da curva natural do cólon sigmoide e reto, facilitando a retenção da solução.

> ⚡ **ALERTA DE SEGURANÇA** Pacientes que tenham pouco controle do esfíncter necessitam da colocação de uma comadre embaixo das nádegas. A administração do enema com o paciente sentado no vaso sanitário não é segura, porque a sonda retal curvada pode irritar a parede do reto.

ETAPAS	JUSTIFICATIVA
5. Colocar o suporte absorvente à prova d'água virado para cima, embaixo dos quadris e das nádegas.	Evita sujar a roupa de cama.
6. Cobrir o paciente com toalhas expondo apenas a área retal e permitindo que o ânus seja claramente visualizado.	Proporciona aquecimento, reduz a exposição das partes do corpo e deixa o paciente mais relaxado e confortável. Proporciona acesso ao ânus.
7. Separar as nádegas e examinar a região perianal para verificar anormalidades, como hemorroidas, fissuras e prolapso retal.	Essas descobertas influenciam na abordagem do enfermeiro em relação à inserção do enema. O enema é contraindicado para pacientes com prolapso retal. As hemorroidas podem dificultar a visão da abertura anal.
8. Colocar a comadre ou cadeira hospitalar em uma posição facilmente acessível. Se o paciente for expelir o conteúdo no banheiro, certificar-se de que este esteja disponível e colocar os chinelos e roupão do paciente em local acessível.	A comadre será utilizada se o paciente não puder sair da cama.
9. Administrar o enema	
a. *Administração do enema pré-embalado descartável.*	
(1) Remover a tampa de plástico da ponta do recipiente. Aplicar mais lubrificante solúvel em água, se for necessário.	A lubrificação permite a inserção da ponta do enema sem atrito, evitando traumas ou irritação retal.
(2) Separar as nádegas gentilmente e localizar o ânus. Instruir o paciente a relaxar, pedindo que ele expire lentamente pela boca.	A expiração promove relaxamento do esfíncter retal externo. A presença de hemorroidas dificulta a visão da área anal.
(3) Expelir qualquer ar do interior do recipiente	A entrada de ar do enema pode causar distensão e desconforto.

(4) Inserir gentilmente a ponta lubrificada do recipiente no canal anal em direção ao umbigo (ilustração).
       Adultos: 7,5 a 10 cm
       Adolescentes: 7,5 a 10 cm
       Crianças: 5 a 7,5 cm
       Bebês: 2,5 a 3,5 cm
	A inserção delicada evita traumas à mucosa retal.

(Continua)

ETAPAS	JUSTIFICATIVA
(5) Enrolar a garrafa plástica da base para a ponta até que toda a solução tenha penetrado o reto e o cólon. Instruir o paciente a reter a solução por 2 a 5 minutos até que sinta vontade de evacuar.	Soluções hipertônicas requerem pequenos volumes para estimular a evacuação. Jatos intermitentes podem resultar no retorno da solução para o recipiente.
b. *Administração de saco enema.*	
(1) Adicionar a solução aquecida ao saco: aquecer a água corrente à medida que ela flui da torneira; colocar o soro fisiológico em uma vasilha de água morna antes de adicioná-lo ao saco enema e verificar a temperatura da solução derramando uma pequena quantidade na parte interna do pulso.	A água quente pode queimar a mucosa intestinal. A água fria pode causar cólica abdominal e é mais difícil de ser retida.
(2) Se o enema com sabão for solicitado, adicionar sabão de Castela após a água.	Evita a formação de espuma no saco do enema.
(3) Levantar o recipiente, liberar o *clamp* e permitir que a solução flua até encher o tubo.	Remove o ar do tubo.
(4) Recolocar o *clamp* no tubo.	
(5) Usar lubrificante na ponta do tubo (de 6 a 8 cm).	Facilita a inserção do tubo no ânus.
(6) Separar gentilmente as nádegas e localizar o ânus. Instruir o paciente a relaxar, pedindo que ele expire lentamente pela boca.	A expiração promove o relaxamento do esfíncter anal externo.
(7) Inserir a ponta do tubo retal apontando-a em direção ao umbigo do paciente. A profundidade da inserção é variável (Etapa 9a(4)).	A inserção cuidadosa evita traumas à mucosa retal decorrentes de atrito acidental contra a parede retal. A inserção forçada além da profundidade recomendada pode causar a perfuração do intestino.

> ⚡ **ALERTA DE SEGURANÇA** Se o tubo não passar facilmente, não forçar. Permitir que uma pequena quantidade do fluido penetre e tente reinserir o tubo lentamente. A instilação do fluido pode relaxar o esfíncter e proporcionar lubrificação adicional.

(8) Segurar a sonda no reto constantemente até o final da instilação do líquido.	A contração intestinal pode causar a expulsão da sonda retal.
(9) Abrir o *clamp* regulador, permitindo que a solução entre lentamente com o recipiente ao nível dos quadris do paciente.	A infusão rápida pode estimular a evacuação do tubo e causar cólicas.
(10) Elevar o recipiente do enema vagarosamente até o limite apropriado: 30 a 45 cm para enema alto; 30 cm para enema regular (ilustração); 7,5 cm para enema baixo. O tempo de instilação varia de acordo com o volume da solução administrada (p. ex., 1 litro pode levar 10 minutos). Pendurar o recipiente no suporte para intravenosos.	Permite a contínua e lenta instilação da solução. Elevar o recipiente a um nível muito alto causa a infusão rápida e possível distensão dolorosa do cólon. A pressão elevada pode causar ruptura intestinal em bebês.

> ⚡ **ALERTA DE SEGURANÇA** A cessação temporária da infusão minimiza a cólica e melhora a capacidade de retenção do líquido. Abaixar o recipiente ou recolocar o *clamp* no tubo se o paciente reclamar de dor ou cólica abdominal ou se o fluido vazar em torno da sonda retal.

(11) Instilar toda a solução e recolocar o *clamp* no tubo. Informar ao paciente que o procedimento foi concluído e que a sonda retal será removida.	Evita a entrada de ar dentro do reto. Os pacientes podem interpretar a saída do tubo como perda de controle.
10. Colocar camadas de papel higiênico ao redor da sonda, perto do ânus e gentilmente remover a sonda.	Proporciona conforto e limpeza do paciente.

HABILIDADE 19.2 Administrando um Enema

ETAPAS	JUSTIFICATIVA
11. Explicar ao paciente que a sensação de distensão é normal. Pedir ao paciente para reter a solução o máximo de tempo possível até que ele sinta vontade de evacuar. Isso normalmente leva apenas alguns minutos. Permanecer ao lado da cama. Manter o paciente deitado tranquilamente na cama, se possível. (No caso de bebês e crianças, segurar gentilmente as nádegas unidas por alguns minutos.)	A solução distende o intestino. A duração da retenção varia de acordo com o tipo de enema e com a capacidade do paciente de contrair o esfincter retal. A retenção mais duradoura promove estimulação mais efetiva da peristalse e da evacuação.
12. Ajudar o paciente a ir ao banheiro ou a usar a cadeira hospitalar, se possível. Se a comadre estiver sendo utilizada, ajudar para que o paciente fique na posição mais próxima à posição normal de evacuação possível.	A posição de cócoras promove a evacuação.
13. Observar as características das fezes e da solução passada (alertar o paciente a não dar a descarga antes da inspeção).	Permite determinar se o enema foi eficaz.
14. Ajudar o paciente, se necessário, a lavar a área anal com água morna e sabão.	O conteúdo das fezes pode irritar a pele. A higiene proporciona conforto ao paciente.
15. **Veja Protocolo de Conclusão (ao final do livro).**	

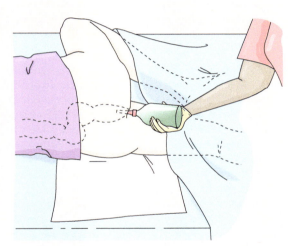

ETAPA 9a(4) Com o paciente deitado sobre o lado esquerdo, na posição de Sims, inserir a ponta do enema comercial no reto. (De Sorrentino SA: *Mosby's textbook for nursing assistants*, ed. 6, St. Louis, 2006, Mosby.)

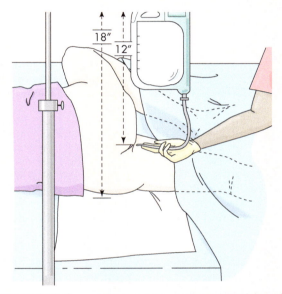

ETAPA 9b(10) O suporte para intravenosos é posicionado de modo que o saco enema esteja 30 cm acima do ânus e aproximadamente 45 cm acima do colchão (dependendo da altura do paciente). (Adaptado de Sorrentino SA: *Mosby's textbook for nursing assistants*, ed. 7, St. Louis, 2008, Mosby.)

AVALIAÇÃO

1. Perguntar ao paciente se o desconforto abdominal foi aliviado.
2. Examinar a cor, a consistência e a quantidade de fezes, o odor e as características do fluido passado.
3. Avaliar se há distensão abdominal.

Resultados Inesperados e Intervenções Relacionadas

1. O paciente não consegue reter a solução do enema.
    a. Se isso ocorrer durante a instilação, diminuir a velocidade da infusão.
    b. Posicionar a comadre enquanto administra a solução.
2. O paciente apresenta cólicas intensas, sangramento ou dor abdominal forte e repentina e não sente alívio com a interrupção temporária ou redução do fluxo da solução.
    a. Interromper a administração do enema.
    b. Comunicar ao médico.
3. Se a prescrição for de "enemas até a limpeza total", após três enemas, o líquido tem coloração intensa ou contém material fecal sólido.
    a. Comunicar ao médico.

Registro e Relato

- Registrar o tempo, o tipo e o volume de enema administrado; os sinais e os sintomas do paciente; a resposta ao enema; e os resultados, incluindo cor, quantidade e aparência das fezes.

- Relatar se o paciente não conseguiu evacuar ou quaisquer outras reações adversas.

Amostra de Documentação

20h Último movimento intestinal há 5 dias. O paciente se queixa de abdome cheio e pressão retal. Abdome firme e distendido; 1 litro de enema com sabão administrado; cólica abdominal leve durante a administração. A solução retornou com grande quantidade de fezes marrom-escuras de consistência macia.

21h Declara "Sinto-me melhor agora". Abdome flácido, não distendido. Descansando na cama, com as grades elevadas.

Considerações Especiais

Pediatria

- O uso de amolecedores orais de fezes é o tratamento inicial recomendado para constipação em crianças.

Geriatria

- Adultos idosos podem se cansar mais rapidamente e apresentar maior risco de desenvolver desequilíbrios de líquidos e eletrólitos; ser cauteloso ao administrar enemas "de limpeza completa".
- Orientar idosos e cuidadores sobre alimentação e atividades físicas que ajudam a evitar a constipação.
- Adultos idosos podem ter dificuldade de reter a solução do enema.

Assistência Domiciliar (*Home Care*)

- Avaliar a capacidade e a motivação do paciente e dos cuidadores familiares para administrar o enema em casa e fornecer as instruções necessárias.
- Avaliar a capacidade do paciente de manipular o equipamento para fazer a autoadministração do enema.
- Instruir o paciente e seus cuidadores familiares a não exceder o número e o volume dos enemas.

HABILIDADE 19.3 INSERÇÃO, MANUTENÇÃO E REMOÇÃO DE SONDA NASOGÁSTRICA PARA DESCOMPRESSÃO GÁSTRICA

Às vezes, a peristalse normal é alterada temporariamente, seja depois de uma cirurgia de grande porte ou por condições que afetam o trato gastrintestinal. Devido à redução ou ausência da peristalse, o paciente não pode comer ou beber fluidos sem que ocorra a distensão abdominal. A inserção temporária de uma sonda nasogástrica (NG) no estômago serve para descomprimir o estômago, mantendo-o vazio até que a peristalse normal retorne.

Uma sonda NG é um tubo flexível inserido através da nasofaringe do paciente até o estômago. A sonda é oca, o que permite a remoção de secreções gástricas e a introdução de soluções no estômago. Às vezes, a sonda NG é usada para alimentação enteral, mas uma sonda de alimentação mais macia e com menor diâmetro é preferível para fins de alimentação (Cap. 12). As sondas de Levine e Salem são os mais comuns para descompressão estomacal. A sonda de Levine é um tubo de único lúmen com orifícios perto da ponta (Fig. 19-4). A sonda é conectada à bolsa de drenagem ou a um dispositivo de sucção intermitente para drenar as secreções estomacais. A sonda de Salem é preferível para descompressão estomacal. A sonda tem dois lumens: um para a remoção do conteúdo gástrico e um para fornecer ventilação, o que evita a sucção da mucosa gástrica para dentro do orifício na extremidade distal da sonda. Um "rabicho" azul é o ventilador que se conecta com o segundo lúmen (Fig. 19-5). Quando o lúmen principal da sonda está conectado à sucção, o ventilador permite a drenagem livre e contínua de secreções. ***Nunca soltar o ventilador, conectar à sucção ou usar para irrigação.*** O médico solicita a configuração da sucção, que normalmente é intermitente e de baixa pressão.

A inserção da sonda NG usa a técnica limpa. O procedimento é desconfortável, com o paciente experimentando sensações de queimação à medida que a sonda passa pela mucosa nasal sensível. Um dos maiores desafios da equipe de enfermagem é manter o paciente confortável, já que a sonda é uma irritação constante à mucosa. Avaliar rotineiramente as condições da mucosa das narinas para verificar presença de inflamação e escoriação. Os cuidados envolvem a troca de adesivos sujos ou dos dispositivos de fixação, mantendo as narinas limpas e lubrificadas e proporcionando cuidado constante à boca para minimizar a desidratação decorrente da respiração pela boca.

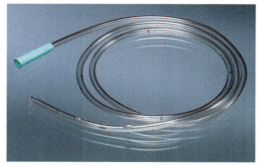

FIG 19-4 Sonda de Levine. (Cortesia de Bard Medical, Covington, Ga.)

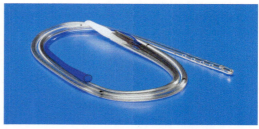

FIG 19-5 Sonda de Salem. (Copyright © 2010 Covidien. Todos os direitos reservados. Usado com autorização da Covidien.)

HABILIDADE 19.3 Inserção, Manutenção e Remoção de Sonda Nasogástrica

AVALIAÇÃO

1. Examinar as condições das cavidades orais e nasais do paciente. *Justificativa: Determina a necessidade de medidas de higiene especiais após a colocação da sonda.*
2. Perguntar ao paciente sobre o histórico de cirurgias nasais ou de congestão e alergias. Observar se há presença de desvio de septo. *Justificativa: Alerta o enfermeiro sobre potenciais obstruções. Inserir a sonda na passagem nasal não envolvida. O procedimento pode ser contraindicado em caso de cirurgia recente.*
3. Auscultar para verificar os sons intestinais. Palpar o abdome do paciente para verificar se há distensão, dor e rigidez. *Justificativa: Os sons intestinais são generalizados, então normalmente eles podem ser avaliados pela ausculta em um local (Seidel et al., 2011). Isso estabelece a linha de referência para a avaliação de qualquer distensão abdominal, íleo gastrintestinal, função gastrintestinal geral e, mais tarde, serve como base de comparação para o momento em que a sonda for inserida.*
4. Avaliar o nível de consciência do paciente e sua capacidade para seguir instruções. *Justificativa: Determina se o paciente pode ajudar no procedimento.*

> ⚡ **ALERTA DE SEGURANÇA** Se o paciente estiver confuso, desorientado ou não for capaz de obedecer a comandos, obter assistência de outro membro da equipe para inserir a sonda.

5. Determinar se o paciente usou previamente uma sonda nasogástrica e, em caso positivo, em qual narina foi usada. *Justificativa: A experiência prévia do paciente complementa quaisquer explanações e prepara o paciente para a colocação da sonda NG.*
6. Verificar a prescrição quanto ao tipo de sonda NG a ser colocada e se ela deve ser acoplada ao saco de sucção ou de drenagem. *Justificativa: É necessária uma prescrição médica. A descompressão adequada depende da sucção nasogástrica.*

PLANEJAMENTO

Os **Resultados Esperados** focam-se na descompressão do estômago, conforto, adequação do volume de fluido e prevenção de complicações relacionadas à intubação nasogástrica.
1. O abdome deve permanecer flácido e sem distensão.
2. O nível de conforto do paciente deve melhorar ou permanecer igual.
3. A sonda NG deve permanecer patente.
4. A mucosa nasal do paciente deve permanecer hidratada e intacta.

Delegação e Colaboração

O procedimento de inserção e manutenção da sonda NG não pode ser delegado para a equipe auxiliar de enfermagem. Instruir a equipe auxiliar sobre o seguinte:
- Quando medir e registrar a drenagem de uma sonda NG
- Com qual frequência deve-se fazer a higiene oral do paciente
- Medidas de conforto selecionadas, como posicionamento do paciente ou oferecer pedras de gelo, se permitidas
- Como ancorar a sonda ao roupão do paciente durante o cuidado de rotina para prevenir o deslocamento acidental

> No Brasil, a RDC 63, de 06 de julho de 2000, da ANVISA, aponta que "é responsabilidade do enfermeiro estabelecer o acesso enteral, por via oro/nasogástrica ou transpilórica, para administração da nutrição enteral". No item 7.4, a mesma RDC diz que o enfermeiro deve "proceder ou assegurar a colocação da sonda oro/nasogástrica ou transpilórica". Se optar por delegar a passagem da sonda NG, o enfermeiro deverá supervisionar o procedimento.

Equipamentos

- Sonda de 14 ou 16 Fr (cateteres com lumens menores não são usados para descompressão em adultos, porque eles devem ser capazes de remover secreções espessas)
- Gel lubrificante solúvel em água
- Fitas para teste de pH (medem a acidez do aspirado gástrico)
- Abaixador de língua
- Lanterna
- Recipiente para êmese
- Bulbo Asepto ou seringa com bico cateter
- Esparadrapo hipoalergênico de 2,5 cm de largura ou dispositivo de fixação comercial
- Elástico de borracha e alfinete de segurança
- *Clamp*, bolsa de drenagem ou máquina de sucção ou manômetro se a sucção de parede for ser usada
- Toalha
- Copo d'água com canudo
- Lenços faciais
- Soro fisiológico
- Tintura de benjoim (opcional)
- Equipamento de sucção
- Luvas limpas

IMPLEMENTAÇÃO para INSERÇÃO, MANUTENÇÃO E REMOÇÃO DE UMA SONDA NASOGÁSTRICA PARA DESCOMPRESSÃO GÁSTRICA

ETAPAS	JUSTIFICATIVA
1. **Veja Protocolo Padrão (ao final do livro).**	
2. Identificar o paciente usando dois identificadores (p. ex., nome e data de nascimento ou nome e registro hospitalar, de acordo com as diretrizes do local).	Assegura identificação correta do paciente. Cumpre com as normas da Joint Commission e aprimora a segurança do paciente (TJC, 2010).
3. Colocar o paciente na posição de Fowler alta. Colocar travesseiros atrás dos ombros e da cabeça. Levantar a cama para um nível horizontal confortável para o enfermeiro.	Promove a capacidade do paciente de engolir durante o procedimento.

(Continua)

ETAPAS	JUSTIFICATIVA
4. Colocar toalhas sobre o peito do paciente; entregar lenços faciais ao paciente. Colocar o recipiente para êmese ao alcance.	Evita que o roupão do paciente fique sujo. A inserção da sonda nas passagens nasais pode causar lacrimejamento e tosse com crescente salivação.
5. Lavar a ponte nasal com sabão e água ou com álcool.	Remove a oleosidade facial, facilitando a aderência do adesivo.
6. Ficar em pé do lado direito do paciente, se for destro, ou ao lado esquerdo, se for canhoto.	Facilita a manipulação da sonda.
7. Instruir o paciente a relaxar e respirar normalmente enquanto oclui uma das narinas. Depois, pedir a ele que repita a ação para a outra narina. Selecionar a narina com melhor fluxo de ar.	A sonda passa mais facilmente pela narina mais livre.
8. Medir a distância para inserir a sonda:	
a. *Método tradicional:* medir a distância da ponta do nariz até o lobo da orelha e até o processo xifoide (ilustração).	A sonda se estende da narina ao estômago; a distância varia de acordo com cada paciente.
b. *Método de Hanson:* primeiro marcar o ponto 50 cm na sonda e depois medir tradicionalmente. A inserção da sonda é um ponto entre a marca 50 cm e a marca tradicional.	
9. Com um pequeno pedaço de adesivo em volta da sonda, marcar a extensão que deverá ser inserida.	Indica a quantidade de sonda a ser inserida.
10. Curvar de 10 a 15 cm da extremidade da sonda firmemente ao redor do dedo indicador e soltar.	Ajuda na inserção e diminui a rigidez da sonda.
11. Lubrificar de 7,5 a 10 cm da extremidade da sonda com gel lubrificante solúvel em água.	Minimiza a fricção contra a mucosa nasal e auxilia na inserção da sonda. O lubrificante solúvel em água é menos tóxico do que o lubrificante solúvel em óleo, caso aspirado.
12. Alertar o paciente quando o procedimento for começar.	Reduz a ansiedade do paciente e aumenta a sua capacidade de cooperação.
13. Inicialmente, instruir o paciente a estender o pescoço para trás, contra o travesseiro; inserir o tubo lentamente na narina com a extremidade curvada apontando para baixo (ilustração).	Facilita a passagem inicial do tubo pela narina e mantém livre a passagem de ar da narina aberta.

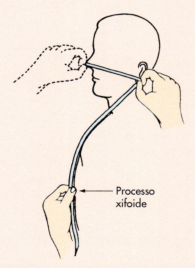

ETAPA 8a Técnica para medir a distância para a inserção da sonda nasogástrica.

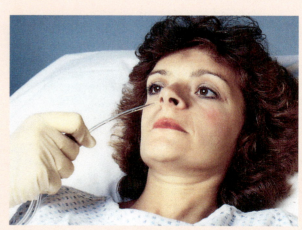

ETAPA 13 Inerir a sonda nasogástrica com a extremidade curvada apontada para baixo.

14. Continuar a passar a sonda ao longo do assoalho da cavidade nasal, para baixo, em direção à orelha. Quando sentir resistência, aplicar uma leve pressão para baixo (não forçar).	Minimiza o desconforto do atrito da sonda contra a concha nasal superior. Resistência causada pela nasofaringe posterior. A pressão para baixo ajuda a sonda a se enrolar em torno do canto da nasofaringe.

HABILIDADE 19.3 Inserção, Manutenção e Remoção de Sonda Nasogástrica

ETAPAS	JUSTIFICATIVA
15. Se encontrar resistência continuada, tentar rodar a sonda para ver se ela avança. Se ainda houver resistência, remover a sonda, deixar o paciente descansar, lubrificar o tubo novamente e inserir na outra narina.	Forçar contra a resistência do paciente causa traumas à mucosa. Deixar que o paciente descanse ajuda a aliviar a ansiedade.

> ⚡ **ALERTA DE SEGURANÇA** Se não conseguir inserir a sonda em nenhuma das narinas, notificar o médico encarregado.

16. Continuar a inserção da sonda até que ela passe a nasofaringe, rodando gentilmente a sonda em direção à narina oposta.	
a. Depois de passar a nasofaringe, parar o avanço da sonda, deixar o paciente respirar e fornecer lenços.	Alivia a ansiedade do paciente; o lacrimejamento é uma reação natural à irritação da mucosa; pode também ocorrer salivação excessiva, devido à estimulação oral.
b. Explicar ao paciente que, na próxima etapa, será necessário que ele engula. Dar a ele um copo d'água, exceto se contraindicado.	Beber pequenas porções de água facilita a passagem da sonda NG pelo esôfago.
17. Com a sonda logo acima da orofaringe, instruir o paciente a flexionar a cabeça para frente, tomar um pequeno gole d'água e engolir. Avançar o tubo em 2,5 a 5 cm com cada gole d'água. Se o paciente não puder ingerir líquidos, instruí-lo a engolir seco ou a sugar o ar pelo canudo. O tubo avança com cada gole.	A posição flexionada bloqueia o ar da via aérea superior para a traqueia e abre o esôfago. A deglutição fecha a epiglote sobre a traqueia e ajuda a mover a sonda para dentro do esôfago. Beber água reduz engasgos ou sensação de sufocação. Remover a água do estômago por sucção após a inserção.
18. Se o paciente começar a tossir, se engasgar ou se sentir sufocado, recuar ligeiramente e parar o avanço da sonda. Instruir o paciente a respirar livremente e tomar pequenos goles d'água.	O reflexo da tosse é iniciado quando a sonda entra acidentalmente na laringe. O recuo da sonda reduz o risco de entrada na laringe. Os pequenos goles d'água normalmente reduzem os engasgos. Fornecer água cautelosamente para reduzir o risco de aspiração.

> ⚡ **ALERTA DE SEGURANÇA** Se ocorrer vômito, ajudar o paciente a liberar a via aérea. Fazer aspiração oral, se necessário.

19. Se o paciente continuar a tossir durante a inserção, puxar a sonda ligeiramente.	A sonda pode entrar na laringe e obstruir a passagem de ar.
20. Se o paciente continuar a tossir, a se engasgar ou reclamar que sente como se a sonda estivesse se enroscando na parte de trás da garganta, verificar novamente a orofaringe usando a lanterna e o abaixador de língua. Recuar a sonda até que a extremidade esteja de volta à orofaringe, se enrolada. Depois, reinseri-la com o paciente engolindo.	A sonda pode enrolar-se em si mesma na parte de trás da garganta e estimular o engasgo.
21. Após o paciente relaxar, continuar a avançar a sonda com a deglutição, até que seja atingida marca ou o adesivo, o que significa que a sonda alcançou a distância desejada. Fixar temporariamente a sonda na porção lateral da face do paciente com adesivo até o posicionamento da sonda ser verificado.	A extremidade da sonda precisa estar dentro do estômago para realizar a descompressão adequada. A ancoragem da sonda evita o deslocamento acidental enquanto o posicionamento da sonda é verificado.
22. Verificar o posicionamento da sonda: verificar as diretrizes da instituição quanto aos métodos recomendados de verificação do posicionamento da sonda.	
a. Pedir ao paciente para falar.	O paciente não conseguirá falar se a sonda NG tiver passado através de suas cordas vocais.
b. Examinar a faringe posterior para verificar se a sonda está enrolada.	A sonda é flexível e pode se enrolar na parte de trás da faringe, em vez de avançar para dentro do esôfago.

(Continua)

ETAPAS	JUSTIFICATIVA
c. Acoplar a seringa com ponta de cateter ou Asepto ao final da sonda. Aspirar gentilmente para obter conteúdo gástrico, observando a cor (ilustração).	A observação do conteúdo gástrico é útil para determinar o posicionamento inicial da sonda (Mentheny *et al.*, 2007). O conteúdo, em geral, é turvo e verde, mas algumas vezes pode ser esbranquiçado, pardo, sanguinolento ou marrom. Outras cores comuns de conteúdo aspirado são amarelo ou cor de bílis (posicionamento duodenal) ou com aparência salivar (esôfago).

> ⚡ **ALERTA DE SEGURANÇA** A aspiração de fluido amarelo-claro de uma sonda recentemente inserida pode indicar a colocação no trato respiratório; o posicionamento da sonda é sempre confirmado por radiografia (Metheny *et al.*, 2007).

d. Usar o teste gástrico de pH para medir o pH do conteúdo aspirado com o papel identificador. Certificar-se de que a faixa do papel de pH esteja entre 1 e 11 (ilustração).	O aspirado gástrico decididamente contém valores ácidos de pH, preferencialmente 4 ou menos, se comparado ao aspirado intestinal, que normalmente é superior a 4, ou secreções respiratórias, que normalmente são superiores a 5,5.
e. Obter radiografias de tórax e do abdome.	A radiografia é o padrão-ouro para a verificação do posicionamento inicial da sonda. Isso deve ser feito antes que o medicamento ou líquido seja administrado (Metheny *et al.*, 2007).
f. Se a sonda não estiver no estômago, avançar mais um pouco, entre 2,5 e 5 cm e repetir as Etapas 22a a 22d para checar o posicionamento inicial da sonda e verificar com a radiografia.	A sonda deve estar no estômago para realizar a descompressão.
23. Fixar sonda.	
a. Fechar a extremidade da sonda ou conectar à bolsa de drenagem ou à máquina de sucção, depois de sua inserção apropriada.	Use a gravidade para a bolsa de drenagem. A sucção intermitente é mais efetiva para descompressão. O paciente que vai para a sala de cirurgia normalmente tem a sonda fechada.
b. Fixar a sonda ao nariz com adesivo; evitar pressionar as narinas.	Evita a necrose do tecido. O adesivo fixa a sonda de forma segura.
(1) Cortar um pedaço de adesivo de aproximadamente 10 cm e dividi-lo no meio.	
(2) Aplicar uma pequena quantidade de tintura de benjoim na parte inferior da ponta do nariz e deixar secar antes de fixar a sonda ao nariz (opcional).	O benjoim evita que o adesivo se inutilize caso o paciente transpire ou tenha pele oleosa.
(3) Aplicar o adesivo ao nariz deixando a extremidade dividida livre. Certificar-se de que a extremidade superior do adesivo sobre o nariz esteja segura.	
(4) Enrolar cuidadosamente as duas extremidades divididas do adesivo em volta da sonda em direções opostas (ilustração).	

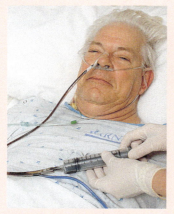

ETAPA 22c Aspiração de conteúdo gástrico.

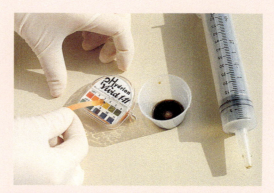

ETAPA 22d Verificação do pH do conteúdo gástrico.

HABILIDADE 19.3 Inserção, Manutenção e Remoção de Sonda Nasogástrica

ETAPAS	JUSTIFICATIVA
(5) Alternativa: aplicar o dispositivo de fixação da sonda usando um curativo adesivo (ilustração).	
c. Ajustar a extremidade da sonda NG ao roupão do paciente, dando um nó no elástico de borracha em volta da sonda. Prender o elástico de borracha no roupão do paciente.	Reduz a pressão nas narinas se a sonda se mover. Proporciona mais possibilidades de movimento sem que a sonda se desaloje.
d. Ao usar uma sonda de Salem, manter o rabicho azul acima do nível do estômago.	Evita a sifonagem, que obstrui a sonda.
e. Exceto se o médico determinar o contrário, elevar a cabeceira da cama em 30 graus.	Ajuda a evitar refluxo esofágico e minimiza a irritação da sonda contra a parte posterior da faringe.
f. Explicar ao paciente que a sensação da sonda diminui um pouco com o passar do tempo.	Ajuda o paciente a se adaptar ao estímulo sensório continuado.
24. Quando o posicionamento da sonda estiver confirmado:	
a. Fazer uma marca, com tinta vermelha ou com uma fita, na sonda para indicar onde a sonda sai do nariz.	A marca na sonda é um guia para indicar se ela permanece na posição correta.
b. Alternativa: medir a extensão da sonda, do nariz ao conector.	
c. Anotar a extensão da sonda no registro do paciente.	A informação ajuda a determinar o posicionamento da sonda.

> ⚡ **ALERTA DE SEGURANÇA** Nunca reposicionar uma sonda NG de um paciente de cirurgia gástrica, já que o posicionamento pode romper a linha de sutura.

25. Acoplar a sonda NG à sucção, conforme solicitado.	A configuração da sucção normalmente solicitada é intermitente de baixa pressão, o que reduz a irritação gástrica decorrente da sonda NG.

> ⚡ **ALERTA DE SEGURANÇA** Se o lúmen da sonda for estreito e as secreções forem espessas, a sonda NG não drenará da forma desejada. Irrigar a sonda (Etapa 26). Consultar o médico sobre uma configuração de sucção mais alta, se não for possível irrigar a sonda devido às secreções espessas.

26. *Irrigação da sonda NG:*	
a. 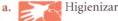 Higienizar as mãos.	Reduz a transmissão de micro-organismos.
b. Verificar o posicionamento da sonda no estômago (Etapa 22). Depois, temporariamente fechar a sonda ou reconectá-la ao tubo de conexão e remover a seringa.	Evita a entrada acidental da solução de irrigação nos pulmões.
c. Usar a mesma seringa para preparar 30 mL de soro fisiológico.	O uso do soro fisiológico minimiza a perda de eletrólitos dos fluidos estomacais.

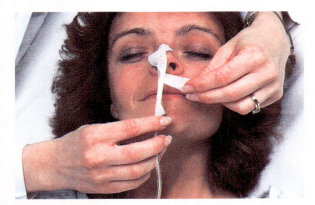

ETAPA 23b(4) O adesivo é cruzado sobre e ao redor da sonda.

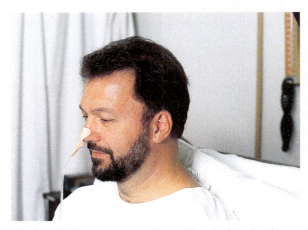

ETAPA 23b(5) Paciente com dispositivo de fixação de sonda.

(Continua)

ETAPAS	JUSTIFICATIVA
d. Fechar a sonda NG. Desconectá-la do tubo de conexão e repousar a extremidade do tubo de conexão sobre a toalha.	Evita sujar a roupa de cama e o roupão do paciente.
e. Inserir a ponta de seringa de irrigação na extremidade da sonda NG. Remover o *clamp*. Segurar a seringa com a ponta apontada para o chão e injetar o soro fisiológico lenta e uniformemente. Não forçar a entrada da solução.	A posição da seringa evita a introdução de ar dentro do tubo de ventilação, o que causa distensão gástrica. A solução introduzida sob pressão causa trauma gástrico.

> ⚡ **ALERTA DE SEGURANÇA** Não introduzir soro fisiológico pelo "rabicho" azul da sonda de Salem.

ETAPAS	JUSTIFICATIVA
f. Se ocorrer resistência, verificar se há dobras na sonda. Virar o paciente para o lado esquerdo. Relatar a reincidência de resistência ao médico.	A ponta da sonda pode encostar-se no revestimento do estômago. O reposicionamento do paciente sobre o lado esquerdo pode afastar a sonda do revestimento do estômago. O acúmulo de secreções pode causar distensão.
g. Após a instilação de soro fisiológico, aspirar imediatamente ou puxar lentamente a seringa para fazer o líquido recuar. Se a quantidade aspirada for maior do que a quantidade instilada, registrar a diferença como saída. Se a quantidade aspirada for inferior à quantidade instilada, registrar a diferença como entrada.	A irrigação limpa a sonda; assim, o estômago permanece vazio. Medir e documentar a irrigação inserida na sonda como entrada.
h. Usar uma seringa Asepto para colocar 10 mL de ar dentro do rabicho da sonda de Salem.	Garante a patência do ventilador de ar.
i. Reconectar a sonda NG à drenagem ou sucção. (Repetir a irrigação se a solução não retornar.)	Reestabelece a coleta da drenagem; pode-se repetir a irrigação ou reposicionar a sonda até que a sonda NG drene apropriadamente.

27. *Remoção da sonda NG:*

ETAPAS	JUSTIFICATIVA
a. Verificar a prescrição de remoção da sonda NG.	É necessária uma prescrição para a realização do procedimento.
b. Explicar o procedimento ao paciente e reiterar que a remoção é menos incômoda do que a inserção.	Minimiza a ansiedade e aumenta a cooperação do paciente. A sonda sai facilmente.
c. Higienizar as mãos.	Reduz a transmissão de micro-organismos.
d. Desligar a sucção e desconectar a sonda NG da bolsa de drenagem ou sucção. Pegar a seringa de irrigação e inserir 20 mL de ar dentro do lúmen da sonda NG. Remover o adesivo ou o dispositivo de fixação da ponte nasal e desprender a sonda do roupão.	Libera todas as conexões da sonda antes da remoção. Retira os fluidos gástricos da sonda, evitando a aspiração do conteúdo. Evita sujar o roupão e a roupa de cama.
e. Ficar ao lado direito do paciente, se for destro, e ao lado esquerdo, se for canhoto.	Facilita a manipulação da sonda.
f. Oferecer lenços faciais ao paciente; colocar toalhas limpas sobre o peito. Instruir o paciente a inspirar e segurar a respiração.	Alguns pacientes sentem necessidade de assuar o nariz depois que a sonda é removida. A toalha protege o roupão. A obstrução temporária da passagem de ar ocorre durante a remoção da sonda.
g. Fechar ou dobrar firmemente a sonda e puxar a sonda firme e suavemente para dentro da toalha segurada pela outra mão enquanto o paciente prende a respiração.	Fechar a sonda evita que o seu conteúdo escorra para a orofaringe. Reduz o trauma à mucosa e minimiza o desconforto do paciente. A toalha deve cobrir a sonda, porque a visão é desagradável. Prender a respiração ajuda a evitar a aspiração.
h. Verificar se a sonda está intacta.	
i. Medir a quantidade da drenagem e anotar as características do conteúdo. Descartar a sonda e o equipamento de drenagem em um recipiente adequado.	Proporciona a medida precisa da saída de fluidos. Reduz a transmissão de micro-organismos.
j. Limpar as narinas e executar os procedimentos de cuidado oral.	Proporciona conforto ao paciente.
k. Posicionar o paciente confortavelmente e explicar o procedimento para ingerir fluidos, se não houver contraindicação. Instruir o paciente a informar em caso de náusea.	Às vezes, o paciente não pode ingerir nada pela boca por até 24 horas. Quando os fluidos são permitidos, as prescrições normalmente começam com pequenas quantidades de pedra de gelo a cada hora, e as quantidades são aumentadas à medida que o paciente tolerar.

28. **Veja Protocolo de Conclusão (ao final do livro).**

CAPÍTULO 19 Eliminação Intestinal e Intubação Gástrica

AVALIAÇÃO

1. Observar a quantidade e as características do conteúdo drenado da sonda NG. Perguntar ao paciente se sente náuseas.
2. Auscultar para verificar a presença de sons intestinais, certificando-se de desligar a sucção. Palpar o abdome do paciente periodicamente. Observar se há distensão, dor e rigidez.
3. Examinar as condições do nariz e das narinas.
4. Observar o posicionamento da sonda.
5. Perguntar ao paciente se sente dor na garganta ou irritação na faringe.

Resultados Inesperados e Intervenções Relacionadas

1. O abdome do paciente está distendido e dolorido
   a. Verificar se a sonda está obstruída. A sonda NG pode não estar no estômago ou pode estar dobrada e não realizando a drenagem.
   b. Irrigar a sonda.
   c. Verificar se a sucção está ligada, conforme solicitado.
2. O paciente reclama de dor na garganta, decorrente de irritação e ressecamento das membranas das mucosas.
   a. Fazer a higiene oral mais frequentemente.
   b. Perguntar ao médico se o paciente pode chupar pedacinhos de gelo ou pastilhas para a garganta ou, ainda, se pode ser utilizado um anestésico local.
3. O paciente desenvolve irritação ou erosão da pele ao redor das narinas.
   a. Proporcionar cuidados frequentes da pele na área lesionada.
   b. Fixar a sonda com adesivo no nariz para evitar pressão.
   c. Considerar a troca da sonda para a outra narina.
4. O paciente apresenta sinais e sintomas de aspiração pulmonar: febre, respiração curta ou congestão pulmonar.
   a. Fazer a avaliação respiratória completa.
   b. Notificar o médico.
   c. Obter radiografia de tórax conforme prescrito.

Registro e Relato

- Registrar a extensão, o tamanho, o tipo de sonda e em qual narina ela foi introduzida. Além disso, registrar a tolerância do paciente ao procedimento, confirmação do posicionamento da sonda, características do conteúdo gástrico, resultados da radiografia, valor do pH, se a sonda está fechada ou conectada à bolsa de drenagem ou sucção e a quantidade de sucção fornecida.
- Registrar a diferença entre a quantidade de soro fisiológico instilada e a quantidade de aspirado gástrico removido na folha de balanço hídrico. Registrar a quantidade e as características do conteúdo drenado da sonda NG a cada turno nas anotações do enfermeiro ou na folha de balanço hídrico.
- Registrar a remoção da sonda "intacta", a tolerância do paciente ao procedimento, a quantidade e as características finais da drenagem.

Amostra de Documentação

10h Inserida sonda NG de 16 Fr na narina esquerda, avançada até a marca de 50 cm. O paciente auxiliou a inserção engolindo e declara que se sente confortável. 50 mL de secreção verde-claro aspirada, pH 4,0. Sonda fixada com adesivo e acoplada à sucção intermitente de baixa pressão. Posicionamento da sonda verificado por radiografia. Ausência de sons intestinais.

Considerações Especiais

Pediatria

- Em crianças, considerar o uso de sedação antes da inserção da sonda (Hockenberry e Wilson, 2007).
- Considerar o estágio de desenvolvimento da criança e preparar o paciente e a família antes de iniciar o procedimento. Nunca surpreender a criança com esse procedimento (Hockenberry e Wilson, 2007).

Geriatria

- Verificar a presença de implante dentário e removê-lo para segurança e conforto do paciente durante a inserção.
- O ressecamento das mucosas oral e nasal ocorre algumas vezes. Lubrificar adequadamente a sonda para inserção.
- Se o paciente usar aparelho de audição, certificar-se de que o paciente esteja usando o aparelho durante a explanação do procedimento e inserção da sonda, para que ele possa ouvir as instruções.

PERGUNTAS DE REVISÃO

Estudo de Caso para as Perguntas 1 e 2

Sr. Johnson é um paciente de 30 anos com quadro grave de vômitos e dor abdominal. Ele tem um diagnóstico prévio de pancreatite. O médico solicitou uma série de exames laboratoriais e exames de imagem. Entretanto, antes do exame de imagem, o médico solicita a inserção de uma sonda NG para descompressão gástrica.

1. Durante o histórico de enfermagem, Sr. Johnson diz ao enfermeiro que quebrou seu nariz jogando futebol há 9 anos. Com base nessas informações, qual é o próximo passo?
   1. Adicionar lubrificante extra durante a inserção.
   2. Avaliar a desobstrução de cada narina.
   3. Ligar para o médico para solicitar um pedido de anestésico local.
   4. Dizer ao Sr. Johnson que a lesão prévia impedirá a inserção da sonda.
2. Depois que a sonda estiver inserida e verificada com uma radiografia, qual dos seguintes aspirados indicam que a sonda está adequadamente posicionada no estômago?
   1. Aspirado transparente com pH 6,7
   2. Aspirado marrom-claro com pH 4,8
   3. Aspirado verde com pH 3,2
   4. Aspirado amarelo com pH 5,5
3. Ao receber um enema com água e sabão, um paciente se queixa de cólica abdominal. Qual das seguintes técnicas ajuda a aliviar essa sensação? Selecione todas que se aplicarem.
   1. Peça ao paciente para prender a respiração
   2. Peça ao paciente para respirar lentamente
   3. Abaixe o recipiente do fluido
   4. Levante o recipiente do fluido

4. Quando há suspeita de que um paciente tem fezes enrijecidas decorrentes de constipação prolongada, qual dos seguintes tipos de enema o enfermeiro administraria antecipadamente?
   1. Kayexalate
   2. Retenção de óleo
   3. Sabão
   4. Água morna de torneira
5. Um paciente chega ao hospital queixando-se de desconforto abdominal. Qual dos seguintes sinais pode sugerir uma constipação funcional?
   1. Diarreia e distensão abdominal
   2. Fezes enrijecidas e ingestão de fluidos reduzida
   3. Fezes enrijecidas e nodulares e ausência de sons intestinais
   4. Esforço para evacuar e sensação de evacuação incompleta
6. Um risco associado à remoção digital de fezes impactadas é a estimulação do nervo vago. Quando esse nervo é estimulado, o que pode ocorrer?
   1. Bradicardia reflexa
   2. Taquicardia reflexa
   3. Urinação reflexa
   4. Vômito reflexo
7. Ao medir a extensão da inserção de uma sonda NG, qual é a medida correta?
   1. Do canto da boca até o lobo da orelha e até o processo xifoide
   2. Da ponta do nariz até o lobo da orelha e até o processo xifoide
   3. 50 cm a partir da extremidade da sonda
   4. Da ponta do nariz até o umbigo
8. O paciente está com uma sonda NG por 2 dias e está se queixando de dor abdominal e náusea severa. A saída da sonda NG diminuiu nas últimas 3 horas, e o enfermeiro está preocupado, porque a sonda pode não estar drenando apropriadamente. Qual deve ser a próxima ação do enfermeiro?
   1. Irrigar a sonda com soro fisiológico e retirar o fluido instilado.
   2. Notificar o médico.
   3. Virar o paciente para o lado esquerdo para promover a drenagem.
   4. Recuar a sonda em 5 a 7,5 cm.
9. Após a remoção da sonda NG, qual dos seguintes sinais indica que a sonda precisa ser substituída? Selecione todas que se aplicarem.
   1. Distensão abdominal
   2. Sons intestinais reduzidos
   3. Inapetência
   4. Passagem de flatos
10. Um novo enfermeiro na unidade está cuidando de um paciente com uma sonda NG de Salem. Qual dos seguintes sinais indica que o enfermeiro precisa de mais informações para cuidar desse paciente? Selecione todas que se aplicarem.
    1. O enfermeiro ausculta para verificar os sons intestinais
    2. O enfermeiro mede a saída gástrica
    3. O enfermeiro se prepara para irrigar o rabicho azul
    4. O enfermeiro se prepara para acoplar o rabicho azul à sucção portátil

REFERÊNCIAS

Ebersole P and others: *Toward a healthy aging: human needs and nursing response*, ed 7, St Louis, 2008, Mosby.

Galanti GA: *Caring for people from different cultures*, ed 4, Philadelphia, 2008, University of Pennsylvania Press.

Gevirtz C: Controlling pain: Managing opioid-induced constipation, *Nursing 2008*(July):55, 2008.

Giger JN, Davidhizar RE: *Transcultural nursing: assessment and intervention*, ed 5, St Louis, 2008, Mosby.

Hockenberry MJ, Wilson D: *Wong's nursing care of infants and children*, ed 8, St Louis, 2007, Mosby.

Kyle G: Constipation. Part 1: Causes and assessment, *Pract Nurs* 29(12):611, 2009.

Leung FW, Rao SSC: Fecal incontinence in the elderly, *Gastroenterol Clin North Am* 38:503, 2009.

Metheny NS and others: Complications related to feeding tube placement, *Curr Opin Gastroenterol* 23:187, 2007.

Schnelle JF and others: Prevalence of constipation symptoms in focally incontinent nursing home residents, *J Am Gerontol Soc* 57:647, 2009.

Seidel HM and others: *Mosby's guide to physical examination*, ed 7, St Louis, 2011, Mosby.

The Joint Commission (TJC): *2010 National Patient Safety Goals*, Oakbrook Terrace, Ill, 2010, The Commission, http://www.jointcommision.org/PatientSafety/NationalPatientSafetyGoals, acessado em julho de 2010.

CAPÍTULO 20

Cuidado com Estomas

Habilidade 20.1 Colocando a Bolsa em uma Estomia Intestinal, 475
Habilidade 20.2 Colocando a Bolsa em Urostomia Incontinente, 479
Habilidade 20.3 Cateterizando um Desvio Urinário, 382

Algumas doenças ou condições clínicas requerem intervenção cirúrgica para criação de uma abertura na parede abdominal, visando ao desvio do conteúdo fecal e/ou urinário para o meio externo. Essa abordagem terapêutica está prevista em um grande número de doenças como câncer, doença inflamatória intestinal, infecções perineais graves, diverticulite, megacólon, doença neurológica, trauma, entre outras. A abertura é chamada *estoma* e pode ser construída de uma secção do cólon ou intestino delgado. O conteúdo eliminado pelo estoma é chamado de *efluente*.

Uma abertura no intestino grosso ou cólon é chamada *colostomia*; o efluente fecal varia em consistência, dependendo de onde a abertura é criada no cólon. Uma colostomia no cólon descendente ou sigmoide (Fig. 20-1) geralmente resulta em fezes similares àquelas que normalmente passam através do reto. Se a abertura é no cólon ascendente ou transverso, o efluente varia de líquido espesso a fezes semiformadas. Uma abertura na porção ileal do intestino delgado é chamada *ileostomia* (Fig. 20-2); o efluente fecal é de líquido a semiespesso e contém algumas enzimas digestivas. Estomias intestinais são tanto temporárias como permanentes, dependendo da condição subjacente e do procedimento cirúrgico realizado.

A urostomia construída com conduto ileal é criada cirurgicamente por meio da anastomose dos ureteres a uma porção do segmento ileal, previamente seccionada (Fig. 20-3). Uma extremidade do conduto ileal é suturada e outra trazida até a parede abdominal, e um estoma é formado no abdome para a urina sair do corpo. Esta estomia é permanente. O paciente com colostomia, ileostomia, ou urostomia com conduto ileal não tem a sensação ou controle sobre o tempo ou frequência de eliminação do efluente e usa uma bolsa para coletá-lo. Com uma colostomia descendente é possível que, com medidas dietéticas ou com *irrigação*, o movimento intestinal possa ser regulado e a pessoa possa usar uma bolsa pequena ou um protetor (capa) sobre o estoma para conter os gases ou pequena quantidade de fezes.

CUIDADO CENTRADO NO PACIENTE

Antes da cirurgia para construção de um estoma o médico cirurgião junto a enfermeira certificada em cuidados com estomas (enfermeira estomaterapeuta) ou a enfermeira engajada na assistência deverão se encontrar com o paciente para marcar o local do estoma, conversar sobre a cirurgia, e responder possíveis dúvidas. A avaliação do abdome deverá ser feita com o paciente deitado, sentado, e em pé para que o estoma fique bem localizado facilitando as atividades de autocuidado referentes à remoção e a colocação da bolsa coletora (ASCRS/WOCN, 2007). Isto é especialmente importante para pacientes que terão uma urostomia incontinente, pois estes pacientes correm o risco de vazamento de urina e irritação da pele. A localização precária do estoma causa grandes dificuldades e tem um impacto negativo na saúde psicológica e emocional do paciente (AUA/WOCN, 2009).

As estomias devem ser protegidas por bolsas, com vedação segura para prevenir vazamentos do efluente e proteger a pele ao redor do estoma (pele peristoma) a fim de ajudar os pacientes a manterem atividades normais e aceitarem as mudanças no seu corpo após a cirurgia. Além do estresse da doença e recuperação da cirurgia, pacientes com estomia enfrentam mudanças na imagem corporal, medo de rejeição social, e preocupação sobre atividade sexual; eles necessitam de ajuda para o cuidado pessoal. É muito importante providenciar um sistema coletor efetivo para facilitar os ajustes emocionais à estomia (Li, 2009). O ostomizado não deve se sentir constrangido com o odor ou aparência do efluente na bolsa. Uma reação negativa dos cuidadores reforça os sentimentos de rejeição social do paciente, face a sua alteração corporal, tendo a enfermagem um papel importante nessa fase do processo, pois um adequado suporte inicial proporciona um período mais tranquilo de ajustes físico e emocional (Krouse *et al.*, 2007). O paciente deve ser encorajado a assumir o autocuidado, independentemente, se ele já cuidou de uma estomia. Deve-se respeitar a rotina de cuidados do paciente mesmo que isso difira do cuidado usual na instituição hospitalar.

Em qualquer cultura, a presença e os cuidados de uma estomia representam mudanças significativas. Estomias recentes requerem monitoramento e observação, sendo que a grande parte dos pacientes frequentemente acha isto invasivo e vergonhoso. A maioria das culturas considera intestino e secreções urinárias impróprias para exibição pública. Tipicamente asiáticos, africanos, hispânicos, hindus, muçulmanos, árabes, judeus ortodoxos e grupos Amish evitam exposição da parte inferior do corpo, o que é necessário

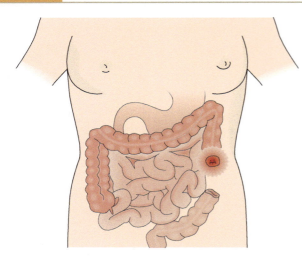

FIG 20-1 Colostomia sigmoide.

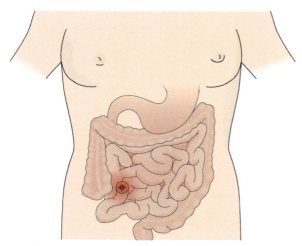

FIG 20-2 Ileostomia.

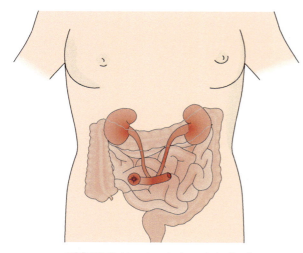

FIG 20-3 Urostomia (conduto ileal).

para o cuidado das estomias (Black, 2009). Quando um paciente pertencente a uma dessas culturas necessitar de cuidados com estomia, será necessário solicitar um cuidador do mesmo sexo se possível e permitir a presença de um membro da família se requisitado pelo paciente.

Durante o procedimento é recomendável ser sensível e evitar falar qualquer coisa que o paciente possa interpretar como de desrespeito ou desgosto. Como sempre, prepare-se adequadamente para o procedimento; procure ajuda necessária; e mantenha a calma, e comportamento profissional.

SEGURANÇA

Segurança é uma preocupação quando determinando o correto posicionamento do estoma. O posicionamento correto reduz o risco de má cicatrização e irritação da pele relacionada à drenagem do efluente. O posicionamento correto também facilita o autocuidado. Quando um estoma é posicionado corretamente, o paciente pode visualizar e limpar o estoma e o sítio periestoma, e facilmente remover e reaplicar a bolsa coletora (ASCRS/WOCN, 2007; AUA/WOCN, 2009).

Durante o período pós-operatório imediato avalie o novo estoma para determinar que a abertura do material do sistema coletor acomode o edema estomal pós-operatório e distensão abdominal. Se o sistema coletor não for adequadamente colocado, o estoma é privado de circulação e pode se tornar necrótico.

Práticas de higiene segura são muito importantes para pacientes que têm estomias. Quanto aos cuidados com um paciente com colostomia, é importante observar as mesmas medidas de higiene usadas para qualquer paciente usando o banheiro. O paciente deve ser orientado a lavar suas mãos antes e após participar do cuidado. Apesar de o estoma ser criado cirurgicamente, o cuidado do estoma e pele circundante não é um procedimento estéril. Posicione o paciente o mais confortável possível para que ele observe os cuidados e aprenda o que a enfermeira está ensinando.

TENDÊNCIAS NA PRÁTICA BASEADA EM EVIDÊNCIA

Polle SW *et al.*: Body image, cosmesis, qualiy of life, and functional outcome of hand-assisted laparoscopic versus open restorative proctocolrctomy: long-term results of randomized trials, *Surg Endosc* 21(8):1301, 2007.

Richbourg L, Fellows J: Ostomy pouch wear time in the United States, *J Wound Ostomy Continence Nurs* 35(5):504, 2008.

WOCN guidelines: *Basic ostomy care for health care providers and patients*, Mount Laurel, NJ, 2007, The Association.

As mudanças no cuidado com estomias estão relacionadas a melhora nas técnicas cirúrgicas para desvios urinários e fecais como o desenvolvimento de reservatórios para ileostomia e urostomia controlados pelo esfíncter urinário ou anal do paciente e as cirurgias menos invasivas, laparoscópicas, que diminuíram significativamente o tempo de recuperação pós-operatório e uso de analgésicos e melhora a imagem corporal (Polle *et al.*, 2007).

Os sistemas coletores cada vez mais efetivos, com adesivos tecnologicamente mais avançados também contribuem para a melhoria da qualidade da assistência ao paciente ostomizado. Estas melhorias nos sistemas de bolsas incluem uma grande variedade de tamanhos e formas de bolsas coletoras e barreiras protetoras de pele que melhor se adequam ao estoma, por se apresentarem mais convexas e flexíveis. A tendência atual é de aplicar a barreira protetora de pele em pele limpa, seca, livre de colas ou adesivos a não ser que o paciente tenha um problema específico que

HABILIDADE 20.1 Colocando a Bolsa em uma Estomia Intestinal

comprometa a permanência do sistema de bolsas (WOCN, 2007). Os adesivos usados em barreiras protetoras de pele são sensíveis a pressão e calor; assim o paciente tem que aplicar suave pressão com a mão sobre a barreira de pele por alguns minutos para facilitar a aderência à pele.

Atualmente há uma variedade de produtos e acessórios, como anéis e selantes, para proteger a pele periestoma e facilitar o manejo do sistema coletor em abdomens com muitos contornos. Algumas bolsas têm filtros de gases efetivos que permitem que os flatos escapem devagar da bolsa através de um filtro de carvão vegetal. Este filtro absorve odor e não permite vazamento de líquido efluente. Todas as empresas que produzem bolsas para estomias possuem bolsas com fechamento integrado. Um fechamento integrado é feito de um produto parecido com velcro e elimina a necessidade de um clipe para fechar o fundo da bolsa. Isto requer menos destreza manual para esvaziar a bolsa. Uma bolsa pode ser usada por três a sete dias, dependendo dos contornos do estoma e do abdome, a condição da pele periestoma, e a preferência pessoal do ostomizado. Um estudo recente com mais de 500 sujeitos nos Estados Unidos encontrou que a média de tempo de uso de uma bolsa coletora é 4,8 dias (Richbourg et al., 2008).

HABILIDADE 20.1 COLOCANDO A BOLSA EM UMA ESTOMIA INTESTINAL

Imediatamente após uma cirurgia para construção de um desvio fecal, é necessário posicionar uma bolsa sobre o estoma criado para conter o efluente quando o estoma começar a funcionar. A bolsa mantém o paciente limpo e seco, protege a pele da drenagem, e providencia uma barreira contra o odor. É recomendável usar um sistema coletor transparente, cortado conforme o tamanho do estoma, que cubra a pele periestoma sem constringir o estoma e que permita a visibilidade de todo o conteúdo.

No período pós-operatório imediato o estoma pode estar edemaciado, e o abdome distendido. Estes sintomas se resolvem dentro de quatro a seis semanas após a cirurgia, mas durante este período é necessário revisar o sistema coletor para acompanhar o tamanho do estoma e as mudanças nos contornos corporais.

Há muitos tipos de sistemas coletores (sistemas de bolsas), mas todos têm uma camada protetora que adere a pele chamada *barreira protetora de pele* e uma bolsa. Um sistema coletor de uma peça (Fig. 20-4, *A*) tem as duas partes integradas, barreira protetora de pele e bolsa juntas. Um sistema de duas partes (Fig. 20-4, *B*) tem uma barreira protetora de pele e bolsa separados que se unem no abdome. Quando o estoma estiver no nível da pele ou retraído pode ser necessário a aplicação de uma pastilha convexa (Fig. 20-5) para se colocar a bolsa com sucesso. Este tipo de barreira de pele promove suave pressão na pele periestoma para empurrar o estoma através da abertura da pastilha. No sistema com duas peças, aplica-se a bolsa na barreira da pele anexando-a em um aro (um anel de plástico) na barreira. É indicado usar uma barreira de pele com aro e uma bolsa com tamanho correspondente, do mesmo fabricante, para que as duas peças se encaixem corretamente a fim de evitar vazamentos entre a barreira de pele e a bolsa. Alguns sistemas coletores têm aberturas previamente cortadas na barreira para o estoma, enquanto outras necessitam ser recortadas de acordo com a medida do estoma do paciente. É importante entender como usar cada um desses diferentes sistemas coletores antes de aplicar no paciente. Os websites das companhias que fazem acessórios para estomias têm instruções tanto para pacientes quanto para profissionais de saúde que são úteis no entendimento de como usar os sistemas de bolsas.

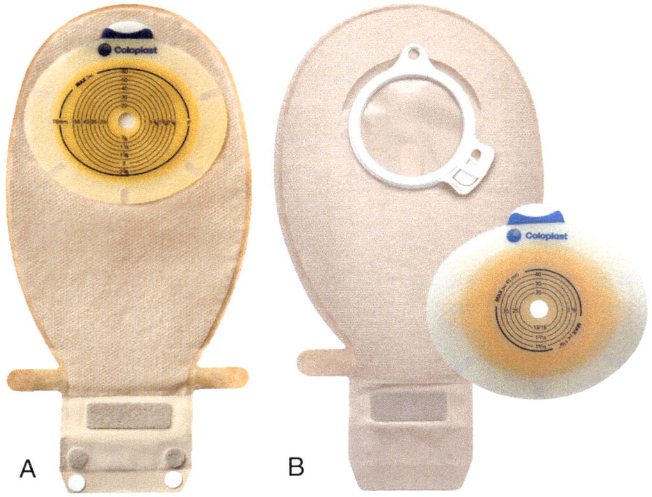

COLETA DE DADOS

1. Observe a barreira protetora de pele e a bolsa existente quanto a vazamentos e anote o tempo de permanência no local. A bolsa deve ser trocada a cada três a sete dias, não diariamente. *Justificativa: Avaliar a efetividade do sistema de bolsa para determinar a frequência de mudança. Se uma bolsa de estomia está vazando, mude-a. Colar ou remendar a bolsa para conter o efluente deixa a pele exposta a irritações químicas ou enzimáticas.*

FIG 20-4 **A**, Sistema de bolsa de uma peça com fechamento de velcro. **B**, Sistema de bolsa de duas peças com barreira de pele e bolsa acoplável separadas. (**A** e **B** Cortesia Coloplast, Minneapolis, Minn.)

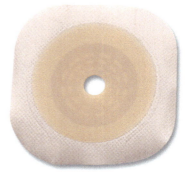

FIG 20-5 Pastilha de barreira da pele convexa. (Cortesia Hollister Inc., Libertyville, Ill.)

2. Observe a quantidade de efluente na bolsa e esvazie a bolsa se estiver mais que um terço cheia abrindo o clipe ou o fechamento parecido com velcro integrado e drene isto para um recipiente para medir o efluente *Justificativa: Diminui o peso da bolsa e a chance de afrouxamento da bolsa ou derramamento quando trocar.*
3. Observe o estoma quanto a cor, edema, trauma e condições da pele periestoma. Se não conseguir observar o efluente, remova a bolsa puxando suavemente a pele para longe da barreira adesiva. Descarte a bolsa suja e guarde qualquer clampe. Avalie o tipo de estoma e se é enxertado (saliente acima da superfície da pele [Fig. 20-6, *A*]), no nível da superfície da pele, ou retraído (abaixo da superfície da pele [Fig. 20-6, *B*]). Bolsas claras permitem ver o estoma sem a sua remoção. *Justificativa: Características do estoma auxiliam na determinação do sistema de bolsa apropriado.*
4. Observe os contornos abdominais e perceba a presença de cicatrizes e incisões. *Justificativa: Determina o tipo de sistema de bolsa necessário. Contornos abdominais, cicatrizes, ou incisões afetam o tipo de sistema e como o sistema adere à pele do paciente.*
5. Observe o preparo do paciente para aprender por vontade própria a olhar o estoma e fazer perguntas. Se o paciente está apreensivo para tocar ou olhar o estoma, encoraje-o a observar o procedimento de troca de bolsa inicialmente. Quando possível, consulte a enfermeira estomaterapeuta. *Justificativa: Determina o preparo do paciente para aprender o autocuidado.*

PLANEJAMENTO

Os **Resultados Esperados** focam em manter a integridade do estoma e pele periestoma, promover eliminações normais, e promover a habilidade do paciente de manejo da estomia.
1. O estoma é úmido é avermelhado. A pele ao redor é intacta e livre de queimaduras ou irritações; suturas são intactas.
2. O estoma drena quantidade moderada de líquido ou fezes pastosas e flatos na bolsa.
3. Paciente ou familiar cuidador observa e demonstra novamente a troca da bolsa.
4. O paciente faz perguntas sobre o procedimento e pode tentar auxiliar com a mudança da bolsa.

Delegação e Colaboração

A habilidade de cuidar do estoma no pós-operatório imediato intestinal não pode ser delegada aos técnicos e auxiliares de enfermagem. Em algumas instituições o cuidado de uma estomia estabelecida (quatro a seis semanas após a cirurgia) pode ser delegado. Instruir a equipe de enfermagem para:
- Aparência esperada do estoma; a quantidade, cor e consistência do efluente
- Material especial necessário para a estomia
- Mudanças no estoma do paciente e integridade da pele circundante devem ser reportados

Equipamentos
- Bolsa para drenagem, de preferência clara, de uma ou duas peças, cortada rente ao estoma
- Dispositivo para fechamento da bolsa, por exemplo, um clipe
- Guia de medida
- Removedor de adesivo (opcional)
- Luvas limpas
- Compressas
- Toalha ou campo impermeável
- Bacia com água morna da torneira
- Tesouras

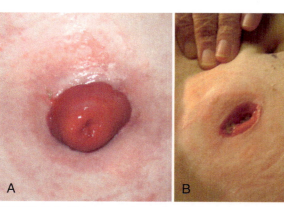

FIG 20-6 A, Estoma prolapsado. **B,** Estoma retraído. (**A** e **B** Cortesia Jane Fellows.)

IMPLEMENTAÇÃO para COLOCAR A BOLSA EM UMA ESTOMIA INTESTINAL

ETAPAS	JUSTIFICATIVA
1. Veja Protocolo Padrão (ao final do livro).	
2. Identifique o paciente usando duas identificações (p. ex., nome e data de nascimento ou nome e número do prontuário, de acordo com a política da instituição).	Garanta o paciente correto. Cumpra com os protocolos da The Joint Commission e melhore a segurança do paciente (TJC, 2010).
3. Posicione o paciente semireclinado ou em posição supina durante a avaliação e colocação da bolsa. (Nota: Alguns pacientes com estomias estabelecidas preferem ficar em pé.) Se possível, providencie um espelho para o paciente observar o procedimento.	O posicionamento garante que haja menos dobras na pele, o que permite a adequada aplicação do sistema de bolsa.

HABILIDADE 20.1 Colocando a Bolsa em uma Estomia Intestinal

ETAPAS	JUSTIFICATIVA
4. Coloque uma toalha ou campo impermeável embaixo do paciente e em toda região inferior do abdome.	Protege a roupa de cama.
5. Se não removida durante a avaliação, remova a bolsa usada e a barreira de pele puxando delicadamente a pele para longe da barreira. Um removedor de adesivo pode ser usado para facilitar a remoção da barreira protetora de pele. Descarte a bolsa.	Reduz o trauma na pele. Remoção imprópria da bolsa e barreira pode causar irritação da pele periestoma ou prolapso.
6. Limpe a pele periestoma delicadamente com água morna da torneira usando uma compressa; não esfregue a pele. Sangramentos pequenos na mucosa do estoma são normais durante a higienização. Seque a pele.	Evite deixar a pele periestoma úmida. Isso interfere na aderência da bolsa (WOCN, 2007). A bolsa não adere à pele molhada.
7. Meça o estoma (ilustração). Espere que o tamanho mude nas primeiras quatro a seis semanas após a cirurgia.	Permite bom ajuste da bolsa que irá proteger a pele periestoma.
8. Trace a medida do estoma na parte de trás do adesivo da bolsa (ilustração).	Prepara para o corte da abertura na bolsa.
9. Corte a abertura na bolsa (ilustração).	Customiza a bolsa para permitir que sirva no estoma.
10. Remova a parte de trás protetora do adesivo (ilustração).	

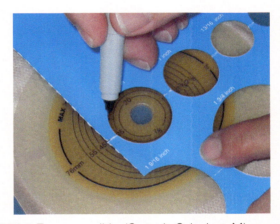

ETAPA 7 Medição do estoma. (Cortesia Coloplast, Minneapolis, Minn.)

ETAPA 8 Trace a medida. (Cortesia Coloplast, Minneapolis, Minn.)

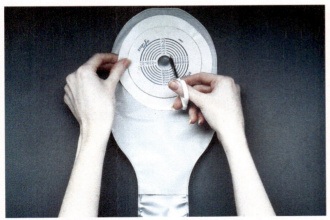

ETAPA 9 Corte para caber, bolsa de estomia de uma peça drenável. (©2010 Convatec Inc. Reimpresso com permissão.)

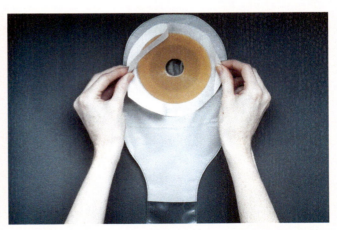

ETAPA 10 Removendo o papel de trás da barreira protetora na bolsa de uma peça. (©2010 Convatec Inc. Reimpresso com permissão.)

Continua

ETAPAS	JUSTIFICATIVA

11. Aplique a bolsa de uma peça (ilustração).
   a. Pressione a parte de trás do adesivo suavemente contra a pele, comece do fundo e trabalhe em torno dos lados.
   b. Segure firmemente ao redor do estoma e bordas exteriores. O fundo da bolsa aponta para os joelhos do paciente quando sentado.
   c. Ensine o paciente a segurar a mão sobre a bolsa para aplicar calor para assegurar a vedação. Segure por cerca de um a dois minutos.
12. Se usar um sistema de duas peças:
   a. Em primeiro lugar, aplique a barreira protetora de pele (ilustração) e depois anexe a bolsa.
   b. Encaixe a bolsa e mantenha pressão com os dedos.
13. Para os dois tipos de bolsa, puxe delicadamente a bolsa de forma descendente. Feche o final da bolsa com clipe ou fechamento integrado.
14. **Veja Protocolo de Conclusão (ao final do livro).**
	Garante fechamento suave e sem dobras.
	
	Os adesivos da barreira protetora são ativados pelo calor e irão segurar mais na temperatura do corpo.
	
	Garanta que a bolsa está segura. O fechamento adequado conterá o efluente.

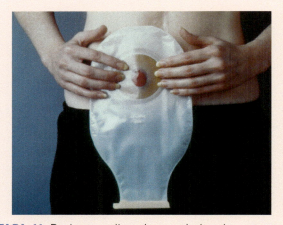

ETAPA 11 Paciente aplicando uma bolsa de uma peça. (©2010 Convatec Inc. Reimpresso com permissão.)

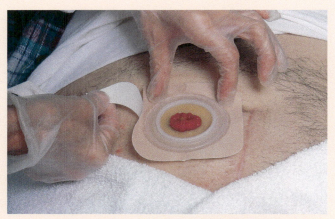

ETAPA 12a Aplicação da pasta de proteção na borda da bolsa de duas peças.

AVALIAÇÃO

1. Observe a aparência do estoma, pele periestoma, contornos abdominais e linha de sutura durante a troca da bolsa.
2. Observe o paciente e membros da família ou outras pessoas com boa vontade para ver o estoma e fazer perguntas sobre o procedimento. Faça-os executarem a aplicação do sistema coletor

Resultados Inesperados e Intervenções Relacionadas

1. A pele ao redor do estoma pode apresentar bolhas ou sangramento, ou exantema. As causas mais frequentes para alterações periestoma são reação alérgica a um dos produtos utilizados, colonização fúngica, ou exposição da pele a um efluente fecal causado por enfraquecimento da barreira protetora de pele.
   a. Remova a bolsa cuidadosamente.
   b. Consulte uma enfermeira estomaterapeuta.
2. Estoma necrosado é manifestado por cianose, ressecamento da mucosa, falha em sangrar quando higienizado delicadamente, ou presença de tecido descamativo.
   a. Relate ao cuidador/enfermeira.
   b. Consulte uma enfermeira estomaterapeuta.
3. O paciente se recusa a olhar o estoma ou participar no cuidado.
   a. Explore os sentimentos do paciente e recrute suporte familiar.
   b. Consulte uma enfermeira estomaterapeuta.
   c. Funcionários bem treinados facilitam o atendimento e proporcionam bons ajustes.

Registro e Relato

- Registre o tipo de bolsa utilizada e a barreira de pele aplicada, quantidade e aparência do efluente na bolsa, tamanho e aparência do estoma, e condições da pele periestoma. Registre o nível de participação do paciente/família e ensinamentos que foram feitos e resposta aos ensinamentos.

HABILIDADE 20.2 Colocando a Bolsa em Urostomia Incontinente

- Registre qualquer um dos seguintes casos para a enfermeira e/ou cuidador: aparência anormal do estoma, linha de sutura, pele periestoma, ou volume e características do efluente.

Amostra de Documentação

16h00 Estoma de ileostomia, circular, 1 centímetro de diâmetro, levemente edemaciado, vermelho. Pele periestoma intacta. Drenando 900 mL de fezes líquidas marrom-escuras. Sons intestinais presentes em todos os quadrantes. Sistema coletor de duas peças intacta, sem vazamento. Enfermeira estomaterapeuta iniciará instruções hoje. Paciente ainda não viu o estoma.

Considerações Especiais

Pediatria

- Selecione bolsas pediátricas designadas especialmente para neonatos e crianças que são menores e tem pele mais sensível ao adesivo da barreira protetora de pele.
- Crianças e adolescentes podem ter cirurgias de estomias por condições como câncer, doença intestinal inflamatória e trauma.
- Neonatos frequentemente têm múltiplos estomas em seus pequenos abdomens que são o resultado de cirurgias abdominais corretivas. Selecione uma bolsa cortada para caber que permita múltiplas aberturas de estomas na barreira protetora da pele, mas que ainda assim caiba no pequeno abdome do neonato.
- Se estiver cuidando de um prematuro, esteja ciente que a pele periestoma não está completamente desenvolvida; como resultado, você não deve usar selantes de pele e removedores de adesivo, pois podem danificar o epitélio.

Geriatria

- Avalie o estado cognitivo de adultos mais velhos para o entendimento das instruções sobre o autocuidado de estomias.
- Alguns pacientes idosos têm destreza manual prejudicada ou visão limitada; faça adaptações para isto enquanto ensina. Para pacientes que são incapazes de cortar adequadamente as barreiras de pele de acordo com o tamanho do estoma, considere ter barreiras previamente cortadas pelo fornecedor do equipamento de estomia ou usar um sistema de duas peças previamente cortado.
- Preocupações financeiras sobre custo dos materiais de estomias e reembolso são assuntos importantes para pacientes com renda fixa.

Assistência Domiciliar (*Home Care*)

- Avalie a casa do paciente quanto a instalações do banheiro e habilidade de se posicionar para esvaziar a bolsa diretamente dentro do vaso.
- O paciente pode tomar banho sem cobrir a bolsa.
- Instrua paciente e família que os cuidados com estomias não requerem material estéril.
- Cuidadores da família não precisam usar luvas quando estão fazendo o cuidado.
- Os pacientes devem evitar colocar as bolsas em locais muito quentes ou frios, pois a temperatura afeta a barreira e material adesivo.

HABILIDADE 20.2 COLOCANDO A BOLSA EM UROSTOMIA INCONTINENTE

Devido ao fato de a urina fluir continuamente por um desvio urinário incontinente, uma bolsa urinária é usualmente colocada sobre a abertura imediatamente após a cirurgia. A colocação da bolsa é mais desafiadora do que com um desvio fecal, pois a fluxo de urina mantém a pele úmida. No período pós-operatório imediato stents urinários se estendem para fora do estoma (Fig. 20-7). O cirurgião coloca estes stents dentro do ureter para evitar que eles fiquem estenosados ou fechados no sítio onde os ureteres são ligados ao conduto. Os stents são removidos durante a estadia no hospital ou na primeira consulta pós-operatória com o cirurgião. O estoma de um desvio urinário é normalmente vermelho e úmido. É feito de uma porção do trato intestinal, usualmente o íleo. Deve ser protruso sobre a pele. Um conduto ileal é geralmente localizado no quadrante inferior direito. Enquanto o paciente está na cama, a bolsa deve ser conectada a uma bolsa de drenagem de cabeceira para diminuir a necessidade de frequente esvaziamento. Quando o paciente vai para casa, a bolsa de drenagem de cabeceira pode ser usada à noite para evitar ter que se levantar para esvaziar a bolsa. Cada tipo de bolsa de urostomia (Fig. 20-8) vem com um conector para a bolsa de drenagem de cabeceira. Posicionamento incorreto da bolsa, grandes volumes de urina na bolsa, ou uma bolsa urinária sem uma válvula antirrefluxo promovem refluxo e risco de infecção. Pode-se reduzir o risco de refluxo anexando a bolsa urinária para drenagem direta quando grandes volumes urinários são esperados. Um paciente deve entender a importância de drenar a bolsa frequentemente e usar técnica limpa durante o cuidado do estoma e pele.

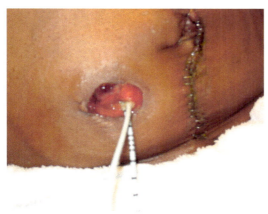

FIG 20-7 Estoma de urostomia com stents no local. (Cortesia Jane Fellows.)

COLETA DE DADOS

1. Observe a barreira protetora da pele existente e a bolsa para vazamentos de urina e tempo de permanência no local. A bolsa deve ser trocada a cada três a sete dias, não diariamente. *Justificativa: Avaliar a efetividade da bolsa e determinar a frequência da troca da bolsa.*

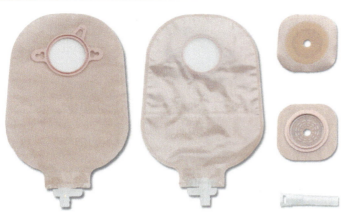

FIG 20-8 Sistemas de bolsas de urostomia com adaptador para conectar a bolsa de drenagem de cabeceira. (Cortesia Hollister Inc., Libertyville, Ill.)

2. Observe a quantidade de urina na bolsa e esvazie se estiver mais que um terço ou mais da metade cheia abrindo a torneira no final da bolsa e drenando para dentro de um frasco graduado. *Justificativa: Diminuir o peso da bolsa e a chance de afrouxamento ou vazamento quando estiver trocando. O débito urinário prové informações sobre o estado renal.*
3. Observe o estoma quanto a cor, edema, trauma e cicatrização da pele periestoma. Avalie o tipo de estoma. Bolsas claras permitem a visualização do estoma sem sua remoção. Se a bolsa não é clara, remova a bolsa delicadamente puxando a pele para longe da barreira adesiva. Descarte devidamente a bolsa suja e guarde os clampes. *Justificativa: As características do estoma são um dos fatores considerados na seleção da bolsa correta. Convexidade na barreira da pele é frequentemente necessária com um estoma nivelado ou retraído.*
4. Observe a prontidão do paciente para aprender por vontade própria a olhar o estoma e fazer perguntas. Se o paciente está apreensivo sobre tocar ou olhar o estoma, encoraje-o a observar o procedimento de troca de bolsa inicialmente. Assim que possível, consulte a enfermeira estomaterapeuta. *Justificativa: Avaliar a reação do paciente ao estoma e o preparo para começar a aprender o autocuidado.*

PLANEJAMENTO

Os **Resultados Esperados** focam em manter a integridade do estoma e pele periestoma, condições dos stents, e débito urinário normal, e em promover a habilidade do paciente em cuidar da estomia.

1. O estoma é úmido e avermelhado com stents saindo do estoma no período pós-operatório. A pele é intacta e livre de irritações; suturas estão intactas.
2. Urina drena livremente dos stents ou estoma. A urina geralmente é amarelada com partículas mucosas e sem odor fétido. Após a cirurgia, a urina pode ser rosa ou conter pequenos coágulos de sangue.
3. O débito urinário está dentro dos limites aceitáveis (30 mL/hora).
4. O paciente e cuidador da família observam e demonstram os passos do procedimento.
5. O paciente faz perguntas sobre o procedimento e pode tentar ajudar na troca da bolsa.

Delegação e Colaboração

A habilidade de colocar a bolsa em uma urostomia incontinente, no pós-operatório imediato, não pode ser delegada aos técnicos e auxiliares de enfermagem. Em algumas instituições o cuidado de uma urostomia estabelecida (quatro a seis semanas ou mais após a cirurgia) pode ser delegado. Instruir a equipe de enfermagem para:
- Aparência esperada do estoma; quantidade, cor e consistência da urina da estomia
- Material especial necessário para o procedimento completo
- Mudanças no estoma do paciente e integridade da pele adjacente devem ser relatadas

Equipamento

- Bolsa urinária (com válvula antirrefluxo) e barreira de pele; bolsa limpa, com drenagem de uma ou duas peças, cortada para caber o estoma ou tamanho previamente cortado com adaptador apropriado para conexão na bolsa de drenagem de cabeceira (saco de drenagem noturna) (Fig. 20-8)
- Guia de medida
- Bolsa de drenagem urinária de cabeceira
- Luvas limpas
- Compressa
- Toalha ou campo impermeável
- Bacia com água morna da torneira
- Tesoura
- Removedor de adesivo
- Pavio absorvente feito de gaze firmemente enrolada no formato de um tampão

IMPLEMENTAÇÃO para COLOCAR A BOLSA EM UROSTOMIA INCONTINENTE

ETAPAS	JUSTIFICATIVA
1. **Veja Protocolo Padrão (ao final do livro).**	
2. Identifique o paciente usando duas identificações (p. ex., nome e data de nascimento ou nome e número do prontuário, de acordo com a política da instituição).	Garanta o paciente correto. Cumpra os protocolos da The Joint Commission e melhore a segurança do paciente (TJC, 2010).
3. Posicione o paciente em posição semireclinada ou em posição supina. Se possível, providencie um espelho para o paciente observar o procedimento.	O posicionamento garante que haja menos dobras na pele, o que permite a facilidade de aplicação da bolsa.

HABILIDADE 20.2 Colocando a Bolsa em Urostomia Incontinente

ETAPAS	JUSTIFICATIVA
4. Coloque uma toalha ou campo impermeável embaixo do paciente e em toda região inferior do abdome do paciente.	Protege a roupa de cama, pois haverá fluxo contínuo de urina do estoma. Mantém a dignidade do paciente.
5. Remova a bolsa usada e a barreira protetora da pele (se não removida durante a avaliação) puxe delicadamente a pele para longe da barreira. Se os stents estão presentes, *não os puxe*.	Reduz o risco de trauma na pele e risco de deslocar os stents. Stents são necessários para manter os ureteres abertos durante o período pós-operatório imediato.
6. Coloque gaze enrolada na abertura do estoma. Mantenha a gaze na abertura do estoma continuamente durante a medição e troca da bolsa.	Gaze enrolada irá conter a urina drenada pelo estoma. A gaze forma um pavio; usando um pavio na abertura do estoma evita que a urina vaze na pele e previne umidade periestoma.
7. Enquanto mantém a gaze enrolada em contato com o estoma, limpe a pele periestoma delicadamente com água morna da torneira usando uma compressa; não esfregue a pele e evite usar sabonete. Pequenos sangramentos no estoma durante a lavagem é normal. Deixe a pele periestoma seca.	O sabonete deixa resíduos na pele, o que interfere na aderência da bolsa (WOCN, 2007). A bolsa não adere à pele molhada.
8. Meça o estoma (ilustração, Habilidade 20.1, Etapa 7). Espere que o tamanho do estoma mude nas primeiras quatro a seis semanas após a cirurgia.	Permite bom ajuste da bolsa que irá proteger a pele periestoma.
9. Trace o modelo do estoma no adesivo da barreira de pele (ilustração, Habilidade 20.1, Etapa 8).	Adequado tamanho para acomodar o estoma.
10. Corte a abertura na barreira protetora de pele (ilustração, Habilidade 20.1, Etapa 9).	Customizar a barreira protetora permite que sirva no estoma.
11. Remova a parte protetora de trás da superfície do adesivo (ilustração, Habilidade 20.1, Etapa 10).	Prepara a barreira protetora para adesão na pele. Os adesivos das barreiras protetoras de pele são ativados pelo calor e seguram mais seguramente na temperatura corporal.
12. Aplique a bolsa (ilustração, Habilidade 20.1, Etapa 11). Pressione a barreira adesiva firmemente no lugar ao redor do estoma e extremidades. Faça o paciente segurar a mão sobre a bolsa por um a dois minutos para aplicar calor para assegurar a vedação.	Adesivos de bolsa são ativados pelo calor para criar uma vedação segura na pele.
13. Use o adaptador fornecido com a bolsa para conectar a bolsa ao saco de drenagem noturna.	Promove coleta e medida da urina. Permite ao paciente descansar sem frequentemente esvaziar a bolsa.
14. **Veja Protocolo de Conclusão (ao final do livro).**	

AVALIAÇÃO

1. Observe o volume e característica da urina e aparência do estoma, pele periestoma, contornos abdominais e linha de sutura durante a troca da bolsa.
2. Observe o paciente e membros da família ou outra pessoa com boa vontade para ver o estoma e fazer perguntas sobre o procedimento. Faça o paciente demonstrar novamente a troca da bolsa.

Resultados Inesperados e Intervenções Relacionadas (Habilidade 20.1)

1. Não há débito urinário por algumas horas, ou o débito é menor que 30 mL/h. Urina tem odor fétido.
    a. Notifique o cuidador ou a enfermeira estomaterapeuta.
    b. Determine a abertura dos stents ou estoma observando o fluxo de urina.
    c. Obtenha amostra de urina se solicitado pelo cuidador para cultura e teste de sensibilidade para possível infecção (Habilidade 20.3).
2. Estoma necrosado é manifestado por cor roxa ou preta, textura seca ao invés de úmida, falência em sangrar quando lavado delicadamente, ou presença de tecido descamativo.
    a. Reporte ao cuidador/enfermeira estomaterapeuta.
    b. Documente os achados.

Registro e Relato

- Registre o tipo de bolsa e barreira de pele aplicados, quantidade e aparência de urina retirada da bolsa, tamanho e aparência do estoma, e condições da pele periestoma.
- Registre o nível de participação do paciente/família, ensinando o que foi realizado, e resposta aos ensinamentos.
- Registre qualquer um dos seguintes casos a enfermeira e/ou cuidador: aparência anormal do estoma, linha de sutura, ou pele periestoma; ou mudança no volume, cor, ou odor do débito urinário.

Amostra de Documentação

08h00 Ostomia de conduto ileal brilhante, úmida e vermelha. Presença de 250 mL de urina amarelo-clara com muco branco na bolsa. Pele periestoma intacta. Linha de sutura seca e aproximada. Mudança da bolsa feita com auxílio do paciente. Paciente aplicou corretamente a bolsa.

Considerações Especiais

Pediatria
- Em neonatos desvios urinários são menos comuns que ostomias fecais. Reparo cirúrgico de anomalias congênitas urinárias geralmente ocorre em estágios e foca inicialmente na drenagem do trato urinário superior para preservar a função renal.
- Selecione bolsas pediátricas designadas especialmente para neonatos e crianças, que são menores e têm um adesivo de barreira específico para peles sensíveis.

Geriatria
- Avalie o estado cognitivo de adultos mais velhos para o entendimento de instruções para o autocuidado.
- Alguns pacientes idosos têm destreza manual prejudicada ou visão limitada; faça adaptações enquanto ensina. Para pacientes que são incapazes de cortar as suas barreiras de pele, considere ter barreiras previamente cortadas pelo fornecedor do equipamento de estomia ou usar um sistema de duas peças previamente cortado.
- Preocupações financeiras sobre custo dos materiais de estomias e reembolso são assuntos importantes para pacientes com renda fixa.

Assistência Domiciliar (*Home Care*) (Habilidade 20.1)
- Avalie a casa do paciente, as instalações do banheiro e habilidade de se posicionar para esvaziar a bolsa diretamente dentro do vaso.
- O paciente pode tomar banho sem cobrir a bolsa.
- Cuidados com estomias não requerem material estéril.
- Cuidadores da família não precisam usar luvas quando estão fazendo o cuidado.
- Em casa o paciente pode abrir o bico da bolsa e conectar o sistema de drenagem direta à noite. Tenha certeza de que o paciente entendeu que o adaptador será necessário para conectar a bolsa à bolsa de drenagem de cabeceira.

HABILIDADE 20.3   CATETERIZANDO UM DESVIO URINÁRIO

A cateterização de um desvio urinário é a única forma de se obter uma cultura acurada e amostra sensível para rastreamento de infecções. Quando é necessário se obter amostra de urina de um desvio urinário, o melhor método é inserir um cateter estéril dentro do estoma. Obter a amostra de urina da bolsa não providencia resultados acurados por causa do risco de contaminação. Com o uso de técnica estéril rigorosa, a cateterização é relativamente segura e fácil. Se um paciente usa uma bolsa de duas peças, você pode remover a bolsa da barreira protetora de pele e recolocar após a cateterização. Se um paciente usa uma bolsa de uma peça, você tem que remover todo sistema coletor para obter a amostra e recolocar um novo sistema após a coleta do material. Para prevenir trauma tecidual, é necessário entender como o estoma e ureteres implantados são construídos. Refluxo de urina para dentro dos ureteres pode causar infecções.

COLETA DE DADOS

1. Observe sinais e sintomas de infecção do trato urinário como temperatura elevada, calafrios, urina com odor fétido, e contagem de glóbulos brancos elevados. *Justificativa: Determina a necessidade de realizar a cateterização para obter amostra estéril do desvio urinário.*
2. Obtenha prescrição do médico para cateterização. *Justificativa: O procedimento e teste laboratorial requerem prescrição médica.*
3. Avalie o entendimento do paciente para a necessidade do procedimento e como o procedimento é feito. *Justificativa: Determina a boa vontade de cooperar e reduz a ansiedade do paciente.*

PLANEJAMENTO

Os **Resultados Esperados** focam em obter uma amostra de urina não contaminada.

- Urina é obtida corretamente.
- Os resultados laboratoriais são acurados.

Delegação e Colaboração

A habilidade de cateterizar um desvio urinário não pode ser delegada aos técnicos e auxiliares de enfermagem. Instruir a equipe de enfermagem para:
- Informar a enfermeira se o paciente reclama de dor periestomal ou nas costas.
- Informar a enfermeira se há mudança na cor, odor, ou quantidade de urina ou se há sangue na urina.

Equipamento
- Material de cateterização urinária (podem ser em kits de cateterização estéril previamente preparados ou pode ser necessário reunir o material):
  - Cateter estéril 14 ou 16-Fr
  - Lubrificante solúvel à base de água
  - Cotonete antisséptico (p. ex., clorexidine)
  - Luvas estéreis
  - Frasco de amostra estéril
- Pavio de gaze absorvente
- Compressas de gaze
- Barreira de proteção da cama
- Toalhas
- Bolsa de desvio urinário se o paciente está usando uma bolsa de uma peça (se estiver usando um sistema coletor de duas peças, a bolsa pode ser removida e recolocada após a coleta de urina desde que o adesivo de barreira da pele permaneça intacto)
- Luvas limpas

HABILIDADE 20.3 Cateterizando um Desvio Urinário

IMPLEMENTAÇÃO para CATETERIZAÇÃO DE UM DESVIO URINÁRIO

ETAPAS	JUSTIFICATIVA
1. **Veja Protocolo Padrão (ao final do livro).**	
2. Identifique o paciente usando duas identificações (p. ex., nome e data de nascimento ou nome e número do prontuário, de acordo com a política da instituição).	Garanta o paciente correto. Cumpra os protocolos da The Joint Commission e melhore a segurança do paciente (TJC, 2010).
3. Se possível, posicione o paciente sentado e coloque uma toalha na região inferior do abdome.	A gravidade facilita o fluxo de urina. Mantenha a dignidade do paciente. A toalha absorve urina.
4. Remova a bolsa. Se o paciente usa um sistema coletor de duas peças, remova a bolsa apenas e deixe a barreira fixada na pele.	Acessa o estoma.
5. Remova e descarte as luvas. Realize higiene das mãos. Abra o conjunto estéril de cateterização de acordo com instruções ou abra o material necessário e coloque em uma barreira estéril. Se não usar o kit de cateterização, coloque gaze no campo estéril e espalhe uma pequena quantidade de lubrificante na gaze	Evita contaminação.
6. Coloque as luvas estéreis.	
7. Se necessário, faça o paciente segurar um pavio absorvente sobre o estoma enquanto aguarda.	Previne vazamentos de urina na pele periestoma, lençóis e roupas.
8. Limpe a superfície do estoma com swabs antissépticos usando movimentos circulares do centro para fora. Usando um novo swab a cada vez; repita duas vezes. Permita que o antisséptico seque.	Remove bactérias da superfície.
a. Se o paciente tem stents no local, use swabs antissépticos para limpar o final do stent e colocar o stent em um frasco estéril. Permita que a urina goteje dentro do frasco até que uma quantidade adequada para uma amostra tenha sido obtida. Então vá direto para a Etapa 13.	
9. Lubrifique a ponta do cateter com lubrificante à base de água.	Lubrificar facilita a passagem do cateter através do estoma.
10. Remova a tampa do frasco de amostra. Coloque a extremidade distal do cateter dentro do frasco de amostra. Segure o cateter no frasco com a mão não dominante.	O conduto é para passagem de urina e apenas um pequeno volume de urina é obtido.
11. Com sua mão dominante, delicadamente insira o cateter dentro do estoma. Não force o cateter; redirecione o curso conforme necessário. Use pressão suave, mas firme similar a regular cateterização da uretra. Faça o paciente tossir ou se virar levemente para facilitar o fluxo de urina.	Tenha cuidado para evitar trauma do conduto.
12. Mantenha o frasco abaixo do nível do estoma. Faça o paciente tossir se necessário. A urina deve fluir ao redor e pelo cateter. Isto é aceitável, mas apenas urina do cateter é desejada. Normalmente espere cinco minutos; se nenhuma urina está no frasco, clampeie o cateter e remova; direcione qualquer urina "presa" no cateter para dentro do frasco.	Facilita a drenagem de urina. Cultura e estudos de sensibilidade apenas requerem 3 a 5 mL de urina.
13. Após a retirada do cateter, coloque uma gaze absorvente sobre o estoma.	Mantém a pele seca.
14. Coloque a tampa no frasco com a amostra.	Previne derrame acidental.
15. Reaplique a nova bolsa de urostomia ou recoloque a bolsa se o paciente usa um sistema de duas peças.	A bolsa é necessária para conter urina.
16. Remova as luvas; faça higiene das mãos. Rotule e envie a amostra para o laboratório.	Evita transmissão de infecção. Rotulando o material coletado, garante aceitação da amostra no laboratório e processamento. Permitir que a urina fique por longos períodos na sala em temperatura ambiente, afeta os resultados laboratoriais.
17. **Veja Protocolo de Conclusão (ao final do livro).**	

AVALIAÇÃO

1. Consulte os relatórios de laboratório e compare os resultados da cultura e sensibilidade com resultados normais esperados. Lembre que muco é um achado normal na urina de um paciente com um conduto ileal ou de cólon. Se a amostra está contaminada, uma segunda amostra será necessária.

Resultados Inesperados e Intervenções Relacionadas

1. Impossibilitado de obter urina.
    a. Reposicione o paciente.
    b. Infunda líquidos e tente novamente mais tarde.
2. Pele ou estoma revelam complicações.
    a. Providencie cuidado apropriado.
    b. Consulte uma enfermeira estomaterapeuta ou provedor de cuidados em saúde.

Registro e Relato

- Registre a hora que a amostra foi coletada; a tolerância do paciente ao procedimento; e aparência da urina, pele e estoma.
- Relate os resultados dos testes laboratoriais à enfermeira responsável ou ao provedor de cuidado de saúde.

Amostra de Documentação

07h00 Cateterização de estoma de conduto ileal para amostra de urina estéril. Obtidos 150 mL de urina turva com odor fétido. Amostra enviada para o laboratório. Pele periestoma intacta; estoma brilhante, úmido e vermelho.

PERGUNTAS DE REVISÃO

Estudo de Caso para as Perguntas 1 e 2

A enfermeira é designada para cuidar de Tiffany Jones, uma mulher de 28 anos que foi admitida no hospital com dor abdominal. Ela foi diagnosticada com doença de Crohn quando tinha 16 anos e tem tido inúmeras admissões no hospital e tentado muitas medicações, mas agora ela necessitará de cirurgia para remover parte do intestino e terá uma ileostomia.

1. Quando Tiffany retorna da cirurgia, a enfermeira avalia o estoma. Ela deve esperar que o estoma esteja:
    1. Vermelho e úmido
    2. Abaixo do nível da pele
    3. Com um stent saliente
    4. Rosa e seco
2. Quando for ensinar Tiffany sobre os cuidados em casa, qual a frequência que a enfermeira deve recomendar para que ela troque ou esvazie sua bolsa coletora?
    1. Trocar diariamente
    2. Esvaziar quando estiver de um terço a metade cheia
    3. Esvaziar a cada quatro a seis horas
    4. Trocar a cada 10 dias
3. A paciente pós-colectomia total e ileostomia recente percebe que a eliminação intestinal está sempre líquida e pergunta quando será formada fezes como era antes da cirurgia. Como a enfermeira deve responder?
    1. Dizer a paciente que as fezes serão completamente formadas após completa recuperação da cirurgia.
    2. Dizer a paciente para comer comidas que causam constipação até que os movimentos intestinais estejam em consistência firme.
    3. Dizer a paciente que isto é um resultado normal para uma ileostomia.
    4. Dizer a paciente para reduzir a ingestão de fluidos para que as fezes fiquem mais consistentes.
4. Da lista a seguir, selecione a tarefa mais importante para ser feita antes da cirurgia para promover ajustamento bem-sucedido do paciente para a estomia.
    1. Dar ao paciente a chance de esvaziar uma bolsa.
    2. Ter certeza de que o paciente tem uma consulta de nutrição.
    3. Agendar a marcação do sítio do estoma com uma enfermeira especialista em ostomias.
    4. Administrar um enema de bário
5. Para obter uma amostra de urina para cultura e sensibilidade de um paciente com urostomia, o que deve ser feito?
    1. Cateterizar o estoma.
    2. Pegar a amostra de uma bolsa limpa.
    3. Pegar a amostra antes de trocar a bolsa.
    4. Anexar a bolsa coletora ao saco para drenagem noturna e pegar a amostra através da porta na tubulação.
6. A enfermeira está trocando a bolsa de uma urostomia. Coloque as seguintes etapas na ordem correta.
    1. Cortar a barreira de proteção de pele de acordo com o estoma.
    2. Dispensar a bolsa usada e material sujo.
    3. Manter pressão suave com os dedos ao redor da barreira por um a dois minutos.
    4. Limpar a pele ao redor do estoma com água morna da torneira.
    5. Colocar um pavio no estoma com uma gaze enrolada.
    6. Pressionar a barreira adesiva firme mas delicadamente na pele.
7. Um paciente tem uma nova colostomia. Qual das seguintes sentenças é verdadeira para este paciente? Selecione todas que se apliquem.
    1. O paciente poderá tomar banho.
    2. Alguém terá sempre que trocar a sua bolsa.
    3. A pele ao redor do estoma será sempre vermelha e coçará.
    4. A bolsa será esvaziada apenas uma vez ao dia.
    5. A bolsa pode apenas ser trocada uma vez na semana.
    6. As bolsas são descartáveis.
    7. Erupções cutâneas ou ruptura da pele ao redor do estoma não são normais e requerem tratamento.
8. Uma estomia deve ser medida a cada troca de bolsa porque pode mudar o tamanho:
    1. Por muitos meses após a cirurgia
    2. Nos primeiros dias após a cirurgia
    3. Pelo tempo que o paciente tiver o estoma
    4. Nas primeiras quatro a seis semanas após a cirurgia

9. Qual fator contribui para o melhor ajustamento paciente/estomia?
    1. Idade
    2. Nível de educação
    3. Suporte do cônjuge, família, outras pessoas significantes
    4. Destreza manual
10. Uma paciente com uma estomia recente começa a chorar conforme a enfermeira ajuda-a a trocar a sua bolsa pela primeira vez. O que a enfermeira deve fazer?
    1. Dizer a ela que ninguém saberá que ela tem uma estomia.
    2. Permitir que ela expresse sua dor sobre esta mudança no seu corpo.
    3. Solicitar uma consulta psiquiátrica.
    4. Reassegurar a ela que poderia ser pior se os cirurgiões não tivessem removido todo o seu câncer.

REFERÊNCIAS

American Society of Colon and Rectal Surgeons Committee Members; Wound Ostomy Continence Nurses Society Committee Members (ASCRS/WOCN): ASCRS and WOCN Joint Position Statement on the value of preoperative stoma marking for patients undergoing fecal ostomy surgery, *J Wound Ostomy Continence Nurs* 34(6):627, 2007.

American Urological Association; Wound Ostomy Continence Nurses Society (AUA/WOCN): AUA and WOCN Joint Position Statement on the value of preoperative stoma marking for patients undergoing creation of an incontinent urostomy, *J Wound Ostomy Continence Nurs* 36(3):267, 2009.

Black P: Cultural and religious beliefs in stoma care nursing, *Br J Nurs* 18(13):790, 2009.

Krouse R and others: Quality of life outcomes in 599 cancer and noncancer patients with colostomies, *J Surg Res* 138(1):79, 2007.

Li CC: Sexuality among patients with a colostomy, *J Wound Ostomy Continence Nurs* 36(3):288, 2009.

Polle SW and others: Body image, cosmesis, quality of life, and functional outcome of hand-assisted laparoscopic versus open restorative proctocolectomy: long-term results of randomized trials, *Surg Endosc* 21(8):1301, 2007.

Richbourg L, Fellows J: Ostomy pouch wear time in the United States, *J Wound Ostomy Continence Nurs* 35(5):504, 2008.

The Joint Commission (TJC): *2010 National Patient Safety Goals*, Oakbrook Terrace, Ill, 2010, The Commission, http://www.jointcommision.org/PatientSafety/NationalPatientSafetyGoals, acessado em julho de 2010.

WOCN guidelines: *Basic ostomy care for health care providers and patients*, Mount Laurel, NJ, 2007, The Association.

CAPÍTULO 21

Preparação para a Administração Segura de Medicamentos

Cuidado Centrado no Paciente, 486
Segurança, 486
Farmacocinética, 487
Ação de Medicamentos, 487
Administração de Medicamentos, 489
Tendências na Prática Baseada em Evidência, 490
Sistemas de Distribuição, 490
Registro de Administração de Medicamentos, 491
Os Seis Certos da Administração de Medicamentos, 491
Sistemas de Medida, 494
Processo de Enfermagem, 495
Orientação do Paciente e Família, 497
Manuseio Especial de Substâncias Controladas, 498

A administração segura e correta de medicamentos é uma das responsabilidades mais importantes do enfermeiro. Este deve ter uma compreensão integral da terapia medicamentosa e das implicações relacionadas à enfermagem. O processo de enfermagem constitui uma estrutura útil para a administração de medicamentos. A avaliação e o planejamento envolvem a identificação de fatores que influenciam o modo como são administrados os medicamentos e fornecem aos pacientes instruções sobre autoadministração. Os diagnósticos de enfermagem comunicam problemas relacionados à terapia medicamentosa e às intervenções diretas para o cuidado de enfermagem apropriado. A implementação inclui a administração correta e segura de medicamentos e, em muitos casos, a instrução dos pacientes sobre como realizar a autoadministração de medicamentos. A avaliação envolve o monitoramento das respostas do paciente aos medicamentos e a mensuração do aprendizado. Este capítulo inclui informações básicas para a preparação segura da administração de medicamentos. Os capítulos subsequentes abordam a administração de medicamentos não parenterais e injeções.

CUIDADO CENTRADO NO PACIENTE

Independentemente do contexto de cuidados de saúde, os enfermeiros são responsáveis pela administração de medicamentos, avaliação dos efeitos dos medicamentos sobre o estado de saúde do paciente e orientação do paciente sobre os medicamentos e seus efeitos colaterais. Enfermeiros também têm a responsabilidade de garantir que os pacientes sigam os esquemas terapêuticos e avaliar as técnicas de administração. No cenário de cuidados agudos, parte expressiva do tempo assistencial é dedicada à administração de medicamentos. Desse modo, técnicas seguras são essenciais. Antes da alta, os enfermeiros devem assegurar que o paciente, cuidadores ou familiares estejam adequadamente esclarecidos sobre os medicamentos a serem administrados no contexto domiciliar. Assim, é necessário o fornecimento de orientações completas e solicitar, também, que pacientes, cuidadores ou familiares expliquem os esquemas terapêuticos previamente explanados.

A responsabilidade do enfermeiro na administração de medicamentos com segurança deve incluir a comunicação efetiva com a equipe, a farmácia, os pacientes, os cuidadores e os familiares. É importante considerar os fatores como ansiedade, dor, audição ou cultura, os quais influenciam a capacidade de comunicação efetiva do paciente. A comunicação terapêutica é essencial para a prática de enfermagem.

Culturalmente, os valores e as crenças afetam a resposta do paciente ao uso de medicamentos. O nível de formação escolar do paciente, a experiência prévia com os medicamentos e a influência da família influenciam, de modo importante, a adesão do paciente à terapia medicamentosa. Por exemplo, no Japão, não é aceitável verbalizar queixas sobre problemas estomacais; por isso, é comum que os pacientes japoneses não relatem náusea, vômitos e alterações intestinais relacionadas aos medicamentos. Em algumas culturas, o uso de fitoterápicos e homeopáticos altera a resposta terapêutica a determinados medicamentos. A etnia, também, deve ser considerada no momento da prescrição e administração de medicamentos.

SEGURANÇA

Dado que a administração de medicamentos é parte essencial da prática de enfermagem, o enfermeiro e sua equipe devem conhecer o histórico de medicamentos, existência ou não de alergias aos medicamentos dos pacientes sob seus cuidados, o modo de ação e os efeitos dos medicamentos a serem administrados. A administração de medicamentos segura e correta requer, por parte do enfermeiro, conhecimento sobre farmacocinética, crescimento e desenvolvimento, nutrição e matemática.

FARMACOCINÉTICA

Na administração de medicamentos, é importante o enfermeiro conhecer o modo de ação, os efeitos terapêuticos, as reações adversas e a indicação terapêutica dos medicamentos para cada paciente que assiste.

A farmacocinética é o estudo do modo como os medicamentos entram no organismo (absorção), chegam ao local de ação (distribuição), são metabolizados e são excretados do organismo. A absorção descreve como um medicamento entra no organismo e passa pelos fluidos e tecidos corporais. Essa fase da farmacocinética é influenciada pela via de administração do medicamento. A distribuição é o modo pelo qual os medicamentos movem-se para os locais de ação. O metabolismo refere-se às reações químicas pelas quais um medicamento é decomposto (p.ex., no fígado) até se tornar quimicamente inativo. A excreção é o processo de eliminação do medicamento do organismo pelo trato gastrintestinal, rins ou outras secreções orgânicas (Skidmore-Roth, 2010).

AÇÃO DE MEDICAMENTOS

Mecanismo de Ação

Ao administrar um medicamento a um paciente, é esperado que ocorra uma reação química previsível, a qual altera a atividade fisiológica do organismo. Isso ocorre quando o medicamento liga-se quimicamente a um local específico no corpo chamado de sítio *receptor*. As reações são possíveis apenas quando o sítio receptor e o composto químico se encaixam como uma chave em uma fechadura. São denominados agonistas os compostos químicos que se encaixam no sítio receptor e promove uma resposta química (Skidmore-Roth, 2010). São chamados antagonistas os medicamentos que se fixam no sítio receptor, mas não produzem reação química. Outros medicamentos fixam-se e produzem apenas uma resposta pequena ou impedem que ocorram outras reações, são os chamados *agonistas parciais*.

A compreensão da farmacocinética possibilita que os enfermeiros tomem decisões para garantir que os medicamentos sejam administrados pela via apropriada e para reconhecer e agir com base na natureza e extensão da ação, interações e reações adversas dos medicamentos. Além disso, esse conhecimento ajuda a planejar os horários de administração de medicamentos. Por exemplo, as informações sobre o tempo da ação máxima de um analgésico permitem que a administração desse medicamento seja feita em um momento prévio a situações que frequentemente aumentam os episódios álgicos (p.ex., antes da deambulação). A maioria das instituições possui horários padrão para administração de esquemas terapêuticos (Apêndice B, Abreviações e Equivalentes). Por exemplo, a maioria dos esquemas permite que a administração de medicamentos seja feita meia hora antes ou após o momento programado sem se preocupar com uma alteração da eficácia terapêutica. Alguns medicamentos são prescritos pelo médico no regime se necessário (SN).

A farmacocinética afeta a quantidade da dose do medicamento que atinge o local de ação. Esse processo é influenciado por fatores como área de superfície corporal, quantidade de água e de gordura corporal e os depósitos de proteína corporal.

Quando alguns medicamentos como antibióticos são prescritos, a obtenção de níveis sanguíneos constante, dentro de uma faixa terapêutica segura, depende de esquemas posológicos e administração das doses prescritas em intervalos corretos. O conhecimento de determinados tempos relativos à ação do medicamento ajuda o enfermeiro a prever o efeito de um dado medicamento:

1. *Início de ação:* Intervalo de tempo entre o momento em que o medicamento é administrado e o primeiro sinal de efeito
2. *Ação máxima:* Tempo que leva para o medicamento atingir a concentração efetiva mais alta
3. *Duração de ação:* Período de tempo do início de ação do medicamento até a finalização do efeito
4. *Platô:* Concentração sérica no sangue mantida após doses fixas e repetidas
5. *Faixa terapêutica:* Faixa de concentração plasmática que produz o efeito desejado do medicamento sem toxicidade

A monitorização dos níveis séricos dos medicamentos é feita por meio de exame laboratorial, cujo resultado permite ajuste posológico do medicamento. Nesse exame, é feita a coleta de uma amostra de sangue para identificar o nível sérico, que varia de acordo com cada medicamento. Essas amostras são, geralmente, colhidas imediatamente antes da próxima dose programada do medicamento. Na realização desse exame, é importante a coordenação da enfermagem junto ao laboratório, a fim de haver maior acurácia nos resultados.

Efeitos Terapêuticos

Efeito terapêutico é a resposta fisiológica pretendida ou desejada de um determinado medicamento, o qual pode apresentar vários efeitos. Por exemplo, a aspirina promove analgesia, reduz inflamação e febre e retarda a coagulação sanguínea. Há medicamentos que possuem efeitos terapêuticos mais limitados, como, por exemplo, os anti-hipertensivos, que reduzem a pressão arterial.

Efeitos Colaterais e Reações Adversas

Medicamentos podem produzir respostas imprevisíveis e inexplicáveis. Efeito colateral é um efeito secundário previsível e inevitável, produzido por uma dose terapêutica usual, sendo que alguns destes efeitos colaterais podem ser inofensivos, enquanto outros podem causar danos. Por exemplo, um efeito colateral frequente da codeína é a constipação, que pode ser controlada com alteração na dieta e ingestão de líquidos. Quando os efeitos colaterais superam os efeitos benéficos do medicamento, o médico pode interromper a terapia. Muitos pacientes podem deixar de tomar os medicamentos devido a efeitos colaterais como anorexia, sonolência ou boca seca. Todo e qualquer efeito colateral deve ser relatado ao médico ou farmacêutico para que possam ser avaliados quanto à gravidade.

Reações Adversas

As reações adversas (RAMs) são efeitos não intencionais, indesejáveis e, muitas vezes, imprevisíveis do medicamento. Algumas RAMs ocorrem imediatamente, enquanto outras se desenvolvem mais lentamente ao longo do tempo, podendo variar de efeitos leves a tóxicos. Por exemplo, um paciente pode entrar em estado comatoso após o uso de um medicamento. Na vigência de uma RAM, o médico deve interromper a terapia imediatamente. O relato e o reconhecimento imediato de uma determinada RAM podem impedir ocorrência de danos graves nos pacientes.

Efeitos tóxicos Efeitos tóxicos podem surgir após ingestão prolongada de altas doses do medicamento, após ingestão de medicamentos destinados à aplicação externa ou quando um medicamento se acumula no sangue devido a um prejuízo do metabolismo ou da excreção. Os efeitos tóxicos podem ser letais, dependendo da ação do medicamento. Por exemplo, a morfina, um analgésico opioide, alivia a dor por ser um depressor do sistema nervoso central (SNC), porém os níveis tóxicos podem causar depressão respiratória grave e morte.

Reações idiossincráticas São efeitos imprevisíveis em que o paciente apresenta uma reação menor ou excessiva após o uso do medicamento. É impossível prever que tipo de paciente apresentará reação idiossincrática. Por exemplo, lorazepam, um ansiolítico, quando administrado em indivíduos idosos, pode piorar a ansiedade e causar agitação e delírio.

Reações alérgicas Reações alérgicas também são respostas imprevisíveis. O uso de um medicamento pela primeira vez pode causar uma resposta imunológica. Quando isso ocorre, o medicamento age como antígeno, causando a produção de anticorpos. Com a administração repetida, o paciente desenvolve uma resposta alérgica ao medicamento ou aos metabólitos.

Os anticorpos dão origem a reações leves ou graves, dependendo do paciente e do medicamento. Entre as diferentes classes terapêuticas, os antibióticos causam alta incidência de reações alérgicas. A Tabela 21-1 resume os sintomas comuns de alergia. Reações graves ou anafiláticas são caracterizadas por contração súbita dos músculos bronquiolares, edema de faringe e laringe, presença de sibilos e falta de ar. O paciente pode apresentar hipotensão grave e necessitar de medidas de ressuscitação.

É prática frequente nos hospitais o registro de alergias a medicamentos do paciente, em local visível e acessível à equipe de profissionais, possibilitando que todos tenham ciência da existência da alergia. Em muitas instituições, essas informações são registradas na capa do prontuário do paciente em uma etiqueta, a fim de chamar a atenção da equipe. Além disso, os pacientes usam uma pulseira com a descrição dos medicamentos que causam alergia. As alergias do paciente devem ser documentadas no histórico de enfermagem e na prescrição médica. Pacientes atendidos em outros ambientes (p.ex., domicílio) e que apresentem história de alergia conhecida devem usar um bracelete de identificação, a fim de alertar todos os profissionais de saúde, no caso de situações de o paciente estar inconsciente e não poder fornecer informações.

Interações Medicamentosas

Quando um medicamento modifica a ação de outro, ocorre uma interação medicamentosa. Os medicamentos podem aumentar ou reduzir a ação de outros fármacos e alterar o modo pelo qual o organismo absorve, metaboliza ou elimina o medicamento. Sinergismo é quando o efeito de dois medicamentos combinados é maior do que o efeito isolado desses agentes. O álcool é um depressor do SNC que tem efeito sinérgico com anti-histamínicos, antidepressivos e analgésicos opioides.

Uma interação medicamentosa pode ser desejável. O uso de terapia medicamentosa combinada pode promover benefício terapêutico. Por exemplo, um paciente com hipertensão moderada pode receber vários medicamentos, como diuréticos e vasodilatadores, que agem em conjunto para manutenção da pressão arterial em um nível desejável.

TABELA 21-1	REAÇÕES ALÉRGICAS COMUNS
SINTOMA	DESCRIÇÃO
Angioedema	Inchaço agudo, indolor, dérmico, subcutâneo ou submucoso que envolve face, pescoço, lábios, laringe, mãos, pés ou genitália
Eczema (erupção cutânea)	Pequenas vesículas, geralmente avermelhadas; muitas vezes, distribuída por todo o corpo
Prurido	Coceira da pele; acompanha a maioria das erupções cutâneas
Rinite	Inflamação das membranas mucosas que revestem o nariz, causando inchaço e secreção aquosa transparente
Urticária	Erupções cutâneas, de forma irregular, com tamanho e forma variáveis; as erupções apresentam margens avermelhadas e centros pálidos
Sibilos	Contração da musculatura lisa dos bronquíolos, que diminui o diâmetro das vias aéreas; ocorre primariamente durante a inspiração devido a um estreitamento importante das vias aéreas; o desenvolvimento de edema da faringe e laringe obstrui ainda mais o fluxo aéreo

Tolerância e Dependência de Medicamentos

A tolerância aos medicamentos ocorre ao longo do tempo. É uma situação na qual o paciente que utiliza o medicamento por longo tempo requer aumento de dose para obtenção do efeito desejado. Pacientes que usam vários medicamentos para tratar a dor podem desenvolver tolerância com o tempo, a qual pode levar um mês ou mais.

Tolerância e dependência são coisas diferentes. Existem dois tipos de dependência de medicamentos: psicológica (ou vício) e física. Na dependência psicológica, o paciente deseja o medicamento para obter benefícios que não os do efeito terapêutico. A dependência física significa que o paciente apresentará sintomas de abstinência caso o uso do medicamento seja interrompido abruptamente. Para pacientes submetidos à terapia por um período curto, como, por exemplo, a dor pós-operatória, a dependência é rara.

Utilização dos Medicamentos

A má utilização inclui uso excessivo, insuficiente, equivocado e contraindicado dos medicamentos. Pacientes de todas as idades podem utilizar os medicamentos de modo errado. Todavia, idosos apresentam maior risco devido à polifarmácia. Alguns indivíduos usam medicamentos para outros fins, que não incluem os efeitos terapêuticos, por pressão de colegas, curiosidade ou busca de prazer. Os problemas não são limitados a drogas ilegais. A incidência de má utilização e abuso de medicamentos prescritos e os de venda livre também têm aumentado. Os medicamentos prescritos mais utilizados de modo abusivo incluem analgésicos opioides, estimulantes, tranquilizantes e sedativos. Entre os medicamentos de venda livre, os xaropes e antigripais representam os agentes que os indivíduos mais abusam ou usam de modo equivocado (USDHHS SAMHSA, 2008). O enfermeiro é ética e legalmente responsável por compreender os problemas de indivíduos que usam medicamentos de modo inapropriado. Ao cuidar de pacientes com suspeita de abuso ou dependência de medicamentos, deve-se estar ciente de seus valores e atitudes sobre o uso intencional de substâncias nocivas. É importante que os valores pessoais não interfiram na compreensão das necessidades e preocupações do paciente.

ADMINISTRAÇÃO DE MEDICAMENTOS

O enfermeiro não é o único responsável pela administração do medicamento. O responsável pela prescrição, o médico e o farmacêutico também são profissionais que ajudam a garantir que o medicamento correto chegue ao paciente certo. O enfermeiro tem a responsabilidade de conhecer os medicamentos prescritos, entender seus efeitos terapêuticos, reconhecer os efeitos indesejáveis e administrá-los corretamente.

Prescrição de Medicamento

No Brasil, a prescrição médica relativa aos medicamentos pode ser executada pela equipe de enfermagem, que inclui além do enfermeiro, técnicos e auxiliares, os quais devem sempre ter a supervisão do enfermeiro. As prescrições médicas podem ser manuscritas ou eletrônicas e devem conter data, hora e prescrição do medicamento que inclui os seguintes itens:
1. O nome do medicamento, que pode ser o nome comercial (p.ex., Oxycontin®) ou o nome genérico (p.ex., oxicodona)
2. A dose (p.ex., 5mg)
3. A via (p.ex., oral [VO])
4. A frequência (p.ex., a cada 4 horas)
5. Prescrições de medicamentos na modalidade se necessário, que incluem os motivos para o uso (p.ex., para dor)
6. A assinatura do responsável pela prescrição

Prescrições verbais e por telefone são formas opcionais de prescrição quando a comunicação por escrito ou eletrônica entre o responsável pela prescrição e o enfermeiro não for possível. Nos casos de prescrição verbal ou por telefone, o enfermeiro deve registrar a ordem nas anotações de enfermagem, incluindo no final o nome do responsável. O médico responsável pela prescrição verbal deverá assinar o documento em que houve o registro da ordem verbal posteriormente. O Quadro 21-1 ilustra as diretrizes sobre a prescrição médica verbal ou por telefone.

Há cinco tipos de prescrição de medicamentos, os quais são baseados na frequência e/ou urgência da administração do medicamento. Os tipos de prescrição incluem prescrições contínuas, prescrições se necessário e prescrições únicas (uma vez), que também incluem prescrições do tipo imediato e agora ordens.

A *prescrição contínua é realizada* até que o prescritor substitua por outra prescrição ou até que um número indicado de dias de tratamento tenha transcorrido. A prescrição contínua, às vezes, indica a data final ou o número de doses dos medicamentos.

Alguns medicamentos podem ser prescritos apenas nas situações em que o paciente necessitar ou solicitar, isso é conhecido como prescrição se necessário. Nesse tipo de prescrição, o enfermeiro deve avaliar o paciente para determinar a necessidade ou não do medicamento. Às vezes, outro tipo de terapia, por exemplo, não farmacológica, é mais apropriado. A prescrição se necessário geralmente apresenta um intervalo mínimo estabelecido entre uma administração e a subsequente. Isso significa que o medicamento não pode ser administrado com mais frequência do que foi prescrito.

Prescrições únicas (uma vez) são comuns para medicações pré-operatórias ou aquelas administradas antes de exames diagnósticos. Nesse tipo de prescrição, o medicamento deve ser administrado apenas no momento especificado. A prescrição do tipo imediata representa a administração de uma única dose do medicamento, a qual deve ocorrer imediatamente após a prescrição. Essas prescrições são usadas nas situações de emergências quando a condição do paciente muda repentinamente. A prescrição do tipo agora é usada quando o paciente necessita do medicamento rapidamente, mas não tão rápido quanto uma prescrição imediatamente. Na prescrição agora, o enfermeiro e sua equipe têm até, no máximo, 90 minutos para administrar um medicamento, de acordo com as normas da instituição. Estudantes de enfermagem não podem executar prescrições médica.

Atualmente, a Joint Commission (2009b) desencoraja as prescrições de medicamentos em faixas de horários para aqueles agentes usados na modalidade se necessário. Um exemplo de uma prescrição em faixa é "sulfato de morfina 2 a 6mg IV em bólus a cada 2-4h se necessário para dor". Prescrições em faixa, muitas vezes, não são claras e representam uma fonte de erros de medicação. A Joint Commission recomenda que as organizações desenvolvam diretrizes práticas para definir como as prescrições em faixa podem ser implementadas (TJC, 2009a).

Comunicação e Transcrição de Prescrições

Após a realização da prescrição, uma cópia, geralmente, é enviada à farmácia, a qual se encarrega de dispensar os medicamentos. Nesse setor, o farmacêutico é responsável pela dispensação e pelo preparo correto dos medicamentos, bem como pela sua entrega aos postos de enfermagem. Os farmacêuticos também avaliam

---

QUADRO 21-1 — DIRETRIZES PARA PRESCRIÇÕES POR TELEFONE E PRESCRIÇÕES VERBAIS

- Identificar claramente o nome, o número do quarto e o diagnóstico do paciente. Depois de anotar as informações, reler os itens da prescrição verbal ao médico responsável pela ordem telefônica (TJC, 2010).
- Clarificar as dúvidas para evitar mal entendidos.
- Escrever "PT" (prescrição por telefone) ou "PV" (prescrição verbal), incluindo data e hora, nome do paciente e a prescrição completa; anotar o nome do médico e enfermeiro.
- Seguir as políticas do serviço; algumas instituições requerem a documentação da leitura para confirmação ou requerem que dois enfermeiros revisem e assinem prescrições por telefone ou verbais.
- O médico deve assinar a prescrição dentro do prazo exigido pela instituição (geralmente 24 horas; verificar a política do serviço).

o plano farmacoterápico e garantem que as prescrições sejam válidas.

Erros de Medicação

A Joint Commission (2009a) define um erro de medicação como qualquer evento evitável que possa causar uso inadequado da medicação ou colocar a segurança do paciente em risco. Erros de medicação incluem prescrição incorreta, administração do medicamento errado, via e horário incorretos e administração de doses adicionais ou menores do que o necessário. Sistemas de dispensação de medicamentos possuem um sistema de verificações que ajuda a prevenir erros de medicação. A *adesão consciente aos Seis Certos da Administração de Medicamentos é o melhor modo de prevenir erros.*

Quando ocorrer um erro de medicação, este deve ser reconhecido imediatamente e o paciente avaliado. Toda a equipe de enfermagem tem a obrigação ética e profissional de relatar o erro ao médico do paciente, ao supervisor de enfermagem e à gerência de risco da instituição. O seguimento apropriado do caso pode incluir a administração de um antídoto, a suspensão de uma dose do medicamento (subsequente) e o monitoramento dos efeitos da medicação. O prontuário do paciente deve incluir uma anotação indicando o que foi administrado, quem foi notificado, os efeitos observados da medicação e as ações implementadas pela equipe.

O enfermeiro deve, ainda, preencher a ficha de notificação de eventos adversos com a descrição objetiva do ocorrido. A maioria das instituições tem uma política ou um protocolo para relato de eventos adversos. Esse relatório fornece uma análise objetiva do caso e fornece informações para que a equipe de gerenciamento de risco identifique os fatores que contribuíram para o erro e desenvolvam modos para evitar erros semelhantes no futuro.

TENDÊNCIAS NA PRÁTICA BASEADA EM EVIDÊNCIA

Chang Y, Mark B: Antecedents of severe and nonsevere medication errors, *J Nurs Scholarsh* 41(1):70, 2009.

O relatório do Institute of Medicine iniciou o desenvolvimento de estratégias para prevenir erros médicos e especificamente reduzir os erros de medicação (Quadro 21-2). Chang e Mark (2009) identificaram diferenças entre erros de medicação graves e não graves revisando dinâmicas de trabalho; horas trabalhadas por enfermeiro; comunicação entre enfermeiros e médicos; experiência dos enfermeiros; educação do enfermeiro; idade, estado de saúde, e número de hospitalizações dos pacientes; e serviços de suporte relativos aos medicamentos. Constataram que, quanto maior a porcentagem de enfermeiros, menor a incidência de erros de medicação graves e que enfermeiros mais experientes relataram mais erros não graves. As implicações para a enfermagem incluem o direcionamento de estratégias de prevenção de erros para tipos específicos de erros de medicação.

SISTEMAS DE DISTRIBUIÇÃO

Os sistemas para armazenamento e distribuição de medicamentos variam de uma instituição para outra. As áreas de armazenamento de medicamentos devem ser restritas e mantidas trancadas, especialmente nos postos de enfermagem existentes nas unidades de internação.

Sistema de Dose Unitária

O sistema de dose unitária utiliza carrinhos portáteis, os quais contêm gavetas com 24 horas de suprimento de medicamentos de cada paciente. A dose unitária representa a dose prescrita que o paciente receberá a cada horário. O carrinho contém, também, quantidades limitadas de medicamentos do tipo se necessário e um estoque para situações especiais. O carrinho de medicação pode ser levado de um quarto para outro a fim de facilitar a administração de medicamentos. O carrinho, geralmente, é mantido trancado quando não estiver sendo utilizado pela equipe de enfermagem.

Sistemas de Dispensação de Medicação Automatizados

Sistemas de dispensação de medicação automatizados (SDMAs) representam variações dos sistemas de dose unitária e de estoque

---

QUADRO 21-2 — MEDIDAS A SEREM TOMADAS PARA PREVENIR ERROS DE MEDICAÇÃO

- Preparar os medicamentos de apenas um paciente por vez.
- Seguir os seis certos da administração de medicamentos.
- Ler os rótulos dos medicamentos pelo menos três vezes (comparar a prescrição com o rótulo): ao remover o medicamento do armazenamento, antes de levar para o quarto do paciente e antes de administrá-lo.
- Usar pelo menos dois identificadores de paciente (p.ex., nome do completo do paciente, data de nascimento a ou registro de internação) no momento da administração do medicamento.
- Não permitir que qualquer outra atividade interrompa o preparo e a administração de medicamentos (p.ex., telefonemas, discussões com outros membros da equipe).
- Verificar os cálculos, pelo menos, duas vezes e confirmá-los com outro enfermeiro.
- Não tentar interpretar caligrafias ilegíveis; esclarecer com o responsável pela prescrição.
- Questionar doses altas ou baixas (pouco frequentes).
- Registrar a administração de medicamentos sempre que for concluída.
- Quando houver um erro, refletir sobre os fatos e questionar quais condutas poderiam ter evitado o erro.
- Avaliar o contexto ou a situação em que o erro de medicação ocorreu. Tal análise ajuda a determinar a existência ou não de recursos, por parte da equipe de enfermagem, para efetivar administração segura de medicamentos.
- Quando ocorrem repetidamente erros de medicação, identificar e analisar os fatores relacionados e adotar medidas corretivas.
- Comparecer aos treinamentos no serviço no qual são discutidos os medicamentos usualmente administrados nas unidades.
- Seguir as políticas e os protocolos institucionais na administração de medicamentos; não usar atalhos.

no andar. Os sistemas relativos aos cuidados de saúde são interligados em rede a outros sistemas eletrônicos (p.ex., o prontuário médico). Os SDMAs controlam a dispensação de todos os medicamentos, incluindo narcóticos. Cada enfermeiro tem um código de segurança que permite o acesso ao sistema. Após o acesso ao sistema, o profissional seleciona o nome e o perfil de medicação do paciente. Em seguida, seleciona o medicamento, a dose e a via em uma lista existente na tela do computador. O sistema abre a gaveta deste medicamento ou dispensa-o ao enfermeiro, registra o evento e debita para o paciente. Se o sistema estiver conectado ao prontuário do paciente, as informações sobre a medicação (p.ex., nome, dose, horário) e o nome do enfermeiro que acessou o sistema são registrados no prontuário do paciente. Alguns sistemas exigem que os enfermeiros façam a leitura de um código de barras antes de registrar estas informações no prontuário eletrônico. Esse tipo de sistema e a leitura em código de barras reduzem a possibilidade de erros de medicação (Chang e Mark, 2009; Foote e Coleman, 2008; Ross, 2008).

REGISTRO DE ADMINISTRAÇÃO DE MEDICAMENTOS

O registro de administração de medicamentos (MAR) é um formulário para verificar se os medicamentos corretos são administrados nos horários corretos. Esse processo de verificação pode ser distinto entre as instituições. No processo de transcrição, o enfermeiro e o farmacêutico realizam a verificação das prescrições quanto à exatidão e integridade que é colocada no MAR. O MAR inclui o nome, o quarto e o número do leito do paciente, bem como o nome, dose, frequência de uso e via de administração de cada medicamento. Nos casos em que o MAR é manuscrito, um enfermeiro pode preenchê-lo ou atualizá-lo. Algumas instituições utilizam um computador para gerar o MAR. Usar a impressão do RAM para registrar as medicações administradas. No MAR eletrônico, sua visualização é na tela do computador. Independentemente do tipo de MAR, é fundamental consultá-lo cada vez que a equipe de enfermagem preparar um medicamento e tê-lo disponível junto ao leito do paciente no momento da administração. É essencial que haja verificação da exatidão de cada medicamento em relação à prescrição. Se a prescrição da medicação estiver incompleta, incorreta ou inadequada ou se houver discrepância entre a prescrição escrita e o registro no MAR, consultar o responsável pela prescrição. Não administrar medicações até ter certeza de que é capaz de seguir os seis certos da administração de medicamentos. O enfermeiro é legalmente responsável pelo erro nos casos de administração errada de medicamento ou dose errada.

OS SEIS CERTOS DA ADMINISTRAÇÃO DE MEDICAMENTOS

O preparo e a administração de medicamentos requerem exatidão e atenção total. Os seis certos constituem uma lista de verificação tradicional para promover a exatidão na administração do medicamento.

Medicamento Certo

A Joint Commission incluiu a reconciliação de medicação como meta nacional de segurança dos pacientes para o ano de 2010 (TJC, 2010). Quando um paciente é admitido em um hospital, a lista completa dos medicamentos usados pelo paciente deve ser registrada no prontuário para posteriormente ser examinada pelo prescritor. Esta estratégia permitirá a comparação dos medicamentos incluídos na prescrição e aqueles existentes na lista do paciente. Quando o paciente for transferido para outro serviço ou unidade de internação, o enfermeiro deverá novamente reconciliar a medicação.

A Joint Commission (2009a) publicou uma lista de abreviações inaceitáveis, porque estas aumentam a incidência de erros de medicação (Tabela 21-2). O enfermeiro tem a responsabilidade de usar abreviações corretas e verificar se a prescrição foi transcrita corretamente.

Antes da administração do medicamento, é importante comparar o rótulo do medicamento (Fig. 21-1) com a prescrição por

TABELA 21-2	ABREVIAÇÕES PROIBIDAS E PROPENSAS A ERRO*	
NÃO USAR	**PROBLEMA**	**EM VEZ DISSO USAR**
U (unidade)	É confundida com "0" (zero), o número "4" (quatro), ou "cc"	Escrever "unidade"
UI (unidade internacional)	É confundida com IV (intravenoso), o número 10 (dez), ou unidade	Escrever "unidade internacional"
Zero final (p.ex., 1,0mg)†	A casa decimal é perdida	Escrever X mg (p.ex., 1mg)
Ausência de um zero inicial (p.ex.,1mg)	A casa decimal é perdida	Escrever 0,X mg (p.ex., 0,1mg)
SM	Pode significar sulfato de morfina ou sulfato de magnésio	Escrever "sulfato de morfina" ou escreva "sulfato de magnésio"
MSO_4 e $MgSO_4$	Há confusão entre os dois	Escrever "sulfato de morfina" ou escreva "sulfato de magnésio"

Dados de The Joint Commission: The official "Do Not Use" list. Oakbrook Terrace, Ill, 2009, TJC, http://www.jointcommission.org/PatientSafety/DoNotUseList/; acessado em 22 de setembro de 2010. ©The Joint Commission, 2009. Reproduzido com permissão.
*Aplicável a todas as prescrições e documentação relacionadas à medicação e escritas à mão (incluindo inserção de texto livre em computador ou formulários pré-impressos).
†*Exceção:* Um "zero final" pode ser usado apenas quando necessário para exibir a precisão de um valor relatado (p.ex., resultados de exames laboratoriais), testes sobre o tamanho de lesões, ou calibres de cateter e tubo. Um "zero final" não deve ser usado em prescrições médica ou documentação relacionada à medicação.

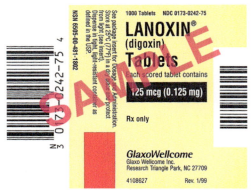

FIG 21-1 Amostra de um rótulo de medicamento. (Reproduzido com permissão de Glaxo Wellcome, Inc., Research Triangle Park, NC.)

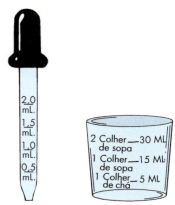

FIG 21-2 Conta-gotas graduado para uso pediátrico e copo para medida de líquidos. (De Clayton BD, Stock YN: *Basic pharmacology for nurses,* ed 14, St Louis, 2010, Mosby.)

três vezes: (1) ao remover o medicamento do recipiente, (2) antes de colocar o medicamento via oral no copo ou antes de levá-lo para o quarto do paciente e (3) novamente à beira do leito antes de medicar o paciente. Se a medicação for solicitada por nome comercial e dispensada pela farmácia pelo nome genérico, avaliar a concordância entre os nomes.

Se o paciente questionar sobre o medicamento, parar e verificar novamente para ter certeza de que não houve engano. Na maioria dos casos, a prescrição médica foi alterada ou a medicação foi fabricada por uma empresa diferente daquela que o paciente estava usando em casa. Contudo, a atenção às perguntas do paciente é um modo de identificar e prevenir erros.

Dose Certa

No caso de medicamentos de alto risco, como insulina ou varfarina, que são disponibilizados no mercado em diferentes dosagens, é importante dois enfermeiros, de modo independente, realizarem o cálculo e depois fazerem a comparação. Isso é especialmente importante se este for um cálculo incomum ou envolver um medicamento potencialmente tóxico.

Após calcular as doses, usar dispositivos de medida apropriados para preparar os medicamentos. Preparações líquidas podem ser medidas por meio de um copo graduado em milímetros ou uma seringa para uso oral. Alguns medicamentos pediátricos apresentam conta-gotas graduado (Fig. 21-2).

Paciente Certo

Os pacientes devem ser identificados por meio de dois identificadores, que não sejam o número do quarto do paciente ou a queixa física (TJC, 2009a). Verificar a prescrição com o bracelete de identificação do paciente e questioná-lo, se possível, sobre seu nome completo. Em alguns serviços, o enfermeiro também pode comparar o número do prontuário existente na prescrição com o bracelete de identificação do paciente. O leitor de código de barras sem fio pode ser usado na identificação do paciente correto. Este sistema requer que o enfermeiro faça a leitura de um código de barras pessoal, que normalmente encontra-se no crachá, depois efetue varredura de um código de barras na embalagem do medicamento de dose unitária e, finalmente, a varredura do código existente no bracelete do paciente. Essas informações são então armazenadas em um computador para fins de documentação. Esse sistema ajuda a eliminar erros de medicação porque fornece outra etapa para garantir que o paciente correto receba a medicação correta (Chang e Mark, 2009).

Via Certa

A prescrição médica deve indicar a via de administração (Tabela 21-3). Nos casos em que não houver descrição da via de administração ou se a via especificada suscitar dúvidas, consultar o responsável pela prescrição imediatamente. No caso de injeções, usar apenas preparações destinadas ao uso parenteral. A administração parenteral de um líquido destinado a uso oral pode produzir complicações locais como abscesso estéril ou efeitos sistêmicos fatais. As empresas farmacêuticas rotulam os medicamentos parenterais como "apenas para uso injetável".

Horário Certo

Cada instituição possui cronogramas específicos sobre a rotina de horários para administração de medicamentos (intervalos padronizados). Por exemplo, medicamentos administrados três vezes ao dia ou prescritos a cada 8 horas podem ser programados rotineiramente para 8h, 14h e 20h ou 9h, 13h e 19h, dependendo do serviço. O medicamento prescrito a cada 8 horas deve ser administrado dia e noite para manter níveis terapêuticos adequados, por exemplo, poderia ser administrado também às 8h, 16h e 24h.

Um medicamento também pode ser prescrito em circunstâncias especiais, por exemplo, medicação pré-operatória que requer a administração imediata. O tipo prescrição agora significa assim que estiver disponível, geralmente dentro de uma hora; ou por solicitação, o que significa que o pessoal da sala cirúrgica ou de procedimento notificará o enfermeiro quando for o momento apropriado. Uma medicação pode ser prescrita antes ou após as refeições.

Documentação Certa

Para garantir a documentação correta, inicialmente, deve-se garantir que as informações do MAR do paciente correspondam exatamente à prescrição e ao rótulo do medicamento. Nunca administrar medicamentos cujas prescrições estejam

TABELA 21-3 VIAS DE ADMINISTRAÇÃO DE MEDICAMENTOS

VIA	DESCRIÇÃO DA MEDICAÇÃO
Oral	
Formas Sólidas	
Cápsula	Medicamento recoberto por uma cápsula de gelatina
Comprimido	Medicamento em pó comprimido em forma de disco ou cilindro
Drágea	Comprimido que é revestido para que não ocorra dissolução no estômago; destinado à absorção intestinal
Formas Líquidas	
Elixir	Líquido transparente contendo água e álcool; destinado para uso oral; geralmente com adição de adoçante
Xarope	Medicamento dissolvido em solução açucarada concentrada
Extrato	Medicamento concentrado feito por meio da remoção da porção ativa da substância
Solução aquosa	Substância ativa dissolvida em água
Tópico	
Pomada (unguento ou creme)	Preparação semissólida, de aplicação tópica, contendo, geralmente, um ou mais medicamentos
Loção	Suspensão semilíquida usada, muitas vezes, para refrescar, proteger ou limpar a pele
Adesivo transdérmico	Disco ou adesivo com medicamento, que é absorvido pela pele durante um dado período de tempo (p.ex., 24 horas)
Parenteral	
Solução	Preparação estéril que contém água com um ou mais componentes dissolvidos
Pó	Partículas estéreis de medicamento que são dissolvidas em uma solução estéril (p.ex., água, solução salina normal) antes da administração
Cavidade Corporal	
Disco intraocular	Disco com medicamento (semelhante a uma lente de contato) que é inserido no olho do paciente; a medicação é absorvida durante um dado período de tempo
Supositório	Preparado sólido misturado com gelatina e na forma de um grânulo para inserção em uma cavidade corporal (reto ou vagina); derrete quando atinge a temperatura corporal, permitindo que o medicamento seja absorvido.

ilegíveis ou incompletas. É melhor administrar o medicamento correto num horário mais tarde (atrasado) do que administrar o medicamento errado. Registrar a administração dos medicamentos na prescrição, assim que finalizar o processo. Registrar o nome, a dose, o horário e a via de administração do medicamento. Nos casos de injeção, registrar o local de aplicação e as respostas do paciente à medicação nas anotações de enfermagem. A documentação correta previne os erros médicos.

Preparo do Medicamento

É legalmente aconselhável administrar apenas os medicamentos que o enfermeiro preparar. Administrar uma medicação preparada por outro enfermeiro aumenta a oportunidade de erro. O enfermeiro que administra a medicação errada ou uma dose incorreta é legalmente responsável pelo erro. Nunca é demais enfatizar a importância de verificar nomes semelhantes e verificar se o medicamento está correto.

Interpretando os Rótulos de Medicamentos

Os rótulos de medicamentos incluem aspectos informativos básicos: nome comercial do medicamento (letras maiúsculas), nome

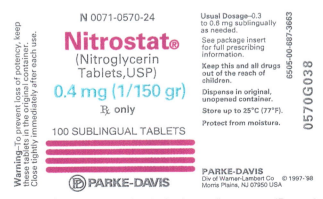

FIG 21-3 Interpretação do rótulo de medicamento. (Reproduzido com permissão de Warner-Lambert Company.)

genérico (letras minúsculas), forma farmacêutica, dosagem, data de validade, o número do lote e o nome do fabricante. O nome comercial fornecido pelo fabricante geralmente sugere a ação do medicamento e o nome genérico corresponde ao nome químico (Fig. 21-3).

Cálculo Clínico

Para administrar medicamentos com segurança, usar as habilidades de matemática para calcular, de modo seguro, as doses dos medicamentos e misturar soluções. Isto é importante porque nem sempre os medicamentos apresentam a dose que foi prescrita ao paciente, requerendo assim cálculo da dose. As empresas farmacêuticas embalam e envasam os medicamentos em determinados padrões de unidades equivalentes. Por exemplo, o médico do paciente prescreve 250mg de um medicamento que está disponível apenas em gramas. O enfermeiro é responsável pela conversão das unidades disponíveis de volume e peso para a dose desejada. Portanto, é importante conhecer os equivalentes aproximados dos principais sistemas de medida. Um exemplo está listado a seguir:

Prescrição médica; vancomicina 1g IV.

A farmácia entrega vancomicina em frascos ampola de 500mg.

Uma vez que a dose no rótulo do medicamento encontra-se em miligramas, a conversão deve ser de gramas para miligramas; 1g = 1.000mg.

SISTEMAS DE MEDIDA

A administração adequada do medicamento depende do cálculo correto das doses e ou medida exata dos medicamentos. Um erro causado por descuido na colocação de um ponto decimal ou pela adição de um zero equivocado no cálculo da dose pode provocar um erro fatal. O sistema métrico é o sistema usado com mais frequência para medir medicamentos

Sistema Métrico

O sistema métrico é o mais logicamente organizado de todos os sistemas de medida. Cada unidade básica de medida é organizada em unidades de 10. A multiplicação ou a divisão por 10 gera unidades secundárias. Na multiplicação, o ponto decimal move-se para a direita; na divisão, o ponto decimal move-se para a esquerda. Para converter gramas em miligramas, o enfermeiro multiplica por 1.000 ou move o ponto decimal três casas para a direita (0,5g = 500mg). Inversamente, para converter miligramas em gramas, o enfermeiro divide por 1.000 ou move o ponto decimal três casas para a esquerda (500mg = 0,5g).

As unidades básicas de medida no sistema métrico são metro (comprimento), litro (volume) e grama (peso). Para cálculos de medicamentos, as unidades de volume e peso são as mais utilizadas. No sistema métrico, letras minúsculas ou maiúsculas designam as unidades básicas:

Grama: g ou gr

Litro: l ou L

Letras minúsculas são abreviações de subdivisões de unidades principais:

Miligrama: mg

Mililitro: mL

Medidas Domésticas

As medidas domésticas são familiares para a maioria dos indivíduos, mas essas medidas não são recomendadas para administração de medicamentos, devido à variabilidade do tamanho dos utensílios domésticos. Algumas medidas usadas no ambiente doméstico são gotas, colheres de chá ou sopa, copos para volume e quilograma para peso. Antes da administração do medicamento é necessário converter unidades em um sistema ou entre os sistemas e calcular as doses dos medicamentos (Tabela 21-4).

TABELA 21-4 EQUIVALENTES DE MEDIDA

MÉTRICO	DOMÉSTICOS
1mL	15 gotas (gt)
5mL	1 colher de chá (cc)
15mL	1 colher de sopa (csp)
30mL	2 colheres de sopa (csp)
240mL	1 xícara (x)
480mL (aproximadamente 500mL)	1/2 litro
960mL (aproximadamente 1L)	Um litro
3.840mL (aproximadamente 5L)	1 galão (gal)

Soluções

Soluções são usadas para injeções, irrigações e infusões. Uma solução consiste em uma determinada quantidade de substância sólida dissolvida em um volume conhecido de líquido ou um determinado volume de líquido dissolvido em um volume conhecido de outro líquido. As soluções estão disponíveis em unidades de massa por unidades de volume (p.ex., g/mL, g/L). A concentração de solução pode ser expressa como porcentagem. Por exemplo, uma solução a 10% corresponde a 10g de sólido dissolvido em 100mL de solução.

Cálculos de Dose

A realização dos cálculos de dose é necessária sempre que a dose no rótulo do medicamento diferir da dose prescrita. Existem vários métodos para o cálculo da dose, cujos mais comuns são razão-proporção ou uso de uma fórmula (Quadro 21-3). A análise dimensional é um método para cálculo da dose que envolve multiplicação simples e divisão, e não álgebra (Quadro 21-4).

Exemplo 1

Quando a descrição da dose no rótulo do medicamento apresentar a mesma unidade da dose prescrita:

Dose prescrita: 0,5g

Comprimidos disponíveis: 0,25g

QUADRO 21-3 MÉTODO DE FÓRMULA

$\dfrac{D}{H} \times V$ = Quantidade a ser administrada

D é a dose desejada ou a dose prescrita pelo médico ao paciente (p.ex., 250mg de penicilina VO 4 vezes ao dia).

H é a dose do medicamento disponível para uso. A dose encontra-se no rótulo do medicamento (p.ex., comprimidos de penicilina de 250mg cada).

V é o volume (líquido) ou veículo (número de comprimidos, cápsulas) que fornece a dose disponível.

Observação: A dose desejada (**D**) e a dose disponível para uso (**H**) devem estar na mesma unidade de medida. Se estiverem em unidades diferentes, deverá ser realizada a conversão antes de completar a fórmula.

CAPÍTULO 21 Preparação para a Administração Segura de Medicamentos

QUADRO 21-4 ANÁLISE DIMENSIONAL

Usar as seguintes etapas para resolver problemas de medicação por meio do uso da análise dimensional:

1. Identificar a unidade de medida que deve ser administrado o medicamento. Por exemplo, no caso da administração de um comprimido, será fornecido um comprimido; para medicamentos parenterais ou orais, a unidade corresponde a mililitros.
2. Estimar a resposta a pergunta.
3. Colocar o nome ou a abreviação apropriada para x no lado esquerdo da equação (p.ex., x comprimidos, x mL).
4. Colocar as informações disponíveis do problema no formato de fração do lado direito da equação. Colocar a abreviatura ou unidade correspondente ao medicamento que será administrado (determinada na Etapa 1) no numerador.
5. Observar a prescrição médica e adicionar outros fatores ao problema. Configurar o numerador para que ele corresponda à unidade no denominador anterior.
6. Cancelar unidades de medida iguais no lado direito da equação. Deverá ser finalizada a análise com apenas uma unidade na equação, a qual deve corresponder à unidade no lado esquerdo da equação.
7. Reduzir para termos mais baixos, se possível, e resolver o problema ou calcular x. Indicar sua resposta.
8. Comparar a estimativa da Etapa 1 com a resposta da Etapa 2.

Etapa 1. O fator inicial é 0,5g.
   A unidade de resposta é comprimido (*i.e.*, quantos comprimidos devem ser administrados).
Etapa 2. Formular a equação de conversão:
   O equivalente necessário é 1 comprimido = 0,25g.

$$\frac{0,5\,g}{1} \times \frac{1\,cp}{0,25\,g} = cps$$

Cancelar as unidades (g).
   Observação: Se redigidas adequadamente, todas as unidades, exceto a unidade de resposta, serão canceladas.
Etapa 3. Resolver a equação:
   Reduzir os valores e multiplicar os numeradores e denominadores.

$$\frac{\overset{2}{\cancel{0,5\,g}}}{1} \times \frac{1\,cp}{\cancel{0,25\,g}} = 2\,cps$$

Exemplo 2

Quando a dose prescrita apresentar unidade diferente da dose disponível:
   Dose prescrita: 0,5g
   Comprimidos disponíveis: 250mg por comprimido
Etapa 1. O fator inicial é 0,5g
   A unidade de resposta é comprimido (*i.e.*, quantos comprimidos devem ser administrados).

Etapa 2. Formular a equação de conversão:
   Os equivalentes necessários são 1g = 1.000mg e 1 comprimido = 250mg.

$$\frac{0,5\,g}{1} \times \frac{1.000\,mg}{1\,g} \times \frac{1\,cp}{250\,mg} = cps$$

Cancelar as unidades (g, mg).
Etapa 3. Resolver a equação:
   Reduzir os valores numéricos e multiplicar os numeradores e denominadores.

$$\cancel{0,5\,g} \times \frac{\overset{4}{\cancel{1.000\,mg}}}{\underset{2}{\cancel{1\,g}}} \times \frac{1\,cp}{\cancel{250\,mg}} = \frac{4}{2} = 2\,cps$$

Exemplo 3

Quando a dose prescrita estiver disponível em forma líquida:
   Dose prescrita: Cefaloxina 250mg VO
   Disponível: 125mg por 5mL
Etapa 1. O fator inicial é 250mg.
   A unidade de resposta é mL.
Etapa 2. Formular a equação de conversão:
   O equivalente necessário é 125mg = 5mL.

$$\frac{250\,mg}{1} \times \frac{5\,mL}{125\,mg} = mL$$

Cancelar as unidades (mg).
Etapa 3. Resolver a equação:
   Reduzir e multiplicar.

$$\frac{\overset{2}{\cancel{250\,mg}}}{1} \times \frac{5\,mL}{\cancel{125\,mg}} = 10\,mL$$

PROCESSO DE ENFERMAGEM

Enfermeiros utilizam o processo de enfermagem para integrar a terapia medicamentosa aos cuidados ao paciente. A responsabilidade do enfermeiro estende-se além do simples ato de administrar os medicamentos. Enfermeiros são responsáveis pelo monitoramento das respostas do paciente aos medicamentos, fornecer educação ao paciente e à família sobre o regime medicamentoso e informar ao médico sobre a eficácia ou ineficácia terapêutica, ou quando os medicamentos já não forem mais necessários.

Avaliação

A avaliação do enfermeiro deve ser iniciada com a coleta de informações sobre a história clínica do paciente, que fornece dados sobre a indicação ou contraindicação do medicamento. Algumas condições clínicas ou doenças expõem os pacientes ao risco para efeitos adversos da medicação. Por exemplo, quando o paciente apresenta úlcera gástrica, o uso de aspirina aumenta o risco de sangramento gástrico. Problemas de saúde de longo prazo requerem medicações específicas. Este conhecimento ajuda o enfermeiro a prever as medicações que serão necessárias para o paciente.

É importante avaliar a presença ou não de alergias do paciente. Alguns medicamentos contêm ingredientes oriundos de alimentos. Por exemplo, se o paciente é alérgico a frutos do mar, ele pode ser sensível a produtos que contenham iodo ou corantes usados para testes radiológicos. Na avaliação das alergias aos medicamentos é importante diferenciar entre reações alérgicas reais, que podem apresentar um risco à vida, e intolerância a medicações, que são efeitos colaterais. Em um contexto hospitalar, pacientes com alergias usam pulseiras de identificação que relacionam as alergias a todos os medicamentos. Além disso, as alergias e os tipos de reações são anotados no registro de admissão do paciente, registro de medicação, história e exame físico.

A avaliação do enfermeiro também envolve a identificação de todos os medicamentos usados pelo paciente em casa, incluindo prescrições, medicamentos de venda livre e suplementos fitoterápicos. É importante determinar o tempo de uso dos medicamentos, o esquema posológico atual e histórico de efeitos adversos aos medicamentos. O paciente precisa saber o nome, a finalidade, a dose, a via e os efeitos colaterais dos medicamentos e suplementos que esteja tomando. Os pacientes, muitas vezes, usam vários medicamentos e carregam uma lista contendo essas informações. É importante considerar que os pacientes possuem níveis diferentes de compreensão. Um indivíduo pode descrever um diurético como uma "pílula de água", enquanto outro pode descrevê-lo como uma medicação para diminuir o inchaço e reduzir a pressão arterial. Outro ainda pode descrevê-lo como "o pequeno comprimidinho branco que tomo pela manhã". Ao avaliar o nível de conhecimento de um paciente, o enfermeiro determina o grau de necessidade de orientação. Quando um paciente não consegue entender ou lembrar-se de informações pertinentes, é importante envolver um membro da família.

Outras avaliações podem ser incluir sinais vitais, exames laboratoriais e gravidade de sintomas. Se algum dos dados contraindicar a administração do medicamento, deve-se suspendê-lo e notificar o responsável pela prescrição.

Planejamento

Durante o planejamento, organizar as atividades de enfermagem para garantir a administração segura de medicamentos. As evidências correntes mostram que distrações ou pressa durante o preparo do medicamento aumentam o risco de erros de medicação (Fowler *et al.*, 2009). Algumas sugestões para reduzir a distração incluem reunir o equipamento necessário antes do preparo dos medicamentos; solicitar que outros enfermeiros atendam às chamadas de pacientes durante a etapa do preparo e usar alguma identificação na roupa para indicar que o enfermeiro está preparando medicamentos (Kreckler *et al.*, 2008). A seguir, são apresentados alguns objetivos gerais da administração de medicamentos aos pacientes:

1. Obtenção do efeito terapêutico do medicamento prescrito.
2. Ausência de complicações relativas aos medicamentos.
3. Entendimento do paciente e/ou a família sobre a terapia medicamentosa.
4. Autoadministração do medicamento segura pelo paciente e a família, quando apropriado.

Implementação

As intervenções de enfermagem enfocam a administração segura e eficaz do medicamento, as quais incluem preparo cuidadoso do medicamento, administração correta do medicamento e educação do paciente.

Atividades Pré-administração

1. Identificar a ação, finalidade, efeitos colaterais do medicamento e as implicações de enfermagem para administração e monitoramento. Garantir que a prescrição do medicamento não tenha expirado.
2. Calcular corretamente a dose do medicamento e usar os dispositivos de dosagem apropriados. Verificar se a dose prescrita é apropriada para a condição clínica do paciente.
3. Administrar os medicamentos no horário programado ou 30 minutos antes ou após o horário programado para manutenção do nível terapêutico. OBSERVAÇÃO: Medicamentos prescritos no tipo imediato devem ser administrados imediatamente. Medicações pré-operatórias podem ser solicitadas a qualquer momento e são administradas quando a equipe da sala cirúrgica ordenar. Alguns medicamentos, como insulina, devem ser administrados em um horário predeterminado e preciso antes das refeições de acordo com a prescrição. Alguns outros devem ser administrados durante as refeições ou com o estômago vazio.
4. Usar técnica correta de higiene das mãos. Evitar tocar com as mãos comprimidos e cápsulas. Usar técnica estéril para medicamentos parenterais. Usar luvas ao administrar medicamentos parenterais e alguns de uso tópico.
5. Administrar apenas medicamentos preparados pelo próprio enfermeiro. Não pedir que outros indivíduos realizem a administração de medicamentos preparados por determinado enfermeiro. Manter os medicamentos em local seguro (Fig. 21-4). Não administrar medicamentos preparados por outros indivíduos.
6. No preparo dos medicamentos, assegurar-se de que o rótulo é claro e legível, e que o medicamento seja misturado adequadamente, não apresente alteração de cor ou consistência e não apresente prazo de validade expirado.
7. Manter os comprimidos e as cápsulas no invólucro e abra-os ao lado do leito do paciente. Isto permite que cada medicamento seja revisado junto ao paciente. Se um paciente recusar

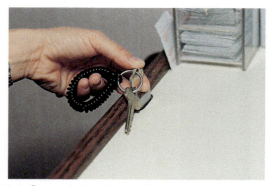

FIG 21-4 Os carrinhos de medicação devem ser mantidos trancados quando não estiverem sendo utilizados, e a chave deverá ser guardada por um indivíduo autorizado.

a medicação, anotar a informação para que não haja dúvida quanto ao motivo da suspensão.

Administração do Medicamento

1. Seguir os seis certos para administração do medicamento.
2. Informar ao paciente o nome, a finalidade, a ação e os efeitos colaterais frequentes de cada medicamento. Avaliar o conhecimento do paciente sobre a medicação e fornecer orientações apropriadas.
3. Permanecer ao lado do paciente até que o medicamento seja deglutido. Fornecer assistência quando necessário. Não deixar o medicamento ao lado do leito do paciente sem a prescrição médica. Por exemplo, alguns pacientes podem precisar tomar suas vitaminas ou pílulas anticoncepcionais durante a hospitalização.
4. Respeitar o direito do paciente de recusar a medicação. Se o invólucro estiver intacto, o medicamento pode ser devolvido ao recipiente de armazenamento. Quando o medicamento é recusado pelo paciente, é importante verificar o motivo. Por exemplo, os efeitos colaterais desagradáveis de um medicamento podem ser reduzidos por meio da administração de comprimidos com alimentos ou mudança de horários de administração.

Atividades Pós-administração

1. Registrar o procedimento da administração do medicamento imediatamente após a administração, incluindo informações sobre nome, dose, via, o horário do medicamento e assinatura.
2. Documentar os dados pertinentes à resposta do paciente. Isto é especialmente importante ao administrar medicações no regime se necessário.
3. Quando o medicamento é recusado, documentar o motivo e notificar o médico.

Avaliação

1. Monitorar os efeitos terapêuticos, efeitos colaterais e reações adversas. O monitoramento inclui resposta física, por exemplo, frequência e ritmo cardíaco, pressão arterial, débito urinário ou exames laboratoriais.
2. Na administração de medicamento para alívio de sintomas, avaliar o paciente quanto ao alívio ou não dos sintomas.
3. Observar os locais de injeção para detectar contusões, inflamação, dor localizada, dormência ou sangramento.
4. Avaliar a compreensão da terapia medicamentosa pelo paciente e a capacidade de autoadministração do medicamento.

ORIENTAÇÃO DO PACIENTE E FAMÍLIA

Um paciente bem informado tem maior probabilidade de usar os medicamentos de modo correto. Contudo, muitos pacientes apresentam menor escolaridade, aspecto que pode limitar a compreensão sobre a leitura do rótulo do cálculo das doses do medicamento. Para orientação do paciente, utilizar abordagem individualizada, usar audiovisual, livretos de instruções ou até vídeo. Ao orientar os pacientes sobre os medicamentos, incluir indivíduos importantes para a recuperação do paciente como, por exemplo, familiares, cuidadores ou profissionais de assistência domiciliar. No contexto domiciliar, são requeridas intervenções de enfermagem específicas (Quadro 21-5).

Orientação de Pacientes sobre Efeitos Colaterais

Todos os medicamentos apresentam efeitos colaterais. O enfermeiro é responsável pela orientação do paciente e dos familiares sobre os efeitos colaterais dos medicamentos. A ausência de orientação correta sobre a medicação pode acarretar uso inadequado ou não utilização do medicamento. É preciso adaptar a abordagem do enfermeiro no caso de pacientes que apresentam poucos conhecimentos de saúde para que possam compreender as orientações profissionais. Uma vez que os medicamentos podem ter muitos efeitos colaterais, a orientação do paciente sobre todos pode ser demasiada. Lembrar-se de que o aprendizado do paciente é um processo contínuo. Quando começar a ensinar um paciente sobre uma nova medicação, discutir cada um dos efeitos colaterais. Em seguida, orientar o paciente sobre aqueles que possuem maior probabilidade e que ocorrem logo após a administração. Por exemplo, alguns antibióticos podem causar reações de hipersensibilidade, hepatotoxicidade, nefrotoxicidade e disfunção plaquetária. As reações de hipersensibilidade provavelmente ocorrem logo após a ingestão de algumas doses do antibiótico. Os outros efeitos colaterais tendem a ocorrer após a administração do antibiótico em longo prazo. Orientar os pacientes sobre os efeitos colaterais em termos de coisas que possam ver, sentir, tocar ou ouvir. Por exemplo, a trombocitopenia é um efeito colateral de alguns medicamentos, na qual ocorre redução do número de plaquetas. O paciente não pode sentir ou tocar a trombocitopenia, porém pode observar indícios de sangramento. Orientar o paciente sobre evidências de sangramento. Não se esquecer de orientar o paciente sobre o que fazer em relação aos efeitos colaterais.

Medicações e Atividades de Vida Diária do Paciente

Avaliar as atividades de vida diária do paciente e o efeito que podem ter na capacidade de obedecer aos esquemas terapêuticos relativos à medicação. Quando os medicamentos são introduzidos no contexto hospitalar, muitas vezes, a administração é dia e noite. Na comunidade ou em casa, seguir esse padrão de administração de medicamentos pode não ser razoável ou adequado. Em conjunto com o responsável pela prescrição ou o farmacêutico, orientar o paciente e ou familiares e ou cuidadores sobre o estabelecimento dos esquemas de medicação que sejam compatíveis com o estilo de vida do paciente. Incluir orientações sobre o que fazer quando doses do medicamento não foram administradas.

Avaliação da Efetividade do Ensino do Paciente

A avaliação da efetividade do ensino garante que o paciente possa utilizar medicamentos de modo mais seguro. Um método de avaliação da compreensão do paciente consiste em criar cartões contendo nomes genérico e comercial dos medicamentos na parte anterior do cartão e as informações pertinentes ao produto no verso. O cartão pode ser mostrado ao paciente e posteriormente solicitado que ele leia os nomes dos medicamentos. Outro método é solicitar que o paciente realize a leitura dos rótulos dos medicamentos preparados. É importante lembrar que as embalagens dos medicamentos, muitas vezes, apresentam letras pequenas e de difícil leitura, especialmente para o paciente com déficit visual. Se o paciente identificar corretamente o nome do medicamento, realizar as seguintes perguntas:

QUADRO 21-5 ASSISTÊNCIA DOMICILIAR (*HOME CARE*)

1. Durante as visitas domiciliares, avaliar os medicamentos prescritos e não prescritos. Revisar junto ao paciente as informações sobre os medicamentos, incluindo efeito desejado, dose, frequência e efeitos adversos.
2. Avaliar os conhecimentos de saúde do paciente, determinando a capacidade de compreensão sobre os medicamentos e a realização de cálculos simples relativos à dose. Se os conhecimentos de saúde forem insuficientes, garantir que as informações sejam oferecidas num nível que facilite o entendimento do paciente, e organizar o auxílio de familiares, amigos, e/ou cuidadores.
3. Orientar paciente, familiares ou cuidadores sobre as complicações relativas aos medicamentos, possíveis interações dos medicamentos com alimentos, uso de medicamentos isentos de prescrição e fitoterápicos.
4. Colaborar com assistentes sociais na identificação de recursos da comunidade a fim de oferecer recursos financeiros no caso de haver necessidades farmacêuticas.
5. Monitorar e avaliar a eficácia dos medicamentos prescritos:
   a. Observar alterações do estado físico e funcional (p.ex., sinais vitais, sono, eliminação).
   b. Observar alterações no estado mental (p.ex., nível de alerta, memória).
   c. Monitorar os níveis sanguíneos, quando necessário.
   d. Comunicar possíveis problemas ao médico.
6. Monitorar o débito urinário de pacientes. Alterações da excreção renal podem exigir diminuição ou aumento da dose do medicamento.
7. Para pacientes que apresentam dificuldade de lembrar os horários das medicações, elaborar um gráfico contendo os horários de administração de cada medicamento ou preparar um recipiente especial que organize e armazene os medicamentos de acordo com o horário de uso.
8. Reduzir o risco de erro de medicação colocando rótulos coloridos nos frascos de medicamentos.
9. Manter um registro preciso do peso corporal do paciente restrito ao leito, especialmente idosos. As doses de muitos medicamentos são calculadas a partir do peso corporal.
10. Ensinar sobre o uso seguro de medicamentos no ambiente doméstico a partir das seguintes orientações:
    a. Manter os medicamentos nas embalagens originais.
    b. Descartar medicamentos com prazo de validade expirado (vencidas) apenas na pia ou vaso sanitário; nunca descartá-los no lixo ao alcance de crianças.
    c. Nunca "compartilhar" medicamentos com amigos ou membros da família.
    d. Sempre que finalizar o uso de um medicamento prescrito; não guardá-lo para evitar problemas de saúde futuros.
    e. Ler os rótulos com cuidado e seguir as instruções do fabricante.
11. Orientar pacientes com artrite que apresentam dificuldade para abrir frascos a solicitar aos médicos recipientes de medicamentos de fácil manuseio

Dados de Ebersole P et al.: *Toward healthy aging: human needs and nursing response*, ed 7, St Louis, 2008, Mosby; e Kairuz T and others: Identifying compliance issues with prescription medications among older people: a pilot study, *Drugs Aging* 25(2):153, 2008.

- Por que você está tomando esta medicação?
- Com que frequência você toma esta medicação?
- Que efeitos colaterais podem ocorrer com o uso desta medicação?
- No caso de ocorrência do efeito colateral, o que deve ser feito?

É importante incluir na avaliação do paciente as funções sensoriais, motoras e cognitivas. Alterações físicas ou mentais podem afetar a capacidade do paciente de tomar o medicamento sozinho; familiares, amigos ou cuidadores podem auxiliar na administração do medicamento. Atualmente existem no mercado alguns dispositivos como, por exemplo, caixas de comprimidos com exibição do horário e dispensadores eletrônicos, que podem ajudar na administração segura de medicamentos, especialmente no âmbito domiciliar.

MANUSEIO ESPECIAL DE SUBSTÂNCIAS CONTROLADAS

O enfermeiro é o responsável legal pela administração de substâncias controladas (medicamentos com potencial de abuso). Violações da lei de substâncias controladas podem resultar em multas, prisão e perda do registro profissional. Os serviços de saúde têm políticas para armazenamento adequado e distribuição de substâncias controladas, incluindo opioides (Quadro 21-6). Muitos hospitais utilizam sistemas computadorizados para acesso e distribuição de medicamentos (Fig. 21-5).

QUADRO 21-6 ARMAZENAMENTO E CONTABILIZAÇÃO DE SUBSTÂNCIAS CONTROLADAS

- Substâncias controladas são armazenadas em um armário ou recipiente trancado (Fig. 21-4).
- Enfermeiros autorizados são responsáveis pelas chaves ou código de computador para acessar as substâncias controladas.
- É mantido um inventário para registrar todas as substâncias controladas usadas, incluindo nome do paciente, data, nome do medicamento e momento de uso desse medicamento.
- Antes que qualquer medicamento seja retirado do armário, deve ser feita verificação do número disponível. Se incorreto, a discrepância deve ser corrigida antes de prosseguir.
- Se qualquer parte da dose de uma substância controlada for descartada, um segundo enfermeiro deverá testemunhar o descarte da porção e o registro deverá ser assinado pelos dois enfermeiros.
- Na mudança de turno de trabalho, o enfermeiro que sai do plantão deverá contar todas as substâncias controladas com o enfermeiro que está entrando no plantão. Os dois enfermeiros assinam o registro para indicar que a contagem está correta.
- Discrepâncias nas contagens de substâncias controladas devem ser relatadas imediatamente.

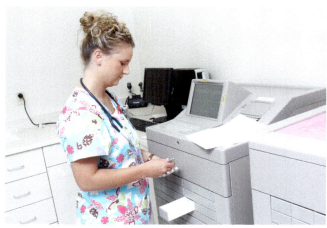

FIG 21-5 Sistema computadorizado para distribuição de medicamentos.

Considerações Especiais
Pediatria
As crianças variam em idade, peso e capacidade de absorver, metabolizar e excretar medicamentos. As doses infantis são menores do que as de adultos, por isso, é necessária cautela no preparo de medicamentos, os quais podem ou não apresentar formulação farmacêutica e doses apropriadas para crianças. O preparo de doses de medicamentos para crianças, muitas vezes, requer cálculo baseado no peso corporal (Hockenberry e Wilson, 2009). Os pais da criança podem ajudar a determinar o melhor modo de administrar a medicação à criança.

Geriatria
Indivíduos acima de 65 anos são os principais usuários de medicamentos prescritos e de venda livre (Ebersole *et al.*, 2008). Devido a alterações fisiológicas associadas ao processo de envelhecimento, intervenções de enfermagem especiais são necessárias para promover o uso seguro e efetivo da medicação. As intervenções de enfermagem incluem o intervalo dos horários de medicação para não interferir com as refeições; se um idoso apresentar dificuldade para deglutir um comprimido grande, considerar a substituição por forma líquida do medicamento, se possível; fornecer auxílio de memória sobre os medicamentos com letras grandes; e observar o idoso quanto à autoadministração do medicamento. O enfermeiro deve conhecer os seguintes aspectos relativos às medicações em indivíduos idosos:

- *Polifarmácia.* É a denominação dada quando um paciente utiliza dois ou mais medicamentos para tratar a mesma doença, quando o paciente utiliza dois ou mais medicamentos da mesma classe terapêutica ou quando o paciente recebe dois ou mais medicamentos com ações iguais ou semelhantes para tratar doenças diferentes (Ebersole *et al.*, 2008; Sidhu *et al.*, 2007). Para reduzir os riscos associados à polifarmácia, é importante que a equipe de profissionais assegure o uso racional de medicamentos para garantir que o regime terapêutico seja o mais simples possível.
- *Automedicação.* Idosos, muitas vezes, buscam alívio para problemas de saúde com medicamentos de venda livre, preparações farmacêuticas populares e fitoterápicos.
- *Má utilização de medicamentos.* A má utilização por idosos inclui uso excessivo, uso insuficiente, uso equivocado e contraindicado do medicamento.
- *Não adesão terapêutica.* A má utilização deliberada da medicação é considerada falta de adesão. Idosos geralmente alteram as doses prescritas devido à ineficácia terapêutica, presença de efeitos colaterais desagradáveis e falta de recursos financeiros.

PERGUNTAS DE REVISÃO

1. O enfermeiro consulta o dicionário de especialidades farmacêuticas para obter informações sobre um analgésico para alívio da dor e constata que o início de ação ocorre em 30 minutos, que o pico de ação é atingido em 60 minutos e a duração de ação do medicamento é de 3 horas. O paciente solicita que o enfermeiro administre este analgésico no momento da sessão extenuante de fisioterapia de uma hora de duração. Em que momento o enfermeiro deve administrar o analgésico ao paciente?
   1. Imediato
   2. Quinze minutos antes da sessão de fisioterapia
   3. Uma hora antes da sessão de fisioterapia
   4. Imediatamente antes do início da sessão de fisioterapia
2. O enfermeiro observa a seguinte prescrição anotada na ficha hospitalar do paciente: "17/3/09 8h furosemida 40mg duas vezes ao dia". O que o enfermeiro deve fazer primeiro?
   1. Inserir a prescrição no computador do hospital.
   2. Administrar o medicamento.
   3. Entrar em contato com o responsável pela prescrição.
   4. Revisar a prescrição com um farmacêutico.
3. Liste os seis certos da administração de medicamentos.
4. Na internação de um paciente em uma unidade de clínica médica, o enfermeiro realiza a reconciliação da medicação. Ele verifica que o paciente usa oito medicamentos diferentes, todos para o tratamento de dor causada pela artrite. Tal condição caracteriza uma prática denominada:
   1. Dependência à medicação
   2. Tolerância à medicação
   3. Polifarmácia
   4. Interação medicamentosa desejável
5. A prescrição médica descreve: "Oxicodona 1 ou 2 cp 2x/d e SN." O médico está muito ocupado, não gosta de ser incomodado e é conhecido pela dificuldade de relacionamento profissional. O que o enfermeiro deve fazer?
   1. Consultar um farmacêutico para interpretar a prescrição.
   2. Chamar o médico e solicitar a avaliação da prescrição.
   3. Administrar a medicação duas vezes ao dia e quando o paciente solicitar.
   4. Conversar com a secretária da unidade que consegue entender a caligrafia do médico.
6. O paciente apresenta na prescrição o xarope para tosse iodeto de potássio, uma colher de sopa VO. Na conversão desta medida para o sistema métrico, qual é a dose que o enfermeiro deve administrar ao paciente?
   1. 5mL
   2. 10mL

3. 15mL
4. 30mL

7. Um paciente apresenta uma prescrição de cefaloxina 500mg VO. A gaveta do sistema de dispensação de medicação automatizado mostra que há comprimidos de 250mg de cefaloxina. Qual é a quantidade de comprimidos que o enfermeiro deve administrar ao paciente?
    1. $1/2$ comprimido
    2. 1 comprimido
    3. $1\ 1/2$ comprimidos
    4. 2 comprimidos

8. A enfermeira deve assistir quatro pacientes, os quais apresentam as seguintes prescrições médicas. Qual destes pacientes, a enfermeira deve medicar primeiro?
    1. Paciente com história de doença arterial coronariana com prescrição médica "aspirina 325mg VO"
    2. Paciente com dor pós-operatória, que classificou a dor em 8 (Escala de dor de 0 a 10), com prescrição médica de paracetamol/hidrocodona 2 cp VO.
    3. Paciente com história de hipertensão que apresenta pressão arterial atual de 125/72 mmHg, com prescrição médica de captopril 25mg VO.
    4. Paciente com infecção do trato urinário, com prescrição médica de trimetoprima/sulfametoxazol 250mg VO.

9. Uma paciente idosa relata que não enxerga bem, apresentando dificuldade de verificar no frasco do medicamento a dose que precisa tomar. Qual dever ser a conduta da enfermeira? Selecione todas as respostas apropriadas.
    1. Providenciar um dispositivo para dispensação dos medicamentos para todos os dias da semana.
    2. Providenciar rótulos com letras maiores, de fácil leitura.
    3. Explicar à paciente quais são os medicamentos existentes em cada um dos recipientes.
    4. Solicitar aos familiares a colaboração na administração dos medicamentos.

10. Uma enfermeira recebe uma prescrição por telefone para administrar potássio 20mEq VO imediatamente. Qual a primeira conduta a ser tomada por ela?
    1. Ler novamente a prescrição ao médico para checar a informação recebida.
    2. Preparar o potássio 20mEq por via oral e em seguida administrar.
    3. Entrar em contato com o farmacêutico para verificar se o medicamento poderá ser preparado na farmácia.
    4. Pedir ao médico que compareça à unidade e realize a prescrição do medicamento antes da administração pela enfermeira.

REFERÊNCIAS

Chang Y, Mark B: Antecedents of severe and nonsevere medication errors, *J Nurs Scholarsh* 41(1):70, 2009.

Ebersole P and others: *Toward healthy aging: human needs and nursing response*, ed 7, St Louis, 2008, Mosby.

Foote SO, Coleman JR: Medication administration: the implementation process of bar-coding for medication administration to enhance medication safety, *Nurs Econ* 26(3):207, 2008.

Fowler S and others: Bar-code technology for medication administration: medication errors and nurse satisfaction, *Medsurg Nurs* 18(2):103, 2009.

Hockenberry MJ, Wilson D: *Wong's essentials of pediatric nursing*, ed 8, St Louis, 2009, Mosby.

Kreckler S and others: Interruptions during drug rounds: an observational study, *Br J Nurs* 17(21):1329, 2008.

Ross J: Collaboration—integrating nursing, pharmacy and information technology into a barcode medication administration system implementation, *Caring: Connecting, Sharing, & Advancing Healthcare Informatics* 23(1):1, 2008.

Sidhu AK: Polypharmacy and the elderly: a review of the literature, *Nurs J Singapore* 34(4):11, 2007.

Skidmore-Roth L: *Mosby's drug guide for nurses*, ed 4, St Louis, 2010, Mosby.

The Joint Commission: *2009 National patient safety goals: hospital program*, Oakbrook Terrace, Ill, 2009a, TJC, http://www.jointcommission.org/PatientSafety/NationalPatientSafetyGoals/09_hap_npsgs.htm.

The Joint Commission: *2009 Critical access hospital and hospital national patient safety goals*, Oakbrook Terrace, Ill, 2009b, TJC, http://www.jointcommission.org/PatientSafety/NationalPatientSafetyGoals/09_hap_npsgs.htm.

The Joint Commission (TJC): *2010 National Patient Safety Goals*, Oakbrook Terrace, Ill, 2010, The Commission, http://www.jointcommision.org/PatientSafety/NationalPatientSafetyGoals, acessado em julho de 2010.

United States Department of Health and Human Services Substance Abuse and Mental Health Services Administration (USDHHS SAMHSA): *The NSDUH Report: nonmedical use of pain relievers in substate regions*, 2004-2006, 2008, http://www.oas.samhsa.gov/2k8/pain/substate.cfm.

CAPÍTULO 22

Administração de Medicamentos não Parenterais

Habilidade 22.1 Administração de Medicamentos por Via Oral, 503
Habilidade 22.2 Administração de Medicamentos por Sonda de Alimentação, 510
Habilidade 22.3 Aplicação de Medicamentos por Via Tópica, 514
Habilidade 22.4 Instilação de Medicamentos Oculares e Auriculares, 519
Habilidade 22.5 Usando Inaladores Dosimetrados, 525

Instrução para o Procedimento 22.1 Usando um Inalador de Pó Seco, 530
Habilidade 22.6 Usando Nebulizadores de Pequeno Volume, 531
Instrução para o Procedimento 22.2 Administração de Medicamentos Vaginal, 535
Instrução para o Procedimento 22.3 Administração de Supositórios Retais, 537

Medicamentos não parenterais são aqueles que não são administrados por injeção, incluindo medicamentos orais, colírios e gotas auriculares. A via de administração escolhida depende das propriedades e dos efeitos desejados do medicamento e das condições física e mental do paciente. A via oral (pela boca) é o modo mais fácil e mais desejável para administrar os medicamentos. Cada via tem vantagens e desvantagens (Tabela 22-1). Há muitos motivos pelos quais você pode achar necessário recomendar a mudança de uma via para outra. Quando isso ocorrer, você deve consultar o médico para atender às necessidades do paciente com segurança.

A administração por via tópica envolve a aplicação de medicamentos diretamente na pele, membranas mucosas ou tissulares. O enfermeiro aplica o medicamento na pele pincelando, borrifando ou espalhando-o sobre uma área localizada. Adesivos transdérmicos (discos adesivos com medicamento) aplicados à pele fornecem liberação contínua do medicamento durante várias horas ou dias. A administração tópica evita a punção da pele e diminui a lesão do tecido e o risco de infecção que podem ocorrer com o uso de injeções.

Medicamentos aplicados a membranas tais como a córnea ou a mucosa retal são absorvidos rapidamente, em razão da vascularização do local. No caso do uso de altas concentrações do medicamento, podem ocorrer efeitos sistêmicos. Bradicardia e hipotensão podem ocorrer, por exemplo, após a instilação de betabloqueadores oftálmicos como o timolol (*Timoptic*®). As membranas mucosas e tissulares são diferentes quanto à sensibilidade aos medicamentos. Por exemplo, a córnea é extremamente sensível a compostos químicos. Os pacientes muitas vezes apresentam uma sensação de queimação durante a administração de colírios e gotas nasais. Os medicamentos em geral são menos irritantes para a mucosa vaginal ou retal.

CUIDADO CENTRADO NO PACIENTE

Um momento excelente para orientar o paciente acerca da terapia é durante a administração do medicamento. A maioria dos pacientes que recebe alta hospitalar irá iniciar o uso de novos medicamentos e, muitas vezes, continuar com os medicamentos anteriormente prescritos. A meta da educação é melhorar a adesão do paciente ao regime medicamentoso. Estudos mostram que 34,9 a 80% dos pacientes não apresentam adesão aos regimes terapêuticos (Kilbourne *et al.*, 2005; Sorensen *et al.*, 2005). A falta de adesão pode provocar complicações sérias, efeitos colaterais e até mesmo a morte. Os pacientes geralmente não aderem aos regimes por três motivos: problemas do paciente, problemas relativos aos medicamentos e problemas do profissional (Souvirer, 2009). Os problemas do paciente incluem prejuízo cognitivo, depressão, limitação física, questões sociais e financeiras e falta de conhecimento. Os problemas relativos aos medicamentos incluem uso de vários medicamentos e discrepâncias entre eles. Os problemas do profissional incluem prescrições inadequadas, orientações insatisfatórias e falta de conhecimento do profissional sobre a adesão. Uma explicação simples e o fornecimento de informações impressas sobre os medicamentos não são suficientes. Estudos mostram que é importante discutir a finalidade, os benefícios e os efeitos esperados dos medicamentos e mostrar como planejar os esquemas diários para usar os medicamentos. Além disso, a repetição das informações é importante, especialmente ao cuidar de pacientes idosos e daqueles com problemas de cognição (p.ex., alterações do nível de consciência, dificuldade de concentração). É importante envolver os cuidadores e familiares nas seções de orientações educativas, uma vez que podem ser eles os responsáveis pela administração de medicamentos. Se possível, envolva também os farmacêuticos nas instruções sobre o medicamento, porque,

TABELA 22-1 VIAS DE ADMINISTRAÇÃO NÃO PARENTERAIS

VIA	VANTAGENS	DESVANTAGENS
Inalação	Age diretamente sobre os tecidos pulmonares e fornece alívio rápido da angústia respiratória	É difícil para alguns pacientes segurar ou manipular o nebulizador corretamente. Os pacientes devem aprender a usar o equipamento.
Membranas mucosas: olhos, ouvidos, nariz; vaginal, reto	Aplicação local na área envolvida; efeitos colaterais limitados; a via retal é uma alternativa quando a via oral não estiver disponível.	A inserção de produtos vaginais ou retais pode ser embaraçosa. Supositórios retais são contraindicados para pacientes submetidos a cirurgia retal ou com sangramento retal.
Oral (deglutição)	Fácil, confortável, econômico; pode produzir efeitos locais ou sistêmicos.	Alguns medicamentos são destruídos pelas secreções gástricas. Não podem ser administrados para paciente em jejum por via oral, como dificuldade de engolir, com náusea, com sucção gástrica, inconsciente ou confuso e que não estiver disposto a cooperar. Pode irritar o revestimento do trato GI, alterar a cor dos dentes ou ter um sabor desagradável.
Pele: aplicação tópica ou adesivos transdérmicos	Fornece principalmente efeito local; indolor; efeitos colaterais limitados; a aplicação transdérmica fornece efeitos sistêmicos e não sofre os efeitos de primeira passagem.	A aplicação de grande quantidade de produto pode dificultar sua manipulação na pele. Pode deixar a pele oleosa ou pastosa; pode sujar as roupas. A absorção sistêmica pode não ser confiável. Podem surgir alergias à cola no adesivo transdérmico.

Modificado de Lilley LL, Harrington S, Snyder JS: *Pharmacology and the nursing process,* ed 5, St Louis, 2007, Mosby.
JO, Jejum Oral; *GI,* gastrointestinal.

muitas vezes, eles podem simplificar os regimes medicamentosos e proporcionar uma compreensão maior sobre a importância da adesão (Lakey *et al.*, 2009).

SEGURANÇA

O ambiente físico no qual os medicamentos são preparados pode contribuir para a ocorrência ou não de erros de medicação. Muitas vezes, os cálculos e o preparo dos medicamentos são feitos em locais barulhentos, pouco iluminados e caóticos do posto de enfermagem (Simmons, Graves e Flynn, 2009). É importante conhecer as condições da área do preparo de medicamentos e a adequação da iluminação, que pode ser artificial ou natural. É fundamental que o ambiente apresente iluminação suficiente para localizar um equipamento, para ler os rótulos, para calcular as doses e para preparar os medicamentos. O aumento do ruído e as interrupções aumentam a carga de trabalho cognitivo, dificultando, assim, o desempenho seguro (Simmons *et al.*, 2009). Ruídos de construção, tráfego, aparelhos de monitoramento, telefones e conversas no corredor, por exemplo, são apenas alguns dos fatores que podem diminuir a capacidade de concentração e de dedicação adequada para o preparo dos medicamentos. Em algumas instituições, existem políticas acerca dos enfermeiros que estão envolvidos no preparo de medicamentos: eles não podem ser abordados ou interrompidos durante o processo de preparo dos medicamentos. Pape *et al.*, (2005) conduziram um estudo no qual o enfermeiro responsável pelo preparo de medicamentos usava roupas coloridas a fim de sinalizar à equipe da unidade que estava envolvido no preparo de medicamentos. Os resultados mostraram uma queda nos erros de medicação na unidade.

TENDÊNCIAS NA PRÁTICA BASEADA EM EVIDÊNCIA

Shearer J: Improving oral medication management in home health agencies, *Home Healthcare Nurse* 27(3):184, 2009.

O gerenciamento da medicação é o motivo primário para a assistência de saúde domiciliar. Estudo envolvendo 204 agências de assistência domiciliar (*home care*) pesquisou os enfermeiros quanto às práticas baseadas em evidências que poderiam melhorar a capacidade dos pacientes de lidar com os medicamentos administrados por via oral. Essas práticas incluíram o uso de estratégias de lembrete (p.ex., uso de um despertador, seleção do local dos medicamentos e anotações nas portas de geladeiras ou de armários), o uso de intervenção de acompanhamento telefônico pelos enfermeiros de assistência domiciliar (*home care*), repetição da orientação educativa do paciente sobre os medicamentos durante as visitas domiciliares e simplificação da medicação para os pacientes que usam vários medicamentos. As estratégias de simplificação da medicação incluíram a remoção ou o descarte dos medicamentos velhos ou vencidos, o uso de uma farmácia única, o uso de estratégias não farmacológicas para que um menor número de medicamentos seja prescrito, a coordenação das doses com as rotinas diárias estabelecidas do paciente, o uso de alternativas de longa ação/liberação prolongada para reduzir o número de doses de medicamentos, diminuição do número de medicamentos usados para uma única condição de saúde e interrupção ou substituição de medicamentos usados com a finalidade de prevenção.

HABILIDADE 22.1   ADMINISTRAÇÃO DE MEDICAMENTOS POR VIA ORAL

Em geral, os pacientes são capazes de ingerir ou se autoadministrar medicamentos orais. Contudo, podem surgir situações que contraindiquem o uso de medicamentos orais, as quais incluem presença de alterações gastrointestinais (GI), incapacidade de o paciente engolir alimentos ou líquidos e o uso de sucção gástrica. Uma precaução importante que deve ser tomada ao se administrar qualquer preparação oral é proteger os pacientes da aspiração.

A aspiração é uma condição que expõe o paciente ao risco de morte. Nessa condição, os alimentos, líquidos ou medicamentos destinados à administração GI entram acidentalmente no trato respiratório. Os enfermeiros podem proteger os pacientes da aspiração por meio da avaliação da capacidade de deglutição dos pacientes (Habilidade 12.2). O posicionamento adequado do paciente também ajuda a impedir a aspiração. Exceto quando contraindicado, o enfermeiro deve colocar o paciente na posição de Fowler ao administrar medicamentos orais. O decúbito lateral também pode ser usado quando os reflexos de deglutição e tosse do paciente estiverem intactos. Um paciente que tenha dificuldade de deglutição deve ser avaliado por um profissional especializado (p.ex., um fonoaudiólogo) antes de receber medicamentos orais. Nos casos em que houver sonda para alimentação, antes de administrar os medicamentos, deve-se sempre verificar a localização correta da mesma, a fim de impedir a aspiração (Habilidade 12.4).

A absorção de medicamentos orais depende da forma ou da preparação. Soluções e suspensões que são líquidas (Fig. 22-1) são absorvidas mais facilmente do que comprimidos ou cápsulas. Os medicamentos orais são absorvidos mais facilmente quando administrados entre as refeições e com o estômago vazio, pois a presença de alimentos retarda a absorção. Para a obtenção de absorção efetiva no estômago, devem-se administrar os medicamentos pelo menos 1 hora antes ou 2 horas após as refeições ou o uso de antiácidos.

Alguns medicamentos não são absorvidos até que atinjam o intestino delgado. Os revestimentos entéricos de alguns comprimidos resistem à dissolução pelo suco gástrico e impedem sua digestão pelo trato GI alto. O revestimento protege o estômago da irritação causada pelo medicamento. No final, o medicamento é absorvido no intestino. Medicamentos com revestimento entérico não podem ser macerados ou dissolvidos antes da administração. O *site* do Institute for Safe Medication Practices, http://www.ismp.org/Tools/doNotCrush.pdf, contém uma lista completa de medicamentos que não podem ser macerados.

AVALIAÇÃO

1. Verificar a exatidão e a integridade da prescrição médica. Verifique o nome do paciente, o nome e a dose do medicamento, a via de administração e o horário da administração. *Justificativa: A prescrição médica é a fonte mais confiável e o único registro legal dos medicamentos que o paciente deve receber. Ela garante que o paciente receba os medicamentos corretos (Eisenhauer et al., 2007, Furukawa et al., 2008).*

2. Revisar as informações relativas aos medicamentos, incluindo ação, finalidade, dose e via, efeitos colaterais, tempo do início e pico de ação e implicações para a enfermagem. *Justificativa: Permite que o enfermeiro preveja os efeitos do medicamento e observe a resposta do paciente.*

3. Avaliar qualquer contraindicação ao medicamento oral, incluindo jejum, incapacidade de deglutição, náusea/vômitos, inflamação intestinal, redução do peristaltismo, cirurgia recente do trato GI, sucção gástrica e diminuição do nível de consciência (NC). Notifique o médico se houver qualquer contraindicação. *Justificativa: Alterações da função do trato GI podem interferir com a absorção, a distribuição e a excreção do medicamento. A administração de medicamento oral a pacientes com prejuízo da deglutição ou diminuição do NC aumenta o risco de aspiração.*

4. Avaliar o risco de aspiração. Usar, se possível, instrumento de triagem de disfagia (Habilidade 12.2). Observe a capacidade de deglutição do paciente e avalie os reflexos de tosse e de deglutição. *Justificativa: Pacientes com disfagia apresentam risco de aspiração com os medicamentos administrados por via oral.*

5. Avaliar a história médica do paciente, história de alergias, história de medicamento e história dietética. Inclua no prontuário do paciente e na anotação de enfermagem as informações acerca da alergia ao medicamento. Identifique o paciente com alergias, por exemplo, com uma pulseira. *Justificativa: Esses fatores influenciam o modo de ação dos medicamentos e as informações revelam a existência de problema prévio com o medicamento.*

6. Examinar os achados da avaliação física e os dados de exames laboratoriais que podem influenciar na administração do medicamento, como, por exemplo, sinais vitais e resultados dos exames das funções renal e hepática. *Justificativa: Os dados podem acarretar na suspensão de um determinado medicamento ou revelar que algum outro medicamento está contraindicado.*

7. Avaliar o conhecimento do paciente sobre sua saúde e uso do medicamento. *Justificativa: Determina a necessidade do paciente de educação sobre o medicamento e a orientação necessária para o paciente aderir ao tratamento.*

8. Avaliar as preferências do paciente por líquidos e avaliar a possibilidade de administração dos medicamentos com esses líquidos. Manter restrições hídricas, quando prescritas.

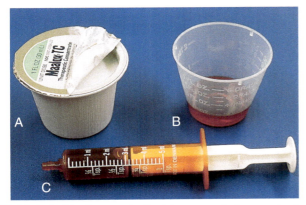

FIG 22-1 A, Medicamento líquido em embalagem de dose única. **B,** Líquido medido em um copo de medicamento, **C,** Medicamento oral na seringa.

Justificativa: Alguns líquidos interferem com a absorção do medicamento. Oferecer líquidos durante a administração do medicamento é um modo excelente de aumentar a ingestão hídrica do paciente. Os líquidos facilitam a deglutição e a absorção do medicamento no trato GI. Contudo, as restrições hídricas devem ser mantidas.

PLANEJAMENTO

Os **Resultados Esperados** são focados na terapia medicamentosa segura, correta e efetiva.
1. O paciente apresenta o efeito desejado do medicamento no início da ação do medicamento.
2. O paciente nega qualquer desconforto ou sintomas de alterações do trato GI.
3. O paciente explica a finalidade do medicamento e o esquema posológico.

Delegação e Colaboração
A administração do medicamento por via oral deve ser realizada apenas por profissionais de enfermagem que atendam aos critérios clínicos de competência e experiência técnica estabelecidos pelo conselho profissional. Os profissionais de enfermagem de nível médio devem ser orientados sobre:
- Possíveis efeitos colaterais dos medicamentos e relato acerca da sua ocorrência

Equipamento
- Prescrição médica
- Sistema de dispensação do medicamento automatizado, ou carrinho de medicação
- Copos descartáveis
- Um copo de água, suco ou líquido de preferência do paciente (se recomendado) e canudinho
- Dispositivo para macerar ou dividir os comprimidos (opcional)
- Toalha de papel
- Luvas de procedimento (se houver manipulação de medicamento oral)

IMPLEMENTAÇÃO para ADMINISTRAÇÃO DE MEDICAMENTOS POR VIA ORAL

ETAPAS	JUSTIFICATIVA
1. **Veja Protocolo Padrão (ao final do livro).**	
2. Preparar os medicamentos.	
a. Planejar o preparo para evitar interrupções, manter a porta da sala de preparo de medicamentos fechada, não atender telefonemas; seguir as recomendações institucionais.	Interrupções contribuem para erros de medicação (Biron et al., 2009).
b. Organizar a bandeja e os copos descartáveis para os medicamentos na área de preparo (posto de enfermagem) ou mover o carrinho de medicação para fora do quarto do paciente.	A organização do equipamento economiza tempo de trabalho e reduz a possibilidade de erros.
c. Acessar o sistema de dispensação automatizado ou destravar a gaveta de medicamentos ou carrinho.	O acesso não autorizado a medicamentos pode ser evitado quando os sistemas de dispensação permanecem trancados.
d. Preparar os medicamentos para *um paciente de cada vez*. Seguir os seis certos da administração de medicamentos. Manter a prescrição médica em mãos durante a administração dos medicamentos.	Previne erros na preparação.
e. Selecionar o medicamento correto do estoque, a gaveta da dose unitária ou o sistema de dispensação automatizado. Comparar o nome do medicamento do rótulo com a prescrição médica. Sair do sistema de dispensação automatizado após ter removido o medicamento.	A leitura do rótulo e sua comparação com a prescrição transcrita reduzem os erros. *Esta é a primeira verificação de exatidão.*
f. Verificar ou calcular a dose do medicamento, se necessário. Verificar novamente os cálculos.	A dupla verificação de cálculos de medicamentos reduz o risco de erros. Algumas instituições requerem que haja checagem dupla (dois enfermeiros) dos cálculos de alguns medicamentos, como, por exemplo, a insulina.
g. Verificar a data de validade dos medicamentos. Devolver todos os medicamentos fora da validade à farmácia.	Os medicamentos com prazo de validade vencido podem ser inativos ou nocivos para o paciente.
h. Para preparar comprimidos ou cápsulas de dose unitária, colocá-los embalados diretamente no copo descartável sem remover o invólucro (ilustração). Administrar apenas os medicamentos cujos rótulos ou recipientes (p. ex. copinhos) estejam claramente identificados e legíveis.	O invólucro contém o nome e a dose do medicamento, facilitando a identificação do medicamento.

HABILIDADE 22.1 Administração de Medicamentos por Via Oral

ETAPAS	JUSTIFICATIVA
i. Para preparar comprimidos ou cápsulas existentes em recipientes (frascos de vidro ou plástico), colocar o número de comprimidos ou cápsulas na tampa e, posteriormente, transferi-los para o copo descartável. Não tocar o medicamento com as mãos. Devolver os comprimidos ou cápsulas restantes para o recipiente.	Evita a contaminação do medicamento e evita o desperdício. Os frascos de estoque são comuns em várias unidades de internação e normalmente são usados para armazenar medicamentos isentos de prescrição (MIP), como, por exemplo, laxantes.
j. Ao usar uma embalagem de *blister*, retirar o medicamento "estourando" a lâmina ou o papel de revestimento e colocá-lo em um copo descartável.	Muitas embalagens de *blister* contêm uma quantidade de medicamentos para aproximadamente 1 mês de tratamento.
k. Se for necessário repartir o comprimido para administrar metade da dose do medicamento, usar a mão limpa, mão enluvada para quebrá-lo ou cortá-lo com um dispositivo apropriado, como, por exemplo, cortador de comprimidos (ilustração). Partir apenas comprimidos que sejam previamente sulcados pelo fabricante (linhas transversais no centro do comprimido).	Reduz a contaminação do comprimido. Comprimidos que não sejam previamente sulcados não podem ser quebrados em metades iguais, resultando em uma dose incorreta. Um dispositivo de corte produz uma divisão mais homogênea do comprimido (ISMP, 2006).
l. Colocar todos os comprimidos ou cápsulas dos medicamentos prescritos em um copo descartável. A exceção deve ser os medicamentos, cuja administração requer avaliações pré-administração (p.ex., frequência cardíaca, pressão arterial).	Serve como lembrete para completar a avaliação apropriada e facilita a suspensão de medicamentos (se necessário).

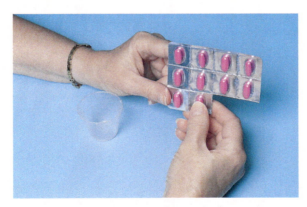

ETAPA 2h Colocar o comprimido no copo descartável sem remover o invólucro.

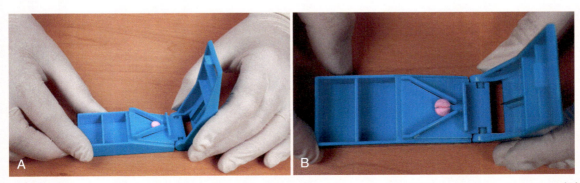

ETAPA 2k O comprimido é colocado no dispositivo "cortador de comprimidos" **(A)** e cortado pela metade **(B)**.

(Continua)

ETAPAS	JUSTIFICATIVA
m. Se o paciente tiver dificuldade para deglutir, macerar os comprimidos separadamente. Um método para esse fim, utilizado geralmente no domicílio, é colocar o comprimido entre dois copos e em seguida triturar e esmagar (ilustração). Misturar o comprimido triturado em pequenas quantidades (colher de chá) com alimentos macios (pudim ou molho de maçã).	Muitas vezes é difícil deglutir comprimidos grandes. O comprimido triturado e misturado a alimentos moles de sabor agradável, em geral, é mais fácil de engolir.
n. Preparar líquidos.	
(1) Misturar os conteúdos, agitando delicadamente o frasco antes de proceder à administração. Se o medicamento estiver em um recipiente de dose unitária com o volume apropriado, a agitação é desnecessária.	A mistura das suspensões imediatamente antes de colocá-las em um copo ou colher garante que a quantidade correta do medicamento, e não apenas o solvente, seja administrado ao paciente.
(2) Se o medicamento estiver em frascos de múltiplas doses, remover a tampa do recipiente e colocá-la de cabeça para baixo na superfície de trabalho. Verificar e descartar medicamentos com coloração diferente da original (alteração da cor).	Previne a contaminação do interior da tampa do medicamento.
(3) Segurar o frasco com o rótulo contra a palma de mão enquanto estiver despejando.	Qualquer líquido derramado não sujará ou ocultará o rótulo.
(4) Colocar o copo do medicamento no nível dos olhos sobre o balcão ou, quando necessário, na mão, e preencher até o nível desejado na escala (ilustração). A escala deve estar alinhada com o nível do líquido em sua superfície ou na base do menisco, não nas bordas.	Garante a medida correta do medicamento.
(5) Limpar a boca do frasco do medicamento com uma toalha de papel. Tampar novamente o frasco.	Impede a contaminação do conteúdo do frasco e impede que a tampa fique pegajosa.
(6) Se a quantidade ou dose prescrita for inferior a 10 mL de líquido, preparar a solução em uma seringa para administração oral (Fig. 22-1, C). Não usar uma seringa hipodérmica ou uma seringa com agulha ou tampa protetora.	Permite uma medida mais precisa de pequenas quantidades. Se seringas hipodérmicas forem usadas, o medicamento pode ser acidentalmente administrado por via parenteral. Se a agulha ou a tampa da seringa não forem removidas, podem ser deslocadas e aspiradas durante a administração de medicamentos orais.
o. Ao administrar medicamentos controlados, como, por exemplo, opioides, verificar o registro do medicamento controlado para contagem prévia do medicamento e comparar com o estoque disponível. Medicamentos controlados podem ser armazenados em um carrinho trancado por sistema eletrônico (Cap. 21).	As leis para substâncias controladas exigem o monitoramento cuidadoso de opioides dispensados. Na maioria das instituições, a assinatura conjunta de um enfermeiro é necessária quando um aluno de enfermagem for administrar medicamentos controlados.
p. Antes de entrar no quarto do paciente, comparar a prescrição médica com os rótulos dos medicamentos preparados com relação ao nome do medicamento e do paciente (ilustração).	Uma segunda leitura dos rótulos reduz os erros. *Esta é a segunda verificação de exatidão.*

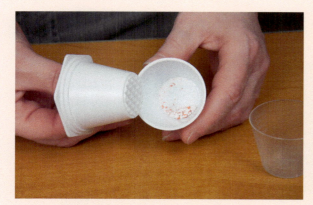

ETAPA 2m Método para macerar comprimido no domicílio.

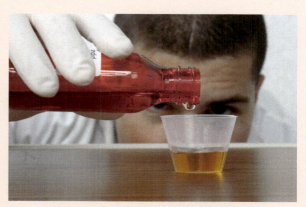

ETAPA 2n(4) Medindo medicamento na forma líquida. Observe o menisco no nível dos olhos. (De Lilley LL et al: *Pharmacology and the nursing process,* ed 6, St Louis, 2011, Mosby.)

HABILIDADE 22.1 Administração de Medicamentos por Via Oral

ETAPAS	JUSTIFICATIVA

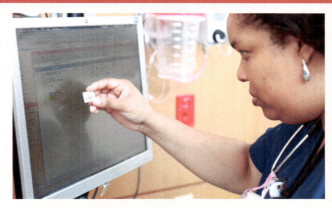

ETAPA 2p O enfermeiro compara a prescrição médica com o rótulo do medicamento.

(1) Devolver os recipientes de estoque ou os medicamentos de dose unitária não usados para a prateleira ou gaveta. Rotular os copos descartáveis e os medicamentos descartados. Não deixar medicamentos preparados sem supervisão.	Garante que sejam preparados medicamentos corretos para o paciente correto.
3. Administrar os medicamentos.	
a. Levar os medicamentos para os pacientes cerca de 30 minutos antes ou após o horário prescrito (seguir recomendação institucional). Administrar medicamentos de prescrição imediata no momento exato. Durante a administração, aplicar Os Seis Certos da Administração de Medicamentos.	Promove o efeito terapêutico desejado.
b. Ao lado do leito do paciente, comparar a prescrição médica ou a impressão do computador com os nomes dos medicamentos nos rótulos e o nome do paciente.	*Esta é a terceira verificação para exatidão e* garante que o paciente receba o medicamento correto.
c. Identificar o paciente usando dois identificadores (p.ex., nome e dia de nascimento ou nome e número do registro de internação, de acordo com a instituição). Comparar os identificadores com as informações da prescrição médica.	Garante o paciente correto. Mantém a conformidade com as normas da *Joint Commission* e melhora a segurança para o paciente (TJC, 2010).
d. Realizar as avaliações pré-administração necessárias (p.ex., pressão arterial, frequência cardíaca) para determinados medicamentos. Perguntar ao paciente se ele tem alergia.	Possibilita avaliar a necessidade de suspensão de medicamentos específicos. Confirma história de alergia do paciente.
e. Discutir a finalidade dos medicamentos, ação e possíveis efeitos adversos. Deixar que o paciente questione acerca dos medicamentos.	O paciente tem o direito de ser informado. A compreensão do paciente acerca dos medicamentos pode melhorar a adesão à terapia medicamentosa.
f. Ajude o paciente a sentar ou deitar de lado, caso ele não consiga sentar.	A posição diminui o risco de aspiração durante a deglutição.

> ⚡ **ALERTA DE SEGURANÇA** No caso de dúvida sobre a capacidade de deglutição do paciente, verificar os reflexos de deglutição e tosse (Habilidade 12.2). Se esses reflexos estiverem prejudicados ou se o paciente não conseguir engolir comprimidos sem engasgar, suspender o medicamento, manter o paciente em jejum e notificar o médico. Pode ser necessário pedir que o médico considere o uso do medicamento em outra forma (macerado, líquido, supositório ou injeção).

g. *Para comprimidos*: Os pacientes podem querer segurar os medicamentos na mão ou colocá-los no copo antes de introduzi-los na boca. Ofereça água ou suco para ajudar o paciente a engolir os comprimidos.	O paciente torna-se familiarizado com os medicamentos vendo-os a cada momento da administração. A escolha do líquido pode melhorar a ingestão hídrica do paciente.
h. *Para formulações com desintegração oral (determinados comprimidos)*: Remover o medicamento da embalagem de *blister* imediatamente antes do uso. Coloque o medicamento sobre a língua do paciente e avise para não mastigá-lo.	Formulações com desintegração oral começam a dissolver quando colocadas na língua. Não é necessário o uso de água. A remoção cuidadosa da embalagem é necessária, porque muitos desses comprimidos são frágeis (Uko-Ekpenyong, 2006).

(Continua)

ETAPAS	JUSTIFICATIVA
i. *Para medicamentos administrados por via sublingual*: Oriente o paciente para colocar o medicamento sob a língua e deixá-lo que se dissolva completamente (ilustração). Advertir o paciente para não engolir o comprimido.	O medicamento é absorvido pelos vasos sanguíneos da superfície inferior da língua. Se deglutido, o medicamento será destruído pelo suco gástrico, ou rapidamente inativado pelo fígado, impedindo a obtenção do nível sanguíneo terapêutico.

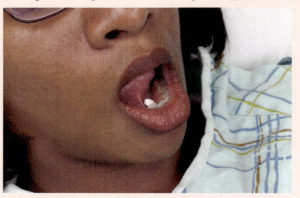

ETAPA 3i Colocação adequada do comprimido sublingual na região apropriada.

j. *Para medicamentos com administração bucal*: Oriente o paciente para colocar o medicamento na boca entre as membranas mucosas da bochecha e da gengiva até que seja dissolvido o medicamento.	Medicamentos bucais agem local ou sistemicamente quando são deglutidos.
k. *Para medicamentos em pó*: Misturá-los com líquidos ao lado do leito do paciente e administrá-lo.	Quando preparados antecipadamente, os medicamentos em pó ficam mais espessos e alguns até endurecem, dificultando a deglutição.
l. *Para medicamentos triturados misturados a alimentos*: Administrar os medicamentos separadamente por meio de uma colher de chá.	
m. Avisar o paciente para não mastigar ou deglutir pastilhas.	As pastilhas são absorvidas lentamente pela mucosa oral, não pela mucosa gástrica.
n. Se o paciente não conseguir segurar os medicamentos, coloque o copo descartável contendo os medicamentos nos lábios do paciente e introduza delicadamente cada medicamento na boca, um de cada vez. Uma colher também pode ser usada para colocar os comprimidos na boca do paciente. Não se apresse ao administrar medicamentos.	A administração de um comprimido ou cápsula por vez facilita a deglutição e diminui o risco de aspiração.

> ⚡ **ALERTA DE SEGURANÇA** Se um comprimido ou cápsula cair no chão, descartá-lo e preparar novamente a dose prescrita. O medicamento foi contaminado.

o. Permanecer ao lado do paciente até que o mesmo tenha ingerido os medicamentos. Solicite que o paciente abra a boca, caso não tenha certeza de que o medicamento foi engolido.	O enfermeiro tem a responsabilidade de garantir que o paciente receba a dose prescrita. Se deixado sozinho, o paciente pode não tomar a dose ou armazenar medicamentos, causando um risco para a saúde.

> ⚡ **ALERTA DE SEGURANÇA** Se o paciente precisar receber uma combinação de comprimidos orais, cápsulas e medicamentos sublinguais ou bucais, administrar primeiro os comprimidos/cápsulas. Os medicamentos sublinguais e bucais deverão ser administrados por último. Não administrar líquidos até que o medicamento com desintegração oral, bucal ou sublingual esteja completamente dissolvido.

p. Para medicamentos de caráter ácido (p.ex., aspirina), oferecer ao paciente um lanche não gorduroso (p.ex., biscoitos de água e sal) caso não haja contraindicação para a condição do paciente.	Reduz a irritação gástrica. O teor de gordura dos alimentos pode retardar a absorção do medicamento.

4. **Veja Protocolo de Conclusão (ao final do livro).**

AVALIAÇÃO

1. Após a administração dos medicamentos, retornar dentro do período apropriado para avaliar a resposta do paciente aos medicamentos, incluindo efeitos terapêuticos, efeitos colaterais ou alergia e reações adversas. Medicamentos sublinguais/bucais agem em 15 minutos; a maioria dos medicamentos de via oral age em 30 a 60 minutos.
2. Solicitar que o paciente ou um membro da família identifique o nome do medicamento e explique a sua finalidade, ação, esquema posológico e seus possíveis efeitos colaterais.

Resultados Inesperados e Intervenções Relacionadas

1. O paciente exibe efeitos adversos (p.ex., efeito colateral, efeito tóxico, reação alérgica).
   a. Suspender as doses subsequentes e avaliar os sinais vitais.
   b. Notificar o médico e a farmácia.
   c. Sintomas como urticária, prurido, rinite e sibilos podem indicar a necessidade de uso de medicamentos de emergência para reação alérgica.
2. O paciente não consegue explicar as informações sobre o medicamento.
   a. Avaliar adicionalmente o conhecimento do paciente ou do cuidador da família sobre o medicamento e as diretrizes para segurança do medicamento.
   b. Fornecer orientações adicionais, se necessário.
3. O paciente recusa o medicamento.
   a. Avaliar qual o motivo de recusa do paciente do medicamento (p.ex., náusea, não anuência ao plano terapêutico, efeitos colaterais).
   b. Orientar o paciente sobre a finalidade do medicamento e possíveis consequências do não uso do medicamento.
   c. Não forçar o paciente a tomar os medicamentos.
   d. Notificar o médico.
   e. Registrar as orientações fornecidas, a recusa do medicamento e o motivo declarado pelo paciente.
4. Ocorre um erro de administração (medicamento, dose, paciente, via ou horário errado).
   a. Avaliar o paciente quanto a efeitos nocivos de acordo com a ação do medicamento e os efeitos colaterais.
   b. Reconhecer o erro imediatamente.
   c. Adotar medidas para neutralizar os efeitos do erro, se necessário (p.ex., manter o paciente em repouso no leito, administrar antídotos prescritos, suspender outros medicamentos, se solicitado).
   d. Notificar o médico.
   e. Preencher a ficha de notificação de eventos adversos com a descrição do erro de medicação. Esses relatórios podem ajudar a prevenir erros semelhantes no futuro.

Registro e Relato

- Registrar o medicamento, a dose, a via e o horário da administração dos medicamentos na prescrição imediatamente *após* a administração, não antes. Incluir as iniciais do nome ou a assinatura. Registrar as orientações fornecidas ao paciente nas anotações de enfermagem.
- Se o medicamento for suspenso, registrar os motivos nas anotações de enfermagem. De modo geral, nos casos de suspensão, o enfermeiro marca com um círculo o horário em que o medicamento deveria ser administrado na prescrição médica.
- Relatar os efeitos adversos/resposta do paciente e/ou medicamentos suspensos ao enfermeiro encarregado ou médico responsável pelo paciente.

Amostra de Documentação

OBSERVAÇÃO: A documentação acerca da administração de medicamentos geralmente é efetuada na prescrição médica (verificação ou suspensão dos medicamentos) e nas anotações de enfermagem.
09h   Paciente apresenta pulso apical com 50 batimentos/min e regular; com queixa de náusea; pele fria e úmida. Notificado o médico e suspensa a digoxina.

Considerações Especiais

Pediatria

- O uso de medicamentos na forma líquida é mais seguro, para se evitar a aspiração de comprimidos pequenos.
- Doses pediátricas geralmente são calculadas com base no peso corporal.
- As crianças recusam medicamentos orais com sabor desagradável ou amargos. Misturar o medicamento com uma pequena quantidade (aproximadamente uma colher de chá) de uma substância adoçante, como geleia, suco de maçã, sorvete ou purê de frutas. Não usar mel em lactentes devido ao risco de botulismo. Oferecer suco ou um picolé à criança após a administração do medicamento. Não coloque o medicamento em um item alimentar essencial, como leite ou fórmula, pois a criança pode recusar o alimento em um momento posterior.
- Medir pequenas quantidades de medicamentos líquidos (usar uma seringa plástica calibrada). É impossível medir com exatidão quantidades menores do que uma colher de chá quando são usados copos de medicamento (Hockenberry e Wilson, 2007).

Geriatria

- As alterações fisiológicas decorrentes do envelhecimento influenciam o modo como os medicamentos orais são absorvidos, distribuídos e excretados. Alterações comuns incluem boca seca, frouxidão da musculatura esofágica, prejuízo da deglutição, redução da acidez gástrica e do peristaltismo estomacal, redução da função hepática, resultando em alteração do metabolismo do medicamento e redução da função renal e da motilidade do trato GI, que retardam a excreção do medicamento.
- Administrar com um copo de água (a não ser que haja restrição) para ajudar a administração do medicamento. O paciente precisa de tempo para engolir.
- Os pacientes podem apresentar vários problemas de saúde ou condições crônicas que exijam o uso de múltiplos medicamentos, muitas vezes prescritos por diferentes médicos. A polifarmácia é uma condição que aumenta o risco de interações medicamentosas e reações adversas. Avaliar as interações medicamentosas potenciais.
- Ao orientar os pacientes acerca do regime medicamentoso, incluir o cônjuge ou outro cuidador da família do paciente.
- Se possível, fornecer o cronograma de uso dos medicamentos por escrito para que o paciente possa segui-lo em casa. Utilize letras grandes nos materiais escritos se o paciente apresentar déficit de acuidade visual.

Assistência Domiciliar (*Home Care*)

- Orientar o paciente sobre o regime medicamentoso específico (finalidade, ação, dose, intervalos posológicos, efeitos colaterais, alimentos que devem ser evitados ou ingeridos com os medicamentos).
- Ao medir os medicamentos líquidos em casa, os pacientes devem usar colheres de medida usadas em cozinha ou aquelas projetadas para medicamentos. Não usar outros utensílios, cujos volumes podem variar.

HABILIDADE 22.2 ADMINISTRAÇÃO DE MEDICAMENTOS POR SONDA DE ALIMENTAÇÃO

Os pacientes que têm sondas de alimentação enteral não podem receber alimentos ou medicamentos por via oral. O Capítulo 12 descreve as indicações clínicas e as implicações para o cuidado de enfermagem relativos às sondas nasogástricos (NG), nasointestinais, de gastrostomia e jejunostomia. Os medicamentos administrados por sondas enterais devem ser, preferencialmente, na forma líquida. Se o medicamento não estiver disponível na forma líquida, será necessário macerar ou dissolver o comprimido. Contudo, medicamentos sublinguais, de liberação programada, mastigáveis ou com revestimento entérico não podem ser macerados. Verificar com o farmacêutico a possibilidade de macerar ou dissolver um determinado medicamento. Sempre avaliar a posição da sonda enteral antes de administrar qualquer medicamento (Habilidade 12.4).

Quando o medicamento precisa ser administrado por uma sonda NG inserida para descompressão, consultar o médico. A sonda deve ser pinçada por um período de 30 a 60 minutos após a introdução do medicamento. Na maioria dos casos, não é permitido administrar medicamentos em sondas NG/intestinais que sejam usadas para a descompressão do estômago.

AVALIAÇÃO

1. Verificar a exatidão e a integridade das prescrições médicas. Verificar o nome do paciente, o nome, a dose, a via e o horário da administração do medicamento. *Justificativa: A prescrição médica é a fonte mais confiável e o único registro legal dos medicamentos que o paciente deve receber. Garante que o paciente receba o medicamento correto (Eisenhauer et al., 2007; Furukawa et al., 2008).*
2. Revisar as informações pertinentes relacionadas ao medicamento, incluindo ação, finalidade, dose e via, efeitos colaterais, tempo até o início e pico de ação e implicações para a enfermagem. *Justificativa: Permite que o enfermeiro preveja efeitos do medicamento e observe a resposta do paciente.*
3. Avalie qualquer contraindicação para administração de medicamento enteral ao paciente, incluindo a presença de inflamação intestinal ou redução do peristaltismo, cirurgia recente do trato GI, presença de sucção gástrica que não possa ser desligada temporariamente. *Justificativa: Alterações na função do trato GI interferem com a absorção, a distribuição e a excreção do medicamento. Pacientes com sucção no trato GI não se beneficiam do medicamento, porque ele pode ser aspirado do trato GI antes da etapa da absorção.*
4. Avaliar a história médica do paciente: história de alergias, história de medicamento e história dietética. Se houver contraindicações para um dado medicamento, informar o médico e não administrar o medicamento. *Justificativa: A história pode revelar problemas pregressos com tolerância e resposta a medicamento. Os dados da história permitem que sejam previstas as respostas do paciente ao medicamento.*
5. No caso de um paciente pós-operatório, examinar as prescrições pós-operatórias quanto ao tipo de cuidados com a sonda enteral. *Justificativa: A manipulação e a irrigação da sonda ou a administração de medicamento por essa via podem estar contraindicadas.*
6. Reunir e examinar dados de avaliação física (p.ex., ruídos intestinais, distensão abdominal) e dados laboratoriais (p.ex., funções renal e hepática) que possam influenciar a administração do medicamento. *Justificativa: Achados de exame físicos ou de dados laboratoriais podem contraindicar a administração do medicamento.*
7. Avaliar possíveis interações entre alimentos e medicamentos. *Justificativa: Alguns medicamentos, como fenitoína, varfarina e antimicrobianos da classe das fluoroquinolonas podem exigir que a alimentação por sonda enteral seja interrompida por 1 hora antes e 2 horas após a dose (McKenry et al., 2006).*
8. Verificar com a farmácia a disponibilidade de preparações líquidas para os medicamentos do paciente. Uma prescrição médica é necessária para a alteração da forma farmacêutica.

PLANEJAMENTO

Os **Resultados Esperados** são focados na administração do medicamento apropriado, na prevenção de obstrução da sonda e na terapia medicamentosa segura, correta e efetiva.

1. O paciente apresenta o efeito desejado do medicamento dentro do período previsto de início de ação terapêutica.
2. A sonda do paciente permanece patente após a administração do medicamento.
3. O paciente não tem problemas de aspiração durante ou após a administração do medicamento.

Delegação e Colaboração

A administração do medicamento por sonda enteral deve ser realizada apenas por profissionais de enfermagem que atendam aos critérios clínicos de competência e experiência técnica estabelecidos pelo conselho profissional. Os profissionais de enfermagem de nível médio devem ser orientados quanto a:

- Manter a cabeceira do leito elevada por 15 a 30 minutos após a administração da medicamento.
- Relatar a ocorrência de possíveis efeitos colaterais do medicamento.

Equipamento

- Prescrição médica
- Seringa de 60 mL, pontas Luer-Lok para sondas de pequeno e grande calibre
- Fita de teste de pH gástrico (escala de 0 a 11). É opcional
- Recipiente graduado
- Medicamento a ser administrado
- Dispositivo para macerar os comprimidos, se necessário
- Água
- Abaixador de língua ou canudo para misturar o medicamento dissolvido
- Luvas de procedimento
- Estetoscópio (para avaliação)

HABILIDADE 22.2 Administração de Medicamentos por Sonda de Alimentação

IMPLEMENTAÇÃO para ADMINISTRAÇÃO DE MEDICAMENTOS POR SONDA DE ALIMENTAÇÃO

ETAPA	JUSTIFICATIVA
1. Se houver incompatibilidade entre o medicamento e a dieta, interromper a alimentação por 15 a 30 minutos antes da administração do medicamento.	Facilita a absorção do medicamento (Monahan et al., 2007).
2. Realizar higiene manual. Preparar os medicamentos para introdução na sonda (Habilidade 22.1). O medicamento líquido é preferível. Conferir o rótulo do medicamento com a prescrição médica duas vezes. Encher o recipiente graduado com 50 a 100 mL de água morna.	*Isto inclui a primeira e a segunda verificações de exatidão.* O processo de preparo correto garante que o paciente receba o medicamento correto. A água morna impede cólicas abdominais, que podem ocorrer com água fria.

> ⚡ **ALERTA DE SEGURANÇA** Sempre que possível, usar medicamentos na forma líquida, em vez de comprimidos triturados. Se houver necessidade de macerar os comprimidos, lave a sonda antes e após a administração do medicamento, a fim de impedir que o medicamento fique aderido ao interior da sonda. Nunca adicione medicamentos triturados diretamente a uma sonda.

a. *Comprimidos:* Triturar cada comprimido por meio de dispositivo apropriado, até obter um pó fino. Se esse dispositivo não estiver disponível, colocar os comprimidos entre dois copos de medicamento e proceder com a trituração. Dissolver os comprimidos separadamente em um copo com 30 mL de água morna.	Os pós finos dissolvem-se mais rapidamente, reduzindo a chance de oclusão da sonda.
b. *Cápsulas:* Garantir que o conteúdo da cápsula (grânulos ou gelatina) possam ser extraídos da cobertura (verificar com o farmacêutico). Abrir a cápsula ou perfurar a cobertura de gel com uma agulha estéril e esvaziar o conteúdo em 30 mL de água morna (ou solução designada pela empresa farmacêutica). As coberturas de gel dissolvem-se na água morna, mas isso pode levar 15 a 20 minutos.	O medicamento dissolvido não oclui a sonda.
3. Levar os medicamentos para o paciente no horário correto, dentro de 30 minutos antes ou após o horário prescrito (seguir recomendações institucionais). Administrar medicamentos da prescrição do tipo imediata no momento exato prescrito. Durante a administração, aplicar Os Seis Certos da Administração de Medicamentos.	Promove o efeito terapêutico desejado.
4. **Veja Protocolo Padrão (ao final do livro).**	
5. Ao lado do leito do paciente, comparar novamente a prescrição médica com os rótulos dos medicamentos. Questionar o paciente acerca da presença de alergia.	*Esta é a terceira verificação para exatidão* e garante que o paciente receba o medicamento correto. Tal medida confirma a história de alergia do paciente.
6. Identificar o paciente usando dois identificadores (p.ex., nome e dia de nascimento ou nome e número de registro de internação, de acordo com a recomendação institucional). Comparar os identificadores com as informações existentes na prescrição médica.	Garante o paciente correto. Mantém a conformidade com as normas da *Joint Commission* e melhora a segurança para o paciente (TJC, 2010).
7. Discutir a finalidade dos medicamentos, ação e possíveis efeitos adversos. Deixar que o paciente questione acerca dos medicamentos.	O paciente tem o direito de ser informado, e a compreensão do paciente acerca dos medicamentos pode melhorar a adesão à terapia medicamentosa.
8. Elevar a cabeceira do leito em 45 graus (exceto quando contraindicado) ou colocar o paciente sentado em uma cadeira (ASPEN, 2009). Colocar o paciente em posição de Trendelenburg invertida se houver lesão espinal presente.	Reduz o risco de aspiração.
9. Nos casos de infusão contínua da dieta por sonda entérica, ajustar a bomba de infusão.	A dieta não deve ser infundida no momento em que ocorre a avaliação residual do conteúdo gástrico e durante a administração de medicamentos.
10. Verificar a posição da sonda (Habilidade 12.4), observar o conteúdo gástrico e verificar o pH do conteúdo aspirado, se solicitado. Um valor de pH adequadamente obtido de 0 a 4,0 representa boa indicação de inserção da sonda gástrica (Metheny, 2006).	Garantir a posição do sonda reduz o risco de introdução de líquidos no trato respiratório.

(Continua)

ETAPA	JUSTIFICATIVA
11. Verificar o volume residual gástrico (VRG). Aspirar 30 mL de ar em uma seringa de 60 mL e conectar a sonda. Injetar o ar e posteriormente aspirar lentamente o conteúdo gástrico (ilustração) (Cap. 12). Avaliar o VRG usando recipiente graduado (p. ex., seringa ou cálice). Devolver o conteúdo aspirado ao estômago. Nos casos em que o VRG for superior a 200 mL (duas vezes) ou 250 mL (uma vez), avisar o médico responsável pelo paciente (ou de acordo como as normas institucionais). Para as sondas nasointestinais, o VRG deve ser inferior a 10 mL. Quando o VRG for excessivo, suspender o medicamento e contatar o médico.	Estudos mostraram que o VRG é significativo nos casos em que os pacientes apresentam duas ou mais vezes VRGs de 200 mL ou apresentam uma ou mais medidas de VRGs de 250 mL (Metheny *et al.*, 2008). A presença de grandes VRGs indicam retardo do esvaziamento gástrico.
12. Irrigar a sonda.	
a. Pinçar ou grampear a sonda enteral e remover o protetor que oclui a sonda. Aspirar na seringa 30 mL de água. Adaptar a seringa na sonda, soltar a pinça e lavar a sonda. Grampear novamente a sonda e remover a seringa.	O pinçamento da sonda impede vazamento ou derramamento do conteúdo gástrico. O enxágue garante que a sonda mantenha-se patente.
b. Algumas sondas enterais são conectadas a equipos de dieta por meio de um dispositivo de fechamento como a válvula de Lopez, que contém um acesso para administração de medicamentos (ilustração). Adaptar a seringa no acesso para administração de medicamentos; virar o ajuste "*off*" da válvula na direção da sonda de infusão. Enxaguar a sonda de alimentação e virar o "*off*" da válvula novamente. Remover a seringa.	
13. Remover o êmbolo da seringa e reintroduzir a seringa na extremidade da sonda de alimentação.	A remoção do êmbolo prepara a seringa para o fornecimento do medicamento.
14. Inicialmente colocar o medicamento – líquido ou dissolvido – na seringa (ilustração). Deixar fluir por gravidade.	

⚡ **ALERTA DE SEGURANÇA** Se o medicamento não fluir livremente por gravidade, aumentar a altura da seringa para melhorar o fluxo ou solicitar ao paciente para mudar o decúbito. A extremidade da sonda pode estar contra a mucosa gástrica ou intestinal. Se, apesar das estratégias anteriormente citadas, ainda não houver fluxo, usar a seringa para tentar introduzir, delicadamente, o medicamento.

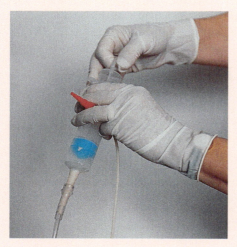

ETAPA 11 Aspiração do conteúdo gástrico para avaliação do volume residual.

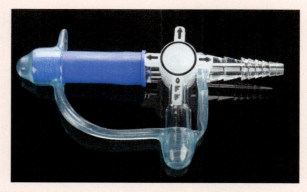

ETAPA 12b Válvula de Lopez com acesso para administração de medicamentos. (Cortesia de ICU Medical Inc, San Clemente, Calif.)

HABILIDADE 22.2 Administração de Medicamentos por Sonda de Alimentação

ETAPA	JUSTIFICATIVA

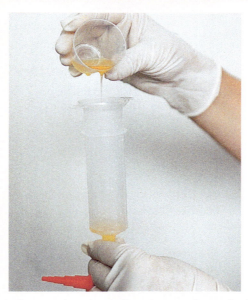

ETAPA 14 Colocando na seringa o medicamento na forma líquida.

a. Se a administração ocorrer com apenas um medicamento, enxaguar a sonda com 30 mL de água, após a administração.

Manutenção da permeabilidade da sonda enteral e garante que o medicamento seja introduzido até o estômago.

b. Nos casos de o paciente requerer mais de um medicamento, administrar cada um separadamente e, entre um medicamento e outro, lavar a sonda com 15 a 30 mL de água.

Permite a identificação correta do medicamento se uma dose for derramada. Além disso, alguns medicamentos podem ser incompatíveis (Lilley *et al.*, 2007).

c. Na administração do último medicamento, lavar a sonda com 30 a 60 mL de água.

Evita a obstrução do sonda pelo medicamento e garante a entrada do medicamento no estômago.

15. Grampear a extremidade proximal da sonda de alimentação se a alimentação por sonda não estiver sendo administrada e tampar a extremidade da sonda.

Impede a entrada de ar no estômago entre as dose de medicamento.

16. Nos casos da administração contínua de dieta por bomba de infusão, seguir as Etapas 1 a 13 para administração de medicamento. Se os medicamentos forem incompatíveis com a dieta, interromper a alimentação por 30 a 60 minutos.

Permite a absorção adequada do medicamento e evita possível interação entre medicamento e alimento presente na dieta enteral.

17. Posicione o paciente em uma posição confortável e mantenha a cabeceira do leito elevada por pelo menos 1 hora (de acordo com normas institucionais).

Promove a passagem adequada do medicamento pelo estômago e reduz o risco de aspiração (Ignatavicius e Workman, 2010).

18. **Veja Protocolo de Conclusão (ao final do livro).**

AVALIAÇÃO

1. Avaliar a resposta do paciente após 30 minutos da administração do medicamento.
2. Observar a permeabilidade da sonda antes e após a administração do medicamento.
3. Monitorar o paciente quanto a sinais de aspiração, como dispneia, engasgo ou sons pulmonares congestionados durante e após a administração do medicamento.

Resultados Inesperados e Intervenções Relacionadas

1. O paciente não consegue receber o medicamento em razão da existência de obstrução da sonda enteral.

   a. Para uma sonda recém-introduzida, solicitar raio X para avaliação da posição da sonda e notificar o médico.
   b. Tentar enxaguar delicadamente a sonda com uma seringa de pelo menos 20 mL e com água morna para desobstrução. (Evitar o uso de seringa de pequeno calibre, porque ela gera maior pressão e pode romper a sonda.)
   c. Se a irrigação não for eficaz, obter prescrição de um comprimido de pancrelipase e seguir as instruções do fabricante para irrigação da sonda.
   d. A sonda obstruída pode precisar ser retirada e outra sonda pode precisar ser introduzida.

2. O paciente apresenta sinais de aspiração como angústia respiratória, alterações dos sinais vitais e diminuição da saturação de oxigênio.

a. Interromper a administração de todos os líquidos/medicamentos pela sonda.
b. Elevar a cabeceira do leito e permanecer com o paciente. Notificar o médico do paciente.
c. Avaliar os sinais vitais, a saturação de oxigênio e os sons pulmonares.
3. O paciente apresenta efeitos adversos (efeito colateral, efeito tóxico, reação alérgica).
a. Suspender doses subsequentes dos medicamentos e avaliar os sinais vitais.
b. Notificar o médico e o serviço farmacêutico.
c. Preparar-se para a possível administração de medicamentos de emergência para reação alérgica.

Registro e Relato

- Registrar nas anotações de enfermagem a verificar o posicionamento da sonda, o VRG e o pH do aspirado.
- Registrar o medicamento, a dose, a via e o horário da administração na prescrição e na anotação de enfermagem imediatamente *após a* administração. Incluir as iniciais ou a assinatura e o número de registro profissional. Registrar as orientações feitas para o paciente nas anotações de enfermagem.
- Registrar o volume total de água usada para a administração do medicamento no balanço de entrada/saída.
- Relatar ao médico os efeitos adversos, a resposta do paciente e/ou os medicamentos suspensos.

Amostra de Documentação

OBSERVAÇÃO: A documentação relativa à administração de medicamentos por sonda é registrada na prescrição médica.

13h Incapacidade de administrar o medicamento em razão de obstrução da sonda, apesar de tentativas de irrigação da sonda com 60 mL de água. Notificado médico; medicamentos suspensos; paciente aguardando a inserção de outra sonda.

Considerações Especiais

Geriatria

- Avaliar o paciente quanto ao uso de medicamentos que afetam o pH gástrico, como, por exemplo, antagonistas do receptor H_2 ou antiácidos. Antagonistas do receptor H_2 causam redução da secreção de ácido gástrico, ocasionando aumento do pH ou pH mais básico (Metheny, 2006).

Assistência Domiciliar (*Home Care*)

Orientar o paciente, família e/ou cuidador:
- Como armazenar medicamentos e suplementos administrados por sonda.
- Como verificar a posição da sonda antes de administrar os medicamentos.
- Sobre a importância de não administrar qualquer medicamento em caso de dúvida relativa ao posicionamento da sonda e de notificar o profissional de saúde.
- Sobre a importância da irrigação da sonda antes, durante e após a administração dos medicamentos.
- Fornecer orientações ao paciente, família ou cuidador acerca das estratégias que podem ser usadas para triturar medicamentos, de quais são os medicamentos que não podem ser triturados e de como obter formulações líquidas.

HABILIDADE 22.3 APLICAÇÃO DE MEDICAMENTOS POR VIA TÓPICA

A administração tópica de medicamentos envolve a aplicação de medicamentos na pele ou nas membranas mucosas. Medicamentos tópicos como loções, adesivos, pastas e pomadas produzem basicamente efeitos locais, mas também podem criar efeitos sistêmicos se absorvidos pela pele. Os efeitos sistêmicos têm maior probabilidade de ocorrer se a pele for fina, se a concentração do medicamento for elevada, se o contato com a pele for prolongado ou se o medicamento for aplicado sobre a pele ferida. Para proteção de exposição acidental, aplicar os medicamentos tópicos usando luvas e aplicadores. Incrustações cutâneas e tecido necrosado abrigam micro-organismos e bloqueiam o contato dos medicamentos com os tecidos afetados. Nesses casos, a simples aplicação de medicamentos apresenta pouco efeito na prevenção de infecção ou na promoção de outros efeitos terapêuticos.

A limpeza da pele ou da ferida é importante antes de aplicar os medicamentos por via tópica. O enfermeiro deve aplicar o medicamento, seja pomada, loção ou adesivo, de um modo apropriado para garantir a penetração e a absorção adequadas.

AVALIAÇÃO

1. Verificar a exatidão e a integridade da prescrição médica. Verificar o nome do paciente, o nome, a dose, a via e o horário da administração do medicamento. *Justificativa: A prescrição médica é a fonte mais confiável e o único registro legal dos medicamentos que o paciente deve receber. Garante que o paciente receba o medicamento correto (Eisenhauer et al., 2007; Furukawa et al., 2008).*
2. Revisar as informações relacionadas aos medicamentos, incluindo ação, finalidade, dose e via, tempo até o início e pico de ação, efeitos colaterais e implicações para a enfermagem. *Justificativa: Permite que o enfermeiro preveja efeitos dos medicamentos e observe a resposta do paciente.*
3. Avaliar a condição da pele ou da membrana antes da aplicação do medicamento (Cap. 7). Se houver uma ferida aberta, usar luvas de procedimento. Lavar completamente o local com um sabão neutro e água morna; enxaguar e secar. Remover qualquer medicamento aplicado previamente, resíduos, sangue, secreções ou outros fluidos corporais. Avaliar os sintomas de irritação cutânea como prurido ou queimação. *Justificativa: Fornece um estado basal para determinar alterações na condição da pele após a terapia. Agentes tópicos podem reduzir ou agravar esses sintomas.*

⚡ **ALERTA DE SEGURANÇA** Não administrar medicamentos tópicos à pele ou membranas se a integridade estiver alterada, exceto se houver indicação médica.

HABILIDADE 22.3 Aplicação de Medicamentos por Via Tópica

4. Avaliar a história médica do paciente, história de alergias (incluindo látex ou agente tópico) e a história de medicamento. Questione o paciente acerca de reações prévias ao creme ou loção aplicada à pele. *Justificativa: A dermatite por contato alérgica é relativamente frequente e pode agravar condições dermatológicas. A alergia ao látex requer o uso de luvas sem látex.*
5. Determinar a quantidade do agente tópico necessário para aplicação por meio da avaliação do local na pele, da leitura da prescrição médica e das instruções para aplicação (em geral, a aplicação de uma camada fina e homogênea é adequada). *Justificativa: Uma quantidade excessiva do agente tópico pode irritar quimicamente a pele, anular a eficácia terapêutica e/ou causar efeitos sistêmicos adversos, tais como diminuição das contagens de leucócitos.*
6. Determinar se o paciente ou cuidador é fisicamente capaz de aplicar o medicamento. Avaliar preensão, força das mãos, alcance e coordenação motora do responsável. *Justificativa: Esses aspectos são importantes quando o paciente precisa administrar o medicamento em casa.*
7. Avaliar o conhecimento do paciente sobre a ação e a finalidade do medicamento e sua disposição para aderir ao regime medicamentoso. *Justificativa: Determina se o paciente ou cuidador pode administrar o medicamento em casa.*

PLANEJAMENTO

Os **Resultados Esperados** são focados na terapia medicamentosa segura, correta e eficaz.

1. Com aplicações repetidas, a condição do paciente melhora (p.ex., alívio da dor, inflamação ou drenagem).
2. O paciente, cuidador ou família aplica corretamente o medicamento tópico ou o adesivo.
3. O paciente, cuidador ou família explica a finalidade do medicamento, o esquema posológico e os possíveis efeitos colaterais.

Delegação e Colaboração

A administração de medicamentos de preparações tópicas, incluindo os adesivos, pode ser realizada por todos os profissionais de enfermagem. Aqueles de nível médio devem ser orientados sobre:

- O benefício terapêutico esperado e os possíveis efeitos colaterais que devem ser relatados ao enfermeiro.

Equipamento

- Luvas de procedimento (para pele intacta) ou luvas estéreis (para pele não intacta)
- Aplicadores com ponta de algodão ou abaixadores de língua (opcional)
- Medicamento prescrito (pó, creme, loção, pomada, *spray*, adesivo)
- Bacia de água morna, toalhinha, toalha, sabão neutro
- Curativo estéril, fita microporosa (se necessário)
- Caneta hidrográfica
- Prescrição médica

IMPLEMENTAÇÃO para APLICAÇÃO DE MEDICAMENTOS TÓPICOS

ETAPAS	JUSTIFICATIVA
1. Preparar os medicamentos para aplicação. Conferir o rótulo do medicamento com a prescrição médica duas vezes (Habilidade 22.1). A preparação geralmente envolve retirar o frasco ou tubo de loção, creme ou pomada ou adesivo do posto de enfermagem e levá-lo para o quarto do paciente. Verificar a data de validade nos recipientes.	*Isso inclui a primeira e a segunda verificações para exatidão.* O processo de preparo garante que o paciente correto receba o medicamento correto.
2. Levar os medicamentos para o paciente no horário correto, dentro de 30 minutos antes ou após o horário prescrito (seguir recomendações institucionais). Administrar medicamentos de prescrição do tipo imediata no exato momento prescrito. Durante a administração, aplicar Os Seis Certos da Administração de Medicamentos.	Promove o efeito terapêutico pretendido.
3. **Veja Protocolo Padrão (ao final do livro).**	
4. Ao lado do leito do paciente, comparar novamente a prescrição médica com os rótulos dos medicamentos. Questionar o paciente quanto à presença de alergias.	*Esta é a terceira verificação para exatidão e* garante que o paciente receba o medicamento correto. Ela também confirma a história de alergia do paciente.
5. Identificar o paciente usando dois identificadores (p. ex., nome e dia de nascimento ou nome e número de registro de internação). Comparar os identificadores com as informações existentes na prescrição médica.	Garante o paciente correto. Mantém a conformidade com as normas da *Joint Commission* e melhora a segurança para o paciente (TJC, 2010).
6. Discutir a finalidade dos medicamentos, sua ação e possíveis efeitos adversos. Deixar que o paciente questione acerca dos medicamentos.	O paciente tem o direito de ser informado, e a compreensão do paciente acerca dos medicamentos pode melhorar a adesão à terapia medicamentosa.
7. Se a pele estiver lacerada, usar luvas estéreis.	

(Continua)

ETAPAS	JUSTIFICATIVA
8. Aplicar cremes, pomadas e loções tópicos de base oleosa.	
a. Expor a área afetada ao mesmo tempo que mantém áreas não afetadas cobertas.	A visualização adequada é necessária para a aplicação. Protege a privacidade do paciente.
b. Lavar, enxaguar e secar a área afetada antes de aplicar o medicamento (Avaliação, Etapa 3).	A limpeza remove micro-organismos presentes nos resíduos.
c. Se a pele estiver excessivamente seca e descamada, aplicar o agente tópico enquanto a pele ainda estiver úmida.	Retém a umidade nas camadas da pele.
d. Remover as luvas de procedimento e usar luvas limpas ou estéreis.	Luvas estéreis são usadas ao aplicar agentes em lesões cutâneas abertas e não infecciosas. A troca das luvas previne contaminação cruzada de lesões infectadas ou contagiosas e protege o enfermeiro dos efeitos do medicamento.
e. Colocar a quantidade necessária de medicamento na palma da mão enluvada e amaciar esfregando rapidamente entre as mãos.	O amaciamento de um agente tópico facilita a aplicação na pele.
f. Informe o paciente de que a pele ficará melhor após a aplicação, mas que, inicialmente, pode haver uma sensação de frio. Espalhar o medicamento de modo homogêneo sobre a superfície cutânea, usando movimentos longos e uniformes, seguindo a direção de crescimento dos pelos. Não esfregar a pele vigorosamente. Aplicar a quantidade apropriada segundo as especificações do médico e do fabricante.	Garante a distribuição homogênea do medicamento. A técnica previne a irritação dos folículos pilosos.
g. Explicar ao paciente que a pele pode parecer gordurosa após a aplicação.	Pomadas muitas vezes contêm óleo.
9. Aplicar pomada antianginosa (nitroglicerina).	
a. Remover o medicamento anterior que se encontra no papel. Dobrar o papel usando as laterais e descartá-lo em recipiente apropriado (risco biológico). Limpar o medicamento residual da pele.	Previne superdosagem, que pode ocorrer com papéis de múltiplas doses deixados no local. O descarte adequado protege outras pessoas de exposição acidental ao medicamento.
b. Escrever a data, o horário e as iniciais do enfermeiro no novo papel de aplicação.	O rótulo fornece uma referência para prevenir problemas com a dose do medicamento.
c. Pomadas antianginosas (nitroglicerina) geralmente são prescritas em polegadas e podem ser medidas em pequenas folhas de papel, indicadas por marcas de 1,25 cm ou ½ polegada. Aplicar o número desejado de polegadas de pomada à guia de medida do papel (ilustração).	Garante a dose correta do medicamento.

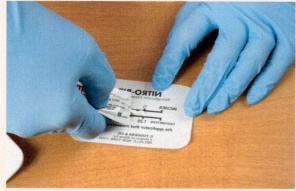

ETAPA 9c Pomada espalhada (em polegadas) sobre a guia de mensuração.

> ⚡ **ALERTA DE SEGURANÇA** Embalagens de dose unitária estão disponíveis. (Advertência: Uma embalagem é igual a 2,5 cm (1 polegada); quantidades menores não devem ser medidas a partir dessa embalagem.)

d. Selecionar o local de aplicação: Aplicar nitroglicerina na área do tórax, costas, abdome ou face anterior da coxa (Lehne, 2007). Não aplicar sobre superfícies pilosas ou sobre tecido cicatricial.	A aplicação em superfícies pilosas ou tecido cicatricial pode interferir com a absorção.

ETAPAS	JUSTIFICATIVA
e. Não se esqueça de fazer um rodízio nos locais de aplicação.	Minimiza a irritação cutânea.
f. Aplicar a pomada na superfície da pele segurando a borda ou as costas da guia de mensuração de papel e colocar a pomada e o papel diretamente na pele (ilustração).	Minimiza a possibilidade de que a pomada cubra as luvas e mais tarde entre em contato com as mãos do enfermeiro.

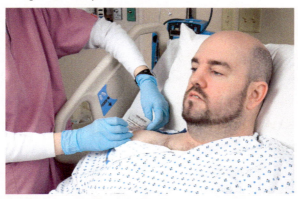

ETAPA 9f O enfermeiro aplica a guia de mensuração com o medicamento na pele do paciente.

g. Não esfregar ou massagear a pomada na pele.	O medicamento é projetado para absorção lenta durante várias horas; a massagem pode aumentar a absorção.
h. Fixar a pomada e o papel com um curativo transparente ou fita microporosa.	Previne que as roupas sejam manchadas ou ocorra remoção acidental do medicamento.
10. *Aplicar adesivos transdérmicos (p.ex., analgésicos, nicotina, nitroglicerina, estrógeno).*	
a. Se um adesivo antigo estiver presente, removê-lo e limpar a área. Certifique-se de procurar o adesivo entre as dobras de pele.	A não remoção de adesivos antigos pode resultar em superdosagem. Muitos adesivos são pequenos, transparentes ou da cor da pele e podem ficar facilmente escondidos entre as dobras da pele. A limpeza remove os resíduos da aplicação anterior.
b. Descartar o adesivo antigo dobrando-o pela metade com as extremidades adesivas juntas. Algumas instituições exigem que o adesivo seja cortado antes do descarte. Descartar em um saco de lixo com risco biológico.	O descarte adequado previne a exposição acidental ao medicamento.
c. Datar e rubricar a face externa do novo adesivo antes da aplicação e anotar o horário da administração. Usar uma caneta de ponta porosa ou hidrográfica.	Um lembrete visual impede doses ausentes ou adicionais. Uma caneta esferográfica danifica o adesivo e altera o fornecimento do medicamento.
d. Escolher um novo local limpo, seco e sem pelos. Alguns adesivos possuem instruções específicas sobre os locais de aplicação (p.ex., adesivo de escopolamina é colocado atrás da orelha. Nunca colocar um adesivo de estrógeno em tecido mamário ou na linha da cintura). Não aplicar um adesivo em pele oleosa, queimada, irritada ou com qualquer outro tipo de lesão.	Garante a absorção completa do medicamento.

> ⚡ **ALERTA DE SEGURANÇA** Nunca aplique calor, como bolsa de água quente, sobre um adesivo transdérmico, porque o calor aumenta a absorção, e pode causar efeitos adversos potencialmente graves (ISMP, 2005).

e. Remova cuidadosamente o adesivo da cobertura protetora puxando-o para fora do revestimento. Segure o adesivo pela borda sem tocar na parte aderente.	Tocar apenas nas bordas garante que o adesivo fique colado e que a dose do medicamento não seja alterada. A remoção da cobertura protetora permite a absorção do medicamento.
f. Aplicar o adesivo pressionando firmemente com a palma de uma das mãos por 10 segundos. Certifique-se de que esteja bem colado, especialmente nas bordas. Aplicar uma cobertura externa, quando disponível na embalagem original do produto.	A aderência adequada previne a perda do adesivo, que resultaria em diminuição da dose e da eficácia.

(Continua)

ETAPAS	JUSTIFICATIVA
g. Não aplique o adesivo em um local usado anteriormente por no mínimo 1 semana.	A rotação do local reduz a irritação cutânea decorrente do medicamento e do adesivo.
h. Oriente o paciente que adesivos transdérmicos nunca devem ser cortados pela metade; a alteração da dose exigira uma nova prescrição.	O corte de um adesivo transdérmico pela metade alteraria a dose do medicamento no sistema transdérmico, resultando em níveis inadequados ou alterados do medicamento.

⚡ **ALERTA DE SEGURANÇA** Recomenda-se que ocorra um intervalo diário "sem adesivo" de 10 a 12 horas, porque ocorre tolerância quando os adesivos são usados por 24 horas todos os dias (Lehne, 2007). Aplicar o adesivo pela manhã, deixar no local por 12 a 14 horas e remover à noite.

ETAPAS	JUSTIFICATIVA
i. Orientar o paciente a remover sempre o adesivo antigo antes da aplicação de um novo. Os pacientes não devem usar formas alternativas de medicamento quando estiverem usando adesivos. Por exemplo, os pacientes não devem fumar enquanto usam adesivo de nicotina. Os pacientes não devem aplicar pomada de nitroglicerina além do adesivo, exceto quando especificamente prescrito pelo médico.	O uso de adesivos com uma preparação medicinal adicional/alternativa pode resultar em toxicidade e outros efeitos colaterais.
11. *Administração de sprays aerossóis (p.ex., sprays anestésicos locais).*	
a. Agitar o recipiente vigorosamente. Ler no rótulo do produto qual é a distância recomendada entre o *spray* e a área, que é, em geral, de 15 a 30 cm.	A mistura garante o fornecimento de um *spray* fino e homogêneo. A distância adequada garante que *sprays* finos atinjam a superfície da pele. A manutenção de recipientes muito próximos resulta em distribuição fina e aquosa.
b. Peça que o paciente vire o rosto para longe do *spray* ou cubra rapidamente o rosto com uma toalha ao borrifar o pescoço ou o tórax.	Previne a inalação do *spray*.
c. Borrifar o medicamento homogeneamente no local afetado (em alguns casos, o borrifamento é cronometrado por um período de segundos).	Toda a superfície da pele da área afetada deve ser coberta por um *spray* fino.
12. *Aplicar uma loção à base de suspensão.*	
a. Agitar o recipiente vigorosamente.	Mistura completamente o pó no líquido para formar uma suspensão homogênea.
b. Aplicar uma pequena quantidade de loção nas gazes ou compressas e aplicar na pele com batidinhas homogêneas na direção do crescimento dos pelos.	O método de aplicação deixa um filme protetor na pele depois que a base aquosa da suspensão secar. Essa técnica previne a irritação dos folículos pilosos.
c. Explicar ao paciente que a área apresentará uma sensação fria e seca.	A água evapora para deixar uma fina camada de pó.
13. *Aplicar um pó.*	
a. Garantir que a superfície da pele esteja completamente seca. Com a mão não dominante, estender completamente qualquer dobra de pele, entre os dedos do pé ou sob a axila, por exemplo, e secar com uma toalha.	Minimiza a formação de crostas. Expõe totalmente a superfície cutânea para a aplicação.
b. Se a área de aplicação estiver próxima à face, peça que o paciente vire o rosto para longe do pó ou cubra o rosto brevemente com uma toalha.	Previne a inalação de pó.
c. Pulverize o local da pele levemente com um dispensador para que a área fique coberta com uma camada fina e delgada. *Opção:* Cubra a área da pele com um curativo, se prescrito pelo médico.	Uma camada fina de pó tem propriedades discretamente lubrificantes para reduzir a fricção e promover a secagem (Lilley et al., 2007).
14. **Veja Protocolo de Conclusão (ao final do livro).**	

AVALIAÇÃO

1. Inspecionar a condição da pele entre as aplicações do medicamento.
2. Observar o paciente, familiar ou cuidador na aplicação do medicamento tópico.
3. Pedir que o paciente ou cuidador da família diga o nome do medicamento, a finalidade, a dose, o esquema terapêutico e os efeitos colaterais.

HABILIDADE 22.4 Instilação de Medicamentos Oculares e Auriculares

Resultados Inesperados e Intervenções Relacionadas

1. O local na pele parece inflamado e edemaciado, com presença de bolhas e drenagem de líquidos das lesões ou o paciente continua a se queixar de prurido e sensibilidade.
   a. Notificar o médico; terapias adicionais ou alternativas podem ser necessárias.
2. O paciente não consegue explicar as informações sobre a aplicação tópica ou não realiza a administração como prescrito.
   a. Identificar os possíveis motivos para a falta de adesão terapêutica e explorar abordagens alternativas (p.ex., cuidador da família) ou outras opções.

Registro e Relato

- Registrar o medicamento, a dose, o local de aplicação e o horário da administração na prescrição médica imediatamente após a administração, não antes. Incluir as iniciais ou assinatura. Registrar as orientações fornecidas ao paciente nas anotações de enfermagem.
- Descrever a condição da pele antes de cada aplicação nas anotações de enfermagem. Não anotar a administração do medicamento até que, de fato, ele tenha sido fornecido.
- Relatar os efeitos adversos/alterações no aspecto e nas condições das lesões cutâneas ao médico.

Amostra de Documentação

09h30 A pele no dorso das mãos e punhos encontra-se seca, avermelhada e descamada, e o paciente queixa-se de prurido. Aplicado creme de hidrocortisona 1% nas áreas afetadas, conforme prescrição.

10h Paciente refere que houve melhora do prurido.

Considerações Especiais

Geriatria

- As alterações na pele de indivíduos idosos incluem aumento na quantidade de rugas, ressecamento, descamação e maior tendência à contusão. Manusear a pele frágil com delicadeza ao aplicar medicamentos tópicos.

Assistência Domiciliar (*Home Care*)

- Orientar o paciente sobre técnicas seguras de descarte de medicamento tópico em casa. Dobrar os adesivos usados com os lados do medicamento juntos e embrulhar em um jornal antes de descartar. Aplicadores ou adesivos usados devem ser colocados em recipientes de papelão ou plásticos descartáveis. Crianças e animais domésticos podem ficar doentes se ingerirem ou manipularem adesivos usados; o descarte cuidadoso é necessário para garantir a segurança no ambiente doméstico.

HABILIDADE 22.4 INSTILAÇÃO DE MEDICAMENTOS OCULARES E AURICULARES

Medicamentos oculares comuns (oftálmicos) apresentam-se na forma de gotas e pomadas, incluindo preparações vendidas sem receita, como lágrimas artificiais e vasoconstritores. Contudo, muitos pacientes recebem prescrições de medicamentos oftálmicos para condições oculares como glaucoma e infecções e após extração de catarata. Além disso, há um terceiro tipo de sistema de fornecimento, o disco intraocular. Os medicamentos fornecidos por disco lembram uma lente de contato, mas o disco é colocado no saco da conjuntiva, não na córnea, e permanece no local por até uma semana.

O olho é o órgão mais sensível em que os medicamentos são aplicados. A córnea possui grande suprimento de fibras nervosas sensoriais. Deve-se ter cuidado para prevenir a instilação de medicamento diretamente na córnea. O saco da conjuntiva é muito menos sensível e, portanto, é um local mais apropriado para instilação de medicamentos.

Qualquer paciente que recebe medicamentos oculares deve aprender sobre a autoadministração correta, especialmente os pacientes com glaucoma, que devem usar o medicamento por toda a vida, para controle da doença. O enfermeiro pode orientar os pacientes e cuidadores enquanto administra os medicamentos. Os cuidadores, muitas vezes, são os responsáveis pela administração do medicamento ocular quando os pacientes não conseguem manipular os aplicadores e também imediatamente após uma cirurgia ocular, quando a acuidade visual do paciente está comprometida.

Medicamentos auriculares (óticos) geralmente encontram-se na forma líquida, em solução e são instiladas por gotas. Ao administrar medicamentos auriculares, algumas precauções são importantes. As estruturas internas do ouvido são muito sensíveis a temperaturas extremas; administre as gotas auriculares à temperatura ambiente. A instilação de gotas frias pode causar vertigem (tontura grave) ou náusea e debilitar o paciente por vários minutos. Embora as estruturas do ouvido não sejam estéreis, use gotas e soluções estéreis em caso de ruptura do tímpano. A entrada de soluções não estéreis no ouvido médio pode causar infecção séria. Outro cuidado consiste em evitar que qualquer solução seja forçada no ouvido. Não ocluir o meato acústico com um conta-gotas de medicamento, porque isso pode causar pressão local, ocasionado lesão do tímpano. Seguindo essas precauções, a instilação de gotas auriculares será segura e efetiva.

AVALIAÇÃO

1. Verificar a exatidão e a integridade da prescrição médica. Verificar o nome do paciente, o nome e a dose do medicamento, a via (ocular ou auricular) e o horário da administração do medicamento. *Justificativa: A prescrição médica é a fonte mais confiável e o único registro legal dos medicamentos que o paciente deve receber. Garante que o paciente receba o medicamento correto (Eisenhauer et al., 2007; Furukawa et al., 2008).*
2. Revisar as informações pertinentes relacionadas ao medicamento, incluindo ação, finalidade, dose e via, efeitos colaterais, tempo até o início e pico de ação e implicações para a enfermagem. *Justificativa: Permite que o enfermeiro preveja efeitos do medicamento e observe a resposta do paciente.*

3. Avaliar a condição das estruturas externas do olho ou do ouvido (Cap. 7). *Justificativa: Realizar imediatamente antes da instilação do medicamento. Fornece uma situação basal para determinar, mais tarde, a ocorrência de resposta local ao medicamento. Essa avaliação indica também a necessidade de limpar a área antes da aplicação do medicamento.*
4. Determinar se o paciente apresenta sintomas de desconforto ocular ou auricular ou prejuízo auditivo ou visual. *Justificativa: Alguns medicamentos oculares podem agir reduzindo ou aumentando sintomas. A oclusão do meato acústico externo por tumefação, drenagem ou cerume pode prejudicar a acuidade auditiva e é dolorosa.*
5. Avaliar a história médica do paciente, história de alergias (incluindo látex) e história de medicamento. *Justificativa: Os fatores influenciam o modo como alguns medicamentos agem. Revela a necessidade de medicamento do paciente.*
6. Avaliar o nível de consciência do paciente e a capacidade para seguir as orientações. *Justificativa: O paciente deve estar deitado durante a administração do medicamento. Movimentos súbitos podem causar lesão decorrente do conta-gotas.*
7. Avaliar o conhecimento do paciente sobre a terapia medicamentosa e seu desejo de autoadministrar o medicamento. Avaliar a capacidade do paciente para manipular e segurar o conta-gotas. *Justificativa: Os achados indicam a necessidade de ensino de saúde e/ou envolvimento do cuidador da família. A motivação influencia a abordagem de orientação. Ela também reflete a capacidade de aprendizado do paciente para autoadministrar o medicamento.*
8. Avaliar a capacidade do paciente de manipular e segurar o conta-gotas ou discos oculares. *Justificativa: Reflete a capacidade do paciente para a autoadministração do medicamento.*

1. O paciente declara que os sintomas (p. ex., irritação, ressecamento) foram aliviados.
2. O paciente nega efeitos colaterais desagradáveis ou reações adversas.
3. O paciente descreve os efeitos do medicamento e a técnica de aplicação.
4. O paciente demonstra corretamente a autoinstilação de colírios ou de gotas auriculares.

Delegação e Colaboração
Os profissionais de enfermagem de nível médio devem ser orientados sobre:
- Possíveis efeitos colaterais das medicamentos e como relatar a ocorrência, incluindo alterações auditivas ou déficit visual

Equipamento
- O medicamento apropriado (colírios com conta-gotas estéril, tubo de pomada, disco intraocular ou gotas auriculares)
- Luvas de procedimento (para colírios e quando o ouvido apresentar secreção)
- Prescrição médica

Colírios/Pomadas
- Lenço facial
- Água morna e toalha
- Curativo auricular e fita microporosa (opcional)

Gotas auriculares
- Aplicador com pontas de algodão (p. ex., cotonete), bolas de algodão

PLANEJAMENTO

Os **Resultados Esperados** são focados no alívio dos sintomas sem reações adversas desagradáveis e na terapia medicamentosa segura, correta e eficaz.

IMPLEMENTAÇÃO *para* INSTILAÇÃO DE MEDICAMENTOS OCULARES E AURICULARES

ETAPAS	JUSTIFICATIVA
1. Preparar os medicamentos para aplicação. Verificar o rótulo e a prescrição médica duas vezes (Habilidade 22.1). a. Verificar a data de validade do medicamento. b. Verificar a dose ou concentração do medicamento. Se a dose ou a concentração impressa na embalagem for diferente da prescrita, calcular a quantidade correta. Conferir o lado que deverá ocorrer a aplicação do medicamento (duas vezes).	*Isto inclui a primeira e a segunda verificações para exatidão.* Garante que o paciente correto receba o medicamento correto. Medicamentos fora do prazo de validade podem estar inativos ou ser nocivos para o paciente. Verificar duas vezes os cálculos e a via a fim de reduzir o risco de erro.
2. Levar os medicamentos para o paciente no horário correto, dentro de 30 minutos antes ou após o horário prescrito (conforme recomendação institucional). Administrar medicamentos de prescrição imediata no exato momento prescrito. Durante a administração, aplicar Os Seis Certos da Administração de Medicamentos.	Promove o efeito terapêutico pretendido.
3. **Veja Protocolo Padrão (ao final do livro).**	
4. Ao lado do leito, comparar novamente a prescrição com os nomes dos medicamentos. Questione o paciente acerca de alergias.	*Esta é a terceira verificação para exatidão e* garante que o paciente receba o medicamento correto. Confirma a história de alergia do paciente.

HABILIDADE 22.4 Instilação de Medicamentos Oculares e Auriculares

ETAPAS	JUSTIFICATIVA
5. Identificar o paciente usando dois identificadores (p. ex., nome e dia de nascimento ou nome e número do registro de internação). Comparar os identificadores com as informações sobre o paciente na prescrição médica.	Garante o paciente correto. Mantém a conformidade com as normas da *Joint Commission* e melhora a segurança para o paciente (TJC, 2010).
6. Discutir a finalidade dos medicamentos, a ação e possíveis efeitos adversos. Deixar que o paciente questione acerca dos medicamentos. Explicar o procedimento. Informar os pacientes que usam colírios (p. ex., midriáticos) de que a visão pode ficar temporariamente borrada e que pode ocorrer sensibilidade à luz.	O paciente tem o direito de ser informado, e a compreensão do paciente acerca dos medicamentos pode melhorar a adesão à terapia medicamentosa. Muitas vezes, os pacientes ficam ansiosos acerca da possibilidade de desconforto com o uso do medicamento.

⚡ **ALERTA DE SEGURANÇA** O paciente não deve dirigir ou tentar realizar qualquer atividade que exija visão aguda ou sensibilidade à luz até que a visão volte ao normal.

7. **Instilar medicamentos oculares.**
   a. Solicite que o paciente deite ou sente na cadeira com o pescoço discretamente hiperestendido. — A posição fornece fácil acesso ao olho/orelha para instilação da medicamento e minimiza a drenagem de medicamento ocular para o ducto lacrimonasal.

⚡ **ALERTA DE SEGURANÇA** Não hiperestender o pescoço de um paciente com lesão cervical.

   b. Se crostas ou drenagens estiverem presentes ao longo das margens das pálpebras ou no canto interno, lave delicadamente. Umedecer as crostas secas com gaze (líquido morno). Sempre limpe do canto interno para o externo (ilustração). Remova as luvas e realize a higiene das mãos. — A limpeza do olho do canto interno para o externo evita a introdução de micro-organismos nos ductos lacrimonasais (Lilley *et al.*, 2007). A umidificação das crostas facilita sua remoção sem a aplicação de pressão nos olhos.

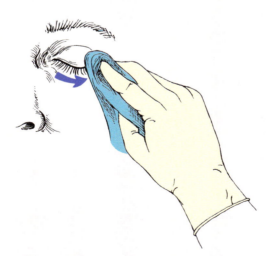

ETAPA 7b Limpeza do olho, lavagem do canto interno para o externo antes de administrar colírios ou pomadas.

   c. Explique que pode haver uma sensação de queimação temporária decorrente do colírio. — A córnea é altamente sensível.
   d. **Instilar colírios.**
      (1) Segure um lenço limpo com a mão não dominante na bochecha do paciente imediatamente abaixo da pálpebra inferior. — O lenço absorve o medicamento que escapar do olho.
      (2) Com o tecido repousando abaixo da pálpebra inferior, pressione suavemente para baixo com o polegar ou dedo indicador contra a órbita óssea, expondo o saco da conjuntiva. Nunca pressione diretamente o globo ocular do paciente. — Previne pressão e trauma no globo ocular e previne que os dedos toquem o olho.

(Continua)

ETAPAS	JUSTIFICATIVA
(3) Peça que o paciente olhe para o teto.	A ação movimenta a córnea para cima e ajuda a exposição do saco da conjuntiva, local da instilação do medicamento. Reduz a estimulação do reflexo de piscada.
(4) Repouse a mão dominante suavemente na testa do paciente e segure o conta-gotas com o medicamento (aproximadamente 1 a 2 cm) acima do saco da conjuntiva.	Impede o contato acidental do conta-gotas com olho e reduz o risco de trauma e transferência de micro-organismos para o conta-gotas. O contato do conta-gotas com o olho contamina o recipiente (soluções oftálmicas são estéreis).
(5) Pingar o número de gotas prescritas no saco da conjuntiva (ilustração).	O saco da conjuntiva normalmente retém uma ou duas gotas. A aplicação de gotas no saco distribui de modo homogêneo o medicamento no olho.
(6) Se o paciente piscar ou fechar o olho, fazendo com que as gotas fiquem nas margens palpebrais externas, repetir o procedimento.	O efeito terapêutico do medicamento é obtido apenas quando as gotas entram no saco da conjuntiva.
(7) Ao administrar gotas que possam causar efeitos sistêmicos, aplique uma pressão suave no ducto nasolacrimal do paciente (use um lenço limpo) por 30 a 60 segundos, em cada olho, um de cada vez. Evite pressionar diretamente o globo ocular do paciente.	Impede o fluxo excessivo de medicamento nas passagens nasais e faríngeas. Minimiza a absorção para a circulação sistêmica.
(8) Após a instilação das gotas, peça que o paciente feche os olhos delicadamente.	Ajuda a distribuir o medicamento. Apertar os olhos ou comprimir as pálpebras força o medicamento para fora do saco da conjuntiva.
e. *Instilar pomada ocular.*	
(1) Peça que o paciente olhe para cima.	Movimenta a córnea para cima e para fora do saco da conjuntiva e reduz a estimulação do reflexo de piscada durante a aplicação da pomada.
(2) Segurando o aplicador acima da margem da pálpebra inferior, aplicar uma fita fina de pomada homogeneamente ao longo da borda interna da pálpebra inferior na conjuntiva (ilustração), do canto interno ao canto externo.	Distribui o medicamento homogeneamente pelo olho e margem palpebral.
(3) Pedir ao paciente para fechar o olho e esfregar a pálpebra levemente em movimentos circulares usando um lenço, se não houver contraindicação da fricção.	Distribui mais o medicamento sem traumatizar o olho. Evita a pressão direta no globo ocular do paciente.
(4) Se houver um excesso de medicamento na pálpebra, limpar delicadamente do canto interno para o externo.	Promove o conforto e previne o trauma do olho.
8. Se o paciente precisar de um tampão ocular, aplicar um tampão limpo, colocando-o sobre o olho de modo que fique todo coberto. Prender firmemente com fita microporosa sem aplicar pressão ao olho.	Um tampão limpo no olho reduz o risco de infecção.

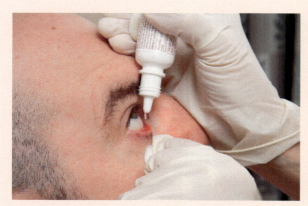

ETAPA 7d(5) Segure o conta-gotas sobre o saco da conjuntiva inferior.

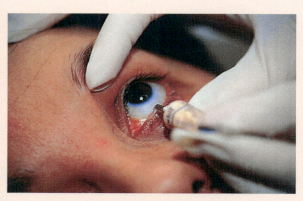

ETAPA 7e(2) Aplique a pomada ocular ao longo da borda interna da pálpebra inferior na conjuntiva, do canto interno para o externo.

HABILIDADE 22.4 Instilação de Medicamentos Oculares e Auriculares

ETAPAS	JUSTIFICATIVA
9. *Aplicação de disco intraocular.*	
a. Abra a embalagem que contém o disco. Pressione delicadamente a ponta dos dedos contra o disco para que grude em um dos seus dedos. Posicione o lado convexo do disco sobre a ponta do dedo. Pode ser necessário umedecer o dedo enluvado com solução salina estéril.	Permite que você inspecione o disco quanto a trauma ou deformidade.
b. Com a outra mão, puxe delicadamente para baixo a pálpebra inferior do paciente. Peça que o paciente olhe para cima.	Prepara o saco da conjuntiva para receber o disco e move a córnea para longe.
c. Coloque o disco no saco da conjuntiva para que ele flutue na esclera entre a íris e a pálpebra inferior (ilustração).	Garante o fornecimento do medicamento.
d. Puxe a pálpebra inferior do paciente para fora e sobre o disco. Nesse momento, não se consegue observar o disco. Repita se estiver enxergando o disco (ilustração).	Garante o fornecimento correto do medicamento.
10. *Remoção de disco intraocular.*	
a. Puxe a pálpebra inferior para baixo delicadamente usando a mão não dominante.	Expõe o disco.
b. Usando o dedo indicador e o polegar da sua mão dominante, pinçar o disco e levantá-lo do olho do paciente (ilustração).	
11. Se houver excesso de medicamento na pálpebra, limpe delicadamente do canto interno para o externo.	Promove conforto e previne trauma no olho.
12. Se o paciente possuir um tampão ocular, aplique outro limpo colocando-o sobre todo o olho para que fique coberto. Fixar firmemente com fita microporosa sem aplicar pressão ao olho.	Um tampão ocular limpo reduz o risco de infecção.
13. *Instilação de gotas auriculares.*	
a. Usar apenas quando houver drenagem.	
b. Aquecer o medicamento (Use estratégia do banho-maria, porém, certifique-se que o frasco do medicamento não foi danificado).	As estruturas auriculares são muito sensíveis a temperaturas extremas. O frio pode causar vertigem e náusea.
c. Posicionar o paciente de lado (se não for contraindicado), com a orelha que será tratada voltada para cima. O paciente pode, também, sentar-se em uma cadeira. Estabilize a cabeça do paciente com sua mão.	Facilita a distribuição de medicamento no ouvido.
d. Endireite o meato acústico puxando o pavilhão auricular para cima e para fora (adultos ou crianças com mais de 3 anos) ou para baixo e para trás (criança menor de 3 anos).	Esta estratégia facilita o acesso direto às estruturas mais profundas do ouvido. Diferenças anatômicas em crianças e lactentes requerem métodos diferentes de posicionamento.

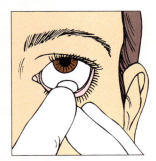

ETAPA 9c Coloque o disco no saco da conjuntiva entre a íris e a pálpebra inferior.

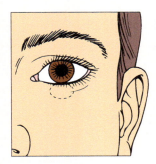

ETAPA 9d Puxe delicadamente a pálpebra inferior sobre o disco.

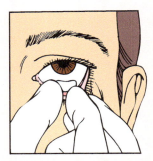

ETAPA 10b Pince o disco cuidadosamente para removê-lo do olho do paciente.

(Continua)

ETAPAS	JUSTIFICATIVA
e. Se a presença de cerume ou drenagem ocluir a porção mais externa do meato acústico, retire o cerume que pode ser visualizado usando delicadamente um aplicador com ponta de algodão. Tenha cuidado para não empurrar a cera para o meato (ilustração).	Cerume e drenagem contêm micro-organismos e podem bloquear a distribuição de medicamento. A oclusão bloqueia a transmissão do som.
f. Instilar as gotas prescritas, segurando o conta-gotas a 1 cm acima do meato acústico.	Evita o contato e previne a contaminação do conta-gotas.
g. Pedir que o paciente permaneça deitado de lado por alguns minutos. Aplicar uma massagem ou pressão suave ao trago da orelha com o dedo (ilustração).	Permite a distribuição completa do medicamento. Pressão e massagem movem o medicamento para dentro.
h. Se prescrito, inserir delicadamente uma porção de algodão na parte mais externa do meato. Não pressionar o algodão no meato.	Impede o escape de medicamento quando o paciente se sentar ou ficar em pé.
i. Remover o algodão após 15 minutos. Ajudar o paciente a ficar em uma posição confortável.	Permite tempo para a absorção e a distribuição do medicamento.
14. Veja Protocolo de Conclusão (ao final do livro).	

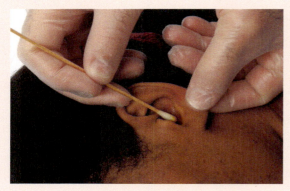

ETAPA 13e Sempre limpe apenas o meato externo. Não empurre secreções para dentro do ouvido.

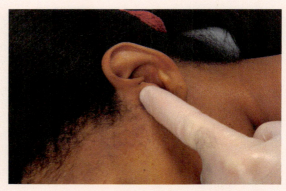

ETAPA 13g Enfermeiro aplica uma pressão suave ao trago da orelha após a instilação de gotas.

AVALIAÇÃO

1. Observar os efeitos do medicamento. Avaliar as respostas (p. ex., redução do nível de irritação ocular, da dor auricular).
2. Observar a resposta do paciente à instilação, observar efeitos colaterais e perguntar a ocorrência de qualquer desconforto.
3. Pedir que o paciente fale sobre a finalidade, a ação e os efeitos colaterais do medicamento e a técnica de administração.
4. Observar o paciente quanto à demonstração da autoadministração da dose seguinte.

Resultados Inesperados e Intervenções Relacionadas

1. O paciente queixa-se de queimação ou dor ou apresenta efeitos colaterais locais (p.ex., cefaleia, olhos irritados) após a administração de colírios.
   a. Avaliar a condição dos olhos.
   b. Usar mais cautela durante a próxima instilação para aplicar as gotas no saco da conjuntiva e não na córnea.
   c. Notificar o médico.
2. O paciente apresenta efeitos sistêmicos decorrentes do colírio (p.ex., aumento da frequência cardíaca e da pressão arterial devido a adrenalina ou diminuição da frequência cardíaca e da pressão arterial devido a timolol. Anestésicos locais e antibióticos podem causar anafilaxia.
   a. Suspender as doses subsequentes e notificar o médico.
   b. Permanecer ao lado do paciente e avaliar os sinais vitais.
3. O meato acústico permanece inflamado, tumefeito, sensível à palpação e com presença de secreção.
   a. Notificar o médico.
4. A acuidade auditiva do paciente continua reduzida.
   a. Pode haver impactação de cera. A irrigação auricular pode remover o cerume.
   b. Notificar o médico.
5. O paciente não consegue explicar as informações sobre o medicamento ou o modo de usar colírios/gotas auriculares e/ou apresenta dificuldade para manipular o conta-gotas.
   a. Repetir as instruções ao paciente e incluir um cuidador da família quando apropriado. Incluir uma demonstração do paciente.

Registro e Relato

- Registrar o medicamento, a dose, os locais de aplicação (p. ex., olho direito, olho esquerdo, ambos) e o horário da administração na prescrição médica imediatamente após a administração, não antes. Incluir as iniciais ou a assinatura. Registrar

as orientações fornecidas ao paciente nas anotações de enfermagem.
- Registrar os dados objetivos relacionados à condição dos tecidos envolvidos (p.ex., vermelhidão, drenagem, irritação) e qualquer dado subjetivo (p.ex., dor, coceira, alteração de visão ou audição) e resposta do paciente aos medicamentos. Registrar evidências de qualquer efeito colateral apresentado nas anotações de enfermagem.
- Relatar qualquer efeito colateral ou queixas contínuas de déficits visuais ou auditivos ao médico.

Amostra de Documentação

13h Paciente queixa-se de olhos secos e irritados. Observa-se vermelhidão nas duas escleras e drenagem de secreção purulenta. Realizado limpeza dos olhos e instilado lágrimas artificiais - 2 gotas em cada olho.

13h45 O paciente relata melhora da irritação dos olhos e já consegue ler o cardápio de refeições.

Considerações Especiais
Pediatria

- Os lactentes, muitas vezes, fecham os olhos com força para evitar colírios. Aplique as gotas no canto nasal onde as pálpebras se encontram quando o lactente estiver deitado. Quando o lactente abrir o olho, o medicamento fluirá.
- Inserir compressas de algodão frouxamente no meato acústico para prevenir que o medicamento extravase para fora. Para prevenir que o algodão absorva o medicamento, umedecer previamente o algodão com algumas gotas do medicamento (Hockenberry e Wilson, 2007).
- Garantir que os pais e/ou cuidadores saibam executar o método de administração de modo adequado (p. ex., para crianças menores de 3 anos de idade, puxar delicadamente o pavilhão auricular para baixo e para trás).
- Restringir lactentes ou crianças pequenas em posição supina com a cabeça virada para expor o ouvido afetado. Segurar a criança nessa posição até que o medicamento possa ser absorvido (Hockenberry e Wilson, 2007).
- Oriente os pais quanto aos sinais de perda auditiva da criança e dê explicações sobre a necessidade de acompanhamento frequente das crianças com otite média crônica.

Geriatria
- Muitos idosos acumulam cerume no ouvido, que deve ser removido por irrigação antes da administração do medicamento (Cap. 11).

Assistência Domiciliar (*Home Care*)
- Oriente os pacientes com problemas de saúde crônicos acerca da necessidade de consultar um médico antes de usar medicamentos oculares vendidos sem receita. Ao usar medicamentos sem receita, oriente o paciente a seguir atentamente as instruções do fabricante.
- Os pacientes não devem compartilhar colírios com outros membros da família. O risco de transmissão de infecções é alto.

HABILIDADE 22.5 USANDO INALADORES DOSIMETRADOS

Medicamentos inalatórios produzem efeitos locais (p.ex., broncodilatadores abrem bronquíolos estreitados). Contudo, uma vez que esses medicamentos são absorvidos rapidamente pela circulação pulmonar, alguns têm o potencial de produzir efeitos colaterais sistêmicos (p.ex., palpitações, tremores e taquicardia). De modo geral, os pacientes que recebem medicamentos por inalação sofrem de doença respiratória crônica. Uma vez que os pacientes dependem desses medicamentos para controle da doença, devem aprender sobre eles, incluindo o modo de administrá-los com segurança. Inaladores e nebulizadores de pequenas doses (Habilidade 22.6) são dispositivos que fornecem medicamentos inalatórios.

Um inalador dosimetrado (MDI) é um dispositivo manual pequeno, que dispersa o medicamento nas vias aéreas por meio de um *spray* de aerossol ou uma névoa por ativação de um propelente. A dose geralmente é obtida com um ou dois jatos. Inaladores de pó seco (DPIs) fornecem o medicamento em uma formulação de pó fino para o trato respiratório (Instrução para o Procedimento 22.1). A Figura 22.2 ilustra exemplos de MDIs e DPIs. O trato respiratório apresenta grande área e rede alveolar capilar, que contribuem para a rápida absorção do medicamento.

Um MDI fornece uma dose medida de medicamento com cada pressão de um tubo. Aproximadamente 5 a 10 libras de pressão são necessárias para ativar o aerossol. Para indivíduos idosos, o uso do MDI pode ser difícil, pois a força da mão diminui com a idade. Uma vez que o uso de um MDI requer coordenação durante o ciclo respiratório, muitos pacientes borrifam o medicamento apenas na parte de trás da garganta e deixam de usar a dose completa. O inalador deve ser deprimido para expelir o medicamento no momento exato em que o paciente inala. Isso garante que o medicamento atinja as vias aéreas inferiores. A coordenação inadequada pode ser resolvida pelo uso de espaçadores ou de um MDI ativado pela respiração. Um espaçador diminui a quantidade de medicamento depositada na mucosa orofaríngea. Alguns espaçadores possuem uma válvula unidirecional que é ativada durante a inalação, eliminando, assim, a necessidade de coordenação entre a mão e a respiração (Lehne, 2007). O Quadro 22-1 resume problemas comuns que ocorrem durante o uso de um inalador.

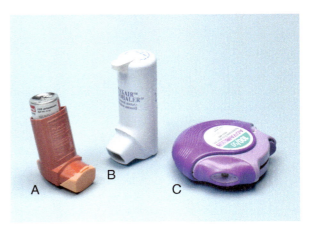

FIG 22.2 Tipos de inaladores **A,** Inalador dosimetrado (MDI). **B,** Inalador ativado por respiração. **C,** Inalador de pó seco (DPI). (De Lilley LL et al: *Pharmacology and the nursing process*, ed 6, St Louis, 2011, Mosby.)

QUADRO 22-1 — PROBLEMAS COMUNS AO USAR UM INALADOR

- *Não receber o medicamento prescrito:* medicamento em excesso ou insuficiente.
- *Ativação incorreta:* Isso geralmente ocorre ao pressionar o tubo antes de fazer uma inspiração. Essas ações devem ser realizadas simultaneamente para que o medicamento possa ser transportado até os pulmões com a inspiração.
- *Esquecer de agitar o inalador:* O medicamento encontra-se na forma de suspensão; portanto, as partículas podem se depositar. Se o inalador não for agitado, há o risco de não se administrar a dose correta do medicamento.
- *Não esperar tempo suficiente entre os jatos:* Todo o processo deve ser repetido ao receber um segundo jato; do contrário, uma dose incorreta pode ser fornecida ou o medicamento pode não penetrar nos pulmões.
- *Deixar de limpar a válvula:* As partículas podem obstruir a válvula no bocal. Isso é causa frequente que impede a obtenção de 200 jatos de um inalador.
- *Não observar se o inalador realmente está liberando o spray:* Se não estiver, isso deve ser verificado com o farmacêutico.

Pacientes que utilizam MDIs devem saber quando o tubo fica vazio. Durante muitos anos, os pacientes aprenderam a medir a quantidade de medicamento restante no tubo fazendo com que este flutuasse em um recipiente com água. Acreditava-se que o ângulo de flutuação indicava se o tubo estava cheio, na metade ou vazio. Contudo, esse método não é confiável, em razão das diferenças nos tamanhos e modelos de tubos. Além disso, a exposição do colo da válvula de atuação à água pode causar problemas. Pesquisas de Rubin e Durotoye (2005) constataram que os pacientes usavam vários métodos para determinar quando um tubo estava vazio, mas nenhum dos métodos foi considerado confiável. Como consequência, a maioria dos tubos de MDI é usada por uma duração muito maior do que a pretendida. Os pesquisadores recomendam que, quando os MDIs não apresentaram contadores de dose embutidos, instruções para contagem de doses (cálculo do número de jatos usados por dia e quantos dias o inalador deve durar) são vitais para o uso correto de MDIs.

AVALIAÇÃO

1. Verificar a exatidão e a integridade da prescrição médica. Verificar o nome do paciente, o nome, a dose, a via e o horário da administração do medicamento. *Justificativa:* A prescrição médica é a fonte mais confiável e o único registro legal dos medicamentos que o paciente deve receber. Garante que o paciente receba o medicamento correto (Eisenhauer et al., 2007; Furukawa et al., 2008).
2. Revisar as informações pertinentes relacionadas ao medicamento, incluindo ação, finalidade, dose e via, efeitos colaterais, tempo até o início e pico de ação e implicações para a enfermagem. *Justificativa:* Permite que o enfermeiro preveja efeitos do medicamento e observe a resposta do paciente.
3. Avaliar a história médica do paciente, história de alergias e história de medicamento. *Justificativa:* Fatores influenciam o modo como alguns medicamentos agem. Revela a necessidade de medicamento do paciente.
4. Avaliar o padrão respiratório e auscultar os sons pulmonares. *Justificativa:* Estabelece um estado basal das vias aéreas para comparação antes, durante e após o tratamento.
5. Avaliar a capacidade do paciente de segurar e manipular o tubo e o inalador. *Justificativa:* O prejuízo da preensão ou a presença de tremores das mãos interfere com a capacidade de um paciente manipular o tubo no inalador.
6. Avaliar a capacidade de aprendizado do paciente: questões sobre o medicamento, a solicitação de educação sobre o uso de inalador, se o paciente encontra-se mentalmente alerta e se participa do próprio cuidado.
7. Avaliar a disposição do paciente para aprender: O paciente não deve estar cansado, com dor ou angústia respiratória; avaliar o nível de compreensão dos termos usados na explicação.
8. Avaliar o conhecimento do paciente e a compreensão da doença e a finalidade e a ação dos medicamentos prescritos. *Justificativa:* Pode ajudar a avaliar o potencial de adesão do paciente à autoadministração do medicamento.

PLANEJAMENTO

Os **Resultados Esperados** são focados no alívio dos sintomas, na promoção de conhecimentos para a autoadministração de medicamentos pelos inaladores e na terapia medicamentosa segura, correta e eficaz.

1. O paciente autoadministra corretamente a dose prescrita.
2. O paciente descreve o momento adequado durante o ciclo respiratório para inalar o *spray* e o número de inalações por cada administração.
3. O padrão respiratório do paciente melhora, e as vias aéreas tornam-se menos restritivas, com troca gasosa adequada.
4. O paciente relaciona os efeitos colaterais dos medicamentos e os critérios para acionar os profissionais de saúde se ocorrer dispneia.

Delegação e Colaboração

Os profissionais de enfermagem de nível médio devem ser orientados sobre:

- Possíveis efeitos colaterais dos medicamentos e relato de sua ocorrência
- Sinais de dificuldades respiratórias (p. ex., tosse paroxística, presença de sibilos audíveis)

Equipamento

- Dispositivo inalador com tubo de medicamento (MDI ou DPI) (Fig. 22.2)
- Dispositivo espaçador (opcional)
- Lenços de papel (opcional)
- Prescrição médica
- Estetoscópio
- Oxímetro de pulso (opcional)

HABILIDADE 22.5 Usando Inaladores Dosimetrados

IMPLEMENTAÇÃO para USO DE INALADORES DOSIMETRADOS

ETAPAS	JUSTIFICATIVA
1. Preparar os medicamentos para administração: Conferir o rótulo do medicamento com a prescrição médica duas vezes (Habilidade 22.1).	*Isto inclui a primeira e a segunda verificações para exatidão.* Garante que o paciente correto receba o medicamento correto.
a. Verificar a data de validade do medicamento.	Medicamentos fora do prazo de validade podem ser inativos ou nocivos.
2. Levar os medicamentos para o paciente no horário correto, dentro de 30 minutos antes ou após o horário prescrito. Administrar medicamentos de prescrição imediata no momento exato prescrito. Durante a administração, aplicar Os Seis Certos da Administração de Medicamentos.	Promove o efeito terapêutico pretendido.
3. **Veja Protocolo Padrão (ao final do livro).**	
4. Ao lado do leito do paciente, comparar o rótulo do medicamento com a prescrição médica. Questionar o paciente acerca de alergias.	A leitura do rótulo e a comparação com a prescrição reduzem erros. *Esta é a terceira verificação para exatidão.* Confirma a história de alergia do paciente.

> ⚡ **ALERTA DE SEGURANÇA** Se o paciente precisar receber broncodilatadores e corticosteroides inalatórios ao mesmo tempo, os broncodilatadores devem ser administrados primeiro para promover a abertura das vias aéreas. Após 5 minutos, administrar o segundo medicamento (Lilly *et al.*, 2007).

5. Identificar o paciente usando dois identificadores (p.ex., o nome e o dia de nascimento ou o nome e o registro de internação). Comparar os identificadores com as informações na prescrição médica.	Garante o paciente correto. Mantém a conformidade com as normas da *Joint Commission* e melhora a segurança para o paciente (TJC, 2010).
6. Discutir a finalidade dos medicamentos, a ação e possíveis efeitos adversos. Deixar que o paciente questione acerca dos medicamentos. Explicar o que é uma medida de dose e como deve ser administrada. Avise sobre o uso excessivo do inalador, incluindo os efeitos colaterais.	O paciente tem o direito de ser informado, e a compreensão do paciente acerca dos medicamentos pode melhorar a adesão à terapia medicamentosa. Tal atitude transforma o paciente em participante e reduz a ansiedade no aprendizado de novas habilidades.
7. Reservar um tempo adequado para que o paciente manipule o inalador e o dispositivo espaçador (se houver). Explicar e demonstrar como o tubo é ajustado ao inalador.	O paciente deve estar familiarizado sobre como montar e usar o equipamento.

> ⚡ **ALERTA DE SEGURANÇA** Ao usar um MDI novo ou que não tenha sido usado por vários dias, fazer um "teste de *spray*" no ar, para preparar o dispositivo antes do uso. Isso garante que o MDI esteja patente e que o tubo de metal esteja posicionado adequadamente.

8. *Explicar as etapas para administração de MDI, sem espaçador* (demonstrar quando possível).	A explicação simples, passo a passo, permite que o paciente faça perguntas em qualquer etapa durante o procedimento.
a. Remover a cobertura do bocal do inalador após inserir o tubo do MDI no suporte.	
b. Agitar bem o inalador por 2 a 5 segundos (5 ou 6 agitações).	Garante a mistura do medicamento no tubo.
c. Segurar o inalador na mão dominante.	
d. Orientar o paciente a posicionar o inalador em um de dois modos:	
(1) Colocar o bocal na boca com a abertura para a parte de trás da garganta, fechando firmemente os lábios ao seu redor (ilustração).	Dirige o aerossol para as vias aéreas.

(Continua)

ETAPAS	JUSTIFICATIVA
(2) Posicionar o bocal 2 a 4 cm (1 a 2 polegadas) na boca totalmente aberta (ilustração), com a abertura do inalador virada para a parte de trás da garganta. Os lábios não tocam o inalador.	Dirige a névoa de aerossol para as vias aéreas. Esse é o melhor modo de fornecer o medicamento sem o uso do espaçador.
e. Pedir que o paciente faça uma inspiração profunda e exale o ar completamente.	Prepara as vias aéreas para receber o medicamento.
f. Com o inalador posicionado, fazer com que o paciente segure o inalador com o polegar no bocal e o indicador e o dedo médio no topo. Isso representa a posição manual de três pontos ou bilateral.	A posição manual garante a ativação adequada do MDI (Lilly et al., 2007).
g. Orientar o paciente a inclinar a cabeça discretamente para trás e inalar lenta e profundamente pela boca por 3 a 5 segundos ao mesmo tempo que comprime totalmente o tubo.	O medicamento é distribuído para as vias aéreas durante a inalação.
h. Pedir que o paciente segure a respiração por aproximadamente 10 segundos.	Permite que as gotículas de aerossol atinjam ramos mais profundos das vias aéreas.
i. Remover o MDI da boca antes de exalar e exalar lentamente pelo nariz ou pelos lábios franzidos.	Mantém as vias aéreas abertas durante a exalação.
9. *Explicar as etapas para administração de MDI usando um dispositivo espaçador* (demonstrar quando possível).	
a. Remover a cobertura do bocal do MDI e do bocal do dispositivo espaçador.	O inalador encaixa-se na extremidade do dispositivo espaçador.
b. Agitar bem o inalador por 2 a 5 segundos (5 ou 6 agitações).	Misturar o medicamento no tubo.
c. Inserir o MDI na extremidade do dispositivo espaçador.	O dispositivo espaçador aprisiona o medicamento liberado do MDI; o paciente inala o medicamento presente no dispositivo. O espaçador melhora o fornecimento da dose de medicamento inalatório.
d. Orientar o paciente a colocar o bocal do espaçador na boca e fechar os lábios. Não inserir o bocal além dos lábios.	O medicamento não deve escapar pela boca.
e. Pedir que o paciente respire normalmente pelo bocal do espaçador (ilustração).	Permite que o paciente relaxe antes do fornecimento do medicamento.
f. Orientar o paciente a comprimir o tubo do medicamento, borrifando um jato no espaçador.	O dispositivo apresenta um *spray* fino e permite que o paciente inale mais medicamento.

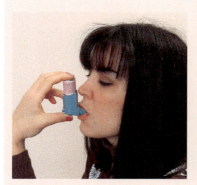

ETAPA 8d(1) Uso de inalador dosimetrado.

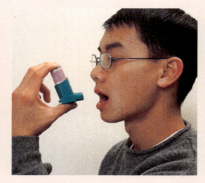

ETAPA 8d(2) Técnica alternativa para uso do inalador dosimetrado.

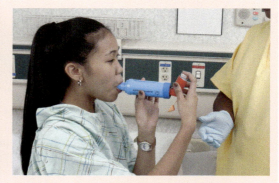

ETAPA 9e Uso do espaçador com inalador dosimetrado. (De Lilley LL et al: *Pharmacology and the nursing process,* ed 6, St Louis, 2011, Mosby.)

g. O paciente inspira lenta e completamente (por 5 segundos).	As partículas de medicamento conseguem ser distribuídas nas vias aéreas profundas.
h. Orientar o paciente a segurar a respiração por 10 segundos.	Garante a distribuição completa do medicamento.

HABILIDADE 22.5 Usando Inaladores Dosimetrados

ETAPAS	JUSTIFICATIVA
10. Orientar o paciente a esperar 20 a 30 segundos entre as inalações (do mesmo medicamento) ou 2 a 5 minutos entre inalações (se o medicamento for diferente).	Os medicamentos devem ser inalados sequencialmente. Sempre administrar broncodilatadores antes de esteroides para que os dilatadores possam abrir as passagens das vias aéreas (Lilley et al., 2007).
11. Orientar o paciente a não repetir inalações antes da próxima dose programada.	Os medicamentos são prescritos em intervalos durante o dia para fornecer um nível sérico constante do medicamento e minimizar os efeitos colaterais. MDIs beta-adrenérgicos são usados em uma base "se necessário" ou regularmente, a cada 4 a 6 horas.
12. Avisar os pacientes acerca da sensação de engasgo na garganta causada por gotículas de medicamento na faringe ou na língua.	Isso ocorre quando o medicamento for borrifado ou inalado incorretamente.
13. Cerca de 2 minutos após o uso do medicamento, orientar o paciente a enxaguar a boca com água quente.	Os broncodilatadores inalatórios podem causar boca seca e alterações do paladar. Os esteroides podem alterar a flora bacteriana normal da mucosa oral e provocar desenvolvimento de infecção fúngica (Lilley et al., 2007).
14. Para limpeza diária, orientar o paciente a remover o tubo do medicamento, enxaguar o inalador e a tampa com água corrente morna e garantir que o inalador esteja completamente seco antes de ser usado novamente. Não molhar o sistema de válvula do tubo.	Remove o medicamento residual e reduz o risco de infecção. A água danifica a válvula.
15. Pergunte se o paciente tem dúvidas.	
16. **Veja Protocolo de Conclusão (ao final do livro).**	

AVALIAÇÃO

1. Solicitar que o paciente explique e demonstre as etapas de uso e limpeza do inalador.
2. Solicitar que o paciente explique o esquema de uso do medicamento e de medição da dose de medicamento.
3. Após uso do medicamento, avaliar o padrão respiratório do paciente e os sons pulmonares.
4. Solicitar que o paciente descreva os efeitos colaterais e critérios para acionar os profissionais de saúde.

Resultados Inesperados e Intervenções Relacionadas

1. O padrão respiratório do paciente é ineficaz; as respirações são rápidas e superficiais.
   a. Avaliar os sinais vitais e o estado respiratório.
   b. Avaliar o tipo de medicamento e/ou técnica de administração do paciente.
   c. Notificar o médico.
2. O paciente apresenta tosse paroxística.
   a. Avaliar a técnica de administração do medicamento executada pelo paciente.
   b. Notificar o médico.
3. O paciente precisa usar broncodilatador em um intervalo superior a 4 horas (isso pode indicar problemas respiratórios).
   a. Notificar o médico a reavaliar o tipo de medicamento.
   b. Avaliar a técnica de administração do medicamento executada pelo paciente.
4. O paciente apresenta arritmias cardíacas (tontura, síncope).
   a. Avaliar o estado cardíaco e pulmonar (Cap. 7).
   b. Suspender as doses subsequentes de medicamento.
   c. Notificar o médico.
5. O paciente não consegue autoadministrar corretamente o medicamento.
   a. Explorar vias de administração de medicamentos alternativas.
   b. Avaliar os possíveis benefícios de um dispositivo espaçador.

Registro e Relato

- Registrar o medicamento, a dose, o número de inalações e o horário da administração na prescrição médica imediatamente após a administração, não antes. Incluir as iniciais ou a assinatura. Registrar as orientações feitas ao paciente nas anotações de enfermagem.
- Registrar, nas anotações de enfermagem, a resposta do paciente ao MDI (p. ex., frequência e padrão respiratório, sons pulmonares), a evidência de efeitos colaterais (p. ex., arritmia, sensação de ansiedade do paciente) e a capacidade do paciente de usar o MDI.
- Relatar efeito colateral do medicamento ao médico.

Amostra de Documentação

09h Paciente apresenta vários episódios de tosse e relata dificuldade respiratória. Avaliado sinais vitais: FR = 32 rpm e FC = 98 bpm. Na ausculta, verifica-se presença de sibilos bilateralmente. Supervisionada a autoadministração do albuterol por MDI (2 jatos), que foi realizada de modo correto. O paciente relata alívio da falta de ar após o uso do MDI.

09h15 Paciente relata melhora do padrão respiratório. Os sinais vitais são FR = 24 rpm, FC = 94 bpm, e os sibilos permanecem apenas no lobo superior esquerdo.

Considerações Especiais

Pediatria

- Um espaçador é um benefício para crianças em razão da dificuldade de coordenação da ativação do inalador nessa faixa etária (Hockenberry e Wilson, 2007).
- Oriente a criança e os pais sobre a necessidade de usar o inalador durante o período de atividades na escola. Ajude a família a encontrar recursos na escola ou na creche. Muitas instituições de ensino não autorizam as crianças a realizarem a autoadministração de MDIs. A prescrição médica é sempre necessária.

Geriatria

- Os indivíduos idosos podem ser incapazes de comprimir o tubo de medicamento em função da preensão enfraquecida. Se houver dificuldade com a coordenação da ativação do inalador e na inalação, pode ser útil o uso de espaçador.

Assistência Domiciliar (*Home Care*)

Oriente os pacientes sobre como efetuar a contagem de doses em um MDI. Caso o paciente não saiba realizar a contagem, o inalador pode ser usado vazio durante um episódio agudo de problema respiratório. Para rastrear as doses:

- Anotar o primeiro dia de uso do MDI em um calendário.
- Anotar o número de inalações no tubo (p. ex., 200 inalações por MDI).
- Anotar o número de inalações usadas por dia (p.ex., duas inalações por dia, três vezes ao dia, é igual ao total de seis inalações por dia).
- Dividir o número total de inalações no tubo pelo número de inalações necessárias por dia para determinar o número de dias que o inalador deve durar (p.ex., 200/6 = 33 dias de administração três vezes ao dia).
- Marcar no calendário a data em que o inalador estará vazio; obter um refil alguns dias antes.
- Lembrar os pacientes de levar consigo os inaladores em todos os lugares para usá-los no caso de haver necessidade de tratamento imediato (p. ex., crise de broncoespasmo devido a asma).

INSTRUÇÃO PARA O PROCEDIMENTO 22.1
Usando um Inalador de Pó Seco (DPI)

Os DPIs contêm medicamento em pó seco e originam um aerossol quando o paciente inala por um reservatório que contém uma dose do medicamento. Em contraste com um MDI, o DPI não tem propelente. Os DPIs requerem menor destreza manual e, como o dispositivo é ativado pela respiração, não há necessidade de coordenar os jatos com a inalação. Em comparação aos MDIs, os DPIs fornecem maior quantidade de medicamento aos pulmões (20% *versus* 10% do total liberado) e menor quantidade para a orofaringe (Lehne, 2007). Um DPI não requer um espaçador. O medicamento de um DPI pode formar grumos se o paciente viver em uma região com clima úmido. Alguns pacientes não conseguem inalar com a velocidade suficiente para administrar a dose total do medicamento.

Delegação e Colaboração

Os profissionais de enfermagem de nível médio devem ser orientados sobre:

- Possíveis efeitos colaterais dos medicamentos e relato de sua ocorrência
- Relato de tosse paroxística, sibilos audíveis e relato de falta de ar ou dificuldade respiratória

Equipamento

- DPI (Fig. 22.2, *C*)
- Estetoscópio
- Cuba ou outro tipo de recipiente com água morna
- Prescrição médica
- Lenços de papel (opcional)

Etapas do Procedimento

1. Verificar a exatidão e a integridade da prescrição médica. Verificar o nome do paciente, nome, a dose, a via e o horário da administração do medicamento. Fazer uma cópia ou uma nova impressão de qualquer porção do RAM impresso que seja difícil de ler.
2. Revisar as informações pertinentes relacionadas aos medicamentos, incluindo ação, finalidade, dose e via, efeitos colaterais, tempo até o início e pico de ação e implicações para a enfermagem. *Justificativa: Permite que o enfermeiro preveja efeitos do medicamento e observe a resposta do paciente.*
3. Avaliar a história médica do paciente, história de alergias e medicamento e história de dieta.
4. Avaliar o padrão respiratório e auscultar ruídos pulmonares.
5. Avaliar o conhecimento do paciente sobre os medicamentos e a disposição para aprender sobre a terapia (p.ex., faz perguntas sobre o medicamento, solicita informações sobre o uso do DPI; está mentalmente alerta; participa do próprio cuidado).
6. Avaliar a capacidade de aprendizado do paciente: o paciente não deve estar cansado, com dor ou angústia respiratória e deve compreender os termos do vocabulário técnico.
7. Determinar a capacidade de o paciente segurar, manipular e ativar o DPI.
8. Se instruído previamente sobre a autoadministração de medicamentos inalatórios, avaliar a técnica do paciente para uso do DPI.

HABILIDADE 22.6 Usando Nebulizadores de Pequeno Volume

INSTRUÇÃO PARA O PROCEDIMENTO 22.1
Usando um Inalador de Pó Seco (DPI) *(cont.)*

9. Preparar o medicamento; conferir o rótulo do medicamento com a prescrição médica duas vezes. *Isso corresponde à primeira e à segunda verificações para exatidão.*
10. Levar os medicamentos para o paciente no horário correto. A maioria das instituições requer administração dentro de 30 minutos antes ou após momento programado. Administrar medicamentos de prescrição imediata no momento exato prescrito. Durante a administração, aplicar Os Seis Certos da Administração de Medicamentos (Cap. 21).
11. **Veja Protocolo Padrão (ao final do livro).**
12. Ao lado do leito do paciente, comparar novamente os nomes dos medicamentos com a prescrição médica. *Esta é a terceira verificação para exatidão.* Questione o paciente acerca de alergias.
13. Identificar o paciente usando dois identificadores (p. ex., o nome e o dia de nascimento ou o nome e o registro de internação). Comparar os identificadores com as informações da prescrição médica (ITC, 2010).
14. Discutir a finalidade de cada medicamento, ação e possíveis efeitos adversos. Deixar que o paciente faça qualquer pergunta sobre os medicamentos.
15. Se o DPI apresentar um contador externo, observar o número indicado para determinar as doses restantes. Do contrário, usar a técnica descrita na Habilidade 22.5 para contagem de doses.
16. Preparar o DPI. Alguns DPIs requerem o carregamento da medicamento antes da administração, alguns requerem rotação de uma alavanca para carregar o medicamento ou a inserção de uma cápsula, e outros exigem a inserção de um disco no dispositivo inalador. Seguir as instruções específicas do fabricante.
17. Fazer com que o paciente coloque os lábios sobre o bocal do DPI e inale rápida e profundamente. Remova o inalador da boca assim que a inalação estiver completa, mas antes da exalação. Oriente o paciente de que ele não deve sentir o gosto do medicamento.
18. Pedir o paciente para prender a respiração por pelo menos 10 segundos e então exale. Não exalar no DPI.
19. Após o uso do DPI, orientar o paciente para enxaguar a boca com água morna a fim de reduzir a irritação na garganta e prevenir candidíase oral.
20. Coloque o DPI de volta na posição fechada ou remova a cápsula ou disco carregado, se necessário. Se um contador externo estiver presente, anotar o número, que deve ser uma unidade menor do que o número na Etapa 15.
21. **Veja Protocolo de Conclusão (ao final do livro).**
22. Solicitar que o paciente demonstre o uso do DPI. Solicitar que o paciente aborde a finalidade, a ação e os efeitos colaterais do medicamento.
23. Realizar ausculta dos sons pulmonares, avaliar a frequência respiratória e questionar o paciente sobre a melhora ou não da dificuldade de respirar.
24. Registre o medicamento, a dose, a via, o número de inalações e o horário da administração na prescrição médica imediatamente após a administração, não antes. Inclua as iniciais ou a assinatura. Registre as orientações feitas ao paciente nas anotações de enfermagem.

> ⚡ **ALERTA DE SEGURANÇA** A inalação do paciente possibilita a introdução do medicamento nas vias aéreas. Os DPIs podem diferir quanto à rapidez com que o paciente deve inalar o medicamento; consultar as instruções específicas do fabricante. Além disso, não agitar o DPI, porque o medicamento em pó pode ser derramado para fora do dispositivo.

HABILIDADE 22.6 — USANDO NEBULIZADORES DE PEQUENO VOLUME

A nebulização é o processo de adicionar medicamentos ou umidade ao ar inspirado pela mistura de partículas de vários tamanhos com o ar. A adição de umidade ao sistema respiratório por meio de nebulização melhora a eliminação de secreções pulmonares. Medicamentos como broncodilatadores, mucolíticos e corticosteroides muitas vezes são administrados por nebulização.

Os nebulizadores de pequeno volume são dispositivos que convertem uma solução em névoa que pode ser inalada pelo paciente para a árvore traqueobrônquica. As gotículas na névoa são muito mais finas do que as originadas pelos MDIs ou DPIs. A inalação da névoa nebulizada é fornecida por máscara facial ou bocal segurado entre os dentes. O medicamento nebulizado é projetado para causar efeito local; todavia, pode ser absorvido na corrente sanguínea, ocasionando efeitos sistêmicos.

AVALIAÇÃO

1. Verificar a exatidão e a integridade da prescrição médica. Verificar o nome do paciente, o nome, a dose, a via e o horário da administração. *Justificativa: A prescrição médica é a fonte mais confiável e o único registro legal dos medicamentos que o paciente deve receber. Garante que o paciente receba o medicamento correto (Eisenhauer et al., 2007; Furukawa et al., 2008).*
2. Revisar as informações pertinentes relacionadas ao medicamento, incluindo ação, finalidade, dose, via, tempo até o

início e pico de ação, efeitos colaterais e implicações para a enfermagem. *Justificativa: Permite que o enfermeiro preveja efeitos do medicamento e observe a resposta do paciente.*
3. Avaliar a história médica do paciente (p. ex., história de doença cardíaca), história de alergias e dos medicamentos e história de dieta. *Justificativa: Fatores influenciam o modo como alguns medicamentos agem. Revela a necessidade de medicamento do paciente e risco para efeitos colaterais.*
4. Avaliar a preensão do paciente e a capacidade de montar, segurar e manipular o dispositivo nebulizador. *Justificativa: prejuízos da preensão ou tremores manuais interferem com a capacidade de usar o nebulizador.*
5. Avaliar a frequência respiratória e cardíaca, os sons pulmonares, oximetria de pulso. *Justificativa: Fornece um parâmetro para comparação basal e após o uso do medicamento.*
6. Avaliar o conhecimento do paciente acerca dos medicamentos e a disposição para aprender (p. ex., paciente faz perguntas sobre o medicamento, solicita informações sobre o uso do nebulizador, participa do próprio cuidado).

PLANEJAMENTO

Os **Resultados Esperados** são focados na terapia medicamentosa segura, correta e eficaz, no alívio de sintomas e na promoção do conhecimento sobre a autoadministração com o nebulizador de pequeno volume.
1. O padrão respiratório do paciente é efetivo.
2. A troca gasosa do paciente é adequada.
3. O paciente é capaz de demonstrar corretamente a autoadministração do medicamento no nebulizador de pequeno volume.
4. O paciente é capaz de descrever os efeitos colaterais do medicamento e os critérios para acionar um profissional de saúde.

Delegação e Colaboração

Em muitas unidades, o fisioterapeuta realiza a administração de medicamentos por um nebulizador. O enfermeiro deve estar ciente do tipo e das ações do medicamento inalatório. Os profissionais de enfermagem de nível médio devem ser orientados sobre:
- Possíveis efeitos colaterais de medicamentos e relato de ocorrência ao enfermeiro
- Relato de tosse paroxística, padrão respiratório ineficaz e outras dificuldades respiratórias

Equipamento
- Medicamento prescrito e diluente (se necessário)
- Conta-gotas ou seringa de medicamento
- Frasco e extensão do nebulizador
- Aparelho de nebulização de pequeno volume (muitas vezes chamado *nebulizador manual* ou simplesmente *nebulizador*)
- Oxímetro de pulso
- Estetoscópio
- Prescrição médica

IMPLEMENTAÇÃO para USO DE NEBULIZADOR DE PEQUENO VOLUME

ETAPA	JUSTIFICATIVA
1. Preparar os medicamentos: Conferir o rótulo do medicamento com a prescrição médica duas vezes (Habilidade 22.1). a. Verificar a data de validade do medicamento.	*Isto inclui a primeira e a segunda verificações para exatidão.* Garante que o paciente correto receba o medicamento correto. Medicamentos fora do prazo de validade podem ser inativos ou nocivos.
2. Levar os medicamentos para o paciente no horário correto, dentro de 30 minutos antes ou após o horário prescrito. Administrar medicamentos de prescrição imediata no momento exato prescrito. Durante a administração, aplicar Os Seis Certos da Administração de Medicamentos (Cap. 21).	Promove o efeito terapêutico pretendido.
3. **Veja Protocolo Padrão (ao final do livro).**	
4. Ao lado do leito do paciente, comparar o nome do medicamento com a prescrição médica. Questione o paciente acerca de alergias.	A leitura do rótulo e a comparação com a prescrição reduz erros. *Esta é a terceira verificação para exatidão.* Confirma a história de alergias do paciente.
5. Identificar o paciente usando dois identificadores (p. ex., o nome e o dia de nascimento ou o nome e o número do registro de internação). Comparar os identificadores com as informações da prescrição médica.	Garante o paciente correto. Mantém a conformidade com as normas da *Joint Commission* e melhora a segurança para o paciente *(TJC, 2010).*
6. Discutir a finalidade dos medicamentos, a ação e os possíveis efeitos adversos. Deixar que o paciente questione acerca dos medicamentos. Explicar o procedimento ao paciente durante administração de medicamento, incluindo a montagem do nebulizador.	O paciente tem o direito de ser informado, e a compreensão do paciente acerca dos medicamentos pode melhorar a adesão à terapia medicamentosa. Tal atitude transforma o paciente em participante no cuidado e minimiza a ansiedade. Permite que o paciente se autoadministre o medicamento, se ele for fisicamente capaz e estiver motivado.
7. Explicar o uso do nebulizador e avisar o paciente sobre os possíveis efeitos colaterais do medicamento.	Ajuda o paciente a ter mais conhecimento sobre o tratamento e o medicamento.

HABILIDADE 22.6 Usando Nebulizadores de Pequeno Volume

ETAPA	JUSTIFICATIVA
8. Montar o nebulizador conforme as instruções do fabricante.	A montagem pode variar discretamente com diferentes fabricantes. A montagem adequada garante o fornecimento seguro do medicamento.
9. Adicionar o medicamento por meio do uso de conta-gotas ou da seringa de medicamento e diluente (se necessário) para o recipiente de nebulização.	Garante a dose adequada e o fornecimento do medicamento prescrito.
10. Fixar a porção superior do recipiente do nebulizador e conecte o bocal ou a máscara facial.	
11. Conectar a extensão ao compressor de aerossol e ao nebulizador.	
12. Fazer com que o paciente segure o bocal entre os lábios com uma pressão suave (ilustração).	

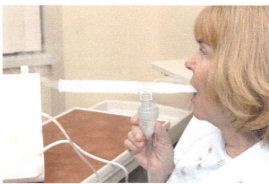

ETAPA 12 Bocal do nebulizador colocado entre os lábios do paciente durante o tratamento.

a. Se o paciente for um lactente, uma criança ou um adulto que apresenta dificuldade de segurar o dispositivo ou for incapaz de seguir instruções, usar uma máscara facial.	O uso de uma máscara facial não requer que o paciente segure o bocal. A colocação correta assegura o fornecimento suficiente do medicamento.
b. Usar adaptadores especiais para pacientes com a traqueostomia.	Promove maior deposição do medicamento nas vias aéreas.
13. Ligar o aparelho nebulizador de pequeno volume e garantir que seja formada uma névoa suficiente.	Confere se o equipamento está funcionando adequadamente durante o fornecimento do medicamento.
14. Pedir que o paciente faça uma inspiração profunda, lenta, com um volume discretamente maior do que o normal. Encorajar uma breve pausa no final da inspiração e, então, pedir que o paciente exale passivamente.	Melhora a eficácia do medicamento.
a. Se o paciente estiver dispneico, encoraje-o a segurar a respiração a cada 4 ou 5 movimentos respiratórios por 5 a 10 segundos.	Maximiza a eficácia do medicamento.
b. Lembrar o paciente de repetir o padrão respiratório até que o medicamento tenha sido completamente nebulizado. Isso costuma levar aproximadamente 10 minutos.	Maximiza a eficácia do medicamento.
(1) Alguns profissionais estabelecem um limite cronometrado como duração do tratamento em vez de esperar que o medicamento seja completamente nebulizado.	
c. Bater ocasionalmente com os dedos no nebulizador.	Libera gotículas que estejam penduradas na lateral do dispositivo, permitindo, assim, a completa nebulização da solução.
d. Monitorar a frequência cardíaca do paciente durante o procedimento, especialmente quando usados broncodilatadores beta-adrenérgicos.	Permite que o enfermeiro observe possíveis efeitos colaterais dos medicamentos.

> ⚡ **ALERTA DE SEGURANÇA** Alguns medicamentos de ação no sistema respiratório podem causar efeitos sistêmicos, como inquietação, nervosismo e palpitações. Administrar esses medicamentos com cautela a pacientes com doenças cardíacas devido à possibilidade de hipertensão, arritmias ou insuficiência coronária. Se ocorrer broncoespasmo grave durante o tratamento, interromper imediatamente o medicamento e notificar o médico.

(Continua)

ETAPA	JUSTIFICATIVA
15. Quando o medicamento finalizar, desligar o aparelho. Enxaguar o nebulizador conforme as normas da instituição. Secar e armazenar o dispositivo. Para limpeza diária, verificar normas da instituição.	O armazenamento adequado reduz a transferência de micro-organismos. Em algumas instituições, a limpeza do nebulizador deve ser realizada todos os dias, com água e sabão.
16. Quando são usados esteroides na nebulização, orientar o paciente a enxaguar a boca e fazer gargarejo com água morna após a nebulização.	Remove os resíduos de medicamento da cavidade oral e ajuda a prevenir candidíase oral, um possível efeito adverso da terapia inalatória com esteroides.
17. Após a nebulização, solicitar ao paciente que realize várias respirações profundas e que tussa a fim de expectorar as secreções.	O medicamento é prescrito, muitas vezes, para abrir as vias aéreas e promover expectoração das secreções.
18. Veja Protocolo de Conclusão (ao final do livro).	

AVALIAÇÃO

1. Avaliar o padrão respiratório do paciente, os sons pulmonares, a tosse, a produção de secreção e a oximetria de pulso.
2. Solicitar ao paciente para explicar e demonstrar as etapas de uso do nebulizador.
3. Solicitar ao paciente para explicar o esquema terapêutico do uso do medicamento.
4. Solicitar ao paciente para descrever os efeitos colaterais do medicamento e os critérios para acionar um profissional de saúde.

Resultados Inesperados e Intervenções Relacionadas

1. O padrão respiratório do paciente é ineficaz; as respirações são rápidas e superficiais; os sons pulmonares indicam sibilos.
   a. Reavaliar o tipo de medicamento e/ou método de administração.
   b. Notificar o médico.
2. O paciente apresenta tosse paroxística. As partículas em aerossol podem irritar a faringe.
   a. Reavaliar o tipo de medicamento e/ou método de administração.
   b. Notificar o médico.
3. O paciente apresenta arritmias cardíacas (síncope, tontura), especialmente no caso de uso de beta-adrenérgicos.
   a. Suspender as doses subsequentes do medicamento. Avaliar os sinais vitais.
   b. Notificar o médico a respeito de reavaliação do tipo de medicamento e método de administração.
4. O paciente não consegue se autoadministrar o medicamento.
   a. Explorar possibilidade de outras vias de administração do medicamento ou de dispositivos alternativos.
   b. Determinar a viabilidade de um cuidador da família administrar a terapia ao paciente.
5. O paciente não consegue explicar a técnica e os riscos da terapia medicamentosa.
   a. Fornecer instruções adicionais, inclusive aos cuidadores da família, se apropriado.

Registro e Relato

- Registrar o medicamento, a dose, a duração do tratamento, a via e o horário da administração do medicamento na prescrição médica imediatamente após a administração, não antes. Incluir as iniciais ou a assinatura. Registrar, nas anotações de enfermagem, as orientações feitas ao paciente, bem como a avaliação da capacidade de o paciente realizar a autoadministração do medicamento.
- Documentar a resposta do paciente ao tratamento.
- Relatar efeitos adversos/resposta do paciente e/ou medicamentos suspensas ao médico.

Amostra de Documentação

09h Paciente relata que "tem dificuldade para retomar o fôlego" após ter caminhado pelo corredor. Na avaliação, verifica-se que o paciente encontra-se dispneico, com FR = 32 rpm, FC = 95 bpm e, na ausculta, há presença de sibilos bilateralmente. Instalada no nebulizador budesonida 500 mcg em 20 minutos, conforme prescrição médica.

09h30 Após nebulização, paciente refere que "a respiração está mais fácil". Os sinais vitais são R 26 rpm, P 100 bpm e observa-se redução dos sibilos.

Considerações Especiais

Pediatria

- Usar uma máscara para o tratamento com o nebulizador se a criança for muito pequena para segurar corretamente o bocal durante o tratamento (Hockenberry e Wilson, 2007).
- Orientar a criança a respirar normalmente com a boca aberta para proporcionar uma via direta do medicamento para as vias aéreas.
- Orientar a criança e os pais sobre o uso de um nebulizador durante o período de atividades na escola. Ajudar a família a encontrar recursos na escola. Seguir as normas da escola em relação à presença do nebulizador e do medicamento. A prescrição médica pode ser necessária.

Geriatria

- Os pacientes podem ter preensão enfraquecida, tremores manuais ou problemas de coordenação que dificultem segurar um nebulizador. Um cuidador da família pode auxiliar.

Assistência Domiciliar (*Home Care*)

- Após o uso do nebulizador, enxaguar todas as partes com água e secar ao ar ambiente. Além disso, lavar diariamente o nebulizador com água morna e sabão, enxaguar, e deixar secar.
- Uma vez por semana, as peças do nebulizador devem ser mergulhadas em uma solução de vinagre e água (uma parte de vinagre branco e quatro partes de água) por 30 minutos, enxaguadas completamente com água e secar ao ar

INSTRUÇÃO PARA O PROCEDIMENTO 22.2 Administração de Medicamentos Vaginais

ambiente. As peças do nebulizador nunca devem ser guardadas até estarem totalmente secas. Equipamentos úmidos contribuem para a proliferação de bactérias e fungos (Lilley et al., 2007).
- Seguir as recomendações do fabricante para a manutenção do nebulizador de pequeno volume, incluindo a troca de filtros quando a cor ficar alterada (acinzentada).
- Aconselhar pacientes que usam beta-agonistas de longa ação, empregados em longo prazo para o controle de sintomas, sobre possíveis efeitos adversos: nervosismo, inquietação, tremor, cefaleia, náusea, frequência cardíaca rápida ou palpitação e tontura. Enfatizar que o medicamento somente deve ser usado como prescrito, para que não ocorra desenvolvimento de tolerância.

INSTRUÇÃO PARA O PROCEDIMENTO 22.2
Administração de Medicamentos Vaginais

Pacientes do sexo feminino que desenvolvem infecções vaginais muitas vezes necessitam da aplicação tópica de agentes anti-infecciosos. Medicamentos vaginais estão disponíveis na forma de espuma, geleia, creme, supositório ou óvulo. Podem ser usados também medicamentos por meio de irrigação ou ducha. Contudo, seu uso excessivo pode provocar irritação vaginal.

Os óvulos vaginais têm forma oval e são embalados individualmente em envoltórios laminados. São maiores e mais ovais do que os supositórios retais. A Figura. 22-3 mostra uma comparação com os supositórios retais. O armazenamento em um refrigerador impede que os supositórios derretam. O enfermeiro insere o supositório na vagina com um aplicador ou com a mão enluvada. Após a inserção, a temperatura corporal faz com que o supositório derreta e o medicamento seja absorvido. Espuma, geleias e cremes são administrados por meio de um tubo (p. ex., um aplicador). Muitas vezes, as pacientes preferem realizar a autoadministração dos medicamentos vaginais. Nesses casos, o enfermeiro deve lhes proporcionar privacidade. Após a instilação do medicamento, a paciente pode desejar usar um absorvente perineal, a fim de absorver a secreção. Os medicamentos vaginais frequentemente são usados para tratar infecção, e a secreção, muitas vezes, tem odor desagradável. Seguir técnica asséptica e oferecer à paciente oportunidades frequentes para a higiene perineal (Cap. 10).

Delegação e Colaboração
- Os profissionais de enfermagem de nível médio devem ser orientados sobre: Possíveis efeitos colaterais dos medicamentos e relato de ocorrência ao enfermeiro
- Relato de alteração no nível de conforto ou secreção ou sangramento vaginal ou piora dos sintomas ao enfermeiro

Equipamento
- Creme, espuma, geleia, comprimidos, supositório, óvulo ou solução para irrigação vaginal
- Aplicadores (Fig. 22-4) (se necessário)
- Luvas de procedimento
- Lenços de papel
- Toalhas e/ou compressas
- Absorvente perineal; campo ou lençol
- Lubrificantes solúveis em água
- Comadre
- Recipiente para irrigação ou ducha (se necessário)
- Prescrição médica

Etapas de Procedimento
1. Verificar a exatidão e a integridade da prescrição médica. Verificar o nome da paciente, o nome, a dose, a via e o horário da administração do medicamento. *Isto corresponde à primeira e à segunda verificações para exatidão.*
2. Revisar as informações pertinentes relacionadas ao medicamento, incluindo ação, finalidade, dose, via, efeitos colaterais, tempo até o início e pico de ação e implicações para a enfermagem.
3. Avaliar a história médica da paciente, história de alergias e história de medicamento.
4. Durante os cuidados perineais, inspecionar as condições do tecido vaginal (usar luvas); observar a presença e o aspecto das secreções.
5. Perguntar se a paciente apresenta sintomas como, por exemplo, prurido, queimação, secreção ou desconforto.
6. Avaliar o conhecimento da paciente sobre o medicamento, a disposição para aprender (p. ex., a paciente faz perguntas sobre o medicamento, solicita informações sobre o modo de usá-lo).

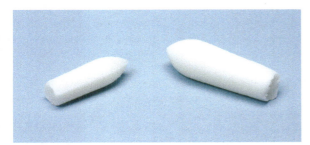

FIG 22-3 Os supositórios vaginais *(direita)* são maiores e mais ovais do que os supositórios retais *(esquerda)*. (De Lilley LL et al: *Pharmacology and the nursing process,* ed 4, St Louis, 2004, Mosby.)

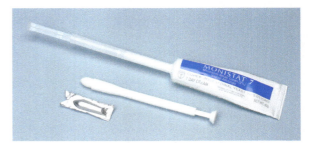

FIG 22-4 *De cima para baixo:* Creme vaginal com aplicador, aplicador e supositório vaginal. (De Lilley LL et al: *Pharmacology and the nursing process,* ed 6, St Louis, 2011, Mosby.)

(Continua)

INSTRUÇÃO PARA O PROCEDIMENTO 22.2
Administração de Medicamentos Vaginais *(cont.)*

7. Avaliar a capacidade da paciente para inserir o supositório (nível cognitivo e coordenação manual).
8. Pedir à paciente para esvaziar a bexiga a fim de evitar a eliminação acidental de urina durante a inserção.
9. Preparar o supositório para administração. Conferir o rótulo do medicamento com a prescrição médica duas vezes (Habilidade 22.1).
10. Levar o medicamento para a paciente no horário correto, dentro de 30 minutos antes ou após o horário prescrito. Durante a administração, aplicar Os Seis Certos da Administração de Medicamentos.
11. **Veja Protocolo Padrão (ao final do livro).**
12. Ao lado do leito da paciente, comparar novamente a prescrição médica com o nome do medicamento. *Esta é a terceira verificação para exatidão.* Questione à paciente acerca de alergias.
13. Identificar a paciente usando dois identificadores (ou seja, o nome e o dia de nascimento ou o nome e o número de registro de internação). Comparar os identificadores com as informações da prescrição médica (TJC, 2010).
14. Discutir a finalidade dos medicamentos, a ação e os possíveis efeitos adversos. Deixar que o paciente questione acerca dos medicamentos. Explique o procedimento à paciente e seja específico se a paciente planejar se autoadministrar o medicamento.
15. Ajudar a paciente a deitar em posição de decúbito dorsal. Pacientes com restrição da mobilidade nos joelhos ou quadris podem permanecer em posição supina, com as pernas abduzidas.
16. Manter o abdome e as extremidades inferiores cobertas.
17. Certifique-se de que o orifício vaginal seja bem visualizado. Do contrário, posicione uma fonte de luz portátil de haste flexível para visualização.
18. Inspecionar a condição da genitália externa e do canal vaginal (Cap. 7).
19. Inserir o supositório vaginal:
    a. Remover o supositório do envoltório laminado e aplicar o lubrificante hidrossolúvel na extremidade lisa ou arredondada (ilustração). Certifique-se de que o supositório não esteja derretido. Lubrificar o dedo indicador enluvado da mão dominante.

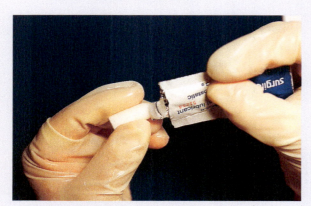

ETAPA 19a Lubrificar a extremidade arredondada do supositório.

b. Com a mão não dominante enluvada separar delicadamente os grandes e os pequenos lábios.
c. Com a mão dominante enluvada, inserir o supositório pela extremidade arredondada no canal vaginal por cerca de 7,5 a 10 cm (ilustração).

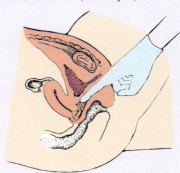

ETAPA 19c Inserção do supositório vaginal.

d. Retirar o dedo e limpar o lubrificante remanescente ao redor do orifício vaginal e dos lábios com um lenço de papel.
20. Aplicar creme ou espuma:
    a. Encher o aplicador de creme ou espuma seguindo as instruções da embalagem.
    b. Com a mão não dominante enluvada separar delicadamente os grandes e os pequenos lábios. Inserir o aplicador por aproximadamente 5 a 7,5 cm. Empurre o êmbolo do aplicador para depositar o medicamento na vagina (ilustração).

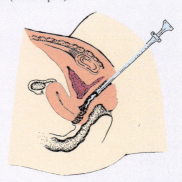

ETAPA 20b Aplicador com creme inserido no canal vaginal.

c. Retirar o aplicador e colocá-lo em uma toalha de papel. Limpar o creme residual dos grandes lábios e do orifício vaginal com um lenço de papel.
21. Após a aplicação do supositório ou creme vaginal, orientar a paciente a permanecer deitada (decúbito dorsal) por pelo menos 10 minutos.
22. No caso de uso de aplicador, lavá-lo com água morna e sabão, enxaguar e guardar para uso futuro.
23. Oferecer um absorvente perineal quando a paciente retomar a deambulação.
24. **Veja Protocolo de Conclusão (ao final do livro).**

INSTRUÇÃO PARA O PROCEDIMENTO 22.2
Administração de Medicamentos Vaginais *(cont.)*

25. Trinta minutos após a administração e entre as aplicações do medicamento, inspecionar a condição do canal vaginal e a genitália externa. Avaliar a presença de secreção vaginal. Remover as luvas e realizar a higiene das mãos.
26. Questione a paciente sobre prurido contínuo, queimação, desconforto ou secreção.
27. Solicite que a paciente explique a finalidade, a ação e os efeitos colaterais do medicamento. Observe a paciente se autoadministrar o medicamento.
28. Registre o medicamento, a dose, a duração do tratamento, a via e o horário da administração do medicamento na prescrição médica imediatamente após a administração, não antes. Incluir as iniciais ou a assinatura. Registrar as orientações feitas ao paciente e a avaliação da capacidade de autoadministração do medicamento nas anotações de enfermagem.
29. Se os sintomas piorarem ou não desaparecerem, notifique o médico.
30. Relatar os efeitos adversos/resposta da paciente e/ou medicamentos suspensos ao enfermeiro encarregado ou médico.

INSTRUÇÃO PARA O PROCEDIMENTO 22.3
Administração de Supositórios Retais

O supositório retal é medicamento em forma de projétil, que age quando derrete e é absorvido pela mucosa retal. Medicamentos retais exercem efeito local sobre a mucosa GI, tais como promoção de defecação, ou efeitos sistêmicos, como alívio de náusea ou analgesia. A via retal não é tão confiável quanto às vias oral ou parenteral em termos de absorção e distribuição do medicamento. Contudo, os medicamentos são relativamente seguros, pois raramente causam irritação local ou efeitos colaterais. Os medicamentos retais estão contraindicados para pacientes com dor estomacal recentemente desenvolvida (causa desconhecida), cirurgia recente no reto, no intestino ou na próstata, com sangramento ou prolapso retal e com plaquetopenia (Lilley *et al.*, 2007). Além disso, pacientes com doenças coronarianas agudas não devem usar supositórios retais devido ao risco de estimulação vagal durante a inserção.

Os supositórios retais são finos e têm um formato parecido com um projétil (Fig. 22-3). A extremidade arredondada previne o trauma anal durante a inserção. Na administração desse tipo de medicamento, introduza o supositório ultrapassando o esfíncter interno do ânus. A inserção inadequada pode resultar na expulsão do supositório antes da absorção do medicamento. Nos casos em que o paciente prefira se autoadministrar o supositório, oriente-o, para que o procedimento seja correto. Nunca corte o supositório em pedaços para dividir a dose; o princípio ativo pode não estar presente no supositório de modo homogêneo, resultando em dose incorreta (Lilley *et al.*, 2007).

Delegação e Colaboração

Os profissionais de enfermagem de nível médio devem ser orientados sobre:
- Relato de liberação fecal inesperada ou evacuação ao enfermeiro
- Relato da ocorrência de possíveis efeitos colaterais dos medicamentos ao enfermeiro
- Informar ao enfermeiro sobre a presença de secreção, dor ou sangramento retal

Equipamento

- Supositório retal
- Geleia lubrificante hidrossolúvel
- Luvas de procedimento
- Lenço de papel
- Prescrição médica

Etapas do Procedimento

1. Verificar a exatidão e a integridade da prescrição médica. Verificar o nome do paciente, o nome, a dose, a via e o horário de administração do medicamento.
2. Revisar as informações pertinentes relacionadas ao medicamento, incluindo ação, finalidade, dose e via, efeitos colaterais, tempo até o início e pico de ação e implicações para a enfermagem.
3. Avaliar a história médica do paciente acerca de cirurgia ou sangramento retal, problemas cardíacos, história de alergias e história de medicamento.
4. Perguntar ao paciente quanto à presença de sintomas de irritação, dor ou sangramento retal.
5. Revisar a presença de quaisquer sinais e sintomas de alterações GIs (p. ex., obstipação ou diarreia).
6. Avaliar a capacidade do paciente de introduzir o supositório.
7. Revisar o conhecimento do paciente sobre a finalidade da terapia medicamentosa e o interesse em se autoadministrar o medicamento.
8. Preparar o supositório para a administração. Conferir o rótulo do medicamento com a prescrição médica duas vezes (Habilidade 22.1). *Isso corresponde à primeira e à segunda verificações para exatidão.*
9. Levar o medicamento para o paciente no horário correto, dentro de 30 minutos antes ou após o horário prescrito. Administrar medicamentos de prescrição imediata no momento exato prescrito. Durante a administração, aplicar Os Seis Certos da Administração de Medicamentos.
10. **Veja Protocolo Padrão (ao final do livro).**
11. Ao lado do leito do paciente comparar novamente a prescrição médica com o nome do medicamento. *Esta é a terceira*

(Continua)

INSTRUÇÃO PARA O PROCEDIMENTO 22.3
Administração de Supositórios Retais *(cont.)*

verificação para exatidão. Questione o paciente acerca de alergias.

12. Identificar o paciente usando dois identificadores (p. ex., o nome e o dia de nascimento ou o nome e o número de registro de internação). Comparar os identificadores com as informações na prescrição médica (TJC, 2010).
13. Discutir a finalidade dos medicamentos, a ação e os possíveis efeitos adversos. Deixar que o paciente questione acerca dos medicamentos. Explique o procedimento ao paciente.
14. Ajudar o paciente a assumir a posição de Sims (decúbito lateral com a perna flexionada). A posição expõe o ânus e relaxa o esfíncter anal.
15. Nos casos de o paciente apresentar prejuízo da mobilidade, ajude-o a posicionar-se em decúbito lateral esquerdo. Se necessário, solicite auxílio de outros colegas da equipe para posicionar o paciente.
16. Manter a privacidade do paciente, expor apenas a região anal.
17. Examinar a condição do canal anal externamente e palpar o canal retal, se necessário (p. ex., suspeita de impactação das fezes) (Cap. 7). Descartar as luvas em local apropriado.

> ⚡ **ALERTA DE SEGURANÇA** Não palpar o reto, caso ele tenha sido submetido a cirurgia retal. Em geral, há contraindicação de uso de supositório retal na presença de sangramento retal ativo ou diarreia (Lilley *et al.*, 2007).

18. Usar luvas de procedimento.
19. Remover o supositório do envoltório laminado e lubrificar a extremidade arredondada com lubrificante hidrossolúvel. Lubrificar o dedo indicador enluvado da mão dominante. Se o paciente tiver hemorroidas, usar maior quantidade de lubrificante e manipular a área com delicadeza.
20. Solicitar que o paciente respire lenta e profundamente pela boca e relaxe o esfíncter anal.
21. Retrair as nádegas do paciente com a mão não dominante. Com o dedo indicador enluvado da mão dominante, inserir o supositório delicadamente pelo ânus, passando pelo esfíncter interno, por cerca de 10 cm em adultos (ilustração) ou 5 cm em lactentes e crianças.

> ⚡ **ALERTA DE SEGURANÇA** Não inserir supositórios se houver presença de massa fecal, pois haverá redução da eficácia do medicamento.

22. Retirar o dedo enluvado e limpar a região do canal anal do paciente.
23. *Opção:* Um supositório pode ser administrado por uma colostomia (não ileostomia), se prescrito. O paciente deve colocar-se em posição supina. Usar pequena quantidade de lubrificante hidrossolúvel para auxiliar a inserção do supositório.
24. Solicitar ao paciente para permanecer em decúbito dorsal ou lateral por 5 minutos, a fim de prevenir a expulsão do supositório.
25. Se o supositório contiver laxante ou um amaciante fecal, colocar a campainha ao alcance do paciente para que ele possa acionar, caso necessite de auxílio.
26. Se a indicação do supositório for obstipação, solicitar ao paciente para chamar um profissional de enfermagem para observar o aspecto da evacuação.
27. **Veja Protocolo de Conclusão (ao final do livro).**
28. Verificar se o supositório não foi expelido pelo paciente.
29. Perguntar ao paciente sobre a presença de qualquer desconforto anal ou retal.
30. Avaliar o paciente quanto ao alívio dos sintomas para os quais o medicamento foi prescrito.
31. No caso de o paciente precisar se autoadministrar o medicamento, pedir que ele demonstre a técnica de administração.
32. Registrar o medicamento, a dose, a duração do tratamento, a via e o horário da administração na prescrição médica imediatamente após a administração, não antes. Incluir as iniciais ou a assinatura. Registrar as orientações feitas ao paciente e a avaliação da capacidade de autoadministrar o medicamento nas anotações de enfermagem.
33. Relatar os efeitos adversos/resposta do paciente e/ou medicamentos suspensos ao enfermeiro encarregado ou médico.

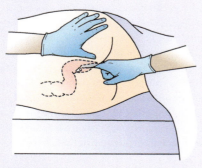

ETAPA 21 Inserir o supositório retal.

CAPÍTULO 22 Administração de Medicamentos não Parenterais

PERGUNTAS DE REVISÃO

Estudo de Caso para as Perguntas 1 e 2

A senhora Schneider é uma mulher de 55 anos de idade que apresenta dermatite de contato no antebraço direito e veio à clínica médica para avaliação periódica de saúde. A senhora Schneider também é hipertensa e faz uso de diuréticos e bloqueador beta-adrenérgico.

1. O enfermeiro na clínica fornece orientações à Senhora Schneider sobre a aplicação de creme tópico para melhora da dermatite. Quais das declarações feitas pela paciente indicam necessidade de mais orientações de enfermagem? Selecione a(s) alternativa(s) apropriada(s).
    1. Devo lavar, enxaguar e secar meu braço antes de aplicar o creme.
    2. Se a pele parecer seca, devo aplicar o creme quando a pele ainda estiver úmida para ajudar a melhorá-la.
    3. Devo amaciar o creme na palma da mão antes de aplicá-lo à pele.
    4. Vou espalhar o creme na pele e esfregar vigorosamente para evitar sua absorção.
2. O enfermeiro ensinou a Senhora Schneider como aferir sua pressão arterial (PA) em casa. Em que situações relativas aos medicamentos anti-hipertensivas a Senhora Schneider deve mensurar sua PA?
3. O enfermeiro orienta o paciente sobre o método de uso de um MDI com espaçador. O paciente deverá receber um broncodilatador e um corticosteroide, dois jatos cada, três vezes ao dia. Os dois medicamentos estão prescritos no mesmo horário e o broncodilatador é administrado primeiro. Diante desse caso, quais são as etapas incorretas para autoadministração do MDI? Selecione a(s) alternativa(s) apropriada(s).
    1. Agitar bem o inalador por 2 a 5 segundos (5 ou 6 agitações) e inserir o MDI na extremidade do espaçador.
    2. Colocar o bocal do espaçador na boca e fechar os lábios. Passar o bocal para a parte de trás da faringe. Evitar cobrir as pequenas fendas de exalação com os lábios.
    3. Respirar normalmente pelo bocal do espaçador.
    4. Comprimir o tubo do medicamento, borrifando um jato no espaçador.
    5. Respirar lenta e completamente (por 5 segundos) e então segurar a respiração por 10 segundos.
    6. Esperar 30 segundos após o segundo jato de broncodilatador e então usar o esteroide.
4. Que instruções o enfermeiro deve incluir ao ensinar um paciente sobre o uso de adesivos transdérmicos para o controle de dor crônica?
    1. Aplicar o adesivo no mesmo local todos os dias para administração constante.
    2. Se o paciente apresentar sedação grave, cortar o adesivo pela metade na dose seguinte.
    3. Se a dor não for aliviada, aplicar um segundo adesivo sem remover o primeiro.
    4. Remover o adesivo antigo e limpar a área antes de aplicar um novo adesivo.
5. O enfermeiro é responsável pelos cuidados de um paciente que tem uma prescrição de supositório retal de paracetamol. Quais dos seguintes achados na avaliação do enfermeiro contraindicariam a administração desse medicamento?
    1. Hemorroidas
    2. Presença de febre
    3. Hemorragia retal
    4. Diarreia
6. Um paciente comparece à clínica e é informado de que haverá mudança na técnica de fornecimento de medicamentos inalatórios, passando do MDI para o DPI. Qual das etapas usadas na técnica de MDI não faz parte da administração pelo DPI? Selecione a(s) alternativa(s) apropriada(s).
    1. Não repetir a inalação até a próxima dose programada.
    2. Sempre contar as doses restantes.
    3. Segurar a respiração por 10 segundos após uma inalação.
    4. Garantir a coordenação do jato com a inalação.
7. Ao administrar gotas auriculares a uma criança de 5 anos de idade, como o enfermeiro deve segurar a orelha da criança? Selecione a(s) alternativa(s) apropriada(s).
    1. Puxar o pavilhão auricular para baixo e para trás antes de administrar as gotas auriculares.
    2. Puxar o pavilhão auricular para cima e para fora antes de administrar as gotas auriculares.
    3. Retrair o trago do meato acústico.
    4. Fazer a criança sentar e puxar o pavilhão auricular para frente.
8. Preencher o espaço em branco. Ao administrar o medicamento por uma sonda, sempre enxaguar a sonda com _____ mL de água após cada medicamento. Após administrar o último medicamento, enxaguar a sonda com _____ mL de água.
9. Ao inserir um óvulo vaginal, quais das técnicas são consideradas incorretas? Selecione a(s) alternativa(s) apropriada(s).
    1. Pedir à paciente para esvaziar a bexiga antes da inserção.
    2. Pedir à paciente para ficar em decúbito lateral esquerdo.
    3. Com a mão dominante enluvada, inserir o supositório ao longo do canal vaginal por todo o comprimento do dedo indicador (7,5 a 10 cm).
    4. Com a mão dominante enluvada, inserir o supositório 10 cm no canal vaginal.
10. Resposta Breve: Descrever as duas primeiras etapas que o enfermeiro deve seguir antes da administração de qualquer medicamento não parenteral.

REFERÊNCIAS

American Society for Parenteral and Enteral Nutrition (ASPEN): ASPEN Enteral Nutrition Practice Recommendations, *J Parenter Enteral Nutr* 22:122, 2009.

Biron AD and others: Work interruptions and their contribution to medication administration errors: an evidence review, *Worldviews Evid Based Nurs* 6(2):70, 2009.

Eisenhauer LA and others: Nurses' reported thinking during medication administration, *J Nurs Scholarsh* 39(1):82, 2007.

Furukawa MF and others: Adoption of health information technology for medication safety in U.S. hospitals, 2006, *Health Affairs* 27(3):865, 2008.

Garlapati RR and others: Indicators for the correct usage of intranasal medications: a computational fluid dynamics study, *Laryngoscope*, epub Aug 4, 2009.

Hockenberry MJ, Wilson D: *Wong's nursing care of infants and children*, ed 8, St Louis, 2007, Mosby.

Ignatavicius DD, Workman ML: *Medical-surgical nursing: critical thinking for collaborative care*, ed 6, Philadelphia, 2010, Saunders.

Institution for Safe Medication Practices (ISMP): New fentanyl warnings: more needed to protect patients, *ISMP Medication Safety Alert*, August 11, 2005, http://www.ismp.org/Newsletters, acessado em 31 de agosto 2009.

Institution for Safe Medication Practices (ISMP): Tablet splitting: do it only if you "half" to, and then do it safely, *ISMP Medication Safety Alert* 11(10), 2006, http://www.ismp.org/Newsletters, acessado em 28 de agosto 2009.

Kilbourne AM and others: How does depression influence diabetes medication adherence in older patients? *Am J Geriatr Psychiatry* 13(3):202, 2005.

Lakey SL and others: Assessment of older adults' knowledge of and preferences for medication management tools and support systems, *Ann Pharmacother* 43(6):1011, 2009.

Lehne RA: *Pharmacology for nursing care*, ed 6, Philadelphia, 2007, Saunders.

Lilley LL and others: *Pharmacology and the nursing process*, ed 5, St Louis, 2007, Mosby.

McKenry L and others: *Mosby's pharmacology in nursing*, ed 22, St Louis, 2006, Mosby.

Metheny NA: Preventing respiratory complications of tube-feeding: evidence-based practice, *Am J Crit Care* 15:360, 2006.

Metheny NA and others: Gastric residual volume and aspiration in critically ill patients receiving gastric feedings, *Am J Crit Care* 17(6):512, 2008.

Monahan F and others: *Phipps' medical-surgical nursing*, ed 8, St Louis, 2007, Mosby.

Pape TM and others: Innovative approaches to reducing nurses' distractions during medication administration, *J Contin Educ Nurs* 36(3):108, 2005.

Rubin DK, Durotoye L: How do patients determine that their metered dose inhaler is empty? *Chest* 126(4):1134, 2005.

Shearer J: Improving oral medication management in home health agencies, *Home Healthc Nurse* 27(3):184, 2009.

Simmons D, Graves K, Flynn E: Threading needles in the dark: the effect of the physical work environment on nursing practice, *Crit Care Nurs Q* 32(2):71, 2009.

Sorensen L and others: Medication management at home: medication-related risk factors associated with poor health outcomes, *Age Ageing* 34(6):626, 2005.

The Joint Commission (TJC): *2010 National Patient Safety Goals*, Oakbrook Terrace, Ill, 2010, The Commission, http://www.jointcommission.org/PatientSafety/NationalPatientSafetyGoals.

Uko-Ekpenyong G: Improving medication adherence with orally disintegrating tablets, *Nursing* 36(9):20, 2006.

CAPÍTULO 23

Administração de Medicações Parenterais

Habilidade 23.1 Preparação de Injeções: Frascos-ampolas e Ampolas, 543
Instrução para o Procedimento 23.1 Misturas de Medicamentos em uma Seringa, 550
Habilidade 23.2 Administração de Injeções Subcutâneas, 553
Habilidade 23.3 Administração de Injeções Intramusculares, 559
Habilidade 23.4 Administração de Injeções Intradérmicas, 564
Habilidade 23.5 Administração de Medicamentos por Bolo Intravenoso, 567
Habilidade 23.6 Administração de Medicamentos Intravenosos por Piggyback, Infusão Intermitente e Bombas de Mini-infusão, 572
Habilidade 23.7 Administração de Medicações Subcutâneas Contínuas, 578

A via de administração do medicamento é o trajeto pelo qual o medicamento entra em contato com o corpo. *Parenteral* significa administração por qualquer via que não a enteral, ou seja, por meio do trato gastrointestinal. Medicamentos administrados por via parenteral alcançam o sistema circulatório por meio de injeções. Medicamentos injetados são absorvidos mais rapidamente do que os medicamentos orais, e as vias parenterais são usadas quando os pacientes estão vomitando, não conseguem deglutir e/ou têm restrições à ingestão de líquidos orais. Existem quatro vias para administração parenteral:

1. *Injeção subcutânea (subcutânea):* Injeção no tecido conectivo frouxo localizado entre a derme e a camada muscular
2. *Injeção intramuscular (IM):* Injeção na camada muscular
3. *Injeção intradérmica (ID):* Injeção na derme, logo abaixo da epiderme
4. *Injeção ou infusão intravenosa (IV):* Injeção na corrente circulatória

CUIDADO CENTRADO NO PACIENTE

As injeções são invasivas e envolvem algum desconforto. Uma vez que existe o risco de lesão do tecido ou do nervo, a seleção do local é uma preocupação importante para a enfermagem. Prepare os pacientes explicando os procedimentos e usando técnicas de comunicação para distraí-los de modo a minimizar o desconforto. Outras formas para minimizar o desconforto do paciente ao administrar uma injeção incluem:

- O uso de agulhas afiadas e chanfradas, com o menor comprimento e o menor calibre possível.
- A troca da agulha se o medicamento líquido recobrir o eixo da agulha.
- O posicionamento e a flexão dos membros do paciente para reduzir a tensão muscular.
- A pulverização com anestésico tópico no local da injeção 15 segundos antes ou a aplicação de uma compressa de gelo no local um minuto antes da injeção.
- A inserção da agulha de forma suave e rápida. Empurrar a agulha lentamente para o tecido.
- A injeção do medicamento lentamente, mas de modo homogêneo.
- O ato de segurar a seringa de modo estável após a agulha estar no tecido para prevenir lesão tissular.
- A retirada da agulha com suavidade no mesmo ângulo usado para a sua inserção.
- A aplicação delicada de uma compressa antisséptica (p. ex., álcool) ou de uma compressa de gaze seca e estéril no local.
- A aplicação de uma pressão suave no local da injeção.
- O rodízio nos locais de injeção para prevenir a formação de nódulos e abscessos.

Estudo demonstra que etnia, genética, cultura, aderência do paciente e educação influenciam a resposta ao medicamento, à farmacocinética e à farmacodinâmica (Ng et al., 2008). O conhecimento sobre variações da dose terapêutica e efeitos adversos é essencial para administrar medicamentos a diferentes grupos étnicos. Alguns pacientes apresentam uma resposta terapêutica com doses mais baixas do que as recomendadas e requerem monitoramento cuidadoso. Pacientes japoneses e taiwaneses, por exemplo, requerem doses mais baixas de lítio (Ng et al., 2008). É necessária habilidade de comunicação e educação para as diversas populações de paciente. Por exemplo, se um paciente valoriza a paciência e a modéstia, faça perguntas específicas e leve o tempo que precisar para avaliar seu conhecimento sobre os efeitos do medicamento. Avaliações culturais também produzem informações sobre as preferências dietéticas e o uso de tabaco, álcool e remédios fitoterápicos que afetam a ação e a resposta ao medicamento. O contexto cultural é essencial para planejar a educação dos pacientes e famílias (Schim, 2007).

SEGURANÇA

A segurança do paciente na administração do medicamento envolve o cumprimento dos Seis Certos (Cap. 21). Ao lidar com os medicamentos do paciente, comunique-se claramente com os membros da equipe de saúde, avalie e incorpore as prioridades de cuidados do paciente e suas preferências e use a melhor evidência ao tomar decisões sobre o cuidado do paciente. Siga estas diretrizes para garantir a administração segura do medicamento:

- Esteja vigilante durante a administração do medicamento. Evite distrações enquanto prepara uma injeção. Certifique-se de que seus pacientes recebam os medicamentos corretos. Saiba por que seu paciente está recebendo cada medicamento; saiba o que você precisa fazer antes, durante e após a administração do medicamento; e avalie a eficácia dos medicamentos e qualquer efeito adverso após a administração.
- Verifique a data de validade do medicamento.
- Use pelo menos dois identificadores antes de administrar o medicamento e certifique com o Registro da Administração de Medicamentos (*Medication administration Record* – MAR) ou perfil da medicação. Siga a política da instituição para a identificação do paciente.
- Esclareça prescrições de medicamentos duvidosas e peça ajuda sempre que não tiver certeza sobre uma prescrição ou um cálculo. Consulte seus colegas, farmacêuticos e outros profissionais de saúde e tenha a certeza de ter resolvido todos os problemas relacionados à administração de medicamentos antes de prepará-los e administrá-los.
- Use a tecnologia (p. ex., leitura de código de barras, MARs eletrônicos) disponível na sua instituição ao preparar e administrar medicamentos. Siga todas as políticas relacionadas ao uso da tecnologia e não use "atalhos". **Atalhos** ignoram as normas ou um problema em um sistema. Enfermeiros que usam "atalhos" não seguem protocolos, políticas ou procedimentos da instituição durante a administração do medicamento como tentativa de administrar os medicamentos aos pacientes com mais rapidez.
- Mantenha técnica asséptica durante o preparo e a administração do medicamento.
- Oriente os pacientes sobre cada medicamento em uso durante a administração. Às vezes os pacientes são capazes de identificar medicamentos inapropriados. Certifique-se de responder todas as perguntas antes de administrar os medicamentos. Oriente os cuidadores da família, se apropriado.
- Na maior parte do tempo, você não pode delegar a administração do medicamento. Certifique-se de que você esteja seguindo as normas estabelecidas pela lei da prática de enfermagem de seu estado e as diretrizes estabelecidas por sua instituição de saúde. Técnicos ou auxiliares de enfermagem geralmente podem administrar medicamentos pelas vias oral (VO), subcutânea, IM e ID. Às vezes podem administrar medicamentos intravenosos se tiverem recebido capacitação adequada e se os medicamentos não forem potencialmente perigosos.

Prevenção de Acidentes com Agulha

A via de exposição mais frequente a doenças transmitidas pelo sangue é decorrente de acidentes por ferimentos com agulha (ANA, 2009; OSHA, 2009). Esses ferimentos ocorrem quando profissionais de saúde reencapam agulhas, manuseiam acessos IV e agulhas de forma errada ou deixam agulhas soltas ao lado do leito do paciente. O uso de agulhas com dispositivos de segurança e a implementação da educação sobre a segurança com agulhas podem prevenir 80% dos acidentes com agulhas (ANA, 2009).

> No Brasil, o Ministério do Trabalho e Emprego elaborou a Norma Regulamentadora n. 32 (NR 32), com a finalidade de "estabelecer as diretrizes básicas para implementação de medidas de proteção à segurança e à saúde do trabalhador dos serviços de saúde, bem como daqueles que exercem atividades de promoção e assistência à saúde em geral". Considera-se Risco Biológico a probabilidade da exposição ocupacional a agentes biológicos. No que tange os Equipamentos de Proteção Individual, descartáveis ou não, a NR 32 prevê que deverão estar à disposição em número suficiente nos postos de trabalho. Em relação aos objetos perfurocortantes, os trabalhadores devem ser os responsáveis pelo seu descarte, sendo vedado o reencape e a desconexão manual de agulhas. É de responsabilidade das empresas que comercializam materiais perfurocortantes disponibilizar a capacitação sobre a correta utilização do dispositivo de segurança (Brasil. Ministério do Trabalho e Emprego. Norma regulamentadora 32: segurança e saúde no trabalho em serviços de saúde. Portaria nº 485, de 11 de novembro de 2005. Diário Oficial [da República Federativa do Brasil]. Brasília; 2005. Seção 1 [acesso em 10 jan. 2013]. Disponível em://WWW.trabalho.gov.br/legislacao/normas_regulamentadoras/nr_32.pdf.

Um objeto perfurocortante com dispositivo de segurança desenvolvido por engenharia é um dispositivo eficaz na prevenção de acidentes causados por agulhas. Um tipo de dispositivo é uma cânula de ponta romba (Fig. 23-1, *A*); outro tipo de dispositivo é uma seringa de segurança equipada com uma proteção ou bainha plástica que desliza sobre a agulha no momento em que ela é retirada da pele (Fig. 23-1, *B*). A proteção cobre a agulha imediatamente, eliminando o risco de lesões causadas por agulhas. Uma variedade de outros dispositivos de segurança é encontrada nos sistemas de conexão do acesso IV (Cap. 28). O Quadro 23-1 relaciona as recomendações de uso para os profissionais de saúde para reduzir seu risco de acidentes com lesões causadas por agulha.

Recipientes especiais à prova de perfuração e vazamento estão disponíveis nas instituições de saúde para o descarte de objetos perfurocortante. Os recipientes são feitos de modo que apenas uma mão seja usada ao descartar agulhas sem tampa. A manutenção da outra mão distante do recipiente previne uma lesão acidental (Fig. 23-2). Nunca force uma agulha em um recipiente de descarte cheio.

TENDÊNCIAS NA PRÁTICA BASEADA EM EVIDÊNCIA

Cocoman A, Murray J: Intramuscular injection: a review of best practices for mental health nurses, *J Psychiatr Mental Health Nurs* 15(5):424,2008.

Ramtahal J *et al.*: Sciatic nerve injury following intramuscular injection: a care report and review of the literature, *J Neurosci Nurs* 38(4):238,2006.

Há mais evidências na literatura abordando as diretrizes práticas para a administração de injeções IM. A seleção do local no passado não era baseada em evidências, e a seleção das agulhas era baseada nas preferências da enfermagem. A literatura identificou

HABILIDADE 23.1 Preparação de Injeções: Frascos-ampolas e Ampolas

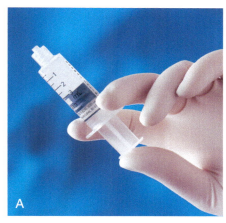

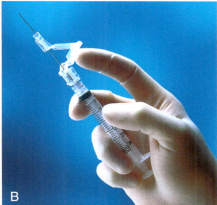

FIG 23-1 Sistema sem agulha. **A,** Cânula de ponta romba. **B,** Seringa com dispositivo de segurança.

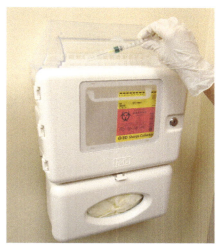

FIG 23-2 Descarte de objetos afiados usando apenas uma mão.

QUADRO 23-1 RECOMENDAÇÕES PARA PREVENÇÃO DE FERIMENTOS POR AGULHA

1. Evite usar agulhas quando sistemas sem agulhas ou com dispositivos de segurança estiverem disponíveis.
2. Não reencape agulhas após a administração do medicamento.
3. Planeje o manuseio e o descarte seguro de agulhas antes de iniciar um procedimento que exija o uso de agulhas.
4. Descarte imediatamente agulhas usadas, sistemas sem agulhas e com dispositivo de segurança em recipientes perfurocortante.
5. Mantenha um registro de acidentes por objetos cortantes (ver a política da instituição).
6. Compareça a orientações educacionais relativas a patógenos transmitidos por sangue e siga as recomendações para prevenção de infecção, incluindo o recebimento de uma vacina contra hepatite B.
7. Relate todos os acidentes e ferimentos relacionados a agulhas e objetos cortantes imediatamente, de acordo com as políticas institucionais.
8. Participe da seleção e avaliação dos dispositivos com segurança em seu local de trabalho sempre que possível.

Dados de Occupational Safety and Health Administrations (OSHA): *Bloodborne pathogens and needlestick injuries,* 2009, http://www.osha.gov/SLTC/bloodbornepathogens/index.html, acessado em agosto de 2009.

a área ventroglútea como o local mais adequado para injeção IM. Contudo, os enfermeiros não se sentiam seguros para a realização dessa prática devido à dificuldade de localização anatômica do local, como também às crenças de que a região não era tão segura quanto o glúteo. A justificativa para o uso da área ventroglútea inclui pontos de referência ósseos mais proeminentes e maior espessura muscular, que reduzem o risco de administração subcutânea de uma injeção IM. A pesquisa identifica que lesões como fibrose, dano nas fibras nervosas, abscesso e necrose tissular estão associadas a todos os locais da IM, com exceção da área ventroglútea. Atualmente, existem evidências consensuais suficientes para que se desenvolvam diretrizes baseadas em evidência para a administração de injeções IM.

HABILIDADE 23.1 PREPARAÇÃO DE INJEÇÕES: FRASCOS-AMPOLAS E AMPOLAS

Seringas
As seringas são de uso único, descartáveis e de tipo Luer-Lok (com rosca) ou não Luer-Lok (encaixe). São embaladas separadamente, em um invólucro de papel ou recipiente de plástico rígido. As seringas vêm com ou sem uma agulha estéril ou um dispositivo de segurança sem agulha. As partes de uma seringa são mostradas na Figura 23-3. Seringas não Luer-Lok usam agulhas ou dispositivos que deslizam para a ponta. Seringas Luer-Lok (Fig. 23-4, *A*) utilizam agulhas padronizadas ou dispositivos que, girando meia-volta, ficam presos com segurança. O modelo Luer-Lok previne a remoção acidental da agulha da seringa.

As seringas vêm em diferentes tamanhos, variando em capacidade de 0,5 a 60 mL (Fig. 23-4). Ao selecionar uma seringa, escolha o menor tamanho possível para melhorar a precisão do preparo do medicamento. Além disso, evite injetar um grande volume de líquidos no tecido. Não é esperado o uso de uma seringa maior do

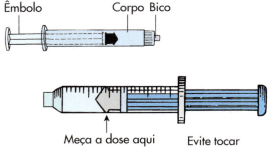

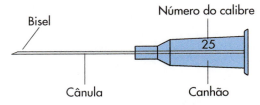

FIG 23-5 Partes de uma agulha.

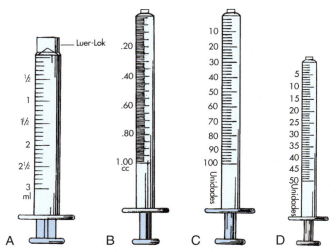

FIG 23-3 Partes de uma seringa.

FIG 23-4 Tipos de seringa. **A,** Seringa Luer-Lok de 3 mL marcada em 0,1 (décimos). **B,** Seringa de tuberculina marcada em 0,01 (centésimo) para doses de menos de 1 mL. **C,** Seringa de insulina marcada em unidades (100). **D,** Seringa de insulina marcada em unidades (50) para baixa dose.

que 5 mL para injeções IM. Volumes maiores criam desconforto. Na maioria das vezes, as seringas são marcadas com uma escala de mililitros (Fig. 23-4, *A*). Uma seringa de tuberculina (TB) deve ser usada para preparar pequenos volumes de medicamentos. Também podem usá-las para injeções ID e subcutâneas (Fig. 23-4, *B*). As seringas para insulina (Fig. 23-4, C e *D*) contêm 0,3 a 1 mL, vêm com agulhas prefixadas e são marcadas com uma escala em unidades. A maioria das seringas de insulina é de 100 U, projetadas para o uso com potência de insulina de 100 U. A seringa de 100 U tem capacidade de 100 unidades de insulina por mililitro.

Agulhas

Algumas agulhas são fixadas à seringa. Outras são embaladas individualmente para permitir flexibilidade na seleção da agulha correta para um paciente. As agulhas são descartáveis, e a maioria é feita de aço inoxidável. Uma agulha tem três partes: o canhão, que se encaixa na ponta da seringa; a cânula, que se conecta ao canhão, e o bisel, ou ponta chanfrada (Fig. 23-5). O canhão, a cânula e o bisel da agulha devem permanecer estéreis todo o tempo. Para prevenir a contaminação, deve-se colocar a agulha na seringa sem retirar a tampa.

A ponta da agulha, ou bisel, é sempre chanfrada. O bisel cria uma fenda estreita quando injetado no tecido e fecha rapidamente quando a agulha é removida para prevenir vazamento do medicamento, sangue ou soro. Pontas com bisel mais longo são afiadas e mais estreitas, o que minimiza o desconforto de uma injeção subcutânea ou IM.

A maioria das agulhas varia em comprimento de 10 a 76 mm. São codificadas por cor, para facilitar a seleção. Agulhas mais longas (25 a 40 mm) devem ser utilizadas para injeções IM e agulhas mais curtas (10 a 16 mm) para injeções subcutâneas. Escolha o comprimento da agulha de acordo com o tamanho e o peso do paciente e o tipo de tecido no qual o medicamento será injetado. Crianças e adultos magros geralmente requerem uma agulha mais curta. Quanto menor o calibre da agulha, maior será seu diâmetro. A seleção de um calibre depende da viscosidade do líquido que será injetado. Por exemplo, uma agulha de 40 mm de comprimento e calibre 22 (0,7 mm) deve ser usada para injeções IM. Uma agulha menor, de 10 mm de comprimento e calibre 25 (0,5mm), deve ser usada para injeções subcutâneas.

Unidades de Injeção Descartáveis

Seringas descartáveis de dose única, pré-carregadas, estão disponíveis para alguns medicamentos. Você não precisa preparar a dose do medicamento, exceto em situações em que é necessário preencher espaço na seringa. Contudo, é importante verificar o medicamento e a concentração com cuidado, porque seringas pré-carregadas são muito parecidas. Essas unidades incluem suportes de seringa plásticos reutilizáveis, e a seringa de vidro estéril que contém o medicamento é descartável (Fig. 23-6). Para montagem, colocar o cartucho, com a ponta Luer primeiro, no suporte plástico de seringa. Seguindo as instruções do fabricante, gire a haste do êmbolo para a esquerda (no sentido anti-horário) e a trave para a direita (sentido horário) até ouvir um "clique". Por fim, remova a proteção da agulha e avance o êmbolo para retirar o ar e o excesso do medicamento, se houver, como você faria com uma seringa regular. O cartucho pode ser usado com agulhas com dispositivo de segurança.

Ampolas e Frascos-Ampolas

Ampolas contêm doses únicas de medicamento injetável em forma líquida. Estão disponíveis em várias tamanhos, de 1 a 10 mL ou mais. Uma ampola é feita de vidro com um gargalo estreito, que é quebrado para permitir o acesso ao medicamento (Fig. 23-7, *A*). Um anel colorido ao redor do gargalo indica onde a ampola foi previamente entalhada para que seja quebrada facilmente. O medicamento é retirado facilmente da ampola aspirando-se o líquido com uma agulha de filtro e seringa.

> No Brasil, as agulhas com filtro são utilizadas na manipulação dos quimioterápicos antineoplásicos, como retentor de aerossóis, de acordo com a NR 32. (Brasil. Ministério do Trabalho e Emprego. Norma regulamentadora 32: segurança e saúde no trabalho em serviços de saúde. Portaria n. 485, de 11 de novembro de 2005. Diário Oficial [da República Federativa do

HABILIDADE 23.1 Preparação de Injeções: Frascos-ampolas e Ampolas

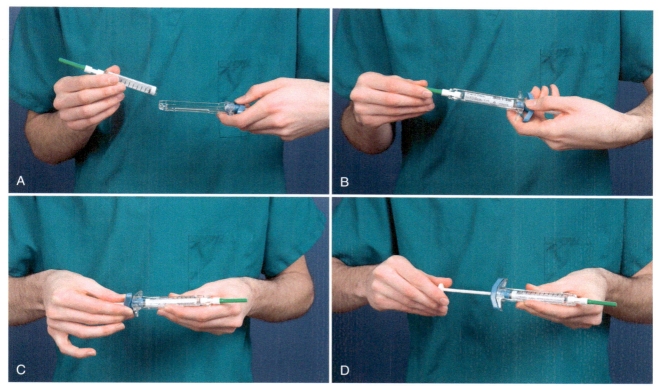

FIG 23-6 **A** a **D,** Suporte de seringa e cartucho estéril pré-carregado sem agulha.

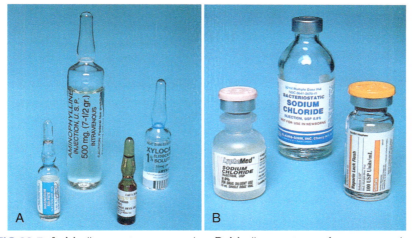

FIG 23-7 **A,** Medicamento em ampolas. **B,** Medicamento em frascos-ampolas.

Brasil]. Brasília; 2005. Seção 1 [acesso em 10 jan. 2013]. Disponível em: //www.trabalho.gov.br/legislacao/normas_regulamentadoras/nr_32.pdf.)

Nos Estados Unidos, as agulhas de filtro devem ser usadas ao preparar o medicamento quando a ampola for de vidro para prevenir que partículas de vidro sejam aspiradas para a seringa (Alexander et al., 2009). *Não* use uma agulha de filtro para administrar o medicamento.

Um frasco-ampola é um recipiente de plástico ou vidro de doses únicas ou múltiplas com um lacre de borracha no topo (Fig. 23-7, *B*). Depois que abrir um frasco-ampola de dose única, você deve descartá-lo, independentemente da quantidade de medicamento utilizado. Um frasco-ampola de múltiplas doses contém várias doses de medicamento e pode ser utilizado outras vezes. Ao usar um frasco-ampola de múltiplas doses, escreva a data em que o frasco-ampola foi aberto no seu rótulo. Verifique por quanto tempo após aberto esse frasco-ampola pode ser utilizado e o cuidado com o armazenamento, de acordo com as políticas da instituição. Frascos-ampolas que ultrapassarem o tempo permitido pela política da instituição devem ser descartados adequadamente.

Uma cobertura de metal ou plástico protege o lacre de borracha do frasco-ampola. Remova a cobertura para utilizar o frasco-ampola pela primeira vez. O medicamento no frasco pode ser uma solução ou um pó estéril que será reconstituído antes de ser administrado. O rótulo do frasco-ampola especifica o solvente ou diluente usado para dissolver o soluto em pó e a quantidade necessária para preparar a concentração desejada do medicamento. Soro fisiológico 0,9% e água destilada são as soluções mais comuns.

Alguns frascos-ampolas possuem dois compartimentos separados por um separador de borracha. Uma câmara contém o diluente estéril (solvente), e a outra, o medicamento em pó (soluto). Para ser utilizado, aplica-se pressão na parte superior do frasco. Isso força o solvente, fazendo com que o separador de borracha caia na câmara inferior, dissolvendo o medicamento. Ao contrário de uma ampola, um frasco-ampola é um sistema fechado. Você deve injetar ar no frasco-ampola para permitir a retirada fácil da solução. Alguns medicamentos, mesmo em um frasco-ampola, podem precisar ser aspirados com uma agulha de filtro, em razão da natureza do medicamento[1].

As políticas da instituição e as bulas do fabricante indicam os medicamentos que devem ser preparados com uma agulha de filtro.

Às vezes, o responsável pela prescrição solicita um medicamento injetável que deve ser reconstituído, porque o soluto vem na forma em pó. Isso ocorre com frequência para medicamentos injetáveis sensíveis ao tempo, que devem ser administrados dentro de um período de tempo específico para garantir a eficácia total do medicamento.

AVALIAÇÃO

1. Verifique a precisão e a integridade de cada MAR ou a impressão da prescrição do medicamento realizada pelo médico. Verificar o nome do paciente, o nome e a dose do medicamento, a via de administração e o horário da administração. Fazer uma nova cópia ou uma reimpressão do MAR na presença de qualquer dificuldade da leitura. *Justificativa:* A prescrição médica é a fonte mais confiável e o único registro legal dos medicamentos que o paciente deve receber. Garante que o paciente receba os medicamentos corretamente. MARs escritos à mão constituem uma fonte de erros de medicação (Eisenhauer et al., 2007; Furukawa et al., 2008).
2. Avaliar a história clínica e de uso de medicamentos do paciente e a história de alergias. *Justificativa:* Determina possíveis contraindicações para a administração do medicamento.
3. Examinar informações de referência do medicamento para ação, finalidade, eventos adversos e implicações para enfermagem. *Justificativa:* Permite a administração adequada do medicamento e a monitoração da resposta do paciente.
4. Avalie a constituição corporal do paciente, o tamanho dos músculos e o peso se estiver administrando medicamento via subcutânea ou IM. *Justificativa:* Determina o tipo e o tamanho da seringa e da agulha para injeção.

*Nota da Revisão Científica: No Brasil, até a presente data, não é exigido o uso de agulha de filtro no preparo de medicamento de uma ampola de vidro ou frasco-ampola.

PLANEJAMENTO

Os **Resultados Esperados** enfocam a preparação segura do medicamento de ampolas e frascos-ampolas.

1. A dose preparada é a correta. Nenhuma bolha de ar está no cilindro da seringa.

Delegação e Colaboração

> No Brasil, a Lei 7.498/86, que dispõe sobre o exercício da enfermagem, estabelece que o enfermeiro tem como atividade privativa executar "cuidados de enfermagem de maior complexidade técnica e que exijam conhecimentos de base científica e capacidade de tomar decisões imediatas". Apesar da complexidade inerente ao preparo e à administração de medicamentos na prática clínica de enfermagem, essas atividades são também desempenhadas pelos profissionais de enfermagem de nível médio (auxiliares e técnicos), desde que sob a supervisão dos enfermeiros.

Equipamento
Medicamento em uma ampola
- Seringa, agulha e agulha de filtro
- Compressa pequena de gaze estéril ou algodão com álcool no invólucro fechado

Medicamento em um frasco-ampola
- Seringa e duas agulhas
- Agulhas:
  - Cânula de acesso ao frasco-ampola de ponta romba ou agulha para retirada do medicamento (se necessário)
  - Agulha de filtro, se indicado (verificar as políticas da instituição)
- Compressa pequena de gaze estéril ou algodão com álcool
- Diluente (p. ex., cloreto de sódio 0,9 % ou água estéril, se indicado)

Ambas
- Agulha com dispositivo de segurança para injeção
- MAR ou a impressão do computador
- Medicamento no frasco ou frasco-ampola
- Recipiente apropriado para descarte de perfurocortante

IMPLEMENTAÇÃO para PREPARAÇÃO DE INJEÇÕES: FRASCOS-AMPOLAS E AMPOLAS

ETAPA	JUSTIFICATIVA
1. **Veja Protocolo Padrão (ao final do livro).**	
2. Preparar os medicamentos:	
a. Se estiver usando um carrinho de medicação, movê-lo para fora do quarto do paciente.	A organização do equipamento economiza tempo e reduz o erro.
b. Destravar a gaveta de medicamentos ou carrinho ou acessar o sistema de dispensação de medicamentos computadorizado.	Os medicamentos são protegidos quando trancados em um armário, carrinho ou sistema de dispensação de medicamentos computadorizado.
c. Preparar os medicamentos para um paciente de cada vez. Manter juntas todas as páginas do MAR ou impressões do computador para um paciente ou olhar o MAR eletrônico de apenas um paciente por vez.	A prevenção da distração reduz erros na preparação do medicamento (LePorte *et al.*, 2009; Wolf, 2007).

HABILIDADE 23.1   Preparação de Injeções: Frascos-ampolas e Ampolas

ETAPA	JUSTIFICATIVA
d. Selecionar o medicamento correto do suprimento de estoque ou gaveta de dose unitária. Comparar o rótulo de medicação com o MAR ou impressão do computador ou tela do computador.	A leitura do rótulo e a comparação com a prescrição transcrita reduzem os erros. *Esta é a primeira verificação de precisão.*
e. Verificar a data de validade em cada medicamento, uma por vez.	Medicamentos após a data de validade algumas vezes tornam-se inativos, menos eficazes ou nocivos ao paciente.
f. Calcular a dose de medicamento, quando necessário. Verificar duas vezes o cálculo. Pedir a outro enfermeiro que verifique os cálculos, se necessário.	A dupla checagem reduz o risco de erro.
g. Se estiver preparando uma substância controlada, verificar o registro da contagem prévia do medicamento e comparar com o suprimento disponível.	As leis de substância controlada exigem o monitoramento cuidadoso dos narcóticos dispensados.
h. Não deixar os medicamentos sem supervisão.	O enfermeiro é responsável pela manutenção segura dos medicamentos.
3. *Preparar a ampola.*	
a. Bater com os dedos no topo da ampola delicada e rapidamente até que o líquido saia do gargalo da ampola (ilustração).	Desloca qualquer líquido recolhido acima do gargalo da ampola. Toda a solução passa para a câmara inferior.
b. Colocar uma pequena compressa de gaze ou chumaço sem álcool ao redor do gargalo da ampola (ilustração).	Protege os dedos do trauma quando a ponta de vidro for quebrada. *Não usar um algodão com álcool para envolver a parte de cima da ampola porque o álcool pode vazar para dentro da ampola.*
c. Estalar o gargalo da ampola rapidamente e com firmeza para longe das mãos (ilustração).	Protege os dedos e a face do enfermeiro de estilhaços do vidro.
d. Aspirar o medicamento rapidamente, usando uma agulha de filtro com comprimento suficiente para atingir o fundo da ampola para ter acesso ao medicamento.	O sistema está aberto a contaminantes transportados pelo ar. Agulhas de filtro filtram qualquer fragmento de vidro (Alexander *et al.*, 2009).
e. Segurar a ampola de cabeça para baixo ou colocar em uma superfície plana. Inserir a agulha de filtro no centro da abertura da ampola. Não deixar a ponta ou o eixo da agulha tocar a borda da ampola.	A borda quebrada da ampola é considerada contaminada. Quando a ampola é invertida, a solução pinga para fora se a ponta da agulha ou o eixo encostar na borda da ampola.
f. Aspirar o medicamento para a seringa puxando delicadamente o êmbolo para trás (ilustrações).	O afastamento do êmbolo cria uma pressão negativa dentro do cilindro da seringa, que puxa o líquido para a seringa.

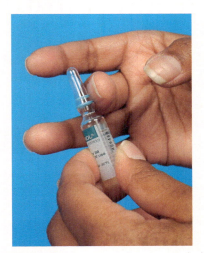 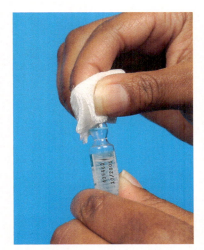 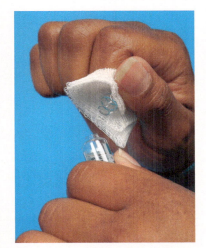

ETAPA 3a Bater na ampola com os dedos para deslocar o líquido para fora do gargalo.   **ETAPA 3b** Uma compressa de gaze colocada em volta do gargalo da ampola.   **ETAPA 3c** Gargalo estalado longe das mãos.

(Continua)

ETAPA	JUSTIFICATIVA

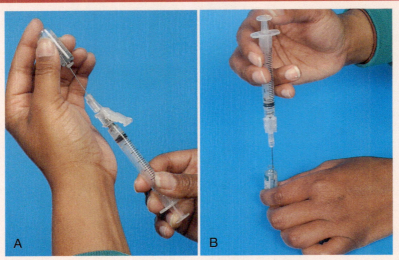

ETAPA 3f A, Medicamento aspirado com ampola invertida. **B**, Medicamento aspirado com a ampola em uma superfície plana.

g. Manter a ponta da agulha sob a superfície do líquido. Inclinar a ampola para trazer todo o líquido ao alcance da agulha.

h. Se você aspirar bolhas de ar, não ejetar o ar para a ampola.

i. Para ejetar o excesso de bolhas de ar, retirar a agulha da ampola. Segurar a seringa com a agulha apontada para cima. Bater na lateral da seringa com os dedos para fazer com que as bolhas subam na direção da agulha. Puxar o êmbolo discretamente para trás e empurrar o êmbolo para cima para ejetar o ar. Não ejetar o líquido.

j. Se a seringa contiver excesso de líquido, usar uma pia para descarte. Segurar a seringa verticalmente com a ponta da agulha para cima e discretamente inclinada na direção da pia. Ejetar lentamente o excesso de líquido na pia. Verificar novamente o nível de líquido na seringa segurando-a em posição vertical.

k. Cobrir a agulha com sua bainha ou tampa de proteção. Troque a agulha de filtro por uma agulha com dispositivo de segurança regular.

4. *Preparar um frasco-ampola contendo uma solução.*

a. Remover a proteção que cobre no topo do frasco-ampola para expor a borracha estéril. Se um frasco-ampola de múltiplas doses tiver sido usado antes, a cobertura já foi removida. Limpar a superfície de borracha firme e rapidamente, usando um algodão com álcool e deixar secar.

b. Pegar a seringa e remover a proteção da agulha ou a agulha de ponta rompa (ilustração). Puxar o êmbolo para trás para aspirar uma quantidade de ar para a seringa equivalente ao volume do medicamento que será retirado do frasco-ampola.

Previne a aspiração de bolhas de ar.

A pressão do ar força o líquido para fora da ampola e o medicamento poderá ser perdido.

O afastamento excessivo do êmbolo remove-o do cilindro. Segurar a seringa verticalmente permite que o líquido se deposite no fundo do cilindro. Puxar o êmbolo para trás permite que o líquido na agulha entre no cilindro, para que não seja ejetado. Você então ejeta o ar no topo do cilindro e de dentro da agulha.

Dispensa o medicamento na pia com segurança. A posição da agulha permite que o medicamento seja ejetado sem que ele flua para baixo pelo eixo da agulha. A nova verificação do nível de líquido garante a dose adequada.

Não utilize agulhas de filtro para injeção.

O frasco-ampola vem embalado com uma tampa de proteção que não pode ser recolocada após a remoção do lacre. Nem todos os fabricantes de medicamento garantem que as tampas dos frascos-ampolas não usados sejam estéreis. A limpeza com algodão reduz a transmissão de micro-organismos. Deixar o álcool secar impede que ele envolva a agulha e se misture com o medicamento.

A injeção de ar no frasco-ampola impede o acúmulo de pressão negativa no frasco-ampola ao aspirar o medicamento.

⚡ **ALERTA DE SEGURANÇA** Alguns medicamentos e algumas instituições requerem o uso de agulha de filtro ao prepará-los a partir de frascos-ampolas. Verificar a política da instituição ou a referência do medicamento. Se estiver usando uma agulha de filtro para aspirar o medicamento, você deve trocá-la por uma agulha com dispositivo de segurança regular de tamanho apropriado para administrar o medicamento em questão (Alexander *et al.*, 2009).

HABILIDADE 23.1 Preparação de Injeções: Frascos-ampolas e Ampolas

ETAPA	JUSTIFICATIVA
c. Com o frasco-ampola em uma superfície plana, inserir a dispositivo sem agulha ou a agulha pelo centro da vedação de borracha. Aplicar pressão à ponta da agulha durante a inserção.	O centro do lacre é mais fino e mais fácil de penetrar. O uso de uma pressão firme impede a remoção da parte central da vedação de borracha, que poderia entrar no frasco-ampola ou na agulha.
d. Injetar ar no espaço aéreo do frasco-ampola, segurando o êmbolo. Empurrar o êmbolo com uma pressão firme; às vezes, o êmbolo é forçado para trás pela pressão de ar no interior do frasco-ampola.	Injetar ar antes de aspirar o líquido para criar o vácuo necessário para fazer com que o medicamento flua para a seringa. A injeção de ar no espaço do frasco-ampola impede a formação de bolhas e a dose incorreta.
e. Inverter o frasco-ampola ao mesmo tempo que segura firmemente a seringa e o êmbolo. Segurar o frasco-ampola entre os dedos polegar e indicador da mão não dominante. Segurar a extremidade do cilindro da seringa e do êmbolo com o polegar e o dedo indicador da mão dominante para compensar a pressão no frasco-ampola.	A inversão do frasco-ampola permite que o líquido se deposite na metade inferior do recipiente. A posição das mãos impede o movimento brusco do êmbolo e permite a fácil manipulação da seringa.
f. Manter a ponta da agulha abaixo do nível de líquido.	Impede a aspiração de ar.
g. Deixar que a pressão do frasco-ampola preencha a seringa gradualmente com o medicamento (ilustração). Se necessário, puxar o êmbolo discretamente para trás para obter uma quantidade correta de solução.	A pressão positiva dentro do frasco-ampola força o líquido para a seringa.
h. Quando tiver obtido o volume desejado, posicionar a agulha no espaço aéreo do frasco-ampola; bater com cuidado na lateral do cilindro da seringa para deslocar qualquer bolha de ar. Ejetar qualquer ar remanescente no topo da seringa dentro do frasco-ampola.	Se o cilindro for batido com força enquanto a agulha é inserida no frasco-ampola, a agulha pode dobrar. O acúmulo de ar desloca o medicamento e causa erros de dosagem.
i. Remover o dispositivo sem agulha ou a agulha do frasco-ampola puxando-o para trás no cilindro da seringa.	Puxar o êmbolo em vez do cilindro pode fazer com que o êmbolo se separe do cilindro, resultando em perda do medicamento.
j. Segurar a seringa no nível dos olhos em um ângulo de 90 graus para garantir o volume correto e a ausência de bolhas de ar. Remover qualquer ar remanescente batendo no cilindro para deslocar qualquer bolha de ar. Puxar o êmbolo discretamente para trás e empurrar o êmbolo para cima para ejetar o ar. Não ejetar o líquido. Verificar novamente o volume do medicamento.	Segurar a seringa verticalmente permite que o líquido seja depositado no fundo do cilindro. Puxar o êmbolo para trás permite que o líquido na agulha entre no cilindro para que o líquido não seja expelido. Em seguida, você ejeta o ar no topo do cilindro e no interior da agulha.
k. Se precisar injetar o medicamento no tecido do paciente, trocar por uma agulha de calibre e comprimento apropriados de acordo com a via de administração do medicamento.	A inserção da agulha pelo separador de borracha deixa a ponta em bisel romba. Uma nova agulha é mais afiada e, uma vez que nenhum fluido está presente no eixo, não deixa uma trilha de medicação pelos tecidos.
l. Para frascos-ampolas de múltiplas doses, preparar um rótulo que inclua a data de abertura do frasco-ampola e suas iniciais.	Garante que os enfermeiros preparem doses futuras corretamente. Alguns medicamentos são descartados alguns dias depois da abertura do frasco-ampola.
5. Preparar um frasco-ampola com soluto pó (reconstituição de medicamento).	
a. Remover a proteção que cobre o frasco-ampola do soluto em pó e a proteção que cobre o frasco-ampola do diluente adequado. Esfregar com firmeza as duas coberturas com algodão com álcool e deixar secar.	Deixar o álcool secar previne que ele fique em volta da agulha e se misture com o medicamento.
b. Aspirar o volume desejado do diluente para a seringa seguindo as Etapas 4b a 4j.	Prepara os diluentes para injeção no frasco-ampola que contém o soluto em pó.
c. Inserir a ponta do dispositivo sem agulha ou com agulha pelo centro do lacre de borracha do frasco-ampola do soluto em pó. Injetar os diluentes no frasco-ampola. Remover a agulha.	O diluente começa a dissolver e a reconstituir o medicamento.
d. Misturar o medicamento completamente. Rolar nas palmas das mãos. Não agitar.	Garante a dispersão adequada do medicamento por toda a solução.
e. O medicamento reconstituído no frasco-ampola está pronto para ser aspirado na nova seringa. Ler cuidadosamente o rótulo para determinar a dose após a reconstituição.	Após ter adicionado o diluente, a concentração do medicamento (miligramas/milímetros) determina a dose a ser administrada. A leitura do rótulo do medicamento cuidadosamente diminui a ocorrência de erros de administração.

(Continua)

ETAPA	JUSTIFICATIVA
f. Aspirar o medicamento reconstituído na seringa. Inserir um dispositivo sem agulha/agulha no frasco-ampola. Não adicionar mais ar. Seguir então as Etapas 4e a 4j.	Prepara o medicamento para a administração.

> ⚡ **ALERTA DE SEGURANÇA** Algumas instituições exigem que você verifique a precisão da dose de certos medicamentos (p. ex., insulina e heparina) com outro enfermeiro. Verifique as diretrizes antes de administrar o medicamento.

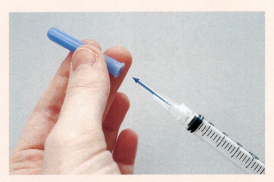

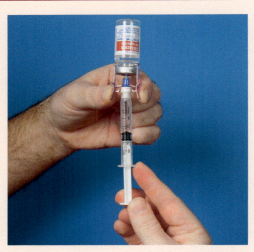

ETAPA 4b Seringa com dispositivo de acesso sem agulha.

ETAPA 4g Retirando o líquido com o frasco-ampola invertido.

6. Comparar o rótulo do medicamento com o MAR, tela do computador ou a impressão do computador.	*Esta é a segunda verificação de precisão.*
7. **Veja Protocolo de Conclusão (ao final do livro).**	
8. *A terceira verificação de precisão ocorre ao lado do leito do paciente.*	

AVALIAÇÃO

1. Comparar a dose na seringa com a dose desejada.

Resultados Inesperados e Intervenções Relacionadas

1. Bolhas de ar permanecem na seringa.
   a. Ejetar o ar da seringa e adicionar o medicamento à seringa até ser preparada a dose correta.
2. Você preparou a dose incorreta.
   a. Descartar a dose preparada e preparar a nova dose corrigida.

INSTRUÇÃO PARA O PROCEDIMENTO 23.1
Misturas de Medicamentos em uma Seringa

Alguns medicamentos precisam ser misturados a partir de dois frascos-ampolas ou um frasco-ampola e uma ampola. A mistura de medicamentos compatíveis evita a necessidade de administrar mais de uma injeção ao paciente. A maioria das unidades de enfermagem tem gráficos de compatibilidade de medicamentos, que estão incluídos nas normas de referência de medicamento ou estão fixados nas áreas de atendimento ao paciente. Se você não tiver certeza sobre as compatibilidades do medicamento, consulte um farmacêutico. Ao misturar medicamentos, você deve aspirar corretamente o líquido de cada tipo de recipiente. Ao usar frascos-ampolas de doses múltiplas, não contaminar o conteúdo do frasco-ampola com um medicamento de outro frasco-ampola ou ampola.

Ao misturar medicamentos de um frasco-ampola e uma ampola, você deve preparar primeiro os medicamentos do frasco-ampola. Em seguida, você retira o medicamento da ampola usando a mesma seringa e uma agulha de filtro. Ao misturar os medicamentos de dois frascos-ampolas, não contamine um medicamento com a outra, garanta que a dose final esteja correta e mantenha a técnica asséptica.

Deve-se dar uma atenção especial à preparação adequada de insulina, que vem em frascos-ampolas. A insulina é um hormônio usado para tratar diabete melito. A insulina é classificada pelo mecanismo de ação, incluindo ação curta ou regular, intermediária e longa. Muitas vezes, pacientes com diabete melito recebem uma combinação de diferentes tipos de insulina para

INSTRUÇÃO PARA O PROCEDIMENTO 23.1 — Misturas de Medicamentos em uma Seringa

INSTRUÇÃO PARA O PROCEDIMENTO 23.1
Misturas de Medicamentos em uma Seringa (cont.)

QUADRO 23-2 — RECOMENDAÇÕES PARA MISTURA DE INSULINAS

Utilizar os seguintes princípios ao misturar insulinas (ADA, 2004; Novo Nordisk, 2008):

- Pacientes que estejam bem controlados com um regime de insulina misto específico devem manter seu procedimento-padrão para preparar as doses de insulina.
- Nenhum outro medicamento ou diluente deve ser misturado a qualquer produto de insulina, exceto quando aprovado pelo médico responsável pela prescrição.
- Não misturar insulina glargina com outras formas de insulina devido ao baixo pH de seu diluente.
- Usar insulinas pré-misturadas disponíveis no mercado apenas se a proporção das insulinas for adequada às necessidades de insulina do paciente.
- Quando formulações de insulina NPH e de curta ação forem misturadas, elas podem ser administradas imediatamente ou armazenadas para uso futuro.
- Insulina de ação rápida pode ser misturada com insulina de ação lenta.
- Quando uma insulina de ação rápida for misturada com uma insulina de ação intermediária ou longa, a mistura deve ser injetada dentro de 15 minutos antes da refeição.
- A mistura de insulinas de ação curta e lenta não é recomendada, exceto para pacientes que já estejam adequadamente controlados com misturas desse tipo. Se as misturas de ação curta e lenta precisarem ser administradas, o paciente deve padronizar o intervalo entre a mistura e a injeção.
- Insulinas tamponadas com fosfato (p. ex., NPH) não devem ser misturadas com insulinas de ação lenta.
- As formulações de insulina podem mudar; consultar o fabricante nos casos em que as recomendações parecem estar em conflito com as diretrizes da American Diabetes Association.

controlar seus níveis de glicose sanguínea. Antes de preparar a insulina, role com delicadeza todas as preparações de insulina turvas entre as palmas das mãos para ressuspender a insulina (Aschenbrenner e Venable, 2009). Não agitar os frascos-ampolas de insulina. A agitação causa bolhas que ocupam espaço na seringa e alteram a dose.

Se for necessário mais de um tipo de insulina para controlar o diabetes de um paciente, você pode misturá-los em uma seringa, se forem compatíveis. Sempre prepare primeiro a insulina de ação curta ou regular para prevenir que ela seja contaminada pela insulina de ação longa (Aschenbrenner e Venable, 2009). Em alguns contextos, a insulina não é misturada. O Quadro 23-2 apresenta as recomendações para a mistura de insulinas.

Delegação e Colaboração

No Brasil, o preparo e a administração de medicamento na prática clínica de enfermagem são desempenhados pelos profissionais de enfermagem de nível médio, auxiliar ou técnico, desde que sob a supervisão do enfermeiro, de acordo com a Lei 7.498/86.

Equipamento

- Frascos-ampolas de dose única ou múltiplas doses e ampolas contendo o medicamento
- Seringa e duas agulhas
- Agulhas:
  - Dispositivo de acesso ao frasco-ampola sem agulha ou agulha para aspirar o medicamento
  - Agulha de filtro, se indicado
  - Agulha com dispositivo de segurança para injeção
- Algodão com álcool
- Recipiente à prova de perfuração para descarte de seringas, agulhas e vidro
- Registro de MAR ou a impressão do computador
- Medicamento em um frasco ou frasco-ampola

Etapas do Procedimento

1. Veja Protocolo Padrão (ao final do livro).
2. Verificar a precisão e a integridade do MAR ou a impressão do computador de acordo com a prescrição do medicamento do profissional de saúde. Verificar o nome do paciente, o nome e a dose do medicamento, a via de administração e a hora da administração. Fazer uma nova cópia ou uma reimpressão de qualquer parte do MAR que seja difícil de ler.
3. Revisar as informações pertinentes relacionadas ao medicamento incluindo ação, finalidade, reações adversas e implicações para enfermagem.
4. Avaliar o tamanho dos músculos e o peso do paciente se estiver administrando injeções subcutâneas ou IM.
5. Considerar a compatibilidade dos medicamentos a serem misturados e o tipo de injeção.
6. Verificar a data de validade do medicamento impressa no frasco-ampola ou ampola.
7. Realizar a higiene manual.
8. Preparar o medicamento para um paciente de cada vez, seguindo os Seis Certos da Administração de Medicamentos (Cap. 21). Selecionar uma ampola ou um frasco-ampola da gaveta de dose unitária ou do sistema de dispensação automatizado. Comparar o rótulo do medicamento com o MAR ou a impressão do computador. *Esta é a primeira verificação de precisão.*
9. *Misturando medicamentos de dois frascos-ampolas*:
   a. Pegar a seringa com o dispositivo de acesso sem agulha ou agulha de filtro e aspirar o volume de ar equivalente à dose do primeiro medicamento (frasco-ampola A).
   b. Injetar o ar no frasco-ampola A, garantindo que o dispositivo sem agulha ou a agulha não toque na solução (ilustração).
   c. Segurando o êmbolo, retirar o dispositivo sem agulha ou a agulha e a seringa do frasco-ampola A. Aspirar ar equivalente à segunda dose do medicamento (frasco-ampola B) na seringa.

(Continua)

INSTRUÇÃO PARA O PROCEDIMENTO 23.1
Misturas de Medicamentos em uma Seringa *(cont.)*

d. Inserir o dispositivo sem agulha ou a agulha no frasco-ampola B, injetar o volume de ar no frasco-ampola B e retirar o medicamento do frasco-ampola B para a seringa (ilustração).
e. Retirar o dispositivo sem agulha ou a agulha e a seringa do frasco-ampola B. Garantir que o volume adequado tenha sido obtido.
f. Determinar na escala da seringa qual é o volume total da soma dos medicamentos.

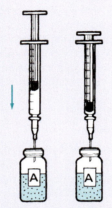

ETAPA 9b Injetando ar no frasco-ampola A.

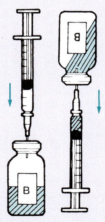

ETAPA 9d Injetando ar no frasco-ampola B e retirando a dose.

g. Inserir o dispositivo sem agulha ou a agulha no frasco-ampola A, tendo cuidado de não empurrar o êmbolo e expelir o medicamento da seringa no frasco-ampola. Inverter o frasco-ampola e aspirar cuidadosamente a quantidade desejada do medicamento do frasco-ampola A para a seringa (ilustração).

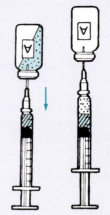

ETAPA 9g Retirando medicamento do frasco-ampola A.

h. Retirar o dispositivo sem agulha ou a agulha e ejetar qualquer excesso de ar da seringa. Verificar o nível de líquido na seringa. Agora, os medicamentos estão misturados.

> ⚡ **ALERTA DE SEGURANÇA** Se muito medicamento tiver sido retirado do segundo frasco-ampola, descartar a seringa e começar novamente. Não empurrar o medicamento de volta para nenhum dos frascos-ampola.

i. Trocar o dispositivo sem agulha ou a agulha de filtro por uma agulha de tamanho apropriado se o medicamento for IM ou subcutâneo. Manter o novo dispositivo sem agulha ou a agulha tampada até o momento da administração.

10. *Mistura de insulina*:
    a. Se o paciente recebe uma insulina turva, rolar o frasco de insulina delicadamente entre as mãos para ressuspender a preparação de insulina.
    b. Limpar o local de perfuração dos dois frascos-ampolas de insulina com algodão com álcool.
    c. Verificar a dose de insulina no MAR.
    d. Se estiver misturando insulina de ação regular ou curta com insulina de ação intermediária ou longa, pegar a seringa de insulina e aspirar primeiro o volume de ar equivalente à dose que deve ser retirada da insulina de ação intermediária ou longa. Se duas insulinas de ação intermediária ou longa estiverem sendo misturadas, não faz diferença qual frasco-ampola é preparado primeiro.

> ⚡ **ALERTA DE SEGURANÇA** Se for prescrita insulina glargina de ação longa, observar que essa é uma insulina transparente que não deve ser misturada com outra insulina.

    e. Inserir a agulha e injetar ar no frasco-ampola de insulina de ação intermediária ou longa. Não deixar a ponta da agulha tocar a solução.

HABILIDADE 23.2 Administração de Injeções Subcutâneas

INSTRUÇÃO PARA O PROCEDIMENTO 23.1
Misturas de Medicamentos em uma Seringa (cont.)

f. Remover a seringa do frasco-ampola de insulina sem aspirar o medicamento.
g. Com a mesma seringa, injetar a quantidade de ar correspondente à dose da insulina de ação regular ou curta no frasco-ampola e aspirar a dose correta para a seringa.
h. Remover a seringa da insulina de ação regular ou curta e remover qualquer bolha de ar para garantir a dose correta.

> **⚡ ALERTA DE SEGURANÇA** Algumas instituições exigem que a dose de insulina de ação regular seja verificada antes de proceder com a mistura de insulina. Em seguida, faça com que a dose seja verificada uma segunda vez após os medicamentos serem misturados.

i. *Verificar* as doses de insulina no MAR, mostrar a insulina preparada na seringa para outro enfermeiro para verificar se a dose correta de insulina foi preparada. Em seguida, determinar qual é a dose total na soma final das misturas das duas insulinas (p. ex., 4 unidades de regular + 10 unidades de NPH = 14 unidades no total).
j. Colocar a agulha da seringa de volta no frasco-ampola da insulina de ação intermediária ou longa. Tenha cuidado de não empurrar o êmbolo e injetar insulina da seringa no frasco-ampola.
k. Inverter o frasco-ampola e aspirar a quantidade desejada de insulina com cuidado para a seringa.
l. Remover a agulha e verificar a dose na seringa. Manter a agulha da seringa preparada e tampada até o momento de administração do medicamento.

> **⚡ ALERTA DE SEGURANÇA** Administre a mistura de insulina dentro de cinco minutos após a preparação. A insulina de ação regular ou curta pode ligar-se à insulina de ação intermediária ou longa, reduzindo, assim, a atividade da insulina de ação mais regular (ADA, 2007).

11. *Mistura de medicamentos de um frasco-ampola e uma ampola:*
    a. Preparar primeiro o medicamento do frasco-ampola, seguindo a Habilidade 23.1, Etapa 4.
    b. Determinar na escala da seringa qual deve ser a dose total da soma das duas insulinas

> **⚡ ALERTA DE SEGURANÇA** Se um dispositivo de acesso sem agulha tiver sido usado na preparação do medicamento do frasco-ampola, trocar o sistema sem agulha para uma agulha de filtro.

   c. Em seguida, usando a mesma seringa, preparar o medicamento da ampola seguindo a Etapa 3 da Habilidade 23.1.
   d. Retirar a agulha de filtro da ampola e verificar a dose na seringa. Trocar a agulha de filtro por uma agulha com dispositivo de segurança apropriada. Manter o dispositivo ou a agulha protegida até a administração do medicamento.
   e. Verificar cuidadosamente a seringa no tocante à dose total combinada dos medicamentos.
12. Comparar o MAR, a impressão do computador ou a tela com o medicamento preparado e os rótulos dos frascos-ampolas/ampolas. *Esta é a segunda verificação de precisão.*
13. **Veja Protocolo de Conclusão (ao final do livro).**
14. Verificar novamente a seringa com cuidado para determinar a dose total combinada do medicamento.
15. *A terceira verificação de precisão ocorre ao lado do leito do paciente.*

HABILIDADE 23.2 ADMINISTRAÇÃO DE INJEÇÕES SUBCUTÂNEAS

As injeções subcutâneas envolvem o depósito de medicamento no tecido conjuntivo frouxo abaixo da derme. Uma vez que o tecido subcutâneo não contém tantos vasos sanguíneos quanto os músculos, os medicamentos são absorvidos mais lentamente do que nas injeções IM. O exercício físico ou a aplicação de compressas quentes ou frias influenciam a velocidade de absorção do medicamento pela alteração do fluxo sanguíneo local aos tecidos. Qualquer condição que prejudique o fluxo sanguíneo constitui uma contraindicação para injeções subcutâneas.

Os medicamentos subcutâneos são administrados em pequenas doses, de 0,5 a 1 mL, que sejam isotônicas, não irritantes, não viscosas e solúveis em água. Exemplos de medicamentos subcutâneos incluem epinefrina, insulina, medicamentos para alergia, opioides e heparina. Uma vez que o tecido subcutâneo contém receptores para dor, o paciente muitas vezes apresenta algum desconforto.

Os melhores locais para injeção subcutânea incluem a face externa da parte superior do braço, o abdome da borda inferior das margens costais até as cristas ilíacas e a face anterior das coxas (Fig. 23-8). Essas áreas são facilmente acessíveis e são grandes o suficiente para permitir o rodízio de múltiplas injeções em cada local anatômico.

Escolha um local de injeção que não apresente lesões cutâneas, proeminências ósseas ou grandes músculos ou nervos subjacentes. O rodízio do local previne a formação de lipo-hipertrofia ou lipoatrofia na pele. O peso corporal e a quantidade de tecido adiposo do paciente indicam a profundidade da camada subcutânea. Portanto, baseie o comprimento e o ângulo de inserção da agulha no peso do paciente e uma estimativa do tecido subcutâneo. Em geral, uma agulha calibre 25 e de 15mm de comprimento (15 x 0,5 mm), inserida em um ângulo de 45 a 90 graus (Fig. 23-9), ou uma agulha de 13 mm de comprimento inserida em um ângulo

CAPÍTULO 23   Administração de Medicações Parenterais

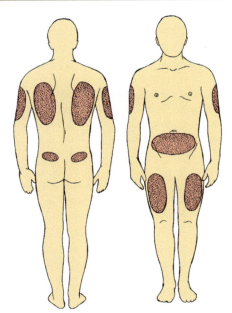

FIG 23-8 Locais recomendados para injeções subcutâneas.

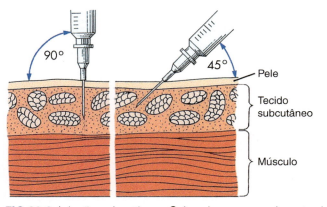

FIG 23-9 Injeção subcutânea. O ângulo e o comprimento da agulha dependem da espessura do tecido subcutâneo.

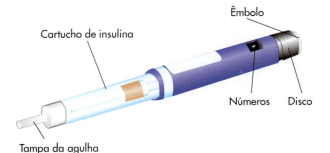

FIG 23-10 Caneta para injeção de insulina.

de 90 graus, deposita o medicamento no tecido subcutâneo de um paciente de tamanho normal. Uma criança geralmente requer uma agulha de 13 mm e de calibre 26 a 30 (0,45 a 0,3 mm), inserida em um ângulo de 90 graus (Hockenberry e Wilson, 2009). Hunter (2008b) sugere que, para garantir que o medicamento atinja o tecido subcutâneo, a agulha deve ser inserida em um ângulo de 90 graus. Se o paciente for obeso, pinçar o tecido e usar uma agulha longa o bastante para inserir através de todo o tecido adiposo na base da dobra da pele. Pacientes magros muitas vezes têm tecido insuficiente para injeções subcutâneas. Portanto, a região superior do abdome é o melhor local de injeção para pacientes com pouco tecido subcutâneo periférico. Deve ser dada atenção especial a pacientes obesos ou caquéticos. A aspiração após uma injeção subcutânea, incluindo heparina e insulina, não é necessária. A perfuração de um vaso sanguíneo e a formação de um hematoma são raras (ADA, 2007; Hunter, 2008b).

Canetas de injeção constituem uma nova tecnologia que os pacientes podem usar para autoadministração de medicamentos (p. ex., epinefrina, insulina, interferon) por via subcutânea (Fig. 23-10). Elas oferecem um método de fornecimento conveniente usando cartuchos descartáveis e preenchidos. O paciente pinça sua própria pele, introduz a agulha, solta a pele e injeta uma dose predeterminada de medicamento. A orientação é essencial para garantir que os pacientes usem a técnica de injeção correta e forneçam a dose a medicamento. As desvantagens dessa tecnologia incluem maior risco de ferimentos por agulha, falta de conhecimento e habilidade em relação à técnica de administração e o armazenamento inadequado do dispositivo (Aschenbrenner, 2009; Shih-Wen, 2007).

Considerações Especiais para Administração de Insulina

> A maioria dos pacientes controla diabete melito de tipo I com injeções. O rodízio do local anatômico da injeção é necessário, apesar de as novas insulinas humanas apresentarem menor risco de hipertrofia (Frid A., Hirsch L, Gaspar R, Hicks D, Kreugel G, Liersch J, Letondeur C, Sauvanet JP, Tubiana- Rufi, Strauss K. New injection recommendations for patients with diabetes, Diabetes & Metabolism, 2010;36:s3-s18).

Os pacientes escolhem uma área anatômica (p. ex., o abdome) e sistematicamente alternam os locais dentro daquela região, o que mantém a absorção de insulina constante de um dia para o outro. As taxas de absorção da insulina variam com base no local da injeção. A insulina é absorvida mais rapidamente no abdome, seguido pelos braços, coxas e nádegas (Aschenbrenner, 2009).

O momento das injeções é crítico para a administração correta da insulina. Quando os profissionais de saúde planejam os horários das injeções de insulina, os níveis de glicose sanguínea são usados para determinar quando o paciente se alimentará. O conhecimento da ação máxima e duração do protocolo da insulina são essenciais para desenvolver um plano de controle de diabetes eficaz. O Quadro 23-3 fornece as diretrizes gerais para a administração de insulina.

Considerações Especiais para Administração de Heparina

A terapia com heparina fornece anticoagulação terapêutica para reduzir o risco de formação de trombos, por supressão da formação de coágulos. Portanto, pacientes recebendo heparina apresentam risco de sangramento, incluindo sangramento das gengivas, hematêmese, hematúria ou melena. Os resultados dos exames de coagulação (p. ex., tempo de tromboplastina parcial ativada [TTPa], tempo de tromboplastina parcial [TTP]) permitem o controle da faixa terapêutica desejada para a terapia com heparina.

HABILIDADE 23.2 Administração de Injeções Subcutâneas

QUADRO 23-3 — DIRETRIZES GERAIS PARA ADMINISTRAÇÃO DE INSULINA

- Armazenar os frascos-ampolas em um refrigerador. Manter os frascos-ampolas em uso em geladeira. Não injetar insulina gelada.
- Inspecionar os frascos-ampolas antes de cada uso para detectar alterações do aspecto (p. ex., formação de grumos, congelamento, precipitação, alteração da transparência ou da cor), indicando ausência de potência.
- O intervalo recomendado entre a injeção de insulina de ação curta e uma refeição corresponde a 30 minutos.
- Faça com que o paciente se autoadministre a insulina sempre que possível. Em geral, as crianças iniciam a autoadministração na adolescência.
- Pacientes que recebem insulina devem realizar o automonitoramento da glicemia capilar.
- Todos os pacientes que receberem insulina devem carregar pelo menos 15 g de carboidratos (p. ex., 100 mL de suco de fruta, 100 mL de refrigerante, 200 mL de leite desnatado, 6 a 10 balas moles) no caso de uma reação hipoglicêmica.

Adaptado de American Diabetes Association: *American Diabetes Care* 27: 5106-5109, 2004.

Antes da administração de heparina, devem-se conhecer as condições preexistentes que contraindiquem seu uso, incluindo aneurisma cerebral ou aórtico, hemorragia vascular cerebral, hipertensão severa e discrasias sanguíneas. Além disso, avalie condições em que um maior risco de hemorragia esteja presente: parto recente, diabetes severa e doença renal, doença hepática, trauma grave e úlceras ativas ou lesões dos tratos gastrointestinal (GI), geniturinário (GU) ou respiratório. Avalie o regime medicamentoso atual do paciente, incluindo o uso de medicações vendidas sem receita (OTC) e fitoterápicos (p. ex., alho, gengibre, ginkgo biloba, castanha-da-índia ou matricária), no tocante a possíveis interações com heparina. Outros medicamentos que interagem com heparina incluem a aspirina, os medicamentos anti-inflamatórios não esteroidais (AINEs), as cefalosporinas, os agentes antitireoidianos, a probenecida e os trombolíticos.

A heparina é administrada por via subcutânea ou IV. As heparinas de baixo peso molecular (HBPMs) (p. ex., a enoxaparina) são mais eficazes do que a heparina em alguns pacientes. Os efeitos anticoagulantes são mais previsíveis (Aschenbrenner e Venable, 2009). As HBPMs apresentam meia-vida mais longa e exigem menor monitoramento laboratorial, mas são caras. Muitas vezes esses medicamentos vêm dos fabricantes em uma seringa preparada (ver as instruções do fabricante). Para minimizar a dor e a contusão associadas à administração da HBPM, ela é administrada por via subcutânea no lado direito ou esquerdo do abdome a pelo menos 5 cm de distância do umbigo; na área que costuma ser chamada de "pneuzinhos".

AVALIAÇÃO

1. Verificar a precisão e a integridade de cada MAR de acordo com a prescrição do medicamento original do médico. Verificar o nome do paciente, o nome e a dose do medicamento, a via de administração e o horário da administração. Fazer uma nova cópia ou uma reimpressão de qualquer porção do MAR impresso que seja difícil de ler. *Justificativa: A prescrição médica é a fonte mais confiável e o único registro legal dos medicamentos que o paciente deve receber. Garante que o paciente receba os medicamentos corretos. MARs escritos à mão constituem uma fonte de erros de medicação (Eisenhauer et al., 2007; Furukawa et al., 2008).*
2. Avaliar a história médica e de medicação do paciente. *Justificativa: Identifica a necessidade de medicamento.*
3. Examinar as informações de referência do medicamento quanto à ação do medicamento, finalidade, efeitos colaterais, dose normal, velocidade de administração, tempo até o pico e o início de ação e implicações para enfermagem. *Justificativa: O conhecimento permite a administração segura dos medicamentos e o monitoramento da resposta do paciente à terapia.*
4. Avaliar a história de alergias do paciente; tipos de alérgenos conhecidos e reação alérgica normal. *Justificativa: Algumas substâncias têm composições semelhantes; pode ser nocivo aos pacientes administrar o medicamento se houver uma alergia conhecida.*
5. Observar as respostas verbais e não verbais prévias dos pacientes em relação à injeção. *Justificativa: Prever a ansiedade do paciente permite que se usem técnicas de distração para reduzir a percepção da dor.*
6. Avaliar as contraindicações a injeções subcutâneas, como choque circulatório ou redução da perfusão tissular local. *Justificativa: A redução da perfusão tissular interfere com a absorção e a distribuição do medicamento.*
7. Avaliar os sintomas do paciente antes de iniciar a terapia medicamentosa. *Justificativa: Fornece informações para avaliar o efeito desejado do medicamento.*
8. Avaliar a adequação do tecido adiposo do paciente. *Justificativa: A quantidade de tecido adiposo influencia os métodos para administração das injeções.*
9. Avaliar o conhecimento do paciente sobre o medicamento.

PLANEJAMENTO

Os **Resultados Esperados** enfocam a administração segura de injeções subcutâneas.

1. O paciente não apresenta dor ou queimação leve no local da injeção.
2. O paciente obtém o efeito desejado do medicamento sem sinais de alergias ou efeitos indesejados.
3. O paciente explica a finalidade, a dose e os efeitos do medicamento.

Delegação e Colaboração

No Brasil, o preparo e a administração de medicamento por via subcutânea na prática clínica de enfermagem são desempenhados pelos profissionais de enfermagem de nível médio, auxiliar ou técnico, desde que sob a supervisão do enfermeiro, de acordo com a Lei 7.498/86.

Orientar o profissional de enfermagem sobre o seguinte:
- Possíveis reações adversas do medicamento e relato de sua ocorrência ao enfermeiro
- Relato de qualquer alteração na condição do paciente ao enfermeiro

CAPÍTULO 23 Administração de Medicações Parenterais

Equipamento
- Seringa de tamanho adequado e agulha com dispositivo de segurança:
  - Subcutânea: seringa (1 a 3 mL) e agulha (calibre 25 a 27, 0,5 a 0,4 mm), e comprimento de 15 a 13 mm
  - Insulina 100 U subcutânea: seringa de insulina (1 mL) com agulha prefixada (calibre 28 a 31, 0,3 a 0,2 mm), e comprimento de 12,7 a 8 mm
- Insulina 500 U subcutânea: seringa de TB de 1 mL com agulha (calibre 25 a 27, 0,5 a 0,4 mm), e comprimento de 15,5 a 13 mm
- Compressa de gaze pequena (opcional)
- Algodão com álcool
- Ampola ou frasco-ampola de medicação
- Luvas
- MAR ou a impressão do computador
- Recipiente apropriado para descarte de material perfurocortante

IMPLEMENTAÇÃO para ADMINISTRAÇÃO DE INJEÇÕES SUBCUTÂNEAS

ETAPA	JUSTIFICATIVA
1. Realizar higiene manual e preparar o medicamento usando técnica asséptica (Habilidade 23.1). Verificar o rótulo do medicamento cuidadosamente pelo MAR duas vezes enquanto prepara o medicamento.	Garante que o medicamento seja estéril. *A primeira e a segunda verificações de precisão* garantem que o medicamento correto seja administrado.
2. Levar os medicamentos para o paciente no horário correto, dentro de 30 minutos antes ou após o horário prescrito (ver política da instituição). Medicamentos de emergência ou que forem necessários conforme alteração do quadro clínico devem ser administrados no exato momento em que foram prescritos.	Garante o efeito terapêutico pretendido. O fato de administrar imediatamente medicamentos de emergência ou os prescritos no momento da alteração do quadro clínico diminui a transferência de micro-organismos.
3. **Veja Protocolo Padrão (ao final do livro).**	
4. Identificar o paciente usando dois identificadores (p. ex., nome e dia de nascimento ou outros dois identificadores, de acordo com a política da unidade). Comparar os identificadores com as informações no MAR ou prontuário médico do paciente.	Garante o paciente correto. Mantém a conformidade com as normas do *The Joint Commission* e melhora a segurança para o paciente (TJC, 2010).
5. Ao lado do leito, comparar novamente o MAR ou a impressão do computador com os nomes dos medicamentos nos rótulos do medicamento. Perguntar ao paciente sobre alergias.	*Esta é a terceira verificação de precisão e* garante que o paciente receba o medicamento correto. Confirma a história de alergia do paciente.
6. Discutir a finalidade de cada medicamento, ação e possíveis efeitos adversos. Deixar que o paciente faça qualquer pergunta. Informar ao paciente que a injeção causará uma discreta queimação ou pontada.	O paciente tem o direito de ser informado e a compreensão do paciente sobre cada medicamento melhora a adesão à terapia medicamentosa. Ajuda a minimizar a ansiedade do paciente.
7. Manter um lençol ou um campo cobrindo as partes do corpo que não precisarem ser expostas.	Respeita a dignidade do paciente enquanto expõe a área para injeção.
8. Selecionar o local de injeção apropriado. Inspecionar a superfície cutânea sobre os locais para detectar contusões, inflamação ou edema. Não usar uma área que apresente contusão ou tenha sinais associados a infecção.	Os locais de injeção devem estar livres de anormalidades que interfiram com a absorção do medicamento. Locais usados repetidamente tornam-se endurecidos devido à lipo-hipertrofia (crescimento no tecido adiposo).
9. Palpar os locais e evitar aqueles com massas ou sensibilidade. Fazer rodízio dos locais de insulina dentro de uma área anatômica (p. ex., o abdome) e alternar sistematicamente os locais dentro daquela área. Certifique-se de que a agulha tenha o tamanho correto fazendo uma prega da pele no local com o polegar e o indicador. Medir a prega de cima para baixo. Certifique-se que a agulha tenha metade do comprimento dessa prega.	Você pode administrar injeções subcutâneas por engano no músculo, especialmente em áreas do abdome e coxa. O tamanho apropriado da agulha garante que você injete o medicamento no tecido subcutâneo (Hunter, 2008b). O rodízio dos locais de injeção na mesma área anatômica mantém a constância na absorção de insulina de um dia para o outro (Aschenbrenner e Venable, 2009).
a. Ao administrar insulina ou heparina, usar as áreas de injeção abdominal, braço ou coxa.	O risco de contusão não é afetado pelo local (Aschenbrenner e Venable, 2009).
b. Ao administrar HBPM por via subcutânea, escolher um local do lado esquerdo ou direito do abdome, a pelo menos 5 cm de distância do umbigo.	A injeção de HBPM na lateral do abdome ajuda a diminuir a dor e o hematoma no local da injeção (Sanofi-Aventis, 2010).
10. Ajudar o paciente a assumir uma posição confortável. Fazer com que o paciente relaxe o braço, perna ou abdome, dependendo do local selecionado.	O relaxamento do local minimiza o desconforto.

HABILIDADE 23.2 Administração de Injeções Subcutâneas

ETAPA	JUSTIFICATIVA
11. Determinar novamente o local usando pontos de referência anatômicos.	A injeção no local anatômico correto previne a lesão dos nervos, ossos e vasos sanguíneos.
12. Limpar o local usando um algodão com antisséptico. Aplicar o algodão no centro do local e rodar para fora em movimento circular por aproximadamente 5 cm (ilustração).	Remove secreções que contenham micro-organismos.
13. Segurar o algodão ou gaze entre o terceiro e o quatro dedos da mão não dominante.	
14. Remover a proteção da agulha puxando diretamente para fora.	Prevenir que a agulha toque os lados do protetor impede a contaminação.
15. Segurar a seringa entre o polegar e o indicador da mão dominante; segurar como um dardo, com a palma da mão para baixo (ilustração).	A injeção rápida e suave requer a manipulação adequada das partes da seringa.

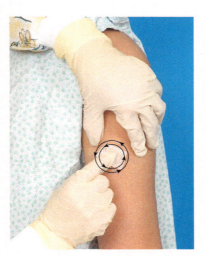

ETAPA 12 Antissepsia do local com movimento circular.

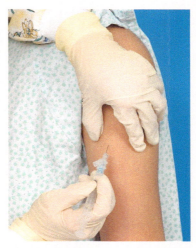

ETAPA 15 Segurando a seringa como se fosse um dardo.

16. Administrar a injeção:	
a. Para um paciente de biotipo mediano, segurar a pele no local da injeção ou pinçar a pele com a mão não dominante.	A agulha penetra na pele tensa com mais facilidade do que na pele frouxa. O pinçamento da pele eleva o tecido subcutâneo e dessensibiliza a área.
b. Injetar a agulha rápida e firmemente em um ângulo de 45 a 90 graus. Liberar a pele, se pinçada. *Opção:* Ao usar uma caneta de injeção ou administrar heparina, continuar a pinçar a pele enquanto injeta o medicamento.	A inserção rápida e firme minimiza o desconforto. (Injetar o medicamento no tecido comprimido irrita as fibras nervosas). O ângulo correto impede a injeção acidental no músculo.
c. Para pacientes obesos, pinçar a pele no local e injetar a agulha em um ângulo de 90 graus abaixo da dobra de tecido.	Pacientes obesos apresentam uma camada gordurosa de tecido acima da camada subcutânea (Zaybak *et al.*, 2007).
d. Depois que a agulha entrar no local, segurar a extremidade inferior do cilindro da seringa para estabilizá-la. Mover a mão para a extremidade do êmbolo e injetar o medicamento lentamente durante vários segundos (Hunter, 2008b). Evite mover a seringa.	O movimento da seringa pode deslocar a agulha e causar desconforto. A injeção lenta da medicação minimiza o desconforto.

> ⚡ **ALERTA DE SEGURANÇA** A aspiração após a injeção subcutânea da medicação **não é necessária**. A perfuração de um vaso sanguíneo no tecido subcutâneo é muito rara (Hunter, 2008b). A aspiração após a injeção de heparina não é recomendada (Aschenbrenner e Venable, 2009).

(Continua)

ETAPA	JUSTIFICATIVA
e. Retirar a agulha rapidamente enquanto coloca um algodão ou gaze com antisséptico delicadamente sobre o local.	Os tecidos de suporte em volta do local da injeção reduzem o desconforto. A gaze seca pode minimizar o desconforto do paciente associado ao álcool em uma pele não intacta.
17. Aplicar uma pressão suave no local. Não massagear o local. (Se heparina for administrada, segurar o algodão com álcool ou a gaze no local por 30 a 60 segundos).	Ajuda na absorção. A massagem pode lesar o tecido subjacente. O intervalo de tempo previne o sangramento no local.
18. Descartar a agulha sem cobertura ou a agulha envolvida em um protetor de segurança (Fig. 23-1, *B*) e a seringa fixada em um receptáculo à prova de perfuração e de vazamento.	Impede o ferimento de pacientes e de profissionais de saúde. A recolocação de tampas em agulhas aumenta o risco de um ferimento com agulha (OSHA, 2009).
19. **Veja Protocolo de Conclusão (ao final do livro).**	
20. Ficar com paciente por vários minutos e observar qualquer reação alérgica.	Dispneia, sibilos e colapso circulatório são sinais de reação anafilática grave.

AVALIAÇÃO

1. Retornar ao quarto em 15 a 30 minutos e perguntar se o paciente está sentindo qualquer dor aguda, queimação, dormência ou formigamento no local da injeção.
2. Inspecionar o local, observando hematoma ou induração.
3. Observar a resposta do paciente ao medicamento em horários correlacionados ao início, ponto máximo e duração do medicamento.
4. Pedir que o paciente explique a finalidade e os efeitos do medicamento.

Resultados Inesperados e Intervenções Relacionadas

1. O paciente se queixa de dor localizada, dormência, formigamento ou queimação no local da injeção.
   a. Avaliar o local da injeção; pode indicar possível lesão aos nervos ou tecidos.
   b. Notificar o médico do paciente.
   c. Não reutilizar o local.
2. O paciente apresenta reação adversa com sinais de urticária, eczema, prurido, sibilos e dispneia.
   a. Monitorar a frequência cardíaca, a respiração, a pressão arterial e a temperatura do paciente.
   b. Seguir a política da instituição para a resposta apropriada a reações alérgicas, (p. ex., administração de anti-histamínicos ou epinefrina) e notificar imediatamente o médico do paciente.
   c. Acrescentar as informações sobre alergia no prontuário do paciente.
3. Uma hipertrofia da pele se desenvolve após injeções subcutâneas repetidas.
   a. Não usar o local para injeções futuras.
   b. Orientar o paciente a não usar o local por seis meses.

Registro e Relato

- Registrar o medicamento, a dose, a via, o local, o horário e a data de administração no MAR imediatamente após a administração, não antes. Incluir as iniciais ou assinatura.
- Registrar a orientação ao paciente, a validação dos conhecimentos e a resposta do paciente ao medicamento nas anotações de enfermagem.
- Relatar qualquer efeito indesejável decorrente da medicação ao médico do paciente e documentar os efeitos adversos no prontuário.

Amostra de Documentação

7h30 A glicose sanguínea do paciente é 320 mg/dL; 8 unidades de insulina de ação rápida foram administradas por via subcutânea no QID do abdome.

08h Paciente queixa-se de tontura e sudorese; médico notificado.

Considerações Especiais
Pediatria

- Administrar apenas quantidades de até 0,5 mL por via subcutânea em crianças pequenas (Hockenberry e Wilson, 2009).
- Crianças podem ficar ansiosas ou com medo de agulhas. O auxílio com o posicionamento adequado e a contenção da criança às vezes é necessário. Distrações como fazer bolhas de sabão e pressão no local da injeção antes de administrar a injeção ajudam a reduzir a ansiedade da criança (Schechter *et al.*, 2007).

Geriatria

- Pacientes idosos apresentam uma pele menos elástica e uma espessura reduzida da prega subcutânea. A região abdominal superior é o melhor local para uso quando o paciente tiver pouco tecido subcutâneo.

Assistência Domiciliar (*Home Care*)

- O descarte inadequado de agulhas usadas e objetos afiados no ambiente domiciliar representa um risco de saúde para o público e para os lixeiros. Existem várias opções para o descarte seguro de objetos afiados em casa, incluindo permitir que os pacientes transportem seus próprios recipientes de objetos afiados de casa até os locais de coleta (p. ex., consultório médico, hospital ou farmácia); os correios podem ser usados como local de coleta de seringas (programas de devolução postal)[2]; programas de troca de seringas; ou dispositivos especiais que destroem a agulha na seringa, tornando-a segura para descarte. Se o paciente não puder implementar nenhuma dessas opções,

---

***Nota da Revisão Científica:** Esta não é uma realidade no Brasil, onde as Unidades Básicas de Saúde podem ser usadas como local de coleta deste material.

HABILIDADE 23.3 Administração de Injeções Intramusculares

faça com que ele descarte as agulhas e outros objetos afiados em um recipiente de plástico duro ou metal com uma tampa que fique fechada com firmeza (p. ex., um frasco de detergente vazio ou uma garrafa pet).

> 🇧🇷 De acordo com o manual de condutas em exposição ocupacional a material biológico do Ministério da Saúde (Ministério da Saúde. Manual de condutas em exposição ocupacional a material biológico [acesso em 10 de jan. 2013], disponível em: WWW.bvsde.paho.org/bvsacd/cd49/condutas.pdf), todo material perfurocortante (agulhas, *scalp*, lâminas de bisturi, vidrarias, entre outros), mesmo que estéreis, devem ser desprezados em recipientes resistentes à perfuração e com tampa.

A maioria das preparações de insulina tem propriedades bacteriostáticas que inibem o crescimento bacteriano na pele. Portanto, pacientes com diabetes podem reutilizar suas seringas em casa se voltarem a tampar suas agulhas. As seringas devem ser descartadas quando as agulhas ficarem rombas, dobrarem ou entrarem em contato com qualquer superfície além da pele. A limpeza da agulha com álcool não é recomendada, porque o revestimento de silicone da agulha é removido, tornando as injeções mais dolorosas. Os pacientes com higiene pessoal inadequada, doença aguda ou feridas abertas na mão ou pacientes imunocomprometidos não devem reutilizar as seringas (ADA, 2007).

• Ensine ao paciente e ao cuidador da família técnicas de injeção que minimizem o desconforto do paciente.

HABILIDADE 23.3 ADMINISTRAÇÃO DE INJEÇÕES INTRAMUSCULARES

A via de injeção IM deposita medicamento no tecido muscular profundo, que tem um suprimento sanguíneo rico, permitindo que o medicamento seja absorvido mais rapidamente do que pela via subcutânea. Contudo, há um maior risco com a injeção de medicamentos diretamente nos vasos sanguíneos. Qualquer fator que interfira com o fluxo sanguíneo do tecido local afeta a velocidade e a extensão da absorção do medicamento.

Uma injeção IM requer uma agulha mais longa e de maior calibre para penetrar no tecido muscular profundo. A viscosidade da medicação, o local da injeção, o peso do paciente e a quantidade de tecido adiposo influenciam a seleção do tamanho da agulha. Determine o calibre da agulha em função do medicamento que será administrado. Por exemplo, administre imunizações e medicamentos parenterais em soluções aquosas com uma agulha de calibre (diâmetro) 20 (0,9 mm) a 25 (0,5 mm). Administre uma solução viscosa ou de base oleosa com uma agulha de calibre (diâmetro) 18 (0,12 mm) a 21 (0,8 mm). Para crianças, é usada uma agulha de pequeno calibre (calibre 22 a 25 [0,7 a 0,5 mm]), a não ser que o medicamento seja viscoso. Um paciente obeso requer uma agulha acima de 40 mm de comprimento, enquanto um paciente mais magro requer apenas uma agulha de 30 mm (Zaybak et al., 2007). As recomendações para o comprimento da agulha em crianças incluem o uso de uma agulha de 12,7 mm de comprimento para lactentes, de 25 a 30 mm para crianças pequenas e de 40 a 50 mm em crianças mais velhas (Hockenberry e Wilson, 2009). O comprimento varia conforme o local da injeção.

O músculo é menos sensível a medicamentos irritantes e viscosos. Um adulto normal e bem desenvolvido pode tolerar com segurança 2 a 5 mL de medicamento em músculos grandes, como a região ventroglútea (Hunter, 2008a). Contudo, na clínica, não é comum administrar mais de 3 mL de medicamento em uma única injeção, porque o corpo não vai absorvê-lo bem. Adultos mais velhos e pacientes magros muitas vezes toleram apenas 2 mL em uma única injeção. Os músculos de lactentes mais velhos e crianças pequenas podem tolerar até 1 mL de medicamento em um único local. Os músculos maiores geralmente são capazes de tolerar um volume máximo de 2 mL de medicamento (Hockenberry e Wilson, 2009).

Administre injeções IM de modo que a agulha fique perpendicular ao corpo do paciente e o mais próximo de um ângulo de 90 graus possível. Faça rodízio dos locais de injeção IM para diminuir o risco de hipertrofia. Músculos com perda de massa ou atrofiados absorvem pouco o medicamento; evite seu uso quando possível.

O método do traçado em Z, uma técnica que traciona a pele durante uma injeção, é recomendado para injeções IM. A técnica do traçado em Z impede o vazamento do medicamento para o tecido subcutâneo, veda o medicamento no músculo e minimiza a irritação. Esse trajeto tortuoso veda a trilha da agulha em qualquer local em que os planos de tecido deslizem entre si (Fig. 23-11, *A* e *B*). O medicamento fica contido no tecido muscular.

Locais de Injeção

Ao selecionar um local IM, determinar se o local está isento de dor, infecção, necrose, hematomas e abrasões. Também considere a localização óssea, os nervos e vasos sanguíneos subjacentes

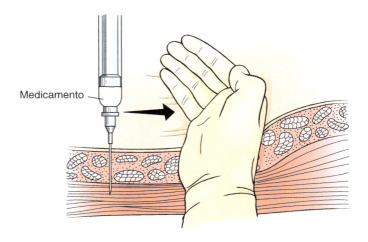

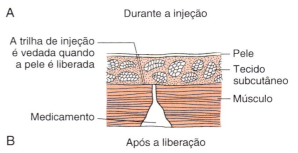

FIG 23-11 A, Puxando a pele sobrejacente com o dorso da mão durante a injeção IM, o tecido é movido para prevenir uma trilha subsequente. **B,** A técnica do traçado em Z impede o vazamento do medicamento do local depositado para outros tecidos.

e o volume de medicamento que será administrado. Devido à localização do nervo isquiático, o músculo glúteo posterior não é recomendado como um local de injeção. Se uma agulha atingir o nervo isquiático, o paciente pode apresentar paralisia parcial ou permanente do membro (Hunter, 2008a; Ramtahal et al., 2006).

Musculatura ventroglútea

A musculatura ventroglútea envolve os músculos glúteos médio e mínimo e constitui o local preferido para adultos e crianças de todas as idades (Hockenberry e Wilson, 2009). As pesquisas mostraram que lesão nervosa, tissular e dor estão associadas à seleção inadequada do local (Hunter, 2008a). Para localizar a área ventroglútea, coloque a base da palma da mão sobre o trocanter maior do paciente e o punho quase perpendicular ao fêmur. Use a mão direita para o quadril esquerdo e a mão esquerda para o quadril direito. Aponte o polegar na direção da região inguinal do paciente, o dedo indicador para a espinha ilíaca anterossuperior e estenda o dedo médio para trás, ao longo da crista ilíaca e na direção da nádega. O dedo indicador, o dedo médio e a crista ilíaca formam um triângulo em forma de V. O local da injeção é o centro do triângulo (Fig. 23-12, A e B). Para relaxar esse músculo, coloque o paciente em decúbito lateral, flexionando o joelho e o quadril, ou em decúbito dorsal.

Músculo vasto lateral

O músculo vasto lateral é outro local de injeção usado em adultos e é o local preferido para administração de produtos biológicos (p. ex., imunizações) em lactentes (Hockenberry e Wilson, 2009). O músculo é espesso e bem desenvolvido e está localizado na face lateral anterior da coxa. Em adultos, ele se estende de um palmo acima do joelho até um palmo abaixo do trocanter maior do fêmur (Fig. 23-13, A e B). Usar o terço médio do músculo para a injeção. A largura do músculo geralmente vai da linha média anterior da coxa até a linha média lateral da face externa da coxa. Em crianças jovens ou pacientes caquéticos, é útil segurar o corpo do músculo durante a injeção para garantir que o medicamento seja depositado no tecido muscular. Para ajudar a relaxar o músculo, peça ao paciente que deite com o joelho discretamente flexionado e os pés rodados externamente ou que assuma uma posição sentada.

Músculo deltoide

Embora a área deltoide seja facilmente acessível, o músculo, em muitos adultos, não é bem desenvolvido. Existe o potencial de lesão porque os nervos axilar, radial, braquial e ulnar e a artéria braquial estão situados na parte superior do braço, abaixo do tríceps e ao longo do úmero (Fig. 23-14). Use esse local para pequenos volumes de medicamento (0,5 a 1 mL), administração de imunizações de rotina em crianças pequenas, crianças mais velhas e adultos ou quando outros locais estiverem inacessíveis devido a curativos ou gesso.

Localize o músculo deltoide expondo completamente a parte superior do braço e o ombro do paciente, pedindo que ele relaxe o braço ao seu lado, ou apoiando o braço do paciente e flexionando o cotovelo. Não levante qualquer manga de roupa justa. Deixe o paciente sentar ou deitar. Palpar a borda inferior do acrômio, que forma a base do triângulo, aproximadamente 2,5 a 5 cm abaixo do acrômio, e o ápice alinhando com o ponto médio da axila. As bordas laterais do retângulo são linhas verticais paralelas localizadas entre o terço anterior e médio e entre o terço posterior e médio da face lateral do braço. O local da injeção está no centro do triângulo (Fig. 23-14, B).

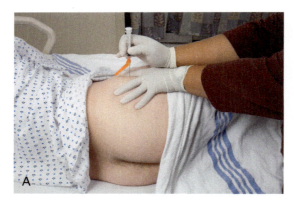
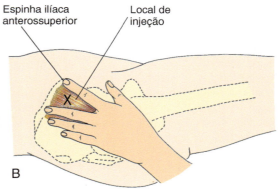

FIG 23-12 A, Injeção na região ventroglútea evita os principais nervos e vasos sanguíneos. **B,** Visão anatômica da região ventroglútea.

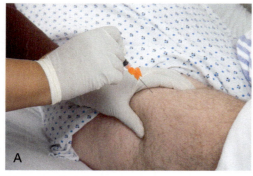
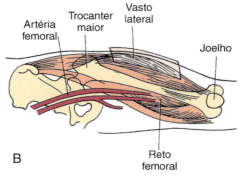

FIG 23-13 A, Injeção no músculo vasto lateral. **B,** Pontos de referência da região do vasto lateral.

HABILIDADE 23.3 Administração de Injeções Intramusculares

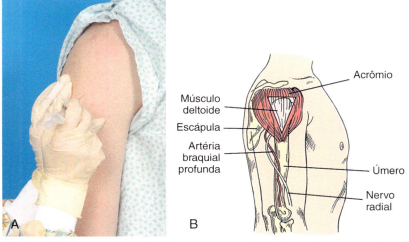

FIG 23-14 **A,** Administração de injeção IM no deltoide. **B,** Visão anatômica do músculo deltoide.

AVALIAÇÃO

1. Verificar a precisão e a integridade de cada MAR de acordo com a prescrição de medicamento original do profissional. Verificar o nome do paciente, o nome e a dose do medicamento, a via de administração e o horário da administração. Faça uma nova cópia ou uma reimpressão de qualquer porção do MAR impresso que seja difícil de ler. *Justificativa: A prescrição médica é a fonte mais confiável e o único registro legal dos medicamentos que o paciente deve receber. Garante que o paciente receba os medicamentos corretos. MARs escritos à mão constituem uma fonte de erros de medicação (Eisenhauer et al., 2007; Furukawa et al., 2008).*
2. Avaliar a história médica e medicamentosa do paciente. *Justificativa: Identifica a necessidade de medicamento.*
3. Examinar as informações de referência do medicamento quanto à ação, à finalidade, aos efeitos colaterais, à dose normal, à velocidade de administração, ao tempo até o pico e início de ação e às implicações para enfermagem. *Justificativa: O conhecimento do medicamento permite que você administre o medicamento de modo seguro e monitore a resposta do paciente à terapia.*
4. Avaliar a história de alergias, tipos de alérgenos conhecidos e reação alérgica normal do paciente. *Justificativa: Algumas substâncias têm composições semelhantes; pode ser nocivo aos pacientes administrar um medicamento se houver uma alergia conhecida.*
5. Observar as respostas verbais e não verbais prévias dos pacientes em relação à injeção. *Justificativa: Às vezes injeções são dolorosas. Prever a ansiedade do paciente permite que se usem técnicas de distração para reduzir a percepção da dor.*
6. Avaliar contraindicações de injeções IM, como atrofia muscular, redução do fluxo sanguíneo ou choque circulatório. *Justificativa: Um músculo atrofiado absorve pouco o medicamento. Os fatores que interferem com o fluxo sanguíneo para o músculo prejudicam a absorção do medicamento.*
7. Avaliar os sintomas do paciente antes de iniciar a terapia medicamentosa. *Justificativa: Fornece informações para avaliar o efeito desejado do medicamento.*
8. Avaliar o conhecimento do paciente sobre o medicamento.

PLANEJAMENTO

Os **Resultados Esperados** enfocam a administração segura da injeção IM.
1. O paciente não apresenta dor ou queimação leve no local da injeção.
2. O paciente obtém o efeito desejado do medicamento sem sinais de alergias ou efeitos indesejados.
3. O paciente explica a finalidade, a dose e os efeitos do medicamento.

Delegação e Colaboração

No Brasil, o preparo e a administração de medicamento IM na prática clínica de enfermagem são desempenhados pelos profissionais de enfermagem de nível médio, auxiliar ou técnico, desde que sob a supervisão do enfermeiro, de acordo com a Lei 7.498/86.

Orientar o profissional de enfermagem sobre o seguinte:
- Possíveis reações adversas do medicamento e sobre o relato de sua ocorrência ao enfermeiro
- Relato de qualquer alteração na condição do paciente ao enfermeiro

Equipamento
- Seringa: 2 a 3 mL para adultos, 0,5 a 1 mL para lactentes e crianças pequenas
- Agulha: o comprimento corresponde ao local de injeção, à idade e ao tamanho do paciente
- O calibre (diâmetro) da agulha muitas vezes depende do comprimento da agulha. Administrar a maior parte dos produtos biológicos e medicamentos em soluções aquosas com agulha de calibre 20 a 25 (25 a 20 mm)
- Algodão com álcool
- Compressa de gaze pequena
- Frasco-ampola ou ampola do medicamento
- Luvas
- MAR ou a impressão do computador
- Recipiente adequado para descarte de material perfurocortante

IMPLEMENTAÇÃO para ADMINISTRAÇÃO DE INJEÇÕES INTRAMUSCULARES

ETAPA	JUSTIFICATIVA
1. Preparar o medicamento de uma ampola ou frasco-ampola usando técnica asséptica (Habilidade 23.1). Verificar o rótulo da medicação cuidadosamente com o MAR duas vezes enquanto prepara a medicação.	Garante que o medicamento esteja estéril. *A primeira e a segunda verificações de precisão* garantem que o medicamento correto seja administrado.
2. Levar os medicamentos para o paciente no horário correto, dentro de 30 minutos antes ou após o horário prescrito (ver política da instituição). Medicamentos de emergência ou que forem necessários conforme alteração do quadro clínico devem ser administrados no exato momento em que foram prescritos.	Garante o efeito terapêutico pretendido.
3. **Veja Protocolo Padrão (ao final do livro).**	
4. Identificar o paciente usando dois identificadores (p. ex., o nome e o dia de nascimento ou o nome ou outros dois identificadores, de acordo com a política da instituição). Comparar os identificadores com as informações no MAR ou prontuário médico do paciente.	Garante o paciente correto. Mantém a conformidade com as normas do *The Joint Commission* e melhora a segurança para o paciente (TJC, 2010).
5. Ao lado do leito, comparar novamente o MAR ou a impressão do computador com os nomes dos medicamentos nos rótulos do medicamento. Perguntar ao paciente se ele tem alergias.	*Esta é a terceira verificação de precisão e* garante que o paciente receba o medicamento correto. Confirma a história de alergia do paciente.
6. Discutir a finalidade de cada medicamento, ação e possíveis efeitos adversos. Deixar que o paciente faça qualquer pergunta. Informar ao paciente que a injeção causará uma discreta queimação ou pontada.	O paciente tem o direito de ser informado e a compreensão do paciente sobre cada medicamento melhora a sua adesão à terapia medicamentosa. Ajuda a minimizar a ansiedade do paciente.
7. Manter um lençol ou campo cobrindo as partes do corpo que não necessitarem de exposição.	Respeita a dignidade do paciente enquanto expõe a área para injeção.
8. Selecionar o local apropriado. Observar a integridade e o tamanho do músculo. Palpar para detectar sensibilidade ou endurecimento da área. Evite essas áreas. Se você estiver administrando injeções com frequência, faça um rodízio dessas áreas. Usar a área ventroglútea, se possível.	A área ventroglútea ou deltoide constituem os locais preferidos para injeção em adultos. A área ventroglútea também é preferida para crianças de todas as idades (Hockenberry e Wilson, 2009).
9. Ajudar o paciente a assumir uma posição confortável. Posicionar o paciente dependendo do local escolhido (p. ex., sentado, deitado de decúbito dorsal ou lateral ou ventral).	Reduz a tensão no músculo e minimiza o desconforto da injeção.

> ⚡ **ALERTA DE SEGURANÇA** Garantir que a condição clínica (p. ex., choque circulatório) não contraindique a posição do paciente para a injeção.

10. Determinar novamente o local usando pontos de referência anatômicos.	A injeção no local anatômico correto previne lesão dos nervos, óssea e de vasos sanguíneos.
11. Limpar o local com algodão com antisséptico. Aplicar o algodão no centro da área e rodar para fora em movimentos circulares por aproximadamente 5 cm.	Remove secreções que contenham micro-organismos.
Opção: Aplicar creme anestésico tópico de mistura de lidocaína e prilocaína no local da injeção pelo menos uma hora antes da injeção IM ou usar outro anestésico de *spray* aerossol (p. ex., cloreto de etila) imediatamente antes da injeção[*].	Diminui a dor no local da injeção.
12. Segurar o algodão ou a gaze entre o terceiro e o quarto dedos da mão não dominante.	
13. Remover a proteção da agulha puxando diretamente para fora.	Impedir que a agulha toque as laterais da proteção previne a contaminação.
14. Segure a seringa entre o polegar e dedo indicador da mão dominante; segure como um dardo, com a palma da mão para baixo.	A injeção rápida e suave requer a manipulação adequada das partes da seringa.

---

[*]**Nota da Revisão Científica:** Embora a injeção IM seja um procedimento doloroso, no Brasil, o profissional de enfermagem deve consultar as políticas institucionais no que concerne a utilização de métodos farmacológicos ou não farmacológicos para o alívio da dor.

HABILIDADE 23.3 Administração de Injeções Intramusculares 563

ETAPA	JUSTIFICATIVA

15. Administrar a injeção.
   a. Posicionar a face ulnar da mão não dominante imediatamente abaixo do local e puxar a pele lateralmente aproximadamente 2,5 a 3,5 cm. Segurar a posição até que o medicamento tenha sido injetado. Com a mão dominante, inserir a agulha rapidamente em um ângulo de 90 graus no músculo (Fig. 23-11, *A*).
   b. *Opção:* Se a massa muscular do paciente for pequena, segurar o corpo do músculo entre o polegar e os outros dedos.
   c. Após a agulha perfurar a pele, ainda puxando a pele com a mão não dominante, segurar a extremidade inferior do cilindro da seringa com os dedos da mão não dominante para estabilizá-la. Mover a mão dominante para a ponta do êmbolo. Evitar mover a seringa.
   d. Puxe o êmbolo de volta por 5 a 10 segundos. Se não aparecer sangue, injetar o medicamento lentamente em uma velocidade de 1 mL/10 s.
	A técnica do traçado em Z cria um trajeto tortuoso pelos tecidos que veda a trilha da agulha para evitar um rastro do medicamento. Uma injeção rápida como um dardo reduz o desconforto (Hunter, 2008a).
	
	Garantir que o medicamento atinja a massa muscular (Hockenberry e Wilson, 2009; Hunter, 2008a).
	
	A manipulação suave da seringa reduz o desconforto decorrente do movimento da agulha. A pele permanece puxada até depois que o medicamento tenha sido injetado para garantir a administração da técnica do com traçado Z.
	
	A aspiração de sangue na seringa indica possível punção em uma veia. Uma injeção lenta reduz a dor e o trauma ao tecido.

> ⚡ **ALERTA DE SEGURANÇA** Se aparecer sangue na seringa, remova a agulha, descarte o medicamento e a seringa adequadamente e prepare outra dose do medicamento para injeção.

e. Aguardar 10 segundos e retirar a agulha de modo delicado e estável, soltar a pele e aplicar um algodão com álcool ou gaze delicadamente sobre o local. 16. Aplicar pressão suave no local. Não massagear o local. Aplicar bandagem, se necessário. 17. Descartar a agulha sem cobertura ou a agulha envolvida em um protetor de segurança e a seringa fixada em um recipiente à prova de perfuração e de vazamento. 18. **Veja Protocolo de Conclusão (ao final do livro)**. 19. Permanecer com paciente por vários minutos e observar qualquer reação alérgica.	Permite tempo para que o medicamento seja absorvido no músculo antes que a seringa seja removida e a pele liberada. A gaze seca minimiza o desconforto associado ao álcool na pele não intacta. A massagem lesa o tecido subjacente. Previne ferimentos de pacientes e dos profissionais de saúde. A recolocação da tampa em agulhas aumenta o risco de ferimento por agulha (OSHA, 2009).

AVALIAÇÃO

1. Voltar ao quarto em 15 a 30 minutos e perguntar se o paciente está sentindo qualquer dor aguda, queimação, dormência ou formigamento no local da injeção.
2. Inspecionar o local; observar qualquer hematoma ou induração.
3. Observe a resposta do paciente ao medicamento em momentos correlacionados ao início, pico e duração do medicamento.
4. Peça que o paciente explique a finalidade e os efeitos do medicamento.

Resultados Inesperados e Intervenções Relacionadas

1. O paciente se queixa de dor localizada ou queimação contínua no local da injeção, indicando possível lesão de nervos ou vasos.
   a. Avaliar o local da injeção.
   b. Notificar o médico do paciente.
2. Sangue é aspirado durante a injeção.
   a. Interromper imediatamente a injeção e remover a agulha.
   b. Preparar uma nova seringa de medicamento para administração.
3. O paciente apresenta reação adversa com sinais de urticária, eczema, prurido, sibilos e dispneia.
   a. Seguir a política da instituição para a resposta apropriada a reações adversas a medicamentos (p. ex., administração de anti-histamínicos, tais como difenidramina ou epinefrina).
   b. Notificar imediatamente o médico do paciente.
   c. Adicionar as informações de alergia ao prontuário do paciente.

Registro e Relato

- Registrar o medicamento, a dose, a via, o local, o horário e a data de administração no MAR imediatamente após a administração, não antes. Incluir as iniciais ou assinatura.

- Registrar a orientação ao paciente, a validação dos conhecimentos e a resposta do paciente ao medicamento nas anotações de enfermagem.
- Relatar qualquer efeito indesejável decorrente do medicamento ao médico do paciente e documentar os efeitos adversos no prontuário.

Amostra de Documentação

08h Paciente diagnosticado com deficiência de vitamina B_{12}. Administrados 100 mcg de vitamina B_{12} IM na região muscular ventroglútea direita. O paciente relata queimação durante e após a administração.

Considerações Especiais

Pediatria

- Crianças podem ficar ansiosas ou com medo de agulhas. O auxílio com o posicionamento adequado e a contensão da criança às vezes é necessário. Distrações como bolhas de sabão e pressão no local da injeção antes da administração da injeção podem ajudar a aliviar a ansiedade da criança (Schechter et al., 2007).

> A anestesia tópica é utilizada na prevenção e no tratamento da dor aguda, sendo sua principal vantagem a obtenção de analgesia local sem efeitos sistêmicos. Deve-se avaliar as políticas institucionais e as condições do paciente antes do procedimento.

- Se possível, aplicar creme anestésico tópico (mistura lidocaína e prilocaína) no local da injeção pelo menos uma hora antes da injeção IM ou usar um anestésico *spray* aerossol (p. ex., cloreto de etila) imediatamente antes da injeção para diminuir a dor (Hockenberry e Wilson, 2009).

Geriatria

- Pacientes idosos podem apresentar diminuição da massa muscular, o que reduz a absorção dos medicamentos em injeções IM. Além disso, adultos mais velhos podem ter perda do tônus e da força muscular prejudicando a mobilidade, o que os coloca em alto risco para quedas decorrente da proteção de um local de injeção.

Assistência Domiciliar (*Home Care*)

- A autoadministração de uma injeção IM é difícil, especialmente no vasto lateral. Ensinar um cuidador da família a identificar e administrar injeções nesse local.
- Orientar pacientes adultos que necessitem de injeções frequentes a aplicar um creme anestésico tópico (mistura lidocaína e prilocaína) no local da injeção uma hora antes da administração.

> A anestesia tópica é utilizada na prevenção e no tratamento da dor aguda, sendo sua principal vantagem a obtenção de analgesia local sem efeitos sistêmicos. Deve-se avaliar as políticas institucionais e as condições do paciente antes do procedimento.

Os pacientes precisarão de instruções sobre o descarte seguro de seringas e agulhas (Habilidade 23.2, Considerações para Assistência Domiciliar [*Home Care*]).
- Ver o Capítulo 32 para informações sobre a modificação dos riscos de segurança em casa.

HABILIDADE 23.4   ADMINISTRAÇÃO DE INJEÇÕES INTRADÉRMICAS

Tipicamente, injeções ID são administradas para testes cutâneos (p. ex., na triagem de tuberculose [TB] e testes de alergia). Como esses medicamentos são potentes, eles são injetados na derme, onde o suprimento sanguíneo é reduzido e a absorção do medicamento ocorre lentamente. Um paciente pode apresentar uma reação anafilática se o medicamento entrar em sua circulação rapidamente. Para pacientes com história de múltiplas alergias, o médico pode realizar um teste cutâneo. O teste cutâneo geralmente requer que o enfermeiro inspecione visualmente o local do teste e, portanto, certifique-se que os locais ID estejam livres de lesões e ferimentos e sejam relativamente livre de pelos. A face interna do antebraço e a parte superior das costas são locais ideais.

Para administrar uma injeção ID, usar uma seringa pequena ou de TB com uma agulha curta 15 a 8 mm de comprimento e calibre fino, de 25 a 27 (0,5 a 0,4 mm). O ângulo de inserção para uma injeção ID é de 5 a 15 graus (Fig. 23-15). Injete apenas pequenas quantidades de medicamento (0,01 a 0,1 mL) por via intradérmica. Administre apenas quantidades de até 0,1 mL a crianças (Hockenberry e Wilson, 2009). Se uma bolha não aparecer ou se o local sangrar após a retirada da agulha, o medicamento pode ter entrado nos tecidos subcutâneos. Nessa situação, os resultados dos testes cutâneos não serão válidos.

AVALIAÇÃO

1. Verificar a precisão e a integridade de cada MAR de acordo com a prescrição de medicamento original do profissional. Verificar o nome do paciente, o nome e a dose do medicamento, a via de administração e o horário da administração. Faça uma nova cópia ou uma reimpressão de qualquer porção do MAR impresso que seja difícil de ler. *Justificativa: A prescrição médica é a fonte mais confiável e o único registro legal dos medicamentos que o paciente deve receber. Garante que o paciente receba os medicamentos corretos. RAMs escritos à mão constituem uma fonte de erros de medicação (Eisenhauer et al., 2007; Furukawa et al., 2008).*
2. Avaliar a história médica e de medicação do paciente. *Justificativa: Identifica a necessidade do medicamento.*
3. Examinar as informações de referência do medicamento quanto à ação, à finalidade, aos efeitos colaterais, à dose normal, à velocidade de administração, ao tempo até o pico e início

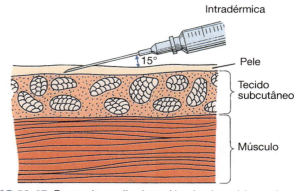

FIG 23-15 Ponta da agulha intradérmica inserida na derme.

HABILIDADE 23.4 Administração de Injeções Intradérmicas

de ação e às implicações para enfermagem. *Justificativa: O conhecimento do medicamento permite a sua administração de modo seguro e a monitoração da resposta do paciente à terapia.*

4. Avaliar a história de alergias do paciente, tipos de alérgenos conhecidos e reação alérgica normal. *Justificativa: Algumas substâncias têm composições semelhantes; pode ser nocivo aos pacientes administrar um medicamento se houver uma alergia conhecida.*
5. Observar as respostas verbais e não verbais prévias dos pacientes em relação à injeção. *Justificativa: Às vezes injeções são dolorosas. Prever a ansiedade do paciente permite que se usem técnicas de distração para reduzir a percepção da dor.*
6. Avaliar as contraindicações para injeções ID. Avaliar a história de reações adversas graves ou necrose que tenha acontecido após uma injeção ID prévia. *Justificativa: Os medicamentos são potentes e podem causar uma anafilaxia grave.*
7. Avaliar os sintomas do paciente antes de iniciar a terapia medicamentosa. *Justificativa: Fornece informações para avaliar o efeito desejado do medicamento.*
8. Avaliar o conhecimento do paciente sobre a finalidade e a resposta ao teste cutâneo. *Justificativa: Os pacientes devem saber quando voltar para a leitura de acompanhamento do teste cutâneo e quando e como relatar qualquer reação.*

PLANEJAMENTO

Os **Resultados Esperados** enfocam a injeção ID segura.
1. O paciente não apresenta dor ou queimação leve no local da injeção.
2. O paciente obtém o efeito desejado do medicamento sem sinais de alergias ou efeitos indesejados.
3. O paciente explica a finalidade, a dose e os efeitos do medicamento.

Delegação e Colaboração

> No Brasil, o preparo e a administração de medicamento ID na prática clínica de enfermagem são desempenhados pelos profissionais de enfermagem de nível médio, auxiliar ou técnico, desde que sob a supervisão do enfermeiro, de acordo com a Lei 7.498/86.

Orientar o profissional de enfermagem sobre o seguinte:
- Possíveis efeitos colaterais do medicamento e sobre o relato de sua ocorrência ao enfermeiro
- Relato de qualquer alteração na condição do paciente ao enfermeiro

Equipamento
- Seringa: seringa de TB de 1 mL
- Agulha: calibre 25 a 27 (0,5 a 0,4mm), e calibre de 15 a 10 mm
- Algodão
- Compressa de gaze pequena
- Frasco-ampola ou ampola de medicamento
- Luvas
- MAR ou a impressão do computador
- Recipiente à prova de perfuração

IMPLEMENTAÇÃO para ADMINISTRAÇÃO DE INJEÇÕES INTRADÉRMICAS

ETAPA	JUSTIFICATIVA
1. Preparar o medicamento usando técnica asséptica (Habilidade 23.1). Verificar o rótulo do medicamento cuidadosamente com o MAR duas vezes enquanto prepara o medicamento.	Garante que o medicamento seja estéril; as técnicas de preparação diferem para ampolas e frascos-ampolas. *A primeira e a segunda verificações de precisão* garantem que *o* medicamento correto seja administrado.
2. Levar os medicamentos para o paciente no horário correto, dentro de 30 minutos antes ou após o horário prescrito (ver a política da instituição). Medicamentos de emergência ou que forem necessários conforme alteração do quadro clínico devem ser administrados no exato momento em que foram prescritos.	Garante o efeito terapêutico pretendido. Administrar imediatamente medicamentos de emergência ou os prescritos no momento da alteração do quadro clínico.
3. **Veja Protocolo Padrão (ao final do livro).**	
4. Identificar o paciente usando dois identificadores (p. ex., o nome e o dia de nascimento ou o nome ou outros dois identificadores, de acordo com a política da unidade). Comparar os identificadores com as informações no MAR ou prontuário médico do paciente.	Garante o paciente correto. Mantém a conformidade com as normas do *The Joint Commission* e melhora a segurança para o paciente (TJC, 2010).
5. Ao lado do leito, comparar novamente o MAR ou a impressão do computador com os nomes dos medicamentos nos rótulos do medicamento. Perguntar ao paciente se ele tem alergias.	*Esta é a terceira verificação de precisão e* garante que o paciente receba o medicamento correto. Confirma antecedentes de alergia do paciente.
6. Discutir a finalidade de cada medicamento, a ação e os possíveis efeitos adversos. Deixar que o paciente faça qualquer pergunta. Informar ao paciente que a injeção causará uma discreta queimação ou pontada.	O paciente tem o direito de ser informado e a compreensão do paciente sobre cada medicamento melhora a adesão à terapia medicamentosa. Ajuda a minimizar a ansiedade do paciente.
7. Manter um lençol ou campo cobrindo as partes do corpo que não precisarem ser expostas.	Respeita a dignidade do paciente enquanto expõe a área para injeção.

(Continua)

CAPÍTULO 23 Administração de Medicações Parenterais

ETAPA	JUSTIFICATIVA
8. Selecionar o local apropriado. Observar as lesões ou alterações de cor da pele. Se possível, selecionar o local 3 a 4 dedos abaixo do espaço antecubital e um palmo acima do punho. Se não puder usar o antebraço, inspecionar a parte superior das costas. Se necessário, usar locais apropriados para injeções subcutâneas.	Um local de injeção ID deve estar livre de alterações de cor ou pelos para que você possa ver os resultados do teste cutâneo e interpretá-los corretamente (CDC, 2009).
9. Ajudar o paciente a assumir uma posição confortável. Fazer com que o paciente estenda o cotovelo, apoiando-o junto com o antebraço em uma superfície plana.	Estabiliza o local da injeção para acesso mais fácil.
10. Determinar o local usando pontos de referência anatômicos.	A injeção no local anatômico correto previne lesão de nervos, ossos e vasos sanguíneos.
11. Limpar o local com algodão sem antisséptico. Aplicar o algodão no centro da área e rodar para fora em movimentos circulares por aproximadamente 5 cm. *Opção:* Usar um *anestésico spray* aerossol (p. ex., cloreto de etila) imediatamente antes injeção*.	A ação mecânica do algodão remove secreções contendo micro-organismos. Diminui a dor no local da injeção.
12. Segurar o algodão ou a gaze entre o terceiro e o quarto dedos da mão não dominante.	O algodão ou gaze permanecem facilmente acessíveis ao retirar a agulha.
13. Remover a proteção (capa) ou a bainha da agulha puxando-a diretamente para fora.	Impedir que a agulha toque as laterais da proteção (capa) previne a contaminação.
14. Segurar a seringa entre o polegar e o dedo indicador da mão dominante. Manter o bisel da agulha voltado para cima.	Com o bisel para cima, você tem menor probabilidade de depositar a medicação nos tecidos abaixo da derme.
15. Administrar a injeção. 　a. Com a mão não dominante, esticar a pele sobre o local com o indicador ou o polegar.	A agulha perfura a pele esticada com mais facilidade.
b. Com a agulha quase contra a pele do paciente, inseri-la lentamente em um ângulo de 5 a 15 graus até sentir uma resistência. Avançar a agulha pela epiderme até aproximadamente 3 mm abaixo da superfície cutânea. Você verá uma protuberância da ponta da agulha na pele.	Garante que a ponta da agulha esteja na derme. Você obterá resultados incorretos se não injetar a agulha no ângulo e profundidade corretos (CDC, 2009).
c. Injetar o medicamento lentamente. Normalmente você sentirá uma resistência. Se não, a agulha está muito profunda; remova e comece novamente. 　　(1) Enquanto injeta o medicamento, observar se uma pequena bolha (de aproximadamente 6 mm) semelhante a uma picada de mosquito aparece na superfície cutânea (ilustração).	A injeção lenta minimiza o desconforto no local. A camada dérmica é tensa e não se expande facilmente quando você injeta uma solução. A bolha indica que você depositou o medicamento na derme.

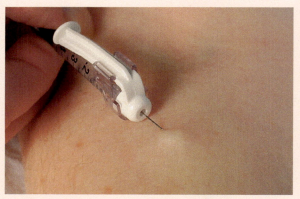

ETAPA 15c(1) A injeção cria uma pequena bolha.

(2) Após retirar a agulha, aplique um algodão com álcool ou gaze no local.	Não massagear o local. Aplicar uma bandagem, se necessário.

---

*__Nota da Revisão Científica:__ Embora a ID seja um procedimento doloroso, o profissional de enfermagem deve consultar as políticas institucionais no que concerne à utilização de métodos farmacológicos ou não farmacológicos para o alívio da dor.

HABILIDADE 23-5 Administração de Medicamentos por Bolo Intravenoso

ETAPA	JUSTIFICATIVA
16. Descartar a agulha sem cobertura ou a agulha envolvida em um protetor de segurança e a seringa fixada em um recipiente à prova de perfuração e de vazamento.	Previne ferimentos de pacientes e dos profissionais de saúde. A recolocação da tampa em agulhas aumenta o risco de ferimento por agulha (OSHA, 2009).
17. **Veja Protocolo de Conclusão (ao final do livro).**	
18. Ficar com o paciente por vários minutos e observar qualquer reação alérgica.	Dispneia, sibilos e colapso circulatório são sinais de reação anafilática grave.

AVALIAÇÃO

1. Voltar ao quarto em 15 a 30 minutos e perguntar se o paciente está sentindo qualquer dor aguda, queimação, dormência ou formigamento no local da injeção.
2. Inspecionar o local; observar qualquer hematoma ou induração.
3. Observe a resposta do paciente ao medicamento em momentos correlacionados ao início, pico e duração do medicamento.
4. Peça que o paciente explique a finalidade e os efeitos do medicamento.
5. Para injeções ID, usar um lápis para pele e desenhar um círculo ao redor do perímetro do local da injeção. Efetuar a leitura do local no período de tempo apropriado, designado pelo tipo de medicamento ou teste cutâneo administrado.

> ⚡ **ALERTA DE SEGURANÇA** A leitura do teste de TB é feita após 48 a 72 horas. Induração (área elevada, dura e densa) da pele ao redor do local da injeção indica reação positiva para TB se:
> - Tiver 15 mm ou mais em pacientes sem fatores de risco conhecidos para TB.
> - 10 mm ou mais em pacientes que sejam imigrantes recentes, usuários de drogas injetáveis, residentes e empregados em ambiente de alto risco, pacientes com algumas doenças crônicas, crianças com menos de 4 anos de idade e lactentes, crianças e adolescentes expostos a adultos de alto risco.
> - 5 mm ou mais em pacientes positivos para o vírus da imunodeficiência humana (HIV), pacientes imunocomprometidos ou pacientes expostos recentemente a TB (CDC, 2009).

Resultados Inesperados e Intervenções Relacionadas

1. O paciente se queixa de dor localizada ou queimação contínua no local da injeção, indicando possível lesão dos nervos ou vasos.
   a. Avaliar o local da injeção.
   b. Notificar o médico do paciente.
2. Uma zona elevada, avermelhada ou endurecida (induração) é formada ao redor do local do teste para aplicação da injeção ID.
   a. Notificar o médico.
   b. Documentar a sensibilidade ao alérgeno injetado ou teste positivo se um teste cutâneo para TB tiver sido realizado.
3. O paciente apresenta reação adversa com sinais de urticária, eczema, prurido, sibilos e dispneia.
   a. Seguir a política da instituição para a resposta apropriada a reações adversas a medicamentos (p. ex., administração de anti-histamínicos ou epinefrina).
   b. Notificar o médico do paciente imediatamente.
   c. Acrescentar as informações sobre alergia no prontuário do paciente.

Registro e Relato

- Registrar a medicação, a dose, a via, o local, o horário e a data da administração no RAM imediatamente após a administração, não antes. Incluir as iniciais ou assinatura.
- Registrar a orientação ao paciente, a validação dos conhecimentos e a resposta do paciente ao medicamento.
- Relatar qualquer efeito indesejável decorrente do medicamento ao profissional de saúde do paciente e documentar os efeitos adversos no prontuário.

Amostra de Documentação

09h Local ID do paciente, antebraço direito, observação de uma zona elevada e avermelhada de 10 mm. Médico notificado e paciente encaminhado para radiografia de tórax às 10h.

Considerações Especiais

Pediatria
- Crianças expostas a pessoas com TB infecciosa confirmada ou suspeita devem ser testadas para TB imediatamente após a exposição (Hockenberry e Wilson, 2009).
- Crianças expostas a indivíduos de alto risco (p. ex., indivíduos infectados por HIV, sem teto, encarcerados) devem ser testadas para TB a cada 2 a 3 anos.

Geriatria
- O adulto idoso tem uma pele menos elástica, que deve ser mantida esticada para garantir que a injeção ID seja administrada corretamente.

HABILIDADE 23-5 ADMINISTRAÇÃO DE MEDICAMENTOS POR BOLO INTRAVENOSO

Um bolo IV envolve a introdução de uma dose do medicamento concentrado diretamente em uma veia por meio de um acesso IV já existente (Cap. 28). Um bolo IV ou *bolus* geralmente requer um pequeno volume de líquido, o que é considerado uma vantagem para pacientes com risco de sobrecarga de fluidos. A administração de medicamentos por bolo IV é comum em emergências, quando se precisa fornecer um medicamento de ação rápida imediatamente. Como esses medicamentos agem com rapidez, é essencial que esses pacientes sejam monitorados atentamente para reações adversas. As instituições têm políticas e procedimentos que identificam os medicamentos que enfermeiros podem administrar por bolo IV e outras vias IV. Tais políticas são baseadas no medicamento, na capacidade e na disponibilidade da equipe e no tipo de equipamento de monitoramento disponível.

O bolo IV é um método perigoso de administrar medicamentos, porque não permite tempo para corrigir erros. A administração de medicamentos em bolo IV com muita rapidez pode causar a morte. Portanto, tenha muito cuidado ao calcular a quantidade correta do medicamento administrado. Além disso, um bolo pode causar irritação direta no revestimento dos vasos sanguíneos; portanto, sempre confirme a colocação do cateter ou agulha IV. Nunca administre um bolo IV se o local de inserção parecer edemaciado, avermelhado ou se os líquidos IV não estiverem fluindo na velocidade prescrita. A injeção acidental de alguns medicamentos nos tecidos ao redor de uma veia pode causar dor, degradação dos tecidos e abscessos.

Verificar a velocidade de administração do medicamento em bolo IV usando diretrizes institucionais ou o manual de referência do medicamento. Revisar a quantidade de medicamento que o paciente receberá a cada minuto, a concentração recomendada e a velocidade de administração. Por exemplo, se um paciente precisar receber 6 mL de um medicamento a cada 3 minutos, administrar 2 mL do medicamento em bolo IV a cada minuto. Deve-se compreender a finalidade do medicamento e qualquer reação adversa possível relacionada à velocidade e à via de administração.

Um medicamento IV é administrado em bolo por uma infusão IV contínua existente ou um acesso venoso intermitente (geralmente chamado de cateter salinizado). O cateter periférico salinizado e conectado em uma pequena "extensão" ou câmara coberta por uma tampa de borracha (tampa de látex puncionável) (*plug* macho). Um cateter IV pode ser convertido em um acesso venoso intermitente utilizando esses dispositivos complementares (*plug* macho, conectores em y) (Cap. 28). O uso desses dispositivos complementares economiza o tempo eliminando o monitoramento constante de um acesso IV contínuo. Também oferece melhor mobilidade, segurança e conforto para os pacientes ao eliminar a necessidade de um acesso IV contínuo. Após ter administrado um bolo IV por um acesso venoso intermitente, realizar a lavagem com soro fisiológico 0,9% para manter sua permeabilidade.

AVALIAÇÃO

1. Verificar a precisão e a integridade de cada MAR de acordo com a prescrição de medicamento original do profissional. Verificar o nome do paciente, o nome e a dose do medicamento, a via de administração e o horário da administração. Faça uma nova cópia ou uma reimpressão de qualquer porção do MAR impresso que seja difícil de ler. *Justificativa: A prescrição médica é a fonte mais confiável e o único registro legal dos medicamentos que o paciente deve receber. Garante que o paciente receba os medicamentos corretos. MARs escritos à mão constituem uma fonte de erros de medicação* (Eisenhauer et al., 2007; Furukawa et al., 2008).

> ⚡ **ALERTA DE SEGURANÇA** Alguns medicamentos IV podem ser aplicados em bolo com segurança apenas quando o paciente for monitorado continuamente com relação a arritmias, alterações da pressão arterial ou outros efeitos adversos. Portanto, alguns medicamentos em bolo podem ser administrados apenas em unidades específicas em uma instituição de saúde. Confirmar as diretrizes da instituição sobre as necessidades de monitoramento especial.

2. Avaliar a história clínica e o uso de medicamentos do paciente. *Justificativa: Identifica a necessidade de medicação.*
3. Colher informações de referência do medicamento necessárias para administração segura do medicamento, incluindo ação, finalidade, efeitos colaterais, dose normal, tempo até o pico e início de ação, velocidade em que deve ser administrado o medicamento e implicações para enfermagem, tais como a necessidade de diluir o medicamento ou de administrá-lo por um filtro. *Justificativa: O conhecimento do medicamento permite que ele seja administrado com segurança e que se monitore a resposta do paciente à terapia.*
4. Ao administrar medicamentos por um acesso IV existente, determinar a compatibilidade do medicamento com os líquidos IV e qualquer aditivo na solução IV. *Justificativa: Algumas vezes o medicamento IV não é compatível com a solução IV e/ou aditivos.*
5. Avaliar a condição do local de inserção da agulha IV para sinais de infiltração ou flebite. *Justificativa: Não administrar medicamentos se o local estiver edemaciado ou com sinais flogísticos.*
6. Avaliar a história do paciente de alergias a medicamentos, tipos de alérgenos conhecidos e reação alérgica normal. *Justificativa: Medicamentos IV podem causar uma resposta rápida. A resposta alérgica é imediata.*
7. Avaliar os sintomas do paciente antes de administrar o medicamento. *Justificativa: Fornece informações para avaliar o efeito desejado do medicamento.*
8. Avaliar a compreensão do paciente sobre a finalidade da terapia medicamentosa.

PLANEJAMENTO

Os **Resultados Esperados** enfocam a administração segura de um medicamento IV em bolo.
1. O efeito desejado do medicamento é obtido sem sinais de reações adversas.
2. O local IV permanece intacto sem sinais flogísticos ou sintomas de sensibilidade no local.
3. O paciente explica a finalidade e os efeitos colaterais da medicação.

Delegação e Colaboração

> No Brasil, o preparo e a administração de medicamento IV na prática clínica de enfermagem são desempenhados pelos profissionais de enfermagem de nível médio, auxiliar ou técnico, desde que sob a supervisão do enfermeiro, de acordo com a Lei 7.498/86.

Orientar o profissional de enfermagem sobre o seguinte:
- Possíveis ações do medicamento e reações adversas dos medicamentos e sobre o relato de sua ocorrência ao enfermeiro
- Relato de qualquer alteração na condição do paciente ao enfermeiro
- Relato de qualquer queixa do paciente de umidade ou desconforto ao redor do local de inserção IV

Equipamento
- Relógio com ponteiro de segundos
- MAR ou a impressão do computador
- Luvas de procedimento
- Algodão com antisséptico
- Medicamento no frasco ou frasco-ampola
- Seringas de segurança para medicamento e preparação de lavagem com solução salina

HABILIDADE 23-5 Administração de Medicamentos por Bolo Intravenoso

- Dispositivo de segurança sem agulha ou agulha estéril (calibre 21 a 25 [0,8 a 0,5mm])
- Seringas preenchidas com solução salina: frasco-ampola de soro fisiológico 0,9% para lavagem (*flushing*) do acesso IV é recomendado [Infusion Nurses Society, 2006]; mas, se a instituição continuar a usar a lavagem com heparina, a concentração mais comum corresponde a 10 unidades/mL; verificar a política da instituição)
- Recipiente adequado para descarte de material perfurocortante.

IMPLEMENTAÇÃO para ADMINISTRAÇÃO DE MEDICAMENTOS POR BOLO INTRAVENOSO

ETAPA	JUSTIFICATIVA
1. Preparar o medicamento a partir da ampola ou frasco-ampola usando técnica asséptica (Habilidade 23.1). Verificar o rótulo do medicamento cuidadosamente com MAR duas vezes enquanto prepara o medicamento.	Garante que o medicamento seja estéril. *A primeira e a segunda verificações de precisão* garantem que o medicamento correto seja administrado.

> **⚡ ALERTA DE SEGURANÇA** Alguns medicamentos IV exigem diluição antes da administração. Verificar a política da instituição ou com o farmacêutico. Se uma pequena quantidade de medicamento for administrado (p. ex., menos de 1 mL), diluir o medicamento em uma quantidade pequena (p. ex., 5 mL) de soro fisiológico 0,9% ou água estéril para que o medicamento não fique coletado em "espaços mortos" (p. ex., na porta Y, cobertura IV) do sistema de fornecimento IV.

ETAPA	JUSTIFICATIVA
2. Levar o medicamento ao paciente no momento correto, dentro de 30 minutos antes ou após o horário prescrito. Medicamentos de emergência ou que forem necessários conforme alteração do quadro clínico devem ser administrados no exato momento em que foram prescritos	Garante o efeito terapêutico pretendido. Administrar imediatamente medicamentos de emergência ou os prescritos no momento da alteração do quadro clínico
3. **Veja Protocolo Padrão (ao final do livro).**	
4. Identificar o paciente usando dois identificadores (p. ex., nome e dia de nascimento ou outros dois identificadores, de acordo com a política da instituição). Comparar os identificadores com as informações no MAR ou prontuário médico do paciente.	Garante o paciente correto. Mantém a conformidade com as normas do *The Joint Commission* e melhora a segurança para o paciente (TJC, 2010).
5. Comparar os nomes dos medicamentos no rótulo do medicamento com o MAR mais uma vez ao lado do leito do paciente.	*A terceira verificação de precisão* garante que o medicamento correto seja administrado.
6. Discutir a finalidade de cada medicamento, a ação e os possíveis efeitos adversos com o paciente. Deixar que o paciente faça qualquer pergunta sobre os medicamentos. Explicar o procedimento ao paciente. Encorajar o paciente a relatar sintomas de desconforto no local IV.	O paciente tem o direito de ser informado, e a compreensão do paciente sobre cada medicamento melhora a adesão à terapia medicamentosa. Ajuda a identificar precocemente uma possível infiltração.
7. *Bolo Intravenoso (acesso existente):*	
a. Selecionar a porta de injeção da tubulação IV mais próxima do paciente. Sempre que possível, usar uma porta de injeção sem agulha.	Seguir as provisões da Needle Safety and Prevention Act de 2001 (OSHA, 2009).

> **⚡ ALERTA DE SEGURANÇA** Nunca administrar medicamentos IV por equipo que esteja infundindo sangue, hemoderivados ou soluções para nutrição parenteral.

ETAPA	JUSTIFICATIVA
b. Limpar com algodão e antisséptico a porta de injeção. Deixar secar.	Previne a transmissão de micro-organismos durante a inserção da agulha ou cânula romba.
c. *Conectar a seringa ao acesso IV:* Inserir a agulha plástica na porta de acesso, ou, se estiver usando um sistema de conexão de injeção, conectar a seringa diretamente (ilustração) ou uma agulha de pequeno diâmetro.	Previne a introdução de micro-organismos. Previne lesão do diafragma da porta e possível vazamento do local.
d. Ocluir o acesso IV pinçando o equipo imediatamente acima da porta da injeção (ilustração). Puxar com delicadeza o êmbolo da seringa para aspirar o retorno sanguíneo.	A verificação final garante que o medicamento seja fornecido na corrente sanguínea.

> **⚡ ALERTA DE SEGURANÇA** No caso de agulhas IV de menor calibre, o retorno sanguíneo às vezes não é aspirado, mesmo que a linha IV esteja permeável. Se o local IV não apresentar sinais de infiltração e o líquido IV estiver sendo infundido sem dificuldade, administrar o bolo IV.

(Continua)

ETAPA	JUSTIFICATIVA

e. Soltar a tubulação e injetar o medicamento dentro do período de tempo recomendado pela política da instituição, farmacêutico ou manual de referência do medicamento. Usar um relógio para cronometrar as administrações. Você pode pinçar o acesso IV enquanto estiver administrando o medicamento e soltá-lo quando não estiver. Deixar o líquido IV infundir quando não estiver administrando o medicamento.

Garante a infusão segura do medicamento. A injeção rápida do medicamento IV pode ser fatal. Permitir a infusão de líquidos IV enquanto você estiver aplicando o medicamento IV permite que o medicamento seja fornecido ao paciente na velocidade prescrita.

> ⚡ **ALERTA DE SEGURANÇA** Se o medicamento IV for incompatível com os líquidos IV, interromper os líquidos IV, pinçar o acesso IV e realizar lavagem com 10 mL de soro fisiológico 0,9% ou água estéril. Em seguida, fornecer o bolo IV durante o período de tempo apropriado e realizar a lavagem com mais 10 mL de soro fisiológico 0,9% ou água estéril na mesma velocidade em que o medicamento foi administrado. Reiniciar os líquidos IV na velocidade prescrita. Isso permite a administração do medicamento por um acesso existente sem criar possíveis riscos associados a incompatibilidades IV. Se o acesso IV atualmente contiver um medicamento, desconectar o acesso IV e administrar o medicamento IV em bolo, como descrito na Etapa 7, para evitar a administração de um bolo rápido do medicamento no acesso IV existente do paciente. Verificar a política da instituição sobre a interrupção de líquidos IV ou medicamentos IV contínuos. Se não puder interromper a infusão IV, instituir um novo local IV (Cap. 28) e administrar o medicamento usando o método de bolo IV e manter como acesso periférico intermitente com solução salina.

f. Após injetar o medicamento, retirar a seringa e verificar novamente a velocidade de infusão do líquido.

A injeção do bolo muitas vezes altera a velocidade de infusão do líquido. Uma infusão rápida do líquido causa sobrecarga de líquidos circulatórios.

8. *Bolo intravenoso:*
   a. Preparar a solução para lavagem de acordo com a política da instituição.
      (1) *Método de lavagem com solução salina (método preferido):* Preparar duas seringas preenchidas com 2 a 3 mL de solução salina.
      Lavagem com heparina (não recomendado, consultar a política da instituição).
   b. Administrar o medicamento:
      (1) Limpar com algodão e antisséptico a porta da injeção dos dispositivos complementares (*plug* macho, conectores em y).

O soro fisiológico 0,9% é eficaz para manter acessos IV periféricos permeáveis e é compatível com uma grande variedade de medicamentos.

Previne a transmissão de micro-organismos durante a inserção da agulha.

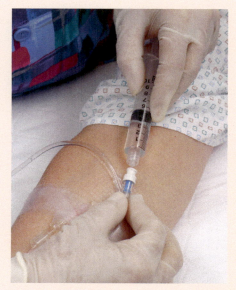

ETAPA 7c Conectando a seringa ao acesso IV com uma ponta de cânula romba sem agulha.

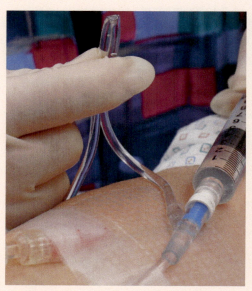

ETAPA 7d Oclusão da tubulação IV acima da porta da injeção.

HABILIDADE 23-5 Administração de Medicamentos por Bolo Intravenoso

ETAPA	JUSTIFICATIVA
(2) Inserir a seringa com solução salina pela porta de injeção dos dispositivos complementares (*plug* macho, conectores em y).	
(3) Puxar com delicadeza o êmbolo da seringa e verificar o retorno sanguíneo.	Indica se a agulha ou cateter está na veia.

> ⚡ **ALERTA DE SEGURANÇA** Em alguns casos, especialmente com agulha IV de menor calibre, o retorno sanguíneo geralmente não é aspirado, mesmo que a IV esteja permeável. Se o local IV não mostrar sinais de infiltração e a IV fluir sem dificuldade, prosseguir com o bolo IV.

ETAPA	JUSTIFICATIVA
(4) Lavar o local IV com solução salina empurrando o êmbolo lentamente.	Limpa a agulha e o reservatório de sangue. A lavagem sem dificuldade indica um acesso IV permeável.
(a) Observar com cuidado a área da pele acima do cateter IV. Observar qualquer edema ou tumefação quando realizar a lavagem no acesso IV.	Tumefação indica infiltração na veia e requer a remoção do cateter.
(5) Remover a seringa cheia de solução salina.	
(6) Limpar com algodão e antisséptico a porta da injeção dos dispositivos complementares (*plug* macho, extensores em y).	
(7) Inserir a seringa contendo o medicamento preparado pela porta de injeção dos dispositivos complementares (*plug* macho, extensores em y).	Permite a administração do medicamento.
(8) Injetar o medicamento dentro do período de tempo recomendado pela política da instituição, pelo farmacêutico ou pelo manual de referência do medicamento. Usar um relógio para cronometrar a administração.	Muitos erros de medicação estão associados a bolos IV administrados com muita rapidez. A obediência às diretrizes de velocidades do bolo IV promove a segurança do paciente.
(9) Após administrar o bolo, retirar a seringa.	
(10) Limpar com algodão e antisséptico o local de injeção dos dispositivos complementares (*plug* macho, conectores em y).	
(11) Lavar a porta da injeção. Fixar a seringa com soro fisiológico 0,9% e injetar com a mesma velocidade em que o medicamento foi realizado.	Lavar o acesso IV com soro fisiológico 0,9% previne a oclusão do dispositivo de acesso IV e garante que todo o medicamento seja fornecido. Lavar o local IV com a mesma velocidade que a medicação garante que qualquer medicamento remanescente na agulha IV seja fornecido na velocidade correta.
9. Descartar a agulha sem cobertura e as seringas em um recipiente à prova de perfuração e vazamento.	Previne ferimentos acidentais por agulha e obedece às diretrizes do CDC para descarte de objetos perfurocortantes (OSHA, 2009).
10. **Veja Protocolo de Conclusão (ao final do livro).**	
11. Permanecer com o paciente por vários minutos e observar qualquer reação alérgica.	Dispneia, sibilos e colapso circulatório são sinais de uma reação anafilática grave.

AVALIAÇÃO

1. Observar o paciente atentamente para reações adversas durante a administração e por vários minutos a seguir.
2. Observar o local IV durante a injeção e por 48 horas após o bolo IV para tumefação súbita.
3. Avaliar o estado do paciente após a administração do medicamento para avaliar a eficácia terapêutica.
4. Pedir que o paciente explique a finalidade e os eventos adversos do medicamento.

Resultados Inesperados e Intervenções Relacionadas

1. O paciente desenvolve uma reação adversa ao medicamento.
    a. Interromper o fornecimento do medicamento imediatamente e seguir a política da instituição para resposta apropriada (p. ex., administração de anti-histamínicos ou epinefrina) e para relato de reações adversas ao medicamento.
    b. Acrescentar as informações sobre alergia no prontuário médico do paciente conforme a política da instituição.
2. O local intravenoso apresenta sintomas de infiltração ou flebite (Cap. 28).
    a. Interromper a infusão imediatamente ou descontinuar o dispositivo de acesso e reiniciar em outro local.
    b. Determinar a extensão da lesão que o medicamento IV pode produzir no tecido subcutâneo.
    c. Fornecer cuidados para extravasamento IV (p. ex., injetar fentolamina ao redor do local de infiltração IV) quando indicado pela política da instituição, usar uma referência do medicamento ou consultar um farmacêutico para determinar os cuidados de acompanhamento apropriados.

3. O paciente não consegue explicar as informações sobre o medicamento.
   a. O paciente requer reorientação ou não consegue aprender neste momento.

Registro e Relato
- Registrar o nome do medicamento, a data, a hora, a dose, a via, o tempo de infusão no MAR imediatamente após a administração, não antes. Incluir as iniciais ou assinatura.
- Registrar a orientação ao paciente, os conhecimentos e a capacidade de autoadministração do medicamento nas anotações de enfermagem.
- Registrar a resposta do paciente ao medicamento nas anotações de enfermagem.
- Relatar qualquer reação adversa ao médico do paciente. A resposta do paciente pode indicar a necessidade de terapia médica adicional.

Amostra de Documentação
14h Furosemida 20 mg administrados durante 2 minutos por acesso IV no antebraço direito. Local livre de vermelhidão e edema. Paciente nega qualquer dor no local de inserção IV.

Considerações Especiais
Pediatria
- A dose terapêutica do medicamento em bolo IV para lactentes e crianças geralmente é pequena e difícil de preparar corretamente, mesmo com uma seringa de TB. Deve-se infundir esses medicamentos lentamente e em pequenos volumes devido ao risco de sobrecarga de volume hídrico (Hockenberry e Wilson, 2009). Para segurança da criança, usar bombas de seringa com rótulos pré-impressos na farmácia ao administrar medicamento por bolo IV (Wesolowski, 2009).

Geriatria
- Os sistemas renal e metabólico não funcionam de modo tão eficiente devido ao processo do envelhecimento. Para reduzir o risco de efeitos adversos dos medicamentos IV em bolo, deve-se ter um bom conhecimento sobre os efeitos adversos do medicamento e das suas interações medicamentosas (Aschenbrenner e Venable, 2009). Pacientes idosos podem tolerar medicamentos em bolo IV se esses forem administrados em períodos de tempo mais longos.

Assistência Domiciliar (*Home Care*)
- Os medicamentos em bolo IV muitas vezes são administrados em casa. Enfermeiros, farmacêuticos e médicos precisam colaborar de modo próximo no tratamento desses pacientes. Os pacientes e suas famílias que são independentemente responsáveis pelo controle dos medicamentos IV precisam compreender todos os aspectos da segurança na administração. Visão adequada e destreza manual são necessárias para manipular a seringa. Os pacientes devem compreender seus dispositivos de acesso venoso, a velocidade para administração dos medicamentos e como lavar seus dispositivos de acesso. Os pacientes precisam armazenar os medicamentos com segurança, descartar seus suprimentos IV e saber quem contatar em caso de emergência.

HABILIDADE 23.6 — ADMINISTRAÇÃO DE MEDICAMENTOS INTRAVENOSOS POR PIGGYBACK, INFUSÃO INTERMITENTE E BOMBAS DE MINI-INFUSÃO

Outro método para administração de medicamentos IV utiliza pequenos volumes (25 a 250 mL) de líquidos IV compatíveis infundidos durante um período de tempo desejado. Esse método reduz o risco da infusão rápida da dose e fornece independência para o paciente. Os pacientes devem ter um acesso IV estabelecido, que é mantido permeável por infusão contínua ou lavagens intermitentes de soro fisiológico 0,9%. Para administrar a infusão intermitente do medicamento, pode-se utilizar qualquer um dos métodos a seguir.

Piggyback
Um *piggyback* é um pequeno recipiente de vidro ou frasco IV (25 a 250 mL) conectado a um acesso de tubulação curta que o conecta à porta Y *superior* de um acesso de infusão primária ou a um acesso venoso intermitente salinizado. O recipiente IV que contém o medicamento é rotulado de acordo com o formato do medicamento *piggyback* IV do ISMP (2008). A tubulação do *piggyback* consiste em um sistema de micro ou macrogotejamento. O conjunto é chamado de *piggyback* porque a pequena bolsa ou frasco é localizado sob o recipiente IV primário. No conjunto *piggyback*, a linha principal não recebe infusão quando o medicamento no *piggyback* está sendo infundido. A porta do acesso IV primário contém uma válvula de retroverificação que interrompe automaticamente o fluxo da infusão primária quando a infusão do *piggyback* começa. Após a solução do *piggyback* ter sido infundida e a solução da tubulação cair abaixo do nível da câmara de gotejamento de infusão primária, a válvula de retroverificação se abre e a infusão primária começa a fluir novamente.

Administração com Volume Controlado
Conjuntos de administração de volume controlado (p. ex., Volutrol, Buretrol, Pediatrol) são recipientes pequenos (50 a 150 mL) fixados imediatamente abaixo da bolsa ou frascos de infusão primária. O conjunto é fixado e preenchido de modo semelhante ao usado com uma infusão IV regular. Contudo, a preparação do conjunto é diferente, dependendo do tipo de filtro (válvula de flutuação ou membrana) do conjunto. Siga as instruções da embalagem para a preparação dos conjuntos.

Bomba de Mini-infusão
A bomba de mini-infusão é operada por bateria e fornece medicamentos em quantidades muito pequenas de líquido (5 a 60 mL) dentro de períodos de infusão controlados (Fig. 23-16). Utiliza seringas regulares.

AVALIAÇÃO
1. Verificar a precisão e a integridade de cada MAR de acordo com a prescrição de medicamento original do profissional. Verificar o nome do paciente, o nome e a dose do medicamento, a via de administração e o horário da administração. Faça uma nova cópia ou uma reimpressão de qualquer porção do MAR

HABILIDADE 23.6 Administração de Medicamentos Intravenosos por Piggyback

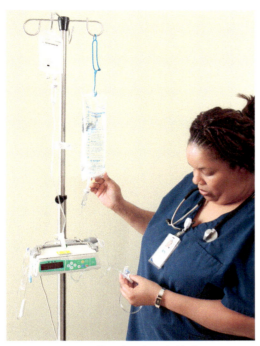

FIG 23-16 Bomba de mini-infusão.

impresso que seja difícil de ler. *Justificativa: A prescrição médica é a fonte mais confiável e o único registro legal dos medicamentos que o paciente deve receber. Garante que o paciente receba os medicamentos corretos. MARs escritos à mão constituem uma fonte de erros de medicação (Eisenhauer et al., 2007; Furukawa et al., 2008).*

2. Avaliar a história clínica e de medicamento do paciente. *Justificativa: Identifica a necessidade do medicamento.*
3. Recolher as informações de referência do medicamento necessárias para administrar o medicamento com segurança, tais como mecanismo de ação, finalidade, reações adversas, dose terapêutica, início de ação, velocidade de administração do medicamento e implicações para enfermagem, como necessidade de diluir o medicamento ou de administrá-lo por um filtro. *Justificativa: O conhecimento do medicamento permite que se administre o medicamento de modo seguro e que se monitore a resposta do paciente à terapia.*
4. Se estiver administrando o medicamento por um acesso IV existente, determinar a compatibilidade do medicamento com líquidos IV e qualquer aditivo na solução IV. *Justificativa: O medicamento IV muitas vezes não é compatível com a solução IV e/ou aditivos.*

> ⚡ **ALERTA DE SEGURANÇA** Nunca administrar medicamentos IV na mesma via que esteja infundindo sangue, hemoderivados ou soluções de nutrição parenteral.

5. Avaliar a permeabilidade do acesso IV existente do paciente (Cap. 28). *Justificativa: Não administrar o medicamento se o local estiver edemaciado ou apresentar sinais flogísticos.*
6. Avaliar a história de alergia medicamentosa do paciente, tipos de alérgenos conhecidos e reação alérgica normal. *Justificativa: A administração IV de medicamentos pode causar uma resposta rápida. A resposta alérgica é imediata.*
7. Avaliar os sintomas do paciente antes de iniciar a terapia medicamentosa. *Justificativa: Fornece informações para avaliar o efeito desejado do medicamento.*
8. Avaliar o conhecimento do paciente sobre o medicamento.

PLANEJAMENTO

Os **Resultados Esperados** enfocam a administração segura de um medicamento em bolo IV.
1. O medicamento é administrado com segurança e o efeito terapêutico desejado é obtido.
2. O medicamento é infundido dentro do período desejado.
3. O local IV permanece intacto sem sinais de tumefação, inflamação e sintomas de sensibilidade local.
4. O paciente explica a finalidade e as reações adversas do medicamento.

Delegação e Colaboração

> No Brasil, o preparo e a administração de medicamento IV por *piggyback*, conjuntos de infusão intermitente e bombas de mini-infusão na prática clínica de enfermagem são desempenhados pelos profissionais de enfermagem de nível médio, auxiliar ou técnico, desde que sob a supervisão do enfermeiro, de acordo com a Lei 7.498/86.

Orientar o profissional de enfermagem sobre o seguinte:
- Possíveis ações e reações adversas dos medicamentos e sobre o relato de sua ocorrência ao enfermeiro
- Relato de qualquer alteração na condição do paciente ao enfermeiro
- Relato de qualquer queixa de umidade ou desconforto do paciente ao redor do local de inserção IV

Equipamento
- Fita adesiva (opcional)
- Algodão com antisséptico
- Suporte para o soro
- MAR (eletrônico ou impressão)
- Recipiente perfurocortante

Piggyback ou bomba de mini-infusão
- Medicamento preparado em uma bolsa de infusão rotulada de 5 a 250 mL ou seringa
- Seringa preparada com frasco-ampola de soro fisiológico 0,9% para lavagem.
- Equipo curto para infusão de micro ou macrogotejamento ou mini-infusão IV, de preferência com fixação a um sistema sem agulha
- Dispositivo sem agulha ou válvulas reguladoras preferíveis, se disponíveis
- Agulhas (calibre 21 ou 23 [0,8 a 0,6 mm], **apenas se** válvulas reguladoras ou outros métodos sem agulha não estiverem disponíveis)
- Bomba de mini-infusão, **se** indicado

Conjunto de administração com controle de volume
- Conjunto de administração com câmara de controle de volume
- Equipo para infusão (pode ter sistema de fixação sem agulha)
- Seringa (1 a 20 mL)
- Frasco-ampola ou ampola do medicamento prescrito

IMPLEMENTAÇÃO para ADMINISTRAÇÃO DE MEDICAMENTOS INTRAVENOSOS POR *PIGGYBACK*, INFUSÃO INTERMITENTE E BOMBAS DE MINI-INFUSÃO

ETAPA	JUSTIFICATIVA
1. Preparar o medicamento usando técnica asséptica (Habilidade 23.1). Verificar o rótulo do medicamento com MAR duas vezes enquanto prepara o medicamento.	Garante que o medicamento esteja estéril. *A primeira e a segunda verificações de precisão* garantem que o medicamento correto seja administrado.
2. Levar o medicamento ao paciente no horário correto, dentro de 30 minutos antes ou após o horário prescrito (ver política da instituição). Medicamentos de emergência ou que forem necessários conforme alteração do quadro clínico devem ser administrados no exato momento em que foram prescritos.	Garante o efeito terapêutico pretendido.
3. **Veja Protocolo Padrão (ao final do livro).**	
4. Identificar o paciente usando dois identificadores (p. ex., o nome e o dia de nascimento ou outros dois identificadores, de acordo com a política da instituição). Comparar os identificadores com as informações no MAR ou prontuário médico do paciente.	Garante o paciente correto. Mantém a conformidade com as normas do *The Joint Commission* e melhora a segurança para o paciente *(TJC, 2010)*.
5. Ao lado do leito, comparar novamente o MAR ou a impressão do computador com os nomes das medicações nos rótulos do medicamento. Perguntar ao paciente se ele tem alergias.	*Esta é a terceira verificação de precisão e* garante que o paciente receba o medicamento correto. Confirma a história de alergia do paciente.
6. Discutir a finalidade de cada medicamento, ação e possíveis reações adversas. Deixar que o paciente faça qualquer pergunta. Explicar que você administrará o medicamento por um acesso IV existente. Encorajar o paciente a relatar sintomas de desconforto no local.	Mantém o paciente informado sobre as terapias planejadas, minimizando a ansiedade. Os pacientes que verbalizam dor no local IV ajudam a detectar infiltrações IV precocemente, reduzindo a lesão dos tecidos vizinhos.
7. Administrar a infusão.	
a. *Infusão por piggyback:*	
(1) Conectar o equipo de infusão à bolsa do medicamento (Cap. 28). Encher o equipo abrindo o clampe de roldana regulador de fluxo. Quando o equipo estiver cheio, desloque o clampe de roldana para fechar o fluxo.	O enchimento do equipo de infusão com a solução e a liberação de bolhas de ar previne embolia gasosa.
(2) Dependurar o recipiente de medicamento *piggyback* acima do nível do recipiente primário (ilustração). (Usar um suporte para abaixar o recipiente primário).	A altura do recipiente afeta a velocidade de fluxo para o paciente.

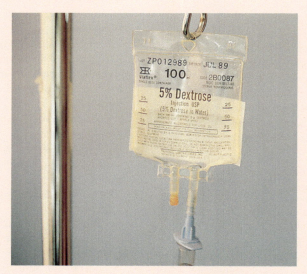

ETAPA 7a (2) Minibolsa de pequeno volume para infusão em *piggyback*.

(3) Conectar o equipo da infusão *piggyback* ao conector apropriado na porta Y superior ao acesso de infusão primário.	A conexão permite que o medicamento IV entre no acesso IV principal.

HABILIDADE 23.6 Administração de Medicamentos Intravenosos por Piggyback

ETAPA	JUSTIFICATIVA
(a) *Sistema sem agulha:* Limpar com algodão e álcool a porta sem agulha do acesso IV, deixar secar e inserir a ponta do equipo de infusão por *piggyback* (ilustrações).	O uso de conexões sem agulha previne ferimentos por agulhas acidentais (OSHA, 2009).

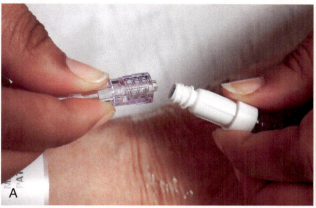 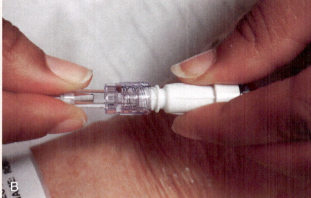

ETAPA 7a(3) (a) A e B, Sistema de cânula com trava sem agulha.

(b) *Válvula reguladora*: Limpar com algodão e álcool a porta da válvula reguladora, deixar secar e conectar o equipo. Girar a válvula reguladora para a posição aberta.	A válvula reguladora elimina a necessidade de agulha.
(c) *Porta de equipo*: Conectar uma agulha estéril na extremidade do equipo de infusão por *piggyback*. Remover a proteção da agulha, limpar com algodão e álcool a porta da injeção no acesso IV principal, deixar secar e inserir a agulha pelo centro da porta. Fixar, prendendo a conexão com fita adesiva.	Usar esse método apenas se o sistema sem agulha não estiver disponível. Previne a introdução de micro-organismos durante a inserção da agulha.
(4) *Opção*: seringa de solução salina: Seguir as Etapas 8a(1) até 8b(6) na Habilidade 23.5 para lavagem e preparo da solução salina. Limpar com algodão e álcool a porta, deixar secar e inserir a ponta do equipo de infusão por *piggyback* pelo acesso sem agulha.	A lavagem do *lock* garante a permeabilidade.
(5) Regular a velocidade de fluxo da solução do medicamento ajustando o clampe de roldana ou a velocidade de infusão da bomba IV (Cap. 28). Os tempos de infusão variam. Consultar a referência do medicamento ou a política da instituição para uma velocidade de fluxo segura.	Fornece uma infusão do medicamento lenta e segura e mantém os níveis terapêuticos no sangue.
(6) Quando o medicamento estiver sendo infundido:	
(a) *Infusão contínua:* Verificar a velocidade de fluxo na infusão primária. A infusão primária começa automaticamente após o término da solução do *piggyback*. Se uma válvula reguladora for usada, girar a válvula para a posição desligada.	A válvula de retroverificação no *piggyback* interrompe o fluxo da infusão primária até a infusão completa do medicamento. A verificação da velocidade de fluxo garante a administração adequada de líquidos IV.
(b) *Seringa de solução salina*: Desconectar o equipo, limpar com álcool a porta e lavar o acesso IV com 2 a 3 mL de solução salina. Manter a técnica asséptica na manipulação do equipo IV entre as infusões intermitentes.	
(7) Regular o acesso de infusão contínua principal na velocidade prescrita.	A infusão por *piggyback* algumas vezes interfere com a velocidade de infusão do acesso principal.
(8) Deixar a bolsa e o equipo de *piggyback* IV no local para administração futura do medicamento (ver política da instituição) ou descartar no recipiente apropriado.	O estabelecimento de acesso secundário produz uma via de entrada para micro-organismos no acesso principal. Trocas repetidas do equipo aumentam o risco de transmissão de infecções (verificar a política da instituição).

(Continua)

ETAPA	JUSTIFICATIVA

b. *Conjunto de administração com câmara de controle de volume:*

(1) Preencher a câmara de volume de controle com a quantidade de líquido desejado (50 a 100 mL) abrindo o clampe de roldana entre a câmara de volume de controle e a bolsa IV principal (ilustração).

O pequeno volume de líquido dilui a medicação IV e reduz o risco da infusão muito rápida do líquido.

(2) Fechar o clampe de roldana e verificar para garantir que o clampe da saída de ar da câmara de volume de controle esteja aberto.

Previne vazamento adicional de líquido para câmara de volume de controle. A saída de ar permite que o líquido saia na velocidade regulada.

(3) Limpar com algodão e antisséptico a porta da injeção no topo da câmara de volume de controle.

Previne a introdução de micro-organismos durante a inserção da agulha.

(4) Remover a cobertura ou bainha da agulha e inserir a seringa sem agulha ou a agulha da seringa pela porta e injetar o medicamento (ilustração). Rodar delicadamente a câmara de volume de controle entre as mãos.

A rotação mistura o medicamento com a solução para garantir a distribuição igual na câmara de volume de controle.

(5) Regular a velocidade de infusão IV para permitir que o medicamento seja infundido no período recomendado pela política da instituição, pelo farmacêutico ou pelo manual de referência do medicamento.

Para um efeito terapêutico ótimo, o medicamento deve ser infundido no intervalo de tempo prescrito.

(6) Rotular a câmara de volume de controle com o nome do medicamento, dose, volume total, incluindo diluente e tempo da administração conforme formato de rótulo para medicação IV segura do ISMP (2008).

Alerta enfermeiros quanto ao medicamento infundido. Previne que outros medicamentos sejam adicionados à câmara de volume de controle.

(7) Se o paciente estiver recebendo uma infusão IV contínua, verificar a infusão contínua após o término da infusão do medicamento na câmara de volume de controle para garantir a velocidade apropriada de administração de líquidos IV.

Garante o equilíbrio hídrico apropriado.

(8) Descartar a agulha desprotegida ou a agulha envolvida em um protetor de segurança e a seringa em um recipiente adequado.

Previne ferimentos acidentais com agulhas.

c. *Administração de mini-infusão:*

(1) Conectar a seringa preenchida a um equipo de mini-infusão.

Um equipo especial projetado para encaixe de seringa fornece o medicamento ao acesso IV principal.

(2) Cuidadosamente aplicar pressão ao êmbolo da seringa, permitindo que o equipo seja preenchido com o medicamento.

Garante que a tubulação esteja livre de bolhas de ar para prevenir embolia gasosa.

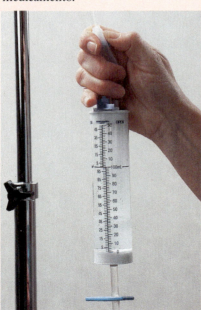

ETAPA 7b(1) Preenchendo o dispositivo de volume controlado.

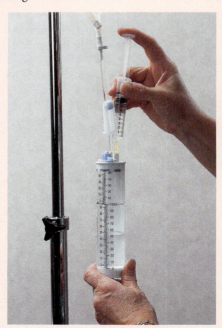

ETAPA 7b(4) Injetando o medicamento na câmara de volume de controle.

HABILIDADE 23.6 Administração de Medicamentos Intravenosos por Piggyback

ETAPA	JUSTIFICATIVA

(3) Colocar a seringa na bomba de mini-infusão (seguir as instruções do produto) e pendurar no suporte para infusão. Certifique-se de que a seringa esteja fixada (ilustração).

A inserção correta é necessária para a infusão adequada.

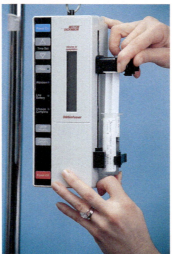

ETAPA 7c (3) Garantir que a seringa esteja fixada após sua colocação na bomba de mini-infusão.

(4) Conectar a extremidade do equipo de mini-infusão no acesso IV principal ou a seringa de solução salina.
  (a) *Sistema sem agulha*: Limpar com algodão e álcool a porta sem agulha do equipo IV, deixar secar e inserir a ponta do equipo de mini-infusão pelo centro da porta.

A OSHA recomenda um sistema sem agulha para reduzir risco de ferimentos com agulha (2007).

  (b) *Válvula reguladora*: Limpar com algodão e álcool a porta da válvula reguladora no equipo de infusão contínuo, deixar secar e conectar o equipo. Girar a válvula reguladora para a posição aberta.

A válvula reguladora reduz o risco de ferimentos com agulha.

  (c) *Sistema de agulha*: Conectar uma agulha estéril ao equipo de mini-infusão, remover a tampa, limpar com algodão e álcool a porta de injeção no acesso IV principal, deixar secar e inserir a agulha pelo centro da porta. Considerar a colocação de uma fita adesiva no local onde o equipo IV entra na porta para manter a conexão fixa.

Use esse método apenas se um sistema sem agulha não estiver disponível.

  (d) *Seringa de solução salina*: Seguir as Etapas 8a(1) até 8b(6) na Habilidade 23.5 para lavagem e preparo da solução salina. Limpar com algodão e álcool a porta, deixar secar e inserir a ponta do equipo de mini-infusão.

(5) Ajustar a bomba para fornecer o medicamento dentro do período de tempo recomendado pela política da instituição, pelo farmacêutico ou pelo manual de referência do medicamento. Apertar o botão na bomba para iniciar a infusão.

A bomba fornece o medicamento automaticamente, em uma velocidade segura e constante com base no volume na seringa.

(6) Quando o medicamento estiver sendo infundido:
Infusão IV principal: Verificar a velocidade de fluxo. A infusão começa a fluir automaticamente quando a bomba parar. Regular a infusão na velocidade desejada quando necessário. (OBSERVAÇÃO: Ao usar uma válvula reguladora, desligar o acesso de mini-infusão e reiniciar a infusão contínua).
Seringa de solução salina: Desconectar o equipo, limpar com álcool a porta e realizar a lavagem no acesso IV com 2 a 3 mL da solução salina.

Mantém o acesso permeável.

(Continua)

ETAPA	JUSTIFICATIVA
(7) Descartar os suprimentos em um recipiente perfurocortante. 8. **Veja Protocolo de Conclusão (ao final do livro).** 9. Permanecer com paciente por vários minutos e observar qualquer reação alérgica.	Previne ferimentos acidentais com agulhas (OSHA, 2009). Dispneia, sibilos e colapso circulatório são sinais de reação anafilática grave.

AVALIAÇÃO

1. Avaliar o estado do paciente após a administração do medicamento.
2. Observar o paciente quanto a sinais de reações adversas.
3. Durante a infusão, verificar periodicamente a velocidade de infusão e a condição do local do acesso IV.
4. Pedir que o paciente explique a finalidade e as reações adversas do medicamento.

Resultados Inesperados e Intervenções Relacionadas

1. O paciente desenvolve uma reação adversa ao medicamento.
    a. Interromper a infusão do medicamento imediatamente.
    b. Seguir a política da instituição para a resposta apropriada e para o relato de reações adversas ao medicamento.
    c. Acrescentar as informações sobre alergia no prontuário médico do paciente.
2. O medicamento não é infundido durante o período desejado.
    a. Determinar o motivo (p. ex., cálculo inadequado da velocidade de fluxo, posicionamento errôneo da agulha IV no local da inserção, infiltração).
    b. Tomar as medidas corretivas, quando indicado.
3. O local intravenoso mostra sinais de infiltração ou flebite (Cap. 28).
    a. Interromper imediatamente a infusão e descontinuar o dispositivo de acesso.
    b. Tratar o local IV como indicado pela política da instituição.
    c. Para infiltração, determinar o quanto o medicamento IV é nocivo para o tecido subcutâneo. Fornecer cuidados de extravasamento IV (p. ex., injeção de fentolamina ao redor do local de infiltração IV) como indicado pela política da instituição ou consultar um farmacêutico para determinar os cuidados de acompanhamento apropriados.

Registro e Relato

- Registrar o medicamento, a dose, a via, a velocidade de infusão e a data e o momento da administração no MAR imediatamente após a administração, não antes. Incluir as iniciais ou assinatura.
- Registrar o volume de líquido na bolsa de medicamento ou câmara de volume de controle como volume total infundido.
- Relatar qualquer reação adversa ao profissional de saúde do paciente.

Amostra de Documentação

16h (Furosemida) 10 mg IV iniciado por mini-infusão. Local de infusão IV no antebraço esquerdo livre de eritema, dor ou edema. Infusão IV primária D_5 ½ soro fisiológico 0,9% com infusão a 100 mL/h sem intercorrências.

Considerações Especiais

Pediatria

- Lactentes e crianças são vulneráveis a alterações do equilíbrio hídrico e não se ajustam rapidamente a alteração do mesmo. Monitorar a infusão e a eliminação cuidadosamente na presença de medicamentos intravenosos (Hockenberry e Wilson, 2009).

Geriatria

- A alteração da farmacocinética de medicamentos e os efeitos da polifarmácia colocam os idosos em risco de toxicidade por medicamento. Monitorar cuidadosamente a resposta de idosos à terapia medicamentosa IV (Aschenbrenner e Venable, 2009).
- Adultos mais velhos correm risco de desenvolver sobrecarga de volume hídrico e exigem uma avaliação cuidadosa dos sinais de sobrecarga e de insuficiência cardíaca.

Assistência Domiciliar (*Home Care*)

- Os pacientes ou os cuidadores da família que administram medicamentos IV em casa precisam ser educados sobre as etapas de administração de medicamentos. O paciente ou o cuidador da família deve realizar várias demonstrações do procedimento da administração do medicamento IV antes de realizar essa habilidade de modo independente. Além disso, pacientes e cuidadores da família devem conhecer os sinais de complicações da administração de medicamentos IV, tais como flebite e infiltração, e saber o que fazer em caso de intercorrências.

HABILIDADE 23.7   ADMINISTRAÇÃO DE MEDICAÇÕES SUBCUTÂNEAS CONTÍNUAS

A via para administração de medicamento por infusão subcutânea contínua (CSQI ou CSCI) é usada para medicamentos selecionados (p. ex., opioides, insulina). A via também é eficaz com medicamentos para interromper parto prematuro (p. ex., terbutalina) e tratar hipertensão pulmonar (p. ex., treprostinil sódico). Outro fator que determina a velocidade de infusão de CSQI é a velocidade de absorção do medicamento. A maioria dos pacientes pode absorver 3 a 5 mL/h de medicamento (Justad, 2009).

Com a CSQI, os pacientes são capazes de controlar suas doenças e/ou dor sem os riscos e os custos envolvidos com a administração de medicamento IV. É relativamente fácil para pacientes e famílias aprenderem e entenderem essa via de administração no ambiente doméstico. A CSQI melhora o controle da dor oncológica e pós-operatória em diferentes grupos de pacientes, incluindo lactentes, crianças e adultos (Cope *et al.*, 2008; Justad, 2009; Morton, 2007).

HABILIDADE 23.7 Administração de Medicações Subcutâneas Contínuas

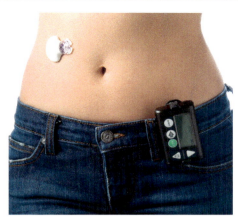

FIG 23-17 Bomba de CSQI e Sistema de Monitoramento Contínuo de Glicose MiniMed Paradigm REAL-Time Insulin. (Cortesia da Medtronic MiniMed, Northridge, Calif).

Pacientes com diabetes usando CSQI para controle dos níveis sanguíneos de glicose recebem educação intensa sobre o autocontrole de diabetes por educadores qualificados em diabetes e treinadores no uso da bomba de insulina. O sistema mais recente integra uma bomba de insulina com monitoramento de glicose contínuo em tempo real (Fig. 23-17) (Medtronic MiniMed, 2009). Pacientes com diabetes que usam bombas de insulina geralmente requerem menos insulina, porque a insulina é absorvida e usada com mais eficiência (Jakisch et al., 2008).

O procedimento para iniciar e descontinuar a terapia com CSQI é semelhante, independentemente do tipo de medicação fornecida. Contudo, a avaliação e as intervenções de enfermagem variam, dependendo do tipo de medicamento administrado. Por exemplo, se o medicamento for destinado ao controle de glicose em diabetes, deve-se avaliar os níveis de glicose sanguínea do paciente e os episódios de hipo ou hiperglicemia (Weissberg-Benchell et al., 2007).

Use uma agulha IV com asa de pequeno calibre (25G [15x5] a 27G [13x3,8]) ou uma cânula de Teflon especialmente preparada disponível no comércio para fornecer os medicamentos. Embora as cânulas de Teflon em geral sejam mais caras, elas tendem a ser mais confortáveis e apresentam menores taxas de complicação do que as agulhas IV com asa. Também estão associadas a menos acidentes por agulha. Baseie a escolha do tipo de agulha nas diretrizes da instituição ou na preferência do paciente. Use a agulha com o menor comprimento e o menor calibre necessários para iniciar e manter a infusão.

Usar os mesmos locais anatômicos empregados para injeções subcutâneas e a parte superior do tórax (Habilidade 23.2). A seleção do local depende do nível de atividade do paciente e do tipo de medicamento. Por exemplo, medicamentos para dor administrados a pacientes ambulatoriais são fornecidas de modo mais adequado na parte superior do tórax, o que permite que o paciente se mova livremente. A insulina é mais bem absorvida no abdome; portanto, escolha um local no abdome longe da linha da cintura. Sempre evite locais onde o equipo da bomba possa ser muito manipulado. Fazer um rodízio dos locais pelo menos a cada 72 horas ou sempre que ocorrerem complicações como vazamentos (INS, 2006; Medtronic MiniMed, 2009).

A via CSQI requer uma bomba computadorizada com aspectos de segurança, incluindo intervalos de bloqueio e alertas de advertência. Idealmente, as bombas de medicamentos são individualizadas com base no medicamento fornecido e nas necessidades do paciente. Você também deve considerar a disponibilidade e o custo da bomba e de seus suprimentos. Se possível, faça com que o paciente selecione a bomba que se adapte às necessidades individuais e domiciliares e que seja mais fácil de usar.

AVALIAÇÃO

1. Verificar a precisão e a integridade de cada MAR de acordo com a prescrição de medicamento original do profissional. Verificar o nome do paciente, o nome e a dose do medicamento, a via de administração e o horário da administração. Faça uma nova cópia ou uma reimpressão de qualquer porção do MAR impresso que seja difícil de ler. *Justificativa: A prescrição médica é a fonte mais confiável e o único registro legal dos medicamentos que o paciente deve receber. Garante que o paciente receba os medicamentos corretos. MARs escritos à mão constituem uma fonte de erros de medicamento (Eisenhauer et al., 2007; Furukawa et al., 2008).*
2. Avaliar a história clínica e medicamentosa do paciente. *Justificativa: Identifica a necessidade do medicamento.*
3. Colher informações de referência do medicamento necessárias para administrar o medicamento com segurança, incluindo ação, finalidade, reações adversas, dose normal, tempo até o pico e início de ação, velocidade para administração do medicamento e implicações para enfermagem. *Justificativa: O conhecimento do medicamento permite que você administre o medicamento de modo seguro e monitore a resposta do paciente à terapia.*
4. Avaliar contraindicações a CSQI (p. ex., trombocitopenia ou redução da perfusão tissular local). *Justificativa: A redução da perfusão tissular interfere com a absorção e a distribuição do medicamento.*
5. Avaliar o tecido adiposo do paciente para determinar o local apropriado. *Justificativa: Alterações fisiológicas do envelhecimento ou o efeito da doença no tecido subcutâneo afetam a escolha do local de inserção do cateter.*
6. Avaliar a história de alergias a medicamentos do paciente, tipos de alérgenos conhecidos e reação alérgica normal. *Justificativa: A administração de medicamentos por CSQI pode causar uma resposta rápida. A resposta alérgica é imediata.*
7. Avaliar os sintomas do paciente antes de iniciar a terapia medicamentosa. Determinar a severidade da dor (se estiver usando analgesia) ou medir o nível de glicose sanguínea (se estiver usando insulina). *Justificativa: Fornece informações para avaliar o efeito desejado do medicamento.*
8. Avaliar o conhecimento do paciente sobre o medicamento e a sua administração por CSQI. *Justificativa: Fornece informações sobre a compreensão do paciente sobre o medicamento e o dispositivo de fornecimento.*

PLANEJAMENTO

Os **Resultados Esperados** enfocam a administração segura de CSQI.

1. O local de inserção da agulha permanece livre de infecção.
2. O paciente obtém o efeito desejado do medicamento sem sinais de reações adversas.
3. O paciente explica a finalidade, a dose e os efeitos do medicamento e verbaliza a compreensão da terapia por CSQI.

CAPÍTULO 23 Administração de Medicações Parenterais

Delegação e Colaboração

> No Brasil, o preparo e a administração de medicamento por CSQI na prática clínica de enfermagem são desempenhados pelos profissionais de enfermagem de nível médio, auxiliar ou técnico, desde que sob a supervisão do enfermeiro, de acordo com a Lei 7.498/86.

Orientar o profissional de enfermagem sobre o seguinte:
- Possíveis eventos adversos ou reações do medicamento e sobre o relato de sua ocorrência ao enfermeiro
- Relato de complicações (p. ex., vazamento, eritema, desconforto) no local de inserção da agulha de CSQI ao enfermeiro
- Obtenção de qualquer sinal vital exigido e seu relato ao enfermeiro

Equipamento
Instituição da CSQI
- Luvas de procedimento
- Algodão com álcool
- Solução antisséptica como clorexidina
- Cateter IV com asas de pequeno calibre (25 a 27 [0,5 a 0,4 mm]) com equipo fixado ou cateter projetado para CSQI
- Bomba de infusão
- Curativo oclusivo transparente
- Fita adesiva
- Medicamento na seringa ou recipiente apropriado

Descontinuação de CSQI
- Luvas de procedimento
- Curativo de gaze estéril
- Fita ou bandagem adesiva
- Algodão com álcool e clorexidina (opcional)
- Recipiente perfurocortante

IMPLEMENTAÇÃO para ADMINISTRAÇÃO DE MEDICAMENTOS SUBCUTÂNEOS CONTÍNUOS

ETAPA	JUSTIFICATIVA
1. Revisar as instruções do fabricante da bomba.	Garante o uso adequado do equipamento.
2. Preparar o medicamento usando técnica asséptica (Habilidade 23.1) ou verificar a dose na seringa pré-carregada. Conectar a seringa e preparar o equipo com o medicamento tendo cuidado para não perder o medicamento. Comparar o rótulo do medicamento com o MAR.	Garante que o medicamento seja estéril. A verificação do rótulo do medicamento com a prescrição transcrita reduz o erro. A *primeira verificação de precisão* garante que o medicamento correto seja administrado.
3. Obter e programar a bomba de administração do medicamento. Colocar a seringa na bomba.	Garante que a dose do medicamento administrado esteja correto.
4. Ler o rótulo da seringa pré-enchida e comparar com o MAR.	*Esta é a segunda verificação de precisão.*
5. Levar os medicamentos para o paciente no horário correto, dentro de 30 minutos antes ou após o horário prescrito (ver política da instituição). Medicamentos de emergência ou que forem necessários conforme alteração do quadro clínico devem ser administrados no exato momento em que foram prescritos	Garante que o paciente apresente os efeitos do medicamento no momento correto.
6. **Veja Protocolo Padrão (ao final do livro).**	
7. Identificar o paciente usando dois identificadores (p. ex., nome e dia de nascimento ou outros dois identificadores, de acordo com a política da unidade). Comparar identificadores com as informações no MAR ou prontuário médico do paciente.	Garante o paciente correto. Mantém a conformidade com as normas do *The Joint Commission* e melhora a segurança para o paciente (TJC, 2010).
8. Ao lado do leito, comparar novamente o MAR ou a impressão do computador com os nomes dos medicamentos nos rótulos do medicamento. Perguntar ao paciente se ele tem alergias.	*Esta é a terceira verificação de precisão e* garante que o paciente receba o medicamento correto. Confirma a história de alergia do paciente.
9. Discutir a finalidade de cada medicamento, ação e possíveis reações adversas. Deixar que o paciente faça qualquer pergunta. Informar o paciente que a inserção da agulha causará uma discreta dor em queimação ou pontada.	O paciente tem o direito de ser informado, e a compreensão do paciente sobre cada medicamento melhora a aderência à terapia medicamentosa.
10. Iniciar a CSQI.	
a. Ajudar o paciente a assumir uma posição confortável.	Melhora a dor associada à inserção da agulha.
b. Selecionar um local de inserção apropriado, livre de irritação e longe de proeminências ósseas e da linha da cintura. Os locais mais comuns são a região subclavicular e o abdome.	Garante a absorção adequada do medicamento.
c. Limpar com álcool o local da injeção usando movimentos circulares, seguido por antisséptico, usando movimentos retos. Deixar os dois agentes secarem.	Reduz o risco de infecção no local de inserção.

HABILIDADE 23.7 Administração de Medicações Subcutâneas Contínuas

ETAPA	JUSTIFICATIVA
d. Segurar a agulha na mão dominante e remover a proteção da agulha.	Prepara a agulha para inserção.
e. Pinçar com delicadeza ou levantar a pele com a mão não dominante.	Garante que a agulha entre no tecido subcutâneo.
f. Inserir a agulha delicada e firmemente em um ângulo de 45 a 90 graus (ilustração). Algumas agulhas mais curtas pré-embaladas são inseridas em um ângulo de 90 graus. Consultar as instruções do fabricante.	Diminui a dor relacionada à inserção da agulha.
g. Soltar a dobra de pele e aplicar fita adesiva sobre as "asas" da agulha.	Fixa a agulha.

> ⚡ **ALERTA DE SEGURANÇA** Algumas cânulas têm um mandril afiado coberto por um cateter de plástico. Nesse caso, remover a agulha e deixar o cateter de plástico inserido na pele.

h. Colocar o curativo oclusivo e transparente no local de inserção (ilustração).	Protege o local de infecção e permite que você avalie o local durante a infusão do medicamento.
i. Fixar a tubulação da agulha no equipo da bomba de infusão e ligar a bomba.	Permite que você administre o medicamento.
j. Descartar qualquer objeto afiado no recipiente perfurocortante apropriado.	Previne ferimentos acidentais por agulha e obedece às diretrizes do CDC para descarte de objetos afiados (OSHA, 2009).
k. Avaliar o local antes de deixar o paciente e orientar que o paciente informe se o local ficar vermelho ou começar a vazar.	Iniciar um novo local com uma nova agulha sempre que ocorrer eritema ou vazamento. Se o local permanecer livre de complicações, fazer um rodízio da agulha a cada 3 a 5 dias (INS, 2006).
11. Permanecer com o paciente por vários minutos e observar qualquer reação alérgica.	Dispneia, sibilos e colapso circulatório são sinais de reação anafilática grave.
12. Descontinuar CSQI.	
a. Verificar a prescrição e estabelecer o método alternativo para a administração do medicamento, se aplicável.	Se o medicamento for necessário após a descontinuação de CSQI, muitas vezes um medicamento e/ou via diferente será necessário para continuar a controlar a doença ou a dor do paciente.
b. Parar a bomba de infusão.	Impede o vazamento do medicamento.
c. Lavar as mãos.	Seguir as recomendações do CDC para prevenir exposição acidental a sangue e líquidos corporais (OSHA, 2009).
d. Remover o curativo sem deslocar ou remover a agulha.	Expõe a agulha.

> ⚡ **ALERTA DE SEGURANÇA** Se o local estiver infectado ou se o procedimento estiver incluído nas diretrizes institucionais, limpar o local com álcool e antisséptico. Aplicar um creme de antibiótico triplo no local se houver escoriação (abrasão).

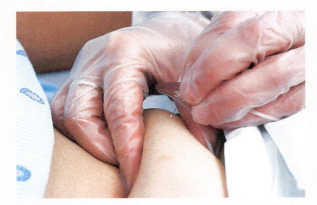

ETAPA 10f Inserção da agulha no tecido subcutâneo do abdome.

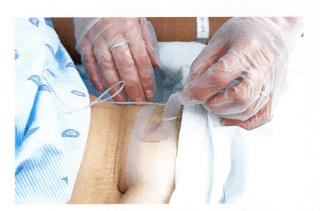

ETAPA 10h Fixação do local de injeção.

ETAPA	JUSTIFICATIVA
e. Remover a fita adesiva das asas da agulha e puxar a agulha para fora no mesmo ângulo em que foi inserida.	Minimiza o desconforto do paciente.
f. Aplicar pressão suave no local até que nenhum líquido esteja vazando da pele.	O curativo adere à pele se a pele permanecer seca.
g. Aplicar um pequeno curativo de gaze estéril ou bandagem adesiva no local.	Previne a entrada de bactérias no local de punção.
13. Descartar as agulhas não tampadas e seringas em um recipiente perfurocortante.	Previne ferimentos acidentais por agulha e obedece às diretrizes do CDC para descarte de objetos afiados (OSHA, 2009).
14. Veja Protocolo de Conclusão (ao final do livro).	

AVALIAÇÃO

1. Avaliar resposta do paciente ao medicamento.
2. Avaliar o local no mínimo a cada 4 horas para eritema, dor, drenagem ou tumefação.
3. Pedir que o paciente verbalize a compreensão sobre o medicamento e a terapia CSQI.

Resultados Inesperados e Intervenções Relacionadas

1. O paciente se queixa de dor localizada ou queimação no local de inserção da agulha ou o local parece vermelho ou edemaciado ou está vazando, indicando possível infecção ou deslocamento da agulha.
   a. Remover a agulha e colocar uma agulha nova em um local diferente.
   b. Continuar a monitorar o local original para sinais de infecção e notificar o profissional de saúde se você suspeitar de infecção.
2. O paciente apresenta sinais de reação alérgica ao medicamento.
   a. Interromper o fornecimento do medicamento imediatamente e seguir a política da instituição para a resposta apropriada (p. ex., administração de anti-histamínicos ou epinefrina) e para o relato de reações adversas ao medicamento.
   b. Notificar o médico do paciente imediatamente sobre os efeitos adversos.
   c. Acrescentar as informações sobre alergia no prontuário médico do paciente conforme a política da instituição.
3. A CSQI é deslocada.
   a. Interromper a infusão, aplicar pressão no local até que não haja vazamentos de líquidos para fora da pele, cobrir o local com um curativo de gaze ou bandagem adesiva e iniciar um novo local.
   b. Avaliar o paciente para determinar os efeitos da não administração do medicamento (p. ex., avaliar o nível de dor do paciente usando uma escala de dor apropriada para a idade, obter o nível de glicose sanguínea).

Registro e Relato

- Após o início de CSQI, registrar imediatamente o medicamento, a dose, a via, o local, o horário, a data e o tipo de bomba de medicação no prontuário médico do paciente. Usar iniciais ou assinatura.
- Se o medicamento for um opioide, seguir a política da instituição para documentar o desperdício.
- Registrar a resposta do paciente ao medicamento e o aspecto do local a cada 4 horas ou de acordo com a política da instituição nas anotações de enfermagem.
- Relatar qualquer efeito adverso do medicamento ou infecção no local de inserção ao profissional de saúde do paciente e documentar de acordo com a política da instituição. A condição do paciente muitas vezes indica a necessidade de terapia médica adicional.

Amostra de Documentação

14h   CSQI iniciada com cateter de Teflon de calibre 25 (0,5 mm) no QID do abdome. Infusão de sulfato de morfina a 0,05 mg por hora. Local livre de eritema e edema.

Considerações Especiais

Pediatria

- A CSQI melhora o controle glicêmico em crianças e adolescentes. Ocorre uma diminuição da taxa de hipoglicemia grave, infecção no local do cateter e ganho de peso (Cope et al., 2008). Os pais apresentam maiores níveis de confiança e independência no tratamento da diabetes com a educação e a orientação apropriadas (Weissberg-Benchell et al., 2007).
- Bombas de insulina oferecem flexibilidade para adolescentes, colocando a responsabilidade do tratamento de diabetes sobre a criança. A educação extensa da criança e da família é necessária para o uso de CSQI (Hockenberry e Wilson, 2009).

Assistência Domiciliar (*Home Care*)

- Pacientes usando uma agulha de CSQI em casa precisam de um cuidador da família responsável, se disponível. Orientar o paciente ou o cuidador sobre o efeito desejado do medicamento, reações adversas do medicamento, operação da bomba, bem como sobre como avaliar a eficácia do medicamento, quando e como avaliá-la e fazer o rodízio nos locais de inserção e quando chamar o profissional de saúde em razão de problemas. Os pacientes devem saber onde e como obter e descartar todos os suprimentos necessários.
- Pacientes que controlarem a CSQI em casa podem usar um sabão antibacteriano ao invés de álcool e clorexidina para limpar o local de inserção.

CAPÍTULO 23 Administração de Medicações Parenterais

PERGUNTAS DE REVISÃO

1. O enfermeiro está se preparando para cuidar de um paciente com tromboflebite recém-diagnosticada que está programado para receber 5 mil unidades de heparina por via subcutânea agora e a cada 8 horas. A heparina chega da farmácia em um frasco-ampola de múltiplas doses. O que o enfermeiro deve saber sobre o medicamento e o frasco-ampola antes da administração?

2. A enfermeira descobre que, além da heparina, sua paciente também está recebendo 1 mg de sulfato de morfina em bolo IV a cada 8 horas, quando necessário, para dor. A paciente não tem alergias e a enfermeira examinou a monografia do medicamento e a prescrição do profissional de saúde. Que fatores adicionais a enfermeira deve avaliar antes de administrar a morfina?

3. O enfermeiro está misturando dois medicamentos em uma seringa. Um medicamento está em um frasco-ampola e a outra em uma ampola. Qual é a etapa correta inicial para preparar o medicamento?
    1. Verificar o volume do medicamento na seringa.
    2. Aspirar primeiro o medicamento da ampola.
    3. Agitar o medicamento no frasco-ampola para garantir que não haja homogenização.
    4. Aspirar primeiro o medicamento do frasco-ampola.

4. Qual dos seguintes achados de avaliação indica uma reação positiva para TB em um paciente sem fatores de risco conhecidos para TB?
    1. Uma grande área de eritema e tumefação no local da injeção
    2. Uma induração de 18 mm
    3. Tosse frequente e produtiva acompanhada por febre
    4. Início súbito de falta de ar e sibilos

5. Quais dos seguintes sintomas podem indicar que um paciente sofreu lesão do nervo após uma injeção IM?
    1. Dor, dormência e formigamento no local da injeção duas horas após
    2. Dor durante a injeção
    3. Urticária, eczema, sibilos e dispneia
    4. Náusea, vômitos e diarreia

6. Faça a correspondência do melhor tamanho de agulha que deve ser usada ao administrar uma injeção em cada situação apresentada.
    1. Calibre 25 (0,5mm), comprimento de 15 a 25 mm___
    2. Calibre 22 (0,7 mm), comprimento de 25 a 40 mm___
    3. Calibre 27 (0,4 mm), comprimento de 10 mm___
        a. Teste de Mantoux intradérmico
        b. Crianças acima de 1 ano
        c. Mulher de 30 anos de idade de tamanho médio

7. Um paciente deve receber uma injeção subcutânea de heparina. O paciente tem 1,57 metro de altura e pesa 62 quilos. O enfermeiro pretende administrar a injeção no abdome. O tamanho da agulha mais apropriado para uso nessa injeção é:
    1. Calibre 18 (0,12 mm), comprimento de 30 mm
    2. Calibre 20 (0,9 mm), comprimento de 25 mm
    3. Calibre 22 (0,7 mm), comprimento de 40 mm
    4. Calibre 25 (0,5 mm), comprimento de 13 mm

8. Uma enfermeira precisa reconstituir um medicamento para uma injeção subcutânea. Que ação indicaria que o procedimento foi concluído corretamente?
    1. Ela homogeniza o frasco-ampola após o líquido ter sido injetado no frasco-ampola para misturá-lo completamente.
    2. Ela determina a quantidade de medicamento preparada e a concentração antes de acrescentar o diluente apropriado.
    3. pó é injetado no frasco-ampola do diluente.
    4. Ela avalia a concentração após o diluente e o pó estarem misturados.

9. Ao avaliar o acesso IV de seu paciente, antes de administrar um medicamento em bolo IV, você observa que o local está frio, pálido e edemaciado. O que você deve fazer?
    1. Interromper a infusão IV e puncionar outro acesso.
    2. Diminuir a velocidade da infusão IV.
    3. Lavar o acesso IV com uma solução de soro fisiológico 0,9%.
    4. Retirar o curativo IV e colocar um novo que não seja tão apertado.

10. Qual é a ação mais importante que o enfermeiro deve implementar antes de administrar um medicamento em bolo IV?
    1. Avaliar o local de inserção IV.
    2. Interromper a infusão de líquido primária (manutenção).
    3. Diluir o medicamento para minimizar a irritação venosa.
    4. Garantir que uma agulha de filtro correta seja usada para retirar o medicamento do frasco-ampola.

REFERÊNCIAS

American Diabetes Association (ADA): Standards of medical care in diabetes-2007, *Diabetes Care* 30(suppl 1):S4, 2007.

American Diabetes Association (ADA): Insulin administration: position statement, *Diabetes Care* 27(suppl 1):S106, 2004.

Alexander M and others: *Infusion nursing: an evidence-based approach*, ed 3, St Louis, 2009, Elsevier.

American Nurses Association (ANA): *2008 study of nurses' views on workplace safety and needlestick injuries*, Washington, DC, 2009, ANA, http://www.nursingworld.org/MainMenuCategories/OccupationalandEnvironmental/occupationalhealth/SafeNeedles/2008InviroStudy.aspx.

Aschenbrenner D: Unsafe injection practices put patients at risk, *Am J Nurs* 109(7):45, 2009.

Aschenbrenner D, Venable S: *Drug therapy in nursing*, ed 3, Philadelphia, 2009, Lippincott, Williams & Wilkins.

Centers for Disease Control and Prevention (CDC): TB treatment guidelines, 2009, http://www.cdc.gov/tb/, acessado em agosto 2009.

Cocoman A, Murray J: Intramuscular injection: a review of best practices for mental health nurses, *J Psychiatric Mental Health Nurs* 15(5):424, 2008.

Cope J and others: Adolescent use of insulin and patient-controlled analgesia pump technology: a 10-year food and drug administration retrospective study of adverse events, *Pediatrics* 121(5):1133, 2008.

Environmental Protection Agency (EPA): New information about disposing of medical sharps, October 2004, http://www.epa.gov/

osw/nonhaz/industrial/medical/med-govt.pdf, acessado em agosto 2009.

Eisenhauer LA and others: Nurses' reported thinking during medication administration, *J Nurs Sch* 39(1):82, 2007.

Furukawa MF and others: Adoption of health information technology for medication safety in U.S. hospitals, 2006, *Health Affairs* 27(3):865, 2008.

Hockenberry MJ, Wilson D: *Wong's essentials of pediatric nursing*, ed 8, St Louis, 2009, Mosby.

Hunter J: Intramuscular injection technique, *Nurs Stand* 22(24):35, 2008a.

Hunter J: Subcutaneous injection technique, *Nurs Stand* 22(21):41, 2008b.

Infusion Nurses Society: Infusion nursing standards of practice, *J Infus Nurs* 29(1 Suppl):S1, 2006.

Institute of Safe Medication Practices (ISMP): Principles of designing a medication label for intravenous piggyback medication for patient specific, inpatient use, 2008, http://www.ismp.org/tools/guidelines/labelFormats/IVPB.asp, acessado em 14 de setembro, 2010.

Jakisch B and others: Comparison of continuous subcutaneous insulin (CSII) and multiple daily injections (MDI) in pediatric type I diabetes: a multicentre matched-pair cohort analysis over 3 years, *Diabetic Med* 25(1):80, 2008.

Justad M: Continuous subcutaneous infusion: an efficacious, cost-effective analgesia alternative at the end of life, *Home Healthcare Nurse* 27(3):140, 2009.

LePorte L and others: Effect of a distraction-free environment n medication errors, *Am J Health-System Pharmacy* 66(9):795, 2009.

Medtronic MiniMed: MiniMed Paradigm REAL-Time Insulin Pump and Continuous Glucose Monitoring System, 2009, http://www.minimed.com/products/insulinpumps, acessado em agosto 2009.

Morton N: Management of postoperative pain in children, *Arch Dis Childh* 92:14, 2007.

Ng C and others: *Ethno-psychopharmacology: advances in current practice*, New York, 2008, Cambridge University Press.

Novo Nordisk: Levimir, 2008, http://www.levemir-us.com, acessado em agosto, 2009.

Occupational Safety and Health Administration (OSHA): *Bloodborne pathogens and needlestick injuries*, 2009, http://www.osha.gov/SLTC/bloodbornepathogens/index.html, acessado em agosto 2009.

Ramtahal J and others: Sciatic nerve injury following intramuscular injection: a care report and review of the literature, *J Neurosci Nurs* 38(4):238, 2006.

Sanofi-Aventis: Dosing and administration of Lovenox, March 2010, http://www.lovenox.com/hcp/dosingAdministration/default.aspx, acessado em 14 de setembro, 2010.

Schechter NL and others: Pain reduction during pediatric immunizations: evidence-based review and recommendations, *Pediatrics* 119(5):1184, 2007.

Schim S: Culturally congruent care, *J Transcultural Nursing* 18(2):103, 2007.

Shih-Wen H: Evaluating the results of teaching epinephrine auto-injector use in an allergy clinic, *Pediatr Asthma Allergy Immunol* 20(1):19, 2007.

The Joint Commission: *2010 National Patient Safety Goals*, Oakbrook Terrace, Ill, 2010, The Commission, http://www.jointcommission.org/PatientSafety/NationalPatientSafetyGoals/.

Weissberg-Benchell J and others: The use of continuous subcutaneous insulin infusion (CSII): Parental and professional perceptions of self-care master and autonomy in children and adolescents, *J Pediatr Psychol* 32(7):1, 2007.

Wesolowski C: Preventing medication errors in hospitalized children, *Am J Health-System Pharmacy* 66(3):287, 2009.

Wolf Z: Pursuing safe medication use and the promise of technology, *MedSurg Nurs* 16(2):92, 2007.

Zaybak A and others: Does obesity prevent the needle from reaching muscle in intramuscular injections, *J Adv Nurs* 58(6):552, 2007.

CAPÍTULO 24

Tratamento de Feridas e Irrigação

Instrução para o Procedimento 24.1 Realização de Avaliação de Feridas, 587
Habilidade 24.1 Irrigação da Ferida 589
Habilidade 24.2 Cuidados de Enfermagem com Drenos, 591

Habilidade 24.3 Removendo Suturas e Grampos, 594
Habilidade 24.4 Tratamento de Feridas com Pressão Negativa, 598

Os cuidados apropriados são capazes de promover a reparação tecidual das feridas e, consequentemente, o restabelecimento da integridade da pele (Fig. 24-1). Os enfermeiros têm um papel vital no cuidado de um paciente com uma ferida. O processo de reparação tecidual das feridas é extremamente complexo, envolvendo uma série de processos entre células e tecidos. A localização, gravidade e extensão da lesão e a(s) camada(s) de tecido envolvida(s) afetam o processo de reparação tecidual das feridas (Doughty e Sparks-Defriese, 2007). Da mesma forma, o processo de reparação tecidual depende de numerosos fatores intrínsecos e extrínsecos (Quadro 24-1). O cuidado efetivo requer a compreensão dos processos de reparação tecidual e dos fatores que podem interferir nesse processo, assim como sobre seu processo de avaliação. A avaliação da ferida fornece as informações necessárias para identificar suas características e possíveis fatores intervenientes no processo de reparação tecidual para que se possa instituir os cuidados apropriados. A avaliação da ferida é a base do plano de cuidados e ajuda a determinar o progresso da reparação ou sua deterioração.

Uma ferida de espessura parcial (perda de tecido até a epiderme e derme parcial) restaura-se por regeneração. Entretanto, uma ferida de espessura total (perda total das camadas da pele, assim como de alguns tecidos mais profundos) restaura-se com a formação de cicatriz. Na ferida de espessura total, a reparação tecidual, ou cicatrização, ocorre em quatro fases (Quadro 24-2). A deposição de colágeno começa durante a inflamação e atinge o pico durante a proliferação. É importante que os enfermeiros entendam a constituição desse novo tecido. Essa "ponte de cicatrização" compõe-se de colágeno recém-formado e, normalmente, é possível senti-lo ao longo de uma ferida em cicatrização (Doughty e Sparks-Defriese, 2007). Os tipos de cicatrização são: por primeira, segunda e terceira intenção (Fig. 24-2). Ocorre cicatrização por primeira intenção quando as bordas da ferida de uma ferida operatória limpa permanecem unidas. O processo de reparação tecidual das feridas que permanecem abertas é classificado como cicatrização por segunda intenção. A cicatrização por terceira intenção é chamada geralmente de primeira intenção retardada. Isto ocorre quando as feridas operatórias não são fechadas imediatamente, mas são deixadas abertas por três a cinco dias para permitir a diminuição de edema ou infecção. Em seguida, as bordas da ferida são fechadas com grampos ou suturas. O tipo de ferida e o seu modo de reparação ditam os tipos de tratamento e o suporte necessário.

CUIDADO CENTRADO NO PACIENTE

A avaliação da ferida é a primeira etapa essencial no planejamento dos cuidados. Deve-se discutir com o paciente e a família a importância de uma avaliação completa e periódica para que compreendam a necessidade desse procedimento. É importante entenderem que as feridas cicatrizam de maneira organizada e as avaliações contínuas ajudam a determinar o progresso da ferida e os tratamentos. Deve-se identificar o efeito que a ferida pode ter sob a perspectiva cultural do paciente; por exemplo, algumas culturas acreditam que o uso de ervas ou outros remédios populares auxiliam na cicatrização da ferida. É importante ser culturalmente sensível às crenças do paciente e de sua família; por exemplo, alguns substitutos de pele (usados em feridas graves) são à base suína e podem não ser aceitáveis para o paciente muçulmano ou judeu.

Como em todas as situações clínicas, deve-se realizar a abordagem do paciente respeitando-se suas percepções, especialmente no caso de feridas crônicas. Muitas vezes, os pacientes com feridas crônicas já passaram por múltiplos profissionais da saúde e usaram várias terapias para tratar suas feridas. Familiarizar-se com o que eles receberam no passado determina se as terapias empregadas foram seguras e se estas não foram seguras, deve-se explicar os motivos. Deve-se sempre valorizar e aplicar qualquer habilidade que os pacientes tenham no cuidado de suas feridas.

SEGURANÇA

Ao realizar avaliação da ferida, irrigação da ferida, esvaziamento de dreno coletor ou remoção de grampos ou pontos, a segurança é a prioridade. Um risco para a segurança do paciente é a infecção. Quando há uma ferida, o paciente não possui mais a proteção da

QUADRO 24-1 FATORES QUE INFLUENCIAM O PROCESSO DE REPARAÇÃO TECIDUAL

- Com o avanço da idade, a função reprodutiva das células epidérmicas diminui, sua substituição torna-se lenta e a derme atrofia-se, retardando a contração da ferida e aumentando o risco de sua deiscência (Baranoski et al., 2008a).
- A nutrição inadequada, incluindo proteínas, carboidratos, lipídios, vitaminas e minerais, retarda o reparo tecidual e aumenta o risco de infecção (Posthauer e Thomas, 2008).
- O paciente obeso está em risco de infecção da ferida e deiscência ou evisceração. O tecido adiposo tem menos vascularização, o que diminui o transporte de nutrientes e elementos celulares necessários para a reparação tecidual (Colwell e Fichera, 2005).
- Valores de hematócrito abaixo de 20% e hemoglobina abaixo de 10 g/100 mL influenciam negativamente o reparo tecidual devido à diminuição do transporte de oxigênio. O oxigênio liberado aos tecidos é reduzido em fumantes.
- O comprometimento do processo de reparação tecidual em paciente com diabetes resulta da síntese e deposição reduzida de colágeno, diminuição da força tênsil da ferida e comprometimento da função dos leucócitos.
- A infecção do leito da ferida prolonga a resposta inflamatória e os micro-organismos usam nutrientes e oxigênio que seriam destinados ao reparo tecidual.
- A terapia a longo prazo com esteroides e a quimioterapia ou o uso de medicações imunossupressivas podem diminuir a resposta inflamatória e o potencial de reparo tecidual.
- A ferida aberta deve ser mantida em ambiente úmido enquanto a ferida fechada deve ser protegida contra micro-organismos e fatores estressores.

QUADRO 24-2 FASES DA REPARAÇÃO TECIDUAL (FERIDAS DE ESPESSURA TOTAL)

Hemostasia
Contração dos vasos sanguíneos: os fatores de coagulação ativam a cascata da coagulação para interromper o sangramento. A formação do coágulo sela os vasos rompidos e, assim, a perda sanguínea é controlada. O coágulo também age como uma barreira bacteriana temporária. São liberados fatores de crescimento, que atraem as células necessárias para começar o reparo tecidual.

Inflamação
Com a vasodilatação, plasma e células sanguíneas extravasam para o interior da ferida, traduzindo-se clinicamente em edema, eritema e exsudato. Os leucócitos atingem a ferida e começam a limpeza. Os macrófagos aparecem e regulam o processo de reparação da ferida. Em um paciente com uma ferida não complicada, o resultado da fase inflamatória é a obtenção de um leito de ferida limpo.

Proliferação
A epitelização (a construção de nova epiderme) tem início. Ao mesmo tempo, forma-se novo tecido de granulação. São criados novos capilares, restaurando a entrega de oxigênio e nutrientes para o leito da ferida. O colágeno é sintetizado e começa a fornecer força tênsil e integridade estrutural para a ferida. A contração reduz o tamanho da ferida.

Remodelagem
O colágeno é remodelado para se tornar mais forte e fornecer força tênsil à ferida. A aparência externa de uma ferida não complicada será uma cicatriz com restauração da integridade da pele.

Dados de Doughty DB, Sparks-Defriese B: Wound healing physiology. In Bryant RA, Nix DP, editors: *Acute and chronic wonds: current management concepts*, ed 3, St Louis, 2007, Mosby.

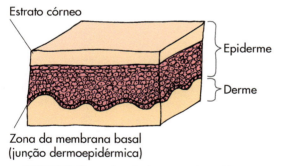

FIG 24-1 Camadas do tegumento cutâneo.

TENDÊNCIAS NA PRÁTICA BASEADA EM EVIDÊNCIA

Fernandez R et al.: Water for wound cleansing, *Cochrane Database Syst Rev* 2008(2):CD003861, DOI: 10.1002/14651858.CD003861.pub2.

Romaneli M et al.: Outcomes research: measuring wound outcomes, *Wounds* 19(11):1, 2007, http://www.woundsresearch.com/article/7986, acessado em 11 setembro de 2009.

Para o cuidado da ferida, sua avaliação é essencial. A avaliação dos seguintes fatores: localização, dimensões, descolamento, drenagem, tipo de tecido, exsudato, bordas e dor tem importante papel no diagnóstico correto e tratamento adequado das feridas e úlceras por pressão de difícil cicatrização. Uma avaliação sistematizada que utilize instrumentos de avaliação de feridas pode favorecer tanto o planejamento do tratamento quanto a avaliação da cicatrização. Em relatos envolvendo múltiplos parâmetros de avaliação, a redução percentual da área da ferida (as dimensões da ferida) durante as duas primeiras semanas foi identificada como o indicador mais confiável para a cicatrização completa (Romanelli et al., 2007). Esse achado reforça a necessidade de

pele íntegra. Ao avaliar ou administrar cuidados à ferida, deve-se lembrar de usar as práticas adequadas de controle de infecção, reduzindo seus riscos à ferida. Os cuidados inadequados contaminam o leito da ferida com micro-organismos, o que retarda sua cicatrização. Ao mensurar uma ferida com o uso de um guia de mensurações ou um cotonete, deve-se inserir delicadamente o guia em torno do perímetro da ferida para não causar qualquer lesão tecidual, o que também retarda a cicatrização da ferida. Deve-se realizar a irrigação da ferida introduzindo delicadamente o fluido solicitado na ferida para prevenir lesão tecidual. Ao remover grampos ou pontos, deve-se usar os instrumentos corretos para prevenir o trauma à ferida operatória recém-cicatrizada.

INSTRUÇÃO PARA O PROCEDIMENTO 24.1 Realização de Avaliação de Feridas

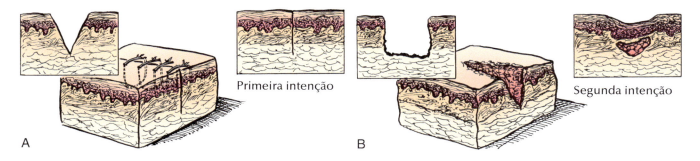

FIG 24-2 A, Cicatrização por primeira intenção, como a de uma ferida operatória. As bordas da ferida são aproximadas com suturas, grampos ou adesivos e a cicatrização ocorre por deposição de tecido conectivo. **B,** Cicatrização por segunda intenção. As bordas da ferida não são aproximadas e ocorre a cicatrização pela formação de tecido de granulação e contração das bordas. (Usado com permissão de Bryant RA, editor: *Acute and chronic wounds: nursing management*, ed 2, St Louis, 2000, Mosby.)

avaliação da ferida em especial pela obtenção e documentação das suas dimensões. Se a ferida não mostrar o progresso esperado em relação à cicatrização, devem-se considerar mudanças no plano de cuidados.

Ao considerar o tipo de solução para limpar uma ferida, recente revisão de ensaios clínicos do Grupo Cochrane mostrou que o uso de água da torneira para limpar feridas agudas em adultos não aumenta a taxa de infecção e pode ser tão bom quanto outros métodos, como a solução salina. Embora sejam necessárias mais pesquisas para determinar o melhor método de limpeza de feridas, sua avaliação e o estágio de sua cicatrização ajudam a individualizar o tipo de solução de limpeza para um determinado paciente (Fernandez *et al.*, 2008).

INSTRUÇÃO PARA O PROCEDIMENTO 24.1
Realização de Avaliação de Feridas

A avaliação de feridas refere-se à coleta de dados que caracteriza não apenas o estado da ferida, mas da pele ao seu redor e visa determinar a fase da reparação tecidual (Nix, 2007). Essa informação é usada para continuar o plano de cuidados ou alterar o tipo de intervenção (p. ex., o tipo e a frequência do curativo; o uso de terapias adjuvantes para a ferida, como nutrição e antibióticos apropriados, ou intervenções como desbridamento, utilização de superfícies de suporte ou encaminhamento cirúrgico). A frequência da avaliação depende da condição da ferida, assim como dos protocolos de tratamento de feridas das instituições de saúde. Os hospitais geralmente requerem a avaliação diária ou a cada troca de curativo, enquanto as instituições de longa permanência podem exigir uma avaliação inicial e, em geral, uma avaliação semanal no caso de ferida crônica; as avaliações em assistência domiciliar (*home care*) dependem da frequência das visitas. O tipo de instrumento de avaliação de ferida usado pela equipe dependerá da instituição. Independentemente da situação, deve-se determinar a frequência da avaliação de ferida em função de suas características, constatadas em trocas anteriores de curativos, e de acordo com os protocolos da instituição e das solicitações dos profissionais de saúde. A eficácia das intervenções não pode ser determinada, a não ser que dados básicos da avaliação sejam comparados com os dados de acompanhamento (Baranoski *et al.*, 2008a).

Delegação e Colaboração

A avaliação de uma ferida não pode ser delegada ao técnico/auxiliar de enfermagem. Instruir a equipe de enfermagem para:

- Relatar imediatamente ao enfermeiro sobre qualquer drenagem através do curativo da ferida, para avaliação adicional.
- Relatar sobre qualquer curativo que não permanece aderido pelo tempo planejado.

Equipamento

- Luvas limpas
- Guia de mensuração
- Cotonete ou swab
- Instrumento para a avaliação de feridas (segundo o protocolo institucional)
- Coberturas e soluções (conforme prescritos)
- Saco de lixo descartável

Etapas do Procedimento

1. **Veja Protocolo Padrão (ao final do livro).**
2. Examinar os registros sobre as últimas avaliações da ferida, usando-as para comparação da nova avaliação da ferida. Rever ainda o registro para determinar a etiologia da ferida.
3. Remover os curativos sujos, examinar as características do exsudato: qualidade (cor, consistência), a presença de odor e quantidade (a quantidade aproximada de exsudato no curativo removido). Descartar os curativos no saco de lixo descartável; remover e descartar as luvas. Realizar a lavagem das mãos.
4. Inspecionar a ferida e determinar o tipo de sua cicatrização (p. ex., por primeira ou segunda intenção).

(Continua)

INSTRUÇÃO PARA O PROCEDIMENTO 24.1
Realização de Avaliação de Feridas *(cont.)*

5. Usar o instrumento de avaliação aprovado pela instituição e determinar:
   a. Cicatrização de ferida por primeira intenção (ferida operatória)
      (1) Avaliar a localização anatômica da ferida.
      (2) Observar se as bordas da ferida estão aproximadas ou unidas. As bordas da ferida devem estar unidas sem intervalos.
      (3) Observar se há exsudato. Uma incisão fechada não deve ter qualquer exsudato.
      (4) Procurar sinais de infecção (presença de eritema, odor ou exsudato na ferida).
      (5) Palpar levemente ao longo da incisão para sentir a ponte de cicatrização. A ponte tem aparência de um acúmulo de tecido novo com extensão aproximada de 1 cm em cada lado da ferida, entre cinco e nove dias após o ato cirúrgico. Este é um sinal positivo esperado (Whitney, 2007).
      (6) Avaliar a presença de dor no local da ferida, usando uma escala analógica de dor (0 a 10).
   b. Cicatrização de ferida por segunda intenção (p. ex., úlcera por pressão ou ferida operatória ou traumática contaminada).
      (1) Avaliar a localização anatômica da ferida.
      (2) Avaliar as dimensões da ferida: medir o tamanho da ferida, incluindo comprimento, largura e profundidade, usando um guia de mensuração em centímetros. Medir o comprimento colocando uma régua na ferida no ponto de maior comprimento (no sentido céfalo-caudal) (ilustração). Medir a profundidade inserindo um cotonete na área de maior profundidade da ferida e fazendo uma marca no aplicador ao nível da pele. Descartar o guia de mensuração e o cotonete no saco de lixo.
      (3) Avaliar a presença de descolamento: Usar um cotonete para sondar delicadamente as bordas da ferida. Medir a profundidade e anotar a localização usando o mostrador do relógio como guia. A posição em 12 horas (alto da ferida) refere-se à "cabeça" do paciente, enquanto a posição de 6 horas é a parte inferior da ferida, na direção dos pés do paciente (ilustração). Documentar o número de centímetros da área em que a lesão se estende desde a borda da ferida (p. ex., sob a pele íntegra, nas áreas descoladas).

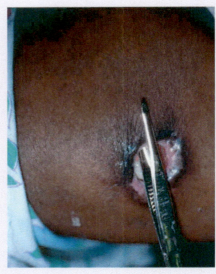

ETAPA 5b(3) Mensurando o descolamento: note o descolamento na posição de 6 horas.

      (4) Avaliar a extensão da perda de tecido: Se a ferida for uma úlcera por pressão, determinar a camada de tecido viável mais profunda no leito da ferida. Caso o tecido necrótico não permita a visualização da base da ferida, o estágio não pode ser determinado.
      (5) Anotar o tipo de tecido, incluindo a porcentagem de tecido intacto e a presença de granulação, esfacelos e tecido necrótico.
      (6) Anotar as características do exsudato: quantidade, cor, consistência e odor. Indicar a quantidade do exsudato relatando o nível de saturação do curativo ou em termos de quantidade (p. ex., se é escasso, moderado ou copioso).
      (7) Anotar se as bordas da ferida invaginam em direção ao leito da ferida, o que pode ser uma indicação de retardo na cicatrização da ferida. Descrever se há epitelização nas bordas da ferida, pois isto indica cicatrização.
      (8) Inspecionar a pele ao redor da ferida: cor, textura, temperatura e descrição da integridade (p. ex., áreas maceradas).
      (9) Avaliar a presença de dor no local da ferida, usando uma escala analógica de dor (0 a 10).
6. Proceder ao curativo, de acordo com a prescrição de enfermagem. Registrar hora, data e iniciais no novo curativo.
7. Registrar os achados da avaliação da ferida, comparando-os aos de avaliações anteriores, para monitorar a cicatrização da ferida.
8. **Veja Protocolo de Conclusão (ao final do livro).**

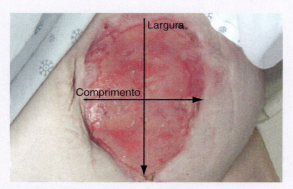

ETAPA 5b(2) Mensurando a profundidade e a largura da ferida.

HABILIDADE 24.1	IRRIGAÇÃO DA FERIDA

Irrigação é um processo de limpeza de feridas agudas e crônicas, como as úlceras por pressão. A solução de limpeza é introduzida diretamente na ferida com seringa, com seringa e cateter ou com um dispositivo pulsátil. Ao usar uma seringa, a ponta permanece 2,5 cm acima da ferida. Se o paciente tiver uma ferida profunda com uma abertura estreita, deve-se fixar um cateter maleável à seringa para permitir a entrada do fluido na ferida. A irrigação não deve causar lesão tecidual ou desconforto. Deve-se evitar a retenção de fluido na ferida, posicionando o paciente de lado para a drenagem postural de todo o conteúdo instilado no interior da ferida. Geralmente, o uso de seringa de 35 mL é útil com agulha de calibre 19 para facilitar uma pressão ótima para limpeza com mínimo risco de lesão tecidual (Rolstad e Ovington, 2007).* A irrigação pulsátil de alta pressão é uma alternativa ao uso da seringa de 35 mL e cateter Angio de calibre 19. Consiste no uso de um dispositivo para liberar a irrigação intermitente de alta pressão combinada com sucção para remover a solução de irrigação e os debris da ferida (Gardner e Frantz, 2008). Esse procedimento gera pressão suficiente para remover os debris da ferida sem danificar o tecido saudável.

A irrigação da ferida promove sua cicatrização pela remoção dos debris de sua superfície, diminuindo a carga bacteriana, além de soltar e remover o tecido necrótico (Ramundo, 2007). As soluções usadas para limpeza e irrigação de feridas incluem solução salina, água morna e soluções industrializadas. Tipicamente, emprega-se uma técnica estéril para limpar e irrigar as feridas cirúrgicas e uma técnica limpa para certas feridas crônicas.

COLETA DE DADOS

1. Rever a prescrição de enfermagem para a irrigação da ferida, anotando o tipo e a quantidade de fluido e o dispositivo de irrigação. *Justificativa: A irrigação da ferida aberta requer pedido médico, incluindo o tipo de prescrição de enfermagem a ser usado.*
2. Realizar a avaliação da ferida (Instrução para o Procedimento 24.1) e consultar a documentação da avaliação mais recente da ferida do paciente. *Justificativa: Proporcionar uma base para comparar os achados de avaliação com dados básicos e determinar o progresso da cicatrização.*
3. Avaliar o paciente para acessar história de alergias a antissépticos, medicações, fitas ou materiais de curativos. *Justificativa: Alergias conhecidas sugerem a aplicação de uma amostra de tratamento prescrito para a ferida como teste cutâneo antes de proceder à irrigação, utilizando grande volume de solução.*

PLANEJAMENTO

Os **Resultados Esperados** focam a promoção da cicatrização da ferida.

1. O paciente informa o nível de conforto aceitável em uma escala de dor de 0 a 10 após a irrigação da ferida.
2. A ferida começa a mostrar sinais de cicatrização: não há exsudação excessiva e inflamação.
3. A integridade da pele é mantida; não há rubor, não se observa edema ou inflamação na pele ao redor da ferida.

Delegação e Colaboração

A irrigação da ferida por meio de técnica estéril não pode ser delegada à equipe de enfermagem, mas a limpeza das feridas crônicas com o uso de técnica limpa pode ser delegada. É da responsabilidade do enfermeiro avaliar e documentar as características da ferida. Instruir a equipe de enfermagem para:

- Aspectos a serem registrados quando é feita a limpeza de uma ferida (p. ex., cor da ferida, sangramento, drenagem)
- Relatar a dor do paciente.

Equipamento

- Luvas esterilizadas (Etapas 6 e 7).
- Luvas limpas (Etapa 8).
- Solução de irrigação/limpeza prescrita.
- Dispositivos para a irrigação: seringa 20 mL e agulhas 18 (40 × 12) ou 21 (25 × 12), ou chuveirinho.
- Equipamento de proteção indivudual (EPI): jaleco e óculos de proteção, se houver risco de respingos.
- Forro impermeável, se necessário.
- Coberturas e soluções para curativos.
- Saco de lixo descartável.

*__Nota da Revisão Científica:__ No Brasil não dispomos de seringa de 30 e 35 mL, sendo substituída por seringa de 20 mL e agulhas 18 (40×12) ou 21 (25×8). Esses sistemas geram pressões de 9,5 e 12,5 psi, adequadas para o processo eficaz de limpeza e sem dano ao tecido de granulação. (Avaliação de Três Técnicas de Limpeza do Sítio Cirúrgico Infectado Utilizando Soro Fisiológico. Eleine Aparecida Penha Martins [dissertação] São Paulo (SP): Escola de Enfermagem, Universidade de São Paulo; 2001.)

IMPLEMENTAÇÃO *para* IRRIGAÇÃO DA FERIDA

ETAPAS	JUSTIFICATIVA
1. **Veja Protocolo Padrão (ao final do livro).**	
2. Identificar o paciente usando dois identificadores (p. ex., nome e data de nascimento ou nome e número do leito, de acordo com a política da instituição).	Assegura que seja o paciente correto. Obedece os padrões da Joint Commission e garante a segurança do paciente (TJC, 2010).
3. Fechar a porta do quarto ou as cortinas das janelas, fazer a lavagem das mãos e posicionar o paciente.	Mantém a privacidade; a higiene frequente das mãos reduz a carga microbiana. Direcionar a solução na ferida de cima para baixo e da parte limpa para a contaminada evita que haja mais contaminação.

Nota da Revisão Científica: no Brasil, existem vários programas de controle de qualidade institucional, sendo *A Joint Comission* apenas um deles.

(Continua)

ETAPAS	JUSTIFICATIVA

a. Posicionar o paciente confortavelmente para permitir o fluxo gravitacional da solução de limpeza sobre a ferida e dentro do utensílio (p. ex., cuba rim) destinado a sua coleta.
b. Posicionar o paciente de modo que a ferida fique sobre o utensílio destinado à coleta da solução de limpeza.
4. Colocar um forro impermeável sob a área onde ocorrerá a irrigação.
5. Vestir jaleco e óculos de proteção. Em seguida, calçar luvas esterilizadas para as Etapas 6 e 7 e adotar precauções padronizadas.
6. Irrigação de ferida aberta:
   a. Encher a seringa de 20 mL com solução de limpeza prescrita.
   b. Fixar um cateter Angio de calibre 19 ou agulhas 18 (40 X 12) ou 21 (25 X 12) na seringa.
   c. Manter a ponta da agulha ou do cateter 2 cm acima da extremidade superior da ferida e sobre a área da limpeza.
   d. Usando pressão contínua, lavar a ferida; repetir as Etapas 6a a 6c até ser usada a quantidade total de solução prescrita.
7. Irrigação de ferida com túneis e sinos:
 	
   a. Fixar um cateter maleável a uma seringa de irrigação cheia com a solução de limpeza prescrita.
   b. Inserir delicadamente a ponta do cateter na abertura da ferida acerca de 1,3 cm
	
	Impede o umedecimento das roupas de cama.
	
	Protege contra respingos de fluidos corporais.
	
	O lúmen do cateter libera a pressão ideal para limpeza e remoção de debris (Ramundo, 2007).
	Previne a contaminação da seringa. A cuidadosa colocação da seringa garante a pressão do fluxo da solução.
	A solução limpa indica remoção de todos os debris.
	
	O cateter permite o fluxo direto da solução de limpeza na ferida. A drenagem de toda a solução de limpeza instilada pode ser demorada se a abertura da ferida for pequena.
	
	Impede que a ponta do cateter toque a frágil parede interna da ferida.

⚡ **ALERTA DE SEGURANÇA** Não forçar o cateter dentro da ferida, pois isto causará dano tecidual.

c. Usando pressão contínua, lavar a ferida.	A utilização de uma força mecânica suave desprende debris da superfície da ferida e promove a cicatrização (Ramundo, 2007).

⚡ **ALERTA DE SEGURANÇA** A irrigação pulsátil de alta pressão quase sempre é a irrigação de escolha para feridas necróticas. Os ajustes de pressão devem ser feitos de acordo com a prescrição de enfermagem e/ou médica, normalmente entre 4 e 15 psi e não devem ser usados em enxertos de pele, vasos sanguíneos expostos, músculo, tendão ou osso. Usar com cautela nos casos em que os pacientes tenham coagulopatia ou estejam em uso de anticoagulantes (Ramundo, 2007).

d. Manter a seringa longe da abertura da ferida.
 	
e. Remover a seringa e completá-la novamente com a solução de limpeza prescrita. Reconectá-la ao cateter e repitir o procedimento até ser usada toda a solução prescrita.
8. Limpeza de ferida com o chuveirinho:
 	
   a. Com o paciente sentado confortavelmente na cadeira de banho, ajustar o fluxo de água suave; certificando-se de que a água está morna.
   b. Banhar com o chuveirinho durante cinco a 10 minutos, a 30 cm de distância da ferida.
9. Secar a pele ao redor da ferida com uma gaze; secar o paciente após o banho.
10. Aplicar o curativo apropriado e identificar com data, hora e iniciais do enfermeiro que realizou o procedimento.
 	
11. Ajudar o paciente a posicionar-se confortavelmente.
12. **Veja Protocolo de Conclusão (ao final do livro).**
	Previne a aspiração da solução dentro da seringa e a contaminação de solução estéril.
	
	Ajuda os pacientes que necessitam de assistência ou independentes. Pode ser realizado em casa.
	
	Assegura que a ferida seja completamente limpa.
	
	Previne a maceração da pele ao redor da ferida por excesso de umidade
	Mantém uma barreira protetora e um ambiente favorável a cicatrização da ferida. Indica a hora da troca mais recente do curativo.

AVALIAÇÃO

1. Pedir ao paciente para informar o nível de conforto em uma escala de 0 a 10.
2. Monitorar o tipo de tecido no leito da ferida e a presença de exsudato e inflamação. Essa avaliação pode identificar onde se encontra a ferida na trajetória da cicatrização e ajuda a determinar o melhor curativo.

Resultados Inesperados e Intervenções Relacionadas

1. Aparece sangramento ou exsudato serossanguinolento.
   a. Lavar a ferida durante a irrigação subsequente usando menos pressão.
   b. Notificar o enfermeiro sobre o sangramento.
2. O paciente relata intensificação da dor ou desconforto durante a irrigação.
   a. Reduzir a pressão durante a irrigação da ferida.
   b. Avaliar o paciente quanto à necessidade de analgesia adicional antes dos cuidados da ferida.

Registro e Relato

- Registrar a avaliação da ferida antes e após a irrigação, quantidade e tipo de solução de limpeza usada, dispositivo de irrigação, tolerância do paciente ao procedimento e tipo de curativo aplicado após a irrigação.
- Relatar imediatamente ao enfermeiro responsável qualquer sinal de sangramento recente, intensificação aguda da dor, retenção da solução de limpeza ou sinais de choque.

Amostra de Documentação

09h O paciente classificou a dor da ferida abdominal como 3 na escala de 0 a 10. Ferida abdominal aberta 4 × 12 cm, com tecido de granulação, e mínima quantidade de exsudato seroso. A ferida foi irrigada com 150 mL de solução salina com o auxílio de uma seringa. A solução de limpeza foi drenada ao final do procedimento. O curativo foi realizado com gaze estéril úmida. O paciente não tem queixas; o paciente classifica a dor como 3 após o procedimento.

Considerações Especiais

Pediatria

- Alguns pacientes pediátricos podem ficar amedrontados e tentar, verbal ou fisicamente, impedir a irrigação da ferida. Descrever a irrigação da ferida usando um boneco pode ajudar a aliviar o medo. Quando possível, deve-se incluir os pais no procedimento.
- A pele neonatal é imatura e danifica-se facilmente com o uso de irrigação sob pressão. Deve-se verificar se os produtos são aprovados para essa população.

Geriatria

- A irrigação da ferida pode ser temida pelos idosos com comprometimento cognitivo e, em alguns casos, muito dolorosa. Deve-se avaliar a cooperação do paciente antes de irrigar a ferida.
- Com o envelhecimento ocorre perda de 20% na espessura da pele. A pele é menos elástica e a irrigação da ferida pode resultar em lesões por fricção e outros traumas (Baranoski et al., 2008b).

Assistência Domiciliar (*Home Care*)

- Deve-se avaliar o ambiente domiciliar do paciente para determinar a adequação das instalações para a realização dos cuidados da ferida: verificar especialmente a adequação da iluminação, água corrente e armazenamento de materiais.
- Deve-se dar suporte ao paciente e ao cuidador durante o processo de cicatrização da ferida. Feridas crônicas não cicatrizam rapidamente e seu processo de reparação é, geralmente, complicado (Doughty e Sparks-Deriese, 2007).

HABILIDADE 24.2   CUIDADOS DE ENFERMAGEM COM DRENOS

Ao acumular-se no leito da ferida operatória, o exsudato interfere em sua cicatrização. Essa condição pode ser controlada por meio da inserção de um dreno diretamente através da linha de sutura da ferida cirúrgica ou de um pequeno orifício realizado pelo cirurgião próximo à incisão cirúrgica. Os drenos de Jackson-Pratt e Hemovac são dispositivos portáteis de drenagem que consistem em unidades de sucção autocontidas que se conectam ao tubo de drenagem para remover e coletar o exsudato. Um dreno de Jackson-Pratt (Fig. 24-3) é usado para pequenas quantidades de exsudato (100 a 200 mL por 24 horas). O sistema de drenagem Hemovac ou ConstaVac é empregado para coleta de grandes quantidades de drenagem (até 500 mL por 24 horas). O dreno deve ser esvaziado quando mais da metade de sua capacidade estiver comprometida pela secreção. Após o esvaziamento, deve-se comprimir o dreno para proporcionar vácuo em seu interior. Se o paciente tiver mais de um dreno, eles devem ser numerados para relatar com precisão a quantidade de drenagem.

COLETA DE DADOS

1. Realizar a avaliação da ferida (Instrução para o Procedimento 24.1). *Justificativa: Proporciona dados para determinar o progresso da cicatrização da ferida.*

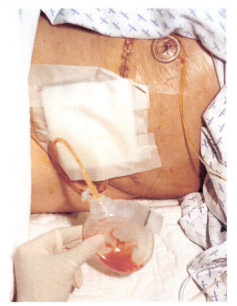

FIG 24-3 Dreno de Jackson-Pratt; extensão e reservatório.

2. Identificar o número e o tipo do dreno quando o paciente retorna de cirurgia ou de radiologia intervencionista. *Justificativa:* A correta identificação do dreno é necessária para planejar os cuidados com a pele e identificar o tipo e a quantidade de materiais necessários ao curativo.
3. Inspecionar a extensão do dreno quanto à permeabilidade, observando o movimento da drenagem através da tubulação na direção do reservatório, zelando para que as áreas de conexão permaneçam intactas. Deve-se certificar de que não há tração. *Justificativa:* O adequado funcionamento do dreno mantém a sucção até o enchimento do reservatório ou a secreção até que o exsudato não seja mais produzido ou acumulado. A tensão na extensão do dreno causa lesão ao tecido ou pele subjacente.

PLANEJAMENTO

Os **Resultados Esperados** focam a promoção da cicatrização da ferida e o conforto do paciente bem como a prevenção da infecção.
1. A quantidade e a aparência do exsudato da ferida permanecem dentro das orientações esperadas com base no tipo de cirurgia ou área envolvida.
2. O vácuo é restabelecido.
3. O paciente relata menos dor do que a avaliação inicial (escala de 0 a 10).

Delegação e Colaboração

A avaliação dos drenos da ferida e dos sistemas de drenagem pode não ser delegada à equipe de enfermagem. Entretanto, pode-se delegar o esvaziamento do sistema de drenagem fechado, orientando-os para medir a quantidade do exsudato, bem como registrar a quantidade de ingestão e eliminação (I&E) no prontuário do paciente. Instruir a equipe de enfermagem para:
- Aspectos da drenagem, relatando ao enfermeiro (p. ex., qualidade e quantidade da secreção drenada, desconforto do paciente no local da ferida de inserção do dreno).
- Necessidade de alteração dos cuidados, como frequência de esvaziamento do dreno maior que uma vez por plantão.

Equipamento
- Cálice graduado
- Gaze umedecida com álcool
- Gaze
- Curativos
- Luvas limpas
- Alfinete(s) de segurança
- Óculos de proteção, máscara e jaleco protetor, se houver risco de respingos do dreno
- Campo estéril ou barreira descartável

IMPLEMENTAÇÃO para CUIDADOS DE ENFERMAGEM COM DRENOS

ETAPAS	JUSTIFICATIVA
1. **Veja Protocolo Padrão (ao final do livro).**	
2. Colocar cálice graduado no leito entre o enfermeiro/auxiliar e o paciente.	
3. *Esvaziar o Hemovac ou ConstaVac.*	
a. Manter a assepsia ao abrir o orifício indicado para esvaziamento do reservatório do dreno. Inclinar o cálice graduado na direção da tampa do orifício indicado para o esvaziamento. Apertar lentamente o dreno, inclinando-o na direção do cálice graduado.	O vácuo é rompido e o reservatório puxa o ar até a câmara estar totalmente expandida. Apertar e esvaziar o reservatório do dreno.
b. Drenar o conteúdo do dreno dentro do cálice graduado (ilustração)	O conteúdo drenado é medido como drenagem.
c. Segurar a gaze umedecida com álcool na mão dominante; colocar o dreno em uma superfície plana e pressionar para baixo até que a parte inferior e a superior entrem em contato (ilustração).	A compressão da superfície do Hemovac recria o vácuo.

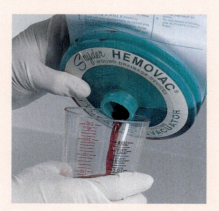

ETAPA 3b Esvaziando o conteúdo do dreno no cálice graduado.

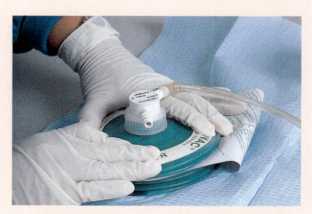

ETAPA 3c Recriando o vácuo no Hemovac.

HABILIDADE 24.2 Cuidados de Enfermagem com Drenos

ETAPAS	JUSTIFICATIVA
d. Manter as superfícies juntas com uma mão e usar a outra mão para limpar o orifício e a sua tampa com uma gaze umedecida com álcool; reposicionar imediatamente a tampa.	A limpeza da tampa reduz a transmissão de micro-organismos.
e. Verificar o dreno quanto ao restabelecimento do vácuo, permeabilidade da extensão de drenagem e ausência de tensão na extensão.	Facilita a drenagem da ferida e previne a pressão excessiva e o trauma aos tecidos.
4. *Esvazie o Hemovac ligado ao ponto de vácuo*	
a. Fechar a válvula do ponto de vácuo.	
b. Desconectar o Hemovac da extensão de sucção ligada ao ponto de vácuo.	
c. Esvaziar o Hemovac conforme descrito na Etapa 3.	Esvazia o dreno e restabelece a sucção no leito da ferida.
d. Limpar a abertura da tampa de esvaziamento e a ponta da extensão de sucção com gaze umedecida com álcool; reconectar a extensão de sucção ao Hemovac.	A limpeza da tampa reduz a transmissão de micro-organismos.
e. Ajustar o nível de sucção conforme prescrito ou em nível baixo, se o médico não o especificar.	
5. *Esvaziar o dreno de Jackson-Pratt*	
a. Abrir a tampa de esvaziamento na ponta do reservatório em forma de seringa de bulbo (ilustração)	Rompe o vácuo.
b. Inclinar a seringa de bulbo na direção do orifício de esvaziamento e drenar na direção da abertura para que o conteúdo seja esvaziado dentro do cálice graduado (ilustração). Limpar a ponta do orifício de esvaziamento e a tampa com gaze umedecida com álcool.	Reduz a transmissão de microrganismos dentro do dreno de drenagem.
c. Comprimir a seringa de bulbo. Enquanto comprimir a seringa de bulbo, repor a tampa imediatamente.	Estabelece o vácuo.
6. Posicionar o sistema de drenagem abaixo do orifício de inserção do dreno, prendendo-o com alfinete de segurança à vestimenta do paciente.	Prender o dreno com alfinete à vestimenta do paciente previne tensão ou tração na extensão ou no local de inserção.

> ⚡ **ALERTA DE SEGURANÇA** Deve-se certificar de que há folga na extensão do reservatório do dreno até sua inserção, permitindo o movimento do paciente e sem tensão no local de inserção.

7. Anotar as características da drenagem; medir o volume e descartar o conteúdo mensurado no expurgo.	O conteúdo drenado é considerado como drenagem.
8. Proceder à inspeção da pele e à troca de curativo usando barreiras protetoras de pele ou coberturas adequadas.	O conteúdo drenado pode ser irritante para a pele o que aumenta o risco de lesões.
9. Lembrar o paciente para que mantenha o dreno mais baixo que o local de inserção ao deambular, sentar-se e deitar-se.	Facilita a drenagem.
10. **Protocolo de Conclusão (ao final do livro).**	

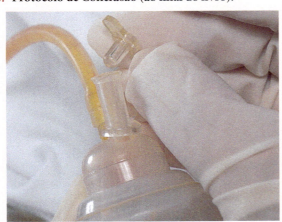

ETAPA 5a Tampa do orifício de esvaziamento do dreno de Jackson-Pratt.

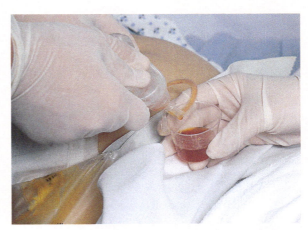

ETAPA 5b Esvaziando o dreno de Jackson-Pratt.

(Continua)

AVALIAÇÃO

1. Comparar a quantidade e as características do conteúdo drenado com aquilo que é esperado a fim de determinar a permeabilidade da extensão e o funcionamento do sistema de drenagem.
2. Inspecionar se há vazamento em torno da extensão, o que pode indicar falta de vácuo ou obstrução do sistema de drenagem.
3. Pedir ao paciente para descrever o nível de conforto em relação ao local de inserção do dreno.

Resultados Inesperados e Intervenções Relacionadas

1. A drenagem não está se acumulando no sistema.
   a. Posicionar a extensão para favorecer o fluxo por gravidade e eliminar as dobras ou a pressão na extensão.
   b. "Ordenhar" delicadamente a extensão para liberar quaisquer coágulos que possam bloqueá-la.
   c. Verificar se há perda de vácuo.
2. A quantidade excessiva de drenagem sanguinolenta brilhante acumula-se em curto período (p. ex., quatro horas). A drenagem que é vermelho-brilhante, em grandes quantidades, pode indicar hemorragia.
   a. Informar ao cirurgião sobre a drenagem vermelho-brilhante.
   b. Confirmar com o cirurgião e manter o paciente em jejum, uma vez que a reintervenção cirúrgica para suturar um vaso sangrante pode ser necessária.

Registro e Relato

- Registrar os resultados de esvaziamento do sistema de drenagem e troca de curativo em anotações de enfermagem e registro de I&E. Anotar as características do local do dreno e do conteúdo drenado; observar e registrar o volume. Registrar o nível de conforto do paciente.
- Relatar a presença de sistema de drenagem, seu funcionamento e a frequência de esvaziamento durante a passagem de plantão para o enfermeiro do próximo turno.

Amostra de Documentação

18h Dreno Hemovac mantendo fixação por sutura. Drenagem de 200 mL de secreção sanguinolenta no período. Pele peridreno íntegra. Realizado curativo em local de inserção do dreno. Paciente nega dor ou desconforto durante procedimento.

Considerações Especiais

Pediatria

- Deve-se recomendar aos membros da família que mantenham o reservatório do dreno com menos de um terço de sua capacidade cheia para prevenir trações do sistema drenagem.
- Como as crianças são muito ativas, deve-se certificar que o sistema de drenagem está adequadamente fixado evitando sua remoção acidental.

Geriatria

- Pacientes que apresentam grandes quantidades de drenagem precisam de ingestão adicional de líquidos para prevenir a desidratação.
- Pode ser necessário tomar medidas para evitar que um paciente confuso remova o sistema de drenagem acidentalmente.

Assistência Domiciliar (*Home Care*)

- Deve-se instruir sobre a troca dos curativos peridreno. Deve-se pedir ao paciente ou cuidador para registrar a quantidade de drenagem e entregar o registro para o enfermeiro/médico na próxima visita ambulatorial.

HABILIDADE 24.3   REMOVENDO SUTURAS E GRAMPOS

As suturas são usadas para fechar uma ferida operatória das camadas teciduais profundas até a camada externa da pele. O histórico de cicatrização do paciente, local da incisão, tecidos envolvidos e finalidade das suturas determinam a escolha do material de fechamento. Nas suturas profundas é utilizado material absorvível ou um fio inerte que permanece no local suturado indefinidamente. Suturas não absorvíveis (que requerem remoção) estão disponíveis em seda, algodão, prolene, fio, náilon e dacron. As suturas cutâneas removíveis são interrompidas ou contínuas. As suturas interrompidas são separadas por pontos, cada qual com o seu nó (Fig. 24-4, *A*). Uma sutura contínua é um filamento longo que se espirala ao longo de toda a linha da sutura a intervalos espaçados uniformemente. A aparência superficial é muito semelhante a uma linha de suturas interrompidas, exceto pelo fato de que cada seção que cruza a linha da incisão não tem um nó (Fig. 24-4, *B*). Outro tipo de ponto contínuo é a sutura festonada, retrógrada, ancorada de Ford ou de Reverdin. Esta sutura se espirala ao longo da incisão sendo cada volta puxada sobre um dos lados. É feita uma alça na sutura em torno do fio do ponto anterior antes de ser feita a próxima volta em espiral (Fig. 24-4, *C*). Quando a aparência e formação de cicatriz mínima são importantes, efetuam-se suturas de Dacron muito finas ou subcutâneas embaixo da pele. Em paciente obeso, com cirurgia abdominal, podem-se fazer suturas de retenção encapadas com tubos de borracha para evitar o rompimento da pele pelo fio de sutura (ponto capitão) (Fig. 24-4, *D*).

Os grampos são feitos de aço inoxidável, seu uso é rápido e fornecem uma ampla resistência. São empregados para fechamento da pele em incisões abdominais e cirurgia ortopédica, quando a aparência da incisão não é fator crítico (Fig. 24-5). O momento da

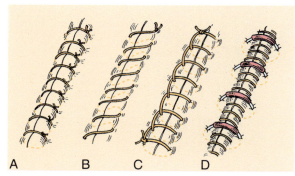

FIG 24-4 Suturas. **A,** Interrompida. **B,** Contínua. **C,** Festonada, retrógrada, ancorada de Ford ou de Reverdin. **D,** Retenção.

HABILIDADE 24.3 Removendo Suturas e Grampos

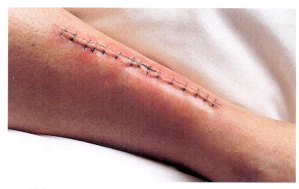

FIG 24-5 Linha de sutura presa com grampos.

remoção baseia-se no estágio da cicatrização da ferida operatória e na extensão da cirurgia.

O protocolo institucional determina quais profissionais de saúde podem remover suturas e grampos. As suturas e os grampos são removidos geralmente dentro de sete a 10 dias após a cirurgia, se a cicatrização for adequada. As suturas de retenção permanecem por mais tempo (14 dias ou mais). O momento da remoção das suturas e grampos é importante. Eles devem permanecer na ferida operatória por tempo suficiente para assegurar o fechamento inicial da ferida com força suficiente para suportar os órgãos e tecidos internos. Quando há qualquer sinal de separação da linha de sutura, durante o processo de remoção, as suturas remanescentes não devem ser removidas, deve-se documentar o fato em anotação de enfermagem e relatar o ocorrido ao enfermeiro e/ou médico. Em alguns casos, essas suturas são removidas de vários dias até uma semana depois. Depois que as suturas são removidas, o enfermeiro aplica suturas cirúrgicas não invasivas (micropore) sobre a incisão para prover suporte. As fitas soltam-se com o tempo (cinco a sete dias) e podem ser removidas quando metade da fita não estiver mais fixada à pele.

COLETA DE DADOS

1. Rever a prescrição médica para orientações específicas relacionadas à remoção de sutura ou grampo, incluindo quais suturas serão removidas (p. ex., pontos alternados). *Justificativa: Exige-se prescrição médica devido ao risco de remoção prematura ou imprópria da sutura causando dano à ferida.*
2. Avaliar o nível de dor do paciente em uma escala de 0 a 10. Se o paciente estiver com dor, deve-se oferecer analgésico, pelo menos, 30 minutos antes da retirada dos pontos. *Justificativa: Prové uma base para determinar a tolerância ao procedimento.*
3. Inspecionar a ferida operatória quanto à ponte de cicatrização e integridade da pele na linha de sutura para o fechamento uniforme das bordas da ferida. Deve-se checar a coloração (que deve estar normal) e ausências de drenagem e inflamação. *Justificativa: A cicatrização adequada precisa ocorrer antes da remoção das suturas ou dos grampos.*

PLANEJAMENTO

Os **Resultados Esperados** focam a manutenção da integridade da pele, prevenindo infecção e promovendo o conforto.
1. A incisão do paciente está íntegra com as bordas bem aproximadas após a remoção da sutura/grampo.
2. O paciente relata menos dor do que inicialmente avaliado (escala de 0 a 10) durante a remoção da sutura.
3. Na alta, o paciente é capaz de realizar o autocuidado da incisão.

Delegação e Colaboração

A remoção da sutura pode não ser delegada ao técnico/auxiliar de enfermagem.* Instruir a equipe de enfermagem para:
- Medidas específicas de higiene da ferida.
- Aspectos da drenagem a serem observados e relatados ao enfermeiro.
- Relatar quaisquer queixas do paciente relacionadas a desconforto, pressão ou drenagem da ferida.

Equipamento
- Saco plástico descartável.
- Conjunto de remoção de sutura estéril (pinça e tesoura) ou removedor estéril de grampo.
- Aplicadores ou *swabs* antissépticos estéreis.
- Pacote de gaze
- Sutura cirúrgica não invasiva
- Luvas limpas

*__Nota da Revisão Científica:__ No Brasil, todos os membros da equipe de enfermagem podem realizar o procedimento de retirada dos pontos.

IMPLEMENTAÇÃO para REMOÇÃO DE SUTURAS E GRAMPOS

ETAPAS	JUSTIFICATIVA
1. **Veja Protocolo Padrão (ao final do livro)**	
2. Identificar o paciente usando dois identificadores (p. ex., nome e data de nascimento ou nome e número do leito, de acordo com o protocolo da instituição).	Assegura que seja o paciente correto. Obedece os padrões da Joint Commission e melhora a segurança do paciente (TJC, 2010).
3. Assegurar-se de que há iluminação direta sobre a linha de sutura.	Auxilia a visibilidade.
4. Remover o curativo (se presente) e descartá-lo; remover as luvas e descartá-las diretamente no saco plástico descartável. Lavar as mãos.	Reduz a transmissão de micro-organismos.
5. Inspecionar a incisão quanto à aproximação das bordas da ferida e ausência de drenagem e inflamação (rubor, calor e edema).	A presença desses achados pode indicar necessidade de postergar a remoção de sutura/grampo.

(Continua)

596 CAPÍTULO 24 Tratamento de Feridas e Irrigação

ETAPAS	JUSTIFICATIVA
6. Limpar as suturas ou grampos e a ferida cicatrizada com *swabs* antissépticos. Limpar através das suturas com *swab* limpo para cada ponto.	Remove as bactérias de superfície da incisão e suturas ou grampos.
7. Remover os grampos.	
a. Colocar a ponta do extrator de grampos embaixo do primeiro grampo. Ao fechar as alças, a ponta superior do extrator abaixa o centro do grampo, fazendo com que ambas as pontas do grampo se curvem para a frente e saiam de seus locais de inserção na camada de pele simultaneamente (ilustração).	Evita o excesso de pressão na linha de sutura e assegura a fácil remoção de cada grampo.
b. Controlar cuidadosamente o extrator de grampos.	Evita pressão e dor na incisão cirúrgica.
c. Afastar as pontas do grampo da superfície da pele assim que estiverem visíveis (ilustração).	Evita arranhar a superfície sensível da pele com as pontas afiadas do grampo para controle da dor e infecção.
d. Soltar as alças do removedor de grampos, deixando o grampo cair dentro do saco plástico descartável.	Evita a contaminação do campo estéril com grampos usados.
e. Repetir as etapas 7a a 7d para remoção dos grampos remanescentes, conforme solicitado.	Minimiza o risco de separação das bordas da ferida.
8. **Remover as suturas interrompidas.**	
a. Colocar uma gaze a alguns centímetros da linha de sutura. Segurar a tesoura com a mão dominante e a pinça (clampe) com a mão não dominante.	A gaze serve como receptáculo para as suturas removidas. A colocação da tesoura e da pinça permite a eficiente remoção de suturas.
b. Apreender o nó da sutura com a pinça e puxá-lo delicadamente, ao mesmo tempo que encaixa a ponta da tesoura sob a sutura próximo da pele (ilustração).	

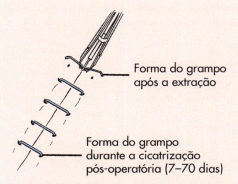

ETAPA 7a Extrator de grampo posto embaixo do grampo.

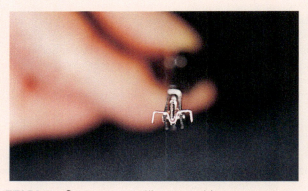

ETAPA 7c O grampo metálico removido com o extrator.

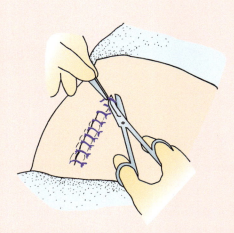

ETAPA 8b Remoção de suturas interrompidas. O enfermeiro corta a sutura o mais próximo possível da pele, distante do nó.

HABILIDADE 24.3 Removendo Suturas e Grampos   597

ETAPAS	JUSTIFICATIVA
c. Cortar a sutura o mais próximo possível da pele, na ponta distal do nó. Com o nó preso com a pinça, adotar uma ação contínua regular para puxar a sutura pelo outro lado. Colocar a sutura removida na gaze.	Remove de maneira regular a sutura sem tensão adicional à linha de suturas.

> ⚡ **ALERTA DE SEGURANÇA** Nunca se devem cortar ambas as pontas da sutura. Não há maneira de remover a parte da sutura situada abaixo da superfície cutânea. Nunca se deve puxar a superfície exposta de qualquer sutura dentro do tecido sob a derme. A superfície exposta de qualquer sutura é considerada contaminada.

d. Repetir as Etapas 8a a 8c até todas as suturas serem removidas.	
9. *Remover as suturas contínuas e com pontos festonados.*	
a. Colocar a gaze estéril a alguns centímetros da linha de sutura.	A gaze serve como receptáculo para as suturas removidas. A colocação da tesoura e da pinça permite uma eficiente remoção de suturas.
b. Cortar as primeiras suturas próximas à pele, na ponta distal ao nó.	Solta a sutura. Evita que se puxe a porção contaminada da sutura através da pele.
c. Cortar a segunda "sutura" do mesmo lado.	
d. Segurar a ponta do nó e puxar delicadamente com ação regular e contínua, removendo a sutura sob a pele. Colocar a sutura na gaze.	Remove regularmente as suturas sem tensão adicional à linha de suturas.
e. Repetir as Etapas 9a a 9d até toda a sutura ser removida.	
10. Inspecionar o local da incisão para se certificar de que todas as suturas foram removidas, identificando quaisquer áreas com problemas. Limpar delicadamente a linha de sutura com *swabs* antissépticos para remover debris e limpe a ferida. Deve-se limpá-la de dentro para fora.	Reduz o risco de deiscência. Previne a contaminação da incisão.
11. Aplicar suturas cirúrgicas não invasivas, de acordo com o protocolo da instituição ou preferência do cirurgião.	Apoia a ferida, distribuindo a tensão através dela.
a. Cortar as suturas cirúrgicas não invasivas para atingir uma extensão de 4 a 5 cm em cada lado da incisão.	
b. Retirar a proteção e aplicá-las na ferida operatória incisão (ilustração).	

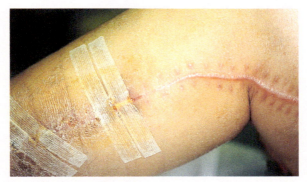

ETAPA 11b Suturas cirúrgicas não invasivas sobre a incisão.

c. Informar o paciente para que tome banhos de chuveiro em vez de banhos de imersão, de acordo com a preferência do cirurgião.	As suturas cirúrgicas não invasivas não são removidas e são deixadas no local até sua queda gradual.
12. Aplicar um curativo leve, se houver drenagem aparente, caso a roupa possa friccionar e irritar a ferida operatória, ou então deixar a ferida operatória ao ar livre.	
13. Instruir o paciente sobre os sinais locais e sistêmicos da infecção, solicitando que notifique o enfermeiro/médico caso isto ocorra após a alta.	Informa o paciente para que ele relate ao enfermeiro/médico sobre a infecção da ferida.
14. **Veja Protocolo de Conclusão (ao final do livro).**	

AVALIAÇÃO

1. Inspecionar a incisão quanto à aproximação das bordas da ferida.
2. Pedir ao paciente para classificar a dor usando uma escala de 0 a 10.
3. Pedir ao paciente para explicar as orientações de autocuidado antes da alta.

Resultados Inesperados e Intervenções Relacionadas

1. O paciente mostra deiscência (ruptura na ferida operatória, separação e abertura ao nível fascial) e relata algo que "cedeu".
   a. Notificar o cirurgião.
   b. Manter quaisquer suturas ou grampos em posição.
2. Desenvolve-se evisceração, envolvendo protrusão de órgãos viscerais através da ferida aberta. Esta é uma séria emergência, pois o suprimento sanguíneo para os tecidos pode estar comprometido quando os órgãos se protraem.
   a. Manter os órgãos úmidos aplicando-se gazes algodoadas ou compressas esterilizadas saturadas em solução salina estéril.
   b. Notificar imediatamente o cirurgião de modo que a intervenção cirúrgica possa ser marcada.

Registro e Relato

- Registrar a resposta do paciente para a remoção de suturas nas anotações de enfermagem. Indicar que todas as suturas foram removidas, se apropriado.
- Notificar o enfermeiro/médico imediatamente sobre quaisquer achados a seguir: deiscência, evisceração, sangramento ou nova drenagem purulenta.

Amostra de Documentação

13h Bordas da ferida bem aproximadas. Ponte de cicatrização palpada na ferida abdominal. Não há rubor, edema ou drenagem na ferida. Todas as suturas foram removidas da ferida operatória abdominal. Aplicadas suturas cirúrgicas não invasivas e mantidas sem oclusão. O paciente foi instruído a tomar banho de chuveiro, evitar a tensão na incisão e evitar levantamento de peso. O paciente foi instruído também a retornar ao seu médico em uma semana e o cartão de consulta foi entregue a sua esposa.

Considerações Especiais

Pediatria

- Os pacientes jovens precisam ser tranquilizados antes da remoção da sutura. Deve-se envolver os pais e demonstrar a técnica de remoção antes da remoção real.
- Conversar com o paciente durante a remoção das suturas; deve-se tranquilizá-lo para que permaneça calmo e inativo.

Geriatria

- Adultos idosos podem precisar de reafirmação sobre o procedimento de remoção de sutura. Deve-se avaliar o estado mental quanto à compreensão do procedimento.
- A pele senil pode estar em risco maior de deiscência após a remoção das suturas devido ao retardo fisiológico na cicatrização.
- Lesões por fricção relacionadas ao uso de adesivos podem ocorrer no idoso.

HABILIDADE 24.4   TRATAMENTO DE FERIDAS COM PRESSÃO NEGATIVA

Tratamento de feridas com pressão negativa (TFPN) é um cuidado mecânico de ferida que usa a pressão negativa localizada (sucção) como adjuvante para acelerar a cicatrização de feridas (Frantz et al., 2007) (Figs. 24-6 e 24-7). A TFPN acelera a cicatrização por meio da remoção de fluidos da ferida, estimulando o desenvolvimento do tecido de granulação, reduzindo a carga bacteriana na ferida e proporcionando um ambiente úmido para a ferida. A TFPN está disponível em várias formas diferentes

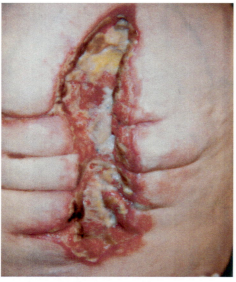

FIG 24-6 Ferida deiscente antes de TFPN.

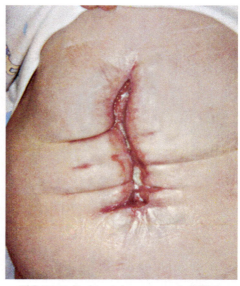

FIG 24-7 Ferida deiscente após TFPN.

HABILIDADE 24.4 Tratamento de Feridas com Pressão Negativa

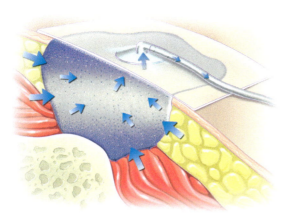

FIG 24-8 Esquema da aplicação de TFPN na ferida. Este é um sistema de fechamento de ferida assistido a vácuo (VAC), que usa pressão negativa para remover o fluido da área circunjacente à ferida, reduzindo o edema e melhorando a circulação sanguínea na área. (Cortesia de KCL, San Antonio, Tex.)

e usa um curativo de espuma que é colocado dentro da ferida, um filme transparente, e a aplicação de sucção por meio de um sistema de tubulação conectado e controlado por uma bomba computadorizada (Fig. 24-8).

As feridas tratadas por TFPN incluem feridas agudas (cirúrgicas) e traumáticas, deiscência cirúrgica, úlceras por pressão, úlceras diabéticas, úlceras arteriais e venosas, retalhos novos e qualquer retalho comprometido. Depois de selecionada para tratamento da ferida, a TFPN é aplicada e trocada a cada 48 horas para a maioria das feridas. O curativo de espuma é aplicado à ferida; o filme transparente estéril é colocado sobre o curativo de espuma e o sistema é fixado à pele periferida. Dependendo do tipo de dispositivo usado, a extensão de drenagem é colocada sobre ou dentro do curativo de espuma e fixada a uma fonte de sucção. A pressão negativa varia de 75 mmHg a 125 mmHg, dependendo do dispositivo e características da ferida. O filme transparente semipermeável mantém o ambiente de pressão negativa. Uma aplicação firme e sem dobras do filme transparente assegura uma boa vedação.

COLETA DE DADOS

1. Avaliar o conhecimento do paciente sobre a finalidade da troca de curativo. *Justificativa: Determina o nível de conhecimento e explicação exigida.*
2. Avaliar o nível de dor do paciente usando uma escala de 0 a 10. *Justificativa: Os dados determinam a eficácia das intervenções de controle de dor antes, durante e após a troca de curativo.*
3. Avaliar a localização, aparência e tamanho da ferida (Instrução para o Procedimento 24.1). *Justificativa: Dá informações referentes ao estado e cicatrização da ferida, presença de complicações e o tipo adequado de curativos e assistência necessários.*

PLANEJAMENTO

Os **Resultados Esperados** focam a promoção de conforto e da cicatrização da ferida e prevenção de infecção.
1. A ferida do paciente mostra evidência de cicatrização por dimensões menores e menor drenagem ou edema.
2. O curativo permanece intacto com o filme transparente que mantém a pressão negativa prescrita.
3. O paciente relata menor intensidade de dor durante e após a troca de curativo.

Delegação e Colaboração
A habilidade de remoção e aplicação de TFPN pode não ser delegada à equipe de enfermagem.* Instruir a equipe de enfermagem para:
- Relatar qualquer alteração no formato do curativo ou em sua aderência no leito da ferida.
- Relatar qualquer extravasamento de exsudato na ferida em torno das bordas do filme transparente.

Equipamento
- Unidade de TFPN (requer prescrição de enfermagem ou médica).
- Curativo TFPN (gaze ou espuma, dependendo das recomendações do fabricante; filme transparente).
- Dispositivo de sucção TFPN.
- Extensão para conexão entre a unidade TFPN e o curativo de espuma TFPN.
- Luvas, limpas e estéreis.
- Tesoura.
- Barreira protetora de pele.

---

*__Nota da Revisão Científica:__ No Brasil, todos os membros da equipe de enfermagem podem executar o procedimento. Porém, ao ser realizado por pessoal auxiliar ou técnico, deve ser sob supervisão do enfermeiro e/ou médico.

IMPLEMENTAÇÃO *para* TRATAMENTO DE FERIDAS COM PRESSÃO NEGATIVA

ETAPAS	JUSTIFICATIVA
1. **Veja Protocolo Padrão (ao final do livro)**	Diminui a ansiedade do paciente.
2. Identificar o paciente usando dois identificadores (p. ex., nome e data de nascimento ou nome e número do leito) de acordo com o protocolo da instituição.	Assegura que seja o paciente correto. Obedece aos padrões da Joint Commission (TJC, 2010).

(Continua)

ETAPAS	JUSTIFICATIVA
3. Determinar se o paciente necessita de medicação para dor antes da remoção do curativo e aplicação da terapia negativa; discutir as alterações TFPN anteriores com o paciente para determinar a tolerância à dor antes de trocar o curativo. Fazer medicação pelo menos 30 minutos antes da troca do curativo.	A dor foi referida com remoção e aplicação do TFPN; a medicação para a dor antes de trocar o curativo pode reduzir a dor durante o procedimento (Frantz et al., 2007).
4. Posicionar o paciente confortavelmente e expor somente o local da ferida. Instruir o paciente a não tocar os materiais estéreis. Colocar um saco plástico descartável ao alcance da área de trabalho.	Manter o conforto do paciente ajuda a realizar o procedimento com facilidade. A mínima exposição do paciente garante acesso à ferida minimizando ao mesmo tempo a exposição desnecessária.
5. Seguir as orientações do fabricante para a remoção e substituição porque cada curativo varia ligeiramente em relação à remoção e aplicação.	
6. *Desligar a unidade TFPN pressionando o botão liga/desliga.*	Desativa a terapia e permite a drenagem adequada de secreção na extensão de drenagem.
a. Levantar a extensão acima da unidade de sucção, e fixar e encaixar a presilha na extensão do curativo.	Previne o refluxo de qualquer secreção na extensão.
b. Encaixar a presilha na extensão do curativo de espuma de curativo.	
c. Deixar o conteúdo drenado fluir da extensão para o coletor de secreção.	Previne a saída da secreção da extensão de saída quando removida.
d. Esticar, com delicadeza, o filme transparente em sentido horizontal, removendo lentamente o curativo de espuma da pele.	Protege a pele ao redor da ferida.
e. Remover o curativo de espuma anterior, descartando-o.	
f. Realizar a avaliação da ferida (Instrução para o Procedimento 24.1)	Fornece a base para a troca ou a manutenção do plano de terapia da ferida.
7. Remover as luvas; realizar a higiene das mãos.	
8. Limpar a ferida segundo o protocolo da instituição. Frequentemente, a irrigação da ferida é realizada (Habilidade 24.1). Enxugar delicadamente a pele periferida com gaze, até secar.	A irrigação remove os debris da ferida.
9. Aplicar barreira protetora de pele na pele ao redor da ferida para prevenir lesões por fricção à remoção e assegurar a aderência da cobertura adesiva.	Previne a formação de bolhas e a lesões por fricção ao se remover a cobertura adesiva (Baranoski et al., 2008c).
10. Aplicação de TFPN (há vários fabricantes de TFPN; seguir as orientações do fabricante):	
a. Preparar o curativo de espuma.	
(1) Se necessário, medir a ferida e selecionar o curativo de espuma apropriado.	Estabelece a base para as dimensões da ferida. A espuma negra de poliuretano tem poros maiores e é mais eficaz na estimulação do tecido de granulação e contração da ferida. É hidrofóbica e não absorve o fluido, mas permanece úmido e promove a remoção de exsudato (Jerome, 2007). A espuma mole de álcool polivinílico é mais densa com poros menores e é usada quando o crescimento de tecido de granulação precisa ser restrito (Frantz et al., 2007).
(2) Usando tesoura estéril, cortar o curativo de espuma no tamanho exato da ferida, certificando-se de adaptar tamanho e forma à ferida, incluindo as áreas de túneis e descolamentos.	É necessário que o curativo de espuma tenha o tamanho adequado para manter a pressão negativa na ferida inteira.
b. Colocar o curativo de espuma na ferida conforme as orientações do fabricante. Contar o número de curativos de espuma ou gaze e documentar no prontuário do paciente.	As margens do curativo de espuma devem estar em contato direto com a pele do paciente. A contagem do curativo de espuma fornece ao enfermeiro que remove o curativo o número deles que deverá ser removido.
c. Se o sistema TFPN exigir a colocação de um dreno antes do filme transparente, deve-se inserir o dreno, conforme as recomendações do fabricante.	Com algumas feridas com grandes quantidades de exsudato, um dreno facilita a cicatrização da ferida.

HABILIDADE 24.4 Tratamento de Feridas com Pressão Negativa

ETAPAS	JUSTIFICATIVA
d. Aplicar filme transparente TFPN sobre o curativo de espuma na ferida (e dreno de sucção, se for na ferida). Apare o filme transparente de modo a cobrir o curativo de espuma da ferida e estenda-o sobre a pele circunjacente aproximadamente 2,5 a 5 cm (ilustração)	Assegura que a ferida está coberta adequadamente e é obtida uma selagem de pressão negativa (Quadro 24-3).
(1) Se usar TFPN que possui extensão de dreno, que é aplicado após o filme transparente, deve-se fazer um furo no filme transparente em tamanho grande o suficiente para acomodar a extensão.	O curativo deve ser hermético sem túneis ou brechas; isto assegurará uma boa selagem depois de ativado o vácuo.
11. Depois de completamente coberta a ferida, conectar a extensão do curativo de espuma na unidade do TFPN e ajustar o nível de pressão negativa solicitada. Deve-se examinar o sistema para se certificar de que a selagem está intacta e a terapia é eficaz; isto é diferente para cada tipo de unidade TFPN. Por exemplo, em algumas unidades, a tela de exibição mostra que a "Terapia está acionada". Verificar o protocolo da instituição para informações específicas.	Os níveis ótimos de pressão negativa devem estar entre -75 e -125 mmHg (NPUAR, 2009)
12. Registrar as iniciais do profissional que realizou o procedimento e a nova data no novo curativo.	
13. **Protocolo de Conclusão (ao final do livro).**	

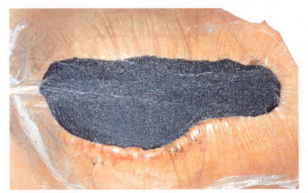

ETAPA 10d Curativo de espuma, filme transparente sobre a ferida existente.

QUADRO 24-3 MANTENDO A PRESSÃO NEGATIVA

Para evitar a perda da pressão negativa, a ferida e o curativo devem permanecer selados depois de iniciada a terapia. Algumas condições podem comprometer a selagem: feridas ao redor das articulações; feridas próximas às dobras cutâneas e de áreas úmidas, como diaforese; exsudato na ferida e presença de urina ou fezes. A seguir são descritas algumas recomendações para a manutenção da pressão negativa:
- Raspar os pelos na pele em torno da ferida.
- Certificar-se de que a superfície da pele está seca.
- Cortar a cobertura adesiva com sobra de 2,5 a 5 cm além das bordas da ferida.
- Evitar rugas e dobras ao aplicar o filme transparente.
- Ocluir as brechas com pequenos pedaços de filme transparente.
- Evitar o uso de removedor de adesivos, pois ele deixa um resíduo que prejudica a aderência do filme transparente.

AVALIAÇÃO

1. **Realizar a inspeção da ferida**, comparando-a com a avaliação anterior.
2. Pedir ao paciente para classificar a dor em uma escala de 0 a 10.
3. Verificar a selagem do curativo para manutenção da pressão negativa adequada.

Resultados Inesperados e Intervenções Relacionadas

1. A ferida parece inflamada e sensível, a drenagem aumentou e há odor.
   a. Notificar o enfermeiro e o médico.
   b. Proceder a coleta de material para realização de cultura.
2. O paciente relata intensificação da dor.
   a. O paciente pode precisar de mais suporte analgésico.
   b. Pode ser necessário reduzir a pressão negativa.
3. A selagem de pressão negativa está comprometida.
   a. Adotar as medidas preventivas (Quadro 24-3).
   b. Raspar os pelos da pele periferida.

Registro e Relato
- Registrar a aparência da ferida (características e quantidade da drenagem), a colocação de TFPN, o ajuste de pressão negativa e a resposta do paciente.
- Relatar a ocorrência de sangramento vivo, brilhante, sinais de cicatrização inadequada da ferida e possível infecção ao enfermeiro e médico.

Amostra de Documentação

11h Visita domiciliar. A ferida no abdome inferior é rosada, úmida e sem edema na região periferida. O tamanho da ferida está melhorando, encontrando-se atualmente com 2 × 2,2 cm. O paciente relata diminuição da frequência e intensidade da dor na área da ferida. Foi medicado com 600 mg de ibuprofeno, 30 minutos antes da troca de curativo. Troca de curativo tem sido feita a cada 48 horas. A esposa observou atentamente a troca de curativo e TFPN ativado para 120 mmHg. A família tem materiais de TFPN suficientes para a próxima semana. O plano de cuidados do curativo foi revisado com a esposa e o paciente; as trocas de curativo continuam a cada 48 horas.

Considerações Especiais

Pediatria
- Esta terapia não é apropriada para a pele frágil do recém-nascido.

Geriatria
- Devem-se usar barreiras protetoras de pele para proteger a pele periferida. O filme transparente pode ser irritante para a pele frágil do idoso. A barreira protetora de pele é um método para reduzir o risco de lesão tecidual.
- A diminuição da acuidade visual pode impedir o autocuidado e exigir serviços de assistência domiciliar (*home care*).

Assistência Domiciliar (*Home Care*)
- Quando a TFPN é usada na assistência domiciliar, o paciente e o cuidador podem se beneficiar com as visitas iniciais para a instituição e monitoraramento dos tratamentos.
- Devem-se fornecer informações à família e ao cuidador referentes ao descarte apropriado do material contaminado.

PERGUNTAS DE REVISÃO

Estudo de Caso para as Perguntas 1 a 3

O sr. Garcia submeteu-se a uma apendicectomia de emergência há três dias. Sua ferida abdominal foi deixada aberta devido à infecção intra-abdominal no momento da cirurgia. O curativo em sua ferida abdominal é trocado a cada oito horas usando um curativo de gaze umedecido em solução salina. Hoje, ao remover o curativo, o enfermeiro notou um exsudato bege na gaze. Ao examinar a base da ferida, notou esfacelo amarelado aderido à base com mau odor. As bordas da ferida estão hiperemiadas e quentes.

1. O enfermeiro está avaliando a ferida e a drenagem da ferida. O que deve ser incluído na avaliação? Selecione tudo o que se aplica.
    1. Cor, quantidade e odor do exsudato.
    2. Tecido úmido aderido na base da ferida.
    3. Resultados da aplicação do curativo com solução salina.
    4. Cor e temperatura das bordas da ferida.
2. O enfermeiro consultou o enfermeiro especialista (estomaterapeuta ou especialista em dermatologia) sobre o melhor tratamento para a ferida do sr. Garcia. O enfermeiro estomaterapeuta/especialista em dermatologia solicitou irrigação da ferida usando 250 mL de solução salina. Quais das seguintes etapas seriam incluídas na irrigação da ferida? Selecione tudo o que se aplica.
    1. Deixe o curativo de gaze em posição e irrigue dentro da gaze.
    2. Use uma seringa de 20 mL e agulhas 18 (40x12) ou 21 (25x8).
    3. Sature vários pedaços de gaze com solução salina e instile a solução dentro da ferida.
    4. Direcione a solução na área de esfacelos.
    5. Despeje a solução diretamente do recipiente na ferida.
    6. Use um jaleco protetor e óculos de proteção.
    7. Posicione o paciente para permitir que a solução de irrigação flua da ferida para dentro do dispositivo coletor.
3. A cicatrização da ferida do sr. Garcia está ocorrendo de que forma?
    1. Primeira intenção
    2. Segunda intenção
    3. Terceira intenção
4. Qual dos seguintes parâmetros deve ser incluído na avaliação de uma ferida cicatrizando por segunda intenção?
    1. Localização da ferida
    2. Tempo estimado para cicatrização
    3. Dimensões da ferida
    4. Tipo de tecido da ferida
    5. Dimensões da crista de cicatrização
5. Quando o enfermeiro tenta esvaziar a seringa de bulbo do coletor de drenagem Jackson-Pratt de seu paciente com um abscesso intra-abdominal, ele nota que não há drenagem no coletor. Com base no relatório recebido do enfermeiro anterior, no início de seu turno, ele foi informado que havia 100 mL no reservatório, há oito horas. Quais seriam as ações imediatas a adotar? Selecione tudo o que se aplica.
    1. Chame o cirurgião para relatar seus achados.
    2. "Ordenhe" delicadamente a extensão para verificar se há coágulo impedindo a drenagem.
    3. Avalie o curativo em torno da inserção do dreno.
    4. Observe a extensão e o local de inserção do dreno por oito horas.
    5. Irrigue delicadamente a extensão com 50 mL de solução salina.
6. Qual das seguintes medidas deve ser adotada para um paciente com dreno de Jackson-Pratt?
    1. Esvazie a seringa de bulbo somente quando estiver cheio até o alto do recipiente.
    2. Quando o paciente estiver deambulando, dê um nó na extensão para prevenir excesso de drenagem.
    3. Prenda a seringa de bulbo com alfinete abaixo do local de inserção para facilitar a drenagem.
    4. Lubrifique o local de inserção do dreno para prevenir a formação de crostas.
7. Qual a sequência correta para remoção de grampo de uma incisão cirúrgica em cicatrização?
    a. Faça a remoção do grampo pondo delicadamente a ponta do extrator embaixo do grampo e pressionando-o.
    b. Calce luvas limpas.
    c. Aplique suturas cirúrgicas não invasivas horizontalmente sobre a incisão.
    d. Palpe e verifique a presença de crista de cicatrização.
    e. Explique o procedimento ao paciente.
    1. c, d, e, b, a
    2. e, b, d, a, c
    3. e, c, b, a, d
    4. e, d, b, a, c
8. Qual é a intensidade de pressão recomendada para um paciente submetido a TFPN para facilitar a cicatrização da ferida?
    1. Até -250 mmHg
    2. -75 a -125 mmHg
    3. -50 a -100 mmHg
    4. -90 a -190 mmHg

9. Quais das seguintes intervenções corrigem ou previnem rupturas e brechas no filme transparente da TFPN? Selecione tudo o que se aplica.
    1. Use pedaços de filme transparente sobre as áreas em que há extravasamento de ar.
    2. Aplique pequenos pedaços de gaze nas áreas que parecem ter um extravasamento.
    3. Raspe a pele antes da aplicação.
    4. Não use o removedor de adesivos na pele.
    5. Embeba a pele em torno da ferida e deixe-a secar ao ar.
10. Qual é a finalidade do uso de suturas cirúrgicas não invasivas através de uma incisão após remoção de um grampo ou sutura?
    1. Para manter a incisão seca nas áreas onde os grampos ou pontos foram removidos.
    2. Para dar suporte à ferida distribuindo tensão através dela.
    3. Manter separação de 2 cm para facilitar a cicatrização.
    4. Para ocultar a incisão do paciente, reduzindo a ansiedade.

REFERÊNCIAS

Baranoski S and others: Skin: an essential organ. In Baranoski S, Ayello EA, editors: *Wound care essentials: practice principles*, ed 2, Philadelphia, 2008a, Lippincott Williams & Wilkins.

Baranoski S and others: Wound assessment. In Baranoski S, Ayello EA, editors: *Wound care essentials: practice principles*, ed 2, Philadelphia, 2008b, Lippincott Williams & Wilkins.

Baranoski S and others: Wound treatment options. In Baranoski S, Ayello EA, editors: *Wound care essentials: practice principles*, ed 2, Philadelphia, 2008c, Lippincott Williams & Wilkins.

Colwell JC, Fichera A: Care of the obese patient with an ostomy, *J Wound Ostomy Continence Nurs* 32(6):378, 2005.

Doughty DB, Sparks-Defriese B: Wound healing physiology. In Bryant RA, Nix DP, editors: *Acute and chronic wounds: current management concepts*, ed 3, St Louis, 2007, Mosby.

Fernandez R and others: Water for wound cleansing, *Cochrane Database Syst Rev* 2008(2):CD003861, DOI: 10.1002/14651858. CD003861.pub2.

Frantz RA and others: Devices and technology in wound care. In Bryant RA, Nix DP, editors: *Acute and chronic wounds: current management concepts*, St Louis, 2007, Mosby.

Gardner SE, Frantz RA: Wound bioburden. In Baranoski S, Ayello EA, editors: *Wound care essentials: practice principles*, ed 2, Philadelphia, 2008, Lippincott Williams & Wilkins.

Jerome D: Advances in negative pressure wound therapy: the VAC instill, *J Wound Ostomy Continence Nurs* 34(2):191, 2007.

National Pressure Ulcer Advisory Panel (NPUAP)/European Pressure Ulcer Advisory Panel, Pressure Ulcer Treatment Clinical Practice Guidelines, 2009, The Association.

Nix DP: Patient assessment and evaluation of healing. In Bryant RA, Nix DP, editors: *Acute and chronic wounds: current management concepts*, ed 4, St Louis, 2007, Mosby.

Posthauer ME, Thomas DR: Nutrition and wound care. In Baranoski S, Ayello EA, editors: *Wound care essentials: practice principles*, ed 2, Philadelphia, 2008, Lippincott Williams & Wilkins.

Ramundo J: Wound debridement. In Bryant RA, Nix DP, editors: *Acute and chronic wounds: current management concepts*, ed 4, St Louis, 2007, Mosby.

Rolstad BS, Ovington LG: Principles of wound management. In Bryant RA, Nix DP, editors: *Acute and chronic wounds: current management concepts*, ed 4, St Louis, 2007, Mosby.

Romanelli M and others: Outcomes research; measuring wound outcomes, *Wounds* 19(11):1, 2007, http://www.woundsresearch.com/article/7986, acessado em 11 de setembro, 2009.

The Joint Commission (TJC): *2010 National Patient Safety Goals*, Oakbrook Terrace, Ill, 2010, The Commission, http://www.jointcommission.org/PatientSafety/NationalPatientSafetyGoals.

Whitney JD: Acute surgical and traumatic wounds. In Bryant RA, Nix DP, editors: *Acute and chronic wounds: current management concepts*, ed 4, St Louis, 2007, Mosby.

CAPÍTULO 25

Úlceras por Pressão

Instrução para o Procedimento 25.1 Seleção de Superfícies de Suporte para Redistribuição de Carga Mecânica, 606
Habilidade 25.1 Avaliação do risco de Úlceras por Pressão e Estraégias de Prevenção, 610

Habilidade 25.2 Tratamento de Úlceras por Pressão e Manejo de Feridas, 615

Úlceras por pressão são áreas localizadas de destruição tecidual causada pela compressão de tecidos moles sobre uma proeminência óssea e uma superfície externa por um prolongado período de tempo (WOCN, 2010)*. A expressão *úlcera de decúbito* é inadequada, pois é sabido que tais úlceras referem-se à pressão causada pelo posicionamento e não pelo decúbito, necessariamente. Úlceras por pressão podem ocorrer em pacientes que permanecem sentados ou deitados e/ou quando uma fonte externa, tal como uma ponta de gesso, aplica uma pressão exagerada à pele. A Figura 25-1 mostra pontos de pressão sobre proeminências ósseas onde úlceras por pressão podem se desenvolver em pacientes sentados ou em decúbito dorsal. Locais comuns para o desenvolvimento de úlceras por pressão incluem o sacro, o calcanhar, os cotovelos, o maléolo lateral, o trocanter e as tuberosidades isquiáticas (Ayello *et al.*, 2008). Três forças relacionadas à pressão levam ao desenvolvimento de úlceras por pressão: (1) intensidade da pressão (quantidade de pressão aplicada), (2) duração da pressão (por quanto tempo a pressão é aplicada) e (3) tolerância tecidual (a capacidade da pele e de estruturas subjacentes para suportar a pressão sem sofrer efeitos adversos). A intensidade da pressão deve exceder a pressão de fechamento capilar, obstruindo, dessa forma, o fluxo sanguíneo à pele. Tanto pressões de baixa intensidade por um longo período de tempo quanto pressões de alta intensidade por um curto período de tempo podem favorecer o desenvolvimento de uma úlcera por pressão. Quanto maior a intensidade e a duração da pressão, maior o risco para o desenvolvimento de uma úlcera por pressão. Colchões especiais e superfícies de suporte ajudam a reduzir essa pressão (Instrução para o Procedimento 25.1). O terceiro fator, a tolerância tecidual, refere-se à capacidade do tecido para reagir à pressão. **

Três fatores externos (p. ex., cisalhamento, fricção e umidade) tornam o tecido menos tolerante à pressão (Pieper, 2007). O cisalhamento é uma força paralela que alonga os tecidos e vasos sanguíneos, como quando o paciente está sentado na posição de semi-Fowler e desliza até o pé da cama (Fig. 25-2). A pele sobre o sacro fica aderida aos lençóis, mas as estruturas ósseas deslizam para baixo, ocluindo vasos sanguíneos, ocasionando profunda destruição tecidual. A fricção (o esfregar de um tecido contra uma superfície) desgasta a primeira camada da pele (epiderme), o que torna o tecido mais suscetível à lesão por pressão. A umidade cutânea (mais comumente oriunda de incontinência urinária ou fecal) pode gerar maceração da pele, expondo ao risco de desenvolvimento de lesão. Outros fatores relacionados ao desenvolvimento de úlceras por pressão incluem desnutrição, idade avançada, condições médicas que ocasionam baixa perfusão tecidual (hipotensão, tabagismo, hipertermia, anemia) e estados psicossociais, em particular a secreção de cortisol induzida por estresse (WOCN, 2010).

Cicatrização de Feridas

A pele, o maior órgão no corpo, protege o organismo de ameaças químicas e mecânicas e da penetração de vírus e bactérias e regula a perda de fluidos e eletrólitos. Quando ferida, a pele e os tecidos adjacentes passam por um complexo processo de reparação. Os enfermeiros têm uma importante função ao dar auxílio a um ambiente favorável à cicatrização de feridas. Uma avaliação criteriosa da ferida fornece informações necessárias para o planejamento do cuidado da ferida de um paciente. Para fornecer um adequado tratamento da ferida, é preciso compreender o processo de cicatrização da ferida. A fisiologia da cicatrização ocorre por dois mecanismos: (1) regeneração (p. ex., substituição de tecido lesado pelo mesmo tecido, como ocorre em feridas superficiais e de espessura parcial); e (2) cicatrização ou reparo de tecido conectivo em feridas com perda tecidual profunda (espessura total), ocasionando a formação de uma cicatriz, que substitui o tecido perdido (Doughty e Sparks-Defriese, 2007). Consultar o Capítulo 24 para uma discussão completa sobre a cicatrização de feridas.

Vários fatores influenciam a cicatrização e o cuidado com o paciente. A nutrição é fundamental para a cicatrização, já que esse processo necessita de mais calorias e substratos (Stotts, 2007).

***Nota da Revisão Científica:** No Brasil, adota-se o conceito estabelecido pelo NPUAP/EPUAP 2009: úlcera por pressão é uma lesão localizada na pele ou tecido subjacente, geralmente sobre uma proeminência óssea, como resultado da pressão ou pressão combinada com cisalhamento.
****Nota da Revisão Científica:** Capacidade do tecido em distribuir a carga mecânica, ou seja, a pressão.

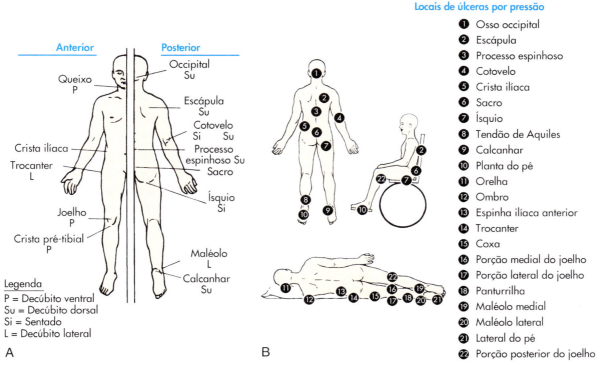

FIG 25-1 **A,** Proeminências ósseas mais frequentemente acometidas por úlceras por pressão. **B,** Locais de úlcera por pressão. (De Trelease CC: Developing standards for wound care, *Ostomy Wound Manage* 26:50, 1988.)

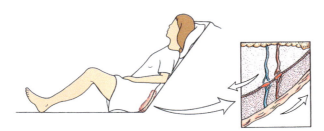

FIG 25-2 Cisalhamento exercido na área sacral.

Infecções prolongam a fase inflamatória, o que dificulta a epitelização. Medicações, tais como os esteroides, retardam o processo inflamatório, tornando as feridas mais suscetíveis a infecções e ao retardo da cicatrização (Tabela 25-1). Altos níveis de estresse aumentam os níveis de cortisol, reduzindo o número de linfócitos e diminuindo a resposta inflamatória.

CUIDADO CENTRADO NO PACIENTE

Quando se avalia o risco de ocorrência de úlceras por pressão em um paciente, deve-se informar ao paciente e aos familiares a importância da determinação de possíveis fatores de risco. A informação sobre a necessidade de identificação de fatores de risco os ensina sobre o aumento do risco de desenvolvimento de úlceras por pressão. Deve-se explicar que, assim que os fatores de risco forem identificados, as intervenções apropriadas podem ser realizadas, ajudando-os a compreender como diminuir o risco de desenvolvimento desse tipo de lesão. Deve-se informar, ainda, ao paciente e aos familiares quais intervenções serão instituídas para prevenção e tratamento. Ressalta-se que a pele de coloração negra necessita de avaliação mais criteriosa em busca de alterações de cor, textura e temperatura. Deve-se permitir que pacientes e familiares ajudem a identificar alterações na coloração da pele (de maneira apropriada). O paciente está familiarizado com alterações corporais e fornece um importante recurso para a avaliação. Em algumas situações, a alteração tecidual pode somente ser constatada por meio da palpação para as alterações de temperatura.

Ao realizar-se o cuidado da úlcera por pressão, a abordagem do paciente internado busca o seu conforto e o suporte emocional. Deve-se informar o que se está fazendo enquanto se palpam gentilmente as áreas da pele e/ou se tratam as feridas. Devem-se reunir todos os materiais necessários ao lado da cama, antes do início do procedimento, para que o paciente não seja deixado sozinho com as feridas descobertas.

SEGURANÇA

A prevenção de úlceras por pressão e lesões de pele em geral é essencial para o cuidado do paciente. A prevenção de lesões de pele e tecidos musculares adjacentes do paciente não apenas economiza recursos de cuidados de saúde, mas também resguarda a condição geral, a independência e a capacidade funcional do paciente. Ao se realizar a avaliação da pele, deve-se cuidar para manter a privacidade do paciente e ajudá-lo, conforme necessário, em mudanças de posicionamento, mantendo cobertas as áreas que não estão sendo examinadas. Deve-se posicionar o paciente na cama para avaliar adequadamente a sua pele; e, ao deixá-lo em decúbito

TABELA 25-1	FATORES QUE RETARDAM A CICATRIZAÇÃO DE FERIDAS
FATORES	**JUSTIFICATIVA**
Pacientes idosos	O envelhecimento afeta todas as fases de cicatrização de feridas. A alteração mais significativa inclui uma diminuição da resposta inflamatória.
Obesidade	O tecido subcutâneo adiposo é menos vascularizado.
Diabetes	Alterações vasculares reduzem o fluxo sanguíneo aos tecidos periféricos; a disfunção de leucócitos ocasionada pela hiperglicemia resulta em aumento do risco de infecções.
Circulação comprometida	Alterações vasculares diminuem a liberação de oxigênio e nutrientes.
Desnutrição	A nutrição inadequada retarda a cicatrização em razão da falta de nutrientes necessários para a cicatrização da ferida (Doughty e Sparks-Defriese, 2007).
Terapia imunossupressora	A imunossupressão diminui a resposta inflamatória e a síntese de colágeno.
Quimioterapia	A quimioterapia interfere na produção de leucócitos (contagem de células brancas) e na resposta imunológica.
Altos níveis de estresse	Níveis aumentados de cortisol reduzem o número de linfócitos e diminuem a resposta inflamatória.

lateral, deve-se garantir que as grades da cama estejam levantadas no lado para o qual o paciente está virado, prevenindo-se quedas.

TENDÊNCIAS DA PRÁTICA BASEADA EM EVIDÊNCIAS

Bergstrom N, et al.: The national pressure ulcer long-term care study: outcomes of pressure ulcer treatments in long-term care, *J Am Geriatr Soc* 53(10):1721, 2005.

Comfort EH: Reducing pressure ulcer incidence through Braden Scale risk assessment and support surface use, *Adv Skin Wound Care* 31:7, 300, 2007.

Revisão de literatura examinou nove hospitais que implementaram uma política de avaliação do risco de desenvolvimento de úlceras por pressão para todos os pacientes internados (Comfort, 2007). A normativa incluiu o uso da escala Braden para identificar pacientes em risco. Superfícies de suporte foram fornecidas para esses pacientes. Todos os hospitais mostraram redução da ocorrência de úlceras por pressão. Esse estudo corrobora a necessidade da prática rotineira de utilização da avaliação de risco e de implementação de intervenções preventivas apropriadas que visem à redução do número de úlceras por pressão em pacientes internados.

Um estudo conduzido por Bergstrom et al., (2005) identificou características de tratamento associadas à cicatrização de úlceras por pressão em uma situação de internação prolongada. Os pacientes avaliados possuíam pelo menos uma úlcera por pressão em estágio II ou pior. Curativos úmidos e secos foram utilizados no tratamento; pacientes que fizeram uso de curativos úmidos apresentaram maior redução no tamanho de suas úlceras. O outro preditor para a cicatrização das úlceras nessa população foi o suporte nutricional adequado. Os pacientes com úlceras em estágios III e IV mostraram redução significativa no tamanho de suas úlceras. Esse estudo corrobora o uso de curativos úmidos e o fornecimento de suporte nutricional adequado em pacientes com úlceras por pressão.

INSTRUÇÃO PARA O PROCEDIMENTO 25.1
Seleção de Superfícies de Suporte para Redistribuição de Carga Mecânica*

As úlceras por pressão podem ocorrer em várias situações. Pacientes no centro cirúrgico também apresentam risco de lesão à pele e tecidos adjacentes. Essa lesão ocorre por uma combinação de fatores, como posicionamento cirúrgico e efeitos de agentes anestésicos. Em razão da lesão resultante da pressão intraoperatória desenvolver-se no músculo e tecido subcutâneo e progredir externamente, a injúria não é visível por vários dias (Courtney et al., 2006). Assim, recomenda-se utilizar superfícies de suporte no centro cirúrgico para pacientes com alto risco de desenvolvimento de úlceras por pressão. A utilização de dispositivos intraoperatórios de redistribuição de pressão está associada à diminuição da incidência de úlceras por pressão pós-operatórias (McInnes et al., 2008). Ao cuidar de pacientes em período pós-operatório, devem-se observar sinais de injúria ou lesão na pele, mesmo quando um paciente está caminhando normalmente. Além disso, deve-se instruir os pacientes internados a observar sinais de lesões cutâneas quando receberem alta.

Superfícies de suporte especializadas incluem colchões, camas e almofadas de espuma, ar ou gel (Tabela 25-2). As superfícies de suporte são classificadas em reativas (previamente chamadas de estáticas) ou ativas (anteriormente chamadas de dinâmicas) (NPUAP, 2007b). Superfícies de suporte reativas incluem colchões ou revestimentos preenchidos por ar, água, espuma em gel ou uma combinação destes. Superfícies de suporte ativas alteram a pressão sob o paciente, reduzindo a duração de qualquer pressão aplicada (Nix, 2007b). Colchões ou camas com superfície lisa ajudam a diminuir a fricção e o cisalhamento. Superfícies com coberturas porosas permitem fluxo de ar, o qual reduz a umidade, resultando em diminuição do risco de maceração cutânea.

Delegação e Colaboração

A seleção de uma superfície de suporte para redistribuição da carga mecânica ou pressão não pode ser delegada a um auxiliar ou técnico de enfermagem.

*__Nota da Revisão Científica:__ Redistribuição de carga mecânica é a terminologia que tem sido utilizada mais recentemente.

INSTRUÇÃO PARA O PROCEDIMENTO 25.1 — Seleção de Superfícies de Suporte

TABELA 25-2 SUPERFÍCIES DE SUPORTE

CATEGORIA E MECANISMO DE AÇÃO	INDICAÇÕES PARA USO	VANTAGENS	DESVANTAGENS
Superfícies de Suporte e Colchões			
Colchão de espuma (disponível como revestimento ou como colchão)			
Reduz a pressão; a cobertura (capa) reduz a fricção e cisalhamento; espessura de 7,5 a 10 cm (3 a 4 polegadas); ver as normas do fabricante com relação ao peso suportado.	Utilize em pacientes de moderado a alto risco	Gasto único. Sem taxa de instalação. Não pode ser perfurado. Disponível em vários tamanhos (p. ex., cama, cadeira, mesa cirúrgica). Baixa manutenção. Não necessita de eletricidade.	Aumenta a temperatura corpórea do paciente. É quente e pode reter umidade. Tempo de duração limitado. Lençol plástico protetor necessário em pacientes incontinentes ou com ferida exsudativa.
Colchão de água (disponível como revestimento ou como colchão)			
Reduz a pressão e pontos de pressão, pois essas superfícies fornecem flutuação com diminuição da pressão pela igual redistribuição do peso do paciente sobre toda superfície de suporte.	Utilize em pacientes de alto risco.	Prontamente disponível. Algum controle sobre sensações motoras. Fácil limpeza.	Facilmente perfurado. Pesado. Movimentação pode dificultar procedimentos (p. ex., troca de curativos, ressuscitação cardiopulmonar [RCP]). Manutenção necessária para prevenção de crescimento microbiano. Difícil transferência do paciente para outra cama. Dificuldade em levantar ou abaixar a cabeceira da cama.
Revestimento de gel			
Reduz a pressão e pontos de pressão, pois essas superfícies fornecem flutuação com diminuição da pressão pela igual redistribuição do peso do paciente sobre toda a superfície.	Utilize em pacientes de moderado a alto risco. Utilize em pacientes com cadeira de rodas.	Baixa manutenção. Fácil limpeza. Utilização em vários pacientes. Impermeável a perfurações por agulhas.	Pesado. Caro. Falta de fluxo de ar para controle de umidade. Controle variável de fricção.
Revestimento reativo preenchido por ar			
Reduz a pressão diminuindo a pressão média de interface entre a pele do paciente e o colchão.	Utilize em pacientes de moderado a alto risco. Utilize em pacientes que conseguem se reposicionar.	Fácil limpeza; utilização em vários pacientes. Baixa manutenção. Reparo potencial de alguns produtos preenchidos por ar. Durável.	Danificado por perfurações por agulhas ou lâminas. Requer monitoramento rotineiro para determinar a pressão de insuflação adequada. Difícil transferência do paciente para fora da cama.
Revestimento de baixa perda de ar (disponível como cama ou revestimento)			
Mantém o movimento de ar leve e constante, prevenindo o acúmulo de umidade e maceração de pele.	Utilize em pacientes de moderado a alto risco.	Fácil limpeza. Mantém constante insuflação. Desinfla para facilitar a transferência e RCP. Controla umidade. Permeável ao ar, impermeável a bactérias e revestimento e cobertura à prova d'água. Reduz cisalhamento e fricção. Instalação feita pelo fabricante.	Danificada por agulhas e lâminas. Ruidoso. Necessita de eletricidade.

(Continua)

TABELA 25-2 SUPERFÍCIES DE SUPORTE (cont.)

CATEGORIA E MECANISMO DE AÇÃO	INDICAÇÕES PARA USO	VANTAGENS	DESVANTAGENS
Camas Especializadas			
Cama de ar fluidizado Estrutura da cama contém gomos revestidos de silicone que incorporam ar e líquido. Os gomos revestidos de silicone tornam-se fluidizados quando o ar é bombeado através dos gomos.	Utilize em pacientes de alto risco. Utilize em pacientes com úlceras por pressão em estágios III ou IV e queimaduras.	Reposicionamento menos frequente. Aumenta o conforto do paciente. Torna-se rapidamente estável para manobras de ressuscitação ou outras terapias quando o dispositivo é desligado. Reduz o cisalhamento, fricção e edema local. Pode facilitar o manejo de exsudatos abundantes de feridas ou incontinências. Instalação realizada pelo fabricante.	Risco de desidratação do paciente, especialmente naqueles com queimaduras graves, possivelmente aumentada pela circulação contínua de ar seco e aquecido. Possível aumento da temperatura do ambiente. Possível desorientação do paciente. Difícil transferência do paciente. Pesado. Caro. Pode não ter dimensões suficientes para utilização em pacientes obesos ou com contraturas.
Camas de baixa perda de ar Estrutura da cama com uma série de almofadas preenchidas por ar conectadas entre si; quantidade de pressão em cada almofada controlada e pode ser calibrada de acordo com a necessidade do paciente.	O uso é indicado em pacientes que necessitam de redistribuição da pressão, naqueles que não podem ser reposicionados frequentemente, ou naqueles com inúmeras lesões de pele. São contraindicados em pacientes com instabilidade de coluna espinhal.	Pode aumentar ou diminuir a altura da cabeceira e do pé da cama. Fácil transferência da cama. Necessidade de reposicionamento menos frequente. Pode transferir almofadas à maca com o paciente. Instalação realizada pelo fabricante.	Necessita de um motor portátil que é ruidoso. O material da superfície da cama é escorregadio; os pacientes podem facilmente escorregar pelo colchão ou para fora da cama quando forem transferidos.
Cinesioterapia Fornece movimentação passiva constante e visa promover mobilização de secreções pulmonares. Já que envolve baixa perda de ar, auxilia na redistribuição da pressão.	Primariamente indicada para pacientes que necessitam de estabilização espinhal. Não deve ser utilizado em pacientes hemodinamicamente instáveis.	Reduz as complicações pulmonares associadas à restrição de mobilidade. Reduz o risco de retenção urinária e de infecções do trato urinário. Reduz a estase venosa.	Não reduz o cisalhamento ou a umidade. Não pode ser utilizada com tração cervical ou esquelética. Possível enjoo inicial. Possíveis sensações de claustrofobia.

Dados de Bryan RA: Acute and chronic wounds: nursing management, ed 3 St Louis, 2007, Mosby; Morrison MJ: The prevention and treatment of pressure ulcers, St Louis, 2001, Mosby; Wound, Ostomy and continence nurses society: Guideline for prevention and management of pressure ulcers, Glenview, III, 2003, WOCN. Referências para a adaptação à realidade brasileira que tratam da tradução das superfícies de suporte (com respectivos conceitos) do documento publicado pelo NPUAP em 2007:
STRAZZIERI, Kelly Cristina ; SANTOS, V. L. C. G.. Superfícies de suporte: Parte II. Estima (Sociedade Brasileira de Estomaterapia), v. 8, p. 38-41, 2010.
STRAZZIERI, Kelly Cristina ; SANTOS, V. L. C. G.. Superfícies de suporte: Parte I. Estima (Sociedade Brasileira de Estomaterapia), v. 8, p. 40-42, 2010.

INSTRUÇÃO PARA O PROCEDIMENTO 25.1
Seleção de Superfícies de Suporte para Redistribuição de Carga Mecânica *(cont.)*

Equipamento
- Instrumento de avaliação do risco para o desenvolvimento de úlceras por pressão (segundo protocolo da instituição)
- Prontuário, régua para medição e/ou câmera para documentar áreas existentes de comprometimento da integridade da pele
- Registro adequado em prontuário
- Produtos para cuidado da pele

Etapas do Procedimento
1. Avaliar o risco de desenvolvimento de úlcera por pressão no paciente utilizando um instrumento de avaliação de risco (p. ex., escala de Braden). No Brasil, existem apenas as seguintes escalas de avaliação de risco para o desenvolvimento de úlceras por pressão adaptadas e validadas para o português:
- **Escala de Braden** (Paranhos WY, Santos VLCG. Avaliação de risco para úlceras de pressão por meio da escala de Braden, na língua portuguesa. *Rev Esc Enferm. USP* 1999;33(n esp): 191-206).
- **Escala de Waterlow** (Rocha ABL, Barros SMO. Avaliação de risco de úlcera por pressão: propriedades de medida da versão em português da escala de Waterlow. *Acta paul. enferm.* [online]. 2007, vol.20, n.2, pp. 143-150).
- **Escala de Braden Q** (Maia ACAR, Pellegrino DMS, Blanes L, Dini GM, Ferreira LM. Tradução para a língua portuguesa e validação da escala de Braden Q para avaliar o risco de úlcera por pressão em crianças. *Rev Paul Pediatr 2011;29(3):406-14).*
2. Avaliar a existência de úlceras por pressão no paciente, incluindo áreas de formação de bolhas, hiperemia reativa anormal e abrasão.
3. Avaliar o nível de dor do paciente utilizando uma escala de 0 a 10.
4. Identificar o paciente utilizando dois identificadores (p. ex., nome e data de nascimento, ou nome e número do registro hospitalar, de acordo com as regras da instituição).
5. Implementar superfícies de suporte para redistribuição de pressão nos pacientes em risco (Nix, 2007b; Gray, 2009).
6. Avaliar as condições do paciente para selecionar uma superfície apropriada.
    a. O paciente necessita de redistribuição da pressão (p. ex., ele não pode ser reposicionado ou já há uma úlcera por pressão)?
    b. A superfície é necessária para cuidado em curto ou longo prazo? Uma superfície de curto prazo é geralmente necessária para doenças agudas e hospitalização. Uma superfície de longo prazo é geralmente necessária para cuidados prolongados ou domésticos.
    c. Qual é o nível potencial de conforto proporcionado pela superfície? Se o paciente é sensível a ruídos, um dispositivo com motor ruidoso aumentará seu desconforto.
    d. Há compromisso do paciente, familiares e enfermeiros em relação ao reposicionamento? Além disso, eles estão cientes de que uma superfície de suporte nunca deve substituir o reposicionamento? Em casa, uma superfície de suporte é geralmente necessária quando a família, enfermeiro ou paciente é incapaz de realizar ou auxiliar o reposicionamento de forma independente.
    e. A superfície de suporte pode interferir com as atividades funcionais do paciente? A altura do revestimento e a maciez das bordas podem afetar a capacidade de transferir o paciente? Lembrar que uma superfície ativa com alto fluxo de ar não é apropriada para um paciente que necessita sair da cama frequentemente.
    f. Quais são as limitações financeiras do paciente?
    g. Se o paciente utiliza o dispositivo em casa, quais são as limitações do ambiente? A casa e a instalação elétrica suportam o dispositivo selecionado? Os enfermeiros e familiares na casa podem manejar a superfície?
    h. Qual é a durabilidade do produto? Essa superfície é facilmente sujeita à perfuração? O dispositivo é de fácil limpeza?
7. Determinar o dispositivo específico (Tabela 25-2).
    a. Dispositivos de redistribuição de pressão o fazem sobre proeminências ósseas. Superfícies que fornecem redistribuição da pressão incluem substituição de colchões terapêuticos, camas e colchões de baixa perda de ar e camas fluidizadas a ar (Gray, 2009). Superfícies de suporte também são utilizadas em centros cirúrgicos para indivíduos de alto risco ou que irão se submeter a procedimentos cirúrgicos demorados.
    b. Utilizar uma superfície de suporte reativa se o paciente pode adotar variadas posições e desde que não acarrete sobrecarga de peso sobre a úlcera por pressão e sem perder contato com a superfície. A perda de contato torna a superfície de suporte ineficaz. Para avaliar a perda de contato, deve-se posicionar uma mão (palma para cima) sob o colchão ou almofada abaixo da área de risco de ocorrência de pressão (p. ex., pontos de pressão do paciente quando ele está sentado ou deitado na superfície de suporte). Se menos de 2,5 centímetros de material for sentido, o paciente perdeu o contato com a superfície (WOCN, 2010).
    c. Selecionar uma superfície de suporte ativa quando o paciente não pode adotar variadas posições sem sobrecarga de peso sobre a úlcera de pressão, se o paciente sobrecarrega totalmente uma superfície de suporte estática, ou se a úlcera por pressão não demonstra sinais de melhora. Colchões de pressão alternada ou ativos estão associados à menor incidência de úlceras por pressão do que os colchões tradicionais (Gray, 2009).
    d. Espuma de alta especificação é efetiva na diminuição da incidência de úlceras por pressão em pacientes de alto risco, incluindo idosos e pacientes com fratura da cabeça do fêmur (McInnes *et al.*, 2008).
    e. Pacientes com úlceras por pressão em estágios III ou IV e que necessitam de reposicionamentos frequentes geralmente são beneficiados pela utilização de uma cama fluidizada a ar (Nix, 2007b; WOCN, 2010)
    f. Há poucas evidências sobre a redução de incidência de úlceras por pressão em pacientes internados na unidade de terapia intensiva que utilizam colchões com baixa perda de ar (WOCN, 2010).
    g. Quando a umidade excessiva é um fator de risco, uma superfície de suporte com fluxo de ar é importante para secar a pele e reduzir a incidência de úlceras por pressão (NPUAP, 2007b).
8. Deve-se consultar a política da instituição em relação ao uso de superfícies de suporte.
    a. Obter uma prescrição médica. Isto é geralmente necessário para o paciente obter um reembolso de terceiros.*

---

*__Nota da Revisão Científica:__ No Brasil, o enfermeiro pode determinar o uso de superfícies de suporte. Além disso, os protocolos de prevenção de úlceras por pressão facilitam esse tipo de indicação, mesmo para as agências de seguro.

(Continua)

INSTRUÇÃO PARA O PROCEDIMENTO 25.1
Seleção de Superfícies de Suporte para Redistribuição de Carga Mecânica (cont.)

b. Pedir ao gerente da instituição ou assistente social para ajudar em relação à elegibilidade financeira do paciente, além de termos e duração do reembolso a terceiros pelo uso ou aquisição da superfície de suporte.*

c. Verificar com a agência de cuidado domiciliar ou planejamento de alta se o dispositivo está liberado para uso a longo prazo. Procedimentos específicos e avaliações são necessárias para a continuidade da utilização da superfície quando o paciente é transferido para cuidado extensivo ou recebe alta.*

9. Inspecionar a pele regularmente, de acordo com os protocolos institucionais e condições clínicas do paciente, em busca de mudanças nas condições da pele e da avaliação da eficácia das intervenções preventivas.
10. Observar a evolução das úlceras por pressão existentes, buscando sinais de cicatrização.
11. Observar a ocorrência de efeitos colaterais associados ao uso das superfícies de suporte específicas (p. ex., náusea, tontura, alterações no estado hidroeletrolítico).
12. Registrar a avaliação de risco de úlceras por pressão e a avaliação da pele no prontuário do paciente.
13. Documentar a superfície de suporte selecionada e a resposta do paciente à superfície (ver habilidades específicas para detalhes de registro e relato).

*Nota da revisão científica: Devem-se verificar as condições do financiamento em casos de seguros privados de saúde.

HABILIDADE 25.1 AVALIAÇÃO DO RISCO DE ÚLCERAS POR PRESSÃO E ESTRATÉGIAS DE PREVENÇÃO

Um programa adequado para prevenir úlceras por pressão inclui o uso de ferramentas de avaliação de risco para identificar fatores que colocam o paciente em risco para o desenvolvimento desse tipo de lesões cutâneas. A avaliação de risco permite que um enfermeiro planeje intervenções para prevenir a ocorrência das lesões de pele. Além do instrumento de avaliação de risco, a inspeção diária da pele, incluindo o exame de pontos de pressão, é essencial. A escala de Braden sobre o risco de desenvolvimento de úlceras por pressão (Tabela 25-3)* possui seis subescalas que medem percepção sensorial, umidade, atividade, mobilidade, nutrição, fricção e cisalhamento (Braden e Bergstrom, 1989). Cada subescala possui um escore, resultando em uma pontuação total indicativa do risco de desenvolvimento de úlceras por pressão. A escala é utilizada na admissão do paciente no hospital e em intervalos periódicos.**

Deve-se inspecionar sistematicamente a pele em todos os pacientes de risco, pelo menos uma vez por dia, prestando particular atenção a proeminências ósseas (Bergstrom et al., 1992). Deve-se inspecionar a pele do paciente durante o cuidado rotineiro e sempre documentar seus achados.

AVALIAÇÃO

1. Avaliar o risco de formação de úlceras por pressão no paciente, utilizando um instrumento de avaliação padronizado (de acordo com protocolo da instituição). Determinar o escore de avaliação de risco e comparar a pontuação do paciente com limites estabelecidos que indiquem alto risco de lesão cutânea. *Justificativa: Uma ferramenta de avaliação de risco validada é recomendada pela Wound, Ostomy and Continence Nurses Society (WOCN, 2010). Identifica precocemente indivíduos em risco para que alguns fatores possam ser reduzidos por meio de intervenções (WOCN, 2010).*
2. Avaliar a presença de outras áreas potenciais de pressão além de proeminências ósseas no paciente, como, por exemplo, narinas (tubos nasogástricos, cânula de oxigênio), língua e lábios (tubo endotraqueal) e pele próxima a tubos de drenagem ou abaixo de dispositivos ortopédicos (cinta, gesso). *Justificativa: Os pacientes podem apresentar locais de risco de necrose por pressão, além de proeminências ósseas.*
3. Observar posições preferidas pelo paciente na cama ou cadeira. *Justificativa: O peso do corpo é colocado sobre certas proeminências ósseas, e o paciente pode resistir ao reposicionamento nessas áreas.*
4. Observar a capacidade do paciente de iniciar e promover mudanças de posição. *Justificativa: Períodos prolongados em decúbito deitado ou sentado em uma mesma posição podem causar compressão capilar e perda tecidual.*
5. Avaliar a compreensão do paciente e familiares a respeito dos riscos de desenvolvimento de úlceras por pressão e o conhecimento sobre medidas preventivas. *Justificativa: Pacientes e familiares são parte integral na prevenção e manejo de úlceras por pressão (WOCN, 2010).*

PLANEJAMENTO

Os **Resultados Esperados** focam em identificar o risco do paciente para desenvolver lesões de pele e preveni-las.
1. Os fatores de risco são identificados.
2. O paciente não sofre alterações em relação à avaliação basal da pele.
3. O paciente não apresenta novas áreas de eritema ou sinais de lesões de pele.
4. O paciente apresenta um nível de dor aceitável (4 em uma escala de dor de 0 a 10) em pontos de redistribuição de pressão.

Delegação e Colaboração

A habilidade da avaliação do risco para o desenvolvimento de úlceras por pressão não pode ser delegada a auxiliares e ténicos de enfermagem. Deve-se instruir a equipe de enfermagem quanto a:
- Explicar a frequência de mudanças na posição e posições específicas individualizadas para o paciente.
- Revisar a necessidade de relatar ao enfermeiro qualquer eritema ou lesão na pele do paciente ou qualquer abrasão oriunda de tubos ou dispositivos acessórios.

Equipamento

- Instrumento de avaliação de risco para úlceras por pressão
- Dispositivos e materiais necessários para o posicionamento
- Luvas limpas

*Nota da Revisão Científica: utilizar a Escala de Braden, conforme adaptada e validada no Brasil por Paranhos e Santos, em 1999.

**Nota da Revisão Científica: Ver guidelines para prevenção de UP, propostos pelo NPUAP/EPUAP, em 2009, pelo WOCN, em 2010, no qual são recomendadas as frequências de avaliação do risco conforme o tipo de cenário e condição do paciente (agudo ou crônico).

HABILIDADE 25.1 Avaliação do Risco de Úlceras por Pressão e Estratégias de Prevenção

TABELA 25-3 ESCALA DE BRADEN* PARA PREVISÃO DO RISCO DE ÚLCERAS POR PRESSÃO

Percepção sensorial: Capacidade de reagir significativamente à pressão relacionada ao desconforto	1. Totalmente limitado: não reage (não geme, não se segura a nada, não se esquiva) a estímulo doloroso, devido ao nível de consciência diminuído ou devido à sedação ou capacidade limitada de sentir dor na maior parte do corpo	2. Muito limitado: Somente reage a estímulo doloroso. Não é capaz de comunicar desconforto, exceto através de gemido ou agitação. Ou possui alguma deficiência sensorial que limita a capacidade de sentir dor ou desconforto em mais de metade do corpo.	3. Levemente limitado: Responde a comando verbal, mas nem sempre é capaz de comunicar o desconforto ou expressar necessidade de ser mudado de posição, ou tem um certo grau de deficiência sensorial que limita a capacidade de sentir dor ou desconforto em 1 ou 2 extremidades.	4. Nenhuma limitação. Responde a comandos verbais: não tem déficit sensorial que limitaria a capacidade de sentir ou verbalizar dor ou desconforto
Umidade: Nível ao qual a pele é exposta a umidade	1. Completamente molhada: A pele é mantida molhada quase constantemente por transpiração, urina etc. Umidade é detectada às movimentações do paciente.	2. Muito molhada: A pele está frequentemente, mas nem sempre molhada. A roupa de cama deve ser trocada pelo menos uma vez por turno.	3. Ocasionalmente molhada: A pele fica ocasionalmente molhada requerendo uma troca extra de roupa de cama por dia	4. Raramente molhada: A pele geralmente está seca, a troca de roupa de cama é necessária somente nos intervalos de rotina.
Atividade: Grau de atividade física	1. Acamado: Confinado à cama.	2. Confinado à cadeira: Capacidade de andar está severamente limitada ou nula. Não é capaz de sustentar o próprio peso e/ou precisa ser ajudado a se sentar.	3. Anda ocasionalmente: Anda ocasionalmente durante o dia, embora distâncias muito curtas, com ou sem ajuda. Passa a maior parte de cada turno na cama ou na cadeira.	4. Anda frequentemente: Anda fora do quarto pelo menos 2 vezes por dia e dentro do quarto pelo menos uma vez a cada 2 horas durante as horas em que está acordado.
Mobilidade: Capacidade de mudar e controlar a posição do corpo	1. Totalmente imóvel: Não faz nem mesmo pequenas mudanças na posição do corpo ou extremidades sem ajuda.	2. Bastante limitado: Faz pequenas mudanças ocasionais na posição do corpo ou extremidades, mas é incapaz de fazer mudanças frequentes ou significativas sozinho.	3. Levemente limitado: Faz frequentes, embora pequenas, mudanças na posição do corpo ou extremidades sem ajuda.	4. Não apresenta limitações: Faz importantes e frequentes mudanças sem auxílio.
Nutrição: Padrão usual de consumo alimentar	1. Muito pobre: Nunca come uma refeição completa. Raramente come mais de 1/3 do alimento oferecido. Come 2 porções ou menos de proteína (carnes ou laticínios) por dia. Ingere pouco líquido. Não aceita suplemento alimentar líquido. Ou é mantido em jejum e/ou mantido com dieta líquida ou IVS por mais de cinco dias.	2. Provavelmente inadequado: Raramente come uma refeição completa. Geralmente come cerca de metade do alimento. Ingestão de metade molhada, quase constantemente proteína, inclui somente 3 porções de carne ou laticínios por dia. Ocasionalmente aceita um suplemento alimentar ou recebe abaixo da quantidade satisfatória de dieta líquida ou alimentação por sonda.	3. Adequado: Come mais da metade da maioria das refeições. Come um total de 4 porções de alimento rico em proteínas (carne e laticínios) todo dia. Ocasionalmente, recusará uma refeição, mas geralmente aceitará um complemento oferecido. Ou é alimentado por sonda ou regime de nutrição parenteral total, o qual provavelmente satisfaz a maior parte das necessidades nutricionais.	4. Excelente: Come a maior parte de cada refeição. Geralmente ingere um total de 4 ou mais porções de carne e laticínios. Ocasionalmente come entre as refeições. Não requer suplemento alimentar.

(Continua)

TABELA 25-3 ESCALA DE BRADEN* PARA PREVISÃO DO RISCO DE ÚLCERAS POR PRESSÃO (cont.)

	1. Problema:	2. Problema em potencial.	3. Nenhum problema:
Fricção e cisalhamento	Requer assistência de moderada a máxima para se mover. É impossível levantá-lo ou erguê-lo completamente sem que haja atrito da pele com o lençol. Frequentemente escorrega na cama ou cadeira, necessitando constantes ajustes de posição com o máximo de assistência. Espascticidade, contratura ou agitação leva a quase constante fricção.	Move-se, mas sem vigor, ou requer mínima assistência. Durante o movimento provavelmente ocorre um certo atrito da pele com o lençol, cadeira ou outros. Na maior parte do tempo mantém posição relativamente boa na cama ou na cadeira, mas ocasionalmente escorrega.	Move-se sozinho na cama ou cadeira e tem suficiente força muscular para erguer-se completamente durante o movimento. Sempre mantém boa posição na cama ou na cadeira.

Copyright ® Braden, Bergstrom 1988. Adaptada e validada no Brasil por Paranhos, Santos 1999.
Paranhos WY, Santos VLCG. Avaliação de risco para úlceras de pressão por meio da escala de Braden, na língua portuguesa. Rev Esc Enferm USP 1999; 33 (n° esp): 191-206.
*__Nota da Revisão Científica:__ Escala adaptada e validada no Brasil por PARANHOS E SANTOS, 1999.

IMPLEMENTAÇÃO para AVALIAÇÃO DE RISCO DE ÚLCERAS POR PRESSÃO E ESTRATÉGIAS DE PREVENÇÃO

ETAPAS	JUSTIFICATIVA
1. Veja Protocolo Padrão (ao final do livro).	
2. Explicar o procedimento ao paciente e familiares.	Ajuda o paciente e familiares a compreender a importância da avaliação de risco.
3. Luvas são necessárias quando há presença de feridas abertas exsudativas.	Reduz a transmissão de microrganismos.
4. Inspecionar a pele, pelo menos uma vez por dia.	
a. Observar a pele do paciente; prestar atenção, principalmente, a proeminências ósseas. Se for encontrada área hiperemiada, deve-se pressionar gentilmente a área com um dedo calçado por luva observando clareamento. Se a área não esbranquiçar, deve-se suspeitar de lesão cutânea, reavaliando uma hora após com afastamento da fonte de pressão. Qualquer descoloração pode variar de rosa a vermelho escuro.	A inspeção rotineira da pele é fundamental para a avaliação do risco e para o planejamento de intervenções que reduzem o risco (WOCN, 2010). Eritema persistente em uma pele levemente pigmentada quando pressionada pode indicar lesão tecidual (Ayello *et al.*, 2008). Se uma área hiperemiada esbranquece (diminui a hiperemia), é indicativo de que a pele não apresenta risco de lesão.
b. Se o paciente possui a pele negra, devem-se observar alterações de cor que diferem da coloração normal do paciente, como tons de vermelho, azul ou roxo.	Pele de coloração escura pode não esbranquiçar. Embora a pele possa não mostrar qualquer alteração direta na cor, esta pode diferir da área ao redor (NPUAP, 2007a) (Quadro 25-1).
5. Verificar todos os tratamentos e dispositivos invasivos e adjuvantes (cateteres, tubos de alimentação, gessos, cintas) buscando potenciais pontos de pressão. Remover as luvas.	A pressão desses dispositivos aumenta o risco de pressão sobre proeminências ósseas, assim como em outras áreas.
6. Revisar o escore de risco de úlceras por pressão.	O escore ajuda a identificar e direcionar intervenções necessárias para diminuir ou eliminar fatores de risco presentes (Braden e Maklebust, 2005).

> ⚡ **ALERTA DE SEGURANÇA** Não se devem massagear áreas eritematosas, pois isso pode causar maior trauma tecidual. Áreas eritematosas indicam lesão do vaso sanguíneo; a massagem pode lesar mais ainda os vasos.

7. Se a imobilidade, inatividade ou baixa percepção sensorial são fatores de risco para o paciente, deve-se considerar uma das seguintes intervenções:	Imobilidade e inatividade reduzem a capacidade ou desejo do paciente de mudar de posição independentemente. A percepção sensorial diminuída reduz a capacidade do paciente para sentir o desconforto provocado pela pressão.

ETAPAS	JUSTIFICATIVA
a. Reposicionar o paciente pelo menos a cada duas horas; utilizar um cronograma escrito (WOCN, 2010). b. Quando o paciente estiver em decúbito lateral na cama, utilizar inclinação lateral de, no máximo, 30 graus (ilustração). c. Quando necessário, utilizar coxins como apoio (ilustração).	Reduz a intensidade e a duração da pressão. Alguns pacientes podem necessitar de reposicionamentos mais frequentes. Reduz o contato direto do trocanter com a superfície de suporte. A utilização de coxins previne o contato direto entre proeminências ósseas.

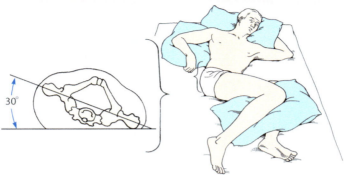

ETAPA 7b Posição lateral de 30 graus com colocação de coxins.

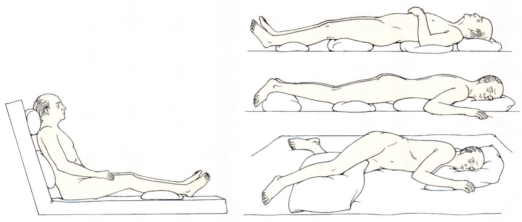

ETAPA 7c Apoio de coxins.

QUADRO 25-1 — CONSIDERAÇÕES CULTURAIS PARA A AVALIAÇÃO DO RISCO DE OCORRÊNCIA DE ÚLCERAS POR PRESSÃO: O PACIENTE COM PELE INTACTA DE PIGMENTAÇÃO ESCURA

Pacientes com pele de pigmentação escura não podem ser avaliados somente pelo exame da coloração da pele em relação ao risco de ocorrência de úlceras por pressão. Siga as seguintes recomendações:

1. Avalie alterações localizadas de coloração da pele. Qualquer uma destas pode ocorrer:
   - Alterações da cor da pele são diferentes da tonalidade habitual.
   - Pele de coloração escura pode não apresentar embranquecimento visível; sua coloração pode diferir da área ao redor.
   - A cor é mais escura do que a área ao redor (roxa, azul, enegrecida).
2. Importância da iluminação na avaliação da pele:
   - Utilize luz natural ou de halogênio.
   - Evite lâmpadas fluorescentes, as quais podem dar à pele um tom azulado.
   - Evite o uso de lentes coloridas quando avaliar a coloração da pele.
3. Consistência do tecido:
   - A pele apresenta-se esticada, brilhante ou endurecida; o edema ocorre quando há um endurecimento de mais de 15 mm de diâmetro.
   - Avalie a ocorrência de edema, inchaço.
   - O turgor da pele pode apresentar-se endurecido ou amolecido.
4. Sensibilidade:
   - Avalie a dor e alterações na sensibilidade da pele, como ardência ou prurido.
5. Temperatura da pele:
   - Inicialmente, a pele na área de pressão pode estar mais quente do que a pele adjacente.
   - A pele na área de pressão pode estar mais fria do que a pele adjacente.
   - Palpe áreas da pele que não estão envolvidas em um ponto de pressão ou ao redor, para servir como referência para a temperatura.

Modificado de Bennet MA: Report of the task force on the implications for darkly pigmented intact skin in the prediction and prevention of pressure ulcers, *Adv Wound Care* 8(6):34, 1995; e National Pressure Ulcer Advisory Pane (NPUAP): Pressure ulcers stages revised by NPUAP, Fevereiro 2007, http://www.npuap.org/pr2.htm, acessado em 27 de setembro de 2010.

Nota da Revisão Científica: na prevenção de úlceras por pressão, o posicionamento do paciente no leito visar à redistribuição da carga mecânica evitando, portanto, a manutenção do decúbito sobre as proeminências ósseas. A figura da Etapa 7c, mostra as possibilidades de uso de coxins ou travesseiros, o que é bastante útil e desejável. No entanto, a figura sugere inadequadamente que se pode manter as regiões sacra e glútea (decúbito dorsal) e púbica (decúbito ventral) afastadas do colchão, com o uso de coxins sob a coxa.

(Continua)

ETAPAS	JUSTIFICATIVA
d. Posicionar o paciente acamado em uma superfície de suporte (Instrução para o Procedimento 25.1).	Reduz a quantidade de pressão exercida contra os tecidos.
e. Posicionar o paciente sobre um dispositivo de redistribuição de pressão, quando sentado em uma cadeira, mudando-se os pontos sob pressão pelo menos a cada hora.	Reduz a quantidade de pressão em áreas sacrais e isquiáticas.
8. Se a fricção ou cisalhamento são identificados como fatores de risco, considerar as seguintes intervenções:	A fricção e cisalhamento lesam as camadas subjacentes da pele.
a. Utilizar duas pessoas e um lençol para reposicionar o paciente. Utilizar uma prancha (Cap. 15) para transferir o paciente da cama para uma maca.	O reposicionamento adequado de pacientes previne que eles deslizem pelos lençóis. Uma prancha fornece uma superfície mais lisa para reduzir a fricção.
b. Garantir que os calcanhares não tenham contato com a superfície da cama utilizando-se um coxim sob as panturrilhas, para elevação dos calcanhares.	Elevar os calcanhares da superfície da cama elimina cisalhamento e fricção.
c. Manter a cabeceira da cama elevada em 30 graus.	Diminui a chance de o paciente deslizar em direção ao pé da cama e causar uma lesão por cisalhamento.
9. Se o paciente obtiver um baixo escore na subescala umidade, deve-se considerar uma ou mais das seguintes intervenções:	A exposição contínua de fluidos corporais à pele do paciente aumenta o risco de lesão cutânea e de desenvolvimento de úlceras por pressão.
a. Aplicar um creme barreira no períneo e na pele adjacente após cada episódio de incontinência, ou de acordo com as orientações do fabricante.	Protege a pele intacta da incontinência fecal ou urinária.
b. Se a pele estiver exposta, utilize um creme barreira após cada episódio de incontinência.	Fornece uma barreira entre a pele e as fezes/urina, facilitando a reparação tissular.
c. Se houver incontinência, considerar o uso de um dispositivo coletor para fezes, em caso de incontinência fecal, ou sonda uretral, em caso de incontinência urinária.	A coleta de substâncias irritantes pode ser apropriada se a causa da incontinência não puder ser controlada.
d. Se a fonte de umidade for uma ferida exsudativa considerar a troca frequente de curativos, proteção da pele com barreiras protetoras ou dispositivos coletores e mudança para uma cobertura mais absorvente.	Remove a exposição frequente à exsudação da ferida da pele.
10. Se o escore do paciente for baixo na subescala nutrição, considerar as seguintes intervenções:	Há uma forte relação entre nutrição e desenvolvimento de úlceras de pressão.
a. Avaliar o estado nutricional do paciente, incluindo a ingestão hídrica. Determinar se o paciente passou por jejum recentemente.	A desidratação pode afetar os níveis de albumina e a integridade tecidual.
b. Realizar uma avaliação nutricional mais minuciosa para os pacientes identificados como em risco (na subescala de nutrição). Considerar encaminhar o paciente para avaliação de um nutricionista, de acordo com as normas da instituição.	A desnutrição é um fator de risco para o desenvolvimento de úlceras por pressão.
c. Oferecer suporte durante a alimentação (Cap. 12).	Encoraja a ingestão alimentar.
d. Instituir suplementos orais (tubos de alimentação, suplementos dietéticos), de acordo com a prescrição médica, para o paciente subnutrido.	Suplementos orais aumentam a ingestão proteica e calórica do paciente e suplementam vitaminas e minerais essenciais.
11. Educar o enfermeiro responsável pelo paciente/familiares em relação ao risco e à prevenção de úlceras por pressão (Baharestani, 2008; WOCN, 2010).	Ajuda no compromisso da equipe com as intervenções para reduzir o risco de úlceras por pressão.
12. **Veja Protocolo de Conclusão (ao final do livro).**	

AVALIAÇÃO

1. Observar a pele do paciente, buscando áreas de risco de lesão tecidual e anotando alterações na cor, aparência ou textura.
2. Observar a tolerância do paciente em relação a alterações do posicionamento, medindo o nível de conforto em uma escala de intensidade de dor.
3. Comparar os escores de avaliação de risco subsequentes e avaliações da pele.

Resultados Inesperados e Intervenções Relacionadas

1. A pele torna-se manchada, avermelhada, roxa ou azulada.
   a. Documentar e comunicar o intervalo para posterior reavaliação do escore de avaliação de risco.
   b. Obter prescrição médica (quando necessário) para consultas com especialistas, como enfermeiros estomaterapeutas ou especialistas em dermatologia, nutricionista ou fisioterapeuta.

HABILIDADE 25.2 Tratamento de Úlceras por Pressão e Manejo de Feridas

Revisar o cronograma de mudança de posicionamento, conforme necessário.

Registro e Relato
- Registrar o risco do paciente e avaliações da pele, intervalos de reposicionamento, superfícies de suporte e intervenções para proteção contra umidade.
- Relatar a necessidade de consultas adicionais (se indicado) para pacientes de alto risco.

Amostra de Documentação
15h00 A avaliação de risco pela escala Braden foi realizada na admissão do paciente. O escore da avaliação do risco é 12 (alto risco). A pele está intacta sobre todas as superfícies; implementado protocolo de prevenção de úlceras por pressão.

Considerações Especiais
Pediatria
- A pele imatura em pacientes jovens é suscetível a lesões por fricção.
- A pele úmida coberta por uma fralda pode ocasionar lesão cutânea, como dermatite associada à incontinência (DAI).

Geriatria
- No paciente idoso, a junção epiderme-derme torna-se achatada, colocando o paciente em risco de lesão epidérmica.

Assistência Domiciliar (*Home Care*)
- Avaliar o ambiente domiciliar em relação à possibilidade do uso de superfícies de suporte para redistribuição da pressão (incluindo cadeira de rodas).
- Avaliar o assento da cadeira, buscando uma superfície de suporte apropriada para redistribuição da pressão.

HABILIDADE 25.2 TRATAMENTO DE ÚLCERAS POR PRESSÃO E MANEJO DE FERIDAS

O tratamento de um paciente com úlceras por pressão inclui um suporte sistemático do paciente, redução ou eliminação das causas da lesão cutânea e manejo adequado das feridas, criando um ambiente favorável à sua cicatrização. A cicatrização da ferida não ocorre ou progride lentamente em pacientes desnutridos ou com condições cardiovasculares inadequadas, por isso, são necessárias medidas sistemáticas de suporte ao paciente. Outros fatores que impedem a cicatrização das feridas incluem terapia imunossupressora e diabetes melito descompensada.

As causas da ferida devem ser avaliadas antes do início do tratamento. Se as causas contribuintes para o desenvolvimento de uma úlcera por pressão (pressão, cisalhamento, fricção e/ou umidade) não são abordadas, a lesão tecidual persiste e a cicatrização não ocorre. Um ambiente favorável à cicatrização é alcançado pelo uso de tratamentos tópicos com os seguintes objetivos: prevenção e controle de infecções, limpeza da ferida, remoção de tecido não viável, manutenção de um nível apropriado de umidade, eliminação de espaço morto, eliminação ou minimização da dor e proteção da ferida (Rolstad e Ovington, 2007). A escolha da terapia tópica (curativos e soluções) é ditada por esses objetivos. A monitorização contínua avalia a efetividade do manejo da ferida.

AVALIAÇÃO

1. Avaliar o nível de dor do paciente em uma escala de 0 a 10. Se o paciente estiver sentindo dor, determinar se foi prescrito o uso de medicações conforme necessário, administrando-as em conjunto com estratégias não farmacológicas apropriadas (Cap. 13). *Justificativa: O paciente deve estar o mais confortável possível durante a troca do curativo.*
2. Determinar se o paciente é alérgico a agentes tópicos. *Justificativa: Agentes tópicos contêm elementos que podem causar reações cutâneas localizadas.*
3. Identificar as razões para a ocorrência de úlceras por pressão, para controlá-las ou eliminá-las. *Justificativa: A falha em abordar os fatores causais resulta na não cicatrização da ferida.*
4. Revisar a prescrição médica e/ou de enfermagem acerca do(s) agente(s) tópico(s) e/ou curativos. *Justificativa: Garante que o paciente correto receba a medicação e o tratamento adequados.*
5. Avaliar as feridas do paciente utilizando os parâmetros descritos a seguir e manter a avaliação de acordo com o protocolo da instituição. Nota: Isso pode ser feito durante o procedimento, após a remoção do curativo. *Justificativa: Determina a eficácia do manejo da ferida e direciona o plano terapêutico (WOCN, 2010).*
    a. *Localização da ferida:* Descrever o local do corpo onde a ferida está localizada.
    b. *Estágio da ferida:* Descrever a extensão e a profundidade da destruição tecidual (Tabela 25-4).
    c. *Tamanho da ferida:* Comprimento, largura e profundidade da ferida são aferidos de acordo com o protocolo da instituição. Utilizar uma régua descartável para medir o comprimento e largura. Utilizar um *swab* ou cotonete de algodão para avaliar a profundidade (Fig. 25-3).
    d. *Presença de descolamento, sinos e túneis:* Utilizar um *swab* ou cotonete de algodão para medir a profundidade e, se necessário, um dedo calçado com luva para examinar as bordas da ferida.

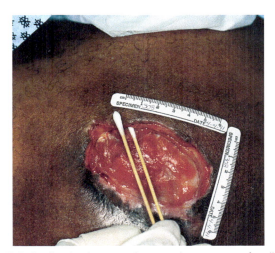

FIG 25-3 Avaliação de comprimento, largura e profundidade de uma úlcera por pressão.

TABELA 25-4 CLASSIFICAÇÃO DAS ÚLCERAS POR PRESSÃO*

Suspeita de Lesão Tecidual Profunda
Áreas localizadas de coloração roxa ou marrom na pele intacta descolorida ou vesícula de sangue causada por lesão do tecido mole subjacente a partir de pressão e/ou cisalhamento. A área pode ser precedida por tecido dolorido, firme, mole, úmido, quente ou frio, quando comparado ao tecido adjacente.

Estágio I
A pele está intacta com áreas localizadas de hiperemia que não clareiam, geralmente sobre uma proeminência óssea. Pele de pigmentação escura pode não apresentar clareamento visível; a sua coloração pode diferir da área circunjacente.
Descrição adicional: A área pode estar dolorida, firme, macia, quente ou fria comparada ao tecido adjacente. Pode ser difícil detectar o estágio I em indivíduos de pele de tonalidade escura. Pode indicar pessoas em risco (um sinal precoce de risco).

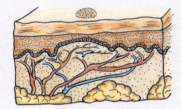 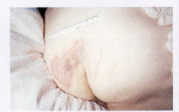

Estágio II
Perda de espessura parcial da derme está presente como uma úlcera superficial aberta com um leito avermelhado sem exsudação. Este estágio pode se apresentar como uma bolha preenchida por soro intacta ou aberta/rompida.
Descrição adicional: Este estágio apresenta-se como uma úlcera superficial brilhante ou seca, sem descamação ou hematoma.* Não deve ser utilizada para descrever lesões por fricção, causadas por fita adesiva, dermatite perineal, maceração ou exposição da pele.

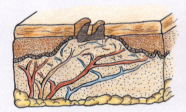 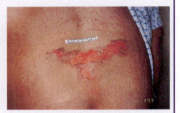

Estágio III
O estágio III compreende uma perda tecidual completa. O tecido adiposo subcutâneo pode estar visível; mas ossos, tendões, ou músculos não estão expostos. Pode haver exsudação, mas sem esconder a real profundidade da perda tecidual. Pode incluir *undermining* e galerias.
Descrição adicional: A profundidade da úlcera de estágio III varia de acordo com a localização anatômica. A ponte nasal, a orelha, a região occipital e os maléolos não possuem tecido subcutâneo; e úlceras de estágio III podem ser superficiais. Em contraste, áreas de tecido adiposo abundante podem sofrer com o desenvolvimento de úlceras de estágio III extremamente profundas. O osso ou o tendão não é visível ou diretamente palpável.

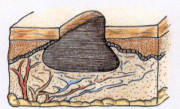 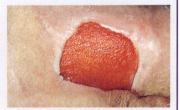

Estágio IV
A úlcera de estágio IV é uma perda tecidual de espessura total com exposição óssea, tendínea ou muscular. Exsudatos ou escaras podem estar presentes em algumas partes do leito da ferida. Geralmente inclui *undermining* e galerias.
Descrição adicional: A profundidade da úlcera de pressão de estágio IV varia de acordo com a localização anatômica. A ponte nasal, a orelha, a região occipital e os maléolos não possuem tecido subcutâneo; e estas úlceras podem ser superficiais. As úlceras de estágio IV podem se estender para músculos e/ou estruturas de suporte (p. ex., fáscia, tendões ou cápsulas articulares), tornando possível a ocorrência de osteomielite. Ossos/tendões expostos são visíveis ou diretamente palpáveis.

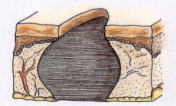 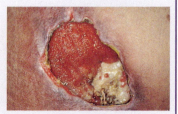

Estágio Indeterminado
Perda tecidual de espessura total na qual a base da úlcera está coberta por exsudato (amarelo, vermelho, cinza, verde ou marrom) e/ou escara (vermelha, marrom, preta) no leito da ferida.
Descrição adicional: Até que haja remoção do exsudato e/ou escara para exposição do leito da ferida e real profundidade, o estadiamento não pode ser determinado. Escaras estáveis (secas, aderidas, intactas sem eritema ou flutuação) nos calcanhares servem como "cobertura natural do organismo (biológica)" e não devem ser removidas.

Dados do National Pressure Ulcer Advisory Panel (NPUAP): Pressure ulcer stages revised by NPUAP, Fevereiro de 2007, http://www.npuap.org/pr2.htm, acesso em 27 de setembro de 2010. Fotos por cortesia de Laurel Wiersma, RN, MSN, CNS, Barnes-Jewish Hospital, St. Louis, MO.
*Hematoma indica suspeita de lesão tecidual profunda.
*__Nota da Revisão Científica:__ Consultar a tradução feita por SANTOS E CALIRI e publicada na Revista *Estima* em 2007.

HABILIDADE 25.2 Tratamento de Úlceras por Pressão e Manejo de Feridas

e. *Condição do leito da ferida:* Descrever o tipo e a porcentagem do tecido no leito da ferida.
f. *Volume de exsudato:* Descrever a quantidade, a característica, o odor e a coloração.
g. *Condição da pele adjacente à ferida:* Examinar a pele buscando rachaduras, ressecamento e presença de erupções, edema, eritema ou calor.
h. *Bordas da ferida:* Fornecer informações sobre epitelização, cronicidade e etiologia (Nix, 2007a).
i. *Presença de dor:* Observar se há dor na ferida ou ao redor dela; pedir ao paciente que indique a intensidade de dor em uma escala de 0 a 10.

6. Observar fatores que afetam a cicatrização da ferida: baixa perfusão tissular, imunossupressão ou infecção preexistente.
7. Avaliar o estado nutricional do paciente. A desnutrição clinicamente significativa está presente se (1) níveis séricos de albumina menores do que 3,5 g/dL, (2) contagem de linfócitos menor que 1.800/mm^3 ou (3) perda de peso corporal maior do que 15% (WOCN, 2010). *Justificativa: Ocorre retardo na cicatrização da ferida em pacientes desnutridos.*
8. Avaliar o grau de compreensão do paciente e dos familiares acerca das características das úlceras por pressão e dos objetivos do tratamento. *Justificativa: As explicações aliviam a ansiedade e promovem cooperação durante o procedimento.*

PLANEJAMENTO

Os **Resultados Esperados** focam na cicatrização das úlceras e prevenção de lesões cutâneas adicionais.

1. Diminuição do exsudato da úlcera.
2. O tecido de granulação está presente na base da ferida.
3. A nutrição é adequada para suporte da cicatrização da ferida.
4. A pele do paciente está protegida de outras lesões.

Delegação e Colaboração

A habilidade do tratamento de úlceras por pressão e do manejo de feridas não pode ser delegada a auxiliares e técnicos de enfermagem. A equipe deve ser instruída a:
- Perceber qualquer alteração de posicionamento específico do paciente.
- Observar e relatar ao enfermeiro qualquer eritema ou lesão na pele do paciente.

Equipamento

- Luvas limpas
- Luvas estéreis (opcional)
- Óculos de proteção e gorro (se há risco de contaminação)
- Saco plástico para depósito de resíduos
- Dispositivo para medição da ferida
- *Swabs* de algodão
- Solução salina ou solução antisséptica (conforme prescrito)
- Agente tópico ou solução (conforme prescrito)
- Coberturas
- Fita hipoalergênica, se necessário

IMPLEMENTAÇÃO para TRATAMENTO DE ÚLCERAS POR PRESSÃO E MANEJO DE FERIDAS

ETAPAS	JUSTIFICATIVA
1. **Veja Protocolo Padrão (ao final do livro).**	
2. Identificar o paciente com dois identificadores (p. ex., nome e data de nascimento, ou nome e número de prontuário, de acordo com as regras da instituição local).	Garante que o paciente receba a administração correta. Está em conformidade com os padrões de segurança institucional e aumenta a segurança do paciente.**
3. Explicar o procedimento ao paciente e aos familiares.	
4. Selecionar a terapia tópica da úlcera por pressão mais adequada de acordo com os objetivos traçados em relação ao cuidado local da ferida:	
a. Prevenção e manejo de infecções.	Feridas contaminadas não cicatrizam.
b. Limpeza da ferida.	Remove as bactérias do leito da ferida.
c. Remoção de tecidos não viáveis que predispõem a infecções.	Vários curativos favorecem o desbridamento dos tecidos não viáveis.
d. Manutenção de um nível adequado de umidade.	Um ambiente úmido predispõe à cicatrização da ferida.
e. Eliminação de espaços mortos.	Previne a formação de exsudato.
f. Controle de odor.	
g. Eliminação ou minimização da dor.	
h. Proteção da ferida.	Previne lesões adicionais.
5. Consultar um médico ou enfermeiro especialista no cuidado de feridas* sobre a seleção de um curativo adequado (Tabela 25-5), com base na avaliação da úlcera por pressão, princípios do manejo da ferida e condições do paciente. As opções de curativos incluem:	O curativo fornece um ambiente apropriado para cicatrização da ferida (WOCN, 2010).
a. Atadura de gaze	Utilizada para absorção, manutenção de um ambiente úmido, preenchimento e distribuição de soluções para a ferida.

*Nota da revisão científica: no Brasil há duas especialidades reconhecidas de enfermagem que capacitam os enfermeiros ao cuidado de feridas: Estomaterapia e Enfermagem Dermatológica.

**Nota da Revisão Científica: No Brasil, existem vários programas de controle de qualidade institucional, sendo a Joint Comission apenas um deles.

(Continua)

ETAPAS	JUSTIFICATIVA
b. Filmes transparentes	Utilizados em feridas de espessura parcial com pouca exsudação.
c. Hidrogel (disponível em placas ou em gel)	Mantém o ambiente úmido, favorecendo a cicatrização da ferida.
d. Hidrocoloide	Mantém o ambiente úmido favorecendo a cicatrização, enquanto protege a base da ferida.
e. Alginato	Alta absorção de exsudato, em feridas altamente exsudativas.
f. Curativos de espuma	Protegem e previnem a desidratação da ferida; absorvem pequenas a moderadas quantidades de exsudato. Mantém o ambiente úmido.
g. Bandagens/géis impregnados com prata	Controlam o crescimento bacteriano na ferida.
h. Agentes debridantes enzimáticos	Promovem o desbridamento e a remoção do tecido morto.
i. Preenchedores de ferida	Preenchem feridas superficiais, hidratam e absorvem.
j. Antimicrobianos	Controlam ou diminuem o crescimento microbiano. Incluem antibióticos e antissépticos.
6. Abrir os pacotes e os recipientes de solução tópica.	Prepara o material buscando uma aplicação simples, para que sejam utilizados sem qualquer contaminação.
7. Posicionar o paciente a fim de expor a úlcera, mantendo o resto do corpo coberto pelo lençol.	Previne a exposição desnecessária de outras partes do corpo.
8. Remover curativos antigos, descartando-os em um saco plástico descartável. Descartar as luvas; realizar a higiene das mãos de acordo com as normas da instituição.	

TABELA 25-5 SELEÇÃO DO CURATIVO COM BASE NA AVALIAÇÃO DA FERIDA

DESCRIÇÃO DA FERIDA	NECESSIDADES	JUSTIFICATIVA	OPÇÕES DE CURATIVO
Tecido necrótico	Desbridamento	A remoção do tecido desvitalizado diminui o risco de crescimento bacteriano e facilita a cicatrização (a cicatrização não ocorrerá na presença de tecido morto).	Considere um curativo que mantenha a umidade da ferida (p. ex., hidrogel, gaze impregnada, hidrocoloide) sobre o tecido necrótico, permitindo o amolecimento e a destruição do tecido (autólise). Considere o uso de preparações enzimáticas para desbridamento químico.
Tecido de granulação	Proteção	O apoio ao tecido de granulação com um ambiente úmido facilita a cicatrização.	Considere o uso de hidrocoloide, hidrogel ou curativo de espuma para manter a umidade.
Leito seco da ferida	Hidratação	A umidade no leito da ferida facilita a cicatrização pelo provimento de uma superfície que favorece a migração de novas células.	Considere o uso de hidrogel para umedecer a ferida. Ou Considere o uso de gaze embebida em solução salina para fornecer umidade à ferida.
Exsudato de moderado a intenso	Absorção	O excesso de exsudato hiper-hidrata as células, retardando a cicatrização e macerando a pele adjacente.	Considere o uso de espuma, hidrocoloide, alginato ou curativo de hidrofibra que absorvem grandes quantidades de exsudato.
Grande profundidade	Preenchimento	O preenchimento previne o acúmulo de exsudato no espaço morto da ferida profunda.	Considere o uso de gaze, alginato ou preenchedores de espaços mortos; preencha suavemente os espaços mortos com a cobertura selecionada.
Eritema, calor, edema, dor	Controle da infecção	A infecção da ferida prolonga a resposta inflamatória, retardando a cicatrização da ferida.	Curativos ou soluções antimicrobianos diminuem a carga bacteriana.
Maceração da pele adjacente	Proteção	A maceração pode causar mais lesões cutâneas e desconforto.	Selante cutâneo ou cremes barreira fornecem proteção à pele ferida.

HABILIDADE 25.2 Tratamento de Úlceras por Pressão e Manejo de Feridas

ETAPAS	JUSTIFICATIVA
9. Limpar a ferida com a solução prescrita, limpando da área menos contaminada para a mais contaminada. Enxaguar com a solução; secar gentilmente a base da ferida e a pele adjacente com gaze umedecida. Usar uma gaze limpa úmida para limpar a superfície da pele; secar com uma gaze limpa e seca.	Reduz a quantidade de bactérias; remove o exsudato da ferida e/ou resíduos do curativo.
10. Aplicar agentes tópicos à ferida utilizando *swabs* de algodão ou gaze, conforme prescrito.	
a. *Antibióticos:* Exemplos incluem bacitracina, metronidazol e sulfadiazina de prata.*	Destroem ou inibem o crescimento bacteriano.
b. *Antissépticos:*** Exemplos incluem ácido acético e hipoclorito.	Reduzem o número de bactérias na superfície da ferida. O uso é limitado pela toxicidade celular.
c. *Agentes debridantes enzimáticos:* Cobrir a ferida com agentes debridantes e aplicar um curativo de gaze úmida sobre a ferida ou a cobertura selecionada.	Removem o tecido morto. A umidade deve estar presente para fazer com que a preparação enzimática atue.
11. Realizar o curativo prescrito:	
a. **Curativo úmido a seco**	
(1) Aplicar solução salina na gaze e retirar o excesso.	Umedece a gaze, permitindo que drene o exsudato.
(2) Desenrolar a gaze e, se a ferida for profunda, deve-se preenchê-la com o curativo; se superficial, colocar a gaze sobre a ferida.	A gaze desenrolada permite a drenagem do exsudato.
(3) Cobrir com outra bandagem e passar uma fita adesiva sobre a ferida.	
b. **Filmes transparentes (Cap. 26)**	Aplicado apenas sobre feridas superficiais, atualmente possui outras indicações.
c. **Hidrogel**	O hidrogel mantém um ambiente úmido que facilita a cicatrização da ferida.
(1) Cobrir o leito da ferida com uma camada do hidrogel amorfo ou placa para ajustar ao tamanho da ferida.	
(2) Cobrir com curativo secundário e fixar com fita adesiva.	
(3) Quando for utilizada gaze impregnada com hidrogel amorfo, deve-se preencher a ferida; cobrir com curativo secundário e fita adesiva.	O preenchimento da ferida distribui o gel ao leito da ferida e permite que os debris celulares sejam aderidos na gaze.
d. **Hidrocoloide (Cap. 26)**	O hidrocoloide forma um gel sobre o leito da ferida; a borda externa cria a vedação.
e. **Alginato**	
(1) Cortar do tamanho da ferida, preenchendo-a.	Ao absorver o exsudato da ferida, o curativo se intumesce e aumenta seu volume; se muito apertado, pode comprometer o fluxo sanguíneo aos tecidos.
(2) Cobrir com curativo secundário e fixar com fita adesiva.	
f. **Curativos de espuma (cap. 26)**	Protetores. Previne a desidratação da ferida; absorve pequenas a moderadas quantidades de exsudato.
12. Reposicionar o paciente confortavelmente, sem apoiar o local da ferida.	
13. **Protocolo de Conclusão (ao final do livro).**	

*__Nota da Revisão Científica:__ a prata tem sido considerada como antisséptico e a literatura tem mostrado sua eficácia no uso tópico em feridas com colonização crítica e infecção.

**__Nota da Revisão Científica:__ além da prata, a biguanida (phmb) e o mel têm sido considerados antissépticos eficazes, quando adequadamente utilizados. Embora citotóxicos para tecido de granulação, seu uso tem sido recomendado nas situações descritas quando a carga bacteriana impede ou dificulta a formação do tecido de granulação.

AVALIAÇÃO

1. Observar a presença de inflamação, edema ou dor na pele ao redor da ferida.
2. Inspecionar os curativos e as feridas expostas; avaliar a exsudação, o odor e a necrose tecidual. Monitorar o paciente buscando sinais e sintomas de infecção, incluindo febre e leucocitose.
3. Comparar as medidas subsequentes da ferida após cada troca de curativos.
4. Pedir ao paciente que classifique a dor em uma escala de 0 a 10, durante e depois da troca de curativo.

Resultados Inesperados e Intervenções Relacionadas

1. A pele ao redor da úlcera torna-se macerada.
   a. Reduzir a exposição da pele adjacente a agentes tópicos e à umidade.
   b. Considerar o uso de uma barreira protetora líquida na pele ao redor da ferida.
2. A úlcera torna-se mais profunda, com aumento do exsudato e/ou desenvolvimento de tecido necrótico.
   a. Notificar o médico sobre a possível alteração do estado da úlcera por pressão.
   b. Consultas adicionais com outros especialistas (p. ex., enfermeiro especialista no cuidado em feridas, estomaterapeuta ou enfermeiro dermatologista) podem ser indicadas.
   c. Obter culturas de exsudato da ferida necessárias.

Registro e Relato

- Registrar a avaliação da úlcera, o tipo do agente tópico e/ou curativo utilizado e a resposta do paciente no prontuário do paciente.
- Relatar qualquer deterioração na aparência da úlcera.

Amostra de Documentação

09h00 Úlcera por pressão sacral, estágio II, 2 × 3 cm com formato irregular. Leito da ferida totalmente (100%) coberta por tecido de granulação; ausência de exsudato ou odor. Pele adjacente intacta. Feita a limpeza da ferida com solução salina e realizado curativo com hidrocoloide. Em uma superfície de suporte com baixa perda de ar, o curativo foi reposicionado, a cada duas horas, conforme permitido por sua condição. Suplementos nutricionais foram ingeridos conforme oferecidos. O paciente e a irmã foram instruídos sobre o cuidado e a prevenção de lesões de pele e participaram corretamente do reposicionamento.

Considerações Especiais

Pediatria

- Reforçar o curativo na região da fralda com uma fita resistente à água. Remover cuidadosamente a fita, evitando lesão por fricção.

Geriatria

- A pele em idosos possui uma reação inflamatória mais lenta e menos intensa; portanto, deve-se monitorar rigorosamente esse tipo de paciente.

Assistência Domiciliar (*Home Care*)

- Em casa, a cama deve ter o tipo apropriado de superfície de suporte.
- Certificar-se de que o paciente e os familiares sabem como utilizar os produtos escolhidos para o cuidado tópico da ferida.
- Escolher um curativo que não necessite de diversas trocas em um período de 24 horas. Isso diminui a quantidade de tempo empregado pela família para o cuidado da ferida, aumenta o compromisso da família e faz com que os recursos de cuidado domiciliar sejam bem aproveitados.

PERGUNTAS DE REVISÃO

Estudo de Caso para as Perguntas 1 e 2

O senhor Bass é internado em uma unidade cirúrgica após uma ressecção do intestino delgado. Ele está atualmente em jejum e apresentou episódios frequentes de fezes amolecidas e incontinência fecal. Ele está alerta e orientado, mas percebe um desconforto abdominal quando se movimenta. Ele tem utilizado cadeira de rodas por vários meses após complicações de uma cirurgia no quadril. Sua esposa também apresenta problemas de saúde e é incapaz de fornecer cuidados de saúde ao seu marido em casa.

1. A enfermeira está avaliando o risco de úlceras por pressão pela escala de Braden. Por meio da subescala umidade, ela determinou que a umidade da pele do paciente está relacionada à incontinência fecal. Quais são as duas intervenções que a enfermeira pode considerar ao desenvolver seu plano terapêutico para reduzir os efeitos da umidade sobre a pele?
   1. Aplicação de talco em áreas de contato entre as fezes e a pele.
   2. Utilização de um creme barreira protetora contra a umidade após cada defecação.
   3. Um coletor de fezes.
   4. Colocação de várias toalhas sob os glúteos do paciente.
2. Durante a avaliação da pele do senhor Bass, a enfermeira nota uma úlcera na região sacral. O leito da ferida está coberto por um tecido necrótico escuro e, quando ela pressiona o tecido, este parece amolecido. Qual é o estágio dessa úlcera?
   1. Estágio II
   2. Estágio III
   3. Estágio IV
   4. Estágio indeterminado
3. Quais dos seguintes pacientes apresentam fatores que provavelmente afetarão negativamente a cicatrização da ferida? Selecione todos que se aplicam.
   1. Um paciente no qual a ferida operatória está produzindo um exsudato amarelado e que apresenta leucocitose.
   2. Um paciente oncológico que está recebendo anti-inflamatórios esteroidais.
   3. Um idoso que teve a recomendação de adicionar mais fontes de vitamina C à dieta.
   4. Um paciente que apresenta uma ferida aberta por trauma e que se encontra em tratamento com um curativo úmido.
4. A senhora Gibbs é uma paciente de 71 anos de idade que esteve na unidade de terapia intensiva por 48 horas. Ela possui um tubo endotraqueal inserido pela boca para manter a ventilação. Ela possui uma linha intravenosa (IV) infundindo a 125 mL/h. Sua ferida abdominal, no quadrante inferior direito, está seca e intacta. Os enfermeiros colocam coxins e travesseiros sob seus tornozelos. É difícil mobilizar a paciente, pois ela pesa 145 quilogramas. Ela apresenta maior probabilidade de desenvolvimento de úlceras por pressão em quais das seguintes áreas? Selecione todas que se aplicam.
   1. Calcanhares.
   2. Proeminências ósseas posteriores.
   3. Nariz.
   4. Boca.
   5. Local de inserção do cateter IV.
5. Quando uma gaze umedecida em solução salina é utilizada como curativo, por que ela é torcida antes da colocação?
   1. Para prevenir a liberação excessiva de solução na ferida.
   2. Para manter a ferida úmida e absorver qualquer exsudação excessiva.
   3. Para prevenir o umedecimento do curativo e a maceração.
   4. Para permitir que a ferida fique levemente seca, facilitando a cicatrização.
6. Qual é o mecanismo primário do curativo de hidrocoloide?
   1. Cobre a ferida, evitando a exposição da área afetada ao paciente e à equipe.
   2. Forma um gel sobre a ferida, facilitando a cicatrização da ferida úmida.

3. Forma uma membrana temporária sobre a ferida, permitindo transporte de oxigênio diretamente à ferida.
4. Fornece fator de crescimento epitelial ao leito da ferida.

7. O curativo prescrito para a úlcera por pressão em região sacral do paciente é de hidrocoloide. Coloque as seguintes etapas na ordem apropriada para a colocação do curativo:
   a. Limpeza da ferida com a solução prescrita.
   b. Remoção da embalagem protetora do curativo.
   c. Explicação ao paciente sobre o objetivo da troca do curativo.
   d. Posicionamento do paciente a fim de obter acesso à úlcera por pressão.
   e. Mensuração da ferida para determinar o tamanho correto do curativo.
   f. Colocação do curativo sobre a ferida; aplicação de uma pressão leve por 30 a 60 segundos.

   1. a, c, e, f, b, d
   2. c, d, a, e, b, f
   3. c, d, a, e, b, **f**
   4. e, a, c, d, b, f

8. Qual dos seguintes pacientes apresenta maior risco de desenvolvimento de úlcera por pressão?
   1. Um idoso de 80 anos com Alzheimer, com baixa ingestão de alimentos.
   2. Um homem de 45 anos confinado a uma cadeira de rodas, em razão de uma paraplegia.
   3. Um homem de 50 anos com diabetes do tipo I, que foi submetido a uma importante cirurgia cardíaca há 24 horas e apresenta diaforese.
   4. Uma mulher de 60 anos que foi submetida a uma cirurgia na bexiga e agora apresenta incontinência urinária.

9. Um paciente é internado na unidade de terapia intensiva com pneumonia e insuficiência renal. Ele está recebendo solução glicosada 5% em solução salina e está em jejum. Ele está diaforético e febril e requer trocas de roupa de cama a cada plantão. Ele consegue se virar na cama, mas precisa ser estimulado. Ele está acamado. Ele é capaz de responder verbalmente e descreve locais de desconforto. Qual categoria da escala Braden não está inclusa nessa avaliação?
   1. Nutrição
   2. Atividade
   3. Cisalhamento e fricção
   4. Umidade

REFERÊNCIAS

Ayello EA and others: Pressure ulcers. In Baranoski S, Ayello EA, editors: *Wound care essentials: practice principles*, ed 2, Philadelphia, 2008, Lippincott Williams & Wilkins.

Baharestani MM: Quality of life and ethical issues. In Baranoski S, Ayello EA, editors: *Wound care essentials: practice principles*, ed 2, Philadelphia, 2008, Lippincott Williams & Wilkins.

Bergstrom N and others: *Pressure ulcers in adults: prediction and prevention*, Clinical Practice Guideline No 3, AHCPR Pub No 92-0047, Rockville, Md, May 1992, Agency for Health Care Policy and Research, Public Health Service, US Department of Health and Human Services.

Bergstrom N and others: The National Pressure Ulcer Long-Term Care Study: outcomes of pressure ulcer treatments in long-term care, *J Am Geriatr Soc* 53(10):1721, 2005.

Braden BJ, Bergstrom N: Clinical utility of the Braden Scale for predicting pressure sore risk, *Decubitus* 2(3):441, 1989.

Braden BJ, Maklebust J: Preventing pressure ulcers with the Braden Scale: an update on this easy-to-use tool that assesses a patient's risk, *Am J Nurs* 105(8):16, 2005.

Comfort EH: Reducing pressure ulcer incidence thru Braden Scale risk assessment and support surface use, *Adv Skin Wound Care* 31(7):300, 2007.

Courtney BA and others: Save our skin: initiative cuts pressure ulcer incidence in half, *Nurs Manage* 37(4):35, 2006.

Doughty D, Sparks-Defriese B: Wound-healing physiology. In Bryant RA, Nix DP, editors: *Acute and chronic wounds current management concepts*, St Louis, 2007, Mosby.

Gray M: Context for WOC practice: assessment, prevention, and intervention in wound, ostomy, and continence care, *J Wound Ostomy Continence Care* 36(1):11, 2009.

McInnes E and others: Support surfaces for pressure ulcer prevention, *Cochrane Database of Systematic Reviews* 4, 2009.

National Pressure Ulcer Advisory Panel (NPUAP): Pressure ulcer stages revised by NPUAP, February 2007a, http://www.npuap.org/pr2.htm, acessado em 27 de setembro, 2010.

National Pressure Ulcer Advisory Panel (NPUAP): Support surface standards initiatives: terms and definitions related to support surfaces, 2007b, http://www.npuap.org/NPUAP_S31_TD.pdf, acessado em julho 2009.

Nix D: Patient assessment and evaluation of healing. In Bryant RA, Nix DP, editors: *Acute and chronic wounds current management concepts*, St Louis, 2007a, Mosby.

Nix D: Support surfaces. In Bryant RA, Nix DP, editors: *Acute and chronic wounds: current management concepts*, St Louis, 2007b, Mosby.

Pieper B: Mechanical forces: pressure, shear and friction. In Bryant RA, Nix DP, editors: *Acute and chronic wounds current management concepts*, St Louis, 2007, Mosby.

Rolstad BS, Ovington LG: Principles of wound management. In Bryant RA, Nix DP, editors: *Acute and chronic wounds current management concepts*, St Louis, 2007, Mosby.

Stotts NA: Nutritional assessment and support. In Bryant RA, Nix DP, editors: *Acute and chronic wounds current management concepts*, St Louis, 2007, Mosby.

The Joint Commission: *2010 National Patient Safety Goals*, Oakbrook Terrace, Ill, 2010, The Commission, http://www.jointcommission.org/PatientSafety/NationalPatientSafety Goals/, acessado 14 de fevereiro 2010.

Wound, Ostomy and Continence Nurses Society: *Guideline for prevention and management of pressure ulcers*, WOCN Clinical Practice Guidelines Series, Mount Laurel, NJ, 2010, WOCN..

REFERÊNCIAS

- SANTOS VLCG, - Azevedo MAJ, Silva TS, Carvalho VMJ, Carvalho VF. Adaptação transcultural do Pressure Ulcer Scale for Healing (PUSH) para a língua portuguesa. Rev Latino-Am Enfermagem 2005;13(3):305-13.
- SANTOS VLCG, SELLMER D, MASSULO MME. Confiabilidade interobservadores do Pressure Ulcer Scale for Healing (PUSH) em pacientes com úlceras crônicas de perna. Rev Latino-Am Enfermagem 2007;15(3):391-396. Além desse instrumento (push, validado para úlceras por pressão e para úlceras de perna), encontra-se adaptado e validado em O Sistema de Classificação STAR - Lesão por Fricção.
- PULIDO KCS. Adaptação cultural e validação do instrumento STAR Skin Tear Classification System, para a língua portuguesa no Brasil. [dissertação]. São Paulo: Escola de Enfermagem, Universidade de São Paulo; 2010. Disponível na Internet: www.tese.usp.br/teses/disponiveis (11 jan. 2012).
- PULIDO KS, Santos VLCG. Cultural adaptation and validation of STAR Skin Tear Classification System for Brazilians. J Wound Ostomy Continence Nurs. 2011;38(3S):S92.

CAPÍTULO 26

Curativos, Bandagens e Faixas

Habilidade 26.1 Aplicando um Curativo de Gaze (Seco e Úmido a Seco), 624
Habilidade 26.2 Aplicando um Curativo Compressivo, 631
Instrução para o Procedimento 26.1 Aplicando um Curativo Transparente, 633
Habilidade 26.3 Aplicando Curativos de Hidrocoloide, Hidrogel, Espuma e Curativos Absorventes, 635
Instrução para o Procedimento 26.2 Aplicando Bandagens de Gaze e Bandagens Elásticas (Faixas), 638
Instrução para o Procedimento 26.3 Aplicando Faixas Abdominais e Mamárias, 641

A cicatrização de feridas é um processo fisiológico complexo. Os curativos são uma parte importante desse processo em virtude da sua capacidade de controlar a umidade, desbridar o tecido morto e proteger uma ferida. Existem diversos curativos e produtos disponíveis para o tratamento de feridas agudas e crônicas (Tabela 26-1). Curativos primários entram em contato direto com o leito da ferida. Curativos secundários cobrem ou mantêm o curativo primário. É importante combinar as características da ferida, os objetivos do tratamento da ferida e as propriedades do curativo "ideal" (Quadro 26-1).

As feridas cicatrizam melhor em um ambiente úmido que permite que as células epiteliais se movimentem mais rapidamente sobre a superfície da ferida. Os curativos são essenciais para manter o nível ideal de umidade ao absorver exsudato ou hidratando as células, impedindo o ressecamento da ferida (Brett, 2006b). Quando um paciente tem uma ferida exsudativa, o curativo deve ser mais absorvente. Um paciente com uma ferida excessivamente ressecada precisa de um curativo com propriedades umectantes. Este capítulo revisa princípios de cuidados de feridas, os produtos atuais para os cuidados de feridas e as técnicas apropriadas para se aplicar curativos.

A remoção do tecido necrótico ou esfacelo é componente da cicatrização da ferida, pois permite o crescimento do tecido novo. Alguns curativos têm propriedades desbridantes. O método antigo de desbridamento de tecidos é a técnica mecânica do curativo úmido a seco (Habilidade 26.1). Embora eficaz, é inespecífico e pode causar trauma ao novo tecido de granulação sadio (Kirshen e outros, 2006). Avanços recentes nas terapias para o cuidado de feridas levaram ao desenvolvimento de diversos produtos desbridantes para uso em feridas necróticas. Produtos desbridantes autolíticos possibilitam que enzimas degradem o tecido morto. Agentes desbridantes enzimáticos decompõem o tecido morto. Produtos enzimáticos podem ser usados em combinação com gaze úmida a seca, mas podem apresentar-se na forma de compressas impregnadas que não necessitam de outra compressa de gaze (Habilidade 26.3).

Os curativos protegem as feridas conservando-as livres de contaminação, perda de calor, piora da lesão tissular e disseminação de microrganismos. Alguns curativos são impregnados com elementos antimicrobianos, como a prata, para uso em feridas com colonização crítica ou infecção superficial (Baranoski, 2008). Alguns também controlam o sangramento e o exsudato. Eles promovem a hemostasia por pressão direta e absorção da drenagem. Os curativos podem servir também como suporte ou para imobilizar uma parte do corpo (Instrução para o Procedimento 26.3).

CUIDADO CENTRADO NO PACIENTE

Tanto as feridas agudas quanto as crônicas representam uma série de desafios para pacientes e famílias. Frequentemente, as feridas são motivo de grande estresse para os pacientes. Seja pela dor das trocas de curativos, pelo impacto emocional da deformidade ou de ver uma ferida, ou pelo ônus financeiro associado à afecção, é importante considerar as necessidades singulares dos pacientes, particularmente os de populações socioeconômicas específicas (Pieper, 2009).

Muitos pacientes e suas famílias acabam se tornando os cuidadores primários de suas feridas. O cuidado da ferida e o controle da dor são frequentemente citados por pacientes cirúrgicos como as áreas de maior preocupação na alta (Pieper et al., 2006). É atribuição do enfermeiro instruir pacientes e famílias a respeito das técnicas de cuidado com as feridas. O sucesso nesse processo educativo resulta em cicatrização mais rápida e menos complicações pós-alta. Esse ensino deve ser iniciado assim que possível e deverá incluir a participação do paciente.

SEGURANÇA

Muitas feridas são colonizadas ou contaminadas com reduzida carga microbiana. Diferente das infecções bacterianas, a colonização é um estado crônico no qual existe reduzida carga microbiana na ferida, mas que não interfere na sua cicatrização. Feridas colonizadas talvez não precisem de tratamento ativo, mas precisam ser monitoradas quanto à presença de sinais de crescimento bacteriano que pode evoluir para uma infecção. Infecções nas feridas interferem na cicatrização e devem ser tratadas rapidamente. Sinais de infecção bacteriana incluem piora súbita das condições da ferida em conjunto com mudanças na quantidade, consistência, cor e odor do exsudato (Brett, 2006b).

TABELA 26-1 COMPARAÇÃO DOS PRODUTOS PARA O CUIDADO DE FERIDAS*

CATEGORIA DO PRODUTO	INDICAÇÕES DE USO	CONTRAINDICAÇÕES	VANTAGENS	DESVANTAGENS	FREQUÊNCIA DE TROCA (DE ACORDO COM RECOMENDAÇÕES DO FABRICANTE)**
Curativos de Gaze Algodão ou material sintético; estrutura de tecido ou não tecido.	Proteção de incisões cirúrgicas. Desbridamento mecânico (úmido a seco). Curativo secundário.	Feridas hipergranuladas como tratamento primário.	Disponível em diversos tamanhos e formas. Estéril e não estéril.	Pode aderir ao tecido sadio, causando lesão quando removido. Fragmentos podem ficar na ferida. Pode interferir na cicatrização da ferida se a gaze secar em um curativo úmido a seco.	2 a 3 vezes por dia, conforme necessário.
Filmes Transparentes Curativos de membrana adesiva; à prova d'água, impermeáveis a líquidos e bactérias; permitem a troca de oxigênio e vapor de umidade.	Feridas superficiais com pouco exsudato. Proteção da pele contra atrito e fricção. Favorece desbridamento autolítico. Úlceras por pressão em estágio I ou II.	Feridas infectadas; feridas com túnel, descolamento ou de espessura total; feridas com exsudato moderado a intenso; queimaduras.	Fácil de aplicar e remover sem causar dano à pele periferida. Possibilita a visualização da ferida. Impermeável. Cria um ambiente úmido que amolece esfacelos e escaras finas. Serve como barreira contra líquidos e bactérias externos.	Pode causar maceração cutânea. Pode não aderir a áreas úmidas. Pode causar laceração cutânea (lesão por fricção) se removido inadequadamente.	A cada 24 – 72 horas. Se usado para facilitar desbridamento autolítico, a cada 24 horas.
Hidrocoloides Curativos autoadesivos feitos de agentes elastoméricos, adesivos e gelatina; são considerados curativos oclusivos.	Feridas com exsudato mínimo a moderado. Úlceras por pressão de estágio I-IV. Pode ser usado em combinação com pó absorvente ou alginato.	Queimaduras de terceiro grau, feridas infectadas; úlceras arteriais ou diabéticas. Feridas com escara seca.	Disponíveis em diversos tamanhos. Facilita o desbridamento autolítico. Impermeável a líquidos/bactérias. Isolamento térmico. Fácil de aplicar e de remover.	Potencial para maceração ao redor da ferida se deixado no lugar por muito tempo. Exsudato com frequência confundido com pus/infecção. Adesivo possivelmente muito agressivo para pele frágil.	A cada 3 – 5 dias.
Hidrogel Curativos à base de glicerina ou água para hidratar uma ferida; também pode absorver uma pequena quantidade de exsudato.	Ferida seca a moderada exsudação, com ou sem tecido de granulação, limpa. Feridas superficiais ou profundas. Feridas com descolamentos. Feridas necróticas.	Queimaduras de terceiro grau. Feridas com exsudato abundante.	Facilita a autólise. Adapta-se à ferida.	Potencial de maceração ou candidíase na pele periferida.	Diariamente, se placas de adesivo ou preenchimentos da ferida não forem usados. Até 3 vezes por semana, com placas de coberturas adesivas.
Alginatos Material não tecido altamente absorvente, forma um gel quando em contato com o exsudato da ferida; produto fibroso derivado da alga marrom.	Feridas com exsudato moderado a intenso. Feridas de espessura total com túneis. Feridas de espessura parcial e total. Úlceras de perna, áreas doadoras de tecido, feridas traumáticas.	Queimaduras de terceiro grau. Feridas sem exsudato. Feridas necróticas secas.	Não aderente. Não oclusivo. Pode ser utilizado para preenchimento de espaços mortos em descolamentos, sinos e túneis (nota do revisor). Promove desbridamento autolítico em feridas exsudativas. Altamente absorvente.	Mais dispendioso do que a gaze ou compressas de gaze. 🇧🇷 Como custo direto, mas não em estudos de custo-efetividade) Não prático para feridas extensas. Material gelificado possivelmente confundido com purulência.	A cada 24 horas. Compactar a ferida sem força. Dispor os curativos em camadas em uma ferida profunda.

(Continua)

TABELA 26-1 COMPARAÇÃO DOS PRODUTOS PARA O CUIDADO DE FERIDAS* (cont.)

CATEGORIA DO PRODUTO	INDICAÇÕES DE USO	CONTRAINDI-CAÇÕES	VANTAGENS	DESVANTAGENS	FREQUÊNCIA DE TROCA (DE ACORDO COM RECOMENDAÇÕES DO FABRICANTE)**
Curativos de espuma Almofada de poliuretano absorvente não aderente, usada para proteger feridas e manter um ambiente úmido de cicatrização.	Feridas com exsudato moderado a intenso. Feridas de espessura parcial ou total. Úlceras por pressão em estágios II-IV.	Queimaduras de terceiro grau, feridas com túneis, feridas com *sinos*; cautela em feridas infectadas.	Altamente absorvente, enquanto mantém um ambiente úmido na ferida. Pode ser usado com outros curativos (filmes, absorventes). Não aderente ao leito da ferida.	Espumas não adesivas demandam um curativo secundário. Possível maceração da pele ao redor da ferida se deixado durante muito tempo (e dependendo da intensidade de exsudato – nota do revisor).	Até 3 vezes por semana. Uma vez por dia, quando usando preenchimento de espuma na ferida.

*Nota da Revisão Científica: Há revisões cochrane para boa parte das coberturas atualmente empregadas, que poderiam modificar alguns aspectos da Tabela 26.1.
**Nota da Revisão Científica: Depende das condições da ferida.
Modificado de Rolstad BS, Ovington LG: Principles of wound management. Em Bryant AD, Nix DP: *Acute and chronic wounds nursinh management*, 3ª PS. St. Louis, 2007, Mosby; Nelson D, Dilloway MA. Principles, products, and practical aspects of wound care. *Crit Care Nurs Q* 25(1):33, 2002.

QUADRO 26-1 PROPRIEDADES DO CURATIVO IDEAL

- Consegue absorver o exsudato sem ressecar o leito da ferida.
- Serve de barreira contra bactérias.
- Permite a remoção sem trauma ou sem deixar fragmentos do curativo na ferida.
- É permeável a vapores de umidade e impede a hiper-hidratação e a maceração da pele adjacente (Brett, 2006).

Muitas vezes, as bactérias são disseminadas de um paciente para outro por meio dos profissionais de saúde. Durante a troca de curativos, é fundamental seguir as precauções para proteger o paciente da introdução ou disseminação de bactérias. O equipamento de proteção individual (EPI) adequado (Cap. 5) deverá ser usado para proteger o enfermeiro e os pacientes. Algumas instituições optam por isolar pacientes colonizados ou infectados com determinados organismos.

TENDÊNCIAS NA PRÁTICA BASEADA EM EVIDÊNCIA

Jones K: Identifying best practices for pressure ulcer management, *JCOM* 16(8), 375, 2009.

As melhores práticas para o manejo de feridas crônicas demandam um ambiente úmido para promover a cicatrização. A escolha do curativo requer decisões baseadas na localização da ferida, no risco de infecção, na frequência da troca do curativo, no profissional que realiza a terapia tópica, disponibilidade e custo do produto. Novas diretrizes da prática e algoritmos de cuidado de feridas sugerem que produtos como filmes transparentes, curativos de hidrogel ou curativos de hidrocoloides são preferíveis em relação aos curativos tradicionais de gaze. Estudos recentes mostraram que curativos com hidrocoloides são mais eficazes do que gaze embebida em soro fisiológico ou curativos de gaze com parafina para a cicatrização de feridas. Entretanto, os estudos não mostram qual desses produtos é ideal, mas sim que são melhores do que os curativos tradicionais.

HABILIDADE 26.1 APLICANDO UM CURATIVO DE GAZE (SECO E ÚMIDO A SECO)

Curativos secos destinam-se à cicatrização de feridas por primeira intenção com pouco exsudato (Fig. 26-1). O curativo protege a ferida de lesões, impede a introdução e a disseminação de bactérias, reduz o desconforto e acelera a cicatrização. Curativos de gaze de algodão seca não interagem com os tecidos da ferida e causam pouca irritação. Esses curativos são comumente usados para feridas operatórias sem exsudação. Curativos de gaze Telfa® contêm uma superfície não aderente lustrosa em uma face que não adere à ferida. A drenagem atravessa a superfície não aderente para o curativo de gaze externo (Tabela 26-2). Curativos secos não são apropriados para desbridamento de feridas. Às vezes, um curativo seco pode aderir à ferida (quando há exsudação). Nesse caso, umedecer o curativo com soro fisiológico ou água esterilizada antes de remover a gaze minimiza o trauma à ferida.

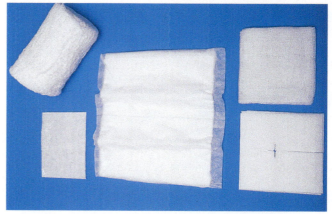

FIG 26-1 Tipos de curativos de gaze: 10 × 10 cm, dividido, atadura e ABD (tipo Zobec®).

HABILIDADE 26.1 Aplicando um Curativo de Gaze (Seco e Úmido a Seco)

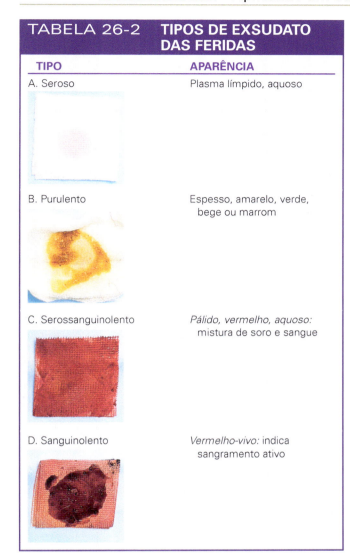

TABELA 26-2 — TIPOS DE EXSUDATO DAS FERIDAS

TIPO	APARÊNCIA
A. Seroso	Plasma límpido, aquoso
B. Purulento	Espesso, amarelo, verde, bege ou marrom
C. Serossanguinolento	*Pálido, vermelho, aquoso:* mistura de soro e sangue
D. Sanguinolento	*Vermelho-vivo:* indica sangramento ativo

Curativos úmidos a secos são gazes umedecidas com uma solução apropriada. Eles também são chamados de curativos *úmidos a secos* ou *levemente úmidos a secos*. A finalidade primária é desbridar mecanicamente as feridas, especificamente feridas de espessura total com cicatrização por segunda intenção com tecido necrótico. Um curativo úmido a seco tem uma camada umedecida que entra em contato com a superfície da ferida. A gaze umedecida aumenta a capacidade de absorção do curativo para coletar exsudatos e descamação da ferida. Essa camada seca adere às células mortas, desbridando a ferida quando removida. Soluções isotônicas como soro fisiológico ou solução de Ringer lactato são melhores para umedecer esse tipo de curativo. A camada externa absorvente de um curativo úmido a seco é um curativo seco que protege a ferida de microrganismos invasivos. No Brasil, atualmente há diversos métodos de desbridamento mais adequados e seletivos comparativamente ao método mecânico denominado gaze úmida-seca.

A maioria dos curativos são fixados com fita adesiva, que pode ser de papel, plástico, algodão ou material elástico com adesivo. A remoção frequente dessas fitas, durante as trocas de curativos, pode causar as lesões por fricção. Há diversas técnicas disponíveis para reduzir a lesão por fricção causada pela remoção traumática das fitas adesivas. Faixas de Montgomery são amplas tiras de esparadrapo com furos e cadarços que prendem os curativos quando colocadas amarradas nas bordas opostas da ferida. Tiras ou placas de hidrocoloide também podem ser usadas para criar uma janela ao redor da ferida e proteger a pele peri-lesão. A fita adesiva é então aplicada sobre as tiras/placas, reduzindo o contato com a pele ao redor da ferida.

Delegação e Colaboração

A realização de curativos úmidos a secos pode ser delegada a um auxiliar/técnico de enfermagem para feridas crônicas (conforme o protocolo institucional). Entretanto, a avaliação da ferida, o cuidado de feridas agudas e o cuidado da ferida que demanda técnica estéril não devem ser delegados.

No Brasil, pessoal auxiliar e técnico de enfermagem pode realizar curativos de qualquer ferida, exceto as mais complexas (lei do exercício profissional). Porém, sempre sob supervisão e de acordo com prescrição do enfermeiro ou do médico. Deve-se instruir a equipe de enfermagem quanto:

- À adequação do procedimento conforme a especificidade do paciente.
- Aos aspectos a serem observados e relatados ao enfermeiro.

Equipamento

- Luvas limpas
- Luvas estéreis
- *Kit* de curativo estéril (tesouras e pinças)
- Campo estéril (opcional)
- Curativos necessários: gaze de malha fina, gaze de 10 × 10 e/ou abdominais (Fig. 26-1)
- Cuba estéril (opcional)
- Antissépticos (conforme prescrição)
- Hastes de algodão (cotonetes) esterilizados
- Solução de limpeza (conforme prescrição)
- Soro fisiológico (ou solução prescrita)
- Fitas adesivas, incluindo fitas antialérgicas, se necessário
- Guia de mensuração da ferida
- Removedor de adesivo (opcional)
- Saco impermeável descartável
- Desbridante químico, conforme prescrito
- Avental, óculos de proteção e máscara (usados quando há risco de respingos de exsudato da ferida)

AVALIAÇÃO

1. Determinar a presença de alergias a antissépticos, adesivos ou látex. *Justificativa: Os pacientes podem ter reações alérgicas localizadas ou sistêmicas a esses materiais.*
2. Durante a remoção do curativo, inspecionar e determinar a condição da ferida (Implementação, Etapa 8). *Justificativa: Ajuda a planejar a escolha dos materiais a serem usados no curativo. Proporciona parâmetros da condição da ferida.*
3. Pedir ao paciente para classificar a dor na ferida usando uma escala de 0 a 10. *Justificativa: O paciente talvez precise de analgesia antes da troca do curativo para permitir o efeito máximo do fármaco durante o procedimento.*
4. Avaliar o conhecimento do paciente a respeito da finalidade da troca de curativo. *Justificativa: Determina o nível de apoio e explicação necessários.*
5. Determinar a necessidade de o paciente ou um familiar participar na troca do curativo. *Justificativa: Prepara o paciente ou familiar se houver troca de curativo em casa posteriormente.*

PLANEJAMENTO

Os Resultados Esperados concentram-se na prevenção de infecções, promoção da cicatrização, controle da dor e aprendizado do paciente e da família.

1. A ferida do paciente mostra sinais de cicatrização representados por redução em suas dimensões e menos exsudato, eritema ou edema.
2. O paciente relata menos dor comparativamente ao nível previamente avaliado (escala de 0 a 10), durante e após a troca do curativo.
3. O curativo permanece limpo, seco e intacto.
4. O paciente ou família demonstra o método correto da troca do curativo.

IMPLEMENTAÇÃO para APLICAÇÃO DE CURATIVO DE GAZE (SECA E ÚMIDA A SECA)

ETAPAS	JUSTIFICATIVA
1. Veja Protocolo Padrão (ao final do livro).	
2. Identificar o paciente usando dois identificadores (p. ex., nome e data de nascimento ou nome e número do registro, de acordo com a política da instituição).	Garante o paciente correto. Segue os padrões institucionais e melhora a segurança do paciente. 🇧🇷 No Brasil, existem vários programas de controle de qualidade institucional, sendo a *Joint Comission* apenas um deles.
3. Medicar o paciente com o analgésico prescrito, 30 minutos antes da troca do curativo. Posicionar o paciente confortavelmente, cobrindo-o e deixando exposto apenas o local da ferida. Instruir o paciente a não tocar na ferida ou nos materiais estéreis.	Reduz o desconforto durante a troca do curativo, mantém o conforto do paciente e ajuda na realização da tarefa com tranquilidade. Usar o campo e cobrir o paciente promovem o acesso à ferida e ao mesmo tempo minimiza a exposição desnecessária.
4. Colocar o saco impermeável descartável perto da área de trabalho com as bordas dobradas formando uma bainha.	Facilita o descarte seguro de curativos sujos.
5. Vestir o avental de proteção e a máscara/óculos de proteção se houver risco de aspersão/derramamento (de acordo com o protocolo institucional).	
6. Remover delicadamente a fita adesiva usando a sua mão não dominante para segurar o curativo e, com a sua mão dominante, puxar a fita paralelamente à pele na direção do curativo. Se houver áreas pilosas, remover a fita na direção do crescimento dos pelos. Obter a permissão do paciente para cortar ou depilar a área (de acordo com a política da instituição).	Puxar a fita adesiva na direção do curativo reduz o estresse na linha de sutura ou nas bordas da ferida e diminui a irritação e o desconforto.
7. Remover o curativo uma camada por vez, observando a aparência e o exsudato no curativo. Deve-se ter cuidado para evitar tensão em quaisquer drenos que estejam presentes.	Determina a necessidade de substituição dos curativos. Evita a remoção acidental de um dreno subjacente que pode estar ou não suturado no local.
a. Se um curativo úmido a seco aderir ao leito da ferida, deve-se soltá-lo delicadamente e alertar o paciente sobre o desconforto.	Curativos úmidos a secos são utilizados para desbridar uma ferida (Ramundo, 2007).
b. Se um curativo seco aderir ao leito da ferida, deve-se umedecê-lo com soro fisiológico e removê-lo a seguir.	Evita lesão às bordas da ferida.
8. Inspecionar aparência, cor, tamanho, profundidade, exsudato, edema, drenos, aproximação das bordas da ferida, tecido de granulação ou odor da ferida. Usar um guia de medida para medir o tamanho da ferida (Cap. 24).	Proporciona uma avaliação dos parâmetros de drenagem e integridade da ferida. Monitora o estado de cicatrização da ferida.
9. Dobrar os curativos com drenagem para dentro e remover as luvas às avessas. Para curativos pequenos, remover as luvas às avessas sobre o curativo (ilustrações). Descartar as luvas e os curativos sujos de acordo com a política da instituição. Cobrir a ferida delicadamente com uma compressa de gaze estéril e lavar as mãos.	Proporciona a contenção de curativos sujos, impede o contato das mãos do enfermeiro com a drenagem e reduz a contaminação cruzada de microrganismos.

HABILIDADE 26.1 Aplicando um Curativo de Gaze (Seco e Úmido a Seco)

ETAPAS	JUSTIFICATIVA

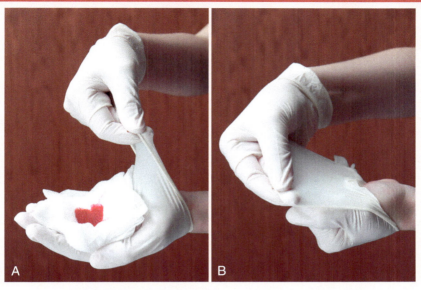

ETAPA 9 A e **B**, Descarte de curativos sujos e luvas.

10. Criar um campo estéril com uma bandeja de curativo estéril ou materiais estéreis embalados individualmente na mesa auxiliar (Cap. 5). Despejar a solução prescrita na cuba estéril.

    Curativos estéreis permanecem estéreis enquanto em área estéril.

11. Remover a gaze que cobre a ferida.

12. Limpar a ferida.
    a. Usar um esfregaço antisséptico para cada passada de limpeza na superfície da ferida.

    Impede a transferência de organismos da área previamente limpa.

    🇧🇷 Não se tem recomendado a utilização de esfregaço para a limpeza da ferida, mesmo aguda. Ele é um método mecânico inespecífico e acarreta trauma ao tecido de granulação. Dessa maneira, a irrigação tem sido recomendada como método mais eficaz desde que realizado com utilização de dispositivos adequados (Cap. 24 – irrigação da ferida). Quanto aos antissépticos, a recomendação é de que sejam utilizados em presença de colonização crítica ou de infecção superficial e profunda. Nos casos de feridas operatórias, o esfregaço com solução antisséptica pode ser utilizado apenas nas áreas de inserção das suturas.

    b. Fazer a limpeza da área menos contaminada para a mais contaminada (ilustração).

    Impede a disseminação de germes para a área incisional mais limpa.

    c. Limpar ao redor do dreno (se presente), usando movimentos circulares, começando do local mais próximo do dreno para fora, longe do local de inserção (ilustração).

13. Usar gaze estéril seca para secar a ferida, usando a mesma técnica da Etapa 12.

    Secar a ferida reduz a umidade excessiva, que poderia abrigar microrganismos.

    🇧🇷 A secagem relaciona-se mais à aderência da cobertura, já que, desde a década de 1960, tem-se trabalhado com o paradigma do meio úmido como mais fisiológico para a reparação tissular. As coberturas devem, portanto, incluir o controle do exsudato como uma de suas características ideais.

14. Aplicar o antisséptico tópico, quando prescrito, com hastes de algodão ou gaze estéril, usando a mesma técnica da Etapa 12. Descartar as luvas limpas.

(Continua)

ETAPAS	JUSTIFICATIVA
15. Aplicar a cobertura. Calçar luvas estéreis (de acordo com a política da instituição).	Impede a transmissão de organismos ao local da ferida.
a. *Cobertura estéril seca:*	
(1) Colocar uma gaze de algodão solta como camada de contato.	Promove a pronta absorção da drenagem.
(2) Na presença de um dreno, aplicar gaze 10 × 10 dividida ao meio ao redor do dreno (Fig. 26-1).	Segura o dreno e promove a absorção de drenagem no local.
(3) Aplicar mais camadas de gaze conforme necessário.	Garante a cobertura apropriada e a absorção ideal.
(4) Colocar uma almofada de algodão mais espessa (p. ex., Zobec, Surgipad®) (Fig. 26-1).	O curativo é usado como uma camada externa em feridas pós-operatórias quando há drenagem excessiva. Veja Conteúdo adaptado à realidade brasileira no item 13.
b. *Curativos úmidos a secos:*	
(1) Aplicar a gaze de malha fina ou uma compressa de gaze solta 10 × 10 cm no recipiente da solução estéril prescrita. Remova o excesso de solução da gaze.	A gaze úmida absorve a drenagem e remove o tecido quando seca (Kirshen e outros, 2006).
(2) Aplicar a gaze de malha fina úmida ou uma compressa de gaze de algodão aberta como uma única camada diretamente na superfície da ferida. Se a ferida for profunda, deve-se comprimir delicadamente as camadas de gaze com a pinça até todas as superfícies da ferida estarem em contato com a gaze úmida. Deve-se certificar de que a gaze não toca a pele adjacente (ilustrações).	A gaze interna deve estar úmida, mas não encharcada, para absorver a drenagem e aderir ao leito com debris. A ferida deverá ser compactada levemente para facilitar a passagem da drenagem para a camada externa absorvente do curativo. A umidade que escapa do curativo pode causar maceração da pele ao redor da ferida (Gray e Weir, 2007).

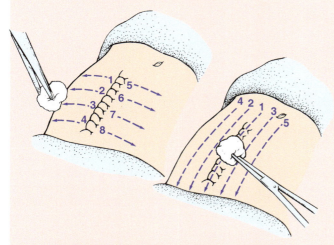

ETAPA 12b Métodos para limpar uma ferida.

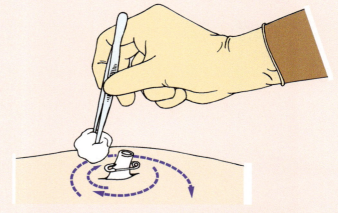

ETAPA 12c Limpando o local de inserção de um dreno.

ETAPAS	JUSTIFICATIVA
(3) Observar as compressas para garantir que todo o espaço morto, como sinos, descolamentos e túneis, estejam levemente compactados com gaze.	Não exagerar na compactação da ferida, porque pode levar a mais pressão dentro do leito da ferida, causando dano tissular e retardo da cicatrização. 🇧🇷 Atualmente, existem produtos (hidrogéis, alginatos, hidrocoloides e hidrofibras, que mantêm o meio úmido mesmo nessas condições especiais (sinos, túneis e descolamentos), realizando o preenchimento dos espaços mortos.
(4) Aplicar compressas de gaze estéril seca 10 × 10 cm sobre a gaze úmida.	Absorve a umidade da ferida.
(5) Cobrir com Surgipad® ou gaze Zobec (Fig. 26-1).	Protege a ferida da entrada de microrganismos.
16. Realizar a fixação do curativo.	
a. *Fita adesiva:* colocar a fita adesiva para fixar o curativo. Quando necessário, usar adesivos antialérgicos.	

HABILIDADE 26.1 Aplicando um Curativo de Gaze (Seco e Úmido a Seco)

ETAPAS	JUSTIFICATIVA

b. *Faixas de Montgomery (ilustrações):*
  (1) Certificar-se que a pele esteja limpa. Recomenda-se a aplicação de um protetor cutâneo.
  (2) Expor a superfície adesiva das pontas da tira.

Protetores cutâneos (como hidrocoloides) protegem a pele intacta do estiramento e da tensão da fita adesiva.

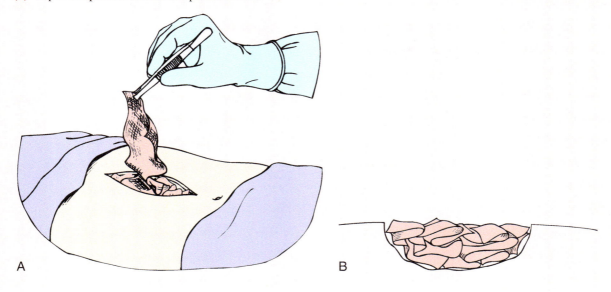

ETAPA 15b(2) **A**, Tamponando uma ferida com gaze de malha fina. **B**, Corte transversal da ferida tamponada.

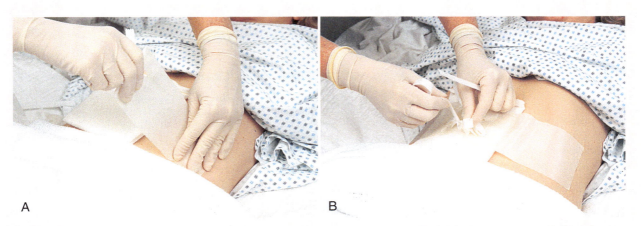

ETAPA 16b Faixas de Montgomery. **A**, Cada tira é colocada no local do curativo. **B**, As tiras são presas, confinando o curativo.

  (3) Colocar as tiras nos lados opostos do curativo sobre a pele ou o protetor de pele.
  (4) Fixar o curativo amarrando as tiras sobre o curativo com firmeza suficiente para manter o curativo preso, mas sem pressionar a pele.
c. *Tiras ou placas de hidrocoloide:*

Constituem alternativa às faixas de Montgomery para feridas menores. Cria uma janela com faixas de adesivo especial (ou curativos com hidrocoloide ao redor da ferida).

  (1) Cortar tiras ou hidrocoloides em tiras de 1 cm.
  (2) Usar um protetor cutâneo ou limpar as áreas onde o adesivo será aplicado.
  (3) Aplicar as tiras de protetor (hidrocoloide) a dois ou quatro lados da ferida, formando uma moldura.

(Continua)

ETAPAS	JUSTIFICATIVA
(4) Colocar o curativo, prendendo a fita adesiva às tiras/placas de hidrocoloide. d. Para curativos em um membro, realizar a fixação com atadura (ilustração) ou com malha elástica Surgiflex®.	A fita adesiva é colocada nas tiras de hidrocoloide para reduzir a irritação cutânea.

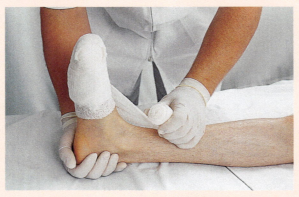

ETAPA 16d Aplicar a atadura de gaze ao redor do membro.

17. **Veja Protocolo de Conclusão (ao final do livro).**	Reduz a transmissão de microrganismos.
18. Na fita adesiva do curativo, anotar as iniciais do responsável e a data em que o curativo foi trocado.	

AVALIAÇÃO

1. Observar a aparência da ferida quanto à cicatrização: medir a ferida, controlar e anotar a quantidade, a cor e o tipo do exsudato e observar a presença de eritema ou edema ao redor da ferida.
2. Pedir ao paciente para classificar a dor usando uma escala de 0 a 10.
3. Inspecionar a condição do curativo pelo menos a cada turno ou conforme prescrito.
4. Observar a capacidade do paciente ou cuidador/familiar para fazer a troca do curativo.

Resultados Inesperados e Intervenções Relacionadas

1. A ferida parece inflamada e sensível, há sinais de drenagem e/ou presença de odor.
   a. Monitorar sinais de infecção no paciente (p. ex., febre, leucocitose).
   b. Notificar o médico.
   c. Obter culturas da ferida conforme prescrito.
2. A ferida sangra durante a troca do curativo.
   a. Observar a cor e a quantidade do exsudato. Se excessivo, talvez seja preciso fazer pressão direta.
   b. Inspecionar o curativo e a ferida para determinar a quantidade de sangramento.
   c. Controlar os sinais vitais, se necessário.
   d. Notificar o médico dos achados.
3. O paciente relata uma sensação de "alguma coisa cedendo sob o curativo".
   a. Observar a ferida quanto ao aumento do exsudato ou deiscência (separação parcial ou total das camadas da ferida) ou evisceração (separação total das camadas da ferida e protrusão de vísceras através da abertura da ferida).
   b. Proteger a ferida, cobrindo-a com curativo úmido estéril.
   c. Instruir o paciente a ficar deitado e imóvel.
   d. Notificar o médico.

Registro e Relato

- Registrar o tamanho e a aparência da ferida, as características do exsudato, o tipo de curativo aplicado, a resposta à troca de curativo e o nível de dor do paciente nas anotações de enfermagem.
- Relatar imediatamente ao médico a ocorrência de sangramento ativo ou de sinais de deiscência ou evisceração da ferida.

Amostra de Documentação

10h Realizada troca de curativo em ferida na linha média abdominal. Ferida com dimensões de 6 × 2 cm com 1,5 cm de profundidade. Leito da ferida com 90% de tecido de granulação rosado e 10% de esfacelo amarelado. Quantidade mínima de exsudato serossanguinolento, sem odor. Pele adjacente intacta. Leito da ferida limpo com *spray* de limpeza de feridas. Aplicada gaze com soro fisiológico levemente compactada na ferida, coberta com um Zobec. Realizada aplicação de protetor cutâneo à pele adjacente. Fixação do curativo realizada com fita adesiva de algodão hipoalergênico. Paciente relatou 0 de dor, em uma escala de 0 a 10, pré e pós-troca do curativo, e 3 de 10 durante a troca.

Considerações Especiais
Pediatria

- Pacientes pediátricos podem sentir medo das trocas de curativos. Devem-se usar intervenções específicas à idade, como ter indivíduos disponíveis para manter a criança imobilizada durante o procedimento, divertir crianças mais velhas com música ou deixar que as crianças observem os curativos antes do procedimento (Hockenberry e Wilson, 2007).

Geriatria
- Fitas adesivas podem ser muito irritantes à pele de idosos e causar lesões por fricção. Devem-se utilizar fitas adesivas de papel, fita antialérgica ou malhas e ataduras sem esparadrapo em contato com a pele do paciente.

- Mudanças normais associadas ao envelhecimento podem retardar a cicatrização de feridas (Meiner e Lueckenotte, 2006).

Assistência Domiciliar (*Home Care*)
- Algumas feridas podem ser limpas no chuveiro. Deve-se solicitar ao paciente que confirme essa prática para o profissional de saúde responsável pelas orientações (enfermeiro ou médico), antes da alta.
- Curativos limpos podem ser usados no ambiente doméstico.
- Curativos contaminados devem ser descartados de maneira consistente com as normais locais.

HABILIDADE 26.2 — APLICANDO UM CURATIVO COMPRESSIVO

Bandagens compressivas são um tratamento temporário para controlar o sangramento excessivo. Muitas vezes, o sangramento é um evento súbito e inesperado. Um curativo compressivo exerce pressão sobre uma área para impedir o acúmulo de líquido nos tecidos subjacentes. Curativos compressivos são frequentemente utilizados após procedimentos invasivos ou cirurgias como cateterismo cardíaco, punção arterial ou biópsia de órgão. Eles também são usados em situações de emergência, como hemorragias pós-operatórias ou lesões traumáticas. Os curativos compressivos são essenciais para interromper o fluxo de sangue e promover a coagulação no local até que uma medida definitiva possa ser tomada para interromper a fonte do sangramento. A seguir, são descritas as etapas adotadas ao se fazer o curativo de uma lesão ou sangramento agudo. Considerando-se a natureza de um episódio de sangramento agudo, as técnicas assépticas consideradas essenciais na maioria dos outros curativos são secundárias ao objetivo de interrupção do sangramento. Um curativo compressivo, aplicado em uma emergência, normalmente é temporário e pode ser limpo e trocado quando o sangramento for controlado.

Delegação e Colaboração
A habilidade de aplicar uma bandagem compressiva em uma situação de emergência não pode ser delegada a um auxiliar/técnico de enfermagem. Se a aplicação demandar mais de uma pessoa, o auxiliar/técnico pode auxiliar o enfermeiro conforme orientado.

Equipamento
- Luvas limpas
- Curativos necessários: gaze de malha fina, curativos, atadura de gaze e/ou compressa do tipo Zobec
- Fitas adesivas ou tiras, incluindo esparadrapo hipoalergênico se necessário
- Removedor de adesivo (opcional)
- Avental, óculos e máscara de proteção (usados quando há risco de respingos de exsudato da ferida)
- Equipamento para sinais vitais

AVALIAÇÃO
1. Antecipar os pacientes em risco de sofrer sangramento inesperado, incluindo lesão traumática, punção arterial ou ferida pós-operatória. *Justificativa: Prepara o enfermeiro para responder rapidamente e priorizar ações.*
2. Avaliar a localização e a circunstância da área onde se espera uma hemorragia. *Justificativa: Ajuda a planejar o tipo apropriado e a quantidade de materiais necessários.*
3. Avaliar a presença de alergias a antissépticos, fitas adesivas ou látex. Se o paciente não estiver consciente e não houver história disponível, devem-se usar materiais sem látex e antialérgicos. *Justificativa: Os pacientes podem ter reações localizadas ou sistêmicas a esses materiais e devem ser avaliados quanto a alergias antes do seu uso.*
4. Avaliar o nível de ansiedade do paciente e o conhecimento da situação clínica e da finalidade da aplicação do curativo.

PLANEJAMENTO
Os **Resultados Esperados** concentram-se em minimizar a perda de sangue e o acúmulo de líquido, em prevenir infecções e em promover a cicatrização e a educação do paciente e da família.
1. Há sinais de interrupção completa do sangramento e não há evidência de formação de hematoma.
2. O paciente mantém estabilidade hemodinâmica após a aplicação da bandagem compressiva.
3. A circulação distal é mantida e o paciente não sofre mais lesão.
4. O paciente mantém um nível satisfatório de controle da dor.

IMPLEMENTAÇÃO para APLICAÇÃO DE UM CURATIVO COMPRESSIVO

ETAPAS	JUSTIFICATIVA
1. **Veja Protocolo Padrão (ao final do livro).**	A manutenção da assepsia e da privacidade é considerada apenas se houver tempo e a gravidade da perda sanguínea permitir.
Fase I: Ação imediata – Primeiro enfermeiro 2. Localizar a fonte do sangramento externo.	Feridas na região da virilha podem resultar na perda de uma grande quantidade de sangue, que nem sempre está visível.

(Continua)

ETAPAS	JUSTIFICATIVA
3. Realizar imediatamente pressão no local do sangramento com a mão com luva e gaze seca.	Mantém a hemostasia até o preparo dos materiais.
4. Buscar assistência.	
Fase II: Aplicar o curativo compressivo – Segundo enfermeiro	
5. Observar rapidamente a localização do sangramento.	Determina o método e os materiais necessários.
a. O sangue arterial é vermelho-vivo e é ejetado em ondas, relacionadas à frequência cardíaca. Se o vaso for muito profundo, o fluxo será estável.	
b. O sangue venoso é vermelho-escuro e flui suavemente.	
c. O sangue capilar é um gotejamento vermelho-escuro; o processo de coagulação natural controla o sangramento.	
6. Elevar a parte do corpo afetada se possível (p. ex., membro).	Ajuda a diminuir a hemorragia.
7. O primeiro enfermeiro continua a fazer pressão direta enquanto o segundo enfermeiro desenrola a atadura e a coloca em fácil acesso. Em seguida, o segundo enfermeiro corta rapidamente 3 a 5 pedaços de fita adesiva/esparadrapo e os coloca ao alcance; não se deve limpar a ferida.	O curativo compressivo controla o sangramento temporariamente. A preparação permite que o enfermeiro fixe o curativo compressivo rapidamente.
8. Em ações coordenadas simultaneamente:	
a. Cobrir rapidamente a área de sangramento com múltiplas compressas de gaze. O primeiro enfermeiro desliza os dedos para fora enquanto o outro enfermeiro faz pressão adequada para continuar controlando o sangramento.	A gaze é absorvente. As camadas oferecem um volume contra o qual uma pressão local pode ser aplicada no local do sangramento.
b. Aplicar fitas adesivas de 7 a 10 cm além da profundidade do curativo com pressão uniforme em ambos os lados dos dedos o mais próximo possível da fonte de sangramento central (ilustrações). Fixar a fita adesiva na extremidade distal, puxando-a ao longo do curativo e mantendo pressão firme enquanto a outra ponta distal da fita é fixada.	A fita adesiva exerce pressão para baixo, promovendo a hemostasia. Para garantir o fluxo sanguíneo a tecidos distais e evitar o efeito torniquete, a fita adesiva não deve ser enrolada em torno de todo o membro.

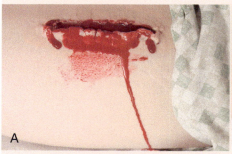
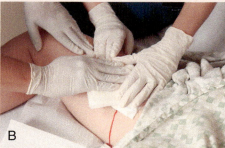
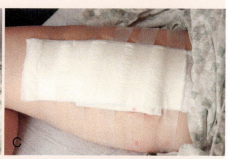

A

B

C

ETAPA 8b **A,** Ferida com sangramento. **B,** Enfermeiros aplicando curativo compressivo. **C,** Curativo aplicado.

c. Remover os dedos temporariamente e rapidamente cobrir o centro da área com uma terceira fita adesiva.	Promove a pressão na fonte do sangramento.
d. Continuar a reforçar a área com fita adesiva enquanto cada tira é sucessivamente aplicada em lados alternados da tira central. Continuar aplicando a pressão.	
e. Ao colocar uma bandagem em um membro inferior, aplicar a atadura: fazer duas voltas esticadas nos dois lados dos dedos que estão pressionando a gaze. Comprimir o local do sangramento. Remover simultaneamente a pressão do dedo e colocar atadura sobre o centro. Continuar fazendo voltas em formato de números oito. Prender a ponta com duas voltas circulares e uma tira de adesivo.	A atadura de gaze em rolo age como uma bandagem compressiva, exercendo uma pressão mais uniforme sobre o membro.
9. **Veja Protocolo de Conclusão (ao final do livro).**	

INSTRUÇÃO PARA O PROCEDIMENTO 26.1 Aplicando um Curativo Transparente

AVALIAÇÃO

1. Observar o controle do sangramento no curativo.
2. Avaliar a adequação da circulação (pulso distal, aspecto da pele).
3. Obter os sinais vitais.

Resultados Inesperados e Intervenções Relacionadas

1. Há sangramento contínuo e desequilíbrio hidroeletrolítico, hipóxia tissular, confusão; desenvolvimento de choque hipovolêmico e parada cardíaca.
   a. Notificar o médico.
   b. Reforçar ou ajustar o curativo compressivo.
   c. Iniciar terapia intravenosa (IV) de acordo com a prescrição do médico.
   d. Colocar o paciente em posição de Trendelenburg; promover o aquecimento.
   e. Monitorar os sinais vitais a cada 5 a 15 minutos (pulso apical, pulsos distais e pressão arterial).
2. O curativo compressivo está muito apertado e obstrui a circulação.
   a. Inspecionar áreas distais ao curativo compressivo para garantir que a circulação não esteja interrompida.
   b. Ajustar o curativo se necessário.
   c. Notificar o médico sobre os achados.

Registro e Relato

- Relatar imediatamente ao médico o estado atual do controle do sangramento do paciente, o horário em que o sangramento iniciou, a perda de sangue estimada (quantidade de curativos iniciais), as intervenções de enfermagem (tipo e quantidade de bandagens), os sinais vitais, o estado mental e os sinais de inquietação do paciente.
- Registrar as intervenções realizadas e a resposta do paciente na anotação de enfermagem e no impresso de sinais vitais.

Amostra de Documentação

22h30 Observou-se que a paciente apresentava um sangramento excessivo no local da mastectomia, duas horas após a cirurgia. O curativo apresentava-se saturado com sangue vermelho vivo. Realizada aplicação de duas compressas do tipo Zobec sobre o curativo saturado, mantendo-as no lugar com pressão. O curativo foi bem fixado com fita adesiva cirúrgica de 5 cm. Não se observou mais sangue no curativo reforçado, aplicado às 22h. O médico foi notificado. Sinais vitais estáveis.

Considerações Especiais

Pediatria
- A criança se acalmará se os cuidadores e os familiares permanecerem calmos.

Geriatria
- Os idosos apresentam um risco maior de sofrer mudanças vasculares e tissulares distais ao curativo compressivo. Deve-se avaliar frequentemente a pele e o pulso distal ao curativo compressivo.

Assistência Domiciliar (*Home Care*)
- Deve-se orientar o paciente e o cuidador/familiar sobre como agir caso exista risco de hemorragia súbita (p. ex., paciente oncológico com ferida neoplásica maligna).
- O paciente/cuidador/familiar pode usar toalhas ou panos limpos para aplicar a pressão.
- O paciente e o familiar devem ter o número de emergência ativado ou em chamada rápida.
- Posicionar o paciente para promover a elevação da parte do corpo afetada e o relaxamento.

INSTRUÇÃO PARA O PROCEDIMENTO 26.1
Aplicando um Curativo Transparente

Um curativo transparente é um curativo de poliuretano, aderente, transparente, não absorvente, permeável a umidade e vapor. Esses curativos são apropriados para feridas superficiais com drenagem mínima, e são com frequência usados após procedimentos laparoscópicos, para proteger áreas de grande atrito e como um curativo sobre a inserção de cateter intravenoso. A membrana permeável sintética age como uma segunda pele temporária, adere à pele não lesada para conter exsudatos, minimiza a contaminação da ferida e permite que a superfície da ferida "respire". Esses curativos oclusivos e retentores de umidade cobrem e encapsulam as feridas. Eles podem ser usados como um curativo primário ou secundário sobre uma ferida com compressas de gaze 🇧🇷 Ou sobre outros tipos de cobertura primária não aderente. Eles protegem a ferida e a pele adjacente de maceração, desidratação, perda térmica e exposição a patógenos.

Com curativos transparentes, um exsudato úmido se forma sobre a superfície da ferida, o que impede a desidratação tissular e permite uma reparação tissular rápida e eficaz (Rolstad e Ovington, 2007).

Delegação e Colaboração

Em certas situações, a aplicação de curativos transparentes pode ser delegada a um auxiliar/técnico de enfermagem (de acordo com a política da instituição). Já a avaliação e o cuidado de feridas agudas ou estéreis não podem ser delegados. 🇧🇷 No Brasil, pessoal auxiliar e técnico de enfermagem podem realizar curativos de qualquer ferida, exceto as mais complexas [lei do exercício profissional]. Porém, sempre sob supervisão e de acordo com prescrição do enfermeiro ou do médico. Deve-se instruir a equipe de enfermagem quanto:

(Continua)

INSTRUÇÃO PARA O PROCEDIMENTO 26.1
Aplicando um Curativo Transparente *(cont.)*

- À adequação do procedimento conforme a especificidade do paciente.
- Aos aspectos a serem observados e relatados ao enfermeiro (p. ex., afrouxamento do curativo, características do exsudato).

Equipamento
- Luvas limpas e estéreis
- *Kit* de curativo (opcional)
- Soro fisiológico ou outra solução de limpeza
- *Swabs* de algodão
- Saco impermeável descartável
- Curativo transparente
- Compressas de gaze estéreis de 10 × 10 cm
- Materiais para o preparo da pele
- Avental de proteção impermeável, óculos e máscara de proteção (quando houver risco de respingos do exsudato da ferida)

Etapas do procedimento

1. **Veja Protocolo Padrão (ao final do livro).**
2. Identificar o paciente usando dois identificadores (p. ex., nome e data de nascimento ou nome e número da conta, de acordo com a política da instituição).
3. Determinar a presença de alergias a agentes de limpeza ou látex.
4. Revisar a prescrição do profissional de saúde responsável (médico ou enfermeiro) quanto à frequência e ao tipo de curativo.
5. Avaliar o nível de dor do paciente usando uma escala de 0 a 10. Deve-se medicá-lo com analgésicos conforme necessário antes de remover o curativo.
6. Avaliar o conhecimento do paciente sobre a finalidade da troca do curativo.
7. Posicionar o paciente confortavelmente para permitir o acesso ao local do curativo.
8. Avaliar a localização, a aparência e o tamanho da ferida que receberá o curativo. Determinar o tamanho do curativo transparente necessário.
9. Vestir o EPI (avental, máscara e óculos de proteção se necessários).
10. Enrolar a extremidade de um saco impermeável descartável formando uma bainha, colocando-o próximo da área de trabalho.
11. Remover o curativo antigo colocando a mão não dominante delicadamente sobre o curativo; usar a mão dominante para segurar as pontas e lentamente puxar o curativo paralelamente à ferida em vez de para cima.
12. Remover as compressas de gaze da ferida.
13. Descartar os curativos sujos no saco impermeável. Remover e descartar as luvas. Fazer a higiene das mãos.
14. Preparar o material a ser utilizado para o curativo. Usar materiais estéreis para novos curativos.
15. Colocar luvas estéreis (ou limpas) (de acordo com o protocolo institucional).
16. Aplicar o soro fisiológico ou a solução de limpeza prescrita nas compressas de gaze 10 × 10 cm, se necessário, para a limpeza.
17. Limpar a área delicadamente com esfregaço ou gaze umedecida ou outra solução de limpeza (de acordo com o protocolo institucional ou com a preferência do médico ou enfermeiro responsável). Limpar a ferida da área menos contaminada para a área mais contaminada (Habilidade 26.1). **Veja conteúdo adaptado à realidade brasileira em habilidade 26.1, na página 627.**
18. Secar bem a pele ao redor da ferida usando uma gaze estéril seca. Certificar-se de que a superfície da pele esteja seca.
19. Inspecionar a cor, o odor e o esxudato da ferida; medir a ferida, se indicado.
20. Aplicar o filme transparente de acordo com as instruções do fabricante. Não esticar demais o filme durante a aplicação e evitar rugas.
    a. Remover o protetor do adesivo, atentando para não deixar que as partes adesivas entrem em contato e grudem umas às outras.
    b. Aplicar o filme de maneira uniforme sobre a ferida, sem esticá-lo demais (ilustrações).

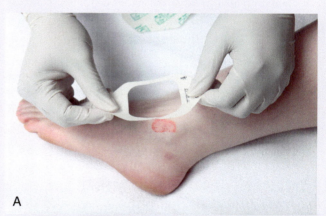

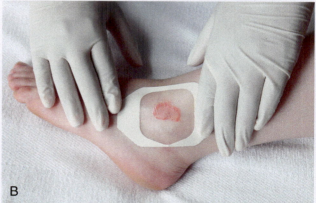

ETAPA 20b A, Curativo transparente colocado sobre uma ferida pequena no tornozelo. **B**, Aplicar o filme de maneira uniforme, sem esticá-lo muito.

HABILIDADE 26.3 Aplicando Curativos de Hidrocoloide, Hidrogel, Espuma

INSTRUÇÃO PARA O PROCEDIMENTO 26.1
Aplicando um Curativo Transparente *(Cont.)*

    c. Usar os dedos para ajustar e aderir o curativo. Anotar a data, iniciais do responsável pelo curativo e a hora de troca em uma etiqueta externa (ilustrações).

21. Veja Protocolo de Conclusão (ao final do livro).
22. Registrar a aparência da ferida e a presença de exsudato ou odor, o curativo aplicado e a resposta e o nível de dor do paciente nas anotações de enfermagem.
23. Avaliar a área ao redor da ferida e a aparência da ferida para trocas.

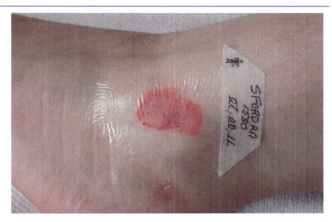

ETAPA 20c Curativo transparente etiquetado/identificado corretamente.

HABILIDADE 26.3   APLICANDO CURATIVOS DE HIDROCOLOIDE, HIDROGEL, ESPUMA E CURATIVOS ABSORVENTES

Os cuidados de feridas continuam a progredir. Hoje existem diversos tipos de curativos cujas propriedades podem ser cuidadosamente combinadas às características de uma ferida. Os curativos podem ser divididos em duas classes: hidratantes e absorventes.

Curativos com hidrocoloides são compostos de agentes elastométricos, adesivos e gelatina. Esses curativos têm propriedades absorventes, hidratantes e desbridantes. Quando em contato com o exsudato da ferida, o hidrocoloide forma um gel que promove um ambiente úmido e facilita o desbridamento autolítico e enzimático. Curativos com adesivos hidrocoloides ajudam a diminuir a dor porque o acolchoamento que promove protege a ferida e a pele. Esse tipo de curativo adapta-se bem a diferentes contornos corporais. Os hidrocoloides são disponíveis na forma de pó, pasta ou placas. O exsudato da ferida é absorvido no curativo, formando uma substância gelatinosa próximo da superfície da ferida. O curativo mantém um ambiente úmido e isolado para a cicatrização rápida e eficaz.

Curativos com hidrogel são curativos à base de glicerina ou água, destinados a hidratar uma ferida (Rolstad e Ovington, 2007). Eles têm algumas propriedades absorventes. Esses curativos são semelhantes aos hidrocoloides e apresentam-se na forma de placas, géis amorfos e gaze impregnada. Os curativos com gel são não aderentes e sua remoção é menos dolorosa, devendo ficar cobertos com um curativo secundário para mantê-los sobre o leito da ferida.

Dois exemplos de curativos absorventes são os de espuma e hidrofibra. Um curativo de espuma absorve exsudatos moderados e intensos em feridas superficiais ou profundas, protege a pele friável ao redor da ferida, promove o desbridamento autolítico e amortece áreas mais propensas a traumatismos. Curativos de espuma são usados em feridas infectadas após intervenções apropriadas e monitorização criteriosa da cicatrização da ferida. Entretanto, esses curativos não são indicados quando existem túneis na ferida. As instruções para a aplicação de diferentes marcas de curativos de espuma variam. Alguns são feitos para se encaixar ao redor de tubos, sondas e drenos, como uma traqueostomia.

Curativos de hidrofibra podem vir na forma de placas ou fitas, que podem ser comprimidas em uma ferida com exsudato moderado a intenso. Um curativo de hidrofibra absorve o exsudato (Dinah e Adhikari, 2006). Esse tipo de curativo requer o uso de um curativo secundário.

Delegação e Colaboração
Deve-se instruir a equipe de enfermagem quanto:
- À conduta para ajudar a posicionar o paciente durante a troca de curativo.
- Ao que observar (p. ex., saturação do curativo, deslocamento do curativo) e relatar ao enfermeiro.

Equipamento
- Luvas limpas
- Luvas estéreis (opcional)
- *Kit* de curativo estéril (Fig. 26-2)
  - Campo estéril (opcional)
  - Curativos primários necessários: gaze, hidrocoloide, hidrogel ou espuma; e curativos secundários de escolha
  - Soro fisiológico para limpeza ou solução de limpeza conforme prescrição
  - Protetor cutâneo
  - Fitas ou tiras adesivas (de adesivo ou papel antialérgico) conforme necessário
  - Guia de medição (opcional)
  - Removedor de adesivo (opcional)
  - Saco impermeável descartável
  - Desbridantes, conforme prescrito
- Avental, óculos e máscara de proteção (usados quando houver risco de respingos do exsudato da ferida)

CAPÍTULO 26 Curativos, Bandagens e Faixas

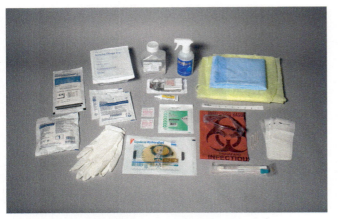

FIG 26-2 *Kit* de curativo com equipamento de proteção individual e soluções de limpeza de ferida.

AVALIAÇÃO

1. Avaliar a presença de alergias a antissépticos, adesivos ou látex. *Justificativa: Os pacientes podem ter reações locais ou sistêmicas a esses materiais.*
2. Durante a remoção do curativo, inspecionar e avaliar o aspecto da ferida (Implementação, Etapa 7). *Justificativa: Ajuda a planejar a escolha dos materiais a serem usados. Proporciona parâmetros da condição da ferida.*
3. Pedir ao paciente para classificar a dor usando uma escala de 0 a 10. *Justificativa: O paciente talvez precise de analgesia antes da troca do curativo para permitir o efeito máximo do fármaco durante o procedimento.*
4. Avaliar o conhecimento do paciente sobre a finalidade da troca do curativo. *Justificativa: Determina o nível de apoio e explicação necessário.*
5. Determinar a necessidade do paciente ou familiar em participar na troca de curativo. *Justificativa: Prepara o paciente ou o familiar se o curativo for trocado em casa.*

PLANEJAMENTO

Os **Resultados Esperados** concentram-se na prevenção de infecção, na promoção da cicatrização, no controle da dor e na educação do paciente e da família.

1. A ferida do paciente mostra sinais de cicatrização ao apresentar um tamanho menor e menos drenagem, eritema ou edema.
2. O paciente relata menos dor do que previamente determinado (escala de 0 a 10) durante e após a troca do curativo.
3. O curativo permanece limpo, seco e intacto.
4. O paciente e a família demonstram o método correto da troca do curativo.

IMPLEMENTAÇÃO para APLICAÇÃO DE CURATIVOS DE HIDROCOLOIDE, HIDROGEL, ESPUMA E CURATIVOS ABSORVENTES

ETAPAS	JUSTIFICATIVA
1. **Veja Protocolo Padrão (ao final do livro).**	
2. Identificar o paciente usando dois identificadores (p. ex., nome e data de nascimento ou nome e número do registro, de acordo com a política da instituição).	Garante o paciente correto. Segue o protocolo institucional e melhora a segurança do paciente. 🇧🇷 No Brasil, existem vários programas de controle de qualidade institucional, sendo a *Joint Comission* apenas um deles.
3. Medicar o paciente com o analgésico prescrito 30 minutos antes da troca do curativo. Posicionar o paciente confortavelmente, cobrindo-o de maneira a expor apenas o local da ferida. Instruir o paciente a não tocar na ferida ou nos materiais estéreis.	Reduz o desconforto durante a troca de curativo. A manutenção do conforto do paciente ajuda na realização do procedimento com tranquilidade. Cobri-lo proporciona acesso à ferida, minimizando, ao mesmo tempo, a exposição desnecessária.
4. Colocar o saco impermeável descartável perto da área de trabalho com a abertura dobrada formando uma bainha.	Facilita o descarte seguro de curativos sujos.
5. Colocar o avental impermeável, a máscara e os óculos de proteção se houver risco de respingos.	Reduz a transmissão de microrganismos infecciosos.
6. Remover o curativo antigo uma camada por vez, observando a aparência e a drenagem no curativo. Deve-se ter cuidado de evitar tensão nos drenos, caso estejam presentes.	Determina a substituição de curativos. Evita a remoção acidental do dreno que pode ou não estar suturado.

> ⚡ **ALERTA DE SEGURANÇA** Verificar as instruções de remoção de acordo com o tipo e a marca específica de curativos usada. Algumas marcas demandam que os curativos antigos sejam molhados ou umedecidos antes da remoção. Outros demandam o uso de um removedor de adesivo, que não deve entrar em contato direto com a ferida.

7. Inspecionar aparência, exsudato, edema, drenos, aproximação das bordas da ferida, tecido de granulação, odor, tamanho e profundidade da ferida.	Proporciona dados de avaliação do exsudato e da integridade da ferida. Monitora o estado de cicatrização da ferida.
8. Dobrar os curativos antigos com drenagem de fora para dentro e descartá-los na embalagem de papel. Remover e descartar as luvas. Cobrir levemente a ferida com uma compressa de gaze estéril e fazer a higiene das mãos.	Proporciona a retenção de curativos sujos, impede o contato das mãos do enfermeiro com a drenagem e reduz a transmissão de microrganismos de contaminação cruzada.

HABILIDADE 26.3 Aplicando Curativos de Hidrocoloide, Hidrogel, Espuma

ETAPAS	JUSTIFICATIVA
9. Criar um campo estéril com um *kit* de curativo estéril ou materiais estéreis embalados individualmente na mesa auxiliar (Cap. 5).	Os curativos estéreis permanecem estéreis dentro da área estéril.
10. Aplicar o soro fisiológico ou a solução de limpeza prescrita em compressas de gaze estéreis 10 × 10 cm ou por meio da irrigação (nota do revisor)	
11. Remover a cobertura de gaze. Colocar luvas estéreis ou empregar técnica com pinças estéreis, mantendo a esterilidade de todos os itens em contato direto com a ferida.	Luvas estéreis podem ser usadas para situações mais complexas com drenagem profusa.
12. Limpar a ferida.	
a. Limpar a ferida delicadamente com compressas de gaze umedecidas 10 × 10 cm, removendo a sujidade ou irrigue com a solução de limpeza prescrita (Cap. 24)	A técnica remove o exsudato sem disseminar organismos sobre o local da ferida.
b. Limpar ao redor do dreno, usando movimentos circulares, começando próximo ao dreno para fora do local de inserção (Habilidade 26.1).	Fazer a limpeza do local do menos contaminado para o mais contaminado.
13. Usar gaze estéril para secar o excesso de soro fisiológico ou solução de limpeza.	A secagem reduz a umidade em excesso, que poderia abrigar microorganismos.
14. Aplicar o curativo.	
a. Curativo de hidrocoloide:	
(1) Selecionar o tamanho apropriado, deixando pelo menos 2,5 cm além das bordas da ferida.	
(2) Remover o protetor do adesivo e colocar o lado aderente sobre a ferida.	
(3) No caso de ferida profunda, aplicar pó ou pasta de hidrocoloide antes de aplicar a placa. Não esticar demais o curativo e evitar rugas ou dobras. Moldar as camadas de acordo com a parte do corpo afetada. Fixar as bordas com fita adesiva de papel não alergênico.	O pó ou a pasta ajuda a absorver a drenagem, aumentando o tempo de uso do curativo (Rolstad e Ovington, 2007). A fita adesiva impede que a ponta do curativo se enrole ou grude nos lençóis e nas roupas.
(4) Fixar o curativo no lugar por 30 a 60 segundos depois da aplicação.	Curativos de hidrocoloide são mais efetivos a temperaturas corporais. Segurá-los facilita a ação do curativo (Rolstad e Ovington, 2007).
(5) Aplicar um curativo secundário como uma comprressa do tipo Zobec, se necessário. Usar fita adesiva antialérgica para prendê-lo.	O curativo secundário pode ser usado em vez da fita adesiva para manter o curativo de hidrocoloide no lugar. 🇧🇷 No caso em que se usa placa de hidrocoloide, não há necessidade de utilização de curativo secundário, já que ela é aderente.
b. Hidrogel:	
(1) Aplicar o protetor cutâneo à pele adjacente que entrará em contato com o adesivo.	Protege a pele adjacente.
(2) Aplicar o gel ou a gaze impregnada diretamente na ferida, espalhando uniformemente sobre o leito da ferida. Preencher a cavidade da ferida com o gel cerca de ½ a ⅔ de espessura ou comprimir a gaze suavemente no leito da ferida e em áreas de descolamento. Cobrir com um curativo retentor de umidade [Habilidade 26.1] ou com placas de hidrocoloide.	O hidrogel hidrata e desbrida (provoca a autólise) as feridas. Preencher parcialmente a cavidade da ferida permite a expansão com absorção do exsudato.
(3) Preparar uma placa de hidrogel de maneira que se estenda 2,5 cm sobre a pele intacta ao redor da ferida. Cobrir com um curativo secundário retentor de umidade.	Protege a pele ao redor da ferida.
(4) Fixar o curativo de hidrogel com fita adesiva antialérgica se o curativo secundário não for autoaderente.	
c. Espuma:	
(1) Inicialmente, deve-se conhecer as características de aplicação e remoção da marca específica do curativo de espuma.	Existem diversas formas disponíveis.
(2) Aplicar o protetor cutâneo à pele adjacente que entrará em contato com o adesivo.	Protege a pele ao redor da ferida.

(Continua)

ETAPAS	JUSTIFICATIVA
(3) Recortar a placa de espuma de maneira a estendê-la 2,5 cm sobre a pele intacta ao redor da ferida. Certificar-se sobre qual lado do curativo de espuma deverá ser colocado em contato com o leito da ferida e qual lado deverá ficar para fora (verificar as instruções de uso do produto).	Garante a absorção correta e mantém exsudato fora do leito da ferida (Rosltad e Ovington, 2007).
(4) Alguns curativos de espuma precisam de um pouco de tensão durante a aplicação. Outros precisam ser cobertos com um curativo secundário (Rolstad e Ovington, 2007).	
(5) Recortar a espuma de maneira a encaixar-se ao redor de um dreno ou tubo, se presente.	
(6) Aplicar o gel de espuma ou a gaze no leito da ferida profunda ou na cavidade da ferida. Deve-se cobri-la com um curativo secundário.	Proporciona a absorção adequada do exsudato na ferida profunda.
15. **Veja Protocolo de Conclusão (ao final do livro).**	
16. Escrever as iniciais do responsável e a data no curativo.	

AVALIAÇÃO

1. Observar a aparência da ferida quanto à cicatrização, incluindo tamanho da ferida, quantidade, cor e tipo de exsudato e eritema ou edema ao redor da ferida.
2. Pedir ao paciente para classificar a dor, usando uma escala de 0 a 10.
3. Inspecionar o aspecto do curativo pelo menos a cada turno ou conforme prescrito.
4. Observar a capacidade do paciente ou cuidador para fazer a troca do curativo.

Resultados Inesperados e Intervenções Relacionadas

1. A ferida desenvolve mais tecido necrótico e aumenta de tamanho.
   a. Em casos raros, as feridas não toleram a hipóxia induzida por curativos com hidrocoloides. Nesses casos, deve-se suspender sua utilização e notificar o médico.
   b. Avaliar a adequação do protocolo de cuidado da ferida.
   c. Avaliar outros fatores que interferem na cicatrização da ferida.
2. O curativo não se mantém no lugar.
   a. Avaliar o tamanho do curativo usado quanto à margem adequada (2,5 a 3,75 cm) ou secar melhor a pele antes da aplicação.
   b. Considerar formatos especiais para partes corporais específicas.
   c. Os curativos podem ser fixados com ataduras de gaze, fita adesiva/esparadrapo ou placas de coberturas.
3. A pele ao redor do curativo parece macerada ou exibe sinais de deterioração.
   a. Avaliar a maceração da pele. Se presente, avaliar a propriedade de controle de umidade do curativo ou a técnica de aplicação. Considerar mudanças no tipo de curativo.
   b. Inspecionar áreas em contato com o esparadrapo/fita ou adesivo, pois alergias podem ser a causa dos problemas cutâneos.
   c. Considerar outras alternativas para fixação do curativo.

Registro e Relato

- Registrar a aparência da ferida, cor, tamanho e características do exsudato, resposta à troca do curativo, condição da pele ao redor da ferida e nível de dor do paciente nas anotações de enfermagem.
- Relatar imediatamente ao médico sinais de infecção ou piora do aspecto da ferida.

Amostra de Documentação

9h30 Úlcera em estágio II no maléolo medial direito, medindo 4 × 2 cm, com 0,5 cm de profundidade. Leito da ferida com 50% de tecido de granulação rosado e 50% de esfacelo amarelado. Observa-se pouco exsudato seroso. Sem odor. Pele periferida íntegra. Realizada limpeza da ferida com soro fisiológico. Aplicado hidrogel no leito da ferida e protetor cutâneo à pele ao redor. Realizada aplicação de curativo de hidrocoloide 10 × 10 cm. Paciente relatou 4/10 de dor na remoção do curativo antigo; 0/10 de dor no momento.

Considerações Especiais

Geriatria

- Evitar a remoção precoce e frequente de um curativo de hidrocoloide para reduzir a lesão à pele intacta adjacente.

INSTRUÇÃO PARA O PROCEDIMENTO 26.2
Aplicando Bandagens de Gaze e Bandagens Elásticas (Faixas)

Bandagens de gaze e elásticas prendem ou envolvem áreas do corpo difíceis de cobrir. Elas podem, por exemplo, ser usadas para fixar curativos nos membros, em cotos amputados e na mão. As bandagens são curativos secundários, proporcionando proteção, compressão, imobilização e fixação de curativos ou talas subjacentes. Existem diversos tipos e aplicações para as bandagens. Elas se encontram disponíveis em rolos de diversas larguras e materiais, incluindo gaze, redes elásticas, malhas elásticas, flanela

INSTRUÇÃO PARA O PROCEDIMENTO 26.2
Aplicando Bandagens de Gaze e Bandagens Elásticas (Faixas) *(Cont.)*

e crepom. As bandagens de gaze são leves e baratas, ajustam-se facilmente ao redor dos contornos corporais e permitem a circulação de ar, impedindo a maceração da pele. Bandagens elásticas adaptam-se bem às partes corporais, mas também podem ser usadas para fazer compressão sobre uma parte do corpo. Bandagens de flanela ou crepom são mais grossas do que as de gaze e, assim, mais resistentes para suportar ou aplicar pressão.*

Ao colocar uma bandagem, deve-se selecionar um tipo de comprimento e largura, dependendo do tamanho e do formato da parte do corpo a ser enfaixada (Tabela 26-3). Bandagens de 7,5 cm, por exemplo, são mais comumente usadas para a perna de indivíduos adultos. Uma bandagem menor, de 5 cm, é normalmente usada para o punho.

Delegação e Colaboração

A habilidade de aplicar uma bandagem elástica para compressão não pode ser delegada a um auxiliar/técnico de enfermagem. No Brasil, tradicionalmente, esse tipo de bandagens tem sido aplicado por pessoal técnico e auxiliar de enfermagem, além do enfermeiro e médico.

O enfermeiro é responsável pela avaliação da condição de qualquer ferida ou curativo antes de aplicar uma bandagem. A habilidade de aplicar bandagens para fixar curativos não estéreis pode ser delegada. Deve-se instruir a equipe de enfermagem quanto:

- À adequação do procedimento conforme a especificidade do paciente.
- Aos aspectos a serem observados e relatados ao enfermeiro (p. ex., queixas do paciente de dor, dormência ou formigamento depois da aplicação ou mudanças na cor e na temperatura da pele do paciente).

Equipamento

- Luvas limpas (na presença de drenagem)
- Bandagens de gaze ou elásticas de número e largura corretos
- Fitas adesivas/esparadrapo

TABELA 26-3 TIPOS DE APLICAÇÕES DE BANDAGEM

TIPO	DESCRIÇÃO	FINALIDADE OU USO
Circular (Voltas circulares)	A volta da bandagem sobrepõe-se completamente à volta anterior.	Fixa a bandagem na primeira e na última volta; cobre uma parte pequena (dedo da mão, dedo do pé).
Espiral (Voltas espirais)	Enfaixa parte do corpo em ascendente, com cada volta sobrepondo-se à anterior cobrindo de 1/3 à metade da largura da bandagem.	Cobre partes do corpo cilíndricas, como punho e porção superior do braço.
Espiral reversa (Voltas espirais reversas)	A volta requer torção (reversão) da bandagem no meio do caminho em cada volta.	Cobre partes do corpo cônicas, como o antebraço, coxa ou panturrilha; útil com bandagens não elásticas, como crepom ou flanela.
Em oito (Voltas em oito)	Voltas sobrepostas obliquamente alternando movimentos ascendentes e descendentes em cada parte da bandagem, com cada volta cruzando a anterior formando um oito.	Cobre articulações; aplica pequeno grau de pressão para o retorno venoso; a aplicação justa proporciona excelente imobilização.
Recorrente (Voltas recorrentes)	Bandagem presa primeiro com duas voltas circulares ao redor da extremidades proximais da parte do corpo; meia volta feita perpendicularmente para cima a partir da borda da bandagem; o rolo é trazido sobre a ponta distal da parte do corpo a ser coberta, com cada volta cruzandando sobre si mesma.	Cobre partes do corpo irregulares, como a cabeça ou um coto.

*__Nota da Revisão Científica:__ bandagens de flanela não existem em nosso meio.

(Continua)

INSTRUÇÃO PARA O PROCEDIMENTO 26.2
Aplicando Bandagens de Gaze e Bandagens Elásticas (Faixas) *(Cont.)*

Etapas do Procedimento

1. **Veja Protocolo Padrão (ao final do livro)**
2. Revisar, no prontuário do paciente, prescrições específicas relacionadas à aplicação de bandagem de gaze ou elástica. Observar a área a ser coberta, o tipo de bandagem necessária e a frequência da troca.
3. Identificar o paciente usando dois identificadores (p. ex., nome e data de nascimento ou nome e número do registro, de acordo com a política da instituição).
4. Inspecionar o aspecto de qualquer ferida.
5. Observar a adequação da circulação pela temperatura da pele, cor da pele, pulsos (distais à área a ser enfaixada), presença de edema, sensação e movimento.
6. Avaliar o nível de dor do paciente (escala de dor de 0 a 10).
7. Determinar o tamanho da bandagem.
8. Posicionar o paciente confortavelmente no leito em decúbito dorsal.
9. Colocar as luvas na presença de drenagem.
10. *Bandagem de gaze ou elástica para fixar um curativo:*
    a. Com o paciente no leito, a elevação dos membros por 15 minutos antes da aplicação da bandagem elástica melhora o retorno venoso.
    b. Certificar-se de que o curativo primário está no lugar.
    c. Segurar o rolo da bandagem na mão dominante e usar a outra mão para segurar delicadamente a camada inicial da bandagem na parte do corpo distal.
    d. Enquanto se aplica a bandagem em movimentos circulares, deve-se continuar a transferir o rolo para a mão dominante enquanto se enfaixa o membro (ilustração).
    e. Aplicar a bandagem do ponto distal para o limite proximal (ilustração) usando voltas apropriadas para cobrir diversos formatos das partes do corpo. Aplicar a bandagem sobrepondo cada camada pela metade a dois terços da largura da bandagem.
    f. Alternar voltas ascendentes e descendentes (técnica em oito) ao enfaixar uma articulação.

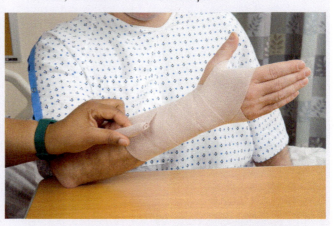

ETAPA 10e Aplique a bandagem do ponto distal para o proximal.

    g. Assegurar-se de que a bandagem esteja justa, porém não apertada, e que o curativo primário ou a tala esteja posicionado corretamente.
    h. Enquanto se desenrola a bandagem elástica, deve-se esticá-la um pouco. Explicar ao paciente que uma pressão constante e uniforme será aplicada para melhorar a circulação, reduzir o edema, imobilizar a parte do corpo e promover compressão.
    i. Fixar a ponta da bandagem de gaze ou elástica na camada externa dela, não à pele, com fita adesiva (ilustração).

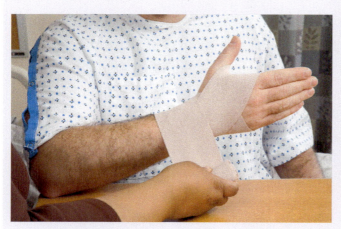

ETAPA 10d Segure a bandagem na mão dominante e aplique-a usando voltas circulares.

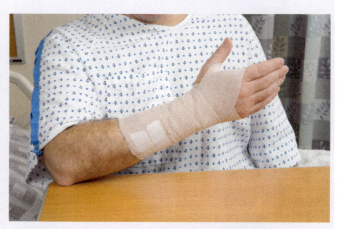

ETAPA 10i Fixe a bandagem com esparadrapo ou um dispositivo de fixação.

11. *Bandagem elástica sobre um coto:*
    a. Elevar o coto usando um travesseiro ou apoiando-o com o auxílio de outra pessoa.
    b. Fixar a bandagem enrolando-a duas vezes na ponta proximal do coto ou no punho da pessoa (dependendo do tamanho do coto) (ilustração).
    c. Fazer uma meia-volta com a bandagem perpendicular à sua borda.

INSTRUÇÃO PARA O PROCEDIMENTO 26.2
Aplicando Bandagens de Gaze e Bandagens Elásticas (Faixas) *(Cont.)*

    d. Trazer o corpo da bandagem sobre a ponta distal do coto.
    e. Continuar a enrolar a bandagem sobre o coto, das pontas proximais para as distais.
    f. Fixar com presilhas metálicas, velcro ou fita adesiva.
12. Determinar o grau de ajuste da bandagem.
13. Avaliar a circulação distal quando a aplicação da bandagem estiver concluída pelo menos duas vezes nas próximas 8 horas e, depois, pelo menos a cada turno.
    a. Observar a presença de palidez ou cianose na pele.
    b. Verificar a temperatura da pele (palpação).
    c. Verificar os pulsos distais (palpação), comparando-os bilateralmente.
    d. Pedir ao paciente para classificar a dor em uma escala de 0 a 10 e para descrever qualquer dormência, formigamento ou outro desconforto.
14. Avaliar a bandagem quanto à presença de rugas, lascidão e presença de drenagem.
15. Pedir ao paciente ou ao cuidador familiar para demonstrar a aplicação da bandagem.
16. Registrar os parâmetros iniciais do paciente e o nível de dor pós-aplicação da bandagem, o aspecto do curativo, a integridade da ferida e da pele periferida, a aparência do membro e a tolerância do paciente nas anotações de enfermagem.
17. **Veja Protocolo de Conclusão (ao final do livro).**

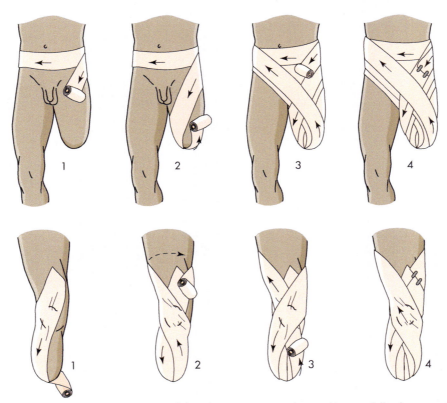

ETAPA 11b-f *Acima*, método correto para enfaixar o coto amputado na altura média da coxa. Observe que a bandagem deve ser fixada ao redor da cintura do paciente. *Abaixo*, método correto para enfaixar coto amputado na linha média da panturrilha. Observe que não é preciso fixar a bandagem ao redor da cintura. (De Monahan F e outros: *Phipps' medical-surgical nursing: health and illness perspectives*, 8ª PS, St. Louis, 2006, Mosby.)

INSTRUÇÃO PARA O PROCEDIMENTO 26.3
Aplicando Faixas Abdominais e Mamárias

As faixas são bandagens feitas de grande pedaços de material especialmente destinadas a moldar-se a uma parte específica do corpo. A maioria das faixas é feita de elástico ou algodão. Os tipos mais comuns de faixas são as mamárias e as abdominais. Uma faixa abdominal sustenta incisões abdominais extensas que estejam vulneráveis a tensão ou estresse causados pelos movimentos ou tosses da pessoa. Se não ajustada corretamente, há um risco de uma faixa abdominal comprometer a ventilação. Em um estudo recente (Larson *et al.*, 2009), os pesquisadores observaram que as faixas abdominais em pacientes com incisões da linha média abdominal não tinham um efeito significante na função pulmonar pós-operatória, mas pareciam ajudar a controlar a dor.

Uma faixa mamária se parece com um colete sem mangas, bem justo. Ela se conforma ao formato da caixa torácica e está disponível em diversos tamanhos. As faixas mamárias são comuns depois de uma cirurgia mamária.

(Continua)

INSTRUÇÃO PARA O PROCEDIMENTO 26.3
Aplicando Faixas Abdominais e Mamárias *(Cont.)*

As faixas são aplicadas sobre ou ao redor dos curativos. Os benefícios terapêuticos de uma faixa incluem suporte a um curativo, redução ou prevenção de edema, proteção da pele adjacente e diminuição da dor, promovendo, assim, a atividade física e a função respiratória. É importante que uma faixa seja aplicada corretamente e monitorada ao movimento. Faixas mal colocadas têm o potencial de lesar a ferida e a pele subjacente, causar desconforto ao paciente e interferir na respiração e na mobilidade.

Delegação e Colaboração

A habilidade de aplicar faixas pode ser delegada a um auxiliar/técnico de enfermagem. O enfermeiro é responsável por avaliar a condição de qualquer incisão, da pele e da capacidade do paciente em respirar profundamente, tossir efetivamente e movimentar-se de maneira independente, antes da aplicação de uma faixa. Deve-se instruir a equipe de enfermagem quanto:
- À adequação do procedimento conforme a especificidade do paciente.
- Aos aspectos a serem observados e relatados ao enfermeiro (p. ex., queixas do paciente de dormência, dor, formigamento, dificuldade para respirar ou mudança na cor da pele abaixo da área de aplicação).

Equipamento
- Luvas limpas (na presença de drenagem)
- Faixa de tipo e tamanho corretos
- Fecho de velcro ou dispositivo de fixação.

Etapas do Procedimento
1. **Ver Protocolo Padrão (ao final do livro).**
2. Revisar, no prontuário médico, a prescrição da faixa.
3. Identificar o paciente usando dois identificadores (p. ex., nome e data de nascimento ou nome e número do registro, de acordo com a política da instituição).
4. Inspecionar a pele quanto à presença de alterações visíveis ou riscos para a perda da integridade. Observar a presença de irritações, abrasões e atrito das superfícies cutâneas.
5. Observar a capacidade do paciente de respirar profundamente, tossir efetivamente e virar-se e movimentar-se de maneira independente.
6. Cobrir a área exposta de uma ferida operatória ou outra com uma cobertura adequada.
7. Aplicar a faixa.
    a. *Faixa abdominal:*
    (1) Posicionar o paciente em decúbito dorsal, com a cabeceira do leito um pouco elevada e os joelhos levemente fletidos.
    (2) Ajudar o paciente a virar-se para o lado oposto a você, em direção à grade levantada do leito, enquanto se apoia firmemente a incisão abdominal e o curativo com as mãos.
    (3) Abrir a faixa por uma ponta até a metade.
    (4) Colocar as pontas desdobradas da faixa sob o paciente.
    (5) Instruir ou ajudar o paciente a virar-se sobre a faixa dobrada. No caso de pacientes obesos, deve-se pedir auxílio a um colega.
    (6) Desdobrar e esticar as pontas da faixa para a borda da cama.
    (7) Instruir o paciente a retornar à posição de decúbito dorsal.
    (8) Ajustar a faixa de maneira que o paciente em decúbito dorsal fique centralizado sobre ela usando a sínfise púbica e os rebordos costais como marcos inferior e superior.
    (9) Se o paciente for muito magro, deve-se proteger as protuberâncias ósseas com bandagens de gaze.
    (10) Fechar a faixa. Puxar uma ponta da faixa até o meio do abdome do paciente. Enquanto se mantém a tensão em uma ponta da faixa, deve-se puxar a ponta oposta sobre o centro e fixar com velcro, presilhas de metal ou alfinetes de segurança colocados horizontalmente (ilustração).

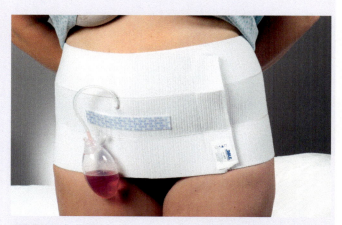

ETAPA 7a(10) Faixa abdominal com fechos de velcro. (Cortesia de Dale Medical Products, Inc, Plainsville, Mass.)

> ⚡ **ALERTA DE SEGURANÇA** Deve-se verificar novamente a capacidade do paciente em respirar profundamente e tossir efetivamente. Respirações superficiais que se mantêm depois que uma faixa apertada é afrouxada podem indicar sinais iniciais de problemas respiratórios graves.

   b. *Faixa mamária:*
   (1) Ajudar a paciente a sentar-se e a passar os braços pelas aberturas da faixa.
   (2) Ajudar a paciente a assumir a posição de decúbito dorsal se necessário.
   (3) Proteger a área sob as mamas se necessário.
   (4) Usar fechos de velcro, prender a faixa primeiro no nível dos mamilos. Continuar o processo de fechamento acima e depois abaixo da linha mamilar até que toda a faixa esteja fechada.
   (5) Fazer os ajustes necessários, incluindo o ajuste individualizado das tiras dos ombros e da cintura.
   (6) Avaliar o nível de conforto da paciente e ajustar a faixa conforme necessário.

INSTRUÇÃO PARA O PROCEDIMENTO 26.3
Aplicando Faixas Abdominais e Mamárias *(Cont.)*

8. **Veja Protocolo de Conclusão (ao final do livro).**
9. Pedir ao paciente para classificar a dor em uma escala de 0 a 10.
10. Remover a faixa e qualquer curativo subjacente para avaliar as características da pele e do curativo pelo menos a cada 8 horas.
11. Avaliar a capacidade do paciente em respirar profundamente e tossir efetivamente sem desconforto a cada 4 horas.
12. Registrar tipo e aplicação da faixa, condição da pele, facilidade de respiração e tosse, nível de conforto, aspecto do curativo, integridade da ferida e da pele ao redor do curativo e tolerância à faixa.
13. Depois de afrouxar a faixa, deve-se relatar qualquer mudança mantida na ventilação ao médico.

PERGUNTAS DE REVISÃO

Estudo de Caso para as Perguntas 1 e 2
O Sr. Alberto tem 73 anos e está na segunda semana do pós-operatório de uma colectomia direita aberta. Sua evolução cirúrgica foi complicada por uma deiscência da ferida e subsequente infecção. Ele tem uma ferida abdominal aberta medindo 4 × 3 cm e uma profundidade de 1,5 cm e 2 cm, com descolamento às 12:00. A ferida apresenta uma quantidade moderada de exsudato serossanguinolento. A pele ao redor da ferida está íntegra. A prescrição de cuidado da ferida do Sr. Alberto consiste de aplicação diária de gaze impregnada com hidrogel.

1. O Sr. Alberto foi pré-medicado e está pronto para a troca do curativo. O enfermeiro removeu o curativo antigo e inspecionou o leito da ferida e o exsudato. Coloque as etapas abaixo na ordem correta para aplicar o novo curativo no Sr. Alberto:
    a. Realize a limpeza da ferida.
    b. Umedeça uma compressa de gaze 10 × 10 cm com soro fisiológico.
    c. Faça a higiene das mãos.
    d. Cubra a gaze de gel com um curativo de retenção de umidade.
    e. Seque o soro fisiológico remanescente na pele com uma gaze.
    f. Cubra delicadamente o leito da ferida com gaze de hidrogel.
    g. Coloque luvas estéreis ou use técnica com pinças estéreis.
2. As compressas do Sr. Alberto estão impregnadas com hidrogel. Quais são os benefícios de usar esse tipo de curativo para a ferida dele? Selecione todas as respostas aplicáveis.
    1. Curativos impregnados têm propriedades antimicrobianas.
    2. A remoção desses curativos é menos dolorosa.
    3. Os curativos têm propriedades absorventes.
    4. As compressas de gaze podem ser usadas para tamponar o leito da ferida e a área descolada.
3. Um curativo de filme transparente é indicado exceto para quais tipos de aplicação?
    1. Uma ferida de 2 cm de profundidade com quantidades profusas de exsudato seroso.
    2. Um recém-nascido com lesão por fricção.
    3. Uma ferida de colecistectomia laparoscópica, um dia depois da cirurgia.
    4. Uma cobertura de proteção para um cateter intravenoso.
4. Qual das seguintes afirmativas não é característica de um curativo ideal?
    1. Mantém uma temperatura central de 37° C.
    2. É impermeável a microrganismos.
    3. Remove exsudatos e permite que a ferida seque.
    4. É econômico.
5. Uma hora atrás, um técnico de enfermagem aplicou uma faixa abdominal depois de o enfermeiro observar a condição do paciente. Quais das seguintes observações pertencem à tolerância do paciente à faixa?
    1. O período de tempo em que a faixa permaneceu aplicada.
    2. A capacidade do paciente para tossir.
    3. A condição da ferida sob a faixa.
    4. A frequência cardíaca do paciente.
6. A respeito de colonização bacteriana de feridas, qual das seguintes afirmações está correta?
    1. Os sinais de colonização bacteriana incluem uma piora súbita da ferida em conjunto com mudanças na quantidade, na cor e no odor do exsudato.
    2. A maioria das feridas crônicas é colonizada ou contaminada com níveis baixos de carga microbiana.
    3. A colonização bacteriana é um problema urgente, que requer uma resposta agressiva para preservar a cicatrização da ferida.
    4. Infecção e colonização bacterianas apresentam sintomas semelhantes e exigem intervenções semelhantes.
7. Quais dos seguintes sinais indicam que uma faixa abdominal foi aplicada de maneira muito apertada? Selecione todas as respostas aplicáveis.
    1. O paciente relata uma sensação de repuxo enquanto deambula.
    2. Observa-se uma nova abrasão cutânea sob a faixa, bem perto do curativo intacto.
    3. O paciente consegue fazer exercícios de tosse e respiração profunda.
    4. O paciente relata dor nova com inspiração profunda.
8. Quais dos seguintes curativos são apropriados para uma ferida que requer desbridamento? Selecione todas as respostas aplicáveis.
    1. Curativo transparente
    2. Curativo úmido a seco
    3. Hidrocoloide em pasta
    4. Curativo seco

9. Qual das seguintes características da ferida pode ser tratada corretamente com um curativo de espuma?
   1. Uma úlcera venosa seca.
   2. Uma úlcera por pressão sacral em estágio III, altamente exsudativa
   3. Uma pequena ferida abdominal aberta com túnel e exsudato abundante.
   4. Uma abrasão cutânea com exsudato mínimo.
10. Um enfermeiro que está trocando um curativo de gaze seca sobre uma incisão pós-operatória observa que o curativo está sujo com exsudato sanguinolento antigo. A gaze está grudada à drenagem seca da linha de incisão. O que o enfermeiro poderia fazer para remover o curativo sem causar lesão à incisão?
    1. Puxá-lo e alertar o paciente do possível desconforto.
    2. Umedecer o curativo com soro fisiológico e então removê-lo.
    3. Remover todas as camadas de gaze de uma só vez, descolando a incisão.
    4. Irrigar a ferida antes de aplicar o curativo seco.

REFERÊNCIAS

Baranoski S: Choosing a wound dressing, part I, *Nursing 2008* 38(1):60, 2008.

Brett D: A review of moisture control dressings in wound care, *J Wound Ostomy Continence Nurs* 33(6S):S3, 2006a.

Brett D: Impact on exudate management, maintenance of a moist wound environment, and prevention of infection, *J Wound Ostomy Continence Nurs* 33(6S):S9, 2006b.

Dinah F, Adhikari A: Gauze packing of open surgical wounds: empirical or evidence-based practice? *Ann R Coll Surg Engl* 88:33, 2006.

Gray N, Weir D: Prevention and treatment of moisture-associated skin damage (maceration) in the periwound skin, *J Wound Ostomy Continence Nurs* 34(2):153, 2007.

Hockenberry MJ, Wilson D: *Wong's nursing care of infants and children*, ed 8, St Louis, 2007, Mosby.

Jones K: Identifying best practices for pressure ulcer management, *JCOM* 16(8):375, 2009.

Kirshen C and others: Debridement: a vital component of wound bed preparation, *Adv Skin Wound Care* 19(12):506, 2006.

Larson C and others: The effect of abdominal binders on postoperative pulmonary function, *Am Surg* 75(1):169, 2009.

Meiner SE, Lueckenotte AG: *Gerontologic nursing*, ed 3, St Louis, 2006, Mosby.

Pieper B: Vulnerable populations: considerations for wound care, *Ostomy Wound Manage* 55(5):24, 2009.

Pieper B and others: Discharge information needs of patients after surgery, *J Wound Ostomy Continence Nurs* 33(3):281, 2006.

Ramundo J: Wound debridement. In Bryant R, Nix D, *Acute and chronic wounds: current management and concepts*, ed 3, St Louis, 2007, Mosby.

Rolstad BS, Ovington LG: Principles of wound management. In Bryant RA, Nix DP, *Acute and chronic wounds: nursing management*, ed 3, St Louis, 2007, Mosby.

The Joint Commission: *2010 National Patient Safety Goals*, Oakbrook Terrace, Ill, 2010, The Commission, http://www.jointcommission.org/PatientSafety/NationalPatientSafetyGoals/, acessado em 14 de fevereiro, 2010.

CAPÍTULO 27

Uso Terapêutico do Calor e Frio

Habilidade 27.1 Calor Úmido, 646
Habilidade 27.2 Calor Seco, 650

Habilidade 27.3 Aplicações Frias, 652

A aplicação local de calor e frio moderados para uma parte do corpo proporciona conforto e alívio da dor, reduz o espasmo muscular, melhora a mobilidade e ajuda a cicatrização. Os efeitos terapêuticos das aplicações de calor e frio resultam de alterações no tamanho do vaso sanguíneo e no fluxo sanguíneo subsequente para uma área.

A aplicação local de calor produz vasodilatação. O calor úmido para o corpo é aplicado usando-se uma compressa úmida ou banho de assento e calor seco por meio de uma almofada aquatérmica ou almofada de aquecimento. O calor alivia a dor, melhora a circulação e o metabolismo de uma área afetada, aumenta o edema e a inflamação e promove a consolidação de exsudato em uma ferida. Aplicações de frio, como compressas, promovem a vasoconstrição. A terapia pelo frio reduz o tempo de recuperação como parte do programa de reabilitação para o tratamento de lesões agudas e crônicas. Proporciona alívio da dor e reduz o espasmo muscular, o edema e a inflamação secundária à vasoconstrição. Além disso, o frio diminui o metabolismo da área de aplicação, reduzindo, assim, a lesão tecidual.

CUIDADO CENTRADO NO PACIENTE

O conforto do paciente e a privacidade são de extrema importância na aplicação de terapia por calor e frio. Durante a terapia de calor ou frio, o paciente ou as extremidades do paciente podem estar expostos. Deve-se maximizar o conforto e a privacidade, fornecendo cobertores, vestuário adequado e uso de cortinas e biombos para a privacidade durante o tratamento. O paciente pode solicitar a interrupção da terapia ao relatar excessivo calor, frio, formigamento, dormência ou qualquer desconforto, o que auxilia na promoção de assistência segura e efetiva. A orientação aos cuidadores sobre as estratégias de aplicação de calor e frio é uma oportunidade para o enfermeiro preparar o paciente para a alta hospitalar ou para a unidade de cuidado prolongado.

SEGURANÇA

Normalmente, a estimulação dos receptores de calor ou frio envia impulsos sensoriais que passam através das fibras aferentes sensoriais para o hipotálamo e córtex cerebral. O córtex cerebral torna uma pessoa consciente da sensação de temperatura. O corpo apresenta uma resposta de proteção por meio de uma resposta reflexa, levando a pessoa a mover a parte do corpo exposta ao calor ou ao frio contra o estímulo. No entanto, a adaptação sensorial para os extremos de temperatura local pode ocorrer rapidamente dentro do corpo. O enfermeiro deve conhecer as alterações fisiológicas normais devido ao calor e ao frio e antecipar o risco de lesão a um paciente.

A exposição ao calor ou ao frio provoca respostas tanto locais como sistêmicas. A aplicação de frio localizada provoca vasoconstrição, aumentando o risco de congelamento, isquemia e ulceração pelo frio. A aplicação de terapia pelo frio pode diminuir a circulação para a área afetada e, se permitido permanecer no local, pode levar a uma isquemia tecidual excessiva. Quando a isquemia está presente, não há fluxo sanguíneo suficiente para os tecidos, causando a morte celular. A excessiva exposição ao frio desencadeia uma sensação de dormência antes da sensação de dor. Em contraste, a aplicação excessiva de calor desencadeia uma sensação de queimação. Na presença de edema, a aplicação de calor pode aumentar o risco de lesão. Os riscos de lesão associados à aplicação de terapias pelo frio e calor aumentam em pacientes com diminuição de sensibilidade, diminuição de movimento voluntário, confusão ou demência. Esses pacientes não percebem ou não processam as sensações associadas ao calor ou frio ou são incapazes de se afastar da exposição ao calor ou ao frio.

Prestar atenção para a duração da terapia e avaliar a tolerância do paciente à terapia são importantes para a sua segurança. Uma solicitação do profissional de saúde é necessária para a aplicação de calor ou frio. A prescrição inclui a duração da terapia e a temperatura desejada quando esta puder ser controlada (Tabela 27-1). A adesão a essas orientações é fundamental para o máximo benefício da terapia tanto do calor como do frio. Verificar a temperatura e a tolerância do paciente ao tratamento frequentemente auxilia na prevenção de lesão.

TENDÊNCIAS NA PRÁTICA BASEADA EM EVIDÊNCIA

Janwantanakul P: Different rate of cooling time and magnitude of cooling temperature during ice bag treatment with and without damp towel wrap, *Phys Ther Sport* 5:156, 2004.

TABELA 27-1 — MÉDIA DE TEMPERATURA PARA APLICAÇÃO DE CALOR E FRIO

TEMPERATURA	MÉDIA CELSIUS	MÉDIA FAHRENHEIT
Quente	37° a 41°	99° a 106°
Morno	34° a 37°	93° a 98°
Tépido	26° a 34°	80° a 92°
Fresco	18° a 26°	65° a 79°
Frio	10° a 18°	50° a 64°

Pescasio M and others: Clinical management of muscle strains and tears, *J Musculoskelet Med* 25(11): 526, 2008

A aplicação de gelo ou crioterapia é o suporte principal no tratamento das lesões musculoesqueléticas agudas (Pescasio *et al.*, 2008). O frio também reduz o tempo de recuperação como parte do programa de reabilitação para o tratamento tanto de lesões agudas como crônicas, portanto, é recomendado para o cuidado de pacientes com lesões musculoesqueléticas no pós-operatório imediato (Janwantanakul, 2004). Devido à redução da temperatura na área afetada, efeitos fisiológicos positivos – como alívio da dor, alívio de espasmos musculares e diminuição do edema – podem ser alcançados.

HABILIDADE 27.1 — CALOR ÚMIDO

Compressas quentes e bolsas de calor úmido comerciais são exemplos de aplicações de calor úmido utilizadas para uma variedade de condições (Tabela 27-2). A compressa morna consiste de uma gaze limpa ou estéril umedecida com uma solução aquecida e aplicada diretamente na área afetada, conforme a prescrição. A compressa pode ser aquecida e substituída intermitentemente ou, no caso de uma compressa de gaze, pode ser aquecida continuamente a uma temperatura controlada pela almofada aquatérmica (Fig. 27-1) colocada sobre a compressa. A aplicação de calor úmido também inclui o uso de banhos quentes e banhos de assento. Um banho envolve a imersão de uma parte do corpo em uma solução aquecida. Os banhos de assento são descartáveis e especialmente fáceis de usar em casa. Os pacientes que apresentam dor devido à hemorroida ou que se submeteram à episiotomia, cirurgia perineal ou retal beneficiam-se com o banho de assento, pois a terapia auxilia na circulação e no debridamento de feridas. O calor úmido penetra rápida e profundamente e aumenta, de forma efetiva, a temperatura do tecido subcutâneo. A Tabela 27-3 descreve as vantagens e desvantagens do calor úmido *versus* calor seco. Usar com cuidado ao aplicar qualquer forma de calor úmido porque a exposição prolongada aumenta o risco de queimadura.

TABELA 27-2 — CARACTERÍSTICAS DA APLICAÇÃO DE CALOR E FRIO

	EXEMPLOS DE DOENÇAS TRATADAS	PRECAUÇÕES	EFEITOS ADVERSOS DO TRATAMENTO
Aplicações frias	Imediatamente após traumas diretos, como entorses, distensões musculares, fraturas, espasmos; após lacerações superficiais ou perfurações; depois de pequenas queimaduras; dor crônica da artrite, trauma articular; dor muscular de início retardado; inflamação; parte do corpo edemaciado.	Insuficiência circulatória Alergia ao frio Diabetes avançada	Efeitos cardiovasculares (bradicardia) Fenômeno de Raynaud Urticária ao frio Lesão nervosa ou tecidual Cicatrização da ferida diminuída Ulceração pelo frio
Aplicações quentes	Partes do corpo inflamadas ou edemaciadas; ferida cirúrgica recente; ferida infectada; artrite; doença articular degenerativa; dor articular localizada; estiramento muscular; dor lombar; cólicas menstruais, inflamação hemorroidal, perianal e vaginal; abscesso local.	Gravidez Locais de laminectomia Medula espinal Malignidade Insuficiência vascular Olhos, testículos, coração	Queimadura Infecções Aumento da dor Aumento da inflamação

Dados de Nadler S and others: The physiologic basis and clinical applications of cryotherapy and thermotherapy for the pain practitioner, *Pain Physician* 7(3):395, 2004.

HABILIDADE 27.1 Calor Úmido

TABELA 27-3	APLICAÇÕES COM CALOR: ÚMIDO *VERSUS* SECO	
TIPO	VANTAGEM	DESVANTAGEM
Aplicação úmida	Reduz o ressecamento da pele e abranda os exsudatos de feridas Material umedecido adapta-se bem à área do corpo a ser tratada Penetra profundamente em camadas de tecido Diminui a transpiração e perda de fluidos	Pode causar maceração da pele com a exposição prolongada Esfria rapidamente devido à evaporação da umidade Cria maior risco de queimaduras na pele porque a umidade conduz calor
Aplicação seca	Menor probabilidade de queimar a pele Não provoca maceração da pele Mantém mais a temperatura porque não é influenciado pela evaporação	Aumenta a perda de fluido corporal por meio do suor Não penetra profundamente no tecido Provoca o aumento de ressecamento da pele

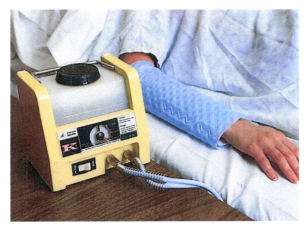

FIG 27-1 Almofada aquatérmica.

COLETA DE DADOS

1. Consultar a prescrição do profissional de saúde para o tipo de aplicação de calor, localização, duração da aplicação e temperatura desejada. *Justificativa: Garante uma aplicação correta e segura.*
2. Avaliar a pele em torno da área a ser tratada. Realizar um exame neurovascular para avaliar a sensibilidade à temperatura e à dor (Cap. 7). *Justificativa: Certas doenças alteram a condução de impulsos sensoriais que transmitem os impulsos para a temperatura e dor. Os pacientes insensíveis ao calor e a sensações de frio devem ser cuidadosamente monitorados durante o tratamento.*
3. Inspecionar a presença de feridas quanto ao tamanho, coloração, volume de drenagem, características, presença de dor (escala de 0 a 10) e odor. *Justificativa: Fornece uma base para determinar as alterações na ferida após a aplicação de calor.*
4. Avaliar o nível de conforto do paciente em uma escala de 0 a 10. *Justificativa: Fornece uma medida como referência.*
5. Medir a amplitude de movimento de qualquer articulação afetada. *Justificativa: Fornece referência para determinar alterações na mobilidade articular.*
6. Consultar o prontuário do paciente para quaisquer contraindicações a aplicação de calor úmido. *Justificativa: Os pacientes com certas doenças cardiovasculares e que apresentam efeitos colaterais a certos medicamentos podem estar em risco para mudanças bruscas de pressão arterial e fluxo sanguíneo causado por vasodilatação. O paciente insensível à sensação de calor deve ser monitorado durante o tratamento.*
7. Avaliar a pressão arterial e a frequência cardíaca do paciente durante a aplicação de calor úmido. *Justificativa: O paciente pode apresentar hipotensão durante o procedimento; estabelecer uma base para comparação.*
8. Determinar o nível de conhecimento do paciente e de membros da família a respeito do procedimento e dos fatores relacionados à segurança. *Justificativa: As compressas quentes frequentemente são utilizadas em residências; a avaliação determina a necessidade de aprendizado do paciente.*

PLANEJAMENTO

Os **Resultados Esperados** focam-se em promover a cicatrização de feridas, aumentar a mobilidade, diminuir a dor e prevenir queimaduras.

1. Após várias aplicações, observa-se a cicatrização da ferida, pela apresentação de tecido de granulação, e redução do edema, da inflamação e da drenagem.
2. A área afetada está rosa e quente ao toque logo após a aplicação de calor.
3. Paciente nega qualquer sensação de queimação na conclusão do tratamento.
4. Paciente relata diminuição da dor.
5. Pressão arterial e o pulso estão dentro de valores esperados para o paciente.
6. Melhora de mobilidade articular do paciente.

Delegação e Colaboração

A avaliação da condição do paciente não pode ser delegada. No entanto, a competência para a aplicação de calor úmido pode ser delegada aos técnicos e auxiliares de enfermagem, que devem ser instruídos sobre o seguinte:
- Temperatura adequada da aplicação
- Alterações de pele devem ser comunicadas imediatamente ao enfermeiro (p.ex., queimaduras, vermelhidão excessiva da pele)
- Informar ao enfermeiro se o paciente se queixar de tontura ou vertigens
- Relatar quando o tratamento for concluído para que uma avaliação da resposta do paciente possa ser realizada.

Equipamento

Calor úmido
- Lençol
- Solução aquecida prescrita (*i.e.*, solução salina normal)

- Toalha de banho seca
- Saco de resíduos de risco biológico (*hamper*)

Compressas
- Almofada impermeável
- Cintas ou ataduras crepe
- Almofada aquatérmica

Compressas limpas
- Bacia limpa
- Gaze ou toalha limpa

Compressa estéril
- Bacia estéril
- Luvas de procedimento
- Luvas estéreis

Imersão ou banho de assento
- Bacias limpas ou estéreis ou banhos de assento

IMPLEMENTAÇÃO para CALOR ÚMIDO

ETAPAS	JUSTIFICATIVA
1. **Veja Protocolo Padrão (ao final do livro).**	
2. Identificar os pacientes utilizando dois identificadores (p.ex., nome e data de nascimento ou nome e número do registro hospitalar, de acordo com a política da instituição).	Garante identificação correta do paciente. Está de acordo com as diretrizes da Joint Commission e melhora a segurança do paciente.
3. Explicar ao paciente as sensações que sentirá, tais como diminuição do calor e da umidade. Explicar as precauções para evitar queimadura.	Minimiza a ansiedade e promove a cooperação.
4. Colocar a almofada impermeável sob o paciente (exceto para banho de assento).	Protege a roupa de cama da umidade e da sujeira.
5. *Aplicar compressa úmida estéril.*	
a. Posicionar o paciente cuidadosamente, mantendo a parte do corpo afetada em alinhamento adequado. Expor a parte do corpo a ser coberto com a compressa e cobrir o paciente o lençol.	Limitação da mobilidade em uma posição desconfortável causa estresse muscular. Cobrir o paciente evita o resfriamento desnecessário.
b. Solução aquecida até a temperatura desejada para imersão.	Previne contra queimaduras, garantindo a temperatura adequada.
c. Preparar a almofada aquatérmica se necessário. A temperatura normalmente é predefinida pelo médico.	
d. Remover o curativo existente (se houver) e jogá-lo, juntamente com as luvas, no saco de lixo apropriado.	
e. Inspecionar a condição da ferida e a pele circundante. Ferida inflamada aparece avermelhada, mas ao redor da pele apresenta uma coloração menos avermelhada.	Fornece dados de referência ou em andamento para avaliar a cicatrização de feridas em comparação com a informação de dados já existentes.
f. Fazer a higiene das mãos. Preparar material esterilizado. Colocar a solução estéril aquecida em um recipiente estéril. Se usar compressas preparadas comercialmente, seguir a orientação do fabricante.	Compressa estéril é necessária para uma ferida aberta.
g. Usar técnica estéril (Cap. 5) para adicionar e imergir a gaze estéril na solução estéril aquecida.	Mantém a esterilidade da compressa.
h. Colocar luvas estéreis se a troca de curativo é estéril; caso contrário, usar luvas de procedimento.	Luva estéril permite a manipulação da gaze sem contaminação.
i. Pegar uma camada de gaze imersa, torcendo para retirar o excesso de solução e aplicar uma gaze levemente para abrir a ferida; evitar a pele circundante.	O excesso de umidade macera a pele e aumenta o risco de queimadura e infecção. A pele é sensível à mudança brusca de temperatura.
j. Após alguns segundos, levantar a borda da gaze para avaliar a presença ou não de vermelhidão.	Aumento da vermelhidão indica queimadura.
k. Se o paciente tolera a compressa, envolver a gaze confortavelmente contra a ferida. Certificar-se de cobrir todas as superfícies da ferida com compressa quente.	Impede o resfriamento rápido a partir de correntes de ar.
l. Cobrir uma compressa úmida com curativo estéril seco e toalha de banho. Se necessário, amarrar. Remover as luvas.	Compressa seca estéril impede a transferência de micro-organismos para a ferida por ação capilar causada por compressa úmida. Compressa de toalha comprimida reduz a perda de calor.
m. Aplicar a almofada aquatérmica ou uma almofada aquecida impermeável sobre a toalha (opcional) (Habilidade 27.2). Permanecer no local durante a aplicação.	Mantém a temperatura da compressa constante.

HABILIDADE 27.1 Calor Úmido

| ETAPAS | JUSTIFICATIVA |

> ⚡ **ALERTA DE SEGURANÇA** A aplicação de calor local por mais de 20 a 30 minutos sem interrupção pode resultar em alterações da microcirculação, como uma vasoconstrição reflexa (Stitik e Nadler, 1999). Assim, a exposição prolongada pode reduzir a circulação da área tratada.

n. Se uma almofada aquatérmica não é utilizada, alterar o tipo de compressa quente usando a técnica estéril a cada 5 a 10 minutos ou conforme a prescrição de duração do tratamento.

Previne contra o resfriamento e mantém os benefícios terapêuticos da compressa.

o. Após o tempo prescrito, remover a almofada, a toalha e a compressa. Avaliar a ferida e a condição da pele e recolocar o tipo de curativo prescrito para o paciente.

A exposição contínua da umidade macera a pele. Evita a entrada de micro-organismos no local da ferida.

6. **Banho de assento ou imersão quente.**
   a. Remover qualquer curativo existente abrangendo a ferida. Descartar as luvas e os curativos em recipiente próprio. Higienizar as mãos.

   Reduz a transmissão de micro-organismos.

   b. Inspecionar a condição da ferida e da pele circundante. Prestar especial atenção à linha de sutura.

   Fornece dados de referência ou andamento para avaliar a cicatrização de ferida contra a informação de base já existente.

   c. Quando o exsudato estiver presente, limpar a pele intacta em torno da área aberta com um pano limpo com sabão e água ou gaze estéril (necessárias luvas estéreis) e água estéril ou solução salina. Descartar as luvas. Realizar a higiene das mãos.

   A limpeza da área previne a transferência de micro-organismos.

   d. Encher o recipiente para o banho de assento ou uma banheira com solução aquecida. Verificar a temperatura (ver a política da instituição para a orientação sobre a temperatura da solução).

   Garante uma temperatura adequada e impede a transferência de micro-organismos a partir da solução.

   e. Ajudar o paciente a imergir parte do corpo no banho de assento, banheira ou bacia. Cobrir o paciente com o lençol ou uma toalha quando necessário. Avaliar a frequência cardíaca e perguntar se o paciente está sentindo vertigens ou tonturas ou se a água está muito quente. Manter uma campainha de chamada ao alcance.

   Ajuda a prevenir quedas. Cobrir o paciente impede a perda de calor por meio da evaporação e auxilia na manutenção de uma temperatura constante. A frequência cardíaca fornece base de referência para determinar a resposta à terapia. Se a água estiver muito quente, retirar o paciente da banheira.

   f. Manter a temperatura constante durante 15 a 20 minutos em imersão. Após 10 minutos, remover parte do corpo, verificando a presença de queimaduras na pele. Se a solução estiver resfriada e vazia, há necessidade de adicionar nova solução aquecida e reemergir parte do corpo.

   Evita o resfriamento e melhora a capacidade do paciente para relaxar. A temperatura constante assegura o efeito terapêutico.

   g. Depois do tempo prescrito, remover o paciente; secar bem as partes do corpo.
   NOTA: Usar luvas se houver drenagem de ferida.

   h. Drenar a solução da bacia ou banheira. Limpar a banheira de acordo com a política da instituição.

   Reduz a transmissão de micro-organismos.

7. **Veja Protocolo de Conclusão (ao final do livro).**

AVALIAÇÃO

1. Inspecionar o tamanho da ferida e as evidências de cicatrização; observar a cor da pele, a temperatura, o edema e a sensibilidade ao toque.
2. Solicitar ao paciente para descrever o nível de conforto em uma escala de 0 a 10. Perguntar sobre qualquer sensação de queimação na conclusão do tratamento.
3. Medir a pressão arterial e comparar com o valor basal.
4. Medir a amplitude de movimento das articulações afetadas (se apropriado).
5. Observar o paciente demonstrar a aplicação da terapia.

Resultados Inesperados e Intervenções Relacionadas

1. Pele do paciente está avermelhada e sensível ao toque (também durante o tratamento ou depois de 30 minutos após o tratamento).
   a. Interromper o tratamento.
   b. Garantir a temperatura adequada ou verificar o equipamento para o funcionamento adequado.
   c. Notificar o médico.
2. Paciente queixa-se de ardor e/ou aumento de desconforto.
   a. Inspecionar a pele subjacente.

b. Reduzir a temperatura.
c. Notificar o médico.

Registro e Relato

- Registrar e relatar o procedimento, anotando solução, tipo, localização e duração da aplicação. Incluir a condição de parte do corpo, da ferida e da pele antes e depois do tratamento e a resposta do paciente à terapia.
- Registrar instruções dadas ao paciente e a capacidade do paciente em explicar e executar o procedimento.

Amostra de Documentação

9h30   Aplicada compressa quente úmida para dor na inserção do cateter IV utilizado para infusão intermitente em antebraço esquerdo (paciente relata dor de intensidade 5 em escala de 0 a 10). Área vermelha com 6cm de comprimento e 3cm de largura, ligeiramente levantada, sensível ao toque e quente. Sintomas de dor têm piorado desde a suspensão da infusão IV.

Considerações Especiais

Pediatria

- A pele do bebê e das crianças é mais fina e frágil, portanto, é facilmente lesada. Ter um cuidado especial com essa população (Hockenberry e Wilson, 2007). Permanecer com as crianças durante o procedimento para segurança e efetividade.
- Incorporar brincadeiras quando banhos de imersão tiverem sido prescritos para a criança. Colocar brinquedos na bacia para manter a criança ocupada pode ser um recurso útil. É necessária a supervisão contínua de um adulto.

- Realizar avaliações neurovasculares frequentes para garantir fluxo sanguíneo adequado antes e depois do tratamento.

Geriatria

- Pacientes idosos, principalmente aqueles submetidos à corticoterapia a longo prazo, podem apresentar pele mais fina e mais frágil.
- Os idosos podem também apresentar *déficit* circulatório ou diminuição da gordura subcutânea, levando a alterações na termorregulação (Meiner e Lueckenotte, 2006).
- Em alguns casos, como em cardiopatas, pode ser necessário monitorar os sinais vitais durante todo o procedimento.

Assistência Domiciliar (*Home Care*)

- Quando necessário, avaliar a disponibilidade do familiar cuidador para auxiliar o paciente na aplicação de calor úmido. Avaliar a compreensão do cuidador sobre a finalidade do procedimento e sua disposição para cumprir o procedimento e não deixar o paciente sozinho.
- Avaliar o ambiente físico para determinar a adequação das instalações para o uso do paciente. Entrar em contato com empresas de equipamentos médicos para assistência na determinação dos melhores produtos para o paciente.
- Avisar ao paciente e ao familiar cuidador para nunca aquecerem uma compressa de gaze no micro-ondas porque a temperatura será muito alta ou irregular e potencialmente prejudicial para a pele.

HABILIDADE 27.2   CALOR SECO

O calor seco pode ser aplicado diretamente na pele com uma almofada aquatérmica, ou uma almofada de aquecimento elétrico ou uma bolsa quente comercial. A almofada aquatérmica usada em clínicas consiste de uma borracha à prova d'água ou uma almofada de plástico conectada a duas mangueiras para controle elétrico da unidade de aquecimento. O tratamento com calor seco penetra superficialmente, mas mantém as mudanças de temperatura mais do que os tratamentos com calor úmido (Tabela 27-3). Esse aquecimento superficial não é eficaz para penetrar profundamente nas articulações, como joelho ou quadril. A temperatura e a duração do tratamento devem ser controladas cuidadosamente. É importante proteger o paciente de queimaduras, ressecamento de pele e perda de líquidos corporais através da sudorese. Devido ao controle constante da temperatura, a almofada aquatérmica tende a ser mais segura do que as elétricas. Uma almofada de aquecimento convencional é usada em casa e pode ser utilizada apenas quando o paciente ou o familiar cuidador estiver apto a ajustar a temperatura e monitorar a condição da pele do paciente.

COLETA DE DADOS

1. Consultar a prescrição médica para a localização da aplicação e a duração da terapia. *Justificativa: A prescrição é necessária para garantir a segurança do paciente.*
2. Avaliar a pele do paciente sobre a área a ser tratada quanto a: integridade, coloração, temperatura, sensibilidade ao toque, bolhas e ressecamento excessivo. *Justificativa: Estabelece base de referência para a condição da pele.*
3. Pedir ao paciente para avaliar a dor em uma escala de 0 a 10. *Justificativa: Fornece uma base de referência para determinar se foi obtido o alívio da dor.*
4. Avaliar a medida da amplitude de movimento da parte do corpo. *Justificativa: Fornece base de referência para determinar as mudanças na mobilidade articular.*
5. Consultar o prontuário do paciente para verificar se há alguma contraindicação à aplicação de calor seco. *Justificativa: Pode exigir um monitoramento mais frequente ou necessitar de diferentes formas de terapia.*
6. Verificar os plugues e cabos para desgastes e rachaduras evidentes. *Justificativa: Evita lesões acidentais por choque elétrico.*
7. Determinar o conhecimento do paciente ou de seu cuidador sobre os procedimentos e os fatores relacionados à segurança. *Justificativa: Almofadas aquecidas frequentemente são usadas em residências; a avaliação determina se o paciente ou se cuidador necessitam de alguma orientação.*

PLANEJAMENTO

Os **Resultados Esperados** focam-se na diminuição da dor e melhora da mobilidade, evitando queimaduras e desidratação.
1. Paciente relata diminuição do nível de dor.
2. Aumento na medida da amplitude de movimento do paciente.

HABILIDADE 27.2 Calor Seco

3. A pele do paciente permanece intacta, rósea, quente e sensível ao toque, sem ressecamento excessivo e sem bolhas. Imediatamente após o tratamento, a pele pode ficar de rósea a vermelha e quente.
4. Paciente aplica a almofada corretamente.

Delegação e Colaboração

A avaliação da condição do paciente não pode ser delegada, no entanto, a habilidade de aplicação de calor seco pode ser delegada aos técnicos e auxiliares de enfermagem, que devem ser instruídos sobre o seguinte:
- Requisitos específicos de posicionamento e tempo de exposição para o paciente
- O que observar e relatar imediatamente, como a vermelhidão excessiva da pele e a queixa de dor do paciente
- Relatar quando o tratamento estiver concluído para que uma avaliação da resposta do paciente possa ser realizada.

Equipamento

- Almofada aquatérmica, almofada de aquecimento elétrico ou bolsa quente química comercial
- Unidade de controle elétrico
- Água destilada (para almofada aquatérmica)
- Toalha de banho ou fronha
- Cintas ou esparadrapo

IMPLEMENTAÇÃO para CALOR SECO

ETAPAS	JUSTIFICATIVA
1. Veja Protocolo Padrão (ao final do livro).	
2. Identificar os pacientes com dois identificadores (p.ex., nome e data de nascimento ou nome e número do registro hospitalar, de acordo com a política da instituição).	Garante a identificação correta do paciente. Está de acordo com os padrões da Joint Commission, além de melhorar a segurança do paciente (TJC, 2010).
3. Posicionar o paciente para expor a área a ser tratada.	
4. Aplicar a almofada de aquecimento ou aquatérmica, cobrindo ou envolvendo a área afetada com uma toalha de banho ou colocar a almofada em uma fronha. a. Colocar uma almofada sobre a área afetada (Fig. 27-1) e prender com esparadrapo ou cintas, quando necessário.	Impede que a superfície aquecida toque diretamente a pele do paciente, aumentando, assim, o risco para lesões na pele do paciente.

⚡ **ALERTA DE SEGURANÇA** Nunca posicionar o paciente de modo que fique deitado diretamente em contato com a almofada. Deitar diretamente sobre a almofada evita a dissipação de calor, aumentando o risco de queimaduras.

b. Ajustar a configuração da almofada de aquecimento para média ou baixa. Ligar a unidade aquatérmica e verificar a temperatura. A maioria das unidades é pré-definida para 40,5 °C a 43 °C.	Determina a função correta do equipamento e verifica a temperatura adequada. Evita a exposição do paciente a temperaturas extremas.
5. Aplicar a bolsa quente comercial, colocando a bolsa dentro de um embrulho maior (para o uso, seguir as instruções do fabricante).	Ativação de produtos químicos dentro da bolsa para aquecer a superfície exterior

⚡ **ALERTA DE SEGURANÇA** Não perfurar a bolsa. Não permitir que os produtos químicos entrem em contato com a pele ou os olhos.

6. Controlar o estado da pele sobre o local a cada 5 minutos e perguntar ao paciente se está sentindo queimar.	Determina se a exposição ao calor está resultando em queimadura.
7. Finalizar o tratamento após 20 a 30 minutos (ou o tempo prescrito pelo profissional de saúde).	A aplicação de calor local por mais de 20 minutos sem interrupção pode resultar em queimaduras ou alterações na microcirculação, como a vasoconstrição (Stitik e Nadler, 1999).
8. Veja Protocolo de Conclusão (ao final do livro).	

AVALIAÇÃO

1. Inspecionar a pele do paciente em relação à integridade, coloração, temperatura, ressecamento e bolhas. Avaliar novamente 30 minutos após o procedimento.
2. Pedir ao paciente para avaliar o nível de dor em uma escala de 0 a 10.
3. Medir a amplitude de movimento do paciente.
4. Observar o paciente ou cuidador ao colocar a almofada.

Resultados Inesperados e Intervenções Relacionadas

1. Ver Resultados Inesperados, Habilidade 27-1.
2. Parte do corpo dolorido ao mover-se.
    a. Interromper o tratamento.
    b. Avaliar o edema ou aumento do inchaço.
    c. Notificar o médico.

Registro e Relato
- Registrar nível de dor, medida da amplitude de movimento de parte do corpo, integridade da pele, coloração, temperatura, sensibilidade ao toque, ressecamento, bolhas, tipo de aplicação, temperatura, duração do tratamento e resposta do paciente ao tratamento.
- Relatar quaisquer resultados incomuns, tais como bolhas, diminuição da medida da amplitude de movimento ou aumento da dor.

Amostra de Documentação
10h Familiar cuidador (irmã) aplicou almofada aquecida à baixa intensidade para o bíceps direito por dor ao movimento. Intensidade da dor 6 em escala de 0 a 10. Flexão de 140 graus e extensão de 20 graus. Pele íntegra, rósea e quente, turgor cutâneo preservado.

10h20 Almofada de aquecimento foi retirada. Pele da região do bíceps direito rósea para vermelha e quente. Sem bolhas, turgor cutâneo preservado. Paciente declara sentir leve toque na área afetada e nível de dor 2 em escala de 0 a 10. Flexão de 145 graus, extensão 20 graus.

Considerações Especiais
Pediatria
- Devido ao risco de ferimentos causados pelas almofadas de aquecimento, a almofada aquatérmica não é utilizada em crianças. Se prescrita, permanecer com o paciente para garantir segurança e eficácia.

Geriatria
- Os pacientes idosos apresentam pele mais fria e mais frágil, portanto, mais suscetível à queimadura. Aplicar as almofadas térmicas elétricas com extremo cuidado em pacientes idosos.
- Pacientes idosos apresentam um risco aumentado de queimaduras devido à diminuição da sensação de calor.

Assistência Domiciliar (*Home Care*)
- Avaliar o uso de tratamento alternativo pelo paciente em casa. Avaliar o uso adequado de tais tratamentos.
- Avaliar o ambiente doméstico para a aderência de implementação dos procedimentos, (p.ex., uso da meia de arroz ou bolsa de ervas).

HABILIDADE 27.3 APLICAÇÕES FRIAS

O frio pode ser aplicado de várias maneiras diferentes, como bolsas de gelo, compressas frias úmidas, bolsas ou compressas frias comerciais e dispositivos eletromecânicos. O frio exerce um efeito fisiológico profundo sobre o corpo, reduzindo a inflamação, a dor, e o edema causado por lesões ao tecido mole do sistema musculoesquelético (Kullenberg *et al.*, 2006). Como a redução de inflamação é a meta principal, a aplicação de frio (crioterapia) é o tratamento de escolha para as primeiras 24 a 48 horas após uma lesão ao tecido mole.

As aplicações de frio causam vasoconstrição e reduzem o fluxo sanguíneo da área lesionada; como resultado, o acúmulo de líquido, o sangramento e a formação de hematoma associado a um trauma são diminuídos. A temperatura mais baixa também reduz o espasmo muscular e produz uma resposta anestésica local (McGuire e Hendricks, 2006).

Existem dispositivos de resfriamento controlados eletricamente que funcionam bem, como as almofadas aquatérmicas. As almofadas de resfriamento fornecem uma temperatura fria constante. Woolf e colaboradores (2008) observaram que os dispositivos frios que fornecem compressão simultaneamente são eficazes no tratamento de lesões musculoesqueléticas agudas com edema dos tecidos moles. Tanto usando um desses aparelhos ou uma compressa fria, o uso do acrônimo RICE – *R*epouso, *I*ce (Gelo), bandagens *C*ompressivas (faixa elástica confortável) e *E*levação da área lesada – é indicado para tratar efetivamente as lesões musculoesqueléticas (Hume *et al.*, 2006).

COLETA DE DADOS
1. Consultar a prescrição médica para tipo, localização e duração da aplicação. A temperatura de um dispositivo eletrônico deve ser prescrita. *Justificativa: A prescrição é necessária para toda aplicação fria.*
2. Verificar a condição da área afetada ou lesionada, palpar para verificar presença de edema. *Justificativa: Fornece base de referência para determinar as mudanças no tecido mole após o tratamento.*
3. Realizar a avaliação neurovascular. Avaliar a pele circundante em relação à integridade, adequação da circulação (presença de pulsos), coloração, temperatura e sensibilidade ao toque. *Justificativa: Fornece base de referência para determinar mudanças na condição dos tecidos lesados.*
4. Determinar o tempo de lesão. *Justificativa: O frio reduz o edema e as lesões de tecidos moles. As aplicações de frio são mais efetivas dentro das primeiras 24 a 48 horas após a lesão (Airaksinen et al., 2003).*
5. Consultar o prontuário do paciente para qualquer contraindicação para aplicação de frio. *Justificativa: O paciente com uma condição pré-existente que prejudica a circulação pode apresentar um risco maior de lesão.*
6. Avaliar a dor do paciente em uma escala de 0 a 10. *Justificativa: Fornece base para determinar o alívio da dor.*
7. Avaliar a compreensão do paciente em relação ao procedimento. *Justificativa: Determina a necessidade para um aprendizado.*

PLANEJAMENTO

Os **Resultados Esperados** focam-se na diminuição de dor, edema, sangramento (em tecidos) e hematomas, evitando a isquemia.

1. Paciente relata diminuição da dor e uso de menos analgésicos.
2. Há uma diminuição do edema e/ou sangramento nos tecidos no local da lesão.
3. Pele circundante está ligeiramente pálida e fria ao toque.

HABILIDADE 27.3 Aplicações Frias

4. Paciente ou familiar cuidador declara corretamente como aplicar a terapia fria.

Delegação e Colaboração
A avaliação da condição do paciente não pode ser delegada, no entanto, a habilidade de realizar as aplicações pelo frio pode ser delegada aos técnicos e auxiliares de enfermagem, que devem ser instruídos sobre o seguinte:
- Qualquer limitação da mobilidade causada pela lesão.
- O que observar (p.ex., mobilidade esperada, dor, condição da ferida) e relatar ao enfermeiro.
- Relatar quando o tratamento for concluído para que uma avaliação da resposta do paciente possa ser feita.

Equipamento
Todas as compressas, bolsas e pacotes
- Cobertores de tecido macio, meias, toalhas ou fronhas
- Ataduras crepe e cintas
- Toalhas de banho
- Lençol
- Almofada impermeável

Compressa fria
- Toalha ou gaze
- Prescrição de solução, gelo
- Bacia

Bolsa de gelo ou pacotes de gel
- Bolsa de gelo
- Pedaços de gelo e água
- Pacote de gel reutilizável (bolsa fria)
- Bolsa fria química descartável

Dispositivo de resfriamento controlado eletricamente
- Rolo de gaze ou faixa elástica
- Almofada de fluxo de água fria ou almofada de resfriamento e bomba elétrica

IMPLEMENTAÇÃO para APLICAÇÕES FRIAS

ETAPAS	JUSTIFICATIVA
1. Veja Protocolo Padrão (ao final do livro).	
2. Identificar os pacientes com dois identificadores (p.ex., nome e data de nascimento ou nome e número do registro hospitalar, de acordo com a política da instituição).	Garante a identificação correta do paciente. Está de acordo com os padrões da Joint Commission, além de melhorar a segurança do paciente (TJC, 2010).
3. Fornecer um cobertor para o paciente.	Evita o resfriamento.
4. Posicionar o paciente confortavelmente, mantendo a parte do corpo afetada em um alinhamento adequado. Expor somente a área a ser tratada e envolver o paciente em um lençol.	Impede o agravamento da área de lesão. Evita a exposição desnecessária de partes do corpo, mantendo o calor, o conforto e a privacidade do paciente.

> ⚡ **ALERTA DE SEGURANÇA** Em caso de luxações, torções ou fraturas, alinhar a extremidade ou as partes do corpo segundo recomendação médica para evitar mais lesões.

ETAPAS	JUSTIFICATIVA
5. Colocar uma toalha ou um forro absorvente sob a área a ser tratada.	
6. *Aplicação de compressa fria.*	
a. Colocar o gelo e a água em uma bacia e testar a temperatura.	Temperatura extrema pode causar lesão no tecido.
b. Colocar gaze na bacia e torcê-la para tirar o excesso de umidade.	Gaze pingando é desconfortável para o paciente.
c. Aplicar a compressa, moldando suavemente sobre o local. Remover, umedecer novamente e reaplicar para manter a temperatura conforme o necessário.	Assegura que o frio está diretamente sobre o local da lesão.
7. *Aplicação do pacote de gelo ou bolsa de gelo.*	
a. Encher uma bolsa com água, vedar bem e virar.	Evita a maceração da pele pelo teste da bolsa para vazamento.
b. Retirar a água. Encher a bolsa com dois terços de pequenos pedaços de gelo e água.	A bolsa é mais fácil de moldar no corpo quando não está cheia.
c. Comprimir o ar da bolsa, fechando bem a tampa e limpar para manter seca.	Permite que a bolsa de gelo se adapte à área, proporcionando máximo contato.
d. Espremer ou amassar a bolsa de gelo comercial.	Libera uma solução baseada em álcool produzindo uma temperatura fria.

(Continua)

ETAPAS	JUSTIFICATIVA
e. Envolver a bolsa em uma toalha ou fronha (ilustração). Colocar a bolsa de gelo diretamente sobre a área.	Evita a exposição direta do gelo na pele do paciente. A compressa fria é aplicada diretamente sobre a região da lesão, auxiliando na redução da inflamação e do edema.
f. Prender com bandagem elástica, atadura crepe ou cintas.	Restringe o frio terapêutico à área de lesão.

> ⚡ **ALERTA DE SEGURANÇA** Material estéril deve ser utilizado em feridas abertas.

8. *Aplicação de pacote de gel comercial.*
   a. Retirar o pacote do congelador.
   b. Envolver o pacote em uma toalha, meia, fronha ou cobrir a pele do paciente com uma toalha.

   Evita a exposição direta à aplicação do gelo na pele, reduzindo o risco de lesão tecidual.

   c. Colocar o pacote de gel na área afetada (ilustração).
   d. Prender com rolo de gaze ou cintas, quando necessário.

   Restringe o frio terapêutico à área de lesão.

9. *Aplicação do dispositivo de resfriamento controlado eletricamente (ilustração).*
   a. Certificar-se de que todas as conexões estão intactas e a temperatura (se for regulável) esteja definida. (Ver política da instituição e orientações do fabricante.)

   Assegura uma temperatura segura para a aplicação.

   b. Envolver a almofada de fluxo de água fria em uma fronha ou toalha. Em seguida, envolver a almofada em torno da parte do corpo.

   Garante a mesma temperatura durante a aplicação com frio.

   c. Ligar o dispositivo, definir e controlar a temperatura correta.
   d. Prender com bandagem elástica, atadura ou cinta.

   Restringe o frio terapêutico à área de lesão.

10. Verificar a condição da pele a cada 5 minutos durante a aplicação de qualquer recurso de resfriamento.

    Determina a presença de reações adversas ao frio, incluindo manchas, vermelhidão, ardor, bolhas e dormência (Nadler et al., 2004).

    a. Se a área estiver edemaciada, a sensibilidade pode estar reduzida, ter cuidado extra durante o tratamento pelo frio e avaliar o local com mais frequência.

    A sensibilidade reduzida não permite que o paciente perceba a dormência ou o formigamento na área, como resultado, o local apresenta maior risco de lesão.

    b. Dormência e formigamento são sensações comuns em aplicações pelo frio e indicam reações adversas somente quando forem acentuadas e juntamente com outros sintomas. Interromper quando o paciente se queixar de sensação de queimação ou sentir a pele dormente.

    Inicialmente, o frio é sentido seguido de alívio da dor. Com a progressão do tratamento, o paciente pode relatar sensação de ardor, dor na pele e finalmente dormência (Nadler et al., 2004).

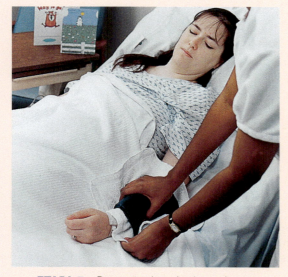

ETAPA 7e Proteção da pele do paciente.

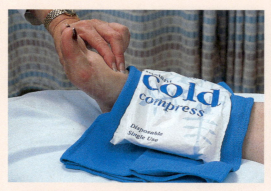

ETAPA 8c Aplicação de compressa fria.

HABILIDADE 27.3 Aplicações Frias

ETAPAS	JUSTIFICATIVA
11. Após 15 a 20 minutos (ou conforme prescrição do médico), remover a compressa ou almofada e suavemente secar qualquer umidade.	Secar a área evita a maceração da pele.

> ⚡ **ALERTA DE SEGURANÇA** Áreas com pouca gordura corporal, como joelhos e tornozelos, não toleram frio tão bem quanto as áreas com gordura, como coxas e nádegas. Para as áreas ósseas, reduzir o tempo de aplicação por resfriamento.

12. Veja Protocolo de Conclusão (ao final do livro).

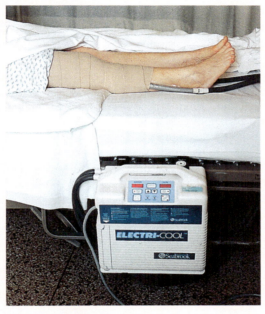

ETAPA 9 Dispositivo elétrico de resfriamento.

AVALIAÇÃO

1. Avaliar os tecidos circundantes em relação à integridade, coloração e temperatura; solicitar ao paciente para descrever a sensibilidade ao toque. Reavaliar 30 minutos após o procedimento.
2. Palpar o tecido ou a ferida verificando a presença de edema, hematoma e sangramento.
3. Solicitar ao paciente para relatar o nível de dor em uma escala de 0 a 10.
4. Monitorar o paciente para uso de analgésicos.
5. Observar o paciente realizar a aplicação pelo frio e discutir os riscos do tratamento.

Resultados Inesperados e Intervenções Relacionadas

1. Pele aparece manchada, avermelhada ou roxo-azulada.
    a. Interromper o tratamento; os sintomas indicam exposição prolongada.
    b. Relatar ao médico se os sintomas persistirem por mais de 30 minutos.
2. Paciente queixa-se de dor tipo queimação e dormência.
    a. Interromper o tratamento; sintomas indicam possível isquemia.
    b. Relatar ao médico se os sintomas persistirem por mais de 30 minutos.

Registro e Relato
- Registrar nível de dor, presença de sangramento, hematomas e edema na área de lesão, integridade da pele, coloração, temperatura, sensibilidade ao toque, tipo de aplicação, temperatura, duração do tratamento e resposta do paciente.
- Relatar qualquer sensação de queimação, dormência ou alteração de coloração na pele.

Amostra de Documentação

9h30 Tornozelo esquerdo edemaciado e sensibilidade ao toque após torção. Tornozelo com medidas de 32cm na altura do maléolo medial e 31cm na região do metatarso. Dor de intensidade 7 em uma escala de 0 a 10. Presença de equimose, com 8cm de extensão na região medial com pele circundante quente e rósea. Pulsos pedioso e tibial posterior presentes e fortes. Elevação da extremidade esquerda com bolsa de gelo aplicada no tornozelo.

9h50 Removida a bolsa de gelo do tornozelo. Medida do tornozelo: 32cm. Dor de intensidade 2 na escala de 0 a 10. Equimose sem alteração. Pele rósea e fria; paciente relata dormência à palpação.

Considerações Especiais
Pediatria
- Taxa metabólica maior e tronco maior em relação ao resto do corpo tornam as crianças mais propensas à hipotermia. Cuidado com pacientes jovens.
- Os lactentes apresentam um mecanismo de controle de temperatura instável, assim, manchas nas extremidades são comuns e podem não indicar uma reação adversa se o sintoma é observado sozinho.
- Avaliações mais aprofundadas podem ser necessárias em crianças com lesões musculoesqueléticas ou dos tecidos moles frequentes.

Geriatria
- Pacientes idosos correm mais risco de dano tecidual devido à perda da sensação de temperatura (Nicoll, 2002). Verificar a região frequentemente durante o tratamento.
- Diminuir a duração do tratamento.
- Pacientes idosos podem necessitar de mais cobertores para se aquecerem.

Assistência Domiciliar (*Home Care*)
- Um pacote de legumes congelado adapta-se muito bem a uma área afetada e é eficaz por breves períodos de tratamento. Colocar uma toalha fria entre a bolsa e a pele ou colocar o pacote dentro de uma fronha.

PERGUNTAS DE REVISÃO

Estudo de Caso para as Perguntas 1 a 4
Paciente de 73 anos de idade chegou à enfermaria após submeter-se a uma artroplastia total de joelho. O enfermeiro notou edema e vermelhidão na extremidade afetada, e o paciente queixava-se de dor de intensidade 7 em escala de 0 a 10. O paciente tinha uma prescrição de bolsa de gelo para a região.

1. Qual das seguintes alternativas é a mais apropriada para o enfermeiro fazer e para preparar corretamente a bolsa de gelo para a aplicação na lesão?
   1. Encher a bolsa com gelo, adicionar ar para aumentar a superfície de área.
   2. Realizar o teste com água para verificar se não existe vazamento.
   3. Expor a pele na área afetada para prepará-la para a aplicação de gelo.
   4. Avaliar a área para verificar presença de dormência e formigamento antes da aplicação.

2. O paciente está há 5 minutos com a bolsa de gelo. Ele relata que a dor ainda é 7 em escala de 0 a 10 e apresenta uma ligeira dormência na área da aplicação. O paciente também relata sentir-se gelado e desconfortável. Qual das seguintes ações seria a mais apropriada para o enfermeiro tomar nesse momento?
   1. Adicionar gelo novo ao tratamento para assegurar uma aplicação com resfriamento contínuo.
   2. Interromper a terapia de resfriamento e documentar que o paciente estava gelado.
   3. Administrar os analgésicos prescritos para diminuir a dor na região afetada.
   4. Informar ao paciente que sentir-se gelado é normal e continuar o tratamento por um período adicional de 10 minutos.

3. Qual das seguintes alternativas indicaria um plano de tratamento bem-sucedido usando a terapia pelo frio? Selecionar todas as que se aplicam.
   1. Paciente relata uma redução na dor de 5 para 2 em escala de 0 a 10.
   2. Redução do edema em período de 12 horas.
   3. Pele tornou-se manchada.
   4. Paciente diminuiu sua necessidade de analgésicos orais.

4. Qual dos seguintes resultados de avaliação é uma contraindicação para o uso de terapia pelo frio?
   1. Paciente com inflamação aguda
   2. Paciente com *déficit* circulatório
   3. Paciente com dor acentuada
   4. Paciente que sofreu um trauma nas últimas 24 horas

5. Qual é a maior preocupação em relação à aplicação prolongada de calor úmido?
   1. Maceração
   2. Cólicas
   3. Eritema
   4. Dermatite

6. Qual das seguintes ações seria imprópria na realização da terapia por calor úmido?
   1. Realizar uma avaliação neurovascular antes da aplicação de calor
   2. Usar uma intensidade baixa no micro-ondas para aquecer a compressa
   3. Verificar a medida da amplitude de movimento da articulação afetada após aplicação
   4. Remover a compressa antes de 20 minutos

7. A aplicação de _____ seria mais eficaz para alcançar um calor profundo e penetrante (preencher o espaço em branco).

8. Resultados da avaliação de pele_____ seriam uma indicação de exposição prolongada ao frio por uma bolsa de gelo (preencher o espaço em branco).

9. Um paciente tem uma prescrição para aplicação de calor após uma distensão muscular nas costas. Qual a intervenção de enfermagem que seria prioritária para a prevenção de lesão nessa situação?
   1. Avaliar frequentemente a configuração do sistema de passagem de calor
   2. Colocar uma capa plástica sobre a compressa para melhor penetração
   3. Avaliar frequentemente a área onde o calor está sendo aplicado
   4. Estimular o paciente a aumentar a sua ingestão de líquidos via oral

REFERÊNCIAS

Airaksinen OV and others: Efficacy of cold gel for soft tissue injuries: a prospective randomized double-blinded trial, *Am J Sports Med* 31(5):680, 2003.

Hockenberry MJ, Wilson D: *Wong's nursing care of infants and children*, ed 8, St Louis, 2007, Mosby.

Hume PH and others: Epicondylar injury in sport; epidemiology, type, mechanisms, assessment, management, and prevention, *Sports Med* 36(2):151, 2006.

Janwantanakul P: Different rate of cooling time and magnitude of cooling temperature during ice bag treatment with and without damp towel wrap, *Phys Ther Sport* 5:156, 2004.

Kullenberg B and others: Postoperative cryotherapy after total knee surgery: a prospective study of 86 patients, *J Arthroplasty* 21(8):1175, 2006.

McGuire DA, Hendricks SD: Incidences of frostbite in arthroscopic knee surgery postoperative cryotherapy rehabilitation, *Arthroscopy* 22(10):1141, 2006.

Meiner SE, Lueckenotte AG: *Gerontologic nursing*, ed 3, St Louis, 2006, Mosby.

Nadler S and others: The physiologic basis and clinical applications of cryotherapy and thermotherapy for the pain practitioner, *Pain Physician* 7(3):395, 2004.

Nicoll L: Heat in motion: evaluating and managing temperature, *Nursing* 32(5):S1, 2002.

Pescasio M and others: Clinical management of muscle strains and tears, *J Musculoskelet Med* 25(11):526, 2008.

Stitik T, Nadler S: Sports injuries: when and how to apply heat, *Consultant* 39(1):144, 1999.

The Joint Commission: *2010 National Patient Safety Goals*, Oakbrook Terrace, Ill, 2010, The Commission, http://www.jointcommission.org/PatientSafety/NationalPatientSafetyGoals/, acessado em 14 de fevereiro, 2010.

Woolf S and others: Comparison of a continuous temperature-controlled cryotherapy device to a simple icing regimen following outpatient knee arthroscopy, *J Knee Surg* 21:15, 2008.

CAPÍTULO 28

Terapia Intravenosa

Habilidade 28.1 Inserção de Dispositivo Intravenoso Periférico, 659
Habilidade 28.2 Regulação das Taxas da Infusão Intravenosa, 669
Habilidade 28.3 Manutenção do Local Intravenoso, 673

Instrução para o Procedimento 28.1 Interrupção do Acesso Intravenoso Periférico, 680
Habilidade 28.4 Administração de Nutrição Parenteral, 681
Habilidade 28.5 Transfusão de Hemoderivados, 684

A colocação de um dispositivo intravenoso (IV) é um dos procedimentos invasivos que a equipe de enfermagem realiza, expondo o paciente a riscos de complicações associadas à terapia intravenosa. É necessário raciocínio crítico por parte do enfermeiro no início e durante a terapia intravenosa. A avaliação da anatomia e fisiologia do sistema circulatório, do equilíbrio hidroeletrolítico, da fisiopatologia, do tipo e duração da terapia prescrita, das alergias e da resposta do paciente à doença são elementos que apresentam papel fundamental na tomada de decisão para garantir a segurança na administração de soluções ou medicamentos intravenosos. O objetivo da terapia IV é manter e evitar os desequilíbrios hidroeletrolíticos, administrar medicamentos de modo contínuo ou intermitente, restaurar o volume sanguíneo e auxiliar no controle da dor. Em todas as habilidades neste capítulo, seguir os seis acertos da administração de medicamentos e da administração IV: medicamento/solução *certa*, dose/concentração *certa*, paciente *certo*, via *certa*, data/hora *certa*, documentação *certa* e indicação *certa* na terapia IV (Alexander e colaboradores, 2010).

Os padrões de prática da Infusion Nurses Society incluem a prática baseada em evidência e estão integrados em todas as habilidades neste capítulo (INS, 2006). Diretrizes adicionais publicadas pela The Joint Commission (TJC, 2007), pelo Centers for Disease Control and Prevention (CDC, 2002) e pela Occupational Safety and Health Administration (OSHA, 2006) foram incorporados para apoiar o cuidado seguro, eficiente e de qualidade durante a terapia intravenosa. É importante conhecer e seguir os padrões relativos à política e aos procedimentos institucionais no que se refere à terapia IV.

CUIDADO CENTRADO NO PACIENTE

A abordagem escolhida pelo enfermeiro pode afetar diretamente a resposta do paciente à terapia intravenosa. O preparo do paciente antes da inserção de um dispositivo IV periférico pode ajudar a aliviar os medos associados à terapia intravenosa. Os fatores psicológicos também precisam ser considerados, pois a experiência prévia do paciente com a terapia intravenosa vai afetar tanto a colocação do dispositivo IV quanto à capacidade do paciente para compreender a terapia prescrita (Alexander e colaboradores, 2010). O enfermeiro pode tornar a experiência menos traumática se mostrar-se confiante, falar diretamente com o paciente, garantir a privacidade do paciente e responder às perguntas o mais direta e honestamente possível. Dependendo da idade do paciente ou dos fatores que afetam a capacidade de compreensão, o enfermeiro necessita estabelecer uma relação com outros indivíduos importantes que podem participar do cuidado do paciente. O uso de técnicas de comunicação e distração pode ajudar a diminuir a ansiedade do paciente. Essas técnicas incluem exercícios de inspiração e expiração, de concentração em imagens e experiência pregressa agradáveis com a finalidade de evitar que o paciente concentre sua atenção na inserção do cateter (Alexander e colaboradores, 2010). No contexto hospitalar, é importante que o enfermeiro e sua equipe estejam conscientes da heterogeneidade encontrada entre os pacientes, incluindo idade, gênero, raça, etnia, orientação sexual e crenças religiosas (Alexander e colaboradores, 2010). Desse modo, é importante considerar essas diversidades, inclusive culturais, no momento de dar assistência ao paciente. Na prática, é impossível conhecer todas as culturas, no entanto, uma avaliação atenta das crenças do paciente pode auxiliar o enfermeiro a conhecê-lo melhor e ajudá-lo a atender às necessidades físicas, psicológicas, espirituais e culturais do paciente (Alexander e colaboradores, 2010).

SEGURANÇA

Na inserção de um dispositivo IV periférico, o risco de acidentes perfurocortantes e a exposição do profissional a patógenos transmitidos pelo sangue são preocupações importantes relativas à

HABILIDADE 28.1 Inserção de Dispositivo Intravenoso Periférico

segurança. Os patógenos transmitidos pelo sangue, como, por exemplo, o vírus da imunodeficiência humana (HIV), a hepatite B e a hepatite C, afetam anualmente cerca de 100.000 profissionais de saúde. A incidência de acidentes perfurocortantes é de aproximadamente 30 por 100 leitos hospitalares, por ano (Gabriel, 2008). A Needlestick Safety and Prevention Act (OSHA, 2006) exige que os serviços de saúde identifiquem e utilizem dispositivos médicos mais eficazes e seguros. Além disso, os padrões da INS recomendam que os dispositivos IV devem ter mecanismos de proteção contra acidentes perfurocortantes, os quais devem ser ativados antes do descarte do dispositivo (INS, 2006). A maioria dos dispositivos IV possui um mecanismo de autorrevestimento que cobre a ponta do cateter, que perfura a pele. Quando o cateter é inserido na veia por meio de um mecanismo que aciona uma mola a qual ajuda na retração da agulha para um abrigo protetor. O uso destes dispositivos com sistema de segurança ajuda a proteger os profissionais contra acidentes perfurocortantes.

No contexto assistencial, é impossível eliminar a necessidade de uso de dispositivos IV periféricos. Todavia, os dispositivos IV com sistema de segurança para a proteção contra acidentes perfurocortantes podem reduzir o risco de uma lesão acidental. O uso de contêineres rígidos para o descarte de material cortante é um método adicional de prevenção de acidentes perfurocortantes. Todos os materiais perfurocortantes devem ser descartados em contêineres apropriados (CDC, 2002; Gabriel, 2008; INS, 2006). Neste capítulo, são abordadas habilidades sobre a utilização dos dispositivos IV periféricos de modo seguro. Adicionalmente, são discutidas outras questões relativas à segurança, como inserção e retirada do dispositivo IV periférico e programação dos equipamentos usados na infusão de medicamentos e soluções.

TENDÊNCIAS NA PRÁTICA BASEADA EM EVIDÊNCIA

Ahlqvist M e others: Handling of peripheral intravenous cannula: effects of evidence-based clinical guidelines, *J Clin Nurs* 15(11):1354, 2006.

Alexander M e others: *Infusion nursing: an evidence-based approach*, ed 3, St Louis, 2010, Elsevier.

Eggimann P: Prevention of intravascular catheter infection, *Curr Opin Infect Disease* 20(4):360, 2007.

Richardson D: Vascular access nursing-standards of care and strategies in the prevention of infection: a primer on central venous catheters, *J Assoc Vasc Access* 12(19):21, 2007.

A adesão à prática baseada em evidências na inserção do dispositivo IV para administração de medicamentos e soluções pode reduzir significativamente o risco de complicações locais ou sistêmicas relacionadas à infusão. O CDC demonstrou que o aumento do risco de complicações relacionadas à infusão pode estar diretamente relacionado às más práticas de controle de infecções. Tais práticas incluem a má higiene das mãos, o preparo inadequado do local de punção e o julgamento inadequado da equipe de enfermagem sobre o local de punção e seleção do cateter. Segundo o CDC, "complicações infecciosas graves produzem morbidade anual considerável devido à frequência de uso dos dispositivos IV periféricos" (Ahlqvist e others, 2006; Alexander e others, 2010; CDC, 2002; Eggimann, 2007; Richardson, 2007).

HABILIDADE 28.1 INSERÇÃO DE DISPOSITIVO INTRAVENOSO PERIFÉRICO

Para manutenção ou correção do equilíbrio hidroeletrolítico, são fornecidos líquidos isotônicos, hipotônicos ou hipertônicos por meio de dispositivos IV, os quais podem ser usados para infundir soluções de modo contínuo ou intermitente. A terapia IV proporciona acesso ao sistema venoso para fornecer medicamentos em várias situações, incluindo de emergência, e para infundir sangue ou hemoderivados. Na terapia IV, a punção de um acesso venoso confiável é essencial.

A terapia IV bem-sucedida depende do preparo do paciente, da escolha do local de punção e da seleção e inserção do cateter.

Na punção de veias periféricas, existem vários tipos de dispositivos IV (Tabela 28-1). As diretrizes da Infusion Nurses Society (INS) recomendam o uso de dispositivos curtos e de menor calibre possível para administração da terapia prescrita (INS, 2006). Considerando que, em atividades como inserção e cuidado dos dispositivos IV, a exposição potencial aos patógenos transmitidos pelo sangue é alta, é fundamental o uso de precauções padrão e assepsia cuidadosa (Cap. 5). Além disso, para minimizar as complicações da terapia IV, é importante trocar o acesso IV periférico a cada 72 horas (INS, 2006), segundo

TABELA 28-1 OPÇÕES DE DISPOSITIVO DE ACESSO INTRAVENOSO

TIPO	USO	TIPOS DE INFUSÕES
Agulha de infusão *butterfly/scalp*	Infusão única, administração em bólus	Soluções ou medicamentos com pH entre 5,0 e 9,0 Osmolaridade menor que 600mOsm/L (INS, 2006)
Cateter sobre agulha curto (7,5cm)	Infusão contínua, infusão intermitente, curta duração (trocar o local de punção a cada 72 horas) (INS, 2006)	Soluções ou medicamentos com pH entre 5,0 e 9,0 Osmolaridade menor que 600mOsm/L (INS, 2006)
Cateter periférico de linha média (7,5 a 20cm)	Infusão contínua e intermitente (1 a 4 semanas) (INS, 2006)	Soluções ou medicamentos com pH entre 5,0 e 9,0 Osmolaridade menor que 600mOsm/L (INS, 2006)

as normas institucionais ou com maior frequência, caso haja complicações como flebite.

Os dispositivos IV do tipo agulha de aço (*butterfly/scalp*) são usados para administração IV de curta duração ou de medicamentos de dose única. Esses dispositivos são mais fáceis de serem inseridos no vaso, mas podem causar infiltração facilmente. Os cateteres sobre agulha utilizados com mais frequência incluem (1) um estilete de metal (agulha) para perfurar a pele e (2) um cateter confeccionado em silicone, poliuretano, PVC ou teflon, o qual é posicionado no vaso e possibilita a infusão da solução ou medicamento. Esse tipo de dispositivo radiopaco, por ser flexível, não se desloca da veia com a mesma facilidade das agulhas de aço inoxidável.

COLETA DE DADOS

1. Verificar a prescrição médica, incluindo o nome do paciente e o tipo correto de solução, volume, taxa e frequência da administração, dosagem e via. Os medicamentos e aditivos devem ser conferidos quanto à dosagem correta, frequência, taxa e compatibilidade com as soluções primárias e secundárias. *Justificativa: Garantir a administração segura e correta da terapia IV na análise da prescrição. Auxiliar na escolha de um dispositivo IV adequado, na inserção dos dispositivos IV que permitam maior tempo de permanência e minimizar múltiplas venopunções.*
2. Avaliar a experiência prévia do paciente e a sua compreensão da terapia IV. *Justificativa: Determinar o nível de apoio emocional e de orientação necessário ao paciente.*
3. Verificar se o paciente será submetido a procedimento cirúrgico. *Justificativa: Permitir que a equipe de enfermagem, no momento da punção, insira um cateter de calibre adequado e evite a punção em um local que possa interferir no procedimento cirúrgico.*
4. Verificar qual é o lado dominante (mão/braço) do paciente. *Justificativa: Garantir que a inserção de cateter não prejudique a terapia ou interferira nas atividades da vida diária (AVDs), na mobilidade ou no conforto do paciente.*
5. Avaliar os fatores de risco: faixa etária – criança ou idoso, presença de insuficiência cardíaca ou renal, lesões cutâneas, infecção, plaquetopenia; ou uso de anticoagulantes. *Justificativa: As condições supracitadas podem expor o paciente a risco de sobrecarga hídrica, interferir na seleção do local de punção IV e aumentar o risco de sangramento do paciente.*
6. Avaliar condições fisiológicas e rede venosa (palpação) dos membros superiores. *Justificativa: Permitir a escolha da veia para receber a terapia IV. Evitar as veias esclerosadas ou danificadas por terapia IV prévia ou contraindicadas para terapia IV como, por exemplo, punção do lado em que a paciente fez mastectomia ou apresenta fístula arteriovenosa para hemodiálise.*
7. Avaliar condições clínicas do paciente como, por exemplo, desidratação, edema periférico, peso corporal, ressecamento das mucosas, alteração dos sinais vitais e ruídos pulmonares, que podem ser afetados pela administração de líquidos IV. *Justificativa: Fornecer um ponto de partida para monitorar as reações e a resposta do paciente à terapia.*
8. Avaliar exames laboratoriais e história de alergia do paciente. *Justificativa: Esses dados podem apontar aspectos como, por exemplo, desequilíbrios hidroeletrolíticos ou problemas de coagulação, os quais podem afetar a inserção de dispositivos IV. Materiais utilizados pela equipe de enfermagem na inserção de dispositivos IV, como luvas, soluções antissépticas e determinados tipos de materiais usados na confecção dos dispositivos IV, podem criar um problema sério para os pacientes com alergia a iodo, adesivos, látex ou alergias prévias a medicamentos, como, por exemplo, antibióticos.*
9. Avaliar a história médica do paciente quanto à presença de doenças crônicas e os medicamentos usados, prescritos e isentos de prescrição. *Justificativa: Fornecer informações básicas que podem causar efeitos adversos (p.ex., nos pacientes com a insuficiência cardíaca, pode ser necessária uma taxa de infusão mais lenta) ou interferir com a terapia prescrita, como, por exemplo, interações medicamentosas.*

PLANEJAMENTO

Os **Resultados Esperados** focam-se na prevenção das complicações relacionadas à terapia IV, minimizar o desconforto do paciente e estabelecer uma via patente para administração da terapia IV.

1. O equilíbrio hidroeletrolítico retorna ao normal e/ou o volume sanguíneo é restabelecido.
2. Os sinais vitais são estáveis e os valores dos exames laboratoriais retornam aos limites normais do paciente.
3. A ingestão e eliminação hídrica encontram-se nos limites normais para a condição do paciente.
4. Não são observados quaisquer sinais ou sintomas de complicações relacionadas com a terapia IV.
5. O acesso IV é patente e a infusão é fornecida na taxa e volume prescritos.

Delegação e Colaboração

A terapia intravenosa deveria ser realizada apenas por profissionais de enfermagem que atendam aos critérios clínicos de competência e experiência técnica, estabelecidos pelo conselho profissional e políticas institucionais (INS, 2006). Os profissionais de enfermagem de nível médio devem ser orientados sobre:

- O que deverá ser observado no paciente, como, por exemplo, queixas de dor, sangramento ou inchaço no local IV e quando essas informações devem ser relatadas ao enfermeiro.
- Quando deverá informar o enfermeiro (p.ex., quando o volume da solução IV estiver finalizando ou a bomba de infusão soar o alarme)

Equipamento

- Kit para início da terapia IV composto por torniquete, curativo transparente, solução antisséptica (clorexidina 2% ou iodopovidona e álcool a 70%) e gazes.
- Cateter IV apropriado (Tabela 28-1). Nos adultos, o calibre 22G é adequado para infusão de líquidos para manutenção hídrica.
- Luvas (para pacientes com alergia a látex, usar luva sem látex)
- Extensão com conectores
- Seringa de 5mL (com solução fisiológica)
- Chumaços de algodão com álcool
- Equipo de infusão apropriado para bomba de infusão
- Soluções ou medicamentos IV prescritos
- Suporte de soro para bomba de infusão para o paciente com alergia ao látex

HABILIDADE 28.1 Inserção de Dispositivo Intravenoso Periférico

IMPLEMENTAÇÃO para INSERÇÃO DE DISPOSITIVO INTRAVENOSO PERIFÉRICO

ETAPAS	JUSTIFICATIVA
1. **Veja Protocolo Padrão (ao final do livro).**	
2. Identificar o paciente por meio da utilização de dois identificadores (p.ex., nome e data de nascimento ou nome e número de documento, segundo políticas institucionais). Comparar os identificadores com as informações existentes na prescrição médica ou no prontuário médico.	Assegura que é o paciente certo antes da inserção do dispositivo IV e de iniciar a terapia IV. Cumpre os padrões da The Joint Comission e aumenta a segurança do paciente (TJC, 2010).
3. Escolher o cateter IV apropriado e preparar pacotes esterilizados.	O cateter selecionado é o de menor calibre e comprimento possível para infundir a terapia IV prescrita (INS, 2006).
4. Preparar o equipo de infusão IV e a solução para a infusão contínua, empregando técnica estéril.	A manutenção da esterilidade do sistema IV fechado diminui o risco de contaminação bacteriana (CDC, 2002).
a. Conferir a solução IV. Usar os seis acertos da administração de medicamentos. Verificar a solução quanto a: existência de vazamentos, coloração, transparência e data de validade.	As soluções IV precisam ser cuidadosamente checadas para reduzir o risco de erro.
b. Abrir o conjunto de infusão com cuidado para manter estéreis as extremidades. Muitas bombas de infusão possuem kits de administração especiais.	Evita a contaminação do sistema, ajuda a evitar também que micro-organismos acessem os equipamentos de infusão e a corrente sanguínea.
c. Instalar o clampe de controle de fluxo 2 a 5cm abaixo da câmara de gotejamento. Mover o clampe de controle de fluxo para a posição "fechada" (ilustração).	A proximidade do clampe de controle de fluxo com a câmara de gotejamento possibilita a regulagem mais precisa da taxa de fluxo. O clampe de controle de fluxo na posição "fechada" evita o vazamento durante o preparo da solução.
d. Remover o invólucro de proteção do equipo IV (sem tocar na ponta) e da bolsa plástica de solução (ilustração). Inserir o equipo de infusão na bolsa ou frasco de líquido (ilustração). Realizar a desinfecção da borracha na solução envasada com antisséptico e inserir a ponta do equipo no frasco.	Providenciar acesso venoso para a inserção do equipo de infusão na solução por meio do uso de técnica estéril. A superfície da bolsa de plástico de uma solução envasada pode conter contaminantes.

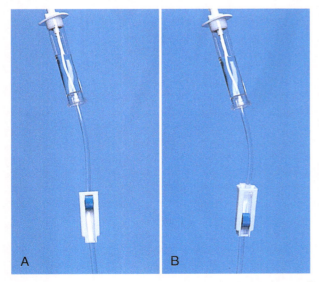

ETAPA 4c A, Clampe de controle na posição aberta. **B**, Clampe de controle na posição fechada.

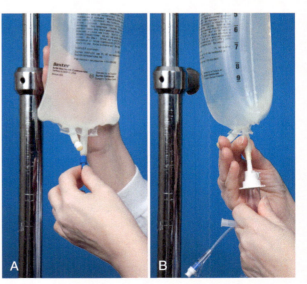

ETAPA 4d A, Remover o protetor da tubulação da solução IV. **B,** Inserir a ponta da tubulação no recipiente IV.

(*Continua*)

ETAPAS	JUSTIFICATIVA

e. Preparar o equipo de infusão preenchendo-o com a solução: comprimir a câmara de gotejamento e liberar, deixar que a câmara seja preenchida de um terço à metade (ilustração). | Certifique-se de que está livre de ar e insira solução salina antes da conexão com o cateter IV.

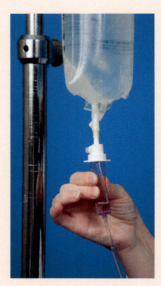

ETAPA 4e Comprimir a câmara de gotejamento para realizar o preenchimento com líquido.

f. Remover o protetor da extremidade do equipo e abrir lentamente o clampe de controle para permitir que o líquido flua da câmara de gotejamento para o equipo até o adaptador da agulha. No conector em Y, retirar o ar. Fechar o clampe de controle. Certificar-se de que o equipo esteja completamente sem bolhas de ar. Remover as pequenas bolhas de ar batendo firmemente no equipo onde as bolhas estiverem. Verificar toda a extensão do equipo para certificar-se de que todas as bolhas de ar foram removidas.

5. Preparar um conjunto de extensão, que pode ser utilizado como extensão do equipo padrão ou com a finalidade de ocluir o dispositivo (cateter salinizado). | O conjunto de extensão é utilizado quando não forem necessárias as infusões contínuas.

a. Para fechar o dispositivo com solução salina, fazer fricção da tampa com compressa antisséptica. Acoplar a seringa com solução salina e administrar o conteúdo na extensão. Manter a seringa acoplada. | Remover o ar do equipo e evitar a entrada de ar na veia. A seringa estéril será utilizada mais tarde depois que a linha IV estiver estabelecida.

6. Realizar higiene das mãos. NOTA: Para localizar as veias, não são necessárias luvas, as quais devem ser calçadas no momento do preparo do local e punção do acesso IV. Aplicar torniquete em torno do braço acima da fossa antecubital ou 10 a 15cm acima do local de inserção pretendido. Não aplicar o torniquete apertado demais a ponto de causar lesão ou hematoma na pele. Verificar a presença de pulso radial. | O torniquete deve estar suficientemente apertado para impedir o retorno venoso, mas não o suficiente para obstruir o fluxo arterial. O uso de manguito para pressão arterial reduz o trauma na pele.

7. Selecionar a veia para a inserção do dispositivo IV.

a. Utilizar o local mais distal no braço não dominante do paciente, caso seja possível. Não raspar os pelos da área de inserção do cateter IV, pois este procedimento provoca microabrasões e aumenta o risco de infecção. | A punção IV deve ser realizada de distal para proximal, o que aumenta a disponibilidade de outros locais para terapias IV futuras. A presença de pelos impede a punção venosa e a aderência do curativo (INS, 2006).

HABILIDADE 28.1 Inserção de Dispositivo Intravenoso Periférico

ETAPAS	JUSTIFICATIVA
b. Evitar áreas previamente comprometidas por dispositivos IV (p.ex., áreas doloridas, machucadas ou com erupções).	Seria difícil avaliar quaisquer sinais ou sintomas de complicações se um dispositivo IV fosse inserido em uma área já comprometida.
c. Selecionar uma veia bem dilatada e suficientemente calibrosa para a inserção do dispositivo IV (ilustração).	Evita a interrupção do fluxo venoso e, ao mesmo tempo, permite o fluxo sanguíneo adequado para o cateter.
d. Escolher um local de punção que não interfira nas AVDs do paciente ou nas cirurgias/procedimentos planejados.	Mantém a mobilidade do paciente na medida do possível.
e. Com o dedo indicador, palpar a veia pressionando para baixo e observar uma sensação macia e elástica à medida que a pressão é liberada (ilustração). Evitar as veias endurecidas.	Utiliza o mesmo dedo ajuda no desenvolvimento de sensibilidade para avaliar melhor a condição da veia. As veias endurecidas são, geralmente, veias esclerosadas e que foram danificadas por inserções IV prévias.
f. Se necessário, colocar o braço do paciente em uma posição pendente para escolher uma veia dilatada.	Promover a distensão venosa.
g. Os métodos para aumentar a distensão venosa incluem:	
(1) Alisar a extremidade de distal para proximal abaixo do local proposto para a punção venosa.	Promover o enchimento venoso.

> ⚡ **ALERTA DE SEGURANÇA** A fricção rigorosa e a aplicação repetida de curativos na inserção dos cateteres IV, especialmente nos idosos, provoca hematoma e/ou constrição venosa.

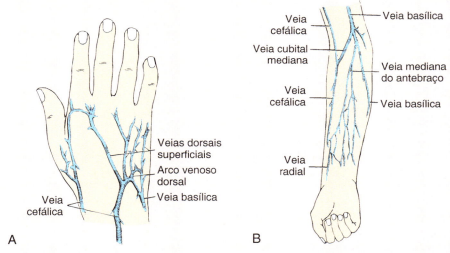

ETAPA 7c Locais de inserção de cateteres IV mais comumente utilizados. **A,** Região do dorso da mão. **B,** Face interna do braço.

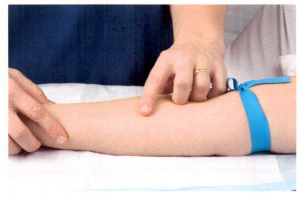

ETAPA 7e Palpar a veia para avaliar a elasticidade.

(Continua)

ETAPAS	JUSTIFICATIVA
(2) Aplicar calor na extremidade por alguns minutos (p.ex., usar compressas mornas ou bolsa de água quente).	O calor causa vasodilatação, promovendo aumento do fluxo sanguíneo.
h. Evitar os locais distais ao local de punção IV prévia, as veias na fossa antecubital ou no pulso interno, as veias esclerosadas ou endurecidas, local com infiltração ou os vasos flebóticos, as áreas machucadas e as áreas de valvas ou bifurcações venosas	Esses locais aumentam o risco de complicações relacionadas à terapia IV. As veias na fossa antecubital são utilizadas para a coleta de exames de sangue, inserir cateteres de linhas médias ou cateteres centrais de inserção periférica (PICC). A inserção neste local limita, muitas vezes, a mobilidade do paciente (INS, 2006).
i. Evitar as veias frágeis, nos idosos, e as veias existentes em extremidade com circulação comprometida (p.ex., nos casos de mastectomia, fístula arteriovenosa ou paralisia).	As alterações venosas podem aumentar o risco de complicações (p.ex., infiltração, diminuição do tempo de permanência do cateter).
8. Soltar o torniquete temporária e cuidadosamente. Opção: Em alguns serviços, o enfermeiro pode aplicar pomada de anestésico local, pelo menos, 30 minutos antes de iniciar o procedimento de inserção do cateter IV.	Evitar danos na pele e restaurar o fluxo sanguíneo enquanto prepara o local para a punção venosa. O anestésico local de aplicação tópica ajuda a reduzir o desconforto da punção venosa.
9. Calçar luvas, caso não tenha sido feito na Etapa 6. Colocar a extremidade adaptadora do equipo de infusão preenchida ou a extensão nas proximidades, mantendo-as na embalagem estéril. Realizar assepsia da pele no entorno do local de inserção do dispositivo IV. Realizar movimento de fricção por no mínimo 30 segundos (ilustração). Podem ser usadas preparações com combinação de antissépticos ou um único agente. Deixar secar o antisséptico.	A fricção mecânica permite a penetração do antisséptico na camada epidérmica da pele. A secagem evita reações químicas entre os agentes e oferece o tempo necessário para a atividade microbicida máxima dos agentes. A clorexidina (2%) mostrou-se um antisséptico efetivo (INS, 2006). Tocar a área limpa após a antissepsia da pele introduz micro-organismos existentes na mão do profissional no local de punção IV (Hadaway, 2006a).
10. Reaplicar o torniquete e verificar a presença de pulso radial.	Promover o ingurgitamento da veia.
11. Realizar a punção venosa. Fixar a veia abaixo do local proposto para a inserção, colocando o polegar contra o sentido de inserção 4 a 5cm distal ao local (ilustração). Orientar o paciente a relaxar a mão.	Estabilizar a veia evita que ela se mova. Facilita a inserção da agulha no momento da punção da pele e depois na veia. A pele fica retesada, diminuindo assim a resistência na inserção do dispositivo IV.
12. Avisar o paciente sobre a picada, que deverá ser aguda e rápida. Puncionar veia, posicionando o cateter IV em um ângulo de 10 a 30 graus com o bisel na posição vertical (ilustração).	As veias superficiais exigem um ângulo menor. As veias mais profundas exigem um ângulo maior. A profundidade da veia está associada à quantidade de tecido subcutâneo.
13. Observar o retorno sanguíneo na câmara de refluxo do cateter, abaixar o cateter até que fique quase paralelo com a pele (ilustração) e avançar lentamente outros 0,6cm na veia. Afrouxar o estilete do cateter sobre a agulha.	Possibilita a penetração total da veia, o posicionamento do cateter no lúmen interno da veia e o avanço fácil do cateter para fora do estilete.

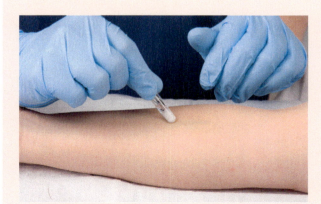

ETAPA 9 Realizar antissepsia da pele com clorexidina.

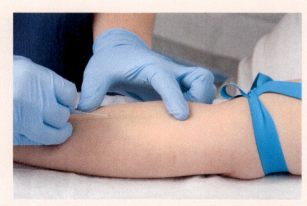

ETAPA 11 Estabilizar a veia abaixo do local de inserção.

HABILIDADE 28.1 Inserção de Dispositivo Intravenoso Periférico

ETAPAS	JUSTIFICATIVA
14. A ausência do retorno sanguíneo ou a dificuldade no avanço do cateter para o interior da veia indicam insucesso na punção; o dispositivo deve ser removido, com pressão direta firme aplicada ao local de inserção até parar o sangramento. Obter um novo cateter e realizar uma segunda tentativa em outro local.	Nos casos de insucesso na punção, obter um novo cateter para realizar uma segunda tentativa. Nunca reinserir o estilete (agulha) no cateter, pois isso pode danificá-lo. Nesse caso, poderá ocorrer um pequeno corte no cateter ou até a ruptura completa da ponta distal (INS, 2006). Após uma segunda tentativa fracassada, solicitar que outro profissional realize a punção venosa.
15. Avançar o cateter na veia ao mesmo tempo que o estilete vai sendo puxado para fora do vaso. Continuar até que o cateter seja completamente introduzido no vaso (ilustração). *Não reinserir o estilete depois que ele for desprendido.* Continuar a segurar a pele tensionada.	Diminuir o risco de introdução de micro-organismos no cateter.
16. Estabilizar o cateter com uma das mãos e soltar o torniquete com a outra.	Restaurar o fluxo sanguíneo para o braço.
17. Aplicar pressão suave, mas firme, com o dedo indicador da mão não dominante 3cm acima do local de inserção. Nos casos de cateteres com dispositivo de segurança, deslizar o cateter para fora do estilete e ouvir o clique, que indica que o estilete foi retraído para fora do vaso e guardado no compartimento a fim de evitar acidentes. (As técnicas variam de acordo com cada dispositivo IV). Remover o estilete.	Obstruir o fluxo venoso, minimizando a perda de sangue. O uso de dispositivos de segurança evita a lesão inadvertida dos profissionais por picada de agulha.
18. Segurar o cateter firmemente com a mão dominante e conectar rapidamente a extremidade do conjunto de equipo e extensão de infusão contínua (ilustração). Não tocar com as mãos os pontos de origem dos conectores. Proteger a conexão. *Opção.* Conectar rapidamente a extremidade do equipo ou extensão e lavar com a solução salina existente na seringa estéril. Lavar lentamente o conjunto de extensão com solução salina (ilustração).	A estabilização do cateter evita a retirada acidental ou o deslocamento (INS, 2006). A conexão imediata do conjunto de infusão mantém a veia pérvia. A lavagem do cateter por pressão positiva evita o refluxo sanguíneo no lúmen do cateter.

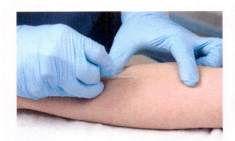

ETAPA 12 Puncionar a veia com o cateter em uma angulação de 10 a 30 graus. O cateter entra na veia.

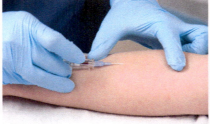

ETAPA 13 Observar o retorno sanguíneo na câmara de refluxo.

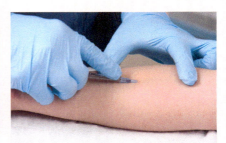

ETAPA 15 Avançar o cateter na veia até que fique completamente inserido.

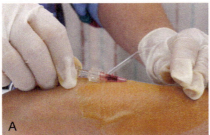

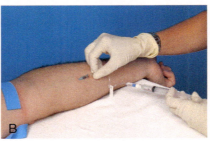

ETAPA 18 A, Conectar a extremidade do equipo de infusão contínua. **B,** Lavar lentamente o conjunto de extensão.

(Continua)

ETAPAS	JUSTIFICATIVA

19. Proteger o cateter IV.
   a. *Curativo transparente estéril*
      Proteger o cateter com a mão não dominante enquanto se prepara para aplicar o curativo.
	Evita o deslocamento acidental do cateter.

b. *Dispositivo de estabilização de cateter* Limpar a área escolhida com um antisséptico e deixar secar. Deslizar o dispositivo sob o encaixe do cateter e centralizar o encaixe sobre o dispositivo. Com o cateter no lugar, descolar a metade do adesivo e pressionar para aderir à pele. Repetir no outro lado. Com o cateter no lugar, puxar a aba para fora do centro do dispositivo a fim de criar uma abertura, inserir o cateter na fenda. Isso emoldura o local IV. Cobrir o local de inserção com um curativo transparente (Etapa 20a) (ilustração).	O dispositivo de estabilização é uma almofada adesiva estéril que mantém o cateter no lugar, reduz o risco de infecção e de acidentes perfurocortantes e melhora os desfechos relativos à terapia IV no paciente (INS, 2006).
c. *Curativo de gaze estéril* Colocar um pedaço estreito de fita adesiva com 1,25cm de largura e cerca de 10cm de comprimento sobre o encaixe do cateter, mas não sobre o local de inserção (ilustração).	Utilizar fita adesiva estéril sob um curativo estéril para evitar a contaminação do local. A fita adesiva comum é uma fonte potencial de bactérias patogênicas (INS, 2006). Evitar a movimentação do cateter.

20. Aplicar curativo estéril sobre o local de inserção IV.
   a. *Curativo transparente.*
     (1) Remover cuidadosamente o revestimento protetor aderente. Aplicar uma borda do curativo sobre o local IV e alisar suavemente o curativo restante. Deixar a conexão entre o equipo e o *hub* do cateter descoberto (ilustração). Remover a cobertura externa e alisar o curativo suavemente sobre local.
     (2) Pegar um pedaço de fita adesiva e colocá-la sobre a extremidade do equipo logo atrás do ponto de conexão com o cateter, mas não sobre o curativo transparente.
	O curativo transparente permite a inspeção contínua do local de inserção do cateter IV. Os curativos transparentes são oclusivos para a umidade e micro-organismos (INS, 2006). Evitar o deslocamento acidental do cateter.

b. *Curativo de gaze estéril.* (1) Colocar uma compressa de gaze sobre o local da punção IV e o encaixe do cateter (ilustração). Proteger as bordas com fita. Não cobrir a conexão entre o equipo e o *hub* do cateter IV.	Método opcional para proteger o dispositivo IV, caso o paciente apresente alergia ao curativo transparente. No entanto, não é o método preferido de cobertura e proteção do dispositivo IV, pois a gaze impede a visualização do local de inserção (INS, 2006).
21. Fazer uma alça no equipo de infusão ou no conjunto de extensão e proteger com uma tira de fita adesiva (ilustração). Iniciar a infusão contínua abrindo lentamente a pinça do clampe de controle, ajustando o gotejamento ou ligando a bomba de infusão eletrônica previamente programada.	Iniciar o escoamento do fluido através do cateter IV, evitando a coagulação e iniciando a terapia.

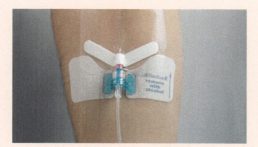

ETAPA 19b Dispositivo de estabilização de cateteres IV instalado. (Cortesia CR Bard Inc.)

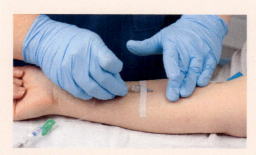

ETAPA 19c Aplicar fita sobre o encaixe do cateter.

HABILIDADE 28.1 Inserção de Dispositivo Intravenoso Periférico

ETAPAS	JUSTIFICATIVA
22. Remover e descartar as luvas. 23. Rotular o curativo IV, incluindo data, hora, calibre do cateter e iniciais do profissional de enfermagem (ilustração).	Permite o fácil reconhecimento do tipo de dispositivo e intervalo de tempo para rodízio do local. O padrão da INS para rodízio do local dos dispositivos de acesso IV periférico é a cada 72 horas (INS, 2006). O CDC (2002) permite a substituição a cada 96 horas (observar as recomendações institucionais).
24. Mostrar ao paciente como evitar a aplicação de pressão no local da punção venosa e/ou o deslocamento do cateter, nos momentos de movimentação (p. ex. mudança de decúbito ou quando tentar sair do leito). Orientar sobre os sinais e sintomas que devem ser relatados, pois podem ser indicativos de infiltração ou flebite (p.ex., dor, edema, queimação, vermelhidão ou umidade no curativo).	
25. Descartar o estilete e quaisquer objetos perfurocortantes em recipientes apropriados. Descartar o lixo restante. 26. **Veja Protocolo de Conclusão (ao final do livro).**	Evitar acidentes perfurocortantes e reduzir a transmissão de micro-organismos (OSHA, 2006).

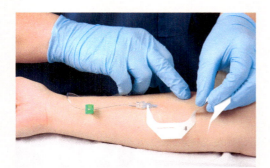

ETAPA 20a(1) Aplicar o curativo transparente.

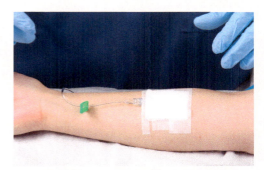

ETAPA 20b(1) Colocar uma gaze estéril sobre o local de inserção e o encaixe do cateter IV.

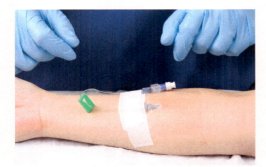

ETAPA 21 Fazer uma alça e prender a tubulação do conjunto de extensão.

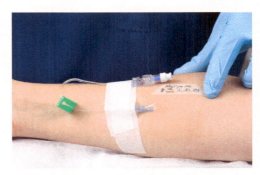

ETAPA 23 Rotular o curativo IV.

AVALIAÇÃO

1. Observar o paciente de hora em hora e verificar:
   a. A patência do cateter IV.
   b. A solução (tipo/quantidade) correta, que deverá estar identificada com nome e horário de acordo com a prescrição.
   c. A taxa de gotejamento da infusão (se for gotejamento por gravidade) ou a taxa/volume na bomba de infusão.
2. Monitorar a ingestão e eliminação hídrica, o peso diário conforme a indicação e as evidências de que a terapia prescrita está funcionando: restauração do volume hídrico normal, resolução da infecção e resultados de exames laboratoriais na faixa de normalidade do paciente.
3. Inspecionar o local de punção IV do paciente a cada 1 a 2 horas e avaliar o local quanto aos sinais e sintomas de complicações relacionadas à terapia IV como, por exemplo, dor, inchaço, calor ou vermelhidão durante a infusão (Tabelas 28-2 e 28-3).
4. Após a inserção de um dispositivo IV e durante a infusão IV, perguntar se o paciente sente-se confortável.

TABELA 28-2 ESCALA DE FLEBITE

PONTUAÇÃO	SINAIS CLÍNICOS
0	Nenhum sintoma
1	Eritema no local de acesso com ou sem dor
2	Dor no local de acesso com eritema e/ou edema
3	Dor no local de acesso com eritema e/ou edema Formação de estrias Cordão venoso palpável
4	Dor no local de acesso com eritema e/ou edema Formação de estrias Cordão venoso palpável com mais de 2,5cm de comprimento Drenagem purulenta

De Intravenous Nurses Society: 2006 Infusion nurses standards of practice, *J Infus Nurs* 29(suppl 1):S1, 2006.

TABELA 28-3 ESCALA DE INFILTRAÇÃO

GRAU	CRITÉRIOS CLÍNICOS
0	Nenhum sintoma
1	Pele pálida Edema < 2,5cm em qualquer direção Frio ao toque Com ou sem dor
2	Pele pálida Edema de 2,5 a 1,5cm na superfície da pele em qualquer direção Frio ao toque Com ou sem dor
3	Pele pálida, transparente Edema grosseiro > 2,5 até 15cm em qualquer direção Frio ao toque Dor de intensidade branda a moderada Possível entorpecimento
4	Pele pálida, transparente Pele esticada, gotejante Pele descolorida, machucada, inchada Edema grosseiro > 15cm em qualquer direção Edema tecidual depressivo Comprometimento circulatório Dor de intensidade moderada a grave Infiltração de qualquer quantidade de hemoderivado, solução irritante ou vesicante

De Intravenous Nurses Society: 2006 Infusion nurses standards of practice, *J Infus Nurs* 29(suppl 1):S1, 2006.

Resultados Inesperados e Intervenções Relacionadas

1. *Flebite:* O paciente refere dor e sensibilidade no local IV com eritema no local de inserção do dispositivo IV ou no trajeto da veia. O local de inserção apresenta-se quente ao toque e pode haver interrupção da taxa de infusão da solução.
    a. Interromper a terapia IV. Reinserir novo dispositivo IV, se necessário dar continuidade à terapia. Reiniciar a terapia no lado oposto.
    b. Aplicar compressa morna sobre a área da flebite. Monitorar o local de acordo com a política institucional.
    c. Documentar o grau de flebite e as intervenções de enfermagem de acordo com as políticas institucionais (Tabela 28-2).
2. *Infiltração:* Há redução da taxa de infusão IV; há edema no local de inserção IV, o local é frio ao toque, pálido e dolorido.
    a. Parar a infusão e interromper a terapia IV. Reinserir novo dispositivo IV se for necessário continuar a terapia, de preferência, na extremidade oposta.
    b. Elevar a extremidade afetada.
    c. Monitorar o local de inserção de acordo com o protocolo institucional até a resolução do edema.
    d. Documentar o grau de infiltração e a intervenção da enfermagem (Tabela 28-3).
3. A infusão é concluída antes ou depois do tempo previsto.
    a. Avaliar o dispositivo IV quanto à posição e se está pérvio; controlar o gotejamento do restante da solução; avaliar a necessidade de instalar bomba de infusão.
    b. Avaliar o local IV quanto à necessidade de reiniciar a infusão IV em outro local.
    c. Continuar o monitoramento da taxa de infusão de hora em hora.
    d. Monitorar o paciente quanto à sobrecarga hídrica, quando a infusão foi rápida demais. Avaliar sinais vitais, o estado respiratório, ingestão e eliminação hídrica.
    e. Notificar o médico responsável pelo paciente.
4. Infecções no local IV
    a. Avaliar o local de inserção quanto aos sinais e sintomas de infecção, que incluem vermelhidão, edema, endurecimento, alterações de temperatura e drenagem.
    b. Notificar o médico responsável pelo paciente a fim de implementar as intervenções apropriadas.
    c. Documentar a presença e a gravidade da infecção.

Registro e Relato

- Registrar o número de tentativas de inserção; tipo de solução ou medicamento infundido, taxa e método de infusão (p.ex., gravidade ou nome da bomba de infusão), finalidade da infusão; local de inserção do cateter (localização anatômica e veia); marca e calibre do dispositivo IV; resposta do paciente à inserção (p.ex., o que ele relata); e momento do início da infusão. Sempre concluir o registro com a colocação da assinatura e registro profissional.
- Relatar qualquer informação relevante como, por exemplo, sinais ou sintomas de complicações relacionadas com a terapia IV (p.ex., infiltração, flebite, alteração na taxa de fluxo, infecção).

Amostra de Documentação

14h Puncionada veia mesocefálica esquerda com cateter radiopaco periférico 22G na primeira tentativa. Iniciada terapia IV com infusão de ceftriaxona 1g por bomba de infusão com 100mL/h. Sem sinais e sintomas de complicações relacionadas ao procedimento. Paciente refere "mal-estar no início da infusão".

Considerações Especiais
Pediatria

- Na seleção de veias em bebês, além dos locais usuais de punção, são utilizadas veias do couro cabeludo e o dorso do pé. A escolha

do calibre do cateter é baseada na idade da criança: calibre 26 a 24G nos neonatos; calibre 24 a 22G nas crianças (Alexander e colaboradores, 2010; Earhart e colaboradores, 2007; INS, 2006).
- Ao acessar as veias do couro cabeludo, apontar o cateter para baixo, na direção do coração, de modo que o fluxo da infusão acompanhe o retorno venoso (INS, 2006).
- Manter a integridade da pele, especialmente nos neonatos. Utilizar curativos adesivos com o máximo cuidado e removê-los gentilmente.
- A estabilização é essencial, especialmente nas crianças menores que não conseguem compreender a importância de não "brincar" com o dispositivo IV.

Geriatria
- Os idosos apresentam perda de tecido subcutâneo, tornando as veias mais proeminentes. A perda de elasticidade torna a pele mais frágil e propensa a lacerações. Fixar o cateter de modo cuidadoso para evitar danos à pele. Tentar inserir o cateter IV sem o uso de torniquete, nos casos em que as veias mostrarem visíveis e a pele frágil, a fim de evitar qualquer dano. Colocar o torniquete em cima de um pano para evitar edema ou lacerações de pele. Recomenda-se o uso de dispositivos de calibres menores; o tamanho ideal é de 22 a 24G (INS, 2006).

Assistência Domiciliar (*Home Care*)
- Certificar-se da capacidade e disposição do paciente/cuidador ou familiar para administrar e monitorar a terapia IV em domicílio. Avaliar no paciente/cuidador ou familiar a existência de destreza manual e capacidade cognitiva para monitorar e cuidar da infusão e/ou buscar assistência nos casos de emergência.
- Assegurar que os objetos perfurocortantes e contaminados pelo sangue sejam descartados em recipientes com tampas à prova de vazamento e resistentes à perfuração.
- Assegurar a disponibilidade de assistência 24h com o prestador de serviços (p. ex. atendimento de profissionais de enfermagem) da terapia IV domiciliar.

HABILIDADE 28.2 REGULAÇÃO DAS TAXAS DA INFUSÃO INTRAVENOSA

Na terapia IV, é essencial precisão nas taxas de infusão das soluções e medicamentos. As complicações associadas com a terapia IV (p.ex., infiltração, flebite, obstrução do dispositivo ou sobrecarga circulatória) são reduzidas ou eliminadas por meio da infusão IV adequadamente controlada. Vários fatores interferem nas taxas de infusão (Tabela 28-4). A observação de hora em hora da taxa de infusão e do sistema ajudam a alcançar o resultado terapêutico e a reduzir as complicações.

Os avanços recentes na tecnologia infusional resultaram na criação de vários dispositivos a fim de garantir a infusão precisa da terapia IV (Alexander e colaboradores, 2010). Os fluidos que são infundidos por gravidade são ajustados por meio do uso de uma pinça que controla o fluxo (clampe de controle). O controle de taxa de infusão por gravidade, diferente de uma bomba de infusão, pode ser afetado por fatores mecânicos relacionados ao paciente. As soluções infundidas através da bomba de infusão são reguladas por um dispositivo mecânico que pode ser configurado para a taxa de infusão desejada. Os médicos solicitam o volume de líquido que um dado paciente deve receber em um intervalo de tempo específico. Por exemplo, "infundir 1.000mL de SG5% em 8h". O enfermeiro deve ser capaz de calcular as taxas de infusão por hora a fim de garantir que o volume prescrito seja infundido no período determinado. Independentemente da infusão ser feita por meio de gravidade ou por bomba de infusão, o enfermeiro deve avaliar as taxas de infusão de hora em hora. As bombas de infusão são necessárias para os pacientes que necessitam de baixos volumes, que apresentam risco de sobrecarga hídrica, que possuem comprometimento da função renal ou que necessitem receber medicamentos que exijam um determinado volume por hora. As bombas de infusão dispensam as soluções por meio do uso de pressão positiva. Um sensor eletrônico com alarme avisa mudanças (p. ex., pressão no sistema ou alteração na taxa de infusão desejada). A taxa mínima utilizada para manter uma veia pérvia e é aproximadamente 10 a 15mL/h em adultos, e de 5mL/h nos pacientes neonatais ou pediátricos. O uso de uma bomba de infusão não exime o profissional de enfermagem de averiguar o funcionamento perfeito do equipamento e, em particular, de avaliar a infusão das soluções nas taxas prescritas.

Muitas bombas de infusão possuem capacidade de operação e programação que permitem infusões, ao mesmo tempo, de várias soluções em taxas diferentes. Os detectores e alarmes reagem à presença de bolhas de ar no equipo IV, à conclusão da infusão, à pressão alta ou baixa, à pouca carga na bateria, à oclusão e à incapacidade para infundir na taxa preestabelecida. Uma proteção contra o escoamento livre (impedindo a infusão em bólus em caso de mau funcionamento da máquina) é um elemento importante de uma bomba de infusão eletrônica. É importante o enfermeiro conhecer e seguir as recomendações do fabricante

TABELA 28-4 FATORES QUE ALTERAM AS TAXAS DE INFUSÃO INTRAVENOSA

FATORES DO PACIENTE	FATORES MECÂNICOS
Mudança na posição do paciente	Altura do recipiente (bolsa ou frasco de plástico ou vidro), que deve estar a mais de 90cm acima do coração
Flexão da extremidade envolvida na terapia	Dispositivo de acesso posicional
Oclusão parcial ou completa do dispositivo IV	Viscosidade ou temperatura da solução IV; ventilação de ar obstruída
Espasmo venoso	Obstrução do equipo ou extensores
Trauma venoso (flebite)	Dispositivos IV inadequadamente colocados
Manipulação do dispositivo pelo paciente ou visitante	Equipo ou extensões do conjunto de infusão amassado; equipos pendendo abaixo do leito; bateria da bomba de infusão com carga baixa

De Intravenous Nurses Society: 2006 Infusion nurses standards of practice, *J Infus Nurs* 29(suppl 1):S1, 2006.

CAPÍTULO 28 Terapia Intravenosa

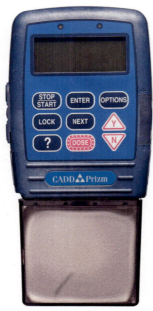

FIG 28-1 Bomba de infusão ambulatorial controlada pelo paciente. (Cortesia Smiths Medical ASD, Inc., St Paul, Minn.)

no que tange aos controles da bomba de infusão: volume a ser infundido, taxa de infusão, configurações de alarme e/ou mau funcionamento da bomba (Alexander e colaboradores, 2010; Cohen, 2007; TJC, 2007).

Os pacientes admitidos para tratamento em locais de atendimento alternativos (p.ex., clínicas) conseguem a precisão da infusão utilizando bombas de infusão ambulatoriais (portáteis). A maioria das bombas é muito leve e possui um tamanho que varia da palma da mão até uma mochila. Elas funcionam com energia de baterias, oferecendo ao paciente liberdade para retornar à vida normal. A capacidade de programação inclui ajustes automáticos da taxa e configurações específicas para a terapia, como, por exemplo, analgesia controlada pelo paciente (Fig. 28-1). Seguir as recomendações do fabricante quanto aos recursos específicos do equipamento.

AVALIAÇÃO

1. Verificar no prontuário do paciente a prescrição médica quanto ao nome do paciente e da solução IV correta: tipo, volume, taxa e tempo de infusão. Aplicar os seis acertos da administração de medicamentos. *Justificativa: Garantir a administração correta da solução IV (INS, 2006).*
2. Avaliar a experiência do paciente em relação à terapia IV, incluindo o conhecimento sobre como o posicionamento do cateter IV pode afetar a taxa de infusão. *Justificativa: Determinar o nível de instrução ou reforço necessário para o paciente.*
3. Inspecionar o local IV, verificar a patência da veia e avaliar os sinais e sintomas do paciente relativo ao local IV (p.ex., dor, queimação ou sensibilidade no local). *Justificativa: A dor ou queimação podem ser indicadores precoces de flebite e da necessidade de trocar o local IV.*
4. Identificar os pacientes com risco para desenvolver desequilíbrio hídrico (p.ex., criança, idoso, história de doença cardíaca, renal ou respiratória; desequilíbrio eletrolítico). *Justificativa: É necessário o controle rigoroso do volume de infusão.*

Planejamento

Os **Resultados Esperados** são focados na infusão das soluções ou medicações prescritas sem o paciente apresentar quaisquer efeitos adversos.

1. O paciente recebe o volume prescrito de soluções/medicamento no intervalo de tempo prescrito.
2. A resposta à terapia prescrita é alcançada (p.ex., retorno ao equilíbrio hidroeletrolítico, resultados de exames laboratoriais nos limites normais do paciente).

Delegação e Colaboração

Os profissionais de enfermagem de nível médio devem ser orientados sobre:

- Comunicar esvaziamento atrasado ou repentino do frasco IV
- Comunicar disparo do alarme da bomba de infusão
- Comunicar as queixas do paciente (queimação, sangramento ou inchaço)

Equipamento

- Relógio com ponteiro de segundos
- Calculadora, papel e lápis
- Fita adesiva
- Etiqueta ou rótulo
- Bomba de infusão (opcional); dispositivo de controle do volume (opcional)

IMPLEMENTAÇÃO para REGULAGEM DAS TAXAS DA INFUSÃO INTRAVENOSA

ETAPAS	JUSTIFICATIVA
1. **Veja Protocolo Padrão (ao final do livro).**	
2. Identificar o paciente utilizando dois identificadores (p.ex., nome e data de nascimento ou nome e registro de internação, segundo a política institucional).	Garantir a instalação da terapia IV no paciente certo. Cumprir os padrões da The Joint Comission e aumentar a segurança do paciente (TJC, 2010).
3. Obter a solução ou medicamento IV e o tipo de equipo adequado, verificar o fator de gotejamento descrito pelo fabricante (p. ex., gotas ou microgotas por mL):	O uso do equipo correto garante a infusão mais precisa da solução ou medicamento.

HABILIDADE 28.2 Regulação das Taxas da Infusão Intravenosa

ETAPAS	JUSTIFICATIVA
a. *Macrogotejamento:* utilizado para infundir uma taxa *acima de* 100mL/h. (O fator de gotejamento é de 10 a 20gt/mL, dependendo do equipo. O fator de gotejamento está impresso na embalagem. Por exemplo: • Laboratórios Travenolol®: 10 gt/mL • Laboratórios Abbott®: 15 gt/mL • Laboratórios McGraw®: 15 gt/mL	O equipo de macro gotejamento permite infusão de volumes maiores.
b. *Microgotejamento:* Utilizado para infundir a taxas *abaixo de* 100mL/h. Microgotejamento: 60 gt/mL.	O equipo de microgotejamento é utilizado para infusão de volumes menores e em menor velocidade (mais lentas).
4. Calcular a taxa de infusão desejada (volume por hora) da solução prescrita dividindo o volume pelas horas: a. $\text{Taxa de infusão(mL/h)} = \dfrac{\text{Volume total(mL)}}{\text{Horas de infusão}}$ *Exemplo:* 1.000mL/8h = 125mL/h	
5. Calcular a taxa de gotejamento em gotas por minuto e o fator de gotejamento do conjunto de infusão. a. Fator de gotejamento × mL/min = Gotas/min OU b. mL/h × fator de gotejamento / 60min = Gotas/min *Exemplo:* Infundir 125mL/h via fator de gotejamento de 10 gt/mL: $\dfrac{125}{60} \times \dfrac{10}{1} = 21\,\text{gt/min}$ Via 15 gt/mL: $\dfrac{125}{60} \times \dfrac{15}{1} = 31\,\text{gt/min}$ Via 20 gt/mL: $\dfrac{125}{60} \times \dfrac{20}{1} = 41\,\text{gt/min}$ Via 60 gt/mL (microgotas): $\dfrac{125}{60} \times \dfrac{60}{1} = 125\,\text{gt/min}$	
6. Colocar do lado do frasco IV uma fita adesiva com marcadores do início e fim da infusão. Rotular o frasco com nome do paciente e do medicamento, dose, tempo de infusão, início e fim previstos para a infusão.	Proporcionar uma escala visual para avaliar o progresso da infusão de hora em hora. Evitar o uso de canetas com ponta de feltro ou marcadores permanentes no frasco de plástico, pois podem contaminar as soluções IV.
7. Preparar o equipo e o frasco de infusão (Habilidade 28.1).	Remover bolhas de ar do equipo e dos extensores.
8. *Infusão por gravidade* Com o frasco de solução IV suspenso em um suporte no mínimo 90cm acima do local de inserção IV, ajustar a pinça de controle da taxa de infusão para fornecer gotas por minuto. Utilizando um relógio, contar as gotas na câmara de gotejamento durante 1 minuto. O controle do gotejamento (aumento ou redução da taxa de infusão) será feito por meio dessa pinça.	As alturas de 95 a 120cm nas quais são mantidos os frascos de soluções IV costumam ser suficientes para superar a pressão venosa e resistências da tubulação e do cateter (INS, 2006).
9. *Bomba de infusão* (Seguir as orientações do fabricante) a. Inserir o equipo IV na câmara do mecanismo de controle (ilustração). (Consultar as instruções do fabricante para uso da bomba).	A câmara da bomba movimenta a solução IV através do equipo.

(Continua)

ETAPAS	JUSTIFICATIVA
b. Proteger parte do sistema de infusão através do alarme "ar no equipo".	Permitir a detecção de bolhas de no equipo, as quais podem acessar o sistema vascular e provocar embolia.
c. Fechar a porta para a câmara de controle. Ligar a bomba e selecionar a taxa por hora e o volume total a ser infundido.	Seguir as instruções da bomba. Assegurar a administração do volume correto.
d. Abrir o clampe de controle do equipo, caso esteja fechado, e pressionar o botão iniciar.	O clampe de controle da taxa de infusão deve estar completamente aberto enquanto a bomba de infusão estiver em uso a fim de assegurar a taxa de infusão correta
e. Monitorar a infusão em uma frequência programada para avaliar se o sistema está pérvio e monitorar a taxa de infusão e a ocorrência de infiltração.	Garantir que o paciente receba o volume prescrito e garantir que quaisquer complicações sejam identificadas precocemente.
10. *Bomba inteligente*	
a. Colocar o módulo da bomba no computador. Inserir o equipo no módulo da bomba e fechar a porta.	
b. Seguir as instruções do fabricante quanto ao uso do equipamento.	A bomba confere a programação para garantir a precisão.
11. *Dispositivo de controle de volume*	
a. Colocar o dispositivo de controle de volume entre o frasco IV e o conjunto de infusão utilizando técnica estéril.	Fornecer um volume pequeno, mas que deve ser reabastecido à medida que esvaziar.
b. Preencher o dispositivo de controle com solução (salina ou glicosada) abrindo a pinça reguladora (ilustração). Marque duas horas no aparelho. Regular a taxa de infusão para um minuto inteiro.	Isso previne que que a infusão corra a seco. Caso a taxa de infusão aumente acidentalmente, apenas 2 horas serão ultrapassadas.
12. Instruir o paciente sobre:	
a. Evitar levantar a mão ou o braço para uma posição que possa afetar a taxa de infusão.	A instrução informa o paciente sobre a proteção do local IV e a importância de não alterar o controle da taxa de infusão.
b. Evitar a manipulação da pinça de controle da taxa.	
c. O propósito e a importância dos alarmes.	
13. **Veja Protocolo de Conclusão (ao final do livro).**	

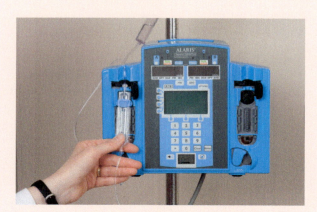

ETAPA 9a Inserir o equipo IV na câmara do mecanismo de controle.

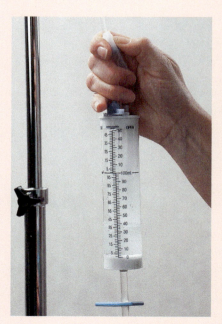

ETAPA 11b Abrir a pinça reguladora para preencher o dispositivo de controle de volume.

AVALIAÇÃO

1. Monitorar a infusão IV pelo menos a cada 1-2 horas, observando o volume de líquido IV infundido e a taxa.
2. Observar o paciente quanto à resposta à terapia IV. Avaliar os resultados de exames laboratoriais e o equilíbrio hidroeletrolítico.
3. Observar a presença de sinais e sintomas de complicações associadas à terapia IV, tais como inflamação, flebite, coágulo no cateter, dobra do equipo e/ou mau funcionamento da bomba de infusão.

Resultados Inesperados e Intervenções Relacionadas

1. Nos casos em que há infusão súbita de grande volume de solução, os pacientes apresentam dispneia, crepitações no pulmão e aumento do débito urinário, indicando sobrecarga hídrica.
    a. Reduzir temporariamente a taxa de infusão para 10 gt/min e notificar o médico.
    b. Colocar o paciente na posição de Fowler; o paciente pode necessitar de diurético.
    c. É preciso solicitar ao médico ajuste da prescrição médica.
2. A infusão IV mostra-se mais lenta do que a prescrição.
    a. Avaliar o paciente quanto à mudança de posição ou situações que podem afetar a taxa de infusão como, por exemplo, obstrução do cateter.
    b. Nos casos em que volume prescrito for insuficiente para as necessidades do paciente, consultar o médico sobre o ajuste da prescrição.

Registro e Relato

- Registrar o tipo de solução e/ou medicamento administrado, a taxa de infusão, as gotas por minuto no prontuário do paciente; qualquer mudança na prescrição; e o uso de bomba de infusão ou dispositivo de controle.
- Na troca de turno, relatar a taxa de infusão para o profissional de enfermagem encarregado ou para o próximo profissional designado para o paciente.

Amostra de Documentação

14h Paciente com queixa de "falta de ar" apresenta na ausculta pulmonar, crepitações bilaterais. Médico notificado, o qual solicitou redução da infusão do SG5% para 25mL/h em bomba de infusão. A terapia solicitada é administrada na veia mesocefálica esquerda, cujo local IV não apresenta sinais de complicações. Instalado cateter de oxigênio a 4L/min. Paciente e esposa foram orientados quanto à necessidade de restrição hídrica.

Considerações Especiais

Pediatria

- Os frascos com capacidade superior a 150mL não devem ser utilizados nas crianças com idade inferior a 2 anos; com capacidade superior 250mL, não devem ser utilizados nas crianças com menos de 5 anos; e não mais do que 500mL nas crianças com menos de 10 anos. *Sempre* usar bombas de infusão invioláveis para garantir o fornecimento preciso da solução (Hockenberry e Wilson, 2007; INS, 2006).

Geriatria

- Utilizar bomba de infusão com equipo de microgotas. Monitorar atentamente o estado clínico do paciente, exames laboratoriais, sinais vitais, ganho ou perda de peso e ingestão/eliminação (INS, 2006).
- Infundir soro glicosado rápido demais pode provocar edema cerebral nos pacientes idosos. Administração de solução salina pode causar hipernatremia em pacientes idosos com comprometimento da função renal (INS, 2006).

Assistência Domiciliar (*Home Care*)

- Assegurar que o cuidador ou família do paciente seja capaz e esteja disposto a operar a bomba de infusão ambulatorial. Avaliar quaisquer limitações físicas ou visuais relacionadas à capacidade para conectar/desconectar a terapia IV e à resolução de problemas de mau funcionamento da bomba.
- No início da terapia IV, o profissional de enfermagem deverá estar presente na residência do paciente a fim de garantir as configurações corretas da bomba de infusão relativas a: solução, taxa, tempo e alarmes.
- Fornecer ao paciente, cuidador ou família números de telefone dos serviços e emergências de 24 horas com instruções por escrito relativas ao procedimento de uso da bomba de infusão.

HABILIDADE 28.3 MANUTENÇÃO DO LOCAL INTRAVENOSO

Os cateteres IV periféricos e a terapia IV são associados frequentemente a complicações locais ou sistêmicas. O gerenciamento adequado permanente dos locais de punção IV pode evitar ou minimizar essas complicações (INS, 2006).

O local de inserção IV na pele representa a fonte mais comum de infecção dos cateteres vasculares (Eggimann, 2007); portanto, os curativos de cateteres devem ser aplicados firmemente e trocados quando afrouxarem, molharem ou sujarem. Um curativo transparente ou uma gaze estéril presa com fita são usadas para cobrir o local. (INS, 2006 e Smith, 2007). O curativo transparente é trocado a cada rodízio de cateter e imediatamente quando a integridade do curativo for comprometida (INS, 2006). Os curativos de gaze são trocados a cada 48 horas e imediatamente quando a integridade do curativo for comprometida.

Os recipientes de solução e medicamento incluem as bolsas plásticas, frascos plásticos e de vidro. Esses recipientes são trocados frequentemente, dependendo da taxa de infusão, volume e estabilidade da solução (INS, 2006). Não há recomendações do CDC (2002) quanto ao tempo em que as soluções ou medicações IV podem permanecer suspensas nos suportes. Todavia, a INS recomenda que os recipientes sejam trocados a cada 24 horas (INS, 2006). Nas bombas de infusão ambulatoriais, os recipientes de solução podem permanecer por mais de 24 horas, desde que seja utilizada a técnica asséptica, o sistema permaneça fechado sem adição de tubulações e o medicamento apresente estabilidade para o tempo de infusão previsto (Depledge, 2006; INS, 20006).

A troca do sistema de infusão deverá ser feita quando um novo recipiente de solução for instalado. O CDC (2002) recomenda a troca do sistema de infusão contínua com uma frequência que não ultrapasse 96 horas. Todavia, a INS (2006) recomenda intervalos de 72-96 horas para as trocas do sistema de infusão contínua. É importante verificar as diretrizes institucionais acerca da troca do sistema. Nas infusões intermitentes, a INS recomenda troca do sistema de infusão a cada 24 horas, dada a maior possibilidade de manipulação do sistema.

A troca das extensões acopladas aos cateteres periféricos é feita quando o cateter é trocado. As tampas dos cateteres da linha média e venoso central devem ser trocadas pelo menos a cada 7 dias (INS, 2006). Todos os dispositivos utilizados na terapia IV, como equipo, extensão, dânulas (torneirinhas) e tampas de injeção, são estéreis. Desse modo, é importante cautela na manipulação a fim de evitar a contaminação destes durante a manipulação (INS, 2006).

Os pacientes submetidos à terapia IV requerem auxílio do profissional de enfermagem na realização da higiene pessoal (p.ex., troca de roupa, banho). O equipo que integra o sistema de infusão *nunca* é desconectado para trocar a roupa do paciente. Se possível, coordenar a assistência de enfermagem para que a higiene pessoal do paciente seja realizada após terminar a terapia IV ou antes da realização de nova punção venosa.

AVALIAÇÃO

1. Determinar o nível de compreensão do paciente quanto à necessidade de infusão IV contínua. *Justificativa: Determinar o nível de instrução ou reforço necessário.*
2. Trocar o curativo do cateter IV periférico:
   a. Determinar quando o curativo foi trocado pela última vez, verificando a etiqueta do curativo. *Justificativa: Esta etiqueta contém informações (dia, hora, plantão) que possibilitam a identificação de inserção do cateter IV (INS, 2006).*
   b. Observar o curativo quanto à presença de umidade e secreção. Avaliar a fonte de origem da umidade (p.ex., vazamento do local de punção IV ou umidade devido ao banho de aspersão). *Justificativa: Um curativo sujo ou molhado deve ser trocado imediatamente.*
   c. Observar o sistema de infusão IV quanto ao funcionamento adequado (p.ex., verificar a existência de dobras no equipo ou no cateter). Observar se a solução é infundida na taxa recomendada. *Justificativa: Diminuição inexplicável na taxa de fluxo pode indicar problemas na inserção do cateter ou perviedade da veia.*
   d. Inspecionar o local de inserção IV e, se necessário, realizar palpação a fim de buscar sinais e sintomas (p.ex., sensibilidade, dor, edema, vermelhidão, drenagem de secreção) indicativos de complicações associadas à terapia IV. *Justificativa: Os sinais podem indicar flebite ou infiltração.*
   e. Monitorar a temperatura corporal. *Justificativa: O aumento na temperatura corporal pode ser sinal de infecção no local IV.*
3. Troca do sistema de infusão IV:
   a. Determinar quando é necessário trocar o sistema de infusão (p.ex., de acordo com as recomendações institucionais ou após contaminação). *Justificativa: A troca do sistema de infusão, contínua e intermitente, nos períodos recomendados reduz as infecções na corrente sanguínea.*
   b. Observar a presença de precipitados de medicamentos e coágulos sanguíneos nas tubulações que podem causar obstrução do cateter. *Justificativa: A infusão de medicamentos incompatíveis pode levar à formação de precipitados. O sangue pode retornar da veia e aderir à extensão. A infusão de hemocomponentes pode causar aderência às paredes das extensões e diminuir o tamanho do lúmen.*
4. Troca da solução de infusão:
   a. Verificar a prescrição médica. Conferir o nome do paciente; o nome da solução ou medicamento; a dose, a taxa, e o tempo de infusão. *Justificativa: A prescrição médica é a fonte confiável de informações sobre a infusão de medicamentos. A ordem verbal não é o tipo de solicitação adequada (INS, 2006).*
   b. Determinar a compatibilidade das soluções e medicamentos, consultando literatura apropriada ou a farmácia. *Justificativa: A permeabilidade do cateter IV depende da prevenção das incompatibilidades. Pode ocorrer precipitação devido à concentração dos medicamentos na solução. A mistura de medicamentos com pH diferentes pode ocasionar precipitação da solução (INS, 2006).*
   c. Verificar a patência venosa. Ajustar cuidadosamente o clampe de controle para regular a taxa de infusão ou colocar o equipo na bomba de infusão e configurar a taxa. Colocar o frasco da solução IV abaixo do local de inserção IV para promover o retorno sanguíneo em um indicador não confiável. *Justificativa: Se a permeabilidade do cateter não for verificada, pode ser necessário um novo local de acesso IV.*
   d. Palpar o local em busca de inchaço, resfriamento ou maior sensibilidade em torno do local IV. *Justificativa: Esses sintomas são coerentes com infiltração, indicando a necessidade de retirar o cateter IV.*

PLANEJAMENTO

Os **Resultados Esperados** são focados na redução do risco de complicações associadas à terapia IV, minimizar o desconforto do paciente, reduzir o risco de super-hidratação, proporcionar a terapia adequada e manter um acesso IV pérvio.

1. O local de inserção do cateter não apresenta sinais ou sintomas de complicações associadas à terapia IV, incluindo, mas não limitado a, infecção, vermelhidão, inchaço, dor e prurido.
2. O acesso do paciente encontra-se pérvio.
3. A solução e o medicamento são administrados na taxa de infusão prescrita.

Delegação e Colaboração

Os profissionais de enfermagem de nível médio devem ser orientados sobre:
- Explicar o posicionamento adequado do paciente a fim de evitar problemas no local de inserção.
- Revisar os aspectos que devem ser observados (p.ex., alterações na temperatura do paciente; sinais e sintomas de complicações associadas à terapia IV, como dor, sensibilidade e drenagem no local IV)

Equipamento

Troca do curativo de cateter IV periférico
- Antisséptico (2% clorexidina ou 70% álcool, iodopovidona)
- Solução para proteção da pele
- Removedor de adesivo (opcional)
- Luvas de procedimento
- Tiras de fita estéril adesiva pré-cortadas (ou rolo de fita)
- Curativo transparente ou compressas de gaze
- Protetor de local IV disponível comercialmente (*opcional*) (Fig. 28-2).

HABILIDADE 28.3 Manutenção do Local Intravenoso

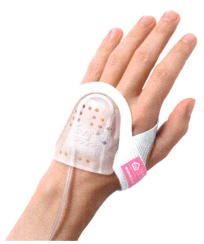

FIG 28-2 Protetor de sítio intravenoso disponível comercialmente. (Cortesia I.V. House.)

Troca do equipo de infusão
- Luvas de procedimento
- Compressas de gaze estéril (*opcional*)
- Equipo macro ou microgotejamento ou equipo de bomba de infusão apropriado (Verificar os requisitos do fabricante)
- Filtro de 0,22mcg e extensão, caso necessário
- Etiqueta
- Seringa de 5mL com solução salina (observar as recomendações institucionais)
- Antisséptico

Troca do recipiente de infusão
- Frasco/bolsa de solução IV com medicamentos, conforme solicitado pelo médico
- Fita para colocação de horário (início e fim da infusão)
- Caneta

IMPLEMENTAÇÃO para MANUTENÇÃO DO LOCAL INTRAVENOSO

ETAPAS	JUSTIFICATIVA
1. **Veja Protocolo Padrão (ao final do livro).**	
2. Identificar o paciente utilizando dois identificadores (p.ex., nome e data de nascimento ou nome e número do registro de internação, segundo a política institucional). Na troca da solução IV, comparar os identificadores com as informações que constam na prescrição médica.	Garantir o paciente certo. Cumprir os padrões da The Joint Comission e aumentar a segurança do paciente (TJC, 2010).
3. *Troca do curativo IV do cateter periférico*	
a. Remover o curativo de película transparente segurando pelo canto e puxando lateralmente enquanto segura o encaixe do cateter e o equipo com a mão não dominante. Repetir no outro lado (ilustração). Descartar o curativo retirando-o na lixeira.	A técnica minimiza o desconforto durante a remoção. Utilizar um chumaço de álcool no curativo transparente próximo à pele do paciente para ajudar a soltar o curativo.

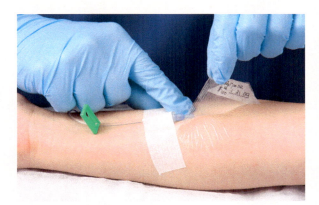

ETAPA 3a Remover o curativo transparente puxando o lado.

Ou

b. Remover a gaze e a fita do curativo antigo puxando as gazes para fora do local de inserção enquanto segura o encaixe do cateter e o equipo (seguir política da instituição). Ter cuidado nos casos do equipo ou extensão ficarem emaranhados entre as fitas adesivas usadas no curativo.	Evitar o deslocamento acidental do cateter.

(*Continua*)

ETAPAS	JUSTIFICATIVA
c. Observar o local de inserção do cateter quanto a sinais e sintomas de complicações associadas à terapia IV. Se houver sinais ou sintomas, interromper a infusão (Instrução para o Procedimento 28.1).	A movimentação do cateter IV do durante a troca de curativo pode causar deslocamento acidental e ocasionar lesão do vaso sanguíneo.
d. Se a solução IV estiver infundindo adequadamente, remover gentilmente a fita adesiva que fixa o cateter. Estabilizar o *hub* cateter com o dedo.	Expor o local da punção venosa e evitar o deslocamento acidental do cateter. O resíduo de adesivo diminui a capacidade de aderência do novo curativo na pele.
e. Realizar antissepsia do local de inserção (empregar fricção) com movimento do centro para a periferia. Deixar a solução antisséptica secar completamente.	A fricção faz com que o antisséptico penetre na camada epidérmica da pele. Este tipo de solução precisa secar a fim de reduzir eficazmente as contagens microbianas (INS, 2006).
f. Firmar o cateter com a mão não dominante.	Evitar o deslocamento acidental do cateter.
g. Aplicar o curativo estéril sobre o local.	
(1) Curativo transparente: Habilidade 28.1, Etapa 20a.	O curativo transparente permite a inspeção do local IV.
(2) Curativo de gaze: Habilidade 28.1, Etapa 20b.	Os curativos de gaze devem ser oclusivos para prevenir o fluxo de ar (Alexander e colaboradores, 2010).
h. Fazer uma alça com o equipo ou extensão no braço do paciente e colocar uma fita para prender esses tubos.	A fixação de uma alça nos equipos reduz o deslocamento do cateter em decorrência de um puxão acidental.
i. Fixar o equipo com fita, caso necessário. Quando utilizar curativo transparente, evitar colocar a fita sobre o curativo.	
j. Etiquetar o curativo com a data e hora da inserção, calibre do cateter e nome do profissional de enfermagem.	Permitir o fácil reconhecimento do tipo de dispositivo e do intervalo de tempo para o rodízio do local.
4. *Troca do equipo de infusão*	
a. Abrir um novo conjunto de infusão e conectar as peças de complemento como os filtros ou extensão. Manter a cobertura protetora sobre a ponta e o adaptador distal. Prender todas as conexões.	A separação do equipo de infusão aumenta o risco de embolia gasosa, hemorragia e infecção. As tampas protetoras reduzem a entrada de micro-organismos.
b. Expor o *hub* do cateter ou a extremidade do conjunto de extensão no local IV. Evitar remover a fita adesiva ou o curativo transparente que prende o cateter à pele.	A movimentação do cateter pode ocasionar o seu deslocamento. As soluções e medicamentos IV podem ser administradas diretamente ao dispositivo IV ou através do uso da extensão ou dânulas.
c. Para soluções de infusão contínua:	
(1) Mover o clampe de controle para a posição "fechada" do novo equipo.	
(2) Diminuir a taxa de infusão por meio do uso do clampe de controle do equipo antigo.	
(3) Comprimir e preencher a câmara de gotejamento do equipo antigo.	Assegurar que a câmara de líquido permaneça cheia até a troca do novo equipo.
(4) Remover o equipo antigo do frasco de solução IV. Continuar a segurá-lo para cima até que esteja pronto para conectar o novo equipo.	O líquido na câmara de gotejamento corre lentamente para manter o cateter desobstruído.
(5) Colocar a ponta de inserção do novo equipo na abertura do frasco de solução antigo. Pendurar o frasco no suporte, comprimir e liberar a câmara de gotejamento do novo equipo e preencher a câmara de gotejamento de um terço à metade.	Permitir que a câmara de gotejamento encha e promova o escoamento rápido e suave da solução através do equipo.
(6) Abrir lentamente a clampe de controle, remover a tampa protetora do adaptador (caso necessário) e preparar a nova tubulação com solução. Parar a infusão e substituir a tampa. Colocar a extremidade do adaptador perto do local IV do paciente.	Remover o ar do equipo e substituí-lo por líquido. Posicionar o frasco para a conexão rápida e suave da nova tubulação.

ETAPAS	JUSTIFICATIVA
(7) Mudar o clampe de controle da tubulação antiga para a posição "fechada".	Evitar o vazamento de líquido.
d. Preparar o equipo com o conjunto de extensão ou para salinização do cateter:	O equipo é acoplado ao conjunto de extensão sem desconectar do *hub* do cateter.
(1) Se for necessário o uso de uma extensão, empregar a técnica estéril para conectá-lo ao sistema existente.	Preparar o conjunto de extensão para conectar com o local IV.
(2) Realizar desinfecção da tampa de injeção. Inserir a seringa com solução salina e injetar o conteúdo por meio das dânulas ou infusores laterais. =	Evitar a introdução de micro-organismos.
e. Restabelecer a infusão	
(1) Desconectar com cuidado o equipo antigo ou o conjunto de extensão do cateter IV. Inserir rapidamente o adaptador do novo equipo ou conjunto de extensão/seringa com solução salina no *hub* do cateter IV (ilustração).	Permite a transição suave da tubulação antiga para a nova, minimizando o tempo em que o sistema fica aberto.

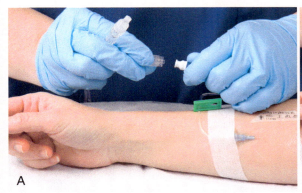 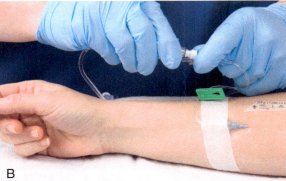

ETAPA 4e(1) A, Desconectar o equipo intravenoso antigo. **B,** Adaptador Luer-Lok usado na terapia intravenosa.

(2) Na infusão contínua, abrir o clampe de controle no novo equipo, permitindo que a solução corra rapidamente por 30 a 60 segundos, e depois regular o gotejamento IV na taxa solicitada.	Garantir a permeabilidade do cateter e impedir a oclusão.
(3) Seguir política da instituição. Quando restabelecer o conjunto de extensão, o enfermeiro deverá irrigar o equipo e o cateter com lavagem de solução salina.	
f. Prender uma fita ou uma etiqueta com a descrição da data e hora da troca no equipo abaixo da câmara de gotejamento.	Proporcionar uma referência para determinar a data da próxima troca do equipo.
g. Fazer uma alça no equipo e fixá-la no braço do paciente com uma tira de fita.	
h. Se tiver sido necessário remover o curativo antigo para acessar o equipo, aplicar novo curativo (Etapa 3).	Evitar a tração acidental e o movimento do cateter.
5. *Troca da solução IV*	
a. Preparar a próxima solução pelo menos 1 hora antes da finalização da anterior. Assegurar que a solução seja a correta e que esteja adequadamente etiquetada. Seguir os seis acertos da administração de medicamentos. Verificar o prazo de validade da solução e a presença de precipitado ou descoloração.	Garantir a não interrupção da terapia intravenosa do paciente.
b. Trocar a solução quando o líquido do frasco anterior estiver apenas no gargalo ou quando houver a solicitação de outro tipo de solução.	Evitar o desperdício de solução.

(Continua)

ETAPAS	JUSTIFICATIVA
c. Mover o clampe de controle para interromper a taxa de infusão e remover o frasco antigo do suporte.	
d. Remover rapidamente a ponta do equipo do antigo recipiente e, sem tocá-lo, inseri-lo no novo frasco.	Manter a esterilidade da solução e reduzir o risco de a câmara de gotejamento ficar sem solução. Se a ponta do equipo for contaminada, é necessário trocá-lo.
e. Pendurar o novo frasco ou bolsa de solução no suporte.	
f. Verificar a presença de bolhas de ar no equipo de infusão. Se houver formação de bolhas, elas podem ser removidas fechando o clampe de controle, esticando o equipo para baixo e golpeando-o com o dedo (as bolhas sobem pelo equipo até a câmara de gotejamento).	A infusão de ar pode resultar em embolia gasosa, a qual pode ser fatal para o paciente.
g. Certificar que a câmara de gotejamento esteja cheia de um terço à metade. Se a câmara de gotejamento estiver cheia demais, inverter o frasco, espremer a câmara de gotejamento, pendurar o frasco (ilustração).	Se a câmara estiver completamente cheia, não é possível observar o gotejamento.
h. Regular o fluxo na taxa prescrita ou configurar a bomba de infusão segundo as instruções do fabricante.	
i. Colocar a etiqueta de horário na lateral do frasco e informar o início e término da infusão.	
6. *Interrupção da terapia IV: soluções ou medicamentos IV*	
a. Mover o clampe de controle no equipo de infusão para a posição "fechada".	Evitar o derramamento de líquido.
b. Desconectar o equipo do conjunto de extensão.	Se houver contaminação de um dos dispositivos do sistema de infusão (equipos, extensão, dânulas, frasco de solução), é necessário um novo conjunto.

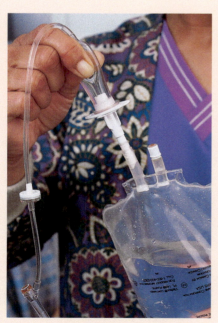

ETAPA 5g Remover o excesso de líquido da câmara de gotejamento.

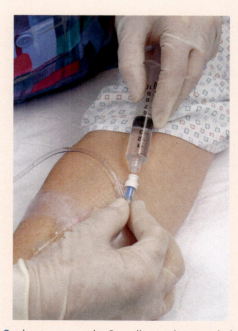

ETAPA 6e Lavar com solução salina o sistema de infusão.

HABILIDADE 28.3 Manutenção do Local Intravenoso

ETAPAS	JUSTIFICATIVA
c. Cobrir a extremidade do equipo de infusão de medicamentos com uma tampa estéril.	O equipo de infusão pode ser reutilizado na administração da próxima dose do medicamento.
d. Esfregar a tampa da extremidade no equipo principal com solução antisséptica.	Garantir a esterilidade do local.
e. Na infusão de medicamentos intermitente sobreposta, a infusão contínua, realizar lavagem do equipo com solução salina (usar uma seringa de 5mL) (ilustração). Regular o fluxo de líquido da infusão contínua conforme a solicitação.	A lavagem com solução salina impede que medicamentos incompatíveis entrem em contato no equipo de infusão. Seringas de 5 ou 10mL provocam pressão menor do que uma seringa de 3mL. Não forçar a lavagem, caso haja resistência.
f. Na infusão de medicamentos intermitentes através de dânulas ou conjunto de extensão, realizar lavagem do equipo com solução salina (usar uma seringa de 5mL).	A lavagem do sistema com solução salina retira resíduos de medicamentos do equipo. O volume usado para lavar o sistema depende do cateter (tamanho do lúmen e comprimento) e do medicamento infundido (Hadaway, 2006a). O tamanho da seringa utilizada para a lavagem deve estar de acordo com as diretrizes do fabricante. Quanto menor a seringa, maior a pressão exercida no sistema de infusão (INS, 2006). Se for encontrada resistência, avaliar as causas mecânicas como, por exemplo, pinças fechadas ou equipo dobrado. Forçar a lavagem pode causar rompimento do cateter dentro da veia.
7. Veja Protocolo de Conclusão (ao final do livro).	

AVALIAÇÃO

1. Observar o funcionamento, a integridade, a perviedade do sistema IV e a taxa de infusão após a realização da troca do curativo e da administração de medicamentos.
2. Inspecionar o local IV em busca de sinais e sintomas de complicações associadas à terapia IV. Palpar a pele para avaliar a temperatura, edema e maior sensibilidade.
3. Monitorar a temperatura corporal do paciente.
4. Observar o paciente quanto a sinais de excesso ou *déficit* de volume hídrico para determinar a resposta solução IV.
5. Monitorar os resultados de exames laboratoriais e a ingestão/eliminação.

Resultados Inesperados e Intervenções Relacionadas

Troca de Curativo IV Periférico

1. O local IV encontra-se com infiltração, há flebite ou o local apresenta vermelhidão, inchado, dor e/ou presença de exsudato.
    a. Interromper a terapia IV (Instrução de Procedimento 28.1).
    b. Notificar o médico para avaliar o paciente sobre a presença de infecção; pode ser necessário prescrever uma terapia antibiótica.
    c. Pode ser solicitada a cultura do cateter; confirmar antes da retirada do dispositivo IV.
    d. Reiniciar a terapia IV na outra extremidade, caso seja necessária continuação. Seguir as recomendações institucionais quanto ao manejo das complicações.

Troca do Equipo de Infusão

1. Diminuição ou ausência de taxa de infusão indicada pelo escoamento mais lento ou obstruído.
    a. Abrir o clampe de controle e controlar a taxa de gotejamento. Verificar a existência de dobras no equipo.
    b. Avaliar presença de dor ou desconforto no local, infiltração ou espasmo venoso temporário.

Troca do Frasco ou Bolsa

1. A taxa de infusão está incorreta; o paciente recebe volume maior ou menor do que o prescrito.
    a. Regular a taxa de infusão correta.
    b. Determinar e corrigir a causa da taxa de infusão incorreta (p.ex., mudança na posição do paciente ou do cateter, equipo dobrado).
    c. Utilizar bomba de infusão quando a taxa de infusão requer precisão absoluta.

Interrupção da Infusão de Medicamentos IV

1. A solução no equipo ou extensão turvou devido à formação de precipitado, indicando incompatibilidade medicamentosa.
    a. Interromper as infusões IV.
    b. Trocar o equipo na infusão contínua.
    c. Avaliar a necessidade de reiniciar a infusão IV em outro local, porque o precipitado pode ter se formado no lúmen do cateter.

Registro e Relato

- Registrar o horário e o motivo de troca do curativo periférico, o tipo de curativo utilizado, a permeabilidade do cateter e o aspecto da área do local de punção venosa.

- Registrar no prontuário do paciente a troca do equipo, o tipo e volume da solução e a taxa de infusão. Pode ser necessário o uso de uma folha especial registro das soluções e medicamentos IV.
- Registrar o tempo de interrupção dos medicamentos;lavagem do equipo /cateter, volume e concentração da solução da lavagem; e condição do local IV.

Amostra de Documentação

7h Realizada troca do curativo do cateter IV, local de inserção sem sinais ou sintomas de flebite ou infiltração. Acesso venoso mantido SG5% infundido a 125mL/h. O paciente afirma que "não dói nada".

11h25 Administrada ceftriaxona por via IV; realizada lavagem do cateter com 5mL de SF 0,9% e mantida infusão do SG5% a 125mL/h. O paciente pergunta: "Quando isso vai acabar?".

Considerações Especiais

Pediatria
- Utilizar protetores para cobrir e proteger o local IV nas crianças ativas. Assegurar que a fita de identificação esteja visível e não restrita.

Geriatria
- Nos idosos, a infiltração pode passar despercebida devido à diminuição da elasticidade da pele e à frouxidão do tecido cutâneo. Devido à diminuição da sensação tátil, grande volume de líquido pode infiltrar antes de o paciente sentir dor (Alexander e colaboradores, 2010).
- Nos idosos, devido à diminuição da elasticidade da pele, o turgor da pele pode não ser um bom indicador do equilíbrio hídrico.
- A flebite pode se desenvolver sem presença de dor, mas com inflamação significativa resultante da diminuição da sensibilidade das terminações nervosas da pele.

Assistência Domiciliar (*Home Care*)

- Orientar o cuidador do paciente sobre a realização da higiene das mãos e técnica asséptica para trocar o curativo do local IV. Solicitar devolução das técnicas para certificar-se de que o cuidador encontra-se apto a realizá-las. Se o cateter sair, instruir o cuidador a aplicar curativo com gaze e notificar o profissional de enfermagem da agência de assistência domiciliar.
- Ensinar o paciente a manter o curativo do cateter IV seco durante o banho de aspersão. Orientar para envolver o local com o auxílio de plástico e fita. Garantir a segurança da bomba de infusão ambulatorial durante a higiene corporal do paciente.
- Discutir os sinais e sintomas de possíveis complicações associadas à terapia IV, como inchaço, dor, vermelhidão ou umidade no local do curativo em decorrência de infiltração ou flebite.

INSTRUÇÃO PARA O PROCEDIMENTO 28.1
Interrupção do Acesso Intravenoso Periférico

A interrupção do acesso IV periférica ocorre nas situações de finalização da terapia IV e na vigência de complicações (p.ex., flebite, infiltração ou oclusão do cateter). A técnica para interrupção da terapia IV por acesso IV periférica segue as diretrizes de controle de infecção.

Delegação e Colaboração

Os profissionais de enfermagem de nível médio devem ser orientados sobre:
- Comunicar o enfermeiro a respeito de qualquer sangramento no local após a remoção do cateter.

Equipamento
- Luvas de procedimento
- Gaze estéril
- Antisséptico
- Fita adesiva

Etapas do Procedimento

1. **Veja Protocolo Padrão (ao final do livro).**
2. Observar o local IV quanto a sinais e sintomas de infecção, infiltração ou flebite.
3. Examinar o pedido ou a prescrição médica quanto à interrupção da terapia IV.
4. Identificar o paciente utilizando dois identificadores (p.ex., nome e data de nascimento ou nome e número do registro de internação).
5. Explicar o procedimento ao paciente e a importância de manter a tranquilidade.
6. Mover o clampe de controle do equipo de infusão para a posição "fechada" ou desligar a bomba de infusão.
7. Remover o curativo do local IV. A fita estabiliza o cateter.
8. Com a ajuda de gaze seca, aplicar uma leve pressão no local IV e retirar o cateter, empregando movimento lento e contínuo e mantendo o cateter paralelo à pele (ilustração).

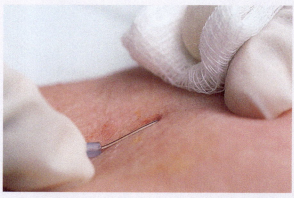

ETAPA 8 O cateter IV é removido lentamente, mantendo-o paralelo à veia.

INSTRUÇÃO PARA O PROCEDIMENTO 28.1
Interrupção do Acesso Intravenoso Periférico *(cont.)*

9. Aplicar pressão no local por 2 a 3 minutos até parar o sangramento. Usar compressa de gaze estéril seca. Fixar fita microporosa no local, se necessário. NOTAR: Aplicar pressão por 5 a 10 minutos, nos casos em que o paciente utiliza anticoagulantes.
10. Inspecionar o cateter para avaliar sua integridade (ponta e comprimento).
11. Aplicar um curativo de gaze dobrada sobre o local de inserção e fixá-la com fita adesiva.
12. Instruir o paciente a relatar qualquer vermelhidão, dor, drenagem ou inchaço que possam ocorrer após a remoção do cateter.
13. **Veja Protocolo de Conclusão (ao final do livro).**

HABILIDADE 28.4 — ADMINISTRAÇÃO DE NUTRIÇÃO PARENTERAL

A nutrição parenteral (NP) é uma forma especializada de suplemento nutricional na qual os nutrientes são fornecidos pela via intravenosa (IV). A NP é composta de uma solução base IV com a adição de vários eletrólitos, minerais e oligoelementos, juntamente com aminoácidos e uma emulsão gordurosa como um meio de fornecer suplementação nutricional completa ou parcial (Alexander e colaboradores, 2010). A solução base da NP é uma solução de dextrose que varia de 5% até 70% de dextrose com a adição de aminoácidos e emulsão gordurosa. Em algumas situações, a emulsão gordurosa é adicionada diretamente à solução em vez de ser administrada separadamente. Quando a emulsão gordurosa é adicionada à solução NP, denomina-se solução 3:1. Se o paciente tiver restrições hídricas como, por exemplo, na insuficiência cardíaca (IC), esse método permite o suporte nutricional apropriado sem a adição de líquido. Devido à elevada osmolaridade da NP total (NPT) (mais de 600mOsm/L), essa solução deveria ser administrada por cateter venoso central (CVC) devido ao maior risco de complicações como a flebite (INS, 2006). No entanto, nos casos em que há menor concentração de dextrose e aminoácidos como ocorre na NP parcial (NPP) (menos de 600mOsm/L), essa solução pode ser administrada através de um dispositivo IV periférico ou CVC.

Os regimes de NP são concebidos de modo individualizado para os pacientes com as fórmulas prescritas pelo médico e revistos diariamente, com considerações especiais relativas ao equilíbrio hídrico, eletrolítico e de nitrogênio. A equipe de enfermagem colabora com a equipe médica e de suporte nutricional na administração da NP e no monitoramento do paciente quanto ao estado nutricional, níveis de glicemia e sinais e sintomas de complicações associadas ao cateter. As indicações de NP de curto prazo incluem pacientes que necessitam de repouso intestinal pré-operatório e naqueles cujos tratos gastrintestinais (GI) não possam ser utilizados por mais de 4 a 5 dias. As indicações de longo prazo incluem, entre outras, um trato GI não funcional decorrente de ressecção intestinal/cirurgia GI/sangramento GI ou trauma no abdome, cabeça ou pescoço. A habilidade de infundir a NP exija que o enfermeiro conheça a composição e as indicações e siga as recomendações institucionais.

AVALIAÇÃO

1. Avaliar as indicações e os riscos de desnutrição proteica/calórica: perda de peso em relação ao peso basal ou peso corporal ideal, atrofia/fraqueza muscular, incapacidade de desmamar da ventilação mecânica, edema, letargia, doença crônica e nada por via oral (NVO) por mais de 6 dias. Discutir com a equipe de suporte nutricional. *Justificativa: Indicações para uso da NP (ASPEN, 2002).*
2. Inspecionar o dispositivo de acesso IV para garantir que ele seja adequado à infusão com base na concentração final da fórmula (acesso IV periférico *versus* CVC). *Justificativa: A concentração final da fórmula com osmolaridade acima de 600mOsm/L requer CVAD para evitar complicações como a flebite (INS, 2006).*
3. Avaliar o local de inserção do cateter quanto à presença de sensibilidade, inflamação, edema e drenagem ou à incapacidade para lavar ou aspirar o retorno venoso. *Justificativa: Identificar sinais precoces de complicações relacionadas ao cateter que contraindicam a infusão da NP e podem indicar a necessidade de estabelecer um novo local IV.*
4. Consultar o médico e a equipe de suporte nutricional sobre o cálculo das necessidades calóricas, proteicas e hídricas do paciente. *Justificativa: Fornecer um plano multidisciplinar para o suporte nutricional do paciente e para os objetivos da terapia.*
5. Avaliar os sinais vitais basais, auscultar os sons pulmonares e verificar o peso. *Justificativa: Proporcionar um ponto de partida para monitorar a resposta do paciente à infusão da NP.*
6. Avaliar os níveis de albumina sérica, proteína total, transferrina, pré-albumina e glicose sanguínea. *Justificativa: Proporcionar um ponto de partida para avaliar o estado nutricional do paciente e a sua tolerância à NP.*
7. Verificar os pedidos do médico quanto aos nutrientes, vitaminas, minerais, oligoelementos, eletrólitos e medicamentos adicionados, além da taxa de infusão. Conferir a compatibilidade dos medicamentos adicionados. *Justificativa: O médico deve solicitar a NP diariamente, normalmente após examinar os resultados dos exames laboratoriais. Garantir a administração segura e precisa da NP.*

PLANEJAMENTO

Os **Resultados Esperados** são focados na adequação da nutrição, adequação do volume hídrico e prevenção das complicações relacionadas à terapia de NP.

1. O ganho de peso ideal do paciente geralmente é entre 0,5 a 1,5kg por semana.
2. Os níveis de glicose sérica são menores do que 150mg/L ou mantidos entre 80 e 110mg/dL. Verificar a prescrição médica quanto ao nível de glicemia desejado.

3. O dispositivo de acesso venoso não apresenta obstrução e sem sinais ou sintomas de complicações relacionadas à terapia IV.

Delegação e Colaboração
Os profissionais de enfermagem de nível médio devem ser orientados sobre:
Comunicar imediatamente ao enfermeiro quando a bomba de infusão disparar o alarme.
- Comunicar ao enfermeiro as queixas do paciente relativas a: falta de ar, cefaleia, fraqueza, tremores.
- Monitorar o débito urinário do paciente.
- Comunicar o enfermeiro sobre as queixas do paciente de dor, sangramento ou inchaço no local de inserção do cateter IV.
- Monitorar a glicemia e comunicar os resultados.

Equipamento
- Solução de NP (IV)
- Bomba de infusão
- Equipo IV apropriado
- Seringa de 5 a 10mL com solução salina para realização de lavagem do sistema IV
- Fita adesiva
- Chumaços de álcool
- Luvas de procedimento

IMPLEMENTAÇÃO para ADMINISTRAÇÃO DA NUTRIÇÃO PARENTERAL

ETAPAS	JUSTIFICATIVA
1. Veja Protocolo Padrão (ao final do livro).	
2. Preparar a solução pelo menos 1 hora antes do horário previsto para administração, retirando-a do refrigerador. Analisar o pedido prescrito. Garantir que a solução esteja correta e convenientemente etiquetada. Seguir os seis acertos da administração de medicamentos. Verificar o prazo de validade da solução.	Garantir que não haja interrupção da terapia para o paciente. *Essa é a primeira conferência de precisão.*
3. Comparar o rótulo da NP com a prescrição médica; conferir se os aditivos estão corretos.	Assegurar que o paciente receba a NP correta e evitar erros de medicação. *Essa é a segunda conferência de precisão.*
4. Inspecionar a solução NP em busca de partículas (se houver emulsão gordurosa contida na solução 3:1). Inspecionar a emulsão em busca de uma camada cremosa ou separação da gordura em camada.	A presença de partículas ou a separação da emulsão gordurosa exige descarte da solução.
5. Identificar o paciente utilizando dois identificadores (p.ex., nome e data de nascimento ou nome e número do registro de internação). Comparar os identificadores com as informações da prescrição médica.	Assegurar o paciente correto. Cumprir os padrões da The Joint Comission e aumentar a segurança do paciente (TJC, 2010). *Essa é a terceira conferência de precisão.*
6. Obter o equipo de infusão apropriado normalmente com filtro (0,22 μm para dextrose/aminoácidos; 1,2 μm para soluções 3:1).	Os filtros permitem que várias partículas sejam removidas antes da infusão, evitando complicações associadas ao cateter, como infecção.
7. Anexar o filtro IV adequado ao equipo. Preparar o equipo com a NP. Certificar-se que não existem bolhas de ar; fechar o fluxo com a clampe de controle (Habilidade 28.1).	Manter a esterilidade da solução. A entrada de ar na circulação pode resultar em embolia gasosa, uma complicação fatal.
8. Limpar a extremidade do dispositivo IV com álcool, deixar secar e anexar a seringa solução salina ao CVC; aspirar o retorno venoso e depois realizar a lavagem.	Determinar se o dispositivo IV está pérvio antes de infundir a NP.
9. Remover a seringa. Conectar a extremidade Luer-Lok do equipo de nutrição parenteral à extremidade do dispositivo IV; nos dispositivos multicanais incluir etiqueta no lúmen utilizado para a NP.	Garantir que o equipo esteja firmemente conectado ao dispositivo IV.
10. Colocar o equipo IV na bomba de infusão. Abrir o clampe de controle e regular a taxa de fluxo na bomba, conforme a prescrição (ilustração). A taxa de fluxo pode ser contínua ou em ciclos.	As taxas de fluxo são prescritas para satisfazer as necessidades metabólicas e eletrolíticas do paciente. A manutenção da infusão na taxa prescrita evita desequilíbrios eletrolíticos.
a. *Infusão contínua (opcional):* A taxa de fluxo é configurada imediatamente e fornecida durante o período de 24h.	Garantir a manutenção dos níveis glicêmicos, a fim de evitar hipoglicemia/hiperglicemia (Alexander e colaboradores, 2010; ASPEN, 2002).

HABILIDADE 28.4 Administração de Nutrição Parenteral

ETAPAS	JUSTIFICATIVA
b. *Infusão em ciclo (opcional):* A taxa de fluxo é iniciada em cerca de 40 a 60mL/h, sendo aumentada gradualmente até satisfazer as necessidades nutricionais do paciente. Antes da conclusão da infusão, a taxa é diminuída aproximadamente na mesma quantidade de mililitros por hora até o término da NP. Essa infusão geralmente é administrada por um período de tempo curo (12 a 18h).	As taxas de infusão são aumentadas e diminuídas gradualmente para evitar hipoglicemia/hiperglicemia (Alexander e colaboradores, 2010; ASPEN, 2002).
11. Infundir medicamentos ou hemoderivados através de um acesso venoso alternativo. Não coletar amostras de sangue através do mesmo lúmen utilizado para a NP.	Evitar a incompatibilidade de medicamentos e a oclusão do dispositivo IV.
12. Não interromper a infusão de NP (p.ex., durante o banho, transporte, transfusão de sangue). Trocar o conjunto de infusão da NP padrão a cada 72 horas e a cada 24 horas para solução 3:1. As bolsas de NP devem ser descartadas após 24h ainda que haja solução restante.	Evitar o desenvolvimento de bacteremia associada ao cateter (INS, 2006).
13. **Veja Protocolo de Conclusão (ao final do livro).**	

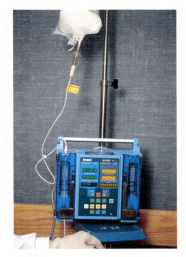

ETAPA 10 Colocar o equipo de infusão de nutrição parenteral na bomba de infusão.

AVALIAÇÃO

1. Monitorar a taxa de fluxo de acordo com as recomendações institucionais. Se a infusão não estiver ocorrendo dentro do prazo (adiantada ou atrasada em relação ao pedido prescrito), não ajustar a infusão, pois há o risco de alteração glicêmica (reação hipoglicêmica/hiperglicêmica) e sobrecarga hídrica.
2. Inspecionar o local IV rotineiramente em busca de inchaço, inflamação, drenagem, calor, sensibilidade ou edema.
3. Verificar os níveis glicêmicos a cada 6 horas, ou conforme a prescrição, e verificar outros resultados de exames laboratoriais conforme a solicitação do médico ou da equipe de suporte nutricional.
4. Pesar o paciente diariamente.
5. Monitorar a ingestão/eliminação e avaliar a presença de sinais de retenção hídrica: palpar a pele nas extremidades e auscultar os sons pulmonares, os quais podem indicar retenção hídrica.
6. Monitorar os sinais de infecção sistêmica tais como febre, aumento da contagem de leucócitos ou mal-estar.

Resultados Inesperados e Intervenções Relacionadas

1. O paciente desenvolve sinais e sintomas de hipoglicemia/hiperglicemia ou possui níveis glicêmicos acima ou abaixo da meta definida pelo médico.
   a. Ajustar gradualmente a concentração de glicose na solução NP de acordo com a prescrição.
   b. A insulina pode ser prescrita para manter os níveis glicêmicos adequados.

2. A solução para de infundir ou flui a uma taxa menor do que a prescrita.
   a. Verificar se o dispositivo IV está pérvio e realizar a lavagem.
   b. Pode ser necessária a infusão de um agente trombolítico (ver recomendações institucionais).
   c. Se o cateter continuar obstruído, pode ser necessária a retirada.
3. O paciente apresenta um ganho de peso maior do que 1/2 kg por dia, o turgor da pele é tenso e na ausculta pulmonar há presença de crepitações.
   a. Notificar o médico e obter prescrição para reduzir a taxa de infusão.
   b. Prever necessidade de administrar diuréticos.
4. Surgimento de febre, calafrios, mal-estar e aumento de leucócitos indica infecção sistêmica.
   a. Notificar o médico e verificar a possibilidade de coletar culturas no local de inserção e do sangue periférico.
   b. Pode ser necessário iniciar terapia antibiótica sistêmica e/ou a remoção do dispositivo IV.
5. A NP solução não está disponível ou não pode ser infundida devido à presença de partículas, ao vazamento da bolsa ou à separação da emulsão gordurosa.
   a. Infundir SG10% na mesma taxa de fluxo em que a NP estava sendo infundida para evitar a queda súbita dos níveis glicêmicos do paciente.
   b. Avaliar a presença de sinais e sintomas de hipoglicemia (p.ex., fraqueza, confusão) e comunicar ao médico.
   c. Monitorar os níveis glicêmicos e comunicar ao médico.

Registro e Relato

- Comunicar ao médico a presença de qualquer desvio da avaliação basal ou dos parâmetros laboratoriais, além dos sinais e sintomas de desidratação ou sobrecarga hídrica.
- Documentar a avaliação da condição física, os níveis glicêmicos, a condição do local IV e a infusão da solução IV nas anotações de enfermagem.
- Documentar a ingestão/eliminação e o peso na folha de controle.
- Comunicar quaisquer sinais ou sintomas de complicações locais ou sistêmicas associadas à terapia IV.

Amostra de Documentação

8h Iniciada NPT através do CVC da veia subclávia no lúmen proximal. Infusão diária com 2.000mL/24h de solução 3:1 com taxa de 150mL/h via bomba de infusão. Comunicados ao Dr. Laurie os resultados dos exames laboratoriais. Não houve mudanças na fórmula da NPT. O local de inserção do cateter IV não apresenta sinais ou sintomas de complicações. O paciente refere que "Não me sinto tão cansado quanto me senti na última semana". Peso atual de 58kg igual ao verificado na última semana.

Considerações Especiais

Pediatria
- Considerar as necessidades de desenvolvimento da criança quando são submetidas à NP de longa duração.
- Realizar avaliações periódicas do desenvolvimento para determinar o progresso da criança (Hockenberry e Wilson, 2007).

Geriatria
- Alguns idosos apresentam diminuição da capacidade para receber volumes hídricos altos ou correm maior risco de hipoglicemia.

Assistência Domiciliar (*Home Care*)
- Os pacientes que necessitam de NP de longa duração se beneficiam do encaminhamento para uma equipe de terapia nutricional domiciliar.
- Alguns pacientes recebem NP à noite (terapia em ciclos) para proporcionar liberdade para sair de casa ou trabalhar durante o dia.
- Ensinar o paciente, cuidador ou familiar a monitorar o peso, a contagem calórica, a ingestão/eliminação e os níveis glicêmicos.

HABILIDADE 28.5 TRANSFUSÃO DE HEMODERIVADOS

A transfusão de hemoderivados é um fator importante na restauração e manutenção da qualidade de vida do paciente com distúrbios hematológicos, câncer, lesão ou intervenção cirúrgica. Cuidar do paciente submetido à terapia com hemoderivados é uma responsabilidade da enfermagem. No entanto, o profissional de enfermagem nunca deve encarar a transfusão de hemoderivados como rotina; negligenciar um detalhe mínimo é perigoso e potencialmente fatal para um paciente (Alexander e colaboradores, 2010; Knippen, 2006; Scarlet, 2006).

A transfusão de hemoderivados é regulada e monitorada rigorosamente. Os padrões das operações de todos os bancos de sangue são definidos pela American Association of Blood Banks (AABB, 2005), pela OSHA, pela U.S. Food and Drug Administration (FDA) e pela Cruz Vermelha Americana. Esses padrões incluem a coleta de sangue do doador, distribuição do produto e padrões para transfusão. Verificar sempre as recomendações institucionais em relação aos requisitos específicos do procedimento antes da realização de transfusões.

As terapias com hemoderivados tratam e restauram a homeostase hemodinâmica ou proporcionam tratamento para doenças relacionadas a deficiências da coagulação. Um pedido de transfusão feito pelo médico sempre deve incluir o hemocomponente a ser transfundido e a duração da transfusão. Uma única unidade de sangue total ou de hemocomponentes deve ser infundida no período máximo de 4 horas (INS, 2006). Quando houver a necessidade de administração de mais de um hemoderivado, a sequência ou ordem de transfusão deve ser especificada. Quaisquer medicamentos adicionais como, por exemplo, um anti-histamínico (história prévia de alergia), antipiréticos (história prévia de resposta não hemolítica febril), diuréticos (história prévia de com potencial para insuficiência cardíaca) ou outro tratamento especial dos hemocomponentes deve ser incluído na prescrição médica.

Três sistemas de tipagem sanguínea, ABO, Rh e mais recentemente a tipagem HLA (p.ex., doador único), são utilizados para garantir que os produtos da transfusão correspondam o máximo

TABELA 28-5 SISTEMA ABO

TIPO SANGUÍNEO DO PACIENTE	ANTÍGENO DE ERITRÓCITOS	TRANSFUSÃO COM TIPO A	TRANSFUSÃO COM TIPO B	TRANSFUSÃO COM TIPO AB	TRANSFUSÃO COM TIPO O	OPÇÕES DE TRANSFUSÃO
A(+)	A	Sim	Não	Não	Sim	A +, A− O +, O−
A(−)	A	Sim	Não	Não	Sim	A −, O−
B(+)	B	Não	Sim	Não	Sim	B +, B− O +, O−
B(−)	B	Não	Sim	Não	Sim	B −, O−
AB(+)	AB	Sim	Sim	Sim	Sim	A +, A− B +, B− O +, O− Receptor universal
AB(−)	AB	Sim	Sim	Sim	Sim	A −, B −, O−
O(+)	Nenhum	Não	Não	Não	Sim	O +, O−
O(−)	Nenhum	Não	Não	Não	Sim	O −, doador universal

possível ao sangue do receptor (Tabela 28-5). Antes da transfusão nas situações não emergenciais, o tipo sanguíneo do paciente e o fator Rh sempre devem ser verificados quanto à compatibilidade com o sangue do doador para a transfusão.

Há uma consciência pública cada vez maior da possível transmissão de doenças infecciosas através da transfusão de hemoderivados. Devido ao aperfeiçoamento dos testes do sangue do doador, o risco de o receptor desenvolver uma doença infecciosa é muito baixo. No entanto, as doenças virais, bacterianas e parasitárias ainda podem ser transmitidas através do sangue. A triagem dos doadores de sangue é uma das etapas mais importantes para identificar os indivíduos com uma história médica, comportamento que apontam o risco de transmissão de doenças (Katz, 2009). Os profissionais de enfermagem devem estar preparados para informar os pacientes sobre as opções, benefícios e riscos da transfusão e tranquilizá-los de que todo esforço é empreendido para garantir uma transfusão segura. Todavia, os pacientes devem saber que não existe uma transfusão isenta completamente de riscos.

Uma forma alternativa para a prevenção da transmissão de doenças infecciosas durante a transfusão de sangue é o uso de sangue autólogo (p.ex., o sangue do próprio paciente). Isso pode ser feito de várias maneiras; no entanto, o método mais frequente é a coleta pré-operatória do paciente. Os padrões AABB estabelecem o processo para determinar a qualificação do paciente, a coleta, a testagem e a rotulagem da unidade de hemoderivado. Antes da transfusão, são feitas as tipagens ABO e Rh do paciente. As unidades autólogas têm de ser utilizadas antes das unidades do suprimento sanguíneo geral. Os processos e métodos de identificação e verificação da administração das unidades autólogas são os mesmos utilizados nas outras unidades de sangue (Murphy e colaboradores, 2007). Esse método ainda apresenta riscos porque o erro humano pode existir na coleta e no armazenamento do sangue.

A habilidade de transfundir hemoderivados requer que o enfermeiro conheça inteiramente as recomendações institucionais sobre os procedimentos para garantir a administração segura do produto e monitorar rigorosamente o paciente antes, durante e depois da transfusão.

AVALIAÇÃO

1. Verificar a prescrição médica e o pedido do hemoderivados que será enviado ao banco quanto a: data, horário, número de unidades e tempo de duração do tratamento. Avaliar também a necessidade de administração de medicações pré ou pós-transfusão. *Justificativa: A identificação correta do hemoderivado solicitado é a primeira etapa para garantir a administração segura.*

2. Obter o histórico de transfusão do paciente, incluindo alergias e reações prévias à transfusão. Verificar se a tipagem e o *crossmatch* foram realizados no intervalo de 72h após a transfusão e há consentimento do paciente ou família para a realização da transfusão. *Justificativa: Identificar a experiência prévia do paciente à transfusão de hemoderivados. Se o paciente sofreu uma reação no passado, prever uma reação similar e preparar para intervir com rapidez. Muitos serviços solicitam que os pacientes assinem um formulário de consentimento antes da terapia de hemocomponentes devido aos riscos inerentes.*

3. Verificar a perviedade do cateter e sinais ou sintomas de complicações relacionadas à terapia IV como, por exemplo, infiltração ou flebite. Nas situações de emergência que exigem transfusões rápidas, é preferível um cateter de calibre 16 ou 18G. No entanto, as transfusões por indicação terapêutica podem ser administradas com cateteres com calibres que variam de 20 a 24G. *Justificativa: Os cateteres utilizados na transfusão de sangue devem apresentar diâmetro interno suficiente para acomodar a taxa de fluxo prescrita, mas não ser grandes o bastante para danificar a veia. A principal preocupação é concluir a transfusão no período máximo de 4 horas. Se for utilizado um cateter de calibre menor, considerar a requisição de unidades de sangue divididas para garantir a administração em tempo hábil.*

4. Conhecer as indicações clínicas ou razões que requerem uma transfusão (p.ex., hematócrito baixo secundário ao sangramento pós-operatório). *Justificativa: Permitir que o profissional de enfermagem preveja a resposta do paciente à terapia.*

5. Verificar e registrar os sinais vitais basais antes da transfusão (pressão arterial, pulso, respiração, temperatura). Se o paciente

estiver febril (temperatura cima de 37,8 °C), notificar o médico antes de iniciar a transfusão. *Justificativa:* Proporcionar parâmetros de comparação para detectar alterações na condição do paciente durante a transfusão.
6. Avaliar o nível de conforto do paciente e a sua compreensão a respeito da indicação e procedimento. *Justificativa:* Esclarecer ao paciente sobre a necessidade e os benefícios da terapia pode ajudar no alívio da ansiedade.

PLANEJAMENTO

Os **Resultados Esperados** são focados na transfusão, livre de complicações e segura, incluindo a restauração da hemodinâmica normal e a melhoria na condição clínica.

1. A pressão arterial sistólica do paciente melhora, o débito urinário é de 0,5 a 1mL/kg/h e o débito cardíaco volta para o valor basal.
2. Os resultados dos exames laboratoriais do paciente refletem sua melhora (valores de hematócrito e hemoglobina; níveis de fator de coagulação na faixa terapêutica; melhora na coagulação).
3. As mucosas são rosadas e o enchimento capilar é rápido.
4. O paciente expressa sua compreensão sobre a terapia.

Delegação e Colaboração

Os profissionais de enfermagem de nível médio devem ser orientados sobre:

Comunicar ao enfermeiro sobre as queixas de falta de ar, urticária e/ou calafrios relatadas pelo paciente.

- Comunicar ao enfermeiro quando a bolsa de transfusão estiver no fim.
- Comunicar sinais ou sintomas de complicações no local de acesso IV, como inchaço, dor ou vermelhidão.

Equipamento

- Equipo de transfusão com filtro padrão. (NOTA: Dependendo do hemoderivado, podem ser necessários equipos e filtros especiais).
- Hemoderivado prescrito
- Bolsa IV de 250mL de solução salina (SF 0,9%)
- Luvas de procedimento
- Fita adesiva
- Solução antisséptica
- Algodão
- Equipamentos para aferir sinais vitais: termômetro, esfigmomanômetro, estetoscópio e oxímetro de pulso
- Autorização para transfusão assinada

Equipamento opcional

- Bomba de infusão (verificar se a bomba de infusão é apropriada para infusão de hemoderivados).
- Utilizar filtros para a depleção de leucócitos. (A instituição pode irradiar os hemoderivados no próprio banco de sangue).
- Aquecedor de sangue (utilizado principalmente quando é necessária transfusão de grande volume ou rápida) (Ackley e colaboradores, 2008).
- Bolsa pressurizada (utilizada para a infusão rápida na grande perda de sangue).

IMPLEMENTAÇÃO para TRANSFUSÃO DE HEMODERIVADOS

ETAPAS	JUSTIFICATIVA
1. **Veja Protocolo Padrão (ao final do livro).**	
2. Obter a bolsa de sangue do laboratório de acordo com as diretrizes institucionais. As transfusões de sangue devem ser iniciadas no prazo de 30 minutos após a liberação do laboratório ou banco de sangue (INS, 2006) (ilustração).	As instituições de saúde podem diferir quanto ao profissional que pode liberar as bolsas de sangue do banco de sangue.

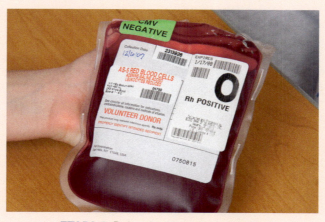

ETAPA 2 Bolsa de sangue com rótulo.

HABILIDADE 28.5 Transfusão de Hemoderivados

ETAPAS	JUSTIFICATIVA
3. Verificar a bolsa do hemoderivado quanto a: presença de vazamentos, bolhas, coágulos ou coloração violeta.	Determinar a integridade da bolsa. Presença de bolhas de ar, coágulos ou descoloração podem indicar contaminação bacteriana ou anticoagulação inadequada e são contraindicações para a transfusão.
4. Verificar se o hemoderivado recebido do banco de sangue corresponde àquele solicitado pelo médico.	Garantir que o paciente receba o hemoderivado correto (Davis e colaboradores, 2006; Dzik, 2007).
a. Identificar o paciente utilizando dois identificadores (p.ex., nome e data de nascimento ou nome e registro de internação, segundo a recomendação institucional). Comparar os identificadores com as informações da prescrição e do prontuário do paciente. Quando houver discrepância no processo de verificação, não administrar o hemoderivado. Notificar o banco de sangue e o médico.	Garantir que o paciente correto receba a transfusão. Cumprir as diretrizes da The Joint Comission e aumentar a segurança do paciente (TJC, 2010).
b. Verificar corretamente o hemoderivado e solicitar que a enfermeira da unidade de internação realize a identificação do paciente (ilustrações).	A adesão rigorosa aos procedimentos de verificação antes da administração dos hemoderivados diminui o risco de transfusão errada. A maioria das reações hemolíticas da transfusão é provocada por erros administrativos (Gray e colaboradores, 2007; Katz, 2009).

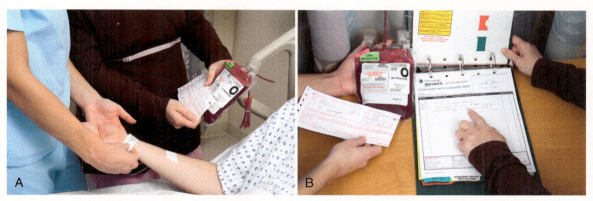

ETAPA 4b A, Conferir a identificação do paciente, comparar as informações existentes na bolsa com as do paciente (prontuário ou pulseira de identificação). **B,** Dois profissionais de saúde – médicos ou enfermeiros – devem verificar a identificação do paciente e o hemoderivado.

c. Conferir a compatibilidade entre o tipo sanguíneo e o Rh do paciente e o do doador.	Verificar a tipagem sanguínea e Rh do doador.
d. Verificar se os números na unidade de sangue e no formulário do banco de sangue conferem.	A verificação adicional evita a administração acidental do hemoderivado errado.
e. Conferir o prazo e horário de validade na unidade de sangue.	O sangue com prazo de validade vencido nunca deve ser utilizado. Os componentes celulares se deterioram e podem conter íons de citrato em excesso.
f. Registrar o processo de verificação conforme as recomendações institucionais.	Documentar o processo no prontuário do paciente.
5. Orientar o paciente a controlar a diurese, principalmente coloração.	Se ocorrer reação transfusional, a amostra da diurese recente é útil para avaliar a presença de eritrócitos decorrentes da reação hemolítica.
6. Repassar com o paciente a finalidade da transfusão. Pedir ao paciente para comunicar imediatamente quaisquer sinais ou sintomas (durante ou após a transfusão), incluindo calafrios, dor lombar, falta de ar, náusea, perspiração excessiva, erupção, coceira ou uma sensação vaga de inquietação (Scarlet, 2006).	Quando ocorre uma reação transfusional, a equipe de profissionais (médico e enfermeiro) deve implementar o tratamento imediatamente.

(Continua)

CAPÍTULO 28 Terapia Intravenosa

ETAPAS	JUSTIFICATIVA
7. Realizar a higiene das mãos. Inspecionar novamente o hemoderivado em busca de sinais de vazamento ou aspecto incomum. Mover delicadamente a bolsa de hemoderivados 2 ou 3 vezes.	Verificar a qualidade do hemoderivado. Se houver sinais de contaminação, devolver o hemoderivado para o banco de sangue. A inversão da bolsa distribui igualmente as células por toda a solução conservante.
8. Abrir o equipo com filtro. Deixar uma bolsa de solução salina (SF 0,9%) na extensão em Y. Pendurar a bolsa de hemoderivado no suporte e preparar o equipo, preenchendo-o completamente. Manter a pinça fechada do equipo do hemoderivado	Retirar as bolhas de ar do equipo. Se o filtro não estiver totalmente preenchido com solução salina, a transfusão poderá ser lenta devido à presença de resíduos no filtro parcialmente preparado. A solução salina umedece o filtro e dilui os eritrócitos para diminuir a viscosidade, caso necessário.
9. Remover o invólucro protetor da bolsa do hemoderivado. Adaptar na bolsa de sangue o equipo com extensão em Y que contém a solução salina (SF 0,9%) (ilustração). Fechar a pinça da solução salina e abrir a pinça do equipo do hemoderivado; preencher a extensão em Y com sangue, que escoará para a câmara de gotejamento.	Evitar que o hemoderivado entre na bolsa de solução salina.

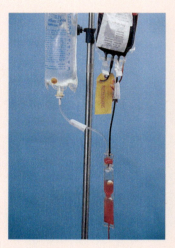

ETAPA 9 Bolsa de sangue conectada a extensão em Y.

10. Fechar o equipo do hemoderivado de infusão IV e lavá-lo com solução salina.	Garantir a técnica asséptica. Após o início da infusão do hemoderivado, não é permitido administrar nenhum outro medicamento ou solução na via de infusão paralela. A única solução permitida é o SF 0,9%.
11. Abrir a pinça e regular a infusão de sangue para permitir que apenas 2mL/min sejam infundidos nos primeiros 15 minutos. Permanecer ao lado do paciente nos primeiros 5 a 15 minutos da transfusão. Remover e descartar as luvas. Realizar higiene das mãos.	A maioria das reações transfusionais ocorre nos primeiros 5 a 15 minutos. Infundir inicialmente uma pequena quantidade de componente sanguíneo pode minimizar a gravidade da reação.
12. Verificar os sinais vitais (temperatura, pulso, respiração, pressão arterial) 5 minutos após o início da transfusão e, a partir daí, de acordo com as recomendações institucionais.	A alteração dos sinais vitais basais pode indicar reação transfusional.
13. Se não houver reação transfusional, regular a taxa de infusão de acordo com a prescrição médica. O concentrado de hemácias normalmente é infundido durante 2 horas e o sangue total durante 3 a 4 horas. O fator de gotejamento do equipo de sangue é de 10 gt/mL. No caso de outros hemoderivados, como a imunoglobulina IV ou reposição de fator, seguir as recomendações institucionais.	O controle da infusão podem evitar respostas reações adversas. A condição do paciente e os pedidos do médico são os determinantes da taxa de infusão do hemoderivado. O sangue deve ser transfundido dentro de 4 horas após o início. Caso a transfusão não seja concluída, após as 4h, o sangue deverá ser desprezado. Isso reduz o potencial de exposição do paciente à infecção bacteriana. Nos casos de pacientes com risco de sobrecarga hídrica, o banco de sangue pode fracionar as unidades.

HABILIDADE 28.5 Transfusão de Hemoderivados **689**

ETAPAS	JUSTIFICATIVA
14. Após a finalização da transfusão, fechar o clampe de controle, abrir ao solução salina e infundir essa solução até o equipo ficar completamente limpo. Reiniciar as soluções IV primárias conforme a prescrição só depois de avaliar a perviedade da veia e a ausência de sinais e sintomas de complicações relacionadas à terapia IV. Descartar a bolsa de sangue de acordo com as recomendações institucionais. 15. **Veja Protocolo de Conclusão (ao final do livro).**	A infusão de solução salina limpa o hemoderivado do cateter IV. Se transfundir mais de uma unidade de sangue ou hemoderivado, manter o acesso IV com solução salina no equipo até que a segunda unidade de hemoderivado seja iniciada. Devido ao risco de proliferação bacteriana, os equipos de sangue devem ser trocados após cada unidade ou no final de 4 horas, o que ocorrer primeiro (INS, 2006).

AVALIAÇÃO

1. Observar quaisquer alterações nos sinais vitais ou sinal de reação transfusional, como, por exemplo, calafrios, rubor, prurido, urticária, dispneia ou taquicardia durante a transfusão.
2. Monitorar a ingestão/eliminação e os resultados dos exames laboratoriais (hemoglobina, hematócrito, tempo de protrombina, tempo parcial de tromboplastina e plaquetas) após a transfusão. (No adulto hematologicamente estável, uma unidade de concentrado deve aumentar a hemoglobina em 1g/100mL e o hematócrito em 3%. Uma unidade de concentrado de plaquetas preparada a partir de uma única unidade de sangue total deve aumentar a contagem de plaquetas do paciente de 5.000 para 10.000/mL) (INS, 2006).
3. Monitorar o local de acesso IV quanto aos sinais e sintomas de complicações relacionadas à terapia IV a cada vez que os sinais vitais forem verificados.

Resultados Inesperados e Intervenções Relacionadas

1. O paciente exibe sinais e sintomas de reação transfusional.
   a. Parar a transfusão. Ficar ao lado do paciente e *comunicar* o médico.
   b. Uma nova solução salina deve ser conectada ao local de acesso IV para evitar que outra unidade de hemoderivado seja infundida a partir do equipo original. Manter o acesso IV com infusão lenta de 10 a 12 gt/min com solução salina para garantir a perviedade e manter o acesso IV para administrar medicamentos e/ou para retomar a transfusão.
   c. Monitorar os sinais vitais.
   d. Encaminhar a bolsa do hemoderivado de volta para o banco de sangue (de acordo com as recomendações institucionais).
2. Na vigência de infiltração, a taxa de infusão fica mais lenta.
   a. Verificar a perviedade do cateter IV e a abertura de todos os clampes de controle.
   b. Certificar-se de que a bolsa de sangue esteja elevada na altura correta e que o filtro seja apropriado e esteja preparado.
   c. Lavar o equipo com solução salina ou utilizar bolsa pressurizada ou bomba de infusão que permita a transfusão sanguínea.
3. O paciente apresenta dor, inchaço ou descoloração no local de acesso IV.
   a. Parar a transfusão, interromper a infusão IV e retirar o cateter.
   b. Inserir um novo cateter IV em outro local.
4. Ocorre sobrecarga hídrica e/ou o paciente exibe dificuldade para respirar ou apresenta crepitações na ausculta.
   a. Reduzir ou interromper a transfusão, elevar a cabeceira do leito do paciente e comunicar o médico.
   b. Administrar diuréticos, analgésicos e/ou oxigênio, conforme a prescrição.
   c. Realizar avaliações frequentes e monitorar atentamente os sinais vitais e a ingestão/eliminação.

Registro e Relato

- Registrar os medicamentos, sinais vitais e as condições do local de acesso IV antes da transfusão.
- Registrar o tipo/volume de hemoderivado, identificação da unidade/doador/receptor do sangue, compatibilidade e validade.
- Registrar o volume de solução salina e hemoderivados infundidos.
- Registrar os sinais vitais antes, durante e após transfusão.
- Comunicar imediatamente os sinais e sintomas de reação transfusional.

Amostra de Documentação

13h30 Puncionado acesso venoso com cateter 20G na veia mesocefálica esquerda, na primeira tentativa. O paciente refere que "Só dói um pouco". Iniciado infusão de solução salina (SF 0,9%) a 25mL/h. Instalado concentrado de hemácias a 40mL/h; sinais vitais: T =36,8 °C, FC = 80, FR = 20, PA = 140/78. Paciente apresentou diurese 320mL de coloração âmbar. Paciente orientado quanto à necessidade da transfusão e também sobre o relato de qualquer sinal ou sintoma como, por exemplo, dispneia, dor lombar, cefaleia ou calafrios.

Considerações Especiais
Pediatria

- Os hemoderivados podem ser administrados através de acesso IV periférico de calibres 27G, 26G ou 24G nos neonatos; nas crianças podem ser usados cateteres de calibres 24G ou 22G.
- As unidades de sangue usadas em pediatria são preparadas em unidades especiais (*Pedipacks*) e normalmente apresentam a metade do volume de uma unidade adulta convencional.
- Iniciar a transfusão lentamente (5mL/min, nos primeiros 15 minutos). Permanecer ao lado do paciente durante o início da infusão e monitorar os sinais vitais e a infusão (Hockenberry e Wilson, 2007).

Geriatria
- Idosos podem apresentar os sistemas cardíaco, renal e respiratório comprometidos devido ao declínio orgânico próprio do envelhecimento. Pode ser necessário ajustar a taxa de infusão caso o paciente não consiga tolerar a taxa prescrita. No paciente que apresenta risco de sobrecarga circulatória, a taxa de infusão deve ser de 1mL/kg/h.
- É importante monitorar o local de acesso IV durante a transfusão nos idosos, dado que esses indivíduos podem ser menos sensíveis aos sintomas de infiltração e aos sintomas relativos à reação transfusional.

Assistência Domiciliar (*Home Care*)
- Os pacientes que apresentaram reações prévias à transfusão, angina aguda ou ICC não são considerados bons candidatos para a transfusão domiciliar.
- A equipe de enfermagem deve estar presente durante todo o processo de transfusão e nos 30 a 60 minutos após o término da transfusão.
- O sangue total deve ser administrado em casa.
- Os hemoderivados devem ser transportados em recipientes apropriados, especialmente no que tange ao resfriamento. Verificar e registrar a temperatura no momento da entrega.
- As instruções pós-transfusão devem ser feitas por escrito e o paciente/cuidador/familiar deve receber os nomes/telefones dos profissionais disponíveis, no caso de haver alguma complicação tardia (p.ex., febre inexplicável, mal-estar, icterícia). Podem ocorrer complicações dias ou semanas após a transfusão.
- O recipiente, as bolsas vazias e o equipo devem ser devolvidos à agência de assistência domiciliar, após a conclusão da transfusão.

PERGUNTAS DE REVISÃO

Estudo de Caso para as Perguntas 1 a 3
A Sra. Jones, uma mulher de 62 anos de idade, encontra-se no 3º dia de pós-operatório após colocação de prótese de joelho esquerdo. Ela possui um cateter periférico IV 20G na veia mesocefálica esquerda, pela qual recebe solução glicosada 5% (SG 5%) a 83mL/h por bomba de infusão. A paciente relata ao enfermeiro que sente náusea e não consegue comer. O exame revela que Sra. Jones encontra-se levemente desidratada, mas a PA está estável. A enfermeira, após telefonar para o seu cirurgião, recebe orientações de que a Sra. Jones deve continuar com os líquidos IV por mais 2 dias. O local de acesso IV da paciente não apresenta sinais/sintomas de complicações relacionadas à terapia IV.

1. A Sra. Jones está prestes a receber a próxima bolsa de líquidos IV. Coloque em ordem as etapas para a troca da bolsa IV.
   a. Remover o invólucro protetor da bolsa de solução IV antiga.
   b. Etiquetar a nova bolsa IV com data, hora e tempo de infusão.
   c. Fechar o clampe de controle do equipo.
   d. Verificar a presença de ar no equipo.
   e. Controlar a taxa de infusão.
   f. Inserir o equipo na nova bolsa IV.
   g. Remover a nova bolsa IV do refrigerador pelo menos 1 hora antes de instalar no paciente.
2. Trinta minutos após instalar a nova bolsa de solução IV de 1.000 mL, a Sra. Jones toca a campainha. Ao entrar no quarto, o enfermeiro observa que a solução IV foi quase que totalmente infundida, restando na bolsa apenas um quarto, e a paciente está dispneica e se queixa de falta de ar. Na avaliação, o enfermeiro verifica a existência de crepitações bilaterais pulmonares, taquicardia e aumento do débito urinário. Diante de tal quadro clínico, o enfermeiro poderia suspeitar de qual ocorrência?
   1. Déficit de volume hídrico
   2. Sobrecarga de volume hídrico
   3. Obstrução do cateter IV
   4. Embolia gasosa
3. Quais intervenções e enfermagem seriam pertinentes para a condição atual da Sra. Jones? Selecionar as alternativas que possam ser apropriadas.
   1. Reduzir a taxa de infusão.
   2. Verificar a existência de dobras no equipo IV.
   3. Elevar a cabeceira do leito e colocar a paciente na posição de Fowler.
   4. Remover o dispositivo IV.
4. Quais são os sinais e ou sintomas indicativos de flebite?
   1. Sensibilidade, edema depressivo, dispneia, tosse
   2. Dor torácica, cianose, hipotensão, pulso fraco
   3. Cefaleia, náusea, diarreia, calafrios
   4. Dor, eritema, endurecimento, inchaço
5. Um paciente submetido à cirurgia de prótese total de quadril está recebendo uma transfusão de concentrado de hemácias. O enfermeiro verifica os sinais vitais 30 minutos após o início da transfusão e observa os seguintes dados: temperatura de 38,1 °C, FC = 100bpm e FR = 20 rpm. Qual é a primeira prioridade do enfermeiro?
   1. Comunicar o médico.
   2. Parar a transfusão e manter o acesso venoso IV com infusão de solução salina (SF 0,9%).
   3. Comunicar o banco de sangue imediatamente.
   4. Esperar 30 minutos e repetir os sinais vitais.
   5. Administrar acetaminofeno 650mg por via oral.
6. Na seleção de um cateter IV, quais são os aspectos importantes que devem ser observados:
   1. Selecionar o cateter mais longo e de maior calibre.
   2. Selecionar o cateter mais longo e de menor calibre.
   3. Selecionar o cateter mais curto e de maior calibre.
   4. Selecionar o cateter mais curto e de menor calibre.
7. Qual é a localização anatômica correta do PICC?
   1. Veia cava inferior
   2. Mesoaxilar
   3. Fossa antecubital
   4. Veia cava superior
8. Um paciente, após realização de procedimento cirúrgico, apresenta uma prescrição de solução glicosada a 5% (SG 5%) 1.000mL a 100mL/h. O fator de gotejamento no equipo do paciente é de 10 gt/mL. De acordo com este equipo, qual seria a taxa de infusão correta?
   1. 34 gt/min
   2. 10 gt/min
   3. 60 gt/min
   4. 17 gt/min
9. A nutrição parenteral parcial pode ser administrada somente através de um cateter venoso central?
   1. Verdadeiro
   2. Falso

REFERÊNCIAS

Ackley BJ and others: *Evidence-based nursing care guidelines: medical-surgical interventions*, St Louis, 2008, Mosby.

Ahlqvist M and others: Handling of peripheral intravenous cannula: effects of evidence-based clinical guidelines, *J Clin Nurs* 15(11):1354, 2006.

Alexander M and others: *Infusion nursing: an evidence based approach*, ed 3, St Louis, 2010, Elsevier.

American Association of Blood Banks (AABB): *Technical manual*, ed 15, Bethesda, Md, 2005, The Association.

American Society for Parenteral, Enteral Nutrition (ASPEN): Guidelines for the use of parenteral and enteral nutrition in the adult and pediatric patient, *JPEN J Parenteral Enteral Nutr* 26(suppl 1):1SA, 2002.

Centers for Disease Control and Prevention: Guidelines for the prevention of intravascular catheter-related infections, *MMWR* 52:(RR–10), 2002.

Cohen M: Only as smart as the user, *Nursing* 37(7):12, 2007.

Davis K and others: Transfusing safely: a 2006 guide for nurses, *Aust Nurs J* 13(6):38, 2006.

Depledge J and others: Developing a strategic approach for IV therapy in the community, *Br J Community Nurs* 11(11):462, 2006.

Dzik WH: New technology for transfusion safety, *Br J Haematol* 136(2):181, 2007.

Earhart A and others: Assessing pediatric patients for vascular access and sedation, *J Infus Nurs* 30(4):226, 2007.

Eggimann P: Prevention of intravascular catheter infection, *Curr Opin Infect Dis* 20(4):360, 2007.

Eisen LA and others: Mechanical complications of central venous access catheters, *J Intensive Care Med* 21(1):40, 2006.

Gabriel J: Infusion therapy part two: prevention and management of complications, *Nurs Stand* 22(32):41, 2008.

Gray A and others: Safe transfusion of blood and blood components, *Nurs Stand* 21(51):40, 2007.

Hadaway LC: Heparin locking for central venous catheters, *J Assoc Vasc Access* 11(4):224, 2006a.

Hadaway LC: Practical considerations in administering intravenous medications, *J Neurosci Nurs* 38(2):119, 2006b.

Hamilton H: Complications associated with venous access devices: Part 1, *Nurs Stand* 20(26):43, 2006.

Hockenberry MJ, Wilson D: *Wong's nursing care of infants and children*, ed 8, St Louis, 2007, Mosby.

Infusion Nurses Society (INS): 2006 Infusion nursing standards of practice, *J Infus Nurs* 29(suppl 1):S1, 2006.

Katz E: Blood transfusion, *AACN Adv Crit Care* 20(2):155, 2009.

Knippen MA: Transfusion-related acute lung injury intervention can save lives, *Am J Nurs* 106(6):61, 2006.

Miller PA: Central venous access devices, *Radiol Technol* 77(4):297, 2006.

Murphy MF and others: Prevention of bedside errors in transfusion medicine (PROBE-TM) study: a cluster randomized, matched-paired clinical areas trial of a simple intervention to reduce errors in the pretransfusion bedside check, *Transfusion* 47(5):763, 2007.

Occupational Safety and Health Administration: Occupational exposure to blood borne pathogens, needlestick, and other sharps injuries: final rule, CFR 29, part 1910 (Fed Regist 665317, Jan 18, 2001), updated April 2006, http://www.osha.gov/SLTC/bloodbornepathogens/index.html acessado em 27 de setembro 2010.

Richardson D: Vascular access nursing-standards of care and strategies in the prevention of infection: a primer on central venous catheters, *J Assoc Vasc Access* 12(19):21, 2007.

Scarlet C: Anaphylaxis, *J Infus Nurs* 29(1):39, 2006.

Smith B: New standards for improving peripheral IV catheter securement, *Nursing* 37(3):72, 2007.

The Joint Commission:: Maximizing the benefits of smart pump technology: addressing potential error proactively, *Joint Commission Perspect Patient Safety* 7(6):7, 2007.

The Joint Commission:: *2010 National Patient Safety Goals*, Oakbrook Terrace, Ill, 2010, The Commission, http://www.jointcommission.org/PatientSafety/NationalPatientSafetyGoals/, acessado em 29 de setembro 2010.

CAPÍTULO 29

Cuidado Pré e Pós-operatório

Habilidade 29.1 Avaliação Pré-operatória, 693
Habilidade 29.2 Instrução Pré-operatória, 696
Habilidade 29.3 Preparação Física para a Cirurgia, 701
Habilidade 29.4 Gerenciando o Paciente que Recebe Sedação Moderada, 704
Habilidade 29.5 Provendo a Recuperação Imediata da Anestesia na Unidade de Cuidados Pós-anestésicos (UCPA), 707
Habilidade 29.6 Cuidando da Fase de Recuperação Pós-operatória Inicial e Convalescente, 713

A cirurgia é psicológica e fisiologicamente estressante para o paciente. O paciente tem pouco controle sobre a situação ou sobre o resultado, incorrendo em sensações de ansiedade, medo e impotência. O cuidado pré-operatório diminui o estresse e coloca o paciente na melhor condição possível para se submeter à cirurgia. O enfermeiro avalia completamente a condição do paciente, instrui o paciente e a família em relação ao que esperar e prepara o paciente física e psicologicamente para a cirurgia.

O cuidado aos pacientes no pós-operatório é dividido em três fases: recuperação imediata da anestesia (recuperação anestésica), recuperação pós-operatória inicial e fase de convalescença. A fase de pós-anestesia imediata se estende do momento em que o paciente sai da sala de operação (SO) até o momento da transferência da unidade de cuidados pós-anestésicos (UCPA) para a unidade de internação. Essa fase exige avaliações frequentes das complicações e seu tempo de duração é de duas horas ou mais. Os pacientes submetidos à cirurgia em centros cirúrgicos ambulatoriais têm as mesmas necessidades de recuperação dos pacientes operados em um hospital. A fase de recuperação pós-operatória inicial inclui alguns dias após a cirurgia seguidos por uma fase convalescente de recuperação de vários dias ou semanas em casa para a continuidade do processo de cicatrização. Os pacientes com afecções crônicas, como, por exemplo, doença respiratória crônica ou diabetes melito, requerem uma fase convalescente mais longa.

CUIDADO CENTRADO NO PACIENTE

Muitas vezes, o paciente não está certo do que pode esperar no pós-operatório e se preocupa com a intensidade da dor, a possível desfiguração e o tempo de recuperação após a cirurgia. Muitos pacientes voltam para casa no mesmo dia, e os membros da família podem ter dúvidas quanto ao seu papel no cuidado e na recuperação do paciente. Antes de o paciente se submeter à cirurgia e durante a sua estadia na recuperação, deve-se ensinar o paciente e a família o que podem esperar e o que podem fazer para ajudar no processo de recuperação. Além disso, deve-se instruir os pacientes e suas famílias, conforme o necessário, a respeito da prevenção de infecções no local cirúrgico (ISC) (The Joint Commission, 2010).

As tecnologias mais novas, como o laser e a laparoscopia, são menos invasivas e diminuem a necessidade de internação. Cirurgias ambulatoriais e internações mais curtas diminuem os custos e o risco de desenvolvimento de uma infecção relacionada à assistência à saúde (IRAS).

Os pacientes têm de ser inquiridos a respeito de hábitos culturais e crenças religiosas que possam interferir na sua aceitação ou de sua família em relação à instrução e aos procedimentos necessários. Também é preciso transmitir a todos os membros da equipe de cuidados de saúde as informações pertinentes a esses hábitos e crenças para que o paciente receba um atendimento integral e holístico. Antes e depois da cirurgia, é útil avaliar a preferência do paciente pelas medicações para dor. Certos grupos, como os budistas e os hindus, preferem suportar a dor sem medicação (Andrews e colaboradores, 2007).

SEGURANÇA

A preparação física do paciente para se submeter à cirurgia e à anestesia envolve habilidades importantes, que incluem a avaliação pré-operatória completa. Independentemente do contexto, a avaliação pré-operatória é a base de um plano de cuidados para o paciente durante e após a cirurgia. Medidas de segurança — como a verificação do paciente correto, o procedimento e o local cirúrgico corretos, o termo de consentimento assinado, a documentação relevante (p.ex., histórico e avaliação física e anestésica de enfermagem) e a garantia da disponibilidade de hemoderivados, implantes, dispositivos e/ou equipamentos especiais para o procedimento — são etapas fundamentais na preparação. O momento e a duração da administração de antibióticos e a preparação adequada do local cirúrgico são indispensáveis na prevenção das ISCs. Outros procedimentos de preparação física se concentram em minimizar os riscos envolvidos com a cirurgia e a anestesia, otimizando simultaneamente a condição do paciente. O local cirúrgico deve ser marcado antes da cirurgia para possibilitar que a equipe identifique claramente o local do procedimento, e o *time-out** deve ser realizado imediatamente antes do início do

---

*__Nota da Tradução:__ O *time-out* é parte de um protocolo internacional de medidas pré-cirúrgicas para garantir a segurança do paciente e da equipe médica, como conferir nome e data de nascimento do paciente e marcar o lado do órgão que deverá ser operado. *Time-out* é uma parada, um tempo de espera em que o processo cirúrgico é confirmado.

procedimento (The Joint Commission, 2010). O controle glicêmico e a restauração da normotermia no período de recuperação anestésica também são objetivos de cuidado importantes em populações cirúrgicas específicas que ajudam a reduzir o risco de ISCs (MedQIC, 2009).

A avaliação do paciente na fase de recuperação anestésica enfatiza os ABCs: *A*, via aérea; *B*, respiração; e *C*, circulação. Os pacientes no pós-operatório imediato ainda estão sob efeito da sedação e podem facilmente se tornar hipóxicos. Os enfermeiros monitoram rotineiramente os níveis de saturação do oxigênio e fornecem oxigênio suplementar pelo tempo que for necessário. Avaliam o tamanho, a localização e a profundidade da ferida, pois esses fatores influenciam o tipo e o volume de drenagem. É importante saber que tipo de drenagem se pode esperar do curativo, dos tubos e dos cateteres. Medidas profiláticas de tromboembolismo venoso (TEV) devem ser implementadas. Os pacientes acima do peso ou obesos correm um risco maior de sofrer complicações pós-operatórias, tais como a apneia obstrutiva do sono. Os pacientes com apneia obstrutiva do sono apresentam uma incidência maior de problemas de gerenciamento da via respiratória na UCPA e complicações pulmonares pós-operatórias. As estadias mais longas e a internação pós-operatória imprevista na unidade de cuidados intensivos são comuns.

TENDÊNCIAS NA PRÁTICA BASEADA EM EVIDÊNCIA

Hedrick TL and others: Prevention of surgical infections, *Expert Rev Anti Infect Ther* 4(2):223, 2006.

Institute for Healthcare Improvement (IHI): *5 million lives campaign; getting started kit: prevent surgical site infections how-to-guide,* 2007.

MedQIC: *Surgical Care Improvement Project (SCIP), SCIP Project Information,* http://qualitynet.org/dcs/Content Server?c = MQParents&pagename = Medqic%2F Content%2FParentShellTemplate&cid = 1122904930422& parentName = Topic, acessado em 1 de setembro de 2009.

O Surgical Care Improvement Project (SCIP), uma parceria de organizações de qualidade nacional interessada em aprimorar o cuidado cirúrgico reduzindo significativamente as complicações cirúrgicas, desenvolveu uma lista de intervenções baseadas em evidência que se mostrou eficaz na redução de certas complicações cirúrgicas, tais como a infecção, os coágulos sanguíneos e a pneumonia. A The Joint Commission (TJC), o Centers for Medicare and Medicaid Services (CMS), o Centers for Disease Controle and Prevention (CDC), a Association of perioperative Registered Nurses (AORN) e outras instituições endossaram essas iniciativas baseadas em evidência que focam a prevenção de eventos cardíacos adversos, ISCs, pneumonia pós-operatória e trombose venosa.

A literatura do SCIP indica que os eventos cardíacos adversos são complicações que ocorrem em 2% a 5% dos pacientes submetidos à cirurgia não cardíaca e em aproximadamente 34% dos pacientes submetidos à cirurgia cardíaca. Estudos recentes sugeriram que os betabloqueadores, quando administrados adequadamente, reduzem a isquemia perioperatória, em especial, nos pacientes considerados em risco. Em consequência dessas informações, as diretrizes do SCIP afirmam que os pacientes cirúrgicos que utilizam betabloqueadores antes da internação deveriam receber betabloqueadores durante o período perioperatório (MedQIC, 2009).

As ISCs pós-operatórias são as IRAs mais comuns nos pacientes cirúrgicos (Hedrick e colaboradores, 2006). Elas contribuem para o aumento dos custos médicos, da morbidade e da mortalidade. O Institute for Healthcare Improvement (IHI) estima que 40% a 60% das ISCs são evitáveis (IHI, 2007). As diretrizes do SCIP para reduzir as ISCs incluem:

- Não retirar os pelos, a menos que interfiram na operação e, se for o caso de cortá-los, utilizar tricotomizadores elétricos.
- Administrar antibióticos profiláticos dentro de 1 hora antes da incisão cirúrgica (2 horas quando administrar vancomicina e fluoroquinolonas), com a dose calculada para cirurgias mais longas, sendo interrompidos 24 horas após a cirurgia (48 horas nos pacientes cardíacos).
- Manter o controle da glicose nos pacientes cardíacos importantes. (O IHI define o controle da glicose como os níveis séricos de glicose abaixo de 200mg/dL, coletados uma vez em cada um dos primeiros 2 dias de pós-operatório).

Sem profilaxia, ocorre a trombose venosa profunda (TVP) em 25%, e a embolia pulmonar (EP) ocorre em 7% de todos os grandes procedimentos cirúrgicos. Apesar da eficácia e da segurança bem estabelecidas das medidas preventivas, estudos mostram que a profilaxia, muitas vezes, é subutilizada ou utilizada de modo inadequado (MedQIC, 2009).

HABILIDADE 29.1 AVALIAÇÃO PRÉ-OPERATÓRIA

Para identificar os riscos e planejar o cuidado durante e após a cirurgia, realizar uma avaliação pré-operatória completa da condição fisiológica e psicológica do paciente. Muitos serviços de saúde possuem um departamento dedicado à triagem e aos exames pré-operatórios completos. Os exames laboratoriais, eletrocardiogramas (ECGs), radiografias torácicas e outros exames costumam ser realizados nesses serviços uma ou duas semanas antes do procedimento cirúrgico agendado. A equipe perioperatória executa uma avaliação completa e analisa os resultados dos exames a fim de identificar potenciais anormalidades que possam necessitar de maior avaliação e tratamento antes da cirurgia. O enfermeiro avalia os pacientes novamente 1 a 2 horas antes do horário marcado para a cirurgia, a fim de garantir que não haja alterações na sua condição médica. O planejamento antecipado proporciona tempo para que os enfermeiros acompanhem quaisquer resultados imprevistos. Antes de começar essa avaliação, deve-se estabelecer uma relação de confiança com o paciente. Não é incomum que o paciente lembre e comunique, nesse momento, fatos que não foram previamente mencionados para o médico. Proporcionar privacidade ao paciente e um lugar sem interrupções para estimular a comunicação franca. Uma lista de verificação pré-procedimento é iniciada, a começar pela decisão em realizar o procedimento, mantida com a continuidade da coleta de dados e da avaliação, e verificada imediatamente antes de levar o paciente para a sala de procedimento (TJC, 2010).

PLANEJAMENTO

Os **Resultados Esperados** focam-se na obtenção de informações precisas e na identificação dos fatores de risco associados com a cirurgia pretendida.
- O paciente fornece as informações necessárias para estabelecer um plano de cuidado.
- O paciente permanece alerta e adequadamente responsivo às perguntas de avaliação do profissional de enfermagem.

Delegação e Colaboração

As habilidades da avaliação pré-operatória não podem ser delegadas aos auxiliares de enfermagem. No entanto, no caso dos pacientes estáveis, instruir os auxiliares de enfermagem a:
- Obter os sinais vitais e medir peso e altura.
- Comunicar ao enfermeiro quaisquer anormalidades constatadas na avaliação.

Equipamentos
- Estetoscópio
- Manguito de pressão arterial
- Oxímetro de pulso
- Termômetro
- Relógio de pulso ou relógio normal com ponteiro de segundos
- Balança
- Lista de verificação pré-procedimento
- Formulário de avaliação pré-operatória

IMPLEMENTAÇÃO para AVALIAÇÃO PRÉ-OPERATÓRIA

ETAPAS	JUSTIFICATIVA
1. **Veja Protocolo Padrão (ao final do livro).**	
2. Identificar o paciente utilizando dois identificadores (p.ex., nome e data de nascimento ou nome e número do registro, segundo a política da instituição).	Assegura o paciente correto. Cumpre os padrões da The Joint Commission e aumenta a segurança do paciente (TJC, 2010).
3. Determinar se o paciente possui algum comprometimento da comunicação (p.ex., cegueira, perda auditiva), se é capaz de ler e entender português e se é mentalmente capaz. Por exemplo, fornecer ao paciente um folheto informativo e pedir para que ele explicar uma parte do conteúdo.	O paciente pode não compreender totalmente um diagnóstico, o tratamento proposto ou considerar de modo eficaz as alternativas apresentadas sem uma comunicação eficaz (Sandberg e colaboradores, 2008).
4. Avaliar a compreensão do paciente em relação à cirurgia pretendida e à anestesia. Pedir ao paciente para fazer uma descrição em vez de responder a uma simples pergunta com sim ou não (p.ex., "Você compreende a sua cirurgia?"). Fazer o paciente descrever com suas próprias palavras. Perguntar a respeito das expectativas do paciente e dos membros da família. Incluir perguntas a respeito dos medos, hábitos culturais e crenças religiosas, se for o caso.	Os pacientes podem ter ideias erradas e conhecimento incompleto (Sandberg e colaboradores, 2008). Perguntar sobre os medos, hábitos culturais e crenças religiosas permite prever as prioridades do paciente/família e adaptar o plano para que o enfermeiro possa fornecer as instruções e o apoio adequados.
5. Perguntar se o paciente tem uma diretriz anterior (Cap. 31).	Os documentos diretivos prévios protegem os direitos do paciente ao comunicar suas preferências de tratamento, caso ele mesmo não seja capaz de informá-las.
6. Coletar a história de enfermagem e identificar os fatores de risco.	Possibilita a antecipação das possíveis complicações e o planejamento de intervenções para reduzir os riscos. As alergias, particularmente ao látex, podem ser fatais.
a. Condição que levou à cirurgia.	Possibilita que o enfermeiro antecipe as necessidades pós-operatórias e as complicações.
b. Doenças crônicas e riscos associados (p.ex., hipertensão: sangramento e acidente vascular encefálico (AVE)); apneia obstrutiva do sono: depressão e parada respiratória no pós-operatório; asma: comprometimento da ventilação; hérnia de hiato: aspiração; diabetes melito: má cicatrização da ferida; *Staphylococcus aureus* resistente à meticilina [MRSA]: comprometimento da cicatrização da ferida e sepse).	Algumas condições crônicas aumentam o risco de complicações da cirurgia e da anestesia.
c. Último período menstrual (nas pacientes em idade fértil).	Os agentes anestésicos e outras medicações podem prejudicar o feto.

ETAPAS	JUSTIFICATIVA
d. Internações prévias.	Determina se o paciente está familiarizado com os procedimentos hospitalares.
e. História de medicação, incluindo os medicamentos de venda controlada, de venda livre (OTC) e os fitoterápicos, além da data/hora das últimas doses.	O paciente pode não informar as medicações OTC e os fitoterápicos, a menos que seja perguntado especificamente sobre eles. Todos podem interagir com os agentes anestésicos ou com outras medicações administradas durante a cirurgia. O paciente pode ser instruído a tomar rotineiramente medicações para pressão arterial, cardíacas ou anticonvulsivantes. Alterações nas dosagens dos medicamentos para diabetes orais ou da insulina podem ser solicitadas.
f. Experiência prévia com cirurgia e anestesia (fazer com que o paciente esclareça se ocorreram quaisquer resultados indesejáveis).	A informação ajuda na prevenção dos problemas recorrentes com a cirurgia planejada.
g. História familiar de complicações decorrentes de cirurgia ou anestesia.	Uma história familiar de reações aos agentes anestésicos pode indicar uma condição familiar, como, por exemplo, a hipertermia maligna, que é uma condição fatal.
h. Alergias a medicações, alimentos ou fita adesiva, incluindo perguntas específicas sobre látex de borracha natural. Perguntar aos pacientes se tiveram qualquer problema com medicação ou produto aplicado na sua pele.	As reações ao látex podem ser fatais, e a prevenção nos pacientes sensíveis requer precauções específicas. Muitas vezes, os pacientes com alergias ao látex são agendados como o primeiro caso do dia. Além disso, muitos pacientes não compreendem que a borracha e o látex são a mesma coisa. A utilização de ambas as palavras ajuda a obter informações precisas.
i. Comprometimento físico.	Os comprometimentos físicos podem causar limitações na mobilidade e levar a problemas com o posicionamento durante a cirurgia. Comunicar essas informações ao enfermeiro da SO, pois esses pacientes podem precisar de posicionamento ou considerações especiais.
j. Próteses e implantes (p.ex., bomba implantável de infusão de medicamentos, próteses dentárias, aparelho auditivo, marca-passo, desfibrilador interno, prótese de quadril).	Esses dispositivos podem ficar danificados ou funcionarem mal devido ao equipamento elétrico utilizado durante a cirurgia. Comunicar essa informação ao enfermeiro da SO.
k. Tabagismo, álcool e uso de drogas.	Aumentam o risco de complicações intraoperatórias e pós-operatórias.
l. Ocupação.	Antecipa como as restrições pós-operatórias afetam o retorno do paciente ao trabalho.
7. Obter o peso, altura e os sinais vitais do paciente (Caps. 6 e 7).	A altura e o peso são utilizados para calcular as dosagens de medicamentos. Os sinais vitais fornecem um parâmetro de base para a comparação pós-operatória.
8. Avaliar o padrão respiratório do paciente, incluindo características e a frequência das respirações, a saturação de oxigênio, a capacidade para respirar na horizontal, o uso de oxigênio ou de pressão positiva contínua nas vias aéreas (CPAP) no domicílio e relatório da radiografia torácica.	A má condição respiratória pode afetar a resposta do paciente à anestesia geral. O uso da CPAP pode indicar que o paciente tem apneia obstrutiva do sono, uma condição que apresenta riscos após a cirurgia.
9. Avaliar o estado circulatório do paciente, incluindo o pulso apical, relatório do ECG e pulsos periféricos (Cap. 7, Habilidade 7.4).	A circulação pode ser um fator a ser considerado no posicionamento do paciente na mesa de cirurgia.
10. Determinar o estado neurológico do paciente, incluindo o nível de consciência (NC) (Cap. 7, Habilidade 7.7).	O estado neurológico do paciente afeta o nível de atenção às instruções. Oferece um parâmetro de base importante para a avaliação pós-operatória.
11. Avaliar o sistema musculoesquelético do paciente, incluindo a amplitude de movimento das articulações (Cap. 7, Habilidade 7.7).	Se o intervalo de movimento for limitado, é necessário um cuidado extra para evitar lesões relacionadas ao posicionamento na cirurgia.
12. Examinar a pele do paciente; identificar quaisquer rupturas na pele e determinar o nível de hidratação (Cap. 7, Habilidade 7.1). Prestar atenção especial à área do corpo em que o paciente será posicionado.	Se a pele for fina, estiver rompida ou machucada, é necessário um acolchoamento extra na cirurgia. A hidratação pode afetar a integridade da pele.
13. Avaliar o estado emocional do paciente, incluindo o nível de ansiedade, capacidade de enfrentamento e apoio familiar.	Se o paciente tiver um alto nível de ansiedade ou de medo, pode ser útil consultar um assistente social ou um representante pastoral.

(Continua)

ETAPAS	JUSTIFICATIVA
14. Analisar os resultados dos exames laboratoriais, incluindo o hemograma completo, eletrólitos, urinálise e outros exames de diagnóstico.	Os exames laboratoriais fornecem uma avaliação dos principais sistemas do corpo.
15. Identificar o horário da última ingestão de alimentos ou líquido do paciente.	Com o paciente sob anestesia geral, o esfíncter esofágico relaxa e o conteúdo do estômago pode ser aspirado.
16. **Veja Protocolo de Conclusão (ao final do livro).**	

AVALIAÇÃO

1. Determinar se as informações do paciente estão completas para que o plano de cuidado possa ser estabelecido. Validar as informações duvidosas com a família.
2. Avaliar a capacidade do paciente para cooperar (p.ex., fazer contato visual, responder adequadamente).

Resultados Inesperados e Intervenções Relacionadas

1. O paciente não compreende o português.
   a. Conseguir um intérprete com formação na área da saúde.
2. O paciente é mentalmente incapaz.
   a. Determinar quem está legalmente autorizado a consentir com a cirurgia (política da instituição).
   b. Determinar quem pode fornecer uma história de saúde.
3. O paciente não compreende qual cirurgia vai ser realizada.
   a. Comunicar ao cirurgião.
4. O paciente relata uma condição que é um fator de risco para a cirurgia ou para o pós-operatório, como, por exemplo, hérnia de hiato, gravidez, história familiar de complicações com anestesia, resfriado ou infecção do trato respiratório superior, dor torácica recente ou apneia do sono.
   a. Notificar o cirurgião e o anestesista.
5. O paciente tem tomado anticoagulantes.
   a. Notificar o cirurgião.
6. O paciente relata uma alergia ao látex.
   a. Retirar da SO do paciente todos os suprimentos que contenham látex.
   b. Colocar um sinal de alerta ao látex na porta da SO ou na maca.
   c. Notificar o cirurgião, anestesista ou o enfermeiro da SO.
7. Os exames laboratoriais pertinentes não foram solicitados ou realizados.
   a. Notificar o cirurgião e o anestesista e providenciar para que os exames sejam feitos.
8. O relatório da radiografia torácica, ECG ou os exames laboratoriais exibem achados anormais.
   a. Notificar o cirurgião e o anestesista.
9. O paciente possui uma bolha, abrasão ou furúnculo perto do local de incisão.
   a. Notificar o cirurgião.

Registro e Relato

- Documentar os achados na parte relativa ao pré-operatório das observações detalhadas do enfermeiro ou em outro formulário designado pela instituição.
- Comunicar os resultados laboratoriais anormais ou outras preocupações ao cirurgião ou anestesista.

Amostra de Documentação

8h30   História de enfermagem concluída. O paciente afirma que após a cirurgia de joelho no ano passado ela "vomitou durante 6 horas". O anestesista foi notificado sobre a história de vômito após a cirurgia.

Considerações Especiais

Pediatria

- Considerar o nível de desenvolvimento de uma criança quando realizar a preparação pré-operatória, por exemplo, utilizar filmes, livros, passeios, brinquedos e jogos para demonstrar os procedimentos pré-operatórios (Hockenberry e Wilson, 2009).
- Permitir que os pais estejam presentes durante a indução anestésica, caso a política da instituição permita. Se não permitir, deixá-los esperar com a criança até a sedação começar a surtir efeito. A criança não se lembrará dos pais indo embora. Reunir os pais e a criança após a cirurgia, logo que a criança esteja despertando na recuperação.

Geriatria

- As mudanças relacionadas à idade podem resultar na diminuição da memória de curto prazo. Pode ser necessário mais avaliação e instrução nessa área.
- Um idoso pode ter alguma limitação na amplitude de movimento. Se essa limitação for significante, notificar o enfermeiro da SO para que a posição cirúrgica possa ser modificada.

HABILIDADE 29.2   INSTRUÇÃO PRÉ-OPERATÓRIA

Com a redução na duração das internações e o crescimento dos procedimentos cirúrgicos ambulatoriais, há uma demanda maior pela preparação e apoio ao paciente. A educação do paciente tem de ir além de simplesmente fornecer informações, pois os pacientes e as famílias devem assumir mais responsabilidades pré-operatórias e pós-operatórias (Johansson e colaboradores 2006; Thomas e Sethares, 2008). A instrução pré-operatória do paciente envolve ajudá-lo a compreender e a se preparar mentalmente para a experiência cirúrgica. A instrução eficaz leva ao empoderamento dos pacientes que possuem conhecimento suficiente para satisfazer suas necessidades, expectativas ou preferências.

A instrução pré-operatória aumenta a satisfação do paciente, promove o bem-estar psicológico e pode diminuir as complicações que levam a um aumento no tempo de internação (Lewis e colaboradores 2007). Planejar a sua instrução com base na avaliação pré-operatória. Fazer o possível para garantir a privacidade do paciente. Escolher o melhor método de aprendizagem para o paciente. Em muitas instituições, há materiais em vídeo ou por escrito disponíveis para ajudá-lo. Sempre que possível, fazer com que os membros da família responsáveis por cuidar do paciente estejam presentes após a cirurgia. Posteriormente, eles servirão como treinadores e vão ajudar o paciente a realizar os exercícios. Planejar para que o paciente demonstre as habilidades pós-operatórias esperadas a fim de viabilizar a prática e facilitar a compreensão.

Os pacientes e suas famílias, muitas vezes, ficam ansiosos em relação à cirurgia iminente, o que prejudica a aprendizagem. Falar, de forma clara e calma, para diminuir a ansiedade do paciente e promover a compreensão. O enfermeiro pode precisar de mais tempo para ensinar e reforçar a fim de garantir a compreensão do paciente. Após a cirurgia, a ansiedade em nível elevado pode levar a resultados psicológicos e fisiológicos negativos. A informação pré-operatória a respeito das sensações previstas para o perioperatório diminui a angústia associada à cirurgia. Instruindo o paciente antes da cirurgia, o enfermeiro pode fazer uma contribuição importante para o sucesso da cirurgia e para a recuperação pós-operatória do paciente.

AVALIAÇÃO

1. Perguntar sobre a experiência prévia do paciente com cirurgia e anestesia. *Justificativa: Isso permite que o enfermeiro individualize a instrução e aborde preocupações específicas do paciente.*
2. Determinar a compreensão que o paciente e a família têm da cirurgia. *Justificativa: Essa informação determina se é necessária a correção de equívocos.*
3. Identificar o nível cognitivo, de linguagem e de cultura do paciente. *Justificativa: Esses fatores podem alterar a capacidade do paciente para compreender o significado da cirurgia e podem afetar o curso pós-operatório da cicatrização se houver mensagens misturadas ou equivocadas.*
4. Avaliar a ansiedade do paciente em relação à cirurgia. *Justificativa: Direciona o enfermeiro a fornecer mais apoio emocional e indica a aptidão do paciente para aprender.*
5. Avaliar a prescrição médica do paciente. *Justificativa: A prescrição pré e pós-operatória costumam exigir adaptações na maneira que um paciente realiza os exercícios.*

PLANEJAMENTO

Os **Resultados Esperados** focam-se em reduzir o nível de ansiedade do paciente e da família e em fazer com que o paciente demonstre compreensão das informações fundamentais e das habilidades específicas necessárias para prevenir complicações.

- O paciente demonstra contato visual, pergunta e responde adequadamente.
- O paciente realiza corretamente a imobilização, se vira e senta, realiza os exercícios de respiração e os exercícios de perna.
- A família identifica o local da sala de espera.
- A família verbaliza a capacidade para cuidar do paciente em casa.
- A família fornece apoio emocional para o paciente antes da cirurgia.

Delegação e Colaboração

As habilidades de instrução pré-operatória não podem ser delegadas aos auxiliares de enfermagem. Os auxiliares de enfermagem podem reforçar e auxiliar os pacientes na realização dos exercícios pós-operatórios. Instruir os auxiliares de enfermagem sobre:

- Quaisquer precauções para virar um determinado paciente.
- Informar o enfermeiro se o paciente for incapaz de realizar os exercícios corretamente.

Equipamentos

- Maca ou leito
- Travesseiro
- Espirômetro de incentivo
- Folha de instrução pré-operatória

IMPLEMENTAÇÃO para INSTRUÇÃO PRÉ-OPERATÓRIA

ETAPAS	JUSTIFICATIVA
1. **Veja Protocolo Padrão (ao final do livro).**	
2. Informar ao paciente e à família a data, hora e local da cirurgia; a duração prevista da cirurgia; o tempo adicional da área de recuperação pós-anestesia; e onde esperar.	A informação precisa ajuda a reduzir o estresse associado com a cirurgia.
3. Responder às perguntas feitas pelo paciente e pela família.	Responder às perguntas do paciente e da família ajuda a diminuir a ansiedade e demonstra a preocupação do enfermeiro com eles.
4. Instruir o paciente sobre as preparações pré-operatórias do intestino e da pele, conforme necessário. Verificar a política institucional quanto ao número de banhos pré-operatórios e soluções a serem utilizadas em cada banho (o gluconato de clorexidina a 4% é utilizado com mais frequência). Após cada banho pré-operatório, a pele deve ser enxaguada completamente e seca com uma toalha nova, limpa e seca; e o paciente deve vestir roupas limpas.	A preparação adequada da pele é um elemento crítico na prevenção das ISCs. O enxágue da pele remove a preparação antisséptica residual que pode provocar irritação da pele. Após o uso, as toalhas contêm micro-organismos que podem proliferar na presença de umidade. A utilização de uma toalha nova após cada banho e vestir roupas limpas minimizam o risco de reintrodução dos micro-organismos na pele limpa (AORN, 2009).

(Continua)

ETAPAS	JUSTIFICATIVA
5. Instruir o paciente sobre a duração e a finalidade das restrições alimentares e hídricas pelo período especificado antes da cirurgia (p.ex., nenhuma ingestão por via oral durante 2 horas antes da cirurgia; sem carne ou alimentos fritos 8 horas antes da cirurgia, salvo indicação em contrário do cirurgião ou anestesista).	Durante o uso da anestesia geral, a musculatura relaxa, e o conteúdo gástrico pode refluir para o esôfago, levando à aspiração. O anestésico elimina o reflexo de ânsia de vômito do paciente.
6. Descrever as rotinas perioperatória (p.ex., *time-out*, marcação do local cirúrgico, terapia intravenosa [IV], cateterização urinária, enema, corte/remoção de pelos, exames laboratoriais, transporte para a SO).	Permite que o paciente conheça e reconheça os procedimentos de rotina, diminuindo a ansiedade.
7. Descrever o efeito planejado das medicações pré-operatórias.	Fornece informações sobre o que se pode esperar, diminuindo assim a ansiedade.
8. Analisar quais medicações de rotina o paciente precisa interromper antes da cirurgia.	Algumas medicações são interrompidas antes da cirurgia para minimizar os efeitos que podem causar riscos cirúrgicos. Por exemplo, os anticoagulantes podem aumentar o sangramento e normalmente são interrompidos vários dias antes da cirurgia. As dosagens de insulina normalmente são ajustadas devido à redução na ingestão de alimentos antes da cirurgia.
9. Descrever as sensações perioperatórias (p.ex., aperto do manguito de pressão arterial, condutores do ECG, sala fria, bipe do monitor).	Ideias erradas e preocupações com a anestesia estão entre as maiores preocupações dos pacientes pré-operatórios.
10. Descrever os métodos de controle da dor. Muitos pacientes têm uma bomba de analgesia controlada pelo paciente (ACP) (Cap. 13).	Os pacientes temem a dor pós-operatória. Explicar as técnicas de gerenciamento da dor diminui esse temor.
11. Descrever o que o paciente vai vivenciar após a cirurgia (p.ex., sinais vitais frequentes, mudança de posição, cateteres, drenos, tubulações, alternância da pressão a partir do dispositivo de compressão pneumática intermitente).	Fornece uma descrição correta do que o paciente pode esperar após a cirurgia para que ele esteja preparado.
12. Ensinar a mudar de posição.	
a. Ensinar o paciente a mudar de posição e sentar (principalmente na cirurgia abdominal e torácica).	
(1) Virar para o lado direito: instruir o paciente a flexionar os joelhos na posição supina enquanto deitado e se mover na direção do lado esquerdo do leito.	Promove a circulação e a ventilação.
(2) Fazer o paciente imobilizar a incisão com o braço direito e o travesseiro; manter a perna direita esticada e flexionar o joelho esquerdo; agarrar a grade do lado direito com a mão esquerda, puxar para a direita e rolar para o lado direito. Inverter o processo para virar para o lado esquerdo.	Apoiar a incisão e diminuir o desconforto enquanto vira.
(3) Instruir o paciente a se virar a cada 2 horas de um lado para o outro, enquanto estiver acordado.	Reduz o risco de complicações vasculares e pulmonares.
(4) Sentar-se no lado direito do leito: elevar a cabeceira do leito e fazer o paciente virar para o lado direito. Enquanto está deitado no lado direito, o paciente empurra o colchão com o braço direito e impulsiona as pernas para fora da borda da cama com a ajuda do auxiliar de enfermagem. Para sentar no lado esquerdo do leito, inverter esse processo.	A posição sentada rebaixa o diafragma, permitindo melhor expansão do pulmão.
13. Ensinar a respirar profundamente e a tossir:	O paciente pode não ser capaz ou relutar em respirar profundamente devido à fraqueza ou dor, resultando em estase das secreções na base dos pulmões. A coleção de secreções aumenta o risco de atelectasia pulmonar e pneumonia.
a. Ajudar o paciente a assumir uma posição de Fowler elevada no leito com os joelhos flexionados ou a sentar no lado do leito ou na cadeira em uma posição ereta.	A posição sentada facilita a expansão diafragmática.

HABILIDADE 29.2 Instrução Pré-operatória

ETAPAS	JUSTIFICATIVA
b. Instruir o paciente a colocar levemente as palmas das mãos uma sobre a outra ao longo da borda inferior das costelas ou abdome superior (ilustração).	Isso permite que o paciente sinta o movimento de subida e descida do abdome durante a respiração profunda (Lewis e colaboradores 2007).
c. Fazer com que o paciente respire lenta e profundamente, inalando pelo nariz. Explicar que o paciente vai sentir o movimento descendente normal do diafragma durante a inspiração. Demonstrar se for necessário.	Ajuda a prevenir a hiperventilação ou o arquejamento. A respiração profunda e lenta permite a expansão pulmonar mais completa.
d. Fazer com que o paciente evite utilizar os músculos do tórax e do ombro enquanto inala.	Aumenta o gasto desnecessário de energia e não promove a expansão pulmonar completa.
e. Fazer com que o paciente inspire lenta e profundamente, segure por 3 segundos e exale lentamente pela boca como se estivesse soprando uma vela (lábios semifechados).	A resistência durante a exalação ajuda a evitar o colapso alveolar.
f. Fazer o paciente repetir o exercício de respiração de 3 a 5 vezes.	A repetição reforça o aprendizado.
g. Fazer o paciente respirar lenta e profundamente duas vezes, inalando pelo nariz e exalando pelos lábios semifechados.	As respirações profundas expandem os pulmões plenamente, de modo que o ar passa por trás do muco e facilita a tosse.
h. Fazer o paciente inalar profundamente uma terceira vez e segurar a respiração enquanto o enfermeiro conta até três. Deixá-lo tossir de duas a três vezes consecutivas sem inalar entre as tossidas.	A respiração profunda move as secreções para cima no trato respiratório a fim de estimular o reflexo de tosse sem esforço voluntário da parte do paciente (Lewis e colaboradores 2007).
i. Advertir o paciente contra apenas limpar a garganta.	Limpar a garganta não remove o muco das vias respiratórias mais profundas.
j. Fazer o paciente praticar várias vezes. Instruí-lo a se virar, tossir e respirar profundamente a cada 2 horas.	Assegura o domínio da técnica. Os exercícios pulmonares frequentes e o movimento diminuem o risco de pneumonia pós-operatória (Lewis e colaboradores 2007).
14. Ensinar a usar o espirômetro de incentivo (ilustração).	Proporciona um auxílio visual do esforço respiratório. Estimula a respiração profunda para soltar as secreções nas bases dos pulmões.
a. Posicionar o paciente sentado ou reclinado.	Facilita o rebaixamento do diafragma e a expansão pulmonar.
b. Instruir o paciente a exalar completamente e colocar o bocal de modo que os lábios cubram-no completamente, inalando lentamente e mantendo um fluxo constante através da unidade.	Promove a inflação completa dos pulmões e minimiza a atelectasia.
c. Após a inspiração máxima, o paciente deve prender a respiração por 2 a 3 segundos e exalar lentamente.	Promove a inflação alveolar.
d. Colocar o marcador do espirômetro no ponto de inspiração máxima para estabelecer a meta pós-operatória.	Estabelece uma medida da respiração máxima normal do paciente. Proporciona uma medida de resultado para determinar o retorno pós-operatório aos volumes pré-operatórios.
e. Instruir o paciente a respirar normalmente por um período curto e repetir o processo 10 vezes a cada hora, enquanto estiver acordado.	Evita a hiperventilação e a fadiga.

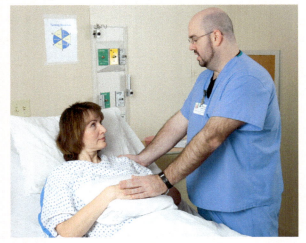

ETAPA 13b Exercício de respiração profunda – colocação das mãos sobre o abdome superior durante a inalação.

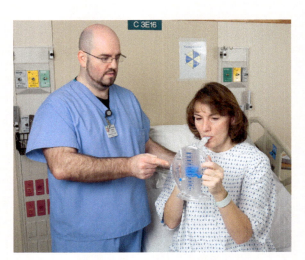

ETAPA 14 O paciente demonstra a espirometria de incentivo.

(Continua)

ETAPAS	JUSTIFICATIVA
15. Ensinar os exercícios de perna:	
a. Instruir e incentivar o paciente a realizar exercícios de perna a cada 1-2 horas, enquanto estiver acordado: rotação do tornozelo, flexão dorsal e plantar, extensão e flexão da perna, elevação da perna esticada.	Os exercícios de perna facilitam o retorno venoso das extremidades inferiores e reduzem o risco de complicações circulatórias, como a trombose venosa.
b. Posicionar o paciente em supino.	
c. Instruir o paciente a girar cada tornozelo em um círculo completo e desenhar círculos imaginários com o dedão do pé cinco vezes (ilustração).	Promove a mobilidade articular.
d. Alternar a flexão dorsal e a flexão plantar enquanto se instrui o paciente a sentir os músculos da panturrilha contraírem e relaxarem. Repetir cinco vezes (ilustração).	Ajuda a manter a mobilidade articular e promove o retorno venoso a fim de evitar a formação de trombos.
e. Instruir o paciente a alternar a flexão e extensão dos joelhos em uma perna de cada vez. Repita cinco vezes (ilustração).	Mantém a mobilidade da articulação do joelho e contrai os músculos da parte superior da perna.
f. Instruir o paciente a alternar a elevação das pernas eretas a partir da superfície do leito. A perna deve ser mantida reta. Repetir cinco vezes (ilustração).	Provoca contração e relaxamento do quadríceps, que ajuda a promover o retorno venoso (Lewis e colaboradores 2007).
g. Instruir o paciente a realizar esses quatro exercícios de perna 10 a 12 vezes a cada 1 a 2 horas, enquanto estiver acordado.	Os exercícios de perna estimulam a circulação, evitando a estase venosa e a formação de TVP (Lewis e colaboradores 2007).
16. Verificar se as expectativas do paciente em relação à cirurgia são realistas. Se necessário, corrigir as expectativas.	Pode evitar a ansiedade ou raiva pós-operatória.
17. Reforçar as estratégias terapêuticas de enfrentamento. Se forem ineficazes, incentivar alternativas.	As estratégias terapêuticas de enfrentamento promovem a obediência e a recuperação no pós-operatório.
18. **Veja Protocolo de Conclusão (ao final do livro).**	

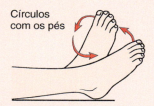

ETAPA 15c Círculos com os pés. (De Lewis S and others: *Medical-surgical nursing: assessment and management of clinical problems*, ed 7, St Louis, 2007, Mosby).

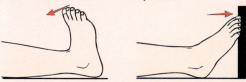

ETAPA 15d Flexão dorsal e plantar alternadas. (De Lewis S and others: *Medical-surgical nursing: assessment and management of clinical problems*, ed 7, St Louis, 2007, Mosby).

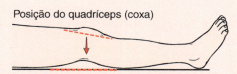

ETAPA 15e Movimentos dos quadris e do joelho. (De Lewis S and others: *Medical-surgical nursing: assessment and management of clinical problems*, ed 7, St Louis, 2007, Mosby).

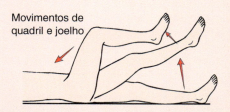

ETAPA 15f Definição do quadríceps (coxa). (De Lewis S and others: *Medical-surgical nursing: assessment and management of clinical problems*, ed 7, St Louis, 2007, Mosby).

AVALIAÇÃO

1. Pedir ao paciente para repetir informações-chave (p.ex., justificativa para se abster de alimentos ou fluidos).
2. Observar o paciente demonstrando a imobilização, girar e sentar, respirar profundamente e fazer exercícios de perna.
3. Pedir à família para identificar a localização da sala de espera.
4. Perguntar à família se é capaz de cuidar do paciente em casa após a alta.
5. Observar o nível de apoio emocional que a família presta ao paciente.
6. Observar as estratégias de enfrentamento do paciente e da família.

Resultados Inesperados e Intervenções Relacionadas

1. O paciente identifica um procedimento, local, data ou horário da cirurgia incorreto.
   a. Fornecer a informação correta verbalmente e por escrito para o paciente e a família.
2. O paciente questiona a importância de não beber na manhã da cirurgia.
   a. Explicar que durante a anestesia o líquido pode subir do estômago e ir para os pulmões.
3. O paciente realiza incorretamente os exercícios de respiração.
   a. Explicar e demonstrar a técnica de respiração correta.
   b. Explicar a importância da respiração no pós-operatório.
   c. Instruir o paciente a repetir a demonstração.
4. A família verbaliza ansiedade sobre o cuidado domiciliar do paciente.
   a. Explicar que esses sentimentos são normais.
   b. Fornecer informações por escrito e um número de telefone para contato se houver mais perguntas.
5. A família indica que é incapaz de cuidar do paciente em casa.
   a. Entrar em contato com o prestador de serviços de saúde e discutir a alternativa de um encaminhamento para assistência domiciliar.

Registro e Relato

- Registrar a instrução pré-operatória na folha de instrução pré-operatória ou no formulário designado pela instituição.

Amostra de Documentação

9h40 Instrução pré-operatória concluída. Instruído sobre a necessidade de jejum contínuo; eventos rotineiros previstos na SO e na sala de recuperação; presença de oxigênio; líquido IV; drenos pós-operatórios; e atividades pós-operatórias, incluindo virar, tossir e respirar profundamente; uso de espirômetro de incentivo; e exercícios de perna. A filha expressou preocupação sobre a sua mãe ser capaz de cuidar de si mesma em casa após a cirurgia. Enfermeiro de assistência domiciliar contatado para visitar a paciente antes da alta.

Considerações Especiais

Pediatria
- Utilizar um nível de comunicação adequado e fornecer explanações simples empregando termos familiares.
- O uso de figuras, modelos, equipamentos e brincadeiras, em vez de explicações verbais, aumenta a aprendizagem das crianças em idade pré-escolar e escolar.

Geriatria
- As mudanças relacionadas à idade que ocorrem no sistema nervoso central (SNC) podem diminuir a memória de curto prazo. Pode ser necessário mais tempo e reforço para os idosos aprenderem e compreenderem as informações (Spry, 2009). Quanto maior a quantidade de diferentes exposições a materiais novos, maior a probabilidade de que o conteúdo venha a ser aprendido.
- Reforçar a instrução com explicações verbais, recursos audiovisuais, panfletos e demonstrações. Considerar as deficiências visuais e auditivas quando fornecer instruções por escrito e verbais (Spry, 2009).

Assistência Domiciliar (*Home Care*)
- Fazer uma análise crítica da tosse, respiração profunda, imobilização abdominal, relaxamento, exercícios de perna e ambulação antes da internação no hospital ou na clínica cirúrgica e após a alta.

HABILIDADE 29.3 PREPARAÇÃO FÍSICA PARA A CIRURGIA

A preparação física do paciente para a cirurgia envolve a prestação de cuidados de enfermagem imediatamente antes da cirurgia, verificação dos procedimentos e exames necessários e documentação do atendimento no prontuário do paciente. O enfermeiro segue etapas específicas para preparar cada paciente. Essas etapas dependem do tipo de cirurgia que está sendo realizada e dos riscos envolvidos. Por exemplo, o enfermeiro utiliza meias de compressão, dispositivos de compressão intermitente e bomba plantar de retorno venoso nos pacientes adultos submetidos à cirurgia, que vai durar várias horas e que requer um longo período de imobilização posterior. O enfermeiro realiza o preparo intestinal, administrando um enema, laxante ou catártico (isso pode ser feito em casa pelos pacientes internados na manhã da cirurgia) para a cirurgia abdominal no intestino ou próxima a ele. O enfermeiro pode ter que aparar o pelo próximo ao local de incisão. Verificar sempre o pedido do médico para determinar quais procedimentos são necessários para o paciente cirúrgico. Independentemente do tipo de cirurgia, o objetivo da preparação física é colocar o paciente na melhor condição possível a fim de minimizar os riscos da cirurgia planejada.

AVALIAÇÃO

1. A avaliação pré-operatória forma a base para a preparação física do paciente para a cirurgia (Habilidade 29.1).

PLANEJAMENTO

Os **Resultados Esperados** focam-se na preparação física adequada do paciente para a cirurgia.
- O paciente coopera durante as medidas preparatórias (p.ex., instalação de acesso IV, realização de um enema).
- O paciente se submete a medidas para reduzir o risco de infecção (p.ex., antibióticos pré-operatórios, preparação da pele).

Delegação e Colaboração

A habilidade de coordenar a preparação do paciente para a cirurgia não pode ser delegada aos auxiliares de enfermagem. No entanto, o auxiliar de enfermagem pode administrar um enema ou uma lavagem intestinal; obter os sinais vitais e ajudar os pacientes a retirarem a roupa, joias e próteses. Instruir o auxiliar de enfermagem a:
- Utilizar as precauções adequadas quando preparar um paciente para a cirurgia.
- Observar e utilizar precauções se o paciente tiver um cateter IV instalado.

Equipamentos

OBSERVAÇÃO: Os equipamentos variam de acordo com o procedimento solicitado.
- Avental hospitalar
- Solução e equipamento IV (Cap. 28)
- Solução para limpeza da pele

- Meias de compressão (antiembolismo)
- Dispositivo de compressão intermitente
- Bomba plantar de retorno venoso
- Kit de cateterização urinária (Cap. 18)
- Lista de verificação pré-operatória
- Medicações (p.ex., sedativo)
- Material para o enema e solução prescrita (Cap. 19)
- Material para a lavagem intestinal e solução prescrita

IMPLEMENTAÇÃO para PREPARAÇÃO FÍSICA PARA A CIRURGIA

ETAPAS	JUSTIFICATIVA
1. **Veja Protocolo Padrão (ao final do livro).**	
2. Identificar o paciente utilizando dois identificadores (p.ex., nome e data de nascimento ou nome e número de registro, segundo a política da instituição). Pedir ao paciente para dizer o nome. Aplicar a pulseira de identificação se todas as informações estiverem corretas. Aplicar a fita de identificação do sangue (*blood band*), se for aplicável e utilizada na instituição.	Assegurar o paciente correto. Cumpre os padrões da *The Joint Comission* e aumenta a segurança do paciente (TJC, 2010). Aplicar uma fita para identificar o sangue garante que o paciente receberá o produto de sangue correto.
3. Ajudar o paciente a vestir o avental hospitalar e a retirar os itens pessoais. Muitas vezes, os pacientes ficam ansiosos antes da cirurgia. Antes de qualquer procedimento, diminuir a ansiedade explicando a sensação que poderá sentir com o equipamento ou preparação pré-operatória (p.ex., frio, aperto) antes de tocar o paciente.	
4. Instruir o paciente a retirar a maquiagem, esmalte de unhas, grampos de cabelo e joias.	Durante e após a cirurgia, o anestesista e o enfermeiro devem avaliar a pele e as unhas para determinar a perfusão tecidual. (Em alguns ambientes os pacientes podem usar um anel coberto com fita e remover o esmalte de apenas uma unha*).
5. Garantir que o dinheiro e os objetos de valor tenham sido trancados ou entregues a um membro da família.	O paciente pode não voltar para o mesmo local após a cirurgia. Evita que objetos de valor sejam entregues para pessoas erradas ou perdidos.
6. Assegurar que o paciente tenha seguido as restrições hídricas e alimentares adequadas de acordo com a solicitação do cirurgião ou anestesista (Habilidade 29.2).	O tempo e o tipo da restrição variam de acordo com a instituição e o profissional. Durante a anestesia geral os esfíncteres no estômago relaxam e o conteúdo pode refluir para o esôfago e a traqueia.
7. Verificar se o paciente seguiu a solicitação de interrupção ou ingestão de medicações conforme foi instruído.	A dosagem perdida ou imprecisa pode precipitar complicações.
8. Verificar se uma preparação intestinal (p.ex., laxante, catártico, enema) foi feita, caso tenha sido solicitada.	No caso dos pacientes internados na manhã da cirurgia, isso deve ter sido feito em casa.
9. Certificar-se de que a história médica e os resultados do exame físico estejam no prontuário do paciente.	Estabelece um banco de dados para comparação futura.
10. Verificar se o consentimento para a cirurgia está preenchido completamente. O nome do procedimento, nome do cirurgião, data, nome do indivíduo autorizado a obter o consentimento e a assinatura do paciente deveriam estar presentes.	Assegura a concordância do paciente para se submeter ao procedimento planejado. Na maioria das instituições, o cirurgião obtém o consentimento e o enfermeiro verifica se está completo e coerente com a compreensão do paciente (consultar a política da instituição).
11. Certificar-se de que o trabalho laboratorial, o ECG e os estudos radiográficos torácicos estejam concluídos e os resultados estejam no prontuário do paciente.	Os resultados dos exames de diagnóstico podem indicar um problema médico e fornecer dados para comparação no período pós-operatório.
12. Verificar se foram feitas a tipagem sanguínea e a prova cruzada, caso tenham sido solicitadas pelo médico, e se as transfusões sanguíneas estão disponíveis, caso necessário.	Em muitos casos a cirurgia não pode começar sem a disponibilidade das unidades de sangue.
13. Perguntar se o paciente tem um documento prévio com diretivas para eventuais complicações. Se tiver, colocá-lo no prontuário do paciente.	O documento transmite os desejos do paciente se forem necessárias medidas de suporte de vida.
14. Avaliar e registrar a frequência cardíaca do paciente, a pressão arterial, a frequência respiratória, a saturação de oxigênio e a temperatura.	Fornece uma referência do estado pré-operatório do paciente.
15. Administrar catárticos ou enemas, caso sejam solicitados (Cap. 19, Habilidade 19.2).	É necessário esvaziar o intestino para a cirurgia intestinal e é o procedimento para diminuir o risco de íleo pós-operatório. Os enemas são utilizados quando a cirurgia é próxima do intestino delgado.
16. Instruir o paciente a urinar antes de ir para a SO.	Evita o risco de distensão da bexiga ou ruptura durante a cirurgia.
17. Iniciar um acesso IV; consultar os padrões da unidade ou os pedidos do médico (Cap. 28).	O acesso IV confere acesso aos fluidos ou medicações administrados na SO.

*__Nota da Tradução:__ Essa prática não é adotada no Brasil.

HABILIDADE 29.3 Preparação Física para a Cirurgia

ETAPAS	JUSTIFICATIVA
18. Administrar medicações pré-operatórias conforme a prescrição.	As medicações pré-operatórias podem ser utilizadas por uma série de razões e deveriam ser administradas conforme a prescrição para a eficácia máxima.
19. Aplicar meias de compressão (Cap. 16, Instrução para o Procedimento 16.2)	As meias de compressão promovem a circulação durante os períodos de imobilização, reduzindo o risco de um embolismo.
20. Aplicar o dispositivo de compressão intermitente, caso solicitado (ilustrações) (Instrução para o Procedimento 16.2.) NOTA: Os dispositivos de compressão intermitente podem ou não ser utilizados em combinação com as meias de compressão. Verificar o pedido.	Os dispositivos de compressão intermitente empurram o sangue das veias superficiais para dentro das veias profundas, diminuindo assim a estase venosa.

> ⚡ **ALERTA DE SEGURANÇA** Os dispositivos de compressão intermitente não proporcionam profilaxia eficaz da TVP, se o dispositivo não for aplicado corretamente ou se o paciente não utilizar o dispositivo continuamente, exceto durante o banho, na avaliação da pele e na deambulação. Os dispositivos de compressão intermitente *não devem* ser usados quando um paciente tiver uma TVP ativa devido ao risco de embolismo pulmonar (EP).

21. Aplicar a bomba plantar de retorno venoso, caso seja solicitada. Aplicar a cobertura dos pés. Acoplar a cobertura ao dispositivo e verificar as configurações corretas (ilustração).	As bombas plantares de retorno venoso promovem a circulação ao imitarem a ação natural da caminhada comprimindo intermitentemente a sola do pé e relaxando-a de modo que o plexo venoso possa se encher com sangue.

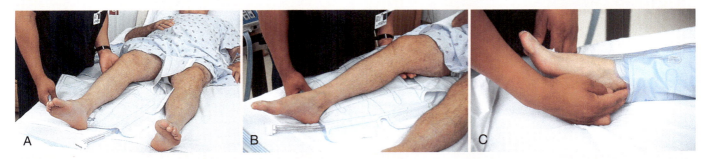

ETAPA 20 A, Posicionar corretamente a perna sobre o revestimento interno da perneira (manga). **B,** Posicionar a parte de trás do joelho do paciente na abertura poplítea da perneira (manga). **C,** Conferir o ajuste da perneira (manga) do dispositivo de compressão intermitente.

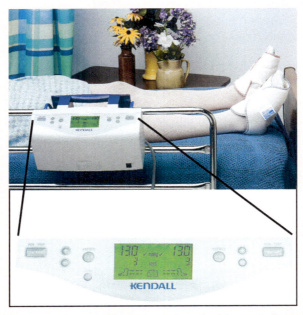

ETAPA 21 Bomba plantar de retorno venoso com controles de grade lateral da cama. (Cortesia Tyco Healthcare Group L.P.)

(Continua)

ETAPAS	JUSTIFICATIVA
22. Limpar e preparar o local cirúrgico, se tiver sido requisitado.	A limpeza com uma solução degermante diminui a flora bacteriana na pele.
23. Inserir um cateter urinário, se tiver sido requisitado (Cap. 18). Manter a descompressão da bexiga e permitir o monitoramento da eliminação urinária durante a cirurgia.	
24. Deixar o paciente utilizar óculos, próteses dentárias ou aparelhos auditivos o máximo de tempo possível antes da cirurgia. Remover as lentes de contato, óculos, prendedores de cabelo e próteses dentárias logo antes da cirurgia.	Esses aparelhos facilitam a cooperação do paciente garantindo que tenham uma visão clara e percepção auditiva máxima durante toda a fase pré-operatória. Em alguns contextos as próteses dentárias são permitidas.
25. Colocar o gorro na cabeça do paciente.	O gorro prende o cabelo e minimiza a contaminação da SO durante a cirurgia. Os gorros plásticos ou refletivos diminuem a perda de calor durante a cirurgia.
26. Ajudar a colocar o paciente na maca para ser transportado para SO.	Alguns pacientes de cirurgia ambulatorial caminham para a SO.
27. **Veja Protocolo de Conclusão (ao final do livro).**	

AVALIAÇÃO

1. Observar o nível de cooperação do paciente durante a preparação.
2. Pedir ao paciente para ajudar nas medidas para reduzir o risco de infecção (antibióticos pré-operatórios, preparação da pele).

Resultados Inesperados e Intervenções Relacionadas

1. O paciente relata a ingestão de café da manhã ou que bebeu líquido.
   a. Comunicar o cirurgião ou o anestesista.
2. O paciente se recusa a seguir para a cirurgia antes de entrar em contato com um membro da família.
   a. Comunicar ao cirurgião.
   b. Ajudar o paciente a entrar em contato com um membro da família.
3. O consentimento está incompleto ou incorreto.
   a. Comunicar ao cirurgião e ao anestesista.
4. O paciente não seguiu as instruções relativas às medicações.
   a. Comunicar ao cirurgião.
5. O paciente tem uma reação à medicação pré-operatória.
   a. Interromper a medicação.
   b. Tratar a reação de acordo com a política institucional.
   c. Comunicar ao cirurgião.

Registro e Relato

- Documentar a preparação física pré-operatória na lista de verificação pré-operatória.

Amostra de Documentação

8h50 O paciente verificado está em jejum desde a meia-noite. A prótese dentária, a aliança de casamento e a carteira foram entregues à esposa do paciente. *Fleet* enema administrado, resultando em grande quantidade de fezes moles marrons. Meias de compressão aplicadas. Paciente declarou que não tomou sua dose de 30 unidades de insulina Lantus na hora de dormir. Glicemia de 110 coletada no leito. Cirurgião avisado. Administradas 20 unidades de insulina Lantus subcutaneamente de acordo com a prescrição. Iniciado IV de glicose 2,5% em solução salina normal com acesso na mão direita de acordo com a prescrição. Urinou e foi levado à SO de maca pelo transportador.

Considerações Especiais

Pediatria

- Dar à criança o máximo de opções possíveis relacionadas ao procedimento.
- Manter a separação entre os pais e a criança o mínimo de tempo possível. Quando um pai/mãe não puder estar presente, é importante deixar com a criança um pertence favorito.

Geriatria

- Devido aos comprometimentos cognitivo, sensorial ou físico, o paciente idoso pode levar mais tempo para ser vestido para a cirurgia e concluir a preparação física necessária.

HABILIDADE 29.4 GERENCIANDO O PACIENTE QUE RECEBE SEDAÇÃO MODERADA

A sedação moderada é utilizada durante certos procedimentos diagnósticos ou terapêuticos e é uma depressão da consciência induzida por medicamento durante a qual os pacientes respondem propositadamente a comandos verbais acompanhados ou não por estimulação tátil leve. Além disso, não é necessária qualquer intervenção para manter uma via respiratória patente, e a ventilação espontânea é adequada (ASA, 2004). (Na maioria das vezes, os pacientes se submetem à sedação moderada fora do centro cirúrgico. Ver política da instituição). Os benefícios da sedação moderada são melhorar a cooperação do paciente com o procedimento, permitir um retorno rápido ao estado anterior ao procedimento e minimizar o risco de lesão. Os riscos durante a sedação moderada incluem a hipoventilação, comprometimento da via respiratória, instabilidade hemodinâmica e/ou NC alterados que incluem um NC excessivamente deprimido ou agitação e combatividade. Equipamento de emergência adequado para a idade e o tamanho

HABILIDADE 29.4 Gerenciando o Paciente que Recebe Sedação Moderada

do paciente, equipe com habilidade no gerenciamento de via respiratória, fornecimento de oxigênio e uso de equipamento de reanimação são essenciais. Devido ao risco da sedação profunda, o uso da sedação moderada é rigorosamente controlado e normalmente restrito aos médicos e enfermeiros que recebem treinamento ou credenciamento especializado* (American Association of Nurse Anesthetists [AANA]. 2004; Association of periOperative Registered Nurses [AORN], 2009). Durante e após o procedimento, o paciente precisa de monitoramento contínuo dos sinais vitais, saturação de oxigênio, ritmo cardíaco, ruídos pulmonares e NC.

AVALIAÇÃO

1. Verificar se foi levantada história clínica e realizado exame físico antes do procedimento. *Justificativa: As agências credenciadoras, como a The Joint Commission, exigem uma história documentada e um exame físico anteriores ao procedimento antes da administração de sedação moderada.*
2. Verificar se foi obtido o consentimento assinado. *Justificativa: As normas federais, muitas leis estaduais e as agências credenciadoras exigem um consentimento assinado para o procedimento.*
3. Avaliar a história pregressa do paciente de reação adversa à sedação consciente (p.ex., náusea e vômito decorrentes da instabilidade hemodinâmica, comprometimento da via respiratória, alteração de NC). *Justificativa: Os pacientes com história dessas reações correm um risco maior de complicações durante o procedimento, caso seja utilizada a sedação consciente.*
4. Verificar a classificação ASA do estado físico do paciente (Quadro 29-1).

> ⚡ **ALERTA DE SEGURANÇA** Uma classificação ASA igual a três ou maior ou uma história do paciente de intubação difícil, apneia do sono ou complicações relacionadas à sedação/anestesia podem necessitar de avaliação do anestesista (ASA, 2008). Conferir a política da instituição.

5. Avaliar a história atual ou pregressa do paciente em relação ao uso abusivo de substâncias. *Justificativa: Uma história de uso abusivo de substância geralmente requer ajuste da dose de sedativo.*
6. Verificar se o paciente não ingeriu alimentos ou líquidos, exceto medicações orais, por, no mínimo, 4 horas. Verificar as exigências específicas da instituição. *Justificativa: Como um risco da sedação consciente é a perda de proteção da via respiratória, um estômago vazio diminui o risco de aspiração.*
7. Determinar se o paciente é alérgico ao látex ou a soluções antissépticas ou anestésicas. *Justificativa: As reações alérgicas ao látex variam da reação branda da pele até a anafilaxia. As reações alérgicas comuns aos agentes anestésicos locais incluem depressão do SNC, dificuldade respiratória e hipotensão.*
8. Avaliar o nível de compreensão do paciente quanto ao procedimento, incluindo qualquer preocupação. *Justificativa: Determinar o grau de instrução ou nível de apoio necessário e diminuir a ansiedade.*
9. Avaliar a frequência cardíaca basal, os ruídos respiratórios, a frequência respiratória, a pressão arterial, o NC, o nível de dor e a saturação de oxigênio. *Justificativa: Estabelecer parâmetros de comparação a serem aplicados durante o procedimento.*
10. Determinar a altura e o peso do paciente. *Justificativa: Necessário para calcular as dosagens medicamentosas.*
11. Avaliar e documentar o estado basal do paciente utilizando um sistema de classificação designado pela instituição. Muitas instituições utilizam a escala de Aldrete (Tabela 29-4). *Justificativa: Estabelecer parâmetros de comparação a serem aplicados após o procedimento.*

Delegação e Colaboração

A habilidade de auxiliar na sedação moderada não pode ser delegada aos auxiliares de enfermagem. Na maioria das instituições, um enfermeiro, prestador de serviços de saúde ou médico avalia e monitora o nível de sedação do paciente, a perviedade da via respiratória e o NC. Os papéis no monitoramento dependem das diretrizes no âmbito das práticas conforme a determinação das normas estaduais, da política da instituição e do credenciamento profissional. Verificar os procedimentos da instituição em relação aos parâmetros de monitoração específicos e à frequência necessária antes, durante e depois do procedimento.

Equipamentos

- Equipamento de proteção: luvas, máscara, avental, óculos de proteção
- Agente de sedação conforme a prescrição: diazepam, midazolam, fentanil e rótulos para cada um deles
- Equipamento de emergência: carrinho de parada, desfibrilador e equipamento de intubação em vários tamanhos
- Material para inserção de um cateter IV periférico (Cap. 28)
- Oxigênio e suprimentos para via aérea: ambu e máscara, cânula para vias respiratórias orais/nasofaríngeas, equipamento de sucção
- Esfigmomanômetro ou monitor de pressão arterial não invasivo
- Oxímetro de pulso
- Equipamento de ECG
- Medicamentos reversores adequados (p.ex., flumazenil para reversão dos benzodiazepínicos, naloxona para reversão dos opiáceos) e rótulos para cada um deles
- Medicação para dor para os procedimentos que se espera que causem desconforto

PLANEJAMENTO

Os **Resultados Esperados** focam-se na segurança e no conforto durante e após o procedimento.
- Cumprir o protocolo universal (Quadro 29-2).
- A via respiratória do paciente continua patente.
- O nível de conforto do paciente é equivalente a uma nota quatro ou menor em uma escala de dor de 1 a 10.

QUADRO 29-1 CLASSIFICAÇÃO ASA DO ESTADO FÍSICO

P1 = Paciente saudável normal
P2 = Paciente com doença sistêmica branda
P3 = Paciente com doença sistêmica grave
P4 = Paciente com doença sistêmica grave que seja uma ameaça constante à vida
P5 = Paciente moribundo sem previsão para sobreviver à cirurgia
P6 = Paciente com morte cerebral declarada, cujos órgãos estão sendo removidos para doação

De American Society of Anesthesiologists: *Relative value guide*, 2008, The Society.

---

*Nota da Revisão Científica: Não há no Brasil formação acadêmica para obtenção de título de enfermeiro anestesista.

QUADRO 29-2 PROTOCOLO UNIVERSAL DA THE JOINT COMMISSION

- Verificação correta do indivíduo, do local cirúrgico correto e do procedimento correto.
- Quando o paciente está na área pré-procedimento, imediatamente antes de passá-lo para a SO, utiliza-se uma lista de verificação (p.ex., papel, eletrônica ou outro meio como um quadro branco montado na parede) para analisar e verificar se os itens necessários estão disponíveis e precisamente adaptados ao paciente.
- O local do procedimento é marcado antes de mover o paciente para a área do procedimento.
- Um *time-out* é realizado imediatamente antes de iniciar os procedimentos.

De The Joint Commission: *National Safety Goals*, 2009, TJC, http://www.jointcommission.org/PatientSafety/NationalPatientSafetyGoals/npsg_facts.htm, acessado em 29 de outubro de 2010.

IMPLEMENTAÇÃO para GERENCIAMENTO DO PACIENTE QUE RECEBE SEDAÇÃO MODERADA

ETAPAS	JUSTIFICATIVA
1. **Veja Protocolo Padrão (ao final do livro).**	
2. Identificar o paciente utilizando dois identificadores (p.ex., nome e data de nascimento ou nome e número do registro de internação, segundo a política da instituição).	Assegurar o paciente correto. Cumpre os padrões da The Joint Commission e aumenta a segurança do paciente (TJC, 2010).
3. Estabelecer um acesso IV periférico (Cap. 28).	Preparar-se para a administração de sedação e para quaisquer alterações emergenciais (conforme a necessidade).
4. Implementar o protocolo universal na presença dos membros adequados da equipe cirúrgica (conforme a aplicabilidade) e de acordo com a política da instituição (Quadro 29-2).	Deve garantir a segurança do paciente ao identificar corretamente o paciente para o procedimento correto.
5. Durante o procedimento de diagnóstico, monitorar a frequência cardíaca e a saturação de oxigênio (SpO_2) continuamente pelo equipamento de oximetria de pulso. Monitorar a perviedade da via respiratória, a frequência respiratória, a pressão arterial, o NC adequado e a capacidade de resposta a cada 5 a 15 minutos.	Os sinais vitais proporcionam uma comparação com o estado basal do paciente.
6. Observar evidências de dor verbal ou não verbal, caretas faciais e abertura dos olhos.	As respostas físicas indicam o nível de sedação.
7. Monitorar o NC/capacidade de resposta à estimulação física e/ou verbal. Avaliar o nível de sedação usando a escala de sedação de Ramsay modificada (Tabela 29-1) ou outros critérios adotados pela instituição.	Determinar o nível de sedação do paciente. O uso de uma escala de classificação numérica garante a consistência nas avaliações e um julgamento preciso da mudança de estado e da estimulação verbal/física do paciente.

⚡ **ALERTA DE SEGURANÇA** Comunicar ao médico uma escala de sedação de Ramsay maior ou igual a 4.

8. **Veja Protocolo de Conclusão (ao final do livro).**

TABELA 29-1 ESCALA DE SEDAÇÃO DE RAMSAY MODIFICADA

NÍVEL	ESTADO
Sedação mínima (ansiólise)	1. Ansioso e agitado ou inquieto ou ambos 2. Cooperativo, orientado e tranquilo
Sedação/analgesia moderada	3. Responde aos comandos verbais em voz normal
Sedação/analgesia profunda	4. Resposta rápida a um leve tapa na fronte ou a estímulo auditivo alto 5. Resposta lenta a um leve tapa na fronte ou a estímulo auditivo alto 6. Nenhuma resposta a um leve tapa na fronte ou a estímulo auditivo alto

De Sessler C e outros: Evaluating and monitoring analgesia and sedation in the critical care unit, *Crit Care* 12(suppl 3):S2, 2008.

AVALIAÇÃO

1. Monitorar o paciente durante todo o procedimento utilizando a escala de sedação de Ramsay (ou outros critérios adotados pela instituição).
2. *Após o procedimento:* Empregar a escala de Aldrete (Tabela 29-4) e monitorar a perviedade da via respiratória, a saturação de oxigênio e a escala de dor a cada 5 minutos por, no mínimo, 30 minutos, depois a cada 15 minutos durante 1 hora, e depois a cada 30 minutos até que o paciente satisfaça os critérios de alta no sistema de classificação designado pela instituição.
3. Pedir ao paciente para repetir o que ele compreendeu em relação ao procedimento ou a quaisquer instruções pós-procedimento.
4. Explicar ao "acompanhante" do paciente qualquer instrução pós-procedimento e fazê-lo assinar os documentos adequados. Os pacientes que recebem sedação moderada estão impedidos de dirigir por 24 a 48 horas, dependendo do procedimento, do tipo de sedação e das restrições pós-procedimento.

HABILIDADE 29.5 Provendo a Recuperação Imediata da Anestesia

Resultados Inesperados e Intervenções Relacionadas

1. Sedação excessiva evidenciada por:
   - Diminuição na saturação de oxigênio; cianose; respiração lenta e curta com períodos de apneia.
   - Taquicardia.
   - Sedação de grau 4 ou superior na escala de sedação de Ramsay modificada, grau menor do que 8 na escala de Aldrete.
     a. Suporte da respiração do paciente via posicionamento e ambu
     b. Notificar imediatamente o médico.
     c. Estar preparado para administrar agentes de reversão. A naloxona é para a reversão dos opioides e o flumezanil é para a reversão dos benzodiazepínicos.
2. O paciente desenvolve instabilidade cardíaca evidenciada pela frequência cardíaca irregular, alteração na frequência de pulso ou alteração na pressão arterial.
   a. Obter o ECG conforme a prescrição.
   b. Notificar imediatamente o médico.

Registro e Relato

- Documentar os sinais vitais, a saturação de oxigênio e o nível de sedação basal, depois a cada 5 minutos durante o procedimento e a cada 15 minutos por, no mínimo, 30 minutos após o procedimento, de acordo com a política da instituição.
- Registrar a dosagem, via, horário dos medicamentos administrados durante e após o procedimento, incluindo o uso de agentes de reversão e as reações relevantes do paciente durante o procedimento. Incluir os líquidos IV e os hemoderivados, caso sejam administrados.
- Comunicar imediatamente ao médico do paciente qualquer angústia respiratória, comprometimento cardíaco ou alteração no estado mental.

Amostra de Documentação

13h30 O paciente tolerou o procedimento sem complicações. O paciente recebeu um total de fentanil 40mcg IV em bolo e Versed 1mg IV em bolo. Paciente acordado e orientado no tempo, no espaço e sobre si próprio. Sinais vitais: PA atual 128/70, P 72, R 14, T 98,4; saturação de O_2 98% (em 2L por pronga nasal); escala de Aldrete igual a 10. Ver a folha de registro de sedação para obter o registro completo da administração de medicação, história de SSVV e Ramsay. Relatório feito pela enfermeira R. Murke. Paciente transferido de maca para o quarto 3456.

Considerações Especiais

Pediatria

- A sedação é utilizada nos pacientes pediátricos para obter a sua cooperação nos procedimentos. Por esse motivo, a sedação profunda é utilizada com mais frequência do que a sedação moderada nas crianças menores de 6 anos de idade ou naquelas que não cresceram dentro do esperado nas suas fases de desenvolvimento (American Academy of Pediatrics, 2006).
- As crianças são mais propensas do que os adultos a tolerar uma complicação grave resultante da anestesia. Tais complicações costumam estar relacionadas ao sistema cardiovascular ou respiratório. Por essa razão, a American Academy of Pediatrics recomenda que o anestesista esteja presente no procedimento (American Academy of Pediatrics, 2006).
- É necessária uma avaliação médica antes do procedimento. Para administrar a sedação com segurança no paciente pediátrico, considerar as variações anatômicas e fisiológicas, as avaliações pré-procedimento e as técnicas farmacológicas (American Academy of Pediatrics, 2006).
- Durante a avaliação pré-procedimento, responder às perguntas do paciente de maneira calma e confiante. Quando se comunicar com as crianças, levar em conta o estágio de desenvolvimento da criança.

Geriatria

- Monitorar atentamente os efeitos da medicação sobre o estado respiratório e o pulso do paciente. Esses medicamentos interferem na respiração ou aumentam/diminuem a frequência cardíaca em consequência da menor depuração de medicamentos pelos rins ou pelo fígado (Lewis e colaboradores, 2007).
- As limitações físicas do paciente, incluindo a perda de audição e visão, contribuem para a frustração e confusão, agravando a sensação de perda de controle.

Assistência Domiciliar (*Home Care*)

- Instruir o paciente a evitar quaisquer decisões juridicamente vinculativas até, pelo menos, 24 horas após o procedimento.
- Avaliar a necessidade de encaminhamento a uma assistência domiciliar.

HABILIDADE 29.5 PROVENDO A RECUPERAÇÃO IMEDIATA DA ANESTESIA NA UNIDADE DE CUIDADOS PÓS-ANESTÉSICOS (UCPA)

A primeira fase do cuidado pós-operatório ocorre durante o período de recuperação imediato. Essa fase se estende do momento que o paciente sai da sala de cirurgia até o momento em que ele está estabilizado na UCPA, atende aos critérios de alta e é transferido para a unidade de internação. A Tabela 29-2 fornece uma visão global do monitoramento previsto após a anestesia.

A primeira hora ou as primeiras duas horas são as mais críticas para avaliar os efeitos pós-anestesia, incluindo a depuração da via respiratória, as complicações cardiovasculares, o controle de temperatura e a função neurológica. A condição do paciente pode mudar rapidamente; e as avaliações devem ser feitas em tempo hábil, competentes e precisas. O enfermeiro precisa estar ciente das complicações e dos problemas comuns associados a tipos específicos de anestesia (Tabela 29-3). O julgamento rápido relativo às intervenções mais adequadas é essencial. O paciente normalmente está pronto para a alta para a unidade de internação quando são satisfeitos os critérios padronizados específicos. A escala de Aldrete é um dos vários sistemas de pontuação para avaliação (Tabla 29-4). Ela utiliza parâmetros de atividade, respiração, circulação, consciência e saturação de oxigênio. Uma pontuação oito ou menor requer monitoramento adicional. Uma pontuação 10 indica um paciente plenamente recuperado.

TABELA 29-2 MONITORAMENTO PÓS-ANESTESIA

CONDIÇÃO	INTERVENÇÕES
Via Respiratória	
Obstrução mecânica: Diminuição do NC e relaxantes musculares, resultando em músculos flácidos e na língua bloqueando a via respiratória.	Hiperestender o pescoço; tracionar a mandíbula para frente; utilizar a via respiratória nasal ou oral; estimular a respiração profunda.
Secreções espessas retidas: Irritação da anestesia; medicações anticolinérgicas; história de tabagismo	Aspirar; estimular a tosse.
Laringoespasmo: Estridor decorrente do excesso de secreção ou de irritação da via respiratória.	Estimular a relaxar e respirar pela boca. Se for extremo, pode exigir ventilação de pressão positiva com oxigênio, pequena dose de relaxante muscular (solicitada pelo anestesista) e intubação.
Edema laríngeo: Reação alérgica, irritação devido ao tubo endotraqueal, sobrecarga hídrica	Administrar oxigênio umidificado, anti-histamínicos, esteroides, sedativos conforme prescrição; e, em alguns casos, é necessária a intubação.
Broncoespasmo: Asma preexistente, irritação decorrente do anestésico (chiado expiratório)	Administrar broncodilatadores conforme prescrição.
Aspiração: Vômito decorrente de hipotensão, secreções gástricas acumuladas e esvaziamento gástrico retardado, dor, medo, mudanças de posição	Posicionar de lado; aspirar a via respiratória; administrar antiemético conforme a prescrição.
Respiração: Hipoventilação/Hipoxemia	
Depressão do SNC: Anestesia, analgésicos, relaxantes musculares (frequência respiratória curta)	Estimular a tossir e respirar profundamente; utilizar ventilador mecânico; administrar antagonista narcótico, agente de reversão do relaxante muscular.
Restrição mecânica: Obesidade, dor, talas moldáveis ou curativos apertados, distensão abdominal	Reposicionar; administrar analgésicos; afrouxar as talas moldáveis ou os curativos; implementar medidas para reduzir a distensão gástrica (p.ex., intubação nasogástrica, aspiração NG).
Circulação	
Hipovolemia: Perda sanguínea, desidratação	Administrar líquidos IV ou reposição sanguínea.
Hipotensão: Efeitos da anestesia/medicamentos, vasodilatação (possivelmente em decorrência de anestesia espinhal); narcóticos	Elevar as pernas; administrar oxigênio, líquidos IV ou reposição sanguínea; administrar vasopressores; monitorar a ingestão e eliminação, estimulação, hemoglobina e hematócrito.
Insuficiência cardíaca: Doença cardíaca preexistente; sobrecarga circulatória; reposição hídrica excessiva/rápida demais	Proporcionar digitalização, diuréticos; monitorar o ECG.
Arritmias cardíacas: Hipoxemia; infarto do miocárdio (MI); hipotermia; desequilíbrio de potássio, cálcio, magnésio	Fornecer reposição hídrica IV; monitorar o ECG, débito urinário; identificar e tratar a causa.
Hipertensão: Dor; bexiga distendida; hipertensão preexistente; medicamentos vasopressores	Comparar com os valores basais pré-operatórios; identificar e determinar a causa.
Síndrome compartimental: Pressão do edema provocando compressão suficiente para obstruir a circulação arterial e venosa, resultando em isquemia, entorpecimento permanente, perda de função; antebraço e parte inferior da perna são os locais mais comuns	Elevar a extremidade até uma altura que não ultrapasse o nível do coração; remover ou afrouxar a bandagem ou a tala moldável para aliviar a compressão; se não for tratada, pode ser necessária a amputação. Não aplicar gelo.

TABELA 29-3 AVALIAÇÃO FOCADA NOS PROBLEMAS DO PACIENTE RELACIONADOS AO TIPO DE ANESTESIA

TIPO DE ANESTESIA	AVALIAÇÃO FOCADA
Geral	Hipotensão; alterações na frequência cardíaca ou no ritmo cardíaco; diminuição da temperatura corporal; depressão respiratória; delírio na forma de tremores, confusão ou alucinações.
Espinhal	Cefaleia, hipotensão, diminuição do débito cardíaco, cianose, dificuldade para respirar.
Local	Erupção cutânea; reação alérgica com edema da face, lábios, boca ou garganta; inquietação; bradicardia; hipotensão; necrose isquêmica no local de injeção.
Sedação consciente	Depressão respiratória, bradicardia, hipotensão, náusea e vômito.
Epidural	Cianose, dificuldade para respirar, diminuição da frequência cardíaca, frequência cardíaca irregular, palidez cutânea, náusea e vômito.

Dados de McKenry LM e outros; *Mosby's pharmacology in nursing*, ed 22, St Louis, 2006, Mosby; e Rothrock JC: *Alexander's care of the patient in surgery*, ed 13, St Louis, 2007, Mosby.

TABELA 29-4 ESCALA DE ALDRETE PARA O MONITORAMENTO PÓS-ANESTESIA

		PONTUAÇÃO
Atividade (mover voluntariamente ao comando)	4 extremidades	2
	2 extremidades	1
	0 extremidades	0
Respiração	Capaz de respirar profundamente e tossir livremente	2
	Dispneia, respiração curta ou limitada	1
	Apneico	0
Circulação	PA + 20mmHg do nível de pré-sedação	2
	PA + 20-50mmHg do nível de pré-sedação	1
	PA + 50mmHg do nível de pré-sedação	0
Consciência	Plenamente acordado	2
	Acorda ao ser chamado pelo nome	1
	Não responde	0
Cor	Normal	2
	Pálida, escura, manchada, ictérica ou outra alteração	1
	Cianótica	0

De Aldrete JA: The post-anesthesia recovery score revisited, *J Clin Anesth* 7:89, 1995; Aldrete JA: Post-anesthetic recovery score, *J Am Coll Surg* 205(5):3, 2007.

A recuperação da cirurgia ambulatorial requer as mesmas avaliações. No entanto, a profundidade da anestesia geral pode ser menor porque a cirurgia é menos invasiva e de duração mais curta. Alguns pacientes recebem apenas sedação consciente IV, para qual é necessário um monitoramento intensivo por um período de tempo mais curto. Logo que o paciente estiver estável e alerta, fornecer instruções para a assistência domiciliar para o paciente e o cuidador, incluindo demonstrações e instruções por escrito.

AVALIAÇÃO

1. Obter um relatório do enfermeiro de SO e do anestesista e analisar o curso da cirurgia do paciente, o estado fisiológico e os dados basais. *Justificativa: As informações ajudam a avaliar os potenciais problemas, identificar mudanças na condição e planejar intervenções de enfermagem adequadas para o paciente na UCPA.*
2. Analisar as condições preexistentes do paciente durante o procedimento operatório, incluindo os sinais vitais basais e intraoperatórios; saturação de oxigênio; volume sanguíneo ou perda hídrica; reposição hídrica; tipo de anestesia; padrão respiratório; e tamanho da ferida cirúrgica, incluindo a presença de drenos cirúrgicos. *Justificativa: Determina o estado geral do paciente e permite prever a necessidade de equipamento especial, cuidados de enfermagem e atividades na UCPA.*
3. Considerar os efeitos do tipo de cirurgia do paciente, anestesia e restrições de movimento. *Justificativa: A informação influencia o tipo de avaliações que o enfermeiro vai fazer, os tipos de complicações que devem ser observadas e as intervenções de enfermagem específicas.*

PLANEJAMENTO

Os **Resultados Esperados** focam-se na detecção precoce das complicações da cirurgia ou da anestesia e no controle adequado da dor no momento da transferência (normalmente em 1 a 2 horas).

- A via respiratória do paciente continua limpa; e as respirações são profundas, regulares e dentro dos limites normais no momento da transferência. A saturação de oxigênio permanece acima de 95%.
- A pressão arterial, o pulso e a temperatura do paciente continuam dentro dos valores basais anteriores ou dentro da faixa normal prevista no momento da transferência.
- Os curativos estão limpos, secos e intactos por ocasião da alta da recuperação.
- A ingestão/eliminação está dentro dos parâmetros previstos para a alta da recuperação.
- O paciente relata alívio do desconforto após a analgesia ou outras medidas de alívio da dor no momento da transferência da área de recuperação imediata (normalmente em 1 a 2 horas).
- As avaliações pós-operatórias do paciente estão dentro dos parâmetros pós-operatórios normais esperados.

Delegação e Colaboração

A habilidade de iniciar e gerenciar o cuidado pós-operatório do paciente não pode ser delegada aos auxiliares de enfermagem. Os auxiliares de enfermagem podem obter os sinais vitais, aplicar cânula nasal ou máscara de oxigênio e fornecer conforto básico e medidas de higiene. Instruir o auxiliar de enfermagem a:

- Explicar com que frequência obter os sinais vitais
- Analisar o que deve ser observado e comunicar ao enfermeiro
- Explicar a higiene básica e as medidas de conforto que o paciente necessita

Equipamentos

- Estetoscópio, esfigmomanômetro, oxímetro de pulso, monitor cardíaco, termômetro
- Equipamento de oxigênio como máscara, fluxômetro de oxigênio e tubulação, sistema de fornecimento por pressão positiva
- Equipamento de aspiração
- Material para curativos
- Cobertor aquecido ou dispositivo de reaquecimento ativo
- Equipamento de emergência
- Medicações de emergência

IMPLEMENTAÇÃO para CUIDADO NA RECUPERAÇÃO IMEDIATA DA ANESTESIA NA UNIDADE DE CUIDADOS PÓS-ANESTÉSICOS (UCPA)

ETAPAS	JUSTIFICATIVA
1. Veja Protocolo Padrão (ao final do livro).	
2. Na chegada do paciente à UCPA, identificar o paciente utilizando dois identificadores (p.ex., nome e data de nascimento ou nome e número do registro de internação, segundo a política da instituição).	Um protocolo de identificação de transferência do paciente garante a segurança do paciente e a continuidade do cuidado. Cumpre os padrões da The Joint Commission e aumenta a segurança do paciente (TJC, 2010).
3. Quando o paciente entrar de maca na UCPA, acoplar imediatamente a tubulação de oxigênio ao fluxômetro e verificar a velocidade de infusão dos líquidos IV.	O oxigênio inalado promove a oxigenação tecidual durante a recuperação da anestesia. Os líquidos IV mantêm o volume circulatório e proporcionam uma via para os medicamentos de emergência.
4. Conectar ou fixar as tubulações de drenagem na sucção intermitente, dependendo do dreno e da prescrição.	As tubulações de drenagem devem permanecer permeáveis para evitar pressão dentro da cavidade da ferida.
5. Acoplar os dispositivos de monitoramento (p.ex., manguito de pressão arterial, oxímetro de pulso, ECG, acessos arteriais).	Proporciona a avaliação contínua e o monitoramento dos parâmetros fisiológicos.
6. Comparar os sinais vitais com os valores basais pré-operatórios do paciente. Continuar avaliando os sinais vitais, pelo menos, a cada 5 a 15 minutos até ficarem estáveis.	Os sinais vitais podem indicar depressão respiratória, irregularidade cardíaca, hipotensão ou hipotermia.
7. Manter a via respiratória após a anestesia geral.	
a. Se o paciente estiver em supino, elevar a cabeceira do leito ligeiramente, tracionar a mandíbula para frente ou virar a cabeça para o lado, salvo indicação em contrário. Inicialmente pode ser necessário lembrar o paciente de respirar.	Manter a via respiratória desobstruída mantendo a língua fora do caminho enquanto o paciente tem redução do NC.

> ⚡ **ALERTA DE SEGURANÇA** Permanecer sempre junto ao paciente sedado até que as respirações estejam bem estabelecidas. Os pacientes com uma via respiratória artificial podem sentir ânsia e vomitar, ficar inquietos ou parar de respirar.

b. Aspirar a via respiratória artificial e a cavidade oral com ponta de sucção de Yankauer se houver acúmulo de secreções (Cap. 14). Incentivar o paciente a cuspir pela boca à medida que o reflexo de ânsia voltar.	Indica que o paciente é capaz de manter a via respiratória patente de forma independente.
8. Chamar o paciente pelo nome em um tom de voz normal. Se não houver resposta, tentar acordar o paciente tocando-o ou movendo delicadamente uma parte do corpo. Explicar que a cirurgia acabou e que o paciente está na área de recuperação.	Determinar o NC do paciente e a capacidade de obedecer a comandos. Ajudar o paciente a se orientar em relação ao local.
9. Estimular o paciente a tossir e a respirar profundamente a cada 15 minutos (Habilidade 29.2).	Promove a expansão pulmonar, eliminação do anestésico inalado e expectoração das secreções de muco.
10. Inspecionar a cor do leito ungueal e da pele. Palpar para sentir a temperatura da pele.	Indicadores de perfusão tecidual periférica.
11. Avaliar atentamente as potenciais complicações cardiovasculares e pulmonares da anestesia geral (Tabela 29-2).	No pós-operatório, os pacientes sedados costumam ficar hipóxicos.
12. Monitorar as respostas sensorial, circulatória e neurológica após a anestesia espinhal ou epidural.	
a. Monitorar a hipertensão, bradicardia, náusea e vômito.	O bloqueio do sistema nervoso simpático resulta na vasodilatação dos principais vasos e em hipotensão sistêmica.
b. Manter a infusão IV adequada.	Manter a pressão arterial aumentando o volume hídrico para que o espaço vascular permaneça temporariamente expandido.
c. Manter o paciente em supino ou com a cabeça ligeiramente elevada e manter a posição.	Minimizar o risco de cefaleia anestésica pós-espinhal decorrente do vazamento do líquido espinhal no sítio de injeção, com pressões maiores causadas pela elevação da parte superior do corpo. A cefaleia é mais comum com a anestesia espinhal do que com a epidural. A ocorrência de cefaleia é menor com o uso de agulhas espinhais de calibre menor (Lewis e colaboradores, 2007).

HABILIDADE 29.5 Provendo a Recuperação Imediata da Anestesia

ETAPAS	JUSTIFICATIVA
d. Observar os pacientes na UCPA até recuperarem o movimento nas extremidades.	Os pacientes temem a perda de função permanente.
e. Avaliar o estado respiratório, nível de sensação espinhal e mobilidade nas extremidades inferiores. A sonolência vai ficar aparente após a sedação IV. O nível de anestesia depende do local da mudança de sensação. Fazer o paciente fechar os olhos e usar um lenço com álcool para testar a sensação ao longo dos dermátomos sensoriais. Pedir ao paciente para identificar se está quente ou frio. *Se o paciente se submeteu à anestesia geral:* Quando o paciente acordar, apresentar-se e orientá-lo em relação ao que o circunda. *Se o paciente se submeteu à anestesia espinhal:* Lembrá-lo de que a perda de sensação e o movimento nas extremidades são normais e vão voltar em poucas horas.	O bloqueio espinhal ocorre em 20 minutos após o início. No entanto, se o nível da anestesia se mover para cima da sexta vértebra torácica (T6) os músculos respiratórios são afetados. Os pacientes costumam sentir falta de ar e, se for grave, podem precisar de ventilação mecânica.
13. Monitorar a drenagem.	
a. Observar os curativos e drenos quanto a qualquer evidência de sangue vermelho-vivo.	O curativo mantém a hemóstase e absorve a drenagem. As primeiras trocas de curativo ocorrem normalmente 24 horas após a cirurgia e são feitas pelo cirurgião, salvo indicação em contrário.
b. Informar o médico se houver drenagem sanguinolenta inesperada e reforçar o curativo conforme indicado. Aplicar pressão direta. Verificar também embaixo do paciente qualquer acúmulo de drenagem sanguinolenta. Monitorar a diminuição da pressão arterial e o aumento na pulsação.	A hemorragia de uma ferida cirúrgica é mais provável nas primeiras horas, indicando a hemóstase inadequada durante a cirurgia. À medida que o curativo fica saturado, o sangue escorre para baixo do paciente, acumulando-se sob o mesmo.
c. Inspecionar a condição e o conteúdo de quaisquer tubulações de drenagem e dispositivos de coleta. Verificar as características e o volume da drenagem.	Determina a perviedade da tubulação de drenagem e a extensão da drenagem da ferida.
d. Observar a quantidade, cor e aspecto da urina do cateter de Foley (se houver).	O débito urinário abaixo de 30mL/h é um sinal de diminuição da perfusão renal ou alteração na função renal.
e. Se a sonda NG estiver presente, avaliar a drenagem. Se não estiver drenando, verificar o seu posicionamento e irrigar, caso necessário, com solução salina 0,9% (Cap. 19).	Mantém a perviedade da tubulação para garantir a descompressão gástrica. A drenagem prevista é escura ou pálida, amarela ou verde, de 100 a 200mL/h. A drenagem sanguinolenta pode ocorrer após algumas cirurgias.
f. Monitorar a velocidade de infusão de líquidos IV. Observar o local IV quanto aos sinais de infiltração (Cap. 28).	Proporciona a hidratação e a função circulatória adequadas.
14. Promover o conforto.	
a. Realizar cuidado oral colocando um pano úmido nos lábios, esfregando a mucosa oral com uma espátula envolvida em gaze umedecida ou aplicando vaselina nos lábios.	A boca fica seca em decorrência do jejum por via oral e aos anticolinérgicos pré-operatórios, como a atropina.
b. Fornecer um cobertor quente ou terapia de reaquecimento ativa para promover aquecimento e minimizar os tremores.	A anestesia geral prejudica a termorregulação, o ambiente da sala de cirurgia é frio e a exposição da cavidade corporal resulta em perda de calor interna. Os tremores aumentam o consumo de oxigênio, predispondo o paciente a arritmias e hipertensão, prejudica a função das plaquetas, altera o metabolismo medicamentoso, prejudica a cicatrização da ferida e aumenta os custos da hospitalização devido aos resultados adversos cumulativos (ASPAN, 2008).
c. Ajudar nas mudanças de decúbito e fornecer travesseiros para apoio.	Melhora a ventilação e a circulação.
15. Avaliar a dor à medida que o paciente desperta até a transferência para a unidade cirúrgica ou alta, incluindo qualidade, intensidade e localização. Não pressupor que toda dor pós-operatória é uma dor relacionada à incisão.	A dor, muitas vezes, não está relacionada com o procedimento cirúrgico (p.ex., dor torácica [IM/EB] ou dor muscular (trauma de posicionamento). A dor reflexa (ombros) ocorre com frequência após a laparoscopia. A avaliação sistemática da dor ajuda os pacientes a atingirem o estado funcional.
16. Fornecer medicação para dor conforme a prescrição e quando os sinais vitais estiverem estabilizados.	

(Continua)

ETAPAS	JUSTIFICATIVA
17. Explicar para o paciente a condição dele e informar a respeito dos planos para transferência para a unidade de internação ou para a alta.	Diminui a ansiedade que pode interferir no processo de recuperação.
18. Quando a condição do paciente estiver estabilizada (Tabela 29-4), contatar o anestesista para aprovar a transferência para a unidade de internação ou receber alta.	Um médico é responsável por autorizar a transferência ou a alta.
19. Antes da alta da unidade de cirurgia ambulatorial, fornecer instruções verbais e por escrito sobre: a. Sinais e sintomas de possíveis complicações. b. Não dirigir por 24 horas. c. Evitar decisões legais importantes por 24 horas. d. Cuidado do local cirúrgico. e. Restrições de atividade. f. Controle da dor. g. Modificações ou restrições alimentares. h. Medicações prescritas. i. Plano para visita de acompanhamento. j. Motivos para telefonar para o médico e número a ser discado.	Os pacientes e cuidadores domiciliares devem estar cientes das potenciais complicações e do cuidado de acompanhamento.
20. **Veja Protocolo de Conclusão (ao final do livro).**	

AVALIAÇÃO

1. Observar as respirações: frequência, profundidade e ritmo. Auscultar os sons respiratórios. Monitorar a oximetria de pulso.
2. Comparar todas as leituras de pressão arterial, pulso e temperatura com os valores basais do paciente e os valores normais esperados.
3. Inspecionar os curativos quanto à drenagem.
4. Medir a ingestão/eliminação. O débito urinário deve ser de, pelo menos, 30 a 50mL/h.
5. Pedir ao paciente para classificar a dor em uma escala de 0 a 10 e determinar a localização e as características.
6. Realizar avaliações físicas completas, com atenção especial às avaliações adequadas de acordo com o tipo de cirurgia do paciente (p.ex., craniotomia: avaliação neurológica; cirurgia de pescoço: estado da via aérea; cirurgia vascular: circulação e sangramento; cirurgia ortopédica: estado neurovascular e imobilidade ou posicionamento).

Resultados Inesperados e Intervenções Relacionadas

1. O paciente exibe depressão respiratória (oximetria de pulso abaixo de 95%, frequência respiratória abaixo de 10 respirações por minuto e/ou curta).
   a. Comunicar imediatamente ao médico.
   b. Administrar o oxigênio conforme a prescrição pela cânula nasal. Fornecer aos pacientes com doença pulmonar obstrutiva crônica (DPOC) 2L/min ou menos de oxigênio.
   c. Estimular a respiração profunda a cada 5 a 15 minutos.
   d. Posicionar para promover a expansão torácica (de lado ou em semi-Fowler).
   e. Administrar as medicações prescritas (p.ex., epinefrina, relaxante muscular ou agente de reversão narcótica).
2. O paciente exibe obstrução respiratória (p.ex., ruídos pulmonares anormais, ronco, estridor ou chiado).
   a. Reposicionar a cabeça/mandíbula para abrir a via aérea.
   b. Administrar oxigênio a 6-10L/min por máscara, segundo a prescrição.
   c. Estimular a tossir e respirar profundamente.
   d. Aspirar, se for necessário.
   e. Notificar o anestesista se estiver não responsivo às intervenções; pode precisar novamente de intubação, caso seja grave.
3. O paciente exibe sinais de hipovolemia relacionados à hemorragia interna ou da incisão.
   a. Elevar as pernas do paciente o suficiente para manter uma inclinação para baixo na direção do tronco do corpo. Não baixar a cabeça além da posição horizontal, pois essa posição aumenta o esforço respiratório e diminui potencialmente a perfusão cerebral.
   b. Comunicar imediatamente ao médico do paciente o estado atual.
   c. Administrar oxigênio a 6-10L/min por máscara de acordo com a prescrição.
   d. Aumentar a velocidade de infusão IV ou administrar hemoderivados conforme a prescrição.
   e. Monitorar a pressão arterial e o pulso a cada 5 a 15 minutos.
   f. Aplicar curativos compressivos e, de acordo com a prescrição, da seguinte forma:
      (1) *Curativo abdominal:* Cobrir a área do sangramento com várias camadas de compressas de gaze e colocar fita adesiva de 7 a 10cm além da largura do curativo com pressão firme e uniforme em ambos os lados perto da fonte do sangramento. Manter a pressão à medida que aplica a fita adesiva sobre o curativo inteiro a fim de maximizar a pressão na fonte do sangramento.
      (2) *Curativo na extremidade:* Aplicar atadura de crepe ao redor da extremidade, pressionando a compressa de gaze sobre o local do sangramento. Na fixação, não continuar com a fita adesiva em torno da extremidade inteira.

HABILIDADE 29.6 Cuidando da Fase de Recuperação Pós-operatória Inicial e Convalescente

(3) *Curativo na região do pescoço:* Cobrir com várias camadas de gaze e colocar fita adesiva de 7 a 10cm além da largura do curativo. Aplicar compressão, mas não obstruir a artéria carótida ou a via respiratória. Avaliar a cada 5 a 10 minutos a pulsação da carótida e alguma evidência de obstrução da via respiratória.

g. O paciente permanece em jejum por via oral, pois, muitas vezes é necessário voltar para a cirurgia para controlar o sangramento.

4. O paciente reclama de dor incisional grave.
   a. O primeiro sintoma de síndrome compartimental em uma extremidade é a dor que não melhora com os analgésicos. Outros sintomas incluem entorpecimento, formigamento, palidez, frieza e ausência de pulsos periféricos. O médico *tem* de ser notificado. Não elevar a extremidade acima do nível do coração, pois isso aumenta a pressão venosa. A aplicação de gelo é contraindicada, pois vai ocorrer vasoconstrição (Lewis e colaboradores, 2007).
   b. Realizar uma avaliação da dor e administrar analgésico antes da dor ficar grave. Não é necessário esperar até o paciente pedir medicação para dor.
   c. Às vezes, a dor abaixa a pressão arterial; desse modo, a analgesia pode restaurar os sinais vitais para os níveis normais. Monitorar cuidadosamente os sinais vitais.
   d. Nos pacientes com ACP, certificar-se de que o paciente esteja utilizando o dispositivo corretamente. Advertir a família a não manipular o ACP.

5. O paciente tem hipotermia (temperatura menor do que 36 °C). Os tremores aumentam o consumo de oxigênio, predispõem o paciente a arritmias e hipertensão, prejudicam a função plaquetária e a cicatrização da ferida e alteram o metabolismo medicamentoso. Esse problema é mais observado nos bebês e nas crianças devido à imaturidade dos centros de termorregulação.
   a. Utilizar cobertores quentes, meias, toucas ou dispositivo de reaquecimento ativo.
   b. Monitorar a temperatura e o nível de conforto térmico do paciente a cada 30 minutos até chegar ao normal.

Registro e Relato

- Documentar, nas notas de evolução, o horário de chegada do paciente na UCPA; incluir os sinais vitais, NC e achados da avaliação. Incluir também a condição dos curativos e tubulações, a característica da drenagem e todas as medidas de enfermagem iniciadas.
- Registrar os sinais vitais e a ingestão/eliminação nas folhas de registro adequadas.
- Comunicar ao médico quaisquer achados anormais da avaliação e sinais de complicações.

Amostra de Documentação

10h Recebido da sala de cirurgia via maca. Alerta e orientado no tempo, no espaço e sobre si próprio. Oxigênio administrado a 3L/min por cânula nasal. Curativo abdominal saturado com sangue vermelho-vivo e protetor de colchão descartável sob o paciente saturado com sangue em uma área de 12 a 20cm. Curativo reforçado com curativo compressivo. Acesso IV no antebraço esquerdo infundindo lactato de Ringer a 150mL/h. Cirurgião notificado a respeito da drenagem excessiva e das intervenções imediatas. Sinais vitais: PA 110/60, FC 98, R 22, SpO_2 96%. Permanece em jejum. Aplicado cobertor aquecido.

Considerações Especiais

Pediatria

- A manutenção da temperatura corporal nos bebês e nas crianças após a cirurgia é uma prioridade devido aos seus mecanismos imaturos de controle da temperatura.
- Os bebês e as crianças costumam ter taxas metabólicas e diferenças na composição fisiológica maiores do que os adultos, resultando em necessidades maiores de oxigênio, líquido e calorias.

Geriatria

- A capacidade dos idosos para tolerar a cirurgia depende do grau das alterações fisiológicas que ocorreram com o envelhecimento, da presença de quaisquer doenças crônicas e da duração do procedimento cirúrgico.
- Quando se comunicar com idosos, estar ciente de qualquer comprometimento auditivo, visual ou cognitivo que possa estar presente.

Assistência Domiciliar (*Home Care*)

- Ensinar o paciente e o cuidador principal a respeito de quaisquer exercícios pós-operatórios, modificações no ambiente domiciliar ou limitações de atividade.
- Se o paciente receber alta com curativos a serem trocados, o quarto ou o banheiro costumam ser o local ideal para o procedimento. Fazer com que o cuidador devolva a demonstração de troca de curativo.
- Avaliar a necessidade de um encaminhamento para assistência domiciliar.

HABILIDADE 29.6 CUIDANDO DA FASE DE RECUPERAÇÃO PÓS-OPERATÓRIA INICIAL E CONVALESCENTE

O monitoramento e as medidas de conforto são essenciais no início do período de recuperação pós-operatória, que se estende do momento em que o paciente recebe alta da UCPA até o momento em que recebe alta hospitalar. Os pacientes submetidos à cirurgia ambulatorial convalescem em casa. Individualizar o atendimento de enfermagem de acordo com o tipo de cirurgia, condições médicas preexistentes, risco de desenvolvimento de complicações e tempo de recuperação. A instrução promove a independência do paciente, educa-o sobre quaisquer limitações e proporciona os recursos necessários para o paciente alcançar um estado de bem-estar ideal.

A fase de convalescença dura vários dias ou semanas após a alta. Durante essa fase, é importante promover a independência do paciente e a participação ativa no cuidado. O paciente precisa ter nutrição e hidratação adequadas para favorecer a cicatrização. Certificar-se de que os objetivos do paciente sejam realistas. Também é importante que o paciente e o cuidador tenham os suprimentos e serviços de apoio necessários em casa a fim de promover a cicatrização. Alguns pacientes necessitam de um profissional de enfermagem domiciliar.

AVALIAÇÃO

1. Obter um relato por telefone do enfermeiro da UCPA. *Justificativa: Um relatório preliminar permite preparar a unidade do paciente com os suprimentos e equipamentos necessários para as necessidades especiais do paciente.*
2. Depois, ajudar na transferência e fazer uma avaliação inicial. Analisar o prontuário e identificar o tipo de cirurgia, os riscos médicos pré-operatórios e os sinais vitais basais. *Justificativa: Proporcionar um parâmetro de base para detectar qualquer alteração na condição do paciente.*
3. Verificar a prescrição pós-operatória do cirurgião.

PLANEJAMENTO

Os **Resultados Esperados** focam-se em evitar complicações, manter o controle da dor adequado nas atividades de recuperação e promover o autocuidado do paciente no pós-operatório.

- Os ruídos respiratórios do paciente continuam limpos bilateralmente.
- Os sinais vitais do paciente continuam dentro dos limites normais coerentes com os valores basais pré-operatórios.
- O paciente descreve dor abaixo de 4 em uma escala de 0 a 10 enquanto engajado em atividade física moderada para a alta hospitalar.
- O equilíbrio hídrico é evidente, segundo os registros de ingestão/eliminação.
- Os ruídos intestinais normais estão presentes após a cirurgia intestinal ou anestesia geral dentro de 48 a 72 horas após a cirurgia.
- As bordas da ferida da incisão estão bem aproximadas; não se observa drenagem.
- O paciente (ou cuidador) descreve planos para lidar com o estresse da cirurgia.
- O paciente (ou cuidador) descreve evidência de complicações que devem ser comunicadas ao médico para a alta.
- O paciente (ou cuidador) descreve ou demonstra cuidado com a incisão, modificações alimentares, restrição de atividade e planos para a consulta de acompanhamento.

Delegação e Colaboração

A habilidade de cuidar da fase de recuperação pós-operatória inicial e convalescente não pode ser delegada aos auxiliares de enfermagem. O auxiliar de enfermagem pode obter os sinais vitais, aplicar cânula nasal ou máscara de oxigênio e proporcionar higiene ou reposicionamento para o conforto do paciente. Instruir o auxiliar de enfermagem a:

- Explicar com que frequência obter os sinais vitais.
- Analisar o que deve ser observado e comunicar ao enfermeiro.
- Explicar a higiene básica e as medidas de conforto que o paciente necessita.

Equipamentos

- Leito de pós-operatório (cadeira reclinável para recuperação na cirurgia-dia)
- Estetoscópio, esfigmomanômetro, termômetro
- Suportes de soro e bombas de infusão, conforme a necessidade
- Comadre para vomitar
- Luva de lavar e toalha
- Lençol à prova d'água descartável ou lençol móvel
- Material para higiene oral
- Travesseiros
- Lençol dobrado em pregas na cabeceira do leito
- Equipamento e máscara de oxigênio
- Equipamento de aspiração (para aspirar vias respiratórias)
- Material para curativo
- Aspiração intermitente (para conectar à sonda NG ou de drenagem da ferida)
- Aparelhos ortopédicos (caso necessário)
- Luvas limpas

IMPLEMENTAÇÃO para CUIDADO NA FASE DE RECUPERAÇÃO PÓS-OPERATÓRIA INICIAL E CONVALESCENTE

ETAPAS	JUSTIFICATIVA
1. **Veja Protocolo Padrão (ao final do livro).** *Cuidado Pós-operatório Inicial na Recuperação*	
2. Se o paciente estiver sendo transportado de maca, preparar-se para a transferência com o leito na posição elevada (em nível com a maca), com o lençol dobrado para o lado e espaço para que uma maca seja colocada facilmente ao lado do leito (Cap. 15).	A disposição do equipamento facilita a segurança e a fluidez do processo de transferência.
3. Ajudar a equipe de transporte a passar o paciente da maca para o leito (Cap. 15). Identificar o paciente utilizando dois identificadores (p.ex., nome e data de nascimento ou nome e número de registro de internação, segundo a política da instituição).	Garante o paciente correto. Cumpre os padrões da The Joint Commission e aumenta a segurança do paciente (TJC, 2010).
4. Acoplar qualquer tubulação de oxigênio existente, posicionar os líquidos IV, verificar a configuração da velocidade de infusão IV na bomba de infusão e verificar as tubulações de drenagem (p.ex., cateter de Foley ou drenagem de ferida).	Mantém a perviedade do acesso IV e a integridade da tubulação de drenagem.
5. Manter a via respiratória pérvia. Se o paciente permanecer sonolento ou letárgico, manter a cabeça estendida e apoiar o paciente deitado de lado (Cap. 14, Habilidade 14.2).	Minimiza a chance de aspiração e obstrução da via respiratória com a língua.

HABILIDADE 29.6 Cuidando da Fase de Recuperação Pós-operatória Inicial e Convalescente

ETAPAS	JUSTIFICATIVA
6. Obter os sinais vitais e comparar os achados com os sinais vitais obtidos na UCPA e com os valores basais do paciente. Continuar monitorando conforme a prescrição.	Durante a transferência, o estado do paciente pode mudar. O movimento do paciente e o nível de dor influenciam a estabilidade dos sinais vitais.
7. Estimular a tosse e a respiração profunda (Habilidade 29.2) para evitar atelectasia.	A anestesia, as medicações e a intubação irritam as vias respiratórias, resultando em secreções e atelectasia. A tosse expande o tórax, leva o ar para dentro dos pulmões e mobiliza as secreções.
8. Se a sonda NG estiver presente, verificar o seu posicionamento e irrigar (Cap. 19, Habilidade 19.3). Conectar ao dispositivo de drenagem adequado. Conectar todas as outras tubulações de drenagem ao dispositivo de aspiração ou de coleta apropriado. Fixar para evitar a tensão na tubulação.	A transferência e o movimento podem desalojar as tubulações, interferindo na drenagem.
9. Avaliar o aspecto do curativo cirúrgico do paciente e a característica da drenagem. Salvo contraindicado pelo médico, delimitar a drenagem ao longo das bordas com uma caneta e reavaliar em 1 hora, se houve mudança. Se não houver curativo, inspecionar a condição da ferida (Cap. 24).	É mais provável que a hemorragia ocorra no dia da cirurgia. O curativo deve estar limpo, seco e intacto.
10. Palpar o abdome para averiguar distensão da bexiga ou usar o ultrassom de bexiga quando estiver disponível. Se houver um cateter de urinário de demora, conferir o seu posicionamento. Certificar-se de que esteja drenando livremente e afixado adequadamente. O paciente pode ter irrigações contínuas da bexiga ou cateter suprapubiano (Cap. 18).	Muitas vezes, a anestesia contribui para a retenção urinária. A estase urinária aumenta o risco de infecção do trato urinário (ITU).
11. Se não houver nenhum sistema de drenagem urinária, explicar que a micção 8 horas após a cirurgia está dentro do previsto. Os pacientes do sexo masculino podem urinar com sucesso se puderem ficar de pé.	Após a anestesia espinhal ou peridural, o risco de retenção urinária aumenta. Outros riscos de retenção urinária incluem o sexo masculino, idade acima dos 50 anos, história prévia de cirurgia pélvica ou problemas urinários e doenças neurológicas concorrentes (Baldini e colaboradores, 2009). Os pacientes podem não sentir vontade de urinar e a bexiga se distende, sendo necessária a cateterização.
12. Medir todas as fontes de ingestão/eliminação de líquido (incluindo a perda sanguínea estimada durante a cirurgia).	O equilíbrio hidroeletrolítico alterado é uma complicação potencial de cirurgias de grande porte.
13. Descrever o propósito do equipamento e das observações frequentes para o paciente e parentes.	Os visuais estranhos (equipamentos, aparência do paciente), muitas vezes, provocam ansiedade.
14. Posicionar o paciente para obter conforto, mantendo o alinhamento corporal correto. Evitar a tensão no local da ferida cirúrgica.	Reduz o estresse na linha de sutura. Ajuda o paciente a relaxar e promover o conforto.
15. Colocar a luz de chamada (ou campainha) ao alcance das mãos e levantar as grades protetoras laterais (uma de duas ou três de quatro). Instruir o paciente a pedir ajuda para sair do leito.	Promove a segurança do paciente à medida que os efeitos da anestesia continuam a diminuir. Todas as grades de proteção levantadas podem ser consideradas uma restrição física.
16. Avaliar o nível de dor do paciente em uma escala de dor apropriada para a idade. Avaliar a última vez em que foi administrado um analgésico. O ACP pode ser utilizado para controle da dor (Cap. 13). Medicar o paciente de horário ou *se necessário*, conforme a prescrição, durante as primeiras 24 a 48 horas.	Determina o nível de desconforto. O controle da dor adequado é necessário para permitir que o paciente participe dos exercícios de respiração, tosse e deambulação.
Continuação dos Cuidados Pós-operatórios	
17. Avaliar os sinais vitais, pelo menos, a cada 4 horas ou conforme a prescrição.	A temperatura acima de 38 °C nas primeiras 48 horas pode indicar atelectasia, resposta inflamatória normal ou desidratação. A elevação acima dos 37,7 °C no terceiro dia ou depois costuma indicar ISC, pneumonia ou flebite (Lewis e colaboradores, 2007). A alteração da pressão arterial e/ou do pulso está associada com complicações cardiovasculares (Tabela 29-2).
18. Fornecer cuidado oral, pelo menos, a cada 2 horas, conforme a necessidade. Se for permitido, oferecer lascas de gelo.	A medicação fornecida antes da cirurgia, como um anticolinérgico, por exemplo, resseca a boca. O cuidado oral e as lascas de gelo promovem conforto.

(Continua)

ETAPAS	JUSTIFICATIVA
19. Estimular o paciente a virar, tossir e respirar profundamente, pelo menos, a cada 2 horas.	Promove a ventilação adequada e minimiza a hipoventilação e a atelectasia. Especialmente necessário para os pacientes com história de tabagismo, pneumonia ou DPOC ou para os pacientes confinados ao repouso no leito.
20. Estimular o uso de espirômetro de incentivo conforme a prescrição (Habilidade 29.2).	Promove a ventilação adequada.
21. Promover a deambulação e a atividade, conforme a prescrição. Avaliar os sinais vitais antes e depois da atividade para avaliar a tolerância. Os pacientes, muitas vezes, são estimulados a sentar em uma cadeira na noite da cirurgia ou na manhã seguinte e progredir para a caminhada no quarto ou no corredor.	A deambulação é a intervenção de enfermagem mais importante para prevenir complicações pós-operatórias. A mobilidade promove a circulação, expansão pulmonar e peristalse. A hipotensão postural é provocada por mudanças súbitas de posição.
22. Passar dos líquidos claros para a dieta regular, conforme a tolerância, se a náusea e o vômito não ocorrerem.	Náusea e vômito estão associados com anestesia e cirurgia. Os líquidos IV geralmente são descontinuados quando a ingestão oral é tolerada. Alguns pacientes devem permanecer em jejum durante vários dias até os ruídos intestinais serem ouvidos.
23. Incluir o paciente e a família na tomada de decisão: responder às perguntas à medida que surgirem.	Promove a sensação de controle ao paciente e a independência, além de melhorar a autoestima.
24. Dar oportunidade aos pacientes que precisam se adaptar a uma mudança na aparência corporal ou na função para verbalizarem seus sentimentos.	A cirurgia radical, a amputação ou o câncer inoperável costumam resultar em ansiedade e depressão. O pesar pela perda de um órgão do corpo é comum e deve ser esperado.
Fase Convalescente	
25. Avaliar o ambiente doméstico do paciente quanto à segurança, limpeza e disponibilidade de assistência.	Fornece informações a respeito da necessidade do paciente na assistência domiciliar.
26. Discutir os planos de alta com o paciente e os cuidadores: modificações ou restrições alimentares, cuidados com a ferida, medicações, restrições de atividade e sintomas a comunicar ao médico. Esclarecer a respeito das consultas de acompanhamento e incentivar o acesso rápido aos números de telefone de emergência. Responder a cada pergunta ou preocupação do paciente.	Verifica o nível de conhecimento do paciente e do cuidador e quaisquer outras necessidades de instrução para a alta. Ajuda a promover a alta descomplicada e a independência e a participação do paciente em seu próprio cuidado.
27. Manter o paciente e a família informados do progresso feito rumo à recuperação. Explicar o tempo previsto para alcançar um nível de recuperação máxima. Responder a cada pergunta ou preocupação do paciente.	Diminuir a ansiedade e ajudar o paciente a saber o que prever durante o período convalescente.
28. **Veja Protocolo de Conclusão (ao final do livro).**	

AVALIAÇÃO

1. Auscultar os sons respiratórios bilateralmente.
2. Obter os sinais vitais.
3. Pedir ao paciente para descrever a dor em uma escala de 0 a 10 após a atividade moderada.
4. Avaliar os registros de ingestão/eliminação. Avaliar o tempo da primeira micção pós-operatória do paciente.
5. Auscultar os ruídos intestinais.
6. Inspecionar a incisão (bordas da ferida bem aproximadas, nenhuma drenagem observada).
7. Pedir ao paciente para descrever a capacidade de lidar com o estresse da cirurgia.
8. Pedir ao paciente (ou cuidador) para indicar os sintomas de complicações que devem ser comunicadas ao médico para a alta.
9. Fazer o paciente (ou cuidador) descrever o cuidado com a incisão, as modificações ou restrições alimentares, as restrições de atividade e os planos para consulta de acompanhamento.

Resultados Inesperados e Intervenções Relacionadas

1. Os sinais vitais estão acima ou abaixo dos valores basais ou da faixa prevista para o paciente. Inicialmente isso poderia estar relacionado a: anestesia, dor, choque hipovolêmico, obstrução da via respiratória, desequilíbrio hidroeletrolítico ou hipotermia.
   a. Identificar os fatores contribuintes.
   b. Comunicar ao médico.
2. Ausência ou diminuição dos ruídos intestinais. O paciente sente náusea e vômito. O paciente não consegue deixar passar o flato e o abdome fica tenso e distendido. O íleo paralítico é uma complicação comum após a cirurgia intestinal. A motilidade intestinal pode voltar lentamente.
   a. Comunicar ao médico.
   b. Inserir a sonda NG conforme a prescrição (Cap. 19).

Registro e Relato

- Documentar a chegada do paciente na unidade de internação; descrever os sinais vitais, achados da avaliação e todas as

medidas de enfermagem iniciadas na nota de evolução. Documentar a cada 4 horas ou com mais frequência, se a condição do paciente justificar.
- Registrar os sinais vitais e a ingestão/eliminação na folha de registro adequada.
- Comunicar ao médico quaisquer achados anormais e sinais de complicações na avaliação.

Amostra de Documentação
Terceiro Dia de Pós-operatório após Cirurgia Abdominal

18h Vomitou 300mL de muco verde-escuro. Abdome tenso e distendido. Sem ruídos intestinais. Sem passagem de flato. Classifica a dor em 7 (escala de 0 a 10). Administrados 10mg IV de sulfato de morfina. Instruído a não comer ou beber qualquer coisa.

19h10 Vomitou 200mL de material verde-escuro e queixa-se de estar "muito nauseado". Dor abdominal agora classificada em 6 (escala de 0 a 10). Dr. K notificado. Sonda NG inserida e conectada à aspiração intermitente de baixa pressão conforme a prescrição, com retorno de 400mL de material verde-escuro em 15 minutos. Administrado Fenergan 5mg por via intramuscular para náusea.

19h50 Repousando confortavelmente. Nega náuseas. A dor agora é classificada em 4 (escala de 0 a 10). Drenagem NG de 200mL de material verde-escuro.

Considerações Especiais
Pediatria
- A avaliação das percepções que a criança tem da experiência cirúrgica reforça experiências positivas e esclarece as ideias erradas. Desenhar e contar histórias são métodos eficazes que permitem às crianças compartilhar seus pensamentos e sentimentos (Hockenberry e Wilson, 2009).
- Utilizar as ferramentas de avaliação da dor adequadas para determinar o nível de dor da criança.

Geriatria
- Os idosos costumam passar por uma recuperação mais demorada e difícil. Avaliar atentamente o desenvolvimento de complicações pós-operatórias.
- Avaliar o delírio pós-operatório e as mudanças no estado mental junto com as potenciais causas.
- A dor pós-operatória tende a ficar sem tratamento nos idosos. Alguns pacientes temem "ficar viciados" ou minimizam a dor porque são estoicos. Avaliar a dor e incentivar o uso de medidas não farmacológicas, como o relaxamento e a imagem mental junto com as medicações para a dor (Lewis e colaboradores, 2007).

Assistência Domiciliar (*Home Care*) e Cuidado de Longo Prazo
- Ensinar ao paciente e ao cuidador principal os exercícios pós-operatórios, medicações caseiras, limitações de atividade, cuidados com o curativo da ferida, medicações e necessidades nutricionais.
- Se o paciente receber alta com trocas de curativo, normalmente o quarto ou o banheiro são locais ideais para o procedimento. Fazer com que o paciente e o cuidador principal devolvam a demonstração da troca de curativo.
- Encaminhar para os serviços de assistência domiciliar se o paciente e o cuidador tiverem dificuldades para prestar o nível de cuidado necessário.

PERGUNTAS DE REVISÃO

Estudo de Caso para as Perguntas 1 a 3
O Sr. Gates, um homem de 39 anos de idade, chegou para a admissão de uma cirurgia-dia de artroscopia a ser realizada em seu joelho esquerdo. Ele está programado para receber anestesia espinhal com sedação leve. Ele é corredor, não fumante, bebe de 1 a 2 cervejas por dia e tem uma história de saúde negativa.

1. Em que momento do planejamento cirúrgico para o Sr. Gates será aplicado o protocolo universal para a verificação pré-operatória de indivíduo correta, local correto da cirurgia e procedimento correto? Escolha todos os itens que se aplicam.
   1. No momento em que o procedimento foi marcado.
   2. No momento dos exames e avaliação pré-admissional.
   3. No momento da admissão ou na entrada na instituição para um procedimento.
   4. Antes de o paciente sair da área de procedimento ou entrar na sala de procedimento.
   5. A qualquer momento em que a responsabilidade pelo cuidado do paciente seja transferida para outro membro da equipe cirúrgica.
2. Quais dos seguintes elementos são necessários na lista de verificação de procedimento do Sr. Gates? Escolha todos os itens que se aplicam.
   1. Avaliação (médico, enfermagem, anestesia)
   2. Assinatura do formulário de consentimento
   3. Informações de contato da família
   4. Requisição de quaisquer hemoderivados, implantes e/ou equipamentos especiais necessários para o procedimento
   5. Resultados dos exames
3. Qual das seguintes afirmações é verdadeira em relação a quando o local operatório do Sr. Gates deveria ser marcado?
   1. Imediatamente após ele receber a sedação e a anestesia espinhal, de modo que ele não precisa temer que a equipe cirúrgica não saiba como realizar a sua cirurgia.
   2. Na área de espera fora da SO, com o Sr. Gates acordado, alerta e participando do procedimento de marcação do local.
   3. Na SO, pelo enfermeiro de SO, enquanto o cirurgião faz a degermação cirúrgica.
   4. Ele não precisa ser marcado, uma vez que é um procedimento cirúrgico pequeno.
4. Ocorreu uma nova internação e a unidade cirúrgica está lotada. Qual das seguintes atividades não é delegada aos auxiliares de enfermagem?
   1. Coleta dos sinais vitais
   2. Instrução pré-operatória
   3. Colocação de meias antiembolíticas
   4. Ajuda do paciente nos exercícios de respiração profunda

5. O papel do enfermeiro no consentimento informado inclui:
   1. Informar o paciente sobre o prognóstico, caso o paciente recuse a cirurgia
   2. Explicar riscos, benefícios e alternativas da cirurgia planejada
   3. Verificar a compreensão do paciente a respeito do procedimento cirúrgico e certificar-se de que a assinatura do paciente conste no formulário de consentimento
   4. Pedir ao paciente consentimento para a cirurgia planejada
6. Um enfermeiro é responsável por instruir adequadamente os pacientes sobre exercícios respiratórios antes da cirurgia. Colocar em ordem as seguintes etapas de respiração profunda e tosse.
   a. Fazer o paciente cruzar as palmas das mãos sobre as costelas ou abdome superior.
   b. Fazer o paciente respirar lenta e profundamente; prender a respiração e contar até três; e exalar.
   c. Fazer o paciente sentar na posição de Fowler alta com os joelhos dobrados.
   d. Fazer o paciente respirar lenta e profundamente, inalando pelo nariz.
   e. Fazer o paciente repetir o exercício respiratório três a cinco vezes.
   1. a, c, b, d, e
   2. c, a, d, b, e
   3. b, c, a, d, e
   4. c, b, a, d, e
7. Quais achados da avaliação do paciente na UCPA precisam ser comunicados ao médico? Escolha todos que se aplicam.
   1. Frequência respiratória menor que 10 por minuto com respiração curta
   2. Drenagem vermelho-vivo na ferida saturando o curativo
   3. Dor classificada como três em uma escala de 0 a 10
   4. Crepitações esparsas nas bases pulmonares posteriores
8. O enfermeiro está verificando um paciente no quarto da unidade cirúrgica após a cirurgia abdominal. Há uma mancha de 1,5cm de diâmetro de drenagem serossanguínea no curativo. Que atitude o enfermeiro deve tomar nesse momento?
   1. Notificar o médico a respeito do sangramento da ferida.
   2. Observar a quantidade de drenagem no curativo e continuar a monitorar.
   3. Remover o curativo para verificar a presença de sangramento na linha de sutura.
   4. Aplicar leve pressão no local por 5 minutos.
9. Qual posição é utilizada para minimizar a chance de aspiração em um paciente letárgico após a anestesia geral?
   1. Fowler alta
   2. Semi-Fowler
   3. Deitado de lado
   4. Supino

REFERÊNCIAS

American Academy of Pediatrics: Guidelines and management of pediatric patients during and after sedation for diagnostic and therapeutic procedures: an update, *Pediatrics* 118:2387, 2006.

American Association of Nurse Anesthetists: AANA_ASA joint statement regarding propofol administration, 2004, acessado em 30 de setembro 2010.

American Society of Anesthesiologists (ASA): *Continuum of depth of sedation definition of general anesthesia and levels of sedation/analgesia,* 2004, http://www.asahq.org/publicationsAndServices/standards/20.pdf, acessado em 30 de setembro 2010.

American Society of Anesthesiologists (ASA): *Relative value guide,* Park Ridge, Ill, 2008, The Society.

American Society of PeriAnesthesia Nurses (ASPAN): *2008-2010 Standards of perianesthesia nursing practice,* Cherry Hill, 2008, ASPAN.

Andrews M and others: *Transcultural concepts in nursing care,* ed 5, Philadelphia, 2007, Lippincott.

Association of Peri Operative Registered Nurses (AORN): *Perioperative standards and recommended practices,* Denver, 2009, AORN.

Baldini G and others: Postoperative urinary retention, *Anesthesiology* 110(5):1139, 2009.

Hedrick TL: and others: Prevention of surgical site infections, *Expert Rev Anti Infect Ther* 4(2):223, 2006.

Hockenberry MJ, Wilson D: *Wong's essentials of pediatric nursing,* ed 8, St Louis, 2009, Mosby.

Institute for Healthcare Improvement (IHI). *5 million lives campaign; getting started kit: prevent surgical site infections how-to-guide,* 2007. http://www.ihi.org/IHI/Programs/Campaign/BoardsonBoard.htm; acessado em 29 de outubro 2010.

Lewis SM and others: *Medical-surgical nursing: assessment and management of clinical problems,* ed 7, St Louis, 2007, Mosby.

Johansson K and others: Empowering orthopedic patients through preadmission education: results from a clinical study, *Patient Educ Couns* 66:84, 2006.

MedQIC: *Surgical Care Improvement Project (SCIP). SCIP Project Information,* http://qualitynet.org/dcs/ContentServer?c=MQParents&pagename=Medqic%2FContent%2FParentShellTemplate&cid=1122904930422&parentName=Topic, acessado em 30 de setembro 2009.

Sandberg EH and others: Clinicians consistently exceed a typical person's short-term memory during preoperative teaching, *Anesth Analg* 107(3):972, 2008.

Spry C: *Essentials of perioperative nursing,* ed 4, Gaithersburg, Md, 2009, Aspen.

The Joint Commission: *2010 National Patient Safety Goals,* Oakbrook Terrace, Ill, 2010, The Commission, http://www.jointcommission.org/PatientSafety/NationalPatientSafetyGoals.

Thomas KH, Sethares KA: An investigation of the effects of preoperative interdisciplinary patient education on understanding postoperative expectations following a total joint arthroplasty, *Orthop Nurs* 27(6):374, 2008.

CAPÍTULO 30

Condutas de Emergência para Suporte de Vida no Ambiente Hospitalar

Habilidade 30.1 Inserção de uma Cânula Orofaríngea, 721
Habilidade 30.2 Utilização de um Desfibrilador Externo Automático (DEA), 723
Habilidade 30.3 Gerenciamento de Código, 725

Parada cardíaca é a cessação do fluxo de sangue circulante que elimina o transporte de oxigênio e a perfusão. Certos tipos de ritmos cardíacos irregulares ou arritmias aumentam o risco do paciente sofrer uma parada cardíaca. A fibrilação ventricular ou taquicardia ventricular sem pulso necessitam de desfibrilação, que é um choque elétrico aplicado externamente para tentar restabelecer um ritmo de perfusão. A desfibrilação precoce pode restabelecer rapidamente o coração ao ritmo normal e o paciente pode não evoluir para uma parada respiratória. A parada cardiorrespiratória envolve o colapso dos sistemas respiratório e cardiovascular. Todos os pacientes recebem reanimação cardiopulmonar (RCP) no caso de uma parada, a menos que tenha se manifestado contrariamente, por meio de documentação referente a decisões antecipadas, nos casos de fase final de doença e ordem de não reanimar do responsável legal do paciente.

CUIDADO CENTRADO NO PACIENTE

As decisões antecipadas fornecem informações valiosas a respeito da reanimação do paciente e das decisões individuais pertinentes ao paciente quanto aos esforços de reanimação. Embora as decisões antecipadas costumem ser abordadas antes ou durante a internação hospitalar do paciente, você desempenha um papel importante conscientizando os pacientes a obterem esse documento. Devido à relação única com os pacientes e ao alto nível de confiança associado, os enfermeiros são os facilitadores ideais para dar início às decisões antecipadas. Eles têm a oportunidade de auxiliar os pacientes e seus familiares a tomarem decisões sobre os cuidados no final de vida. Os pacientes querem discutir os cuidados no final de vida e esperam que os profissionais da saúde iniciem essas conversas. Uma decisão antecipada pode minimizar as discordâncias entre os membros da família quando o paciente estiver física ou mentalmente incapaz de tomar decisões.

SEGURANÇA

Realize os procedimentos de emergência com rapidez e eficiência para garantir que o paciente tenha a melhor chance de sobrevivência. Alguns desses procedimentos envolvem o uso de energia elétrica, incluindo a desfibrilação. O bom contato entre as pás do desfibrilador e a pele do tórax do paciente é essencial para evitar a liberação de energia para o ambiente. A comunicação clara com toda a equipe na sala de emergência é essencial no momento da desfibrilação para que todos estejam cientes e não toquem no paciente ou no leito no momento do choque. Outras questões de segurança incluem a posição apropriada da mão durante as compressões torácicas. Por último, a utilização de uma barreira respiratória entre o paciente e os socorristas durante a ventilação artificial proporciona medidas de segurança para a equipe que realiza as ventilações com boca-máscara e o paciente.

TENDÊNCIAS NA PRÁTICA BASEADA EM EVIDÊNCIA

Ewy, G e Kern, K: Recent advances in cardiopulmonar resuscitation, *J Am Coll Cardiol* 53, 149, 2009.

A reanimação cardiocerebral (CCR) apresenta novas diretrizes para a reanimação dos pacientes com parada cardíaca. Ela inclui as compressões torácicas contínuas por leigos, um novo algoritmo de serviços médicos de emergência (SME) e cuidados agressivos pós-reanimação (Tabela 30-1). O método CCR se mostrou capaz de melhorar radicalmente a sobrevivência em um grupo de pacientes com parada cardíaca assistida e ritmo cardíaco chocável. O método CCR sugere o uso de compressões torácicas contínuas sem ventilações boca a boca na parada cardíaca assistida. Para os leigos com acesso a desfibriladores externos automáticos (DEA) e a equipe do serviço médico de emergência que chegar durante os primeiros quatro ou cinco minutos de parada cardíaca,

CAPÍTULO 30 Condutas de Emergência para Suporte de Vida no Ambiente Hospitalar

TABELA 30-1 TÉCNICAS DE RCP EM ADULTOS, CRIANÇAS E BEBÊS (PROFISSIONAIS DA SAÚDE)

TÉCNICA	ADULTO	CRIANÇA (1 A 8 ANOS DE IDADE)	BEBÊ (MENOS DE 1 ANO) NÃO INCLUI OS NEONATOS
Compressões torácicas: comprima forte e rápido para permitir o retorno completo do tórax	Inicie as compressões se não houver pulso Metade inferior do esterno, entre os mamilos Calcanhar de uma das mãos e a outra mão em cima 5 cm de profundidade Um ou dois socorristas: 30 compressões, 2 respirações (30:2). Continue até a DEA estar disponível e pronto para analisar o ritmo	Inicie as compressões se não houver pulso ou pulso <60/min Metade inferior do esterno, entre os mamilos Calcanhar de uma das mãos ou igual à técnica para o adulto Pelo menos 1/3 da profundidade do tórax Um socorrista: 30 compressões, 2 respirações (30:2) Dois socorristas: 15 compressões, 2 respirações (15:2)	Inicie as compressões se não houver pulso ou pulso <60/min Logo abaixo da linha dos mamilos (metade inferior do esterno) Dois dedos, dois polegares (mãos envolvendo o tórax) Pelo menos 1/3 da profundidade do tórax Um socorrista: 30 compressões, 2 respirações (30:2) Dois socorristas: 15 compressões, 2 respirações (15:2)
Desfibrilação utilizando DEA	Utilize pás de adulto. Forneça 5 ciclos de RCP antes do choque se o tempo de resposta for maior do que 4 a 5 minutos e a parada cardíaca não for testemunhada. Caso contrário, o DEA deve ser aplicado o mais breve possível e o choque conforme indicado. Retome as compressões imediatamente após o choque.	Utilize pás infantis sempre que possível. Se não tiver, utilize pás adultas mas não as sobreponha Aplique o DEA logo que estiver disponível e o choque conforme indicado.	Utilize pás infantis sempre que possível. Se não tiver, utilize pás adultas, mas não as sobreponha. Aplique o DEA logo que estiver disponível e o choque conforme indicado.
Vias respiratórias	Inclinação da cabeça – elevação do queixo (Profissionais da Saúde: suspeita de trauma, utilize tração mandibular)	Inclinação da cabeça – elevação do queixo (Profissionais da Saúde: suspeita de trauma, utilize tração mandibular)	Inclinação da cabeça – elevação do queixo (Profissionais da Saúde: suspeita de trauma, utilize tração mandibular)
Profissionais da Saúde: respiração de resgate com boca-máscara ou bolsa-válvula-máscara sem compressões torácicas	10 a 12 respirações/min (aproximadamente) 1 respiração a cada 5-6 segundos	12 a 20 respirações/min (aproximadamente) 1 respiração a cada 3 segundos	12 a 20 respirações/min (aproximadamente) 1 respiração a cada 3 segundos
Profissionais da Saúde: respirações de resgate para RCP com via respiratória avançada (tubo endotraqueal/traqueostomia)	8 a 10 respirações/min (aproximadamente) 1 respiração a cada 6-8 segundos	8 a 10 respirações/min (aproximadamente) 1 respiração a cada 6-8 segundos	8 a 10 respirações/min (aproximadamente) 1 respiração a cada 6-8 segundos
Obstrução das vias respiratórias por corpo estranho	Compressões abdominais	Compressões abdominais	Golpes nas costas e compressões torácicas

Dados da American Heart Association: Parte 5 e 13. Adult and Pediatric Basic Life Support, *Circulation* 122 (Suppl 3): S685-S705 e S862-S875, 2010.

recomenda-se o choque com desfibrilador. As orientações de RCP atualizadas da American Heart Association (AHA) também incluem uma abordagem apenas com as mãos (compressões torácicas contínuas) para o socorrista leigo inexperiente. A sequência de ações mudou de A B C (via respiratória, respiração, circulação) para C A B (circulação, via respiratória, respiração). A "cadeia de sobrevivência" da AHA inclui:

- Reconhecimento imediato e ativação do serviço médico de emergência (SME)
- RCP precoce com ênfase nas compressões torácicas
- Desfibrilação rápida, caso haja indicação
- Suporte de vida cardíaca avançada
- Cuidado integrado pós-parada cardíaca

HABILIDADE 30.1 INSERÇÃO DE UMA CÂNULA OROFARÍNGEA

Uma cânula orofaríngea é um dispositivo curvo de plástico duro, minimamente flexível e de formato circular (Fig. 30-1). Quando inserida, ela começa na parte imediatamente externa dos lábios, passa sobre a língua e chega até a faringe (Fig. 30-2). A cânula oral lhe permite aspirar através de um orifício central ou pelo lado da via respiratória, facilitando a reanimação e mantendo a permeabilidade da via respiratória no paciente inconsciente.

A cânula oral é dimensionada para adultos e crianças, variando no comprimento e na largura (Tabela 30-2). Escolha o tamanho de uma cânula oral com base na idade, na largura e no comprimento da boca do paciente. O tamanho está correto quando o bocal for mantido em paralelo aos dentes frontais com a cânula contra a bochecha do paciente e o fim da curva alcançando o ângulo da mandíbula.

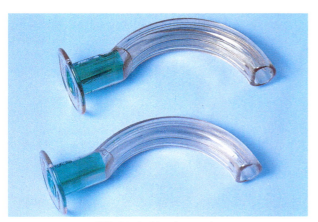

FIG 30-1 Cânulas orais.

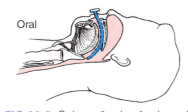

FIG 30-2 Colocação da cânula oral.

TABELA 30-2	DIRETRIZES DE TAMANHO DA CÂNULA ORAL POR IDADE
TAMANHO	IDADE
000	Neonatos prematuros
00	Neonatos
0	Neonatos até 1 ano
1	1 a 2 anos
2	2 a 6 anos
3	6 a 18 anos
4 ou superior	Acima de 18 anos

COLETA DE DADOS

1. Observe um "gorgolejar" no ciclo respiratório, ausência de tosse ou reflexo de vômito, aumento das secreções ou excreções orais, salivação excessiva, ranger de dentes, dentes cerrados, mordidas nos tubos orotraqueais ou gástricos, respiração forçada e aumento da frequência respiratória. *Justificativa: Essas condições colocam o paciente em risco de obstrução da via respiratória superior.*

> ⚡ **ALERTA DE SEGURANÇA** Uma cânula oral é utilizada apenas nos pacientes inconscientes e que não possuem reflexo de vômito ativo. A colocação de uma cânula oral pode estimular o vômito e possível aspiração ou causar laringoespasmo se for inserida em um paciente semiconsciente.

> ⚡ **ALERTA DE SEGURANÇA** Nunca insira uma cânula orofaríngea em um paciente com trauma oral recente, cirurgia oral ou dentes soltos.

2. Determine os fatores que podem estar contribuindo para a obstrução da via respiratória superior, tal como a presença de cânulas nasal e oral e tubos para drenagem (deglutir é mais difícil com os tubos instalados). *Justificativa: Permite que você avalie com precisão a necessidade de cânula oral. Os pacientes com risco maior de obstrução da via respiratória superior são os adultos com perda de consciência, distúrbios convulsivos, doenças neuromusculares, aumento das secreções ou excreções orais ou trauma facial.*
3. Nos pacientes pós-operatórios acordando da anestesia, avalie a presença de tosse ou reflexo de vômito; coloque delicadamente uma espátula de língua na parte posterior da língua do paciente. *Justificativa: Proporciona um guia de quando a cânula oral pode ser removida com segurança após a anestesia geral.*

PLANEJAMENTO

Os **Resultados Esperados** se concentram na melhoria da permeabilidade da via respiratória e do padrão respiratório.
1. O padrão respiratório do paciente melhora, como é evidenciado pelas respirações mais fáceis com frequência normal, remoção mais fácil da secreção e ausência de ruído de gargarejo na garganta com as respirações.
2. O paciente não range os dentes ou morde os tubos.
3. A língua do paciente não relaxa para a região posterior da faringe e não obstrui a via respiratória.

Delegação e Colaboração

A habilidade de inserir uma cânula orofaríngea não pode ser delegada aos técnicos ou auxiliares de enfermagem. Os fisioterapeutas ou enfermeiros têm treinamento para inserir uma cânula oral se forem solicitados. Instruir a equipe de enfermagem para:
- Comunicar imediatamente ao enfermeiro quaisquer sinais de alteração na via respiratória, vômito ou alteração no nível de consciência.

Equipamento
- Cânula oral de tamanho adequado
- Luvas estéreis/procedimentos
- Avental, se necessário
- Toalhas
- Equipamento para aspiração, se for indicado
- Fita adesiva para fixação
- Óculos de proteção e máscara, se for indicado
- Espátula de língua
- Estetoscópio

IMPLEMENTAÇÃO para INSERÇÃO DE UMA CÂNULA OROFARÍNGEA

ETAPAS	JUSTIFICATIVA
1. Veja Protocolo Padrão (ao final do livro).	
2. Posicione o paciente inconsciente; a posição semi-Fowler é a preferida.	Proporciona um acesso fácil à cavidade oral.
3. Coloque a máscara e os óculos de proteção (quando possível).	Reduz a transmissão de micro-organismos.
4. Sempre que possível utilize espátula de língua se precisar abrir a boca do paciente.	Proporciona acesso à cavidade oral.
5. Insira a cânula oral.	Quando inserir a cânula, tome cuidado para não empurrar a língua do paciente para dentro da faringe.
a. Segure a cânula oral com a extremidade curva para cima e insira a extremidade distal até a cânula chegar ao fundo da garganta; depois, gire a cânula em 180° e siga a curva natural da língua. *Opção:* Segure a cânula lateralmente e insira-a até a metade; gire a cânula em 90° enquanto a desliza sobre a curvatura natural da língua.	Proporciona uma via respiratória desobstruída e impede o deslocamento da língua do paciente para dentro da orofaringe posterior. Fixe a cânula temporariamente com fita adesiva no bocal. Pode ser preciso inserir uma cânula endotraqueal (ET) logo que for possível.
6. Aspire secreções, se necessário.	Remove as secreções; mantendo a permeabilidade da via respiratória.
7. Reavalie o padrão respiratório do paciente; ausculte os pulmões.	Verificar o padrão respiratório e a permeabilidade da via respiratória.
8. Limpe a face do paciente com a toalha.	Promover a higiene.
9. Realize higiene oral frequentemente.	Aumentar o conforto do paciente e remover detritos. Fornecer umidade para a mucosa oral.
10. A cânula oral precisa ser removida, limpa e reinserida rotineiramente nos pacientes com secreções orais em grande quantidade (ver protocolo institucional).	Reduzir o risco de aspiração.
11. Veja Protocolo de Conclusão (ao final do livro).	

AVALIAÇÃO

1. Observe o padrão respiratório do paciente e compare as avaliações respiratórias, antes e depois da inserção da cânula oral.
2. Avalie se a via respiratória está desobstruída, se o paciente não obstrui a via respiratória mordendo o tubo e se a língua do paciente não obstrui a via respiratória.

Resultados Inesperados e Intervenções Relacionadas

1. O paciente empurra a cânula oral para fora do lugar ou para fora da boca.
    a. Se o paciente recuperar a consciência e estiver vomitado, coloque-o em decúbito lateral (posição de recuperação) e aspire-o.
    b. Determine a necessidade permanente de o paciente manter a cânula oral.
2. A obstrução da via respiratória não é aliviada.
    a. Obtenha assistência imediata.
    b. Reinsira a cânula oral.

Registro e Relato

Registre e relate os resultados da coleta de dados enquanto insere a cânula oral; o tamanho da cânula oral; a colocação; quaisquer outros procedimentos realizados ao mesmo tempo, especialmente o posicionamento, as secreções obtidas e a tolerância do paciente ao procedimento.

Amostra de Documentação

10h Paciente não responsivo, secreções das vias respiratórias aumentando, gorgorejar auscultado na via respiratória superior. Reflexo de vômito ausente. Inserida cânula orofaríngea tamanho 4 sem trauma. Vias respiratórias aspiradas com secreções amareladas. Ruídos pulmonares bilaterais; sem ruídos adventícios.

Considerações Especiais
Pediatria

- As cânulas orais raramente são utilizadas no tratamento de obstrução da via respiratória nas crianças e bebês. Como a via respiratória da criança é estreita, as cânulas orais são frequentemente mais oclusivas do que benéficas (Hockenberry e Wilson, 2007).
- Nos bebês e crianças pequenas, deslizar a cânula oral ao lado da boca e não com a ponta para cima é recomendado, pois o palato mole é facilmente traumatizado.

HABILIDADE 30.2 UTILIZAÇÃO DE UM DESFIBRILADOR EXTERNO AUTOMÁTICO (DEA)

O DEA possui um sistema de análise do ritmo. Ele elimina a necessidade de treinamento em interpretação do ritmo e possibilita a desfibrilação precoce prática e alcançável. O dispositivo é acoplado a um paciente por meio de duas pás adesivas e cabos de conexão. A maioria dos DEAs possui sistema computadorizado autônomo com funcionamento muito simples em três etapas (Fig. 30-3) com instruções verbais para orientar o socorrista. Todos os DEAs oferecem análise do ritmo automatizada por meio de uma comparação com milhares de outros ritmos armazenados no software do DEA. Na identificação do ritmo alguns DEAs fornecem automaticamente o choque elétrico após a advertência verbal (totalmente automático). Outros DEAs recomendam um choque, se necessário, e instruem o socorrista a pressionar o botão de choque.

Delegação e Colaboração
A certificação no curso de BLS fornece treinamento prático com DEA para leigos, equipe de apoio e profissionais de saúde. A maioria dos hospitais que utiliza os DEAs recebeu autorização para utilização do DEA por todos profissionais certificados em RCP, incluindo a equipe de apoio. Consulte o protocolo institucional do seu hospital para o uso do DEA.

Equipamento
- Desfibrilador externo automático
- Par de pás adesivas de DEA

COLETA DE DADOS

1. Avalie a responsividade do paciente e chame ajuda. *Justificativa: Ajuda o profissional de enfermagem a determinar se o paciente está não responsivo ou se está dormindo, intoxicado, comprometido auditivamente ou pós-convulsão (pós-ictal).*
2. Determine a ausência de respirações e a falta de circulação dentro de 10 segundos: sem pulso palpável, sem respiração, nenhum movimento. *Justificativa: Indica a necessidade de medidas de emergência, incluindo o DEA.*

> ⚡ **ALERTA DE SEGURANÇA** Um DEA só deve ser aplicado a um paciente que esteja inconsciente, sem respirar e sem pulso. Nos bebês e crianças com menos de oito anos de idade devem ser utilizadas as pás de DEA projetadas para crianças. Se as pás infantis não estiverem disponíveis, utilize as pás adultas, mas não deixe que se sobreponham (Haskell e Atkins, 2010).

PLANEJAMENTO

Os **Resultados Esperados** se concentram na melhoria do ritmo cardíaco e na frequência de pulso e no retorno das respirações.
1. O ritmo cardíaco do paciente é revertido para um ritmo estável.
2. O paciente recupera o pulso e as respirações.

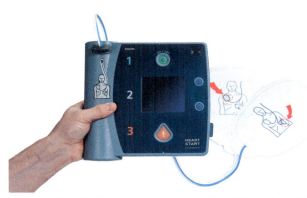

FIG 30-3 Desfibrilador externo automático. (Cortesia da Philips Medical Systems.).

IMPLEMENTAÇÃO para UTILIZAÇÃO DE UM DESFIBRILADOR EXTERNO AUTOMÁTICO

ETAPAS	JUSTIFICATIVA
1. Avalie a responsividade do paciente dentro de 10 segundos.	
2. Ative a equipe do código de acordo com o protocolo e os procedimentos do hospital.	Primeira pessoa disponível para trazer o carro de emergência e o DEA.
3. Inicie as compressões torácicas e continue até o DEA estar acoplado e a instrução verbal lhe advertir, "*não* toque no paciente".	Para minimizar o tempo de interrupção das compressões torácicas, continue a RCP enquanto o DEA está sendo acoplado e ligado.
4. Coloque o DEA ao lado do paciente perto do tórax ou da cabeça.	

> ⚡ **ALERTA DE SEGURANÇA** Se o DEA estiver disponível imediatamente, acople-o ao paciente o mais rápido possível. Quanto mais rápido for feita a desfibrilação, melhor a taxa de sobrevivência (Ewy e Kern, 2009).

(Continua)

CAPÍTULO 30 Condutas de Emergência para Suporte de Vida no Ambiente Hospitalar

ETAPAS	JUSTIFICATIVA
5. Ligue o DEA (ilustração).	Ligando o aparelho inicia as instruções verbais para guiá-lo para as próximas etapas.

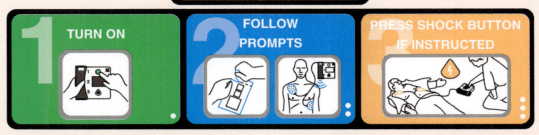

ETAPA 5 Painel ligado com instruções sobre o desfibrilador externo automático. (Cortesia da Philips Medical Systems.)

6. Acople o dispositivo. Coloque a primeira pá do DEA na borda superior direita do esterno, diretamente abaixo da clavícula. Coloque a segunda pá do DEA lateral ao mamilo esquerdo com o topo da pá a poucos centímetros abaixo da axila (ilustração da Etapa 5). Assegure que os cabos estejam conectados ao DEA. Não acople as pás a uma superfície molhada, sobre um emplastro de medicamento ou sobre um marca-passo ou desfibrilador implantado.

7. *Não* toque no paciente quando o DEA instruí-lo. Oriente os socorristas e os leigos a evitarem de tocar no paciente no anúncio de "Afastar!" Deixe o DEA analisar o ritmo. Alguns dispositivos exigem que o botão de análise seja pressionado. O DEA leva aproximadamente cinco a 15 segundos para analisar o ritmo.

8. Antes de pressionar o botão de choque, anuncie em alto e bom som para deixar a vítima afastada de todos e realize verificação visual para garantir que ninguém esteja em contato com a vítima.

9. Comece imediatamente a compressão torácica após o choque e continue por dois minutos com uma proporção de 30:2 (30 compressões e 2 respirações).

10. Após dois minutos de RCP, o DEA lhe orienta a não tocar no paciente e reinicia a análise do ritmo. Esse ciclo continua até o paciente recuperar o pulso ou o médico determinar a morte.

O posicionamento alternativo das pás do DEA não é recomendado. A técnica de aplicação mais rápida é a que foi mencionada. Os DEAs analisam a maioria dos ritmos cardíacos utilizando derivação II. Se as pás do DEA forem posicionadas conforme a orientação, o ritmo cardíaco do paciente será analisado em derivação II.

Os pacientes com grandes quantidades de pelo torácico podem precisar de depilação para obter o contato adequado com a pá.

As superfícies úmidas, os desfibriladores implantados e os emplastros de medicamentos reduzem a eficácia da tentativa de desfibrilação e resultam em complicações.

Cada marca de DEA é diferente; desse modo, é importante estar familiarizado com o modelo. Não toque no paciente quando orientado para evitar erros de artefato, evite todo movimento durante a analise e evite que o choque seja transmitido aos leigos

Deixar o paciente afastado de todos para garantir a segurança das pessoas envolvidas nos esforços de socorro.

AVALIAÇÃO

1. Inspecione a aderência das pás na parede do tórax do paciente. Se as pás não estiverem com bom contato no tórax, remova-as e aplique um novo conjunto. Acople o novo conjunto de pás ao DEA.
2. Monitore os sinais vitais e continue os esforços de reanimação até o paciente recuperar o pulso ou o médico determinar a morte.

Resultados Inesperados e Intervenções Relacionadas

1. O ritmo cardíaco do paciente não se converte em um ritmo estável com pulso após a desfibrilação.
   a. Observe o contato das pás com o tórax do paciente.
   b. Não toque no paciente enquanto o DEA estiver analisando o ritmo.
2. A pele do paciente possui queimaduras sob as pás do DEA.
   a. Observe se as pás do DEA estão em contato com o tórax do paciente.
   b. Assegure que o tórax do paciente esteja seco antes de aplicar as pás.

Registro e Relato

- Comunique imediatamente a parada através do sistema de comunicação do hospital, indicando a localização exata da vítima.
- Registre nas anotações de enfermagem ou na planilha de RCP padronizada: início da parada, tempo e número de choques de DEA (você não saberá o nível de energia exato utilizado pelo DEA), tempo e carga de energia das desfibrilações manuais,

medicamentos administrados, procedimentos realizados, ritmo cardíaco, uso da RCP e resposta do paciente.

Amostra de Documentação

9h Paciente encontrado não responsivo no chão do quarto; ativada equipe de código. Nenhum pulso palpável ou respirações observáveis. RCP iniciada às 9h05.

9h10 DEA acoplado e pás posicionadas no tórax do paciente, 1 choque aplicado, sem pulso palpável. RCP reiniciada às 09h12.

9h15 Segundo choque aplicado; sem pulso palpável e RCP continuada. Equipe do código chegou em 9h18.

Considerações Especiais

Pediatria

- Muitos DEAs são equipados para liberar energia adequada aos bebês e crianças com menos de oito anos de idade utilizando pás específicas para crianças. As pás dos adultos podem ser utilizadas se as pás infantis não estiverem disponíveis, mas certifique-se de não sobrepor as pás. A desfibrilação manual utilizando configurações de baixa energia (2 a 4 joules/kg) é preferível para os bebes (Haskell e Atkins, 2010).

Assistência Domiciliar (*Home Care*)

- Os DEAs estão disponíveis para uso na comunidade e no ambiente domiciliar.
- O paciente e a família devem ter os números de emergência afixados no aparelho telefônico ou programar estes aparelhos na função de discagem rápida, tanto o telefone fixo quanto o celular. Enfatize o uso do 192.

HABILIDADE 30.3 GERENCIAMENTO DE CÓDIGO

Essa habilidade inclui a resposta inicial e o gerenciamento da parada cardiopulmonar. Todos os que respondem às paradas cardiopulmonares devem chegar bem treinados com uma abordagem simples e fácil de memorizar. O Curso (Suporte Avançado de Vida em Cardiologia (ACLS) ensina a abordagem primária e secundária das situações de parada para os profissionais da saúde. A cada etapa o socorrista realiza uma avaliação e depois, caso a avaliação indique, haverá uma intervenção específica. Inicialmente o código é conduzido para o primeiro socorrista realizar as habilidades básicas da RCP, que incluem a avaliação primária de *C* (circulação), *A* (via respiratória), *B* (respiração), *D* (desfibrilação precoce). Essa avaliação continua até a chegada da equipe do código. O processo inicial também inclui a notificação da equipe de reanimação do hospital ou da equipe do código. A maior parte dos membros da equipe do código foi treinada nas diretrizes de ACLS e no desempenho da avaliação secundária: *C* (análise do ritmo cardíaco), *A* (entubação da via respiratória), *B* (confirmação da via respiratória e da ventilação) e *D* (diagnóstico diferencial da causa). Ambas as avaliações devem ser reavaliadas continuamente e conduzidas apropriadamente durante toda situação do código.

A equipe de socorristas do hospital usualmente inclui um médico, enfermeiro de cuidados intensivos, fisioterapeuta respiratório, equipe de anestesia e, possivelmente, técnicos de radiologia e de laboratório e farmacêuticos. Um representante da pastoral geralmente está disponível para permanecer com a família. Se o paciente estiver em quarto duplo, ajude o colega de quarto a sair. Se o colega de quarto não puder sair, deixe o capelão ou a equipe de apoio permanecer com a pessoa. Além disso, tire os móveis do caminho e traga o carro de emergência para o quarto.

A RCP é iniciada e mantida pela equipe que local até a chegada da equipe do código. Logo que for possível, determine o ritmo cardíaco do paciente e, se for adequado, desfibrile o paciente com um desfibrilador manual ou um DEA.

A certificação em RCP é exigida para a maioria dos estudantes de enfermagem ou para entrar no curso de graduação em enfermagem.* Em consequência, a RCP não é abordada em detalhes neste capítulo. A Tabela 30-1 detalha alguns pontos resumidos a respeito da RCP. Essa habilidade se concentra no gerenciamento do código de um paciente em parada cardíaca.

---

*Nota da Revisão Científica: Essa exigência não é uma realidade do Brasil.

COLETA DE DADOS

1. Determine se o paciente está inconsciente sacudindo-o e gritando, "Você está bem?" Avalie a responsividade do paciente. *Justificativa: Confirma se o paciente está inconsciente em vez de adormecido, intoxicado ou com comprometimento auditivo. O uso abusivo de substâncias, a hipoglicemia, a cetoacidose e o choque também podem provocar inconsciência.*

> ⚡ **ALERTA DE SEGURANÇA** Se um paciente inconsciente tiver respirações e pulso normais, permaneça com ele até a presença de uma assistência adicional. Coloque a vítima em posição de recuperação lateral modificada (ilustração) se o paciente não estiver ferido. Continue determinando a presença das respirações e do pulso o tempo todo, pois ainda é possível a ocorrência de uma parada respiratória ou cardiopulmonar. A posição de recuperação lateral ajuda a evitar o bloqueio da via respiratória pela língua e a aspiração dos fluidos orais.

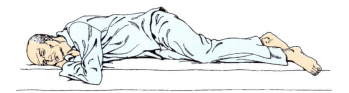

ETAPA 1 Posição de recuperação.

2. Ative o serviço médico de emergência de acordo com o protocolo do hospital e os procedimentos (p. ex., chame o código azul ou o número definido na instituição) para garantir a chegada em tempo hábil de um DEA ou desfibrilador manual. *Justificativa: Muitas vítimas adultas estão em fibrilação ventricular e necessitam de desfibrilação e medicamentos antiarrítmicos o mais rápido possível. O acesso precoce a sistemas de emergência de cuidados cardíacos melhora os resultados dos pacientes (Ewy e Kern, 2009).*

PLANEJAMENTO

Os **Resultados Esperados** se concentram na restauração das funções cardíaca e pulmonar antes da ocorrência de danos irreversíveis nos órgãos.

1. O paciente recupera o pulso e as respirações ou é auxiliado com um ventilador contanto que haja pulso.
2. Não ocorrem complicações decorrentes da reanimação.
3. O médico pode terminar a RCP e declarar a morte.

Delegação e Colaboração

A habilidade do gerenciamento do código não pode ser delegada aos técnicos e auxiliares de enfermagem. O enfermeiro certificado em BLS deve exercer as habilidades básicas da RCP. A desfibrilação manual é executada exclusivamente pelo médico que possui 🇧🇷 respaldo legal no Brasil e recomenda-se que ele tenha curso de ACLS (certificado pela AHA) ou curso de TECA A (certificado pela SBC). Todas as demais habilidades na situação do código são direcionadas para o líder da equipe do código e realizadas por profissionais de enfermagem, fisioterapeutas e outros profissionais de saúde. 🇧🇷 No Brasil, a lei nº 7.498 de 25 de junho de 1986, dispõe sobre a regulamentação do exercício da Enfermagem e determina no artigo 11, que é privativo ao enfermeiro os cuidados diretos a pacientes grave com risco de vida e cuidados de maior complexidade técnica e que exijam conhecimentos de base científica e capacidade de tomar decisões imediatas. Sendo assim, nas situações de risco iminente de morte, o enfermeiro capacitado em curso de ACLS (AHA) ou TECA A (SBC) poderá realizar desfibrilação manual no paciente.[*]

Equipamento

- Carros de emergência[**] (Fig. 30-4): A maioria dos carros de emergência para adultos possui os seguintes equipamentos:
  - Luvas de procedimentos e estéreis, aventais, óculos de proteção
  - Fonte de oxigênio
  - Máscara-bolsa-válvula
  - Cânulas orais
  - Laringoscópio, cabo e lâminas de laringoscopia, retas e curvas

---

[*] A Sociedade Brasileira de Cardiologia (SBC) fornece cursos de Suporte Básico e Avançado de Vida, chamado TECA A: Treinamento de Emergências Cardiovasculares Avançado.
[**] A Sociedade Brasileira de Cardiologia (SBC) recomenda padronização do carro de emergência (referência TECA: Treinamento de Emergências Cardiovasculares Básico. Capítulo 8: Aspectos fundamentais no atendimento à parada cardiorrespiratória no ambiente intra-hospitalar, p. 53-64).

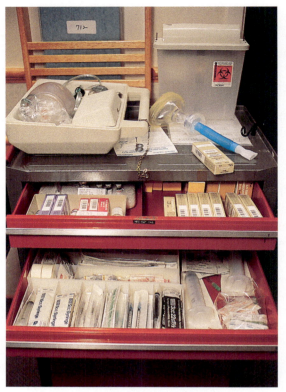

FIG 30-4 Carro de emergência.

- Cânulas endotraqueais, vários tamanhos (6 a 8 Fr)
- Monitores de dióxido de carbono (opcional, de acordo com a política institucional)
- Fita adesiva
- Tábua rígida
- DEA e/ou desfibrilador manual
- Agulhas intravasculares (calibre 14 a 22 gauge)
- Kit de acesso vascular central
- Equipos e fluidos IV (solução salina normal a 9% [NS], glicose 5%)
- Seringas
- Frascos para amostra laboratorial
- Kit de gasometria arterial
- Medicamentos de emergência
- Orientações e algoritmos do ACLS
- Aspirador portátil e equipamento para aspiração

IMPLEMENTAÇÃO para GERENCIAMENTO DO CÓDIGO

ETAPAS	JUSTIFICATIVA
Avaliação Primária: C (Circulação)	
1. Verifique o pulso carotídeo no adulto ou na criança; utilize o pulso braquial em um bebê. Se não houver pulso definido em 10 segundos, comece as compressões torácicas. Verifique se a vítima está não responsiva e não está respirando ou apenas arfando ("gasping").	O pulso carotídeo está presente quando outros pulsos periféricos não são palpáveis. Como o pescoço do bebê é curto, o pulso na carótida é difícil de localizar. As compressões são contraindicadas quando há um pulso presente nos adultos. As compressões devem ser iniciadas nas crianças e bebês que não têm pulso ou que a frequência cardíaca for <60/min e estão não responsivos ou não estão respirando.
2. Coloque a vítima em uma superfície rígida como piso, terreno ou encosto. A vítima deve estar no plano. Se necessário, role a vítima para a posição supina utilizando precauções quanto à coluna.	Facilita a compressão externa do coração. O coração é comprimido entre o esterno e as vertebras espinhais, que devem estar em uma superfície dura e plana.

HABILIDADE 30.3 Gerenciamento de Código

ETAPAS	JUSTIFICATIVA

Avaliação Primária: A (Via respiratória)

3. Via respiratória aberta
    a. Inclinação da cabeça-levantamento do queixo (sem trauma) (ilustração).

Determine se o paciente tem respirações espontâneas.

ou

   b. Tração mandibular (suspeita de trauma na medula espinhal) (ilustração)

Suspeite de uma lesão na medula espinhal com qualquer tipo de trauma. A manobra de tração mandibular evita a extensão da cabeça e o movimento do pescoço e a paralisia ou lesão da medula espinhal.

> ⚡ **ALERTA DE SEGURANÇA** Um colar cervical deve ser aplicado o mais cedo possível para manter a estabilidade da coluna cervical.

Avaliação Primária: B (Respiração)

4. Tente ventilar o paciente com respirações lentas utilizando um desses métodos.
    a. Boca a boca utilizando um dispositivo de barreira
    b. Boca-máscara utilizando uma máscara de bolso (ilustração)
    c. Ventilação com bolsa-válvula-máscara (ilustração)
5. Se estiver prontamente disponível, insira a cânula oral (Habilidade 30.1).
6. Aspire secreções, se for necessário, ou vire a cabeça da vítima para um dos lados a menos que haja suspeita de trauma.

As respirações lentas liberam ar a uma pressão baixa para diminuir o risco de distensão gástrica.
Formar uma vedação hermética e evitar que o ar escape pelo nariz.
Proporcionar uma vedação segura e permitir o uso de oxigênio suplementar.
Fornecer respirações com força suficiente para elevar o tórax.
Manter o tônus no assoalho anterior da boca e evitar a obstrução da via respiratória posterior pela língua.
A aspiração previne obstrução da via respiratória. Virar a cabeça do paciente para um dos lados permite que a gravidade drene quaisquer secreções, diminuindo o risco de aspiração.

Avaliação Primária: D (Desfibrilação)

7. Se o pulso estiver ausente e houver disponibilidade de DEA, aplique-o imediatamente conforme o caso.

A maioria das taxas de desfibrilação bem-sucedidas ocorre quando o DEA é aplicado e utilizado dentro de cinco minutos após o colapso. A taxa de sobrevivência diminui quando a desfibrilação é adiada.

   a. Após um choque, retome a RCP por cinco ciclos e depois comece a análise do ritmo e a sequência de choque novamente.
8. Se o pulso estiver ausente e não houver um DEA, inicie imediatamente as compressões torácicas:

Um choque seguido por compressões torácicas durante cinco ciclos proporciona um movimento de sangue suficiente e melhora a perfusão antes da liberação de outra sequência de choques.

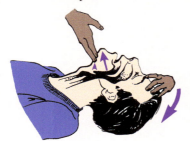

ETAPA 3a Inclinação da cabeça-levantamento do queixo.

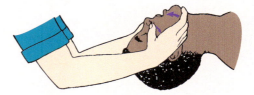

ETAPA 3b Tração mandibular sem inclinação da cabeça.

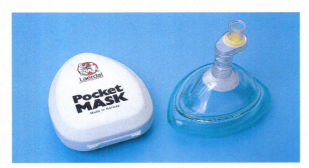

ETAPA 4b Máscara de bolso.

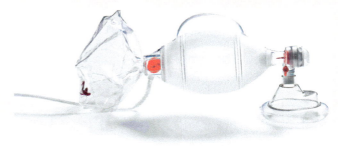

ETAPA 4c Bolsa-válvula-máscara. (Cortesia AMBU, Estados Unidos.)

(Continua)

ETAPAS	JUSTIFICATIVA
a. Assuma a posição correta das mãos e a relação de compressão correta para o paciente (ilustração).	A posição específica das mãos, a profundidade da compressão e a relação de compressão são diferentes no adulto, na criança e no bebê para evitar lesão no coração, pulmão ou fígado.

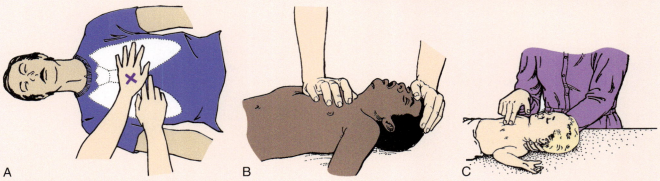

ETAPA 8a **A,** Posição correta das mãos: adulto. **B,** Posição correta das mãos: criança. **C,** Posição correta das mãos: bebê.

> ⚡ **ALERTA DE SEGURANÇA** Certifique-se de que os dedos estejam fora das costelas e da parte mais inferior do processo xifoide. Isso diminui a chance de fraturas de costela que poderiam resultar em perfuração pulmonar ou lacerações no fígado, comprometendo ainda mais o estado cardiopulmonar. Continue com as compressões torácicas, ventilação e uso do DEA.

Avaliação Secundária: Implementação

1. Forneça ao líder da equipe do código um breve relato verbal dos eventos realizados antes da chegada da equipe do código (*i.e.*, sinais vitais, diagnóstico médico e intervenção do código).	Essa informação é fundamental na escolha do tratamento adequado para o paciente.
2. Na chegada da equipe suficiente, delegue as tarefas conforme o caso.	A delegação de responsabilidades é essencial para atender todas as necessidades do paciente e da sua família de maneira oportuna.
a. Auxilie o colega de quarto ou os visitantes a se manterem afastados da cena do código. Designe um pastor ou outros profissionais de enfermagem a se comunicarem com a família.	
b. Delegue alguém para remover o excesso de mobiliário ou equipamentos do quarto.	
c. Faça com que alguém traga o prontuário do paciente para perto do leito ou que acesse o prontuário eletrônico.	Esclarecer a condição médica atual do paciente, o status do código e a presença de quaisquer alergias.
d. Designe um profissional de enfermagem para registrar os eventos do código.	Documentar os eventos do código e os medicamentos e tratamentos administrados.
e. Designe outro profissional de enfermagem para obter medicamentos e suprimentos do carro de emergência e entregá-los para os membros da equipe do código. O profissional de enfermagem posicionado na beira do leito está responsável pelas tarefas como administração de medicamentos, obtenção de sinais vitais e ajuda nos procedimentos.	Fornecer a equipe do código os medicamentos e equipamentos apropriados em tempo hábil.

Avaliação Secundária: C (Análise do Ritmo Cardíaco)

3. Acoplar o desfibrilador/monitor ao paciente utilizando eletrodos de eletrocardiograma ou pás adesivas para visualizar o ritmo cardíaco.	Os dispositivos de monitoramento do ritmo cardíaco fornecem a exibição imediata do ritmo para análise sem interrupção da ventilação de resgate e da compressão torácica.
4. Se o ritmo cardíaco for "ritmo chocável", continue a RCP e ajude a equipe do código com a desfibrilação manual.	A desfibrilação manual é realizada pelo médico certificado em ACLS ou não, na realidade brasileira.
a. Ligue o desfibrilador e selecione o nível de energia adequado seguindo as diretrizes recomendadas e as orientações do equipamento.	A energia é liberada nas cargas prescritas. Os desfibriladores manuais bifásicos liberam choques em um nível mais baixo (200 joules); as formas de onda monofásicas utilizam 360 joules.

ETAPAS	JUSTIFICATIVA
b. Aplique gel condutor no tórax do paciente onde as pás do desfibrilador serão colocadas. Alguns desfibriladores utilizam "pás adesivas" que são aplicadas no tórax do paciente e conectadas diretamente no desfibrilador manual.	Diminui a impedância torácica e ajuda a minimizar as queimaduras na pele do paciente (Craig, Hopkins-Pepe, 2006).
c. As pás são colocadas na parede torácica do paciente.	Garantir a descarga de corrente adequada.
d. Verifique se ninguém está em contato físico com o paciente, leito ou qualquer item em contato com o paciente durante a desfibrilação. Deve ser emitido um alerta antes de iniciar a carga.	Prevenir acidentes com a liberação acidental do choque ou ferimentos na equipe.
5. Estabeleça o acesso IV com agulha de grosso calibre (14 a 22 gauge) e comece a infusão de solução salina normal a 0,9%.	Estabeleça uma rotina rápida para a administração de medicamentos e acesso para as amostras de sangue e administração de fluidos. O soro fisiológico é isotônico.
6. Auxilie nos procedimentos conforme a necessidade.	Grande parte do equipamento necessário para os procedimentos especiais durante um evento do código está no carro de emergência. O conhecimento do conteúdo do carro de emergência e a sua localização são essenciais para fornecer ao pessoal o equipamento adequado sem demora.
7. Continue a RCP até outro socorrista, até a vítima recuperar o pulso e a respiração espontaneamente, até o socorrista cansar e não conseguir mais realizar a RCP com eficiência ou até o médico interromper a RCP.	A função cardiopulmonar artificial é mantida. A interrupção da RCP é planejada e organizada. As interrupções ocorrem sem problemas durante a troca das funções da equipe na RCP, na desfibrilação e na intubação. As interrupções devem ser evitadas e não devem ultrapassar 30 segundos.
Avaliação Secundária: A (Entubação da Via Respiratória)	
8. Se as respirações estiverem ausentes, auxilie a equipe do código na entubação endotraqueal.	A entubação proporciona via respiratória pérvia e melhora a ventilação pulmonar. A via respiratória com máscara laríngea ou tubo esôfago-traqueal (combitube) também podem ser utilizados para melhorar o suporte avançado da via respiratória.
a. Tenha à disposição lâmina de laringoscopia, cabo de laringoscópio, laminas curvas e retas e cânulas endotraqueais. Assegure que a fonte de luz no laringoscópio esteja funcionando.	A luz fornecida pelo laringoscópio na laringe facilita a visualização das cordas vocais e a colocação da cânula endotraqueal na traqueia.
Avaliação Secundária: B (Confirmação da Via Respiratória e da Ventilação)	
9. Auxilie na confirmação da colocação da cânula endotraqueal ou no suporte da via respiratória avançada auscultando os ruídos respiratórios bilaterais nos pulmões. Dispositivos detectores de dióxido de carbono (CO_2) ou detectores esofágicos são utilizados como métodos secundários para confirmar a colocação correta na via respiratória.	A auscultação dos pulmões e o monitoramento do CO_2 exalado ou o dispositivo detector esofágico ainda verificam a colocação correta na via respiratória e a adequação da ventilação e da troca gasosa.
10. Ventile utilizando uma bolsa-válvula-máscara após a entubação.	A bolsa-válvula-máscara proporciona ventilação através da cânula endotraqueal.
Avaliação Secundária: D (Diagnostico Diferencial)	
11. Auxilie o médico na obtenção dos exames laboratoriais e no diagnóstico.	Ajuda a determinar a causa da parada.
12. **Veja Protocolo de Conclusão (ao final do livro).**	

AVALIAÇÃO

1. Reavalie os ABCDs primários e secundários durante todo o evento do código.
2. Palpe o pulso carotídeo pelo menos a cada cinco minutos após o primeiro minuto de RCP.
3. Observe o retorno espontâneo do pulso e das respirações.
4. Observe para que as interrupções da RCP sejam minimizadas.

Resultados Inesperados e Intervenções Relacionadas

1. O paciente sofre lesão esquelética como, por exemplo, fratura de costela ou do esterno, ou lesão de órgão interno como, por exemplo, laceração do pulmão ou fígado.
   a. Obtenha os exames de diagnóstico apropriados para documentar as fraturas.
   b. Avalie a respiração do paciente pós-parada ou simetria do tórax e dor.

c. Observe a hemoptise ou o sangramento gastrointestinal.
d. Observe a distensão abdominal.
2. A RCP do paciente não teve êxito.
   a. Entre em contato com os serviços do capelão, assistente social ou outros sistemas de apoio à família.
   b. Proporcione privacidade para a família do paciente para começar o processo de luto (Cap. 31).
   c. Conclua o cuidado pós-morte do paciente.

Registro e Relato

- Registre nas notas anotações de enfermagem ou na planilha de RCP designada: início da parada, tempo e número de choques de DEA (você precisa conhecer a carga de energia específica liberada pelo DEA), tempo e carga de energia das desfibrilações manuais, medicamentos administrados, procedimentos realizados, ritmo cardíaco, uso da RCP e resposta do paciente. A maioria dos hospitais utiliza um formulário designado especificamente para as paradas que ocorrem no hospital.
- Comunique imediatamente a parada, indicando a localização exata da vítima. No ambiente hospitalar, siga a política da instituição para alertar a equipe do código. No ambiente comunitário, ative o sistema de serviço médico de emergência.

Amostra de Documentação

10h30   Central de monitoramento detecta arritmia letal. Imediatamente fui para o quarto, observe o paciente inconsciente, sem respiração e sem pulso. Iniciada a RCP. DEA aplicado. Indicado o choque, aplicado 1 vez. Pulso retomado. PA 76/50. Instalado dopamina. Paciente entubado. Transferido para a UTI com médico e profissional de enfermagem.

Considerações Especiais

Pediatria

- Bebês e crianças sofrem parada respiratória com mais frequência do que a parada cardiopulmonar.

Geriatria

- Os idosos, especialmente os portadores de osteoporose, correm um risco maior de fratura de costela.
- Sempre que possível, remova as próteses dentárias soltas para evitar a obstrução da via respiratória durante a RCP e as inserções de via respiratória. As próteses dentárias bem ajustadas devem ser deixadas no lugar, pois elas ajudam a garantir uma vedação durante a ventilação artificial.

PERGUNTAS DE REVISÃO

Estudo de Caso para as Perguntas 1 a 3

A sra. Leibowitz é uma mulher de 84 anos de idade com uma longa história de insuficiência cardíaca e doença renal. Ela foi internada na clínica de cardiologia com edema pulmonar. O monitoramento foi acoplado à paciente enquanto eram administrados diuréticos. Duas horas após a última administração de diuréticos IV, o profissional de enfermagem detecta na central de monitoramento que a sra. Leibowitz está em uma arritmia cardíaca letal.

1. Qual é a primeira ação que o profissional de enfermagem deveria fazer ao receber essa chamada telefônica?
   1. Informar ao chefe da enfermagem.
   2. Avaliar o paciente e pedir aos seus colegas para trazer o DEA.
   3. Desligar o telefone e ativar a equipe do código do hospital.
   4. Preparar ou extrair amostras laboratoriais da sra. Leibowitz.
2. Coloque as intervenções a seguir na sequência correta ao entrar no quarto da sra. Leibowitz.
   a. Checar a responsividade.
   b. Iniciar 30 compressões torácicas.
   c. Fornecer 2 respirações.
   d. Acoplar o DEA, quando estiver disponível.
   e. Verificar o pulso.
   1. e, b, c, a, d
   2. a, e, d, b, c
   3. b, c, e, d, a
   4. a, e, b, c, d
3. Após um choque do DEA, o que o profissional de enfermagem deve fazer primeiro?
   1. Palpar o pulso carotídeo.
   2. Realizar 5 ciclos de RCP.
   3. Realizar a análise do ritmo.
   4. Colocar o paciente na posição de recuperação.
4. Qual é a técnica preferida para abrir a via respiratória quando não há suspeita de trauma?
   1. Inclinação da cabeça-levantamento do queixo.
   2. Tração mandibular.
   3. Deitar em posição lateral.
   4. Todas as respostas acima.
5. ____ minutos é a meta de tempo ideal do reconhecimento da vítima para a primeira desfibrilação no caso de pacientes internados.
   1. Três
   2. Cinco
   3. Sete
   4. Dez
6. Identifique um possível resultado inesperado durante a realização das compressões torácicas.
   1. Retorno espontâneo do pulso.
   2. Possíveis queimaduras na pele decorrentes da desfibrilação.
   3. Lacerações no pulmão ou fígado.
   4. Entubação da via respiratória.
7. Qual das seguintes afirmações é verdadeira em relação a uma cânula oral?
   1. Elimina a necessidade de posicionar a cabeça do paciente inconsciente.
   2. Elimina a possibilidade de uma obstrução na via respiratória superior.
   3. Não acrescenta nada, já que o tubo endotraqueal está inserido.
   4. Pode estimular o vômito no paciente semiconsciente.

8. Durante uma parada cardíaca é inserida uma via respiratória avançada. Quantas respirações por minuto devem ser fornecidas para o paciente através da bolsa-válvula-máscara?
   1. 8 a 10
   2. 4 a 6
   3. 20 a 24
   4. 18 a 20

9. Qual das seguintes afirmações é verdadeira em relação à qualidade das compressões torácicas?
   1. Os adultos necessitam de compressões torácicas com 1,25 a 2,5 cm de profundidade.
   2. Após cada choque, o pulso deve ser verificado antes de iniciar as compressões torácicas.
   3. A proporção de compressões torácicas para as respirações deve ser de 30:2.
   4. A RCP do adulto pode ser realizada com uma das mãos.

REFERÊNCIAS

American Heart Association: Part 5 and 13. Adult and Pediatric Basic Life Support, *Circulation* 122(Suppl 3):S685-S705 and S862-S875, 2010.

Craig KJ, Hopkins-Pepe L: Understanding the new AHA guidelines, Part II, *Nursing 2006* 36(5):52, 2006.

Ewy G, Kern K: Recent advances in cardiopulmonary resuscitation, *J Am Coll Cardiol* 53:149, 2009.

Haskell S, Atkins D: Defibrillation in children, *Journal of Emergencies, Trauma, and Shock* 3(3):261, 2010.

Hockenberry MJ, Wilson D: *Wong's nursing care of infants and children*, ed 8, St Louis, 2007, Mosby.

CAPÍTULO 31

Cuidados Paliativos

Habilidade 31.1 O Apoio aos Pacientes e às Famílias em Luto, 735
Habilidade 31.2 O Cuidado do Paciente em Fase Final de Vida, 737

Habilidade 31.3 O Cuidado do Corpo depois da Morte, 740

A enfermagem tem um papel essencial em ajudar pacientes com doenças crônicas incuráveis a manter a melhor qualidade de vida possível. Os enfermeiros também ajudam a garantir que os pacientes em fase final de vida tenham uma morte mais tranquila. O cuidado paliativo é uma especialidade em crescente progresso na enfermagem. A Organização Mundial de Saúde (2002) define cuidados paliativos como uma abordagem que melhora a qualidade de vida dos indivíduos e de suas famílias ao enfrentarem doenças que ameaçam a continuidade da vida, evitando e aliviando o sofrimento por meio de identificação e avaliação precoces e do tratamento da dor e de outros problemas físicos, psicológicos e espirituais. À medida que a condição do paciente muda com o tempo, as metas do cuidado podem mudar incluindo mais cuidados paliativos com menor ênfase na remissão ou na cura. Entretanto, pacientes de todas as idades com qualquer diagnóstico recebem cuidados paliativos, mesmo enquanto buscam tratamento e cura para suas doenças. Os pacientes que se encontram em fase final de vida recebem apenas cuidados paliativos se estiverem em um programa de assistência a pacientes em terminalidade da vida (Fig. 31-1).

É preciso entender as semelhanças e diferenças entre cuidados paliativos e cuidados no final da vida ao ajudar pacientes e familiares a tomarem decisões importantes à medida que as circunstâncias mudam (Quadro 31-1). Às vezes, pacientes, familiares e profissionais de saúde resistem a intervenções de cuidados paliativos, acreditando que esses cuidados se destinam apenas a pacientes que estejam na iminência de morte (Kuebler et al., 2005). Já que os cuidados de final de vida representam um excelente exemplo de cuidados paliativos, o restante deste capítulo enfatizará o cuidado de enfermagem na fase final da vida.

CUIDADO CENTRADO NO PACIENTE

O cuidado centrado no paciente é o cerne da enfermagem em cuidados paliativos e cuidados no final da vida. Cada pessoa morrerá de sua própria maneira, influenciada pela sua cultura, religião, etnia e crenças, estruturas de apoio e relacionamentos importantes. À medida que o plano de cuidados muda para o conforto e a qualidade de vida do paciente, menos ênfase se dá em seguir esquemas médicos. Ouça atentamente as descrições das necessidades e vontades dos pacientes e seus familiares de acordo com a perspectiva deles e estabeleça suas prioridades de cuidados de enfermagem de acordo com essas expressões. Pense criativamente em como ajudar os pacientes a viver da melhor maneira possível conforme se aproximam do fim da vida. Por exemplo, você poderia estender o horário de visitas no hospital a fim de adequar as necessidades da família de estar perto do seu ente querido em final de vida. O enfermeiro que presta cuidados paliativos deve desenvolver a capacidade de entender, reconhecer e estar junto das pessoas que estão passando por reações emocionais intensas e variáveis de acordo com o seu estado. Compaixão e atenção são demonstradas de diversas maneiras, incluindo o uso do toque terapêutico (Fig. 31-2), escuta ativa ou a simples presença silenciosa ao lado do paciente.

Frequentemente surgem questões espirituais em casos de doença crônica grave e morte iminente. Todos os pacientes, incluindo os que não praticam uma religião em particular, têm força, necessidade e prática espiritual. Os termos *espiritualidade* e *religião* são usados muitas vezes como sinônimos e, para muitas pessoas, estão intimamente ligados. Entretanto, existem diferenças importantes nesses termos. Religião refere-se a crenças e comportamentos específicos de uma pessoa associados a uma tradição religiosa. Espiritualidade refere-se a uma necessidade humana inata de um significado e propósito de vida mais profundo (Hermann, 2007). Ao explorar a espiritualidade com o seu paciente, considere quatro áreas conceituais básicas: significado, esperança, comunidade e um sentido de Divino, Sagrado ou Ser Supremo (Vandecreek e Lucas, 2001) (Quadro 31-2).

A sensibilidade cultural do paciente é crucial na promoção dos cuidados no final da vida. A influência cultural do paciente quanto a práticas e crenças no que diz respeito ao tratamento de saúde, os padrões de comunicação e a estrutura familiar, todas influenciadas culturalmente, afetam o processo de terminalidade da vida (Crawley, 2005). Para proporcionar o cuidado apropriado, é preciso ir além de suas próprias concepções culturais e ideias pré-concebidas e concentrar-se nas necessidades e práticas culturais das pessoas que você cuida. Esteja atento, especialmente, à diversidade religiosa nos cuidados no final da vida (Quadro 31-3). Lembre-se de que pessoas com a mesma religião têm crenças e práticas diferentes ou seguem com maior ou menor rigidez essas crenças.

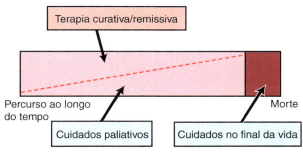

FIG 31-1 Cuidados paliativos e cuidados no final da vida. (Emanuel L et al.: *The education in palliative and end of life care (EPEC) curriculum: The EPEC Porject*, 2003, Northwestern University Feinberg School of Medicine.)

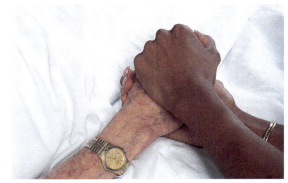

FIG 31-2 O toque pode transmitir carinho e compaixão.

QUADRO 31-1 SEMELHANÇAS E DIFERENÇAS ENTRE CUIDADOS PALIATIVOS E CUIDADOS NO FINAL DA VIDA

Semelhanças
1. Dá prioridade à qualidade de vida e ao alívio da dor e de outros sintomas problemáticos, não à cura.
2. Integra as dimensões físicas, psicológicas, sociais e espirituais ao plano de cuidados.
3. Afirma a vida e considera a morte como um processo natural.
4. Envolve o paciente e a família como participantes ativos em todas as decisões e cuidados.
5. Baseia-se em habilidades de uma equipe interdisciplinar para planejar e implementar os cuidados.
6. É apropriado para todos os pacientes, independentemente do diagnóstico ou da idade.

Diferenças
1. O cuidado paliativo é usado em graus variados em qualquer momento durante o processo da doença. O cuidado no final da vida destina-se exclusivamente a pacientes próximos da morte.
2. O cuidado paliativo é usado com frequência em conjunto com intervenções curativas. Para ser elegível para cuidados no final da vida, os pacientes não podem mais estar buscando cuidados curativos.
3. O cuidado paliativo ajuda as pessoas a viver com doenças crônicas durante um período prolongado em vez de um período mais curto (aproximadamente seis meses) atribuído aos cuidados no final da vida.

QUADRO 31-2 CONCEITOS DE ESPIRITUALIDADE

Significado
- O que dá significado e propósito à sua vida na sua situação atual?
- Quais são suas metas? O que você ainda quer conquistar?
- Para que você vive?

Esperança
- O que você espera?
- Como suas esperanças mudaram?
- O que lhe dá esperança em momentos difíceis?

Comunidade
- Quem são as pessoas mais importantes para você?
- Quem o conforta em momentos difíceis?
- Você consegue participar em atividades da comunidade (p. ex., igreja, família, amigos, vizinhos)?

Sentido de Divino ou Deus
- O que é Deus para você? Qual é o seu conceito do que seja maior do que você mesmo?
- A religião ou Deus são significativos para você? Caso positivo, você consegue descrevê-los?
- Existe alguma prática ou ritual religioso significativo para você?

A sua capacidade de proporcionar um cuidado centrado no paciente é muito facilitada quando os pacientes comunicam claramente suas preferências nos cuidados no final da vida. Uma diretiva avançada faz com que os valores e os desejos desses pacientes sejam conhecidos e orientem a tomada de decisões de familiares e cuidadores quando o paciente não conseguir mais participar delas (p. ex., doença devastadora, inconsciência ou sedação). Essa diretiva avançada é um documento escrito ou negociado por um representante designado pelo paciente, conhecido com procuração permanente para assuntos de saúde. Em uma diretiva avançada, os pacientes expressam seus desejos relativos ao uso de procedimentos médicos extraordinários, nutrição e hidratação artificiais, medidas de conforto, intervenções de suporte à vida ou outras preferências de cuidados.* Os cuidados no final da vida apresentam muitas questões éticas controversas, incluindo o direito dos pacientes de ter morte assistida, o uso de alimentação e hidratação artificiais, controle da dor, opor-se aos desejos do paciente ou da família ou o uso apropriado da tecnologia. Para melhor garantir que você esteja proporcionando um cuidado centrado no paciente em deliberações éticas, ouça atenta e imparcialmente as dúvidas e preocupações do paciente e dos seus familiares. Para determinar a melhor conduta a ser

---

*__Nota da Revisão Científica:__ Não existem leis que regulem essa prática no Brasil, mas recentemente o Conselho Federal de Medicina (CFM) emitiu a Resolução nº 1.995/2012 que orienta a prática médica nesse sentido.

QUADRO 31-3 — ALGUMAS PRÁTICAS RELIGIOSAS RELACIONADAS À MORTE E À FASE FINAL DA VIDA

Judaísmo

Pessoas que morrem na fé judaica podem querer ouvir preces e liturgia no momento da morte. Depois da morte, deve haver uma manipulação mínima do corpo por não judeus. Um membro da família pode permanecer com o corpo até o sepultamento. Os olhos do morto devem ser fechados depois da morte. É habitual sepultar o morto dentro de 24 horas, exceto no Sabbath. As famílias participam de um período de luto, durante o qual o luto é expresso abertamente e de acordo com o ritual. Na medida em que a vida é valorizada como um presente de Deus, o judaísmo apoia esforços para mantê-la, especialmente o judaísmo ortodoxo. Em alguns, mas nem todos os tipos de judaísmo, cremação, autópsia e embalsamamento são evitados.

Cristianismo

Os cristãos acreditam na vida depois da morte e na vida eterna. Alguns podem pedir rituais de confissão, imposição das mãos, unção dos enfermos, batismo ou comunhão sagrada. Orações e leituras da Bíblia podem ser apropriadas. Pode haver um período de velório ou vigília do corpo antes do sepultamento. Um serviço de funeral ou memorial é a norma. Cremação, autópsia e embalsamamento geralmente são permitidos.

Islamismo

Os muçulmanos acreditam na vida eterna e na vontade de Deus (Alá). Os pacientes talvez queiram ficar voltados para Meca (o Oriente) enquanto morrem. Limpeza e recato são muito importantes. A oração regular cinco vezes ao dia deve continuar desde que possível. Os entes queridos geralmente permanecem com a pessoa que está morrendo 24 horas por dia. Não muçulmanos deverão usar luvas ao tocar o corpo. Cubra o corpo com um lençol até que uma pessoa de fé muçulmana possa dar o banho ritual e enrolar o corpo em um pano branco. O sepultamento geralmente é feito em cemitério muçulmano dentro de 24 horas. Autópsia, doação de órgãos e cremação normalmente são proibidos.

Hinduísmo

Os hindus acreditam em uma divindade suprema e em deuses inferiores com poder e interesse em áreas específicas da vida. Eles acreditam em reencarnação e carma (como a pessoa vive a vida afetará como retornará na próxima vida). Os pacientes talvez queiram a presença de um sacerdote brâmane para cantar as preces. Somente a família deverá tocar o corpo depois da morte e os familiares são responsáveis por limpá-lo e prepará-lo. A cremação é tradicional.

Budismo

No budismo, o estado da mente no momento da morte é relevante para o renascimento da pessoa para uma nova vida. A meta da vida e da morte é atingir o estado eterno de nirvana, ou paz e felicidade interior. O paciente pode desejar permanecer consciente para ser capaz de ter pensamentos corretos durante o processo de morte. Comunique um sacerdote budista a hora da morte. O tempo da morte até o sepultamento varia de três a sete dias. Os enlutados vestem branco para o funeral. Cremação e autópsia geralmente são permitidas.

Adaptado de: Matzo M: Peri-death nursing care. In Matzo M, Sherman D, editors: *Palliative care nursing: quality care to the end of life*, New York, 2006, Springer, p. 443.

---

tomada, é preciso que o paciente, a família e os membros da equipe multidisciplinar reunam-se para ter conversas importantes.

SEGURANÇA

Pacientes gravemente enfermos apresentam diminuição da força muscular e resistência limitada. Entretanto, eles podem preferir sair do leito para fazer as refeições ou andar até o banheiro enquanto for possível. Proteja-os de quedas fazendo com que usem dispositivos adequados para deambular. Permaneça com o paciente até que ele esteja sentado ou deitado em segurança. Pacientes em fase final da vida também perdem a capacidade de mastigar e deglutir com segurança (Cinocco, 2007). Coloque o paciente que deseja comer ou beber em posição ereta, e ofereça lentamente pequenas porções de alimentos ou goles de água para evitar aspiração.

Em alguns centros fora do Brasil, pacientes que não são candidatos à ressuscitação cardiopulmonar (RCP) usam uma pulseira de identificação informando que a RCP não é indicada nos casos de parada cardiorrespiratória. Esta ainda não é uma prática no Brasil.

AUTOCUIDADO DO PROFISSIONAL DE ENFERMAGEM

Para promover a sua capacidade de manter-se empaticamente envolvido com os pacientes e familiares, é preciso que você também se cuide física, espiritual e emocionalmente. Enfermeiros envolvidos em cuidados paliativos e de fase final de vida são positivamente afetados, sensibilizados e mudados pelas suas experiências íntimas com os pacientes e respectivas famílias. Eles também compartilham o sofrimento do paciente e os sentimentos de tristeza, desamparo e perda, o que pode levar a uma fadiga por compaixão. A fadiga por compaixão deixa os enfermeiros cansados, deprimidos, chateados, "desgastados" e, por fim, apáticos (Bush, 2009). A cada perda, os enfermeiros podem relembrar de suas próprias perdas pessoais, ou podem lidar com sofrimento moral. Converse a respeito de seus sentimentos e experiências com um amigo de confiança ou um colega. Identifique maneiras pelas quais você possa trabalhar com os outros para enfrentar as barreiras do local de trabalho para um autocuidado efetivo. Às vezes, uma conversa depois de uma morte particularmente prolongada ou difícil ajuda os enfermeiros a sentirem-se apoiados e a recuperar a perspectiva. Pratique regularmente técnicas de controle do estresse: exercício físico, padrões alimentares nutritivos, humor, *hobbies* e sono adequado (Aycock e Boyle, 2009). Fortaleça-se espiritualmente com meditação, oração ou consulta a um conselheiro espiritual. Talvez ajude comparecer ao funeral de um paciente com quem você criou laços especiais. É possível que você também reflita a respeito de suas próprias crenças e sentimentos a respeito da morte.

TENDÊNCIAS NA PRÁTICA BASEADA EM EVIDÊNCIA

Phillips L, Reed P: Into the abyss of someone else's dying: the voice of the end of life caregiver, *Clin Nurs Res* 18(1):80, 2009.

Cox *et al.*: Implications of cultural diversity in do not attempt ressuscitation (DNAR) decision making, *J Multicult Nurs Health* 12(1):20, 2006.

Entrevistas com familiares cuidadores de idosos no final da vida revelam alguns temas comuns. Esses cuidadores descrevem a tarefa de cuidar de um ente querido em final de vida como complexa, imprevisível, assustadora e angustiante. Além dos aspectos difíceis do cuidado no final da vida, os entrevistados também descrevem a experiência como profundamente tocante e reveladora. Os pesquisadores observam que os cuidadores se beneficiam quando os enfermeiros lhes fornecem informações práticas a respeito de aspectos físicos e emocionais dos cuidados. Cuidadores profissionais têm experiências semelhantes com as complexidades de trabalhar com pacientes em fase final de vida (Phillips e Reed, 2009).

Diretivas avançadas são geralmente aceitas como um método pelo qual as pessoas comunicam seus desejos de cuidados na fase final da vida. Os cuidadores frequentemente pedem que pacientes e familiares preencham uma diretiva avançada. Nesse estudo, os pesquisadores observaram que, entre negros e grupos de minorias étnicas, as diretivas avançadas não eram usadas com frequência e tinham pouca ou nenhuma relevância. O estudo lembra a cuidadores que os valores culturais e a etnia do paciente têm um papel importante nas tomadas de decisões em cuidados de saúde e que existem diferenças culturais significativas no planejamento de cuidados avançados (Cox *et al.*, 2006).

HABILIDADE 31.1 — O APOIO AOS PACIENTES E ÀS FAMÍLIAS EM LUTO

No contexto de final de vida, pacientes e familiares têm sentimentos intensos como ansiedade, tristeza, arrependimento ou alívio. Eles fazem perguntas de importância espiritual a respeito do significado da vida, da dor, do sofrimento e da perda do poder e do controle pessoal. Em suma, eles sofrem o luto, uma resposta emocional e comportamental intensa às perdas percebidas e reais. As pessoas sentem o luto de maneiras físicas, psicológicas e espirituais. O luto manifesta-se como tristeza, alívio, negação, choque, culpa ou raiva. É sempre um processo que geralmente começa antes de o paciente morrer. Os enlutados sofrem enquanto antecipam a morte e continuam a sofrer depois que o paciente morre. A maioria das pessoas passa pelo processo do luto gradualmente e aprendem a ajustar-se à vida sem o ente querido. Os enfermeiros caminham lado a lado com pacientes e familiares nesse processo de luto e dão apoio emocional e espiritual para ajudá-los a prosseguir.

COLETA DE DADOS

1. Limite a sua avaliação inicial do luto às questões mais importantes para o paciente e a família. Expanda a coleta de dados por meio de observação, e explore as questões conforme forem surgindo. *Justificativa: Discutir questões emocionais e espirituais pode causar sentimentos desconfortáveis, ansiedade ou incerteza. Abstenha-se de sondar alguns assuntos antes que as pessoas estejam realmente prontas para conversar a respeito deles.*
2. Discuta questões espirituais e emocionais no momento apropriado em um lugar tranquilo e sem pressa. *Justificativa: As pessoas participam na melhor hora e lugar para elas.*
3. Observe sintomas físicos e comportamentais que possam estar relacionados ao luto. *Justificativa: O luto pode causar insônia, desinteresse pela vida, isolamento ou choro frequente. Nos pacientes sem comunicação verbal, agitação pode indicar sofrimento emocional.*
4. Escute as afirmações que possam indicar sofrimento espiritual, como "Não consegui fazer o que queria na vida", "Desperdicei muito a minha vida", ou "Sem ele(a) a minha vida não faz sentido". *Justificativa: Questões espirituais muitas vezes são expressas em linguagem não religiosa e devem ser reorganizadas para terem um significado espiritual.*
5. Identifique barreiras à expressão de sentimentos. *Justificativa: Falta de privacidade, dor, estresse, desconfiança ou cansaço podem criar barreiras à autoexpressão.*
6. Reúna informações a respeito do estilo de enfrentamento da pessoa em perdas anteriores, relacionamento com o(a) falecido(a) e a natureza da perda. *Justificativa: Os padrões de enfrentamento usuais de uma pessoa são mais úteis perto do fim da vida do que tentar novas estratégias ou estratégias elaboradas por outras pessoas.*
7. Identifique necessidades, recursos e forças espirituais e religiosas. *Justificativa: Atos de perdão, reconciliação, benção com frequência ajudam.*
8. Requisite os serviços de um padre, rabino, pastor ou do provedor de assistência espiritual da instituição para obter uma avaliação espiritual completa. *Justificativa: Pacientes e familiares podem beneficiar-se das habilidades de avaliação profissional de especialistas em assistência espiritual.*

PLANEJAMENTO

Os **Resultados Esperados** concentram-se no oferecimento de apoio emocional e espiritual para pacientes e familiares no processo de luto.

1. O paciente/a família consegue compartilhar sentimentos e luto relacionados a perdas percebidas e reais.
2. O paciente/a família verbaliza fontes de força e esperança.
3. O paciente/a família expressa satisfação com aspectos emocionais e espirituais dos cuidados paliativos.

Delegação e Colaboração

O cuidado psicossocial/espiritual não pode ser delegado a técnicos e auxiliares de enfermagem. Instruir a equipe de enfermagem para:

- Mudanças específicas no afeto ou na interação do paciente com os outros precisam ser relatadas ao enfermeiro imediatamente.
- Como manter uma conduta tranquila e respeitosa ao interagir com o paciente e a família em luto.

IMPLEMENTAÇÃO para O APOIO AOS PACIENTES E ÀS FAMÍLIAS EM LUTO

ETAPAS	JUSTIFICATIVA
1. Veja Protocolo Padrão (ao final do livro).	
2. Dê apoio emocional a pacientes e familiares em luto.	
a. Use habilidades de escuta ativa, comunicação terapêutica e presença silenciosa para ajudar as pessoas a sentir e expressar o luto. Confirme sentimentos de luto como normais.	Ouvir os pacientes e familiares sem interrupção ou tentar "consertar" as coisas valida os sentimentos deles.
b. Dê tempo suficiente para pacientes e familiares conversarem quando estiverem prontos.	Pacientes e familiares podem estar em fases diferentes do luto ou terem conflitos não resolvidos.
c. Respeite as diferenças individuais na disposição para compartilhar. Permaneça alerta a oportunidades para conversar quando o paciente estiver pronto.	Algumas pessoas compartilham os sentimentos mais do que outras. À medida que uma relação de confiança vai se desenvolvendo, as pessoas conseguem compartilhar o que estiveram elaborando particularmente.
d. Explore metas realistas e ofereça ajuda prática para tratar problemas imediatos. Não se concentre em problemas prolongados que não possam ser resolvidos com o tempo.	Dá ao paciente e à família uma sensação de controle e conquista mesmo em circunstâncias limitadas (Clayton et al., 2005).
3. Promova o bem-estar emocional.	Uma morte tranquila é caracterizada por conforto emocional.
a. Converse com o paciente e a família a respeito de medos, fatores de estresse, ansiedades e opções de cuidados. Assegure-os de que não serão abandonados.	Os pacientes sentem-se valorizados e respeitados quando incluídos nas discussões. Muitos pacientes temem a solidão e o abandono (AACN e COH, 2008).
b. Consulte a equipe interdisciplinar para obter ajuda com questões emocionais, relacionais e psicológicas.	Abordagens criativas da equipe melhoram o cuidado. O paciente/a família podem beneficiar-se do aconselhamento profissional.
c. Administre ansiolíticos prescritos em casos de depressão ou ansiedade significativas.	Embora a tristeza seja normal com uma perda importante, a ansiedade ou depressão intensa diminui a qualidade de vida (Block, 2006).
4. Promova o bem-estar espiritual.	Experiências de luto afetam o sentido de si mesmo, e dos relacionamentos.
a. Facilite atividades espirituais (oração, meditação ou leitura de textos espirituais).	Atividades espirituais fortalecem a esperança dos pacientes e os ajudam a encontrar fontes de paz e reconciliação.
b. Consulte a equipe de assistência espiritual conforme apropriado.	Um profissional de assistência espiritual pode elaborar intervenções individualizadas.
c. Promova a esperança com sua presença terapêutica e escuta ativa. Dê informações e responda às perguntas de maneira honesta e concreta.	Permite que os pacientes falem sobre sentimentos e dá informações que o ajudem a promover esperança e senso de comunidade (Chi, 2007).
d. Ajude os pacientes e familiares a identificar mudanças em suas expectativas (p. ex., viver até o aniversário de casamento, fazer uma refeição em família ou ter uma morte tranquila).	Novas fontes de esperança ajudam as pessoas a prosseguir.
e. Respeite crenças e rituais culturais e religiosos. Pessoas sem uma congregação religiosa podem ter rituais para lembrar e homenagear seus entes queridos.	Oferece oportunidade para conclusão, apoio da comunidade e crença de que o processo de morte esteja de acordo com os costumes e comportamentos valorizados pela pessoa (Kemp, 2005).
5. Ajude pacientes e familiares no planejamento avançado e envolva-os nas decisões de cuidados. Identifique quem cuidará dos negócios do paciente e planejará o funeral.	Mimimiza o medo e a perda de controle na tomada de decisões. Aumenta a sensação de que a morte da pessoa está apoiada e é respeitada.
6. Veja Protocolo de Conclusão (ao final do livro)	

AVALIAÇÃO

1. Avalie o grau de alívio do luto e dos sintomas emocionais e espirituais.
2. Monitore a eficácia da tomada de decisão relacionada a questões importantes.
3. Observe a qualidade das interações entre paciente, familiares e cuidadores.
4. Avalie a satisfação do paciente e da família com o apoio emocional/espiritual.

Resultados Inesperados e Intervenções Relacionadas

1. Os sintomas emocionais e o sofrimento espiritual não estão bem gerenciados com as abordagens atuais.
   a. Trabalhe em conjunto com a equipe multidisciplinar para desenvolver novas estratégias. Faça encaminhamentos conforme necessário.
   b. Converse com o paciente/a família sobre quais ações eles acreditam serem úteis.

2. O paciente/a família sofre conflitos éticos ou desavenças na tomada de decisões.
   a. Esclareça os desejos do paciente ou consulte as diretivas avançadas dele.
   b. Use estratégias de escuta ativa para identificar e esclarecer as dúvidas que prejudicam a tomada de decisões.

Registro e Relato
- Registre nas anotações de enfermagem: intervenções para respostas psicológicas e espirituais ao luto, incluindo respostas do paciente; preferências do paciente/da família; presença e envolvimento da família; e evidências de questões e dúvidas não resolvidas.
- Relate quando um paciente ou familiar requisitar intervenção terapêutica de um assistente social, terapeuta ou conselheiro espiritual.

Amostra de Documentação
15h   Paciente declarou que deseja conversar mais abertamente com os familiares a respeito da morte iminente e quer tomar decisões a respeito do funeral e do destino de suas posses. Pediu que uma conversa com seu pastor e familiares seja providenciada para amanhã à tarde. A paciente afirma saber que isso será difícil, mas acredita que é preciso tomar algumas decisões.

Considerações Especiais
Pediatria
- Estimule os pacientes a compartilhar informações a respeito do estilo de enfrentamento do(a) filho(a) e da franqueza com que tratam a morte na família.
- Decisões por suspender o tratamento podem ser mais difíceis quando crianças estão envolvidas.
- Muitas crianças sabem que estão morrendo e são capazes de ter conversas apropriadas para a idade a respeito de seus sentimentos e medos.

Geriatria
- Os idosos sofreram várias perdas em suas vidas, que talvez causem um impacto em suas reações a novas perdas e na resposta ao luto.
- Não assuma que os idosos aceitam ou lidam com seus sentimentos a respeito da morte.
- Idosos talvez tenham menos parentes e amigos disponíveis para oferecer apoio a eles (Derby e O'Mahony, 2006).

Assistência Domiciliar (*Home Care*)
- Os familiares precisam de apoio e revisão dos seus papéis para conversar a respeito de questões emocionais, relacionais e espirituais.
- Os familiares podem ter sentimentos ambivalentes a respeito da morte de um ente querido em casa. Estimule-os a expressar suas dúvidas.
- Os familiares precisam de descanso nas demandas de cuidar e para lidarem com o seu próprio luto e com as respostas à perda (Osse et al., 2006).

HABILIDADE 31.2   O CUIDADO DO PACIENTE EM FASE FINAL DE VIDA

Proporcionar cuidados paliativos no final da vida envolve cuidar da pessoa como um todo – corpo, mente e espírito. A Habilidade 31.1 trata da importância do cuidado emocional e espiritual de pacientes e familiares lidando com a perda e o luto. Esta habilidade dá informações a respeito do controle de sintomas para ajudar a manter a qualidade de vida do paciente. Não subestime a importância de suprir as necessidades físicas do paciente. Eles e suas famílias identificam o alívio da dor e de outros sintomas incômodos como uma alta prioridade na fase final da vida. O luto e a resposta à perda dessas pessoas baseiam-se, em parte, nas lembranças do cuidado do ente querido e se esse cuidado não teve sofrimento (Lynch e Dahlin, 2007). Você pode começar a aliviar o medo e a incerteza muitas vezes associados ao processo da morte ajudando pacientes e familiares a entenderem e anteciparem as mudanças físicas comumente associadas à morte iminente (Tabela 31-1).

COLETA DE DADOS
1. Faça coletas de dados sem impor julgamento sobre os relatos de dor e desconforto do paciente. *Justificativa: Um sintoma é o que o paciente diz que é, não o que o enfermeiro diz que é. Pacientes que tiveram dor persistente ou outros sintomas com frequência apresentam comportamentos diferentes daqueles observados em pacientes com dor aguda.*
2. Avalie cada sintoma quanto ao início, fatores precipitadores, qualidade, gravidade e o que ajudou a aliviá-los no passado. Nos pacientes sem comunicação verbal, observe trejeitos faciais e agitação como indicadores de sofrimento e confirme-os com os familiares (Herr et al., 2006). *Justificativa: Determine o nível de sofrimento para planejar intervenções específicas para o paciente.*
3. Faça avaliações minuciosas e frequentes antes e depois de uma intervenção. *Justificativa: O bom controle dos sintomas depende da identificação precoce de um problema, da intervenção imediata para evitar exacerbação do sintoma e de reavaliação para estimar a eficácia do medicamento e os potenciais efeitos colaterais.*
4. Envolva os familiares na avaliação dos sintomas. *Justificativa: Pacientes em final de vida talvez não consigam fazer autorrelato. Familiares que conheçam os padrões de comportamento do paciente dão informações de avaliação valiosas.*

PLANEJAMENTO
Os **Resultados Esperados** concentram-se na promoção de conforto, autonomia, envolvimento familiar e dignidade em toda experiência de final de vida.
   1. O paciente demonstra alívio da dor e de outros sintomas físicos.

TABELA 31-1 MUDANÇAS FÍSICAS COMUMENTE ASSOCIADAS À MORTE IMINENTE

SINAIS E SINTOMAS	INTERVENÇÕES
Pele fria e mudanças de cor nas extremidades	Use chinelos ou meias; cubra a pessoa com cobertas leves, sem prendê-las com firmeza sobre os dedos.
Períodos mais prolongados de sono/não responsivo	Sente-se com o paciente, talvez segurando a mão dele e conversando calmamente; fale com o paciente mesmo se não houver resposta.
Incontinência intestinal ou urinária	Troque a roupa de cama se necessário, use protetores no colchão e realize cuidados na pele com frequência. Inserção de cateter vesical pode ser indicado para paciente acamado ou com lesão cutânea.
Congestão/aumento das secreções	Levante a cabeceira do leito, virando a cabeça de lado para drenar as secreções. Use medicamento prescrito para ajudar a diminuir as secreções. Evite aspiração.
Agitação ou desorientação	Fale calmamente, diminua as luzes. Massageie delicadamente as mãos e os pés. Coloque música ambiente suave.
Diminuição da ingestão de alimentos ou líquidos	Não force o paciente a comer ou beber. Ofereça lascas de gelo, picolés, goles de líquido; aplique hidratante labial; hidrate a boca.
Diminuição do débito urinário	Considere a hipótese de remoção do cateter vesical. Troque os protetores do colchão se necessário.
Padrão respiratório alterado (apneia, respiração difícil ou irregular)	Levante a cabeceira do leito, segure a mão do paciente, use tom de voz tranquilo. Administre ansiolíticos e/ou opioides prescritos para dor e ansiedade.

2. O paciente/a família participa nas decisões dos cuidados no final da vida conforme desejado.
3. O paciente/a família está envolvido(a) no cuidado de acordo com suas habilidades e preferências (Fig. 31-3).

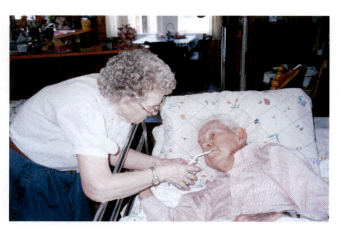

FIG 31-3 Estimule o envolvimento da família nos cuidados.

4. O paciente/a família expressa satisfação com todos os aspectos dos cuidados paliativos.

Delegação e Colaboração

As atividades de cuidados físicos para pacientes em final de vida podem ser delegadas a técnicos ou auxiliares de enfermagem. Ao fazer os cuidados físicos, instruir a equipe de enfermagem para:
- Sinais específicos de desconforto do paciente devem ser relatados para a intervenção de enfermagem imediata.
- Como usar o toque delicado e um tom de voz tranquilo.
- Medidas específicas de cuidado do paciente para promover o conforto, como banho ou reposicionamento.

Equipamento
- Itens de cuidados pessoais preferidos pelo paciente.
- Produtos de conforto e higiene.
- Luvas de procedimentos

IMPLEMENTAÇÃO para O CUIDADO DO PACIENTE EM FASE FINAL DE VIDA

ETAPAS	JUSTIFICATIVA
1. **Veja Protocolo Padrão (ao final do livro).**	
2. Promova o alívio da dor (Cap. 13).	
a. Administre os analgésicos prescritos continuamente; administre doses extras para exacerbações da dor.	A analgesia contínua é o método mais eficaz para manter o controle adequado da dor. O uso de doses extras nas exacerbações minimiza os episódios de dor sem supermedicação (Paice e Fine, 2006).
b. Colabore com os médicos para considerar o uso de medicamentos adjuvantes para dor (p. ex., antidepressivos e anticonvulsivantes para dor neuropática e anti-inflamatórios para dor óssea).	Medicamentos adjuvantes podem melhorar a eficácia dos opioides ou tratar a dor não aliviada com opioides (Pace e Fine, 2006).

HABILIDADE 31.2 O Cuidado do Paciente em Fase Final de Vida

ETAPAS	JUSTIFICATIVA
c. Escolha uma via mais eficaz e menos invasiva para a administração de analgésicos.	A melhor via baseia-se no nível de consciência do paciente, no estado gastrointestinal (GI) e circulatório, no tipo de medicamento e na facilidade de liberação.
d. Monitore a eficácia do esquema medicamentoso e os efeitos colaterais adversos em intervalos regulares.	Os pacientes talvez precisem de doses maiores de opioides para obter alívio à medida que a doença avança, a tolerância medicamentosa cresce e os sintomas aumentam. Talvez seja preciso diminuir a analgesia quando as funções hepática e renal piorarem. Tratar os sintomas antes que piorem garante um alívio da dor mais consistente (Paice e Fine, 2006).
e. Monitore a ocorrência de constipação, sedação (normalmente transitória), náusea, vômitos ou boca seca.	Esses são efeitos colaterais de opioides e sedativos. A sedação excessiva pode demandar a diminuição da dose de opioide.
f. Use métodos não farmacológicos para controlar a dor (p. ex., relaxamento, reposicionamento, aplicação de calor/frio, massagem, jogos lúdicos).	Terapias não farmacológicas aumentam a eficácia do medicamento para dor e permitem que os pacientes participem do controle dos sintomas (Matzo e Sherman, 2006).
3. Promova a integridade da pele e implemente ações para prevenir úlceras de pressão (Cap. 25).	A integridade da pele é comprometida pela imobilidade, má nutrição e perda ponderal.
a. Reposicione o paciente a cada duas horas ou com mais frequência para o conforto dele e use dispositivos redutores de pressão local.	A imobilidade e a pressão prolongada em uma área causam dor, lesão da pele e rigidez.
b. Aplique loção hidratante sem álcool conforme necessário e desejado.	A massagem de mãos, pés e coluna com loção hidratante pode aumentar o conforto do paciente.

> ⚡ **ALERTA DE SEGURANÇA** Não massageie áreas avermelhadas da pele do paciente. A massagem pode provocar ruptura na superfície dos capilares cutâneos e aumentar o risco de lesão da pele.

c. Limpe a área perineal frequentemente se o paciente estiver com incontinência.	Promove a integridade da pele, a dignidade e o bem-estar do paciente.
4. Dê nutrição e hidratação, adequando-as aos padrões alterados do final da vida.	
a. Ofereça os alimentos e líquidos preferidos do paciente conforme tolerados, lentamente e em pequenas quantidades, nos momentos determinados pelo paciente.	A anorexia e a dificuldade de deglutição são comuns no final da vida. É mais provável que os pacientes apreciem os alimentos prediletos.
b. Faça higiene oral a cada duas horas ou conforme pedido.	Reduz as bactérias orais, o odor bucal e o gosto ruim na boca.
c. Evite expor o paciente a alimentos com odores fortes.	Odores fortes podem intensificar a náusea.
d. Os pacientes deverão determinar o que e quando comer ou beber. Aceite a recusa de alimentos ou líquidos.	A desidratação gradual pode ser uma maneira natural do corpo de diminuir sintomas desagradáveis, como congestão, secreções excessivas, falta de ar, vômitos e edema (Plonk e Arnold, 2005).
e. Informe os familiares a respeito da diminuição normal do apetite no final da vida. Ajude-os a mudar o foco de esperança e encontre outras maneiras de ajudar.	A orientação pode reduzir o sofrimento da família. A oferta de alimentos e líquidos simboliza vida, amor e carinho. Não fazer mais as refeições juntos pode ser um ajuste difícil.
5. Ajude a mudar padrões de eliminação.	
a. Administre laxantes prescritos, especialmente com o uso de analgésicos opioides.	Analgésicos opioides, inatividade e menos ingestão de líquidos contribuem para a constipação.
b. Use cadeira higiênica se possível.	A posição natural para evacuar promove a eliminação e mantém a autonomia do paciente.
6. Promova o conforto com padrões respiratórios.	
a. Melhore o esforço respiratório do paciente elevando a cabeceira do leito.	O diafragma consegue mover-se mais facilmente na posição sentada do que em decúbito.
b. Aumente a circulação de ar com ventiladores ou janelas abertas.	O fluxo de ar estimula o nervo trigêmio na face, inibindo sensações de dispneia. O uso de oxigênio não é rotina no final de vida, exceto como medida de conforto (Kehl, 2008).
c. Use ações que conservem energia e equilibre repouso e atividade.	Reduzir a atividade diminui o uso de oxigênio pelo paciente e minimiza a dispneia.

(Continua)

ETAPAS	JUSTIFICATIVA
d. Ofereça opioides orais, intravenosos (IV) ou inalatórios prescritos para dispneia grave ou benzodiazepínicos para ansiedade.	Os medicamentos diminuem a ansiedade e podem alterar a percepção da dispneia.
e. Diminua a ansiedade relacionada à dispneia por meio de massagem terapêutica, terapia de relaxamento e musicoterapia.	A dispneia é um sintoma muito angustiante que pode demandar o uso de múltiplos métodos para seu alívio.
f. Diminua a congestão respiratória ("estertor da morte") elevando a cabeceira do leito, posicionando o paciente em decúbito lateral e administrando agentes anticolinérgicos. Oriente a família de que o paciente não consegue "limpar" a garganta e que não se asfixiará.	O som é causado pelas secreções na parte posterior da garganta vibrando com a passagem de ar e a língua relaxada. Agentes anticolinérgicos usados antes do acúmulo de secreções as ressecam. A aspiração das secreções acumuladas aumenta o desconforto e não ajuda (Hipp e Letizia, 2009).
7. Veja Protocolo de Conclusão (ao final do livro).	

AVALIAÇÃO

1. Avalie o grau de alívio dos sintomas dos pacientes e a eficácia de cada intervenção.
2. Observe o nível de participação e conforto do paciente e familiares com os cuidados.
3. Avalie a satisfação do paciente/da família referente ao conhecimento das intervenções para o controle dos sintomas.

Resultados Inesperados e Intervenções Relacionadas

1. A dor e/ou outros sintomas não estão bem controlados com o plano de tratamento prescrito.
   a. Colabore com a equipe interdisciplinar em relação a medicamentos alternativos ou terapias adjuvantes.
   b. Converse com o paciente/a família sobre o que eles acreditam que possa ser útil.
   c. Considere aspectos emocionais ou espirituais que possam interferir no controle da dor.
2. Os familiares não estão presentes ou não participam dos cuidados.
   a. Determine a causa da não participação. Dê informações para aumentar o conforto dos familiares com as intervenções de cuidados.
   b. Mantenha uma atitude imparcial e apoie os estilos de enfrentamento e os relacionamentos do paciente/da família.

Registro e Relato

- Registre nas anotações de enfermagem: intervenções para controle da dor e de outros sintomas, incluindo a resposta do paciente; mudanças no estado físico, mental, emocional ou espiritual; preferências do paciente/da família; presença e envolvimento da família; evidências de questões não resolvidas e dúvidas/preocupação com o cuidado físico ou os sintomas do paciente.
- Relate quando um paciente previamente alerta torna-se não responsivo.

Amostra de Documentação

15h00 Paciente menos responsivo a estímulos verbais com períodos esporádicos de agitação. Nenhuma ingestão oral neste turno. Higiene oral realizada a cada duas horas. Incapaz de classificar a dor. Visita de conselheiro espiritual e netos. Familiares choram, verbalizando a percepção de proximidade da morte. Um familiar deseja permanecer com o paciente até a hora da morte.

Considerações Especiais

Pediatria

- Trate a família e a criança como uma unidade. Estimule os pais a permanecerem com o(a) filho(a) e a participarem nos cuidados desde que desejado ou possível.
- Considere a idade e o nível de desenvolvimento da criança no planejamento dos cuidados, controle dos sintomas e apoio de irmãos (Hellsten e Kane, 2006).

Geriatria

- Pacientes idosos podem ter mais de um processo patológico e múltiplos sintomas físicos.
- Muitos idosos não desejam tratamentos invasivos no final da vida, mas desejam medidas de conforto. As preferências podem mudar com o tempo; por isso, reavalie periodicamente (Bolmsjo, 2008).
- Dor, desconforto respiratório e confusão são sintomas comuns em idosos no final da vida.

Assistência Domiciliar (*Home Care*)

- Os familiares assumem a responsabilidade pelo cuidado básico e precisam de orientação e apoio contínuos.
- Oriente os familiares a respeito de controle de sintomas e quando buscar ajuda.
- Voluntários podem ser necessários para dar descanso aos familiares.

HABILIDADE 31.3 O CUIDADO DO CORPO DEPOIS DA MORTE

Depois que o paciente morre, o médico declara o óbito e o enfermeiro registra a hora e as ações tomadas no momento do óbito no prontuário do paciente. O profissional de saúde talvez precise pedir permissão à família para a realização de uma autópsia ou exame *post mortem*, embora isto seja menos comum com uma morte prevista ou quando a causa da morte é conhecida. Uma autópsia pode ser feita para confirmar ou determinar a causa da morte, reunir dados a respeito da natureza e do progresso de uma doença, estudar os

HABILIDADE 31.3 O Cuidado do Corpo Depois da Morte

efeitos de terapias nos tecidos e fornecer dados estatísticos para fins de epidemiologia e pesquisa. O formulário de autorização de autópsia deve ser assinado pelo familiar e pelo médico. Autópsias geralmente não retardam o sepultamento. O enfermeiro é responsável por realizar os cuidados com o corpo após o óbito. Alguns familiares desejam ver o corpo imediatamente depois da morte. Dê aos familiares e entes queridos tempo para dizerem adeus antes de transferir o corpo para o necrotério ou para a funerária.

COLETA DE DADOS

1. Detecte a presença de familiares e entes queridos e determine se eles foram informados da morte do paciente. Determine quem é o responsável pelos assuntos legais depois da morte. *Justificativa: Ajuda a coordenar os procedimentos institucionais de cuidados depois do óbito.*
2. Avalie a resposta de luto dos familiares. *Justificativa: Determina o nível de apoio e orientação necessários.*
3. Determine se o paciente é doador de órgãos/tecidos. As leis determinam que os familiares devem autorizar a doação de órgãos/tecidos (Ferrell e Coyle, 2006). Chame a equipe de procura e captação de órgãos/tecidos (consulte a política da instituição). *Justificativa: Profissionais treinados em captação de órgãos geralmente abordam as famílias para doação e coordenam os cuidados do corpo para a retirada dos órgãos com êxito. A recuperação bem-sucedida de órgãos/tecidos depende de captações hábeis e oportunas.*
4. Confirme a preferência religiosa e/ou herança cultural do paciente. *Justificativa: As práticas religiosas e/ou culturais do paciente para a preparação do corpo podem demandar mudanças nos procedimentos de rotina.*
5. Determine se a autópsia será feita. *Justificativa: Se a autópsia for prevista ou necessária, procedimentos como remoção de tubos e acessos podem ser diferentes ou proibidos. Consulte as diretrizes da instituição.*
6. Avalie a condição geral do corpo e observe a presença de curativos, tubos e equipamentos médicos. *Justificativa: Confirma lesões teciduais e o tipo de cuidado* post mortem *necessário.*

PLANEJAMENTO

Os **Resultados Esperados** focam na prevenção de lesões no corpo e facilita o luto de familiares e amigos.

1. Os enlutados conseguem viver a experiência de luto de uma maneira compatível com os valores religiosos, culturais e pessoais.
2. O corpo do paciente é preparado de maneira respeitosa, compatível com as práticas culturais e religiosas e com o envolvimento da família, se desejado.
3. O corpo do paciente está livre de novas lesões cutâneas e preparado da melhor forma para o funeral.

Delegação e Colaboração

O suporte emocional e o apoio no momento da morte não podem ser delegados a técnicos e auxiliares de enfermagem. Estes podem fazer cuidados físicos. Instruir a equipe de enfermagem para:

- Quaisquer medidas específicas necessárias para o cuidado *post mortem* do corpo.
- Preparar o quarto para a família ver o corpo.

Equipamento

- Luvas e aventais limpos e outras vestimentas, se necessário
- Saco plástico específico para o descarte de material contaminado
- Bacia, panos, água morna e toalha de banho
- Avental limpo e descartável para o corpo (consulte a política da instituição)
- Absorventes, se necessário
- Esparadrapo, gazes e curativos
- Saco plástico ou outro recipiente adequados para as roupas, pertences e outros itens do paciente a serem devolvidos à família
- Envelope para itens de valor
- Etiquetas de identificação conforme especificado pela política da instituição

IMPLEMENTAÇÃO para O CUIDADO DO CORPO DEPOIS DA MORTE

ETAPAS	JUSTIFICATIVA
1. **Veja Protocolo Padrão (ao final do livro).**	
2. Coloque um travesseiro sob a cabeça do paciente morto ou levante um pouco a cabeceira do leito.	Ajuda a diminuir o acúmulo de sangue e a descoloração da face enquanto você toma outras providências (Sherman et al., 2005).
3. Discuta o cuidado *post mortem* de rotina com os familiares e pergunte se eles desejam incluir suas próprias práticas culturais ou religiosas. Ofereça o apoio do conselheiro espiritual da instituição.	A busca de informações familiares promove o cuidado centrado no paciente. Os familiares talvez apreciem a presença de um profissional de cuidados espirituais imediatamente depois da morte. Algumas políticas institucionais incluem entrar em contato com o departamento de assistência espiritual no momento da morte.
4. Pergunte aos familiares se desejam estar presentes no preparo do corpo.	Facilita o luto.
5. Se tecidos ou órgãos tiverem sido doados, consulte as diretrizes específicas das políticas institucionais.	A retirada de tecidos (p. ex., córneas, pele) pode demandar um preparo especial do corpo.
6. Prepare o corpo em um quarto privado ou transfira o outro paciente para outro quarto durante os cuidados *post mortem*.	Dá à equipe e à família privacidade para rituais, preparação do corpo e expressões de luto.

(Continua)

ETAPAS	JUSTIFICATIVA
7. Não se apresse. Prossiga em um ritmo que respeite as preferências culturais, espirituais e pessoais e as expectativas da família.	A pressa pode ser vista como desrespeito e aumentar o sofrimento da família. Dê tempo para reflexões e despedidas.
8. Coloque luvas e barreiras de proteção individual (EPI), se necessário.	A remoção de acessos IV e tubos pode causar extravazamento de sangue ou liberação de fluidos corporais.
9. Identifique o corpo e coloque a identificação (etiqueta) conforme as políticas da instituição.	Garante a identificação correta do corpo no necrotério, na sala de autópsia e na funerária.
10. Remova cateteres vesicais, tubos, sondas, esparadrapos e cânulas respiratórias (verifique a política institucional). Retire as linhas intravenosas. Mantenha todos os dispositivos se a autópsia foi pedida ou for necessária.	Mostra uma aparência normal para a família no momento de ver o corpo, sem artefatos.
11. Remova curativos sujos e coloque gazes limpas no lugar usando esparadrapo. Cubra punção com um pequeno curativo.	Trocar os curativos ajuda a controlar odores causados por micro-organismos e cria uma aparência mais aceitável.
12. Se a pessoa usar dentatura, coloque-a. Se a boca não fechar, ponha uma toalha enrolada sob o queixo. Se a dentatura não ficar presa no lugar, guarde-a na caixa e transporte-a com o corpo até o necrotério.	É mais fácil colocar a dentadura imediatamente depois da morte. Ela mantém a expressão facial natural do paciente.
13. Feche os olhos puxando delicadamente as pálpebras sobre os olhos. Algumas culturas preferem que os olhos permaneçam abertos.	Olhos fechados apresentam uma aparência mais natural.
14. Limpe partes do corpo sujas de sangue, urina, fezes ou outra drenagem. Coloque um absorvente sob as nádegas do paciente, se necessário.	Prepara o corpo para a visitação e reduz odores. O relaxamento dos músculos esfincterianos na morte libera urina ou fezes.
15. Vista um avental limpo no paciente. As políticas da instituição talvez demandem a remoção depois que o corpo é visto por familiares. Mantenha as mãos juntas em cima do corpo (consulte a política da instituição).	Apresenta o corpo em estado natural, de forma digna para ser visto pelos familiares.
16. Escove e penteie os cabelos do paciente. Remova grampos, presilhas ou elásticos.	O paciente deverá parecer bem-arrumado. Objetos podem danificar a pele e o couro cabeludo.
17. Remova todas as joias e dê todos os pertences pessoais ao familiar responsável. Exceção: se a família pedir que uma aliança de casamento seja deixada no dedo, ponha um esparadrapo pequeno em volta da aliança no dedo do paciente.	Evita a perda de objetos de valor do paciente.
18. Coloque um lençol sobre o corpo, deixando apenas a cabeça e os ombros expostos. Retire equipamentos hospitalares do quarto. Mantenha iluminação suave e providencie cadeiras. Verifique se a família prefere ficar sozinha ou em companhia do enfermeiro durante o momento de ver o corpo.	Mantém a dignidade e o respeito pelo paciente e limita a exposição do corpo. As pessoas que veem o corpo são recebidas em um ambiente agradável e confortável nessa fase importante do processo de luto (Marthaler, 2005).
19. Depois que o corpo for visto pelos familiares, remova a roupa de cama e o avental do paciente. Mantenha o corpo na maca, com as extremidades retas no sentido do comprimento e coberto com um lençol de acordo com as políticas da instituição (ilustração).	Amarrar os punhos juntos pode causar descoloração e lesão cutânea em uma parte visível do corpo.

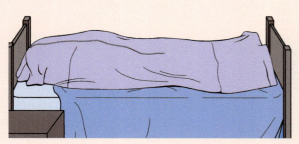
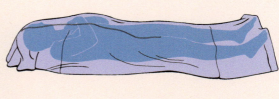

ETAPA 19 O corpo coberto com um lençol.

CAPÍTULO 31 Cuidados Paliativos

ETAPAS	JUSTIFICATIVA
20. Antes de transportar o corpo para o necrotério, coloque uma identificação conforme orientações da política da instituição. .Coloque uma etiqueta de isolamento, se aplicável.	Garante a identificação correta do corpo e alerta a equipe de transporte e os funcionários do necrotério de potenciais riscos infecciosos.
21. Providencie o transporte do corpo para o necrotério.	O corpo deverá ser mantido em um necrotério refrigerado para retardar a sua decomposição.
22. Responda às perguntas e dúvidas da família. Lembre a família de comunicar o falecimento a outras pessoas. Confirme o nome da funerária.	Depois de uma morte, as pessoas em sofrimento talvez tenham dificuldade em lembrar-se de detalhes e podem precisar de ajuda.
23. **Veja o Protocolo de Conclusão (ao final do livro).**	

AVALIAÇÃO

1. Observe a resposta à perda de familiares/pessoas importantes.
2. Pergunte aos familiares se eles sentem que receberam apoio emocional/espiritual depois da morte do seu ente querido.
3. Observe a aparência e a condição da pele do paciente durante a preparação do corpo.

Resultados Inesperados e Intervenções Relacionadas

1. Os enlutados ficam imobilizados pelo luto e apresentam alteração no comportamento.
   a. Mantenha uma atmosfera calma e sem pressa. Dê tempo para questões e expressões de luto.
   b. Ofereça consulta espiritual ou psicológica da equipe interdisciplinar.
2. Lesões, hematomas e abrasões são observados nas superfícies cutâneas do paciente morto.
   a. Limpe bem as áreas antes de a família ver o corpo.
   b. Informe à família de hematomas e lesões que eles talvez possam ver.
   c. Documente novas lesões cutâneas.

Registro e Relato

- Registre nas anotações de enfermagem data e hora da morte conforme determinado pelo médico responsável, a hora que o profissional verificou o óbito, o nome do profissional que declarou o óbito, a realização dos cuidados *post mortem*, identificação e destino do corpo, informações dadas às pessoas significantes e se há uma autorização para autópsia assinada (se necessário).
- Registre quando os objetos de valor e itens pessoais foram devolvidos e quem os recebeu. Ponha as assinaturas conforme exigido pela política da instituição.

Amostra de Documentação

02h45 Declarado óbito pelo Dr. S. Williams. Esposa e filha presentes no momento da morte. Conselheiro espiritual estava presente, oferecendo apoio. Dois hematomas no antebraço esquerdo, ambos de aproximadamente 1 cm de diâmetro. Óculos e roupas enviados com o corpo para o necrotério com a equipe de transporte. Aliança de ouro branco deixada no dedo a pedido da esposa, presa com esparadrapo ao dedo anular esquerdo.

Considerações Especiais
Pediatria

- Os pais precisam de uma oportunidade de segurar o(a) filho(a) morto(a).
- Em conjunto com os pais, avalie o nível de desenvolvimento dos irmãos e a prontidão para verem o corpo do(a) irmão(a) morto(a).
- Em casos de morte neonatal ou natimorto, muitos pais desejam ter uma foto ou uma mecha do cabelo do(a) filho(a) como lembrança.

Geriatria

- Alguns pacientes geriátricos tem um grupo de apoio limitado. O enfermeiro pode ser a pessoa que permanece com o paciente no estágio final da vida.
- Para idosos que vivem em casas geriátricas, os residentes e os funcionários com frequência são considerados como familiares e deverão ser comunicados da morte do paciente.

Assistência Domiciliar (*Home Care*)

- Mais pessoas estão escolhendo morrer em casa, contando com cuidados no final da vida.
- Os familiares precisam de orientação constante sobre cuidados no final da vida, sinais de morte iminente, quem chamar para ajudar no controle de sintomas, o que fazer e quem chamar na hora da morte e como providenciar o transporte do corpo.

PERGUNTAS DE REVISÃO

Estudo de Caso para as Perguntas 1 e 2

Sr. Robinson, aposentado da indústria automobilística, tem câncer de pulmão incurável em estágio avançado e encontra-se hospitalizado em decorrência de uma pneumonia. Enquanto está no hospital, ele diz à esposa que está cansado de lutar contra a doença e prefere morrer em casa. A esposa fica alarmada ao perceber a desistência do marido e implora que ele continue no hospital até estar forte o suficiente para voltar para casa. A Sra. Robinson pede ao enfermeiro que ajude-a a convencer o marido a continuar a lutar. O Sr. Robinson também disse ao enfermeiro que deseja voltar para casa.

1. Qual das respostas abaixo seria melhor nesse momento?
   1. "Seu marido também conversou comigo sobre isso, e sempre apoiamos a decisão do paciente."

2. "A senhora e seu marido estão enfrentando algumas decisões difíceis. Me parece que tanto a senhora quanto ele querem conversar sobre o que está acontecendo."
3. "Acho que nós devemos pedir que a equipe de cuidados paliativos venha visitar o seu marido."
4. "Eu concordo. Como ele vai melhorar se não quer lutar contra a pneumonia?"

2. A Sra. Robinson ficou confusa com a visita de um enfermeiro da equipe de cuidados paliativos. Qual das seguintes afirmações descreve melhor os cuidados paliativos? Selecione todas as opções aplicáveis.
   1. Cuidados paliativos só se destinam a pessoas em fase final de vida.
   2. Cuidados paliativos concentram-se no controle de sintomas físicos, emocionais e espirituais do paciente.
   3. Cuidados paliativos só são realizados em ambiente domiciliar.
   4. Quando a pessoa está sob cuidados paliativos, deve suspender todos os tratamentos para curar a doença que tem.
   5. A equipe de cuidados paliativos terá um papel no controle dos sintomas.

3. Uma paciente diz ao enfermeiro que recebeu informações sobre o preparo de uma diretiva avançada ao ser admitida no hospital. Ela pede que você explique como funciona essa diretiva avançada. Qual das seguintes explicações está correta? Selecione todas as opções aplicáveis.
   1. "Diretivas avançadas são documentos escritos."
   2. "Certifique-se de guardar sua diretiva avançada em segurança em um cofre."
   3. "Diretivas avançadas são iguais no país inteiro."
   4. "Você pode indicar em uma diretiva que tipo de cuidado você quer e não quer, se não for capaz de falar por si mesma."
   5. "Diretivas avançadas ajudam os seus familiares a saber dos seus desejos de cuidados no final da vida."

4. Qual das seguintes afirmações descreve melhor a primeira resposta do enfermeiro a um familiar que declara acreditar que cuidados no final da vida do seu pai é antiético?
   1. Diga ao familiar que chamará o comitê de ética para dar as informações pertinentes.
   2. Aconselhe ao familiar discutir o assunto com o profissional de saúde que prescreveu a ordem.
   3. Informe ao familiar que a intervenção em particular é empregada comumente.
   4. Busque mais esclarecimento do ponto de vista ético do familiar.

5. Uma mulher com quadro de confusão em acompanhamento domiciliar acaba de entrar em cuidados de final de vida. Qual das seguintes atividades de enfermagem ajuda a garantir que a paciente terá cuidados centrados nela? Selecione todas as opções aplicáveis.
   1. Converse com o marido da paciente a respeito da rotina diária dela.
   2. Faça com que o marido prepare uma diretiva avançada para ela.
   3. Elimine alimentos salgados da dieta da paciente, pois ela tem doença cardíaca.
   4. Observe a paciente para determinar quais posições parecem mais confortáveis para ela.

6. A esposa de um paciente que recebe cuidados paliativos em casa, diz não se sentir confortável em administrar os medicamentos para o marido e pergunta se ele pode ir para o hospital quando estiver perto de morrer. Qual das seguintes respostas seria a mais terapêutica?
   1. "Quando um paciente recebe cuidados paliativos em casa, um amigo ou familiar deve fazer os cuidados. Se você não pode fazê-lo, ele não será capaz de ter cuidados paliativos."
   2. "Seu marido realmente deseja morrer em casa. Esse é o último presente que você pode dar a ele."
   3. "Os medicamentos são realmente fáceis de ser administrados. Ele só precisa do comprimido de analgésico e do laxante."
   4. "Me parece que você tem muitas dúvidas a respeito de ser o cuidador principal de seu marido."

7. O enfermeiro observa que uma paciente que acabou de receber diagnóstico de recidiva de câncer de mama está cada vez mais retraída e não quer tomar os medicamentos. Qual dos seguintes tópicos o enfermeiro avalia para entender melhor o que a paciente está enfrentando? Selecione todas as opções aplicáveis.
   1. Esquema medicamentoso.
   2. Necessidades e recursos espirituais e emocionais.
   3. Nível de atividade física e quando foi a última sessão.
   4. Pessoas de apoio do seu cotidiano e quando a visitaram pela última vez.
   5. Planejamento do tratamento.

8. Uma paciente em fase final de vida relata dor não aliviada pouco depois de receber um analgésico. Qual das seguintes considerações ajudariam o enfermeiro a selecionar a intervenção mais apropriada? Selecione todas as opções aplicáveis.
   1. Se a doença da paciente avançou, talvez ela precise receber doses maiores do mesmo medicamento para obter alívio da dor.
   2. O medicamento funcionou esse tempo todo; a paciente deve estar querendo mais medicamento.
   3. Questões espirituais ou emocionais podem estar complicando a percepção de dor da paciente.
   4. A natureza da dor pode ter mudado, indicando a necessidade do uso de um medicamento adjuvante.
   5. O exame físico e os sinais vitais da paciente não mudaram; assim, é provável que o medicamento funcione em breve.

9. Um paciente em cuidados paliativos, em casa, quer sair da cama para fazer as refeições. Qual seria a melhor resposta do enfermeiro ao pedido do paciente?
   1. "Vamos tentar. Sua mulher e eu vamos ajudá-lo até a cadeira de rodas e empurrá-lo até a mesa."
   2. "O senhor está fraco demais, Sr. Jones. Talvez seja mais seguro mantê-lo na cama."
   3. "Seu apetite anda tão ruim que o senhor precisará de muita energia para levantar-se."
   4. "Por que não tentamos trazer a comida até o quarto e comermos aqui com o senhor?"

10. O enfermeiro começa a preparar o corpo de um paciente para a família ver e depois irá transportá-lo até o necrotério. Coloque as ações abaixo na sequência correta, começando com o que o enfermeiro deve fazer primeiro.
    a. Lave as partes do corpo contaminadas com sangue, urina, fezes ou outras drenagens.

b. Levante a cabeceira do leito.
c. Vista um avental limpo no paciente.
d. Coloque luvas, avental ou barreiras de proteção individual (EPI), se necessário.
e. Coloque curativos limpos em feridas abertas.
f. Pergunte aos familiares se desejam assistir a preparação do corpo.

1. d, f, a, e, c, b
2. b, f, d, e, a, c
3. d, a, f, e, b, c
4. f, a, d, e, c, b

REFERÊNCIAS

American Association of Colleges of Nursing (AACN) and City of Hope (COH): *ELNEC-CORE: End of life nursing education consortium (core)*, Duarte, Calif, 2008, AACN.

Aycock N, Boyle D: Interventions to manage compassion fatigue in oncology nursing, *Clin J Oncol Nurs* 13(2):183, 2009.

Block S: Psychological issues in end of life care, *J Palliat Med* 9(3):751, 2006.

Bolmsjo I: End of life care for old people: a review of the literature, *Am J Hosp Palliat Med* 25(4):328, 2008.

Bush N: Compassion fatigue: are you at risk? *Oncol Nurs Forum* 36(1):24, 2009.

Chi G: The role of hope in patients with cancer, *Oncol Nurs Forum* 34(2):415, 2007.

Cinocco D: The difficulties of swallowing at the end of life, *J Palliative Med* 10(2):506, 2007.

Clayton JM and others: Fostering coping and nurturing hope when discussing the future with terminally ill cancer patients and their caregivers, *Cancer* 103(9):1965, 2005.

Cox CL and others: Implications of cultural diversity in do not attempt resuscitation (DNAR) decision making, *J Multicult Nurs Health* 12(1):20, 2006.

Crawley L: Racial, cultural, and ethnic factors influencing end of life care, *J Palliat Med* 8(1):S58, 2005.

Derby S, O'Mahony S: Elderly patients. In Ferrell B, Coyle N, editors: *Textbook of palliative nursing*, New York, 2006, Oxford Press, p 635.

Ferrell B, Coyle N: *Textbook of palliative nursing*, ed 2, New York, 2006, Oxford University Press.

Hellsten M, Kane J: Symptom management in pediatric palliative care. In Ferrell B, Coyle N, editors: *Textbook of palliative nursing*, New York, 2006, Oxford Press, p 895.

Hermann C: The degree to which spiritual needs of patients near the end of life are met, *Oncol Nurs Forum* 34(1):70, 2007.

Herr K and others: Pain assessment in the nonverbal patient: position statement with clinical practice recommendations, *Pain Manage Nurs* 7(2):44, 2006.

Hipp B, Letizia M: Understanding and responding to the death rattle in dying patients, *Medsurg Nurs* 18(1):17, 2009.

Kehl K: Caring for the patient and family in the last hours of life, *Home Health Care Manag Pract* 20(5):408, 2008.

Kemp C: Cultural issues in palliative care, *Semin Oncol Nurs* 21(1):44, 2005.

Kuebler K and others: Perspectives in palliative care, *Semin Oncol Nurs* 21(1):2, 2005.

Lynch M, Dahlin C: The national consensus project and national quality forum preferred practices in the case of the imminently dying: implications for nursing, *J Hosp Palliat Nurs* 9(6):316, 2007.

Marthaler M: End of life care: practical tips, *Dimens Crit Care Nurs* 24(5):215, 2005.

Matzo M, Sherman D: *Palliative care nursing: quality care to the end of life*, New York, 2006, Springer.

Osse B and others: Problems experienced by the informal caregivers of cancer patients and their needs for support, *Cancer Nurs* 29(5):378, 2006.

Paice J, Fine P: Pain at the end of life. In Ferrell B, Coyle N, editors: *Textbook of palliative nursing*, New York, 2006, Oxford Press, p 131.

Plonk W, Arnold R: Terminal care: the last weeks of life, *J Palliat Med* 8(5):1042, 2005.

Phillips L, Reed P: Into the abyss of someone else's dying: the voice of the end of life caregiver, *Clin Nurs Res* 18(1):80, 2009.

Sherman and others: Preparation and care at the time of death, *J Nurses Staff Dev* 21(1):93, 2005.

Vandecreek L, Lucas A, editors: *The discipline for pastoral caregiving: Foundations for outcome-oriented chaplaincy*, Binghamton, NY, 2001, Haworth Press.

World Health Organization National Cancer Control Programs: *Policies and managerial guidelines*, ed 2, Geneva, 2002, World Health Organization.

Brasil. Conselho Federal de Medicina. Resolução n° 1.995, de 9 de agosto de 2012. Dispõe sobre as diretivas antecipadas de vontade dos pacientes. Disponível em http://www.cremesp.org.br/library/modulos/legislacao/versao_impressao.php? Acessado em 26 de fevereiro de 2013.

CAPÍTULO 32

Segurança nos Cuidados Domiciliares

Habilidade 32.1 Segurança e Monitoramento da Saúde Domiciliar, 747
Habilidade 32.2 Adaptação do Contexto Domiciliar para Clientes com *Déficits* Cognitivos, 751
Habilidade 32.3 Segurança na Administração de Medicamentos e Dispositivos Médicos, 753

A relação cooperativa entre o enfermeiro e o indivíduo que recebe cuidados no contexto domiciliar requer o uso do termo *cliente* em vez de *paciente*. Os clientes precisam de orientação para que se sintam menos ansiosos a respeito do autocuidado em casa e para movimentarem-se em seu ambiente. As orientações na assistência domiciliar (*home care*) começam no momento da admissão em um serviço de saúde e incluem múltiplos temas na promoção dos cuidados (p. ex., cuidado pré-natal e exercício), lidar com comprometimentos funcionais (p. ex., fonoaudiologia e mudanças adaptativas em casa) e a recuperação da saúde em virtude de uma doença (p. ex., aprender a tomar os medicamentos e modificar a dieta). Essa orientação continua nos contextos domiciliar e comunitário e ajuda os clientes a conhecer, acessar programas de educação disponíveis, estabelecer metas de educação em saúde e dar prioridade às necessidades de assistência domiciliar. Durante essa orientação, o enfermeiro motiva os clientes a avaliar o cuidado prestado a fim de garantir que as informações fornecidas sejam entendidas, apropriadas e úteis. Registre as orientações fornecidas ao cliente e a avaliação dos resultados no prontuário, de acordo com a política da instituição.

CUIDADO FOCADO NO CLIENTE

Clientes de assistência domiciliar incluem idosos, os cronicamente enfermos, adultos e crianças incapacitados e os que sofreram uma lesão ou doença aguda. O foco das ações do enfermeiro é o cliente, levando em conta as interações cliente-família, a educação e as intervenções apropriadas a todos os envolvidos (Motyka e Nies, 2007). Além disso, a conclusão de uma avaliação cultural aumenta o entendimento de crenças, valores e práticas do cliente, a fim de determinar as intervenções de enfermagem apropriadas (Andrews, 2007). Um enfermeiro de assistência domiciliar é sensível ao entorno do cliente e presta os cuidados de uma maneira culturalmente sensível, respeitosa ao cliente e ao sistema de apoio.

A assistência domiciliar é parte de uma cadeia contínua de cuidados. O enfermeiro é fundamental para auxiliar os clientes a conquistarem a própria capacidade funcional máxima e a se ajustarem a mudanças que enfrentam quando voltam para casa. Os idosos estão mais expostos a riscos ambientais e às intercorrências durante o tratamento de saúde conforme envelhecem. O enfermeiro, ao cuidar dos clientes no contexto domiciliar, deve estimulá-los a dividir a responsabilidade em manter um estilo de vida saudável (Ebersole *et al.*, 2008). Uma avaliação profunda e completa do cliente é importante para o enfermeiro traçar o plano de cuidados de acordo com as necessidades individuais e implementar as intervenções.

SEGURANÇA

A *Joint Commission* (TJC, 2010) identificou 16 metas relacionadas à segurança do cliente em assistência domiciliar. Incluídas nessas metas estão a melhoria da eficácia da comunicação entre os cuidadores, melhoria da segurança no uso de medicamentos, redução do risco de lesões por quedas e estímulo de envolvimento ativo nos cuidados.

Modificações para a segurança domiciliar afetam todas as pessoas que moram na casa. É preciso que o enfermeiro inclua o cliente e os cuidadores familiares em todas as discussões, estando preparado para discutir dúvidas a respeito da quantidade de modificações necessárias, custos e mudanças na decoração da casa. A prevenção de acidentes começa com reparos rápidos e adequados no domicílio. Entretanto, talvez seja necessário modificar a casa para torná-la mais acessível ao cliente. A meta é promover um ambiente no qual o cliente e os cuidadores familiares possam fazer o autocuidado com segurança e eficiência.

TENDÊNCIAS NA PRÁTICA BASEADA EM EVIDÊNCIAS

Drury LJ: DP and home care need improved communication, *J Contin Educ Nurs* 39(5):198, 2008.
Stolee P and others: Risk factors for hip fracture in older home care clients, *J Gerontol* 64A(3):403, 2009.

Drury (2008) afirma que os enfermeiros precisam tomar providências para a transição de seus clientes do hospital para casa, tais como: harmonizar estilos de vida pré-admissão (p. ex., medicamentos, dieta, restrição a atividades) com os estilos de vida pós-alta hospitalar. O autor enfatiza que há necessidade de orientar clientes e cuidadores familiares antes da alta a fim de assegurar sua capacidade de fazer procedimentos necessários em casa.

HABILIDADE 32.1 Segurança e Monitoramento da Saúde Domiciliar

Stolee et al. (2009) examinaram os fatores de risco para fraturas de quadril na assistência domiciliar de idosos. Os pesquisadores analisaram dados de 40.279 clientes em assistência domiciliar acima de 65 anos. Homens e mulheres apresentaram perfis de risco diferentes. Entretanto, o uso de tabaco e o uso de um equipamento de auxílio à deambulação eram fatores de risco para ambos. Mulheres idosas, pessoas com osteoporose, são pessoas mais vulneráveis, assim como: história de quedas, marcha instável, desnutrição e prejuízo cognitivo foram identificados como fatores de risco para as quedas. Os pesquisadores observaram que clientes idosos em assistência domiciliar precisavam de estratégias de prevenção de quedas e de fratura de quadril, e enfatizaram a importância de se fazer uma triagem dos fatores de risco dos clientes e orientá-los para a prevenção.

HABILIDADE 32.1 SEGURANÇA E MONITORAMENTO DA SAÚDE DOMICILIAR

O ambiente domiciliar deve ser um lugar no qual os indivíduos sintam-se saudáveis, confortáveis e seguros. Os idosos estão expostos perigosamente a ameaças à segurança, em consequência de mudanças fisiológicas do envelhecimento. A prevenção de quedas é um componente crucial da segurança domiciliar. Depois de uma queda, o idoso pode sofrer um declínio funcional maior nas AVDs; a prevenção é imperativa para ajudar a manter a independência e a qualidade de vida (Aykol, 2007).

A prevenção de lesões e violência é um objetivo proposto identificado pelo *Healthy People 2020* (*US Department of Health and Human Services* [HHS], 2010). O conhecimento das necessidades específicas de desenvolvimento motor e cognitivo ajuda o enfermeiro em contexto domiciliar a avaliar o potencial de lesão para cada cliente. Depois de identificar as áreas de risco, o enfermeiro elabora intervenções para eliminar ou reduzir as ameaças à segurança do cliente.

COLETA DE DADOS

1. Determinar as limitações reais e potenciais do cliente decorrentes de mudanças sensoriais, motoras, cognitivas ou físicas. *Justificativa: Esses fatores aumentam o risco de lesão do cliente.*
2. Avaliar o estado físico e mental do cliente e determinar os tipos de adaptações necessárias na casa. *Justificativa: A natureza das limitações físicas e cognitivas determina os tipos de ajustes a serem feitos na casa.*
3. Avaliar as atitudes do cliente sobre a volta para casa e o cumprimento das recomendações do profissional de saúde. Determinar o benefício da ação percebida pelo cliente, barreiras percebidas à ação, influências interpessoais como família e amigos e compromisso com um plano de ação. *Justificativa: Essas variáveis são as principais fontes de motivação para mudanças de comportamento, e as intervenções de enfermagem concentram-se nessas variáveis (Pender et al., 2006).*
4. Consultar outros membros da equipe de saúde a respeito das necessidades do cliente em casa. Fazer os encaminhamentos necessários. *Justificativa: Todos os membros da equipe de saúde trabalham em conjunto para determinar as necessidades e capacidades funcionais do cliente.*
5. Avaliar o estágio de desenvolvimento do cliente. *Justificativa: As necessidades de segurança dos clientes variam com base no estágio do desenvolvimento em que se encontram.*
6. Avaliar a história pregressa de quedas do cliente. Se ele caiu em casa, use o mnemônico SPLATT para avaliá-lo. *Justificativa: Quedas anteriores geralmente indicam um risco maior de outras quedas ou um medo do cliente de cair. A avaliação de quedas pregressas ajuda a identificar fatores que contribuem ou previnem quedas.*

   Sintomas no momento da queda
   Queda **P**regressa
   Local da queda
   Atividade no momento da queda
   Temporalidade (hora da queda)
   Trauma depois da queda (Meiner e Lueckenotte, 2006)

PLANEJAMENTO

Os **Resultados Esperados** enfatizam a identificação de fatores de risco e a promoção de um ambiente domiciliar mais seguro.

1. O cliente/a família identifica riscos de segurança em casa.
2. O cliente/a família identifica recursos comunitários disponíveis e como iniciar o contato.
3. O cliente/a família não sofre lesão em casa.

Delegação e Colaboração

A habilidade de avaliar riscos e prevenir acidentes não pode ser delegada a auxiliares ou técnicos de enfermagem. Entretanto, o enfermeiro talvez precise consultar um fisioterapeuta ou um terapeuta ocupacional para fazer uma avaliação completa da segurança domiciliar e determinar as adaptações apropriadas necessárias com base nas limitações físicas e/ou cognitivas do cliente.

Equipamento

- Lista de verificação da segurança domiciliar

IMPLEMENTAÇÃO para SEGURANÇA E MONITORAMENTO DA SAÚDE DOMICILIAR

ETAPAS	JUSTIFICATIVA
1. **Veja Protocolo Padrão (ao final do livro).**	
2. Envolver o cliente e a família como participantes ativos em uma avaliação da segurança domiciliar usando uma lista de avaliação (Tabela 32-1).	A participação ativa aumenta a aprendizagem e fortalece a tomada de decisões a respeito dos cuidados.
3. Segurança domiciliar geral;	

Continua

TABELA 32-1	LISTA DE VERIFICAÇÃO DE SEGURANÇA DOMICILIAR		
ITENS DE SEGURANÇA DAS ENTRADAS DA FRENTE E DOS FUNDOS DA CASA		**SIM**	**NÃO**
1. Passagens e degraus livres e bem iluminados. Corrimões firmes nos dois lados da escada na entrada.		____	____
2. Tiras antiderrapantes/de segurança ou pintura brilhante usadas nos degraus externos. Todos os degraus têm a mesma profundidade e amplitude.		____	____
3. Uma prateleira ou um banco é mantido nas portas frontal/traseira para apoiar bolsas de compras ou pacotes, se necessário.		____	____
4. Os tapetes das portas estão em boas condições.		____	____
Cozinha			
1. O cliente usa roupas com mangas curtas e bem ajustadas ao cozinhar.		____	____
2. Os botões de regulagem do fogão são fáceis de visualizar e usar e a mesa do fogão e o forno estão limpos e livres de gordura.		____	____
3. Os utensílios da cozinha estão em armários e prateleiras de fácil acesso.		____	____
4. A iluminação sobre a pia, o fogão e as superfícies de trabalho é forte.		____	____
5. O cliente permanece na cozinha ao cozinhar.		____	____
6. Há extintor de incêndio disponível.		____	____
Pisos			
1. Todos os carpetes e tapetes estão presos. As passadeiras são antiderrapantes ou os tapetes soltos foram removidos.		____	____
2. As passagens estão livres de entulho.		____	____
Banheiros			
1. A fechadura da porta pode ser destrancada dos dois lados.		____	____
2. A banheira ou o chuveiro têm tapetes ou fitas de material antiderrapantes.		____	____
3. A banheira ou o chuveiro têm, pelo menos, uma barra de apoio livre de toalhas ou outros itens.		____	____
4. O chuveiro tem um banco ou cadeira estável e ducha manual.		____	____
5. As torneiras de água quente e fria estão claramente marcadas e a temperatura do aquecedor de água é igual ou inferior a 49 °C.		____	____
6. Há uma luz noturna disponível.		____	____
Quarto			
1. O cliente consegue acender e apagar a luz sem ter que levantar-se da cama.		____	____
2. Os móveis estão dispostos de maneira a permitir a passagem livre do quarto até o banheiro.		____	____
3. Há um telefone com números de emergência perto da cama.		____	____
4. Há sistemas de alarme. Há dispositivos de escuta para clientes com incapacidades.		____	____
Sala de Visitas/Sala de Estar			
1. É possível acender e apagar a luz sem ter que entrar na sala escura.		____	____
2. Fios de abajures, extensões ou telefone são mantidos fora das áreas de passagem.		____	____
3. Os móveis estão dispostos de maneira que seja fácil andar pelo cômodo.		____	____
Segurança contra Incêndio			
1. Há uma quantidade suficiente de detectores de fumaça em locais apropriados.		____	____
2. Existem planos de saída de emergência no caso de incêndio.		____	____
3. A família tem um ponto de encontro determinado fora da casa.		____	____
4. Aquecedores portáteis são usados e mantidos 1 metro longe de itens inflamáveis.		____	____
5. A área da lareira ou forno está livre de coisas que possam pegar fogo.		____	____
6. A lareira e a chaminé são checadas anualmente por um profissional qualificado.		____	____
7. Os números de emergência da polícia, bombeiros e centro de controle de intoxicações estão ao lado do telefone.		____	____
8. Há extintor de incêndio disponível e fácil de manusear e usar.		____	____
Segurança Elétrica			
1. Os fios elétricos estão em boas condições e não estão corroídos, emendados ou rachados.		____	____
2. Os fios elétricos são mantidos longe da água.		____	____
3. Fios de extensão/adaptadores de tomadas têm disjuntores ou fusíveis.		____	____
4. As tomadas das paredes e interruptores têm proteção de segurança.		____	____
5. A voltagem é correta para cada utensílio.		____	____
6. A caixa de fusíveis está facilmente acessível e claramente marcada.		____	____
7. Interruptores de luz são fáceis de ligar para evitar queimaduras por lâmpadas quentes.		____	____

HABILIDADE 32.1 Segurança e Monitoramento da Saúde Domiciliar

TABELA 32-1   LISTA DE VERIFICAÇÃO DE SEGURANÇA DOMICILIAR *(cont.)*

ITENS DE SEGURANÇA DAS ENTRADAS DA FRENTE E DOS FUNDOS DA CASA	SIM	NÃO
Prevenção de Intoxicação por Monóxido de Carbono (*National Fire Protection Association* – NFPA 720/2012)		
1. Use aquecedores de procedência conhecida ou com o selo de órgãos que garantem qualidade.	____	____
2. Se possuir lareira, providencie limpeza anual.	____	____
1. Nunca deixe aquecedores ou lareiras próximos de materiais como roupas, tapetes, cortinas ou outros que possam causar incêndio. (Referência: *Standard for the Installation of Carbon Monoxide (CO) Detection and Warning Equipment*, Washington D.C., 2012.)		

Modificado de Meiner SE, Lueckenotte AG: *Gerontologic nursing*, ed 3, St Louis, 2006, Mosby.

ETAPAS	JUSTIFICATIVA
a. Em conjunto com o cliente e a família, identifique maneiras de tornar o ambiente domiciliar seguro; coloque números de emergência perto de todos os telefones.	Um ambiente seguro ajuda a manter ou melhorar o nível de independência e funcionamento.
b. Se o cliente for idoso e ficar sozinho com frequência, sugira o uso de um sistema de monitorização domiciliar e estabelecer uma rotina para o cliente "comunicar-se" com a família, vizinhos ou amigos.	Tecnologias de monitorização da segurança domiciliar apoiam e possibilitam a vida independente em segurança (Mihailidis *et al.*, 2008). A comunicação em horários regulares informa que o cliente está seguro em casa (Meiner e Lueckenotte, 2006).
c. Reduza o número de medicamentos diferentes para dor que o cliente usa, se possível (consulte o médico).	Previne a sedação e melhora a capacidade do cliente de tomar decisões com segurança.
d. Dê ao cliente e à família informações apropriadas a respeito de recursos de assistência médica na comunidade.	A ênfase aqui é manter o cliente em casa desde que ele esteja seguro e deseje fazê-lo. Durante o período de tomada de decisões a respeito de cuidados fora de casa, o papel do enfermeiro é apoiar o cliente e a família e dar informações a respeito das opções disponíveis (Hockenberry *et al.*, 2008; Meiner e Lueckenotte, 2006).
4. Segurança elétrica:	
a. Verifique se os principais aparelhos elétricos estão aterrados e se não existem extensões e adaptadores sobrecarregados. Examine tomadas, fios e interruptores quanto a sinais de danos.	Reduz o risco de choque elétrico e incêndio (*Electric Safety Foundation International* [ESFi], 2010).
b. Se houver crianças pequenas na casa, cubra tomadas fora de uso com protetores de segurança.	Previne choques elétricos.
c. Verifique o acesso à caixa de fusíveis e a voltagem das lâmpadas.	A voltagem correta diminui o risco de incêndios.
5. Segurança contra incêndios/prevenção de queimaduras:	
a. Manter o termostato do aquecedor de água abaixo de 49 °C. 🇧🇷 No Brasil, a utilização de aquecedores de água não é comum. Portanto, importante orientação ao cliente será a de abrir o chuveiro ou a torneira de água quente aos poucos, testando a temperatura da água com o dorso das mãos.	Previne queimaduras por água quente (Meiner e Lueckenotte 2006).
b. Incentive o cliente a não fumar. Se o cliente fumar, oriente-o a não fumar quando estiver cansado ou na cama.	O tabagismo e o fumo passivo são riscos à saúde; pegar no sono enquanto fuma é um evento associado a mortes e lesões evitáveis (Meiner e Lueckenotte, 2006).
c. Instrua os clientes, especialmente os que têm crianças pequenas em casa, a respeito de segurança na cozinha (p. ex., virar os cabos das panelas para dentro do fogão, longe das bordas; instalar protetores nos acendedores e travas de segurança no forno).	O uso seguro de fogões ajuda a prevenir queimaduras.
d. Instrua o cliente sobre o uso seguro de aquecedores portáteis.	Previne incêndios acidentais.
e. Discuta um plano de fuga de emergência com o cliente.	Ajuda na evacuação rápida da casa.
6. Prevenção de quedas:	
a. Agende a administração de diuréticos para a manhã e de anti-hipertensivos e antiarrítmicos em horários diferentes para minimizar os efeitos colaterais.	A administração apropriada de diuréticos minimiza a interrupção do sono e idas ao banheiro à noite. Anti-hipertensivos e antiarrítmicos frequentemente causam hipotensão e tontura, aumentando o risco de quedas (Touhy e Jett, 2010).

(Continua)

ETAPAS	JUSTIFICATIVA
b. Considere mudar o ambiente físico para reduzir a predisposição a quedas, como remover obstáculos do chão e instalar barras de segurança no banheiro.	A modificação do ambiente domiciliar é eficaz na prevenção de quedas (Meiner e Lueckenotte, 2006).
c. Inspecione os calçados do cliente. Ensine-o a usar sapatos com solas finas e firmes e tração moderada, especialmente se ele tiver uma marcha arrastada.	Calçados com solas finas e firmes e tração moderada proporcionam mais estabilidade e propriocepção. Calçados com solas mais grossas (p. ex., tênis) podem resultar em tropeços se o cliente tiver uma marcha arrastada.
d. Encaminhe o cliente ao fisioterapeuta para exercícios de reabilitação e/ou terapêuticos, se indicado.	Programas de exercícios individualizados ajudam a diminuir o risco de quedas.
e. Ensine o cliente e a família a respeito do risco de quedas e planeje a redução das quedas em casa.	Clientes que são orientados quanto ao risco de quedas e entendem suas doenças têm menos medo de cair.
f. Faça com que o cliente mantenha um diário, caso apresente um episódio de queda ou quase queda. Organize o diário de maneira que o cliente anote a data e a hora de cada queda, a atividade no momento da queda e quaisquer sintomas ou lesões relacionadas. Se o cuidador familiar testemunhar a queda, deverá anotar no diário. Instrua o cliente a compartilhar o diário com médicos, enfermeiros e outros profissionais de saúde.	As informações no diário proporcionam dados importantes a respeito do que aconteceu antes e depois da queda. As informações podem ser usadas pelos profissionais de saúde para desenvolver estratégias para prevenir quedas (Meiner e Lueckenotte, 2006).
7. Segurança contra armas de fogo:	
a. Ensine o cliente a respeito dos perigos associados a manter armas de fogo em casa.	O risco de suicídio aumenta em casas com armas de fogos (Edelman e Mandle, 2009).
b. Se houver armas de fogo na casa, ensine o cliente a instalar travas de segurança no gatilho e a manter as armas descarregadas em um armário trancado. Ensine-o a guardar a munição em segurança, em local distinto de onde se encontra a arma. Mantenha as chaves em local inacessível às crianças.	Cumprir os padrões de segurança relacionados a armas de fogo diminui o risco de lesão e morte relacionadas ao seu uso (Hockenberry et al., 2008).
8. Peça ao cliente para verbalizar as informações ensinadas.	
9. **Veja Protocolo de Conclusão (ao final do livro).**	

AVALIAÇÃO

1. Peça ao cliente para identificar os riscos de segurança presentes em casa.
2. Faça com que o cliente descreva um plano que minimize o risco de lesões e leve a escolhas de comportamentos de saúde seguros.
3. Peça ao cliente e à família para identificarem recursos disponíveis para um determinado problema e como iniciar o contato com tal recurso.
4. Pergunte ao cliente e à família se alguém já sofreu alguma lesão em casa.

Resultados Inesperados e Intervenções Relacionadas

1. O cliente não consegue identificar riscos de segurança.
    a. Reavalie o ambiente domiciliar com o cliente e a família.
    b. Reavalie as informações a respeito da prevenção e remoção de riscos de segurança potenciais do ambiente domiciliar.
2. O cliente e a família não cumprem o plano para reduzir os riscos em casa.
    a. Avalie as dúvidas e opiniões do cliente a respeito de se fazer as mudanças.
    b. Avalie a situação financeira do cliente.
    c. Estabeleça um plano que inclua mudanças aceitáveis pelo cliente.
3. O cliente e a família desconhecem os recursos da comunidade.
    a. Reforce as informações a respeito dos recursos disponíveis.
    b. Ofereça folhetos informativos e dê informações sobre como encontrar recursos.
4. O cliente/a família relata que ocorreu uma lesão em casa.
    a. Determine a causa e a extensão da lesão.
    b. Sugira outras modificações que possam ser feitas na casa para prevenir lesões futuras.

Registro e Relato

- Guarde uma cópia da avaliação de segurança domiciliar no prontuário domiciliar do cliente.
- Registre a avaliação do estado cognitivo e mental, intervenções recomendadas e a resposta do cliente e do cuidador à avaliação.
- Registre toda e qualquer instrução dada, a resposta do cliente e as mudanças feitas no ambiente.

Amostra de Documentação

9h Lista de verificação de segurança preenchida com o cliente e a família. O cônjuge afirma que removerá tapetes soltos e instalará barras de apoio no banheiro. Cliente encaminhado para fisioterapia para seleção de dispositivo de auxílio à deambulação.

Considerações Especiais

Pediatria

- Certifique-se de que a segurança das crianças na casa esteja de acordo com o nível de desenvolvimento. Instrua as famílias a usarem dispositivos de segurança, se aplicável.

HABILIDADE 32.2 Adaptação do Contexto Domiciliar para Clientes com Déficits Cognitivos

- Sugira aos pais ou cuidadores a abaixarem até o chão para olhar o ambiente do ponto de vista da criança a fim de identificar perigos presentes na casa (Hockenberry et al., 2008).
- As crianças imitam e copiam o que veem e escutam. Diga aos pais que a prática da segurança ensina segurança (Hockenberry et al., 2008).
- Ensine às famílias sobre segurança veicular com base na idade, no nível de desenvolvimento e no tamanho da criança. As crianças devem ser colocadas em sistema de contenção apropriado; se o carro tiver *airbags*, crianças com menos de 12 anos de idade deverão viajar no banco de trás do carro.

> No Brasil, a Resolução nº 277, de 28 de maio de 2008, determina que crianças com menos de 10 anos de idade sempre deverão viajar no banco de trás do carro, utilizando cinto de segurança ou sistemas de retenção equivalentes para crianças com até sete anos e meio. Vale destacar, que exigências relativas ao sistema de retenção, no transporte de crianças com até sete anos e meio de idade, não se aplicam aos veículos de transporte coletivo, aos de aluguel, aos de transporte autônomo de passageiro (táxi), aos veículos escolares e aos demais veículos com peso bruto total superior a 3,5 t. Nos veículos equipados com *airbag*, para o passageiro do banco dianteiro, o transporte de crianças com até dez anos de idade neste banco poderá ser realizado desde que utilizado o dispositivo de retenção adequado ao seu peso e altura. Nesses casos, o banco do passageiro dotado de *airbag* deverá ser ajustado em sua última posição de recuo, quando ocorrer o transporte de crianças nesse banco (a menos que haja orientações em contrário do fabricante).

Geriatria

- O estado fisiológico e mental muda (p. ex., tempo de reação mais lento, menos percepção de temperatura e dor e menos acuidade visual); mantenha idosos em risco de sofrer lesões em ambiente domiciliar seguro.
- Os idosos são normalmente mais atentos a perigos potenciais quando estão em um contexto familiar.
- Idosos frágeis não devem viajar no banco do carona do carro se o veículo tiver *airbags*. Instrua-os a viajar no banco traseiro ou a ficar a, pelo menos, 25 cm de distância do *airbag*.

Assistência *Domiciliar (Home Care)*

- Faça mudanças no ambiente domiciliar do cliente para mantê-lo o mais independente possível.
- Antes de fazer qualquer revisão na casa de um cliente, saiba quais são os seus recursos financeiros e deixar que ele seja o responsável final pelas decisões quanto aos tipos de mudanças a serem feitas, sempre que possível. Considere as vantagens físicas do cliente e as capacidades funcionais residuais dele, não só as incapacidades.
- Oriente os cuidadores a respeito da importância de se preservar a autonomia do cliente.

HABILIDADE 32.2 ADAPTAÇÃO DO CONTEXTO DOMICILIAR PARA CLIENTES COM DÉFICITS COGNITIVOS

Clientes com prejuízos cognitivos e suas famílias precisam de assistência para fazer adaptações a fim de preservar sua autonomia em segurança dentro de casa. Para estar segura, a pessoa precisa ser capaz de fazer as AVDs de rotina e tomar decisões sensatas. Quando há limitações cognitivas, a independência da pessoa fica ameaçada. Os familiares frequentemente não entendem as mudanças na cognição e na funcionalidade e precisam de ajuda para determinar se o cliente tem competência para permanecer em casa em segurança.

É um mito que todos os idosos sofrem disfunções cognitivas. Entretanto, eles são mais propensos a desenvolvê-las. O monitoramento correto inclui avaliação da saúde física e mental, do *status* socioeconômico, do *status* funcional e do ambiente (Ebersole et al., 2008). Alguns processos mentais podem estar preservados (p. ex., orientação em relação ao tempo, ao espaço e à pessoa), enquanto, ao mesmo tempo, outros processos estão comprometidos (p. ex., memória imediata de eventos da vida).

Além do *status* mental e das mudanças cognitivas, é importante reconhecer que muitos idosos sofrem de depressão (Meiner e Lueckenotte, 2006). A depressão ocorre isoladamente ou em combinação com transtornos cognitivos como demência. A depressão, com frequência, resulta do isolamento social (p. ex., o idoso fica confinado em casa e recebe poucas visitas).

COLETA DE DADOS

1. Monitorar o cliente durante diversos períodos breves e estar pronto para adaptar o seu monitoramento se ele tiver incapacidades sensoriais. *Justificativa: Aumentar a probabilidade de reunir dados relevantes (Ebersole et al., 2008).*
2. Ouvir o cliente atentamente em um ambiente tranquilo e bem iluminado, sem interrupções. Falar lenta e claramente e em tom de voz normal. *Justificativa: Promover um ambiente ideal garante o monitoramento correto do* status *cognitivo e mental do cliente.*
3. Pedir ao cliente para descrever o próprio nível de saúde e a capacidade de autocuidado. Pedir aos familiares para confirmarem a descrição. Monitorar também comportamentos de risco (p. ex., uso não supervisionado do fogão, manuseio de armas de fogo). *Justificativa: A pergunta requer que o cliente descreva capacidades e problemas de saúde. Os familiares também podem proporcionar informações úteis, especialmente em relação a comportamentos de risco. É essencial minimizar comportamentos de risco para tornar o ambiente seguro.*
4. Perguntar como o cliente está gerenciando as tarefas domiciliares e os cuidados de saúde. *Justificativa: Os dados reunidos permitirão monitorar a memória imediata, o julgamento e a solução de problemas.*

5. Se suspeitar que o cliente está perdido ou corre risco de perder-se, observar e monitorar as seguintes características e comportamentos. *Justificativa: Clientes que manifestam esses comportamentos ou têm essas características são mais propensos a deambular a esmo:*
   - Nível maior de prejuízo cognitivo
   - Dificuldades de sono
   - Estilo de vida ativo antes de sofrer o prejuízo cognitivo
   - Uso de medicamentos psicotrópicos
   - Ritmo ou marcha que não pode ser redirecionada facilmente
   - Perde-se em lugares familiares
   - O cliente explica que está procurando por pessoas ou lugares que "perdeu"
6. Determinar se o cliente tem um familiar ou amigo que ajude com o autocuidado ou as tarefas domiciliares. *Justificativa: Determinar a disponibilidade de recursos potenciais para o cliente.*
7. Monitorar a competência do cuidador familiar e a percepção dele da capacidade de cuidar do cliente com segurança em casa. *Justificativa: Considerar o cuidador e garantir que ele possa cuidar do cliente de maneira competente são essenciais para proporcionar um ambiente seguro para o cliente.*

PLANEJAMENTO

Os **Resultados Esperados** concentram-se na adaptação do ambiente domiciliar e na promoção da capacidade do cliente de realizar as AVDs.

1. O cliente é capaz de realizar o máximo das atividades de gerenciamento do lar dentro das limitações existentes.
2. O(s) cuidador(es) usa(m) adaptações na casa para ajudar o cliente a fazer as atividades domiciliares, conforme necessário.

Delegação e Colaboração

> A habilidade de adaptar o contexto domiciliar para clientes com déficits cognitivos não pode ser delegada a auxiliares e técnicos de enfermagem, somente com supervisão do enfermeiro. Instruir os profissionais de enfermagem de nível médio a respeito de:
>
> - Observar e relatar quaisquer mudanças no humor, na memória e na capacidade do cliente de manter a casa.

Equipamento
- Miniexame do estado mental
- Calendário
- Papel para fazer listas
- Quadro de avisos ou quadro de tarefas (opcional)
- Detector de movimentos (opcional)

IMPLEMENTAÇÃO para ADAPTAR O CONTEXTO DOMICILIAR PARA CLIENTES COM *DÉFICITS* COGNITIVOS

ETAPAS	JUSTIFICATIVA
1. Veja Protocolo Padrão (ao final do livro).	
2. Se o cliente tiver dificuldades para lembrar quando realizar as rotinas de autocuidado, crie uma lista ou prenda lembretes em letras grandes em local visível. Sugira o uso de um relógio de pulso com um alarme para sinalizar a hora da atividade agendada e o uso de um organizador de medicamentos para ajudar na sua administração.	A função da memória nos idosos tende a estar preservada para assuntos relevantes e bem conhecidos (Meiner e Lueckenotte, 2006). Listas e outros lembretes ajudam o cliente a lembrar e fazer as tarefas necessárias. As letras grandes ajudam quando o cliente tem limitações da acuidade visual.
3. Agende o horário dos medicamentos que causam confusão ou sonolência para a hora de dormir.	Mantém o *status* mental durante o dia no maior nível possível.
4. Instrua o cuidador familiar a enfatizar as capacidades do cliente, e não as incapacidades.	Preserva a autonomia e a sensação de autoestima do cliente.
5. Quando o cliente tiver dificuldades de concluir tarefas com múltiplas etapas, reduza o número de etapas ou simplifique a tarefa.	Previne a frustração e o esquecimento de uma ou mais etapas, levando a não conclusão da tarefa.
6. Ajude o cliente e a família a desenvolver um esquema de AVDs de rotina, como alimentar-se, tomar banho e exercitar-se.	A frequência de atividades cria uma sensação de confiança e ajuda a manter o cliente orientado em relação às AVDs.
7. Faça com que o cuidador facilite a realização das atividades para o cliente (p. ex., separar as roupas que ele usará no dia, colocar os alimentos para as refeições no balcão da cozinha).	Ajuda o cliente a concluir as tarefas apesar de não conseguir planejá-las e fazer todas as etapas.
8. Instrua o cuidador a usar comunicação simples e direta usando uma abordagem calma e relaxada. Usar contato visual e toque. Fale em termos simples e frases curtas.	Facilita a comunicação eficiente e reduz a ansiedade.
9. Espalhe relógios, calendários e objetos pessoais pela casa.	Manter o ambiente familiar maximiza a função cognitiva.
10. Melhore o ambiente com quadros táteis ou arte tridimensional.	
11. Se o cliente deambula, considere as seguintes intervenções:	
a. Mantenha o ambiente seguro para o cliente deambular (p. ex., ambiente sem obstáculos).	Reduz o risco de o cliente deixar a residência.

HABILIDADE 32.3 Segurança na Administração de Medicamentos

ETAPAS	JUSTIFICATIVA
b. Dê pistas (p. ex., sinais) para guiar o cliente até um local desejado.	Reduz a deambulação a esmo.
c. Recomende que o cuidador instale fechaduras ou proteções eletrônicas.	Reduz as chances de o cliente deambular e perder-se.
d. Resolva o motivo pelo qual o cliente deambulou a esmo (p. ex., dar comida se ele estiver com fome) e elimine ou reduza fatores de estresse (p. ex., dor).	Reduz as causas de o cliente deambular e perder-se.
12. Faça com que o cuidador, rotineiramente, lembre o cliente de quem ele é e de qual será a próxima etapa.	Melhora as respostas do cliente a atividades e ao ambiente (Meiner e Lueckenotte, 2006).
13. Facilite cochilos ou períodos de repouso regulares.	A fadiga piora as mudanças do *status* mental.
14. Facilite e apoie visitas frequentes de familiares e amigos. Incentive o uso do humor e lembranças de histórias prediletas.	Previne o tédio e reduz a inquietação.
15. **Veja Protocolo de Conclusão (ao final do livro).**	

AVALIAÇÃO

1. Peça ao cliente para revisar as tarefas domiciliares feitas naquele dia e no dia anterior.
2. Peça ao cuidador familiar para descrever abordagens usadas para ajudar o cliente a manter a independência.

Resultados Inesperados e Intervenções Relacionadas

1. O cliente não consegue concluir as atividades diárias conforme planejado.
   a. Revise o que ocorreu e identifique impedimentos.
   b. Identifique estratégias para manter o apoio adequado e superar os impedimentos.
2. O cuidador familiar não consegue usar técnicas que melhoram a orientação e a capacidade do cliente de concluir as atividades.
   a. Ofereça reinstrução ao cuidador.
   b. Monitore novamente a capacidade do cuidador de dar o apoio necessário. Considere outros arranjos de moradia ou serviços de apoio se indicado.

Registro e Relato

- Registre as capacidades cognitivas e o *status* mental, intervenções recomendadas e respostas do cliente e do cuidador.
- Relate declínios significativos no *status* cognitivo ou mental ao médico ou profissional de saúde responsável.

Amostra de Documentação

21h Cliente orientada no espaço, mas não no tempo. Afirma que está "esperando o desjejum". Realizada reorientação, fazendo a cliente olhar para fora e ver que está escuro e dizendo a ela que logo estará na hora de dormir. A irmã relata que a cliente tem deambulado a esmo com menos frequência desde o estabelecimento de refeições mais frequentes e cochilos planejados.

Considerações Especiais

Pediatria

- Crianças com prejuízos cognitivos, com frequência, não têm consciência dos perigos normalmente presentes durante as brincadeiras e atividades diárias. A supervisão de um adulto é essencial.

Geriatria

- Muitos clientes sofrem perda progressiva da função que demanda adaptações e ajustes contínuos. Se o cliente ficar impossibilitado de realizar as AVDs ou sofrer mudanças comportamentais importantes (p. ex., deambulação a esmo excessiva), talvez seja preciso ajudar os familiares a determinar um acompanhamento de um profissional de enfermagem habilitado.
- O enfermeiro pode reduzir o estresse do cuidador orientando-o a respeito de comportamentos problemáticos e de como gerenciá-los (Meiner e Lueckenotte, 2006).

HABILIDADE 32.3 SEGURANÇA NA ADMINISTRAÇÃO DE MEDICAMENTOS E DISPOSITIVOS MÉDICOS

Os idosos são propensos a sofrer intoxicações medicamentosas decorrentes do uso de múltiplos medicamentos e de mudanças fisiológicas relacionadas à idade avançada (Zillich et al., 2008). Efeitos adversos evitáveis como depressão, constipação, quedas, delírio e confusão podem ocorrer (Zillich et al., 2008). Monitorar o uso de medicamentos prescritos, fitoterápicos e medicamentos vendidos sem prescrição usados pelo cliente para garantir a segurança e prevenir efeitos adversos associados ao uso de medicamentos.

O uso de diferentes dispositivos médicos em casa complica ainda mais a capacidade dos clientes de se cuidarem. Dispositivos médicos incluem seringas, equipamento de monitoração da glicemia, curativos e dispositivos intravenosos. É preciso que os clientes entendam a administração dos medicamentos, armazenamento dos dispositivos médicos, descarte apropriado e prevenção de infecções.

Clientes com necessidades especiais incluem os portadores de prejuízo sensorial agudo ou neurológico, doenças crônicas como diabetes ou artrite e limitações físicas que dificultam a manipulação de dispositivos médicos e o manuseio de medicamentos. Em alguns casos, um familiar ou outro cuidador deve aprender a fazer esses cuidados (Fig. 32-1).

COLETA DE DADOS

1. Monitorar as funções visual, cognitiva, musculoesquelética e neurológica do cliente; o nível de consciência ou sedação; visão; audição; escolaridade e disposição para aprender. *Justificativa: Ajudar a identificar abordagens para usar na orientação e os dispositivos auxiliares apropriados, se necessários.*

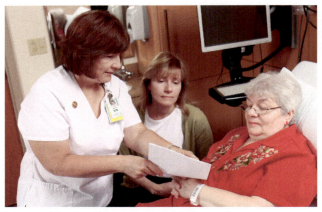

FIG 32-1 Um familiar ou outro cuidador, muitas vezes, precisa aprender a respeito de medicamentos prescritos.

2. Monitorar o conhecimento do cliente a respeito do esquema medicamentoso e compará-lo ao esquema atual. Monitorar também há quanto tempo o cliente vem recebendo cada fármaco. *Justificativa:* Determinar a complexidade do esquema medicamentoso e a familiaridade do cliente com cada fármaco.
3. Identificar onde os medicamentos são guardados e o tipo de recipiente para armazenamento usado. *Justificativas:* Determinar o uso seguro dos medicamentos.
4. Monitorar recursos para obter medicamentos quando necessário. *Justificativa: A falta de recursos interfere na automedicação em casa.*

PLANEJAMENTO

Os **Resultados Esperados** concentram-se na capacidade do cliente de manejar medicamentos e dispositivos médicos com segurança.
1. O cliente declara a finalidade de cada medicamento, os efeitos colaterais comuns e quando notificar o profissional de saúde sobre problemas.
2. O cliente é capaz de ler os rótulos e explicar quando deve tomar cada medicamento.
3. O cliente/cuidador prepara e administra os medicamentos prescritos de maneira independente.
4. O cliente/cuidador guarda medicamentos e dispositivos médicos adequadamente e descarta resíduos médicos de maneira segura.

Delegação e Colaboração

A manipulação de dispositivos médicos complexos não pode ser delegada a auxiliares e técnicos de enfermagem. Procedimentos simples podem ser realizados, desde que com supervisão do enfermeiro. Instruir os trabalhadores de enfermagem de nível médio a respeito de:

- Observar e relatar comportamentos não seguros, descarte inapropriado de material perfurocortante e contaminado e o uso de práticas de controle de infecções.

Equipamento
- Instruções ou tabelas escritas
- Medicamentos
- Recipiente para o preparo diário ou semanal de medicamentos
- Dispositivos de medidas (p. ex., copinho, colher de chá, seringa), se necessário
- Marcadores coloridos
- Etiquetas
- Dispositivo auxiliar (p. ex., seringa com lente de aumento) ou dispositivo médico (p. ex., monitor de glicemia)
- Recipientes resistentes a perfurações de agulhas ou outro recipiente de plástico rígido (p. ex., recipiente de amaciante de roupa) com tampa

IMPLEMENTAÇÃO para SEGURANÇA NA ADMINISTRAÇÃO DE MEDICAMENTOS E DISPOSITIVOS MÉDICOS

ETAPAS	JUSTIFICATIVA
1. **Veja Protocolo Padrão (ao final do livro).**	
2. Oriente o cliente e o cuidador a respeito dos medicamentos prescritos e sem horário fixo, mas prescritos em esquema "se necessário", incluindo: a. A finalidade dos medicamentos e seus efeitos esperados. b. Como os medicamentos funcionam. c. Posologias e justificativa. d. Efeitos colaterais comuns e o que fazer para aliviá-los. e. O que fazer em caso de esquecimento de uma dose. f. Quando chamar o médico ou profissional de saúde.	A orientação a respeito dos medicamentos aumenta a complacência com a farmacoterapia e reduz erros em sua administração.
3. Sugira o uso de dispositivos apropriados para ajudar o cliente a tomar os medicamentos conforme indicado: a. Faça calendários para cada semana, utilizando frascos ou caixas para medicamentos a serem tomados em horários específicos. b. Divida caixas de ovos em seções coloridas com os medicamentos do dia, usando códigos de cores de acordo com o tipo de fármaco (p. ex., azul para sedativo, vermelho para analgésico).	Ajuda o cliente a reduzir erros de administração de medicamentos.

HABILIDADE 32.3 Segurança na Administração de Medicamentos

ETAPAS	JUSTIFICATIVA
c. Use caixas para comprimidos/pílulas com compartimentos diários ou semanais para separar os medicamentos para cada dia da semana e horário no dia (ilustração).	

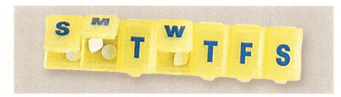

ETAPA 3c Organizador de comprimidos para cada dia da semana.

4. Oriente o cliente e o cuidador a respeito dos princípios de administração segura de medicamentos e as modificações recomendadas para a administração segura.	As prescrições de medicamentos especificam frequência, dose e instruções especiais (p. ex., tomar antes das refeições).
a. Medicamentos prescritos devem ser usados apenas de acordo com a prescrição e pela pessoa a quem a prescrição foi feita.	Não é seguro que outros membros da família tomem medicamentos prescritos para outra pessoa.
b. Não tomar medicamentos fora do período de validade.	O medicamento pode ser tóxico ou não ser mais efetivo.
c. Mantenha os medicamentos em seus recipientes originais e certificar-se de que a etiqueta esteja clara e legível. Peça à farmácia para dar etiquetas em letras grandes ou em braile, se necessário.	Não é seguro colocar vários medicamentos diferentes no mesmo recipiente, pois o cliente pode misturar as doses ou a posologia de administração. Letras grandes facilitam a leitura da etiqueta.
d. Termine o medicamento prescrito e, se permanecer prescrito, obtenha novos antes de o recipiente esvaziar.	Não é seguro manter alguns medicamentos, planejando uso futuro, depois que o cliente estiver livre de sintomas. É essencial solicitar novos medicamentos para não haver interrupções na rotina medicamentosa.
e. Peça ao farmacêutico para colocar os medicamentos em um recipiente que seja fácil para o cliente abrir se a destreza manual for limitada.	Recipientes seguros e que evitam que crianças os abram podem ser difíceis de acessar se o cliente tiver mobilidade limitada de dedos/mãos.

> ⚡ **ALERTA DE SEGURANÇA** Ajude a identificar um lugar seguro para guardar os medicamentos a fim de reduzir o risco de ingestão acidental por crianças.

f. Use um sistema de cores para medicamentos prescritos, marcando a tampa dos recipientes com a mesma cor quando forem tomados no mesmo horário.	Frequentemente ajuda os clientes a tomar os medicamentos no horário certo.
5. Oriente o cliente ou o cuidador a respeito do uso e descarte seguro de dispositivos e materiais médicos.	Evita lesões por materiais contaminados.
a. Instrua o cliente ou o cuidador sobre como usar o dispositivo médico, usando diagramas, informações escritas e outros recursos (p. ex., *internet*), e peça que demonstrem a instrução quando possível.	Informações escritas, diagramas e outros recursos claros melhoram a aprendizagem do cliente e permitem o reforço das informações.
b. Oriente o cliente e o cuidador sobre o armazenamento e o cuidado seguros do dispositivo médico.	Garante que o dispositivo continuará a funcionar em segurança e corretamente.
c. Instrua o cliente a colocar agulhas, seringas, lancetas e outros objetos perfurocortantes em recipiente de plástico rígido ou metal, como uma lata de refrigerante ou recipiente de amaciante de roupas com a tampa bem fechada.	Reduz a transmissão de micro-organismos e impede a exposição a fluidos corporais (OSHA, 2001).
d. Oriente o cliente a colocar gazes sujas, lençóis descartáveis e luvas de procedimento usadas em sacos plásticos bem fechados antes de colocá-los na lixeira.	Garante o descarte seguro de material médico (OSHA, 2001).
6. Veja Protocolo de Conclusão (ao final do livro).	

Continua

AVALIAÇÃO

1. Peça ao cliente para dizer a finalidade de cada medicamento, efeitos colaterais comuns e quando notificar o profissional de saúde a respeito de problemas associados aos medicamentos.
2. Peça ao cliente para explicar quando os medicamentos devem ser tomados.
3. Observe o preparo e a administração de medicamentos e o uso de dispositivos médicos pelo cliente/cuidador de maneira independente.
4. Faça uma contagem dos comprimidos a intervalos específicos.
5. Peça para ver onde o cliente/cuidador guarda os itens e observe o descarte de material médico.

Resultados Inesperados e Intervenções Relacionadas

1. O cliente comete erros no preparo dos medicamentos ou não consegue lembrar de informações.
   a. Dê informações por escrito no nível de compreensão do cliente/cuidador. Ilustrações são muito úteis.
   b. Repita e reforce informações importantes. Dê retorno positivo pela lembrança correta de informações.
   c. Repita a prática com supervisão até que o cliente seja capaz de autoadministrar os medicamentos com segurança.
2. Os déficits de autocuidado do cliente impedem a automedicação segura.
   a. Desenvolva um plano alternativo, o que pode demandar o envolvimento da família, de amigos ou uma instituição de assistência domiciliar.
   b. Considere a necessidade de outros arranjos de moradia.
3. Comprimidos em excesso ou insuficientes são encontrados no frasco de medicamento durante a contagem.
   a. Reavalie o uso de lembretes da posologia.
   b. Estabeleça um sistema de monitoramento até o cliente ser capaz de automedicar-se corretamente.
4. Medicamentos e dispositivos/materiais médicos não estão armazenados e/ou descartados de maneira segura em local apropriado.
   a. Identifique empecilhos e alternativas apropriadas.
   b. Explique os riscos do manuseio não seguro de materiais/dispositivos médicos.

Registro e Relato

- Documente todas as instruções dadas, incluindo detalhes da administração de medicamentos, uso de dispositivos médicos e a resposta do cliente à orientação.
- Descreva o sistema planejado para garantir a administração de medicamentos e o uso de dispositivos médicos com segurança.

Amostra de Documentação

9h   Cliente orientado quanto ao uso de digoxina. Cliente entende a finalidade do medicamento, efeitos colaterais comuns e quando comunicar ao médico dúvidas relacionadas ao medicamento. Consegue ler o rótulo e dizer quando o fármaco deve ser tomado. Demonstrou como medir o pulso corretamente.

Considerações Especiais

Pediatria

- Mantenha todos os medicamentos, materiais médicos e equipamentos em segurança, fora do alcance de crianças.
- Diga aos cuidadores familiares a não se referirem aos medicamentos como "guloseimas", o que poderia aumentar o risco de superdosagem pela confusão de medicamentos com balas.

Geriatria

- A capacidade de aprender novas informações é preservada à medida que os adultos envelhecem (na ausência de demência). Será preciso mais tempo para reter a aprendizagem; dê tempo e sessões de orientações adequadas para ter sucesso na aprendizagem.
- O auxílio de um enfermeiro de assistência domiciliar, com frequência, é necessária para preencher os recipientes de medicamentos semanalmente.

PERGUNTAS DE REVISÃO

Estudo de Caso para as Perguntas 1 e 2

A Sra. Jones é mãe de uma menina de 4 anos de idade que recebeu alta recentemente do hospital depois de uma crise aguda de asma. A Sra. Jones é dona de casa, pratica exercícios regularmente e diz fumar um maço de cigarros por dia. A enfermeira de assistência domiciliar visita a Sra. Jones para monitorar a função respiratória da filha de 4 anos depois da alta e fica preocupada com o fato de o ambiente domiciliar conter riscos que podem afetar a criança.

1. A enfermeira de assistência domiciliar instrui a Sra. Jones sobre as formas de prevenir queimaduras. As instruções de enfermagem incluem quais das seguintes medidas de segurança? Selecionar todas as opções aplicáveis.
   1. Virar os cabos das panelas para dentro do fogão ao cozinhar.
   2. Instalar uma trava de segurança no forno.
   3. 🇧🇷 Orientar o cliente a abrir o chuveiro ou torneira de água quente aos poucos, testando a temperatura da água com o dorso das mãos.
   4. Oferecer orientação para parar de fumar.
2. A enfermeira de assistência domiciliar observa que a mãe idosa da Sra. Jones mora com ela e usa uma bengala para caminhar. A enfermeira está preocupada com o risco de quedas. Qual das seguintes ações a enfermeira poderia tomar para prevenir uma queda?
   1. Desencorajar o uso da bengala.
   2. Estimular a cliente a usar calçados com solas grossas.
   3. Recomendar que a cliente remova tapetes soltos da casa.
   4. Agendar os medicamentos diuréticos para a noite.
3. Quando deverá começar o plano de alta?
   1. Quando o cliente for capaz de participar integralmente.
   2. Na admissão do cliente à instituição médica.
   3. Depois que o cliente estiver estabilizado.
   4. Somente quando o cliente for para uma instituição de cuidados prolongados.
4. Qual das seguintes abordagens o enfermeiro usa ao monitorar um cliente com déficits cognitivos?
   1. Monitorar o cliente durante pelo menos 1 ano.
   2. Levar em conta apenas as respostas dadas pelos cuidadores.

3. Fazer com que o cliente descreva seu próprio nível de saúde.
4. Encontrar-se com o cliente em uma área pública.

5. Um cliente em risco de deambular a esmo precisa ser monitorado atentamente. O enfermeiro educa os cuidadores desse cliente em medidas de segurança encorajando-os a usar qual das seguintes táticas? Selecionar todas as opções aplicáveis.
    1. Usar gestos para orientar o cliente em casa.
    2. Retirar as fechaduras das portas.
    3. Permitir a deambulação a esmo em um local seguro.
    4. Usar contenções para desencorajar a deambulação a esmo.

6. O enfermeiro de assistência domiciliar visita uma idosa de 83 anos de idade que têm múltiplos problemas de saúde. A cliente toma oito medicamentos diferentes. Qual das seguintes medidas ajudaria a prevenir um erro de administração de medicamentos?
    1. Fazer a cliente obter um refil antes do recipiente do medicamento estar vazio.
    2. Pedir ao farmacêutico para colocar os comprimidos em um recipiente fácil de abrir.
    3. Dispensar os comprimidos em um organizador de medicamentos para uma semana inteira.
    4. Não usar medicamentos com prazo de validade vencido.

7. Ao ajudar um idoso a autoadministrar seus medicamentos, o enfermeiro faz qual das seguintes ações? Selecionar todas as opções aplicáveis.
    1. Usa um código de cores para identificar fármacos a serem tomados no mesmo horário.
    2. Faz com que o cliente desenvolva uma maneira própria de armazenar os medicamentos.
    3. Descarta agulhas usadas em um saco plástico.
    4. Revisa técnicas de armazenagem segura para os medicamentos.
    5. Faz com que o farmacêutico ponha o medicamento em recipiente fácil de abrir.

8. O enfermeiro de assistência domiciliar visita um cliente que tem uma úlcera na parte inferior da perna. A esposa do cliente demonstra a troca do curativo para o enfermeiro. O enfermeiro sabe que a mulher é capaz de descartar os materiais médicos corretamente por meio de qual ação?
    1. Não usa luvas porque ofenderia o marido.
    2. Põe objetos perfurocortantes em um saco de lixo.
    3. Usa um lençol descartável durante a troca de curativos.
    4. Põe gazes sujas em um saco plástico bem fechado.

9. O enfermeiro de assistência domiciliar visita uma família com dois filhos de 10 e 15 anos de idade. Ao visitar o pai das crianças, o enfermeiro observa uma arma na mesa da sala de estar. Qual a melhor resposta do enfermeiro a essa observação?
    1. Conversa com o pai sobre como ele usa a arma.
    2. Incentiva o pai a guardar a arma na mesa de cabeceira.
    3. Aconselha o pai a instalar uma trava de segurança no gatilho e a guardar a arma em um armário com tranca.
    4. Sugere que ele ensine os filhos a usar a arma praticando no quintal.

REFERÊNCIAS

Andrews MM: Cultural diversity and community health nursing. In Nies MA, McEwen M, editors: *Community health nursing: promoting the health of populations*, ed 4, St Louis, 2007, Elsevier.

Aykol AD: Falls in the elderly: What can be done? *Int Nurs Rev* 54(2):191, 2007.

Drury LJ: DP and home care need improved communication, *J Contin Educ Nurs* 39(5):198, 2008.

Ebersole P and others: *Toward healthy aging: human needs and nursing response*, ed 7, St Louis, 2008, Mosby.

Edelman CL, Mandle CL: *Health promotion throughout the lifespan*, ed 6, St Louis, 2009, Mosby.

Electrical Safety Foundation International (ESFi): How to conduct a *basic home electrical safety check*, http://esfi.org/index.cfm?cd=FAP&cdid=11246&pid=10272, último acesso em 30 de setembro de 2010.

Hockenberry MJ and others: *Wong's essentials of pediatric nursing*, ed 8, St Louis, 2008, Mosby.

Meiner SE, Lueckenotte AG: *Gerontologic nursing*, ed 3, St Louis, 2006, Mosby.

Mihailidis A and others: The acceptability of home monitoring technology among community-dwelling older adults and baby boomers, *Assist Technol* 20(1):1, 2008.

Motyka CL, Nies MA: Home health and hospice. In Nies MA, McEwen M, editors: *Community health nursing: promoting the health of populations*, ed 4, St Louis, 2007, Elsevier.

Occupational Safety and Health Administration (OSHA): Occupational exposure to bloodborne pathogens; needlestick and other sharp injuries; final rule, *Fed Reg* CFR 29, part 1910(66:5317), January 18, 2001, http://www.osha.gov/pls/oshaweb/owadisp.show_document?p_table=FEDERAL_REGISTER&p_id=16265, acessado em 30 de setembro de 2010.

Pender NJ and others: *Health promotion in nursing practice*, ed 5, Upper Saddle River, 2006, Prentice Hall.

Stolee P and others: Risk factors for hip fracture in older home care clients, *J Gerontol* 64A(3):403, 2009.

The Joint Commission (TJC): *2010 National Patient Safety Goals*, Oakbrook Terrace, Ill, 2010, The Commission, http://www.jointcommission.org/PatientSafety/NationalPatientSafetyGoals/, acessado em 30 de setembro de 2010.

Touhy TA, Jett KF: *Ebersole and Hess' Gerontological nursing health aging*, ed 3, St Louis, 2010, Mosby.

US Department of Health and Human Service (HHS): *Proposed Healthy People 2020 objectives: list for public comment*, last revised October 30, 2009, http://www.healthypeople.gov/hp2020/Objectives/TopicAreas.aspx, acessado em 30 de setembro de 2010.

Zillich AJ and others: Quality improvement toward decreasing high-risk medications for older veteran outpatients, *J Am Geriatr Soc* 56:1299, 2008.

APÊNDICE A

Respostas para os Exercícios do Final dos Capítulos, A-I

CAPÍTULO 1

1. O uso de um programa instrucional em DVD (I) em comparação com um livreto de orientação padrão (C) melhora a capacidade dos pacientes com câncer (P) em lidar com os efeitos adversos da quimioterapia oral (O)?
2. Um resultado seria a capacidade de o paciente identificar os efeitos adversos da quimioterapia oral e a forma de mensuração seria o preenchimento de um questionário pelo paciente sobre a presença de efeitos adversos.
3. Resposta: 3, 5, 2, 4, 6, 1
4. 3; *Justificativa*: A revisão e crítica da evidência determinam se ela é forte o suficiente para sua eventual aplicação na prática.
5. 3; *Justificativa*: Os enfermeiros buscam por informações científicas sobre anestesia local como uma oportunidade de aquisição de conhecimento sobre um novo procedimento.
6. 1 e 3; *Justificativa*: Questões de cenário são amplas e menos focalizadas do que uma questão PICO; assim, elas geralmente levam a muitos artigos a serem lidos sobre diversos tópicos não relevantes para sua questão.
7. 1; *Justificativa*: Um estudo descritivo descreve fenômenos, neste caso, as percepções dos enfermeiros. Geralmente envolve a análise de pesquisas, entrevistas ou questionários.
8. 2, 3; *Justificativa*: Ensaios randomizados são estudos experimentais envolvendo um grupo-controle e um grupo experimental (intervenção). Ambos os grupos são mensurados quanto aos mesmos resultados para determinar se a intervenção foi mais efetiva do que o controle.
9. 1; *Justificativa*: A revisão da literatura sumariza a literatura disponível sobre o tópico de interesse do pesquisador. Uma boa revisão explica por que o autor decidiu estudar ou publicar um tópico, geralmente devido a uma lacuna na literatura.
10. *P*: Pacientes internados; *I*: Visitas de hora em hora; *C*: Observações padrão; *O*: Incidência de quedas.

CAPÍTULO 2

1. 2; *Justificativa*: Esse é um exemplo de uma técnica de comunicação ineficaz/não terapêutica que provavelmente resultará em aumento da agitação e frustração do paciente.
2. 3; *Justificativa*: A ordem correta para a comunicação estruturada *hand-off* é SBAR: *S*ituação, *B*ackground, *A*valiação e *R*ecomendação.
3. 4; *Justificativa*: A comunicação não verbal é muito poderosa, porém o enfermeiro deve validar se a mensagem percebida é a mensagem pretendida.
4. 1; *Justificativa*: O toque pode ser uma técnica de comunicação terapêutica não verbal, mas não deve ser utilizado com pacientes desconfiados. Isso pode ser percebido como uma invasão de espaço pessoal e pode aumentar o grau de desconfiança.
5. 1, 2, 4 e 6 são exemplos de técnicas terapêuticas.
6. 2; *Justificativa*: Os enfermeiros nunca devem dar conselhos aos pacientes, mesmo se for solicitado. A relação enfermeiro-paciente é centrada no paciente, e os pacientes devem tomar decisões por conta própria sem a interferência do profissional.
7. 3; *Justificativa*: O enfermeiro deve aliviar as preocupações do paciente ou tentar minimizá-las. A questão é uma preocupação do paciente e deve ser abordada pelo enfermeiro.
8. 2 e 4; *Justificativa*: Fazer perguntas não é terapêutico e gera um sentimento de defesa no paciente. As informações podem ser obtidas por meio de perguntas usando outras palavras, como de que modo, onde, o quê e quando. Não é terapêutico desafiar os pacientes exigindo prova deles.
9. 4; *Justificativa*: Muitos fatores podem afetar adversamente os resultados dos pacientes; todos os fatores listados têm o potencial de afetar negativamente os pacientes.
10. 3; *Justificativa*: Manter o espaço pessoal do paciente, estimular comportamentos seguros e de enfrentamento e proporcionar silêncio são técnicas terapêuticas. O uso do toque não é recomendado para pacientes com raiva, pois pode agravar a situação.

CAPÍTULO 3

1. 3; *Justificativa*: Os enfermeiros devem documentar somente informações presentes e objetivas e não devem expressar opiniões ou conclusões no prontuário médico.
2. 4; *Justificativa*: O enfermeiro deve relatar o que o paciente afirma se for relevante e apropriado aos cuidados de enfermagem.
3. 2 e 5; *Justificativa*: A administração de quaisquer tratamentos deve ser documentada logo após a execução. As outras atividades devem ser incluídas nas anotações de rotina tanto periodicamente durante como no final do turno.
4. 2 corresponde a **S**: "A dor aumenta toda vez que viro para o lado esquerdo". *Justificativa*: Esse é um dado subjetivo. 4 corresponde a **O**: Incisão cirúrgica inferior esquerda intacta, sem drenagem. *Justificativa*: Esse é um dado objetivo. 3 corresponde a **A**: Dor aguda relacionada à incisão cirúrgica. *Justificativa*: Essa é uma análise da situação. 1 corresponde

a **P**: Reposicionado o paciente sobre o lado direito. *Justificativa:* Esse é o plano de cuidado.
5. Exemplos:
   - Nunca compartilhe senhas e mantenha sua senha privada.
   - Apague erros de documentação do prontuário utilizando o protocolo da instituição.
   - Não deixe as informações do paciente no monitor onde outros indivíduos possam ver.
6. 1 e 2; *Justificativa:* Quando preencher um relatório de incidente, informações específicas do indivíduo envolvido no incidente e informações de testemunhas, se houver, devem ser incluídas. Dados que sejam rumores ou opiniões do enfermeiro sobre o incidente não devem ser incluídos.
7. Falso; *Justificativa:* A normatização legal dá o direito aos pacientes para reverem seus prontuários médicos. Os pacientes devem seguir os protocolos estabelecidos pela instituição.
8. 3; *Justificativa:* 5h30 é equivalente às 5h30 da manhã, 15h30 é equivalente às 3h30 da tarde e 16h30 é equivalente às 4h30 da tarde.
9. 1 e 4; *Justificativa:* Dados objetivos são aqueles observados. Dizer que um paciente é exigente não é um dado objetivo nem subjetivo, mas a opinião de quem escreve. Quando o paciente relata seus sentimentos, este sim é um dado subjetivo.
10. 3; *Justificativa:* Quando um relatório de incidente é preenchido, o enfermeiro não documenta no prontuário que o relatório de incidente foi realizado.

CAPÍTULO 4

1. 3; *Justificativa:* Como o objetivo é manter pelo menos o ambiente de contenção, as alternativas à restrição devem ser tentadas antes de decidir conter o paciente. Uma alternativa de contenção não requer ordem médica. Deve ser algo que o paciente seja cognitiva e fisicamente capaz de remover por conta própria.
2. 1, 2, 3 e 5; *Justificativa:* Evidências demonstram que quatro ou mais medicamentos, avanço da idade, paciente com equipamentos de assistência e cognição alterada são fatores independentes que aumentam o risco de queda.
3. 3; *Justificativa:* É importante eliminar a corrente elétrica. Desligar a geladeira sem pisar na água ou tocar o seu colega de trabalho. Chamar a equipe de resposta rápida depois de ter desligado, ou se você não consegue desligá-la. Não limpar a água ou tomar seus sinais vitais até que a geladeira esteja desligada.
4. 3; *Justificativa:* A primeira responsabilidade do enfermeiro é proteger o paciente de ferimentos. Intervenções diferentes podem ser necessárias dependendo do que está ocorrendo e podem incluir a colocação de grades laterais.
5. 2; *Justificativa:* O objetivo da análise de causa raiz é investigar a causa de um erro sem colocar culpa ou aliviar a responsabilidade. É um processo sistemático com o objetivo de prevenir erros futuros semelhantes.
6. 4; *Justificativa:* O enfermeiro tem a responsabilidade de ouvir as preocupações do paciente. Vários pacientes estão muito conscientes de seus medicamentos. Não dar a medicação sem verificar se ele, de fato, deve recebê-lo.
7. 3; *Justificativa:* Usando a sigla *RACE*, o enfermeiro iria remover a Sra. Macalister do quarto. Embora as etapas não sejam necessariamente sempre sequenciais, é importante remover o paciente de danos, em primeiro lugar.
8. 1, 2, 3 e 4; *Justificativa:* Todas essas intervenções são importantes para o paciente em contenção. Sem exercícios de amplitude de movimentos, o paciente pode rapidamente se descondicionar. As contenções podem restringir a circulação e levar à ruptura da pele. Portanto, a avaliação deve ser realizada, pelo menos, a cada 2 horas. A higiene pessoal e a hidratação são necessidades humanas básicas que um indivíduo com contenção não pode fornecer a si mesmo. Todas essas intervenções também mostram respeito ao paciente.
9. 1, 2 e 3; *Justificativa:* As atividades planejadas, tais como caminhar ou outras atividades, diminuem a perambulação. Manter um paciente perto do posto de enfermagem onde suas atividades possam ser observadas mais rigorosamente também é útil.

CAPÍTULO 5

1. 2; *Justificativa:* Gotículas não podem ser transmitidas quando existe uma barreira, tais como uma mão ou tecido no local. Isso reduz o risco de transmissão de infecção.
2. 3, 4, 2, 6, 5, 1, 7; *Justificativa:* Essa sequência assegura que o risco de contaminar quaisquer outras superfícies ou pessoal de cuidados de saúde é reduzido.
3. 2, 4, 5; *Justificativa:* O número 1 aconteceu fora do hospital e o nº 3 não está adquirindo um problema de saúde, mas apenas fazendo um exame para detectar esse problema. Todas as outras respostas são adquiridas em ambiente hospitalar.
4. 4; *Justificativa:* As luvas protegem o pessoal de cuidados de saúde de contaminação com fluidos corporais, que é um método de bloquear a porta de saída do paciente.
5. 1; *Justificativa:* Um curativo serve como uma fonte de reservatório de microrganismos. Mudar os curativos reduz o risco de crescimento bacteriano.
6. 1: C, 2: C, 3: M, 4: M, 5: C, 6: M; *Justificativa:* Os números 1, 2 e 5 exigem uma técnica estéril, devido ao risco elevado de entrada bacteriana em cavidades corporais estéreis através da uretra, traqueia ou o sistema nervoso central.
7. 1; *Justificativa*: A segunda luva foi segurada de forma incorreta. A enfermeira deve pegar a segunda luva sob o punho, não na parte superior.
8. 2; *Justificativa*: Para manter um campo esterilizado, os objetos devem ser mantidos e tratados acima da cintura.
9. 2, 3, 4; *Justificativa*: As reações aos produtos contendo látex como luvas e reações alimentares, tais como pêssegos e kiwi, colocam os pacientes em alto risco de desenvolver reações ao látex.
10. 1; *Justificativa:* A primeira aba estéril é aberta para longe e em direção ao enfermeiro.

CAPÍTULO 6

1. 4; *Justificativa:* Se o paciente for incapaz de manter a boca fechada, o enfermeiro deverá selecionar outro local.
2. 2, 3, 5; *Justificativa:* Informações insuficientes estão disponíveis para notificar o provedor de cuidados de saúde. O enfermeiro não pode assumir que a sra. Kilty não tomou seus medicamentos. Uma avaliação vascular completa não é indicada até se verificarem as medições da pressão arterial.

As medições da pressão arterial das extremidades não são necessárias nessa situação. Deve-se usar o manguito de pressão arterial correto para a medição inicial. As medições devem ser verificadas antes de adotar qualquer ação e comparadas com a linha basal.
3. 2; *Justificativa:* A dor aumenta as frequências cardíaca e respiratória. A dor causa vasoconstrição, que aumenta a pressão arterial. Não há efeito sobre a temperatura.
4. 2; *Justificativa:* O acesso IV no braço esquerdo pode influenciar a pressão arterial e precisa ser reconfirmado. A sudorese sugere que o paciente possa estar febril e deve ser reconfirmado. O pulso é aceitável e não requer uma frequência apical.
5. 3; *Justificativa:* A pressão arterial e a frequência cardíaca são aceitáveis para um paciente com febre. A frequência respiratória reflete complicações de pneumonia e são necessárias intervenções.
6. 3; *Justificativa*: Os sintomas associados de hipertensão (p. ex., cefaleia) suportam medições da pressão arterial, tornando desnecessárias as repetições dos valores de pressão arterial. Embora a assistente social deva ser contatada, o médico precisa ser notificado para tratar a hipertensão.
7. 3; *Justificativa:* Uma frequência de pulso irregular deve ser verificada por avaliação de pulso apical. Se ainda houver irregularidades, indica-se uma avaliação do déficit de pulso.
8. 2; *Justificativa:* Cheyne-Stokes é um padrão de apneia e hiperventilação. A frequência respiratória de 12 foi contada com a fase apneica.
9. 1; *Justificativa:* Os números 2 e 3 criam uma falsa pressão arterial baixa. Uma pressão arterial não flutua com um paciente assintomático. Flexionar aumenta a resistência ao fluxo.
10. 4; *Justificativa:* Força de pulso diminuída no lado afetado pode indicar comprometimento.

CAPÍTULO 7

1. As coletas de dados incluiriam os sistemas cardiovascular e neurovascular periférico, respiratório, abdominal e perineal, I&E. Os elementos-chave de cada sistema:
   a. Cardiovascular: pressão arterial, frequência cardíaca, inspeção, palpação e ausculta cardíaca
   b. Neurovascular periférico: inspeção e palpação das extremidades; verificar os pulsos periféricos, edema, cor da pele e temperatura, enchimento capilar, sensibilidade e movimento
   c. Respiratória: verificar a frequência e a profundidade da respiração, expansão torácica e sons pulmonares
   d. Abdominal: verificar o tamanho e a forma do abdômen, palpação da bexiga, avaliar os ruídos intestinais, avaliar o curativo
   e. I&E: ingestão, eliminação (cateter urinário, dreno Jackson-Pratt)
2. Você deve ouvir por cinco minutos em cada quadrante antes de decidir que os ruídos intestinais estão ausentes. É comum que os sons do intestino sejam hipoativos por 24 horas ou mais após as cirurgias abdominais.
3. 1 e 5; *Justificativa*: O exame geral inclui a avaliação de sinais vitais, peso e altura, comportamento geral e aparência.
4. 3; *Justificativa*: Uma lesão de cor azul/preto ou variada. A pigmentação não uniforme ou variações/várias cores (castanho, preto) com áreas de cor de rosa, branco, cinza, azul ou vermelho pode indicar um melanoma.
5. 4; *Justificativa*: O som de crepitações como o esmagamento de celofane; roncos soam como um sopro de ar através do líquido com um canudo.
6. 4; *Justificativa*: B1 e B2 são componentes normais do ciclo cardíaco e um resultado esperado na avaliação física.
7. A ordem correta é de 2, 3, 4, 1; *Justificativa*: a percussão e palpação são concluídas após a inspeção e ausculta, devido ao risco de causar sons intestinais aumentados que podem ser interpretados como um achado anormal.
8. 3; *Justificativa*: O dorso da mão é mais sensível a variações de temperatura.
9. 2; *Justificativa*: Em um teste *Get Up and Go* normal, o paciente não usa os braços para se sentar de uma cadeira ou voltar a sentar.
10. Ingestão total de 452 mL (suco de maçã = 90 mL; ¼ da embalagem de leite = 62 mL; refrigerante = 180 mL; e gelo (1/2 volume) = 120 mL).

CAPÍTULO 8

1. 4; *Justificativa:* Realizar o procedimento usando as etapas apropriadas minimiza a contaminação da amostra, aumenta a eficiência e permite a entrega no momento certo ao laboratório.
2. 3; *Justificativa:* Indica compreensão de que a cultura é para identificação do micro-organismo patogênico e o antibiograma identifica as medicações que são ativas contra o micro-organismo.
3. 1; *Justificativa:* O antebraço é um local alternativo apropriado, especialmente se a glicose sanguínea não estiver mudando. A paciente está passando por uma checagem de rotina. Aplicar pressão ao local da punção pode causar uma leitura anormal devido às alterações do metabolismo celular. Aquecer a água aumenta o fluxo de sangue para a área, mas não trata o desconforto do paciente. Colocar a lanceta firmemente contra a pele provavelmente não reduzirá a dor nos dedos.
4. 4; *Justificativa:* A veia cubital mediana é mais fácil de puncionar e tem menos probabilidade de se romper. As veias basílica e cefálica da parte inferior do braço e da mão são preferidas para a administração de fluidos IV. A veia antecubital quase sempre é invisível.
5. 4; *Justificativa:* A pressão controla o sangramento e permite a formação de coágulo. O gelo diminui a circulação para a área. O analgésico é indicado para alívio da dor, não para o sangramento nasal. O antibiótico é usado para infecção e não para sangramento nasal.
6. 3; *Justificativa:* Uma amostra repetida é necessária para identificar corretamente o organismo patogênico. A antibioticoterapia começa após os resultados da amostra. Monitorar o paciente não é indicado como resultado de contaminação da amostra. A água causaria secagem da ferida.
7. 1; *Justificativa:* Avaliar a compreensão da sra. Henderson permitirá o reforço das informações e determinará a ação que o enfermeiro pode ter que adotar para assegurar que toda a urina seja coletada durante as 24 horas. É preciso coletar toda a urina pelo período completo de 24 horas; e não incluir os resultados de urina em um relatório impreciso. Reiniciar o procedimento é necessário, mas o enfermeiro deve primeiro

determinar a capacidade da paciente em coletar a amostra. Tomar água seria útil para a eliminação, mas não influenciaria a capacidade da paciente em coletar a amostra.
8. 1, 3, 4; *Justificativa:* A glicose sanguínea do paciente permanece descontrolada. Para controlar seu diabetes é importante que ele compreenda a necessidade de ser consistente e seguir seu regime pessoal para açúcar no sangue.
9. 3; *Justificativa:* A ausência do pulso radial indica ausência de fluxo de sangue arterial, que pode causar lesão ao paciente. O sangue retorna ao sistema arterial imediatamente e, em 60 segundos, o fluxo é normal.

CAPÍTULO 9

1. 2 e 4; *Justificativa:* O cateterismo cardíaco causa risco de perda de sangue e complicações que requerem cirurgia cardíaca imediata. Portanto, é importante ter informação basal sobre a hemoglobina e o hematócrito (hemograma) do paciente. O TP providencia um dado basal para determinar se o Sr. Hall está em risco de sangramento pós-procedimento. A ureia, a creatinina e a densidade urinária são usadas na avaliação do estado de hidratação do Sr. Hall. Os pacientes que estão desidratados ou que tenham falência renal têm risco de comprometimento na excreção do meio de contraste.
2. 3 e 5; *Justificativa:* Pacientes que não assinam o termo de consentimento informado devem esperar até o médico explicar completamente o procedimento. Os sedativos comprometem a decisão, então o termo de consentimento é obtido primeiro.
3. 1 e 2; *Justificativa:* Dor no local do cateter e perda dos pulsos distais podem ser causados por sangramento arterial do local de acesso na artéria. Ansiedade, dor nas costas e aumento da frequência cardíaca podem ser sinais de sangramento interno e devem ser avaliados.
4. 1; *Justificativa:* O paciente com falência renal não é capaz de excretar as toxinas do meio de contraste. O paciente com apenas um rim pode ter função renal completa com o rim remanescente.
5. 1; *Justificativa:* Sedação é a anestesia recomendada para pacientes pediátricos que requerem punção de medula óssea.
6. 3, 4, 2 e 1; *Justificativa:* O termo de consentimento informado é aplicado antes de começar qualquer procedimento. Para facilitar a transferência, posicione o paciente antes de administrar a sedação. Realizar o *check-list* antes de qualquer procedimento invasivo ou incisão.
7. 1; *Justificativa:* Auxiliar o paciente a permanecer na posição em decúbito lateral é a única opção apropriada. Os itens 2 e 3 tratam de avaliação, e avaliação é sempre de responsabilidade do enfermeiro. A preparação do local e da bandeja estéril é também de responsabilidade do enfermeiro.
8. 3; *Justificativa:* Quando o líquido é removido da cavidade abdominal, a circunferência abdominal diminui. A remoção do líquido ascítico permite maior expansão aos pulmões para obtenção do oxigênio necessário. Conforme isso ocorre, a frequência respiratória diminui.
9. 3 e 4; *Justificativa:* Em razão de a sedação ser parte do procedimento, o paciente precisa ter o estômago vazio para reduzir o risco de vômito e aspiração. O paciente é orientado a não dirigir ou operar maquinário por 24 horas depois de qualquer procedimento sedativo. O paciente é sedado e posicionado pela equipe durante o procedimento. A preparação do intestino deve ocorrer de 36 a 24 antes do procedimento para garantir um cólon vazio.
10. 1, 2 e 4; *Justificativa:* Os números 1, 2 e 4 são avaliações necessárias para comparar com os dados basais e determinar se a condição do paciente piorou. O estado do paciente é instável ou pode se tornar instável, e embora a verificação dos sinais vitais seja parte da responsabilidade da equipe de enfermagem, delegar isso para a equipe, no momento, não é adequado.

CAPÍTULO 10

1. 2; *Justificativa:* É importante perguntar ao paciente as preferências antes de iniciar o procedimento, de modo que o enfermeiro saiba que materiais reunir. Realizar a higiene das mãos e calçar luvas antes de remover as dentaduras. Após a remoção das dentaduras superior e inferior, segurar as dentaduras sobre a cuba ou pia recoberta para protegê-las no caso de elas caírem antes de escovar as dentaduras. O armazenamento das dentaduras pode ser a última etapa.
2. 2; *Justificativa:* O Sr. Kline apresenta dispneia a qualquer esforço. Seria melhor, neste momento, dar-lhe um banho parcial. Um banho completo necessita de mais tempo e movimento. Os banhos de banheira e de chuveiro requerem mais esforço e não seriam apropriados neste momento.
3. 1, 3, 5, 7; *Justificativa:* Para estar seguro, o leito deve estar elevado à altura de trabalho. Dobrar para dentro o lençol de cobrir e a colcha no pé do leito e em seguida fazer um canto chanfrado modificado. Para facilitar, colocar todas as roupas de cama de forro em um lado do leito antes de mudar para o lado oposto. As pregas horizontais para os dedos dos pés são feitas em todos os leitos. Luvas não são necessárias, exceto na presença de secreções. Roupas de cama sujas devem ser colocadas no saco de roupas de cama, não no assoalho. As cobertas de cima necessitam ser dobradas em leque até o final do leito quando o procedimento estiver terminado.
4. 3; *Justificativa:* Isso segue o princípio de limpeza do menos contaminado para o mais contaminado. Deixar um prepúcio retraído resulta em estreitamento do prepúcio ao redor do corpo do pênis, o que pode levar a uma lesão uretral permanente. A limpeza do períneo deve ocorrer da área menos contaminada para a mais contaminada; nesse caso, "da frente para trás", ou do períneo para o reto. Um paciente com um cateter Foley necessita de um cuidado perineal mais frequente, em razão do risco aumentado de infecção.
5. 4; *Justificativa:* A posição lateralizada, pois é menos provável que o paciente aspire nessa posição, uma vez que os líquidos mais provavelmente se acumulariam na boca, onde estes podem ser aspirados. Os números 1, 2, e 3 colocam o paciente em risco de aspiração.
6. 3; *Justificativa:* A lavagem da região distal para a proximal promove o retorno venoso para o lado direito do coração. Isso aumenta o conforto, previne irritação da pele ou reduz um edema.
7. 1, 3; *Justificativa:* O uso de um barbeador em 45 graus e o barbear na direção do crescimento dos pelos facilita o barbear dos pelos faciais. Uma toalhinha úmida e quente deve ser usada; e movimentos curtos para baixo são recomendados para facilitar o barbear.
8. 1; *Justificativa:* Os olhos são lavados primeiro, usando água pura sem sabão. O banho prossegue, em seguida, do alto

(rosto) para baixo, de modo que as áreas mais contaminadas sejam deixadas por último.
9. 4; *Justificativa:* Os indivíduos com diabetes têm má circulação. Cortar as unhas poderia causar trauma, danos à integridade da pele e infecção. Usar sempre cortadores de unha para aparar as unhas em linha reta; cortar as unhas para ajustar o contorno dos dedos das mãos poderia resultar em unhas encravadas. Usar uma lixa de unha para formatar as unhas após elas terem sido aparadas.

CAPÍTULO 11

1. 2; *Justificativa:* Calce luvas limpas quando secreção estiver presente. Desligue o volume do aparelho antes que ele cause retorno (ruído) durante a remoção. Segurar o aparelho previne que ele caia acidentalmente. A escova fornecida com o aparelho é usada para deslocar qualquer cerúmen que tenha sido transferido do canal auditivo para o aparelho. Lave o canal auditivo para remover qualquer secreção ou cerúmen. Guardar o aparelho em seu estojo de armazenamento reduz mais ainda o risco de dano ao aparelho.
2. 1, 3; *Justificativa:* Os números 1 e 3 são preocupações de segurança. As pilhas são muito tóxicas para as crianças e animais de estimação quando engolidas. Os aparelhos são pequenos e representam um risco de asfixia para a criança. O número 2 ensina o Sr. Arthur a ter seus netos olhando para ele para aumentar a clareza de sua audição quando as crianças estão falando, mas isto não está relacionado à segurança das crianças. O número 4 oferece a ele uma maneira de mostrar o aparelho às crianças de modo a sanar um pouco sua curiosidade.
3. 1; *Justificativa:* Lavagens da orelha são contraindicadas quando um material estranho, tal como um vegetal, estiver presente. Potencialmente, o objeto estranho poderia absorver a solução e se expandir no canal auditivo.
4. 2; *Justificativa:* Esta posição alonga o canal auditivo e facilita a entrada da solução de irrigação.
5. 1; *Justificativa:* Um olho artificial que seja limpo de modo muito frequente pode levar à irritação da cavidade orbital. Entretanto, ele deve ser limpo tão frequentemente o necessário para prevenir desconforto. As outras respostas são corretas e indicam ensinamentos adequados.
6. 3; *Justificativa:* É importante observar se alguma inflamação ou infecção está presente na cavidade orbital. Uma infecção nesta área necessita de tratamento imediato para prevenir lesão subsequente à cavidade orbital, o que pode requerer uma subsequente cirurgia.
7. 1; *Justificativa:* Esta é uma situação urgente. A prioridade do cuidado é determinar o nível de lesão e prevenir um dano subsequente. O enfermeiro deve avaliar rapidamente o olho lesado; determinar o nível da dor, o que pode indicar a necessidade de alívio da dor; e preparar para irrigar o olho para lavar qualquer substância química remanescente e reduzir mais ainda o risco de lesão ao olho. Embora as orientações sobre segurança dos olhos sejam importantes e necessitem ocorrer antes da alta, estas não representam uma ação imediata da enfermagem. O fato de a esposa do paciente ter lavado os olhos com água para remover a substância química antes de chegar ao serviço de emergência foi bom; entretanto, esta ação não tem relevância para as ações imediatas do enfermeiro.
8. 3; *Justificativa:* As práticas de cuidados com os olhos incluem o fornecimento de lágrimas artificiais ou umidificadores para lubrificar e hidratar o olho. Essas lágrimas artificiais lavam resíduos do olho, umedecem a córnea e previnem que micro-organismos adiram à córnea.
9. 4; *Justificativa:* É de responsabilidade do enfermeiro avaliar posteriormente os olhos do paciente antes de entrar em contato com o provedor de cuidados de saúde do paciente. A equipe de enfermagem foi instruída a comunicar o enfermeiro para avaliação subsequente caso haja secreção, vermelhidão ou irritação na realização de cuidados com os olhos.

CAPÍTULO 12

1. 3; *Justificativa:* O enfermeiro esperaria um pH 5,0 em função da alimentação contínua por sonda, que contém uma solução básica. Um pH de 3,0 e 4,0 seria esperado caso as alimentações não estivessem sendo administradas. Um pH de 7,0 sugere que a sonda esteja no intestino delgado ou na árvore traqueobrônquica.
2. 3, 4; *Justificativa:* A água estéril é indicada para irrigação quando um paciente é imunocomprometido ou gravemente doente, bem como antes e depois de o paciente receber uma medicação por meio da sonda. A água estéril não é necessária para a irrigação de rotina, e os valores de pH do aspirado gástrico não influenciam a seleção do líquido de irrigação.
3. 1, 3; *Justificativa:* Uma voz rouca e a presença de tosse ao se alimentar são dois sinais comuns de disfagia que são indicativos do risco de aspiração. O paciente pode ter dificuldade de sorrir caso haja uma paralisia do nervo facial após o acidente vascular encefálico. A capacidade de sorrir não está associada à disfagia. A aversão à comida e alterações no paladar não são indicadores de aspiração.
4. 3; *Justificativa:* A colocação de um paciente em posição vertical, em um ângulo de 90 graus, reduz a incidência de refluxo gástrico. O provimento de higiene oral reduz o número de bactérias na saliva que poderia ser aspirada. A oximetria de pulso pode revelar a queda da saturação de oxigênio em pacientes que tenham aspirado. A adição de um espessante aos líquidos reduz o risco de aspiração.
5. 1; *Justificativa:* A técnica correta requer que o enfermeiro verifique primeiramente a localização da sonda e em seguida irrigue. O procedimento é feito a cada 4 horas.
6. 1, 3, 4; *Justificativa:* Os resultados inesperados de uma alimentação por sonda incluem a aspiração, a retenção de grandes volumes residuais, 250 mL ou mais, e a obstrução da sonda indicada pela incapacidade de realizar a irrigação. Diarreia, não constipação, é um sintoma de intolerância à alimentação por sonda. A úlcera na narina é um resultado inesperado resultante de cuidados inapropriados com a sonda, não com a alimentação.
7. 1 e 3; *Justificativa:* Lavar sempre as mãos antes de tocar nos alimentos e manter o refrigerador a 4,4 °C. Desestimule o consumo de leite não pasteurizado, o qual pode conter bactérias. Nunca usar sobras de comida após dois dias.
8. 4; *Justificativa:* Um paciente incapaz de mastigar é capaz de consumir uma dieta líquida clara, uma dieta líquida total ou uma dieta pastosa. A dieta líquida total é indicada se o paciente não puder tolerar alimentos sólidos. Entretanto, dentre as três, a dieta pastosa fornece a maioria dos nutrientes e é

indicada quando a função do trato gastrintestinal do paciente está normal. As dietas mecânicas e com alto teor de fibras requerem mastigação.

9. 2; *Justificativa:* Alimentos ricos em fibras, tais como frutas frescas não cozidas e vegetais cozidos no vapor, são úteis em aliviar a constipação. Devido ao fato de o paciente utilizar dentaduras, não significa que ele seja incapaz de mastigar; desse modo, uma dieta pastosa é inapropriada. Não há indicação para uma dieta modificada de lipídios, e uma dieta com baixo teor de resíduos tem baixo conteúdo de fibras.

10. 2; *Justificativa:* Quando um paciente tem recomendações para permanecer em posição dorsal, deve-se colocá-lo na posição de Trendelenburg reversa quando se for administrar uma alimentação pela sonda.

CAPÍTULO 13

1. O paciente se beneficiará evitando ou reduzindo a terapia com fármacos; já que ela não apresenta alívio completo da dor com AINEs, ela seria uma boa candidata para alternativas não farmacológicas.
2. A paciente deve tomar o AINE antes que a dor aumente em severidade e antes de qualquer atividade que possa agravar sua dor. Se a sua dor aumentar, o enfermeiro pode recomendar que ela fale com o médico sobre a segurança da administração de medicamentos em esquema de horário fixo.
3. 2; *Justificativa:* Se o curativo sobre o cateter de infusão local de analgesia torna-se úmido, indica que o cateter está desconectado ou deslocado, resultando em vazamento do medicamento na gaze. Se houver infecção, a secreção seria de coloração amarelada ou esverdeada. A secreção normal de uma ferida pós-cirúrgica seria serosanguinolenta em 48 horas. Seria improvável que o excesso de transpiração causasse umedecimento de um curativo sobre uma área no joelho.
4. 1, 3 e 4. *Justificativa:* O enfermeiro pode pedir a um familiar que descreva o comportamento do paciente, mas ele não pode garantir que o familiar saiba a localização da dor. A dor é uma sensação descrita pelo paciente, seja verbalmente ou não. Uma avaliação prévia não necessariamente é atual ou reflete a condição presente do paciente.
5. 4; *Justificativa:* Uma massagem pode causar relaxamento profundo; dessa forma, se o paciente sentar-se rapidamente pode ocasionar hipotensão postural temporária. A respiração profunda relaxa o paciente, mas não afeta câimbras ou coagulação. A manobra de Valsalva consiste em segurar a respiração e forçar o ar contra os lábios cerrados.
6. O paciente do caso clínico 3 tem maior risco. *Justificativa:* A depressão respiratória só é clinicamente significativa se há diminuição da frequência e da amplitude da respiração a partir da avaliação basal do paciente. Além disso, a sedação *sempre* ocorre antes da depressão respiratória. No caso 3, a frequência e a amplitude respiratórias do paciente pioraram, e a sedação aumentou.
7. 1; *Justificativa:* Os sinais de intoxicação por bupivacaína apresentam-se como hipotensão, tontura, tremores, prurido intenso no ouvido, contração muscular, dormência nos lábios, gosto metálico e convulsões.
8. 1, 4 e 5. *Justificativa:* Não há indicação para que o cateter seja desconectado, já que o curativo está seco e intacto. A realização de uma dose basal não é necessária, já que o paciente apresenta sedação exagerada e requer tratamento imediato.
9. P = Fatores precipitantes ou que aliviam; Q = Qualidade da dor; R = Região da dor ou irradiação; S = Severidade; T = Tempo; U = Como a dor afeta ao paciente em relação a atividades rotineiras, trabalho, relacionamentos e aproveitamento da vida.
10. 2, 4, e 5. *Justificativa:* Indicações não verbais de dor incluem proteção a partes do corpo, sudorese e irritabilidade. A frequência respiratória do paciente estaria baixa durante o sono. Ele está deitado em uma posição anatomicamente correta. Uma postura anormal poderia indicar dor.

CAPÍTULO 14

1. 1, 2, 3 e 4. *Justificativa:* Todas as alternativas estão corretas. O enfermeiro inicialmente observa o ciclo respiratório do paciente. Nesse paciente, também é importante obter os sinais vitais, pois esse dado dará ao enfermeiro uma informação sobre o estado geral do paciente. A ausculta fornece informações sobre a expansão pulmonar; o enfermeiro também nota se a expansão é simétrica. O dreno torácico é uma intervenção que visa melhorar a expansão pulmonar e, nesse paciente, é parte da avaliação respiratória.
2. 2; *Justificativa:* A máscara de Venturi é o único método que pode suplementar uma FiO_2 de 80%, com essa taxa indicada. A cânula nasal suplementa 44% no máximo, a máscara de reinalação parcial deve ser ajustada em 8 L no mínimo e a máscara sem reinalação em 6 L no mínimo.
3. 1 e 4; *Justificativa:* Avalie a localização do vazamento pinçando o dreno torácico com duas pinças com pontas emborrachadas ou grampos sem dentes, próximos à parede torácica. Se o borbulhar parar, existe um vazamento de ar na parte interna do tórax ou no local de inserção do dreno. Se o borbulhar persistir com a colocação de pinças próximas à parede torácica, mova gradualmente uma pinça por vez em direção à câmara de controle da aspiração. Quando o borbulhar cessar, o vazamento está no intervalo do tubo ou conexões entre as duas pinças. Se o tubo estiver dobrado, não haverá ondas; mas o borbulhar não será notado a menos que haja um problema em alguma conexão do sistema. O enfermeiro nunca deve desconectar o tubo a menos que as pinças hemostáticas estejam colocadas no momento da troca do sistema de drenagem.
4. 4; *Justificativa:* Mergulhando o cateter em solução salina antes da aspiração, ocorre a lubrificação do cateter para inserção mais fácil. Um enfermeiro deve hiperoxigenar com paciente com oxigênio a 100%, utilizar um cateter estéril e somente iniciar a aspiração quando o cateter estiver sendo removido do tubo ET para diminuir o risco de lesão à mucosa traqueal.
5. 1, 2 e 3; *Justificativa:* Os efeitos da hipóxia em razão da aspiração podem causar arritmias, instabilidade hemodinâmica e aumento da pressão intracraniana, além de outras complicações. No máximo duas passagens com o cateter de aspiração são recomendadas para minimizar os efeitos da hipoxemia.
6. 2 e 3; *Justificativa:* O cuidado da traqueostomia pode ser delegado se a traqueostomia está bem fixa em um paciente crônico. Um técnico de enfermagem pode posicionar uma cânula nasal, se o enfermeiro ajustou previamente o fluxo de oxigênio e avaliou o paciente. A aspiração de um tubo ET

em qualquer paciente não pode ser delegada a auxiliares de enfermagem.
7. 2, 3 e 4; *Justificativa:* Avalie indicadores clínicos da aspiração; sons respiratórios grosseiros, ruído respiratório ou sons pulmonares adventícios, aumento ou diminuição da frequência respiratória, aumento ou diminuição da pressão sanguínea, sons expiratórios prolongados e diminuição da expansão pulmonar. Secreção nas vias aéreas, diminuição da SaO_2 ou nível de consciência, ansiedade, letargia, sons respiratórios unilaterais e cianose podem indicar também a necessidade de aspiração. Os sibilos podem ser indicativos de hiperatividade de vias aéreas e podem piorar com a aspiração.
8. 1 e 2; *Justificativa:* Escovas de dente devem ser usadas a cada oito horas para realização de higiene oral em pacientes ventilados. Esfregaços (*swabs*) dentais não são adequadas para remoção de placas dentárias, mas podem ser utilizadas entre as escovações para umedecer a mucosa. Embora o aumento da mobilidade nesses pacientes seja desafiador, intervenções como reposicionar-se, sentar, permanecer em pé ao lado da cama ou deambular diminuem o risco de PAVM.
9. 2 e 3; *Justificativa:* Os enfermeiros são estimulados a utilizar formas de comunicação positivas e não verbais com contato ocular direto e questões que necessitam de respostas "sim" ou "não" quando trabalham com um paciente entubado. Quadros alfabéticos, papel e caneta, quadros de giz ou magnéticos são ferramentas de comunicação comuns. Pacientes entubados não apresentam perda auditiva, portanto, falar alto não ajuda na comunicação e pode frustrar ainda mais o paciente. Os familiares podem falar com o paciente, mas o ele ainda precisa de um mecanismo com o qual possa responder.
10. 1; *Justificativa:* O monitoramento da drenagem do dreno torácico e a manutenção da patência do dreno são as maiores prioridades.

CAPÍTULO 15

1. 1 e 3; *Justificativa:* Sr. Clark está com dor provavelmente relacionada às lacerações e fraturas. O tratamento da dor é prioritário nesse momento. Para uma transferência segura do paciente, três enfermeiros são necessários por causa do peso do paciente. Além disso, explicar ao Sr. Clark o objetivo da TC pode obter sua colaboração. O Sr. Clark mais provavelmente está com medo da movimentação por causa da dor e incerteza de sua condição. Dois enfermeiros são insuficientes para a transferência. O enfermeiro deve informar ao Sr. Clark que é uma prescrição médica, mas o paciente tem o direito de recusar o tratamento.
2. Virar em bloco; *Justificativa:* Sr. Clark mantém alinhamento adequado pela movimentação de todas as partes do corpo ao mesmo tempo, evitando a tensão ou torção da coluna vertebral.
3. 2; *Justificativa:* Hipotensão poderia ser resultante de longo período acamado. Não há indicação de que o paciente apresenta dificuldade com a propriocepção. Não há indicação de que o paciente apresente patologia do SNC.
4. 2; *Justificativa:* Devido ao peso do paciente e à limitada capacidade de suportar peso, uma transferência bariátrica fornece a melhor e mais segura técnica para transferir este paciente. O dispositivo de redução de atrito é usado quando transferir um paciente do leito para a maca. Um terceiro profissional é inadequado e não recomendado em qualquer tempo.
5. 2; *Justificativa:* Virar em bloco e mover o paciente como uma unidade evita a torção e os danos à uma lesão instável da medula espinal. O método passo a passo causa torção e flexão da coluna, resultando em maiores danos à coluna já lesada. A alternativa nº 4 está incorreta porque há risco de torção e flexão da coluna durante a transferência.
6. 1; *Justificativa:* O paciente pode recusar se mover porque sua dor não está sob controle. Alternativas números 2, 3 e 4 são importantes dados de avaliação, uma vez que o paciente concorda na transferência.
7. 4; *Justificativa:* Isso permite que o enfermeiro determine se o paciente apresenta os sintomas de hipotensão ortostática, como tonturas. Colocar o cinto de transferência em volta da cintura do paciente depois que esteja sentado. O método abaixo da axila pode causar lesão ao paciente e colocar estresse na área da axila. Oferecer ao paciente seus óculos após o posicionamento na cadeira, evitando danos aos óculos.
8. 4; *Justificativa:* Uma prancha deslizante é o método mais apropriado para transferir esse paciente, pois ele é incapaz de colaborar. Se algum cuidador precisar levantar mais do que 15,87 kg, há risco de lesão. O mecanismo corporal sozinho é insuficiente. A prancha deslizante é o método mais apropriado.
9. A sequência correta é: 7, 1, 4, 3, 2, 5, 6; *Justificativa:* Nessa sequência, nas primeiras posições, a cama e a cadeira de rodas estão na mesma altura, com a cadeira apropriadamente inclinada em relação à cama. As características de segurança da cadeira de rodas são utilizadas e o paciente é transferido para a cadeira de rodas com segurança.
10. 2; *Justificativa:* O decúbito lateral a 30 graus tem como objetivo a redução da pressão sobre proeminências ósseas. O paciente que tem falta de ar poderia se beneficiar mais da posição de Fowler. O decúbito lateral em 30 graus não evita a hipotensão ortostática. O paciente com hemiplegia necessita de mudanças de decúbito frequentes.

CAPÍTULO 16

1. 1 e 2; *Justificativa:* O uso de dispositivos no lado forte proporciona mais apoio; uma superfície seca previne de deslizamento e quedas. Um paciente deve andar somente usando sapatos firmes com solas antiderrapantes. O cotovelo deve permanecer flexionado quando se usa uma bengala.
2. 3; *Justificativa:* Dar intervalos entre as atividades para evitar a exaustão. O repouso é necessário entre as atividades, tais como tomar banho e deambular. Um opioide pode resultar em tonturas. Uma pessoa deve respirar quando levantar para ficar em pé.
3. 2; *Justificativa*: Deambular não custa nada aos idosos e é uma maneira segura de se exercitar. Uma academia local e comprar equipamentos para exercitar poderiam ser dispendiosos. Um clube de leitura é uma excelente atividade social, mas não envolve exercícios.
4. 3; *Justificativa*: É importante apoiar as articulações para evitar danos ou lesões. O enfermeiro não administra analgésicos sem a prescrição médica; o posicionamento é a 2 cm abaixo da articulação do joelho; o paciente é continuamente avaliado

para assegurar que ele tolera a terapia com movimento passivo contínuo e não é colocado em presença de dor acentuada

5. 1, 3 e 4; *Justificativa*: Palidez, náusea e tonturas são sinais de hipotensão ortostática. Bradicardia está incorreto; taquicardia é na verdade, um sintoma. Irritabilidade não é um sinal clássico da condição.
6. 3; *Justificativa*: Levantar o braço acima da cabeça alcança 180 graus de abdução.
7. 1; *Justificativa*: A marcha de quatro pontos proporciona mais apoio e melhora o equilíbrio.
8. 2, 4 e 5; *Justificativa*: Evitar a torção para evitar a lesão. O uso dos músculos dos braços e das pernas protege a coluna lombar; os braços e as pernas são mais fortes do que a coluna lombar. A assistência ao paciente promove a capacidade e a força.
9. 2; *Justificativa*: O sucesso de um enxerto pode ficar comprometido pela aplicação de meia elástica no local.
10. A sequência correta é: 2, 4, 3, 1; *Justificativa*: Permite ao paciente se equilibrar pelo alargamento da base de apoio.

CAPÍTULO 17

1. 2; *Justificativa*: Um gesso precisa respirar e não deve ser coberto completamente por qualquer período de tempo. Além disso, o gesso de fibra de vidro pode sustentar a exposição à água sem perder a integridade estrutural, mas o gesso comum começará a se desintegrar. Todas as bordas de um gesso devem ser cobertas com fita adesiva para evitar danos à pele dos tecidos subjacentes.
2. 2; *Justificativa*: A primeira etapa envolve o posicionamento adequado. Antes de usar o gesso, é importante informar para a criança o que esperar dela para evitar a ansiedade e o medo. A inspeção da pele determina se ela está intacta e pode ser lavada. Uma lavagem de enzima ajuda a dissolver as células mortas, e a manipulação suave dos tecidos evita danos à pele delicada.
3. 2 e 4; *Justificativa*: Depilar não é necessário e pode criar microcortes que podem inflamar sob o dispositivo de tração. A bota deve encaixar confortavelmente para evitar deslizes e garantir a força de tração; não deve ser tão apertada, pois leva a um aumento da pressão nos tecidos sob a bota. O calcanhar deve estar apoiado corretamente na bota, sem necessidade de forração. O forro pode causar pressão ao calcanhar. Colocar o peso devagar e com cuidado para evitar espasmos musculares involuntários e dor. O estado neurovascular deve ser avaliado distalmente à tração, principalmente no pé.
4. A cada 2 horas; *Justificativa*: Alteração da circulação, sensibilidade ou movimentos indicam déficits potenciais que podem ocorrer rapidamente e resultam em danos permanentes.
5. 5; *Justificativa:* Os sintomas indicam inchaço dos tecidos sob o gesso. A elevação do gesso para promover o retorno venoso e a diminuição do edema pode aliviar os sintomas. Abaixar a perna com gesso ou aplicar compressa quente pode agravar o inchaço e o edema. Uma janela é usada quando há um ponto específico de pressão, não edema generalizado. Um analgésico pode mascarar a dor e não aliviará o inchaço. Devido aos danos neurovasculares ocorrerem rapidamente, é importante notificar o médico se a elevação não funcionar. O médico provavelmente indicará o bivalve do gesso, e o enfermeiro precisará pegar o equipamento apropriado para realizar esse procedimento. Em muitas instituições, o enfermeiro realiza esse procedimento.
6. 2; *Justificativa:* Uma camiseta pode ser usada por baixo da órtese para proteger a pele. Da mesma forma, a órtese deve ser inspecionada para qualquer coisa que prejudique a pele. Juntas metálicas devem ser limpas somente com limpador de charuto e óleo semanalmente. As partes plásticas podem ser danificadas pela amônia e devem ser limpas com um pano úmido e completamente secas.
7. 4; *Justificativa:* É normal encontrar uma pequena quantidade de crostas de secreção (clara) serosa nos locais de inserção dos pinos. Uma coloração de pele acinzentada pode indicar problemas circulatórios, mas não uma infecção. Eritema (vermelhidão), calor e/ou secreção purulenta dos pinos indicam infecção.
8. 2; *Justificativa:* Não está dentro do âmbito da enfermagem determinar a quantidade de peso a ser aplicada à tração ou manipular os pinos da tração. Pinos devem estar estacionários e não móveis. O enfermeiro não pode ajustar um pino de Steinmann, mas deve notificar o médico de que algum pino se moveu. A força da tração deve estar em linha reta com a corda passando pela roldana em um ângulo de 90 graus. Pesos podem ser movidos de modo que fiquem pendurados livremente para o emprego da força de tração.
9. 3; *Justificativa:* Pacientes podem usar o trapézio para se mover na cama sem modificar a força de tração. Pesos nunca são removidos da tração esquelética porque sua remoção pode prejudicar a formação de calo nas extremidades ósseas fraturadas e um retardo na consolidação. Se o peso não estiver pendente livremente na extremidade da cama, a força de tração estará afetada. O alinhamento adequado no membro lesado assegura uma força de tração apropriada.
10. 1; *Justificativa:* O prurido é esperado, mas pode ser tratado com medicamento. Lesões de pele de qualquer espécie podem levar à infecção de pele.

CAPÍTULO 18

1. 3; *Justificativa:* A higiente perineal minimiza a irritação cutânea e remove micro-organismos que podem causar infecção. É necessária a existência de 2,5 a 5 cm de espaço entre a glânde peniana e o final da sonda. O excesso de espaço pode favorecer o acúmulo de urina, que causaexposição excessiva à urina. A tricotomia da área púbica aumenta o risco de irritação cutânea. O preservativo deve ficar preso, porém não apertado. A aplicação de esparadrapo é contraindicada porque interfere na circulação e pode causar a necrose do pênis.
2. 2 é a sequência correta das etapas para inserção de uma sonda vesical de demora.
3. 4; *Justificativa:* Manter a extensão de drenagem presa ao leito impede a tração da sonda e torções impedem a drenagem da urina para a bolsa de drenagem. As sondas só devem ser irrigadas na suspeita de oclusão. A irrigação de rotina interrompe o sistema fechado, aumentando o risco de ITUACV. O cuidado de rotina da sonda envolve a limpeza com água e sabão. As bolsas de drenagem jamais devem ficar penduradas na parte móvel do leito, na qual o movimento pode tracionar a sonda, causando trauma na uretra e na bexiga.
4. 2 e 3; *Justificativa:* Ao permitir que o líquido do balão escoe pela ação da gravidade, é possível evitar o desenvolvimento

de dobras ou sulcos no balão, minimizando, assim, trauma na uretra durante a remoção. Todos os pacientes após a remoção da sonda devem monitorar a micção por um registro de micções ou um diário de eliminações. O tamanho da seringa utilizada para desinsuflar o balão é indicado pelo tamanho do balão. As sondas devem ser removidas lenta e delicadamente. Retirar o líquido do balão com pressão pode levar à formação de dobras ou sulcos no balão.
5. 1, 3 e 4; *Justificativa:* A inserção de uma nova sonda suprapúbica é considerada como uma incisão cirúrgica e deverá ser tratada como qualquer outra incisão, incluindo a troca de curativo estéril e o exame do local quanto à presença de sinais de infecção. A sonda deverá ficar fixada ao abdômen para minimizar o trauma e aumentar o conforto. Limpar a sonda em direção à pele viola os princípios de assepsia. Deve-se evitar tensão na sonda em todas as circunstâncias a fim de minimizar o desconforto e o potencial para lesão da parede da bexiga.
6. 2; *Justificativa:* A ação mais apropriada é assegurar a permeabilidade da sonda.
7. 1; *Justificativa:* A causa comum de oclusão da sonda após uma cirurgia urológica é a presença de coágulos sanguíneos. Essa sonda não permaneceu tempo suficiente para apresentar obstrução por biofilme; uma baixa ingestão hídrica ou um defeito na sonda são causas improváveis.
8. 5, 4, 1, 2, 3; *Justificativa:* Essas etapas asseguram o cuidado ao paciente com respeito e dignidade.
9. 4; *Justificativa:* A alternativa 4 é a única aplicável à irrigação intermitente aberta. A número 1 refere-se à irrigação intermitente fechada, e a número 2 refere-se à irrigação contínua fechada. O clampeamento temporário da sonda (nº 3) é indicado após a infusão de uma solução.

CAPÍTULO 19

1. 2; *Justificativa:* O trauma nasal causa desvio de septo, o que dificulta a passagem da sonda NG. Avalie a desobstrução de cada narina para determinar se há desvio antes da inserção da sonda. Se o desvio for observado, a colocação da sonda através dessa narina é contraindicada; use a outra narina.
2. 3; *Justificativa:* A cor e o pH do aspirado são consistentes com as secreções gástricas ácidas.
3. 2, 3; *Justificativa:* Respirar lentamente ajuda o paciente a relaxar. Abaixar o recipiente retarda a instilação da solução do enema, o que faz cessar a cólica. Se o paciente continuar sentindo cólica, a solução do enema será evacuada muito cedo, alterando a eficácia do enema.
4. 2; *Justificativa:* O enema de retenção de óleo é absorvido pela massa fecal, amolecendo-as e facilitando a evacuação.
5. 4; *Justificativa:* A constipação funcional é caracterizada pelo esforço e pela sensação de evacuação incompleta. A ausência de sons intestinais normalmente indica a ausência de peristalse, o que não está associado à constipação funcional. A presença de diarreia e distensão abdominal está associada à impactação fecal.
6. 1; *Justificativa:* A bradicardia reflexa ocorre em decorrência da manipulação do ramo sacral do nervo vago. O nervo vago é um nervo parassimpático que, uma vez estimulado, reduz a frequência cardíaca.
7. 2; *Justificativa:* Essa é a distância aproximada do nariz ao estômago; a extremidade da sonda entra no estômago do paciente.
8. 1; *Justificativa:* Ao longo do tempo, a sonda NG pode encostar-se na parede do estômago ou se obstrui por causa das secreções abdominais. A irrigação da sonda afasta-a gentilmente do revestimento do estômago e facilita a patência. Quando a sonda está desobstruída, a drenagem das secreções abdominais ocorre, e a distensão, o desconforto e as náuseas são aliviados. Se a irrigação não for bem-sucedida, o enfermeiro deve informar ao médico.
9. 1, 2; *Justificativa:* A distensão abdominal ocorre quando há acúmulo de secreções e gases abdominais. Os sons intestinais reduzidos indicam uma redução da peristalse, que faz com que as secreções e gases se acumulem, causando distensão. Se esses sintomas ocorrerem após a remoção da sonda NG, a sonda pode precisar ser substituída.
10. 3, 4; *Justificativa:* O rabicho azul é um ventilador, que evita a sucção da mucosa gástrica na extremidade distal da sonda NG. O ventilador nunca deve ser fechado, irrigado ou acoplado à sucção.

CAPÍTULO 20

1. 1; *Justificativa:* O estoma deve ser vermelho, úmido e protruso sobre o nível da pele. Stents estariam presentes em uma urostomia, não em uma ileostomia.
2. 2; *Justificativa:* Não há uma programação para o esvaziamento da bolsa. Elas devem ser esvaziadas se estiverem de um terço a metade cheias. Mudanças na bolsa devem ser feitas para evitar vazamentos inesperados. A frequência de mudança deve ser a cada três a sete dias.
3. 3; *Justificativa:* Após a remoção do cólon o conteúdo intestinal não será mais formado mas terá uma consistência fina ou líquida espessa.
4. 3; *Justificativa:* Marcação do sítio antes da cirurgia ajuda a garantir que o paciente terá um estoma bem posicionado, de fácil visualização, longe de dobra abdominal. Isso fará com que o cuidado da estomia seja mais fácil.
5. 1; *Justificativa:* Cateterizar o estoma é a melhor forma de evitar contaminação da amostra.
6. A sequência correta é 5, 4, 1, 6, 3, 2.
7. 1, 6, 7; *Justificativa:* A bolsa deve ser esvaziada quando estiver de um terço à metade cheia e trocada em uma programação que encontre as necessidades do paciente e promova um selamento confiável da bolsa. O autocuidado é esperado a não ser que haja limitações representadas por incapacidade não relacionada à estomia. Pele periestoma deve estar intacta e livre de dor ou coceira. As bolsas são à prova d'água e descartáveis.
8. 4; *Justificativa:* Edema pós-operatório no estoma e distensão abdominal irão diminuir nas primeiras quatro a seis semanas após a cirurgia; então o tamanho do estoma irá estabilizar.
9. 3; *Justificativa:* Suporte familiar é mais importante para ajustes a imagem corporal que ocorre com uma estomia do que idade, nível de educação, ou destreza manual.
10. 2; *Justificativa:* É normal estar estressado quando há mudanças na imagem corporal, e um processo de dor ocorre. Permitir ao paciente expressar estes sentimentos ajuda o paciente nessa fase.

CAPÍTULO 21

1. 3; *Justificativa*: O medicamento deve ser administrado 1 hora antes da fisioterapia para obtenção da eficácia terapêutica, reduzindo assim o desconforto do paciente durante a atividade.
2. 3; *Justificativa*: A prescrição médica não contém a via de administração e o possível horário de início.
3. Paciente, medicamento, dose, via, horário e documentação. Os seis certos devem ser seguidos para garantir a administração segura dos medicamentos.
4. 3; *Justificativa*: Polifarmácia. O uso destes inúmeros medicamentos para o problema de saúde requer avaliação cuidadosa
5. 2; *Justificativa*: O enfermeiro deve esclarecer inicialmente a prescrição médica a fim de garantir o seguimento de diretrizes para prescrição segura.
6. 3; *Justificativa*: 1 colher de sopa = 15mL (Tabela 21-4).
7. 4; *Justificativa*:

$$\text{Comprimidos} = \frac{1 \text{ cp}}{250 \text{ mg}} \times \frac{500 \text{ mg}}{1} \times \frac{500}{250} = 2 \text{ comprimidos}$$

8. 2; *Justificativa*: Os demais pacientes estão estáveis; portanto, o tratamento da dor nesta situação é a prioridade.
9. 1, 2; *Justificativa*: As letras maiores e um sistema de dispensação podem garantir a administração segura da medicação a idosos. Panfletos em letras grandes também estão disponíveis.
10. 1; *Justificativa*: Uma das metas para segurança dos pacientes de 2009 inclui uma "leitura de confirmação" para a verificação de qualquer prescrição verbal ou por telefone.

CAPÍTULO 22

1. 4; *Justificativa*: Um creme deve ser espalhado homogeneamente na superfície da pele, usando movimentos longos e uniformes que seguem a direção de crescimento dos pelos para garantir a absorção adequada.
2. A paciente deve efetuar uma medida da pressão arterial antes da administração e repetir a medida 30 a 60 minutos após o uso do medicamento para avaliar a resposta ao medicamento.
3. 2, 6; *Justificativa*: O bocal não deve ser inserido além do lábio. Ao usar dois medicamentos ao mesmo tempo, o paciente deve aguardar 2 a 5 minutos antes de usar o segundo medicamento.
4. 4; *Justificativa*: É importante remover qualquer resíduo de medicamento antes de aplicar um novo adesivo. Isso garante o fornecimento constante da dose. Ao administrar um adesivo transdérmico, sempre rodizir o local de aplicação. Um paciente nunca deve cortar um adesivo pela metade, porque não há um modo de determinar a dose. Se o paciente ficar muito sedado, o médico deve ser notificado. Sempre remova um adesivo antes de aplicar o adesivo seguinte.
5. 3; *Justificativa*: Supositórios retais estão contraindicados em pacientes submetidos a cirurgia retal ou com sangramento retal. Um supositório pode ser administrado para hemorroidas; porém, uma lubrificação extra é necessária. Muitas vezes, o supositório é usado para o tratamento de febre. A presença de diarreia geralmente constitui uma indicação para o supositório e não contraindica seu uso nessa situação.
6. 4; *Justificativa*: Um DPI é ativado pela respiração; não há necessidade de coordenar os jatos com a inalação.
7. 2; *Justificativa*: Uma criança de 5 anos recebe um medicamento auricular do mesmo modo do que um adulto. O enfermeiro endireita o meato acústico puxando o pavilhão auricular para cima e para fora.
8. Ao administrar o medicamento por uma sonda de alimentação, sempre enxaguar a sonda com 15 a 30 mL de água após cada medicamento. Após o último medicamento, enxaguar a sonda com 30 a 60 mL de água.
9. 2, 4; *Justificativa*: O nº 2 representa a posição correta para inserção de um supositório retal e o nº 4 corresponde à distância correta para a inserção de um supositório retal. Os itens 1 e 3 são corretos para a inserção de um supositório vaginal.
10. As duas primeiras etapas incluem (1) verificar a exatidão e a integridade da prescrição médica, incluindo o nome do paciente, o nome do medicamento, a forma (espuma, geleia, creme comprimido, supositório ou solução para irrigação), a via, o modo e o horário de administração e (2) revisar as informações pertinentes relacionadas ao medicamento, incluindo a ação, a finalidade, a dose, a via, os efeitos colaterais e as implicações para a enfermagem.

CAPÍTULO 23

1. *Resposta*: O enfermeiro deve saber o seguinte: a classificação do medicamento, seu efeito e as implicações para a enfermagem relacionadas à administração de heparina; a dieta atual do paciente, medicamentos vendidos sem receita, suplementos e medicamentos fitoterápicos para garantir que não haja um maior risco de sangramento; e a dose segura do medicamento, que deve ser comparada com a prescrição antes da administração. O enfermeiro deve calcular quantos mililitros devem ser aspirados do frasco-ampola e se ele precisará de uma agulha de filtro.
2. *Resposta*: A enfermeira deve avaliar a velocidade por minuto para a administração e a compatibilidade IV do medicamento. Ela também precisa avaliar a permeabilidade do acesso IV e a condição do acesso.
3. 4; *Justificativa*: O medicamento é aspirado primeiro do frasco-ampola para prevenir a contaminação deste com o medicamento da ampola.
4. 2; *Justificativa*: Uma induração maior do que 10 mm em um indivíduo saudável indica exposição a TB e requer acompanhamento.
5. 1; *Justificativa*: Os sintomas indicam parestesia e não devem estar presentes após uma injeção IM.
6. *Correspondência*: 1, b; 2, c; 3, a.
7. 4; *Justificativa*: Esse é um tamanho de agulha apropriado para administração de uma injeção subcutânea.
8. 2; *Justificativa*: O enfermeiro deve calcular quanto medicamento será usado para a injeção e, ao mesmo tempo, considerar a via. Isso deve ser realizado antes que o diluente e o pó sejam misturados.
9. 1; *Justificativa*: Interromper a infusão. O acesso IV está com infiltração e o local deve ser trocado.

10. 1; *Justificativa*: A avaliação do acesso IV é a prioridade da enfermagem; o medicamento não pode ser administrado em um acesso IV com problema.

CAPÍTULO 24

1. 1, 2, 4; *Justificativa:* Há importantes características que dão informações sobre a ferida. Com o tempo, os resultados de uma avaliação de ferida ajudam a identificar se a cicatrização está ocorrendo adequadamente (pp. 587-588). As informações sobre a aplicação de curativo úmido não informam sobre a avaliação da ferida.
2. 2, 4, 6, 7; *Justificativa:* O objetivo de usar irrigação nessa ferida é ajudar a clarear a drenagem bege e amolecer o esfacelo amarelado. O uso de uma seringa de 20 mL e agulhas 18 (40×12) ou 21 (25×8), fornece a quantidade necessária de pressão para limpar a ferida. Devido à intensidade de pressão, podem ocorrer respingos da ferida; portanto são recomendadas equipamentos de proteção individual.
O volume da solução de irrigação é grande, e escorrerá da ferida; com o uso de um dispositivo coletor recolha a solução que escorrer da ferida. Deixar a gaze não dá ao enfermeiro uma clara visão da ferida e nem permite que a irrigação alcance o leito da ferida. Administrar a solução de irrigação da ferida em nº 3 ou 5 não permitirá uma pressão de irrigação necessária para limpar a ferida.
3. 2; *Justificativa*: Como a ferida do sr. Garcia estava contaminada pela apendicite, seu cirurgião deixou a ferida aberta para cicatrizar por segunda intenção. Isto permite que um curativo úmido absorva qualquer drenagem e dê suporte à sua cicatrização. Na cicatrização de ferida por primeira intenção as bordas da ferida ficam aproximadas.
4. 1, 3, 4; *Justificativa:* A localização, dimensões e tipo de tecido são alguns dos parâmetros de avaliação de ferida que ajudam a determinar o progresso de sua cicatrização. A estimativa do progresso da cicatrização da ferida não é um parâmetro objetivo de avaliação, uma vez que o tempo para a cicatrização depende de muitos fatores que não podem ser previstos. Uma ponte de cicatrização está presente somente em uma cicatrização por primeira intenção, como na ferida que foi aproximada com grampos.
5. 2, 3; *Justificativa*: A primeira intervenção seria "ordenhar" levemente a extensão a partir do local de inserção até o reservatório, em caso de algo estar causando o seu entupimento. Em seguida, o enfermeiro deve verificar se a drenagem está vindo do redor do local de inserção do dreno e não através deste, conforme indicado pelo aumento da drenagem no curativo de gaze. Isto deve ser feito antes de chamar o cirurgião, pois o dreno de Jackson-Pratt pode estar apenas obstruído. Não é recomendável esperar oito horas antes de qualquer intervenção desde que se saiba que esse paciente apresentou drenagem de 100 mL há somente oito horas. Os drenos de Jackson-Pratt não são irrigados rotineiramente.
6. 3; *Justificativa*: A seringa de bulbo de coleta deve estar abaixo do local de inserção para facilitar a drenagem. Para prevenir a tração da extensão no local de inserção, prenda a seringa de bulbo com alfinete à vestimenta do paciente. Nunca deixe a seringa de bulbo se encher, pois fica pesado, podendo ser tracionado do local de inserção, e quando está cheio impede mais coleta da drenagem. Nunca faça algo para impedir a drenagem, e o local de inserção deve permanecer seco sem lubrificação.
7. 2; *Justificativa*: Comece explicando ao paciente o que acontecerá. Após calçar luvas para proteger a incisão do paciente, determine se há ponte de cicatrização, caso contrário, não prossiga. Remova os grampos e aplique suturas cirúrgicas não invasivas.
8. 2; *Justificativa*: A quantidade recomendada de pressão a ser usada em TFPN é –75 a –125 mm Hg. Usar mais pressão negativa pode causar dano à ferida e dor para o paciente.
9. 1, 3, 4; *Justificativa*: Use pedaços de filme transparente sobre as áreas onde o ar está vazando. O vazamento provoca rompimento no vácuo, e a sucção deixa de ser eficaz. A colocação de filme transparente mantém a selagem hermética. Raspe a pele antes da aplicação. Os pelos podem interferir na adesividade do filme transparente. Não use removedor de adesivo, pois este pode deixar um resíduo, impedido uma boa aderência. Muitos removedores de adesivo deixam um filme oleoso na pele e não permite que a cobertura adesiva tenha uma boa aderência. Aplicar gaze na área de vazamento não funciona porque a gaze não permite uma selagem hermética. Se for usado sabão na pele ao redor da ferida, ele deve ser lavado completamente para se obter uma adesividade adequada.
10. 2; *Justificativa*: As suturas cirúrgicas não invasivas fornecem suporte à ferida distribuindo a tensão através da ferida.

CAPÍTULO 25

1. 2 e 3; *Justificativa*: O creme que funciona como barreira protetora de pele é aplicado a áreas que entrarão em contato com as fezes. Uma espessa camada previne que as fezes líquidas entrem em contato com a pele. Se a incontinência fecal for grave e a consistência das fezes, líquida ou discretamente pastosa, o uso da bolsa coletora de fezes pode impedir o contato da pele com o conteúdo fecal. O talco em pó absorve umidade e a retém na pele e, portanto, não deve ser utilizada em áreas de incontinência fecal. O uso de toalhas sob o paciente não é indicado, pois as toalhas retêm a umidade e lesam a pele do paciente.
2. 4; *Justificativa*: O leito da ferida deve estar visível para determinar a profundidade real da ferida. Até que o tecido necrótico seja removido, a classificação da úlcera por pressão não pode ser feita.
3. 1 e 2. *Justificativa*: O paciente com a ferida operatória muito provavelmente apresenta uma infecção que retarda a cicatrização, já que a fase inflamatória da ferida em cicatrização está prolongada. Um esteroide como o cortisol também retarda a fase inflamatória da cicatrização. A vitamina C e o curativo umedecido são fatores que favorecem a cicatrização da ferida.
4. 2 e 4; *Justificativa:* A sra. Gibbs tem risco de desenvolvimento de úlceras por pressão na boca ou lábios em razão da localização do tubo endotraqueal. Todos os pacientes apresentam risco de úlceras por pressão em proeminência óssea, mas o risco da sra. Gibbs é maior na região posterior por causa do peso e da dificuldade em virar-se na cama. Os coxins

e travesseiros reduzem o risco de úlceras nos calcanhares e o local de inserção do cateter não está sujeito à pressão. Não há qualquer tubo no nariz da paciente.

5. 2; *Justificativa:* Um curativo de gaze umedecido em solução salina favorece um ambiente úmido à ferida e absorve o exsudato excessivo, facilitando a cicatrização.
6. 2; *Justificativa:* Um curativo hidrocoloide interage com o leito úmido da ferida e forma um gel sobre a ferida, favorecendo a cicatrização da ferida.
7. 3; *Justificativa:* Explique o objetivo da troca de curativo ao paciente antes da colocação. Posicione-o de modo a fornecer fácil acesso à ferida para limpeza. Assim que for limpa, toda a ferida pode ser visualizada e medida para determinar o tamanho correto do curativo hidrocoloide (já que o curativo deve se estender pelo menos 2,5 cm além da borda da ferida). O curativo tem melhor aderência se pressionado gentilmente sobre a pele.
8. 3; *Justificativa:* Todos os quatro pacientes apresentam fatores de risco para o desenvolvimento de úlceras por pressão. Todavia, o paciente de 50 anos apresenta mais fatores (três), colocando-o em risco: circulação comprometida em razão do diabetes, mobilidade limitada pelo período pós-operatório e presença de diaforese.
9. 3; *Justificativa:* A categoria de cisalhamento por fricção deve ser adicionada.

CAPÍTULO 26

1. c, b, g, a, e, f, d; *Justificativa:* Qualquer outra ordem contaminaria a troca do curativo e aumentaria o risco de infecção da ferida para o paciente.
2. 2, 3 e 4; *Justificativa:* Curativos de hidrogel são não aderentes e fáceis de remover. A gaze com hidrogel pode ser facilmente compactada em uma ferida e em qualquer espaço morto. Esse tipo de curativo é apropriado para o Sr. Alberto, que tem 2 cm de túnel não visível no leito da ferida. Os curativos de hidrogel têm propriedades absortivas e são destinados a hidratar feridas. Eles não têm propriedades antimicrobianas.
3. 1; *Justificativa:* Um curativo transparente é um curativo de poliuretano permeável a umidade e vapor, não absorvente, translúcido e aderente, que pode ser usado para tratar feridas superficiais com exsudato mínimo. Um curativo transparente seria inadequado para uma ferida profunda exsudativa.
4. 3; *Justificativa:* Um curativo deve remover exsudato, mas é importante que não resseque a ferida. O crescimento tissular ocorre melhor em um ambiente úmido e aquecido.
5. 2; *Justificativa:* É importante que o técnico de enfermagem observe a ventilação do paciente, determinada pela capacidade de respirar profundamente e tossir, o que deverá ser relatado ao enfermeiro. A duração de tempo em que uma faixa esteve no lugar não indica a tolerância do paciente. A frequência cardíaca do paciente não revela se a faixa está apertada demais e não mede a circulação local. A condição da ferida é uma observação importante; porém, não está associada à tolerância do paciente à faixa.
6. 2; *Justificativa:* Diferente das infecções bacterianas, a colonização é um estado crônico no qual existem níveis baixos de bactérias na ferida, sem interferir na sua cicatrização. Feridas colonizadas precisam ser monitoradas quanto à presença de sinais de supercrescimento bacteriano que possa levar a infecção.
7. 2 e 4; *Justificativa:* Uma faixa apertada demais pode causar lesões onde estiver em atrito contra a pele desprotegida de curativo. Ela também pode restringir a expansão total e confortável do tórax, afetando adversamente o estado respiratório. Uma sensação de repuxo durante a deambulação indica que a faixa está muito frouxa e precisa ser ajustada.
8. 2 e 3; *Justificativa:* Curativos úmidos a secos e de hidrocoloide em pasta contêm propriedades desbridantes. Um curativo transparente é apropriado para feridas superficiais com drenagem mínima e não tem propriedades desbridantes. Um curativo seco jamais deverá ser usado para desbridamento, pois é provável que cause lesão ao tecido novo.
9. 2; *Justificativa:* Um curativo de espuma é apropriado para quantidades moderadas a intensas de exsudatos. Geralmente é preciso trocá-lo diariamente para evitar maceração da pele ao redor da ferida quando a espuma atingir sua capacidade de absorção. Esse curativo não é apropriado para feridas secas ou feridas com túneis.
10. 2; *Justificativa:* Ao remover um curativo seco, umedeça-o primeiro. Quando ele se soltar, remova-o delicadamente. Nunca puxe um curativo seco aderido a uma ferida, o que pode causar lesão às bordas da ferida. O enfermeiro sempre remove uma camada de gaze por vez para garantir que não afetou drenos subjacentes. A irrigação de uma ferida antes de aplicar um curativo não determinará se o curativo vai aderir ou não.

CAPÍTULO 27

1. 2; *Justificativa:* Encher a bolsa e esvaziá-la para ter certeza de que não há vazamento. Isso evita a maceração por umidade desnecessária.
2. 2; *Justificativa:* A sensação de sentir-se gelado é um efeito indesejável na administração da terapia pelo frio. É aconselhável interromper o tratamento para permitir que o paciente se aqueça e retomar em outro momento, quando um cobertor possa ser providenciado ao paciente para mantê-lo aquecido.
3. 1, 2 e 4; *Justificativa:* Diminuição da dor, edema e necessidade de analgésicos são todos os possíveis resultados para a terapia pelo frio.
4. 2; *Justificativa:* Um paciente com condição pré-existente de déficit circulatório estaria em maior risco de lesão devido à ação vasoconstritora de aplicações pelo frio.
5. 1; *Justificativa:* Umidade em combinação com calor aumenta o risco de desenvolver uma maceração na pele.
6. 2; *Justificativa:* O uso de micro-ondas para aquecer compressas coloca o paciente em risco para lesões por causa do aquecimento desigual que ocorre. Além disso, colocar objetos como toalhas úmidas em um microondas pode violar a segurança e os regulamentos prevenção de incêndio do aparelho.
7. Compressa aquecidas úmidas.
8. Gelada, manchada ou azulada; *Justificativa:* Pele manchada, avermelhada ou roxo-azulada são indicações de prolongada exposição ao frio.

9. 3; *Justificativa*: Avaliação frequente da área que está recebendo a terapia por calor deve ser feita para evitar rachaduras na pele.

CAPÍTULO 28

1. g, c, a, f, d, e, b; *Justificativa:* O medicamento deve ser retirado do refrigerador antes da infusão. A infusão de soluções em baixas temperaturas pode provocar arritmias e bolhas de ar no equipo. O fechamento da clampe de controle evita que o fluido escoe através do equipo. A remoção da ponta do equipo antigo mantém a esterilidade e evita que o equipo fique sem solução. A inserção do equipo na nova bolsa de solução IV assegura a não interrupção da terapia e mantém a esterilidade. O ar no equipo pode provocar embolia e ser fatal para o paciente. O controle da taxa de infusão assegura a administração do gotejamento correto. A etiqueta da bolsa proporciona precisão na avaliação do medicamento corretO para o paciente correto; garante que a solução seja fornecida no tempo de infusão solicitado na prescrição.
2. 2; *Justificativa:* A bolsa de solução IV infundiu apenas 30 minutos e está quase vazia a uma taxa de 83 mL/h, o que colocaria a paciente em risco de sobrecarga hídrica. Os sinais e sintomas da paciente indicam sobrecarga hídrica.
3. 1 e 3; *Justificativa:* A infusão IV deve continuar, mas a uma taxa mais lenta. Elevar a cabeceira do leito do paciente e colocá-lo em posição de Fowler ajudam a melhorar o padrão respiratório. A presença de dobras no equipo faria com que a taxa de infusão estivesse reduzida ou não infundisse; portanto, o paciente não sofreria sobrecarga hídrica. O dispositivo IV não deve ser removido, pois o paciente pode necessitar de administração de diurético.
4. 4; *Justificativa:* Os sinais e sintomas de flebite não incluem manifestações respiratórias, cardíacas ou GI, mas incluem sintomas locais de eritema e dor.
5. 2; *Justificativa:* Se houver suspeita de uma reação transfusional com base na temperatura elevada, pulso rápido ou queixas de prurido ou urticária, a intervenção prioritária da enfermagem é PARAR a transfusão sanguínea, mas manter o acesso IV.
6. 4; *Justificativa:* Com base nos padrões de prática da INS, deve-se utilizar o menor dispositivo e o menor calibre possível para administrar a terapia prescrita.
7. 4; *Justificativa:* Segundo a INS, a localização ideal da ponta do PICC é a veia cava superior. O PICC é colocado no braço, preferencialmente na veia da fossa antecubital.
8. 4; *Justificativa:* Com base nos cálculos:

$$\frac{100}{60} \times \frac{10}{1} = 16,667; \text{arredondar para } 17 \text{ gts/min}$$

9. 2 (Falso); *Justificativa:* A NP parcial pode ser administrada através de um cateter periférico ou um cateter venoso central, dado que a osmolaridade é menor do que 600 mOsm/L. A NP total deve ser administrada através de um cateter venoso entral porque a osmolaridade é maior do que 600 mOsm/L.

CAPÍTULO 29

1. 4 e 5; *Justificativa:* A identificação do paciente correto, do sítio cirúrgico e do procedimento ocorre imediatamente antes de passar para a área de procedimento e é realizado um *time-out* antes de iniciar o procedimento. Isso também ocorre durante qualquer transferência do paciente.
2. 1, 2, 4 e 5; *Justificativa:* Embora a informação de contato da família seja importante, não é uma exigência da lista de verificação procedural.
3. 2; *Justificativa:* A marcação do sítio deve incluir o paciente e é um elemento importante exigido pelo protocolo universal da *The Joint Commission*.
4. 2; *Justificativa:* A instrução do paciente não é uma habilidade que possa ser delegada aos auxiliares de enfermagem.
5. 3; *Justificativa:* O cirurgião é o responsável final pela obtenção do consentimento informado. O enfermeiro deve verificar a compreensão do paciente e certificar-se de que a assinatura do paciente está completa antes de assinar o formulário de consentimento como testemunha.
6. 2; *Justificativa:* É importante que o paciente esteja na posição correta para permitir a maior expansão pulmonar.
7. 1 e 2; *Justificativa:* O cirurgião deve ser notificado imediatamente para avaliar a fonte do sangramento e a possível depressão respiratória.
8. 2; *Justificativa:* Pequenas quantidades de drenagem são normais. A marcação da quantidade permite que o enfermeiro avalie a evolução da drenagem.
9. 2; *Justificativa:* Elevar a cabeceira do leito permite a expansão pulmonar e a prevenção da aspiração.

CAPÍTULO 30

1. 2; *Justificativa:* O paciente precisa ser avaliado o mais rápido possível. Alertar os colegas sobre o equipamento necessário para acelerar as intervenções após a avaliação inicial ter sido realizada.
2. 4; *Justificativa:* A sequência da RCP básica é verificar a responsividade do paciente, verificar o pulso, iniciar as compressões, fornecer 2 respirações e aplicar o DEA.
3. 2; *Justificativa:* Segundo as diretrizes de RCP de 2010 da *American Heart Association*, inicie a RCP imediatamente após o choque para proporcionar a perfusão imediata para o coração após o choque.
4. 1; *Justificativa:* A inclinação da cabeça-levantamento do queixo é a melhor técnica para abrir uma via aérea sem suspeita de trauma.
5. 1; *Justificativa:* O paciente tem uma chance maior do que 80% de sobrevivência se o primeiro choque for fornecido em menos de três minutos dentro de um hospital. Para cada minuto de atraso após os três primeiros minutos, a chance de sobrevivência cai a uma taxa de 10% por minuto.
6. 3; *Justificativa:* Ao realizar as compressões torácicas, as costelas fraturadas podem lacerar o fígado ou perfurar o pulmão.
7. 4; *Justificativa:* A cânula oral deve ser inserida apenas nos pacientes inconscientes devido ao risco de vômito.
8. 1; *Justificativa:* Uma vez inserida uma via aérea avançada, as respirações devem ser fornecidas a uma frequência de oito a 10 por minuto a fim de evitar a hiperventilação.

9. 3; *Justificativa:* Para fornecer uma perfusão mais adequada para a pessoa, a proporção de compressões torácicas para ventilações deve ser de 30:2.

CAPÍTULO 31

1. 2; *Justificativa:* A enfermeira reconhece que o sr. e a sra. Jones estão angustiados e têm dificuldades de tomar decisões sobre cuidados de saúde. Uma discussão mais aprofundada com um membro da equipe de saúde os ajudará a explorar mais e melhor seus sentimentos. O objetivo não é apoiar mais uma pessoa do que a outra, mas sim ajudá-los a entender os sentimentos e os desejos do outro para que a relação permaneça forte nesse momento difícil.
2. 2 e 5; *Justificativa:* Os membros da equipe interdisciplinar tratam sintomas que diminuem a qualidade de vida do paciente. Pacientes de qualquer idade ou diagnóstico podem receber cuidados paliativos em qualquer cenário. As opções 1 e 4 aplicam-se a cuidados no final de vida, uma forma de cuidados paliativos para pessoas com probabilidade de vida de seis meses ou menos. A opção 3 refere-se a cuidados paliativos em âmbito domiciliar. Os cuidados paliativos ocorrem em todos os contextos de saúde.
3. 4 e 5; *Justificativa:* Uma diretiva avançada pode ser um documento escrito, ou a pessoa pode fazer uma procuração permanente de cuidados de saúde apontando alguém que tomará as decisões quando o paciente não for mais capaz de fazê-lo. A pessoa que está preparando uma diretiva avançada deverá compartilhá-la com os profissionais de saúde e os familiares e anexá-la a seu prontuário médico. Uma diretiva avançada antecipada dá uma oportunidade para a pessoa solicitar determinados cuidados (controle efetivo da dor) ou recusar outras intervenções (alimentação ou hidratação artificiais).
4. 4; *Justificativa:* Pode haver situação em que uma questão ética deva ser encaminhada ao comitê ético ou que toda a equipe de saúde precise estar envolvida. Entretanto, é preciso que o enfermeiro primeiro ouça de maneira imparcial os familiares e reuna mais informações. Às vezes um esclarecimento ajuda as pessoas a deliberar. Conversar também ajuda a validar dúvidas e preocupações da pessoa. O enfermeiro poderia relatar a dúvida do familiar, com as informações adicionais, à equipe médica.
5. 1 e 4; *Justificativa:* Quando o paciente não é mais capaz de dar informações, o enfermeiro com frequência depende da observação e de informações de pessoas que conhecem bem o paciente. Se um paciente em cuidados hospitalares deseja comer seus alimentos favoritos, esses alimentos são oferecidos para melhorar a sensação de bem-estar dele. Uma pessoa não pode preparar uma diretiva avançada para outra pessoa.
6. 4; *Justificativa:* A resposta mais terapêutica seria não repreender, minimizar ou justificar os medos e as incertezas da esposa a respeito de suas capacidades. A resposta 4 possibilita mais conversa a fim de ajudar o enfermeiro a oferecer orientação ao cuidador, validar os sentimentos da esposa e ajudá-la a lidar com problemas de ordem prática.
7. 2, 4 e 5; *Justificativa:* Os comportamentos da paciente provavelmente indicam uma resposta de luto que provoca fortes sintomas emocionais ou espirituais de medo e desamparo. A coleta de dados aumenta o entendimento do enfermeiro sobre o que a paciente está enfrentando (planejamento do tratamento) e saber quais as pessoas que normalmente dão apoio emocional e espiritual a paciente geram as informações mais úteis neste momento.
8. 1, 3 e 4; *Justificativa:* Talvez os analgésicos não proporcionem alívio por uma série de razões que devem ser confirmadas. A progressão da doença ou o tipo de dor do paciente podem estar mudando, ou ele talvez perceba a dor mais intensamente em virtude de uma razão emocional ou espiritual. Duvidar do paciente quanto ao alívio da dor provavelmente não promoverá o melhor cuidado centrado nele.
9. 1; *Justificativa:* Na maioria dos casos, apoie a atividade que ajude um paciente a manter um certo controle e participação em atividades significativas. A resposta 1 é a que melhor se aplica a esse objetivo.
10. 2; *Justificativa:* É melhor elevar a cabeceira do leito assim que possível depois do óbito para evitar o acúmulo de sangue no rosto e descolorações. Antes de começar a preparar o corpo, pergunte se os familiares gostariam de participar. Use equipamento de proteção individual (EPI), se necessário e comece das tarefas contaminadas para as limpas, substituindo curativos sujos, limpando o paciente e vestindo-o com avental limpo.

CAPÍTULO 32

1. 1, 2 e 4; *Justificativa:* Os cabos das panelas devem ficar virados para dentro, e a orientação para que o cliente abra o chuveiro ou a torneira de água quente aos poucos, testando a temperatura da água com o dorso das mãos. Uma trava de segurança na porta do forno é uma boa medida para impedir queimaduras em crianças pequenas. O tabagismo é um fator de risco para queimaduras, por isso, incentive o cliente a parar de fumar oferecendo acesso a sessões de aconselhamento.
2. 3; *Justificativa:* Passadeiras (tapetes de passagem) representam riscos de tropeços. Uma bengala é um dispositivo de auxílio apropriado, e os calçados deverão ter solas finas com tração. É melhor agendar os diuréticos para o período da manhã a fim de evitar que o cliente levante-se no meio da noite para ir ao banheiro, o que aumenta o risco de quedas.
3. 2; *Justificativa:* O planejamento da alta começa com a admissão a uma instituição médica e é modificado à medida que a condição do cliente muda.
4. 3; *Justificativa:* Fazer com que um cliente descreva seu próprio nível de saúde requer que ele descreva suas capacidades de acordo com sua saúde. A coleta de dados deverá ser feita em local tranquilo, sem distrações, durante um curto período de tempo. Não limite a coleta de dados às informações de cuidadores.
5. 1 e 3; *Justificativa:* Permitir a deambulação a esmo em um local seguro reduz o risco de o cliente sair de casa. Trancas e alarmes eletrônicos são necessários para reduzir a deambulação a esmo. Alguns sinais dão pistas para orientar os clientes aos locais desejados. Contenções não são apropriadas e aumentam a agitação do cliente.

6. 3; *Justificativa:* Um organizador de medicamentos ajuda o cliente a autoadministrar os medicamentos conforme prescrito. As outras três opções são importantes para a segurança de medicamentos, mas não afetam diretamente a autoadministração.
7. 1 e 5; *Justificativa:* Códigos de cores são uma maneira segura de distinguir os medicamentos a serem tomados no mesmo horário. Manter os medicamentos em recipientes fáceis de abrir facilita a autoadministração para clientes com problemas de destreza. As respostas 2 e 4 não se referem a armazenamento. Jamais ponha agulhas em um saco plástico. É importante revisar as técnicas de armazenamento já que medicamentos diferentes são armazenados de maneiras diferentes.
8. 4; *Justificativa:* Garante o descarte seguro de resíduos médicos.
9. 3; *Justificativa:* Armas de fogo são a segunda principal causa de morte entre 10 e 24 anos de idade. É preciso que as armas estejam seguras e guardadas em um armário trancado para evitar lesões.

APÊNDICE B

Abreviações e Equivalentes

ABREVIAÇÕES PARA CONVERSÃO USANDO MEDIDAS CASEIRAS

1 colher de chá (cc) = 5 mL
3 cc = 1 colher de sopa (csp) = 15 mL

EQUIVALENTES PADRÃO, ABREVIAÇÕES E CONVERSÕES

1.000 mg = 1 g
1.000 mL = 1 litro (L)
1 quilograma (kg) = 1.000 g
1 cc = 5 mL
1 dr[dracma] = 4 mL
mEq: miliequivalente
mcg: micrograma

SÍMBOLOS

/ Por
≤ Igual ou menor que
≥ Igual ou maior que
≅ Aproximadamente
+/−, ± Mais ou menos
♂ Masculino
♀ Feminino
1º/1ª Primário; primeiro grau
2º/2ª Secundário; segundo grau
3º/3ª Terciário; terceiro grau
↑ Para cima; aumenta
↓ Para baixo; diminui

ABREVIAÇÕES

AAS: aspirina
ACP: analgesia controlada pelo paciente
ADH: hormônio antidiurético
AEM: autoexame de mama
AINEs: drogas anti-inflamatórias não esteroidais
AP (e de tórax lateral): anterior e posterior
AVC/AVE: acidente vascular cerebral/acidente vascular encefálico
AVDs: atividades da vida diária
BAR: bacilo acidorresistente (relacionado à tuberculose)
bx: biópsia
caps: cápsula
CDC: *Centers for Disease Control and Prevention*
CHCP: concentração de hemoglobina corpuscular média
Cl: cloreto
CO_2: dióxido de carbono
cp: comprimido
D5NS, D_5NS: dextrose (glicose) em soro fisiológico (normal) a 0,9%
DAC: doença arterial coronariana
dens. esp.: densidade específica
DIP: doença inflamatória pélvica
DM: *diabetes mellitus*
DMDI: *diabetes mellitus* dependente de insulina
DPOC: doença pulmonar obstrutiva crônica
DRET: doença renal em estágio terminal
DST: doença sexualmente transmissível
DUM: data da última menstruação
DVP: doença vascular periférica
dx: diagnóstico
EB: enema de bário
ECG: eletrocardiograma
EP: embolia pulmonar
FC: frequência cardíaca
g: grama
GI: gastrointestinal
gts: gotas
GU: geniturinário
HA: hipertensão
Hb: hemoglobina
HBV: vírus da hepatite B
HCO_3: bicarbonato
HCV: vírus da hepatite C
HEPA: ar de alta eficiência
HIV: vírus da imunodeficiência humana
HP: história clínica passada
HPB: hipertrofia prostática benigna
Ht: hematócrito
I&E: ingestão e eliminação
IM: infarto do miocárdio
IM: intramuscular
ITU: infecção do trato urinário
IV: intravenoso
IVAS: infecção de vias aéreas superiores
K: potássio

A-16

APÊNDICE B Abreviações e Equivalentes

LCR: líquido cefalorraquidiano
LLA: leucemia linfoblástica aguda
N: nitrogênio
Na: sódio
NaCl: cloreto de sódio
NC: nível de consciência
NG: nasogástrico
NPT: nutrição parenteral total
O_2: oxigênio
ONR: ordem de não reanimar
OTC: medicamento de venda livre (medicamento disponível sem prescrição)
P: pulso
PA: pressão arterial
PAM: pressão arterial média
PIC: pressão intracraniana
PIM: ponto de impulso máximo
PVC: pressão venosa central
QID: quadrante inferior direito
QIE: quadrante inferior esquerdo
QP: queixa principal
qs [*quantum* satis]: quantidade suficiente
QSD: quadrante superior direito
r/a: relacionado a
R: respirações
RCP: ressuscitação cardiopulmonar
RL: solução de Ringer lactato
RM: revascularização do miocárdio
RPPI: respiração com pressão positiva intermitente
RTU: ressecção transuretral da próstata
sl (SL): sublingual
SNC: Sistema Nervoso Central
SO: sala de operação
SSVV: sinais vitais
TB: tuberculose
TC: tomografia computadorizada
TE: estomaterapeuta
TO: terapia ocupacional
TP: tempo de protrombina
TPR: temperatura, pulso, respiração
TTP: tempo parcial de tromboplastina
TVP: trombose venosa profunda
URPA: unidade de recuperação pós-anestésica
US: ultrassom
UTI: unidade de terapia intensiva
VCM: volume corpuscular médio
VHS: velocidade de hemossedimentação
VO: via oral

LISTA OFICIAL "NÃO USE"*

NÃO USE	PROBLEMA POTENCIAL	EM VEZ DISSO USE
U (unidade)	É confundida com "0" (zero), com o número "4" (quatro) ou com "cc"	Escreva "unidade"
Ignorando o zero (X,0 mg)** Faltando o zero inicial (,X mg)	Falta a vírgula de decimal	Escreva X mg Escreva 0,X mg
SM MSO_4 e $MgSO_4$	Pode significar sulfato de morfina ou sulfato de magnésio Há confusão entre os dois	Escreva "sulfato de morfina" Escreva "sulfato de magnésio"

Official "Do Not Use" List, Joint Commission on Accreditation of Healthcare Organizations, December 29th, 2009, www.jointcommission.org, acessado em 7 de maio de 2010.
*Aplica-se a todas as documentações relacionadas a pedidos de medicação, incluindo os registrados em texto livre computadorizado.
**Exceção: Pode-se usar o "zero que falta" somente quando necessário para demonstrar o nível de precisão do valor referido, como nos resultados laboratoriais, estudos por imagens que relatam o tamanho das lesões ou tamanhos de cateteres/sondas. Ele pode não ser usado em pedidos de medicações ou em documentação relacionada a outros assuntos médicos.

ABREVIAÇÕES, ACRÔNIMOS E SÍMBOLOS ADICIONAIS (*para possível inclusão futura na Lista Oficial "Não Use"*)

NÃO USE	PROBLEMA POTENCIAL	EM VEZ DISSO USE
> (maior que)	Interpretado erroneamente como o número "7" (sete) ou a letra "L"	Escreva "maior que"
< (menor que)	Confusão entre os dois sinais	Escreva "menor que"
Abreviações de nomes de drogas	Interpretadas erroneamente devido a abreviações semelhantes de várias drogas	Escreva os nomes das drogas por extenso
Unidades farmacêuticas	Não são familiares a muitos profissionais Confundidas com unidades métricas	Escreva os nomes por extenso
cc	Confundido com U (unidades) quando mal escrito	Escreva "mL" ou "mililitros"
µg	Confundido com mg (miligramas) resultando em uma overdose de mil vezes	Escreva "mcg" ou "microgramas"

Official "Do Not Use" List, Joint Commission on Accreditation of Healthcare Organizations, December 29th, 2009, www.jointcommission.org, acessado em 7 de maio de 2010.

ÍNDICE

A

Abaixadores de língua, para convulsões, 49
Abrasões, 216t
Abreviaturas, para medicamentos, 491-492, 491t
Abuso do parceiro, 120
Abuso sexual, 120
Abuso, sinais de, 120
Acessos intravenosos
  banho e, 218, 219f
  deambulação com, 387, 392q
  flush de, 569, 570q, 675, 678f
Acessos para infusão, 661, 661f, 662f, 665f
  extensão, 674
  mudando, 674, 677f
  Y, 686, 688f
Acetaminofeno, 299
Acidentes com agulhas, 542, 543q, 543f, 659
Acne, 216t
Adesivos (*patches*) transdérmicos, 501, 502t, 514-518, 516q-518q
Administração de medicamentos
  abreviaturas em, 491-492, 491t
  avaliação da, 497
  avaliação em, 495
  cálculo da dosagem em, 492, 494-495
  conta-gotas para, 492, 492f
  documentação de, 491, 493
  em cuidados domiciliares, 498q, 502, 510, 514, 519, 525, 530, 534-535
  erros na, 487
    grave *versus* não grave, 490
    prevenção de, 490q, 496, 502
  formulários para, 491, 493
  implementação da, 496
  inalatórios, 502t
    com inalador de pó seco, 525, 525f, 530
    com inalador dosimetrado, 525-529, 525f, 526q. Ver também Inaladores
    com inaladores ativados pela respiração, 525f
  infusão subcutânea contínua em, 578-582, 579f, 581f
  na orelha, 502t, 519-524
  no olho, 502t, 519-524
  objetivos da, 496
  para crianças, 492, 492f, 499
  para idosos, 499
  pela sonda de alimentação, 510-513
  prática baseada em evidências e, 490, 502

f indica figuras, *t* indica tabelas e *q* indica quadros.

Administração de medicamentos (*cont.*)
  protocolos de identificação para, 492
  sistemas de distribuição para, 490-491, 498, 498q
    automatizado, 490-491
    dose única, 490
  substâncias controladas em, 498-499, 498q, 499f.
    Ver também Analgésicos, opioides
Administração de medicamentos otológicos, 502t, 519-524
Administração de oxigênio, 318-322
  etapas da, 320
  indicações para, 318
  na aspiração, 335
  questões de segurança, 317, 320q, 323t
  sistemas de fornecimento para, 319t, 320, 320f-322f
Administração se necessário, 487, 489
Adolescentes. Ver também Crianças
  avaliação de saúde para, 118
Afasia, 12
Afloramento (manipulações de Efflurage), 292, 294f
Afro-americanos. Ver também Questões culturais
  avaliação de úlceras por pressão em, 612, 613q
Agency for Healthcare Research and Quality, 36
Agonistas parciais, 487
Agulha com asas de borboleta para infusão, 659t, 660. Ver também Terapia intravenosa, dispositivos de acesso para inserção de, 659-667, 663f-667f
Agulha de infusão *butterfly/scalp*, 659t, 660. Ver também Terapia intravenosa, dispositivos de acesso para inserção de
Agulha de infusão *butterfly/scalp*, 659t, 660. Ver também Dispositivos de tratamento intravenoso, acesso para inserção de, 659-667
Agulha(s), 544, 544f
  asas de borboleta, 659t
  inserção da, 659-667, 663f-667f
  bisel da, 544
  comprimento da, 544
  filtro, 545-546, 548q
  gauge da, 544
  partes da, 544, 544f
Agulhas com filtro, 545, 546, 548q
AINEs (anti-inflamatórios não esteroidais), 299-301. Ver também Analgésicos
Alarmes de cadeira, 41-44

Alarmes no leito, 41-44
Alergia ao látex, 67, 78, 78q, 80, 103
Alimentação. Ver também Dieta; Nutrição
  assistida, 260-264, 261f
    equipamento de adaptação para, 261f, 262
    na disfagia, 267
  em deficiência visual, 262, 263f
  em idosos, 259-260, 262
  engasgos durante, 264
  enteral. Ver Nutrição enteral
  posicionamento para, 262f
    para a alimentação enteral, 280, 282f, 311-312
    para alimentação assistida, 262f, 290, 292f
  questões de segurança na, 257-259
Alinhamento corporal, posicionamento e, 355, 361f, 366f. Ver também Posicionamento do paciente
Almofadas de aquatermia
  por calor seco, 650-651
  por calor úmido, 646, 647f
Almofadas de aquecimento elétrico, 650-651
Alopecia, 230t
Altura, perda de, 155
Amassamento (Pétrissage), 292, 294f
American Society of Anesthesiologists (ASA)
Amostra de "chapéu", 163, 163f
Amostra de escarro, coleta de, 187-190, 189f
Amostra de urina de 24 horas, 164, 169
Amostras de fezes, coleta de, 170-172
Amostras de sangue
  coleta de
    dispositivos de lanceta para, 174-176, 175f-l76f
    para a monitorização da glicose, 172-176
    punção venosa para, 177-184
  tubos para, 178
Amostras de urina
  coleta de, 163-168
    da urostomia, 482-484
    do cateter, 165-168, 167f
    etapas na, 165-168
    de 24 horas, 164, 169
    dupla eliminação, 170
    estéril, 163-168
    kit limpo para, 163-168, 164f
    randômica, 163
    sangue nas, 169-170
    tiras de teste para, 164
Amostras duas vezes anuladas, 170

Amplitude de movimento
  avaliação de, 156, 158t
  exercícios para, 378-379, 378f-381f
Ampolas, 544-546, 545f, 547f, 548f
  mistura de medicamentos e, 552-553
Analgesia controlada pela família, 302. Ver também Analgésicos
Analgesia controlada pelo enfermeiro, 302. Ver também Analgésicos
Analgesia controlada pelo paciente, 302-305, 307f. Ver também Analgésicos
  bomba de infusão para, 670, 670f
  epidural, 307-311
Analgesia espinhal, 307-311, 307f-308f, 708t
Analgesia peridural, 307-311, 307f-308f, 708. Ver também Analgésicos
Analgésicos adjuvantes, 299
Analgésicos não opioides, 299-301. Ver também Analgésicos
Analgésicos narcóticos. Ver Analgésicos, opioide
Analgésicos opioides. Ver Analgésicos, opioide
Analgésicos, 299-301.
  Ver também Anestesia; Manejo da dor
  adjuvante, 299
  administração de, 299-300
  bomba de infusão para, 307f-308f, 308, 312-313, 312f
  em assistência domiciliar (*home care*), 302, 306
  epidural, 307-311, 307f-308f, 708t
  Escala de sedação Ramsay para, 305q
  espinhal, 708t
  local, 312-313, 312f, 708t
  na analgesia controlada pela família, 302
  não opioide, 299-301
  opioide, 299-301
    administração de, 299-300
    armazenamento e manuseio de, 490-491, 498, 498q
    bomba de infusão para, 670, 670f
    constipação e, 454
    depressão respiratória e, 299, 301, 310-311
    duração da ação da, 307
    efeitos colaterais da, 299, 303
    infusão subcutânea contínua de, 578-582, 579f, 581f
    maceração (esmagamento), 300q

I-1

Analgésicos (cont.)
    na analgesia controlada pela
        enfermagem, 302
    na analgesia controlada pelo
        paciente, 302-305, 305f,
        670, 670f
    na analgesia epidural,
        307-311, 307f-308f
    para sedação moderada, 195
    programação para, 299
    responsabilidade para,
        490-491, 498, 498q
    reversão com naloxona para,
        310
    sistema de distribuição para,
        490-491, 498, 498q
    subutilização da, 299
    tipos de, 299
    para as crianças, 301, 306
    para idosos, 301-302, 306
    tipos de, 299
Análise de causa-raiz, 55
Análise dimensional, para cálculo
    de dosagem, 494, 495q
Andadores, 391, 398f
Andar. Ver sob Deambulação
Anestesia local, 312-313,
    312f, 708t. Ver também
    Analgésicos
Anestesia. Ver também Analgésicos;
    Controle da dor
    Classificação para estado físico
        ASA, 705, 705q
    complicações da
        em crianças, 707, 713
        em idosos, 707
        manejo das, 712-713
        monitoramento das, 707-712,
            708t-709t
    epidural, 307-311, 307f-308f,
        708t
    Escore de Aldrete para, 195t,
        707-709, 709t
    espinhal, 708t
    geral, 708t
    local, 708t
    protocolo da Joint Commission
        para, 705, 706q
    recuperação pós-operatória da,
        707-712, 708t-709t
    etapas da, 710
    sedação na, 194-195, 195t
        consciente, 708t
        Escala de Ramsay para, 305q,
            706q, 706t
        moderada, manejo da,
            704-706
        nível de, avaliação da, 305,
            305q
        para procedimentos
            diagnósticos, 194-195,
            195t
Angina, 137
    pomada de nitroglicerina para,
        514-518
Angiografia, 196-199
Ângulo de Louis, 138, 139f
Ansiedade
    comunicação e, 19-22, 19q
    em procedimentos diagnósticos,
        194
    fases da, 19q

Ansiedade (cont.)
    manifestações comportamentais
        da, 19q
Antagonistas, medicamentos, 487
Antebraço, exercícios para
    amplitude de movimento,
    379t-381t
Antibióticos, profilaxia pré-
    operatória, 693
Anticonvulsivantes, para dor, 299
Antidepressivos, para dor, 299
Anti-inflamatórios não esteroidais,
    299-301
Antissepsia cirúrgica das mãos, 61
Aparelho auditivo atrás da orelha,
    251, 251f
Aparelho ortodôntico, 401,
    418-421
    complicações do, 402
    no cuidado centrado no
        paciente, 401-402
Aparelhos de lancetar, 175-176,
    175f-176f
Aparelhos ortopédicos. Ver
    Dispositivos de imobilização
Apendicite, 147t
Aplicação de calor seco, 647t,
    650-655. Ver também
    Tratamento com calor
    etapas da, 651, 653
Aplicação do calor úmido,
    646-649. Ver também Terapia
    com o calor
    etapas na, 648
Apneia do sono, 323-326, 324f
Apneia, 88t
    obstrutiva do sono, 323-326, 324f
Apoio da família, nos cuidados
    de fim de vida, 735-736
Área aórtica, 138, 139f
Área epigástrica, 138, 139f
Área mitral, 138, 139f
Área pulmonar, 138, 139f
Área tricúspide, 138, 139f
Arritmias
    desfibrilação para, 720t, 723-724,
        723f-724f, 726
    durante a remoção de impactação
        fecal, 454, 458-459
    etapas na, 723
    medidas de segurança para, 719
    parada cardíaca e, 719. Ver
        também Cuidado de
        emergência
    pós-operatório, 708t
    pulso anormal nas, 86-87
Arritmias cardíacas. Ver Arritmias
Arrumação de cama ocupada,
    235-239, 237f-239f
Arrumação do leito
    para leito desocupado, 239-240
    para leito ocupado, 235-239,
        237f-239f
Artéria carótida interna, avaliação
    da, 138, 142f-141f
Artérias carótidas
    avaliação das, 138, 141f, 142f
    sopros das, 138, 142f
Arteriografia, 196-199
Articulações
    amplitude de movimento das
        avaliação dos, 156, 158t

Articulações (cont.)
    exercícios para, 378-379,
        378t-381t
    avaliação das, 155-160, 158t
Asfixia, durante a alimentação, 264
Aspiração
    com medicamentos orais, 503,
        507q
    das vias aéreas, 317, 332-340
        complicações da, 317
        endotraqueal, 317, 333, 333f,
            335, 336f-339f
        etapas na, 335
        nasotraqueal, para coleta de
            escarro, 187-188, 189f
        orofaríngea, 317, 332-340,
            333f
        prática baseada em evidências
            e, 317-318
        questões de segurança,
            335q-336q, 335t-339t
        sistema fechado (em linha),
            334, 339f
    na alimentação enteral, 273-274
    na drenagem do tórax, 349
    pós-operatória, 708t
    precauções para, 263q, 265-267
Aspiração da medula óssea,
    201-205, 201t-202t
Aspiração do fluido peritoneal,
    201-205, 201t-202t
Aspiração em linha, 334, 339f
Aspiração nasotraqueal, 333
    etapas da, 335
    para a coleta de escarro, 187-188,
        189f
Aspiração orofaríngea, 317,
    332-340, 333f. Ver também
    Aspiração, vias aéreas
    etapas na, 335
Aspiração traqueal, 317, 332-340,
    333f, 337f-339f. Ver também
    Aspiração, vias aéreas
    etapas na, 335
Aspiração traqueal. Ver Aspiração
Aspirado gástrico
    avaliação do, na verificação da
        colocação de sondas,
        274-275, 458, 465
    coleta de amostras para, 275,
        277f
Aspirado intestinal, pH do, na
    verificação do posicionamento
    da sonda, 274-275
Assepsia, 59. Ver também Controle
    de infeção
    cirúrgica, 59, 60q
    médica, 59, 60q
Assepsia cirúrgica, 59
Assepsia médica, 59
Assistência domiciliar (home care)
    administração de medicamentos,
        498q, 502
    com nebulizadores, 533f,
        534-535
    inalatórios, 530
    na orelha, 525
    no olho, 525
    pela sonda de alimentação,
        514
    por via oral, 509
    tópica, 519

Assistência domiciliar (home care)
    (cont.)
    administração de oxigênio, 323
    aferição da pressão arterial, 108
    alimentação enteral, 274, 285
    após a aspiração, 206
    após a broncoscopia, 209
    após endoscopia gastrointestinal,
        213
    após exames com meios de
        contraste, 200
    aspiração, 340
    avaliação de saúde em
        genital, 155
        levantamento geral, 125
    avaliação do pulso radial, 100
    banho, 224
    cateterismo urinário em
        cateter vesical de demora em,
            440
        irrigação com cateter em, 450
        suprapúbica em, 446
    coleta de amostras
        drenagem de feridas, 192
        escarro, 190
        fezes, 172
        urina, 168
    comunicação, 16, 19, 23
    contenção em, 49
    controle da dor, 297, 302, 306,
        312, 314
    controle de infecção, 72, 77
    cuidado com os olhos, 246
    cuidado local, 680
    cuidados paliativos em, 740
    curativos, 631
    desfibrilação, 725
    dispositivos de deambulação, 399
    eliminação intestinal, 459
    enemas, 464
    ensino do paciente/família para
        Ver também Ensino do
        paciente/família
    pós-operatório, 701, 707, 713,
        717
    fisioterapia respiratória, 332
    gesso, 416q
    gestão das vias aéreas em, 332,
        340, 347
    injeções em
        intramuscular, 564
        subcutânea, 559
    inserção do dispositivo, 669
    irrigação da orelha, 250
    medição da temperatura, 96
    medidas de segurança na. Ver
        segurança nos cuidados
        domiciliares
    monitorização da glicose
        sanguínea em, 176
    movimento passivo contínuo,
        384
    nos cuidados do fim da vida,
        737, 740, 743
    nutrição parenteral em, 684
    nutrição, 264
    ostomia
        para desvios intestinais, 479
        para desvios urinários, 482
        para aparelhos auditivos, 254
        para os dispositivos de
            imobilização, 421

ÍNDICE

Assistência domiciliar (home care) (cont.)
  planejamento de alta para, 697, 713
    ensino do paciente, 701
    no pós-operatório imediato/ fase de convalescença, 717
    precauções contra convulsões, 52
    sedação e, 707
    taxa de fluxo, 673
    técnicas de transferências em, 365, 374
    terapia IV, 572, 578
    terapia com calor em
      seco, 652
      úmido, 650
    terapia com frio, 656
    terapia na ferida por pressão negativa, 589
    tração, 406, 411
    transfusões em, 690
    tratamento de feridas em
      bandagens de pressão em, 633
      curativos em, 631
      drenagem em, 192, 594
      irrigação em, 591
      úlceras por pressão em, 620, 615
    vias aéreas artificial no, 347
Ataduras de gaze, 638-639, 639t
Atendimento odontológico, 226-228, 227f. Ver também Higiene oral
Atividade física. Ver Exercício; Mobilidade
Atividades de vida diária, exercício e, 377q, 378t. Ver também Exercício; Mobilidade
Atrito pleural, 131, 133t
Atrofia, pele, 124q
Ausculta abdominal
  para a colocação de sonda, 271q
  para sons intestinais, 148, 150f
Ausculta, 115-117
  da artéria carótida, 138, 142f
  do abdome
    para localização da sonda, 271q
    para sons intestinais, 148, 150f
  do tórax, 87q
    marcos para, 131, 132f, 138, 139f
    na avaliação do pulso apical, 97
    para sons cardíacos, 97, 138, 140f
    para sons pulmonares, 87q, 88, 102, 131-136, 135f, 135t
    ponto de impulso máximo na, 86-87, 88f, 97, 138, 138f
  estetoscópio em, 87q, 97
  na aferição da pressão arterial, 89, 89f, 104
Autocuidado. Ver Higiene
Autoexame de mama, 115q
Autópsias, 740-743
Auxiliar de transferência bariátrica, 358, 388f
Avaliação abdominal, 146-151
  etapas na, 148
  marcos para, 148, 149f
  medida da circunferência na, 148
  palpação na, 138, 148, 150f
  sons intestinais na, 148, 150f

Avaliação cardiovascular, 137-145
  etapas na, 138
  marcos anatômicos na, 138, 139f
  pulso na, 86-87, 87q, 88f, 96-98, 138
Avaliação da saúde, 113-161
  abdominal, 146-151
  aspectos culturais, 117, 119q
  ausculta na, 115-117
  cabeça e pescoço, 127-131
  cardiovascular, 137-145
  diretrizes de Habilidade para, 118-119
  genital, 152-154
  inspeção em, 113-114
  levantamento geral, 119-125
  lista de verificação para, 114q
  monitorização de ingestão e eliminação em, 125-127, 126t
  musculoesquelética, 155-160
  neurológica, 155-160
  no cuidado centrado no paciente, 113
  odores na, 117t
  palpação na, 114-115
  para crianças. Ver Crianças, avaliação de saúde para
  para idosos. Ver Idosos, avaliação da saúde para
  percussão na, 115
  prática baseada em evidências e, 118
  pré-operatório, 692-696
  preparo do paciente na, 117-118
  preparo do quarto/equipamento para, 117
  questões de segurança, 117-118
  rotina, 113, 114q
  técnicas em, 113-117
Avaliação da visão, 128
Avaliação do tórax
  ausculta do. Ver Auscultação, do tórax
  cardiovascular, 137-145
  marcos para, 131, 132f, 138, 139f
  respiratório, 131-136
Avaliação dos nervos cranianos, 156
Avaliação física. Ver Avaliação da saúde
Avaliação musculoesquelética, 155-160
  etapas na, 156
Avaliação neurológica, 155-160
  etapas da, 156
Avaliação respiratória, 88, 101-102, 131-136
  etapas da, 102, 134
  marcos anatômicos na, 131, 132f
Avaliação retal, 153
Avaliação sensorial, 156
Avaliação, física. Ver Avaliação de saúde
Avental, proteção, 59-60
  aplicação e remoção, 64-67, 69, 71f
  precauções de isolamento e, 69

B

Bacteremia, cultura para, 177-184
Balanço de evacuação com duas pessoas, 53, 53f
Balanço de evacuação, 53, 53f

Bandagens
  cinta, 638-639, 642f
  coto, 640-641, 641f
  elástica, 638-639
  pressão, 631-633, 632f
  tamanhos de, 639
  voltas para, 639, 639t
Bandagens de pressão, 631-633, 632f
Bandagens elásticas, 638-639, 639t
Banheira, 217q
Banhos/tomar banho
  acessos IV e, 218, 219f
  banheira, 217q
  chuveiro, 217q
  completo, 217-223, 217q
  etapas no, 218, 219f, 223f
  cuidado perineal no, 224-226
  de assento, 646-649
  do idoso, 215, 224
  esponja, 217q
  lenço umedecido/viagem, 217q
  parcial no leito, 217q
  questões de segurança no, 215-216
  risco de infecção e, 216
  terapêutico, 646-649. Ver também Terapia de calor
Banho com lenços umedecidos (bag bath), 217q
Banho de assento, 646-649
Banho de leito parcial, 217q
Barbear, 232, 232f
Barreira de proteção, 59-60, 62t-63t, 64-71. Ver também Controle de infecção; Equipamentos de proteção individual; Precauções
Barreiras da pele, para bolsas de ostomia, 475-476, 475f, 477f-478f
Base de Dados para Revisões Sistemáticas, 3, 3q
Bases de dados, 2-5, 3q
Bengalas, 390-391, 393f
Benzodiazepínicos, para sedação moderada, 195
Betabloqueadores, uso pré-operatório, 693
Biópsia, medula óssea, 201-205, 201t-202t
BiPAP (pressão positiva em Bi-nível na via aérea), para a apneia do sono, 323-326, 324f
Boca. Ver também sob Oral
  avaliação da, 128
Bolsa de drenagem urinária, 432, 439f, 440
  ligação à bolsa, 479, 480f
Bolsa de drenagem, urinária, 432, 439f, 440
  bolsa para conexão, 479, 480f
Bolsa de Piggyback, 572, 574f, 575f
Bolsa de solução, 661, 661f-662f
  mudança, 673-674, 678f
Bolsa-máscara, 726, 727f
Bombas
  infusão. Ver Bombas de infusão
  plexo venoso do pé, 384-386, 384f, 702, 703f
Bombas de infusão
  insulina, 578-582, 579f, 581f
  intravenosa, 669-670, 670f
  ambulatorial, 670, 670f

Bombas de infusão (cont.)
  mini-infusão, 572-578, 573f, 577f
  para analgesia controlada pelo paciente, 670, 670f
  para analgesia epidural, 307f-308f, 308
  para anestesia local, 308f, 312-313, 312f
  para transfusões, 686
Bombas de infusão ambulatoriais, 670, 670f
Bombas de insulina, 578-582, 579f, 581f
Bomba de mini-infusão, 572-578, 573f, 577f
Bomba plantar do plexo venoso, 384-386, 384f, 701, 702, 703f, 704
Bota
  terapêutica, 356, 367
  tração de Buck, 402-404, 403f, 405q, 406
Bota para o pé, 356, 367
Braço, lavagem do, 217-223, 221f
Bradicardia, 86-87, 98, 100
  durante a remoção da impactação fecal, 454, 458-459
Bradipneia, 88t
Broncodilatadores, 323
  inaladores ativados pela respiração, 525f
  inaladores de pó seco para, 525, 525f, 530
  medidores de dose para inalação, 525-529, 525f, 526q. Ver também Inaladores dosimetrados
Broncoespasmo
  na broncoscopia, 209
  na endoscopia gastrointestinal, 212
  pós-operatório, 708t, 712
Broncoscopia, 206-209, 207f
Budismo, práticas de fim da vida no, 734q

C

Cabeça
  avaliação da, 127-131
  etapas na, 128
  linfonodos da, 128, 130f
  Cacifo do, 138, 143f
Cadáver, cuidados com, 740-743
Cadeira, transferir para, 358, 359f-361f, 388f
  usando muletas, 391, 397f
Cadeiras de rodas, 38
  transferir para, 365-366
Calos, 233f, 233t
Camas com ar fluidizado, 607t-608t
Camas de baixa perda de ar, 607t-608t
Camas fechadas, 239-240
Campo
  estéril, 73-77
  para cateterismo urinário, 433, 433f-435f
  para o cuidado perineal, 225f
Campo estéril, preparo do, 73-77, 74f-77f
Canal do aparelho auditivo, 251, 251f

Câncer
  de mama, autoexame para, 115q
  de pele, 120, 122q, 124q
  de testículo, autoexame para, 116q
Canetas de injeção, 554, 554f
Cânula nasal com reservatório, 319t, 320
Cânula nasal, 319t, 320, 320f
Cânulas de ponta romba, 542, 543f
Cânulas. Ver também Cateteres/cateterismo
  nasal, 319t, 320, 320f
  ponta romba, 542, 543f
Capelães, 725
Cápsulas. Ver Medicamentos orais
Carga de peso parcial, 390
Carga parcial, 390
Carga total, 390
Carrinho de ressuscitação, 726, 726f
Carrinhos
  de medicação, 490, 496f
  reanimação (choque), 726, 726f
Carro de emergência, 726, 726f
Caspa, 230t
Cateter Yankauer, 332, 333f
Cateteres do tipo preservativo, 426-428, 427f-428f
Cateteres periféricos de linha média, 659t. Ver também Terapia intravenosa, dispositivos de acesso para inserção de, 659-667
Cateteres por sobre agulhas, 659-660, 659t. Ver também Terapia intravenosa, dispositivos de acesso para inserção de, 659-667
Cateteres tipo preservativo, 426-428, 427f-428f
Cateteres urinários
  coleta da amostra do, 165-168, 167f
  deambulação e, 387, 392q
  externo, 426-428, 427f-428f
  infecção no. Ver Infecções do trato urinário
  irrigação do, 446-450, 447f, 449f
  reta, 430-431, 431f
    inserção de, 430-439
    remoção do, 440-442
  sonda vesical de demora
    a longo prazo, 430-432
    balão no, 430-431, 431f, 435q, 438f, 440-441
    bolsa de drenagem para, 432, 439f, 440
    características da, 430-431, 431f
    cobrindo paciente para, 433, 433f-435f
    cuidado de, 443
    de curta permanência, 430
    em crianças, 440, 442
    em idosos, 426, 440
    inserção de, 433
    limpeza peniana para, 433, 436f
    limpeza perineal para, 433, 436f

Cateteres urinários (cont.)
  lubrificação, 433, 435f
  lumens do, 430-431, 431f
  na assistência domiciliar (home care), 440, 442
  remoção do, 440-442
  seleção do, 431
  tamanhos de, 431, 431f
  suprapúbico, 443-445, 444f-445f
  tipo preservativo, 426-428, 427f-428f
  urostomia, 482-484
Cateteres/cateterismo
  cardíaco, 196-199, 196f
  dispositivos de estabilização para, 666f
  intravenosa, 660, 668t. Ver também Terapia intravenosa
  dispositivos de estabilização para, 666f
  inserção de, 659-667, 663f-667f
  remoção de, 680, 680f
  seleção de, 659-660, 659t
  tipos de, 659t, 660
  na analgesia epidural, 307-311, 307f, 310q
  urinário. Ver Cateteres urinários Yankauer, 332, 333f
Cateterismo cardíaco, 196-199, 196f
Cateterização suprapúbica, 443-445, 444f-445f
Cefaleia pós-punção, 195
Cegueira. Ver Prejuízo visual
Cerume
  impactado, 243, 249-250
  remoção do, 249-250, 520, 524f
Cetonas, teste de urina, 169-170
Cheyne-Stokes, respirações, 88t
Choque, elétrico, 52-53
Chuveiros, 217q. Ver também Banhos/banho
Cianose, 122t
Cicatrização de feridas, 585, 586q, 587f, 604-605
  curativos e, 622. Ver também Curativos
  nas úlceras por pressão, 588, 604-605. Ver também Úlceras por pressão
  retardada, 604-605, 606t
CINAHL, 3, 3q
Cintas abdominais, 641-642, 642f
Cintas de mama, 641-642
Cintas, 641-642, 642f
Cinto ao redor da cintura, 41
Cinto de transferência, 387
Cintos de segurança, 38, 41, 45. Ver também Contenções
Cintos, segurança, 38, 41, 45
Clampe de controle, para equipos de infusão, 661f
Classificação do estado físico, 705, 705q
Cliente. Ver em Paciente
Clorexidina, para cuidados do local de inserção do pino, 402, 407-408
Coanalgésicos, 299
Colágeno, na cicatrização de ferida, 586q

Colangiopancreatografia endoscópica retrógrada, 210-212
Colchões de água, 607t-608t
Colchões de espuma, 607t-608t
Colchões, para redução de pressão, 606-610, 607t-608t
Colecistite, 147t
Coleta de amostras, 69, 162-193
  aspectos culturais, 162
  aspirado gástrico, 275, 277f
  da sonda nasogástrica, 275, 277f
  da urostomia, 482-484
  de drenagem de feridas, 190-192
  do nariz e da garganta, 184-187
  escarro, 189f
  fezes, 170-172
  identificação do paciente para, 163
  líquido cefalorraquidiano, 201-205, 201t-202t
  líquido peritoneal, 201-205, 201t-202t
  líquido pleural, 201-205, 201t-202t
  medula óssea, 201-205, 201t-202t
  no cuidado centrado no paciente, 162
  para teste Gastroccult, 170-172
  para teste Hemoccult, 170-172
  prática baseada em evidências e, 163
  procedimentos de aspiração para, 201-205, 201t-202t
  questões de segurança, 162-163, 163f
  requisições para, 162-163
  sangue
    dispositivos de lanceta para, 174-176, 175f-l76f
    para a monitorização de glicose, 172-176
    punção venosa para, 177-184
    secreções gástricas, 170-172
  urina, 163-168
    do cateter, 165-168, 167f
    etapas da, 165-168
Colírios, 502t, 519-524
Colonoscopia, 210-212
Colostomia, 473, 474f. Ver também Ostomias
  equipamento coletor para, 475-478, 475f. Ver também Ostomias, sistemas coletores para
  etapas na, 477f, 478f-481-482
  irrigação da, 473
Coluna
  avaliação da, 156, 160
  cervical. Ver Pescoço
  curvatura da, 160
Coluna cervical. Ver Pescoço
Coma, cuidado com o olho no, 246-247
Comadre para fraturas, 454, 454f
Comadres, 454, 454f-456f
Complicações cardíacas, pós-operatório, 693
Complicações cirúrgicas
  controle das
    na fase de recuperação imediata da anestesia, 707-712

Complicações cirúrgicas (cont.)
  no pós-operatório imediato/fase de convalescença, 713-716
  prática baseada em evidências e, 693
  prevenção e controle das, 693. Ver também Cuidado no pós-operatório, Cuidado pré-operatórios
  tipos de, 708t
Complicações neurovasculares
  avaliação para, 412, 415f
  com gesso, 402, 416
  com tração da pele, 402, 404
Complicações vasculares
  avaliação para, 412, 415f
  com gessos, 402, 416
  com tração da pele, 404
  pós-operatório, 708t, 713
Compressas
  fria, 652-655
  quente, 646-649
Compressas de gaze, úmida, 646-649
Compressas frias, 652-655
Compressas quentes, 646-649
Compressões torácicas, 720t, 726, 728f
Comprimidos. Ver Medicamentos orais
Comprometimento cognitivo
  comunicação no, 12, 19-22
  etapas do, 752
  modificações da casa para, 746, 751-752
Comprometimento da fala, comunicação no, 12
Comunicação de mudança de turno, 23
Comunicação não verbal, 12
Comunicação SBAR, 23-24, 29
Comunicação sem as mãos, 23
Comunicação terapêutica. Ver Comunicação, terapêutica
Comunicação, 9-25
  aspectos culturais, 10–12
  avaliação da, 13-14
  centrada no paciente, 10-12
  com crianças, 16
  com idosos, 16
  com pacientes ansiosos, 19-22, 19q
  com pacientes com deficiência auditiva, 12, 242
  com pacientes com deficiência cognitiva, 12, 19-22
  com pacientes depressivos, 19-22
  com pacientes irritados, 12, 19-22
  com quem não fala português, 12, 12q
  dispositivos para, 12q
  elementos básicos da, 9, 10f
  empatia na, 13
  escuta ativa em, 13
  facilitação da, 9-10, 11t
  fatores que afetam, 9, 10q
  hand-off, 23
  ineficaz, 9, 10q, 11t
  interdisciplinar, 23-24

Comunicação *(cont.)*
  mudança de turno, 23
  na afasia, 12
  na assistência domiciliar (*home care*), 16
  na entrevista, 16-19, 16q
  na prática baseada em evidências, 12
  não verbal, 10
  nos cuidados com traqueostomia, 12, 12f
  pacientes com deficiência de fala, 12
  processo de enfermagem e, 13-15
  questões de segurança e, 12
  SBAR, 23-24, 29
  silêncio e, 9
  sobre a dor, 289-296
  terapêutica, 13-15
    avaliação (coleta de dados) e, 13-14
    avaliação e, 15
    implementação e, 14
    planejamento e, 14
    prática na, 12
  vias aéreas artificiais e, 317
Condições do couro cabeludo, 230t
Conduto Ileal, 474f, 476. *Ver também* Ostomias
Confidencialidade, documentação e, 27
Configurações de administração volume controlada, 544f, 576f, 572-578, 670, 672f
ConstaVac, 591-592
Constipação, 147t
  definição de, 457
  dieta e, 454
  em crianças, 464
  em idosos, 454, 464
  enemas para, 459-463. *Ver também* Enemas
  impactação fecal e, 453-454, 457-458
  induzidas por opioides, 454
Conta-gotas, 492, 492f
Contato com os olhos, na comunicação, 10
Contenção de extremidades, 45, 46f
Contenção de Mitten, 45, 46f
Contenção do cotovelo, 45, 47f
Contenções (restrições)
  alternativas a, 41-44
  aplicação de, 44-48
  aspectos culturais, 44-45
  cinto, 38, 41, 45
  complicações, 44-45
  cotovelo, 45, 47f
  extremidade, 40, 45
  indicações para, 44
  laço de liberação rápida para, 45, 47f
  luva de, 45, 46f
  prescrições para, 44, 48
  química, 44
  tipos de, 44-45
Contenções químicas, 44. *Ver também* Contenções
Contraste, radiopaco, 195. *Ver também* Exames com meios de contraste

Contraturas, prevenção de, 356
Controladores de fluxo, 669
Controle da dor, 288-316
  analgesia controlada pela enfermeira no, 302
  analgesia controlada pela família no, 302
  analgesia controlada pelo paciente no, 302-305, 305f, 307f
    bomba de infusão para, 670, 670f
  aspectos culturais, 288, 384
  avaliação no, 289-291
    em crianças, 291f-292f
    em pacientes que não falam, 289, 289q
    escalas de classificação para, 290, 291f, 292q
    mnemônico PQRSTU para, 290
  bomba de infusão no, 312-313, 312f
  etapas no, 300
  farmacológico, 299-301. *Ver também* Analgésicos
  não farmacológico, 289-296, 290q
    distração no, 292
    imaginação guiada no, 297-299
    massagem no, 292, 294f-295f
    posicionamento no, 292
    relaxamento no, 297-299
    talas no, 292, 293f
  níveis de sedação no, 305q
  no cuidado centrado no paciente, 288
  nos cuidados domiciliares, 302
  nos cuidados paliativos, 738
  para arrumação de cama ocupada, 235
  para as crianças, 291f-292f, 301
  para idosos, 301-302
  pós-operatório, 713
  prática baseada em evidências e, 289
  questões de segurança no, 288-289, 300q-301q
  subtratamento no, 299
Controle de diurese, 440
Controle de infecção, 59-82. *Ver também* Precauções
  assepsia no, 59, 60q. *Ver também* Assepsia
  barreira de proteção em, 59-60, 62t-63t, 64-71
  campo estéril, 73-77, 74f-77f
  coorte no, 60
  equipamentos de proteção individual no, 59-60, 64-67. *Ver também* Equipamentos de proteção individual
  higiene das mãos no, 61-64, 62f-63f
  no cuidado centrado no paciente, 59
  para a tuberculose, 72
  prática baseada em evidências e, 61
  precauções de isolamento em, 62t-63t, 67-72

Controle de infecção *(cont.)*
  precauções padrão em, 59-60, 62t-63t, 64-71
  respiratório, 72
Controle de líquidos. *Ver também* Terapia intravenosa
  no gerenciamento do código, 726
  nos cuidados paliativos, 738, 738t
Convulsões, prevenção contra lesões nas, 49-52
Coorte, 60
Coração. *Ver também* Cardíaco
  anormalidades pós-operatórias na, 693, 708t
  avaliação do, 137-145. *Ver também* Avaliação cardiovascular
  etapas na, 138
  pulso na, 86-87, 87q, 88f, 96-98
Corante radiopaco, 195. *Ver também* Exames com meio de contraste
Corpo, cuidados post mortem do, 740-743
Corpos estranhos
  na orelha, 249-250
  nas vias aéreas, 720t
  no olho, 243-246
Cortantes
  com proteção para lesões por materiais cortantes, 542, 543f
  manipulação segura de, 542, 543f, 659
  recipientes para, 542, 543f, 659
Corticosteroides
  para a dor, 299
  para doenças respiratórias, 323
Costelas, avaliação das, 131
Coto de amputação, bandagem, 640-641, 641f
Cotos, curativos de, 640-641, 641f
Cotovelo, amplitude de movimento, 158t
  exercícios para, 379t-381t
Coxins, 613f
CPAP (pressão contínua positiva nas vias aéreas), para apneia do sono, 323-326, 324f
Cremes, aplicação de, 514-518
Crenças religiosas. *Ver também* Questões culturais
  sobre a morte e morrer, 732, 733q-734q, 736
Crepitações, 131, 133t
Crianças
  abuso de, 120
  administração de oxigênio para, 323
  aferição da pressão arterial para, 107
  aparelhos auditivos para, 254
  aspiração para, 340
  avaliação de saúde para, 118
    abdominal, 152
    cabeça e pescoço, 131
    cardiovascular, 146
    genital, 153
    levantamento geral na, 125

Crianças *(cont.)*
  musculoesquelética, 160
  neurológica, 160
  torácica, 137
  avaliação do pulso para
    apical, 98
    radial, 100
  banho das, 224
  broncoscopia para, 209
  cateterismo urinário para, 440
  coleta de amostra de
    drenagem de feridas, 192
    nariz e garganta, 187
    sangue, 184
    urina, 168
  compressões torácicas, para, 720t, 726, 728f
  comunicação com, 16, 19, 23
  contenções para, 48-49. *Ver também* Contenções
    alternativas a, 44
  controle de infecção para, 72, 77
  cuidado com ostomia para
    para desvio urinário, 482
    para desvios intestinais, 479
  cuidado dos olhos para, 246
  cuidado pós-operatório para
    após sedação moderada, 696
    ensino do paciente no, 701
    na recuperação imediata da anestesia, 713
    no pós-operatório precoce/ estágio de convalescência, 697
  cuidado pré-operatório para, 696
  preparo do paciente na, 704
  cuidados de emergência para, 720t, 722, 725-726, 728-730
  cuidados paliativos para, 740
  curativos no, 631
  curativos para, 631
  desfibrilação para, 720t, 725
  dispositivos de imobilização para, 421
  dor em
    escalas de classificação para, 291f
    manejo da, 297, 301-302, 306, 311-312, 314
  dores de cabeça em, 131
  drenagem no, 594
  endoscopia gastrointestinal para, 213
  exame oftalmológico para, 131
  exames com meios de contraste para, 200
  fisioterapia respiratória para, 332
  frequência respiratória em, 103
  gerenciamento de código para, 720t, 726, 728f
  gesso para, 417
  infusão subcutânea contínua para, 582
  injeções para
    intradérmica, 567
    intramuscular, 564
    subcutânea, 559
  irrigação do ouvido para, 250
  irrigação no, 591

Crianças (cont.)
　manejo das vias aéreas para, 332, 340, 347
　medicamentos para, 499
　　inalação, 530
　　nebulização, 534
　　oftálmico, 525
　　oral, 509
　　otológico, 525
　medidas de segurança para, 41, 44
　mensuração de temperatura para, 96
　morte e morrer e, 743
　muletas para, 399
　nutrição para, 264, 268
　　enteral, 274, 283-285, 684
　posicionamento de, 374
　precauções contra convulsões, 52
　procedimentos de aspiração para, 206
　ressuscitação da, 720t, 722, 725-726, 728f, 730
　sedação para, 707
　segurança na assistência domiciliar (*home care*) e, 750, 756
　sondagem nasogástrica para, 471
　sutura/remoção de grampos para, 598
　terapia com calor para
　　seco, 652
　　úmido, 650
　terapia com frio para, 656
　terapia IV para, 572, 578
　　inserção de dispositivo em, 668-669
　　manutenção do local, 680
　　taxa de fluxo na, 673
　teste de tuberculose para, 567
　tração para, 406, 411
　transfusões para, 689
　transporte de, 365
　tratamento de feridas por úlceras por pressão em, 620, 615
　vias aéreas artificiais para, 323, 347, 721-722, 721t
Crioterapia. *Ver* Terapia com frio
Crises epilépticas, prevenção de lesões na, 49-52
Cristianismo, práticas de fim de vida no, 734q
Cuffs
　esfigmomanômetro, 89, 90f, 108t
　tubo endotraqueal, 333f, 342
　tudo de traqueostomia, 334f
Cuidado *post mortem*, 740-743
Cuidado centrado no paciente
　administração de medicamentos no, 486
　　não parenteral, 501-502
　　parenteral, 541-542
　avaliação de saúde em, 113
　coleta de amostras no, 162
　comunicação na, 10-12
　controle da dor no, 288
　controle de infecção no, 59
　definição de, 26
　documentação em, 26
　eliminação urinária no, 424

Cuidado centrado no paciente (cont.)
　ferida, 585, 622
　gesso em, 401-402
　higiene no, 215
　imobilização no, 401-402
　manejo das vias aéreas no, 317
　manipulação de paciente no, 355
　mobilidade no, 376
　na terapia IV, 658
　nutrição no, 257
　olho, 242
　orelha, 242
　ostomias no, 479-481
　paliativo, 732-734
　pós-operatório, 692
　procedimentos diagnósticos no, 194
　questões de segurança no, 35
　sensibilidade cultural no, 10-12. *Ver também* Questões culturais
　sinais vitais no, 83
　terapia com calor e frio no, 645
　tração no, 401-402
　úlceras por pressão no, 605
Cuidado com a orelha
　centrado no paciente, 242
　irrigação, 249-250
　limpeza na, 520, 524f
　questões de segurança, 243, 249-250
Cuidado com a pele. *Ver também* Cuidado da ferida
　na cateterização suprapúbica, 443-445, 445f
　na nutrição enteral, 284-285
　na sondagem nasogástrica, 454-455
　na tração da pele, 403
　na tração esquelética, 402
　no local de inserção do pino, 402, 409
　no local IV, 673-679, 675f, 677f-678f
　nos cuidados com estoma, 476
　nos cuidados com o gesso, 416q, 418, 418q
　nos cuidados paliativos, 738, 738t
Cuidado com os olhos
　centrado no paciente, 242
　irrigação, 243-246, 245f
　lente de contacto removíveis, 245q
　limpeza, 217-223, 220f, 520, 521f
　para paciente em coma, 220q, 246-247
　para prótese ocular, 243-249, 247f-249f
　questões de segurança no, 243, 244q, 248
Cuidado perineal, 224-226
　na coleta de amostra de urina, 165-168, 166f
　no cateterismo, 433, 436f
Cuidado pré-operatório, 692-718
　aspectos culturais, 692
　avaliação no, 692-696
　　etapas do, 694
　centrado no paciente, 692
　ensino do paciente/família no, 692, 696-700

Cuidado pré-operatório (cont.)
　etapas no, 697
　prática baseada em evidências e, 693
　preparo físico no, 701-704
　　etapas no, 702
　segurança no, 692-693
Cuidados com a dentadura, 228
Cuidados com a traqueostomia, 340-347
　etapas nos, 342, 345-346f
Cuidados com os cabelos, 229-232
　barbear, 232, 232f
　lavagem, 229-232, 231f
　pentear e escovar, 232, 232f
Cuidados com os pés, 233-235
　imersão, 221q, 234
　no diabetes melito, 221q, 233-235
Cuidados de emergência, 719-731
　cadeia de sobrevivência em, 719-720
　centrado no paciente, 719
　compressões torácicas em, 720t, 726, 728f
　desfibrilação em, 720t, 723-724, 723f-724f, 726
　　etapas na, 723
　medidas de segurança para, 719
　diretivas antecipadas e, 719, 732-733, 735
　diretrizes para, 720t
　exame primário em, 725-726
　exame secundário em, 725-726
　gerenciamento de código em, 725-729
　　etapas do, 726
　manejo das vias aéreas nos, 720t, 721-722, 726
　medidas de segurança em, 719
　para lactentes e crianças, 720t, 722, 725-726, 728-730
　posição de recuperação, em, 725, 725f
　prática baseada em evidências e, 719-720
　respiração de resgate em, 720t, 726, 727f
　ressuscitação cardiocerebral em, 720t, 729-730
　ressuscitação cardiopulmonar em, 720t, 725-729
　　diretrizes para, 720t
　time de resposta em, 725
　via aérea orofaríngea em, 721-722, 721f, 721t
Cuidados de fim de vida, 732-745
　apoio da família na, 735-736
　aspectos culturais dos, 732, 734q, 736
　autocuidado da enfermeira em, 734-735
　autópsias, 740-743
　centrado no paciente, 732-734
　cuidados *post mortem* em, 740-743
　cuidados em *hospice*, 732, 733q, 733f
　cuidados paliativos em, 732, 733q, 733f, 737-740. *Ver também* Cuidados paliativos

Cuidados de fim de vida (cont.)
　diretivas avançadas em, 719, 732-733, 735
　luto em, 735-736
　ordens de não ressuscitar em, 719, 732-734
　prática baseada em evidências e, 735
　preocupações religiosas/espirituais em, 732, 733q-734q, 736
　questões de segurança em, 734
　questões éticas nos, 733-734
　questões jurídicas, 732-733
Cuidados em hospices, 732, 733q, 733f. *Ver também* Cuidados paliativos
Cuidados locais. *Ver* Cuidados com a pele
Cuidados no local de inserção do pino, 402, 409
Cuidados paliativos. *Ver também* Cuidados no fim de vida
　autocuidado de enfermagem nos, 734-735
　centrado no paciente, 732-734
　controle da dor nos, 738
　diretivas antecipadas e, 719, 732-733, 735
　envolvimento da família nos, 737-738, 738f
　etapas nos, 738
　intervenções comuns nos, 738t
　medidas de segurança nos, 734
　prática baseada em evidências e, 735
　preocupações espirituais, 732, 733q-734q, 736
　questões éticas nos, 733-734
　questões jurídicas, 732-733
　toque terapêutico nos, 732, 733f
　versus cuidados em hospices, 732, 733q, 733f
Cuidados pós-operatórios, 692-718. *Ver também* Complicações cirúrgicas
　aspectos culturais nos, 692
　avaliação nos, 693
　centrado no paciente, 692
　ensino paciente para, 692
　na fase pós-anestésica imediata, 692, 707-712, 708t-709t. *Ver também* Anestesia, complicações das
　　etapas na, 710
　no início da fase de recuperação/convalescença, 692, 713-716
　　etapas na, 714
　prática baseada em evidências e, 693
　segurança na, 693
Cultura da garganta, 184-187
Cultura de faringe, 184-187
Cultura de urina e sensibilidade, 163-164
Cultura nasal, 184-187
Culturas
　escarro, 187-190
　ferida, 190-192
　fezes, 170-172
　líquido cefalorraquidiano, 201-205, 201t-202t

Culturas *(cont.)*
  medula óssea, 201
  nariz e garganta, 184-187
  sangue, 177-184
  urina, 163-164
Curativo adesivo para estoma/hidrocoloide, 625
Curativo compressivo abdominal, 712-713
Curativo compressivo de extremidade, 712-713
Curativo de alginato, 617, 618t, 623t
Curativo interno na orelha, 251, 251f
Curativo interno no canal auditivo, 251, 251f
Curativos com gazes, 623f. *Ver também* Curativos
  aplicação de, 626, 627f-630f
Curativos de absorção, 635-638
Curativos de espuma, 617, 618t, 623, 635-638
  aplicação do, 636
  na terapia da ferida por pressão negativa, 598-601, 601q, 601f
Curativos de filme transparente, 617, 618t, 623t
  aplicação, 633-634, 634f-635f
Curativos de hidrofibra, 635-638
Curativos de hidrogel, 617, 618t, 623t, 635-638
  aplicação de, 636
Curativos de pressão, 712-713
Curativos hidrocoloides, 617, 618t, 623t, 635-638
  aplicação de, 636
Curativos secos, 624-630
  aplicação de, 626, 627f-630f
Curativos úmido para seco, 617, 618t, 624-630
  aplicação de, 626, 627f-630f
Curativos úmidos a secos, 617, 618t, 624
  aplicação de, 626, 627f-630f
Curativos, 622-644
  absorção, 635-638
  alginato, 617, 618t, 623t
  bandagem, 639t, 640, 640f
  cicatrização de feridas e, 622
  cintas para, 638-639, 642f
  debridamento, 622, 624
  espuma, 617, 618t, 623t, 635-638
    aplicação de, 636
    no tratamento da ferida por pressão negativa, 598-601, 601q, 601f
  filme transparente, 617, 618t, 623t, 633-634, 634f-635f
  fitas para, 624-625, 629f
  gaze, 623t
    aplicação de, 626
  hidrocoloide, 617, 618t, 623t, 635-638
  hidrofibra, 635-638
  hidrogel, 617, 618t, 623t, 635-638
  ideal, 624q
  no tratamento da ferida por pressão negativa, 598-601, 601q, 601f
  para cateter suprapúbico, 444, 445f

Curativos *(cont.)*
  para locais de acesso vascular, 667f, 673, 675f
  para úlceras por pressão, 617, 618t
  prática baseada em evidências e, 624
  pressão, 712-713
  primário, 622
  propósito do, 622
  seco, 624-630
  tipos de, 623t
  traqueostomia, 342, 346f
  úmido para seco, 617, 618t, 624-630
  aplicação de, 626, 627f-630f
Curso de provedor de suporte avançado de vida em cardiologia, 725

D

Deambulação. *Ver também* Exercício; Mobilidade
  auxiliar na, 387-389
  com acessos IV, 387, 392q
  com cateteres urinários, 387, 392q
  pós-operatório, 714
Debridamento enzimático, 622
Decúbito lateral, 367, 372f
  para enemas, 461, 463f
Dedos
  amplitude de movimento dos, 158t
  exercícios para, 379t-381t
  imersão dos, 234
Dedos dos pés, amplitude de movimento do, 158t
  exercícios para, 379t-381t
Deficiência visual. *Ver também* Olhos
  alimentação e, 262, 263f
  disfunção cognitiva e, 243
  prática baseada em evidências e, 243
  questões de segurança no, 243, 248
Déficit do pulso apical-radial, 101
Déficits sensoriais. *Ver também* Deficiência auditiva; Deficiência visual
  negligência unilateral e, 357
  risco de úlceras por pressão e, 606t
Deiscência da ferida, 598-601, 598f
Demência
  comunicação na, 12, 19-22
  etapas da, 752
  modificações da casa para, 746, 751-752
Dentes, cuidados dos, 226-228, 227f. *Ver também* Higiene oral
Dependência, de medicamentos, 488
Depressão respiratória relacionada a opioide, 299, 301, 310-311
  pós-operatória, 708t, 712-713
Depressão, comunicação na, 19-22
Dermatite de contato, 216t
Desbridamento
  autolítico, 622

Desbridamento *(cont.)*
  enzimático, 622
  por curativos, 622, 624
Desbridamento autolítico, 622
Descompressão gástrica, 453-454, 464-471
  complicações da, 453-454
  questões de segurança, 453-454
  sonda nasogástrica para, 454, 464-471
    inserção e remoção de, 464-471
    irrigação da, 465
    tipos de, 464, 464f
    verificação do posicionamento para, 465, 468f
Desequilíbrio de líquidos
  na terapia IV, 668, 673
  pós-operatório, 712-713
  relacionado à transfusão, 689
Desfibrilação, 720t, 723-724, 723f-724f, 726
  etapas da, 723
  medidas de segurança para, 719
Desfibriladores externos automáticos. *Ver* Desfibrilação
Desnutrição. *Ver* Problemas nutricionais
Desvios intestinais, 473. *Ver também* Ostomias
Desvios urinários, 473. *Ver também* Ostomias
Diabete melito
  canetas para injeção de, 554, 554f
  cuidados com os pés no, 221q, 233-235
  dieta na, 261t
  insulina para
    administração de, 554, 578-582, 579f
    infusão subcutânea contínua de, 578-582, 579f, 581f
    mistura, 550, 551q
    monitorização da glicose sanguínea na, 173-176
Diarreia
  causas da, 454
  dieta e, 454
  impactação fecal e, 453-454
  incontinência e, 454
  na nutrição enteral, 283
Dieta com líquidos espessados, 265
Dieta com modificação de gorduras, 261t
Dieta com poucos resíduos, 261t
Dieta líquida, 261t
Dieta livre de líquido, 261t
Dieta macia para os dentes, 261t
Dieta mecânica, 261t
Dieta pastosa, 261t
  para disfagia, 265, 266t
Dieta rica em fibras, 261t, 454
Dieta. *Ver também* Alimentação; Nutrição
  alto teor de fibras, 261t, 454
  constipação e, 454
  diabéticos, 261t
  diarreia e, 454
  incontinência fecal e, 454
  para a disfagia, 265, 266t
  pós-operatória, 714
  progressiva, 261t
  terapêutica, 260, 261t

Dietas líquidas, 261t
  para a disfagia, 265, 266t
Dietas progressivas, 261t
Dietas terapêuticas, 260, 261t
Diretivas antecipadas, 719, 732-733, 735
Diretrizes da OSHA, para mobilização do paciente, 355
Disco intraocular, 520, 523f
Disfagia, 257-259
  causas da, 265q
  diagnóstico de, 265
  dieta para, 265, 266t
  em crianças, 268
  medicamento orais e, 503
  precauções contra aspiração na, 263q, 265-267. *Ver também* Aspiração
  triagem para, 265-266, 503
Dispepsia, 147t
Dispneia, 88
  no paciente que está morrendo, 738, 738t
Dispositivo auditivo totalmente inserido no canal, 251, 251f
Dispositivo para auxiliar a levantar e ficar em pé, 358, 388f
Dispositivo para deambulação, 390-398
  andadores, 391, 398f
  bengalas, 390-391, 393f
  muletas, 391, 393f-397f
Dispositivos de acesso vascular. *Ver* Terapia intravenosa, dispositivos de acesso para
Dispositivos de acesso venoso central, para nutrição parenteral, 681
Dispositivos de assistência
  para alimentação, 261f, 262
  para deambulação, 390-398. *Ver também* Dispositivos para deambulação
  para transferência de paciente, 356, 358
Dispositivos de compressão intermitente, uso pré-operatório de, 702, 703f
Dispositivos de compressão, 384-386, 386f, 389, 702, 703f
Dispositivos de compressão sequencial, 384-386, 386f
Dispositivos de imobilização, 401, 418-421
  complicações dos, 402
  no cuidado centrado no paciente, 401-402
Dispositivos de infusão. *Ver também* Terapia intravenosa
  inserção de, 659-667, 663f-667f
  mudança do, 659-660
  seleção de, 659-660, 659t
  tipos de, 659t, 660
Dispositivos de monitoramento, dispositivos para mobilidade/prevenção contra quedas, 41-44
Dispositivos elétricos de resfriamento, 652-653, 655f
Dispositivos eletrônicos de infusão, 660, 669-670

Dispositivos médicos, segurança em casa para, 753-756
Dispositivos ortopédicos. *Ver* Gessos; Dispositivos de imobilização; Tração
Dispositivos para cortar comprimidos, 504, 505f
Dispositivos para fechamento vascular, 195, 198
Dispositivos para macerar comprimidos, 504, 506f
Dispositivos periféricos intravenosos curtos, inserção de, 659-667, 663f-667f
Disritmias. *Ver* Arritmias
Distensão abdominal, 148
Distensão da bexiga, 148, 151
Distração, para a dor, 292
Distúrbios do cabelo, 230t
Distúrbios osteomusculares
  dispositivos de imobilização para, 401, 418-421. *Ver também* Dispositivos de imobilização
  gessos para, 401, 412-415, 416q, 417-418, 418q. *Ver também* Gessos
  na enfermagem, prevenção da, 355-364, 376-377, 377t
  terapia com calor para, 646-649
  terapia com frio para, 652-655
  tração para, 401-410. *Ver também* Tração
Documentação, 26-34
  abordagem SBAR na, 29
  aspectos legais da, 26-27, 29
  completude na, 28
  complexidades em, 26-27
  concisão na, 28
  confidencialidade e, 27
  dados objetivos *versus* subjetivos na, 28
  de administração de medicamentos, 491-493
  de ocorrência de incidentes, 32-33
  definição de, 26
  diretrizes para, 28-29
  eletrônica, 26-27, 30, 32
  erros em, 27
  formato APIE para, 30-31
  formato DAR para, 30-31
  formato PIE para, 30-31
  formato SOAP para, 30-31
  formato SOAPE para, 30-31
  formulários e planilhas para, 27, 30q
  linha do tempo, 29, 29f
  métodos de, 29
  na prática baseada em evidências, 26-27
  no cuidado centrado no paciente, 26
  notas básicas narrativas em, 31
  notas bem organizadas, 29
  notas de progresso na, 30-31
  padrão Joint Commission para, 26-28
  precisão, 28
  registro por exceção na, 29, 31

Documentação *(cont.)*
  registros de origem na, 29
  registros orientados por problemas na, 29
  resumo computadorizado do atendimento ao paciente na, 30q
Doença cardíaca
  impactação fecal na, 454, 458-459
  pomada de nitroglicerina para, 514-518
Doença de Alzheimer
  comunicação na, 12, 19-22
  etapas da, 752
  modificações na casa, 746, 751-752
Doença de Crohn, 147t
Doença pulmonar obstrutiva crônica (DPOC), posicionamento na, 323-326, 325f
Doença vascular periférica, 138, 142t
Doenças respiratórias
  administração de oxigênio nas, 317-322, 319t. *Ver também* Administração de oxigênio
  manejo das vias aéreas nas. *Ver* Manejo das vias aéreas
  pico da taxa de fluxo expiratório, 326-327, 327f
Doenças transmitidas por alimentos, prevenção das, 259, 259q
Dor
  abdominal
    avaliação da, 146-151
    causas de, 147t
    tensão de rebote na, 151
  aspectos culturais, 288, 376
  comunicação sobre, 289-296
  mobilidade e, 376
  musculoesquelética, 155
  panturrilha, na trombose venosa, 138
  pós-operatório, 713
  respostas não verbais a, 289-290, 289q, 291f
  tórax, 137
Dor abdominal
  avaliação da, 146-151
  causas da, 147t
  tensão de rebote na, 151
Dor na panturrilha, na trombose venosa, 138
Dor no peito, 137
Dores de cabeça
  em crianças, 131
  pós-punção lombar, 195
Dose
  cálculo da, 492, 494-495
    análise dimensional para, 494, 495q
    método da razão de proporções para, 494
    método de fórmula para, 494, 494q
  sistema de mensuração para, 494-495
Dose única, medicamentos, 489

Dosimetrados
  atividades na pré-administração, 496-497
  com nebulizador, 531-534, 533f
  erros de medicação e, 490
  falta de adesão e, 501-502
  farmacêuticos e, 490
  farmacocinética e, 487
  horários para, 487, 492-493
  informações do rótulo em, 492-493, 492f
  intravenosa, 567-569. *Ver também* Terapia intravenosa
    bólus (*push*), 567-569, 570f
    infusão por *piggyback*, 572
    mini-infusão, 544f, 572-578, 577f
    volume controlado, 543f-544f, 572-578, 670, 672f
  não parenteral, 501-540, 502t
    no cuidado centrado no paciente, 501-502
    prática baseada em evidências e, 509
    resumo dos, 501
    vias de, 501, 502t
  no cuidado centrado no paciente, 486, 501-502
  oral, 502t, 503-509. *Ver também* Medicamentos orais
  ordens do médico para (prescrição médica), 489, 489q, 492-493
  parenteral, 541-582. *Ver também* Medicamentos parenterais
  planejamento na, 496
  práticas seguras em, 486, 502
  preparo de medicamentos na, 493-494
  preparo para, 486-500
  processo de enfermagem na, 495-497
  recusa do paciente e, 496, 509
  responsabilidades da enfermeira na, 486
  retal, 502t, 535f, 537, 538f
  se necessário, 487, 49
  seis certos da, 491-494
  sistemas de medição para, 494-495
  soluções alternativas e, 542
  tópica, 501, 502t, 514-518
    etapas da, 515
  vaginal, 502t, 535, 535f-536f
  vias de, 492
    não parenteral, 501, 502t
    parenteral, 541
DPOC (doença pulmonar obstrutiva crônica), posicionamento na, 323-326, 325f
Drenagem
  ferida, 624, 625t
    coleção de, 591-594, 591f-593f
    cultura de, 190-192
    mensuração da, 125-127
    postural, 327-332, 328t-329t, 330f
    tórax fechado, 347-352, 348f, 352t
Drenagem brônquica, 328t-329t

Drenagem da ferida
  coleta de, 591-594, 591f-593f
  cultura da, 190-192
  tipos de, 624, 625t
Drenagem de tórax com selo d'água, 347-352, 348f, 352t
Drenagem de urina, monitoramento de, 125-127, 126t
Drenagem do tórax
  drenos para, 347-352, 348f, 352t
  postural, 327-332, 328t-329t, 330f
Drenagem fechada de tórax, 347-352, 348f, 352t
Drenagem postural, 327-332, 328t-329t, 330f
Dreno Jackson-Pratt, 127f, 591-592, 591f, 593f
Dreno(s)
  limpeza ao redor, 625, 628f
Drenos mediastinais, 347-352
Drenos torácicos, 347-352, 348f, 352t
Drogas. *Ver* Medicamento(s)
Duodenoscopia, 210-212

E
Edema
  cacifo, 138, 143f
  da laringe, pós-operatório, 708t, 712
Educação em saúde. *Ver* Ensino Paciente/família
Educação. *Ver* Ensino do paciente/família
Efeitos colaterais, 487-488
  ensino do paciente/família sobre, 497
Efluentes, do estoma, 473
Eletrocardiograma, no gerenciamento de código, 726
Elevação da mandíbula, 726, 727f
Elevação em três pessoas, 358
Elevador(es). *Ver também* Posicionamento do paciente; Transferência de pacientes
  mecânico
    para deambulação, 387
    para transferências, 358, 364f
  mecanismos do corpo para, 355-364
  técnicas para, 355-364
  três pessoas, 358
Elevadores hidráulicos para auxiliar na deambulação, 387
Elevadores hidráulicos. *Ver* Levantamento(s)
Elevadores mecânicos
  para deambulação, 387
  para transferências, 358, 364f
Eliminação intestinal, 453-472
  aspectos culturais da, 453
  aspectos psicológicos da, 453
  comadre para, 454, 454f-456f
  dieta e, 454
  em cuidados paliativos, 738, 738t
  no cuidado centrado no paciente, 453

Eliminação intestinal (cont.)
  prática baseada em evidência e, 454
  privacidade para, 453
  questões de segurança na, 453-454
Eliminação urinária, 424-452
  aspectos psicológicos, 424
  cateteres Ver Cateteres urinários
  em cuidados paliativos, 738, 738t
  no cuidado centrado no paciente, 424
  prática baseada em evidências e, 424-425
  privacidade para, 424
  questões de segurança, 424
  scanner da bexiga e, 429, 430f
  uso do urinol e, 425-426, 425f
Eliminação. Ver Eliminação intestinal; Eliminação urinária
Em oito, 639t
Em pé
  alinhamento do corpo, 366f
  hipotensão ortostática e, 384, 387
  pendente antes de, 387, 388f
  transferir para, 358, 388f
EMBASE, 3q
Embolia, 137
  gordurosa, 408, 411
Êmese, exames de sangue para, 170-172
Empatia, 13
Emulsão de gorduras, na nutrição parenteral, 681
Enchimento capilar, 138
  avaliação do, 404, 415, 415f
Endoscopia gastrointestinal, 210-212, 210f
Enemas carminativos, 459-460
Enemas com água de torneira, 459
Enemas de água de sabão, 459-460
Enemas de Harris, 459
Enemas de retenção de óleo, 460
Enemas de retorno de fluxo, 459
Enemas, 453-454
  administração de, 459-463
  etapas do, 461
  água da torneira, 459
  água de sabão, 459-460
  até limpar, 459
  carminativo, 459-460
  de limpeza, 459
  Harris, 459
  hipertônico, 459
  hipotônico, 459
  medicado, 459
  óleo de retenção, 460
  retorno de fluxo, 459
Enfermeiro(s)
  autocuidado em cuidados paliativos, 734-735
  distúrbios osteomusculares na prática baseada em evidências e, 356
  prevenção dos, 355-364, 384
  lesões de, prevenção das, 355-364, 376-377, 377t
Ensaios clínicos randomizados, 3f, 4-5, 4t
Ensino da família. Ver Ensino do paciente/família

Ensino do paciente/família
  de medicamentos, 496-498, 501-502
  para a segurança na assistência domiciliar (home care), 746. Ver também Segurança na assistência domiciliar (home care)
  para analgesia controlada pelo paciente, 303
  para autoexame de mama, 115q
  para escalas de classificação da dor, 288
  para o autoexame genital, 116q
  para o cuidado com o gesso, 416q
  para tratamento de feridas, 622
  para úlceras de pressão, 605
  pós-operatório, 692, 701, 70, 713, 717
  pré-operatório, 692, 696-700
  etapas na, 697
Ensino. Ver ensino do paciente/família
Entrevista com paciente, 16-19, 16q
Entrevista, 16-19, 16q
Epitelização, na cicatrização de feridas, 586q
Equipamento de proteção. Ver Equipamentos de proteção
Equipamentos de adaptação. Ver Dispositivos de assistência
Equipamentos de proteção individual, 59-60
  aplicação e remoção, 64-67, 69, 77-80
  aventais, 59-60
    aplicação e remoção, 64-67, 69, 71f
  precauções de isolamento e, 69
  luvas, 77-80, 78q. Ver também Luvas
  máscaras, 59-60, 64-67, 65f-66f, 69
  óculos, 59-60, 64-67
  precauções de isolamento e, 62t-63t, 67-71
  toucas cirúrgicas, 59-60, 64-67
Equipo de infusão de macrogotas, 670
Equipos, infusão, 661, 661f-662f, 665f
  extensão, 674
  troca, 674, 677f
  Y, 686, 688f
Eritema, 122t
Erros de medicação, 487
  grave versus não grave, 490
  prevenção dos, 490q, 496, 502
Erros médicos
  análise de causa-raiz para, 55, 55q, 56f
  reportáveis, 32-33, 32q
Erupções cutâneas, 216t
Escala Celsius, 84
Escala de avaliação de dor FACES Wong-Baker, 291f
Escala de avaliação numérica da dor de 0-10, 291f
Escala de avaliação numérica da dor, 291f

Escala de Braden, 610, 611t-612t
Escala de dor Oucher, 291f
Escala de Sedação de Ramsay, 305q, 706q, 706t
Escala Fahrenheit, 84
Escoliose, 160
Escore de Aldrete, 195t, 707-709, 709t
Escovação dos dentes, 226-228, 227f. Ver também Higiene oral
Escuta ativa, 13
Esfigmomanômetro, 89, 89f
Esofagoscopia, 210-212
Espaçador, para inaladores, 527, 528f
Espaço pessoal, aspectos culturais, 10
Especialistas clínicos, como fontes de dados, 4t, 5
Espirometria de incentivo, 697, 699f
Esponja de banho, 217q
Esponja de higiene oral, 228, 227f
Estado de distribuição do peso, 390
Estado epiléptico, 49-50
Estado nutricional
  avaliação do, 257, 258t
  sinais clínicos do, 258t
Esterilização, 59
Esteroides
  para a dor, 299
  para doenças respiratórias, 323
Estertor da morte, 738
Estertores, 131, 133t
Estetoscópios. Ver também Ausculta
  diretrizes para o uso, 87q
  partes, 87q
Estoma enxertado, 476, 476f
Estomas. Ver Ostomias, estomas para
Estomatite, 262
Estromas retraídos, 476, 476f
Estudos de caso-controle, 4t
Estudos de pesquisa, bancos de dados para, 2-5, 3q
Estudos descritivos, 4t
Estudos qualitativos, 4t
Etiquetas, medicamentos, 492-493, 492f
Eventos adversos, 487-488
  análise de causa-raiz para, 55, 55q, 56f
  reportável, 32-33, 32q
Eventos reportáveis, 32-33, 32q
  erros de medicação como, 490
Eventos sentinela, 35
  análise de causa-raiz para, 55, 55q, 56f
Exame do nariz, 128
Exame genital, 152-154
  autoexame, 116q
  etapas do, 153
Exame oral, 128
Exames com meios de contraste, 196-199
  questões de segurança em, 195
  reações alérgicas nos, 195
Exames de imagem. Ver também Exames com meios de contraste
Exames de raio-X, para posicionamento de sonda nasoenteral, 268, 274, 465

Exercício, 376-400. Ver também Mobilidade
  benefícios do, 377
  hipotensão ortostática e, 376
  nas atividades de vida diária, 377q, 378t
  pós-operatório, 714
  prática baseada em evidências e, 377
Exercícios
  amplitude de movimento, 378-379, 378t-381t
  para deambulação, 390
  pós-operatório, 697, 700f
Exercícios de dorsiflexão, pós-operatório, 697, 700f
Exercícios de flexão plantar, pós-operatório, 697, 700f
Exercícios para o pé
  amplitude de movimento, 379t-381t
  pós-operatório, 697, 700f
Exercícios para o quadríceps, pós-operatório, 697, 700f
Exercícios para os joelhos
  amplitude de movimento, 379t-381t
  pós-operatório, 697, 700f
Exercícios para pernas, no pós-operatório, 697, 700f
Expiração, respiratória, 88, 88f
Extensão em Y, 686, 688f
Extravasamento, no tratamento IV, 571
Extremidades inferiores, avaliação vascular para, 138, 142t

F
Farmacêuticos, 490
Farmacocinética, 487
Fase de balanço intermediário, 391
Febre. Ver também Temperatura
  pós-operatória, 714
Ferida, deiscência, 598-601, 598f
Ferida, lavagem, 589
Feridas cirúrgicas. Ver sob Feridas
Fibra, dietética, 454
Fichas de dados de segurança, 52-53
Filtros, bolsa, 475
Fio guia, para a inserção da sonda de alimentação, 268, 273q
Fio, Steinmann, 406, 407f
Fios Kirschner, 406, 407f
Fisioterapia respiratória, 327-332, 328t-329t, 330f
Fixação
  das bandagens de pressão, 632, 632f
  das sondas nasoenterais, 269, 272f, 465, 469f
  dos cateteres tipo preservativos, 427, 428f
  dos curativos, 624-625, 629f
  dos dispositivos de acesso vascular, 666f
  dos drenos torácicos, 348f, 349
  dos tubos endotraqueais, 342, 343f
Fixação externa, 407, 408f
Flebite, na terapia IV, 571, 668, 668t
Flush de heparina, para acessos IV, 569

ÍNDICE I-10

Folhas de fluxo, 27, 30q
Folhas de gráficos, 30q
Fome de ar, em pacientes que estão morrendo, 738, 738t
Força muscular, avaliação da, 156
Força, avaliação da, 156
Forças de cisalhamento, úlceras por pressão e, 604, 605f
Formato APIE, 30-31
Formato DAR, 30-31
Formato PIE, 30-31
Formato SOAP, 30-31
Formulários, documentação, 27, 30q
Frascos, 544-546, 545f, 549, 550f
  mistura de medicamento e, 551
Fratura(s)
  dispositivos de imobilização para, 418-421. *Ver também* Dispositivos de imobilização
  Moldes para, 412-415, 416q, 417-418, 4, 18q. *Ver também* Molde
  síndrome da embolia gordurosa e, 408, 411
  tipos de, 402q
  tração para, 402-410. *Ver também* Tração
Frequência cardíaca, mensuração da, 86-87, 87qb, 88f, 96-98
Frequência respiratória, 88

G
Gânglios linfáticos, da cabeça e do pescoço, 128, 130f
Garrote, para punção venosa, 179-184, 180f
Gastroduodenojejunoscopia, 210-212
Gastroenterite, 147t
Gastroscopia, 210-212, 210f
Gastrostomia/jejunostomia endoscópica percutânea sondas, 278-280
Gerenciamento de código, 725-729. *Ver também* Cuidado de emergência
  compressões torácicas no, 720t, 726, 728f
  desfibrilação no, 720t, 723-724, 723f-724f, 726
  etapas no, 726
  exame primário no, 725-726
  pesquisa secundária em, 725-726
  time de resposta em, 725
Gesso, 401, 412-415, 417-418, 416q, 418q
  aplicação de, 402, 412-415
    etapas da, 413
  complicações de, 402
  cuidado da pele para, 416q, 418, 418q
  cuidado no, 416q
  materiais para, 401, 412, 413f
  no cuidado centrado no paciente, 401-402
  remoção de, 417-418, 417f-418f, 418q
  síndrome compartimental e, 402, 416
  tipos de, 412f
Gesso pelvipodálico, 412f

Giros circulares, 639t
Giros espirais reversos, 639t
Glicose
  exame de urina para, 169-170
  exames de sangue para, 172-176
Goniômetro, montagem de muleta para, 391, 393f
Gorgolejar, 131, 133t
Gotas para a orelha, 502t, 519-524
Grades, 35-36, 36f, 38, 39f
Gráficos de compatibilidade medicamentos, 550
Grampos, 594-595, 595f
  remoção de, 594-598, 596f
Guarda-agulhas, 542, 543f, 659
Guia de medição, para pomadas, 515, 516f-517f

H
Health Insurance Portability and Accountability Act (HIPAA), 27
Hemiplegia
  negligência unilateral e, 357
  negligenciar na, 357
Hemocultura, 177-184
Hemorragia. *Ver também* Sangramento pós-operatório
Hemostasia, na cicatrização de feridas, 586q
Hemovac, 591-592, 592f
Heparina, injeção de, 554
Hepatite B, 147
Higiene das mãos, 61-64, 62f-63f
  na prática baseada em evidências, 61
  precauções de isolamento e, 67-71
Higiene oral, 226-229, 226q
  na ventilação mecânica, 340, 342
Higiene pessoal. *Ver* Higiene
Higiene, 215-241
  aspectos culturais, 216q
  avaliação da, 120
  banho, 217-223, 217q, 226
  cuidado com a orelha, 520, 524f
  cuidado com o cabelo, 229-232, 230t, 231f-232f
  cuidado com o olho, 520, 521f
  cuidado perineal e, 224-226
  cuidados com os pés, 233-235
  cuidados com ostomia e, 474
  mão, 61-64, 62f-63f
    na prática baseada em evidências, 61
    precauções de isolamento e, 67-71
  no cuidado centrado no paciente, 215
  oral, 226-229, 226q
    na ventilação mecânica, 340, 342
  prática baseada em evidências e, 216
  questões de segurança, 215-216
Hinduísmo, nas práticas de fim de vida, 734q
HIPAA (Health Insurance Portability and Accountability Act), 27
Hiperemia, reativa, 123
Hiperglicemia
  na nutrição parenteral, 683-684

Hiperglicemia *(cont.)*
  sinais e sintomas de, 177t
  testes para, 172-176
Hiperoxigenação, na aspiração, 335, 335q
Hiperpneia, 88t
Hipertensão, 89, 89t
  pós-operatória, 708t
Hipertermia. *Ver também* Temperatura
  pós-operatório, 714
Hiperventilação, 88t
Hipervolemia
  na terapia IV, 668, 673
  nas transfusões, 689
Hipoglicemia
  na nutrição parenteral, 683-684
  sintomas e sinais e, 177t
  testes para, 172-176
Hipotensão
  ortostática, 376, 387
  pós-operatória, 708t
Hipotensão ortostática, 376, 387
Hipotermia. *Ver também* Temperatura
  pós-operatória, 713
Hipoventilação, 88t
  pós-operatória, 708t, 712-713
Hipovolemia, pós-operatória, 708t, 712-713
Hipoxemia, pós-operatória, 708t, 712-713
Hipóxia
  administração de oxigênio para, 318-322. *Ver também* Administração de oxigênio
  relacionada à aspiração, 335
História de tabagismo, 131-132
Histórico da saúde, 113
  formulários para, 30q
Histórico de enfermagem, 113
  formulários para, 30q
Histórico de uso de medicamentos, 496
Horário militar, 29, 29f
Horário, militar *versus* padrão, 29, 29f

I
Icterícia, 122t
Identificação do paciente. *Ver* Protocolos de identificação
Idoso
  abuso do, 120
  administração de oxigênio para, 323
  aferição da pressão arterial para, 108
  alimentação de, 259-260, 262
  alimentação enteral para, 274, 285
  alterações na pele em, 215
  aparelhos auditivos para, 254
  aspiração no, 268
  aspiração para, 340
  audição em, 131
  avaliação de saúde para, 118
    abdominal, 152
    cabeça e pescoço, 131
    cardiovascular, 146
    genital, 155
    levantamento geral na, 125

Idoso *(cont.)*
  musculoesquelética, 160
  neurológica, 160
  torácica, 137
  avaliação do pulso para
    apical, 98
    radial, 100
  banhos para, 215, 224
  broncoscopia para, 209
  cateterismo urinário para, 440
  coleta de amostras para
    sangue, 184
    urina, 168
  comunicação com, 16, 19, 23
  constipação em, 454, 464
  contenções para, 49. *Ver também* Contenções
  controle da dor para, 297, 301-302, 306, 312, 314
  controle de infecção para, 72, 77
  cuidado com ostomia para
    desvio intestinal, 479
    desvios urinários, 482
  cuidado do olho para, 246
  cuidados paliativos para, 740
  cuidados pós-operatórios para
    após sedação moderada, 707
    ensino do paciente nos, 701
    na recuperação imediata da anestesia, 713
    no pós-operatório imediato/fase de convalescença, 697
  cuidados pré-operatórios para, 696
    preparo do paciente nos, 704
  curativos para, 631, 638
  déficits cognitivos em, modificações na casa para, 746, 751-752
  demência em
    comunicação na, 12, 19-22
    modificações na casa para, 746, 751-752
    etapas na, 752
  dispositivos de imobilização para, 421
  endoscopia gastrointestinal para, 213
  enemas para, 464
  exames com meio de contraste para, 200
  exercício e mobilidade na, 377
  fisioterapia respiratória para, 332
  frequência respiratória em, 103
  gerenciamento de código para, 730
  higiene e, 215
  impactação fecal em, 459
  incontinência fecal em, 454
  injeções para
    intradérmica, 567
    intramuscular, 564
    subcutânea, 559
  irrigação da orelha para, 250
  manejo das vias aéreas para, 332, 340, 347
  medicamentos para, 499
    inalatórias, 530
    nebulização, 534
    polifarmácia e, 499

Idoso (cont.)
 por sonda de alimentação, 514
 por via oral, 509
 medida de temperatura para, 96
 medidas de segurança para, 41, 44
 moldes para, 417
 monitoramento de glicose no sangue para, 176
 morte e o morrer em, 743
 movimento passivo contínuo para, 384
 não adesão, 499
 nutrição em, 268
 nutrição parenteral para, 684
 posicionamento do, 374
 precauções contra convulsões, 52
 prevenção contra quedas para, 365
 problemas nutricionais em, 259-260, 264
 procedimentos de aspiração para, 206
 sedação para, 707
 segurança nos cuidados domiciliares e, 750, 756
 sondagem nasogástrica para, 471
 sutura/remoção de grampos para, 598
 terapia com calor para
  seco, 652
  úmido, 650
 terapia com frio para, 656
 terapia IV para, 572, 578
  inserção do dispositivo em, 669
  manutenção do local, 680
  taxa de fluxo em, 673
 terapia para ferida por pressão negativa, 589
 tópico, 519
 tração para, 406, 411
 transfusões para, 690
 transporte de, 365
 tratamento de feridas para
  bandagens de pressão em, 633
  curativos, em, 631
  drenagem, 594
  irrigação, 591
 úlceras de pressão em, 620, 615
 vias aéreas artificiais para, 347
 visão em, 131
Íleo
 gástrica, na nutrição enteral, 278-280, 283
 paralítico, 147t
 pós-operatório, 716
Íleo gástrico, na nutrição enteral, 278-280, 283
Íleo paralítico, 147t
 pós-operatório, 716
Ileostomia, 473, 474f. Ver também Ostomias
Imaginação guiada, 297-299
Impactação fecal, 453
 constipação e, 454, 457-458
 diarreia e, 453-454
 remoção da, 457-458
  em pacientes cardíacos, 454, 458-459
 sinais e sintomas e, 457

Imperícia. Ver também Segurança
 erros gráficos e, 27
 eventos reportáveis e, 32-33, 32q
 eventos sentinelas e, 35, 55
Inaladores ativados pela respiração, 525f
Inaladores de pó seco, 525, 525f, 530
Inaladores dosimetrados, 525-529, 525f, 526q
 contagem de dose para, 526
 diretrizes para o uso de, 527
 duração do uso dos, 526
 espaçador para, 527, 528f
 problemas com, 525-526, 526q
 tipos de, 525, 525f
Inatividade. Ver também Exercício; Mobilidade
 efeitos da, 377
Incisões. Ver também sob Ferida
 dor na, 713
 hemorragia da, 708t, 712-713
Inclinação da cabeça – elevação do queixo, 720t, 726, 727f
Incontinência fecal
 causas da, 454
 em idosos, 454
Incontinência fecal. Ver Incontinência fecal individual
Infecção pelo papiloma vírus humano, 152
Infecção(s)
 associada a cuidados à saúde, 59
 cadeia da, 59, 60f
 cateter, Ver Infecções do trato urinário
 ferida, 624
 local cirúrgico, 693, 714
 local de inserção do pino, 402, 409
 prevenção de, Ver Controle de infecções
 relacionada à transfusão, 685
Infecções associadas a cuidados de saúde, 59
 prevenção das, Ver Controle de infecção
Infecções de feridas, 624
Infecções do trato urinário, relacionadas a cateter
 com cateter suprapúbico, 446
 com sonda vesical de demora, 424-425, 440, 443
 em idosos, 440
 prática baseada em evidências e, 424-425, 440, 443
Infecções fúngica, de pés e unhas, 233t, 234f
Infecções nosocomiais, 59
 prevenção de, Ver Controle de Infecção
Infiltração, na terapia IV, 571, 668, 668t
Inflamação, na cicatrização de feridas, 586q
Informática, 26-34. Ver também Documentação
 definição de, 26
Infusão, 567-569, 570f

Infusão em bólus, 567-569, 570f
Infusão por equipo de microgotas, 670
Infusão subcutânea contínua, 578-582, 579f, 581f
Ingesta e eliminação de líquidos
 constipação e, 454
 monitoramento, 125, 127, 126t
 no paciente que está morrendo, 738t
Injeção no músculo deltoide, 560-561, 560f. Ver também Injeção intramuscular
Injeção no músculo vasto lateral, 560, 560f. Ver também Injeções intramusculares
Injeção no músculo ventroglúteo, 542-543, 560, 560f. Ver também Injeções intramusculares
Injeção(ões). Ver também Medicamentos parenterais
 agulhas para, 544. Ver também Agulha(s)
 autoadministradas, 554, 554f
 controle da dor para, 541
 intradérmica, 546, 564-567, 564f, 566f
 intramuscular, 542-543, 546, 559-563. Ver também Injeções intramusculares
 intravenosa, 550. Ver também Terapia intravenosa
 lesões perfurocortantes e, 542, 543q, 543f, 659
 medidas de segurança para, 542
 método em Z para, 559, 559f
 seringas para, 164-168, 167f, 543-544, 544f. Ver também Seringa(s)
 subcutânea, 553-557. Ver também Injeções subcutâneas
Injeções intradérmicas, 546, 564-567, 564f, 566f
Injeções intramusculares, 546, 559-563
 locais para, 542-543, 559-561
  deltoide, 560-561, 561f
  vasto lateral, 560, 560f
  ventroglúteo, 542-543, 560, 560f
 método em Z para, 559, 559f
 prática baseada em evidências e, 542-543
 tamanho das agulhas, 559
Injeções subcutâneas, 546, 553-558
 autoadministrada, 554, 554f
 de heparina, 554
 de insulina, 554, 554f, 555q
 etapas da, 556, 557f
 locais para, 553-554, 554f
 tamanho da agulha para, 553-554, 554f
Inspeção, na avaliação, 113-114
Inspiração, respiratório, 88, 88f
Instrumento de avaliação de dor para pacientes não comunicativos, 289, 289q

Instrumento de avaliação para o risco de queda da Johns Hopkins, 37
Insuficiência arterial, 138, 142t
Insuficiência cardíaca, pós-operatória, 708t
Insuficiência venosa, 138, 142t
Insulina
 administração subcutânea contínua de, 554, 578-582, 579f, 581f
 canetas de injeção de, 554, 554f
 mistura de, 550, 551q
Intérpretes, 12
Intoxicação por monóxido de carbono, 748t
Intubação
 endotraqueal, 340-347. Ver também Tubos endotraqueais
 nasogástrica. Ver Sondas nasogástricas
 nasointestinal. Ver Sondas nasointestinais
 retal, 453-454
 tórax, 347-352, 348f, 352t
 traqueostomia. Ver sob Traqueostomia
Irrigação
 contínua da bexiga, 446-450, 447f
 da colostomia, 473
 da orelha, 249-250
 da sonda nasogástrica
  para a alimentação, 274-277, 277f
  para descompressão gástrica, 465
 de cateter urinário, 446-450, 447f, 449f
 de feridas, 589-591
 do olho, 245f
Irrigação contínua da bexiga, 446-450, 447f
Islamismo, em práticas de fim da vida, 734q
Isquemia, 137

J
Joelho
 amplitude de movimento do, 158t
 imobilizadores para, 419, 419f
 movimento passivo contínuo para, 382-383, 382f-383f
Judaísmo, nas práticas de fim de vida, 734q

K
Kardex, 30q

L
Laço Posey de liberação rápida, 45, 47f
Laços Montgomery, 624-625, 629f
Lactentes. Ver também Crianças
 cuidados de emergência para, 720t, 722, 725-726, 728-730
 exame oftalmológico em, 131
 gerenciamento de código para, 720t, 726, 728f
 ressuscitação de, 720t, 726, 728f

ÍNDICE I-12

Lactentes (cont.)
vias aéreas artificiais em, 323, 721, 721t
Laringoespasmo
na broncoscopia, 209
na endoscopia gastrintestinal, 212
pós-operatório, 708t, 712
Lavagem de alta pressão pulsátil, 589
Leito(s)
fechado, 239-240
grade de proteção para, 35-36, 36f, 38, 39f
medidas de segurança para, 35-36
operado, 239-240
posicionamento no, 236t, 366-374. Ver também Posicionamento do paciente para a alimentação enteral
Leito(s), alívio de pressão, 606-610, 607t-608t
Leitos cirúrgicos pós-operatórios, 239-240
Leitos cirúrgicos, pós-operatórios, 239-240
Lençol móvel
para a transferência do paciente, 358, 362f-363f
para posicionamento do paciente, 367, 368f
para virar o paciente, 367, 373f
Lenços para banho, 217q
Lentes de contato removíveis, 245q
Lesões de pele, tipos de, 124q
Lesões nas costas, prevenção para enfermagem, 355-364, 376-377, 377t
Levantamento do paciente. Ver Elevação(ções); Posicionamento do paciente; Transferência do paciente
Levantamento geral, 119-125
etapas do, 120
Limpeza abdominal, 217-223
Limpeza da axila, 217-223, 221f
Limpeza da mama, 217-223
Limpeza da perna, 217-223, 222f
Líquido cefalorraquidiano, aspiração do, 201-205, 201t-202t
Líquido pleural, aspiração do, 201-205, 201t-202t
Literatura científica. Ver também Prática baseada em evidências
bases de dados para, 2-5, 3q
crítica, 5-6
elementos da, 5-6
hierarquia da, 3-5, 3f, 4t
lmobilizadores, 419, 419f
lmunização, para papiloma vírus humano, 152
Local de infecções cirúrgicas, 693, 714
Loções, aplicação de, 514-518
Luto, 735-736
Luvas de pano, 220f
Luvas, 59-60
alergia ao látex e, 67, 78, 78q, 80

Luvas (cont.)
aplicação e remoção de, 64-67, 66f, 77-80, 79f-80f
precauções de isolamento e, 67-72

M

Maca, transferência para, 358, 362f-363f
Máculas, 124q
Manejo das vias aéreas. Ver também Doenças respiratórias
aspiração no, Ver Aspiração, via aérea
elevação da cabeça e do queixo no, 720t, 726, 727f
elevação da mandíbula no, 726, 727f
emergência, 720t, 721-722, 726
farmacológico, 323
fisioterapia respiratória no, 327-332, 328t-329t, 330f
intervenções não invasivas no, 323-326
intubação endotraqueal no, 340-347. Ver também Tubos endotraqueais
mobilização da secreção no, 323-326
na apneia do sono, 323-326, 324f
na recuperação pós-anestésica, 707-712, 708t
nas convulsões, 49-52
no cuidado centrado no paciente, 317
para a obstrução por corpo estranho, 720t
posicionamento no, 323-326, 325f
respiração de resgate no, 720t, 726, 727f
respiração profunda no, 323-326
tosse controlada no, 323-326
vias aéreas artificiais no, Ver Vias aéreas artificiais
Manuseio do paciente, 355-375. Ver também Posicionamento do paciente; Transferência do paciente
diretrizes da OSHA para, 355
no cuidado centrado no paciente, 355
post mortem, 740-743
questões de segurança, 356-364
Mão, amplitude de movimento, 158t
Marcha
avaliação da, 156
muleta para andar, 391, 394f-395f
Marcha de dois pontos, 391, 395f
Marcha de três pontos, 391, 395f
Máscara de bolso (pocket), 726, 727f
Máscara de Venturi, 319t, 320, 321f
Máscaras
bolsa-válvula, 726, 727f
CPAP/BiPAP, 323-326, 324f
de bolso (pocket), 726, 727f
oxigênio, 319t, 320, 321f-322f
protetora, 59-60, 64-67, 65f-66f, 69

Máscaras de não reinalação, 319t, 320, 321f-322f
Máscaras de oxigênio, 319t, 320, 321f-322f
Máscaras de reinalação parcial, 319t, 320, 321f
Massagem nas costas, 217-223, 223f, 292
Massagem nos pés, 292
Massagem, 217-223, 223f, 292, 294f-295f
costas, 217-223
para a dor, 292, 294f-295f
pé, 292
Massagem nas costas, 217-223, 223f, 292
Massagem nos pés, 292
Maus-tratos, 121
Mecânica do corpo, 355-356
Medicamento(s)
agonista parcial, 487
alergias a, 488, 496-497
antagonista, 487
aspectos culturais, 486
caixas organizadoras de pílulas, 754f
dependência de, 488
efeitos terapêuticos dos, 487
ensino do paciente para, 496-498, 501-502
esmagamento, 300q, 503-504, 506f
interações entre, 488
intervalo terapêutico dos, 487
mecanismo de ação dos, 487
níveis de pico, 487
níveis mínimos de, 487
nomes comerciais para, 493
nomes genéricos dos, 493
reações adversas a, 487-488
ensino para paciente/família, 497
receptores, 487
segurança em casa para, 753-756
tolerância a, 488
uso incorreto de, 489
por pessoas idosas, 499
Medicamentos bucais. Ver também Medicamentos orais
administração de, 504, 508q
Medicamentos com revestimento entérico, 503
Medicamentos de venda livre, uso incorreto de, 489
Medicamentos inalatórios, administração de, 502t
com inalador ativado pela respiração, 525f
com inalador de pó seco, 525, 525f, 530
com inalador dosimetrado, 525-529, 525f, 526q. Ver também Inaladores de dose
Medicamentos líquidos. Ver também Medicamentos orais
administração por sonda de alimentação, 510-513, 512f-513f
medição de, 504, 506f

Medicamentos oculares, administração de, 502t, 519-524
Medicamentos oftálmicos, administração dos, 502t, 519-524
Medicamentos orais
absorção de, 503
administração de, 502t, 503-509
bucal, 504, 508q
etapas na, 504
mensuração de líquido, 504, 506f
sublingual, 504, 508q, 508f
com revestimento entérico, 503
esmagamento, 300q, 503-504, 506f
final dos, 504, 505f
preparações dos, 503
risco de aspiração e, 503, 507q
Medicamentos para a orelha, administração de, 502t, 519-524
Medicamentos parenterais, 541-582
administração de, 541. Ver também lnjeção(ões)
delegação de, 542
intramuscular, 542-543
lesões perfurocortantes e, 542, 543q
prática baseada em evidências e, 542-543
subcutânea, 553-557
aspectos culturais, 541-542
medidas de segurança para, 542
no cuidado centrado no paciente, 541-542
Medicamentos sublinguais. Ver também Medicamentos orais
administração de, 504, 508q, 508f
Medicamentos tópicos, 502t
administração de, 514-518
etapas na, 515
Medicamentos vaginais, administração de, 502t, 535, 535f-536f
Medidas caseiras, 494, 494t
Medidas de resultado, 6, 7, 6q
Medidores de glicose, 172-176
MEDLlNE, 3, 3q
Meias, elásticas, 384-386
Melanoma, 122q
Melanoma maligno, 122q
Membrana timpânica, 250f
inspeção da, 250, 250f
irrigação e, 249
Metas nacionais de segurança do paciente, 35-36, 36q
Metformina, 197
Método back-strap, 54
Método com seringa, para punção venosa, 179-184
Método de fórmula, para cálculo de dosagem, 494, 494q
Método de razão de proporções, para cálculo de dosagem, 494
Método em Z, 559, 559f
Método Hanson, para medição da sonda nasogástrica, 465
Métodos de transferência. Ver Transferência do paciente

ÍNDICE

Mobilidade, 376-400. Ver também Deambulação; Exercício
  amplitude de movimento e, 378-379, 378t-381t
  assistência à deambulação e, 387-389
  definição de, 376
  dor e, 376
  elementos da, 376
  movimento passivo contínuo para, 382-383, 382f-383f
  no cuidado centrado no paciente, 376
  prática baseada em evidências e, 377
  prejudicada, efeitos da, 377
Mobilização, no pós-operatório, ensino do paciente para, 697
Moles, 120
Monitorização da glicose no sangue, 172-176
  etapas na, 175-176
Monitorização de ingestão e eliminação, 125-127, 126t
Mortalhas, 741, 742f
Morte e morrer. Ver também Cuidados de fim de vida
  crianças e, 737, 740, 743
  idosos e, 737, 740, 743
  sintomas e sinais e, 738t
Movimento passivo contínuo máquina, 382-383, 382f-383f
Movimento passivo contínuo, em terapia cinética, 607t-608t
Movimento. Ver Exercício; Mobilidade
Mucolíticos, 323
Muçulmanos, nas práticas de fim de vida, 734q
Muletas, 391, 393f-397f

N

Naloxona, para depressão respiratória relacionada com os opioides, 310
Não adesão, medicamentos, 501-502
  por pessoas idosas, 499
Nariz
  avaliação do, 128
  coleta da amostra do, 184-187
National Guidelines Clearinghouse, 3, 3q
Nebulizadores de pequenos volumes, 531-534, 533f
Negligência unilateral, 357
Nódulos, 124q
Notas de progresso, 30-31
Notas narrativas, 31
Nutrição enteral. Ver também Nutrição
  administração de, 278-284
    etapas na, 279
  complicações da, 268, 278, 283-285
  gotejamento contínuo, 280, 283t
  indicações para, 278-279
  intermitente, 280, 283t
  posicionamento para, 279, 282f, 311-312
  risco de aspiração na, 273-274
  sondas de alimentação na

Nutrição entera (cont.)
  administração de medicamentos via, 510-513, 512f, 516f
  coleta de amostras da, 170-172, 275, 277f
  cuidados no local para, 284-285
  gastrostomia, 278-284, 279f
  inserção/remoção de, 268-273, 270f, 272f, 463f-464f
  jejunostomia, 278-284
  nasogástrica, 268-273, 278-283
  nasointestinal, 268-273
  pequeno calibre, 268-273, 269f
  tipos de, 278-279
  verificação de posicionamento para, 268, 274-277
  taxa de, 283t
  tempo de, 279
  etapas na, 682
Nutrição parenteral, 681-683. Ver também Nutrição
  duração da, 681
  etapas da, 682
  indicações para, 681
  parcial, 681
  soluções para, 681
  total, 681
Nutrição, 257-287. Ver também Dieta enteral; Nutrição enteral
  dietas terapêuticas e, 260, 266t
  em cuidados paliativos, 738, 738t
  no cuidado centrado no paciente, 257
  parenteral. Ver Nutrição parenteral
  prática baseada em evidências e, 259-260
  questões de segurança, 257-259
  úlceras por pressão e, 606t, 612
Nutricionistas registrados, 257

O

Obtenção do histórico, 113
  formulários para, 30q
Ocorrência de incidentes, documentação de, 32-33, 490
Óculos de segurança, 59-60, 64-67
Óculos de proteção, 59-60, 64-67
Odor corporal, 117t
Odores, avaliação, 117t
Olho
  administração de medicamentos no, 502t, 519-524
  avaliação do, 128, 128f
  seco, 220q
Olho seco, 220q
Ombro, amplitude do movimento do, 158t
  exercícios para, 379t-381t
On-line Journal of Knowledge Synthesis for Nursing, 3q
Ordens
  medicação, 489, 489q, 492-493
  para contenção, 44, 48
  telefone, 489, 489q
Ordens de não reanimar (ONR), 719, 732-734
Órgãos abdominais, localização dos, 148f

Orientação no tempo, aspectos culturais da, 10
Ortopneia, 88
Osteomielite, tração e, 411
Osteoporose, 155
Ostomias
  aspectos culturais, 474
  aspectos psicológicos, 473
  estomas para, 473, 475
    colocação de, 473-474
    definição de, 473
    em desvios urinários, 479
      coleta de amostra de, 482-484
      stents em, 479, 479f
    necrótico, 478, 481
    nos desvios intestinais, 476f, 481
    efluentes dos, 473
    enxertado, 476, 476f
    medição do, 476, 477f
    retraído, 476, 476f
  irrigação da, 473
  no cuidado centrado no paciente, 479-481
  prática baseada em evidências e, 474-475
  questões de segurança, 474
  sistema de equipamento coletor para, 473
    barreiras da pele, em, 475-476, 475f, 477f-478f
    bolsas previamente cortadas versus corte customizadas, 475
    fechamentos integrados, 475, 475f
    filtros nos, 475
    melhorias nos, 475
    para desvios intestinais, 475-478, 475f
    para desvios urinários, 479-481, 480f
    tempo de uso para, 475
  tipos de, 473, 474f
Otoscopia, 250, 250f
Oximetria de pulso, 109-110
  valores normais, 84t

P

Pacientes de pele escura, avaliação da úlcera por pressão em, 613q
Pacientes inconscientes, cuidado com os olhos para, 220q, 246-247
Pacientes pediátricos. Ver Crianças
Pacientes que estão morrendo. Ver Morte e morrer
Pacotes de calor
  seco, 650-651
  úmido, 646-649
Padrões de prática da Infusion Nurses Society, 658
Palidez, 122t
Palpação, 114-115
Palpação, 114-115, 116f
  bimanual, 114-115
  de pulso, 86-87
Pancreatite, 147t
Pápulas, 124q

Paracentese abdominal, 201-205, 201t-202t
Paracentese, 201-205, 201t-202t
Parada cardíaca. Ver Cuidados de emergência
Parada cardiopulmonar. Ver Cuidados de emergência
Parada respiratória. Ver Cuidados de emergência
Passagem de shampoo, 229-232, 231f
Pastas, aplicação de, 514-518
Pastilha, 504. Ver também Medicamentos orais
Pastoral, 725
Patches (adesivos), transdérmicos, 501, 502t, 514-518, 516q-518q
  distúrbios do, 233f-234f, 233t
  posicionamento do, 367, 369f
Pé de atleta, 233t, 234f
Pediculose, 230t
Pele
  atrofia da, 124q
  avaliação da, 120, 122q, 122t
  câncer de, 120, 122q, 124q
  doenças da, 216t
  em idosos, 215
  estrutura da, 586f
  medicamentos tópicos para, 502t, 514-518
  seca, 216t, 223-224
  variações de cor na, 138f
Pele seca, 216t, 223-224
Pênis
  exame do, 152-154
    autoexame, 116q
  limpeza do, 225-226, 225f
  para amostra de urina, 165-168
  para cateterismo, 433, 436f
Perambulação
  intervenções para a casa, 752
  sistemas de alarme para, 41-44
Percussão, 115
  tórax, para a drenagem, 327-332, 328f-329f, 330f
Perda de cabelo, 230t
Perguntas PICO, 2, 2q
Pés. Ver Pé
Pescoço
  amplitude de movimento do, 158t
  exercícios para, 379t-381t
  avaliação do, 127-131
    etapas da, 128
  curativo compressivo do, 712-713
  linfonodos do, 128, 130f
  tração para, 403-404, 403f, 406-407, 407f
Peso corporal. Ver Peso
Peso, variações normais, 119
Pessoas que não falam português, comunicação com, 12, 12q
Petéquias, 122
pH
  da urina, 169-170
  do aspirado gástrico/intestinal, na verificação do posicionamento da sonda, 274-275, 465, 468f

Pico da taxa de fluxo expiratório, 326-327, 327f
Pigmentação, perda da, 122t
Pinos Steinmann, 406, 407f
Piolhos, 230t
Piolhos no corpo, 230t
Piolhos pubianos, 230t
Placas de deslizamento, 358, 362f-363f, 367
Placas redutoras de atrito, 358, 362f-363f, 367
Planejamento de alta, 697, 713
 ensino do paciente no, 701
 no pós-operatório imediato/fase de convalescença, 717
Planilhas, documentação, 30q
Pneumonia, associada à ventilação mecânica, 340-341
Pneumotórax, após toracocentese, 205
Polegar, exercícios para amplitude dos movimentos, 379t-381t
Polifarmácia, idosos e, 499
Pomada de nitroglicerina, 515, 516f
Pomadas, aplicação de, 514-518
Ponto de Erb, 138, 139f
Ponto de impulso máximo, 86-87, 88f, 97, 138, 138f
Pontuação de recuperação pós-anestésica, 195t
Portas de injeção, 569, 570f
Portas, injeção, 569, 570f
Posição alta de Fowler, para alimentação, 262f
Posição de decúbito lateral, 201t-202f
Posição de Fowler
 na DPOC, 325f
 para a cama, 236t, 367, 368f
 suportada, 367, 368f
Posição de recuperação, 725, 725f
Posição de Sims, 367, 372f
 para enemas, 461, 463f
Posição de Trendelenburg reversa, 236t
Posição de Trendelenburg, 236t
Posição de tripé, para muleta andar, 391, 394f
Posição lateral de 30 graus, 367, 372f
Posição ortopneica, 201t-202t
Posição pronada, suportada, 367, 371f
Posição semi-Fowler
 na DPOC, 325f
 para o leito, 236t
Posição semiprona, 367
Posição sentada
 alinhamento apropriado para, 358
 transferência da posição supina para, 358, 358f
Posição supina
 suportada, 367, 370f
 transferir para posição sentada a partir da, 358, 358f
Posicionamento do paciente, 236t. Ver também Manuseio do paciente; Transferência do paciente

Posicionamento do paciente (cont.)
 alinhamento do corpo e, 355, 361f, 366f
 da posição supina para sentada, 358, 358f
 em decúbito dorsal suportado, 367, 370f
 em decúbito lateral, 201t-202t
 em posição Fowler
 na DPOC, 325f
 para leito, 236t, 367, 368f
 suportada, 367, 368f
 em posição Fowler alta, para alimentação, 262f
 hipotensão ortostática e, 384-387
 impróprias, complicações da, 356
 na cama, 236t, 366-374, 368f
 na DPOC, 323-326, 325f
 na posição de decúbito lateral, 367, 372f
 na posição de Fowler suportada, 367, 368f
 na posição de recuperação, 725, 725f
 na posição de Sims, 367
 na posição de Trendelenburg reverso, 236t
 na posição de Trendelenburg, 236t
 na posição ortopneica, 201t-202t
 na posição pronada suportada, 367, 368f, 371f
 na posição semi-Fowler, 236t, 361f
 na posição semipronada, 367
 no manejo das vias aéreas, 323-326, 325f
 para a prevenção de úlceras por pressão, 612, 613f
 para a punção lombar, 201t-202t
 para a tração da pele, 404
 para alimentação, 262f
 assistida, 262f, 290, 292f
 enteral, 280, 282f, 311-312
 para aspiração da medula óssea, 201t-202t
 para enemas, 461, 463f
 para fisioterapia respiratória, 327-332, 328t-329t
 para lavagem, 230, 231f
 para medicamentos orais, 503
 para o conforto, 292f
 para paracentese, 201t-202t
 para toracocentese, 201t-202t
 para uso da comadre, 454, 455f, 456f
 pós-operatório, ensino do paciente para, 697
Posicionamento. Ver Posicionamento do paciente
Postura, avaliação da, 156, 157f
Prática baseada em evidências, 1-8
 administração de medicamentos e, 490, 502
 aplicação de evidências e, 6
 aspiração da via aérea e, 317-318
 avaliação da saúde e, 118
 coleta da amostra e, 163
 coleta de dados e, 1-5, 3q
 pré-dados e pós-dados, 6
 controle da dor e, 289
 controle de infecção e, 61
 criticando evidências e, 5-6

Prática baseada em evidências (cont.)
 cuidados paliativos e, 735
 cuidados pré-operatórios e, 693
 curativos e, 624
 deficiências sensoriais e, 243
 definição de, 1
 desenvolvimento de questões em, 2, 2q
 documentação e, 26-27
 eliminação intestinal e, 454
 eliminação urinária e, 424-425
 etapas na, 1-7
 exercício e mobilidade e, 377
 Habilidade de comunicação e, 13
 higiene e, 216
 implementação de, 7
 injeções, intramusculares e, 542-543
 lesões nas costas em enfermeiros, 364
 medidas de resultados e, 6-7, 6q
 mudança de prática e avaliação da, 6-7
 comunicação da, 7
 implementação da, 6
 nutrição e, 259-260
 ostomias e, 474-475
 pesquisa bibliográfica e, 2-5, 3, 4t
 pirâmide hierárquica de evidências e, 3, 3f, 4t
 procedimentos diagnósticos e, 195
 questões de segurança e, 36
 ressuscitação cardiocerebral e, 719-720
 revisão de políticas e práticas e, 7
 segurança nos cuidados domiciliar e, 746-747
 sinais vitais e, 83-84
 terapia com frio e, 646
 terapia IV e, 659
 tração e, 402
 tratamento de feridas e, 586-587, 624
 úlceras por pressão e, 606
Precauções contra aerossóis, 62t-63t
Precauções contra partículas, 62T-63T
Precauções de contato, 62t-63t
Precauções do isolamento, 62t-63t, 67-71
 para a tuberculose, 72
Precauções padrão, 59-60, 62t-63t, 64-71
Precauções. Ver também Controle de infecção
 aerossóis, 62t-63t
 contato, 62t-63t
 gotículas, 62t-63t
 isolamento, 62t-63t, 67-71
 padrão, 59-60, 62t-63t, 64-71
Pré-hipertensão, 89, 89t
Prejuízo auditivo, 242, 251
 aparelhos auditivos para, 251-254, 251f
 aspectos culturais, 242
 comunicação na, 242
 disfunção cognitiva e, 243

Prejuízo auditivo (cont.)
 impactação do cerume, 243, 249-250
 prática baseada em evidências e, 243
 questões de segurança, 243, 249-250, 251
Preocupações espirituais, nos cuidados de fim da vida, 732, 733q-734q, 736
Preparo da pele, pré-operatório, 693
Prescrição de exercícios, 384-386
Prescrição médica
 medicação, 489, 489q, 492-493
 para contenção, 44, 48
 telefone, 489, 489q
Prescrições (ordens) verbais, medicação, 489, 489q
Prescrições contínuas, medicação, 489
Prescrições médicas, 489, 489q, 492-493
 comunicação e transcrição das, 490
Prescrições por telefone, medicamentos, 489, 489q
Prescrições únicas, medicamentos, 489
Pressão arterial diastólica, 88-89. Ver também Aferição da pressão arterial
Pressão arterial sistólica, 88-89. Ver também Aferição da pressão arterial
Pressão arterial, 88-90
 aferição da, 88-90, 103-107
 eletrônica, 89, 90q, 90f, 108-109
 erros na, 90T
 etapas da, 104
 método auscultatório da, 89, 89f, 104
 sons de Korotkoff na, 89
 tamanho do manguito na, 89, 89f, 108t
 classificação da, 89, 89t
 diastólica, 88-89
 elevada, 89, 89t
 intervalo aceitável para, 84t
 sistólica, 88-89
Pressão de pulso, 88-89
Pressão positiva contínua na via aérea (CPAP), para apneia do sono, 323-326, 324f
Pressão positiva em Bi-nível na via aérea (BiPAP), para a apneia do sono, 323-326, 324f
Privação, 735-736
Privacidade
 para eliminação urinária, 424
 para intestinal eliminação, 453
Problemas circulatórios
 relacionado à tração, 404
 relacionado ao gesso, 402, 416
Problemas de deglutição. Ver Disfagia
Problemas nutricionais
 em idosos, 259-260
 fatores de risco para, 259q
 triagem para, 257, 258t

Procedimentos diagnósticos, 194-214
  aspiração, 201-205, 201t-202t
  broncoscopia, 206-209, 207f
  endoscopia gastrointestinal, 210-212, 210f
  exames com meio de contraste, 195-199
  no cuidado centrado no paciente, 194
  prática baseada em evidências e, 195
  questões de segurança em, 194-195
  sedação para, 194-195, 195t
Proctoscopia, 210-212
Proliferação tissular, na cicatrização de feridas, 586q
Promoção da saúde. *Ver* Ensino do paciente/família
Prontuários eletrônicos, 26-27, 32. *Ver também* Documentação
Proteína, teste de urina para, 169-170
Prótese ocular, 243-249, 247f-249f
Protetores intravenosos locais, 661f
Protetores locais, intravenosa, 661f
Protocolo Universal (TJC), 705, 706q
Protocolos Identificação, 36
  para a avaliação de saúde, 18
  para administração de medicamentos, 492
  para coleta de amostra, 163
  para transfusões, 686
PsycINFO, 3q
PubMed, 3, 3q
Pulso, 86-87
  anormal, 86-87
  apical, 86-87, 88f, 96-98, 138
  avaliação de, 86-87, 88f, 96-100
    escala de avaliação para, 138
    etapas na, 97, 99
    na avaliação cardiovascular, 138
    no gerenciamento de código, 726
  braquial, 86, 96, 138, 144f
  carótida, 138
    avaliação no gerenciamento do código, 726
  femoral, 138, 145f
  intervalo aceitável para, 84t
  pedioso, 138, 144f
  poplíteo, 138, 145f
  radial, 86-87, 99-100, 144f. *Ver também* Pulso radial
  tibial posterior, 138, 145f
  ulnar, 138, 144f
Pulso apical, 86-87, 88f, 138. *Ver também* Pulso
  avaliação do, 96-98
  etapas na, 97
Pulso braquial, 86, 138, 144f
  na aferição da pressão arterial, 104
Pulso carotídeo, 138
  avaliação no gerenciamento de código, 726

Pulso cheio, 86-87
Pulso femoral, 138, 145f
Pulso filiforme, 86-87
Pulso pedioso, 144f
Pulso poplíteo, 138, 145f
Pulso radial, 86-87
  avaliação do, 99-100, 138, 144f
  etapas da, 99
  déficit de pulso apical-radial e, 101
Pulso tibial posterior, 138, 145f
Pulso ulnar, 138, 144f
Punção espinhal, 201-205, 201t-202t
  cefaleia após, 195
Punção femoral, no cateterismo cardíaco, 196, 199-200
Punção lombar, 201-205, 201t-202t
  dor de cabeça depois da, 195
Punção venosa
  dispositivos de acesso para. *Ver* Terapia intravenosa, dispositivos de acesso para
  etapas na, 661, 663f-665f
  manutenção local e, 673-679, 675f, 677f-678f
  para coleta de amostras, 177-184
  etapas na, 179-184
Punho, amplitude de movimento do, 158t
  exercícios para, 379t-381t
Pupila, avaliação da, 128, 128f
Pústulas, 124q

Q

Quadrantes abdominais, 148, 149f
Quadril
  amplitude de movimento do, 158t
  exercícios para
    amplitude de movimento para, 379t-381t
    pós-operatório, 697, 700f
Quatro pontos de marcha, 391, 394f
Quedas
  avaliação de risco da, 747, 748t
  diário para, 747
  durante a deambulação assistida, 389, 390f
  em idosos, 365, 389
  prevenção de, 35-40, 365
  contenções para, 44-48. *Ver também* Contenções
  em casa, 747, 748t
Queimaduras
  dos olhos, 243-246, 244q
  prevenção das, 52-53
    em assistência domiciliar (*home care*), 747, 748t
  química, de 52-53
Queimaduras químicas, de olho, 243-246, 244q
Questões culturais
  em ostomias, 474
  na administração de medicamentos, 486, 541-542

Questões culturais (*cont.*)
  na avaliação física, 117, 119q
  na coleta da amostra, 162
  na comunicação, 10, 12
  na deficiência auditiva, 242
  na dor, 288, 376
  na eliminação intestinal, 453
  na higiene, 216q
  na nutrição, 257, 259q
  na segurança na assistência domiciliar (*home care*), 746
  na terapia IV, 658
  no cuidado de úlceras por pressão, 613q
  no cuidado pós-operatório, 692
  no cuidado pré-operatório, 692
  no tratamento de feridas, 585
  no uso de contenção, 44-45
  nos cuidados de fim da vida, 732, 734q, 736
Questões éticas, nos cuidados de fim de vida, 733-734
Questões legais
  na documentação, 26-27
  nos cuidados de fim de vida, 732-733

R

Raiva, comunicação e, 12, 19-22
Reações alérgicas
  a medicamentos, 488, 496-497
  ao látex, 67, 78, 78q, 80, 103
  ao material de contraste, 195
  relacionadas à transfusão, 689
  teste cutâneo para, 564-567, 564f, 566f
Reações idiossincráticas, 488
Receptoras, drogas, 487
Reflexo de piscar, perda do, 220q, 246
Reflexo(s)
  piscar, 220q, 246
  pupilar, 128, 128f
  tendão profundo, 156
Reflexo pupilar, 128, 128f
Reflexos profundos, 156
Registro de administração de medicamentos, 491, 493
Registro por exceção, 29, 31
Registros de origem, 29
Registros e relatórios. *Ver* Documentação
Registros orientados por problemas, 29
Regra ABC, para o melanoma, 122q
Relação enfermeiro-paciente
  comunicação na, 13-15. *Ver também* Comunicação, terapêutica
  estabelecimento da, 13-15
  fase de conclusão, 13-14
  fase de orientação, 13-14
  fase de trabalho, 13-14
Relatórios de ocorrências, 32-33, 32q
Relaxantes musculares, 299
Repouso no leito, 376
Reservatórios de fluidos, para terapia IV, 661, 661f-662f
  mudança, 673-674, 678f

Respiração de resgate, 720t, 726, 727f
Respiração diafragmática, 88, 88f
Respiração Kussmaul, de, 88t
Respiração profunda
  no manejo das vias aéreas, 323-326
  no tratamento da dor, 298
  pós-operatório, 697, 699f
Respiração. *Ver também* Respiração; Ventilação
  de resgate, 720t, 726, 727f
  diafragmática, 88, 88f
  paciente que está morrendo, 736t, 738
  profundidade
    no controle da dor, 298
    no manejo das vias aéreas, 323-326
  pós-operatória, 697, 699f
Respirações de Biot, 88t
Respirações, 88. *Ver também* Respiração; Ventilação
  anormal
    Biot, 88t
    Cheyne-Stokes, 88t
    em paciente morrendo, 736t, 738
  frequência, 88
  intervalo aceitável para, 84t
  Kussmaul, 88t
  movimento do tórax, na, 88, 88f, 134, 135f
  padrões de, 88, 88t
  profundidade da, 88
  ritmo da, 88, 88t
Respiradores, para controle da tuberculose, 72
Resposta vasovagal
  na broncoscopia, 209
  na endoscopia gastrointestinal, 212
  no cateterismo cardíaco, 199-200, 199q
Ressuscitação cardiocerebral, 719-720, 720t
Ressuscitação cardiopulmonar, 720t, 725-729. *Ver também* Cuidados de emergência
  diretrizes para, 720t
Ressuscitação. *Ver também* Cuidados de emergência
  cardiocerebral, 719-720, 720t
  cardiopulmonar, 720t, 725
Restrição de sal, 261t
Restrição de sódio, 261t
Restrição hídrica, 261t
Restrições de punho, 45, 46f
Restrições no tornozelo, 45
Resumo do atendimento ao paciente computadorizado, 30q
Retenção urinária, pós-operatório, 714
Revestimento de gel, 607t-608t
Revestimento preenchido por ar, 607t-608t
Revestimentos de baixa perda de ar, 607t-608t
Revisão da política e prática, prática baseada em evidências e, 7

Revisões sistemáticas, 3, 3f, 4t
Roncos, 131, 133t
Rótulos de medicamentos, 492-493, 492f
Ruído de atrito, 131, 133t

S

Sangramento
  curativos compressivos para, 631-633, 632f
  gastrointestinal, testes para, 170-172
  pós-operatório, 708t, 712-713
Sangramento gastrointestinal, testes para, 170-172
Sangue
  oculto, testes para, 170-172
  testes de urina para, 169-170
Sangue oculto, testes para, 170-172
Saturação de oxigênio
  medida da, 109-110
  valores normais para, 84t
Scanner da bexiga, 429, 430f, 440
Secreções gástricas, coleta de, 170-172
Secreções pulmonares. *Ver* Secreções respiratórias
Secreções respiratórias
  aspiração de, 335. *Ver também* Sucção, vias aéreas
  mobilização das, 323-332, 328t-329t, 330f
Sedação, 194-195, 195t. *Ver também* Anestesia
  complicações da, 706-707
  consciente, 708t
  controle da, 704-706
  escala de Ramsay para, 305q, 706q, 706t
  moderada
    controle da, 704-706
    opioides para, 195
  nível de, avaliação da, 305, 305q
  para procedimentos diagnósticos, 194-195, 195t
Sedação consciente, 708t
Sedação moderada. *Ver* Sedação
Segunda área pulmonar, 138, 139f
Segurança, 35-58
  administração de oxigênio e, 317, 320q, 323t
  alimentação e, 257-259
  alimento, 259, 259q
  analgesia epidural e, 310, 310q
  análise de causa-raiz e, 55, 55q, 56f
  arma de fogo, 747
  aspiração da via aérea e, 335q-336q, 335t-339t
  avaliação da saúde e, 117-118
  banho e, 215-216
  coleta de amostra e, 162-163, 175f
  comunicação e, 12
  contenções e, 44-48. *Ver também* Contenções
  controle da dor e, 288-289, 300q-301q
  controle de infecção e, 59-60
  convulsões e, 49-52
  cuidado centrado no paciente e, 35

Segurança *(cont.)*
  cuidado de emergência e, 719
  cuidado pós-operatório e, 693
  cuidado pré-operatório e, 692-693
  cuidados paliativos e, 734
  cultura de, 35-36
  deficiência auditiva e, 243, 249-250
  deficiência visual e, 243, 244q, 248
  desfibrilação e, 719, 723
  documentação e, 26
  drenagem de tórax e, 351q-352q
  elétrica, 52-53
    na assistência domiciliar (*home care*), 747, 748t
  eliminação intestinal e, 453-454
  eliminação urinária e, 424
  erros em registros e, 27
  estratégias para, 35
  eventos reportáveis e, 32-33, 32q
  eventos sentinela e, 35, 55
  fogo, 52-53
    na assistência domiciliar (*home care*), 747, 748t
  identificação do paciente e, 36
  imobilização e, 402
  intervenções ambientais para, 35, 36f, 38
  intubação traqueal e, 346q
  lesões com perfurocortantes e, 542, 543q, 543f
  manipulação de pacientes e, 356-364, 376-377, 377t
  medicação, 486, 502
  medicamentos parenterais e, 542
  meios de contraste e, 195
  metas nacionais de segurança do paciente e, 35-36, 36q
  ostomias e, 474
  pacientes irritados/violentos e, 12, 20q
  prática baseada em evidências e, 36
  prevenção de quedas e, 37-40
  procedimentos diagnósticos e, 194-195
  química, 52-53
  sedação e, 194-195
  sinais vitais e, 83
  sistemas de alarme e, 41-44
  terapia com calor e frio e, 645-646, 646t
  terapia IV e, 659, 669-670
  torniquete, 179q
  transfusão, 685
  tratamento de feridas e, 585-586, 624
  úlceras por pressão e, 605
Segurança alimentar, 259, 259q
Segurança com armas de fogo, 747
Segurança contra incêndio, 52-53
  na assistência domiciliar (*home care*), 747, 748t
Segurança do paciente. *Ver* Segurança
Segurança elétrica, 52-53
  na assistência domiciliar (*home care*), 747, 748t
  na desfibrilação, 719

Segurança nos cuidados domiciliares, 41, 44, 746-755
  arma de fogo, 747
  aspectos culturais, 746
  avaliação de risco para, 747-750, 748t
    etapas na, 747
  elétrico, 747, 748t
  fogo, 747, 748t
  lista de verificação para, 748t
  medicamentos e equipamento médico, 753-756
    etapas na, 754
  modificações ambientais para, 746, 751-752
    etapas no, 752
  no cuidado centrado no paciente, 746
  objetivos da Joint Commission para, 746
  prática baseada em evidências e, 746-747
Segurança química, 52-53
Segurança relacionada a armas de fogo, 747
Seis certos da medicação administração, 491-494, 497
Seringa(s), 543-544, 544f
  agulhas para, 544, 544f. *Ver também* Agulha(s)
  descartável de dose única, 544, 545f
  insulina, 543-544, 544f
  lesões perfurocortantes e, 542, 543q, 543f, 659
  Luer-Lok, 164-168, 167f, 543-544, 544f
  medidas de segurança para, 542, 543f
  mistura de medicamentos em, 550, 551q
  para a irrigação da ferida, 589
  partes da, 544f
  preenchimento de
    a partir de ampolas, 544-546, 545f, 547f, 548f
    a partir de frascos, 544-546, 545f, 549, 550f
  pré-preenchida, 544, 545f
  tamanhos das, 543-544
  tipos de, 543, 544f
  tuberculina, 543-544, 544f
Seringa Luer-Lok, 164-168, 167f, 543-544, 544f
Seringas de insulina, 543-544, 544f
Seringas de tuberculina, 543-544, 544f
Sibilos, 131, 133t
Sigmoidoscopia, 210-212
Sinais vitais, 83-112
  limites aceitáveis para, 84t
  na prática baseada em evidências, 83-84
  no cuidado centrado no paciente, 83
  pressão arterial, 88-90
  pulso, 86-87, 752-753, 756-756
  quando verificar, 84q, 120
  questões de segurança e, 83
  respirações, 88
  temperatura, 84, 750-751

Sinal de Homan, 138
Sinal de Murphy, 147t
Síndrome compartimental. *Ver também* Complicações neurovasculares
  gessos e, 402, 416
  no pós-operatório, 708t, 713
Síndrome do êmbolo gorduroso, 408, 411
Sintomas, dimensões dos, 18t
Sistema ABO, para tipagem sanguínea, 684-685, 685t
Sistema de dose única, 490
Sistema de fechamento da ferida assistido a vácuo, 598-601, 599f
Sistema métrico, 494, 494t
Sistema V.A.C, 598-601, 599f
Sistemas automatizados de dispensação de medicamentos, 490-491
Sistemas coletores. *Ver* Ostomias, sistemas coletores para mnemônico PQRSTU, para avaliação da dor
Sistemas de alarme, para prevenção de queda, 41-44
Sistemas de medição, para medicamentos, 494-495, 494t
Sistemas sem agulha, 542, 543f, 574, 575f
Situações de não apoio, 390
Sobrecarga hídrica
  em transfusões, 689
  na terapia IV, 668, 673
Solução de dextrose, para nutrição parenteral, 681
Solução salina, 569, 570q, 675, 678f
Solução(ções)
  cálculos para, 494
  parenteral, 681
Soluções alternativas, 542
Som brônquico da respiração, 135t
Sonda de alimentação. *Ver* Nutrição enteral
Sonda de Levin, 464, 464f
Sonda de Salem, 464, 464f
Sonda nasoenteral/jejunostomia, 278-280
Sonda nasogástrica
  administração de medicamentos por, 510-513
  coleta de amostra da, 170-172, 275, 277f
  cuidados da pele para, 454-455
  medição da, 269, 270f, 465, 466f
  no cuidado centrado no paciente, 453
  para a nutrição enteral. *Ver também* Nutrição enteral
    inserção e remoção da, 268-273, 270f-272f
    irrigação da, 274-277, 277f
    verificação do posicionamento para, 268, 274-277
  para as crianças, 471
  para descompressão gástrica, 454, 464-471

ÍNDICE

Sonda nasogástrica *(cont.)*
   inserção e remoção de, 464-471
   irrigação da, 465
   tipos de, 464, 464f
   verificação do posicionamento para, 465, 468f
   para idosos, 471
Sonda retal, 453-454
Sondas de alimentação. *Ver* Nutrição enteral; Sondas nasogástricas; Sondas nasointestinais
Sondas de gastrostomia, 278-284, 279f. *Ver também* Nutrição enteral
   administração de medicamentos por, 510-513
Sondas de jejunostomia, 278-284. *Ver também* Nutrição enteral
   administração de medicamentos por, 510-513
Sondas nasointestinais. *Ver também* Nutrição enteral
   administração de medicamentos por, 510-513
   coleta de amostra dos, 170-172
   inserção e remoção dos, 268-273, 270f-272f
   irrigação de, 274-277, 277f
   verificação do posicionamento para, 268, 274-277
Sons broncovesiculares, 135t
Sons cardíacos B_1/B_2, 138
Sons cardíacos, ausculta dos, 138, 140f
   na avaliação do pulso apical, 97
Sons de Korotkoff, 89
Sons intestinais
   ausculta dos, 148, 150f
   hiperativo, 151
Sons pulmonares
   anormal, 88t, 131, 133t
   ausculta, 87q, 88, 102, 131-136, 135f, 135t
   normal, 135t
Sons respiratórios
   anormais, 88t, 131, 133t
   ausculta dos, 87q, 88, 102, 131-136, 135f, 135t
   normais, 135t
Sons vesiculares, 135t
Sopros
   aórticos, 148
   da artéria carótida, 138, 142f
Sopros abdominais, 148
Sopros aórticos, 148
Stents, ureterais, em urostomia, 479, 479f
Steri-strips, 595, 597f
Subir escadas, com muletas, 391, 396f-397f
Substâncias controladas. *Ver também* Analgésicos, armazenamento de e prestação de contas para opioides
Substituição do quadril, tala de abdução para, 418-419, 419f
Superfícies de redução da pressão, seleção de, 606-610, 607t-608t

Suporte de vida. *Ver* Cuidados de emergência
Suportes para seringa, 544, 545f
Supositórios
   retal, 502t, 535f, 538f
   vaginal, 502t, 535, 535f
Supositórios retais, 502t, 535f, 538f
Surdez. *Ver* Deficiência auditiva
Suspenso, 387-389, 388f
Suturas
   remoção de, 594-598, 596f-597f
   tipos de, 594, 594f
Suturas contínuas festonadas, 594, 594f
   remoção das, 595
Suturas contínuas, 594, 594f
   removíveis, 595
Suturas de retenção, 594, 594f
Suturas interrompidas, 594, 594f
   remoção de, 595, 596f

T

Tala(s), 401, 418-421
   abdução, 418-419, 419f
   complicações do, 402
   imobilizador, 419, 419f
   liberdade, 45, 47f
   no cuidado centrado no paciente, 401-402
   pé, 356, 367
Talas livres, 45
Talas, para dor, 292, 293f
Tamponamento, ferida, 625, 629f
Taquicardia, 86-87, 98, 100
Taquipneia, 88t
Técnica de sustentação e pivô, 358, 360f-361f
Técnica limpa, 59
Técnicas de aspiração, 201-205, 201t-202t
Técnicas de relaxamento, para dor, 290q, 297-299, 404
   imaginação guiada, 298-299
   na punção venosa, 658
   relaxamento progressivo, 298
   respiração profunda, 298
Tegumento. *Ver também* Pele
   camadas da, 586f
Temperatura
   artéria temporal, 84t-85t, 86q, 91
   axilar, 84t-85t, 91, 93f
   intervalo aceitável para, 84t
   medição da, 84, 90-95
      escalas Fahrenheit/Celsius para, 84
      etapas na, 91
      locais de, 84t, 85t
      termômetros para, 84, 86q
   oral, 84t-85t, 91, 92f
   pele, 84t-85t, 86q
   retal, 84t-85t, 91, 93f
   timpânica, 84t-85t, 86q, 91
Temperatura axilar, 84t-85t, 91, 93f
Temperatura da artéria temporal, 84t-851, 86q, 91
Temperatura da pele, 84t-85t, 86q, 120. *Ver também* Temperatura
Temperatura do corpo. *Ver* Temperatura
Temperatura oral, 84t-85t, 91, 92f
Temperatura retal, 84t-85t, 91, 93f

Temperatura timpânica, 84t-85t, 86q, 91
Terapia cinética, 607t-608t
Terapia com calor, 645-657
   duração da, 645-646, 649q
   efeitos adversos da, 646t
   efeitos fisiológicos, 645
   indicações para, 646t
   no cuidado centrado no paciente, 645
   precauções para, 645-646, 646t
   seca, 647t, 650-651
      etapas na, 651
   úmida, 646-649, 647t
      etapas na, 648
   vantagens e desvantagens de, 647t
   variação de temperatura para, 646t
Terapia de pressão negativa para feridas, 598-601, 599f
Terapia fria, 645-657
   duração da, 645-646
   efeitos adversos da, 645-646, 646t
   efeitos fisiológicos da, 645-646, 652
   indicações para, 646t
   no cuidado centrado no paciente, 645
   prática baseada em evidências e, 645
   precauções para, 645-646, 646t
   RICE, 652
   vantagens e desvantagens da, 647t
   variação de temperatura para, 646t
Terapia intravenosa, 550, 658-691
   flush do acesso na, 569, 570q, 675, 678f
   administração de medicamentos em
      bólus (*push*), 567-569, 570f
      mini-infusão, 542-543, 544f, 561
   aspectos culturais, 658
   bombas de infusão para, 669-670
   deambulação, 670, 670f
   complicações da, 667-669
      flebite, 571, 665-669, 668t
      infecção, 659, 668
      infiltração, 571, 668, 668t
   controladores de velocidade para, 669
   controle de volume na, 544f, 572-578, 576f, 670, 672f
   cuidado centrado no paciente em, 658
   descontinuação da, 664f, 675, 680, 680f
   dispositivos de acesso para
      cobertura de, 666f
      curativos para, 667f, 673, 675f
      dispositivos de estabilização para, 666f
      escolha do local para, 663f
      inserção de, 659-667, 663f-667f
      mudança de, 659-660
      seleção de, 659-660, 659t
      tipos de, 659t, 660
   escolha do local para, 663f
   infiltração na, 571
   infusão com equipo de macrogotas na, 670

Terapia intravenosa *(cont.)*
   infusão com equipo de microgotas na, 670
   infusão de piggyback na, 572, 574f-575f
   infusão gravitacional na, 669
   kit para começar, 660
      etapas no, 661
   manutenção do local, 673-679
      etapas na, 675
   medidas de segurança na, 659, 669-670
   no gerenciamento de código, 726
   nutrição parenteral na, 681-683
      etapas da, 682
   ordens para, 669
   orifícios de injeção, e, 569, 570f
   padrões de prática para, 658
   protetores locais para, 661f
   recipientes para fluidos da, 661, 661f-662f
   modificação do, 673-674, 678f
   regulação da taxa de fluxo da, 669-673
      calibração para, 669-670
      dispositivos para-670, 669, 670f
      etapa da, 670
      fatores que afetam, 669t
      problemas com, 668, 673, 679
   sistemas de agulhas para, 542, 574, 575f
   sobrecarga de líquidos na, 668, 673
   técnicas de relaxamento para, 658
   transfusões na, 684-689
      etapas na, 686
   tubos de infusão para, 661, 661f-662f, 665f
      extensão, 674
      modificação, 674, 677f
      Y, 686, 688f
Terapia RICE, 652. *Ver também* Terapia fria
Termômetros, 86q
Termômetros de pontos químicos, 86q
Termômetros eletrônicos, 86q
Teste *Get up and Go*, 156
Teste cutâneo, injeções intradérmicas para, 564-567, 564f, 566f
Teste de deglutição com água, 265
Teste de Romberg, 156
Teste de sangue oculto e ph gástrico, 170-172
Teste sangue nas fezes, 170-172
Testes de audição, 128
Testes de laboratório. *Ver* Procedimentos diagnósticos
Testículos, exame dos, 152-154
   autoexame, 116q
The Joint Commission (TJC)
   na analgesia controlada pelo paciente, 302
   na coleta da amostra, 163
   na comunicação, 23
   na documentação, 26-28
   na prática baseada em evidências, 1
   na segurança do paciente, 35

The Joint Commission (TJC) *(cont.)*
  na segurança dos cuidados domiciliares, 746
  nas abreviaturas dos medicamentos, 491-492, 491t
  nos medicamentos em esquema se necessário, 489
  Protocolo Universal para, 705, 706q
Tinea pedis, 233t, 234f
Tipagem sanguínea, 684-685, 685t
Tipoia, 401, 418-421
  complicações da, 402
  no cuidado centrado no paciente, 401-402
Tiras de teste
  glicose no sangue, 175-176
  urina, 169-170
TJC. *Ver* The Joint Commission (TJC)
Toca, cirúrgica, 59-60, 64-67
Tolerância, a medicamentos, 488
Tônus muscular, avaliação do, 156
Toque
  aspectos culturais, 10
  terapêutico, 732, 733f
Toque terapêutico, 732, 733f
Toracocentese, 201-205, 201t-202t
Tórax
  lavagem do, 217-223
  movimento respiratório do, 88, 88f, 134, 135f
  percussão do, para drenagem, 327-332, 328t-329t, 330f
  sopros, 138, 142f, 148
Tórax. *Ver* Tórax
Tornozelo
  amplitude de movimento do, 158t
  exercícios para
    amplitude de movimento, 379t-381t
    pós-operatório, 697, 700f
Tosse
  controlada, no manejo das vias aéreas, 323-326
  na inserção de sonda nasogástrica, 465
  pós-operatório, ensino do paciente na, 697
Toucas cirúrgicas, 59-60, 64-67
Tração, 401
  avaliação, 401
  cervical, 403-404, 403f, 406-407, 407f
  complicações da, 402
  esquelética, 401-402, 406-410
    cuidados no local do pino na, 402, 409
    halo, 406-407, 407f
    suspensão equilibrada, 401, 406, 407f
    tração do braço lateral ao corpo, 406-407
    no cuidado centrado no paciente, 401-402
  os quatro Ps para, 401
  pele, 402-405, 403f
    aplicação e manutenção da, 404

Tração *(cont.)*
  cervical, 403-404, 403f
  complicações da, 402, 404
  de Dunlop, 402-404, 403f
  etapas na, 404
  extensão de Buck, 402-404, 403f, 405q, 406
  fixação externa, 407, 408f
  princípios do, 401
  reta (de correr), 401
Tração da pele. *Ver* Tração, pele
Tração de Buck, 402-404, 403f, 405q, 406. *Ver também* Tração, pele
Tração de correr, 401. *Ver também* Tração
Tração de Dunlop, 402-404, 403f
Tração de halo, 406-407, 407f. *Ver também* Tração
Tração em linha reta, 401. *Ver também* Tração
Tração esquelética de suspensão equilibrada, 401, 406, 407f. *Ver também* Tração
tração, 401, 406, 407f. *Ver também* Tração
Tração esquelética. *Ver* Tração, esquelética
Tradutores, 12
Transferência de paciente, 356-364. *Ver também* Manuseio; Posicionamento do paciente
  da cama para a cadeira de rodas, 365-366
  da cama para a cadeira, 358, 359f-361f, 388f
  da cama para a maca, 358, 362f-363f
  da posição supina para a posição sentada, 358, 358f
  diretrizes da OSHA para, 355
  equipamentos de apoio para, 356, 358
  cinto de transferência, 387
  elevadores mecânicos, 358, 364f, 387
  placas de deslizamento, 358, 362f-363f, 367
  no cuidado centrado no paciente, 355
  no pós-operatório, 714
  para a posição de pé, 358, 388f
  prevenção de lesões, para enfermeiros, 355-364, 376-377, 377t
  questões de segurança em, 356-364, 376-377, 377t
  técnicas de levantamento na, 355-364
  virar paciente em, 367, 373f
Transferência do leito para a cadeira, 358, 359f-361f, 388f
Transferência do leito para cadeira de rodas, 365-366
Transferência do leito para maca, 358, 362f-363f
Transferência lateral, 358, 362f-363f
Transfusões, 684-689
  etapas na, 686
  infecção a partir de, 685
  medidas de segurança em, 685
  padrões de, 684

Transfusões *(cont.)*
  prescrições para, 684
  tipagem sanguínea para, 684-685, 685t
Transfusões de sangue. *Ver* Transfusões
Tratamento de feridas, 585-603
  aspectos culturais, 585
  avaliação no, 585-587, 604
    delegação do, 586
    etapas no, 587-588
    mensuração da ferida na, 585-586, 588, 588f
    para escavação, 588, 588f
  bandagens de pressão em, 631-633, 632f
  centrado no paciente, 585, 622
  curativos para, 622-644. *Ver também* Curativos
  drenagem no. *Ver* Drenagem da ferida
  ensinamento do paciente/família, 622
  irrigação em, 589-591
  limpeza no, 587, 625, 628f
  prática baseada em evidências e, 586-587, 624
  segurança na, 585-586, 622
  Steri-strip, 595, 597f
  sutura/remoção do grampo em, 594-598, 596f-597f
  tamponamento no, 625, 629f
  tratamento da ferida de pressão negativa no, 598-601, 599f
Travesseiro, abdução, 418-419, 419f
Tríade de Virchow, 384
Triagem, nutricional, 257, 258t
Trombose venosa profunda pós-operatório
  fatores de risco para, 384
  prevenção da, 384-386, 697, 700f, 703f
  sinais de, 217-223, 222q
  sinal de Homan em, 138
Trombose venosa. *Ver* Trombose venosa profunda
Tuberculose, 132
  precauções contra, 72
  teste cutâneo para, 564-567
Tubo orotraqueal, aspiração do. *Ver* Aspiração, via aérea
Tubos endotraqueais
  aspiração do, 317, 333, 333f, 335, 336f-339f. *Ver também* Aspiração, vias aéreas
  colocação de emergência, 726
  com *cuff*, 333f, 342
  comunicação e, 317
  cuidado do, 340-347
  etapas no, 342
  partes do, 333f
Tubos para traqueostomia
  aspiração do, 317, 333, 336f-337f, 339f
  etapas da, 335
  comunicação e, 12, 12f, 317
  deslocamento da, 346q
  partes do, 334f
Tubos T, traqueostomia, 342
Tubos. *Ver* Intubação

Tumores. *Ver também* Câncer
  pele, 124q
Turgor da pele, 120, 123f
Turgor, pele, 120, 123f

U
Úlceras
  de pele, 124q. *Ver também* Úlceras por pressão
  péptica, 147t
Úlceras de decúbito. *Ver* Úlceras por pressão
Úlceras duodenais, 147t
Úlceras gástricas, 147t
Úlceras pépticas, 147t
Úlceras por pressão, 604-619
  aspectos culturais, 613q
  avaliação de risco para, 605, 606, 610-615, 611t-612t
    etapas da, 612
  avaliação para, 605, 610-615
    em pacientes de pele escura, 613q
    etapas na, 612
  cicatrização da, 588, 604-605. *Ver também* Cicatrização de feridas
  curativos para, 617, 618t
  desenvolvimento de, 604
  duração da pressão/intensidade e, 604
  ensino do paciente para, 605
  escala de Braden para, 610, 611t-612t
  estágios da, 615, 616t
  força de cisalhamento, e, 604, 605f
  locais de, 604, 605f
  medição de, 615, 615f
  no cuidado centrado no paciente, 605
  posicionamento para, 612, 613f
  prática baseada em evidências e, 606
  prevenção de, 356, 605, 610-615
    etapas da, 612
  superfícies de redução da pressão para, 606-610, 607t-608t
  questões de segurança e, 605
  tolerância do tecido e, 604
  tratamento das, 60S, 615-619
    etapas do, 617
Úlceras por pressão. *Ver* úlceras por pressão
Ultrassom, Doppler, na avaliação pulso, 138
Ultrassonografia por Doppler, na avaliação do pulso, 138
Unhas
  cuidado das, 233-235, 235f
  encravada, 233t, 234f
  higiene das mãos e, 59
Unhas dos pés
  cuidado das, 233-235
  encravada, 233t, 234f
Unidade de cuidados
  pós-anestésicos, monitoramento em, 707-712, 708t-709t
  etapas na, 710
Urinol, 425-426, 425f
Urografia excretora, 196-199

Urostomia, 473, 474f, 476. *Ver também* Ostomias
   cateterização da, 482-484
   equipamento coletor para, 479-481
   etapas no, 480

V

Vacina, papiloma vírus humano, 152
Vacutainer, 179-184
Válvula de Lopez, 511, 512f
Vasos do pescoço, avaliação dos, 138, 141f-142f
Veias antecubitais, 180f
Veias, antecubitais, 180f
Ventilação boca a boca, 720t, 726
Ventilação mecânica
   cuidado com o tubo, 340-347
Ventilação mecânica *(cont.)*
   pneumonia e, 340-341
   sonda de aspiração, 317, 333f, 337f-339f
Ventilação. *Ver também* Respiração; Respirações
   bolsa-válvula-máscara, 726, 727f
   mecânica
      aspiração do tubo na, 317, 333f, 337f-339f
      cuidados com o tubo, 340-347
      pneumonia em, 340-341
Verrugas plantares, 233f, 233t
Vesículas, 124q
Via aérea orofaríngea, 721-722, 721f, 721t. *Ver também* Vias aéreas artificiais
Vias aéreas artificiais. *Ver também* Tubos endotraqueais; Tubos de traqueostomia
   aspiração das, 317, 332-340, 333f-334f. *Ver também* Aspiração, via aérea
   etapas nas, 335
   comunicação e, 317
   cuidado das, 340-347
   em crianças, 323, 721, 721t
   orofaríngea, 721-722, 721f, 721t
   pneumonia associada à ventilação e, 340-341
Vias aéreas orais, 721-722, 721f, 721t. *Ver também* Vias aéreas artificiais
Vibração, em fisioterapia respiratória, 327, 328t-329t
Violência doméstica, 120
Violência, 12, 19-22, 20q
   contenções e, 48
Virar o paciente no leito, 367, 373f
Vitiligo, 122t
Voltas em espiral, 639t
Voltas recorrentes (*recurrents turns*), 639t
Volume residual
   após o cateterismo, 440
   medição de, 429
Volume residual gástrico, na nutrição enteral, 280, 281f
   administração de medicamentos e, 511, 512f
Vômito, exames de sangue para, 170-172